D. Michalk, E. Schönau

Differentialdiagnose Pädiatrie

für Gabriele und Magitta

Vorwort zur 2. Auflage

Das Buch „Differentialdiagnose Pädiatrie" hat ein hohes Interesse und großen Anklang gefunden. Aufgrund der durchweg positiven Resonanz und der großen Nachfrage wurden wir ermutigt, nach 5 Jahren eine Neuauflage zu erstellen. Darin wurden die zahlreichen Anregungen der Leser berücksichtigt, für die wir uns herzlich bedanken. Alle Kapitel wurden inhaltlich überarbeitet unter Beibehaltung der praxisnahen und straffen Gliederung. Besonderes Augenmerk wurde auf die Anordnung der Differentialdiagnosen nach ihrer Häufigkeit und die Ergänzung molekulargenetischer Untersuchungen gelegt. Somit orientiert sich dieses Diagnosehandbuch wiederum am neuesten Wissensstand in der Diagnostik pädiatrischer Symptome.

Ergänzt wurden die 119 Symptome der 1. Auflage durch 4 weitere Kapitel. Fast alle Autoren waren dankenswerterweise bereit, ihre Kapitel zu überarbeiten. Des weiteren konnten 10 neue Autoren für die Erstellung der zusätzlichen Kapitel bzw. Übernahme alter Kapitel gewonnen werden. Die Herausgabe der 2. Auflage wäre nicht möglich gewesen ohne das außergewöhnliche Engagement aller Autoren. Unser besonderer Dank gilt Frau Elke Klein vom Verlag Elsevier, Urban & Fischer für ihr Lektorat, aber ganz besonders auch für die stets vertrauensvolle und konstruktive Zusammenarbeit. Wir hoffen und wünschen, dass sich die 2. Auflage weiterhin als hilfreicher Wegweiser für die diagnostischen Fragen, die sich in Klinik und Praxis bei der Behandlung von Kindern und Jugendlichen ergeben, erweisen möge.

Köln, im Oktober 2004

Dietrich Michalk
Eckhard Schönau

Vorwort zur 1. Auflage

Die Pädiatrie ist als dynamisches Fach einem ständigen Wandel unterworfen. Jedes Jahr werden neue Krankheitsbilder, technische Untersuchungen und Labormethoden beschrieben. Der Einzug der Molekularbiologie in die klinische Medizin hat unser Wissen über die Pathogenese vieler angeborener Erkrankungen und deren Diagnose wesentlich erweitert. Für jeden Arzt, in Klinik oder Praxis, erst recht für die Studenten wird es immer schwieriger, den Überblick zu behalten und die klinische Relevanz der diagnostischen Erneuerungen zu bewerten.

Das wesentliche Motiv für die Erstellung dieses Buches war, die in den letzten Jahren gewonnenen Erkenntnisse in der Diagnostik für die Praxis zu ordnen und eine rationelle Differentialdiagnostik anzubieten, die neben einer raschen Diagnosefindung vor allem dazu beitragen soll, das kranke Kind vor unnötigen, oft auch schmerzhaften diagnostischen Prozeduren zu bewahren. In einer streng gegliederten Form werden 119 Symptome bearbeitet, die unserer Erfahrung nach besonders häufig in der Praxis oder Klinik vorkommen. Nach Beschreibung und Definition des Symptoms wird eine rationelle Diagnostik basierend auf der Anamnese, der körperlichen Untersuchung und den relevanten klinisch-chemischen und technischen Untersuchungen vorgestellt. In einem umfangreichen Tabellenwerk werden die wichtigsten Differentialdiagnosen dargestellt. Hierbei führt der Weg über die Charakterisierung des Hauptsymptoms und weiterführende Nebenbefunde zu den Verdachtsdiagnosen und, wenn möglich, zur Bestätigung der Diagnose. Die meisten Kapitel beinhalten vereinfachte Flußdiagramme zur Darstellung der wichtigsten diagnostischen Schritte. Diese Flußdiagramme dienen der ersten Übersicht und können selbstverständlich nicht in allen Fällen zur Lösung beitragen. Die Autoren und die Herausgeber haben sich bemüht, diese Gliederung für möglichst alle Kapitel einzuhalten. Aus verschiedenen Gründen war dies jedoch nicht in allen Fällen möglich oder nötig. Etwas umfangreiche Textbeschreibungen zur Erläuterung der Diagnostik wurden insbesondere bei den Symptomen vorgenommen, die nicht ausschließlich pädiatrischer Natur sind und die Mitarbeit unserer Nachbardisziplinen erforderten. Auf therapeutische Hinweise wurde bewußt verzichtet; diese sowie umfangreichere Krankheitsbeschreibungen sind den Standardlehrbüchern der Kinderheilkunde und Jugendmedizin zu entnehmen.

Die Herausgeber haben sich bemüht, gerade auch jüngere Kollegen als Autoren oder Koautoren zu gewinnen, um möglichst aktuelle Ergebnisse auch aus dem Forschungsbereich mit den klinischen Erfahrungen der älteren Kollegen zu verbinden. Wir möchten darauf hinweisen, daß diesem Buch ein völlig neues Konzept für eine pädiatrische Differentialdiagnose zugrunde lag, welches für alle Beteiligten eine große Herausforderung darstellte. Wir wären froh und dankbar, wenn die Leser, ob Studenten oder praktizierende Ärzte, dieses Buch besonders kritisch lesen und dem Verlag und den Herausgebern ihre Kritik und eventuelle Verbesserungsvorschläge für weitere Auflagen mitteilen würden.

Vielen Menschen ist zu danken, wenn ein derart umfangreiches und neues Buchprojekt entsteht. Ohne das Engagement bei der Planung durch Herrn Dr. T. Hopfe und die unermüdliche Koordinations- und Lektorenarbeit durch Frau C. Kiener hätte dieses Buch nicht entstehen können. Ganz besonderer Dank gilt aber den vielen Autorinnen und Autoren, die natürlich mit ihrem Engagement und mit ihrer Geduld dieses Buch erst ermöglicht haben.

Dietrich Michalk, Köln
Eckhard Schönau, Köln

Autorinnen und Autoren

Dr. med. Wiebke Ahrens
Universtitätsklinikum
Schleswig-Holstein
Campus Lübeck
Klinik für Kinder- und Jugend-
medizin
Ratzeburger Allee 160
23562 Lübeck

Prof. Dr. med. dent.
Michael A. Baumann
Universität zu Köln
Zentrum für ZMK
Poliklinik für Zahnerhaltung
und Parodontologie
Kerpener Straße 32
50931 Köln

Prof. Dr. med. Rolf Behrens
Klinik f. Kinder und Jugendliche
Klinikum Süd
Breslauer Str. 201
90471 Nürnberg

Prof. Dr. Bernd H. Belohradsky
Klinikum d. Universität München
Dr. von Haunersches Kinder-
spital
Antimikrobielle Therapie u.
Infektionsimmunologie
Lindwurmstr. 4
80337 München

Prof. Dr. Hansjosef Böhles
Klinik für Kinderheilkunde I
Johann-Wolfgang-Goethe-
Universität
Theodor-Stern-Kai 7
60596 Frankfurt

Prof. Dr. med. Jürgen H.
Brämswig
Westf. Wilhelms-Universität
Münster
Klinik und Poliklinik
für Kinderheilkunde
Albert-Schweitzer-Straße 33
48149 Münster

Prof. Dr. mcd. Ulrich Brandl
Klinik für
Kinder- und Jugendmedizin
Neuropädiatrische Abt.
Kochstr. 2
07740 Jena

Prof. Dr. Rolf E. Brenner
Universitätsklinik Ulm
Abt. Orthopädie
Sektion Biochemie der
Gelenks- und
Bindegewebserkrankungen
Oberer Eselsberg 45
89081 Ulm

Prof. Dr. Konrad Brockmeier
Universitätskinderklinik
Abt. Kardiologie
Joseph-Stelzmann-Str. 9
50931 Köln

Dr. med. Rainer Büscher
Klinik und Poliklinik für
Kinder- und Jugendmedizin
Universitätsklinikum Essen
Hufelandstr. 55
45122 Essen

Prof. Dr. med.
Michael Diestelhorst
Universität Köln
Klinik und Poliklinik für
Augenheilkunde
Joseph-Stelzmann-Str. 9
50931 Köln

Prof. Dr. med. Gerd Dockter
Abt. für Allgemeine
Pädiatrie, Pädiatrische
Gastroenterologie
Klinik für Kinder- und Jugend-
medizin
Oskar-Orth-Straße
66421 Homburg/Saar

Prof. Dr. Manfred Döpfner
Klinik und Poliklinik für
Psychiatrie und Psychotherapie
des Kindes- und Jugendalters
Robert-Koch-Str. 10
50931 Köln

Prof. Dr. med.
Helmuth Günther Dörr
Klinik f. Kinder und Jugendliche
Universität Erlangen
Loschgestr. 15
91054 Erlangen

Prof. Dr. med.
Hans Edmund Eckel
Landeskrankenhaus Klagenfurt
St. Veiter Straße 47
9027 Klagenfurt
Österreich

Dr. med. Peter Edelmann
Seehospital Sahlenburg der
Nordrhein Stiftung
II. Orthopädische Abt.
Nordheim Straße 201
27476 Cuxhaven

Franz F. Eifinger
Kantstraße 4
53332 Bornheim

Prof. Dr. med.
Udo H. Engelmann
Universität Köln
Klinik und Poliklinik f. Urologie
Joseph-Stelzmann-Str. 9
50931 Köln

PD Dr. med. Manigé Fartasch
Hartmannstr. 14
Univ.-Klinik f. Dermatologie
91052 Erlangen

Prof. Dr. med. Dietrich Feist
Trajanstraße 21a
68526 Ladenburg

Prof. Dr. med. Gerhard Gaedicke
Humboldt-Universität Berlin
Charité/Campus Virchow-
Klinikum
Universitätskinderklinik
Augustenburger Platz 1
13353 Berlin

Prof. Dr. med. Manfred Gahr
Universitätskinderklinik
der TU Dresden
Fetscherstraße 74
01307 Dresden

Dr. med. Gerd Ganser
St.-Josef-Stift
Nordwestdeutsches Rheuma-
zentrum
Westtor 7
48324 Sendenhorst

Dr. med. Alexander von Gontard
Universitätsklinikum des
Saarlandes
Klinik f. Kinder- und
Jugendpsychiatrie
Postfach
66421 Homburg, Saar

PD Dr. med. Klaus-Peter Grosse
Kinderarzt
Anton-Bruckner-Str. 6
91315 Höchstadt

Prof. Dr. med.
Annette Grüters-Kieslich
Humboldt-Universität Berlin
Charité/Campus Virchow-
Klinikum
Pädiatrische Endokrinologie
Otto-Heubner-Centrum
Augustenburger Platz 1
13353 Berlin

PD Dr. med. Berthold P. Hauffa
Kinderklinik der Universität
Hufelandstr. 55
45147 Essen, Ruhr

PD Dr. med. Ulrich Heininger
Universität Basel
Kinderklinik
Infektiologie/Vakzinologie
Römergasse 8
4058 Basel
Schweiz

Dr. Peter Herkenrath
Klinik und Poliklinik für Kinderheilkunde der Universität Köln
Joseph-Stelzmann-Str. 9
50931 Köln

Prof. Dr. med. Michael Hofbeck
Universitäts-Kinderklinik
Abteilung Kinderheilkunde II
Hoppe-Seyler-Str. 3
72076 Tübingen

Prof. Dr. med. Reinhard W. Holl
Universität Ulm
Zentralinstitut für
Biomedizinische Technik
Albert-Einstein-Allee 47
89069 Ulm

Prof. Dr. med.
Alexander M. Holschneider
Amsterdamer Str. 59
Kinderkrankenhaus
50735 Köln

PD Dr. med. Bernd Hoppe
Klinik und Poliklinik für Kinderheilkunde der Universität Köln
Joseph-Stelzmann-Str. 9
50931 Köln

Prof. Dr. Hans-Iko Huppertz
Klinikum Bremen-Mitte
Prof.-Hess-Kinderklinik
St.-Jürgen-Str. 1
28205 Bremen

Dr. med. Gabriele Jopp-Petzinna
Klinik und Poliklinik für Kinderheilkunde der Universität Köln
Joseph-Stelzmann-Str. 9
50931 Köln

Prof. Dr. med. dent.
Bärbel Kahl-Nieke
Universitätsklinikum Hamburg-
Eppendorf
Klinik und Poliklinik für Zahn-,
Mund- und Kieferheilkunde
Abteilung für Kieferorthopädie
Martinistraße 52
20246 Hamburg

Prof. Dr. Klaus-Michael Keller
Stiftung Deutsche Klinik für
Diagnostik GmbH
Aukammallee 33
65191 Wiesbaden

Prof. Dr. med.
Martin Kirschstein
Allgemeines Krankenhaus Celle
Kinderklinik
Siemensplatz 4
29223 Celle

Dr. Günter Klaus
Medizinisches Zentrum
für Kinderheilkunde
Universitätskinderklinik
Deutschhausstr. 12
35037 Marburg

Dr. med. Lars Klinge
Kinderklinik der Universität
Hufelandstr. 55
45147 Essen

Prof. Dr. med. Berthold Koletzko
Dr. v. Haunersches Kinderspital
der LMU
Abt. Stoffwechselkrankheiten
und Ernährung
Lindwurmstr. 4
80337 München

PD Dr. med. Sibylle Koletzko
Dr. v. Haunersches Kinderspital
der LMU
Abt. Stoffwechselkrankheiten
und Ernährung
Lindwurmstr. 4
80337 München

Dr. Martin Konrad
Klinik und Poliklinik
für Kinderheilkunde
Inselspital Bern
3010 Bern
Schweiz

Dr. med. Bernhard Korge
Klinik und Poliklinik für
Dermatologie
und Venerologie
der Universität Köln
Joseph-Stelzmann-Str. 9
50931 Köln

Dr. med. Christof Land
440 Mount Stephen 4
Wesrmount, Quebec
H3Y 2X6
Kanada

Prof. Dr. med. Heinz Lauffer
Universitätsklinik für
Kinder- und Jugendmedizin
Soldtmannstr. 15
17487 Greifswald

Prof. Dr. med. Gerd Lehmkuhl
Klinik und Poliklinik für
Psychiatrie und Psychotherapie
des Kindes- und Jugendalters
Robert-Koch-Str. 10
50931 Köln

Prof. Dr. med. Michael J. Lentze
Universitäts-Kinderklinik Bonn
Adenauerallee 119
53113 Bonn

PD Dr. med. Bernhard Lettgen
Darmstädter Kinderkliniken
Abt. Prinzessin Margaret
Dieburger Straße 31
64287 Darmstadt

Dr. med. Christoph Licht
Universitätskinderklinik
Abt. Dialyse
Joseph-Stelzmann-Str. 9
50931 Köln

Dr. Johannes Luckhaus
Klinikum Remscheid
Burgenstr. 211
42859 Remscheid

Prof. Dr. med. Dietrich Michalk
Klinik und Poliklinik für Kinderheilkunde der Universität Köln
Joseph-Stelzmann-Str. 9
50931 Köln

Dr. med. Jan Müller-Berghaus
Im Hafergarten 5
61239 Ober-Mörlen

Prof. Dr. med.
Dirk E. Müller-Wiefel
Universitätskinderklinik
Martinistr. 52
20251 Hamburg

Dr. med. Emil G. Naumann
Klinik und Poliklinik für Kinderheilkunde der Universität Köln
Joseph-Stelzmann-Str. 9
50931 Köln

Prof. Dr. med.
Gerhard Neuhäuser
Dresdener Str. 24
35440 Linden

Prof. Dr. med.
Walter Nützenadel
Universitäts-Kinderklinik
Im Neuenheimer Feld 150
69120 Heidelberg

PD Dr. med. Ekkehart Paditz
Technische Universität Dresden
Fakultät Carl Gustav Carus
Klinik und Poliklinik f. Kinder-
heilkunde
Fetscherstraße 74
01307 Dresden

PD Dr. med.
Carl-Joachim Partsch
Klinik für Allgemeine Pädiatrie
Universitätsklinikum Kiel
Schwanenweg 20
24105 Kiel

Prof. Dr. med. Karl Paul
Fachklinik Satteldüne
für Kinder und Jugendliche
der LVA Schleswig-Holstein
Tannenwai 32
25946 Amrum

Dr. med. Frank Pillekamp
Klinik und Poliklinik für
Kinderheilkunde der
Universität Köln
Joseph-Stelzmann-Str. 9
50931 Köln

Prof. Dr. Uwe Querfeld
Campus Virchow Klinikum
Klinik f. Kinderheilkunde
Augustenburger Platz 1
13353 Berlin

Prof. Dr. med. Michael B. Ranke
Eberhardt-Karls-Universität
Kinderklinik
Sektion Pädiatrische
Endokrinologie
Rümelinstr. 23
72070 Tübingen

Prof. Dr. med. Wolfgang Rascher
Klinik f. Kinder und Jugendliche
Universität Erlangen
Loschgestr. 15
91054 Erlangen

Prof. Dr. med. Frank Riedel
Altonaer Kinderkrankenhaus
Bleicken Allee 38
22763 Hamburg

Dr. med. Ernst Rietschel
Gesellschaft f. Pädiatrische
Allergologie u. Umweltmed. e.V.
Klinik und Poliklinik für Kinder-
heilkunde der Universität Köln
Joseph-Stelzmann-Str. 9
50931 Köln

Prof. Dr. med. Bernhard Roth
Klinik und Poliklinik für Kinderheilkunde der Universität Köln
Joseph-Stelzmann-Str. 9
50931 Köln

Prof. Dr. med. Walter Rüssmann
Universität Köln
Klinik und Poliklinik für
Augenheilkunde
Joseph-Stelzmann-Str. 9
50931 Köln

Prof. Dr. med. Jürgen Rütt
Universität Köln
Klinik und Poliklinik für
Orthopädie
Joseph-Stelzmann-Str. 9
50931 Köln

PD Dr. med.
Ulrike Schauseil-Zipf
Klinik und Poliklinik für Kinder-
heilkunde der Universität Köln
Joseph-Stelzmann-Str. 9
50931 Köln

Prof. Dr. med.
Eckhard Schönau
Klinik und Poliklinik für Kinder-
heilkunde der Universität Köln
Joseph-Stelzmann-Str. 9
50931 Köln

Dr. med. Elke Schubert
Kleine Jüch 1
50374 Erftstadt

Dr. med. Bernd Schwahn
Heinrich-Heine-Universität
Universitätskinderklinik
Moorenstr. 5
40225 Düsseldorf

Prof. Dr. Lothar Schweigerer
Universitätskinderklinik
Göttingen
Abt. Hämatologie/Onkologie
Robert-Koch-Str. 40
37075 Göttingen

Prof. Dr. med.
Hannsjörg W. Seyberth
Philipps-Universität Marburg
Universitätskinderklinik
Med. Zentrum für Kinder- und
Jugendmedizin
Deutschhausstr. 12
35037 Marburg

Dr. med. Thorsten Simon
Zentrum f. Kinderonkologie
und -hämatologie
Kinderklinik des Klinikums der
Universität Köln
Joseph-Stelzmann-Str. 9
50924 Köln

Prof. Dr. med. Helmut Singer
Klinik mit Poliklinik
f. Kinder u. Jugendliche
Kardiologische Abt.
Loschgestr. 15
91054 Erlangen

Prof. Dr. med.
Gernot H. G. Sinnecker
Stadtkrankenhaus Wolfsburg
Direktor der Kinderklinik
Sauerbruchstraße 7
38440 Wolfsburg

Prof. Dr. Stephan Sollberg
Akademisches
Lehrkrankenhaus
der Universität Rostock
Hautklinik
Werderstr. 30
19055 Schwerin

Prof. Dr. med. Wolfgang Sperl
Landeskrankenanstalten
Salzburg
Kinderspital
Müllner Hauptstr. 48
5020 Salzburg
Österreich

Prof. Dr. med.
Georg Mathias Sprinzl
Universitäts-Klinik für HNO
Anichstraße 35
6020 Innsbruck
Österreich

Dr. med. Michael Streppel
Universitäts-HNO-Klinik
Joseph-Stelzmann-Str. 9
50931 Köln

Prof. Dr. med. Anton H. Sutor
Eichbergstr. 22
79117 Freiburg

PD Dr. med. Michael A. Überall
Institut für Neurowissenschaft
Theodorstr. 1
90489 Nürnberg

Prof. Dr. med. Herbert E. Ulmer
Universitätskinderklinik
Kinderheilkunde II,
Kinderkardiologie
Im Neuenheimer Feld 153
69120 Heidelberg

Prof. Dr. med. Thomas Voit
Klinik u. Poliklinik f.
Kinder- und Jugendmedizin
Hufelandstr. 55
45122 Essen

PD Dr. med. Martin Wabitsch
Universität Ulm
Kinderklinik und Poliklinik
Prittwitzstr. 43
89075 Ulm

Prof. Dr. med. Ulrich Wahn
Kinderklinik Charité
Klinik f. Pädiatrie, Pneumologie
u. Immunologie
Augustenburger Platz 1
13353 Berlin

Prof. Dr. med.
Siegfried Waldegger
Philipps-Universität Marburg
Universitätskinderklinik
Med. Zentrum für Kinder- und
Jugendmedizin
Deutschhausstr. 12
35037 Marburg

Prof. Dr. rer. nat. Martin Walger
Universität Köln
HNO-Klinik
Joseph-Stelzmann-Str. 9
50931 Köln

Prof. Dr. phil. Dipl.-Ing.
Hasso von Wedel
Universität Köln
HNO-Klinik
Joseph-Stelzmann-Str. 9
50931 Köln

Dr. med.
Ulla-Christiane von Wedel
Universität Köln
HNO-Klinik
Joseph-Stelzmann-Str. 9
50931 Köln

Prof. Dr. med. Michael Weiß
Klinik f. Kinder- und
Jugendmedizin
Städt. Kinderkrankenhaus
Amsterdamer Str. 59
50735 Köln

Prof. Dr. Gerhard Weißbach
Universitätskinderklinik
der TU Dresden
Fetscherstraße 74
01307 Dresden

Brigitte Widemann, M.D.
Pharmacology & Experimental
Therapeutics, Section Pediatric
Oncology Branch
National Cancer Institute
10 Center Drive
Building 10, Room 13C103
Bethesda, MD 20892-1920
USA

Prof. Dr. med. Stefan Wirth
Gesellschaft f. Pädiatrische
Gastroenterologie u. Ernährung
Klinikum Wuppertal GmbH
Zentrum f. Kinder- u. Jugend-
medizin
Heusnerstr. 40
42283 Wuppertal

Prof. Dr. Dr. Joachim E. Zöller
Klinikum der Universität Köln
Zahnklinik
Joseph-Stelzmann-Str. 9
50931 Köln

PD Dr. Torsten Zuberbier
Humboldt-Universität Berlin
Klinikum Charité
Dermatologische Universitäts-
klinik
Schumannstraße 20–21
10098 Berlin

Abkürzungsverzeichnis

ACE	Angiotensin-converting-Enzym
ACTH	adrenokortikotropes Hormon, Kortikotropin
AD	autosomal-dominant
ADH	antidiuretisches Hormon
AFP	α-Fetoprotein
AGS	adrenogenitales Syndrom
AI	Amelogenesis imperfecta
AK	Antikörper
ALAT	Alanin-aminotransferase (s.a. SGAT)
ALL	akute lymphoblastische Leukämie
ALTE	apparent life threatening event
AMH	Anti-Müller-Hormon
AML	akute myeloische Leukämie
ANA	Autoantikörper gegen Zellkerne
ANCA	antizytoplasmatische Antikörper
ANUG	akut nekrotisierende ulzerierende Gingivitis
AP	Alkalische Phosphatase
APGAR-Schema	Punkteschema für die Zustandsdiagnostik des Neugeborenen nach der Geburt; die Abkürzung steht für: **A**tmung, **P**uls, **G**rundtonus, **A**ussehen, **R**eflexe
aPTT	aktivierte partielle Thromboplastinzeit
AR	autosomal-rezessiv
ASAT	Aspartat-amino-Transferase (GOT)
ASD	Vorhofseptumdefekt
ASL	Antistreptolysin
AST	Antistaphylolysin
ATIII	Antithrombin III
AV	atrioventrikulär
AVNRT	AV-Knoten-Reentry-Tachykardie
AVP	Adenosin-Vasopressin
AVPR2	Gen des menschlichen Vasopressin-V2-Rezeptors
AVSD	atrioventrikulärer Septumdefekt
BCG	Bacillus Calmette-Guérin
BERA	brainstem evoked response audiometry
BMI	Body-Mass-Index
BNS	Blick-Nick-Salaam-Krämpfe
BSG	Blutsenkungsgeschwindigkeit
BTK-XLA	X-chromosomale Agammaglobulinämie Typ Bruton
BZ	Blutungszeit
c-AMP	zyklisches Adenosinmonophosphat
CCT	kraniale Computertomographie
CEA	karzino-embryonales Antigen
CERA	cortical evoked response audiometry
CF	zystische Fibrose
CHE	Cholinesterase
HCG	humanes Choriongonadotropin
CK	Creatinphosphokinase; Kreatinkinase
CM	chronisch myeloische Leukämie, adulter Typ
CMV	Zytomegalievirus
CRH	Kortikotropin-Releasing-Hormon
CRP	C-reaktives Protein
CT	Computertomographie
CVID	common variable immunodeficiency
DDAVP	Desmopressin
DEXA	Knochendensitometrie mittels dualer Photonenabsorptionsmessung
DHEA	Dehydroepiandrosteron
DHT	Dihydrotestosteron
DI	Dentinogenesis imperfecta
DIC/DIG	disseminierte intravasale Gerinnung
DNS	Desoxyribonukleinsäure
DOC	Desoxycorticosteron
DSA	digitale Subtraktionsangiographie
EAT	ektope atriale Tachykardie
EBV	Epstein-Barr-Virus
EDRF	Endothelin; endothelial-dependent relaxation factor
EEG	Elektroenzephalogramm
EEM	erythema exsudativum multiforme
EHEC	enterohämorrhagische Escherichia coli
EKG	Elektrokardiogramm
ELISA	enzyme-linked immunosorbent assay
EMG	Elektromyographie
ENA	Antikörper gegen extrahierbare nukleäre Antigene
ENG	Elektroneurographie; Elektronystagmographie
EOG	Elektrookulographie
EP	evozierte Potentiale
ERA	electric response audiometry
ERCP	endoskopische Cholangiographie
ERG	Elektroretinographie
FAEP	frühe akustisch evozierte Potentiale
FOH	funktionelle ovarielle Hyperandrogenämie
FSH	follikelstimulierendes Hormon
FUO	Fever of Unknown Origin
GABA	Gamma-Amino-Buttersäure
GAD-AK	Glutamatdecarboxylase-Antikörper
GBS	Guillain-Barré-Syndrom
GGT	Gamma-Glutamyltranspeptidase
GH	Wachstumshormon
GJP	generalisierte juvenile Parodontitis
GLDH	Glutamat-Dehydrogenase
GnRH	Gonadotropin-Releasing-Hormon
GÖR	gastroösophagealer Reflux
GOT	Glutamat-Oxalazetat-Transaminase
GPP	generalisierte präbubertäre Parodontitis
GPT	Glutamat-Pyruvat-Transaminase
h-CG	humanes Choriongonadotropin
HAWIVA	Hamburg-Wechsler-Intelligenztest für das Vorschulalter
HAWIK	Hamburg-Wechsler-Intelligenztest für Kinder
HCV	Hepatitis-C-Virus
HDL	High-density-Lipoproteine
5-HIES	5-Hydroxyindolessigsäure
HIV	humanes Immundefizienz-Virus

HLA	Human-Leukozyten-Alloantigene
HSE	Hämorrhagisches Schock-Enzephalo-pathie-Syndrom
HSV	Herpes-simplex-Virus
HUS	hämolytisch-urämisches Syndrom
HVA	Homovanillinsäure
HWS	Halswirbelsäule
IAA	Insulin-Autoantikörper
ICA	Inselzell-Antikörper
ICR	Interkostalraum
IDDM	insulinpflichtiger Diabetes mellitus
IGF-I	insulin-like Growth Factor-I
IL	Interleukin
ITP	idiopathische Thrombozytopenie
IVP	i.v. Pyelographie
JET	junktionale ektope Tachykardie
K-AP	Knochenphosphatase
KBR	Komplementbindungsreaktion
KEV	konstitutionelle Entwicklungsverzögerung
KOF	Körperoberfläche
LAD	leucocyte adhesion deficiency
LDH	Laktatdehydrogenase
LDL	Low-density-Lipoproteine
LGA	large-for-gestational-age
LGZ	Lungengefäßzeichnung
LH	Luteinisierungshormon
LH-RH	LH-Releasing-Hormon
LJP	lokalisierte juvenile Parodontitis
LKG	Lippen-Kiefer-Gaumen-Spalte
LKM-AK	Antikörper gegen Leber-Nieren-Mikrosomen
LMA	Antikörper gegen lösliches zytoplasmatisches Leberantigen
LP-x	Lipoprotein X
LPP	lokalisierte präpubertäre Parodontitis
LSG	Längensollgewicht
LWS	Lendenwirbelsäule
MCD	Minimale Cerebrale Dysfunktion
MCH	mittleres zelluläres Hämoglobin
MCHC	mittlere korpuskuläre Hämoglobin-konzentration
MCL	Medioklavikularlinie
MCTD	mixed connective tissue disease
MCU	Miktionszystourethrographie
MCV	mittleres Erythrozytenvolumen
MDP	Magen-Darm-Passage
MELAS	Myopathy, Encephalopathy, Lactic Acidosis, Stroke-like Episodes
MEN	multiple endokrine Neoplasie
MHC	major histocompatibility complex
MIBG	Metajodbenzylguanin-Szintigraphie
MIM	Mendelian inheritance in man (McKusick catalogue)
MODY	maturity onset diabetes in young people
MPV	Mittleres Thrombozytenvolumen
MRT	Magnetresonanztomographie
NAIT	neonatale Alloimmunthrombozytopenie
NEC	nekrotisierende Enterokolitis
NIDDM	nicht-insulinpflichtiger Diabetes mellitus
NITP	neonatale Autoimmunthrombozytopenie
NLG	Nervenleitgeschwindigkeit
NNR	Nebennierenrinde
NREM	non-rapid eye movement
NYHA	New York Heart Association
OAE	otoakustische Emissionen
OCT	Ornithin-Carbamyl-Tansferase-Defekt
OI	Osteogenesis imperfecta
OPG	Panoramaröntgenschichtaufnahme
p-ANCA	perinukleäre Antineutrophilen-Zytoplasma-Antikörper
PCR	Polymerasekettenreaktion
PDA	offener Ductus arteriosus
PET	Positronenemissionstomographie
PHP	Pseudohypoparathyreoidismus
PHPV	primärer hyperplastischer Glaskörper
PICP	Prokollagen-I-C-terminales Propeptid
PiZZ	Proteinaseninhibitorenphänotypen
PKU	Phenylketonurie
PMEN	primäre monosymptomatische Enuresis nocturna
PML	polymorphkernige Leukozyten
PTH	Parathormon
PT	Prothrombinzeit
PTT	partielle Thromboplastinzeit
REM	rapid eye movement
ROP	Frühgeborenenretinopathie
RTA	renal tubuläre Azidose
SCID	severe combined immunodeficiency
SEP	somato-sensibel evozierte Potentiale
SGA	small-for-gestational-age
SGOT	Serum-Glutamat-Oxalazetat-Transaminase
SGPT	Serum-Glutamat-Pyruvat-Transaminase
SHBG	sexualhormonbindendes Globulin
SIADH	inadäquate ADH-Sekretion/Schwartz-Bartter-Syndrom
SLA	Antikörper gegen lösliches zytoplasmatisches Leberzellantigen
SLE	systemischer Lupus erythematodes
SMA	Antikörper gegen glatte Muskulatur (smooth muscle antibodies)
SPECT	Single Photon Emission Computed Tomography
Tg-AK	Thyreoglobulinantikörper
TOBEC	Total Body Electrical Conductivity
TPHA-Test	Treponema-pallidum-Hämagglutinationstest
TR-AK	Antikörper gegen TSH-Rezeptorantikörper
TPO-AK	Antikörper gegen die Schilddrüsenperoxidase
TRP	prozentuale Phosphatrückresorption
TSH	thyreoideastimulierendes Hormon
VDAR	Vitamin-D-abhängige Rachitis
VE(C)P	visuell evozierte (kortikale) Potentiale
VLDL	Very-low-density-Lipoproteine
VMS	Vanillinmandelsäure
VSD	Ventrikelseptum-Defekt
VUR	vesikoureteraler Reflux
WHR	waist to hip ratio
XL	geschlechtsgebunden
XLD	X-linked dominant
XLR	X-linked recessive

1 Akutes Fieber

Hans-Iko Huppertz

Symptombeschreibung

Fieber ist keine Diagnose, sondern gehört zu den wichtigsten und diagnostisch wertvollsten Symptomen. Es wird meist definiert als eine Erhöhung der Körpertemperatur auf mindestens 38,0 °C (rektal gemessen). Ursache des Fiebers ist eine zytokinvermittelte Erhöhung der Solltemperatur mit Vasokonstriktion, die beim Kleinkind zur Zentralisation führen kann, mit kalten Extremitäten trotz hoher Kerntemperatur. Zudem tritt eine Verhaltensänderung auf mit Wärmesuche und Frösteln.

Im Gegensatz zum Fieber kommt es bei der *Hyperthermie* zu einer Erhöhung der Körpertemperatur über die Solltemperatur hinaus durch zu hohe Wärmeproduktion oder mangelnde Wärmeableitung. In anderem Sprachgebrauch gilt jede Erhöhung der Körpertemperatur über 41 °C als Hyperthermie.

Die *Messung der Körpertemperatur* erfolgt am besten *rektal*: zu Hause mit dem Familienthermometer, meist mit einem Quecksilberersatzstoff, in der Praxis oder in der Klinik mit einem elektronischen Fieberthermometer mit Meßkappen zum einmaligen Gebrauch. Alle anderen Methoden der Fiebermessung haben Nachteile, die bei der Beurteilung der gemessenen Temperatur berücksichtigt werden müssen. Die *oral gemessene Temperatur* ist etwa 0,3–0,6 °C niedriger als die rektal gemessene Temperatur und abhängig von der Atemfrequenz und von zugeführten Getränken. Die *axillär gemessene Temperatur* kann auch bei langer Kontaktzeit mit der Haut großen Schwankungen unterliegen: Die Kerntemperatur wird unterschätzt und beim initialen Fieberanstieg kann die axilläre Temperatur noch normal sein, während die Kerntemperatur schon deutlich fiebrig ist. Die Validität der *Messung der Temperatur des Trommelfells* kann durch die versehentliche Einstellung auf die Haut des Gehörgangs beeinträchtigt sein.

Besonders bei Kleinkindern kann es abends (etwa 17–19 Uhr) nach altersgemäßer körperlicher Aktivität („Toben") zu einer physiologischen Temperaturerhöhung, im allgemeinen aber nicht zu Fieber kommen. Deshalb sollte im Zweifel die Messung nach 30-minütiger Ruhe wiederholt werden. Auch nach einer eiweißreichen Mahlzeit und nach dem Eisprung der ovulierenden jungen Frau kann die Körpertemperatur physiologisch leicht erhöht sein.

Rationelle Diagnostik

Es gehört zu den häufigsten Aufgaben des Kinderarztes, ein Kind mit neu aufgetretenem Fieber zu untersuchen. Dabei kommt es meist darauf an, rasch und nur mittels Anamnese und physikalischem Befund zu unterscheiden, ob ein septischer, möglicherweise bedrohlicher Zustand vorliegt, ob eine vermutlich bakterielle fokale Ursache antibiotisch behandelt werden kann oder ob ein vermutlich harmloser viraler Infekt nur symptomatische Maßnahmen erfordert. Wenn kein Fokus für das Fieber verantwortlich gemacht werden kann, muß man mit der Möglichkeit einer Sepsis rechnen.

> **Jeder der Risikofaktoren (Alter < 3 Monate, schlechter Allgemeinzustand, Leukozytose, Leukopenie, Linksverschiebung, CRP-Erhöhung) reicht allein für den Verdacht auf eine Sepsis.**

Anamnese

Man läßt das Kind selbst und/oder die das Kind betreuende Person zunächst kurz berichten und fragt dann gezielt nach dem Zeitpunkt des Beginns der Temperaturerhöhung, der Höhe des Fiebers, Art der Fiebermessung und weiteren Symptomen wie Schmerzen, Schnupfen, Husten, Atmungsbeschleunigung, Übelkeit, Erbrechen, Durchfall, Miktionsstörungen, Krampfanfall oder Auffälligkeiten von Stuhl oder Urin (Tab. 1.1). Außerdem ist es wichtig zu wissen, welche Therapie wegen des Fiebers bisher durchgeführt wurde, ob andere Menschen in der Umgebung des Patienten erkrankt sind und ob eine Auslandsreise voranging. Schließlich muß man nach Vorerkrankungen fragen, besonders nach einer laufenden immunsuppressiven Therapie oder nach angeborenen oder erworbenen Immundefekten.

Körperliche Untersuchung

Bereits während der Anamneseerhebung kann das Kind von der Mutter entkleidet werden oder sich selbst ausziehen. Dabei sollte man auch mit der Inspektion des Kindes beginnen und sich vom Allgemeinzustand und der Vigilanz des Kindes ein Bild machen und mögliche Schonhaltungen erkennen.

Wenn die Ursache des Fiebers nicht offensichtlich und man auf der Suche nach einer adäquaten

Tabelle 1.1 Häufige anamnestische Angaben bei Fieber.

Fieber *plus*	Verdachtsdiagnose
Kopfschmerzen	vieldeutig
Ohrenschmerzen	Otitis media
Halsschmerzen	Tonsillitis
Brustschmerzen	Bronchitis, Pneumonie, Pleuritis
Bauchschmerzen	Gastroenteritis, Appendizitis, Harnwegsinfekt, Yersiniose
Extremitätenschmerzen	Osteomyelitis, Coxitis fugax, Arthritis, Phlegmone
Miktionsschmerzen	Harnwegsinfekt
Schnupfen	Infekt der oberen Luftwege
Husten	Bronchitis, Pneumonie, Pertussis, Fremdkörper
Atmungsbeschleunigung	Pneumonie, Bronchiolitis, obstruktive Bronchitis
Übelkeit, Erbrechen	Meningoenzephalitis, Gastroenteritis, Appendizitis/Peritonitis
Durchfall	Gastroenteritis
Krampfanfall	Meningoenzephalitis, Dreitagefieber, Fieberkrampf
anästhesiologische Maßnahmen	maligne Hyperthermie
Auslandsreise	Malaria, Kala-Azar, Typhus, Amöbenabszeß

Ursache ist, sollte man sich eine Untersuchungsroutine angewöhnen, um nicht ein Organsystem zu übersehen:

- *Integument:* Inspektion und Palpation der Haut: Exanthem (Kinderkrankheit, allergisch, unspezifisch), Petechien.
- *Thorax* (Untersuchung von Herz und Lungen): Auskultation (Bronchitis, Pneumonie, fieberadäquate Tachykardie, Herzgeräusch), ab dem Kleinkindalter auch Perkussion (Erguß, Atelektase, Überblähung).
- *Abdomen:* Palpation (Druckschmerz im Unterbauch oder Flanken bei Harnwegsinfekt oder Appendizitis) mit Inspektion der Genitalregion (Wundsein bei Durchfall) und Auskultation (hochgestellte Peristaltik bei zu erwartendem Durchfall); eventuell rektale Untersuchung mit Stuhlgewinnung.
- *Zentralnervensystem:* Nackensteifigkeit (Meningitis), fokale Ausfälle.
- *Extremitäten:* Schonhaltung oder schmerzhafte Bewegungseinschränkung, Schwellung (Phlegmone, Osteomyelitis oder Arthritis).
- *Hals-Nasen-Ohren-Bereich:* Inspektion von Schleimhäuten des Rachens einschließlich Tonsillen und Zähne, der Konjunktiven und der Trommelfelle mit Lampe, Spatel und Spiegel.

Klinisch-chemische Untersuchungen

Keiner der aufgeführten Laborwerte ist obligat verändert und keiner stellt die Diagnose. Allerdings können die Laborwerte zur richtigen Diagnose hinleiten und sollten deshalb sinnvoll eingesetzt werden.

Wenn sich aus Anamnese und physikalischer Untersuchung keine Ursache des Fiebers ergeben hat, muß der *Urin* untersucht werden. Wenn der Allgemeinzustand des Kindes gut und das Kind älter als 3 Monate ist, braucht man zunächst keine weiteren Untersuchungen durchzuführen, kann abwarten und das Kind einige Stunden beobachten.

Um die Unterscheidung zwischen einer bakteriellen oder viralen Ursache des Fiebers zu erleichtern, können ein Blutbild angefertigt und das C-reaktive Protein bestimmt werden:

> ***Leukozytose*** **(> 15 000/µl), Erhöhung der Stabkernigen (> 5% oder > 500/µl) und hohes CRP (> 5 mg/dl) sprechen für eine bakterielle Ursache. Eine *Leukopenie* (< 5000/µl) kann viral bedingt oder Folge einer iatrogenen Immunsuppression oder einer anderen Maßnahme sein, aber auch auf eine schwere Sepsis hinweisen.**

Die genannten Laborwerte können mit Ausnahme der Stabkernigen mit automatisierten Methoden innerhalb von wenigen Minuten bestimmt werden. Die Bestimmung der Anzahl der Stabkernigen im Blut ist oft nur mittels eines gefärbten Ausstrichs korrekt möglich und deshalb nicht sofort verfügbar.

Die Urinuntersuchung mittels Teststreifen kann rasch den Verdacht auf einen Harnwegsinfekt beweisen oder ausschließen. Die Sicherung erfolgt durch einen sauber genommenen Urin (Mittelstrahl-, Katheter- oder Blasenpunktionsurin).

Bei Verdacht auf Sepsis oder fokalen bakteriellen Prozeß sollten *Blutkulturen* entnommen werden. Um eine Kontamination zu vermeiden, darf das Blut nicht aus einem Venenverweilkatheter entnommen, sondern muß durch eine frische Venenpunktion gewonnen werden. Bei neueren Blutkultursystemen ist eine getrennte Einsendung auf aerobe und anaerobe Keime nicht mehr notwendig.

Bei Verdacht auf Meningoenzephalitis wird *Liquor* gewonnen (lumbal) und mikrobiologisch mittels Färbung und Kultur untersucht. Zellzahl/μl, Zellart (Granulozyten oder mononukleäre Zellen) und Eiweißkonzentration werden bestimmt. Bei besonders akutem Verlauf einer Meningitis kann die Zellzahl unauffällig sein, der Liquor aber viele Bakterien enthalten, weshalb auch eine sofortige Darstellung von Bakterien mittels Gram- oder Methylenblaufärbung erfolgen soll. Ist der Liquor artifiziell blutig, kann man durch Vergleich der gemessenen Werte im Liquor mit den Werten des peripheren Blutes (Zahl der Erythrozyten und Leukozyten und das Verhältnis von Granulozyten zu mononukleären Zellen) das Ausmaß der Beimischung von Blut zum Liquor abschätzen und die Ergebnisse diagnostisch verwerten.

Bei Verdacht auf Osteomyelitis wird an der Stelle des maximalen lokalen Druckschmerzes eventuell in Analgosedierung die *subperiostale Flüssigkeit* mit einer 1er-Nadel und aufgesetzter 2-ml-Spritze punktiert. Dabei geht man tangential durch die desinfizierte Haut, führt die Nadel bis zum Knochen und versucht zu aspirieren. Das Aspirat wird in eine Blutkulturflasche überführt. Gelingt die Aspiration nicht, kann man 1–2 ml sterile physiologische Kochsalzlösung über die liegende Nadel injizieren und diese wieder aspirieren.

Bei Verdacht auf septische Arthritis wird das Gelenk mit einer 1er-Nadel und aufgesetzter 5-ml-Spritze punktiert. Die *Synovialflüssigkeit* wird mikrobiologisch untersucht, Zellzahl, Zellart und Eiweißkonzentration bestimmt.

Technische Untersuchungen

Zur Lokalisation eines entzündlichen Prozesses reichen oft Sonographie und konventionelle Radiologie aus, gelegentlich sind CT, MRT oder nuklearmedizinische Methoden notwendig.

Besondere Hinweise

Eine besondere Situation liegt vor, wenn das Kind angeboren oder erworben einen Immundefekt aufweist oder iatrogen eine Immunsuppression herbeigeführt wurde. Während Patienten mit zellulären Immundefekten und Antikörpermangelsyndromen meist chronische Infektionen haben, tritt bei Kindern mit Neutropenie (< 1500/μl) häufig akut Fieber auf. Wegen der verminderten Fähigkeit, Eiter zu bilden, sind Symptome wie Schwellung und Sekretion oft abgemildert. Infektionen können sich innerhalb von Stunden rasch ausbreiten und gehen frühzeitig in eine Sepsis über. Deshalb gelten die oben genannten Regeln nicht für diese Patienten. Vielmehr muß man in Abhängigkeit vom Ausmaß der Gefahr eventuell sofort nach Abnahme von Blut für die Blutkultur und für Laborwerte eine antibakterielle Behandlung beginnen.

> **Die von einer Neutropenie ausgehende Gefahr ist um so größer, je niedriger die Granulozyten im peripheren Blut sind (< 500/μl) und je länger die Neutropenie dauert (> 1 Woche).**

Eine ähnliche Situation liegt bei Früh- und Neugeborenen vor, bei denen man in Abhängigkeit vom Reifealter ebenfalls nur eine geringe lokale Symptomatik erwarten kann und mit einer frühzeitig auftretenden Sepsis rechnen muß. Kinder mit Fieber ohne erkennbare Ursache in den ersten 60 Lebenstagen sollten unter dem Verdacht auf eine Sepsis stationär behandelt werden. Kinder zwischen 3 und 24 Monaten mit Fieber ohne erkennbare Ursache haben in 4% der Fälle eine okkulte Bakteriämie.

Differentialdiagnostische Tabellen

Meist liegt dem neu aufgetretenen Fieber eine infektiöse Ursache zugrunde. Selten gibt es auch nichtinfektiöse Ursachen, bei denen zunächst das Fieber im Vordergrund steht, ohne daß weitere Befunde auf die eigentliche Ursache hinweisen (Tab. 1.2). Diese Erkrankungen können akut auftreten. Eine rasche Diagnose ist wichtig bei Vergiftungen und akutem rheumatischem Fieber. Oft werden aber diese Erkrankungen differentialdiagnostisch erst interessant, wenn das Fieber einige Tage bestanden hat.

Tabelle 1.2 Nichtinfektiöse Ursachen von Fieber bei Kindern. Kursiv geschriebene Ursachen sollten bereits am ersten Krankheitstag erwogen werden.

entzündliche Erkrankungen
- Kawasaki-Erkrankung (Abb. 1.1, Farbtafel)
- entzündliche Darmerkrankung
- Still-Syndrom
- *akutes rheumatisches Fieber*
- *Purpura Schoenlein-Henoch*
- systemischer Lupus erythematodes
- Sarkoidose

neoplastische Erkrankungen
- Neuroblastom
- akute lymphatische Leukämie
- Lymphom
- Ewing-Sarkom

Vergiftungen
- *Atropin*
- *Anticholinergika*
- *Salizylate*
- *Kokain*

metabolische Erkrankungen
- *Durstfieber*
- *entgleister Diabetes mellitus*
- *Thyreotoxikose*
- *maligne Hyperthermie*

Differentialdiagnose des akuten Fiebers

Hauptsymptom	weiterführende Nebenbefunde	Verdachtsdiagnosen	Bestätigung der Diagnose*
Fieber	Exanthem	Scharlach, Windpocken, Masern, Röteln, Ringelröteln, Mononukleose, unspezifischer Virusinfekt	Serologie
	Quaddeln	generalisierte Urtikaria	nur klinisch
	Petechien	(Meningokokken-)Sepsis, Endokarditis, Rickettsiose, Tularämie, Purpura Schoenlein-Henoch	Blut-/Liquorkultur nur klinisch
	Ikterus	Hepatitis A, Leptospirose	Serologie
	Nasenflügeln, Einziehungen	Pneumonie, Bronchiolitis, obstruktive Bronchitis	Röntgen-Thorax, Antigennachweis
	inspiratorischer Stridor	Epiglottitis Krupp-Syndrom	Blutkultur nur klinisch
	Rasselgeräusche	Bronchitis	nur klinisch
	Giemen	obstruktive Bronchitis	nur klinisch
	Knistern, abgeschwächtes Atemgeräusch, feinblasige Rasselgeräusche	Pneumonie	Röntgen-Thorax
	Tachyarrhythmie	Myokarditis	Echokardiographie
	neues Herzgeräusch	Endokarditis	Blutkulturen
	Hepatomegalie	Mononukleose, Hepatitis A	Serologie
	Druckschmerz Unterbauch	Harnwegsinfekt	Urinkultur
	Druckschmerz rechter Unterbauch	Appendizitis	klinisch
	wunder Analbereich	Gastroenteritis	klinisch
	hochgestellte Peristaltik	Gastroenteritis	klinisch
	Nackensteifigkeit	Meningitis	Liquorpunktion
	verminderte Vigilanz	Meningoenzephalitis, Typhus, Rickettsiose	Liquorpunktion Blutkultur
	fokale Ausfälle	Meningoenzephalitis, Hirnabszeß	Liquorpunktion, EEG
	Fazialisparese	Borreliose	Liquorpunktion, Serologie
	neu aufgetretenes Schielen	Meningoenzephalitis	Liquorpunktion
	Schonhaltung	Arthritis, Osteomyelitis akutes rheumatisches Fieber Purpura Schoenlein-Henoch	Blut-/Punktatkultur Jones-Kriterien nur klinisch
	Extremitätenschwellung	Phlegmone, Osteomyelitis, Arthritis	Punktatkultur, Bildgebung
	Bewegungseinschränkung	Purpura Schoenlein-Henoch, akutes rheumatisches Fieber	klinisch Jones-Kriterien
	Orbitaschwellung	Orbitaphlegmone	klinisch
	geröteter Rachen, verlegte Nasengänge	Infekt obere Luftwege	klinisch
	gerötete Bindehaut	Infekt obere Luftwege, Conjunctivitis epidemica	klinisch

Differentialdiagnose des akuten Fiebers *(Fortsetzung)*

Hauptsymptom	weiterführende Nebenbefunde	Verdachtsdiagnosen	Bestätigung der Diagnose*
Fieber	belegte Tonsillen	Streptokokkentonsillitis infektiöse Mononukleose Infekt der oberen Luftwege	Rachenabstrich Serologie Antigennachweis
	Bläschen auf Lippen und Wangenschleimhaut	Stomatitis aphthosa	Virusnachweis in Bläschen
	zervikale Lymphknotenschwellung	Zahnabszeß atypische Mykobakteriose Toxoplasmose, Katzenkratzkrankheit	Kultur Histologie, Anzucht, PCR Serologie
	retroaurikuläre Schwellung	Mastoiditis Röteln, Ringelröteln	klinisch, Schüller-Aufnahme Serologie
	gerötete Trommelfelle	Otitis media	klinisch
	vorgewölbte Trommelfelle	Paukenerguß	Parazentese
	abstehende Ohrläppchen	Mumps	Serologie
	trockene Schleimhäute	Durstfieber, Gastroenteritis	Hämatokrit, Elektrolyte, Aceton
	Speicheln	Epiglottitis	Lokalbefund, Blutkultur

* Oft ist eine klinische Diagnose ausreichend und die angeführten Methoden, die die vermutete Diagnose im Zusammenhang mit der angegebenen Klinik beweisen, brauchen mit Ausnahme der Kultur von gewonnenen Körperflüssigkeiten nicht eingesetzt zu werden.

2 Chronisches oder rezidivierendes Fieber

Hans-Iko Huppertz

Symptombeschreibung

Während für epidemiologische Zwecke chronisches Fieber sehr unterschiedlich definiert wird, wollen wir an dieser Stelle *chronisches Fieber* für die praktische Arbeit mit fiebernden Kindern wie folgt definieren:

Es besteht beim Patienten Fieber, also rektal eine Temperaturerhöhung auf über 38,3 °C, und es wurde eine Diagnose gestellt, die das Fieber erklären sollte. Nun muß die initial gestellte Diagnose jedoch angezweifelt werden wegen der ungewöhnlich langen Dauer des Fiebers oder wegen Erfolglosigkeit der verordneten Therapie, also meist schon einige Tage nach der Erstvorstellung oder nach dem Therapiebeginn zum Beispiel mit einem Antibiotikum.

Ebenso pragmatisch definieren wir *rezidivierendes Fieber* als auffällig häufig wiederkehrende fieberhafte Erkrankungen. Diese Beobachtung wird häufig von den Eltern oder besorgten Großeltern gemacht, gelegentlich aber auch vom Hausarzt.

Schließlich gibt es den Begriff des *Fiebers ungeklärter Ursache* (fever of unknown origin/FUO) oder Fieber ohne Fokus oder ohne organbezogene Ursache, womit ursprünglich Fieber von 3 Wochen Dauer und mindestens einer Woche erfolgloser stationärer Abklärung bezeichnet wurde. Heute wird Fieber ungeklärter Ursache meist als „Arbeitsdiagnose" verwendet, wenn Fieber seit mindestens einer Woche besteht und keine Ursache dafür gefunden wurde.

Rationelle Diagnostik

Chronisches Fieber

Wenn Fieber länger als einige Tage besteht, sorgen sich meist der behandelnde Arzt und/oder die Eltern und fragen sich nach der Ursache. Das fortbestehende Fieber kann folgende Ursachen haben (s. Abb. 2.1):
• Die initial gestellte Diagnose ist richtig, aber die Therapie war falsch. *Beispiel:* Bei Streptokokken-

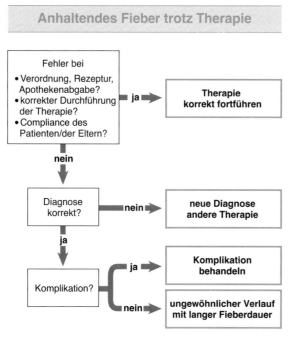

Abb. 2.1 Vorgehen bei Fieber, das nach einigen Tagen der Behandlung nicht verschwunden ist. Diese Überlegungen sind bei jeder Untersuchung des Kindes neu anzustellen, also mindestens einmal täglich.

tonsillitis wurde orales Penicillin verordnet, die Gabe erfolgte in ml statt in ML (1 Meßlöffel entspricht 5 ml), oder der mit Co-trimoxazol behandelte Harnwegsinfekt war durch resistente *Escherichia coli* verursacht.

> **Man wird also die Verordnung, die Durchführung der Therapie und die Compliance überprüfen.**

• Diagnose und Therapie sind richtig, aber die Erkrankung dauert lange. *Beispiel:* Eine durch Epstein-Barr-Virus-Infektion verursachte Tonsillitis. Gelegentlich besteht beim Säugling oder jungen Kleinkind für einige Tage nach einem Infekt noch

eine sogenannte „postinfektiöse Hyperthermie". Oder es ist eine Komplikation der richtig diagnostizierten und behandelten Erkrankung aufgetreten, zum Beispiel ein Peritonsillarabszeß nach Streptokokkenangina.

> **Man muß also das komplette Spektrum möglicher Krankheitsverläufe einschließlich der Komplikationen erwägen.**

• Die Diagnose ist falsch. *Beispiel:* Es wurden zwar Streptokokken im Rachen nachgewiesen, dem Fieber liegt jedoch tatsächlich eine Mononukleose zugrunde.

> **Man wird also die bisherige Diagnose in Frage stellen müssen.**

Rezidivierendes Fieber (s. DD-Tabelle)

Da es oft die Eltern sind, die berichten, bei ihrem Kind gehäufte fieberhafte Erkrankungen beobachtet zu haben, kann es sinnvoll sein, eine genaue Liste aller im letzten halben Jahr durchgemachten fiebrigen Zustände zu erstellen oder prospektiv ein Fieberprotokoll führen zu lassen. Oft ergibt sich, daß die Häufung nicht besteht oder sich gut mit verstärkter Exposition, zum Beispiel nach Eintritt in den Kindergarten, erklären läßt. Zudem wird man beim unbeeinträchtigten Kind den Eltern empfehlen, die Temperaturmessung nur nach einer mindestens 30-minütigen Ruhepause durchzuführen, um sogenannte harmlose „Bewegungstemperaturen" bei aktiven Kleinkindern zu erkennen. Die Vermutung des Laien, dem rezidivierenden Fieber läge ein Immundefekt zugrunde, ist selten richtig. Wenn das Kind gut gedeiht, abgelesen als Wohlbefinden zwischen den Fieberepisoden und als Wachstum und Gewichtszunahme entlang den für das Kind relevanten Perzentilen, sind zunächst keine weiteren Maßnahmen erforderlich. Selten sind episodische Fiebersyndrome wie das PFAPA-Syndrom zu erwägen (periodisches Fieber, Aphthen, Pharyngitis, Adenitis).

Tabelle 2.1 Differentialdiagnose von Immundefekterkrankungen als Ursache rezidivierenden Fiebers.

Klinische Befunde	Verdachtsdiagnose
Säuglinge	
Hypokalziämie, Vitium cordis	DiGeorge-Syndrom
verspäteter Abfall der Nabelschnur	Störung der Leukozytenadhäsion
Gedeihstörung, Soor, Durchfall, Pneumonie	schwerer kombinierter Immundefekt
makulopapulöser Ausschlag, Alopezie, Hepatosplenomegalie	Graft-versus-host-Reaktion bei schwerem kombinierten Immundefekt
Ekzem, Thrombopenie, Otitiden	Wiskott-Aldrich-Syndrom
Albinismus, Neutropenie	Chediak-Higashi-Syndrom

Tabelle 2.1 Differentialdiagnose von Immundefekterkrankungen als Ursache rezidivierenden Fiebers *(Fortsetzung)*

Klinische Befunde	Verdachtsdiagnose
Säuglinge	
rezidivierende septische Infektionen	C3-Mangel
Zyanose, Pulmonalatresie, Mittelleber	kongenitale Asplenie
Kleinkinder	
progrediente Mononukleose	X-gebundene lymphoproliferative Erkrankung
kutane und systemische Infektionen mit Staphylococcus aureus oder Pseudomonaden	Hyper-IgE-Syndrom
Soor, Nageldystrophie, Hypokalziämie	chronische mukokutane Candidiasis
tiefe Hautabszesse	Granulozytendefekt
septische Infektionen durch bekapselte Bakterien	Asplenie
Schulkinder	
Dermatomyositis, Enzephalitis	X-gebundene Agammaglobulinämie
Pneumonien, neurologische Auffälligkeiten, Teleangiektasien	Ataxie-Teleangiektasie-Syndrom
Lymphadenopathie, Dermatitis, Pneumonien, Osteomyelitis, mangelhafte Eiterbildung	septische Granulomatose
rezidivierende Meningitiden	Komplementdefekt, Liquorfistel
Malabsorption, Pneumonie, Splenomegalie	Antikörpermangelsyndrom
Pneumonie, Durchfall	IgA-Mangel
rezidivierende Pneumonien	IgG-Subklassendefekt

Bei auffälligen anamnestischen Angaben sollte man gezielt nach weiteren Befunden suchen. Bei rezidivierenden Infekten eines Organs (z.B. der Atemwege) sollte man eher an lokale Barrierelücken denken (z.B. IgG-Subklassen-Defekt). Sind mehrere Organe betroffen, ist auch ein systemischer Immundefekt möglich (Tab. 2.1).

Fieber ungeklärter Ursache
(Tab. 2.2 und DD-Tabelle)

Oft liegt dem Fieber nicht eine sehr seltene Ursache zugrunde, auf die man nur schwer kommt, sondern eine relativ häufige Ursache, die sich nur in ungewöhnlicher Gestalt bei dem zu behandelnden Kind zeigt.

In Tabelle 2.3 sind Erkrankungen aufgeführt, die rasch diagnostiziert oder ausgeschlossen werden müssen, weil sie behandelbar sind und andernfalls zu bleibenden Schäden führen können. Daneben bestimmen auch Alter, Allgemeinzustand und Ent-

Tabelle 2.2 Vorgehen bei Fieber ungeklärter Ursache (FUO).

A Anamnese und Befund

- Vorgeschichte erneut durchgehen und erneut erheben, eventuell auch von weiteren mit dem Kind vertrauten Personen: Reisen, Tierkontakt, Nahrungsgewohnheiten, Medikamente, Familienstammbaum
- physikalische Untersuchung mindestens einmal täglich wiederholen und jedem, auch zunächst unbedeutend erscheinenden Lokalbefund nachgehen
- Fiebermessung mehrfach täglich, eventuell stündlich durch eine erfahrene Kinderkrankenschwester, eventuell nach einer 30-minütigen Ruhepause
- Wachstumskurven und Perzentilen kontrollieren

B Basisuntersuchungen

- Laboruntersuchungen
  - großes Blutbild mit Ausstrich
  - Kreatinin
  - Transaminasen, γ-GT, LDH, CK, AP
  - Elektrolyte
  - Blutzucker
  - Blutgase
  - Urin
  - Blutsenkungsgeschwindigkeit
  - CRP
  - Immunglobulinspiegel
  - Eisenstoffwechsel
  - Test auf okkultes Blut

Tabelle 2.2 Vorgehen bei Fieber ungeklärter Ursache (FUO) *(Fortsetzung)*

B Basisuntersuchungen *(Fortsetzung)*

- Infektionsdiagnostik
  - GT10
  - Blutkulturen
  - Rachenabstrich
  - Urinkultur
  - Stuhlkultur
  - Lumbalpunktion
  - Serologie auf folgende Erreger: EBV, CMV, HIV, Hepatitisviren, Yersinien, Toxoplasma
- apparative Untersuchungen:
  - Röntgen-Thorax
  - Ultraschall-Abdomen
  - EKG
  - Echokardiographie
  - EEG
  - Spaltlampenuntersuchung des Auges

C Spezialuntersuchungen je nach Ergebnis von A und B
(s. Tab. 2.4)

D Therapeutische Maßnahmen vor Stellung der Diagnose

- Fiebersenkung mit Paracetamol, nichtsteroidalen Antirheumatika oder Novalgin
- bei bedrohlichem Zustand des Kindes eventuell empirische antibiotische Therapie
- Wenn eine empirische antibiotische Therapie nach 5 oder mehr Tagen erfolglos war, sich der Zustand des Kindes verschlechtert oder bereits viele Tage erfolgloser Suche nach einer Diagnose vergangen sind und eine maligne Erkrankung mittels Knochenmarkpunktion ausgeschlossen wurde, darf man eine probatorische Therapie mit Steroiden, z.B. Prednison 2 mg/kg in verteilten Dosen, anschließen. Ein Verschwinden des Fiebers unter Steroiden ist kein Beweis für die nichtinfektiöse Ursache des Fiebers, und man sollte weiter nach fokalen Zeichen einer Infektion suchen. Andererseits schließt ein Nichtansprechen auf die Steroidtherapie eine immunologische Ursache nicht aus.

Tabelle 2.3 Mögliche Ursachen von Fieber ungeklärter Ursache, die rasch untersucht werden müssen, um eine drohende Verschlechterung oder bleibende Schäden zu verhindern.

Diagnose	Gefahr bei Nichterkennen dieser Diagnose
septische Erkrankung	definitive fokale Schäden, Schock, Tod
Endokarditis	Klappenzerstörung
Meningitis	Taubheit, Krampfleiden, Hydrozephalus, Tod
Osteomyelitis	Osteolyse
Arthritis	Knorpelzerstörung, Arthrose
Pyelonephritis	Sepsis, Hypertonie
Peritonitis	Ileus, Schock, Briden, Tod
Mastoiditis	Meningitis, Sinusvenenthrombose
Typhus	intestinale Blutung/Perforation, Endokarditis, Meningitis, Schock, Tod
Tuberkulose	Miliartuberkulose, Hydrozephalus, Tod
Kawasaki-Erkrankung	Koronararterienaneurysmen, Herzinfarkt, Tod
systemischer Lupus erythematodes	akutes Nierenversagen, zerebrale Krise, Tod
Leukämie	schlechtere Prognose
Lymphom	Aussaat
Neuroblastom	schlechtere Prognose

zündungsparameter die Dringlichkeit der durchzuführenden Diagnostik. Tabelle 2.4 zeigt eine Übersicht der möglichen Ursachen von Fieber ungeklärter Ursache.

Bei einigen Patienten verschwindet das Fieber nach Wochen oder Monaten von selbst, ohne daß eine Diagnose gestellt wurde und ohne bleibende Schäden zu hinterlassen. Deshalb sollte sich das diagnostische Vorgehen in Umfang, Schnelligkeit und Invasivität am Allgemeinzustand des Kindes orientieren.

Besondere Hinweise

Vorgehen bei *Neutropenie* (weniger als 1000 Granulozyten/µl bei Säuglingen; weniger als 1500 Granulozyten/µl bei Kindern älter als 12 Monate):

Kinder mit einer Neutropenie sind für eine Infektion gefährdet, besonders wenn die Granulozyten unter 500/µl im peripheren Blut liegen. Die Neutropenie kann angeboren, erworben oder iatrogen bedingt sein. Darunter sind die Fälle von Neutropenie als Folge einer onkologischen Chemotherapie am häufigsten. Durch den Mangel an Granulozyten können die Kinder nur wenig Eiter produzieren und lokale Infektionssymptome bilden sich nicht aus, so daß die physikalische Unter-

Tabelle 2.4 Ursachen von Fieber ungeklärter Ursache.

Beispiele	Diagnostik
Infektionen	
Viren	
• Epstein-Barr-, Zytomegalie- (CMV), Hepatitis- (HV), humanes Immundefizienz-Virus (HIV)	Serologie PCR bei CMV, HCV, HIV
Bakterien	
• Leptospiren, Brucellen, Yersinien	Anzucht, Serologie
• *Borrelia recurrentis*	Ausstrich während Fieber
• *Salmonella typhi*	Blutkultur, Serologie
• Bartonella (Katzenkratzkrankheit)	Serologie, Biopsie
• Tularämie	Tierkontakt, Serologie
• Mycobacterium tuberculosis	GT10, Anzucht, Färbung, PCR
• Chlamydien (Psittakose), Rickettsien (Q-Fieber, Coxiella)	Serologie, PCR
• Mykoplasmen	Serologie, Kälteagglutinine
• Endokarditiserreger (besonders subakut)	Echokardiographie, Anzucht
• Adnexitis-, Pyelonephritis-, Mastoiditis-, Sinusitis-, Cholangitiserreger	Bildgebung (MRT, Röntgen, Ultraschall)
• Osteomyelitiserreger	MRT
• Abszesse: Gehirn, Kiefer/Zähne, peritonsillar, subdiaphragmal, intrahepatisch, perinephritisch, retroperitoneal, perityphlitisch	Bildgebung
Pilze	
• Candida	Kultur, Anfärbung, Bildgebung
• Kryptokokken	Histologie, Anzucht, Antigennachweis
• Aspergillus	Bronchiallavage, Anzucht, Antigennachweis, Histologie
Piarasiten	
• Giardia (Lambliasis)	Duodenalsaftuntersuchung, Stuhl
• Toxoplasma, Toxocara (viszerale Larva migrans)	Serologie
• Plasmodium (Malaria)	dicker Tropfen, Ausstrich
• Amöben (Leberabszeß)	Serologie, Ultraschall
• Trypanosomen	dicker Tropfen
Autoimmunerkrankungen	
• Morbus Still (systemisch beginnende juvenile rheumatoide Arthritis)	nur retrospektiv möglich, steroidsensibel
• akutes rheumatisches Fieber	Jones-Kriterien
• systemischer Lupus erythematodes	Kriterien, ds-DNS-Antikörper
• Dermatomyositis	CK, MRT, Biopsie
• Overlap-Bindegewebs-Syndrom (mixed connective tissue disease)	Kriterien, ENA
• Behçet-Erkrankung	genitoorale Ulzera
• Kawasaki-Erkrankung	Kriterien
• Purpura Schoenlein-Henoch	palpable Purpura
• Wegener-Granulomatose	ANCA, Biopsie
• Panarteriitis nodosa	Histologie, Angiographie
• Morbus Crohn, Colitis ulcerosa	Endoskopie
• Sarkoidose	Histologie
• Allergien, „drug fever", Serumkrankheit, allergische Alveolitis	Anamnese, Expositionsvermeidung, Provokation, Serologie
• Post-Kardiotomie-Syndrom	Echokardiographie
maligne Erkrankungen	
• Neuroblastom	Katecholamine im Urin, KMP
• Morbus Hodgkin, Non-Hodgkin-Lymphom	Biopsie
• Leukämie	KMP
• Phäochromozytom	Katecholamine im Urin, Szintigraphie

Tabelle 2.4 Ursachen von Fieber ungeklärter Ursache *(Fortsetzung)*

Beispiele	Diagnostik
sonstige Ursachen	
• artifizielles Fieber: Münchhausen-Syndrom, Münchhausen-Syndrom by proxy	Beobachtung
• Subduralhämatom	Ultraschall, MRT
• Dehydratation, „Durstfieber"	Elektrolyte, Hämatokrit
• adrenogenitales Syndrom	17-Hydroxyprogesteron, ACTH-Test, Elektrolyte
• Diabetes insipidus	Plasma-/Urinosmolalität
• anhydrotische ektodermale Dysplasie	Pilocarpin-Iontophorese
• zentralnervöse Regulationsstörung	Elektrolyte, Wasserhaushalt, Transaminasen
• apallisches Syndrom	EEG, Dopplersonographie
• Rückenmarkverletzung	neurologische Untersuchung
• Thyreotoxikose	T3, T4, TSH, TRH-Test
• infantile kortikale Hyperostose	Röntgen, AP
• Pankreasnekrose	Ultraschall, ERCP
• Lungenembolie	Perfusions-Ventilations-Szintigraphie
• Hämophagozytosesyndrom	KMP, Ferritin
• Morbus Fabry	α-Galaktosidase-Verminderung

Abkürzungen:
ANCA = antineutrophilen-zytoplasmatische Antikörper, AP = alkalische Phosphatase, CK = Kreatinkinase, ENA = Antikörper gegen extrahierbare nukleäre Antigene, ERCP = endoskopisch retrograde Cholangio-Pankreatikographie, KMP = Knochenmarkpunktion, MRT = Magnetresonanztomographie, PCR = Polymerasekettenreaktion

suchung oft unergiebig bleibt, obwohl ein infektiöser Fokus vorhanden ist. Zusätzlich besteht eine stark erhöhte Gefahr einer Sepsis. Klinisch imponiert oft nur der schlechte Allgemeinzustand. Er kann Ausdruck einer akuten Gefährdung des Patienten sein. Deshalb gelten die differentialdiagnostischen Überlegungen dieses Kapitels nicht für Kinder mit Neutropenie. Vielmehr gibt man bei Fieber und Neutropenie frühzeitig empirisch Antibiotika nach Abnahme von Blut-, Urin-, Rachen- und sonstigen Kulturen. Bei erfolgloser Therapie muß man zusätzlich mit Amphotericin B behandeln und je nach Röntgen-Thoraxbefund und eventuell nach Bronchiallavage mit Co-trimoxazol bei Verdacht auf eine Pneumocystis-carinii-Infektion. Tabelle 2.5 zeigt einige weitere Verdachtsdiagnosen, die besonders bei iatrogen bedingter Neutropenie in Frage kommen.

Tabelle 2.5 Warnsymptome bei Fieber und Neutropenie.

Warnsymptom	Verdachtsdiagnose
maxillärer Druckschmerz	Sinusitis durch Bakterien oder Pilze
Mukositis, Schluckbeschwerden	Infektion mit Candida, Herpes-simplex-Virus
Brustschmerzen, Lungeninfiltrate	bakterielle Pneumonie, Aspergillose
Bauchschmerzen	Perityphlitis, hepatische Candidiasis
Schmerzen am Katheteraustritt	Katheterinfektion oder Sepsis
Krepitation	Gasbrand
Durchfall	Clostridium-difficile-Enterokolitis
perirektale Schmerzen	Anaerobierinfektion
disseminiertes makulöses Exanthem	Candidasepsis
Kopfschmerzen, besonders bei Rickham-Reservoir oder Liquor-Shunt	Meningitis, Hirnabszeß, Ventrikulitis

Differentialdiagnostische Tabellen

Differentialdiagnose des rezidivierenden Fiebers

anamnestische Angabe	weitere Befunde	Verdachtsdiagnose	Bestätigung der Diagnose
Kontakt zu Tieren, Pflanzen, Chemikalien	Luftwegsinfekte Dermatitis	toxisch-allergische Reaktionen von Haut oder Luftwegen, allergische Alveolitis	Anamnese, Allergiediagnostik (IgE/IgG) und Provokationstests
Konsum von Tabak oder Marihuana	Luftwegsinfekte	toxische Tracheo-bronchitis	Anamnese und Besserung durch Expositionsprophylaxe
atopische Familien-anamnese	Atemnot, Rhinitis, Konjunktivitis	obstruktive Bronchitis, Heuschnupfen	Anamnese, Allergiediagnostik
gehäufte Luftwegsinfekte	Dystrophie	Mukoviszidose	Schweißtest, Molekulargenetik (F 508)
		α_1-Antitrypsinmangel	Serumspiegel, PiZZ-Phänotypanalyse
		septische Granulomatose	Chemilumineszenz
		Immundefizienz	Differentialblutbild, Ig-Serum-spiegel, IgG-Subklassen, Lympho-zytenproliferationstest
		bronchiale Fehlbildung Fremdkörper	Bronchoskopie, Bildgebung
		tracheoösophageale Fistel	Darstellung der Fistel
Asthma bronchiale	Inhalationstherapie	kontaminierte Lösungen	Kultur von Dampf oder Lösungen
Herzklappenfehler	Klappenprothese	Infektion	Blutkultur, Echokardiographie
Aufenthalt am Mittelmeer	Hepatosplenomegalie	Kala-Azar	Knochenmarkpunktion
Hydrozephalus	Liquor-Shunt	Shunt-Infektion	Liquorkultur, Revision
Schädelfraktur	Meningitis	Liquorfistel	Ferritin im Sekret, Bildgebung, Exploration
Querschnitts-lähmung	Blasenentleerungs-störung	Harnwegsinfekt	Urinanalyse, Urinkultur
fixierte Periodizität des Fiebers und Mundaphthen	alle 20–22 Tage	zyklische Neutropenie	Granulozytenbestimmung alle 2–3 Tage für > 4 Wochen
	alle 3–6 Wochen	PFAPA	Ausschlußdiagnose
Aufenthalt in wärmeren Ländern	Rhinitis, Kopfschmerzen, Rückenschmerzen, Ikterus	Malaria	dicker Tropfen, Ausstrich, zum Ausschluß: Malariaserologie
türkische, arabische, griechische Familie	Bauch- oder Thorax-schmerzen, Arthritis	familiäres Mittelmeer-fieber	MEFV-Genanalyse, Colchicin-Therapieversuch
Hämoglobino-pathie	Eisenüberladung	Yersiniensepsis	Blutkultur
rekurrierende Infekte anderer Familien-mitglieder	HIV-Exposition	AIDS	Serologie
Beginn < 1 Lebens-monat	Hautausschlag, ZNS-Beteiligung, Arthropathie	CINCA*	klinische Diagnose, Röntgen der Gelenke

* CINCA: chronisches infantiles neurologisches, kutanes und artikuläres Syndrom

Differentialdiagnose des ungeklärten Fiebers anhand zusätzlicher Befunde

Hauptbefund	Nebenbefund	Verdachtsdiagnosen	Bestätigung des Verdachts
Kopfschmerzen	Erbrechen	Meningitis	Liquoruntersuchung
	Eintrübung	Typhus, Meningitis	Blutkultur
	fokal-neurologischer Befund	Hirnabszeß	Bildgebung
	Husten	Ornithose, Chlamydieninfektion	Serologie
	Husten, nasale Sprache	Sinusitis	Bildgebung
Ohrenschmerzen	vorgewölbtes Trommelfell	Paukenerguß	Parazentese
Schwellung retroaurikulär	Senkungsbeschleunigung	Mastoiditis	Operationssitus
Zustand nach Tonsillitis	diffuse Schwellung im Kieferwinkel	Peritonsillarabszeß	Operationssitus
Husten	Expektoration	Bronchiektasien	CT, Bronchographie
	Gewichtsabnahme	Tuberkulose zystische Fibrose	GT10, Röntgen-Thorax, Schweißtest
	Dyspnoeanamnese	Fremdkörperaspiration	Röntgen-Thorax in In- und Exspiration
Zustand nach Sternotomie	Thoraxschmerzen	Mediastinitis	Operationssitus
vorbestehendes Vitium cordis oder intra-kardialer Fremdkörper	Petechien	Endokarditis	Blutkultur, Echokardiographie
Perikarditis/Nephritis	Zytopenie	systemischer Lupus erythematodes (Abb. 2.2, Farbtafel)	Antikörper gegen Doppelstrang-DNS
Perikarditis	Hepatomegalie, Ausschlag	Still-Syndrom	Steroidsensibilität
Bauchschmerzen	Ileus	Peritonitis, perforierte Appendizitis	Operationssitus
	Anämie, Wachstumsstillstand, Pubertas tarda	Morbus Crohn	Endoskopie
	Hepatomegalie	Hepatitis	Serologie
	Diarrhö	Salmonellose	Stuhlkultur
	Druckschmerz Unterbauch	Yersiniose	Stuhlkultur, Serologie
	Juckreiz	Cholangitis	Bildgebung
Knochenschmerzen		akute lymphatische Leukämie	Knochenmarkpunktion
	metaphysärer Druckschmerz	Osteomyelitis	Bildgebung, Blut-/Periostkultur
Gelenkschmerzen	Schwellung	septische Arthritis	Blut-/Synovialkultur
Rückenschmerzen	örtlicher Druckschmerz	Wirbelkörperosteo-myelitis, Diszitis	Bildgebung, Kultur
	Bewegungsschmerz	Iliosakralosteomyelitis, Morbus Bechterew	Bildgebung, Kultur
Hautausschlag unter Fieberschüben	Hepatomegalie	Still-Syndrom	Steroidsensibilität

Differentialdiagnose des ungeklärten Fiebers anhand zusätzlicher Befunde *(Fortsetzung)*

Hauptbefund	Nebenbefund	Verdachtsdiagnosen	Bestätigung des Verdachts
Konjunktivitis	Hautausschlag	Masern	Serologie
	Lacklippen	Kawasaki-Erkrankung	Diagnosekriterien erfüllt*
	Pyurie	Reiter-Syndrom	Kultur, Abstrich, Serologie
Lymphknotenschwellung	Palpation schmerzlos	Lymphom	Biopsie
	Tonsillitis	Mononukleose	Serologie
		Toxoplasmose	Serologie
positiver GT10, unauffälliger Röntgen-Thorax	sterile Leukozyturie, Rückenschmerzen, Bauchschmerzen, Kopfschmerzen	extrapulmonale Tuberkulose	Bildgebung, Biopsie, Färbung, Kultur

* Die Diagnose der Kawasaki-Krankheit erfordert das Vorhandensein von 5 der 6 folgenden Kriterien oder 4 Kriterien und Koronararterienaneurysmen:
• Fieber (5 oder mehr Tage)
• Hautausschlag (polymorph ohne Bläschen oder Krusten)
• Lymphadenopathie (zervikal, akut, auch unilateral)
• Konjunktivitis (bilateral, nicht eitrig)
• Schleimhautveränderungen (Lacklippen mit vertikalem Einriß, Himbeerzunge, geröteter Rachen)
• Hand-Fuß-Rötung oder -Ödem, später Schuppung
Nicht selten findet man atypische Verläufe ohne Erfüllung der Kriterien besonders bei Säuglingen und Adoleszenten.

3 Gesteigerte Infektionsanfälligkeit, rezidivierende Infektionen, Abwehrschwäche

Michael Weiß und Bernd H. Belohradsky

Symptombeschreibung

Jeder Mensch erleidet natürlicherweise, in jedem Lebensabschnitt, aber unterschiedlich häufig und unterschiedlich ausgeprägt, Infektionskrankheiten.

Der Begriff der *pathologisch gesteigerten Infektionsanfälligkeit,* der nicht exakt definiert ist, geht fließend aus diesem normalen Infektionsgeschehen hervor.

Die *Ausprägung des Symptoms* der Infektionsanfälligkeit kann ein weites Spektrum umfassen, vom gesund wirkenden Kleinkind, das bei wiederholter Exposition, z.B. im Kindergarten, rezidivierende Infektionen der Luftwege komplikationslos durchmacht und dann infektionsfreie Intervalle erlebt, bis hin zum chronisch kranken Säugling, mit Gedeihstörung, chronischer Diarrhö, anhaltendem Husten, mukokutaner Kandidiasis, bei dem differentialdiagnostisch in erster Linie an einen schweren kombinierten Immundefekt gedacht werden muß.

Für die *Einschätzung* des vieldeutigen Symptoms der Infektionsanfälligkeit können Erfahrungswerte hilfreich sein:
• Angeborene Immundefekte sind selten; da aber Frühdiagnose, Verhüten von Komplikationen und erfolgreiche kausale Therapie eng miteinander verbunden sind, sollte ein diagnostisches Screening jedem diagnostischen Zögern vorgezogen werden.
• Infektionsanfälligkeit kann als sekundärer Immundefekt das Leitsymptom einer Grundkrankheit sein, für die ein immunologischer Laborbefund zur Diagnose führen kann (z.B. Hypogammaglobulinämie und T-Zellverlust bei enteralem Eiweißverlustsyndrom mit intestinaler Lymphangiektasie).
• Anamnestische und/oder klinische Befunde führen häufiger zum Verdacht auf eine pathologisch gesteigerte Infektionsanfälligkeit als Laborbefunde.

Rationelle Diagnostik

Anamnese

Familienanamnese

Eine sorgfältige Familienanamnese kann Hinweise auf genetisch bedingte Erkrankungen und deren Erbgang geben (Tab. 3.1). Dabei sollte immer ein Stammbaum erstellt werden. Während die Frage nach familiärer Häufung von Krankheiten oft verneint wird, bringt der Eintrag einzelner Familienmitglieder in einen Stammbaum zuverlässigere Angaben. Nach Konsanguinität muß gezielt gefragt werden, nicht nur bei Mitgliedern islamischer Religionszugehörigkeit.

> Wurde in einer Familie ein angeborener Immundefekt nachgewiesen, so muß diese Erkrankung konsequent bei allen nachfolgenden Kindern ab deren Geburt ausgeschlossen werden (Prinzip des Indexpatienten).

Eine Stammbaumanalyse sollte unklare Todesfälle erfassen, nicht nur von Säuglingen, sowie alle schweren Infektionsereignisse, familiäre Häufungen von malignen Erkrankungen, Autoimmunerkrankungen, ungeklärte Organerkrankungen jeder Art, sowie familiäres Auftreten von Krankheiten mit bekannter oder vermuteter genetischer Disposition.

Tabelle 3.1 Anamnestische Hinweise auf gesteigerte Infektionsanfälligkeit (Einzelheiten s. Text).

Familienanamnese
- Stammbaum erstellen
- Erbgang; Konsanguinität
- Todesfälle (Infektionen und andere Ursachen)
- nicht-immunologische Erbkrankheiten
- Autoimmunerkrankungen, Tumoren
- ätiologisch ungeklärte chronische Erkrankungen
- psychosoziale Familiensituation
- Münchhausen-by-proxy-Syndrom
- HIV-Status der Mutter

Infektionsanamnese des Patienten
- Schwere der Infektionen
- Infektionslokalisationen
- Alter bei Beginn der Infektionsanfälligkeit
- Ansprechen auf Infektionsbehandlungen
- unerwartetes oder kalkulierbares Erregerspektrum
- Infektionsdisposition durch Umweltfaktoren und Immunsuppression
- mangelhafte Immunisierung und Impfkomplikationen

Psychosoziale und familiäre Faktoren müssen bedacht werden, wenn auf Drängen von Eltern und Hausärzten ein „Immunstatus" verlangt wird (z.B. häufig krankes Kind einer berufstätigen Mutter). In Ausnahmefällen werden Symptome der gesteigerten Infektionsanfälligkeit (z.B. Abszesse,

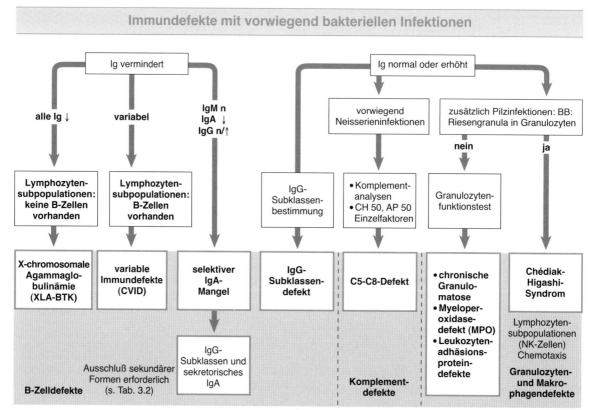

Immundefekte mit vorwiegend bakteriellen Infektionen

Abb. 3.1 Differentialdiagnose des primären Immundefektes bei vorwiegend bakteriellen Infektionen.

Harnwegsinfektionen, Otitis media u.a.) artifiziell erzeugt (Münchhausen-by-proxy-Syndrom). Die Frage nach dem HIV-Status der Patientenmutter muß gestellt werden (und stößt praktisch immer auf Verständnis, eine unabgesprochene Laboruntersuchung des Kindes dagegen nicht).

Infektionsanamnese (Abb. 3.1, 3.2, 3.3)
Infektionen gelten vor allem dann als Leitsymptom einer gesteigerten Anfälligkeit, wenn sie bestimmte Charakteristika aufweisen, nach denen allerdings geduldig und akribisch gefahndet werden muß (s. Tab. 3.1).

Schwere des Infektionsverlaufs: ineinander übergehende Infektionsketten, wobei neu auftretende Infektionen nicht mit einer Reexposition zu erklären sind (z.B. Kindergarten, Geschwistererkrankung); komplizierte Verläufe, wie z.B. Bronchiektasen nach Pneumonie, Mastoiditis bei Otitis media, multifokale Osteomyelitis, rezidivierende Meningitis; Rezidive mit dem gleichen Erreger, Erregerpersistenz, komplizierter oder unerwartet tödlicher Verlauf trotz regelrechter Behandlung; foudroyanter Verlauf ohne erkennbare Abwehrreaktion des Körpers; statt einer Infektionsabgren-

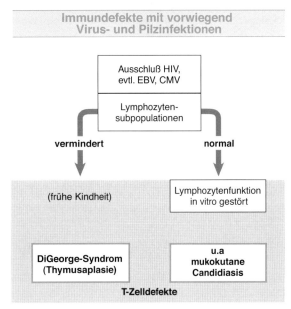

Abb. 3.3 Differentialdiagnose des primären Immundefektes bei vorwiegend Virus- und Pilzinfektionen.

zung, z.B. durch Abszeßbildung, kommt es eher zur Phlegmone, Gangrän, zur Granulombildung oder zum Untergang eines Organs bzw. zur septisch-metastatischen Aussaat. Chronischer, subakuter und rezidivierender Verlauf sind im allgemeinen charakteristischer als akute Infektionsereignisse.

Infektionslokalisation: treten die Rezidive *monotop* auf, so sollte primär an lokale anatomische oder physikalisch-mechanische Störungen gedacht werden (Tab. 3.2), z.B. Harnwegsinfektionen bei Abflußstörung; einseitige Pneumonien bei Bronchusstenose, Fremdkörperaspiration oder ösophagotrachealer Fistel; verminderte muköziliäre Clearance bei Asthma bronchiale, Mukoviszidose, bronchopulmonaler Dysplasie; rezidivierende Otitis media bei adenoider Hyperplasie, bei respiratorischer Fehlbelüftung durch hohen Gaumen, behinderte Nasenatmung, bei gestörtem Schluckakt mit Verlegen der Tuba Eustachii oder bei allergischer Rhinitis; rezidivierende Meningitiden bei Liquorfisteln (Enzephalozele, Mittelohr- und Innenohrfehlbildung, Neuroporus, posttraumatisch). *Polytope* Infektionen dagegen weisen eher auf einen systemischen Defekt (Tab. 3.3), der ein oder mehrere Abwehrsysteme betreffen kann:
• die natürliche Resistenz (physikalische, chemische und biologische Eigenschaften der Haut- und Schleimhautbarrieren)
• das unspezifische Abwehrsystem (Monozyten/Makrophagen, Granulozyten, natürliche Killerzellen, unterstützt durch Akute-Phase-Proteine, Interferone, Komplement-, Properdin- und Gerinnungssystem)

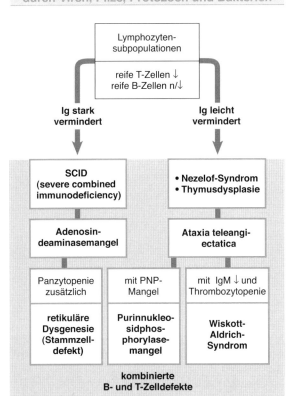

Abb. 3.2 Differentialdiagnose des primären Immundefektes bei schweren Infektionen (durch Viren, Pilze, Protozoen und Bakterien).

15

Tabelle 3.2 Pathologisch gesteigerte Infektionsanfälligkeit bei sekundären Immundefekten.

organbezogene Veränderungen

Haut	Ekzem, Verbrennung, Neuroporus, intravenöse Zugänge
Atemwege	Asthma bronchiale, Mukoviszidose, gastroösophagealer Reflux mit Aspirationen, Fremdkörperaspiration, ösophagotracheale Fisteln, Bronchusstenosen, neuromuskuläre Erkrankungen mit Aspiration und gestörtem Hustenreflex, verlegte obere Atemwege, adenoide Hyperplasie, gestörter Schluckakt; Ziliendyskinesie
Herz	Vitien mit Rezirkulation, Herzklappenfehler mit Endokarditisrisiko
ZNS, Muskel	Liquorfisteln (Mittelliniendefekte, posttraumatisch, Enzephalozele, angeborene Mittelohrdefekte), liquorableitende Systeme, Myotonia dystrophica
Niere, Harnwege	Harnabflußhindernisse (Steine, Stenosen, Reflux), nephrotische Syndrome, Urämie, Dialyse
Magen, Darm, Leber	eiweißverlierende Syndrome, Leberzirrhose, Mukoviszidose
hämatologische Erkrankungen	Asplenie (angeboren, Splenektomie), Agranulozytosen, Leukämien und Neoplasien, Histiozytosen, Sarkoidose, Myelome, aplastische Anämien, transplantierte Patienten, M. Hodgkin und Lymphome, Hämoglobinopathien
Stoffwechselerkrankungen	Vielzahl der angeborenen Stoffwechselerkrankungen, wie z. B. Galaktosämie, Methylmalonazidämie u. a., sowie eine Vielzahl erworbener Stoffwechselerkrankungen, wie z. B. Diabetes mellitus

funktions-, umgebungsbedingte, toxische und andere Ursachen

Alter	Frühgeburtlichkeit, Neugeborene, alte Menschen
Ernährung	Vitamin-, Mineralien-, Spurenelement-, Eiweiß-, Kalorienmangel
Infektionen	kongenitale Infektionen (z. B. Röteln), HIV-Infektion, Masern und Varizellen, EBV- und CMV-Infektion, bakterielle Infektionen u. a.
Operation, Trauma, invasive Maßnahmen	operativer Eingriff, Anästhesie, Polytrauma, Kunststoffimplantate, zentralvenöse Katheter, Blasenkatheter, liquorableitende Systeme
immunsuppressive Maßnahmen	Bestrahlung, Steroide, Immunsuppressiva, Zytostatika
toxische Substanzen der Umwelt, Drogen	chronischer Alkoholkonsum, Nikotin, halluzinogene Drogen, Umweltgifte

Tabelle 3.3 Beispiele klinischer Befunde, die allgemein oder pathognomonisch auf eine gesteigerte Infektionsanfälligkeit mit oder ohne Immundefekt hinweisen.

klinischer Befund	Zuordnung
allgemeiner Eindruck	
Gedeihstörung (Größe, Gewicht)	alle Immundefekte, vor allem T-/B-Zellmangel, Granulozytenmangel
Mikrozephalie	Nijmegen-Chromosomenbruch-Syndrom
Minderwuchs	McKusick-Syndrom
Gesichtsdysplasie	DiGeorge-Syndrom
grobschlächtiges Gesicht	Hyper-IgE-Syndrom
psychomentale Retardierung	Nijmegen-Chromosomenbruch-Syndrom
hypokalzämische Tetanie	DiGeorge-Syndrom, Polyendokrinopathie mit Candidiasis
Haut, Schleimhäute, Haar	
Abszesse, Abszeßnarben	Hyper-IgE-Syndrom, Granulozyten
kalte Abszesse (ohne Rötung und Überwärmung)	Hyper-IgE-Syndrom
Ekzem	viele Immundefekte, Wiskott-Aldrich-Syndrom, Hyper-IgE-Syndrom, Granulozytenmangel, T-Zellmangel
Petechien	Wiskott-Aldrich-Syndrom
Albinismus	Chédiak-Higashi-Syndrom, Griscelli-Syndrom
Teleangiektasien	Louis-Bar-Syndrom
Uhrglasnägel, Trommelschlegelfinger	Bronchiektasen (B-Zellmangel, Ziliendyskinesie)

Allgemeine Symptome

A

Tabelle 3.3 *(Fortsetzung)*

klinischer Befund	Zuordnung
Haut, Schleimhäute, Haar	
Zyanose	DiGeorge-Syndrom (zyanotisches Vitium) oder Lungenfibrose (Granulozyten) oder Bronchiektasen (B-Zellmangel, Ziliendyskinesie)
akute und chronische Hautveränderungen	Graft-versus-host-Reaktion
Alopezie	Graft-versus-host-Reaktion, Omenn-Syndrom, McKusick-Syndrom
Dermatomyositis	B-Zellmangel (mit ECHO-Virusinfektion)
multiple Warzen	z. B. T-Zellmangel
obere Luftwege	
chronische Otitis media	B-Zellmangel, Granulozytenmangel, Wiskott-Aldrich-, Louis-Bar-Syndrom, IgA-Mangel
Sinusitis	Ziliendyskinesie, B-Zellmangel
Ohrmuscheldysplasie	DiGeorge-Syndrom
untere Luftwege	
chronische Pneumonie	Aspergillose (T-Zellmangel, Granulozytenmangel)
Bronchiektasen	B-Zellmangel, Ziliendyskinesie
interstitielle Pneumonie (akut)	Pneumocystis jiroveci (T-/B-Zellmangel, Hyper-IgM-Syndrom)
abszedierende Pleuropneumonie	B-Zellmangel, Granulozyten, Hyper-IgE-Syndrom
Pneumatozelen	Hyper-IgE-Syndrom
interstitielle Pneumonie (subakut)	RSV, Adenoviren, CMV (T-/B-Zellmangel)
Gastrointestinaltrakt, Leber	
Mundsoor	T-/B-Zellmangel, Hyper-IgE-Syndrom, T-Zellmangel
Gingivahypoplasie, Periodontitis, Zahnverlust	Agranulozytosen
Ösophagitis (retrosternale Schmerzen)	Candida (Hyper-IgE-Syndrom, T-Zellmangel)
große Ulzera der Mundschleimhaut	Agranulozytosen, Hyper-IgM-Syndrom mit Neutropenie
Hepatosplenomegalie (Viruspersistenz)	T-Zellmangel, X-chromosomales lymphoproliferatives Syndrom
Hepatosplenomegalie (Leberabszesse)	Granulozyten
blutige Stühle	Thrombopenie (Wiskott-Aldrich-Syndrom)
chronische Diarrhö	alle Immundefekte, vor allem T-/B-Zellmangel, IgA-Mangel
Herz, Kreislauf	
angeborene komplexe Vitien	DiGeorge-Syndrom
Dextrokardie	Ziliendyskinesie
ZNS	
progrediente Ataxie	Louis-Bar-Syndrom
schlaffe Lähmungen	Poliomyelitis (Impfkomplikation nach oraler Lebendimpfung bei B-Zellmangel)
ECHO-, Coxsackieenzephalitis, chronisch	B-Zellmangel
Knochen, Gelenke	
Arthritis	B-Zellmangel
Osteomyelitis	Granulozytenmangel
Augen	
okulärer Albinismus (Nystagmus)	Chédiak-Higashi-Syndrom
Konjunktivitis	B-Zellmangel
Keratitis	B-Zellmangel
Teleangiektasien (konjunktival)	Louis-Bar-Syndrom
lymphatisches Gewebe	
Lymphadenitiden	Granulozytenmangel
Hypoplasie des lymphatischen Gewebes (Lymphknoten, Tonsillen)	T-/B-Zellmangel, B-Zellmangel

• das spezifische Immunsystem (klonal organisierte T- und B-Lymphozyten, Antikörper und Zytokine)
• das Komplementsystem, das die spezifischen und unspezifischen Abwehrfunktionen amplifiziert.

Die oberen und unteren Luftwege sind die am häufigsten betroffenen Organe bei gestörter Infektionsabwehr; dies gilt auch für gesunde Kinder. Daraus erklärt sich, daß der Verdacht auf einen Immundefekt insgesamt so oft geäußert wird. In der Häufigkeit folgen Hautinfektionen (Abszesse, Soor, „Ekzem"), wohl auch deswegen, weil sie subjektiv störend und hartnäckig sein können. Schwere gastrointestinale Infektionen, chronisch rezidivierende Diarrhö ohne Ansprechen auf Behandlungsversuche, oft auch ohne Erregernachweis, führen nach Ausschluß anderer Ursachen (s. Kap. 59) ebenfalls schnell zum Verdacht auf eine immunologische Ursache. Sepsis, Meningitis, Osteomyelitis und ähnlich schwere Infektionen treten beim Immundefektpatienten häufiger auf als bei gesunden Vergleichspersonen, führen aber vor allem schneller zu unerwartet bedrohlichen Situationen. Als Besonderheit sei der verzögerte Abfall der Nabelschnur (über 10 Tage nach Geburt) erwähnt, der für den angeborenen Mangel an Leukozytenadhäsionsproteinen (CD11, CD18) charakteristisch ist.

Alter bei Beginn der Infektionsanfälligkeit: Der frühe Beginn auffälliger Infektionen kann ein diagnostisches Kriterium für eine pathologisch gesteigerte Anfälligkeit sein. So treten bakterielle Infektionen vorwiegend mit bekapselten Erregern (H. influenzae, S. pneumoniae) oft erst ab dem 6. bis 9. Lebensmonat bei isolierten B-Zelldefekten mit fehlender Antikörperbildung auf (X-chromosomale Agammaglobulinämie). Bis zu diesem Zeitpunkt besteht nämlich ein relativer Schutz durch die transplazentar übertragenen mütterlichen IgG-Antikörper („Leihimmunität"). Dagegen verlaufen Infektionen bei schweren kombinierten Immundefekten (SCID, severe combined immunodeficiency, T-/B-Zellmangel) trotz mütterlicher Antikörper oft schon in den ersten Lebenswochen lebensbedrohlich oder sogar tödlich.

> **Ein primärer Immundefekt darf nie a priori ausgeschlossen werden, nur weil die Infektionsanfälligkeit bei einem älteren Kind oder sogar erst bei einem Erwachsenen manifest wird.**

So kann eine genetische Form der septischen Granulomatose (ohne bakterizide Restaktivität) in den ersten Lebenswochen lebensbedrohlich manifest werden, während eine genetische Variante (mit Restaktivität) spätmanifest bei Adoleszenten auftreten kann und mit Überleben bis ins Erwachsenenalter vereinbar ist. Auch im Formenkreis der

variablen Immundefekte (common variable immunodeficiency, CVID) ist eine Manifestation in der 2. oder 3. Lebensdekade (und in Ausnahmefällen darüber hinaus) geradezu charakteristisch. Zudem darf angenommen werden, daß neu zu klassifizierende Immundefektsyndrome zunehmend auch bei Erwachsenen beschrieben werden, weil es weitgehend der Kinderheilkunde überlassen wurde, an angeborene Erkrankungen zu denken.

Ansprechen auf Infektionsbehandlungen: Gegen antimikrobielle Behandlung resistente Infektionen sind nicht selten der erste Hinweis auf eine gesteigerte Infektionsanfälligkeit (Lymphadenitiden und Pneumonien bei der septischen Granulomatose; interstitielle Pneumonien, chronischer Durchfall und Kandidiasis bei T- oder T/B-Zelldefekten). In den Anamnesen fallen dann auch gehäuft „alternative Therapien" wegen des Versagens der „Schulmedizin" auf oder Immunglobulingaben ohne vorausgegangene Immundiagnostik. Ungezielte und/oder unspezifische Behandlungen sind ein Fehler, wenn sie anstelle einer kompletten Anamnese, klinischer Untersuchungen und einer screeningmäßigen Labordiagnostik durchgeführt werden. So kann z.B. die alles entscheidende Zeit für eine lebensrettende Knochenmarktransplantation verlorengehen.

Fieber kann in jeder Form (akut, chronisch, ungeklärter Ursache) ein Symptom der pathologisch gesteigerten Infektionsanfälligkeit sein, ist aber keineswegs immer das führende Symptom (s. Kap. 1).

Unerwartetes oder kalkulierbares Erregerspektrum: Mit „unerwartet" ist gemeint, daß für eine Infektionskrankheit (z.B. Pneumonie) kein alterstypischer Erreger (z.B. Pneumokokken), sondern ein ungewöhnlicher Erreger (z.B. Pneumocystis jiroveci) isoliert wird (Tab. 3.4). Mit dem kalkulierbaren Erregerspektrum ist gemeint, daß durch bestimmte Erregergruppen hervorgerufenen Infektionskrankheiten definierte Immundefekte zugeordnet werden können (Tab. 3.4 und Abb. 3.1, 3.2, 3.3). Umgekehrt kann der Nachweis eines umschriebenen Immundefektes die Voraussage erlauben, ob dieser Patient gegenüber bestimmten Infektionserregern besonders stark, weniger oder praktisch nicht gefährdet ist.

Infektionsdisposition durch Umweltfaktoren und Immunsuppression (s. Tab. 3.2): Umweltnoxen (Wohngegend, Raucher, Allergene) und extreme Ernährungsbesonderheiten (Eiweiß-, Vitamin-, Spurenelement-, Kalorienmangel) können ebenso wichtige Hinweise auf Ursachen der Infektionsanfälligkeit oder des anhaltenden Fiebers geben wie Auslandsreisen (Malaria, viszerale Leishmaniose) oder immunsuppressive Behandlungen des Kindes (z.B. interstitielle Pneumocystis-carinii-

Tabelle 3.4 Beziehungen zwischen Infektionserregerspektrum und infektionsimmunologischer Ursache (klinische Beispiele).

Immundefekt	klinische Beispiele	Infektionserreger
T- oder kombinierter T-/B-Zellmangel	• schwere bzw. tödliche Verläufe (Varizellen, Adenoviren, RSV) • Viruspersistenz (EBV, H. simplex, CMV, Adenoviren, RSV)	Viren
	• persistierende mukokutane Kandidiasis • invasive Pilzinfektionen (Candida spp., Aspergillus spp., Kryptokokken)	Pilze
	• Enterokolitis durch Kryptosporidien, Enteritis durch Giardia lamblia • Enzephalitis durch Toxoplasma gondii	Protozoen
	• mit intrazellulärer Vermehrung, typische und atypische Mykobakterien, Listerien, S. marcescens, Nokardien	Bakterien
B-Zellmangel	• vorwiegend bekapselte Erreger (S. pneumoniae, H. influenzae), Meningokokken, S. aureus • Ureaplasma urealyticum	Bakterien
	• chronische Enterovirusenzephalitis (ECHO, Coxsackie) • ECHO-Virusinfektion mit dermatomyositisähnlichem Syndrom • Hepatitis-C-Infektion (nach Bluttransfusion oder i.v.-IgG) • Impfpoliomyelitis nach oraler Lebendimpfung (seit 1998 nicht mehr empfohlen) (nur bei Agammaglobulinämie)	Viren
	• Enteritis durch Giardia lamblia	Protozoen
Granulozyten-funktionsdefekte	• katalasepositive Erreger (S. aureus, Enterobacteriaceae) mit Lymphadenitis, Abszessen der Haut und innerer Organe, Osteomyelitis • atypische Mykobakteriosen und BCGitis • bei Agranulozytose zusätzlich Periodontitis durch Erreger der Mundflora	Bakterien
	• schwere invasive Aspergillosen	Pilze
Komplementdefekte	• Infektion als Leitsymptom nur bei C3- oder C5- bis C8-Mangel, dann bekapselte Erreger (S. pneumoniae, H. influenzae), Meningokokken, Gonokokken (vor allem rezidivierende Meningitiden)	Bakterien

Pneumonie bei ACTH-Kur eines Säuglings mit BNS-Anfällen; tödlich verlaufende Varizellen bei kortikosteroidbehandelten Asthmapatienten).

Eine kalendarische Infektionsdokumentation durch die Patienteneltern kann den Bericht des Hausarztes ergänzen. Chronisch persistierende Virusinfektionen (Hepatitis B und C, HIV, CMV) können transfusionsbedingt sein; eine Hepatitis C kann ausnahmsweise mit intravenös verabreichten IgG-Präparaten übertragen worden sein, so daß nach diesen Behandlungsformen gezielt gefragt werden sollte. Graft-versus-host-Reaktionen, in ihrer chronischen oder akuten Form, sind bei Immundefekten intrauterin über maternofetale Transfusionen oder postnatal durch Transfusionen mit unbestrahltem Blut erklärbar.

Mangelhafte Immunisierung und Impfkomplikationen: Auffällig sind Hinweise auf exanthematische Kinderkrankheiten, die normalerweise mit lebenslanger Immunität einhergehen und bei einem Kind wiederholt oder ohne spezifische Antikörperbildung aufgetreten sind (z.B. Masern, Röteln). Schwere Impfkomplikationen – im Sinne von Impfinfektionen bei Anwendung von Lebendimpfstoffen – sind sehr selten, dann aber ein pathognomonischer Hinweis auf eine extreme Infektionsanfälligkeit. Mit Ausrottung der Pocken wird seit den 70er Jahren keine Vaccinia generalisata mehr beschrieben. BCGitis-Fälle werden bei septischer Granulomatose und vor allem schweren kombinierten Immundefekten (SCID) beobachtet, neuerdings auch bei angeborenem Interferon-γ-Rezeptordefekt. Enzephalitiden oder schlaffe Lähmungen nach der bis 1998 allgemein empfohlenen oralen Poliolebendimpfung traten zwar sehr selten auch bei immunologisch Gesunden auf, müssen aber doch immer Anlaß sein, nach einer X-chromosomalen Agammaglobulinämie vom Typ Bruton (Bruton-Agammaglobulinämie, Tyrosinkinasedefekt, BTK-XLA) zu suchen.

Impfkomplikationen nach Masern-Mumps-Röteln-Lebendimpfung stehen nicht oder nur extrem selten in Zusammenhang mit einem angeborenen oder erworbenen Immundefekt. Eine mögliche Erklärung könnte sein, daß der Impfzeitpunkt im 2. Lebensjahr so spät liegt, daß ein angeborener Immundefekt schon vorher diagnostiziert worden ist.

Körperliche Untersuchung

Werden bei der körperlichen Untersuchung Symptome an einem einzelnen Organ gefunden, so ist ein immunologischer Defekt weitgehend auszu-

19

schließen, dagegen eine lokale anatomisch-physikalische Ursache sehr wahrscheinlich. Sind mehrere Organsysteme betroffen, so kann dahinter ein primärer oder sekundärer Immundefekt stecken. Gleichzeitig wird nach klinischen, krankheitsspezifischen bzw. pathognomonischen Befunden gesucht, die eventuell einem Infektionssyndrom zuzuordnen sind (s. Tab. 3.3).

Klinisch-chemische Untersuchungen

Die genannten anamnestischen und klinisch-infektiologischen Befunde können zwar den Verdacht auf einen Immundefekt lenken, da es aber Überschneidungen der Symptome und vor allem auch kombinierte Immundefekte gibt, ist es sinnvoll, die klinisch-chemischen bzw. immunologischen Untersuchungen nach einem Stufenplan durchzuführen.

Dazu zählen unspezifische Labortests wie z. B.:
• Leukozyten und Differentialblutbild, mit Fragen nach Leukopenie, Granulozytenmorphologie, Lymphopenie, Blasten, Eosinophilie
• rotes Blutbild mit Ausstrich: Erythrozytenmorphologie, Anämie, MCV
• BKS, CRP und weitere Akute-Phase-Proteine

• Urinanalyse
• Tuberkulintest (GT 10)
• Eisen, harnpflichtige Substanzen, Leberenzyme etc., andere orientierende Labordaten je nach klinischen Befunden.

Durch immunologische Screeninguntersuchungen werden gleichzeitig die wichtigsten Abwehrsysteme untersucht. Weiterführende und z.T. hochspezialisierte wissenschaftliche Methoden werden angeschlossen, wenn man entweder auf eine Spur gestoßen ist oder das Screeningprogramm keine ausreichende diagnostische Antwort geben konnte (Tab. 3.5 und 3.6).

Genetische und molekularbiologische Untersuchungen können für die Diagnostik ausgesuchter Immundefektsyndrome von großer Bedeutung sein (Tab. 3.5 und 3.6):
• Karyotypisierung mit der Suche nach numerischen und strukturellen Veränderungen (z. B. Ringchromosom 18 bei IgA-Mangel u. a.)
• Suche nach Zentromerinstabilität (bei ICF-Syndrom)
• Suche nach spontaner und induzierter Chromosomenbrüchigkeit (z. B. Louis-Bar-Syndrom, Nijmegen-Syndrom)

Tabelle 3.5 Stufendiagnostische Laboruntersuchungen bei gesteigerter Infektionsanfälligkeit.

Screeninguntersuchungen	weiterführende Untersuchungen I	weiterführende Untersuchungen II
B-Zelldefekt • IgG, IgA, IgM • Isoagglutinine • Impfantikörpertiter gegen Polysaccharide (z. B. Pneumokokken) und Proteine (z. B. Diphtherie, Tetanus) • B-Zellzahl (Durchflußzytometrie)	• IgD, IgE • IgG-Subklassen • IgG-subklassenspezifische Antikörper (z. B. IgG2-Polysaccharidantikörper) • Antikörperbildung nach Erstimpfung (Totimpfstoffe) • In-vitro-Stimulierbarkeit von B-Zellen mit Mitogenen (z. B. PWM, SAC) • Immunelektrophorese nur bei Suche nach Paraproteinen (monoklonale Gammopathien)	• Durchflußzytometrie: spezielle B-Zellsubpopulationen (Vorläuferzellen aus Blut und Knochenmark) • Verteilung von Immunglobulin-Kappa- und Lambda-Ketten • Bestimmung von Immunglobulin-Schwere-Ketten • In-vitro-Immunglobulinsynthese (mit Pokeweed-Mitogen in sog. Kokulturen mit B- und T-Zellen unterschiedlicher Spender) • terminale B-Zellreifung • antikörperabhängige Zytotoxizität • Biopsie, Histologie: z. B. Knochenmark, Lymphknoten, Dünndarm • Molekulargenetik
T-Zelldefekt • durchflußzytometrische Bestimmung der T-Zellpopulationen (CD3, CD4, CD8 u.a.) • Hauttests vom verzögerten Typ (z. B. Multitest Merieux, ab dem 2. Lebensjahr)	• In-vitro-Stimulation der T-Zellen (mit Mitogenen und Antigenen) • gemischte Lymphozytenkultur (MLC) • HLA-Bestimmung • Lymphozytotoxizität • Bestimmung des CD40-Liganden (X-chromosomales Hyper-IgM-Syndrom)	• In-vitro-Produktion von Lymphokinen • IL-2-Rezeptor-γ-Kette (bei X-chromosomalem SCID) • weiterführende durchflußzytometrische Bestimmung von Subpopulationen der T-Zellreifung • molekularbiologische Untersuchungen der Schritte der T-Zellaktivierung und -funktion (T-Zellrezeptor, Signaltransduktion, Aktivierung der Transkription, Genexpression) • Thymusbiopsie (sehr ausgewählte Indikationen) • Hautbiopsie (bei V.a. Graft-versus-host-Reaktion) • Lymphknotenbiopsie: Histologie der T-Zellareale • Zytokindiagnostik

Tabelle 3.5 *(Fortsetzung)*

Screeninguntersuchungen	weiterführende Untersuchungen I	weiterführende Untersuchungen II
natürliche Killerzellen (NK-Zellen) • durchflußzytometrische Bestimmung der NK-Zellzahl (CD16)	• In-vitro-Zytotoxizität gegen Tumorzellinien	• NK-Zellaktivität unter dem Einfluß von Zytokinen (z.B. IL-2, Interferon-α und -γ)
Monozyten/Makrophagen • durchflußzytometrische Bestimmung • Morphologie im Ausstrich	• Effektorfunktionen wie bei Granulozyten (s. dort)	• Antigenprozessierung und Antigenpräsentation • sekretorische Funktionen (z.B. IL-1-Produktion)
Granulozyten • Bestimmung der Absolutwerte im Blut • Knochenmark bei Neutropenie • Autoantikörpersuche bei Neutropenie • Morphologie im Ausstrich (z.B. Riesengranula bei Chédiak-Higashi-Syndrom) • bei V.a. Funktionsstörung (z.B. chronische Granulomatose): NBT-Test und durchflußzytometrischer Dihydrorhodamintest (DHR-Test) • Myeloperoxidasefärbung der Granulozyten	• koloniebildende Untersuchungen mit Knochenmark und Blut • weiterführende Funktionsuntersuchungen: Chemotaxis, Migration • weiterführende Untersuchung bei V.a. chronische Granulomatose: O_2-Produktion • CD18-Bestimmung bei V.a. Leukozytenadhäsionsdefekt • G6PD-Bestimmung in Granulozyten	• Untersuchung auf spezifische (sekundäre) Granula • Untersuchung der Aktinpolymerisation • molekulargenetische Untersuchung der Proteindefekte bei der chronischen Granulomatose (Membran- und zytosolische Proteine)
Komplementsystem • CH50 (totale funktionelle Aktivität des klassischen Wegs mit kommerziellem Testkit) • APH50 (alternativer Weg)	• wenn primärer Komplementdefekt wahrscheinlich: Einzelkomponenten und Regulatoren • wenn sekundärer Mangel durch Aktivierung wahrscheinlich: Analyse der Aktivierungsprodukte und Analyse von Autoantikörpern (C3-NEF, Autoanti-C1-INH)	• molekularbiologische und -genetische Analysen bei angeborenen Einzelkomponentendefekten

Tabelle 3.6 Spezielle Untersuchungen bei Infektionsanfälligkeit.

Aspleniediagnostik
• Blutausstrich, Suche nach Howell-Jolly-Körperchen
• Ultraschall des Abdomens, Suche nach Milz
• an assoziierte kardiologische Syndrome denken (z.B. Ivemark-Syndrom, Heterotaxie-Syndrome)

Chromosomenuntersuchungen
• strukturelle Veränderungen (s. Tab. 3.7)
• In-situ-Hybridisierung (z.B. Monosomie 22q11 bei DiGeorge-Syndrom)

metabolische Untersuchungen
• z.B. Adenosindeaminase (in Erythrozyten)
• z.B. Purinnukleosidphosphorylase (in Erythrozyten)

• Fluoreszenz-in-situ-Hybridisierung (FISH) (z.B. bei der Suche nach Monosomie 22q11 bei DiGeorge-Syndrom)
• Enzymbestimmungen bei primären Immundefekten mit Stoffwechseldefekten (z.B. Adenosindeaminase, Purinnukleosidphosphorylase, Biotin u.a.).

Technische Untersuchungen

Bildgebende Verfahren werden überwiegend zur Diagnostik der führenden Symptome eingesetzt (z.B. Ultraschall-Abdomen bei Hepatosplenomegalie; Röntgen-Thorax zur Pneumoniedifferenzierung und weniger zur Thymussuche usw.).

Alle anderen Untersuchungen umfassen entweder ausgesuchte Fragestellungen bei einzelnen Immundefekten (z.B. NMR zur Frage der Kleinhirnhypoplasie bei Ataxia teleangiectatica oder Endoskopie und Dünndarmbiopsie bei lymphatischer Hyperplasie bei variablem Immundefekt u.a.). Oder es werden zur spezifischen Immundefektdiagnostik Biopsien gewonnen, um immunologische Zellen im Knochenmark und die histologische Architektur lymphatischer Organe – z.B. eines Lymphknotens – zu untersuchen.

Mehr als einen begrenzten Beitrag zur Diagnosefindung sollte man von den technischen Untersuchungen nicht erwarten.

Besondere Hinweise

Die letzte WHO-Klassifikation der primären Immundefekte von 2003 umfaßt über 120 angeborene Krankheiten, bei weiter ansteigender Zahl (Tab. 3.7).

Zum einen werden die Erkrankungen zunehmend molekularbiologisch und molekulargenetisch definiert und damit auch klinisch mildere Erkrankungen erfaßt, zum anderen werden Untergruppen differenziert, aber auch neue Krankheitsbilder beschrieben.

Es wäre weder hilfreich noch durchführbar, jede Krankheitseinheit mit ihrer spezifischen Differentialdiagnostik aufzulisten; auch die klinische Praxis spricht dagegen. Statt dessen soll auf folgende Hilfsmittel verwiesen werden:

• Die Komplexität der Abwehrsysteme, ihre netzartigen Verbindungen untereinander – vor allem über Zytokine vermittelt – sollen daran denken lassen, daß kaum je ein Abwehrsystem alleine betroffen ist, d. h. daß auch schon die orientierende Diagnostik breit gefächert ist (s. Tab. 3.5 und 3.6).

• Wegen des besonders großen wissenschaftlichen Zugewinns im Laufe der letzten Jahre sollten die Zytokine bevorzugt mituntersucht werden (Speziallaboratorien).

• Die große Variabilität der klinischen Phänotypen eines definierten primären Immundefekts erfordert bei insgesamt eher seltenen Erkrankungen eine große klinische Erfahrung; daher sollte, so trivial es klingen mag, der Austausch mit erfahrenen Immunologen und Infektiologen genutzt werden (z.B. Arbeitsgemeinschaft für pädiatrische Immunologie, Deutsche Gesellschaft für pädiatrische Infektiologie). Auf internationaler Ebene sind Informationen zur Entwicklung, Klassifikation und Diagnostik über die European Society for Immunodeficiencies zu erhalten (www.esid.org).

• Auch wenn die orientierende immunologische Diagnostik reproduzierbare pathologische Befunde erbringt, kann die Zuordnung des Krankheitsbildes zu einem bekannten Immundefektsyndrom nicht immer möglich sein; es muß dann die Zusammenarbeit mit einem spezialisierten, meist pädiatrisch-immunologischen Labor gesucht werden.

• Alle Schemata, sowohl zur Klassifikation als auch zur Diagnostik, können in diesem komplizierten Bereich nur erinnerungstechnischen Wert haben; sie sollen als „Checklisten" verwendet werden und auf weiterführende Literatur verweisen (s. Tab. 3.5, 3.6 und 3.7).

• Wegen der Bedeutung der Diagnosesicherung eines genetisch definierten Immundefekts für jede Form der genetischen Beratung, der pränatalen Diagnostik und einer möglichen kausalen Therapie sollte bei der Betreuung eines Kindes mit einem Immundefekt frühzeitig an die Gewinnung von DNA und RNA über eine einfache EDTA-Blutabnahme gedacht werden; in Einzelfällen kann auch das Anlegen von Zellinien erforderlich sein (Fibroblasten, B-Zell-, T-Zellinien).

Tabelle 3.5 zeigt die stufenweise Diagnostik bei gesteigerter Infektionsanfälligkeit. Wenn sich dabei der Verdacht auf einen Immundefekt ergibt, so soll Tabelle 3.7 verwendet werden, d.h. je nach dem betroffenen Immunkompartment (B-Zell-, T-Zell-, Phagozyten- oder Komplementmangel) kann nach den seltenen angeborenen Erkrankungen gesucht werden. Tabelle 3.7 ist bewußt in der gebotenen Ausführlichkeit dargestellt worden, da es im deutschsprachigen Bereich umfassende Zusammenstellungen kaum gibt.

Tabelle 3.7 Einteilung primärer Immundefekte nach der WHO-Klassifikation (Ref. Rosen, F. et al.: Primary Immunodeficiency Diseases. Clin. Exp. Immunol. 1999; 118 [Suppl. 1]: 1–28 und Chapel H., Geha R., Rosen F. for the IUIS PID Classification Committee: Primary immunodeficiency diseases: an update. Clin. Exp. Immunol. 2003, 132: 9–15) Diese Liste kann im differentialdiagnostischen Sinne als „Checkliste" verwendet werden (s. Text).

A. überwiegender B-Zell(Antikörper)-Defekt	Pathogenese/Gendefekt
1. X-chromosomale Agammaglobulinämie (XLA)	Mutationen im btk-Gen
2. autosomal-rezessive Agammaglobulinämie	Mutationen in μ oder λ5-Genen u.a.
3. Immunglobulin-Schwerketten-Defekt	Chromosomendeletion bei 14q32
4. Kappa-Ketten-Defekt	Punktmutationen bei Chromosom 2p11
5. selektiver Immunglobulinmangel	
– IgG-Subklassendefekte (mit/ohne IgA-Mangel)	defekte Isotypendifferenzierung
– IgA-Mangel	defekte Differenzierung in IgA positive B-Zellen
6. Antikörpermangel mit normalen oder erhöhten Immunglobulinen	unbekannt
7. variable Immundefekte (common variable ID, CVID)	variabel, unbestimmt
8. transiente Hypogammaglobulinämie bei Säuglingen	verspätete Reifung der Helferzellfunktion
9. AID-Mangel (activation-induced cytidine deaminase)	Mutation des AID-Gens

Tabelle 3.7 Einteilung primärer Immundefekte nach der WHO-Klassifikation *(Fortsetzung)*

B. kombinierte Immundefekte	Pathogenese/Gendefekt
1. T⁻B⁺ SCID (schwerer kombinierter Immundefekt)	
– X-chromosomal-rezessiv (γ_c-Defekt)	Mutationen in γ-Ketten-Gen des Rezeptors für Interleukin-2,-4,-7,-9,-15,-21
– autosomal-rezessiv (Jak3-Defekt)	Mutationen im Jak3-Gen
– IL-7-Rezeptor-Defekt	Mutationen im IL-7Rα-Gen
– CD45-Defekt	Mutationen im CD45-Gen
2. T⁻B⁻ SCID	
– RAG-1/-2-Defekt	Mutationen in RAG-1- und RAG-2-Genen
– Artemis-Defekt	defekte VDJ-Rekombination
– Adenosindeaminase(ADA)-Mangel	T- und B-Zelldefekte durch toxische Metaboliten bei Enzymmangel
– retikuläre Dysgenesie	defekte Reifung von T- und B-Zellen und myeloischen Zellen (Stammzelldefekt)
3. Omenn-Syndrom	Missense-Mutationen der RAG-1/-2-Gene
4. X-chromosomales Hyper-IgM-Syndrom	Mutationen im CD40-Ligand-Gen
5. CD40-Mangel	Mutationen im CD40-Gen
6. Purinnukleosidphosphorylase(PNP)-Mangel	T-Zelldefekt durch toxische Metaboliten bei Enzymmangel
7. MHC-Klasse-II-Defekt („bare lymphocyte syndrome")	Mutationen in Transkriptionsfaktor-Genen (CIITA oder RFX5, RFXAP, RFXANK) für MHC-Klasse-II-Moleküle
8. CD3γ- oder CD3ε-Defekt	defekte Transkription der CD3γ- oder CD3ε-Kette
9. CD8-Defekt (fehlende CD8-Zellen)	Mutationen im CD8α-Gen
10. ZAP-70-Defekt (mit CD8-Zell-Mangel)	Mutationen in ZAP-70-Kinase-Gen
11. TAP-1-Defekt (mit CD8-Zell-Mangel)	Mutationen im TAP-1-Gen
12. TAP-2-Defekt (mit CD8-Zell-Mangel)	Mutationen im TAP-2-Gen
13. Winged Helix Nude (WHN)-Defekt	Mutationen im WHN-Gen, das für Transkriptionsfaktor WHN kodiert

C. andere gut definierte Immundefekt-Syndrome	Pathogenese/Gendefekt
1. Wiskott-Aldrich-Syndrom	Mutationen im WASP-Gen, zytoskelettaler Defekt
2. Ataxia teleangiectatica (Louis-Bar-Syndrom)	Mutationen im AT-Gen (ATM), Chromosomeninstabilität
– Ataxie-ähnliches Syndrom	Mutationen im Mre11-Gen
3. Nijmegen-Chromosomenbrüchigkeits-Syndrom	Defekt in NBS1 (Nibrin), Störung von Zellzyklus und DNA-Reparatur
4. DiGeorge-Anomalie	Monosomie 22q11-pter (oder 10p)
5. Immundefekt mit Albinismus	
– Chediak-Higashi-Syndrom	Defekt im Lyst-Gen
– Griscelli-Syndrom	Defekt im Myosin-5α-Gen oder im RAB27A-Gen
6. X-chromosomales lymphoproliferatives Syndrom	Defekt im SAP-/SHADRA-Gen
7. familiäre hämophagozytierende Lymphohistiozytose	Mutationen im Perforin-Gen
8. Immundysregulation, Polyendokrinopathie, Enteropathie, X-chromosomales Syndrom (IPEX)	Mutationen im FOXP3-Gen
9. Autoimmun-Polyendokrinopathie und ektodermale Dysplasie	Mutationen im AIRE-Gen
10. X-chromosomaler Immundefekt und ektodermale Dysplasie	Mutationen im NEMO-/IKKγ-Gen

D. Phagozytendefekte	Gendefekt
1. schwere kongenitale Neutropenie (Kostmann-Syndrom)	Elastase 2
2. zyklische Neutropenie	Elastase 2
3. X-chromosomale Neutropenie	Mutation im WASP-Gen
4. Leukozytenadhäsionsdefekt Typ 1	β-Kette (CD18) v. LFA-1, Mac 1, p150,95
5. Leukozytenadhäsionsdefekt Typ 2	GDP-Fukose-Transporter
6. Rac-2-GTPase-Defekt	GTPase Rac-2
7. lokalisierte juvenile Periodontitis	Formylpeptid-Rezeptor
8. spezifischer Granula-Mangel	CCAAT/Enhancer-bindendes Protein ε
9. Shwachman-Syndrom	unbekannt
10. chronische Granulomatose (CGD)	
– X-chromosomale Form	gp91-phox
– autosomal-rezessive Formen	p22-phox, p47-phox, p67-phox
11. Neutrophilen-Glukose-6-Phosphat-Dehydrogenase-Mangel	Glukose-6-Phosphat-Dehydrogenase
12. Myeloperoxidase-Mangel	Myeloperoxidase (MPO)
13. Leukozyten-Mykobakterizidie-Defekte	
– Interferon[IFN]-γ-Rezeptor-Defekte	IFN-γ-Rezeptor 1, IFN-γ-Rezeptor 2
– STAT-1-Defekte	STAT-1
– Interleukin[IL]-12-Rezeptor-Defekt	IL-12 Rezeptor β1
– IL-12-Defekt	IL-12 p40

Tabelle 3.7   Einteilung primärer Immundefekte nach der WHO-Klassifikation *(Fortsetzung)*

E. Komplementdefekte	Chromosomenlokation
1. C1q	1
2. C1r	12
3. C4	6
4. C2	6
5. C3	19
6. C5	9
7. C6	5
8. C7	5
9. C8α und C8γ	1
10. C8β	1
11. C9	5
12. C1-Inhibitor	11
13. Faktor I	4
14. Faktor H	1
15. Faktor D	19
16. Properdin	X

F. Monozyten-/Makrophagendefekte
1. Interleukin-1-Synthesedefekt
2. Vimentinmangel
3. maligne Osteopetrose

G. Immundefekte assoziiert mit oder sekundär bei anderen Erkrankungen

I.   Chromosomeninstabilität oder defekte DNA-Reparaturmechanismen
1. Bloom-Syndrom
2. Xeroderma pigmentosum
3. Fanconi-Anämie
4. ICF-Syndrom (Immundefekt, faziale Dysmorphie, Zentromerinstabilität)
5. Seckel-Syndrom

II.   Chromosomendefekte
1. Down-Syndrom
2. Ullrich-Turner-Syndrom
3. Deletionen oder Ringchromosom 18 (18p- und 18q-)

III.   Skelettveränderungen
1. Skelettdysplasie mit kurzen Extremitäten
2. Knorpel-Haar-Dysplasie (metaphysäre Chondrodysplasie)

IV.   Immundefekt mit generalisierter Wachstumsverzögerung
1. immun-ossäre Dysplasie Schimke
2. Dubowitz-Syndrom
3. kyphomele Dysplasie mit SCID
4. Mulibrey-Syndrom
5. Wachstumsretardierung, Gesichtsanomalien und Immundefekt
6. Progerie (Hutchinson-Gilford-Syndrom)

V.   Immundefekt mit dermatologischen Erkrankungen
1. Ektrodaktylie-ektodermales Dysplasie-Spalten-Syndrom
2. Immundefekt mit fehlenden Daumen, Anosmie und Ichthyose
3. Dyskeratosis congenita
4. Netherton-Syndrom
5. anhidrotische ektodermale Dysplasie
6. Papillon-Lefèvre-Syndrom
7. kongenitale Ichthyose

VI.   hereditäre Stoffwechseldefekte
1. Akrodermatitis enteropathica
2. Transcobalamin-2-Mangel
3. Orotazidurie Typ I
4. intraktable Diarrhö, abnormale Fazies, Trichorrhexie und Immundefekt
5. Methylmalonazidämie
6. Biotin-abhängiger Carboxylasemangel
7. Mannosidose
8. Glykogenspeicherkrankheit Typ 1b

VII. Immunglobulin-Hyperkatabolismus
1. familiärer Hyperkatabolismus
2. intestinale Lymphangiektasie

4   Gedeihstörung und Untergewicht

Sibylle Koletzko und Berthold Koletzko

Symptombeschreibung

Kindliches *Untergewicht* ist definiert als ein im Verhältnis zur Körperlänge vermindertes Körpergewicht (< 3. Perzentile). Untergewicht geht regelmäßig mit einer veränderten Körperzusammensetzung einher (Abb. 4.1). Der Bezug des Körpergewichtes auf das Lebensalter ist aufgrund der Variation der Körpergröße weniger aussagekräftig.

Als *Gedeihstörung* bezeichnet man ein Abknicken von der vom Kind etablierten Gewichtsperzentile, in der Folge bleibt häufig das Längenwachstum, seltener bei jungen Säuglingen auch das Kopfumfangswachstum, zurück. Eine Gedeihstörung kann also bereits erfaßt werden, wenn ein Untergewicht noch nicht erreicht ist (z.B. Abfall von der 60. auf die 15. längenbezogene Gewichtsperzentile).

Gedeihstörung und Untergewicht sind in der klinischen Pädiatrie häufige Befunde und mögliche Hinweise für zahlreiche schwerwiegende oder chronische Erkrankungen.

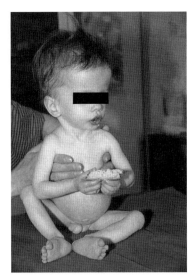

Abb. 4.1
2jähriger Junge
mit schwerem
Untergewicht
(5 kg).

Klinisch hat sich die Einschätzung des Schweregrades einer Unterernährung anhand der Verminderung des Körpergewichtes im Verhältnis zum *Längensollgewicht (LSG)* bewährt:

$$\text{Längensollgewicht (\%)} = \frac{\text{Körpergewicht} \times 100}{\substack{\text{Gewichtsmedian für} \\ \text{die Körpergröße}}}$$

Ein Längensollgewicht zwischen 90 und 110% gilt als normal, niedrigere Werte entsprechen einem Untergewicht bzw. einer Malnutrition. Bei länger bestehender, schwerer Malnutrition entwickelt sich sekundär auch ein Kleinwuchs (Tab. 4.1).

Anstelle des Längensollgewichtes kann auch im Kindes- und Jugendalter die Einschätzung des Körpergewichtes durch den *Body-Mass-Index (BMI)* erfolgen, der sich aus Gewicht und dem Quadrat der Körperlänge berechnet:

$$\text{Body-Mass-Index (BMI)} = \frac{\text{Körpergewicht}}{\text{Körpergröße}^2}$$

Während im Erwachsenenalter ein einheitlicher Grenzwert des BMI zur Definition des Untergewichtes herangezogen wird, sind bei Kindern und Jugendlichen wegen der ausgeprägten altersabhängigen Änderung der normalen BMI-Werte (Tab. 4.2) altersbezogene Referenzwerte heranzuziehen. Es ist zu berücksichtigen, daß bei Kindern und Jugendlichen die BMI-Werte nicht normal verteilt sind.

Die schwersten Formen der Proteinenergiemalnutrition können sich in den beiden klassischen Syndromen des *Marasmus* und des *Kwashiorkor* manifestieren (Tab. 4.3), den beiden Extremen eines kontinuierlichen und breiten Spektrums an Symptomen und Befunden bei Mangelernährung. Diese schweren Formen der Unterernährung sind durch Imbalancen des Flüssigkeits- und Elektrolythaushaltes sowie durch begleitende Infektionen kompliziert und auch heute noch durch ein erhebliches Mortalitätsrisiko belastet.

Tabelle 4.1 Wellcome-Klassifikation der Proteinenergiemangelernährung auf der Grundlage von Untergewicht („wasting")
und Kleinwuchs („stunting").

Beurteilung	Gewicht (% des Längensollgewichtes)	Länge (% der Altersnorm)
normal	90–110%	95–105%
leichte Mangelernährung	80–89%	90–94%
mäßige Mangelernährung	70–79%	85–89%
schwere Mangelernährung	< 70% oder begleitende Ödeme	< 85%

Tabelle 4.2 Altersabhängige Änderung der medianen Body-Mass-Index-(BMI-)Werte bei französischen Kindern (n. Rolland-Cachera et al., Eur. J. Clin. Nutr. 1991).

Alter	Jungen	Mädchen
Geburt	13,21	12,92
6 Monate	16,84	16,54
12 Monate	17,42	17,20
18 Monate	17,06	16,88
2 Jahre	16,58	16,44
3 Jahre	15,98	15,86
4 Jahre	15,69	15,45
5 Jahre	15,51	15,20
6 Jahre	15,44	15,13
7 Jahre	15,53	15,22
8 Jahre	15,75	15,44
9 Jahre	16,04	15,76
10 Jahre	16,36	16,18
11 Jahre	16,73	16,73
12 Jahre	17,20	17,38
13 Jahre	17,80	18,12
14 Jahre	18,49	18,85
15 Jahre	19,18	19,74
16 Jahre	19,81	19,96
17 Jahre	20,35	20,26

Rationelle Diagnostik

Anamnese

Eine sorgfältige Anamnese wird durch gezielte Befragung zu Eßverhalten und Ernährungsgewohnheiten sowie eine quantitative Erfassung der Nahrungszufuhr ergänzt (Tab. 4.4). Eine gute Beobachtung des kindlichen Eßverhaltens und der Interaktion zwischen Kind und Betreuungspersonen kann sehr wichtig sein. Die Beurteilung der *Nährstoffzufuhr* erlaubt ein prospektiv über 3 oder besser 7 Tage sorgfältig geführtes *Ernährungsprotokoll* (möglichst mit der *Wägeprotokollmethode*), aus dem sich die Aufnahme an Energie und einzelnen Nährstoffen berechnen läßt. Aus den Protokolldaten wird die mittlere Nährstoffzufuhr pro kg Istgewicht sowie pro kg Sollgewicht (entsprechend der 50. Gewichtsperzentile für die Körperlänge) mit Hilfe geeigneter Computerprogramme ermittelt und mit dem erwarteten Bedarf (Tab. 4.5 und 4.6) verglichen. Wenn sich eine auf das Sollgewicht bezogen niedrige Zufuhr herausstellt, sollte nach anatomischen, anderen organischen oder psychosozialen Ursachen für eine geringe Nahrungsaufnahme gefahndet werden.

Tabelle 4.3 Typische Befunde bei Marasmus und Kwashiorkor als den beiden extremen klinischen Manifestationen des breiten Spektrums schwerer Proteinenergiemangelernährung.

	Marasmus	Kwashiorkor
typisches Alter	< 1 Jahr	> 1 Jahr
körperlicher Verfall	vorwiegend Verlust von subkutanem Fett und Muskulatur	geringer Verlust von subkutanem Fett und Muskulatur
Gewicht (für das Alter)	stark reduziert	gering reduziert, bei Ödemen ggf. sogar erhöht
Ödeme	keine	Gesicht, untere Extremitäten
mentale Veränderungen	keine	erhöhte Erregbarkeit
Haare und Haut	milde Veränderungen, Verlust des subkutanen Fettgewebes	Dermatitis, dyspigmentiertes Haar
Albumin im Serum	normal	niedrig
Immunfunktion	mäßig reduziert	schwere Störung der T-Zell-Funktion, Lymphopenie
Leber	normal	Hepatomegalie mit Steatose
Vitaminmangel	mild	schwer durch reduzierte Transportproteine

Tabelle 4.4 Diagnostische Möglichkeiten zur Einschätzung des Ernährungszustandes.

allgemeine Anamnese	• Anhalt für chronische Erkrankungen, Infektionen
Ernährungsanamnese	• Eßverhalten und -gewohnheiten, Präferenzen, Abneigungen • Nahrungsmittelunverträglichkeiten
Erfassung der Nahrungszufuhr	• 24-h-Erinnerungsprotokoll, „food-frequency"-Protokoll, • prospektives Nahrungswägeprotokoll über 3–7 Tage
klinische Untersuchung	• Zeichen der Malnutrition: Haut, Haare, Nägel; Zahnstatus
Anthropometrie	• Gewicht, Länge, Kopfumfang, Verlauf auf den Perzentilenkurven • Wachstumsgeschwindigkeit • Hautfaltendicke (Trizeps, Bizeps, subskapulär, suprailiakal), Oberarmumfang • bioelektrische Impedanz • DEXA (Dual Energy X-ray Analysis), periphere quantitative Computertomographie (pQCT) • TOBEC (Total Body Electrical Conductivity)
technische Untersuchungen	• Skelettalter, indirekte Kalorimetrie
Laboruntersuchungen (nur gezielt!)	z.B. • Blutbild, Urinstatus • im Serum: Gesamteiweiß, Albumin, Eisen, Ferritin, Transferrinsättigung, Blutzucker (nüchtern), Harnstoff, Aminosäuren, Triglyzeride, Cholesterin, Vitamin E, 25-OH-Vitamin D_3, β-Carotin, Gerinnnung u.a.m. • Stuhluntersuchungen (Fett, reduzierende Substanzen, Elastase, α_1-Antitrypsin, Blut) • Aminosäuren, organische Säuren im Urin

Tabelle 4.5 Richtwerte der Deutschen Gesellschaft für Ernährung (DGE) und des Wissenschaftlichen Lebensmittelausschusses der Europäischen Union (SCF/EU) für die Energie- und Proteinzufuhr gesunder Kinder.

Alter		kcal/Tag (DGE)	kcal/Tag (SCF/EU)	g Protein/kg KG (DGE)	g Protein/kg KG (SCF/EU)
0– 4 Monate		550	450–600	2,2	keine Angabe
4–12 Monate		800	715–950	1,6	1,6
1– 4 Jahre		1300	1200–1460	1,2	1,1
4– 7 Jahre		1800	1480–1840	1,1	1,0
7–10 Jahre		2000	1750–2050	1,0	1,0
10–13 Jahre	männlich weiblich	2250 2150	1825–2340	1,0	1,0 0,95
13–15 Jahre	männlich weiblich	2500 2300	2100–2500	1,0	0,9–1,0 0,85–0,95
15–19 Jahre	männlich weiblich	3000 2400	2120–2870	0,9 0,8	0,75–0,9 0,75–0,85

Tabelle 4.6 Anhaltswerte für den mittleren Energie- und Proteinbedarf unter Krankheitsbedingungen.

Bedingung	klinische Diagnose	Energiebedarf	Proteinbedarf
gesundes Kind	normale Population	100%	100%
leichter Streß	Anämie, Fieber, milde Infektion, elektive kleine Operation	100–120%	150–180%
mittlerer Streß	Skeletttrauma, schwächende chronische Erkrankungen (z. B. zystische Fibrose mit mäßig vermehrter Atemarbeit)	120–140%	200–250%
großer Streß	Sepsis, schwere Skelettmuskeltraumata, größere Operationen	140–170%	250–300%
bedrohlicher Streß	schwere Verbrennung, schnelle Rehabilitation nach Unterernährung	170–200%	300–400%

Klinische Untersuchungen

Die von der Deutschen Gesellschaft für Ernährung und vom Wissenschaftlichen Lebensmittelausschuß der Europäischen Union herausgegebenen Empfehlungen zur Nährstoffzufuhr bei Kindern (s. Tab. 4.5) sind Schätzwerte für Gesunde mit gewissen Sicherheitszuschlägen, die beim einzelnen kindlichen Patienten an die hier vorliegenden Defizite, erhöhten Nährstoffverluste und verminderte Verwertbarkeit angepaßt werden müssen. Grundsätzlich können die individuellen Bedarfszahlen des einzelnen Patienten mit diagnostischen Techniken wie der *indirekten Kalorimetrie,* der *Stickstoffbilanz* und der *Umsatzbestimmung von Substraten* mit stabilen Isotopen ermittelt werden, aber diese Methoden stehen nur in wenigen Kliniken zur Verfügung. Anhaltswerte für den mittleren Energie- und Eiweißbedarf unter Krankheitsbedingungen gibt die Tabelle 4.6.

Die gründliche klinische Untersuchung umfaßt auch eine *Anthropometrie* mit Messung mindestens von Körpergewicht, Körperlänge und im frühen Kindesalter auch des Kopfumfanges sowie in jüngerer Zeit aufgetretene Veränderungen der Gewichtsentwicklung und der Wachstumsgeschwindigkeit.

Die Körperzusammensetzung kann im klinischen Alltag mit Hilfe der *Bestimmung des Oberarmumfanges und der Hautfaltendicke* näherungsweise eingeschätzt werden. Eine einfach einzusetzende, kostengünstige technische Methode zur Schätzung der Körperzusammensetzung ist die *Messung der bioelektrischen Impedanz,* bei der ein niedriger Wechselstrom (< 1 mA, üblicherweise 50 kHz) zwischen Elektroden am Handgelenk und am Knöchel fließt. Die dabei gemessene Impedanz erlaubt Rückschlüsse auf den Gehalt des Körpers an Fett und an fettfreier Masse.

Wenn bei einem Kind mit Untergewicht eine niedrige Nahrungsaufnahme vorliegt und sich keine

Hinweise auf erhöhte Verluste ergeben, bietet sich zur differentialdiagnostischen Einschätzung ein *Therapieversuch mit erhöhter oraler Nahrungszufuhr* an (Abb. 4.2), ggf. auch mit einer Sondenernährung, um eine Inappetenz als Regulator der Nahrungsaufnahme zu umgehen. Führt die erhöhte Nahrungszufuhr zum Gedeihen des Kindes, wird dies den Verdacht einer Kausalbeziehung zwischen niedriger Zufuhr und Mangelernährung erhärten. Ist aber ein schlechtes Ansprechen auf die erhöhte Nahrungszufuhr zu beobachten, so müssen andere Ursachen – wie erhöhte Nährstoffverluste in Stuhl und Urin oder eine ineffiziente Verwertung resorbierter Nahrungsbestandteile – erwogen werden.

Laboruntersuchungen sollten nur gezielt je nach klinischer Einschätzung der Situation des Patienten durchgeführt werden (s. Tab. 4.4).

Differentialdiagnostische Tabellen

> Grundsätzlich ist bei der Differentialdiagnose des Untergewichtes bei Kindern und Jugendlichen zu prüfen, ob als mögliche Ursache eine verminderte Nahrungszufuhr, erhöhte Nährstoffverluste oder ein erhöhter Energieverbrauch einzeln oder in Kombination vorliegen (Abb. 4.3).

Einige wichtige mögliche Ursachen sind in den DD-Tabellen aufgeführt.

Hinweisend auf eine Unterernährung ist ein überproportionaler Abfall der Gewichtskurve mit weitgehend normalem oder im Vergleich zum Verlauf der Gewichtsperzentile langsamer zurückbleibendem Perzentilenverlauf für die Länge und den Kopfumfang. Dagegen spricht eine weitgehend proportionale Retardierung von Gewicht, Länge und Kopfumfang für eine konstitutionelle, genetische oder eine frühzeitig eingetretene exogene Schädigung (z. B. kongenitale Infektion) bzw. auch für eine endokrine Ursache.

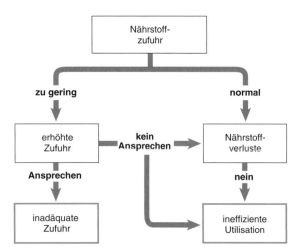

Abb. 4.2 Differentialdiagnostische Einschätzung des Untergewichtes aufgrund niedriger Nahrungszufuhr durch probatorisch erhöhte Zufuhr.

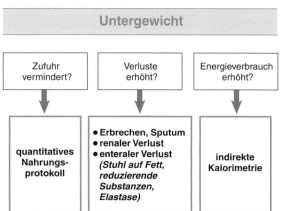

Abb. 4.3 Differentialdiagnose der einzeln oder in Kombination vorliegenden Ursachen des Untergewichtes bei Kindern und Jugendlichen.

Allgemeine Symptome

A

Differentialdiagnose: Untergewicht als Folge verminderter Nährstoffzufuhr (erhoben durch quantitatives Nahrungsprotokoll)

Charakterisierung des Hauptsymptoms	weiterführende Nebenbefunde	Verdachtsdiagnosen	Bestätigung der Diagnose
Untergewicht als Folge verminderter Nährstoffzufuhr bei Säuglingen und Kleinkindern	vollgestilltes Kind ohne Hinweis auf Organkrankheit	inadäquate Milchmenge (Hunger an der Brust)	Gewicht vor und nach dem Stillen
	Hämatome, schlechter Pflegezustand, auffällige Mutter-Kind-Beziehung	Deprivation, Vernachlässigung, Mißhandlung	Familien- und Sozialanamnese, Beobachtung des (Eß-)Verhaltens stationär
	einseitige oder altersinadäquate Nährstoffzufuhr	Fehlernährung bei „alternativer" Ernährung, Eliminationsdiät oder falsche Zubereitung (z.B. Verdünnung) der Nahrung, Armut	Nahrungsmittelprotokoll, ggf. Blutuntersuchungen, z.B. Blutbild, Eisen, Ferritin im Serum, bei Veganern Vitamin B_{12} im Serum, Methylmalonsäure im Urin
	Muskelhypo-/-hypertonie, schwaches Saugen, häufiges Verschlucken	neurologische oder neuromuskuläre Erkrankung, Schluckstörung bei Dysfunktion im Oropharynx	neurologische Abklärung, Schluckkinematographie
	Herzgeräusch, Zyanose	kardial bedingte Malnutrition	Herzecho, EKG
	Ikterus, Pruritus, Hepatomegalie	Inappetenz bei chronischer Lebererkrankung	Abklärung der Lebererkrankung
	Erbrechen, palpabler Tumor, pathologischer Urinbefund	Hydronephrose, HWI, Niereninsuffizienz	Sonographie, Abklärung der Nierenerkrankung
	vermehrtes Spucken und Erbrechen, Hämatinfäden im Gespuckten, Schreien (Schmerzen) beim Trinken	Refluxösophagitis	obere Endoskopie, pH-Metrie
	Nahrungsverweigerung, evtl. mit Koliken, Spucken, Durchfällen, atopisches Ekzem	Kuhmilcheiweißallergie	Allergenkarenz für 4–8 Wochen mit Sistieren der Symptome und Aufholwachstum, anschließend kontrollierte Belastung
	geblähtes Abdomen, massige Stühle, Mißlaunigkeit	Zöliakie	IgG-, IgA-Gliadinantikörper, IgA-Endomysium-Ak, Dünndarmschleimhautbiopsie
	Trinkschwäche, Erbrechen, Muskelhypotonie, neurologische Symptome, Organomegalie/-dysfunktion, auffälliger Geruch oder Atmung	Stoffwechselerkrankung	Glukose, Elektrolyte, Säure-Basen-Status, Laktat, Ammoniak, Serumaminosäuren, organische Säuren im Urin
	Fazies oder Habitus auffällig	angeborenes Syndrom, z.B. Alkoholembryopathie, Silver-Russell-Syndrom, Williams-Beuren-Syndrom	genetisches Konsil, Chromosomenanalyse, Molekulargenetik
Untergewicht als Folge verminderter Nährstoffzufuhr bei älteren Kindern	Bauchschmerzen, Durchfall, perianale Läsionen, Aphthen	M. Crohn, Colitis ulcerosa	BB, Eisen, Entzündungsparameter, Endoskopie, Röntgen
	zunehmende Dysphagie, Erbrechen von unverdauten Speisen	Achalasie	Ösophagusmanometrie, *Rö:* Bariumbreischluck, obere Endoskopie
	Oberbauchschmerzen, Übelkeit	Gastritis, Duodenitis, Ulkus	^{13}C-Harnstoff-Atemtest auf Helicobacter pylori, obere Endoskopie
	Oberbauchschmerzen, Übelkeit, Erbrechen, druckdolenter Leberrand	Affektionen der Gallenwege oder Leber	Ultraschall, Leberparameter im Serum
	abnormes (Eß-)Verhalten, starke Gewichtszunahme, adoleszentes Mädchen mit sekundärer Amenorrhö ohne Hinweis auf Organerkrankung	Anorexia nervosa	psychologische Evaluation
	Inappetenz, Nüchtern-Erbrechen, Sehstörung, Kopfschmerzen	zerebrale Ursache (Tumor, Hirndruck)	kraniales CT oder MRT, Fundoskopie, EEG

Differentialdiagnose: Untergewicht als Folge erhöhter Verluste

Charakterisie-rung des Haupt-symptoms	weiterführende Neben-befunde	Verdachtsdiagnosen	Bestätigung der Diagnose
Untergewicht durch Spucken und Erbrechen	häufiges Spucken oder Erbrechen beim jungen Säugling oder beim Kind mit Zerebralparese	primäre gastroösopha-geale Refluxkrankheit (Chalasie)	Sonographie, Rö: Breischluck (Hernie?), Endoskopie (Ösopha-gitis?), Ausschluß eines sekundären Refluxes, pH-Metrie
	schwallartiges nichtgalliges Erbrechen mit 3–6 Wochen, sichtbare Peristaltik, Pseudo-obstipation, Hypochlorämie, metabolische Alkalose	Pylorushypertrophie	Sonographie des Pylorus, ggf. obere Magen-Darm-Passage
	Klitorishypertrophie, Erbrechen, Dehydratation, Fieber	adrenogenitales Syndrom mit Salzverlust	Elektrolyte im Serum, 17-OH-Progesteron
	Trinkschwäche, Erbrechen, Muskelhypotonie, neurologische Symptome, Organomegalie/-dysfunktion, auffälliger Geruch oder Atmung	Stoffwechselerkrankung	Glukose, Elektrolyte, Säure-Basen-Status, Laktat, Ammoniak, Aminosäuren im Serum, Zucker und organische Säuren im Urin
	Säuglinge mit Spucken, Erbrechen, evtl. Koliken, Durchfälle, atopisches Ekzem	Kuhmilcheiweißallergie	Allergenkarenz für 2–4 Wochen mit Sistieren der Symptome, anschließend Belastung
	Erbrechen z.T. gallig, Koliken	Malrotation, Darmstenose, intermittierender Volvulus	Rö: Magen-Darm-Passage
	Erbrechen mit neurologischen Symptomen wie Sehstörung, Kopfschiefhaltung, Zephalgie, Krampfanfall	zerebrale Ursache (Tumor, Hydrozephalus mit Hirndruck, subdurale Hämatome)	kraniales CT oder MRT
Untergewicht durch enterale Verluste (Leitsymptom: chronische Durchfälle)	massige, fettglänzende Stühle, rezidivierende Bronchitiden	zystische Fibrose	Elastase und Chymotrypsin im Stuhl, Schweißtest, Nachweis der CF-Mutation
	massige, fettglänzende Stühle, persistierende oder intermittie-rende Neutropenie, Kleinwuchs, Thoraxdystrophie	Shwachman-Syndrom	Elastase und Chymotrypsin im Stuhl, Leber- und Knochen-veränderungen
	schaumige, alkalische Durchfälle seit Geburt, Hypoproteinämie	Enterokinasemangel	Eiweißausscheidung im Stuhl, Enterokinaseaktivität im Dünn-darmbiopsat
	wäßrige Durchfälle, Erkrankung oder Resektion des terminalen Ileums, bakterielle Fehlbesiedlung	Gallensäuren-malabsorption	Gallensäuren im Serum prä- und postprandial, Therapieversuch mit Colestyramin
	Blähungen, Durchfall nach Muttermilch oder Kuhmilch	primärer oder sekundärer Laktasemangel	Stuhl-pH, reduzierende Substanzen, H_2-Atemtest
	wäßrige saure Durchfälle nach Einführung von Saccharose oder Stärke in Beikost oder Folgemilch	Saccharase-Isomaltase-Mangel	Stuhl-pH, reduzierende Substanzen, Disaccharidase-Bestimmung im Schleimhaut-biopsat
	wäßrige saure Durchfälle seit Geburt, Sistieren unter Nahrungskarenz	Glukosemalabsorption	Glukose im Stuhl, Glukose-belastungstest
	wäßrige Durchfälle seit Geburt, aufgetriebenes Abdomen	Chloriddiarrhö, Natrium-diarrhö	Elektrolyte im Serum, Urin und Stuhl
	Durchfälle, Dermatitis an Akren, perioral, perianal	Acrodermatitis entero-pathica, sekundärer Zinkmangel	Zink im Serum, alkalische Phosphatase, Fettsäurestatus
	schleimig-blutige Stühle bei ge-stilltem oder mit Formel ernähr-tem Säugling, Eosinophilie	allergische Enterokolitis (Kuhmilcheiweiß, Soja-eiweiß, Muttermilch)	Allergenkarenz und Belastung
	wäßrige, sekretorische Durch-fälle seit Geburt, kein Sistieren bei Nahrungskarenz	Mikrovillusatrophie	Dünndarmbiopsie mit Elektronen-mikroskopie

Differentialdiagnose: Untergewicht als Folge erhöhter Verluste *(Fortsetzung)*

Charakterisie-rung des Haupt-symptoms	weiterführende Neben-befunde	Verdachtsdiagnosen	Bestätigung der Diagnose
Untergewicht durch enterale Verluste (Leitsymptom: chronische Durchfälle)	geblähtes Abdomen, massige Stühle, Mißlaunigkeit, Kleinwuchs	Zöliakie	IgG-, IgA-Gliadinantikörper, IgA-Endomysium-Ak, Dünndarm-schleimhautbiopsie
	Bauchschmerzen, Tenesmen, blutig-schleimige Durchfälle, Aphthen, perianale Läsionen, Anämie, Entzündungszeichen	chronisch entzündliche Darmerkrankung (M. Crohn, Colitis ulcerosa)	obere und untere Endoskopie mit Biopsie, Magen-Darm-Passage
	massige Stühle, Blähbauch, Auslandsaufenthalt	Lambliasis	Lamblien im Stuhl, Duodenal-sekret oder -biopsat
	Hypoproteinämie, Ödeme, Hypotriglyzeridämie, Lympho-zytopenie, IgG-Mangel	primäre oder sekundäre Lymphangiektasie	α_1-Antitrypsin im Stuhl, Magen-Darm-Passage, Dünndarmbiopsie
	Steatorrhö, Neuropathie, Ataxie, mentale Retardierung, Retinitis pigmentosa, Akanthozytose	Abetalipoproteinämie	Fundoskopie, Fettstatus, Lipoproteine, Apoprotein B, Vitamin E
	Steatorrhö	Chylomikronenretentions-Krankheit	Apoproteine, Dünndarmschleim-hautbiopsie nach Fettmahlzeit, Elektronenmikroskopie
	chronische/rezidivierende Infektionen, Durchfälle, z.T. Malabsorption	angeborener oder erworbener Immundefekt	Ig, Multitest-Merieux, spezifische immunologische Diagnostik
	Anorexie, Erbrechen, mentale Retardation, Hepatospleno-megalie, Kleinwuchs	lysinurische Protein-intoleranz	Aminosäuren im Plasma und Urin
Untergewicht durch renale Verluste	Polydipsie, Poly- und Nykturie	Diabetes mellitus	Blut- und Urinzucker
	Polyurie, Dehydratation	renale Tubulopathie (Fanconi-Syndrom, distale oder proximale tubuläre Azidose)	Säure-Basen-Haushalt, Elektrolyte im Serum, *Urin:* pH, Glukose, Elektrolyte

Differentialdiagnose: Untergewicht als Folge erhöhten Energieverbrauchs

Charakterisie-rung des Haupt-symptoms	weiterführende Neben-befunde	Verdachtsdiagnosen	Bestätigung der Diagnose
Untergewicht als Folge erhöhten Energieverbrauchs	Tachypnoe, Dyspnoe	pulmologische Erkran-kung, z.B. CF, interstitielle Erkrankung, Tb	Rö-Thorax, Lungenfunktion, Schweißtest, GT-Test
	Tachykardie, Zyanose, Herz-geräusch, Hepatomegalie	Herzerkrankung	kardiologische Abklärung
	vermehrtes Schwitzen, Tachykardie, Muskelschwäche	Hyperthyreose	fT3, fT4, Schilddrüsen-Ak
	erhöhte Entzündungs-parameter, Fieber	chronische Infektion	gezielte Organdiagnostik
	neuromuskuläre Symptome, Lethargie, Apnoen, Schwitzen, Kardiomyopathie, Erbrechen, Durchfall	Atmungskettendefekt	Laktat, Pyruvat im Serum und ggf. im Liquor
	solider Tumor, hämato-logische Befunde	Tumorerkrankung	onkologische Abklärung
	motorische Unruhe	Hyperkinese	neurologische Abklärung
	Ikterus, Zeichen der chroni-schen Lebererkrankung oder portalen Hypertension	Leberinsuffizienz	Transaminasen, γ-GT, Cholinesterase, Albumin, Gerinnung

5 Übergewicht

Martin Wabitsch

Symptombeschreibung

Übergewicht liegt dann vor, wenn das Körpergewicht oberhalb des auf das Alter und die Körperlänge bezogenen Normalbereiches liegt. Die Körpermasse ist aus verschiedenen Kompartimenten zusammengesetzt, deren relativer Anteil vom Alter und vom Absolutwert der gesamten Körpermasse abhängt. Beim Vorliegen von Übergewicht sind ein oder mehrere der Körperkompartimente vergrößert. Bei deutlichem Übergewicht liegt eine Adipositas mit starker Vergrößerung der Fettmasse vor, die mit einer leichten Vergrößerung der fettfreien Körpermasse einhergeht. Bei den Betroffenen findet man eine Vergrößerung der Körperumfänge und der Hautfaltendicken. Bei adipösen Kindern sind vor allem die subkutanen Fettdepots vergrößert. Bei adipösen Jugendlichen sind zusätzlich die intraabdominellen Fettdepots vergrößert. Während der pubertären Entwicklung wird bei adipösen Mädchen eine gluteofemorale Verteilung des Körperfetts deutlich, während bei Jungen eine abdominelle Verteilung vorherrscht. Unabhängig von diesem grundsätzlichen Geschlechtsdimorphismus kann bei beiden Geschlechtern die Körperfettverteilung sehr variabel sein.

Es gibt nur wenige klinische Symptome, die auf den ersten Blick so einfach zu erkennen sind, wie eine deutliche Adipositas. Es ist aber nahezu unmöglich, bei normalgewichtigen oder nur leicht übergewichtigen Personen – auch mit aufwendigen Methoden – Aussagen über die genaue Körperzusammensetzung zu erhalten, um über die Feststellung der Relation von fettfreier zu fetthaltiger Körpermasse bei solchen Individuen eine Adipositas zu diagnostizieren.

Für den klinischen Gebrauch wird eine Adipositas definiert als Körpermassenindex (Body-Mass-Index [BMI]) (Gewicht/Größe^2) > 97. Perzentile (Abb. 5.1 und 5.2; Tab. 5.1, 5.2 und 5.3).

Die im folgenden dargestellten Empfehlungen basieren auf den aktuellen Leitlinien der Arbeitsgemeinschaft Adipositas im Kindes- und Jugendalter (AGA) (siehe www.leitlinien.de).

Zur Definition von Übergewicht (BMI > 90. Perzentile) und Adipositas (BMI > 97. Perzentile) entsprechend den Leitlinien der DGKJ/AGA siehe www.leitlinien.de. Für das weitere Vorgehen in der Diagnostik sind Hinweise in den Leitlinien der DGKJ zu finden.

Rationelle Diagnostik

Grundlagen

Während der Entwicklung einer Adipositas liegt ein Ungleichgewicht zwischen Energiezufuhr und Energieverbrauch vor, was zu einer vermehrten Speicherung von Energie im Fettgewebe führt. Bei Adipösen ist das Niveau des Energiegleichgewichts nach oben verschoben. Für die Regulation der Energiezufuhr und -abgabe und für die Konstanthaltung des Relativgewichts sind komplexe Mechanismen verantwortlich, die durch übergeordnete hypothalamische Zentren gesteuert werden.

Die Entstehung einer „primären" Adipositas ist stark von einer *genetischen Prädisposition* abhängig und wird durch risikoreiche Umgebungsfaktoren begünstigt. Da die genetisch verantwortlichen Faktoren und die pathophysiologischen

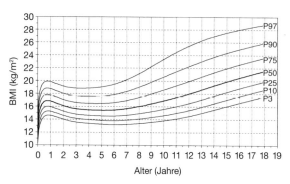

Abb. 5.1 Perzentile für den Body-Mass-Index von Jungen im Alter von 0 bis 18 Jahren (nach Kromeyer-Hauschild, Wabitsch et al. in: Monatsschrift Kinderheilkunde 149/2001).

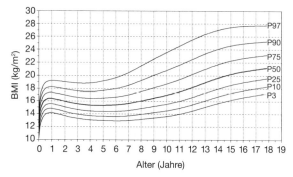

Abb. 5.2 Perzentile für den Body-Mass-Index von Mädchen im Alter von 0 bis 18 Jahren (nach Kromeyer-Hauschild, Wabitsch et al. in: Monatsschrift Kinderheilkunde 149/2001).

Tabelle 5.1 Perzentile für den Body-Mass-Index (in kg/m^2) von Jungen im Alter von 0 bis 18 Jahren (nach Kromeyer-Hauschild, Wabitsch et al. in: Monatsschrift Kinderheilkunde 149/2001).

Alter (Jahre)	P3	P10	P25	P50 (M)	P75	P90	P97	P99.5
0	10,20	11,01	11,81	12,68	13,53	14,28	15,01	15,86
0,5	14,38	15,06	15,80	16,70	17,69	18,66	19,72	21,09
1	14,58	15,22	15,93	16,79	17,76	18,73	19,81	21,25
1,5	14,31	14,92	15,60	16,44	17,40	18,37	19,47	20,95
2	14,00	14,58	15,25	16,08	17,03	18,01	19,14	20,69
2,5	13,73	14,31	14,97	15,80	16,76	17,76	18,92	20,51
3	13,55	14,13	14,79	15,62	16,59	17,62	18,82	20,51
3,5	13,44	14,01	14,67	15,51	16,50	17,56	18,80	20,61
4	13,36	13,94	14,60	15,45	16,46	17,54	18,83	20,68
4,5	13,30	13,88	14,55	15,42	16,45	17,56	18,90	20,87
5	13,24	13,83	14,51	15,40	16,46	17,61	19,02	21,17
5,5	13,20	13,80	14,50	15,40	16,50	17,71	19,19	21,52
6	13,18	13,79	14,51	15,45	16,59	17,86	19,44	21,92
6,5	13,19	13,82	14,56	15,53	16,73	18,07	19,76	22,40
7	13,23	13,88	14,64	15,66	16,92	18,34	20,15	23,07
7,5	13,29	13,96	14,76	15,82	17,14	18,65	20,60	23,81
8	13,37	14,07	14,90	16,01	17,40	19,01	21,11	24,62
8,5	13,46	14,18	15,05	16,21	17,68	19,38	21,64	25,48
9	13,56	14,31	15,21	16,42	17,97	19,78	22,21	26,55
9,5	13,67	14,45	15,38	16,65	18,27	20,19	22,78	27,34
10	13,80	14,60	15,57	16,89	18,58	20,60	23,35	28,35
10,5	13,94	14,78	15,78	17,14	18,91	21,02	23,91	29,21
11	14,11	14,97	16,00	17,41	19,24	21,43	24,45	30,11
11,5	14,30	15,18	16,24	17,70	19,58	21,84	24,96	30,63
12	14,50	15,41	16,50	17,99	19,93	22,25	25,44	31,38
12,5	14,73	15,66	16,77	18,30	20,27	22,64	25,88	31,72
13	14,97	15,92	17,06	18,62	20,62	23,01	26,28	32,08
13,5	15,23	16,19	17,35	18,94	20,97	23,38	26,64	32,45
14	15,50	16,48	17,65	19,26	21,30	23,72	26,97	32,61
14,5	15,77	16,76	17,96	19,58	21,63	24,05	27,26	32,79
15	16,04	17,05	18,25	19,89	21,95	24,36	27,53	32,96
15,5	16,31	17,33	18,55	20,19	22,26	24,65	27,77	32,94
16	16,57	17,60	18,83	20,48	22,55	24,92	27,99	33,11
16,5	16,83	17,87	19,11	20,77	22,83	25,18	28,20	33,09
17	17,08	18,13	19,38	21,04	23,10	25,44	28,40	33,24
17,5	17,32	18,39	19,64	21,31	23,36	25,68	28,60	33,21
18	17,56	18,63	19,89	21,57	23,61	25,91	28,78	33,19

Tabelle 5.2 Perzentile für den Body-Mass-Index (in kg/m²) von Mädchen im Alter von 0 bis 18 Jahren (nach Kromeyer-Hauschild, Wabitsch et al. in: Monatsschrift Kinderheilkunde 149/2001).

Alter (Jahre)	P3	P10	P25	P50 (M)	P75	P90	P97	P99.5
0	10,21	10,99	11,75	12,58	13,40	14,12	14,81	15,61
0,5	13,86	14,55	15,29	16,16	17,08	17,95	18,85	19,98
1	14,14	14,81	15,53	16,40	17,34	18,25	19,22	20,41
1,5	13,94	14,59	15,32	16,19	17,16	18,11	19,15	20,48
2	13,68	14,33	15,05	15,93	16,93	17,92	19,03	20,48
2,5	13,46	14,10	14,82	15,71	16,73	17,76	18,92	20,51
3	13,29	13,93	14,64	15,54	16,57	17,64	18,84	20,46
3,5	13,16	13,79	14,51	15,42	16,46	17,56	18,81	20,54
4	13,06	13,69	14,42	15,33	16,40	17,54	18,85	20,75
4,5	13,00	13,64	14,37	15,31	16,41	17,58	18,97	20,97
5	12,97	13,61	14,36	15,32	16,46	17,69	19,16	21,34
5,5	12,94	13,60	14,36	15,35	16,53	17,83	19,40	21,74
6	12,92	13,59	14,37	15,39	16,63	17,99	19,67	22,28
6,5	12,93	13,62	14,42	15,48	16,77	18,21	20,01	22,78
7	12,98	13,69	14,52	15,62	16,98	18,51	20,44	23,48
7,5	13,06	13,80	14,66	15,81	17,24	18,86	20,93	24,25
8	13,16	13,92	14,82	16,03	17,53	19,25	21,47	25,19
8,5	13,27	14,06	15,00	16,25	17,83	19,65	22,01	26,02
9	13,38	14,19	15,17	16,48	18,13	20,04	22,54	26,69
9,5	13,48	14,33	15,34	16,70	18,42	20,42	23,04	27,50
10	13,61	14,48	15,53	16,94	18,72	20,80	23,54	28,17
10,5	13,76	14,66	15,74	17,20	19,05	21,20	24,03	28,73
11	13,95	14,88	15,99	17,50	19,40	21,61	24,51	29,36
11,5	14,18	15,14	16,28	17,83	19,78	22,04	25,00	29,88
12	14,45	15,43	16,60	18,19	20,18	22,48	25,47	30,47
12,5	14,74	15,75	16,95	18,56	20,58	22,91	25,92	30,77
13	15,04	16,07	17,30	18,94	20,98	23,33	26,33	31,26
13,5	15,35	16,40	17,64	19,30	21,36	23,71	26,70	31,43
14	15,65	16,71	17,97	19,64	21,71	24,05	27,01	31,72
14,5	15,92	17,00	18,27	19,95	22,02	24,35	27,26	31,81
15	16,18	17,26	18,53	20,22	22,28	24,59	27,45	31,86
15,5	16,40	17,49	18,76	20,45	22,50	24,77	27,57	31,85
16	16,60	17,69	18,96	20,64	22,67	24,91	27,65	31,79
16,5	16,78	17,87	19,14	20,81	22,82	25,02	27,69	31,71
17	16,95	18,04	19,31	20,96	22,95	25,11	27,72	31,61
17,5	17,11	18,20	19,47	21,11	23,07	25,20	27,74	31,51
18	17,27	18,36	19,62	21,25	23,19	25,28	27,76	31,42

Tabelle 5.3 Body-Mass-Index-Kalkulationstabelle.

Gewicht [kg]	1,24	1,27	1,3	1,32	1,35	1,37	1,4	1,42	1,45	1,47	1,5	1,52	1,55	1,57	1,6	1,63	1,65	1,68	1,7	1,73	1,75	1,78	1,8	1,83	1,85	1,88	1,9	1,93
20	13	12	12	11	11	11	10	10	10	9	9	9	8	8														
23	15	14	14	13	13	12	12	11	11	11	10	10	10	9	9	9	8	8										
25	16	16	15	14	14	13	13	12	12	12	11	11	10	10	10	9	9	9	9	8	8							
27	18	17	16	15	15	14	14	13	13	12	12	12	11	11	11	10	10	10	9	9	9	9	8	8				
29	19	18	17	17	16	15	15	14	14	13	13	13	12	12	11	11	11	10	10	10	9	9	9	9	8	8	8	
32	21	20	19	18	18	17	16	16	15	15	14	14	13	13	13	12	12	11	11	11	10	10	10	10	9	9	9	9
34	22	21	20	20	19	18	17	17	16	16	15	15	14	14	13	13	12	12	12	11	11	11	10	10	10	10	9	9
36	23	22	21	21	20	19	18	18	17	17	16	16	15	15	14	14	13	13	12	12	12	11	11	11	11	10	10	10
39	25	24	23	22	21	21	20	19	19	18	17	17	16	16	15	15	14	14	13	13	13	12	12	12	11	11	11	10
41	27	25	24	24	22	22	21	20	20	19	18	18	17	17	16	15	15	15	14	14	13	13	13	12	12	12	11	11
43	28	27	25	25	24	23	22	21	20	20	19	19	18	17	17	16	16	15	15	14	14	14	13	13	13	12	12	12
45	29	28	27	26	25	24	23	22	21	21	20	19	19	18	18	17	17	16	16	15	15	14	14	13	13	13	12	12
48	31	30	28	28	26	26	24	24	23	22	21	21	20	19	19	18	18	17	17	16	16	15	15	14	14	14	13	13
50	33	31	30	29	27	27	26	25	24	23	22	22	21	20	20	19	18	18	17	17	16	16	15	15	15	14	14	13
52	34	32	31	30	29	28	27	26	25	24	23	23	22	21	20	20	19	18	18	17	17	16	16	16	15	15	14	14
54	35	33	32	31	30	29	28	27	26	25	24	23	22	22	21	20	20	19	19	18	18	17	17	16	16	15	15	14
57	37	35	34	33	31	30	29	28	27	26	25	25	24	23	22	21	21	20	20	19	19	18	18	17	17	16	16	15
59	38	37	35	34	32	31	30	29	28	27	26	26	25	24	23	22	22	21	20	20	19	19	18	18	17	17	16	16
61	40	38	36	35	33	33	31	30	29	28	27	26	25	25	24	23	22	22	21	20	20	19	19	18	18	17	17	16
64	42	40	38	37	35	34	33	32	30	30	28	28	27	26	25	24	24	23	22	21	21	20	20	19	19	18	18	17
66	43	41	39	38	36	35	34	33	31	31	29	29	27	27	26	25	24	23	23	22	22	21	20	20	19	19	18	18
68	44	42	40	39	37	36	35	34	32	31	30	29	28	28	27	26	25	24	24	23	22	21	21	20	20	19	19	18
70	46	43	41	40	38	37	36	35	33	32	31	30	29	28	27	26	26	25	24	23	23	22	22	21	20	20	19	19
73	47	45	43	42	40	39	37	36	35	34	32	32	30	30	29	27	27	26	25	24	24	23	23	22	21	21	20	20
77	50	48	46	44	42	41	39	38	37	36	34	33	32	31	30	29	28	27	27	26	25	24	24	23	22	22	21	21
79		49	47	45	43	42	40	39	38	37	35	34	33	32	31	30	29	28	27	26	26	25	24	24	23	22	22	21
82		51	49	47	45	44	42	41	39	38	36	35	34	33	32	31	30	29	28	27	27	26	25	24	24	23	23	22
84			50	48	46	45	43	42	40	39	37	36	35	34	33	32	31	30	29	28	27	27	26	25	25	24	23	23
86			51	49	47	46	44	43	41	40	38	37	36	35	34	32	32	30	30	29	28	27	27	26	25	24	24	23
88				51	48	47	45	44	42	41	39	38	37	36	34	33	32	31	30	29	29	28	27	26	26	25	24	24
91					50	48	46	45	43	42	40	39	38	37	36	34	33	32	31	30	30	29	28	27	27	26	25	24
93						50	47	46	44	43	41	40	39	38	36	35	34	33	32	31	30	29	29	28	27	26	26	25
95						51	48	47	45	44	42	41	40	39	37	36	35	34	33	32	31	30	29	28	28	27	26	26
98							50	49	47	45	44	42	41	40	38	37	36	35	34	33	32	31	30	29	29	28	27	26
100								50	48	46	44	43	42	41	39	38	37	35	35	33	33	32	31	30	29	28	28	27
102								51	49	47	45	44	42	41	40	38	37	36	35	34	33	32	31	30	30	29	28	27
104									49	48	46	45	43	42	41	39	38	37	36	35	34	33	32	31	30	29	29	28
107									51	50	48	46	45	43	42	40	39	38	37	36	35	34	33	32	31	30	30	29
109										50	48	47	45	44	43	41	40	39	38	36	36	34	34	33	32	31	30	29
111											49	48	46	45	43	42	41	39	38	37	36	35	34	33	32	31	31	30

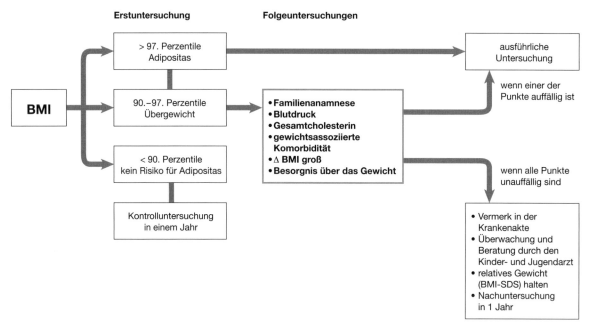

Abb. 5.3 Untersuchungsplan. Empfohlenes Vorgehen in Abhängigkeit vom BMI und von weiteren Angaben (nach www.leitlinien.de).

Ursachen der Adipositas bislang noch weitgehend unbekannt sind, kann in den meisten Fällen bei Adipositas keine ursächliche primäre Störung festgestellt werden, und man spricht in diesen Fällen von einer primären Adipositas. In seltenen Fällen tritt eine Adipositas sekundär als Symptom einer anderen Primärerkrankung auf.

Der Krankheitswert der Adipositas wird durch eine psychosoziale Benachteiligung der Betroffenen sowie durch zahlreiche durch die Adipositas ausgelöste oder verstärkte Gesundheitsstörungen (Störungen des Stütz- und Halteapparats, Hypertonie, Fettstoffwechselstörungen, Hyperandrogenämie bei Mädchen, insulinunabhängiger Diabetes mellitus, Hyperurikämie, Cholezystolithiasis) verursacht.

> Da die meisten adipösen Erwachsenen seit ihrer Kindheit adipös sind, da die Adipositas mit einer deutlich erhöhten Morbidität und Mortalität einhergeht und da die psychosoziale Benachteiligung adipöser Kinder und Jugendlicher deren Entwicklung bedeutend beeinflußt, kommt dem Pädiater eine große Verantwortung bei der Diagnosestellung einer primären Adipositas und dem Einleiten adäquater therapeutischer Maßnahmen zu.

Ziel einer rationalen Diagnostik bei adipösen Kindern und Jugendlichen ist
• die Bestimmung des Ausmaßes des Übergewichts und die Ermittlung risikoreicher Umgebungsfaktoren (Abb. 5.3)

• das Erkennen einer ursächlichen Primärerkrankung (selten) (Abb. 5.4)
• das Feststellen von assoziierten Gesundheitsstörungen (Abb. 5.5).

Bei der initialen Diagnostik bei einem Kind oder Jugendlichen mit Adipositas müssen darüber hinaus Hinweise für das Vorliegen einer schwerwiegenden psychiatrischen Grunderkrankung, wie z.B. einer Depression oder einer Bulimie erkannt werden, da sich hieraus therapeutische Konsequenzen ergeben und eine Adipositas-Therapie kontraindiziert sein kann. Liegen entsprechende Hinweise vor, muß der Patient an einen Kinder- und Jugendpsychiater oder Psychologen verwiesen werden. Eine ausführlichere psychologische, psychosoziale und Verhaltensdiagnostik kann gezielt im Rahmen der therapeutischen Maßnahmen angeschlossen werden.

Anamnese

Erkrankungen, die sekundär eine Adipositas hervorrufen, sind eigentlich immer durch die Anamnese und den klinischen Befund zu erkennen. Dabei sind Informationen über die psychomotorische Entwicklung und Daten über den bisherigen Größen- und Gewichtsverlauf von Bedeutung. Es ist ratsam, aus den Größen- und Gewichtsdaten den jeweiligen Body-Mass-Index (BMI) zu berechnen und den Wert in BMI-Perzentilenkurven einzutragen (s. Abb. 5.1 u. 5.2). Dadurch kann z.B. der Zeitpunkt des Beginns der Adipositas festgestellt werden.

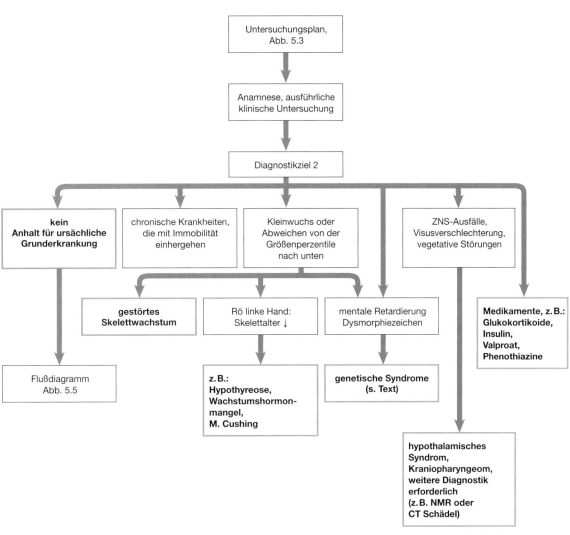

Abb. 5.4   Flußdiagramm zum Ausschluß einer ursächlichen Primärerkrankung (nach www.leitlinien.de).

> **Das Auftreten einer primären Adipositas in der Säuglings- und Kleinkinderzeit ist mit dem Vorliegen einer Adipositas im späteren Leben nur gering korreliert. Das Auftreten einer Adipositas bei zunehmendem Lebensalter erhöht jedoch deutlich das Risiko, daß eine Adipositas bis ins Erwachsenenalter fortbesteht.**

Informationen über die bisherige psychomotorische Entwicklung sollten vorliegen. Es sollte auch nach Erkrankungen oder Operationen im Bereich des zentralen Nervensystems (Enzephalitis, Kraniopharyngeom u.a.) sowie nach der Einnahme von Medikamenten (Steroidhormone, Valproinsäure, Thyreostatika u.a.) gefragt werden.

Da die primäre Adipositas familiär gehäuft auftritt, ist die Feststellung der Größe und des Gewichts bei Geschwistern, Eltern und Großeltern wichtig. Zusätzlich sollte nach dem Vorliegen anderer familiär gehäuft vorkommender Risikofakto-

ren (Hypertonie, Fettstoffwechselstörung, insulinunabhängiger Diabetes mellitus, Hyperurikämie, Cholezystolithiasis) in der Familie gefragt werden, da deren Auftreten durch eine Adipositas verstärkt wird und das Gesundheitsrisiko erhöht ist.

Umgebungsfaktoren, die eine Adipositas begünstigen, sind hyperkalorische, ballaststoffarme Ernährung und mangelnde körperliche Aktivität. Um diese Faktoren zu erkennen, ist das Führen eines Nahrungs- und Aktivitätsprotokolls über mindestens 6 Wochen hilfreich. Dabei sind Angaben über sportliche Aktivitäten und den Fernsehkonsum sehr bedeutend. Zusätzlich können durch eine *ausführliche Sozialanamnese* weitere Faktoren wie Vernachlässigung des Kindes durch die Eltern, geschiedene Eltern, Berufstätigkeit der Mutter u.a., die das Auftreten einer Adipositas begünstigen, erkannt werden.

Aufgrund einer möglichen adipositasassoziierten Hyperandrogenämie und einer Hyperöstrogen-

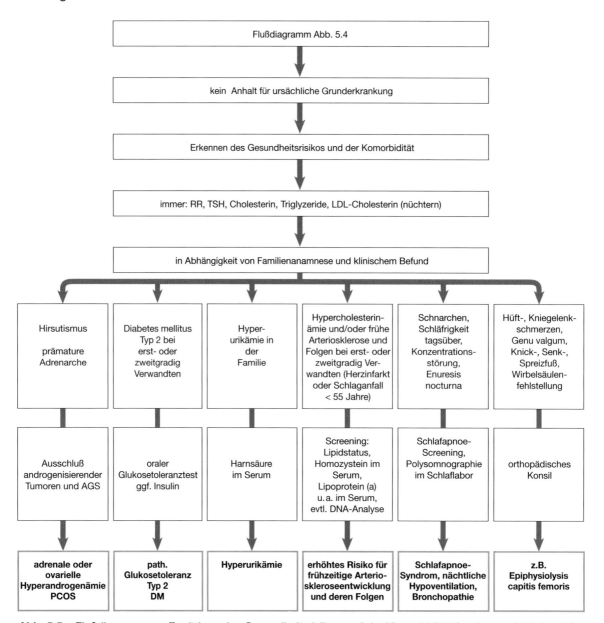

Abb. 5.5 Flußdiagramm zur Ermittlung des Gesundheitsrisikos und der Komorbidität (nach www.leitlinien.de).

ämie ist bei jugendlichen Mädchen außer dem Zeitpunkt der Menarche auch nach Art, Dauer und Frequenz der Menses zu fragen.

Der Leidensdruck eines adipösen Kindes wird durch die psychosoziale Benachteiligung ausgelöst. Ohne psychologische Diagnostik lassen sich Informationen hierüber durch Fragen nach „Hänseln durch Klassenkameraden", „Angst vor dem Sportunterricht", „Freizeitbeschäftigung mit Freunden" einholen.

Körperliche Untersuchung

Nach dem Messen der Körpergröße und des Gewichts läßt sich das Ausmaß der Adipositas durch die Berechnung des Relativgewichts oder besser des BMI feststellen. Die Körpergröße eines adipösen Kindes liegt vor Abschluß der Pubertät im oberen Normbereich (Körpergrößen > 97. Perzentile bei Adipositas sind häufig zu finden), da das biologische Alter dieser Kinder akzeleriert und die Wachstumsgeschwindigkeit beschleunigt ist. Als einfache Regel kann gelten, daß eine Körpergröße < 50. Perzentile bei Adipositas auffallend niedrig ist und erklärt werden muß.

Nach der Ursache eines retardierten oder mangelnden psychomotorischen Entwicklungsstandes sollte gesucht werden.

> **Inadäquate psychomotorische Entwicklung oder Wachstumsverzögerung sind Befunde, die auf das Vorliegen einer sekundären Adipositas hinweisen.**

Beim Erwachsenen hat das Muster der Körperfettverteilung unabhängig von der Größe der Fettmasse eine bedeutende Aussagekraft für das Gesundheitsrisiko. Bei adipösen Kindern hat der Fettverteilungstyp eine untergeordnete Bedeutung. Lediglich bei postpubertären Mädchen besteht ein deutlicher Zusammenhang zwischen einer abdominellen Körperfettverteilung und erhöhten Blutdruckwerten, höheren Serumkonzentrationen von Gesamt- und LDL-Cholesterin, Insulin, Triglyzeriden und Harnsäure. Bei diesen Patientinnen sollte der Taillen- und Hüftumfang gemessen werden und der Quotient hiervon berechnet werden. Eine abdominelle Fettverteilung liegt bei diesen Patientinnen vor, wenn der Quotient Taillen-/Hüftumfang *(waist to hip ratio [WHR])* > 0,85 ist (Taillenumfang = horizontaler Umfang in der Mitte zwischen Rippenbogen und Spina iliaca anterior superior, Hüftumfang = größter horizontaler Umfang um das Gesäß).

Adipöse Kinder und Jugendliche weisen häufig Striae distensae auf. Diese können typischerweise im Bereich der Oberarme, der Brust, des Abdomens, der Hüften und der Oberschenkel auftreten.

Jungen mit Adipositas werden oft wegen einer Brustvergrößerung und wegen eines zu klein erscheinenden Genitales vorgestellt. Es handelt sich dabei vorwiegend um eine *Pseudogynäkomastie* bei vergrößerten subkutanen Fettdepots; zusätzlich kann eine leichte Vergrößerung des Drüsenkörpers gefunden werden, was teilweise durch die bei Adipösen bestehende Hyperöstrogenämie verursacht wird. Bei adipösen Jungen entwickeln sich trotz des akzelerierten Skelettwachstums die sekundären Geschlechtsmerkmale leicht verzögert. Hauptursache für den oft vorliegenden *Pseudohypogenitalismus* ist jedoch die massiv vergrößerte subkutane Fettschicht, in der Penis und Skrotum nahezu vollständig verschwinden können.

Bei *Mädchen mit Adipositas* kann es zu einer frühen Pubertätsentwicklung und zu einer eher früheren Menarche kommen. Eine Untergruppe dieser Mädchen entwickelt einen Hirsutismus und später Zyklusstörungen. Diese Patientinnen haben typischerweise eine abdominelle Fettverteilung (WHR > 0,85) und zeigen ein ungünstiges Risikoprofil.

Weitere klinische Befunde, die bei adipösen Kindern erhoben werden können:
- Hautinfektionen (v.a. in Hautfalten, die durch die massiv vergrößerten subkutanen Fettschichten entstehen)
- orthopädische Störungen (Tibia vara, Skoliose, Epiphysiolysis capitis femoris u.a.)
- respiratorische Störungen (obstruktive Bronchitiden bei Säuglingen und Kleinkindern, Schlafapnoen bei Hyperkapnie).

Klinisch-chemische Untersuchungsmethoden

Auf die Durchführung von Laboruntersuchungen zur Klärung der Genese der Adipositas kann bei adipösen Kindern und Jugendlichen im Normalfall verzichtet werden. Im seltenen Fall des klinischen Verdachts auf das Vorliegen einer sekundären Adipositas ist entsprechend der Verdachtsdiagnose die weiterführende Diagnostik durchzuführen.

> **Laboruntersuchungen bei adipösen Kindern sind wichtig zur Erfassung des Gesundheitsrisikos der Adipositas.**

Es sollten die Parameter Cholesterin, LDL-Cholesterin, HDL-Cholesterin und Triglyzeride im Serum gemessen werden. Bei positiver Familienanamnese für einen nicht insulinabhängigen Diabetes mellitus sollte ein oraler Glukosetoleranztest durchgeführt werden (s. Kap. 100, Tab. 100.1). Es ist zu erwähnen, daß bei adipösen Mädchen mit Hirsutismus erhöhte Testosteron- und erniedrigte SHBG-Konzentrationen im Serum zu finden sind. Diese Veränderungen normalisieren sich nach einer moderaten Gewichtsreduktion.

Technische Untersuchungsmethoden

Die Messung der subkutanen Fettschicht mittels Kaliper an genau definierten anatomischen Stellen ist zur Sicherung der Diagnose Adipositas bei leicht Übergewichtigen sinnvoll. Dabei liegt bei einer Hautfaltendicke > 90. Altersperzentile eine Adipositas vor. Als Verlaufsparameter hat die Hautfaltendicke gegenüber dem relativen (auf das Alter bezogenen) BMI keine Vorteile.

Beim klinischen Verdacht auf eine Primärerkrankung können aufwendigere Labor- und apparative Untersuchungen (Chromosomenanalyse, molekularbiologische Untersuchungen, Knochenalter und andere bildgebende Verfahren) notwendig sein.

Die Messung des Blutdrucks in Ruhe gehört zur Untersuchung eines adipösen Kindes. Eine Hypertonie als Sekundärkomplikation bei Adipositas ist mit einer 24-Stunden-Blutdruckmessung zu bestätigen.

Klagen adipöse Kinder über Bauchschmerzen, muß auch an Koliken im Rahmen einer bei diesen Patienten häufiger vorkommenden Cholezystolithiasis gedacht werden, die durch eine Ultraschalluntersuchung des Abdomens bestätigt werden kann.

Besondere Hinweise

Die Prävalenz der Adipositas im Kindes- und Jugendalter steigt in unserem Land momentan deutlich an. Es ist eine wichtige Aufgabe, die bislang unterschätzt wird, die primäre Adipositas rechtzeitig zu diagnostizieren und therapeutische Maßnahmen einzuleiten. Die genauen Ursachen der primären Adipositas sind nicht bekannt. Ungünstige Umgebungsfaktoren lösen bei einer genetischen Prädisposition eine Adipositas aus. Die sehr seltenen Differentialdiagnosen der primären Adipositas können klinisch meist durch ein inadäquates Längenwachstum oder durch eine inadäquate psychomotorische Entwicklung schnell erkannt werden. Bei den diagnostischen Bemühungen steht nicht der Ausschluß einer Primärerkrankung im Mittelpunkt, sondern die Beurteilung des Gesundheitsrisikos und der Beeinträchtigung der psychosozialen Entwicklung (s. Tab. 5.2).

Differentialdiagnostische Tabelle

Differentialdiagnose von Übergewicht und Adipositas im Kindes- und Jugendalter

Charakterisierung des Hauptsymptoms	weiterführende Nebenbefunde	Verdachtsdiagnosen	Bestätigung der Diagnose
Adiposo-gigantismus beim Neugeborenen	Makrosomie, evtl. Hypoglykämie	diabetische Fetopathie	schlecht eingestellter Diabetes der Mutter Hyperinsulinämie beim Neugeborenen
	Makrosomie, typ. Stigmata, häufig: Hydrocephalus internus, mentale Retardierung	Sotos-Syndrom (zerebraler Gigantismus)	*weitere typische Stigmata:* große Hände und Füße, Makrozephalie, prominente Stirn, Hypertelorismus, Prognathie, grobe Gesichtszüge
	Makrosomie, Makroglossie, Bauchwanddefekte, Hypoglykämie	Wiedemann-Beckwith-Syndrom	*weitere typische Stigmata:* Viszeromegalie, prominente Augen, prominentes Okziput, Mikrozephalie, große Fontanelle, evtl. chromosomale Veränderung: 11p15.5
	Makrosomie, Hexadaktylie	Simpson-Golabi-Behmel-Syndrom	*durch typische Stigmata:* viszerale und Skelettanomalien, Hämangiomatose, evtl. X-chromosomaler Defekt (Xq26)
als Säugling: Gedeihstörung, muskuläre Hypotonie	*typische Stigmata:* enge Stirn, Mikrognathie, kleine Hände und Füße, mentale Retardierung, Hypogonadismus, Kryptorchismus, später: Hyperphagie	Prader-Labhart-Willi-Syndrom	*chromosomaler Defekt:* 15q11–13, positiver Methylierungstest
Retinitis pigmentosa	Hypogenitalismus	Laurence-Moon-Biedl-Bardet-Syndrom	*weitere typische Stigmata:* Schädeldeformitäten, Augenveränderungen, evtl. Brachyphalangie, Poly- oder Syndaktylie
Kleinwuchs, Wachstumsretardierung	retardiertes Knochenalter, niedriges IGF-I und IGFBP-3, nur mäßige Adipositas	Wachstumshormonmangel	mindestens zwei pathologische GH-Stimulationstests
	wie bei GH-Mangel, aber: gesteigerte GH-Sekretion, GHBP oft nicht nachweisbar	Wachstumshormonresistenz-Syndrome (Laron-Syndrom)	pathologischer IGF-I-Generationstest, molekularbiologischer Nachweis des Defekts
	Schläfrigkeit, Hypothermie, Bradykardie, trockene Haut u.a., nur mäßige Adipositas	Hypothyreose	TSH erhöht, niedriges fT4, T4, T3 oder positive Schilddrüsenantikörper
	gerötetes Vollmondgesicht, Stammfettsucht, Büffelnacken, Osteoporose	Cushing-Syndrom	pathologischer Dexamethason-Hemmtest (weitere Diagnostik zur Klärung der Ätiologie nötig)

Differentialdiagnose von Übergewicht und Adipositas im Kindes- und Jugendalter *(Fortsetzung)*

Charakterisierung des Hauptsymptoms	weiterführende Nebenbefunde	Verdachtsdiagnosen	Bestätigung der Diagnose
Kleinwuchs, Wachstumsretardierung	dysproportionierter Kleinwuchs	mangelndes Skelettwachstum (z.B. Achondroplasie)	*typische Stigmata:* radiologische Diagnostik
	rundes Gesicht, kurzer Hals, gedrungener Körper, subkutane Verkalkungen, Brachydaktylie (Brachymetatarsie), Hypokalzämie, Parathormon im Serum ↑	Pseudohypoparathyreoidismus (PHP) oder Pseudo-Pseudohypoparathyreoidismus (Pseudo-PHP) bei Fehlen der Laborveränderungen	pathologischer Parathormonbelastungstest (PHP Typ I), Verminderung der Konzentration des $G_{s\alpha}$-Proteins in Erythrozyten (PHP Typ Ia und Pseudo-PHP)
mäßige Adipositas, Kopfschmerz, Gesichtsfeldeinschränkung	MRT Schädel seitlich	Kraniopharyngeom	Histologie
Adipositas bei Erkrankungen des ZNS	Hyperphagie, mentale Retardierung	ZNS-Erkrankungen und hypothalamische Störungen	Anamnese MRT
Adipositas bei körperlicher Behinderung		Immobilität (z.B. Spina bifida)	klinischer Befund Anamnese
abhängig von der Art des Medikaments		medikamenteninduzierte Adipositas	Anamnese
Adipositas und Wachstumsbeschleunigung	siehe Text	primäre Adipositas	Ausschlußdiagnose

6 Hypertension

Christoph Licht und Rainer Büscher*

Symptombeschreibung

Der Blutdruck bei Kindern ist niedriger als bei Erwachsenen und steigt mit dem Wachstum an. Der Blutdruck korreliert enger mit der Körperlänge als mit dem Alter oder Gewicht.

> **Als arterielle Hypertension bezeichnet man die Erhöhung des systolischen und/oder diastolischen Blutdrucks über die individuelle (ethnische Zugehörigkeit), geschlechts- und körperlängenbezogene 95. Perzentile.**

Eine Hypertension besteht:
- aufgrund einer Untersuchungssituation (Praxis- oder White-coat-Hypertension)
- essentiell oder sekundär
- vorübergehend oder dauerhaft.

Der Ausdruck „essentielle Hypertension" impliziert, daß eine bekannte Grunderkrankung nicht festgestellt werden kann. Tatsächlich sind aber viele Faktoren wie Familiarität, intrauterine Entwicklung, Salzaufnahme, Übergewicht und Streß an der Entstehung der essentiellen Hypertension beteiligt. Eine sekundäre Hypertension läßt sich

---

* Dieses Kapitel basiert auf dem Beitrag der 1. Auflage von Dr. Nicolaus Lingens.

bei den meisten pädiatrischen Patienten auf eine renale Grunderkrankung zurückführen.

Eine Hypertension im Säuglingsalter ist fast ausschließlich sekundär. Hypertensive Säuglinge können sich mit Zeichen der *Herzinsuffizienz* präsentieren. Im Kindes- und Jugendalter ist die Hypertension klinisch in der Regel blande. Bei den meisten hypertensiven Kindern ist die Hypertension sekundär, während im Jugendalter die essentielle Hypertension an Bedeutung zunimmt.

> **Grundsätzlich gilt:**
> **Je früher eine Hypertension im Kindesalter auftritt und je höher die Blutdruckwerte liegen, desto wahrscheinlicher ist eine sekundäre Hypertension.**

Eine vorübergehende Hypertension tritt insbesondere bei akuten renalen oder neurologischen, aber auch endokrinologischen Erkrankungen auf. Die kurzzeitige Hypertension als Begleitsymptom neben weiteren, führenden Symptomen wird hier nicht weiter behandelt. Die anhaltende Hypertension bedarf hingegen einer gründlichen Abklärung.

Zahlreiche Studien haben gezeigt, daß erhöhter Blutdruck bei Kindern aller Altersklassen, vor allem aber bei Schulkindern, zunimmt. Es steht fest, daß Übergewicht (BMI = body mass index $>/= 40$ kg/m^2) – ein ebenfalls stark zunehmendes Problem von Kindern in entwickelten Ländern – in direktem Zusammenhang mit einer arteriellen Hypertension steht. In aktuellen Studien konnte außerdem gezeigt werden, daß Adipositas ein entscheidender Risikofaktor für das Auftreten des „obstructive sleep apnoe syndrome" (OSAS) ist, welches wiederum mit dem Auftreten einer arteriellen Hypertension vergesellschaftet ist. Damit kommt der Adipositas als möglicher direkter oder indirekter Ursache eine entscheidende differential-diagnostische Rolle bei der Abklärung der arteriellen Hypertension zu.

Ursachen der Hypertension im Kindesalter

Grundsätzlich wird zwischen einer akuten und einer chronischen arteriellen Hypertension unterschieden. Die akute postinfektiöse Glomerulonephritis stellt die häufigste Ursache für die *akute Hypertension* im Kindesalter dar, wobei bei etwa 50% aller akuten Glomerulonephritiden eine Blutdruckerhöhung beobachtet wird. Ein akutes Nierenversagen, ausgelöst z.B. durch ein hämolytisch-urämisches Syndrom oder den Schub eines nephrotischen Syndroms geht ebenfalls mit einer meist transitorischen Blutdruckerhöhung einher.

Die Ursachen der *chronischen Hypertension* im Kindesalter sind vielfältig und hängen von mehreren Faktoren ab (Abb. 6.1). Allerdings sind die Angaben für das Kindesalter nur sehr vage, ein-

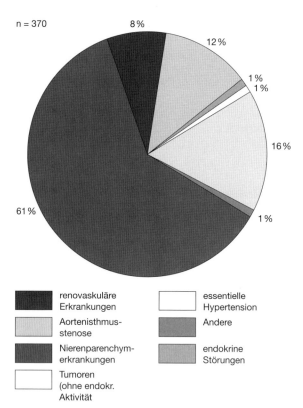

Abb. 6.1 Ursachen der chronischen Hypertension im Kindesalter (gepoolte Daten).

heitliche große Blutdruckstudien wurden bisher nicht durchgeführt. Nierenparenchymerkrankungen stellen mit 55–80% unumstritten die Hauptursache für eine chronische Hypertension im Kindesalter dar. In Abbildung 6.1 sind die Ursachen der chronischen Hypertension als gepoolte Daten aus 4 größeren Studien dargestellt. In Zukunft kann die Identifizierung von molekularbiologischen Markern und Polymorphismen möglicherweise dazu beitragen, die Diagnosestellung und Ursachenklärung der chronischen Hypertension im Kindesalter zu erleichtern. Kandidatengene und neuere genetische Aspekte sind in Tabelle 6.1 zusammengefaßt. Da es im Kindesalter bisher aber noch keine größeren Studien zur Bedeutung solcher Polymorphismen gibt, sind die hier dargestellten Kandidatengene nur als richtungsweisend anzusehen und bei Kindern noch nicht validiert.

Eine essentielle Hypertension tritt im Kindesalter mit einer Häufigkeit von ca. 5–10% auf.

Rationelle Diagnostik

Anamnese

Eine *ausführliche Familienanamnese* kann richtungsweisend sein. Ein familiärer Einfluß auf die Höhe des Blutdrucks wird bereits für den Feten angenommen und ist schon bei Neugeborenen

Tabelle 6.1 Kandidatengene.

monogene Hypertonie

Erkrankung	Erbgang	Chromosom	Mutation und molekularer Mechanismus
glukokortikoidabhängiger Aldosteronismus (GRA)	autosomal-dominant	8	Mismatch in der Meiose → chimäres Gen Nachweis von 18-Hydroxy- und 18-Oxocortisol im Urin (abnorme Derivate)
apparent mineralo-corticoid excess	autosomal-rezessiv	8 50,8 cM	Leucin 161 → Glycin, Mutation der 11β-Hydroxy-steroiddehydrogenase II führt zur Hemmung des Abbaus von Cortisol zu Cortison
Liddle-Syndrom	autosomal-dominant	16	Gen kodiert β-Untereinheit des epithelialen Natrium-kanals (EnaC), ebenfalls Mutation der γ-Untereinheit von EnaC; unkoordinierte Aktivierung des Natriumkanals
Pseudohypoaldostero-nismus Typ II (Gordon-Syndrom)	autosomal-dominant	1 (PHA2A) 17 (PHA2B) 12 (PHA2C)	Assoziation von Bluthochdruck mit hyperkaliämischer und hyperchlorämischer Azidose bei normaler GFR
Brachydaktylie-Syndrom und Hypertonus	autosomal-dominant	12 (12p)	Deletions-Syndrom; Gen noch nicht vollständig kloniert

polygene Hypertonie

Genort	Chromosom	Polymorphismus/Mutation und molekularer Mechanismus
Angiotensin-Converting-Enzyme	11 65,0 cM	Insertions-/Deletions-Polymorphismus, am besten untersucht, widersprüchliche Ergebnisse (z.B. Framingham-Herz-Studie 1998)
Angiotensinogen	8 68,0 cM	drei Polymorphismen wurden identifiziert (G217A, G-6A, M235T); AGT 235 T (höhere Transkriptionsrate) zeigt in Kombination mit G-6A signifikante Assoziation mit Hypertonus, bisher aussichtsreichster Genort
Alpha-Adducin	14q21	G460W-Polymorphismus, 460W-Variante (häufiger bei Hypertonikern) führt zu einer verminderten Druck-Natriurese; widersprüchliche Ergebnisse
β₂-Adrenozeptor	5q31-q32	Arg16Gly-Polymorphismus; Gly16-Variante führt zu vermehrter Rezeptor-Downregulation und damit zu verminderter (β-Agonisten vermittelter) Vasodilatation; widersprüchliche Ergebnisse
G-Protein β₃-Untereinheit	12p13	C825T-Polymorphismus in Exon 19 des Gens: T-Allel mit Splice-Variante (Verlust von 41 Aminosäuren) und essentieller Hypertonie assoziiert; widersprüchliche Ergebnisse
renaler epithelialer Chloridkanal (ClC-Kb)		ClC-Kb (T481S)-Polymorphismus führt zu vermehrter renaler Salz-Retention, bisher nur wenige Studien
Dopamin-D₁-Rezeptor	5q35,1	A48G-Polymorphismus: Träger des G-Allels haben einen höheren diastolischen Blutdruck durch vermehrte Natrium-Exkretion

nachgewiesen. Die *Schwangerschaftsanamnese* sollte den Blutdruck der Mutter und ein niedriges Geburtsgewicht als Risikofaktoren für eine essentielle Hypertension berücksichtigen. Von Bedeutung sind mit einer Hypertension assoziierte familiäre Erkrankungen wie:

• renale Erkrankungen mit chronischer Niereninsuffizienz, Nierenzysten (polyzystische Nierenerkrankungen) oder Hämaturie (Alport)
• Phakomatosen (Neurofibromatose, tuberöse Sklerose, von Hippel-Lindau)

• Endokrinopathien (multiple endokrine Neoplasien, Schilddrüsenerkrankungen)
• kardiovaskuläre Erkrankungen (Hypertension, Angina pectoris, Herzinfarkt, plötzlicher Herztod, Apoplex).

Bei der *Eigenanamnese* ist gezielt nach folgenden Symptomen zu fragen:
• Gedeihstörung
• Gewichtsverlust (Hyperthyreose, Phäochromozytom)

- Unruhe
- Irritabilität
- Kopfschmerzen
- Erbrechen
- Schwindel
- Sehstörungen
- zerebraler Krampfanfall
- Hirnnervenparesen
- Nasenbluten.

Fieberhafte Infekte unklarer Genese können Zeichen rezidivierender Pyelonephritiden sein. Schwieriger ist die anamnestische Einschätzung einer Salzsensitivität.

Wichtig sind Fragen nach:
- onkologischen oder kardiologischen *Vorerkrankungen*
- Diabetes mellitus
- Asthma
- Frühgeburtlichkeit (bronchopulmonale Dysplasie, Nabelarterienkatheter)
- Ernährung (Lakritze, Kochsalz)
- *Medikamenten* (Steroide, Thyroxin, Intoxikationen, evtl. Kontrazeptiva).

Körperliche Untersuchung

Die körperliche Untersuchung sollte möglichst umfassend sein und eine *neurologische Untersuchung* einschließen. Bei der hypertensiven Enzephalopathie finden sich Hirnnervenausfälle, insbesondere eine Fazialisparese. Die *hypertensive Retinopathie* wird am besten mit der *Fundoskopie* erkannt, ein *Sehtest* kann eine schwerere Retinopathie aufdecken. Wichtig ist das Erkennen von *Dysmorphien* (Williams-Beuren, Turner) und *Hautveränderungen* (Neurofibromatose, tuberöse Sklerose) als Hinweis auf ein assoziiertes Syndrom. Hautveränderungen finden sich auch bei erworbenen Ursachen einer Hypertension (systemischer Lupus erythematodes, Purpura Schoenlein-Henoch). Eine Struma kann auf eine Hyperthyreose hinweisen. Ein kompletter *Pulsstatus* ermöglicht das Erkennen von Gefäßstenosen, fehlende Pulse der unteren Extremitäten weisen auf eine höhergradige Aortenisthmusstenose hin. Neben der palpatorischen Untersuchung der Gefäße sollten arterielle Stenosen durch eine genaue Auskultation kranialer, thorakaler und abdomineller Strömungsgeräusche erfaßt werden. Klopfdolente Nierenlager dienen als Hinweis auf eine renale Grunderkrankung, lumbosakrale Anomalien wie Sakralsinus, sakrales Lipom, Hautanomalien (Hämangiom, Naevus, Behaarung) sind verdächtig auf ein „tethered cord" mit konsekutiver Blasenfunktionsstörung und Pyelonephritiden. Die Palpation des Abdomens zeigt ein- oder zweiseitige Nierenvergrößerungen oder Tumoren auf.

Blutdruckmessung

Das *entscheidende Diagnostikum* der Hypertension ist die *Blutdruckmessung*.

> **Bei jedem Kind muß bei der Erstvorstellung der Blutdruck an allen vier Extremitäten gemessen werden, um eine Aortenisthmusstenose zu erkennen.**

Ist der Blutdruck an den oberen Extremitäten erhöht und an den unteren Extremitäten niedrig, besteht der Verdacht auf eine Aortenisthmusstenose. Ein um 30–40 mmHg erhöhter Blutdruck am rechten gegenüber dem linken Arm findet sich bei einer Stenose proximal des Abganges der linken A. subclavia oder bei einem atretischen proximalen Anteil der linken A. subclavia. Ist der Blutdruck am linken Arm gegenüber dem rechten Arm entsprechend höher, so kann eine Stenose der rechten A. subclavia vorliegen oder eine Anomalie der rechten A. subclavia mit Abgang distal einer Isthmusstenose im linken Anteil des Aortenbogens. Findet sich ein normaler Blutdruck an den oberen Extremitäten und ein niedriger Blutdruck an den unteren Extremitäten, so kann eine geringgradige Aortenisthmusstenose oder eine begleitende Subaorten- oder Aortenstenose vorliegen. Die Femoralispulse sind palpabel bei einem persistierenden Ductus arteriosus, der distal der Isthmusstenose abgeht.

Technik der Gelegenheitsblutdruckmessung

In der Regel wird die Blutdruckmessung *am rechten Arm* durchgeführt. Bei Kleinkindern und Schulkindern wird der Blutdruck üblicherweise mittels Sphygmomanometer nach Riva-Rocci gemessen. Bei Neugeborenen und Säuglingen ist die Blutdruckmessung mit automatischen Geräten, die nach dem oszillometrischen Prinzip arbeiten, einfacher und ebenso zuverlässig.

> **Entscheidend für eine korrekte Blutdruckmessung ist die Wahl der geeigneten Manschettengröße. Die breiteste Blutdruckmanschette, die bequem am Oberarm sitzt und mindestens $^2/_3$ der Oberarmlänge abdeckt, sollte verwendet werden.**

Der aufblasbare Gummibalg der Manschette sollte fast den ganzen Oberarm umgeben, die Enden aber nicht überlappen. Für ausreichend zuverlässige Messungen sind in der Praxis 3 Manschettenbreiten erforderlich. Die Größenangaben beziehen sich auf den aufblasbaren Gummibalg. Für Säuglinge ist in der Regel eine 5–6 cm breite Manschette, für Kleinkinder eine ca. 8 cm breite Manschette erforderlich, während die übliche 12–14 cm breite Manschette bei Schulkindern und Jugendlichen sowie bei Erwachsenen verwendet werden kann.

Die Blutdruckmessung sollte nach 5 min Ruhe im Liegen oder bequemen Sitzen erfolgen. Beim ersten hörbaren Geräusch (Phase 1 nach Korotkow) wird der systolische Blutdruck am Manometer abgelesen. Das komplette Verschwinden der Geräusche (Phase 5 nach Korotkow) zeigt den diastolischen Wert des Blutdrucks an. Falls die Phase 5 sehr niedrige Werte nahe Null anzeigt, wird die Blutdruckmessung wiederholt. Der diastolische Blutdruck wird dann bei deutlichem Leiserwerden bzw. Dumpferwerden der Töne (Phase 4 nach Korotkow) abgelesen.

Die Geschwindigkeit beim Druckablaß der Manschette darf 2–3 mmHg/s nicht überschreiten. Die Blutdruckwerte sollten möglichst genau abgelesen und nicht auf- oder abgerundet werden.

Die Messung an den unteren Extremitäten erfolgt in der Regel mit einer großen Manschette an den Oberschenkeln. Die Korotkow-Töne werden an der A. poplitea auskultiert.

Interpretation der Gelegenheitsblutdruckwerte

Der Gelegenheitsblutdruck steigt generell mit dem Alter an. Er korreliert am besten mit der Körperlänge.

Blutdruckwerte oberhalb der individuellen, körperlängen- und geschlechtsabhängigen 95. Perzentile, die sich durch mindestens zwei weitere Messungen an anderen Tagen bestätigen lassen, werden als Hypertension bezeichnet.

Für diagnostische und therapeutische Entscheidungen ist der Schweregrad der Hypertension von Bedeutung. Arbiträr werden systolische und diastolische Blutdruckwerte, die weniger als 10 mmHg oberhalb der jeweiligen 95. Perzentile liegen, als milde Hypertension bezeichnet. Ist der Blutdruck höher, spricht man von einer mittelschweren (10–30 mmHg oberhalb der 95. Perzentile) bzw. einer schweren (mehr als 30 mmHg oberhalb der 95. Perzentile) Hypertension. Für Kinder gelten die in Abbildung 6.2a und b angegebenen Normwerte. Für Jugendliche gelten die beim Erwachsenen üblichen Normwerte (140/90 mmHg).

Ambulante 24-Stunden-Blutdruckmessung (ABDM)

Der beim Arzt gemessene Gelegenheitsblutdruck korreliert nur mäßig mit dem 24-Stunden-Blutdruck. Kinder wie Erwachsene können erhöhte Blutdruckwerte allein durch die Gegenwart eines Arztes oder einer Krankenschwester haben (Praxishypertension, White-coat-Hypertension). Hinzu kommt, daß der Gelegenheitsblutdruck nicht die starke physiologische Variabilität erfaßt, die bereits bei Frühgeborenen vorhanden ist und sich im späteren Säuglingsalter zu einem zirkadianen Rhythmus mit niedrigeren Blutdruckwerten im Schlaf gegenüber dem Wachzustand entwickelt.

Beim Vorliegen einer Hypertension ist ein aufgehobener zirkadianer Rhythmus, insbesondere eine *nächtliche Hypertension* und ein *abgeschwächter nächtlicher Blutdruckabfall*, ein zusätzliches Risiko für *Endorganschäden*. Ein veränderter zirkadianer Rhythmus kann ein Hinweis auf eine sekundäre Hypertension sein.

Der Verdacht auf eine arterielle Hypertension aufgrund eines wiederholt erhöht gemessenen Gelegenheitsblutdruckes sollte bei jedem Kind durch eine ambulante 24-Stunden-Blutdruckmessung bestätigt werden.

Die 24-Stunden-Blutdruckmessung ist indiziert bei:
- wiederholt grenzwertigem oder erhöhtem Gelegenheitsblutdruck
- Krankheitszeichen, die auf eine Hypertension hinweisen
- vorhandenen Endorganschäden
- Nierenerkrankungen
- Diabetes mellitus
- Aortenisthmusstenose
- Behandlung mit Hormonpräparaten (Steroide, evtl. Kontrazeptiva).

Die ABDM sollte an einem normalen Tag durchgeführt werden. Bei einem möglicherweise alterierten Schlaf sollte keine ABDM durchgeführt werden, da sonst fälschlich eine nächtliche Hypertension oder ein pathologischer zirkadianer Blutdruckrhythmus diagnostiziert werden kann. Dies ist der Fall bei:
- einem stationären Aufenthalt
- Vorliegen eines Infekts, insbesondere bei einer Rhinitis
- einer behinderten Nasenatmung (Adenoide).

Praktische Durchführung der ABDM

Die ABDM wird zur Zeit hauptsächlich mit zwei Verfahren durchgeführt. Die auskultatorische Messung ermittelt die Korotkow-Töne mittels Mikrophon, teilweise mit EKG-Triggerung. Die Vorteile liegen in der präzisen Messung und in der Anwendbarkeit bei Patienten mit Herzrhythmusstörungen. Nachteile sind das komplizierte Anlegen und die Anzahl der Kabel. Daher hat sich die oszillometrische Methode im Kindesalter weitgehend durchgesetzt. Hier wird die Druckoszillation in der Manschette aufgenommen und der systolische und diastolische Blutdruck errechnet. Der Vorteil liegt in der Einfachheit der Handhabung, der Nachteil in der Anfälligkeit für Bewegungsartefakte. Die ABDM läßt sich bei manchen Kindern schon ab dem 3. Lebensjahr und in der Regel ab dem 6. Lebensjahr durchführen.

Die Vorbereitung und Aufklärung der Eltern und des Kindes ist entscheidend für das Gelingen der ABDM. Der übliche Tagesablauf sollte möglichst unverändert stattfinden und die Aktivitäten stündlich protokolliert werden. Ein Erstellen des Protokolls im nachhinein birgt Ungenauigkeiten. Entscheidend ist die Auswahl der richtigen Manschettengröße (s. Technik der Gelegenheitsblutdruckmessung). Die Messungen sollten am Tag (7–20 oder 22 Uhr) alle 15–20 min erfolgen und in den übrigen Stunden alle 20–30 min. Bei Wiederholungsmessungen können größere Meßintervalle bis 40 min gewählt werden. Die Manschette wird zur Verminderung von Bewegungsartefakten am nichtdominanten Arm angelegt, sofern keine Blutdruckdifferenzen zwischen den Armen bestehen. Anschließend erfolgt eine Probemessung.

Interpretation der ABDM

Für die ABDM im Kindesalter gelten die in Abbildung 6.2a und b angegebenen Normwerte. Der Tages- und Nachtmittelwert für den systolischen und diastolischen Blutdruck wird auf die individuelle, körperlängen- und geschlechtsabhängige 95. Perzentile für Tag und Nacht bezogen.

> **Eine nächtliche Hypertension bzw. ein verminderter nächtlicher Blutdruckabfall weist auf eine sekundäre Hypertension hin.**

Neben den Mittelwerten ist die graphische Darstellung der Einzelmessungen unter Beachtung des Protokolls wichtig, um kürzere Blutdruckschwankungen zu entdecken.

Diagnostisches Vorgehen (Abb. 6.3 und 6.4)

> **Bei Säuglingen mit wiederholt grenzwertig erhöhtem Blutdruck sollte unter stationären Bedingungen über 24 h mindestens stündlich der Blutdruck gemessen werden. Bei Säuglingen mit mittelschwerer bzw. schwerer Hypertension ist die stationäre Blutdrucküberwachung dringend erforderlich.**

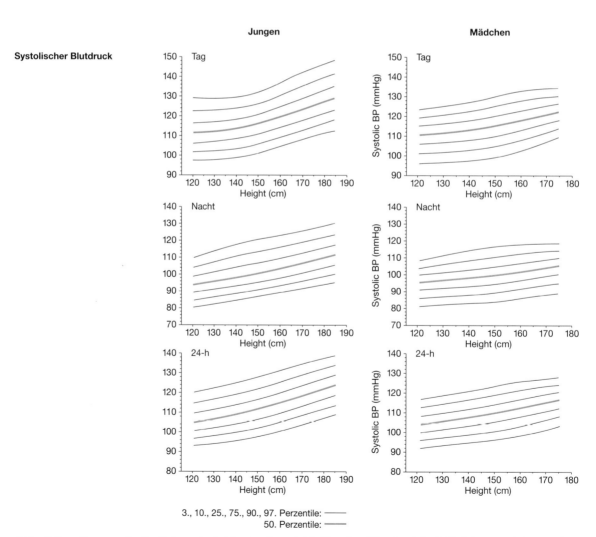

Abb. 6.2a Normwerte für Gelegenheitsblutdruck und 24-Stunden-Blutdruck bei Mädchen und Jungen (aus Wühl, E. et al., J Hypertens 20: 1995–2007, 2002).

A

Bei Kindern und Jugendlichen mit Verdacht auf eine milde Hypertension beschränkt man sich zunächst auf Wiederholungsmessungen über Wochen. Vor Beginn diagnostischer Maßnahmen sollte eine ABDM erfolgen mit mindestens einer Wiederholung nach einem Zeitraum von 1–3 Monaten. Die *Diagnose einer milden Hypertension* sollte erst bei wiederholten Bestätigungen eines erhöhten Blutdrucks gestellt werden. Bei mittelschwerer bzw. schwerer Hypertension ist eine diagnostische Abklärung dringlicher. Das Ausmaß erforderlicher diagnostischer Maßnahmen wird wesentlich bestimmt:

• vom Alter des Kindes
• von der Höhe des Blutdrucks
• vom Vorliegen einer nächtlichen Hypertension
• von bekannter Grundkrankheit oder zusätzlichen klinischen Symptomen.

Klinisch-chemische und technische Untersuchungen (Abb. 6.5)

Ist die Diagnose einer arteriellen Hypertension gesichert, sollten Endorganschäden mittels *Fundoskopie* (hypertensive Retinopathie) und *Echokardiographie* (linksventrikuläre Hypertrophie) untersucht werden. Die Echokardiographie dient gleichzeitig der Suche nach einer Aortenisthmusstenose. Auf die Bedeutung der *Blutdruckmessung an der unteren Extremität* wurde bereits hingewiesen. Ergibt sich kein Anhalt für eine Aortenisthmusstenose, liegt der Schwerpunkt der Diagnostik auf renalen Erkrankungen. Basisdiagnostik ist eine *Sonographie* (und ggf. eine farbkodierte Duplexsonographie) der Nieren und der Harnblase. Sichtbar können werden:

• Zysten
• erhöhte Echogenität

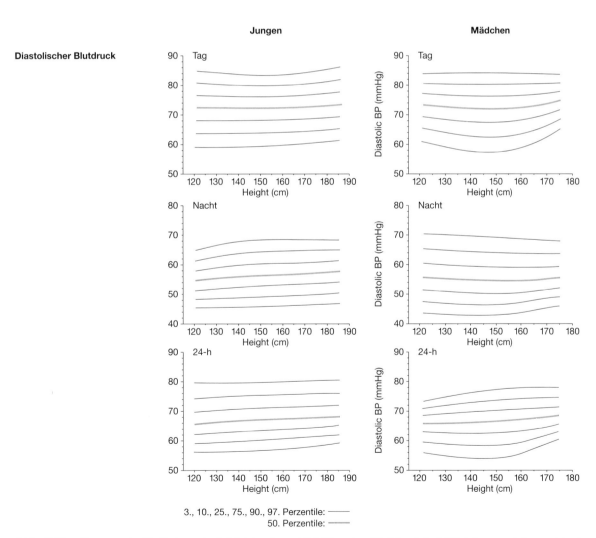

Abb. 6.2b Normwerte für Gelegenheitsblutdruck und 24-Stunden-Blutdruck bei Mädchen und Jungen (aus Wühl, E. et al., J Hypertens 20: 1995–2007, 2002).

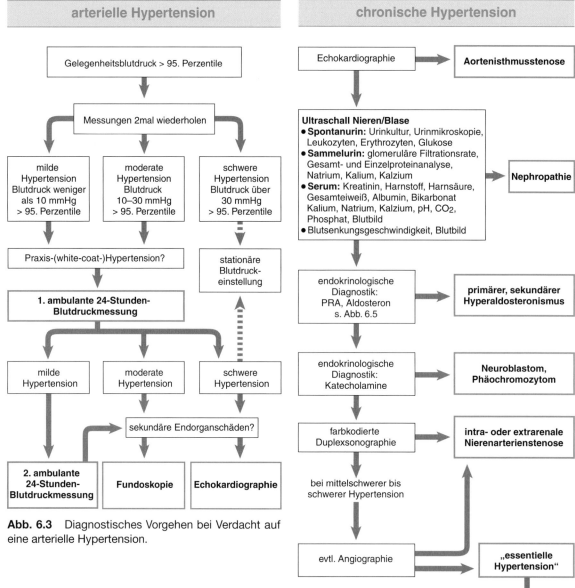

arterielle Hypertension

Gelegenheitsblutdruck > 95. Perzentile

Messungen 2mal wiederholen

| milde Hypertension Blutdruck weniger als 10 mmHg > 95. Perzentile | moderate Hypertension Blutdruck 10–30 mmHg > 95. Perzentile | schwere Hypertension Blutdruck über 30 mmHg > 95. Perzentile |

Praxis-(white-coat-)Hypertension?

stationäre Blutdruckeinstellung

1. ambulante 24-Stunden-Blutdruckmessung

| milde Hypertension | moderate Hypertension | schwere Hypertension |

sekundäre Endorganschäden?

| **2. ambulante 24-Stunden-Blutdruckmessung** | **Fundoskopie** | **Echokardiographie** |

Abb. 6.3 Diagnostisches Vorgehen bei Verdacht auf eine arterielle Hypertension.

chronische Hypertension

Echokardiographie → **Aortenisthmusstenose**

Ultraschall Nieren/Blase
- **Spontanurin:** Urinkultur, Urinmikroskopie, Leukozyten, Erythrozyten, Glukose
- **Sammelurin:** glomeruläre Filtrationsrate, Gesamt- und Einzelproteinanalyse, Natrium, Kalium, Kalzium
- **Serum:** Kreatinin, Harnstoff, Harnsäure, Gesamteiweiß, Albumin, Bikarbonat Kalium, Natrium, Kalzium, pH, CO_2, Phosphat, Blutbild
- Blutsenkungsgeschwindigkeit, Blutbild

→ **Nephropathie**

endokrinologische Diagnostik: PRA, Aldosteron s. Abb. 6.5 → **primärer, sekundärer Hyperaldosteronismus**

endokrinologische Diagnostik: Katecholamine → **Neuroblastom, Phäochromozytom**

farbkodierte Duplexsonographie → **intra- oder extrarenale Nierenarterienstenose**

bei mittelschwerer bis schwerer Hypertension

evtl. Angiographie → **„essentielle Hypertension"**

bei mittelschwerer bis schwerer Hypertension Wiederholung der Diagnostik nach ca. 2 Jahren

Abb. 6.4 Diagnostisches Vorgehen beim Vorliegen einer chronischen Hypertension.

- Harntransportstörungen
- Größendifferenz (Hypoplasie oder pyelonephritische Schrumpfniere)
- Parenchymnarben.

Ein *Mittelstrahlurin* sollte mikroskopisch (Zellen, Zylinder, Kristalle) untersucht und eine Bakterienkultur angelegt werden. Ein *Sammelurin* dient der Bestimmung einer Proteinurie und der Einzelproteinanalyse (glomeruläre oder tubuläre Schädigung), der Elektrolytausscheidung und der Kreatininclearance. Die Urinosmolarität sollte im *Morgenurin* bestimmt werden. Serumkreatinin und Serumharnstoff zeigen bei Erhöhung eine renale Funktionseinschränkung an. Störungen im Elektrolyt- und Säure-Basen-Haushalt bei normaler Nierenfunktion weisen auf eine Tubulopathie oder eine Endokrinopathie hin.

Nierenarterienstenose

Eine Nierenarterienstenose wird mittels farbkodierter Duplexsonographie diagnostiziert. Bei einer moderaten oder schweren Hypertension kann in diagnostisch unklaren Fällen zusätzlich eine Angiographie der Nierenarterien durchgeführt werden.

Nach Ausschluß einer renalen oder kardialen Grunderkrankung rückt die endokrinologische Diagnostik in den Vordergrund.

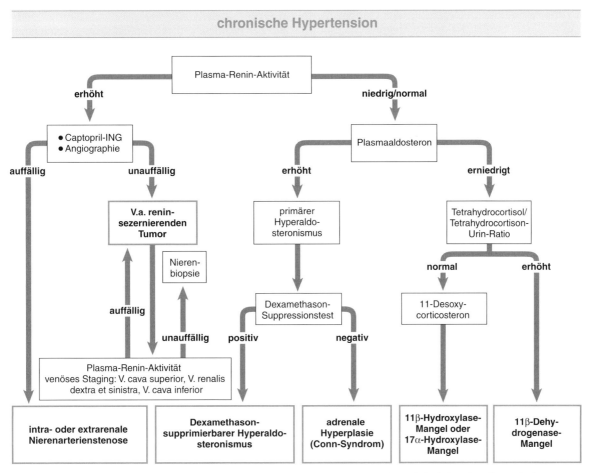

chronische Hypertension

Abb. 6.5 Diagnostisches Vorgehen bei einer chronischen Hypertension ohne Anhalt für eine Aortenisthmusstenose oder für eine renale Grunderkrankung.

Hyperthyreose

Eine Hyperthyreose läßt sich vermuten bei:
- isolierter systolischer Hypertension
- Tachykardie
- Irritabilität
- emotionaler Labilität
- Gewichtsverlust bei Appetitsteigerung
- Diarrhö
- feucht-warmer Haut.

Das TSH ist supprimiert bei erhöhtem totalem und freiem T_4 und freiem T_3. Die Ursache sind meist autoimmune Erkrankungen mit Anti-TSH-Rezeptorantikörpern (thyreoidstimulierendes Immunglobulin), Anti-Thyreoglobulin-Antikörpern, antimikrosomalen und Antiperoxidase-Antikörpern. Weiterführende Diagnostik sind neben der ausführlichen Familienanamnese die Sonographie und die Jod-123-Szintigraphie.

Hyperaldosteronismus

Der Hyperaldosteronismus ist gekennzeichnet durch einen renalen Kaliumverlust mit Alkalose bei einer arteriellen Hypertension. Ein sekundärer Hyperaldosteronismus liegt bei einer erhöhten Plasma-Renin-Aktivität vor und findet sich bei Aortenisthmusstenosen, extra- oder intrarenalen Stenosen der Nierenarterien, bei renoparenchymalen Nierenerkrankungen oder bei den sehr seltenen reninproduzierenden Tumoren.

Beim primären Hyperaldosteronismus findet sich eine niedrige bis normale Plasma-Renin-Aktivität. Ursachen des primären Hyperaldosteronismus sind die bilaterale adrenale Hyperplasie (Conn-Syndrom) oder der durch Dexamethason supprimierbare Hyperaldosteronismus, bei dem die Aldosteronproduktion in der adrenalen Zona granulomatosa nicht wie üblich durch Angiotensin II stimuliert wird, sondern wie in der Zona fasciculata durch ACTH.

Lakritzabusus und Enzymdefekte

Eine erniedrigte Plasma-Renin-Aktivität und ein niedriges Aldosteron bei Symptomen wie beim Hyperaldosteronismus liegt bei Lakritzabusus und bei bestimmten Enzymdefekten vor. Die 11β-Hydroxysteroid-Dehydrogenase ist am Aldosteronrezeptor (Typ-I-Glukokortikoidrezeptor) in den Nieren lokalisiert und konvertiert Cortisol zu

Cortison, welches im Gegensatz zum Cortisol nicht am Rezeptor bindet. Beim Enzymdefekt kommt es zu einem Cortisol-vermittelten Hyperaldosteronismus, im Sammelurin findet sich das Abbauprodukt des Cortisols (Tetrahydrocortisol) gegenüber dem des Cortisons (Tetrahydrocortison) erhöht. Bei einem Defekt der 11β-Hydroxylase (Cortisolmangel, Virilisation) oder 17α-Hydroxylase (Cortisolmangel, fehlende Virilisation) sind Steroidmetaboliten erhöht, die ebenfalls einen Hyperaldosteronismus vortäuschen.

Besondere Hinweise

Im Säuglings- und Kindesalter ist eine Hypertension in ca. 80% der Fälle renal bedingt.

Grundsätzlich gilt: je jünger das Kind und je höher der Blutdruck, desto intensiver muß nach einer Ursache gefahndet werden bis hin zur Angiographie zum Ausschluß einer extra- oder intrarenalen Gefäßstenose. Bei einer schweren Hypertension kann ein NMR-Angiogramm Aufschluß geben über eine gefäßbedingte, pulsatile Kompression der ventrolateralen Medulla oblongata als Ursache der Hypertension.

Gelingt es nicht, die Ursache einer chronischen mittelschweren Hypertension beim Säugling oder Kind zu finden, so sollte die gesamte Diagnostik nach 1–2 Jahren wiederholt werden. Dabei sollten besonders zwischenzeitlich neu entdeckte Ursachen der Hypertension berücksichtigt werden.

Differentialdiagnostische Tabellen

Differentialdiagnose der akuten arteriellen Hypertension

Charakterisierung des Hauptsymptoms	weiterführende Nebenbefunde	Verdachtsdiagnosen	Bestätigung der Diagnose
systolische Hypertension	Fieber	Hypertension durch Fieber	Verlauf
	Tachykardie	Hyperthyreose	TSH, T_3, T_4, Antikörper
		Anämie	Hämoglobin, Kreatinin cave: renale Anämie
systolische/ diastolische Hypertension	Fieber Leukozyturie Bakteriurie	Pyelonephritis	Sonographie Blutbild, CRP, BSG Blutkultur, Urinkultur Miktionszystourethrographie
		Uropathie	evtl. weitere Diagnostik
	Hämaturie	Nierenvenenthrombose	Doppler-Sonographie
	Hämaturie/Proteinurie	akute Glomerulonephritis	Sonographie, Komplement C3/C4 Antistreptolysin-Titer, Anti-DNAse B-Titer
	akutes Nierenversagen	Vena-cava-Thrombose	Doppler-Sonographie APC-Resistenz, Protein C, S, Faktor V Leiden-Mutation (APC-Resistenz), Prothrombin-Mutation, MTHFR-Mutation, Phospholipid-Antikörper (Lupusantikoagulanzien, Antikardiolipin-Antikörper), PAI I-Mutation
		typisches hämolytisch-urämisches Syndrom	BB, Thrombos, Fragmentozyten, LDH (hoch), EHEC 0157:H7 (Stuhl, Serum) positiv
		atypisches hämolytisch-urämisches Syndrom	BB, Thrombos, Fragmentozyten, LDH (niedrig), EHEC 0157:H7 (Stuhl, Serum) negativ, C3/C3d, CH50, AH50, Faktor H, VWFCP, ADAMTS13-Mutation
		interstitielle Nephritis	Eosinophilurie
		akutes Nierenversagen anderer Genese	

Differentialdiagnose der akuten arteriellen Hypertension *(Fortsetzung)*

Charakterisierung des Hauptsymptoms	weiterführende Nebenbefunde	Verdachtsdiagnosen	Bestätigung der Diagnose
systolische/ diastolische Hypertension	Bluttransfusion	Post-Transfusions-Hypertonie	Verlauf
	Nabelarterienkatheter	Nierenarterienthrombose	Doppler-Sonographie
	Hirndruckzeichen	erhöhter intrakranieller Druck (Entzündung, Trauma, Tumor, Fehlbildungen)	Fundoskopie, Sono, CCT, NMR
	neurologische Symptome	Enzephalitis	Liquor, Fundoskopie, NMR
		Meningitis	Liquor
		Guillain-Barré-Syndrom	Liquor
		Tumor (Pons, Hypothalamus)	CCT, NMR
		Querschnittsyndrom	Klinik, NMR
		postikterisch	Verlauf
	vegetative Symptome: Schmerzen	M. Fabry	Angiokeratom, Fundoskopie, α-GAL
		Amyloidose	Biopsie
		akute intermittierende Porphyrie	Urinporphyrine
	wenig Tränen	familiäre Dysautonomie Riley-Day-Syndrom	Familienanamnese 24-Std.-Urinkatecholamine
	Zephalgie, Schwitzen	Phäochromozytom Neuroblastom Ganglioneurom	24-Std.-Urinkatecholamine + Sonographie, NMR evtl. MIBG-Szintigraphie
	Blutbild	Leukämie	Knochenmarkbiopsie
	Trauma	Verbrennung	Klinik
		Nierenarterie: – Kompression, – Intimaläsion	Sonographie Doppler Angiographie
		Post-OP-Hypertension	Verlauf
	Beinextension	Zug auf N.femoralis	Verlauf
	Intoxikation	drogeninduziert: – Kokain – angel dust – crack – Amphetamine	Serum- bzw. Urinnachweis Aufmerksamkeitsdefizit-Syndrom, Anamnese
		Reserpin Schwermetalle Kalzium Steroide Sympathomimetika trizyklische Antidepressiva Kontrastmittel	Anamnese
	Anamnese	Münchhausen-Syndrom	Verlauf

APC = aktiviertes Protein C, ADAMTS13 = a disintegrin and metalloprotease with thrombospondin-1 like domains, CH50/AH50 = Aktivierung des klassischen/alternativen Komplementwegs, EHEC = enterohämorrhagische Escherichia coli, MTHFR = Methylentetrahydrofolatreduktase, PAI-1 = Plasminogenaktivatorinhibitor 1, VWFCP = von-Willebrand-Faktor-Clearing-Protease

Differentialdiagnose der chronischen arteriellen Hypertonie bei zusätzlichen Befunden

Charakterisierung des Hauptsymptoms	weiterführende Nebenbefunde	Verdachtsdiagnosen	Bestätigung der Diagnose
auffällig: Anamnese	Frühgeburtlichkeit	bronchopulmonale Dysplasie	Röntgenthorax
	Z.n. Nabelarterienkatheter	Nierenarterienstenose	Doppler, Angiographie
	Familiarität	essentielle Hypertonie	Ausschlußdiagnose!!
	Polydipsie	Nephronophthise, Genetik	Nierenfunktion, Sonographie, Nierenbiopsie
		Liddle-Syndrom, Genetik	Pseudohyperaldosteronismus Triamteren-sensibel
		11β-Hydroxysteroid-Dehydrogenase-Mangel	Pseudohyperaldosteronismus THF-/THE-Ratio (s. Abb. 6.5)
Habitus	Übergewicht	Adipositas	familiär?
	Gewichtszunahme	Cushing-Syndrom (adrenales Karzinom)	24-Std.-Urin-Cortisol 1 mg Dexamethasontest
	Gewichtsverlust	Hyperthyreoidismus	TSH, T_3, T_4
		Phäochromozytom	Sammelurin (Katecholamine)
	Kleinwuchs	chronische Niereninsuffizienz	Nierenfunktion
	Muskelschwäche bei Hypokaliämie	Conn-Syndrom	Hyperkaliurie, Hyperaldosteronämie
		Dexamethason-supprimierbarer Hyperaldosteronismus	Hyperaldosteronämie, Dexamethason-Suppression (s. Abb. 6.5)
		11β-Hydroxylase-Mangel 17α-Hydroxylase-Mangel	Deoxycorticosteron (s. Abb. 6.5) (s. Abb. 6.5)
		SAME	Hyporeninämie, normale Mineralokortikoide, Genetik
		Pseudo-Conn = Glycyrrhetinsäure-Abusus	Hyporeninämie, Hypoaldosteronämie
	bei GH-Mangel	zerebraler Tumor	CCT, NMR
Haut	Hypopigmentierungen	tuberöse Sklerose	renales Angiomyolipom, fibromuskuläre Dysplasie
	Café-au-lait-Flecken	Neurofibromatose	Nierenarterienstenose (intrinsisch, Kompression) Phäochromozytom
	Erythem	Lupus erythematodes	ANA, Anti-DNA, Nierenbiopsie
		Polyarteriitis nodosa	Histologie
	Purpura	Purpura Schoenlein-Henoch	Klinik, Histologie
	Striae	Cushing-Syndrom	s.o.
Kopf	Geräusch	AV-Fistel	Angiographie
	Fazies	Williams-Syndrom	supravalvuläre Aortenstenose, Klinik, Deletion 7q11.23-
	Exophthalmus Struma	Hyperthyreose	s.o.
	Ataxie	von Hippel-Lindau	NMR, Fundoskopie, Sonographie des Abdomens
	Adenoide	Schlaf-Apnoe-induziert	Klinik, ABDM
Herz	Systolikum	persistierender Ductus arteriosus	Echokardiographie
keine/schwache Fußpulse	Blutdruckdifferenz obere/untere Extremität	Aortenisthmusstenose	Echokardiographie Herzkatheter
		mid-aortic-Syndrom	Angiographie
	Blutdruckdifferenz rechter > linker Arm	Anomalie A. subclavia sinistra	Herzkatheter
	Blutdruckdifferenz linker < rechter Arm	A. subclavia dextra Aortenisthmusstenose	Echokardiographie Herzkatheter

Differentialdiagnose der chronischen arteriellen Hypertonie bei zusätzlichen Befunden *(Fortsetzung)*

Charakterisie-rung des Haupt-symptoms	weiterführende Neben-befunde	Verdachtsdiagnosen	Bestätigung der Diagnose
Abdomen	beide Nieren vergrößert	ADPKD	Sonographie Familienanamnese
		ARPKD	Sonographie, Nierenbiopsie
	abdomineller Tumor	Nephroblastom	Sonographie, CT
		Neuroblastom	Sonographie, NMR Urinkatecholamine,
		Hydronephrose	Sonographie Miktionszystourethrographie
	Strömungsgeräusch	AV-Fistel	Doppler, Angiographie
		Nierenarterienstenose	Doppler, Angiographie
		mid-aortic-Syndrom	Angiographie
Genitale	adrenale Hyperplasie	11β-Hydroxylase-Mangel	s. Abb. 6.5
		17α-Hydroxylase-Mangel	s. Abb. 6.5
Urin	Hämaturie Proteinurie	chronische Glomerulo-nephritis	Sonographie ggf. Nierenbiopsie
Serum	Hyperkalziämie	idiopathische Hyperkalziämie	evtl. PTH-related peptide ↑
		Hyperparathyreoidismus	PTH
		Williams-Syndrom	Klinik, Deletion 7q11.23-
		Malignom	Osteolysen ektopisches 1,25(OH)$_2$D, PTH-rp
	Hyperkaliämie	Gordon-Syndrom	Chloridexkretion ↓, Genetik
Blutbild	Polyzythämie	familiär	AD, AR, Erythropoetin ↑
	mit Hypoxämie	zyanotisches Herzvitium	Echo, Pulsoxymetrie
		Methämoglobinämie	Methämoglobin, Medikamentenanamnese
		Erythromelalgie	Kälte heilt brennenden Schmerz und Erythem der Extremitäten

GH = growth hormone, ANA = antinukleäre Antikörper, SAME = syndrome of apparent mineralocorticoid excess (11β-Hydroxysteroid-Dehydrogenase-Mangel)
ADPKD/ARPKD = autosomal-dominante/autosomal-rezessive polyzystische Nierendegeneration

Differentialdiagnose der Nierenarterienstenose

Charakterisie-rung des Haupt-symptoms	weiterführende Neben-befunde	Verdachtsdiagnosen	Bestätigung der Diagnose
Hypertonie abdominelles Geräusch		fibromuskuläre Dysplasie	arterielle Angiographie
	Hyperkalziämie	idiopathische Hyperkalziämie	
	Arachnodaktylie	Marfan-Syndrom	Urin: Hydroxyprolin Homocystin
	Ophthalmopathien Elfengesicht supravalvuläre Aortenstenose	Williams-Syndrom	Klinik Deletion 7q11.23-
	Neurofibrome Café-au-lait-Flecken	Neurofibromatosis	Klinik
	retroperitoneale Fibrose	α$_1$-Antitrypsinmangel idiopathisch	NMR, Serologie
	anamnestisch Trauma	Intimaruptur	Angiographie
	abdomineller Tumor	Kompressionsstenose Nephroblastom	Sonographie CT

Differentialdiagnose der Nierenarterienstenose *(Fortsetzung)*

Charakterisie-rung des Haupt-symptoms	weiterführende Neben-befunde	Verdachtsdiagnosen	Bestätigung der Diagnose
Hypertonie abdominelles Geräusch	schwache Fußpulse Blutdruckdifferenz obere/untere Extremität	mid-aortic-Syndrom	Echokardiographie Herzkatheter
	lipoide Papeln am Hals	Pseudoxanthoma elasticum	Hautbiopsie
	abgeschwächte Pulse der oberen Extremität	Takayasu-Arteriitis	Echokardiographie Klinik
	Systemerkrankung Nabelarterienkatheter	systemische Vaskulitiden Thrombose	Angiographie

7 Synkope – Hypotension

Frank Pillekamp und Konrad Brockmeier

Symptombeschreibung

Die Synkope ist definiert als vorübergehender Verlust von Bewußtsein und Tonus, verursacht durch eine temporäre Reduktion des zerebralen Blutflusses. Eine Präsynkope ist ein Beinahebewußtseinsverlust mit Begleiterscheinungen der Synkope wie Schwäche, Schwindel oder Kopfschmerz. Der Beginn einer Synkope ist rasch, die Erholung davon spontan, vollständig und ebenfalls rasch. Metabolische Störungen (z.B. Hypoxie bei Asthmaanfall, Hypoglykämie etc.) unterscheiden sich von Synkopen dadurch, daß hier die Erholung nicht spontan ist. Diese Störungen werden daher nur angesprochen, wenn sie differentialdiagnostisch relevant sind.

Synkopen im Kindes- und Jugendalter sind häufig. Man schätzt, daß bis zum Erreichen des Erwachsenenalters 15% aller Kinder mindestens eine Synkope erleben. Man kann sie nach ihrer Ursache in die funktionell bedingten, reflektorischen, neurokardiogenen Synkopen (Synonyme: vasovagale Synkopen, engl. neurally mediated syncopes), kardiovaskuläre Synkopen und nichtkardiovaskulären Synkopen einteilen. Darüber hinaus kommt es bei bis zu 5% der Kleinkinder zu sogenannten Affektkrämpfen. Meist werden hier eine blasse und eine zyanotische Form unterschieden. Affektkrämpfe treten zumeist nach Aufregung, Schmerz oder Frustration auf, die Kinder sind apnoisch, der Mund ist meist geöffnet, der Gesichtsausdruck ängstlich. Pathophysiologisch gehören auch sie zu den neurokardiogenen Synkopen. Neurokardioge-ne Synkopen werden mit Abstand am häufigsten angetroffen (60–70%). Bezüglich der Häufigkeit folgen zerebrovaskuläre und psychogene Synkopen (10–20%) und kardial bedingte Synkopen (5–10%). Hirnorganische und psychogene Anfälle erfüllen streng genommen nicht die Definition einer Synkope. Da sie jedoch gelegentlich schwer von Synkopen zu unterscheiden sind, müssen sie differentialdiagnostisch erwogen werden. Die Prognose von neurokardiogenen Synkopen ist zumeist günstig, kardiovaskuläre Synkopen können prognostisch wesentlich ungünstiger sein.

Den *neurokardiogenen Synkopen* liegt eine Störung der autonomen Regulation von Blutdruck und Herzfrequenz zugrunde. Im typischen Fall kann die Diagnose allein aufgrund der typischen Anamnese gestellt werden (Tab. 7.1). Klinische Untersuchung und Standard-12-Kanal-EKG sind im Intervall unauffällig. Bei einer für neurokardiogene Synkopen typischen Anamnese ist eine Kipptischuntersuchung nicht erforderlich, jedoch kann mit Hilfe der Kipptischbelastung anhand der Reaktion von Herzfrequenz und Blutdruck (Abb. 7.1) meist eine genauere Einteilung der neurokardiogenen Synkopen erfolgen.

Man unterscheidet folgende Formen:
- kardioinhibitorische
- vasodepressive
- kardioinhibitorsich-vasodepressiv gemischte
- Synkopen bei autonomer zirkulatorischer Dysfunktion (dysautonomic response).

Zur letzten Form wird auch das häufige mildere posturale orthostatische Tachykardie-Syndrom

Tabelle 7.1   Charakteristika der „typischen" neurokardiogenen Synkope.

typische Situation	emotionale Belastung (Angst, Schmerz, z.B. Blutabnahme), körperliche Belastung, Hunger (Diät), Dehydratation, Krankheit, Anämie (Menses), Übermüdung, Hitze, hohe Luftfeuchtigkeit, langes Stehen, Aufrichten aus der Horizontalen
Prodromi	Müdigkeit, Schwindel, Übelkeit, abdominelles Unwohlsein, Muskel- oder Gelenkschmerzen, Konzentrationsschwäche, Blässe, Palpitationen, Schwitzen, Hyperventilation, Gähnen, Seufzen, Verschwommensehen, periphere Gesichtsfeldeinschränkung
Synkope	Zusammensacken **oder** Sturz mit gestreckten Beinen und Hüfte, Zungenbiß untypisch, Bewußtseinsverlust kurzdauernd (< 30 sec), gelegentlich rhythmische, myoklonische oder tonische Muskelaktivität, zerebrale Krampfäquivalente, Augenlider offen, evtl. Nystagmus, Verdrehen der Augen nach oben, evtl. auch kurzzeitige (Sekunden) Lateraldeviation
Verlauf nach der Synkope	Reorientierung nach Sekunden (maximal eine Minute)

Tabelle 7.2   Differentialdiagnose von Synkopen mittels Kipptischbelastung.

	Herzfrequenz	Blutdruck
kardioinhibitorisch (Typ II)	Abfall	kaum verändert
gemischt (Typ I)	Abfall	Abfall
vasodepressiv (Typ III)	kaum verändert	Abfall
autonome zirkulatorische Dysfunktion	Anstieg	geringer/langsamer Abfall
posturales orthostatisches Tachykardie-Syndrom (POTS)	Anstieg	geringer/langsamer Abfall

(POTS) gerechnet. Bei dem POTS finden sich klinisch – typischerweise im Stehen – Schwindel, Kopfschmerz, Sehstörungen, Müdigkeit, fehlende körperliche Belastbarkeit und letztlich eine Präsynkope – selten Synkope. Die Kipptischbelastung zeigt meist einen Anstieg der Herzfrequenz, der meist ohne wesentliche Veränderung des Blutdruckverhaltens einhergeht (s. Abb. 7.1, Tab. 7.2).

Im Vergleich zu neurokardiogenen Synkopen sind *kardial bedingte Synkopen* selten. Prognostisch sind sie jedoch oft ungünstiger, so daß eine Standard-12-Kanal-EKG-Untersuchung für alle

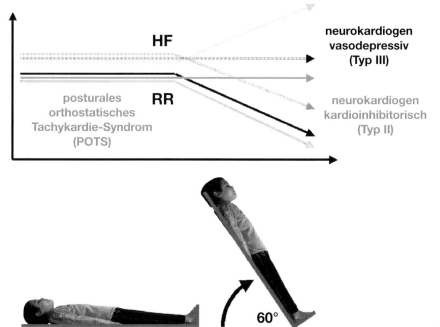

Abb. 7.1 Einteilung von Kipptischuntersuchungsergebnissen (Abkürzungen: HF = Herzfrequenz, RR = Blutdruck).

Synkopen obligat ist. Bei einer für neurokardiogene Synkopen untypischen Anamnese (z.B. Synkope im Liegen oder bei körperlicher Belastung), zwingend auch bei direkten Hinweisen auf eine mögliche kardiale Genese (Auffälligkeiten bei der klinischen Untersuchung oder im EKG), müssen weiterführende Untersuchungen durchgeführt werden (z.B. Langzeit-EKG, Echokardiographie).

Finden sich keinerlei anamnestische oder klinische Hinweise auf eine strukturelle Herzerkrankung, kann es sich um eine Synkope oder eine nichtsynkopale Störung handeln, bei der Herzfrequenz und systemischer Blutdruck nicht signifikant verändert sind (s. „Besondere Hinweise") oder um eine Synkope mit Veränderungen von Herzfrequenz und/oder Blutdruck (s. „Besondere Hinweise"). Bei letzterer handelt es sich meist um tachy- oder bradykarde Rhythmusstörungen. Die häufigsten tachykarden Rhythmusstörungen im Kindesalter sind *supraventrikuläre Tachykardien,* z.B. bei akzessorischen atrioventrikulären Leitungsbahnen. Sie manifestieren sich jedoch typischerweise nicht mit einem *plötzlichen Bewußtseinsverlust.* Bei Vorhoftachykardien (atriale Reentry-Tachykardien) ist die Überleitung auf die Ventrikel üblicherweise nicht ausreichend schnell, um hämodynamisch bedeutsame Tachykardien zu bewirken. Vorhofflimmern ist im Kindesalter sehr selten – in Verbindung mit einer schnell leitenden akzessorischen atrioventrikulären Reizleitungsbahn aber vital bedrohlich.

Rationelle Diagnostik

Anamnese

Die genaue Anamneseerhebung unter Zuhilfenahme von Augenzeugenberichten ist bei der differentialdiagnostischen Einordnung von Synkopen von entscheidender Bedeutung. Erst ältere Kinder können Symptome von Rhythmusstörungen, wie *Palpitationen und Herzrasen,* benennen. Palpitationen sind jedoch recht unspezifisch und werden bei neurokardiogenen Synkopen ebenso berichtet wie bei einem posturalen orthostatischen Tachykardie-Syndrom, Hypoglykämien oder einer hypertrophen obstruktiven Kardiomyopathie (HOCM). Anamnestische Hinweise auf Synkopen unter körperlicher Belastung werden in der DD-Tabelle aufgeführt. Akute Obstruktionen des linksventrikulären Ausflußtraktes oder Koronarperfusionsstörungen können akuten Thoraxschmerz verursachen (s. „Besondere Hinweise"). Prognostisch und differentialdiagnostisch wichtig ist darüber hinaus noch eine positive Familienanamnese für plötzliche Todesfälle (s. DD-Tab.). In Tabelle 7.3 sind wichtige anamnestische Hinweise aufgeführt.

Tabelle 7.3 Wichtige anamnestische Hinweise.

Familienanamnese:	familiäre Synkopenbelastung plötzliche Todesfälle, insbesondere junger Verwandter (s. DD-Tab.) familiäre Taubheit (Jervell- und Lange-Nielsen-Syndrom)
Krankheitsanamnese:	kardiovaskuläre, neurologische, hämatologische Vorerkrankungen, Diabetes mellitus
soziale Anamnese:	Schulprobleme etc.
Drogen/Medikamente:	Alkohol, Barbiturate, Diuretika, Antihypertensiva, Antidepressiva, Antiarrhythmika, QT-Zeit verlängernde Medikamente (z.B. Erythro-/Clarithromycin, Cisaprid – siehe www.qtdrugs.org)
spezielle Anamnese:	Synkopenhäufigkeit
Prodromi:	Blässe, Schwitzen, Übelkeit, Palpitationen, Verwirrtheit, Kopfschmerzen, Hörstörungen, Tinnitus, Sehstörungen, systematischer/unsystematischer Schwindel, Wärmegefühl, Aura (visuelle, gustatorische, abdominelle Sensationen)
Beginn:	plötzlich/schleichend, Lageabhängigkeit, Belastungsabhängigkeit (während oder nach der Belastung), Situationsabhängigkeit, Ort, zeitlicher Zusammenhang mit Flüssigkeits- und Nahrungsaufnahme, emotionale Faktoren (Streit, Angst), Auftreten im Beisein anderer oder allein
währenddessen:	Vorhandensein und Dauer der Bewußtseinsstörung, Einnässen, Einkoten Körperposition und -bewegung (sitzend, stehend, liegend, aufstehend) langsamer/abrupter Tonusverlust, Hautfarbe: Blässe, Zyanose Verletzungen durch einen Sturz, tonisches Strecken, klonische Zuckungen, Augendeviation, faziale Automatismen, Husten, Schlucken, genauer Zeitablauf
Erholungsphase:	Dauer, Kopfschmerzen, Schwäche, Müdigkeit, Übelkeit, Schwitzen, Herzfrequenz Lageabhängigkeit, fokale neurologische Zeichen

Körperliche Untersuchung

Die komplette körperliche Untersuchung kann bei vielen Synkopenursachen charakteristische Merkmale aufzeigen. Vorrangig ist die Untersuchung des kardiovaskulären Systems. Puls und Blutdruck sollten im Liegen, Sitzen und Stehen registriert werden. Herzgeräusche und Thorakotomienarben erheben den Anspruch, primär eine kardiogene Ursache auszuschließen. Ebenso sind der pulmonale Status und die Erhebung eines neurologischen Untersuchungsbefundes wichtig.

Klinisch-chemische Untersuchungen

Der Wert von Laboruntersuchungen für die Differentialdiagnose von Synkopen ist gering. Routinemäßige Elektrolyt-, Blutbild-, Blutgas- und Blutzuckeruntersuchungen führen nur ausnahmsweise zur Klärung der Ätiologie. Hypoglykämien im Kindesalter sind sehr selten und könnten bei Verdacht rasch ausgeschlossen werden.

Genetische Untersuchungen

Die genetischen Untersuchungen werden auch in der Diagnostik von Synkopen an Bedeutung zunehmen, derzeit dienen sie noch überwiegend wissenschaftlichen Fragestellungen. Beim Kearns-Sayre-Syndrom mit Ophthalmoplegie und Synkopen infolge eines progressiven atrioventrikulären Blocks sind histologische Untersuchungen des Skelettmuskels und Analysen der mitochondrialen DNA beweisend. Beim Long-QT-Syndrom (LQTS) scheinen alle Rhythmusstörungen durch Ionenkanaldefekte determiniert zu sein, bei der Vielzahl von möglichen Mutationen an mindestens 5 verschiedenen Genorten. Beim LQTS ist aktuell eine Ausbeute von allenfalls 50% positiver Testergebnisse realistisch. Negative Ergebnisse der Genotypisierung schließen das Vorliegen eines Ionenkanaldefektes hingegen nicht aus. Bei Patienten mit Brugada-Syndrom, mit spontanen oder nach medikamentöser Provokation mit Natriumkanalblockern nachweisbaren EKG-Veränderungen werden derzeit nur bei 25–30% der Fälle Mutationen auf dem den Natriumkanal kodierenden SCN5A-Gen gefunden. Bei der rechtsventrikulären arrhythmogenen Kardiomyopathie (ARVC) fanden sich beim Typ 2 Mutationen im myokardialen Ryanodin-Rezeptor des sarkoplasmatischen Retikulums. Die Gene für ARVC 1, 3, 4 und 5 sind bislang unbekannt. Bei der hypertrophen Kardiomyopathie scheinen einzelne Unterformen mit nachgewiesenen Troponin-T-Mutationen eine ungewöhnlich hohe Mortalität aufzuweisen. Charakteristischerweise sind aber Mutationen der anderen Sarkomergene wesentlich heterogener, mit sehr stark variierender Penetranz in Bezug auf rhythmusbedingte Synkopen und Todesfälle.

Technische Untersuchungen

Alle Kinder und Jugendliche mit Synkopen sollten ein *12-Kanal-Standard-EKG* erhalten. Rhythmusstörungen, Präexzitation bei WPW-Syndrom, atrioventrikuläre Blockierungen, atriale und ventrikuläre Belastungs-/Hypertrophiezeichen, Erregungsausbreitungsstörungen (z.B. Rechtsschenkelblockbild) und Repolarisationsstörungen mit Bestimmung der (korrigierten) QT-Zeit als möglicher Hinweis auf ein Long-QT-Syndrom, eine myokardiale Ischämie, eine arrhythmogene rechtsventrikuläre Kardiomyopathie (ARVC) oder ein Brugada-Syndrom (Rechtsschenkelblockbild) gilt es zu erkennen.

Bei allen fraglichen Rhythmus- oder Überleitungsstörungen erscheint ein *Langzeit-EKG* indiziert. Gelegentlich kann ein sog. *Event-Rekorder* oder selten ein subkutan implantierter sog. *Loop-Rekorder* erforderlich sein.

Alle Synkopen-Patienten, die Hinweise auf eine strukturelle kardiale Veränderung bieten, sollten *echokardiographisch* untersucht werden.

Beim *Schellong-Test* werden die Herzfrequenz und der Blutdruck während einer zehnminütigen Liegephase, einer zehnminütigen Phase im Stehen und einer darauf folgenden erneuten Messung im Liegen erfaßt. Beim Verdacht auf eine reflektorische neurokardiogene Genese können Kreislaufhypotonie, Bradykardie und Pausen bzw. überschießende Tachykardien als Reaktion analysiert oder Synkopen/Präsynkopen provoziert werden. Ein Abfall des Blutdruckes um mehr als 10 bis 15 mmHg, insbesondere beim Fehlen eines kompensatorischen Anstiegs der Herzfrequenz ist ein Hinweis auf eine neurokardiogene Synkope.

Untersuchungen mittels eines *Kipptisches* (*tilt-table*) werden gegenüber dem Schellong-Test bei schwerwiegenden und insbesondere atypischen neurokardiogenen Synkopen bevorzugt. Der Testablauf ist mit dem Schellong-Test vergleichbar. Im Unterschied zum Schellong-Test wird dabei der im freien Stehen aktive venöse Rückfluß der unteren Extremität über die Skelettmuskulatur der Beine („Muskelpumpe") durch die Schräglage des Tisches ausgeschaltet (s. Abb. 7.1) und ermöglicht dadurch ein effizienteres Ergebnis. Gleichzeitig durchgeführte unblutige Blutdruckmessung und EKG-Registrierung ermöglichen eine recht präzise Zuordnung reflektorischer Synkopen. Bei gut trainierten Probanden sind falsch positive Ergebnisse nicht untypisch. Muster von POTS können auch bei nichtsynkopalen Patienten gezeigt werden.

Ein *Belastungs-EKG* sollte bei belastungsabhängigen Synkopen unter ärztlicher Aufsicht in Reanimationsbereitschaft – einschließlich der Möglichkeit einer externen Kardioversion/Defibrillation – durchgeführt werden.

EEG, kraniales CT oder *MRT* haben bei fehlenden anamnestischen Hinweisen und unauffälliger neurologischer Untersuchung bezüglich eines relevanten zentralnervösen Ereignisses einen geringen differentialdiagnostischen Wert. In den meisten Fällen wird eine EEG-Untersuchung auch bei hochgradigem Verdacht auf eine neurokardiogene Synkope mit epileptiformem Bewegungsmuster nach Asystolie und Hypotension regelmäßig durchgeführt – mit dann normalem EEG-Muster. Die *invasive Untersuchung im Herzkatheterlabor* bleibt Einzelfällen mit kardial bedingten Synkopen, insbesondere bei Verdacht auf Koronararterienanomalien vorbehalten. Bei komplexen Rhythmusstörungen, z.B. dem Brugada-Syndrom, der arrhythmogenen rechtsventrikulären Kardiomyopathie, oder postoperativen ventrikulären Tachykardien bei kongenitalen Vitien können in spezialisierten Zentren weiterführende diagnostische und therapeutische Maßnahmen (inkl. invasiver Elektrophysiologie) durchgeführt werden.

Besondere Hinweise

Weisen klinische Untersuchungsbefunde, insbesondere Auskultationsbefunde auf *strukturelle Herzerkrankungen* hin, ist eine weitergehende diagnostische Abklärung der Synkopen zwingend. Für eine Reihe von strukturellen kardialen Veränderungen sind Synkopen typisch (s. DD-Tab.). In Betracht kommen primäre Anomalien der Erregungsbildung (z.B. arrhythmogene rechtsventrikuläre Kardiomyopathie: ARVC), Anomalien der Erregungsausbreitung (z.B. akzessorische Leitungsbahnen mit supraventrikulärer Tachykardie bei Ebstein-Anomalie), Herzrhythmusstörungen aufgrund von myokardialer Ischämie (z.B. Koronaranomalien), Synkopen bei Überlastung (z.B. Aortenklappenstenose) oder durch rasche Veränderungen der Hämodynamik (z.B. Zyanoseattacke bei Fallot-Tetralogie) (s. DD-Tab.). Die Bedeutung des Mitralklappenprolaps-Syndroms als Ursache von Synkopen im Kindesalter dürfte hingegen überschätzt worden sein.

Wurde ein Kind wegen einer strukturellen Herzerkrankung operiert, so muß die Ursache der Synkope zunächst im Bereich postoperativer Residuen gesucht werden. *Neurokardiogene Synkopen* sind bei Kindern mit angeborenen operierten Herzfehlern ebenfalls möglich, sollten jedoch erst nach Ausschluß anderer kardiovaskulärer Ursachen in Betracht gezogen werden. Nach Eingriffen im Bereich der Vorhöfe (Vorhofumkehr nach Senning oder Mustard bei kompletter Transposition der großen Arterien) sowie bei Patienten nach Fontan-Operation finden sich typischerweise bradykarde Sinusrhythmusstörungen und narbenbedingte atriale Reentry-Tachykardien. Ein vollständiger atrioventrikulärer Block ist noch gelegentlich nach chirurgischen Eingriffen in der Nähe des Atrioventrikularknotens manifest, z.B. Herzklappenoperationen, nach Operation von Ventrikelseptumdefekten, besonders bei der kongenital korrigierten Transposition der großen Arterien (L-TGA). Nach Ventrikulotomien, z.B. Erweiterungen des ventrikulären Ausflußtraktes (z.B. Subaortenstenose, Fallot-Tetralogie) oder Überlastungen eines Ventrikels (Aorten- oder Pulmonalklappenstenose) können ventrikuläre Tachykardien auftreten. Nach *Schrittmacherimplantation* muß bei Synkopen zuallererst eine Schrittmacherfehlfunktion (Batterieermüdung, Sondenbruch, Fehlprogrammierung etc.) ausgeschlossen werden.

Synkopen, die bei *körperlicher Belastung* auftreten, müssen zwingend ätiologisch geklärt werden – kardiale Ursachen sind hier relativ häufig (s. DD-Tab.).

Thoraxschmerzen sind – wenn sie isoliert auftreten – wenig spezifisch, selten kardiogen. Meist liegt eine lokale Brustwandproblematik vor (Costochondritis, Muskelschmerzen, Verletzung). Thorakale Schmerzen in Verbindung mit Synkopen können aber auf eine strukturelle kardiale Anomalie hinweisen (s. DD-Tab.).

Embolien sind im Kindesalter Raritäten. Selten kann das *Subclavian-steal-Syndrom* im Kindesalter zu Schwindel oder Synkopen führen, die bei typischen Armbewegungen auftreten. Betroffen sind Kinder mit angeborenen Gefäßanomalien, nach Anlage einer Anastomose zwischen der A. subclavia und der A. pulmonalis bei angeborenen Herzfehlern oder bei einer knöchernen Einengung, wie z.B. beim Klippel-Feil-Syndrom. Das Karotissinussyndrom ist ein Problem des älteren Patienten und im Kindesalter eine Rarität.

Weitere Zustände gilt es differentialdiagnostisch zu erwägen, die die Definition einer Synkope zwar nicht erfüllen, klinisch jedoch sehr ähnlich imponieren können. Beispiele hierfür sind die *Hyperventilation*, die gelegentlich Teil einer Angststörung ist, oder die sogenannte *psychogene Synkope*, die zu den neurotischen Störungen gezählt wird. *Migräneattacken* sind bisweilen schwer von einer neurokardiogenen Synkope zu differenzieren. Hinweisend ist eine positive Familienanamnese. Kopfschmerzen, Benommenheit, Übelkeit und Gesichtsfeldausfälle bei einer neurokardiogenen Synkope können eine Migräne vortäuschen. Eine Migräneattacke kann gelegentlich auch zu einem Bewußtseinsverlust führen, die Mitbeteiligung des proximalen Hörnervs zu Tinnitus oder Drehschwindel unmittelbar vor dem Bewußtseinsverlust. Okzipitaler oder lateraler Kopfschmerz ist nach einer Migräneattacke zwar die Regel, er ist jedoch unspezifisch.

Auch wenn *hirnorganische Anfälle* nicht der Definition von Synkopen gerecht werden, ist es

Tabelle 7.4 Typische Charakteristika: Synkope/hirnorganischer Anfall.

klinisches Merkmal	Synkope	hirnorganischer Anfall
Prodromi	Übelkeit, Schwitzen	Aura (gustatorisch, auditorisch etc.), Automatismen
Iktal	blasses Hautkolorit	rosiges Hautkolorit
Bewegungen	keine Blickwendung, Augenverdrehen nach oben, unwillkürliche Bewegungen untypisch und eher kurz (sec) und nach dem Bewußtseinsverlust	evtl. Blickwendung, Augenverdrehen untypisch, unwillkürliche Bewegungen typisch, oft anhaltend (min) oft generalisiert tonisch-klonisch und zeitgleich mit dem Bewußtseinsverlust
lateraler Zungenbiß	kein lateraler Zungenbiß	evtl. lateraler Zungenbiß
Bewußtseinsverlust	Sekunden	Minuten
postiktale Desorientiertheit	**selten**	**oft**
Blutdruck	erniedrigt	erhöht
EKG	Arrhythmie, Bradykardie	Sinustachykardie
Elektroenzephalographie	Verlangsamung, Abflachung	hypersynchrone Aktivität
Ansprechen auf Antikonvulsiva	nein	oft

therapeutisch wichtig und differentialdiagnostisch oft schwierig, Patienten mit hirnorganischen Anfällen von Patienten mit Synkopen zu differenzieren (Tab. 7.4). Zu beachten ist auch, daß Synkopen – unabhängig von ihrer Ätiologie – sekundär zu hirnorganischen Anfällen führen können. Daher ist es nicht sinnvoll, Synkopen mit oder ohne hirnorganischem Anfall voneinander abzugrenzen.

Differentialdiagnostische Tabelle

Differentialdiagnose der Synkope

Charakterisierung des Hauptsymptoms	weiterführende Nebenbefunde	Verdachts- diagnosen	Bestätigung der Diagnose
Synkope/nichtsynkopaler Zustand ohne relevante systemische Kreislaufstörung mit unauffälligem klinischem Untersuchungsbefund			
reflektorisch	keine	zerebrale Synkope (normotensive orthostatische Synkope)	Kipptisch mit transkranieller Dopplersonographie, EEG oder zerebraler Sauerstoffsättigung
neurologisch-psychiatrisch	anhaltende postiktale Desorientiertheit oder andere Hinweise für hirnorganischen Anfall (s. Tab. 7.3)	**hirnorganischer Anfall**	neurologische Untersuchung, EEG, Bildgebung
	positive Familienanamnese, weibliche Jugendliche, Sehstörung, Doppelbilder, Dysarthrie, Ataxie, Schwindel, Tinnitus, beidseitige Parästhesien oder Paresen, okzipitale Kopfschmerzen nach der Synkope	**Migräne mit Aura ("Basilarismigräne")**	klinische Diagnose (s. weiterführende Nebenbefunde)

Differentialdiagnose der Synkope *(Fortsetzung)*

Charakterisierung des Hauptsymptoms	weiterführende Nebenbefunde	Verdachts-diagnosen	Bestätigung der Diagnose
neurologisch-psychiatrisch	Abhängigkeit von der Arm-bewegung, anamnestisch z.B. Z.n. Anlage einer Blalock-Taussig-Anastomose	Subclavian-steal-Syndrom	Dopplersonographie
	Hypertonie, fehlende Pulse, Geräusch über der A. carotis, Arthritis	Takayasu-Arteriitis	Rö Thorax, digitale Bildgebung, Angiographie (Aorta, A. pulmonalis)
	Auftreten typischerweise in Anwesenheit von Zuschauern, überwiegend weiblich, variable Ausprägung, häufiges Auftreten, keine Verletzungen, Patienten wenig beunruhigt, emotionslose Beschreibung durch Patienten, ggf. stundenlange Bewußtlosigkeit, keine Beendigung im Liegen, keine Schmerzreaktion, Vermeidung von Augenbewegungen zum Licht	**psychogene Synkope (neurotische Störung)**	Nachweis eines psychodynamischen Konfliktes, Ausschluß anderer Ursachen
	Hyperventilation, Angst, Enge in der Brust, Erstickungsgefühl, Parästhesien, Palpitationen	**Hyperventilations-Syndrom**	anhaltende Hyperpnoe, Tachypnoe, Pfötchenstellung, Ausschluß anderer Ursachen
	untypische Verletzungsmuster	Münchausen-by-proxy-Syndrom	Nachweis von elterlichen Fehlaussagen
Synkope mit relevanter systemischer Kreislaufstörung und unauffälligem/minimal auffälligem klinischem Untersuchungsbefund			
Herzrhythmusstörungen	Palpitationen, unsystematischer Schwindel	Vorhofflimmern/-flattern, z.B. bei akzessorischer Leitungsbahn (Wolff-Parkinson-White-Syndrom) mit schneller atrioventrikulärer Überleitung	EKG: PR-Zeit verkürzt, δ-Welle, schenkelblockartig deformierter QRS-Komplex, invasive elektrophysiologische Untersuchung: akzessorische Leitungsbahn
	familienanamnestisch plötzliche Todesfälle, Synkopen bei körperlicher Belastung (LQT1), Angst, Erschrecken (LQT2) oder im Schlaf (LQT3)	Long-QT-Syndrom	EKG: QTc > 0,45, Belastungs-EKG, Genetik
	familienanamnestisch plötzliche Todesfälle, Palpitationen	Short-QT-Syndrom	EKG: QTc < 0,30, Elektrophysiologie: kurze Refraktärzeiten, erhöhte ventrikuläre Vulnerabilität
	Familienanamnese: plötzliche Todesfälle, häufiger Jungen	Brugada-Syndrom	EKG: Rechtsschenkelblockbild, Natriumkanaltestung (Genetik)
	positive Familienanamnese, Palpitationen, Auftreten bei emotionalen oder körperlichen Belastungen	Belastungs-/Katecholamin-sensitive (polymorphe) ventrikuläre Tachykardie	EKG: Sinusbradykardie, Belastungs-EKG
	keine	kongenitaler kompletter atrioventrikulärer Block oder Sinusknotenfunktionsstörung	EKG

Differentialdiagnose der Synkope *(Fortsetzung)*

Charakterisierung des Hauptsymptoms	weiterführende Nebenbefunde	Verdachtsdiagnosen	Bestätigung der Diagnose
Kardiomyopathien	familienanamnestisch plötzliche Todesfälle, Synkope bei körperlicher Belastung, evtl. Dyspnoe bei Anstrengung, Palpitationen, vermehrte präkordiale Pulsationen, systolisches Crescendo-decrescendo-Geräusch links parasternal (verstärkt bei Valsalva-Manöver), evtl. Mitralklappeninsuffizienz- oder Herzinsuffizienzzeichen	hypertrophe Kardiomyopathie (HCM)	EKG: Hypertrophie, Repolarisationsstörung Rö: Kardiomegalie Echo: Myokardhypertrophie, evtl. Mitralklappeninsuffizienz
	familienanamnestisch plötzliche Todesfälle, Palpitationen	dilatative Kardiomyopathie	EKG, Echo
	Auslösung durch körperliche Belastung, Familienanamnese: plötzliche Todesfälle	arrhythmogene rechtsventrikuläre Kardiomyopathie (Dysplasie) (ARVC)	EKG, Echo, MRT
kardial entzündliche Ursachen	vorausgehende Infektion der oberen Luftwege, subfebrile Temperaturen, evtl. Thoraxschmerzen, Palpitationen, Herzinsuffizienzzeichen, verminderte präkordiale Aktivität, Galopprhythmus	Myokarditis, viral (z.B. Adeno-, Enteroviren) oder bakteriell (z.B. Mycoplasma pneumoniae)	EKG: Niedervoltage, flache T-Wellen, Blockierungen und Extrasystolie Echo: eingeschränkte systolische Funktion, bes. linkskardiale dilatative Kardiomyopathie (DCM), Mitralklappeninsuffizienz, evtl. Perikarderguß Rö: Kardiomegalie, Kongestion der Lunge, Labor: Virus- bzw. Mykoplasmenserologie, ggf. endomyokardiale Biopsie
	Zeckenbiß, Erythema chronicum migrans	Lyme-Karditis	EKG: typisch atrioventrikulärer Block, Labor: Borrelienserologie
Koronaropathien	Synkope unter Belastung, Familienanamnese für plötzliche Todesfälle (familiäre Hypercholesterinämie), Thoraxschmerzen	Störung der Koronarperfusion durch Kokainmißbrauch, angeborene Koronararterienanomalien, erworbene Koronararterienstenose (Hypercholesterinämie)	EKG: Ischämiezeichen, Echo, MRT, Koronarangiographie
	> 4 Tage Fieber unklarer Genese, Malaise, Lymphknotenschwellungen, Mukositis, Konjunktivitis, Exanthem	Koronarveränderungen bei Kawasaki-Syndrom	Labor: BSG und CRP pathologisch, Thrombozytose, EKG: Repolarisationsstörung, Rö: Kardiomegalie Echo: Koronaraneurysmen, Wandbewegungsstörungen, systolische Funktionseinschränkung
strukturelle kardiale Ursachen	evtl. lagevariables Herzgeräusch	atriales Myxom	Echo
primär pulmonale Ursachen	Müdigkeit, belastungsinduzierte Thoraxschmerzen, evtl. betonter 2. Herzton	primärer pulmonaler Hypertonus (PPH)	EKG: rechtsventrikuläre Belastungszeichen, Echo, Herzkatheteruntersuchung
reflektorisch	typische Anamnese und Klinik (s. Tab. 7.3)	**neurokardiogene Synkope**	typische Anamnese und Klinik (s. Tab. 7.3), EKG: normal
	Synkope beim Husten (bei Arnold-Chiari-Malformation: Kopf- und Halsschmerzen beim Husten oder bei Kopfdrehung, Hirnstamm- und Kleinhirnsymptomatik (Nystagmus, Erbrechen, Schluckstörung, Heiserkeit etc.)	Hustensynkope (z.B. auch bei Arnold-Chiari-Malformation)	Situationsabhängigkeit, kraniale Bildgebung (CT, MRT: evtl. Arnold-Chiari-Malformation

Differentialdiagnose der Synkope *(Fortsetzung)*

Charakterisierung des Hauptsymptoms	weiterführende Nebenbefunde	Verdachtsdiagnosen	Bestätigung der Diagnose
reflektorisch	Synkope bei der Miktion	Miktionssynkope	Situationsabhängigkeit, wie neurokardiogene Synkope
Synkope mit klinischem V.a. kardiale oder pulmonale Erkrankung Kardiomyopathien	familienanamnestisch plötzliche Todesfälle, Synkope bei körperlicher Belastung, evtl. Dyspnoe bei Anstrengung, Palpitationen, vermehrte präkordiale Pulsationen, systolisches Crescendo-decrescendo-Geräusch links parasternal (verstärkt bei Valsalva-Manöver), evtl. Mitralklappeninsuffizienz- oder selten Herzinsuffizienzzeichen	hypertrophe Kardiomyopathie (HCM)	EKG: Hypertrophie, Repolarisationsstörung, Rö: Kardiomegalie Echo: Myokardhypertrophie, evtl. Mitralklappeninsuffizienz
	familienanamnestisch plötzliche Todesfälle, Palpitationen	dilatative Kardiomyopathie (DCM)	EKG, Echo
kardial entzündliche Ursachen	vorausgehende Infektion der oberen Luftwege, subfebrile Temperaturen, evtl. Thoraxschmerzen, Palpitationen, Herzinsuffizienzzeichen, verminderte präkordiale Aktivität, Galopprhythmus	Myokarditis, viral (z.B. Adeno-, Enteroviren) oder bakteriell (z.B. Mycoplasma pneumoniae)	EKG: Niedervoltage, flache T-Wellen, Blockierungen und Extrasystolie Echo: eingeschränkte systolische Funktion, bes. linkskardiale dilatative Kardiomyopathie (DCM), Mitralklappeninsuffizienz, evtl. Perikarderguß Rö: Kardiomegalie, Kongestion der Lunge, Labor: Virus- bzw. Mykoplasmenserologie, ggf. endomyokardiale Biopsie
	Zeckenbiß, Erythema chronicum migrans	Lyme-Karditis	EKG: typisch atrioventrikulärer Block, Labor: Borrelienserologie
strukturelle kardiale Ursachen (Obstruktionen des links- oder rechtsventrikulären Ausflußtraktes)	Synkope bei körperlicher Belastung, evtl. Thoraxschmerzen, Schwirren über A. carotis, p. max. 2. ICR rechts parasternal mit Fortleitung, systolisches spindelförmiges Geräusch oberer Sternalrand rechts, frühsystolischer Klick	**Aortenklappenstenose**	EKG, Echo
	atemunabhängiger Extraton in weitem zeitlichen Abstand nach dem 2. Herzton p. max. 5. ICT links parasternal bis Apex (sog. Mitralklappenöffnungston), rumpelndes, tiefes Diastolikum	Mitralklappenstenose	EKG, Echo
	Systolikum p.m. 2. ICR links parasternal	Pulmonalklappenstenose	EKG, Echo
	Hypoxämie-(Zyanose-)Anfall	Fallot-Tetralogie	EKG, Echo
	evtl. lageabhängiges Herzgeräusch	atriales Myxom	Echo
	Palpitationen, Müdigkeit, selten Dyspnoe, mesosystolischer Klick, Spät- oder Holosystolikum	Mitralklappenprolapssyndrom (bei Kindern sehr viel seltener als bei Erwachsenen)	EKG: Rhythmusstörungen Echo: Nachweis des Prolaps

Differentialdiagnose der Synkope *(Fortsetzung)*

Charakterisierung des Hauptsymptoms	weiterführende Nebenbefunde	Verdachtsdiagnosen	Bestätigung der Diagnose
pulmonal	kalte Extremitäten, Zyanose, Diastolikum (bei Pulmonalklappeninsuffizienz)	Eisenmenger-Syndrom	EKG: rechtsatriale und -ventrikuläre Hypertrophie, Echo: rechtsventrikuläre Hypertrophie und Rechts-links-Shunt
	Müdigkeit, belastungsinduzierte Thoraxschmerzen, evtl. betonter 2. Herzton	primärer pulmonaler Hypertonus (PPH)	EKG: rechtsventrikuläre Belastungszeichen, Echo, Herzkatheteruntersuchung
Synkope mit klinischen Auffälligkeiten (außer kardiale oder pulmonale Auffälligkeiten) Herzrhythmusstörungen	autosomal-rezessiver sensorineuraler Hörverlust, zerebrale Krampfanfälle	Jervell- und Lange-Nielsen-Syndrom	Schwartz-Kriterien, EKG (QTc-Verlängerung), 12-Kanal-EKG (Repolarisationsstörung), Genetik (Kaliumkanal [KCNQ1, KCNE1])
Kardiomyopathien	distal beginnende Muskeldystrophie, Myotonie (z.B. Zunge), Katarakt, muskuläre Hypotonie, Ptosis, Gesichtsmuskelschwäche, Schluck- und Sprechstörung, Hypogonadismus, Stirnglatze	myotone Dystrophie (Curschmann-Steinert)	EMG: Myotonie und Myopathie, EKG/LZ-EKG: Reizleitungsstörung; Genetik: Verlängerung des CTG-Nukleotid-Tripletts im Myotonie-Kinase-Gen
	progressive externe Ophthalmoplegie, retinale Pigmentdegeneration, Reizleitungsstörung	Kearns-Sayre-Syndrom (Mitochondriopathie)	Muskelbiopsie, Genetik: mtDNA-Deletion
Koronaropathien	> 4 Tage Fieber unklarer Genese, Malaise, Lymphknotenschwellungen, Mukositis, Konjunktivitis, Exanthem	Koronarveränderungen bei Kawasaki-Syndrom	Labor: BSG und CRP pathologisch, Thrombozytose EKG: Repolarisationsstörungen Rö: Kardiomegalie Echo: Koronaraneurysmen, Wandbewegungsstörungen, systolische Funktionseinschränkung
	Atherome, familiäre Häufung plötzlicher und früher Todesfälle, thorakale Schmerzen, Synkope unter Belastung	erworbene Koronararterienstenosen bei Hypercholesterinämie	EKG, Echo, Belastungs-EKG, Labor: Lipide Koronarangiographie, MRT
strukturelle kardiale Ursachen	Arachnodaktylie, überstreckbare Gelenke, Großwuchs, überlange Extremitäten, Linsenluxation	Marfan-Syndrom	klinische Einordnung des Syndroms, Nachweis der Fibrillin-Mutation
neurologisch-psychiatrische Ursachen	Synkope, Kopf- und Halsschmerzen beim Husten oder bei Kopfdrehung, Hirnstamm- und Kleinhirnsymptomatik (Nystagmus, Erbrechen, Schluckstörung, Heiserkeit etc.)	Arnold-Chiari-Malformation	MRT, CCT
	periphere Neuropathie	Syringomyelie, autonome Neuropathie bei schlecht eingestelltem Diabetes mellitus, akute intermittierende Porphyrie, Guillain-Barré-Syndrom	neurologische Diagnostik, ggf. Elektromyographie und Messung der Nervenleitgeschwindigkeit
andere Ursachen	atopische Disposition, asthmatische Beschwerden, Pruritus, Urtikaria, Angioödem, nach bestimmten Mahlzeiten Erythem, Urtikaria unter Belastung	nahrungsabhängige belastungsinduzierte Anaphylaxie (EIA)	Ergometrie, Allergiediagnostik

Differentialdiagnose der Synkope *(Fortsetzung)*

Charakterisierung des Hauptsymptoms	weiterführende Nebenbefunde	Verdachts-diagnosen	Bestätigung der Diagnose
Synkope bei körperlicher Belastung Herzrhythmusstörungen	Palpitationen, unsystematischer Schwindel	Vorhofflimmern/-flattern, z.B. bei akzessorischer Leitungsbahn (Wolff-Parkinson-White-Syndrom) mit schneller atrioventrikulärer Überleitung	EKG: PQ-Zeit verkürzt, δ-Welle, schenkelblockartig deformierter QRS-Komplex, invasive elektrophysiologische Untersuchung: akzessorische Leitungsbahn
	familienanamnestisch plötzliche Todesfälle	Long-QT-Syndrom (LQT1)	EKG: QTc > 0,45, Belastungs-EKG, Genetik
	positive Familienanamnese, Palpitationen, Auftreten bei emotionalen oder körperlichen Belastungen	Belastungs-/Katecholamin-sensitive (polymorphe) ventrikuläre Tachykardie	EKG: Sinusbradykardie, Belastungs-EKG, elektrophysiologische Untersuchung
Kardiomyopathien	familienanamnestisch plötzliche Todesfälle, evtl. Dyspnoe bei Anstrengung oder nach dem Essen, Palpitationen, vermehrte präkordiale Pulsationen, systolisches Crescendo-decrescendo-Geräusch links parasternal (verstärkt bei Valsalva-Manöver), evtl. Mitralklappeninsuffizienz- oder Herzinsuffizienzzeichen	**hypertrophe Kardiomyopathie (HCM)**	EKG: Hypertrophie, Repolarisationsstörung Rö: Kardiomegalie Echo: Myokardhypertrophie, evtl. Mitralklappeninsuffizienz
	Auftreten bei körperlicher Belastung, Familienanamnese: plötzliche Todesfälle	arrhythmogene rechtsventrikuläre Dysplasie (ARVC)	EKG, Echo, MRT
kardial entzündliche Ursachen	vorausgehende Infektion der oberen Luftwege, subfebrile Temperaturen, evtl. Thoraxschmerzen, Palpitationen, Herzinsuffizienzzeichen, verminderte präkordiale Aktivität, Galopprhythmus	Myokarditis, viral (z.B. Adeno-, Enteroviren) oder bakteriell (z.B. Mycoplasma pneumoniae)	EKG: Niedervoltage, flache T-Wellen, Blockierungen und Extrasystolie Echo: eingeschränkte systolische Funktion, bes. linkskardiale dilatative Kardiomyopathie (DCM), Mitralklappeninsuffizienz, evtl. Perikarderguß Rö: Kardiomegalie, Kongestion der Lunge, Labor: Virus- bzw. Mykoplasmenserologie, ggf. endomyokardiale Biopsie
Koronaropathien	Synkope unter Belastung, Familienanamnese für plötzliche Todesfälle (familiäre Hypercholesterinämie), Thoraxschmerzen	Störung der Koronarperfusion durch Kokainmißbrauch, **angeborene Koronararterienanomalien,** erworbene Koronararterienstenose (Hypercholesterinämie)	EKG: Ischämiezeichen, Echo, MRT, Koronarangiographie, Labor: Lipide
	> 4 Tage Fieber unklarer Genese, Malaise, Lymphknotenschwellungen, Mukositis, Konjunktivitis, Exanthem	Koronarveränderungen bei Kawasaki-Syndrom	Labor: BSG und CRP pathologisch, Thrombozytose EKG: Repolarisationsstörungen Rö: Kardiomegalie Echo: Koronaraneurysmen, Wandbewegungsstörungen, systolische Funktionseinschränkung
strukturelle kardiale Ursachen	evtl. Thoraxschmerzen, Schwirren über A. carotis, p. max. 2. ICR rechts parasternal mit Fortleitung, systolisches spindelförmiges Geräusch, frühsystolischer Klick	**Aortenklappenstenose**	EKG, Echo

Differentialdiagnose der Synkope *(Fortsetzung)*

Charakterisierung des Hauptsymptoms	weiterführende Nebenbefunde	Verdachtsdiagnosen	Bestätigung der Diagnose
primär pulmonale Ursachen	Müdigkeit, belastungsinduzierte Thoraxschmerzen, evtl. betonter 2. Herzton	primärer pulmonaler Hypertonus (PPH)	EKG: rechtsventrikuläre Belastungszeichen, Echo, Herzkatheteruntersuchung
reflektorisch	typischerweise Synkope nach Ende der Belastung, typische Anamnese und Klinik (s. Tab. 7.4)	**neurokardiogene Synkope (häufig)**	typische Anamnese und Klinik (s. Tab. 7.4), EKG: normal, Kipptischbelastung bei Sportlern nicht hilfreich, da hier oft falsch positiv
neurologisch-psychiatrische Ursachen	langer postiktaler Dämmerzustand, anamnestische Hinweise für Krampfanfall (s. Tab. 7.3)	Krampfanfall (oft sekundär)	EEG, MRT
andere Ursachen	atopische Disposition, asthmatische Beschwerden, Pruritus, Urtikaria, Angioödem, nach bestimmten Mahlzeiten Erythem, Urtikaria unter Belastung	nahrungsabhängige belastungsinduzierte Anaphylaxie (EIA)	Ergometrie, Allergiediagnostik

Synkope mit thorakalen Schmerzen

Charakterisierung des Hauptsymptoms	weiterführende Nebenbefunde	Verdachtsdiagnosen	Bestätigung der Diagnose
Kardiomyopathien	familienanamnestisch plötzliche Todesfälle, Synkope bei körperlicher Belastung, evtl. Dyspnoe bei Anstrengung oder nach dem Essen, Palpitationen, vermehrte präkordiale Pulsationen, systolisches Crescendo-decrescendo-Geräusch links parasternal (verstärkt bei Valsalva-Manöver), evtl. Mitralklappeninsuffizienz oder Herzinsuffizienzzeichen	**hypertrophe Kardiomyopathie (HCM)**	EKG: Hypertrophie, Repolarisationsstörung Rö: Kardiomegalie Echo: Myokardhypertrophie, evtl. Mitralklappeninsuffizienz
kardial entzündliche Ursachen	vorausgehende Infektion der oberen Luftwege, subfebrile Temperaturen, evtl. Thoraxschmerzen, Palpitationen, Herzinsuffizienzzeichen, verminderte präkordiale Aktivität, Galopprhythmus	Myokarditis, viral (z.B. Adeno-, Enteroviren) oder bakteriell (z.B. Mycoplasma pneumoniae)	EKG: Niedervoltage, flache T-Wellen, Blockierungen und Extrasystolie Echo: eingeschränkte systolische Funktion, bes. linkskardiale dilatative Kardiomyopathie (DCM), Mitralklappeninsuffizienz, evtl. Perikarderguß Rö: Kardiomegalie, Kongestion der Lunge, Labor: Virus- bzw. Mykoplasmenserologie, ggf. endomyokardiale Biopsie
	Zeckenbiß, Erythema chronicum migrans	Lyme-Karditis	EKG: typisch atrioventrikulärer Block; Labor: Borrelienserologie
Koronaropathien	Synkope unter Belastung, Familienanamnese für plötzliche Todesfälle (familiäre Hypercholesterinämie)	Störung der Koronarperfusion durch Kokainmißbrauch, **angeborene Koronararterienanomalien,** erworbene Koronararterienstenose (Hypercholesterinämie)	EKG: Ischämiezeichen Echo, MRT, Koronarangiographie; Labor: Lipide
	> 4 Tage Fieber unklarer Genese, Malaise, Lymphknotenschwellungen, Mukositis, Konjunktivitis, Exanthem	Koronarveränderungen bei Kawasaki-Syndrom	Labor: BSG und CRP pathologisch, Thrombozytose EKG: Repolarisationsstörungen Rö: Kardiomegalie Echo: Koronaraneurysmen, Wandbewegungsstörungen, systolische Funktionseinschränkung

Allgemeine Symptome

65

Differentialdiagnose der Synkope *(Fortsetzung)*

Charakterisierung des Hauptsymptoms	weiterführende Nebenbefunde	Verdachts- diagnosen	Bestätigung der Diagnose
strukturelle kardiale Ursachen	evtl. Thoraxschmerzen, Pulsus tardus, parvus et rarus, Schwirren über A. carotis, p. max. 2. ICR rechts parasternal mit Fortleitung, systolisches spindelförmiges Geräusch, frühsystolischer Klick	**Aortenklappen- stenose** (aber auch andere links- und rechtsventrikuläre Obstruktionen)	EKG, Echo
	Palpitationen, Müdigkeit, selten Dyspnoe, mesosystolischer Klick, Spät- oder Holosystolikum	Mitralklappenprolaps- syndrom (bei Kindern sehr viel seltener als bei Erwachsenen)	EKG: Rhythmusstörungen; Echo: Nachweis des Prolaps
primär pulmonale Ursachen	Müdigkeit, belastungsindu- zierte Thoraxschmerzen, evtl. betonter 2. Herzton	**primärer pulmonaler Hypertonus (PPH)**	EKG: rechtsventrikuläre Belastungszeichen, Echo, Herz- katheteruntersuchung
Synkope mit positiver Familienanamnese für plötzliche Todesfälle Herzrhythmus- störungen	Palpitationen, unsystemati- scher Schwindel	Vorhofflimmern/-flat- tern, z.B. bei akzesso- rischer Leitungsbahn (familiäres Wolff- Parkinson-White- Syndrom) mit schneller atrioventrikulärer Überleitung	EKG: PR-Zeit verkürzt, δ-Welle, schenkelblockartig deformierter QRS-Komplex, invasive elektro- physiologische Untersuchung: akzessorische Leitungsbahn
	Synkopen bei körperlicher Belastung (LQT1), Angst, Erschrecken (LQT2) oder im Schlaf (LQT3)	**Long-QT-Syndrom**	EKG: QTc > 0,45, Belastungs-EKG, Genetik
	Palpitationen	Short-QT-Syndrom	EKG: QTc < 0,30, Elektrophysio- logie: kurze Refraktärzeiten, er- höhte ventrikuläre Vulnerabilität
	häufiger Jungen	Brugada-Syndrom	EKG: Rechtsschenkelblockbild, Natriumkanaltestung, (Genetik)
	Palpitationen, Auftreten bei emotionalen oder körperlichen Belastungen	Belastungs-/Katechol- amin-sensitive (poly- morphe) ventrikuläre Tachykardie	EKG: Sinusbradykardie, Belastungs-EKG, elektrophysio- logische Untersuchung
Kardiomyopathien	Synkope bei körperlicher Belastung, evtl. Dyspnoe bei Anstrengung oder nach dem Essen, Palpitationen, vermehrte präkordiale Pulsationen, systoli- sches Crescendo-decrescendo- Geräusch links parasternal (verstärkt bei Valsalva-Manöver), evtl. Mitralklappeninsuffizienz- oder Herzinsuffizienzzeichen	**hypertrophe Kardio- myopathie (HCM)**	EKG: Hypertrophie, Repolarisa- tionsstörung Rö: Kardiomegalie Echo: Myokardhypertrophie, evtl. Mitralklappeninsuffizienz
	Palpitationen	dilatative Kardiomyo- pathie (DCM)	EKG, Echo
Koronaropathien	Zeichen der Hyperchole- sterinämie	erworbene Koronar- arterienstenose (Hypercholesterinämie)	EKG: Ischämiezeichen, Echo, MRT, Koronarangiographie; Labor: Lipide
strukturelle kardiale Ursachen	evtl. Thoraxschmerzen, Pulsus tardus, parvus et rarus, Schwirren über A. carotis, p. max. 2. ICR rechts parasternal mit Fortleitung, systolisches spindelförmiges Geräusch, frühsystolischer Klick	**Aortenklappen- stenose** (aber auch andere links- und rechts- ventrikuläre Obstruk- tionen)	EKG, Echo
primär pulmonale Ursachen	Müdigkeit, belastungsindu- zierte Thoraxschmerzen, evtl. betonter 2. Herzton	**primärer pulmonaler Hypertonus (PPH)**	EKG: rechtsventrikuläre Belastungszeichen, Echo, Herz- katheteruntersuchung

8 Ikterus

Dietrich Michalk

Symptombeschreibung

Als Ikterus oder Gelbsucht bezeichnet man eine Gelbfärbung von Haut, Schleimhaut, anderen Geweben und Körperflüssigkeiten durch Bilirubin. Der Ikterus ist das häufigste Symptom einer Leberfunktionsstörung und tritt gewöhnlich auf bei Überschreiten der Serumbilirubinkonzentration von 5–7 mg/dl beim Neugeborenen und 2 mg/dl beim älteren Kind. Bei etwas niedrigeren Bilirubinkonzentrationen kommt es meist nur zu einer Gelbfärbung der Konjunktiven (sog. Sklerenikterus).

> Während es für das Entstehen des Ikterus unerheblich ist, ob das unkonjugierte (indirekte) Bilirubin oder das konjugierte (direkte) wasserlösliche Bilirubin erhöht ist, hat die Unterscheidung der beiden Bilirubinformen eine große differentialdiagnostische Bedeutung und sollte deshalb immer am Anfang der diagnostischen Abklärung eines Ikterus stehen.

Der Ikterus kann verursacht werden durch
- eine gesteigerte Bilirubinproduktion (Hämolyse)
- Störungen der Aufnahme, Konjugation und Exkretion von Bilirubin in der Leberzelle und
- durch eine Abflußbehinderung im Bereich der intra- und extrahepatischen Gallenwege.

Rationelle Diagnostik

Anamnese

Da viele Formen des Ikterus genetisch bedingt sind, ist eine ausführliche Familienanamnese oft richtungweisend für die Diagnose, wobei neben Lebererkrankungen besonders pulmonale oder neurologische Probleme und frühkindliche Todesfälle erfragt werden sollten. Die Schwangerschaftsanamnese gibt Hinweise auf intrauterine Infektionen, Wachstumsstörungen oder Blutgruppenunverträglichkeiten. Bei der Eigenanamnese sind besonders wichtig: Angaben über den zeitlichen Verlauf und das erstmalige Auftreten des Ikterus (z. B. kurz nach der Geburt, in den ersten Lebensmonaten oder später) sowie über das Vorliegen wichtiger Nebensymptome wie Fieber, Gedeihstörungen, Juckreiz, dunkler Urin oder acholische Stühle. Zu erfragen sind Kontakt mit anderen kranken Kindern, Aufenthalt in tropischen Gebieten, frühere Bluttransfusionen, Einnahme von Medikamenten oder die Möglichkeit einer Intoxikation.

Körperliche Untersuchung

Die wichtigste körperliche Untersuchung ist die Erfassung der Größe, Oberfläche und Konsistenz der Leber durch Palpation und Perkussion. Bei Neugeborenen und Säuglingen ist die Leber normalerweise 1–3 cm, bei Kleinkindern bis 2 cm, und bei älteren Kindern bis 1 cm unter dem rechten Rippenbogen tastbar, sie darf jedoch nicht links der Mittellinie getastet werden. Ein Zwerchfelltiefstand kann eine *Hepatomegalie* vortäuschen, umgekehrt kann eine vermehrte Gasansammlung in der rechten Kolonflexur oder eine Interposition des Kolons (Chilaiditi-Syndrom) die Palpation auch einer vergrößerten Leber verhindern. Der Leberrand ist normalerweise scharf, aber weich und nicht schmerzhaft, die Oberfläche glatt. Jede Infiltration der Leber führt zu einer Vergrößerung mit Abrundung des Leberrandes und zu einer Konsistenzvermehrung, das größte Ausmaß wird bei Speicherkrankheiten wie Glykogenosen und Lipidosen gefunden. Bei zirrhotischem Umbau ist die Leber hart, scharfrandig und von höckeriger Oberfläche, allerdings kann nicht jede Leberzirrhose getastet werden. Bei intrahepatischen Hämangiomen oder arteriovenösen Fisteln sind bei der Auskultation oft Strömungsgeräusche hörbar.

Zu jeder Abklärung einer Lebererkrankung gehört die Untersuchung der Milz. Diese kann bei gesunden Kindern unter 2 Jahren 1–2 cm unter dem linken Rippenbogen tastbar sein, später nicht mehr. Eine leichte *Splenomegalie* wird häufig bei akuten Hepatitiden gefunden. Zusammen mit anderen Zeichen des Umgehungskreislaufes, wie vermehrte abdominelle Venenzeichnung, Hämorrhoiden oder Ösophagusvarizen, ist die Splenomegalie Zeichen einer portalen Hypertension.

> Eine deutliche Splenomegalie mit Sklerenikterus, aber ohne Zeichen einer Leberschädigung, ist charakteristisch für eine hämolytische Anämie. Die stärkste Milzvergrößerung wird bei Speicherkrankheiten oder Leukosen gefunden.

Symptome, die auf eine chronische Lebererkrankung mit zirrhotischem Umbau hinweisen, sind neben den bereits erwähnten Zeichen der portalen Hypertension sog. Leberhautzeichen (Teleangiektasien im Gesicht, Spider naevi und Palmarerythem) sowie in fortgeschrittenen Fällen ein aufgetriebenes Abdomen mit Aszites (Abb. 8.1). Bei chronischer Cholestase bestehen häufig ein quälender Juckreiz aufgrund der Gallensäurenretention sowie eine gestörte Fettverdauung und Xan-

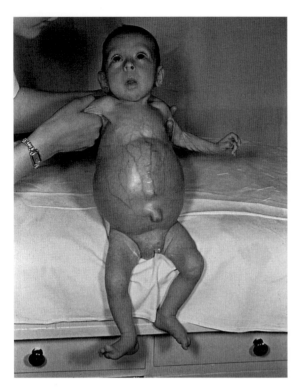

Abb. 8.1 3 Monate alter männlicher Säugling mit biliärer Leberzirrhose bei Gallengangsatresie. Aufgetriebenes Abdomen mit vermehrter Venenzeichnung als Folge der Hepatosplenomegalie mit portaler Hypertension und Aszites.

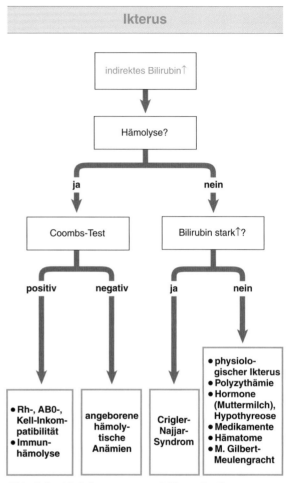

Abb. 8.2 Flußdiagramm zur Differentialdiagnose des Ikterus: Erhöhung des indirekten Bilirubins.

thome der Haut. Neurologische Störungen kommen bei akutem und chronischem Leberversagen sowie bei Morbus Wilson und einer Reihe von Stoffwechselstörungen vor. Gerinnungsstörungen mit Blutungsneigung sind Zeichen einer hepatischen Produktionsstörung.

Klinisch-chemische Untersuchungen

Für das Symptom Ikterus ist Bilirubin der entscheidende Laborparameter. Eine alleinige Erhöhung des unkonjugierten (indirekt reagierenden) Bilirubins findet man bei erhöhtem Bilirubinanfall als Folge von Hämolyse oder größeren Hämatomen, bei Störungen der Aufnahme des Bilirubins in Leberzellen oder Störungen der Glukuronidierung, wie sie bei der Unreife der Neugeborenenleber häufig vorkommen (Abb. 8.2). Eine Erhöhung des konjugierten (direkt reagierenden) Bilirubins ist immer ein Zeichen für eine Erkrankung der Leber oder der Gallenwege (Abb. 8.3).

Ein Anstieg der Serumtransaminasen GPT und GOT ist das wesentliche Merkmal einer *hepatozellulären Schädigung*, wobei der Quotient GPT/GOT meist über 1 liegt. Ein Serumanstieg der mitochondrialen Glutamatdehydrogenase (GLDH) weist auf Leberzellnekrosen hin.

Biochemische Parameter der *Cholestase* sind erhöhte Aktivitäten der alkalischen Phosphatase (AP), γ-GT, 5-Nukleotidase (5-NT) und Leuzinaminopeptidase. Außerdem kommt es bei protrahierter Cholestase zum Anstieg der Gallensäuren im Serum und zum Auftreten eines abnormen Lipoproteins X (LP-X).

Erniedrigungen der leberabhängigen Gerinnungsfaktoren (Quick-Wert), der Serumalbuminkonzentration und der Cholinesterase weisen auf eine Störung der hepatischen Syntheseleistung hin.

Die Gammaglutamyltranspeptidase (γ-GT) ist ein sehr empfindlicher Parameter, der schon bei leichten Leberzellschädigungen oder obstruktiven Cholestasen im Serum ansteigt, nicht jedoch bei den meisten familiären Formen der progressiven intrahepatischen Fibrose (PFIC), denen ein Membrantransportdefekt zugrunde liegt.

Folgende Parameter dienen zur Abklärung der *Ätiologie*: Virusserologie und Virusisolierung aus Stuhl, Urin oder ggf. Lebergewebe, wobei neben den verschiedenen Hepatitisviren im Säuglingsal-

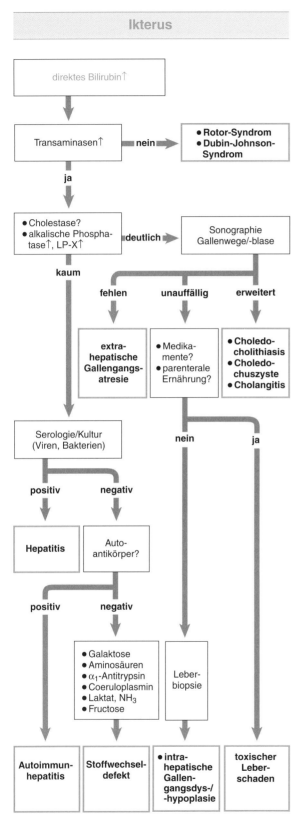

Ikterus

direktes Bilirubin↑

Transaminasen↑ —**nein**→
- **Rotor-Syndrom**
- **Dubin-Johnson-Syndrom**

ja

- Cholestase?
- alkalische Phosphatase↑, LP-X↑
—**deutlich**→ Sonographie Gallenwege/-blase

kaum

fehlen — **unauffällig** — **erweitert**

extra-hepatische Gallengangs-atresie

- Medika-mente?
- parenterale Ernährung?

- **Choledo-cholithiasis**
- **Choledo-chuszyste**
- **Cholangitis**

Serologie/Kultur (Viren, Bakterien)

positiv — **negativ**

nein — **ja**

Hepatitis

Auto-antikörper?

positiv — **negativ**

- Galaktose
- Aminosäuren
- α_1-Antitrypsin
- Coeruloplasmin
- Laktat, NH_3
- Fructose

Leber-biopsie

Autoimmun-hepatitis | **Stoffwechsel-defekt** | • **intra-hepatische Gallen-gangsdys-/-hypoplasie** | **toxischer Leber-schaden**

Abb. 8.3 Flußdiagramm zur Differentialdiagnose des Ikterus: Erhöhung des direkten Bilirubins.

ter vor allem nach Zytomegalie-, Röteln-, Epstein-Barr-, Coxsackie- und Reoviren gefahndet werden sollte. Bei chronisch-aktiven Hepatitiden findet man häufig eine deutlich erhöhte γ-Globulinfraktion in der Serumelektrophorese, die durch eine vermehrte Produktion von IgG verursacht wird. Die Bestimmung verschiedener humoraler Autoantikörper spielt eine Rolle bei der Differenzierung chronisch-aktiver Hepatitiden, bei denen Antikörper gegen Kerne (ANA), Mitochondrien (AMA), Lebermikrosomen (LKM), Leberzellmembranen (LMA) und lösliches zytoplasmatisches Leberantigen (SLA) nachgewiesen werden können.

Technische Untersuchungen

Wichtigstes bildgebendes Verfahren ist die Sonographie, in Abhängigkeit vom sonographischen Befund kommen röntgenologische (Cholangiographie, MDP, ERCP, CT und MRT) und szintigraphische Methoden (Leberfunktionsszintigraphie) zur Anwendung. Häufig ist eine Diagnosesicherung nur durch Beurteilung der Leberhistologie nach Leberpunktion möglich.

Besondere Hinweise

Die Einteilung des Ikterus im Kindesalter hat neben biochemischen und pathogenetischen Kriterien vor allem altersspezifische Bedingungen zu berücksichtigen. Neben der Unterscheidung zwischen unkonjugierter und konjugierter Hyperbilirubinämie ist es von großer differentialdiagnostischer Bedeutung, ob der Ikterus im Neugeborenen- oder frühen Säuglingsalter oder erst in einem späteren Lebensalter auftritt. Einerseits ist Ikterus bei Neugeborenen ein häufiges Symptom, überwiegend verursacht durch eine indirekte Hyperbilirubinämie, andererseits reagiert die Leber des Neugeborenen auf verschiedene Noxen mit einer einheitlichen Gewebereaktion, der sog. *Riesen-*

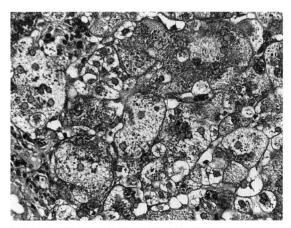

Abb. 8.4 Neonatale Hepatitis: Histologie.

zelltransformation und frühzeitiger Cholestase (Abb. 8.4). Durch diese Besonderheit bei Neugeborenen ist es oft schwer oder sogar unmöglich, nach klinischen Kriterien zu unterscheiden, ob der Ikterus primär durch eine hepatotoxische Schädigung oder durch eine Störung des Galleabflusses hervorgerufen wird. In diesen Fällen kann nur die Leberhistologie eine Aufklärung bringen. Trotz dieser Schwierigkeit erscheint auch im Neugeborenenalter eine Unterteilung in vorwiegend hepatotoxische und cholestatische Ikterusformen sinnvoll.

In den Tabellen wurde bei den Krankheiten mit bekannter Molekulargenetik das Gen und die Chromosomenlokalisation unter der Verdachtsdiagnose angegeben.

Differentialdiagnostische Tabellen

Differentialdiagnose der unkonjugierten Hyperbilirubinämie bei Neugeborenen und jungen Säuglingen

Charakterisierung des Hauptsymptoms	weiterführende Nebenbefunde	Verdachtsdiagnosen	Bestätigung der Diagnose
indirektes Bilirubin erhöht (> 6 mg/dl)	indirektes Bilirubin <15 mg/dl rascher Abfall innerhalb 8 Tagen	physiologischer Ikterus	Verlauf
rascher Anstieg des indirekten Bilirubins > 7 mg/dl (1.–2. Tag) (*Icterus praecox*)	Anämie, Retikulozytose Hämolysezeichen (LDH ↑, Haptoglobin ↓)	Blutgruppeninkompatibilität	Rh, AB0, Kell, Duffy u.a. bei Mutter und Kind, direkter und indirekter Coombs-Test
		angeborene hämolytische Anämien	Enzymdefekte: Glucose-6-Phosphat-Dehydrogenase ↓, Pyruvatkinase ↓, Hämoglobinopathien: Hb-Elektrophorese Membrandefekt: Spektrin ↓ osmot. Resistenz ↓ Kugelzellen, Elliptozyten
rascher Anstieg und permanente starke Erhöhung des indirekten Bilirubins	neurologische Auffälligkeiten familiäre Häufung	Crigler-Najjar-Syndrom (Glukuronyltransferasemangel) UGT1A1 Chrom: 2q37	Typ I: indirektes Bilirubin permanent über 20 mg/dl erhöht, keine Enzymaktivität im Leberbiopsiegewebe
			Typ II: indirektes Bilirubin permanent erhöht (8–22 mg/dl) Enzymaktivität vermindert, Bilirubinabfall auf Phenobarbitalgabe
langsamer Anstieg (4.–5. Tag) und verzögerter Abfall (> 10. Tag) des indirekten Bilirubins (*Icterus prolongatus*)	gesunder, vollgestillter Säugling grau-zyanotischer Säugling mit Leukozytose oder Leukopenie	Muttermilchikterus Sepsis	Bilirubinabfall nach Abstillen für 3 Tage Erregernachweis im Blut, Urin, Liquor
	große Zunge, Muskelhypotonie, Myxödem	Hypothyreose	TSH ↑, fT_3 und fT_4 ↓
	makrosomes Neugeborenes	Diabetes der Mutter	Anamnese und GTT bei Mutter Hypoglykämie und Hyperinsulinismus beim Kind
	Medikamente (Chloramphenicol, Sulfonamide)	Hemmung der Glukuronidierung	Bilirubinabfall nach Absetzen der Medikamente
	Kephalhämatom, Hirnblutung u.a. Hämatome, Polyzythämie	vermehrter Bilirubinanfall	Sonographie, Blutbild
	geblähtes Abdomen, Erbrechen, Stuhlverhaltung	intestinale Obstruktion: vermehrte enterale Rückresorption von Bilirubin	Sonographie, Röntgen: MDP und Kolonkontrast
permanente mäßige (4–6 mg/dl) Erhöhung des indirekten Bilirubins	familiäre Häufung	Gilbert-Meulengracht-Syndrom UGT1A1	Fastentest Ausschlußdiagnose

Differentialdiagnose der unkonjugierten Hyperbilirubinämie bei älteren Säuglingen und Kindern

Charakterisie-rung des Haupt-symptoms	weiterführende Neben-befunde	Verdachtsdiagnosen	Bestätigung der Diagnose
indirektes Bilirubin erhöht (> 2 mg/dl)	Anämie, Splenomegalie	hämolytische Anämie	Haptoglobin ↓, LDH ↑ Retikulozyten ↑, osmotische Resistenz ↓, Coombs-Test
	permanente mäßige Hyper-bilirubinämie, Oberbauch-schmerzen, familiäre Häufung	Gilbert-Meulengracht-Syndrom UGT1A1	Fastentest: Anstieg des Bilirubins nach 48-Std.-Kalorieneinschränkung
	permanente starke indirekte Hyperbilirubinämie, Familiarität, evtl. neurologische Symptome	Crigler-Najjar-Syndrom UGT1A1	Enzymbestimmung in Leberbiopsiegewebe Typ I und II, s. Tab. 8.1

Differentialdiagnose der konjugierten Hyperbilirubinämie bei Neugeborenen und jungen Säuglingen mit vorwiegend hepatozellulärer Schädigung

Charakterisie-rung des Haupt-symptoms	weiterführende Nebenbefunde	Verdachtsdiagnosen	Bestätigung der Diagnose
Ikterus mit Zeichen der hepatozellulären Schädigung	Hepatomegalie, Inappetenz Zeichen einer Infektion (Leukopenie oder Leuko-zytose, Thrombopenie) Purpura, Splenomegalie	infektiöse Hepatitis (Zytomegalie-, EBV-, Reo-,Coxsackie-, Adeno-, Echoviren, HIV, TORCH-Komplex)	serologischer und/oder kultureller Nachweis des Erregers aus Blut, Urin oder Stuhl, Leberbiopsie
	Hepatomegalie, Erbrechen Katarakt	Galaktosämie (Galaktose-1-Phosphat-Uridyltransferase-Mangel) GALT Chrom: 9q 13	Nachweis des Enzymdefektes in Erythrozyten Galaktose im Blut und Urin ↑
	Hepatomegalie, Erbrechen Übelkeit, Hypoglykämie nach Einnahme fruktosehaltiger Nahrung (Obst, Gemüse) oder Infusionslösungen (auch Sorbit)	hereditäre Fruktose-intoleranz ALDO B Chrom: 9q 13	Nachweis des Enzym-defektes (Aldolase B) in Dünndarmschleimhaut. Cave: Fruktosebelastung
	Nierentubulusfunktions-störungen (Fanconi-Syndrom) Hepatomegalie, Kohlgeruch	Tyrosinämie Typ I FAH Chrom: 15q 23	Aminosäurenchromatogramm im Serum, Nachweis von Succinylacetat im Urin Nachweis des Enzymdefektes in Fibroblasten oder Leberzellen
	Hepatomegalie, erniedrigte oder fehlende α_1-Globulin-fraktion in der Serum-elektrophorese	α_1-Antitrypsinmangel Pi Chrom: 14q 32.1	α_1-Antitrypsin ↓ Bestimmung der Proteinasen-inhibitorphänotypen (PiZZ)
	Medikamenten- oder Intoxikationsanamnese	toxische Leberschädigung	Nachweis des Toxins Abklingen nach Absetzen des Medikamentes
	Hepatomegalie, Gedeih-störungen, SGA	kryptogene neonatale Hepatitis	Ausschlußdiagnose Leberbiopsie
	rasche globale Leber-insuffizienz	neonatale Hämo-chromatose	Eisengehalt der Leber, MRT

Differentialdiagnose der konjugierten Hyperbilirubinämie bei älteren Säuglingen und Kindern mit vorwiegend hepatozellulärer Schädigung

Charakterisie-rung des Haupt-symptoms	weiterführende Neben-befunde	Verdachtsdiagnosen	Bestätigung der Diagnose
Ikterus mit den Zeichen der hepatozellulären Schädigung	Inappetenz, Übelkeit, Erbrechen, Druckgefühl im rechten Oberbauch	akute Virushepatitis	Hepatitis- und EBV-Serologie, Transaminasenerhöhung
	Hepatosplenomegalie, Arthralgien, Hypergammaglobulinämie, Mädchen > 10 Jahre	Autoimmunhepatitis	Autoantikörper im Serum gegen Leberzellbestandteile nachweisbar (ANA, LMA, LKM, SLA, SMA, AMA). Histologie
	Arzneimittelanamnese	Arzneimittelhepatose	positive Medikamentenanamnese, negative Hepatitisserologie
	Intoxikationsanamnese	toxische Leberzell-schädigung	Toxinnachweis
	Hepatomegalie, erniedrigte α_1-Globulinfraktion	α_1-Antitrypsin-mangel Pi	α_1-Antitrypsin ↓, Proteinasen-inhibitorphänotyp PiZZ
	Übelkeit, Erbrechen, Schweiß-ausbruch nach Genuß von Obst oder nach Fruktoseinfusion, Hypoglykämie	hereditäre Fruktose-intoleranz ALDO B	Nachweis des Enzymdefektes in Dünndarmschleimhaut (Aldolase B)
	Hepatosplenomegalie, neurologische Symptome, grün-brauner Kornealring	Morbus Wilson ATP 7B Chrom: 13q 14.3	Coeruloplasmin im Serum ↓ Kupferausscheidung im Urin ↑ Kupfergehalt der Leber ↑
	Erbrechen, Bewußtseinstrübungen, Krampfanfälle, Atemstörungen, schwere Leberfunktionsstörung	Reye-Syndrom	Anamnese, Verlauf, Histologie

Differentialdiagnose der konjugierten Hyperbilirubinämie bei Neugeborenen und jungen Säuglingen mit Überwiegen der Cholestase

Charakterisie-rung des Haupt-symptoms	weiterführende Neben-befunde	Verdachtsdiagnosen	Bestätigung der Diagnose
cholestatischer Ikterus	1. prall-elastischer Tumor unterhalb der Leber	Choledochuszyste oder Gallenblasenhydrops	Sonographie
	2. acholischer Stuhl, derbe Hepato-megalie, im Ultraschall oft keine Gallenblase nachweisbar	extrahepatische Gallengangsatresie	Sonographie, Leberszinti-graphie (fehlende Aktivität im Duodenum), Histologie
	3. langsam progredienter Verlauf, intermittierend acholische Stühle, heftiger Juckreiz, Verdinikterus	intrahepatische Gallengangshypoplasie	Histologie
	4. rasch progredienter Verlauf, starker Juckreiz, stark erhöhte Gallensäuren im Serum, γ-GT ↓	progressive intra-hepatische Cholestase (PFIC 1–3) FIC1, BSEP, PGY3, Chrom: 18q 21, 2q 24, 7q 21	Verlauf, Histologie, Molekulargenetik
	5. Gesichtsdysmorphien, Embryotoxon, Herzfehler, Schmetterlingswirbel	arteriohepatische Dysplasie (Alagille-Syndrom), JAG 1 Chrom: 20q 12	syndromale Merkmals-kombination, Histologie
	6. segmentale Erweiterung der intrahepatischen Gallengänge im Ultraschall	Gallengangsdysplasie (Caroli-Syndrom)	Sonographie, Histologie
	7. intermittierende Cholestase ohne Transaminasenerhöhung, familiäre Häufung	benigne intrahepatische Cholestase (Summerskill-Walshe-Syndrom), ATP8B1, Chrom: 18q 21	Anamnese, Verlauf, Sonographie, Histologie

Differentialdiagnose der konjugierten Hyperbilirubinämie bei Neugeborenen und jungen Säuglingen mit Überwiegen der Cholestase *(Fortsetzung)*

Charakterisie-rung des Haupt-symptoms	weiterführende Neben-befunde	Verdachtsdiagnosen	Bestätigung der Diagnose
cholestatischer Ikterus	8. Medikamentenanamnese (Erythromycin, Sulfonamide)	arzneimittelbedingte Cholestase	Anamnese, Besserung nach Absetzen der Medikamente
	9. totale parenterale Ernährung über längere Zeit	toxische Cholestase	Besserung nach Beendigung der parenteralen Ernährung

Differentialdiagnose der konjugierten Hyperbilirubinämie bei älteren Säuglingen und Kindern mit Überwiegen der Cholestase

Charakterisie-rung des Haupt-symptoms	weiterführende Neben-befunde	Verdachtsdiagnosen	Bestätigung der Diagnose
cholestatischer Ikterus	kolikartige Oberbauch-schmerzen, Erbrechen	Cholelithiasis/ Choledocholithiasis	Sonographie ERCP
	Oberbauchschmerzen, Fieber, Sepsis	Cholezystitis Cholangitis	Sonographie, Erregernachweis in Galle, Stuhl oder Blutkultur
	Medikamentenanamnese, Juckreiz	Arzneimittelcholestase	Anamnese, Besserung nach Absetzen der Medikamente
	schleichender Beginn, Juckreiz, Hepatospleno-megalie, Gedeihstörungen	Gallengangshypoplasie biliäre Zirrhose	antimitochondriale Antikörper Histologie
	chronischer Husten, Auswurf, Gedeihstörung, Fettstühle	Mukoviszidose CFTR, Chrom: 7q 31.2	Schweißtest, Molekulargenetik
	chronische Darmerkran-kungen (M. Crohn, Colitis ulcerosa)	primär sklerosierende Cholangitis	Klinik, Verlauf, Sonographie, ERCP, Histologie
	rekurrierende Schübe, familiäre Häufung ohne Transaminasenerhöhung	rekurrierende benigne Cholestase, ATP8 B1, Chrom: 18q 21	Anamnese, Verlauf, Sonographie, Histologie
	rekurrierende Schübe periphere Lymphödeme	rekurrierende intrahepatische Cholestase mit Lymphödem (Aagenaes-Syndrom)	Anamnese, Klinik, Sonographie, Histologie

9 Ödeme

Dietrich Michalk

Symptombeschreibung

Als *Ödem* bezeichnet man eine vermehrte Einlage-rung von Flüssigkeit und Elektrolyten in das inter-stitielle Gewebe. Es kann isoliert (nur eine Kör-perregion betroffen), symmetrisch lokalisiert (Ge-sicht, Hände, Extremitäten) oder generalisiert vorkommen. Ein *Hydrops* ist die schwerste Form der Flüssigkeitsansammlung mit Beteiligung der Körperhöhlen.

Ursachen für ein Ödem sind entweder eine ver-minderte lymphatische Drainage bei normalem transkapillärem Flüssigkeitsumsatz (z. B. Okklu-sion der Lymphgefäße, meist isoliertes Ödem) oder ein vermehrter Abstrom von Plasmawasser in das Interstitium, der die normale Drainagekapazität des Lymphsystems übersteigt (überwiegend symmetrisch lokalisierte oder generalisierte Ödeme).

Für den transkapillären Filtrationsdruck (FD) gilt die Starling-Gleichung:

$$FD = (P_c - P_i) - \sigma \, (\Pi_c - \Pi_i),$$

wobei P und Π die hydrostatischen und onkotischen Druckverhältnisse in Kapillaren und im Interstitium repräsentieren und σ den Reflexionskoeffizienten der Kapillaren für Albumin.

Die Entstehung eines Ödems wird somit begünstigt durch
• eine Erhöhung des hydrostatischen Druckgradienten
• einen Abfall des onkotischen Druckgradienten
• eine Zunahme der Kapillarpermeabilität.
Außerdem ist natürlich der Gesamtflüssigkeitshaushalt des Organismus abhängig von der Exkretionsleistung der Nieren und deren hormoneller Kontrolle (Aldosteron, Adiuretin).

Rationelle Diagnostik

Anamnese

In der *Familienanamnese* sind vor allem allergische Erkrankungen sowie Herz- und Nierenleiden zu erfragen. Bei der *Eigenanamnese* sind besonders wichtig Angaben über die Erstlokalisation und den zeitlichen Verlauf des Auftretens der Ödeme, d.h. ob sie plötzlich aufgetreten sind, z.B. nach Genuß neuer Nahrungsmittel, oder ob die Schwellungen langsam (über Wochen) entstanden sind. Zu fragen ist auch, ob es sich um ein rekurrierendes oder flüchtiges Phänomen handelt und ob Urtikaria, Juckreiz, Schmerz oder eine Verfärbung der Haut über dem Ödem zu beobachten waren.

> Eine reduzierte Urinausscheidung, rezidivierende Durchfälle oder eingeschränkte Belastbarkeit sind Hinweise auf renale, gastrointestinale oder kardiale Ursachen.

Isolierte Ödeme nach einem Tropenaufenthalt sind verdächtig auf eine Infektion der Lymphgefäße mit Fadenwürmern (Filariose).

Körperliche Untersuchung

Zunächst prüft man, ob es sich um ein isoliertes, ein symmetrisch lokalisiertes oder um ein generalisiertes Ödem handelt. Bei Krankheiten mit genereller Ödemneigung manifestieren sich die Schwellungen zunächst oft nur *lokal* in Bereichen mit lockerem Bindegewebe (periorbital, genital oder in den abhängigen Körperpartien wie Hand- und Fußrücken), häufig ist dann auch ein lageabhängiger Wechsel der Ödeme zu beobachten, z.B.

morgendliche Lidödeme und abendliche Fuß- und Unterschenkelödeme sowie bei bettlägerigen Patienten eine teigige Schwellung über der Kreuzbeinregion. *Generalisierte Ödeme* entwickeln sich in der Regel erst bei einer Flüssigkeitsretention von mehr als 5–10% des Körpergewichts.

Wichtig ist die *Beurteilung der Konsistenz* (weich, derb, eindrückbar, bleibende Delle), *der Farbe* (weißlich, bräunlich-livide oder ohne Unterschied zu umgebenden Hautarealen) und *der Temperatur* über dem geschwollenen Areal.

Nach Erhebung des Lokalbefundes folgt eine umfassende körperliche Untersuchung mit besonderer Berücksichtigung von Herz, Lunge, Leber und Nieren einschließlich der Suche nach Flüssigkeitsansammlungen in den Körperhöhlen (Aszites, Pleuraerguß, Perikarderguß) (Abb. 9.1 und 9.2, Farbtafel).

Klinisch-chemische Untersuchungen

Differentialdiagnostisch am wichtigsten ist die Bestimmung von Serumalbumin (Gesamteiweiß, Serumelektrophorese) und die Untersuchung einer Urinprobe auf eine Proteinurie (orientierend mittels Teststreifen) (Abb. 9.3 und 9.4): *Hypalbuminämie und Proteinurie* sind charakteristisch

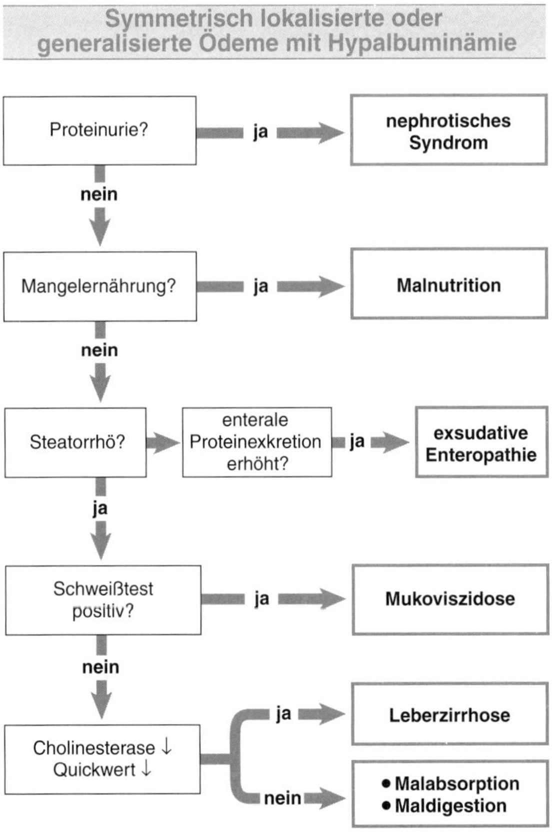

Abb. 9.3 Differentialdiagnose bei symmetrisch lokalisiertem Ödem und generalisierten Ödemen mit Hypalbuminämie.

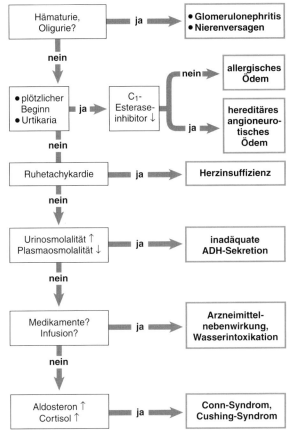

Symmetrisch lokalisierte oder generalisierte Ödeme ohne Hypalbuminämie

Hämaturie, Oligurie? — ja → • Glomerulonephritis • Nierenversagen

nein

• plötzlicher Beginn • Urtikaria — ja → C₁-Esterase-inhibitor ↓ — nein → allergisches Ödem — ja → hereditäres angioneurotisches Ödem

nein

Ruhetachykardie — ja → Herzinsuffizienz

nein

Urinosmolalität ↑ Plasmaosmolalität ↓ — ja → inadäquate ADH-Sekretion

nein

Medikamente? Infusion? — ja → Arzneimittelnebenwirkung, Wasserintoxikation

nein

Aldosteron ↑ Cortisol ↑ — ja → Conn-Syndrom, Cushing-Syndrom

Abb. 9.4 Differentialdiagnose bei symmetrisch lokalisiertem Ödem und generalisierten Ödemen ohne Hypalbuminämie.

für ein nephrotisches Syndrom. Der Schweregrad ergibt sich aus der Eiweißausscheidung im 24-Stunden-Urin.

Bei *Hypalbuminämie ohne Proteinurie* sollte vor allem nach enteralen Eiweißverlusten oder Synthesestörungen aufgrund nutritiver (Anamnese) oder hepatischer (Cholinesterase, Quickwert) Störungen gefahndet werden.

Die Bestimmung von Kreatinin, Elektrolyten und Osmolarität in Serum und Urin gibt Hinweise auf das Vorliegen anderer renaler Erkrankungen oder hormoneller Ursachen (Hyperaldosteronismus, Hyperkortisolismus, inadäquate ADH-Sekretion), die dann durch Messung der entsprechenden Hormone (Serumspiegel, 24-Stunden-

Exkretion) weiter abgeklärt werden können. Bei Verdacht auf eine allergische Genese gelingt evtl. der Nachweis des spezifischen IgE im RAST-Test, bei rezidivierendem Auftreten und Familiarität empfiehlt sich die Bestimmung des C₁-Esterase-Inhibitors zum Beweis eines hereditären angioneurotischen Ödems.

Technische Untersuchungen

Auf den Einsatz bildgebender Verfahren kann bei leichteren Fällen meist verzichtet werden, bei schweren generalisierten Ödemen empfiehlt sich eine Thorax- und Abdomensonographie zur Beurteilung von Herz und Nieren und zum Nachweis einer eventuellen Flüssigkeitsansammlung in den Körperhöhlen. Bei angeborenen oder erworbenen isolierten Ödemen gibt das MRT neben der Sonographie (Farbdoppler) entscheidende Informationen über Ursache, Tiefe und Ausdehnung des Prozesses. Eine Lymphographie oder Angiographie ist deshalb heute nur noch selten indiziert.

Besondere Hinweise

Isolierte Ödeme aufgrund einer angeborenen oder erworbenen (Trauma, Entzündung, Tumor) Lymphabflußstörung oder eine Venenthrombose sind in der Regel leicht zu diagnostizieren und werden deshalb in den differentialdiagnostischen Tabellen nicht aufgeführt. Die Einteilung der symmetrisch lokalisierten und generalisierten Ödeme erfolgt nach pathogenetischen Gesichtspunkten, wobei jedoch zu berücksichtigen ist, daß oft eine Kombination mehrerer Ursachen vorliegt; z.B. kommt es bei Eiweißmangel mit konsekutiver Hypovolämie zur Aktivierung des Renin-Angiotensin-Aldosteron-Systems und somit zu einer vermehrten Salz-Wasser-Retention. Ein ähnlicher Mechanismus scheint auch für die Ödeme bei einer ungenügenden Auswurfleistung der linken Herzkammer verantwortlich zu sein. Bei der Leberzirrhose spielt neben der Hypoproteinämie die Erhöhung des Pfortaderdruckes eine entscheidende Rolle für die Pathogenese des Aszites. In einigen Fällen ist die Pathogenese der Ödeme unbekannt, wie z.B. bei der Hypothyreose oder Mukopolysaccharidose (erhöhte Wasserbindung bei vermehrter interstitieller Glykosaminoglykansynthese?), beim Säuglingsskleren (Kapillarleck?) oder bei dem polsterartigen Fußrückenödem von Neugeborenen mit Ullrich-Turner-Syndrom.

Differentialdiagnostische Tabellen

Differentialdiagnose von Ödemen durch Eiweißmangel

Charakterisierung des Hauptsymptoms	weiterführende Nebenbefunde	Verdachtsdiagnosen	Bestätigung der Diagnose
weiche, generalisierte Ödeme, gel. Aszites, Pleuraerguß	Proteinurie	nephrotisches Syndrom	Eiweißausscheidung im 24-h-Urin > 1 g/m^2 KO, Serumelektrophorese, Cholesterin und Triglyzeride ↑
	voluminöse Stühle, Hypalbuminämie, Steatorrhö	Malabsorption oder Maldigestions-Syndrom (Zöliakie, Mukoviszidose u.a.)	Dünndarmbiopsie, Endoskopie, Schweißtest
	Infektanfälligkeit Dystrophie, Durchfälle	exsudative Enteropathie	Bestimmung des Eiweißverlustes durch ^{51}Cr-markiertes Albumin, α_1-Antitrypsin im Stuhl
	Malnutrition, Dystrophie	Kwashiorkor	Anamnese
	Aszites, Ikterus, abdominelle Venenzeichnung	Leberzirrhose	Leberfunktionstests (Cholinesterase, Quick u.a.), Leberbiopsie

Differentialdiagnose von Ödemen durch Hypervolämie und/oder Erhöhung des hydrostatischen Drucks

Charakterisierung des Hauptsymptoms	weiterführende Nebenbefunde	Verdachtsdiagnosen	Bestätigung der Diagnose
prall-elastische Ödeme, zunächst meist periorbital und in den abhängigen Partien, später generalisiert	Hämaturie, Hypertension	akute Glomerulonephritis	Infektionsanamnese, ASL, C_3-Komplement, Erythrozyturie, Proteinurie
	Oligo-/Anurie	akutes Nierenversagen	Urinproduktion < 240 ml/m^2/24 h, Kreatinin ↑, Harnstoff ↑
		chronisches Nierenversagen	DD s.a. Kap. 71
	Tachykardie, Hepatomegalie, Lungenödem	Herzinsuffizienz	Klinik, Echokardiographie, s. Kap. 55
	neurologische Auffälligkeiten, Meningitis	inadäquate ADH-Sekretion (Schwartz-Bartter-Syndrom)	Hyponatriämie, Plasmaosmolalität ↓, Urinosmolalität ↑ ↑
	Medikamente (Vasodilatatoren, Antikonzeptiva, Mineralo-Glukokortikoide, nichtsteroidale Antiphlogistika u.a.)	Nebenwirkungen der Medikamente	Rückbildung der Ödeme nach Absetzen der Medikation
	exzessive Salz- und Wasserzufuhr, Ertrinkungsunfall	akzidentelle Salz- und Wasserintoxikation	Anamnese, Polyurie
	Hypertension	Conn-Syndrom	Aldosteron ↑
	Stammfettsucht, Hypertension	Cushing-Syndrom	Cortisol ↑
	massive generalisierte Ödeme bereits intrauterin	Hydrops fetalis	Klinik

Differentialdiagnose von Ödemen aufgrund einer vermehrten Kapillarpermeabilität

Charakterisierung des Hauptsymptoms	weiterführende Nebenbefunde	Verdachtsdiagnosen	Bestätigung der Diagnose
meist symmetrisch lokal (Gesicht, Extremitäten), weißlich	Bauchschmerzen, Luftnot (Glottisödem), Rezidivneigung	hereditäres angioneurotisches Ödem	C_1-Esteraseinhibitor-Mangel
lokal oder generalisiert	Urtikaria, allergische Diathese, Rezidivneigung, positive Nahrungsmittel- oder Medikamentenanamnese, Insektenstiche	allergisches Ödem angioneurotisches Ödem (Quincke)	spontane Rückbildung nach Allergenkarenz, Nachweis spez. IgE im RAST-Test
symmetrisch lokal, Unterschenkel, Unterarme, Gesäß	Petechien an Extremitäten und Gesäß	anaphylaktoide Purpura Schoenlein-Henoch	typische Klinik
generalisiert	Sepsis, Schock	Kapillarleck-Syndrom	Blutkultur, Klinik, RR ↓↓

10 Zyanose

Bernhard Roth

Symptombeschreibung

Definition

Unter Zyanose wird eine unterschiedlich stark ausgeprägte bläulich-purpurne Verfärbung der Haut und der sichtbaren Schleimhäute verstanden, die zumeist bedingt ist durch einen stark erhöhten Anteil an reduziertem, d.h. desoxygeniertem Hämoglobin im kapillären Blut und wesentlich seltener durch das Auftreten von Methämoglobin.

Das Vorhandensein einer Zyanose zeigt immer einen klinisch bedeutsamen Zustand an, der verbunden sein kann mit einem verminderten Sauerstoffgehalt des Blutes (Hypoxämie) oder mit einer inadäquaten Sauerstoffversorgung des Gewebes (Hypoxie). Klinisch ist das Erkennen einer Zyanose nicht selten mit Schwierigkeiten verbunden. Eine Zyanose wird wahrnehmbar beim Vorhandensein von 3–5 g reduziertem Hämoglobin/100 ml Blut. Für das Auftreten einer Zyanose ist eher der absolute als der relative Gehalt des Blutes an desoxygeniertem Hämoglobin verantwortlich. Bei hohem Hämoglobingehalt, z.B. von 20 g/100 ml Blut, tritt eine Zyanose bereits bei relativ geringer Abnahme der Sauerstoffsättigung auf. Bei schweren Anämien mit Hämoglobinkonzentrationen von unter 6 g/ 100 ml Blut hingegen kann eine Zyanose auch bei erheblich eingeschränkter Sauerstoffversorgung fehlen. Dem geschulten Beobachter fällt eine Zyanose bei normalem Hämoglobingehalt des Blutes unter Inspektion der Schleimhäute durchaus bereits ab einer pulsoxymetrisch gemessenen Sauerstoffsättigung von 86–90% auf. Zumeist wird eine Zyanose aber erst ab Sauerstoffsättigungen von unter 85% erkannt, gelegentlich sogar erst dann, wenn die Sauerstoffsättigung bei 75% liegt.

Methämoglobin ruft eine Zyanose hervor, wenn sein Anteil am Gesamthämoglobin 15% übersteigt (etwa ab 1,5 g Methämoglobin/100 ml Blut). Die Zyanose ist bei der Methämoglobinämie eher durch eine blau-graue Verfärbung der Haut und Schleimhäute gekennzeichnet. Sulfhämoglobin erzeugt eine Zyanose ab einer Konzentration von 0,5 g/100 ml Blut. Carboxyhämoglobin als Folge einer Kohlenmonoxid-Intoxikation bewirkt eher eine rötlichlivide Hautverfärbung und erst bei schwerer Intoxikation (> 50% CO-Hb) eine Zyanose.

Formen

Ätiologisch kann zwischen *zentraler* und *peripherer Zyanose* differenziert werden, obwohl klinisch eine Unterscheidung in diesen Kategorien meist schwierig oder nicht möglich ist. Dies ist besonders beim Neugeborenen der Fall:

• Bei der *zentralen Zyanose* liegt entweder eine Untersättigung des arteriellen Blutes mit Sauerstoff oder ein abnormales Hämoglobinderivat vor. Sowohl die Schleimhäute als auch die Haut selbst zeigen dann eine zyanotische Verfärbung.

• Bei der *peripheren Zyanose* ist die Sauerstoffsättigung des arteriellen Blutes normal, die sichtbaren Schleimhäute sind rosig. Periphere Hautareale hingegen erscheinen zyanotisch, bedingt einerseits durch einen verminderten Blutfluß, z.B. bei Kälteexposition (Akrozyanose) oder Schockgeschehen, andererseits durch eine verstärkte Sauerstoffaufnahme peripherer Gewebe.

Häufig bestehen Mischformen von peripherer und zentraler Zyanose, z.B. beim kardiogenen Schock mit nachfolgendem Lungenödem.

Rationelle Diagnostik

Anamnese

Wesentliche anamnestische Hinweise sind bei Neugeborenen mit Zyanose dem Schwangerschafts- und Geburtsverlauf zu entnehmen: Fruchtwassermenge, Infektionen in der Schwangerschaft, Zeitpunkt des Blasensprungs, Fieber unter der Geburt. Aber auch das gänzliche Fehlen aller Risikofaktoren gibt wesentliche Hinweise auf die Ätiologie der Zyanose. Wichtig zu erfragen ist, ab wann die Zyanose beobachtet wurde, ob eine Asphyxie bestand oder mekoniumhaltiges Fruchtwasser aspiriert wurde, ab wann Symptome eines Atemnotsyndroms auffielen und wie das Trinkverhalten des Kindes war. Eine Zyanose bei gleichzeitig vorliegenden Hinweisen für ein Atemnotsyndrom spricht für eine primär pulmonale Störung, bei gleichzeitiger Schocksymptomatik für ein septisches oder metabolisches Geschehen, aber auch für ein Vitium cordis mit Herzinsuffizienz und bei eher unauffälliger Klinik für ein zyanotisches Vitium cordis oder für das Vorliegen abnormaler Hämoglobinderivate.

Bei Säuglingen, Klein- und Schulkindern mit unklarer Zyanose sind stets die Umstände, unter denen diese beobachtet wurde, zu erfragen. Hierzu zählen Bewußtseinszustand, Hydrationsgrad, Erbrechen, Durchfälle, Kreislaufsituation, Medikamenteneinnahme, bekanntes Vitium cordis, vorausgegangene Herzoperationen, vorbestehende Atemwegserkrankungen oder angeborene Fehlbildungen der Atemwege, Erkrankungen des ZNS (z.B. hirnorganisches Anfallsleiden), neuromuskuläre Erkrankungen (z.B. Myopathien), renale Erkrankungen (z.B. nephrotisches Syndrom, arterielle Hypertension), hämatologische Erkrankungen (z.B. Methämoglobinämie) oder vaskuläre Erkrankungen (z.B. Raynaud-Phänomen).

Hervorzuheben ist, daß eine Zyanose eher selten als ein isoliertes Symptom beobachtet wird. In den meisten Fällen finden sich Hinweise in der Anamnese und Klinik, die eine weitere ätiologische Differenzierung ermöglichen.

Körperliche Untersuchung

> **Die körperliche Untersuchung, dies gilt besonders für Früh- und Neugeborene, sollte unter optimalen Beleuchtungsverhältnissen erfolgen. Licht mit hohem Blauanteil erschwert die Beurteilung.**

Ferner ist für eine ausreichend warme Umgebung zu sorgen, ggf. durch Verwendung einer Wärmelampe. Neugeborene zeigen während der ersten Minuten nach der Geburt eine normalerweise bestehende Zyanose, die an den Handinnenflächen und Fußsohlen vielfach noch über 10–15 min hinweg zu beobachten ist. Durch einen erhöhten Beugetonus der Extremitätenmuskulatur bedingt weisen Neugeborene und jüngere Säuglinge besonders bei kühler Umgebung häufig eine zyanotische Verfärbung und Marmorierung der Haut der Hände und Unterarme auf, die lediglich durch eine verminderte Durchblutung verursacht wird und für Eltern dennoch zunächst beunruhigend ist.

Im Rahmen der körperlichen Untersuchung ist die Färbung der Zunge, der oralen Schleimhäute und der Bindehäute des Auges zu registrieren. Eine zyanotische Verfärbung dieser Strukturen weist auf *zentrale Ursachen* mit primärer Sauerstoffuntersättigung des arteriellen Blutes hin. Eine *periphere Zyanose* fällt besonders an Strukturen mit dünner Epidermis und geringer Pigmentierung auf. Hierzu zählen Fingerspitzen, Nagelbetten, Ohrläppchen, Nasenspitze und Lippen. Hier steht eine erhöhte arteriovenöse Sauerstoffdifferenz bei normalen oder erniedrigten Werten für den Sauerstoffpartialdruck und die Sauerstoffsättigung im arteriellen Blut im Vordergrund.

> **Bei Patienten mit sehr dunkler Hautfarbe ist eine Zyanose oftmals nur an der Zunge zu erkennen. Ist die Untersättigung mit Sauerstoff nur gering, kann die Farbe der Haut und Schleimhäute rötlich-livide sein.**

Neben Anämie sind *Polyglobulie* und *Polyzythämie* zu beachten. Die durch diese Zustände und durch Hyperviskosität bedingte Zyanose, die häufig bei übertragenen oder dystrophen Neugeborenen anzutreffen ist, zeigt einen dunkelblau-roten fleckigen Aspekt bei marmorierter Haut und weniger eine gleichmäßige Verteilung. Stets zu achten ist auf eine Verfärbung der Haut oder der Schleimhäute durch exogen aufgebrachte Farbstoffe. Bei einer echten Zyanose verschwindet die Blauverfärbung, wenn z.B. durch Druck mit einem Glasspatel in dem zu beurteilenden Hautareal Blutleere erzeugt wird.

Bei Neugeborenen ist eine klinische Differenzierung zwischen zentraler und peripherer Zyanose in der Regel nicht möglich.

Durch die hohe Sauerstoffaffinität des fetalen Hämoglobins können in dieser Altersgruppe schwerste hypoxische Zustände vorliegen, ohne daß diese sich mit einer Zyanose präsentieren. Bei einem Hämoglobingehalt von z.B. 20 g/100 ml Blut muß die arterielle Sauerstoffsättigung auf 75–80% abfallen (etwa 3–5 g desoxygeniertes Hämoglobin/100 ml), bevor eine Zyanose der Haut erkennbar wird.

Gelegentlich läßt sich als neonatale Besonderheit eine sogenannte *differentielle Zyanose* beobachten, bei der z.B. die Haut des Kopfes und der rechten Thoraxhälfte rosiger ist als die übrige Haut. Als Ursache kommt ein Rechts-links-Shunt bei Persistenz fetaler Kreislaufverhältnisse in Frage.

Klinisch-chemische Untersuchungen

Es sollte möglichst eine arterielle Blutgasanalyse (paO_2, $paCO_2$, pH, BE, HCO_3^-) durchgeführt werden. Eine kapilläre Blutgasanalyse wird bei Patienten außerhalb der Intensivstation in der Regel bevorzugt. In diesem Fall muß das betreffende Hautareal ausreichend lange angewärmt worden sein. Sowohl bei arterieller Punktion als auch bei kapillärer Blutgasanalyse sollte an eine Lokalanästhesie gedacht werden. Des weiteren zählt zu den Basisuntersuchungen die pulsoxymetrische Bestimmung der Sauerstoffsättigung des arteriellen Blutes. Dabei ist zu beachten, daß einzelne Gerätetypen und Sensoren systematische Fehler aufweisen, die zur Über- oder Unterschätzung der SpO_2 führen können. Essentiell ist zu beachten, daß mittels Pulsoxymetrie aus technischen Gründen ausschließlich der Anteil des Hämoglobins erfaßt wird, der Sauerstoff binden kann. Mithin ist die Pulsoxymetrie nicht geeignet, eine CO-Vergiftung oder eine Methämoglobinämie zu erfassen. Die blutige Bestimmung der Sauerstoffsättigung einschließlich der Bestimmung der Hämoglobinderivate mittels CO-Oxymetrie ist in solchen Fällen notwendig. Des weiteren ist die Bestimmung von Hb-Wert und Hämatokrit im venösen Blut sowie die Bestimmung von Glukose und Elektrolyten erforderlich.

Technische Untersuchungen

An apparativen Untersuchungen ist eine Röntgenaufnahme des Thorax (evtl. in zwei Ebenen), ein EKG und u.U. eine Echokardiographie sinnvoll.

In Abhängigkeit von der Art der Störung, die der Zyanose zugrunde liegt, kann es erforderlich sein, weitere apparative Untersuchungen durchzuführen. Zu nennen sind: CT, MRT (ggf. mit Kontrastdarstellung), Angiokardiographie, EEG, Endoskopie der Atemwege und der Speiseröhre, pH-Metrie.

Besondere Hinweise

Als sehr hilfreich hat sich bei Neugeborenen mit einer Zyanose unklarer Ätiologie der Hyperoxietest erwiesen. Dabei werden die Patienten entweder spontan atmend oder unter apparativer Beatmung für 10–30 min mit 100% Sauerstoff versorgt. Bei kleinen und deutlich unreifen Frühgeborenen sollte der Hyperoxietest im Hinblick auf die Gefahr eines Retinopathia praematurorum nicht durchgeführt werden. Entscheidendes Beurteilungskriterium ist der präduktal gemessene Sauerstoffpartialdruck des arteriellen Blutes (vorzugsweise rechte A. radialis). Bei einem paO_2 von > 100 mmHg im Hyperoxietest sollte simultan eine prä- und postduktale Blutgasanalyse zur Abschätzung eines Rechts-links-Shunts unter 100% O_2 durchgeführt werden (persistierende pulmonale Hypertension, kritische Aortenisthmusstenose, Aortenbogenunterbrechung). Bei Vorliegen des Rechts-links-Shunts von relevantem Ausmaß ist auch ein prä- und postduktal plaziertes Pulsoxymeter zur kontinuierlichen Überwachung hilfreich.

Im Hyperoxietest lassen sich folgende Fälle unterscheiden (Abb. 10.1 und 10.2):
- *Zyanose mit paO_2 < 50 mmHg bei 100% O_2:* Am ehesten angeborener zyanotischer Herzfehler. Besonders dann wahrscheinlich, wenn außer einer moderaten Tachypnoe keine Zeichen eines Atemnotsyndroms vorliegen, der pCO_2 normal oder erniedrigt und der arterielle Blutdruck normal ist. In Frage kommen: D-Transposition der großen Arterien, totale Lungenvenenfehleinmündung, Trikuspidalatresie und Ebstein-Anomalie, Pulmonalatresie mit Ventrikelseptumdefekt, hochgradige Pulmonalstenose, ausgeprägte Fallot-Tetralogie.
- *Zyanose mit klinischen Zeichen des kongestiven Herzversagens und paO_2 < 150 mmHg bei 100% O_2 ($paCO_2$ normal bis erhöht):* In der Regel findet sich ein erhöhter pulmonaler Blutfluß (Lungenödem) mit Kardiomegalie. In Frage kommen: hypoplastisches Linksherzsyndrom, Truncus arteriosus.
- *Zyanose mit klinischen Zeichen des Atemnotsyndroms und u.U. dem Bild einer Lungenerkrankung in der Röntgenaufnahme des Thorax mit einem paO_2 > 100–150 mmHg bei 100% O_2 (pCO_2 normal bis erhöht):* In Frage kommen: primäre Lungenerkrankungen, Atemwegsobstruktion, thorakale Raumforderungen oder Ergußbildung, Läsionen des zentralen Nervensystems, neuromuskuläre Erkrankungen, Sepsis und Multiorganversagen, neonatale metabolische Katastrophen.
- *Zyanose mit normalem paO_2 (bei 100% O_2 paO_2 > 200 mmHg):* In Frage kommen: Methämoglobinämien (Hämoglobinopathien, Nitrit, Anilin-Farben, Prilocain), Polyzythämie, periphere Vasokonstriktion bei Kälteexposition.

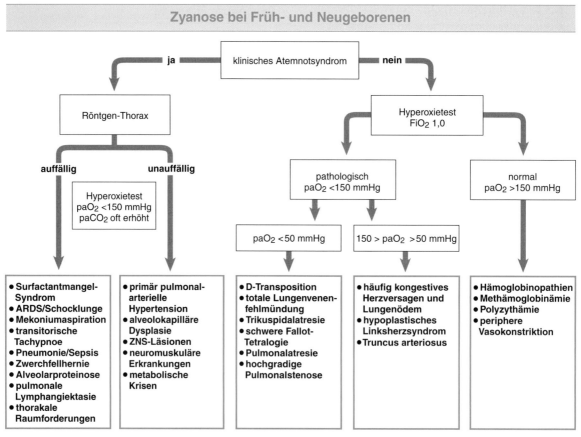

Abb. 10.1 Differentialdiagnose der Zyanose bei Früh- und Neugeborenen (präduktale Blutgasanalyse).

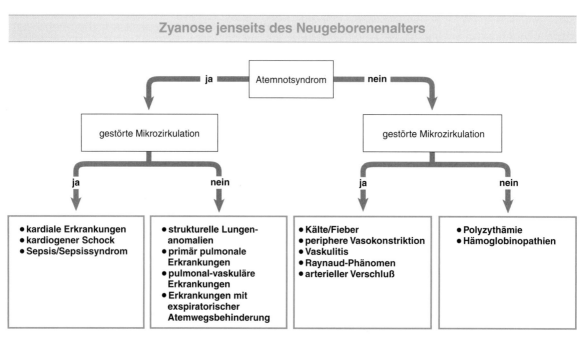

Abb. 10.2 Differentialdiagnose der Zyanose jenseits des Neugeborenenalters.

A

Differentialdiagnostische Tabelle

Differentialdiagnose der Zyanose

Charakterisie-rung des Haupt-symptoms	weiterführende Neben-befunde	Verdachtsdiagnosen	Bestätigung der Diagnose
Zyanose ohne Zeichen eines Atemnotsyndroms und ohne Zeichen gestörter Mikrozirkulation	desoxygeniertes Hämoglobin vielfach reife Neugeborene, gelegentlich kein Herzgeräusch, pCO_2 normal oder ↓, Hkt ↑, SpO_2 ↓, paO_2 ↓, pH normal, Lactat normal	angeborene zyanotische Herzvitien, Eisenmenger-Reaktion bei älteren Kindern	Hyperoxietest Röntgen-Thorax Echokardiographie Angiokardiographie
	abnormale Hämoglobinderivate vielfach grau-blaues Kolorit, paO_2 normal, SpO_2 normal oder gelegentlich ↓	Methämoglobinämie: angeboren/erworben (Lokalanästhetika), Hämoglobin M	CO-Oxymetrie Hämoglobin-Elektro-phorese
	Polyzythämie Hkt- und Hb-Wert ↑↑	mit der Zunahme des Hämoglobingehaltes steigt der absolute Anteil an desoxygeniertem Hämoglobin	Hkt-, Hb-Bestimmung im venösen oder arteriellen Blut, CO-Oxymetrie
Zyanose mit Tachypnoe und mit Zeichen gestörter Mikrozirkulation	kardiale Ursache möglich: Herzgeräusch, Tachydyspnoe, kühle Peripherie, zentralisiert wirkend, Blutdruck ↓, Hb normal, Hepatosplenomegalie, pCO_2 normal oder ↑, paO_2 ↓, pH ↓, SpO_2 ↓, Lactat ↑	kardiale Erkrankungen mit Herzinsuffizienz: angeborene Herzvitien (Aortenisthmusstenose), hypoxische Myokardschäden, Myokarditis, Myokardiopathien, Herzrhythmusstörungen (paroxysmale supraventrikuläre Tachykardie, schwerer AV-Block), toxische Myokardschäden, Perikardtamponade, Perikarditis, intrakardiale Tumoren, Klappeninsuffizienz	Röntgen-Thorax EKG, Echokardiographie Angiokardiographie Serologie/Virologie
	septische Ursache möglich: starke Zentralisation, Hypothermie oder Fieber, Schockzeichen, Tachykardie, paO_2 nur leicht erniedrigt oder normal, SpO_2 ↓, pCO_2 normal oder erniedrigt, pH ↓, Lactat ↑, Hb ↓, Thrombozyten ↓	Sepsis, septischer Schock, Meningitis, metabolisches Koma (Harnstoffzyklus, Organo-azidurie), Blutverlust, NNR-Insuffizienz (Addison-Krise)	Immunologie, metabolische Untersuchungen, Mikro-biologie, Blutkultur, Liquor-analyse, NH_4^+-Bestimmung, Screening für organische Säuren, Cortisol, weitere endokrinologische Diagnostik
Zyanose mit Atemwegs-obstruktion und mit Hypoventilation	überwiegend inspiratorische Atemwegsbehinderung: obere Luftwege, extrathorakale Obstruktion, inspiratorischer Stridor, Heiserkeit, Einziehungen, Dyspnoe, paO_2 ↓, SpO_2 ↓, pCO_2 ↑, pH ↓ oder normal	nasale Obstruktion, Choanal-stenose/-atresie, Fremdkörper, nasale Polypen, Makroglossie, Laryngospasmus, Glossoptose, Rachen-/Gaumenmandelhyper-plasie, Struma, diphtherischer Krupp, stenosierende Laryngo-tracheitis, Epiglottitis, bakterielle Tracheitis, Mononukleose, retro-pharyngealer Abszeß, Peritonsillar-abszeß, angioneurotisches Ödem, Kehlkopffehlbildungen (u.a. Segel, Zysten, Angiome, Spalten), Papillome, Stimmbandlähmungen, subglottische Stenose, Kehlkopf-dystonie, Hirndruck, metabolische Erkrankungen	Inspektion, Endoskopie, Sonographie, MRT
	überwiegend exspiratorische Atemwegsbehinderung: untere Luftwege, intrathorakale Obstruktion: Stimme normal, Exspirium verlängert, hyper-sonorer Klopfschall, Einzie-hungen, Dyspnoe, Husten, paO_2 ↓, pCO_2 ↑, pH ↓ oder normal, SpO_2 ↓	Asthma bronchiale, obstruktive Bronchitis, Fremdkörper, Aspiration, Schleimpfropfbildung, Gefäßringfehlbildung, Bronchus-stenose, aberrierende Bronchien, Trachealstenose, Tracheitis, Divertikel, mediastinale Tumoren, Alveolitis, tracheoösophageale Fisteln	Endoskopie, Röntgen-Thorax, Angiographie, MRT

Differentialdiagnose der Zyanose *(Fortsetzung)*

Charakterisie-rung des Hauptsymptoms	weiterführende Nebenbefunde	Verdachtsdiagnosen	Bestätigung der Diagnose
Zyanose mit Tachydyspnoe, jedoch ohne Atemwegs-obstruktion und ohne gestörte Mikrozirkulation	mechanische thorakale Kompression und strukturelle Anomalie der Lungen: Thorax-deformität, seitendifferenter Auskultations- und Perkussions-befund, im wesentlichen unbeeinträchtigtes Exspirium, kein Husten, abdominelle Distension, paO_2 ↓, pCO_2 ↑, pH ↓ oder normal, SpO_2 ↓	Skoliose, Pneumothorax, Pneumomediastinum, Pleura-erguß, Empyem, Lungen-sequester, instabiler Thorax, Zwerchfelldefekte, Zwerchfell-paresen, α_1-Antitrypsinmangel, Lobäremphysem, zystisch-adenomatoide Malformation, abdominelle Tumoren, Aszites, peritoneale Prozesse	Punktion, Röntgen CT, MRT
	primär pulmonale Erkrankungen: Auskultations- und Perkussions-befund, Husten, Fieber, Auswurf (z. T. blutig) paO_2 ↓, pCO_2 ↑ oder normal, pH ↓ oder normal, SpO_2 ↓	Pneumonie, Dystelektase, Atelektase, Lungenfibrose, Sarkoidose, M. Wegener, zystische Fibrose, Alveolitis, Bronchiolitis, Tuberkulose, Alveolarproteinose, Goodpasture-Syndrom, pulmonale Hämosiderose, alveolokapilläre Dysplasie, bronchopulmonale Dysplasie, pulmonale Lymphangiektasen	Röntgen, Endoskopie, Biopsie, Lavage, Serologie
	pulmonal-vaskuläre Erkran-kungen: normale Auskultations- und Perkussionsbefunde, Thoraxschmerz	Lungenembolie, Thrombosen der Lungenstrombahn, Persistenz fetaler Kreislauf-verhältnisse, alveolokapilläre Dysplasie, primär pulmonal-arterielle Hypertension	Röntgen-Thorax, Szintigraphie, Echokardiographie, Angiokardiographie, Biopsie
Zyanose mit Störungen des Atemantriebs und ZNS- bzw. neuromuskulären Befunden	Hypoventilation bei unregel-mäßigen oder pathologischen Atemmustern (Cheyne-Stokes) oder geringer Atemfrequenz: Auskultations- und Perkussions-befund normal; Kopfschmerz, Erbrechen, Bewußtseinslage, Pupillenweite und Lichtreaktion, Hirndruckzeichen, Herzfrequenz, Medikamenteneinnahme; bei Beschleunigung und Vertiefung der Atmung verschwindet die Zyanose rasch; pO_2 ↓, pCO_2 ↑, SpO_2 ↓	Enzephalitis, Meningitis, Subarachnoidalblutung, Hirnödem, Anfallsstatus, Intoxikationen: Barbiturate, Benzodiazepine	Stauungspapille, kranielles CT, MRT, Lumbalpunktion, EEG, Drogen-Screening
	Hypoventilation bei Erkran-kungen der Atemmuskulatur und peripherer Nerven: normale ZNS-Befunde, periphere neurologische Störungen, Myopathien	Muskeldystrophien, Myopathien, Guillain-Barré-Syndrom, Poliomyelitis, Querschnitts-Syndrom, spinale Prozesse, Zwerchfelparese	elektrophysiologische Untersuchungen (NLG/EMG), Liquoranalyse, MRT der Wirbelsäule, Muskelbiopsie, Serologie
periphere Zyanose	kühle, verfärbte, marmorierte Haut, Akrozyanose, verzögerte kapilläre Refüllung, Ischämie, Ödem, Schmerzen	Kälteeinwirkung, Raynaud-Phänomen, Vaskulitis, arterieller Verschluß, Thrombose, Kompartmentsyndrom, Sympathikusdysregulation	Anamnese, Inspektion, Gefäßstatus, Doppleruntersuchung, Angiographie

11 Allergieabklärung

Ulrich Wahn

Allergische Erkrankungen im Kindesalter betreffen vornehmlich die sogenannten „Grenzflächen": die Atemwege, die Haut und den Gastrointestinaltrakt. Nicht selten sind die Organsysteme auch kombiniert betroffen. Schwerste allergische Reaktionen wie der anaphylaktische Schock können über ihre kardiovaskulären Symptome sekundär alle Organsysteme des Körpers mit einbeziehen.

Diagnostisches Vorgehen bei Verdacht auf Allergie der Atemwege

Symptombeschreibung

Allergisch induzierte Krankheitssymptome der oberen oder unteren Atemwege treten selten vor dem 3. Lebensjahr auf, ihre stärkste klinische Ausprägung zeigen sie zwischen dem 6. und 20. Lebensjahr. *Im Bereich der oberen Atemwege* manifestiert sich charakteristischerweise ein Fließschnupfen mit serösem Sekret in Kombination mit juckenden und tränenden Augen als Ausdruck einer Konjunktivitis. Niesanfälle (mehr als 5mal hintereinander) können ebenso charakteristisch sein wie eine anhaltend blockierte Nasenatmung, die vielfach als Zeichen einer Adenoidhypertrophie verkannt und falsch behandelt wird.

Im Bereich der unteren Atemwege imponiert ein meist unproduktiver Husten, eine pfeifende Atmung oder deutliche Dyspnoe, die sich nach körperlicher Belastung verstärkt manifestieren kann. Auch ein nächtlicher Husten ohne Infektzeichen im Sinne eines hyperreagiblen Bronchialsystems kann Hinweis auf eine zugrundeliegende Atemwegsallergie sein.

Anamnese

> Die sorgfältige Erhebung einer Vorgeschichte des Patienten und seiner Familie gibt in der Regel die entscheidenden differentialdiagnostischen Hinweise.

Ein *Expositionsbezug* der geschilderten Symptome, eine saisonale Aggravierung oder gar ausschließlich jahreszeitlich begrenztes Auftreten der Symptome müssen ebenso erfragt werden wie eine Exposition gegenüber Allergenquellen aus dem Wohnmilieu, wenngleich eindeutige anamnestische Hinweise auf eine Hausstaubmilbenallergie in der Regel fehlen und bei einer Haustierallergie berücksichtigt werden muß, daß eine Allergenexposition im häuslichen Bereich auch ohne das Vorhandensein lebender Tiere möglich ist.

Eine *positive Familienanamnese* (Eltern oder Geschwister) mit atopischem Ekzem, Heuschnupfen oder Asthma ist ein ebenso wichtiger Indikator zur Einordnung von Atemwegsbeschwerden beim Kind wie die Tatsache eines infantilen Ekzems (atopische Dermatitis, Neurodermitis), das in Kombination mit positiver Familienanamnese das konsekutive Auftreten einer Atemwegsallergie sehr wahrscheinlich macht.

Körperliche Untersuchung

Ein normaler Organstatus im symptomfreien Intervall schließt eine allergische Atemwegserkrankung nicht aus. Bei der klinischen Untersuchung ist neben einer Auskultation der Lungen die vordere Rhinoskopie, insbesondere die Inspektion der unteren Nasenmuschel, die bei allergischen Symptomen eine charakteristische livide Verfärbung mit klarem Sekret und deutlicher Schwellung aufweisen kann, von Bedeutung.

Allergologische Diagnostik

Wann immer sich anamnestische Hinweise auf eine exogen allergische Genese von Symptomen der oberen oder unteren Atemwege finden, ist eine Abklärung zum Nachweis einer spezifischen Sensibilisierung erforderlich (Abb. 11.1).

Hierzu eignet sich der Pricktest an der Haut (oberflächliches Anpunktieren der Haut mit einer kurzgeschliffenen Lanzette nach vorherigem Auftragen einer Allergenlösung) ebenso wie der spezifische IgE-Nachweis im Serum. In der Regel ist es sinnvoll, bis zum Alter von 6 Jahren der serologischen Diagnostik den ersten Platz einzuräumen, da eine Hauttestung für Kinder der jüngeren Altersgruppe zu belastend ist. Zur Diagnostik der großen Mehrzahl aller Atemwegsallergien genügt eine Abklärung mit 15–20 Allergenextrakten (Tab. 11.1).

Immer dann, wenn eine anamnestisch auffällige Symptomatik einer spezifischen allergischen Sensibilisierung nicht plausibel zuzuordnen ist, ist eine weitergehende Abklärung erforderlich, wozu eine Analyse der häuslichen Allergenexposition (quantitativer Nachweis von Milben und Katzenallergenen aus dem Staub) ebenso gehört wie eine unter allergologischer Aufsicht durchzuführende nasale oder inhalative Allergenexposition. Im Rahmen derartiger Provokationstests werden Allergenextrakte in steigender Dosierung auf die Mukosa appliziert bzw. inhaliert. Zur Objektivierung einer Reaktion dient neben der Rhinoskopie die

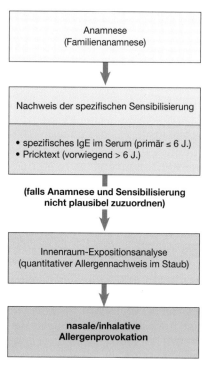

Abb. 11.1 Diagnostik bei Verdacht auf Atemwegs-allergie.

Tabelle 11.1 Allergenextrakte zur Abklärung einer Atemwegsallergie mittels Hauttest.

Hausstaubmilben

- Dermatophagoides pteronyssinus
- Dermatophagoides farinae

Haustiere

- Hund
- Katze
- Pferd
- sonstige (je nach Exposition)

Pollen

- Birke
- Erle
- Hasel
- Gräsermischung
- Beifuß
- Wegerich
- sonstige (je nach Exposition)

Schimmelpilze

- Alternaria tenuis
- Cladosporium herbarum
- Penicillium notatum
- Aspergillus fumigatus
- sonstige (je nach Exposition)

Messung des nasalen oder bronchialen Atemwegs-widerstandes.

Vorgehen bei Verdacht auf allergische Symptome der Haut

Symptombeschreibung

Bei Säuglingen, Kindern und Jugendlichen sind es vorwiegend zwei Arten der klinischen Symptomatik, die zu einer allergologischen Abklärung zwingen können:
- Exantheme (vorwiegend Erythem bzw. Urtikaria)
- Ekzeme (atopisches Ekzem, Kontaktekzem).

Exantheme: Unter der Vielzahl der kindlichen Exantheme (s. Kap. 105) repräsentieren allergisch bedingte Exantheme eine kleine Gruppe. Sie treten entweder am Ort des Allergenkontaktes (periorale Kontakturtikaria) oder generalisiert auf, wobei sich milde Formen als Erythem, stärkere Verlaufsformen als Urtikaria mit oder ohne Quincke-Ödem manifestieren (Abb. 11.2, Farbtafel).

Ekzem: Häufigste Form des Ekzems ist das bei Säuglingen und Kleinkindern primär auftretende atopische Ekzem, das sich durch seine charakteristische Morphe und altersbezogene, oft symmetri-sche Verteilung (infantiles Ekzem im Bereich der Wangen [Abb. 11.3, Farbtafel], später Extremitätenstreckseiten bzw. bei älteren Kindern Beugenbetonung unter Einbeziehung der Nacken-Hals-Partie) manifestiert. Das deutlich seltener auftretende Kontaktekzem älterer Kinder tritt klassischerweise am Ort eines chronischen Allergenkontakts (Modeschmuck, Armbanduhr, Jeansknopf, Ohrringe etc.) auf und macht in vielen diagnostisch eindeutig zuzuordnenden Fällen eine differenzierte allergologische Abklärung überflüssig.

Anamnese

Die Anamnese richtet sich auf mögliche allergische Sofortreaktionen oder Spätreaktionen, die Hauterscheinungen möglicherweise zugrunde liegen. Dies umfaßt beim urtikariell geprägten Exanthem eine Exposition mit Nahrungsmitteln (Ei, Milch etc.), Medikamenten (Antibiotika etc.), Aeroallergenen oder Kontaktallergenen wie Latex. Die zugrundeliegenden allergischen Reaktionen sind in der Regel durch IgE-Antikörper vermittelt, dies bedeutet, daß zwischen der Allergenexposition und der klinischen Reaktion das Zeitintervall meist deutlich unterhalb einer Stunde liegt.

Wenngleich allergische Sofortreaktionen auch das Entzündungsniveau eines atopischen Ekzems beeinflussen können, so sind hier doch die zeitlichen Bezüge zwischen Ekzemschub und vorangegangenem Allergenkontakt deutlich weniger eng. Verschiedene Untersuchungen sprechen dafür, daß auch verzögert ablaufende zellulär vermittelte Immunreaktionen zur allergenbezogenen Entzündung der Haut beitragen können. Hier liegt einer der Gründe dafür, daß insbesondere bei Verdacht auf Nahrungsmittelunverträglichkeit differenziertere Testungen unter Einbeziehung der Provokationstests im Einzelfall erforderlich sind.

In jedem Fall muß – mit Hilfe eines Symptomtagebuches – bei rezidivierend auftretenden Schüben nach besonderen Expositionen (Nahrungsmitteln, Medikamenten) gefahndet werden.

Allergologische Abklärung

Bei Verdacht auf allergische Symptomatik der Haut kommt allergologischen In-vitro-Verfahren, insbesondere dem Nachweis spezifischer IgE-Antikörper, eine dominierende Rolle zu. Hauttests sind vielfach wegen der zugrundeliegenden Symptomatik nicht möglich. Die Auswahl der zu untersuchenden Allergene sollte möglichst gezielt im Zusammenhang mit den anamnestischen Angaben erfolgen und vor allem Nahrungsmittel, Medikamente und Aeroallergene umfassen. Dabei sollte berücksichtigt werden, daß die Spezifität eines serologischen IgE-Nachweises bei atopischen Patienten oft gering ist, d.h. mit der Möglichkeit falsch-positiver Testungen zu rechnen ist.

In keinem Fall erlaubt der isolierte spezifische IgE-Nachweis die Diagnose einer manifesten Allergie.

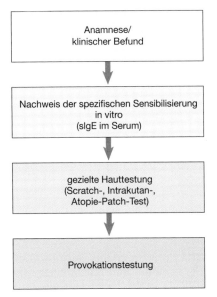

Abb. 11.4 Diagnostisches Vorgehen bei allergischen Symptomen der Haut.

Eine Hauttestung mit Medikamenten kann als Scratch-Test (oberflächliches Anritzen der Haut mit anschließender Applikation eines pulverisierten oder aufgelösten Medikamentes) oder in Einzelfällen als Intrakutantestung (z.B. Penicilloylpolylysin) durchgeführt werden. Im Falle der allergologischen Abklärung eines atopischen Ekzems hat sich neben dem spezifischen IgE-Nachweis der Atopie-Patch-Test (Applikation von Aeroallergenen über 24 h auf einem Pflaster) bewährt (Abb. 11.4).

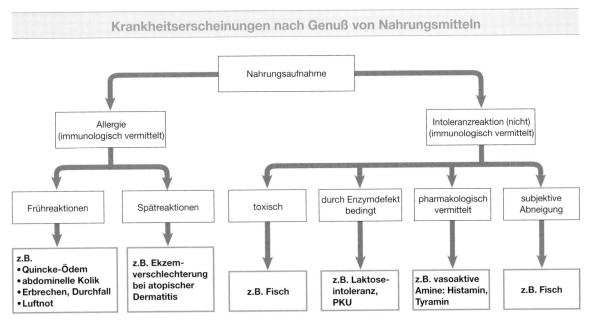

Abb. 11.5 Krankheitserscheinungen nach Genuß von Nahrungsmitteln.

Leider läßt sich in vielen Fällen eine gezielte orale Provokationstestung nicht umgehen, hierzu gehören insbesondere die Überprüfung auf eine Medikamentenallergie, oft auch auf eine Nahrungsmittelallergie.

Für den Fall eines vermuteten Kontaktekzems bietet sich immer dann der Patch-Test (Applikationen von Kontaktallergenen über 24 h mit einem Pflaster) an, wenn Anamnese und klinischer Befund eine eindeutige Zuordnung noch nicht möglich machen.

Besonderheiten bei Verdacht auf Allergien gegen Nahrungsmittelbestandteile

Allergische Reaktionen auf Nahrungsmittel werden häufig vermutet und nur in einer Minderzahl der Fälle diagnostisch bestätigt. Sie manifestieren sich in aller Regel an der Haut, seltener am Gastrointestinaltrakt oder den Atemwegen. In Einzelfällen wurden auch ZNS-Symptome (Migräne, Müdigkeit) als reproduzierbar auftretende Nahrungsmittelunverträglichkeiten beschrieben, in vielen Fällen anekdotischer Beobachtungen fehlt eine überzeugende differentialdiagnostische Evaluation sowie jeglicher Hinweis auf mögliche Pathomechanismen. Selbst bei reproduzierbar auftretender Symptomatik nach Nahrungsmittelgenuß ist ein allergisches Geschehen nicht bewiesen. Intoleranzreaktionen als Ausdruck einer Enzymdefizienz oder toxische Reaktionen durch besondere Zusammensetzung von Nahrungsmitteln (s. Abb. 11.5) müssen in Betracht gezogen werden. Charakteristisch für allergische Reaktionen ist das gleichzeitige Auftreten einer Reaktion im Bereich mehrerer Organsysteme wie der Haut, des Magen-Darm-Trakts und der Atemwege.

Aufgrund der oft unklaren Anamnese und der unzureichenden Sensitivität und Spezifität der gängigen diagnostischen Verfahren hat es sich bewährt, vor allem bei Verdacht auf Nahrungsmittelallergie im Zusammenhang mit dem atopischen Ekzem bei Säuglingen und Kleinkindern dem diagnostischen Algorithmus in Abbildung 11.6 zu folgen. Nur so ist die Vermeidung unnötiger, oft ideologisch begründeter Diäten gewährleistet.

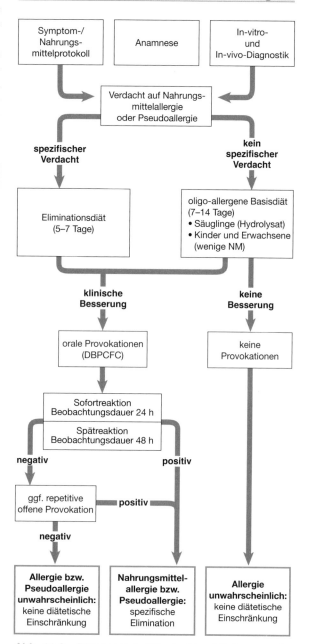

Abb. 11.6 Diagnostik bei Verdacht auf Nahrungsmittelallergien.

Besonderheiten bei Verdacht auf Allergien gegen Insektengift

Beißende oder stechende Insekten rufen bei gesunden (d.h. nicht spezifisch sensibilisierten) Kindern Lokalreaktionen hervor, die als Erythem, lokales Infiltrat, Quaddel oder als ödematöse Schwellung imponieren. Vielfach rufen verstärkte Lokalreaktionen, die über mehr als eine halbe Extremität reichen, Beunruhigung bei Eltern betroffe-ner Kinder hervor. Derartige verstärkte Lokalreaktionen sind praktisch nie Ausdruck einer spezifischen Sensibilisierung und erfordern keine allergologische Abklärung. Differentialdiagnostischer Handlungsbedarf besteht allerdings bei jedweder Allgemeinreaktion fernab der Stichstelle (Urtikaria, Quincke-Ödem, pharyngealer Juckreiz, Übelkeit, Luftnot, Kollaps), da im Falle einer allergenspezifischen Sensibilisierung vom Risiko einer Verstärkung der klinischen Reaktion mit jedem weiteren Stich ausgegangen werden muß und eine spezifische Immuntherapie die einzig sichere und wirksame Form einer Sekundärprävention ist.

Vorgehen bei Verdacht auf Bienen- oder Wespengiftallergie

Anamnestisch ist es oft hilfreich, nach einem in der Einstichstelle verbliebenen Stachel zu fragen, der üblicherweise nach Bienenstichen zu finden ist. Eine optische Differenzierung zwischen Bienen und Wespen ist nicht immer zuverlässig.

Bei Verdacht auf eine Allgemeinreaktion steht in jedem Fall und unabhängig vom Alter des Patienten an erster Stelle der Nachweis spezifischer IgE-Antikörper im Serum. Für den Fall einer nachgewiesenen Sensibilisierung ist eine Haut-Endpunkt-Titration mittels intrakutaner Applikation von gereinigtem Bienen- bzw. Wespengift zur Ermittlung der individuellen Reizschwelle hilfreich.

Anamnese, spezifischer IgE-Nachweis und Hautreaktivität zusammen erlauben meist eine klare Zuordnung des in Frage stehenden Insekts. Entscheidend für die therapeutische Konsequenz einer spezifischen Immuntherapie, deren Indikation auf dem Hintergrund des entstehenden Aufwandes, der Kosten und Risiken gründlich abgewogen werden muß, sind die anamnestischen Angaben.

Nachdem prospektive Untersuchungen größerer Kollektive von Kindern gezeigt haben, daß milde Allgemeinreaktionen nach Insektenstichen in Form von urtikariellen Schüben bei Kindern eine wesentlich bessere Prognose haben als bei Erwachsenen, erübrigen sich in vielen Fällen Hyposensibilisierungsbehandlungen. Die Indikation zur Hyposensibilisierung sollte jedoch in derartigen Fällen nicht einer statistischen Risikoabschätzung überlassen werden, sondern auf dem Ergebnis einer subkutanen Provokationstestung (Stich durch ein lebendes Insekt bzw. Applikation von 100 µg Bienen- oder Wespengift subkutan) basieren.

12 Makrozephalus

Michael A. Überall

Symptombeschreibung

Mit dem Begriff *Makrozephalus* werden Kopfgrößen beschrieben, deren frontookzipitale Umfangswerte – unter Berücksichtigung von Geschlecht, ethnischer Zugehörigkeit und korrigiertem Gestationsalter – über der 97. Perzentile liegen. Obwohl entsprechend dieser Definition knapp 3 Prozent der normalen Bevölkerung statistisch gesehen makrozephal sind, muß jeder Nachweis auffällig erhöhter Kopfumfangswerte Anlaß für weiterführende Untersuchungen sein.

Während die Makrozephalie statistisch klar definiert ist, beschreibt die *makrozephale Entwicklung* eine auffallende Wachstumskinetik mit allmählicher Zunahme der Kopfgröße und Verlassen des bisher eingenommenen Perzentilenbereichs. Auch ohne Überschreiten eines bestimmten Grenzwertes muß eine derartige Entwicklung diagnostisch geklärt werden, wenn sich nicht aus der Vorgeschichte oder den klinischen Befunden Hinweise auf unmittelbare Ursachen ergeben (z.B. Aufholwachstum nach Frühgeburtlichkeit oder schwerer frühkindlicher Erkrankung). Die *relative Makrozephalie* bezieht sich auf das Verhältnis der Kopfgröße zu anderen Körpermaßen und charakterisiert – methodisch nicht einheitlich definiert – einen für die jeweilige Statur zu großen Kopf. Dabei ist zu berücksichtigen, daß die intraindividuelle Korrelation metrischer Körpermaße geringer ist als die interindividuelle Übereinstimmung familiärer Kopfumfangswerte. Aus diesem Grund ist ein Makrozephalus immer – auch bei harmonischen Körperproportionen – klärungsbedürftig!

Die Makrozephalie ist ein seltenes und deshalb diagnostisch wichtiges, jedoch völlig unspezifisches Symptom, das keinerlei Rückschlüsse auf die zugrundeliegende Ätiologie erlaubt. Pathogenetisch wird das Kopfwachstum durch Volumen und Expansionsdynamik der intrakraniellen Kompartimente Liquor, Hirngewebe und Blut sowie die Stärke bzw. die Wachstumsrate der umgebenden Schädelknochen bestimmt. Differentialdiagnostisch kann eine Makrozephalie bedingt sein durch:

• Volumenzunahme des Liquor cerebrospinalis *(Hydrozephalie)*
• Vergrößerung der Hirnmasse
– durch Zellzahlvermehrung (primäre *Megalenzephalie*, Tumor)
– durch Zunahme des Zellvolumens (sekundäre *Megalenzephalie* bei Stoffwechselerkrankungen oder Hirnödem)
• Zunahme der Schädelkalottendicke *(Makrokranie)*
• Gewebe nichtzerebralen Ursprungs, welches den intrakraniellen Raum zusätzlich ausfüllt (Blut, Subduralerguß, Tumoren).

Rationelle Diagnostik

Ausgangspunkt aller differentialdiagnostischen Entscheidungsprozesse ist die korrekte Bestimmung der Kopfgröße durch Messung des frontookzipitalen Kopfumfanges. Durch den Vergleich mit früheren Meßwerten (z.B. von den Vorsorgeuntersuchungen) kann die Wachstumsdynamik überprüft werden. Zur Erfassung familiärer Makrozephalieformen sollten auch die Kopfumfangswerte von Eltern und Geschwistern gemessen sowie nach weiteren Familienangehörigen mit einem großen Kopf gefragt werden. Bestätigt sich die Makrozephalie, so entscheiden *Wachstumskinetik*, *Familiarität* und *klinischer Befund* über Dringlichkeit sowie Art und Umfang der differentialdiagnostisch durchzuführenden Untersuchungen (Abb. 12.1 und 12.2).

Anamnese

Da viele Ursachen der Makrozephalie familiär bedingt oder Spätfolge einer frühkindlichen Schädigung des zentralen Nervensystems (ZNS) sind, ist eine ausführliche Familien-, Schwangerschafts-, Geburts- und Eigenanamnese obligat, die erhobenen Informationen sind häufig richtungsweisend. Dabei erlauben die Antworten auf die folgenden Fragen eine erste Orientierung über Ätiologie und Verlauf der zugrundeliegenden Erkrankungen:

• War der Patient bereits von Geburt an auffällig, oder entwickelte sich die Makrozephalie erst später?
• Wie ist die Entwicklungskinetik der Makrozephalie?
• Gibt es in der Familie neurologische oder dermatologische Auffälligkeiten?
• Ergeben sich Hinweise auf eine infektiöse oder traumatische ZNS-Schädigung?

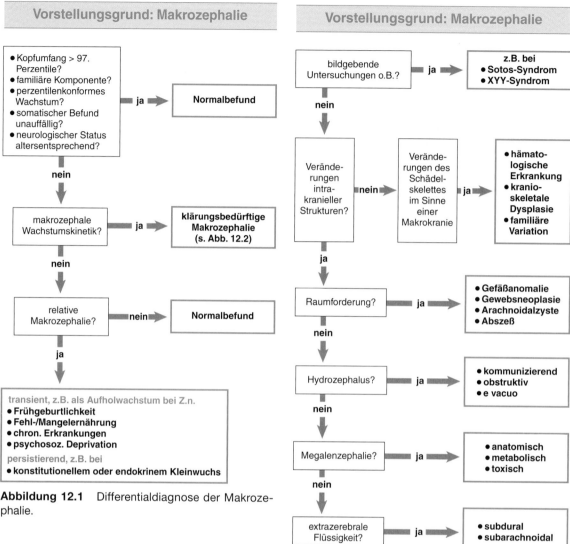

Abbildung 12.1 Differentialdiagnose der Makrozephalie.

Abbildung 12.2 Diagnostisches Vorgehen bei klärungsbedürftiger Makrozephalie.

Körperliche Untersuchung

Neben der Erfassung metrischer Körpermaße (Größe, Gewicht, Kopfumfang) steht eine ausführliche neurologische und somatische Statuserhebung im Vordergrund. Dabei sollten die klinischen Untersuchungsergebnisse und die anamnestischen Angaben harmonieren (cave: Kindesmißhandlung). Durch Auskultation können pathologische Strömungsgeräusche bei intrakraniellen Gefäßmalformationen (Aneurysma der V. Galeni), durch Transillumination Extremformen der Hydrozephalie (Holoprosenzephalie) nachgewiesen werden. Eine vorgewölbte Fontanelle, Fieber, Lethargie, Trinkschwäche, schrilles Schreien, Hyperexzitabilität und zerebrale Anfälle können beim Säugling in Kombination mit einer raschen Kopfumfangszunahme auf eine Meningitis purulenta mit sekundärem Subduralerguß hinweisen. Ein schleichender Verlauf bei einem älteren Kind mit protrahiertem Kopfwachstum, dumpfen Kopfschmerzen, Nüchternerbrechen, Bradykardie, Stauungspapille und letztlich Bewußtseinsstörung, Hirnnervenparesen und Atemstörungen kann Folge eines progredienten Hydrozephalus sein.

Insbesondere sollten bei der körperlichen Untersuchung die folgenden 6 Kardinalfragen geklärt werden:

• *Gibt es Hinweise auf eine intrauterine Infektion?* Verdächtig sind: Chorioretinitis, Katarakt, Mikrophthalmie, Schwerhörigkeit.

• *Zeigen sich klinisch Hinweise auf einen erhöhten Hirndruck?* Verdächtig sind: gespannte vorgewölbte Fontanelle, klaffende Schädelnähte, prominente Stirn, erweiterte Kopfvenen, Kopfschmerzen, Übelkeit, Erbrechen, Trinkschwäche, Vigilanzstörungen, Müdigkeit, Irritabilität, Steigerung der Muskeleigenreflexe, Pyramidenbahnzeichen, Hirnnervenausfälle, Pupillendifferenzen, Stauungspapille, Sonnenuntergangsphänomen, Entwicklungsknick.

• *Liegen Anhaltspunkte für eine dysrhaphische Störung vor?* Verdächtig sind: Anomalien im kraniozervikalen/lumbosakralen Übergangsbereich (Pigmentierungen, Behaarung, Einziehungen, Vorwölbungen etc.), kraniofaziale Korrelate einer Mittelliniensymptomatik (Hypotelorismus etc.), neurologische Auffälligkeiten (ungeklärte Paresen, Muskelhypotonie, Reflexabschwächung, Längen- oder Umfangsdifferenzen, Fehlstellungen von Beinen und Füßen, Miktionsstörungen, kaudale Regressionsveränderungen, fehlender Analreflex).
• *Gibt es Zeichen für ein neurokutanes Syndrom?* Verdächtig sind: Pigmentanomalien (z.B. Café-au-lait-Flecken, Hyper-/Hypo- oder Depigmentierungen), Teleangiektasien, Hämangiome, subkutane Fibrome, Irisveränderungen, Chagrain-Flecken, fokale oder halbseitige Zeichen einer Gewebshypertrophie.
• *Lassen sich Hinweise für eine neurometabolische Erkrankung finden?* Verdächtig sind: Entwicklungsstillstand/-regression, neu aufgetretene und/oder im Verlauf progrediente neurologische oder somatische Veränderungen (z.B. extrapyramidalmotorische Bewegungsstörungen, spastische Paresen, Krampfanfälle, Organomegalie, Fundusveränderungen).
• *Können Indikatoren für eine extrazerebral bedingte Makrozephalie gefunden werden?* Verdächtig sind: Blässe, petechiale Blutungen, Hochwuchs, Kleinwuchs, Dysostosen von Schädel und Skelett, Verletzungen, pathologische Frakturen.

Klinisch-chemische Untersuchungsmethoden

Laborchemische Verfahren sind bei der Abklärung der Makrozephalie erst in zweiter Linie indiziert. Nach entsprechenden bildgebenden Verfahren kann die Suche nach prä- und perinatalen Infektionserkrankungen mittels serologischer Antikörperuntersuchungen und PCR sowie Urin- und Liquorkulturen, Blut-/Urinuntersuchungen auf Organazidurien und Aminoazidopathien, kapillare Blutgasanalysen und die Bestimmung der Anionenlücke indiziert sein. Bei regressiver Entwicklung sollten Leukozyten- oder Fibroblastenkulturen für lysosomale Enzymtests angelegt werden. Chromosomale und molekulargenetische Analysen sollten durchgeführt werden, wenn sich in der Familienanamnese Hinweise auf Spontanaborte ergeben, der Patient selbst neurologisch auffällig ist oder gar dysmorphieverdächtige Stigmata zeigt.

Technische Untersuchungsmethoden

Die rasche Entwicklung bildgebender Verfahren in den letzten Jahren hat die Diagnostik bei Makrozephalie entscheidend verbessert.
• Bei makrozephalen Säuglingen mit offener Fontanelle ist die *Schädelsonographie* die bildgebende Untersuchung der ersten Wahl. Sie ermöglicht eine gute Darstellung intrakranieller Strukturen, liefert erste Hinweise auf die Natur einer Makrozephalie und gestattet häufig bereits die definitive Diagnosestellung.
• Der Einsatz der *farbkodierten Doppler-Sonographie* erlaubt nicht nur die Darstellung morphologischer Strukturen, sondern auch die Evaluation funktioneller Parameter (z.B. den Blutfluß in intrakraniellen Gefäßen). Dies ermöglicht z.B., bei makrozephalen Kindern mit einer Größenzunahme der äußeren Liquorräume zwischen benignen Subarachnoidalraumerweiterungen und posttraumatischen/-infektiösen Subduralergüssen zu unterscheiden (Abb. 12.3, Farbtafel) oder intrakranielle Gefäßanomalien nachzuweisen.
• Mit der *transkraniellen Doppler-Sonographie* können auch noch nach Verschluß der Fontanelle die Flußprofile in den großen intrakraniellen Gefäßen bestimmt und Hinweise auf fokale (Mittellinienverschiebung, Flußdifferenzen) oder generalisierte Hirndrucksteigerungen (Flußbeschleunigung) gefunden werden.
• *Konventionelle Röntgenuntersuchungen* des Kopfes geben Aufschluß über die intrakraniellen Druckverhältnisse (verstärkte Impressiones digitatae, klaffende Nähte), zeigen Kalottenanomalien und Schädeldysostosen.
• Bei knöchernen Fehlbildungssyndromen können *Röntgenskelettuntersuchungen* Hinweise auf primäre Skelettdysplasien oder okkulte Dysrhaphien geben.
• Im Zentrum der bildgebenden Diagnostik steht unverändert die *Computertomographie (CT)*. Sie erlaubt eine morphologisch klare Darstellung aller intrakraniellen Strukturen und vermag exakt zwischen verschiedenen strukturbedingten Makrozephalieformen zu unterscheiden (Hydrozephalus, neoplastische Raumforderung, Subduraleguß).
• Ergeben sich im CT Hinweise für eine Megalenzephalie oder Leukodystrophie oder liegen aufgrund der Anamnese und des klinischen Befundes Hinweise auf eine Stoffwechselerkrankung vor, so ist die Durchführung einer *Magnetresonanztomographie (MRT)* indiziert. Diese vermag aufgrund ihres höheren räumlichen Auflösungsvermögens und neuer Verfahren zur Signalberechnung (z.B. Flair-Sequenzen) auch kleinere strukturelle Anomalien (Migrationsstörungen, Gefäßanomalien) sicher darzustellen.

Besondere Hinweise

Mit den beschriebenen Verfahren ist in aller Regel eine klare Unterscheidung zwischen den häufigsten Ursachen des Makrozephalus (Hydrozephalie, Makrokranie, Megalenzephalie) möglich. Während die verschiedenen Formen der Hydrozephalie – häufigste Ursache eines Makrozephalus –

durch ihre charakteristischen morphologischen Veränderungen in der Regel eindeutig diagnostiziert werden können, bereitet die Differenzierung zwischen den verschiedenen Ursachen einer Megalenzephalie oder Makrokranie bisweilen Probleme. Häufig ist bei diesen Erkrankungen das vermehrte Kopfwachstum jedoch nur Teilaspekt eines umfangreicheren Symptomenkomplexes, dessen Phänomenologie eine differentialdiagnostische Zuordnung ermöglichen kann (s. DD-Tabellen).

Weisen Klinik und bildgebende Verfahren auf ein Hirnödem hin, ergeben sich jedoch in den Untersuchungen keine Anhaltspunkte für eine Stoffwechselerkrankung, so müssen die vielfältigen Ursachen eines *Pseudotumor cerebri* ausgeschlossen werden (z.B. Bleiintoxikation; Therapie mit Tetrazyklinen, Glukokortikoiden, oralen Antikonzeptiva oder Nalidixinsäure; Hyper-/Hypovitaminose A; Hypoparathyreoidismus, Nebennierenrindeninsuffizienz, zyanotische Herzfehler etc.).

Differentialdiagnostische Tabellen

Differentialdiagnose des Makrozephalus bei Megalenzephalie

Charakterisierung des Hauptsymptoms	weiterführende Nebenbefunde (Manifestationsalter)	Verdachtsdiagnosen	Bestätigung der Diagnose
fokale zerebrale Megalenzephalie	1.–2. Lebensjahr; Retardierung, Anfälle, Pseudobulbärparalyse	Oekonomakis-Malformation	*CT/MRT:* beidseitige fokale Mikropolygyrie mit kortikaler Verdickung der Inselregion
fokale zerebellare Megalenzephalie	im Kindes-/Jugendalter; Kleinhirnfunktion o.B., Familiarität, z.T. Gesichtsdysmorphien	Lhermitte-Duclos-Krankheit	*CT/MRT:* hypo-/isodense, z.T. verkalkte, nicht kontrastierende Kleinhirnrindenhypertrophien *Molekulargenetik:* 10q23.31; PTEN
Hemimegalenzephalie	bei Geburt; Hemihypertrophie von Skelett-/Weichteilstrukturen, multiple Hautveränderungen, Augenanomalien, Anfälle	Klippel-Trenaunay-Weber-Syndrom	typisches klinisches Bild *Molekulargenetik:* 5q13.3; VG5Q
	bei Geburt; Naevus sebaceus Jadassohn, epileptische Anfälle, Retardierung, Augenanomalien, Osteodystrophie	Lineares-Naevus-sebaceus-Syndrom	typisches klinisches Bild
Megalenzephalie mit Großwuchs	konnatale Makrosomie; Gesichtsdysmorphien, epileptische Anfälle, Retardierung, Wirbelsäulenanomalien	Sotos-Syndrom	typisches klinisches Bild; *Rö.:* akzeleriertes Knochenalter; *Labor:* 17-Ketosteroide im Urin ↑ *Molekulargenetik:* 5q35; NSO-1
	konnatale Makrosomie; Gesichtsdysmorphien, Kampto-/Klinodaktylie, Muskelhypertonie, Retardierung, Cutis laxa	Weaver-Smith-Syndrom	typisches klinisches Bild; *Rö.:* akzeleriertes Knochenwachstum *Molekulargenetik:* 5q35; NSO-1
	konnatale Makrosomie; Makroglossie, Omphalozele, Mittelgesichtshypoplasie, Kerbenohren, Organomegalie	Wiedemann-Beckwith-Syndrom	typisches klinisches Bild; *Rö.:* akzelerierte Knochenreifung; *Molekulargenetik:* 11p15.5; CDKN1c
	Dolichostenomelie, Augenfehlbildungen, Zahnanomalien, Retardierung, Herzfehler	Arachnodaktylie (Marfan-Syndrom)	typisches klinisches Bild; *Rö.:* Hyperplasie der knorpeligen Wachstumszonen; *Molekulargenetik:* 15q21.1; FBN1
Megalenzephalie mit Kleinwuchs	primordialer Kleinwuchs; Mikromelie, Hypotonie, Dreizackhand, Hydrozephalus, Hyperlordose, Intelligenz normal	Achondroplasie	*Rö.:* normale Mineralisation, kurze plumpe Röhrenknochen, Spinalstenose mit zervikomedialer Kompression; *Molekulargenetik:* 4p16.3; FGFR-3
	primordialer Kleinwuchs; eingesunkene Nasenwurzel, Kleeblattschädel, schmaler Thorax, Mikromelie	thanatophore Dysplasie	typisches klinisches Bild; *Molekulargenetik;* *CT/MRT:* u.a. temporale Polymikrogyrie

B

Differentialdiagnose des Makrozephalus bei Megalenzephalie *(Fortsetzung)*

Charakterisierung des Hauptsymptoms	weiterführende Nebenbefunde (Manifestationsalter)	Verdachtsdiagnosen	Bestätigung der Diagnose
Megalenzephalie mit Kleinwuchs	1. Lebensmonat; Gedeihstörung, Trinkschwäche, Regression, Hypotonie, Hurler-Phänotyp, Makulafleck, Hepatosplenomegalie, Kardiomyopathie	GM1-Gangliosidose (Landing-O'Brien-Syndrom)	*Labor:* Keratansulfatanaloga im Urin ↑, Aktivität der lysosomalen β-Galaktosidase in Serum, Leukozyten oder Fibroblastenkulturen ↓; *Molekulargenetik:* 3p21.33; GLB-1
	2.–6. Lebensjahr, Retardierung, Verhaltensauffälligkeit, Schwerhörigkeit, Fundusanomalie, Dysostosis multiplex, Hepatosplenomegalie	Mukopolysaccharidose III (Sanfilippo-Syndrom)	*Labor:* Speichervakuolen in Leuko-/Lymphozyten und Knochenmark; *Molekulargenetik:* 12q14; GNS
	6.–12. Lebensmonat, Regression, Dysostosis multiplex, Gargoylismus, Gelenkkontrakturen, Hepatosplenomegalie, Kardiomyopathie, Hydrozephalus	Mukopolysaccharidose I/II (Hunter-/Hurler-Syndrom)	*Labor:* α-L-Iduronidase-/Iduronat-Sulfatase-Aktivität in Fibroblasten ↓, Dermatansulfat im Urin ↑; *Molekulargenetik:* 4p16.3; IDUA
	1. Lebensjahr; Hurler-Phänotyp, Gelenkkontrakturen, Hepatosplenomegalie, Regression	Fukosidose	*Labor:* Aktivität der α-L-Fukosidose in Serum, Leukozyten und Fibroblasten ↓; *Molekulargenetik:* 1p34; FUCA1
	1.–2. Lebensjahr; Brachydaktylie, fetal face, Skelett-/Genitalanomalien, Intelligenz normal	Robinow-Syndrom	typisches klinisches Bild *Molekulargenetik:* 9q22; ROR2
	1.–10. Lebensjahr, Dysostosis multiplex, Intelligenz normal, Hepatosplenomegalie, Hornhauttrübungen, Gesichtsdysmorphie	Mukopolysaccharidose VI (Maroteaux-Lamy-Syndrom)	*Labor:* Heparansulfatausscheidung im Urin ↑; Aktivität der N-Acetyl-Galaktosamin-4-Sulfatase in Fibroblastenkulturen ↓; *Molekulargenetik:* 5q11–q13; ARSB
Megalenzephalie mit kutanen Veränderungen	bei Geburt; Hypomelanosis, Alopezie, Retardierung, Anfälle, Hypotonie, Retinopathie, Ohr-/Zahndysplasien, Hydronephrose, Hepatomegalie	Hypomelanosis Ito (Incontinentia pigmenti achromians)	typisches klinisches Bild; *Hautbiopsie:* Dyskeratose, Mastozytose; *Molekulargenetik:* Xp11/...
	fetale Makrosomie; Retardierung, Embryotoxon posterior, Hämangiokeratome, Hamartome, gastrointestinale Blutungen	Bannayan-Zonana-Riley-Ruvalcabe-Smith-Syndrom	typisches klinisches Bild; *Molekulargenetik:* 10q23.31; PTEN
	2.–6. Lebensjahr; multiple Café-au-lait-Flecken, Optikusgliome, Neurofibrome, Irishamartome, Freckling, epileptische Anfälle	Neurofibromatose von Recklinghausen	typisches klinisches Bild; Familienuntersuchung; *Molekulargenetik:* 17q11.2; NF-1
	bis Vorschulalter; epileptische Anfälle, Retardierung, Pigmentanomalien, Adenoma sebaceum, Hamartome, Angiokeratose, Koenen-Tumoren	tuberöse Sklerose	typisches klinisches Bild; Familienuntersuchungen; *Hautinspektion* mit Wood-Lampe; *Molekulargenetik:* 9q3/16p13.3; TSC-1/2; *CT:* multiple Verkalkungen
Megalenzephalie ohne Skelett-/Hautanomalien	1. Lebenswoche; Choreoathetose, Dysarthrie, Hypotonie, Opisthotonus, Retardierung	Glutarazidurie Typ I	*Labor:* organische Säuren im Urin ↑, Glutaryl-CoA-Dehydrogenase-Aktivität in Fibroblasten ↓; *Molekulargenetik:* 19p13.2; GCDH
	1.–6. Lebensmonat; Hypotonie, Trinkprobleme, Regression, Hepatomegalie, Choreoathetose, Anfälle, Spastik, Optikusatrophie, Hörstörung	Canavan-Syndrom	*Labor:* N-Acetylaspartat in Plasma und Urin ↑; Aktivität der Aspartoacylase in Fibroblasten ↓; *Molekulargenetik:* 17pter-p13; ASPA; *MRT:* Leukoenzephalopathie; MRT-Spektroskopie

Differentialdiagnose des Makrozephalus bei Megalenzephalie *(Fortsetzung)*

Charakterisie-rung des Haupt-symptoms	weiterführende Neben-befunde (Manifestationsalter)	Verdachtsdiagnosen	Bestätigung der Diagnose
Megalenzephalie ohne Skelett-/ Hautanomalien	1.–6. Lebensmonat; Hyper-exzitabilität, Hypo-/Areflexie, Spastik, zentrale Dysregulation, Regression, Anfälle, Hörstörung, Optikusatrophie	Globoidzell-Leuko-dystrophie (Morbus Krabbe)	*Labor:* Aktivität der Galaktosyl-ceramid-β-Galaktosidase ↓, Liquoreiweiß ↑; *Molekulargenetik:* 14q31; GALC; NLG ↓; *CT:* Leukodystrophie
	3.–12. Lebensmonat; Regression, Hypotonie, Hyperreflexie, Hyperakusis, Anfälle, Fundus-veränderungen, Hepatospleno-megalie, Dysostosis multiplex, Dezerebration	GM2-Gangliosidose (Tay-Sachs-Krankheit/ M. Sandhoff)	*Labor:* Aktivität von Hexosamini-dase A in Serum, Leukozyten, Fibroblastenkultur ↓; GM2-Gangliosid ↑ in Nervenzellen der Rektumschleimhaut, Speicher-zellen im KM; *Molekulargenetik:* 15q23–q24; HEXA
	1.–2. Lebensjahr; neurologisch unauffällig, perzentilenkonforme Wachstumskinetik, Familiarität	asymptomatische familiäre Megalenzephalie	Ausschlußdiagnose; Verlaufs-beobachtung
	1.–2. Lebensjahr; Teilleistungs-störungen, zentrale Dysregulation, Retardierung, Familiarität	symptomatische familiäre Megalenzephalie	Verlaufsbeobachtung; Ausschluß von Stoffwechselkrankheiten
	1.–2. Lebensjahr; Regression, Tetraspastik, epileptische Anfälle, Hydrozephalus, Gedeihstörung	Alexander-Krankheit (infantile Form)	*MRT:* progressive, frontal betonte Leukodystrophie; *Hirnbiopsie:* Rosenthal-Fasern; *Molekulargenetik:* 17q21; GFAP
	1.–2. Lebensjahr; Sprach-störungen, Regression, Ataxie, Bulbärparalyse, Tetraspastik, epileptische Anfälle, Fundus-veränderungen	metachromatische Leukodystrophie (Greenfield-Syndrom)	*Labor:* Arylsulfatase A im Urin ↑, Liquoreiweiß ↑, Arylsulfatase-A-Aktivität in Serum, Urin, Leuko-zyten u. Fibroblasten ↓; *Molekulargenetik:* 22q13.31-qter; ARSA; *MRT:* Demyelinisierung

Differentialdiagnose des Makrozephalus bei Makrokranie

Charakterisie-rung des Haupt-symptoms	weiterführende Neben-befunde (Manifestationsalter)	Verdachtsdiagnosen	Bestätigung der Diagnose
Makrokranie ohne begleitende Skelettfehl-bildungen	Blässe, Leistungsabfall, Blutungs-neigung, Hepatosplenomegalie, infektgetriggerter krisenhafter Verlauf	chronische Anämie (z.B. Thalassämie)	*Labor:* Blutbild, Ausstrich, Hb-Elektrophorese, osmotische Resistenz, Knochenmarkpunktion
Makrokranie mit Skelettdysplasie	primordialer Kleinwuchs; faziale/aurikuläre Dysmorphien, Robin-Sequenz, Hypotonie, Lun-genhypoplasie, Ateminsuffizienz	kampomele Dysplasie	*Rö.:* Fehlen der distalen Femur- und proximalen Tibiaepiphyse, Hypoplasie der Scapulae, Claviculae und Fibulae
	primordiale Dystrophie; Retardierung, Brachymesopha-langie, Dubois-Zeichen, Skoliose, Klinodaktylie, kraniofaziale Dys-morphie, Café-au-lait-Flecken	Silver-Russel-Syndrom	typisches klinisches Bild; *Molekulargenetik:* 7p11.2; ?
	bei Geburt; kraniofaziale Dysmorphien, prä-/postaxiale Polydaktylie, Syndaktylie 2.–4. Finger, Intelligenz normal	Greig-Zephalo-polysyndaktylie	typisches klinisches Bild; *Molekulargenetik:* 7p13; GLI3
	1.–6. Lebensmonat; Dolicho-zephalie, Hirnnervenausfälle, Nasenwulst, mandibuläre Hyper-plasie, Dentitionsanomalien	kraniometaphysäre Dysplasie	*Rö.:* Sklerose der Schädelbasis mit Obliteration der NNH; beim Säugling diaphysäre Verdickungen, später metaphysäre Auftreibungen

Differentialdiagnose des Makrozephalus bei Makrokranie *(Fortsetzung)*

Charakterisie-rung des Haupt-symptoms	weiterführende Neben-befunde (Manifestationsalter)	Verdachtsdiagnosen	Bestätigung der Diagnose
Makrokranie mit Skelettdysplasie	frühes Säuglingsalter; Augen-störungen, Dystrophie, Retardierung, Panzytopenie, Hepatosplenomegalie, Hirnnerven-parese, Knochenbrüchigkeit	Osteopetrose (Marmorknochen-krankheit)	*Rö.:* Knochendichte ↑; *Labor:* Anämie, Ca ↓, P ↓; *Molekulargenetik:* AD: 11q13.4/16p13; AR: 6q21; Rez.: 16p13/11q13.4–q13.5
	3.–6. Lebensmonat; Marfan-Zeichen, pastöses Aussehen, Hyperhidrosis, Hypotonie, Obsti-pation, rachitischer Rosenkranz, Kraniotabes, Harrison-Furche	Vitamin-D-Mangel-Rachitis	typisches klinisches Bild; *Labor:* Ca ↓ bis normal, aP ↑, Calcitriol ↓; *Rö.:* Knochendichte ↓, Metaphysen verbreitert
	1. Lebensjahr; Hepatome-galie, Retardierung, Schwerhörig-keit, Dysostosis multiplex, Augen-veränderungen, Infektanfälligkeit	Mannosidose	*Labor:* α-Mannosidose-Aktivität in Fibroblasten ↓, vakuolisierte Lymphozyten; *Molekulargenetik:* 19cen–q12; ADM
	2. Lebensjahr; Kleinwuchs, rachitische Beindeformität, Gangstörung, Osteomalazie	familiäre hypo-phosphatämische Rachitis	*Labor:* Ca, Calcitriol und Parat-hormon o.B.; P ↓; *Rö.:* Knochen-dichte ↓; Vitamin-D-Resistenz; *Molekulargenetik*
	spätes Kleinkindesalter; Hirnnervenparesen, Syndaktylie, Klinodaktylie	Sklerosteose	*Rö.:* Hyperostose und Sklerose der Schädelknochen (v.a. Kalotte und Unterkiefer), Kortikalis-verdickung der Röhrenknochen; *Molekulargenetik:* 17q12–q21; SOST

Differentialdiagnose des Makrozephalus bei Hydrozephalie

Charakterisie-rung des Haupt-symptoms	weiterführende Neben-befunde (Manifestationsalter)	Verdachtsdiagnosen	Bestätigung der Diagnose
Hydrocephalus obstructivus	bei Geburt; Arnold-Chiari-Malformation Typ 2 oder 3, Wirbelspaltbildung mit subduraler/subarachnoidaler Herniation von Meningen und Rückenmark	Meningomyelozele	typische Klinik und Bildgebung
	bei Geburt; weitlumige echofreie Liquorareale, extreme Reduktion des Hirnparenchyms mit Resten im Bereich von Hirnstamm, Kleinhirn und Falx cerebri	Hydranenzephalie (z.B. Holoprosenzephalie, extreme Hydrozephalie, Porenzephalie)	typischer radiologischer/ sonographischer Befund; zur DD: Szintigraphie, Doppler-Sonographie, Angiographie, NMR
	erste Lebensmonate; Aquäduktstenose oder Dandy-Walker-Syndrom, Lissenzephalie, Augenanomalien	Walker-Warburg-Syndrom	typische Klinik und Bildgebung
	1.–12. Lebensmonat; asymmetrische Erweiterung der Seitenventrikel	Verschluß des Foramen Monroi (z.B. nach intra-ventrikulären Blutungen oder bei raumfordernden Prozessen)	Anamnese und typische Bildgebung
	1.–12. Lebensmonat; 1.–3. Ventrikel ↑, Herniation von Kleinhirntonsillen, Kleinhirnwurm und 4. Ventrikel, kaudale Dystopie von Pons und Medulla im Foramen magnum, tethered cord	Arnold-Chiari-Fehlbildung (Typ 2)	typischer radiologischer/ sonographischer Befund
	1.–12. Lebensmonat; 1.–3. Ventrikel ↑, Herniation von Kleinhirntonsillen, Kleinhirnwurm und 4. Ventrikel, kaudale Dystopie von Kleinhirn-teilen und Medulla in zervikale Meningozele	Arnold-Chiari-Fehlbildung (Typ 3)	typischer radiologischer/ sonographischer Befund

Differentialdiagnose des Makrozephalus bei Hydrozephalie *(Fortsetzung)*

Charakterisierung des Hauptsymptoms	weiterführende Nebenbefunde (Manifestationsalter)	Verdachtsdiagnosen	Bestätigung der Diagnose
Hydrocephalus obstructivus	1.–12. Lebensmonat; Kurzhals, reduzierte Nackenbeweglichkeit, Arnold-Chiari-Anomalie, Platybasie, basilare Impressionen, Tiefstand von Ohren und Nackenhaargrenze, Hörstörung, Gaumenspalte, Arthropathia neurotrophica	Klippel-Feil-Syndrom	typische Klinik und Bildgebung; *Molekulargenetik:* 8q22.2; SGM1
	bis 24. Lebensmonat; 1.–3. Ventrikel normal bis ↑, zystische Erweiterung des 4. Ventrikels, Kleinhirnaplasie	Dandy-Walker-Syndrom	typischer radiologischer/ sonographischer Befund
	erste Lebensjahre; 1.–3. Ventrikel ↑	Aquäduktstenose/ -atresie	typischer radiologischer/ sonographischer Befund
	bis 10. Lebensjahr; kraniales Strömungsgeräusch, Herzinsuffizienz, 1.–3. Ventrikel ↑, kontrastanreichernde Raumforderung dorsal des Aquaeductus cerebri	Vena-Galeni-Malformation	typischer radiologischer Befund
	späte Kindheit; 1.–3. Ventrikel ↑, Herniation der Kleinhirntonsillen	Arnold-Chiari-Fehlbildung (Typ 1)	typischer radiologischer/ sonographischer Befund
Hydrocephalus communicans	Tage bis Wochen nach intra-/periventrikulärer Blutung Grad III–IV, Frühgeburtlichkeit, progressive neurologische Störungen	posthämorrhagischer Hydrozephalus	Anamnese
	Wochen bis Monate nach infektiösen, traumatischen oder toxischen Insulten, Gefäßanomalien; progressive Entwicklungsverzögerung, häufig nur geringe Makrozephalie	Hydrocephalus e vacuo	Anamnese; Bildgebung
	1.–3. Lebensjahr; Kopfschmerzen, Übelkeit, Erbrechen, Abduzensparese, Papillenödem	Hydrocephalus malresorptivus (z.B. bei Venen-/Sinusthrombose)	Anamnese (Risikofaktoren: Dehydratation, Mangelernährung, kong. Herzfehler, Fieber, Hyperkoagulabilität); Bildgebung
	2.–5. Lebensjahr; primordialer Kleinwuchs, Mikromelie, Hypotonie, Dreizackhand, basilare Impressionen, nur mäßige Erweiterung der inneren und äußeren Liquorräume	Achondroplasie	typischer klinischer Befund; *Molekulargenetik:* 4p16.3; FGFR3
	unspezifisch; progrediente Kopfschmerzen, Übelkeit, Erbrechen, Lethargie, Wesensveränderungen, zerebrale Anfälle	Hydrocephalus hypersecretorius (z.B. bei Papillom des Plexus chorioideus oder akuter Meningitis)	Bildgebung, Angiographie
	unspezifisch; Kopfschmerzen, Übelkeit, Erbrechen, Lethargie, Wesensveränderung, rasche Progredienz multifokaler neurologischer Störungen	neoplastische Metastasierung/Infiltration von Meningen und/oder Subarachnoidalraum	Bildgebung; Klinik; Labor

13 Mikrozephalus

Michael A. Überall

Symptombeschreibung

Die *Mikrozephalie* ist definiert als ein Kopfumfang, der – unter Berücksichtigung von Geschlecht, ethnischer Zugehörigkeit und korrigiertem Gestationsalter – unterhalb der 3. Perzentile liegt.

Die *primäre Mikrozephalie* ist durch eine in den ersten 7 Schwangerschaftsmonaten verursachte Anlagestörung der Hirnentwicklung gekennzeichnet (z.B. durch familiäre Faktoren, Embryo-/Fetopathien, Chromosomenaberrationen, dysmorphogenetische Syndrome, Traumen, Medikamente, Toxine), während sich die *sekundäre Mikrozephalie* auf eine Schädigung des in der Anlage gesunden Gehirns nach dem 7. Monat bezieht (z.B. durch Infektionen, perinatale Hyp-/Anoxie, Trauma, Hypoglykämie, Mangelernährung oder chronische Erkrankungen). Unter einer *mikrozephalen Entwicklung* versteht man eine pathologische Wachstumskinetik, die durch ein Absinken der Wachstumsgeschwindigkeit und ein Abscheren der Kopfumfangskurve unter den bislang eingenommenen Perzentilenbereich gekennzeichnet ist. Einen Anhaltspunkt für die Beurteilung des Kopfwachstums gibt die Wachstumsgeschwindigkeit des Kopfumfanges. Als Norm gelten:
- 1.–3. Monat: 2 cm/Monat
- 4.–6. Monat: 1 cm/Monat
- 7.–12. Monat: 0,5 cm/Monat.

Die Größe der vorderen Fontanelle bei Geburt (Norm: 0,6–3,6 cm), der Zeitpunkt ihres Verschlusses (Norm: zwischen dem 6. und 20. Monat) und insbesondere der Vergleich mit geeigneten Perzentilenkurven geben weitere Hinweise auf eine mikrozephale Entwicklung.

Die Mikrozephalie ist für die klinische Routine ein sensitives, im Gegensatz zur Makrozephalie überaus häufiges und völlig unspezifisches Symptom, das in der Mehrzahl der Fälle durch ein vermindertes Hirnwachstum *(Mikroenzephalie)* verursacht wird. Die Gründe hierfür sind außerordentlich vielfältig und umfassen neben einer Vielzahl angeborener und erworbener kindlicher Erkrankungen auch zahlreiche maternale Faktoren, deren Einfluß insbesondere in der Phase der Organogenese während der ersten Schwangerschaftswochen zu einer intrauterinen Fruchtschädigung mit konsekutiver Mikrozephalie führen kann (z.B. Infektionskrankheiten, Strahlenexposition, Diabetes mellitus, Urämie, PKU, Mangelernährung, CO-Intoxikation, Medikamenten-/Zigaretten-/Alkohol-/Drogenabusus). Darüber hinaus treten viele Fälle sporadisch, ohne Nachweis eines spezifischen Pathomechanismus oder familiär gehäuft auf und können im einzelnen nur schwer nachweisbaren autosomalen, gonosomalen, rezessiven, dominanten oder polygenen Erbgängen folgen. Nur selten ist die Mikrozephalie extrazerebraler Natur und durch den vorzeitigen Verschluß der Schädelnähte bedingt *(Kraniosynostose)*.

Rationelle Diagnostik

Die differentialdiagnostische Evaluation einer Mikrozephalie erfordert ein systematisches Vorgehen. Mögliche Ursachen umfassen das weite Spektrum angeborener und erworbener Störungen der ZNS-Entwicklung. Dabei ist zu berücksichtigen, daß das ätiologisch verantwortliche Agens seine schädigende Wirkung einmalig (z.B. als teratologische Noxe während der Frühschwangerschaft oder später in der Perinatal- bzw. frühen Postnatalperiode) oder kontinuierlich über einen längeren Zeitraum (z.B. als maternale Stoffwechselerkrankung während der gesamten Schwangerschaft) entfalten kann.

Ausgangspunkt aller Überlegungen ist der exakt gemessene frontookzipitale Kopfumfang, der Vergleich mit früher gemessenen Umfangswerten und die Erstellung einer Kopfumfangskurve zur Erfassung der Wachstumskinetik. Dies erlaubt häufig eine Orientierung über den Manifestationszeitpunkt und gibt Hinweise auf den Zeitpunkt der Schädigung: so beweist z.B. ein schon bei Geburt zu kleiner Kopf eine pränatale Entwicklungsstörung, während die Erstmanifestation zwischen dem 3. und 6. Lebensmonat für eine perinatal erworbene Schädigung des ZNS spricht. Auxologische Familienuntersuchungen gestatten eine Somatotypisierung und können Hinweise auf familiäre Normvarianten geben. Wachstumsdynamik, Familiarität, Entwicklungsverlauf und klinische Symptomatik bestimmen das diagnostische Vorgehen.

Anamnese

Im Rahmen der Eigenanamnese sollte die bisherige Entwicklung genau erfaßt werden (Entwicklungsdaten, Anfälle, Hör-/Sehleistung, Entwicklungskinetik, motorische/sprachliche Meilensteine, Spielverhalten) und Ernährungsgewohnheiten sowie zurückliegende Unfallereignisse dokumentiert werden. Die Schwangerschaftsanamnese erlaubt Rückschlüsse auf exotoxische (Infektionen, Strahlenexposition, Alkohol-/Nikotin-/Medikamenten-/Drogenabusus) oder maternal bedingte intrauterine Fruchtschädigungen (Stoffwechselerkrankungen, Poly-/Oligohydramnion, Plazentainsuffizienz, Urämie, Hypertonie, Mangelernährung) und gibt Hinweise auf frühkindliche Beeinträchtigungen (Kindsbewegungen, intrauterines Wachstum, laborchemische Auffälligkeiten). Die Geburtsanamnese läßt perinatale Risikofaktoren erkennen (Termin, Verlauf, Dauer, Plazentainsuffizienz, Anpassungsstörungen, postnatales Verhalten, Trauma, Hyp-/Anoxie, Stoffwechselerkrankungen, Geburtsmaße). Die Familienanamnese liefert ergänzende Hinweise (Familienähnlichkeiten, Hinweise für Chromosomenanomalien, neurometabolisch-degenerative Erkrankungen, Tot-/Fehlgeburten etc.) und erlaubt einen Einblick in die soziale Gesamtsituation (cave: psychosoziale Mikrozephalie, Kindesmißhandlung).

Körperliche Untersuchung

Im Zentrum der klinischen Untersuchung steht – nach Erfassung somatometrischer Parameter (Größe, Gewicht, Kopfumfang) – zunächst der Ausschluß einer extrazerebral bedingten Mikrozephalie bei vorzeitigem Verschluß der Schädelnähte. In aller Regel bereitet der klinische Nachweis einer Kraniosynostose keine wesentlichen Probleme. Wegweisend sind Schädelformen mit mehr oder weniger komplexen Verformungen von Hirn- und/oder Gesichtsschädel (Ausnahme: Pansynostose), tastbare Knochenwülste im Bereich der vorzeitig verschlossenen Schädelnaht sowie Exophthalmie, Strabismus und Pyramidenbahnzeichen. Im Gegensatz hierzu bedingt die Mikroenzephalie meist eine proportionierte Mikrozephalie mit unauffälliger Schädelform und z.T. überlappenden Schädelnähten. Bei der körperlichen Untersuchung sollte besonderer Wert auf die Erhebung des Neurostatus gelegt werden (Entwicklungsstand, Motorik, Zerebralparesen etc.).

Obwohl die Mikrozephalie häufig mit einer geistigen Behinderung, zerebralen Anfällen und statomotorischen Beeinträchtigungen einhergeht, gibt es keine strenge Korrelation. Somit kann das Spektrum möglicher neurologischer Beeinträchtigungen bei Mikrozephalie von einer normalen geistigen Entwicklung, milden hyperkinetischen Verhaltensauffälligkeiten und diskreten feinmotorischen Defiziten bis hin zu schwersten Defektsyndromen mit psychomotorischer Retardierung, autistischer Verhaltensstörung und Dezerebration reichen. Ophthalmoskopisch können Hinweise auf konnatale Infektionen (Chorioretinitis), erhöhten Hirndruck bei Kraniosynostosen (Stauungspapille, Optikusatrophie) und neurometabolische Leiden gefunden werden (Chorioretinopathie, Optikusatrophie, Katarakt).

Zeigt der Patient neben der Mikrozephalie neurologische und somatische (faziale und/oder extrazephale) Auffälligkeiten, so liegt in aller Regel ein spezifisches Fehlbildungssyndrom vor.

Klinisch-chemische Untersuchungen

Die Suche nach prä- und perinatalen Infektionserkrankungen mittels serologischer Antikörperuntersuchungen und PCR sowie Urin- und Liquorkulturen auf Röteln, Herpes simplex, Coxsackie B, CMV, HIV, Lues und Toxoplasmose gehört ebenso zur Routine wie Blut-/Urinuntersuchungen auf Organazidurien und Aminoazidopathien, eine kapillare Blutgasanalyse und die Bestimmung der Anionenlücke. Erhöhte Pyruvat- und Laktatserumspiegel können auf eine mitochondriale Energiestoffwechselstörung hinweisen. Bei regressiver Entwicklung sollten Leukozyten- oder Fibroblastenkulturen für lysosomale Enzymtests angelegt werden. Chromosomenanalysen (DD-Tab.) sind indiziert, wenn sich in der Familienanamnese Hinweise auf Spontanaborte ergeben, der Patient selbst neurologisch auffällig ist oder gar dysmorphieverdächtige Stigmata zeigt.

Technische Untersuchungen

Bei mikrozephalen Kindern mit offener Fontanelle ist unverändert die Schädelsonographie das Verfahren der ersten Wahl, gestattet es doch auf wenig belastende Art einen raschen Überblick über die Morphologie intrakranieller Strukturen.

Standardröntgenuntersuchungen des Schädels können bei Kraniosynostosen die verschlossenen Schädelnähte nachweisen und Hinweise auf einen erhöhten intrakraniellen Druck geben (ballonierte Sella, vermehrte Impressiones digitatae; Abb. 13.1).

Die *Computertomographie (CT)* erlaubt die genaue Darstellung der resultierenden Schädelanomalie (Knochenfenster, 3-D-Rekonstruktion) und liefert gleichzeitig die morphologischen Grundlagen für die Planung einer anstehenden chirurgischen Intervention (Abb. 13.2). Intrakranielle Verkalkungen verweisen auf intrauterine Infektionen.

Ergeben sich aufgrund der klinischen und/oder radiologischen Befunde keine Hinweise für eine Kraniosynostose, so ist unter Umständen auch primär eine *magnetresonanztomographische Untersuchung des Gehirns (MRT)* indiziert. Diese Methode ist dem CT in der Darstellung neuronaler Migrationsstörungen, kortikaler Gyrierungsanomalien und medullärer Dys-/Hypomyelinisierungen bei weitem überlegen. Normalerweise zeigen die bildgebenden Untersuchungen bei primärer Mikrozephalie keine (Microcephalia vera) bzw. für den zugrundeliegenden Pathomechanismus sehr typische Veränderungen (Makro-/Mikrogyrie,

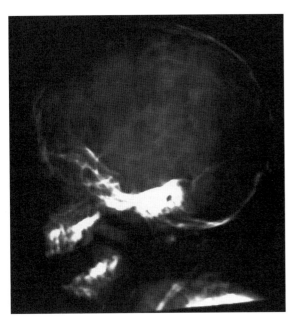

Abb. 13.1 Röntgennativaufnahme des Schädels (seitlich) bei einem 2½ Jahre alten Jungen mit Pansynostose.

Migrationsstörungen, Holoprosenzephalie, Corpus-callosum-Agenesie, Schizenzephalie, Lissenzephalie, Pachygyrie etc.). Bei sekundär-destruktiver Mikrozephalie können in aller Regel morphologische Residuen der Hirnschädigung nachgewiesen werden (Ventrikelerweiterungen, Hirnatrophien, uni-/multifokale Porenzephalien, periventrikuläre Verkalkungen, Enzephalo-/Leukomalazien, Ventrikulitis etc.), eine unauffällige Bildgebung schließt eine sekundäre Mikrozephalie jedoch grundsätzlich nicht aus.

Besondere Hinweise

Trotz der ätiopathogenetischen Vielfältigkeit gestaltet sich die differentialdiagnostische Vorgehensweise bei Mikrozephalie nicht allzu kompliziert, u.U. jedoch sehr extensiv. Nachdem aufgrund typischer Befunde eine Kraniosynostose als extrazerebrale Ursache einer Mikrozephalie ausgeschlossen wurde (auffällige Schädelform, Exoph-

thalmie, klinische/radiologische Zeichen der intrakraniellen Druckerhöhung), gilt es im weiteren, zwischen erworbener und genetisch bedingter Mikrozephalie bzw. zwischen familiären und isolierten Manifestationsformen zu unterscheiden.

> Eine mäßiggradige Mikrozephalie mit deutlicher neurologischer Beeinträchtigung, schwerer psychomotorischer Retardierung und Zerebralparese läßt in Kombination mit anamnestischen Anhaltspunkten für eine frühkindliche Hirnschädigung eher an eine erworbene Mikrozephalie denken, während die entgegengesetzte Befundkonstellation eher für eine genetisch bedingte Ursache spricht. Oft erlauben die verfügbaren Ergebnisse jedoch keine klare Differenzierung und die klinischen Befunde keinen spezifischen Syndromnachweis, so daß bisweilen nach und nach das ganze Spektrum der diagnostischen Möglichkeiten zum Einsatz gebracht werden muß.

Die Rechtfertigung für derart umfangreiche Untersuchungsverfahren bei einem therapeutisch nur selten kausal behandelbaren Symptom beruht auf dem Bestreben, das Wiederholungsrisiko und die zu erwartende Entwicklung abschätzen zu können. Sind letztlich alle erhobenen Untersuchungsergebnisse unauffällig, gibt es weitere mikrozephale Familienmitglieder und bleiben die Kinder auch im Verlauf asymptomatisch, so kann von einer benignen familiären Mikrozephalie als Normvariante der unteren 3 % des Kopfumfangsspektrums ausgegangen werden.

Differentialdiagnostische Tabellen

Aufgrund der heterogenen Ätiologie der Mikrozephalie können die nachfolgenden DD-Tabellen naturgemäß nur einen Teil des möglichen Ursachenspektrums erfassen. Wegen der Problematik der Familienberatung werden vor allem chromosomale und nichtchromosomale Dysmorphiesyndrome beschrieben, die typischerweise mit einer Mikrozephalie einhergehen und ein erhöhtes Wiederholungsrisiko beinhalten.

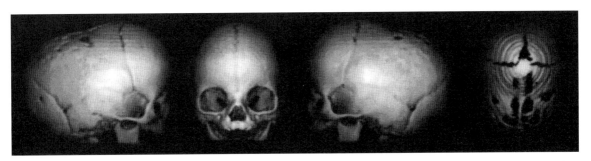

Abb. 13.2 3-D-Rekonstruktion einer Schädel-CT-Untersuchung bei einem 14 Monate alten Jungen mit Dolichozephalus bei prämaturer Synostose der Sagittalnaht.

Differentialdiagnose der Mikrozephalie mit Kleinwuchs

Charakterisierung des Hauptsymptoms	weiterführende Nebenbefunde	Verdachtsdiagnosen	Bestätigung der Diagnose
Mikrozephalie, primordialer Kleinwuchs, Retardierung	epileptische Anfälle, Gesichtsdysmorphien, Augenanomalien, Urogenitalfehlbildungen, Herzfehler	Wolf-Hirschhorn-Syndrom	*Molekulargenetik:* 4p16.3; WHSC-16
	Ekzeme, Hypotrichosis, Gesichtsdysmorphien, Finger-/Ohranomalien, Fütterungsprobleme	Dubowitz-Syndrom	typisches klinisches Bild
	epileptische Anfälle, Hypertrichosis, Gesichtsdysmorphie, rezidivierende Infektionen, Aplasie/Hypoplasie des 5. Fingers, Hypotonie	Coffin-Siris-Syndrom	*Molekulargenetik:* t(7;22) (q32;q11.2)
	LKG-Spalte, Gesichtsdysmorphie, Radiushypoplasie, Syndaktylien	Juberg-Hayward-Syndrom	typisches klinisches Bild
	kraniofaziale Dysmorphien, Gaumenspalte, Schmelzdefekte, verzögertes Knochenwachstum	Seckel-Syndrom	typisches klinisches Bild; *Molekulargenetik:* 14q21–q22/18p11.31–q11.2; SCKL1–3
	Augenanomalien, Hypotonie, Gesichtsdysmorphien, Arachnodaktylie	Kaufman-Syndrom	typisches klinisches Bild
	Herzfehler, Gedeihstörung, epileptische Anfälle, Fütterungsschwierigkeiten	Kokainembryopathie	Anamnese
	kraniofaziale Dysmorphien, epileptische Anfälle, Hypotonie, Ernährungsstörung, Herzfehler, Urogenitalanomalien	Alkoholembryopathie	Anamnese
	kraniofaziale Dysmorphien, Herzfehler, Genitalanomalien, Dysarthrie	Trimethadion-Embryopathie	Anamnese
	akro-/kraniofaziale Dysmorphien, LKG-Spalte, MMC, Herzfehler	Antiepileptika-Embryopathie	Anamnese
	Exophthalmus, Schwerhörigkeit, epileptische Anfälle, Hyperaktivität, Gesichtsdysmorphien	Pitt-Syndrom	typisches klinisches Bild
	Extremitätenanomalien, Gedeihstörung, Urogenitalfehlbildungen, Muskelhypertonie, Dysarthrie, Synophrie	De-Lange-Syndrom	typisches klinisches Bild; *Molekulargenetik:* 5p13.1; NIPBL
	Gesichtsdysmorphien, Herzfehler, epileptische Anfälle, Nierenanomalien	partielle Trisomie 3q	*Molekulargenetik*
	Gaumenspalte, Herzfehler, Hypotonie, Genitalanomalien, Holoprosenzephalie	7q⁻-Syndrom	*Molekulargenetik*
	Gesichtsdysmorphien, Herzfehler, prominentes Hinterhaupt	8p⁻-Syndrom	*Molekulargenetik*
	ZNS-Fehlbildungen, Gesichtsdysmorphien, Analatresie, Skelettfehlbildungen, Urogenitalanomalien, epileptische Anfälle	13q⁻-Syndrom	*Molekulargenetik*
	Gesichtsdysmorphien, Arrhinenzephalie, LKG-Spalte, Herzfehler, Mikrophthalmie, Polydaktylie, Hämangiome, Kopfhautdefekte	Trisomie 13	*Molekulargenetik*
	Fingerkontrakturen, Radiusaplasie, Gesichtsdysmorphien, Urogenitalanomalien, Ösophagusatresie	Trisomie 18	*Molekulargenetik*
	Gesichtsdysmorphien, Makroglossie, Organanomalien, Gelenküberstreckbarkeit, Hypotonie, Brushfield-Spots, Mongolismus	Trisomie 21	*Molekulargenetik*
	Gesichtsdysmorphien, Herzfehler, Mikrodontie, Fundusanomalien, Urogenitalfehlbildungen	Williams-Beuren-Syndrom	*Molekulargenetik:* 7q11.2; Elastin

Differentialdiagnose der Mikrozephalie mit Kleinwuchs *(Fortsetzung)*

Charakterisie-rung des Haupt-symptoms	weiterführende Nebenbefunde	Verdachtsdiagnosen	Bestätigung der Diagnose
Mikrozephalie, postnataler Kleinwuchs, Retardierung	Photodermatose, Katarakt, Retina-degeneration, Hypertonie, Hörstörungen, Nephrose	Cockayne-Syndrom (Pelizaeus-Merz-bacher-Syndrom Typ VI)	typisches klinisches Bild; *CT/MRT:* Leukodystrophie; *Molekulargenetik:* 10q11; ERCC-G
	Gesichtsdysmorphien, Spastik, Hypotonie, Athetose, epileptische Anfälle, akzessorische Mamillen	Kaveggia-Syndrom	typisches klinisches Bild; *Molekulargenetik*
	Progerie, Pigmentanomalien, Hörverlust, Gesichtsdysmorphien, Hepatomegalie, Hypotrichosis	Mulvihill-Smith-Syndrom	typisches klinisches Bild
	Hypotonie, Daumenanomalien, Gesichts-dysmorphien, Herzfehler, Urogenital-anomalien, rezidivierende Infektionen	Rubinstein-Taybi-Syndrom	*Molekulargenetik:* 16p13.3; CREBBP
	Retinopathie, Arachnodaktylie, Cutis marmorata	Mirhosseini-Holmes-Syndrom	typisches klinisches Bild
	Gesichtsdysmorphien, Prognathie, Nieren-/Herzanomalien, Trichterbrust, Pigmentanomalien, Klinodaktylie	Mutchinik-Syndrom	typisches klinisches Bild
	Gesichtsdysmorphien, Hautanomalien, Lissenzephalie	Miller-Diecker-Syndrom	*Molekulargenetik:* 17p13.3; TMAP
	Gesichtsdysmorphien, Hypertelorismus, typisches Schreien	Cri-du-chat-Syndrom (5p⁻-Syndrom)	*Molekulargenetik*
	faziale Teleangiektasien, Photodermatitis, Kieferhypoplasie, Immunglobuline ↓, Neoplasierisiko ↑	Bloom-Syndrom	*Molekulargenetik:* 15q26.1; DNA-Helicase

Differentialdiagnose der Mikrozephalie mit Skelettanomalien

Charakterisie-rung des Haupt-symptoms	weiterführende Nebenbefunde	Verdachtsdiagnosen	Bestätigung der Diagnose
Mikrozephalie, Skelettanomalien, Retardierung	Mikro-/Anophthalmie, Blepharophimose, Gesichtsdysmorphien, Kamptodaktylie, Gelenkkontrakturen, Osteoporose, Hypotonie	COFS-Syndrom	typisches klinisches Bild; *Molekulargenetik:* 10q11; ERCC-G
	kraniofaziale Dysmorphien, Urogenital-anomalien, postaxiale Polydaktylie, Herzfehler, ZNS-Fehlbildungen, epileptische Anfälle, Hypotonie, Ptosis, Kleinwuchs	Smith-Lemli-Opitz-Syndrom	*Labor:* 7-Dehydrocholeste-rin-Reduktase-Aktivität ↓, Serumcholesterin ↓, 7-Dehydrocholesterin ↑; *Molekulargenetik:* 11q12–q13; DHCR-7
	Kleinwuchs, Gesichtsdysmorphie, Gelenkfehlbildungen, Herzfehler, LKG-Spalte, Nierenanomalien, Syndaktylie, Klumpfuß	Tetrasomie 9p	*Molekulargenetik*
	Kyphoskoliose, Finger-/Gesichts-dysmorphien, Hypotonie	Coffin-Lowry-Syndrom	*Molekulargenetik:* Xp22.2–p22.1; RPSGKA-3
	Dys-/Aplasie des Daumens/Radius, Arthrogryposis, Phokomelie, bilaterale LKG-Spalte, Urogenitalanomalien	Roberts-Syndrom	typisches klinisches Bild
	Hirnfehlbildungen, epileptische Anfälle, Chorioretinopathie, Mikrophthalmie, kostovertebrale Fehlbildungen	Aicardi-Syndrom	typisches klinisches Bild; *Molekulargenetik:* Xp22; SOM
	Endphalangenfehlbildungen, Gesichts-dysmorphien, Kleinwuchs, Herzfehler	4q⁻-Syndrom	*Molekulargenetik*
	Gaumenspalte, Gesichtsdysmorphien, Genitalanomalien, Herzfehler	4p⁻-Syndrom	*Molekulargenetik*

Differentialdiagnose der Mikrozephalie ohne begleitende Wachstumsverzögerung oder skelettale Fehlbildungen

Charakterisie-rung des Hauptsymptoms	weiterführende Nebenbefunde	Verdachtsdiagnosen	Bestätigung der Diagnose
Mikrozephalie	weiblich, Entwicklung im 1. Lebensjahr o.B., Regression, Verlust des Handgebrauches, Anarthrie, Gangapraxie/-ataxie, epileptische Anfälle	Rett-Syndrom	typisches klinisches Bild; *Molekulargenetik:* Xq28; MECP2
	Gesichtsdysmorphien, Hypomelanosis, Hyperkinesie/-reflexie, epileptische Anfälle, Ataxie, Lachanfälle	Angelman-Syndrom	*Molekulargenetik:* Xq28/ 15q11–q13; UBE3A
	Gaumenspalte, Mikrophthalmie, Gesichtsdysmorphien, Herzfehler, Hypotonie, Ohranomalien	Retinoid-embryopathie	Anamnese
	Augen-/Ohrfehlbildungen, Herz-fehler, Schwerhörigkeit, u.U. Retardierung	Röteln-embryopathie	Anamnese; Serologie
	Ataxie, Retardierung, Genitalhypoplasie, Paresen, Xeroderma pigmentosum	De-Sanctis-Cacchioni-Syndrom	typisches klinisches Bild; *Labor:* gelegentlich 17-Keto-steroide und 17-Hydrokortiko-steroide im Serum ↑
	Hiatushernie, Nephrose, Hypotonie	Galloway-Syndrom	typisches klinisches Bild
	Paraspastik, Optikusatrophie, epileptische Anfälle, Gedeihstörung	Paine-Syndrom	*Labor:* Hyperaminoazidurie, Aminosäuren im Liquor ↑,
	Paraspastik, Choreoathetose, Ataxie, Retardierung, Nystagmus, Dysarthrie, epileptische Anfälle	Pelizaeus-Merzbacher-Syndrom (Typ I)	*CT/MRT:* Leukodystrophie; *Molekulargenetik:* Xq22/ 1q41–q42; PLP1

Differentialdiagnose der sekundär-destruktiven Mikrozephalie

Charakterisie-rung des Hauptsymptoms	weiterführende Nebenbefunde	Verdachtsdiagnosen	Bestätigung der Diagnose
Mikrozephalie	Manifestationsalter: 1.–3. Lebens-monat; multifokale zystische De-generation, Enzephalomalazie, Por-enzephalie, gliöse Narbenbildung, narbige Fehlbildungen, intrakranielle Verkalkungen, epileptische Anfälle, Zerebralparese, Retardierung	Z.n. intrauteriner Schädigung durch Genuß-/Rauschgifte, Medikamente, Kohlenmonoxid, Radioaktivität	Anamnese; labor-chemische Unter-suchungen der Mutter
		Z.n. perinataler Hypoglykämie	Anamnese
		Z.n. perinataler Dehydratation	Anamnese
	zusätzlich u.U. Frühgeburtlichkeit; Risikoschwangerschaft bei Blutgruppenunverträglichkeit; prolongierte Geburt; pathologischer Apgar, Anpassungsstörung	Z.n. perinataler Ischämie oder Hyp-/Anoxie mit hypoxisch-ischämischer Enzephalopathie	Anamnese; Labor
	zusätzlich u.U. Makrosomie	Z.n. perinataler Intoxikation durch maternale Stoffwechsel-produkte (z.B. bei Diabetes, PKU, Urämie)	Anamnese; Stoff-wechseluntersuchun-gen bei der Mutter
	zusätzlich u.U. äußerlich sichtbare Verletzungen	Z.n. perinatalem Trauma	Anamnese
	zusätzlich u.U. Hepatospleno-megalie, Icterus praecox/prolongatus, Dystrophie, Thrombozytopenie, Hörstörung, Augenanomalien	Z.n. perinataler Infektion (z.B. HSV, CMV, VCV, HIV, Rubella, Toxoplasma gondii, Treponema pallidum, Streptokokken B etc.)	Anamnese; klinischer Befund; mikrobiologi-sche/virologische Untersuchungen

Differentialdiagnose der sekundär-destruktiven Mikrozephalie *(Fortsetzung)*

Charakterisierung des Hauptsymptoms	weiterführende Nebenbefunde	Verdachtsdiagnosen	Bestätigung der Diagnose
Mikrozephalie	zusätzlich: intrauterine Dystrophie	Z.n. perinataler Mangelernährung (z.B. bei Plazentainsuffizienz oder chronischer Erkrankung der Mutter)	Anamnese; mütterliche Untersuchung
		Z.n. postnataler Meningitis, Enzephalitis	Anamnese; Serologie
	zusätzlich u.U. äußerlich sichtbare Verletzungen	Z.n. postnatalem Schädel-Hirn-Trauma	Anamnese
	Manifestationsalter: erste Lebensjahre; allgemeine Dystrophie mit Minderwuchs	Z.n. chronisch konsumierenden Erkrankungen, chronische Fehl-/Mangelernährung	Anamnese; je nach weiteren Symptomen weiterführende Diagnostik

Differentialdiagnose der intrauterin erworbenen Mikrozephalie

Charakterisierung des Hauptsymptoms	weiterführende Nebenbefunde (Manifestationsalter)	Verdachtsdiagnosen	Bestätigung der Diagnose
Mikrozephalie	bei Geburt; intrauteriner Minderwuchs, Hepatosplenomegalie, thrombopenische Purpura, Chorioretinitis, periventrikuläre Verkalkungen, Hörstörung	konnatale Zytomegalie	CMV-Direktnachweis in Urin, Speichel, Liquor etc.; PCR; CMV-Antigennachweis mit ELISA
	bei Geburt; kutane Bläschen/Narben, Chorioretinitis, Keratokonjunktivitis, Mikrophthalmie, intrakranielle Verkalkungen, Hepatosplenomegalie	konnatale Herpes-simplex-Infektion	HSV-Direktnachweis mittels Kultur ± PCR; HSV-Antigennachweis mit ELISA
	bei Geburt; intrauteriner Minderwuchs, Schwerhörigkeit, Katarakt, Mikrophthalmie, Herzfehler	Rötelnembryopathie	Virusdirektnachweis mittels Kultur ± PCR; Antigennachweis mittels ELISA
	bei Geburt; Makrosomie, Herzfehler, Urogenitalanomalien, kaudale Regression	Embryo-/Fetopathia diabetica	Anamnese; Bestimmung der maternalen Glukose und HBA_{1c}-Werte
	bei Geburt; pränatale Dystrophie, Herzfehler, Gedeihstörung, epileptische Anfälle, Fütterungsschwierigkeiten	Kokain-embryopathie	Anamnese
	bei Geburt; Dystrophie, Gaumenspalte, Mikrophthalmie, Gesichtsdysmorphien, Herzfehler, Hypotonie, Ohranomalien	Retinoid-embryopathie	Anamnese
	Neonatalperiode; unilaterale Extremitätenhypoplasie, Paresen, Fingeranomalien, Chorioretinitis, Katarakt, Mikrophthalmie, Horner-Syndrom, dermatomale Bläschen und Narben	konnatale Varicella-Zoster-Infektion	Virusdirektnachweis aus Vesikelflüssigkeit; Antigennachweis mittels ELISA, Immunfluoreszenz oder Counterimmunelektrophorese
	erste Lebensmonate; Chorioretinitis, intrakranielle Verkalkungen (insbes. Nucl. caudatus, Plexus chorioideus)	konnatale Toxoplasmose	Isolation von Toxoplasma gondii aus Plazenta und Nabelschnurblut; Antigennachweis mittels Immunosorbentassay (ISAGA) oder ELISA
	erste Lebensmonate; kraniofaziale Dysmorphien, Dystrophie, epileptische Anfälle, Hypotonie, Ernährungsstörung, Herzfehler, Urogenitalanomalien	embryofetales Alkoholsyndrom	Anamnese

Differentialdiagnose der intrauterin erworbenen Mikrozephalie *(Fortsetzung)*

Charakterisie-rung des Haupt-symptoms	weiterführende Nebenbefunde (Manifestationsalter)	Verdachtsdiagnosen	Bestätigung der Diagnose
Mikrozephalie	erste Lebensmonate; akrale/kranio-faziale Dysmorphien, Herzfehler, LKG-Spalte, MMC	embryofetales Antiepileptika-syndrom	Anamnese
	erste Lebensmonate; pränatale Dystrophie, Herzfehler, Augen-/Skelettanomalien, Retardierung	maternale Phenyl-ketonurie	Anamnese; Bestimmung der maternalen Phenylalanin-konzentration

14 Schädelasymmetrie

Joachim E. Zöller

Eine Schädelasymmetrie kann durch eine Wachstumsstörung des Viszerokraniums und/oder des Neurokraniums verursacht werden. Die häufigsten Fehlbildungen im Bereich des Viszerokraniums werden durch eine einseitige Unterentwicklung des Unterkiefers, d.h. die hemifazialen Mikrosomien, verursacht. Die Fehlbildungen, die sowohl das Neurokranium als auch das Viszerokranium betreffen, werden auch als kraniofaziale Entwicklungsstörungen bezeichnet. Zu nennen sind neben den selteneren Gesichtsspalten hauptsächlich die prämaturen Schädelnahtsynostosen.

Asymmetrien des Viszerokraniums

Gesichtsschädelasymmetrien werden meist durch *hemifaziale Mikrosomien (HFM)* verursacht. Diese auch als otomandibuläre Dysostosen bezeichneten Fehlbildungen sind durch Entwicklungs- und Differenzierungsstörungen im Bereich des Kieferbogens und der 1. Kiemenfurche charakterisiert. Nach den LKG-Spalten handelt es sich um die zweithäufigste Fehlbildung des Gesichtes (1:5600 Lebendgeburten). Mehr als 70% der Wachstumsstörungen treten halbseitig auf. Charakteristisch ist ein hypoplastischer aufsteigender Unterkieferast. In Abhängigkeit vom Ausmaß der Deformität im Bereich des Kiefergelenkes werden drei Typen unterschieden:
- HFM mit hypoplastischem Kiefergelenk
- HFM mit dysplastischem Kiefergelenk
- HFM mit Aplasie des Collum mandibulae

Durch das verminderte Unterkieferwachstum wächst die Maxilla auf der entsprechenden Seite nur ungenügend nach kaudal. Dadurch weicht die Okklusionsebene zur nicht betroffenen Seite ab, und es liegt häufig ein einseitiger Kreuzbiß vor. Die Muskulatur ist unterentwickelt.

Bei einseitigem Auftreten spricht man vom *Goldenhar-Syndrom* (okuloaurikuläres Syndrom, Dysplasia oculoauricularis).

Die *Symptomatik* ist in Tabelle 14.1 zusammengefaßt. Das beidseitige Auftreten bezeichnet man als *Franceschetti-Syndrom (Treacher-Collins-Syndrom, Dysostosis mandibulofacialis)*. Hierbei handelt es sich ebenso um eine Neumutation. Charakteristisch ist die „Fischmaulphysiognomie" durch meist symmetrische Hypoplasie des Ober- und Unterkiefers. Daneben liegen Ohrmuschelfehlbildungen, Lidkolobome, ein hoher Gaumen und rudimentäre Zahnleisten vor.

Tabelle 14.1 Symptomatik des Goldenhar-Syndroms.

Okuloaurikulovertebrales Spektrum der unilateralen hemifazialen Mikrosomien (HFM):
- epibulbäres Dermoid, Lipodermoid oder subkonjunktivales Lipom
- Aurikular- oder Präaurikularanhänge
- Fistula praeauricularis
- Ohrmuschelfehlbildungen (Aplasie, Dysplasie)
- (Atresie des äußeren Gehörganges)
- halbseitige Gesichtshypoplasie
- halbseitige Hypoplasie des Unterkieferastes
- quere Wangenspalte
- Zahnunter- oder -überzahl
- Makrostomie

Asymmetrien des Neuro- und des Viszerokraniums (kraniofaziale Fehlbildungen)

Bei vorzeitigem Schädelnahtverschluß bleibt die Wachstumshemmung meist nicht auf den Hirnschädel beschränkt, sondern schließt den Gesichtsschädel ein. Hieraus resultieren ästhetische Beeinträchtigungen und funktionelle Auswirkungen. Die *klinische Symptomatik* der Krankheitsbilder wird durch Lokalisation und Anzahl der Kraniosynostosen sowie deren Schweregrad bestimmt. Ist die Entwicklung der Schädelbasis ebenfalls gestört, wird auch das Wachstum des Gesichtsschädels behindert. Die *Symptomatik* ist vielschichtig: Funktionsstörungen aufgrund einer Wachstumsbehinderung des *Neurokraniums* werden durch das Mißverhältnis zwischen dem Volumen der Schädelkapsel und dem wachsenden Gehirn verursacht, was bei Befall von mehreren Nähten zum Anstieg des *intrakraniellen Druckes* führen kann (Tab. 14.2).

Bei einseitiger Wachstumsstörung kommt es zu einer *Gesichtsasymmetrie.* Beim *Plagiozephalus* liegt meist eine einseitige Koronarnahtsynostose vor (Abb. 14.1a–c). Durch die Wachstumshemmung kommt es zu einer Abflachung der Stirn auf der betroffenen Seite. Die Asymmetrie des Schädels reicht bis in das Hinterhaupt. Oft findet sich auf der betroffenen Seite frontolateral eine Einschnürung, und der Orbitatrichter ist verkürzt. Durch das verstärkte Wachstum in Richtung der befallenen Naht weicht die Gesichtsachse zur gesunden Seite ab. Dadurch neigt sich die Augenachse zur gesunden Seite, während die Okklusionsebene zur kranken Seite abfällt. Die Okklusion selbst ist jedoch ungestört. Die Fehlbildung ist

Tabelle 14.2 Auswirkungen einer Wachstumsbehinderung des Neurokraniums.

Mögliche funktionelle Auswirkungen von prämaturen Schädelnahtsynostosen im Bereich des Neurokraniums:
- chronisch erhöhter intrakranieller Druck
- Verminderung der zerebralen Durchblutung (evtl. Grenzzoneninfarkte)
- Hirnatrophie mit irreversiblen Ausfällen
- Ausbildung von Umgehungskreisläufen über die Emissarvenen der Schädelkalotte
- Behinderung der Liquorzirkulation mit Gefahr eines Hydrozephalus
- Schädigung des Nervus opticus mit Visusverschlechterung, in Extremfällen mit Erblindung
- Beeinträchtigung der psychomotorischen Entwicklung

meist schon bei Geburt erkennbar, wird jedoch oft als Geburtstrauma oder Lagerungsschaden fehlgedeutet. Das Erscheinungsbild verstärkt sich im Verlauf des Wachstums.

Eine *Asymmetrie des Hinterkopfes* tritt in erster Linie bei *Lambdanahtsynostose des Hinterkopfes* auf, wobei hier meist keine echte Synostosierung, sondern eine funktionelle Wachstumsstörung vorliegt. Diese ist bei unilateraler Lambdanahtsynostose durch eine okzipitale Abflachung auf der betroffenen Seite gekennzeichnet, die bis in die Parietalregion reicht. Bei der bilateralen Lambdanahtsynostose ist der gesamte Hinterkopf abgeflacht und verbreitert. Beide Ohren imponieren tiefstehend und sind nach ventral verlagert. Je nach Ausmaß der Kraniosynostose ist ein erhöhter intrakranieller Druck zu beobachten, der in etwa 50% der Fälle eintritt.

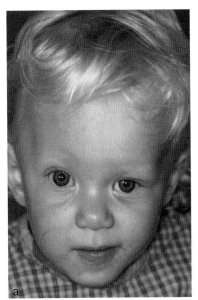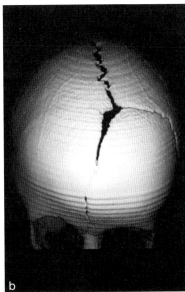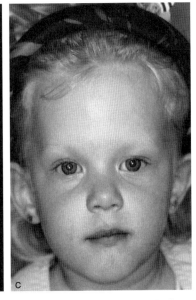

Abb. 14.1a-c Klinisches Bild eines Plagiozephalus rechtsseitig mit Abflachung der Stirn und Gesichtsskoliose nach links (**a**). Das 3-D-CT-Bild zeigt die verknöcherte rechte Koronarnaht (**b**). Zustand zwei Jahre nach frontoorbitalem Advancement mit weitgehendem Wachstumsausgleich der Gesichtsasymmetrie (**c**).

Symmetrische Wachstumsstörungen treten bei medianer Synostosierung der Sutura frontalis in Form des *Trigonozephalus* oder bei beidseitigen symmetrischen Nahtsynostosen auf.

Beim Trigonozephalus entsteht durch die vorzeitige Verknöcherung eine Aufwulstung im Bereich der Stirnmitte, die bei manchen Patienten als deutliche Knochenleiste erkennbar ist. Durch die gleichzeitige Abflachung der frontolateralen Region nimmt das Os frontale im horizontalen Schnitt die Form eines Dreiecks an. Durch Einschnürung des Knochens frontolateral beidseits wird das Erscheinungsbild zusätzlich verstärkt, wodurch vornehmlich die Region der Frontallappen eingeengt wird.

Bei beidseitiger Synostosierung der Schädelnähte kommt es zu starken Auswirkungen auf das Gesichtsprofil. Für den *Oxyzephalus* wird meist eine prämature beidseitige Koronarnahtsynostose verantwortlich gemacht, wodurch der typische Turmschädel mit flacher und hoher Stirn entsteht. Da bei der reinen Oxyzephalie die Schädelbasisnähte nicht betroffen sind, liegt auch keine Wachstumshemmung im Bereich des Mittelgesichts vor.

Liegt jedoch zudem eine Wachstumsstörung im Bereich der Schädelbasis vor – wie beim *Brachyzephalus* –, kann sich die Kalotte nicht wie beim Oxyzephalus turmschädelartig nach kranial ausdehnen. Kompensatorisch kommt es vielmehr durch den Wachstumsdruck des Gehirns zur Vorwölbung von Stirn- und Temporalregion. Daneben wird die anterokaudale Rotation im Rahmen des Wachstums des Mittelgesichtes behindert. Als Folge tritt eine *Hypoplasie* des gesamten Mittelgesichts auf, wobei das Gesicht zu transversalem Wachstum tendiert und ein *Hypertelorismus* entsteht. Da die Infraorbitalränder weit zurückliegen, ist der *Exophthalmus* der auffälligste Befund. Der Kopf erscheint kurz, breit und rund.

Die Bezeichnung *Kleeblattschädel* ist ein rein deskriptiver Begriff für eine Kranio- und Faziostenose, bei der umschriebene, kleeblattähnliche Vorwölbungen der Scheitel- und der Schläfenregion auftreten, die meist mit einer Totalverknöcherung aller Schädelnähte, einer Pansynostose, einhergehen. Als Folge der ausgeprägten knöchernen Konstriktion ist schon bei Geburt der *intrakranielle Druck* deutlich erhöht. Diese Fehlbildung erfordert eine *frühe Intervention in Form einer subtotalen Kraniektomie.*

Kraniofaziale Syndrome

Prämature Nahtsynostosen können mit multiplen weiteren Fehlbildungen kombiniert sein. Für die operative Therapie ist die Einordnung der Krankheitsbilder nach Syndromen unbedeutend, da sich die Korrektur einer Kraniosynostose nur nach der äußeren Erscheinungsform richtet. Aus dieser Klassifikation sind jedoch gewisse Rückschlüsse auf die Prognose und die Vererbbarkeit möglich. Cohen hat 1975 die Syndrome, die mit Kraniosynostosen einhergehen, zusammengefaßt. Aus der Vielzahl der kraniofazialen Fehlbildungssyndrome zählen das Crouzon- und das Apert-Syndrom zu den häufigsten.

Crouzon-Syndrom (Dysostosis craniofacialis). Bei der Dysostosis craniofacialis Crouzon handelt es sich um eine autosomal-dominant vererbte Erkrankung. Im Vordergrund stehen Kraniosynostosen der Kranznähte. Die Schädelbasisbeteiligung führt zur charakteristischen Orbitabeteiligung mit resultierender Protrusio bulbi. Pathognomonisch ist ebenfalls eine Mittelgesichtshypoplasie. Weitere Auffälligkeiten sind Hypertelorismus, Strabismus, verkalkende Stylohyoid-Ligamente und Wirbelverwachsungen.

Apert-Syndrom (Akrozephalosyndaktylie). Beim Apert-Syndrom handelt es sich um ein autosomal-dominantes Erbleiden, wobei die weit überwiegende Zahl der Fälle Neumutationen repräsentieren. Zu den obligaten Fehlbildungen zählen Kraniosynostosen, Gesichtsdysmorphien und Syndaktylien. Vor allem durch den vorzeitigen Verschluß der Kranznähte liegt meist ein oxyzephales Wachstum vor. Die Gesichtsdysmorphien gehen einher mit einem breiten hypoplastischen Gesicht, Exophthalmus, nach unten schrägen Lidspalten, Strabismus, Hypertelorismus und Spitzbogengaumen. Typisch sind die tiefsitzenden Ohren und die oft kleine, aufwärts gebogene, schnabelförmige Nase, auch als Papageiennase bekannt. Charakteristisch sind häutige und ossäre, meist beidseitige symmetrische Syndaktylien der Hände und Füße, wobei häufig 4 Finger bzw. Zehen mit einbezogen sind. Dies führt zu den sog. Löffelhänden.

15 Kopfschmerz

Emil G. Naumann

Symptombeschreibung

Das diagnostische Feld des Kopfschmerzes im Kindes- und Jugendalter umfaßt nahezu die gesamte Pädiatrie und Neuropädiatrie sowie Teile des Bewegungsapparates, insbesondere der Halswirbelsäule im Bereich der Orthopädie, der Psychosomatik und zum Teil psychovegetativ bedingter Störungen im Sinne des Spannungskopfschmerzes, hinter dem sich nicht selten insbesondere im Jugendalter depressive Zustände verstecken.

Tabelle 15.1 zeigt die häufigsten Ursachen des symptomatischen Kopfschmerzes.

Schmerzphysiologisch ist der Kopfschmerz der Ausdruck von Reizen entsprechender Rezeptoren der größeren Arterien des Gehirns, vor allem der Dura mater (Tentorium cerebelli, Dura basale und temporale) sowie der im Schädelinneren verlaufenden Hirnnerven. Das Gewebe des Gehirns selbst ist nicht schmerzempfindlich. Bei den im Folgenden zu beschreibenden am häufigsten vorkommenden Formen des Kopfschmerzes handelt es sich im einzelnen um:

- den episodischen Kopfschmerz vom Spannungstyp
- den chronischen Kopfschmerz vom Spannungstyp
- den vasomotorischen Kopfschmerz
- den symptomatischen Kopfschmerz
- Kopfschmerz bei Somatisierungsstörungen sowie aus dem Bereich der Migräne
- die Migräne mit Aura
- die Migräne ohne Aura
- die familiär-hemiplegische Migräne
- die Basilarismigräne
- die ophthalmoplegische Migräne.

Rationelle Diagnostik

Generell erfordert die Diagnostik der Kopfschmerz- und Migränesymptomatik im Kindes- und Jugendalter ein spezifisches Vorgehen und kann im einzelnen sehr problematisch sein, insbesondere dann, wenn das Kind sehr klein ist und wir ausschließlich auf die anamnestischen Angaben der Eltern angewiesen sind. Tabelle 15.2 zeigt das diagnostische Vorgehen bei Kopfschmerzen, Abbildung 15.1 speziell bei einseitigen, Abbildung 15.2 bei beidseitigen Kopfschmerzen.

Anamnese

Die Anamnese richtet sich zunächst nach allgemein klinisch-neurologischen Gesichtspunkten der allgemeinen Pädiatrie/Neuropädiatrie. So ist denn auch die wichtigste und einleitende Frage bei der Kopfschmerzdiagnostik die Frage des *Zeitraums*, seit wann die Symptomatik besteht, des weiteren fragen wir nach der Häufigkeit, der Intensität, Lokalisation und der *Dauer* des angegebenen Kopfschmerzes.

Tabelle 15.1 Die häufigsten Ursachen des symptomatischen Kopfschmerzes.

- Sinusitis
- Augen (z. B. Hyperopie)
- HWS-Traumen
- Tumoren der hinteren Schädelgrube
- Tumoren im Bereich des oberen Halsmarkes
- Subarachnoidalblutung
- Meningitis
- Enzephalitis
- Zahn und Kiefer

Tabelle 15.2 Diagnostisches Vorgehen bei Kopfschmerzen.

Anamnese
- Schmerzqualität: dumpf – ziehend – drückend – pulsierend
- Häufigkeit
- Dauer
- Lokalisation → unilateral – bilateral
- Intensität
- zeitliche Abhängigkeit von der Wetterlage
- zeitliche Abhängigkeit von Nahrungsmittelgenuß (Zitrusfrucht, Schokolade, Käse, Rotwein)

körperliche Untersuchung
- Augen – HNO – Zahnstatus – Orthopädie
- Schellong-Test
- Migränetagebuch
- EEG
- Psychodiagnostik
- evtl. NMR/CT

Labor
- Blutbild
- Differentialblutbild
- Hämatokrit
- Hämoglobin
- Eisen
- Glukose
- evtl. Chromosomenanalyse bei familiärer hemiplegischer Migräne

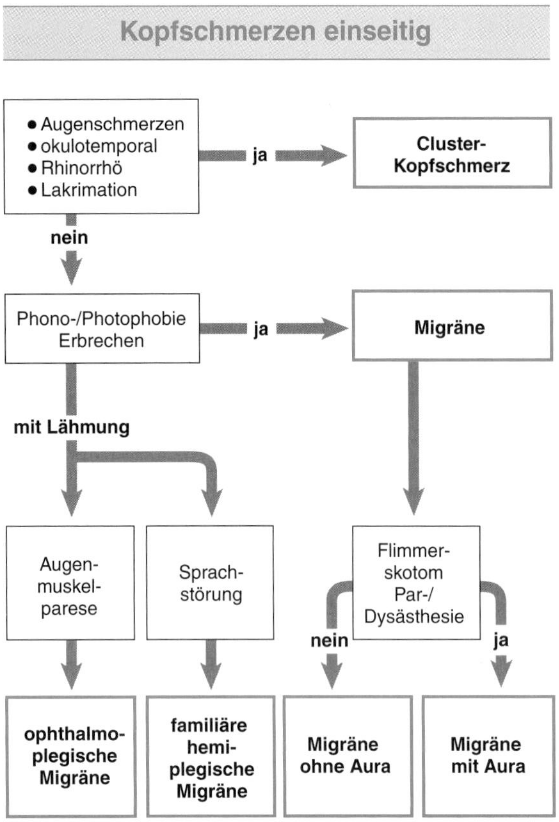

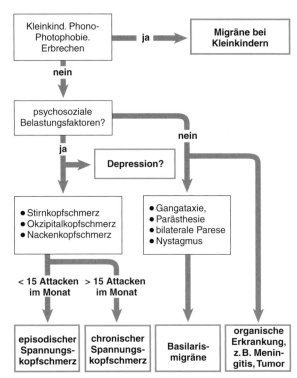

Abb. 15.1 Diagnostisches Vorgehen bei unilateralen Kopfschmerzen.

Abb. 15.2 Diagnostisches Vorgehen bei bilateralen Kopfschmerzen.

Beim *Spannungskopfschmerz* handelt es sich meist um einen drückenden bis ziehenden Schmerz (selten pulsierend), der oft über mehrere Stunden hinweg besteht und die gesamte Stirnregion betrifft oder aber sich ringförmig insbesondere bei kleineren und Schulkindern um den ganzen Schädel legt. Bei der *Migräne* handelt es sich demgegenüber meist um eine Halbseitensymptomatik, die mit und ohne neurologische Begleitsymptome einhergehen kann.

Körperliche Untersuchung

Die pädiatrische Untersuchung soll den kompletten körperlichen Status mit besonderer Berücksichtigung der Auskultation der Halsgefäße sowie der Hirnnervenprüfung enthalten.

Zur Basisdiagnostik im Rahmen der Kopfschmerzdiagnostik stehen neben der eben erwähnten pädiatrischen/neuropädiatrischen Untersuchung folgende Untersuchungen im Vordergrund:
• die Blutdruckmessung, hier die Frage der orthostatischen Dysregulation
• der Schellong-Test
• die HNO-ärztliche Untersuchung (Sinusitis, Adenoide)
• die Bestimmung des Zahnstatus (Zahnwurzelabszeß, tiefe Karies)
• die Prüfung der Halswirbelsäule und der gesam-

ten Schulter- und Nackenmuskulatur (HWS-Syndrom, Myogelosen)
• die Bestimmung des Visus (Fehlsichtigkeit) und des Augenhintergrundes (Hirndruckzeichen)
• die auxologische Untersuchung.
Dies gilt insbesondere bei Erstmanifestation. Daneben spielen psychogene Faktoren im Sinne eines Auslöseeffektes häufig eine große Rolle. Hierbei sollte eine psychodiagnostische Untersuchung das entsprechende Vorgehen bestimmen.

Technische Untersuchungen

Zur erweiterten Diagnostik, insbesondere bei unklarer Zuordnung des Kopfschmerzes sowie anamnestisch verdächtigen Angaben, die an eine schwerwiegendere zugrundeliegende Erkrankung denken lassen, gehört zunächst die EEG-Untersuchung als wichtigstes diagnostisches Mittel. Hierbei steht die Abgrenzung des Kopfschmerzes zu einem hirnorganischen Anfallsleiden sowie einem Epilepsieäquivalent oder einem raumfordernden prozeßhaften Entwicklungsvorgang im Vordergrund. Bei vermuteter Strukturläsion ist der *Magnetresonanztomographie* (Abb. 15.3) der Vorzug vor anderen bildgebenden Verfahren zu geben.

Ein spezifisches Migräne-EEG gibt es nicht, jedoch lassen sich häufig unspezifische Allgemeinveränderungen feststellen.

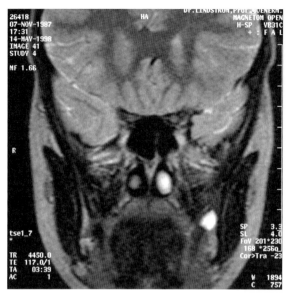

Abb. 15.3 Darstellung des MR-Befundes einer 11jährigen Patientin, die seit dem 7. Lebensjahr unter rezidivierenden Zephalgien, insbesondere bifrontal sowie links parietal, in Verbindung mit einem Schwankschwindel und einem verschwommenen Sehen leidet.
Beurteilung: knochenmarkverdrängender Prozeß am Übergang vom linken Ramus mandibularis bis zum Mandibulahals von maximal 8 mm Durchmesser mit medialer Extension.
Verdachtsdiagnose: Ameloblastom. *DD:* ontogenetisches Myxom, vasodilatative Hemikranie.

> **Bei länger andauerndem Schmerz, plötzlich auftretendem Schmerz sowie untypischen anamnestischen Angaben sind weitere bildgebende Verfahren (Computertomographie oder Kernspintomographie) durchzuführen.**

Dies gilt insbesondere bei
• Kopfschmerzen mit akut neurologischen Auffälligkeiten
• dauerhaftem, zunehmendem Erbrechen
• Exazerbation der Schmerzsymptomatik.
Eine bildgebende Diagnostik ist auf jeden Fall bei Kindern unter dem 3. Lebensjahr angezeigt, auch wenn keine neurologischen Symptome nachweisbar sind, da hier der Kopfschmerz ein selten auftretendes Symptom ist.

Besondere Hinweise

Allgemein gilt – außer bei der familiären hemiplegischen Migräne, bei der eine genetische Schädigung auf dem Chromosom 19 nachgewiesen ist –, daß Migräne und Spannungskopfschmerz klinische Diagnosen darstellen, die durch apparative Diagnostik im nosologischen Sinne nicht nachzuweisen sind.

Bei Kopfschmerzsymptomen, die verstärkt in der Nacht auftreten und mit Schlafstörungen einhergehen, sollte mit Hilfe des Schlaflabors, das insbesondere über psychiatrische oder neurologische Schlafstörungen Auskunft geben soll, eine weitere Abklärung erfolgen.

> **Häufig können Kopfschmerzprobleme, die insbesondere in der Nacht auftreten, mit einer gestörten Nasen-Rachen-Atmung, einer chronischen Sinusitis oder einer Polyposis in Verbindung gebracht werden.**

Differentialdiagnostische Tabellen

Differentialdiagnose des unilateralen Kopfschmerzes

Charakterisierung des Hauptsymptoms	weiterführende Nebenbefunde	Verdachtsdiagnosen	Bestätigung der Diagnose
Kopfschmerzdauer 2–48 h, häufig ohne Prodromi, Schmerz in der Regel unilateral bei Kleinkindern, aber auch bilateral oder bifrontal, Schmerzcharakter pulsierend, durch körperliche Aktivität verstärkt	Licht- oder Lärmüberempfindlichkeit	**Migräne ohne Aura** episodischer symptomatischer Kopfschmerz	Migräne- und Kopfschmerztagebuch, Augenhintergrund, EEG, MRT
Kopfschmerzen bis zu 60 min Dauer, mit dumpfem bis ziehendem Schmerzcharakter, verbunden mit Par- und Dysästhesien, Prodromi der neurologischen Ausfälle (Flimmerskotom, Hörstörung, Sehstörung) 5–30 min vor der eigentlichen Kopfschmerzattacke	rückläufige Symptome nach 60 min, Auftreten agitierter bis depressiver Symptome in Verbindung mit Angst	**Migräne mit Aura** Subarachnoidalblutung, TIA	Migräne- und Kopfschmerztagebuch, EEG, MRT, Doppler-Sonographie, psychodiagnostische/dynamische Abklärung

Differentialdiagnose des unilateralen Kopfschmerzes *(Fortsetzung)*

Charakterisierung des Hauptsymptoms	weiterführende Nebenbefunde	Verdachtsdiagnosen	Bestätigung der Diagnose
Kopfschmerzen in Verbindung mit Lähmung, die regelmäßig auf derselben Seite auftritt, Lähmung überdauert den Kopfschmerz, Kopfschmerz bis zu 24 h	die Aura schließt eine Hemiparese unterschiedlichen Grades ein und verläuft häufig progredient	**familiär-hemiple-gische Migräne** Subarachnoidalblutung, erhöhter Hirndruck	MRT/CT, Augenhintergrund, EEG, genetische Untersuchung: Mutation im CACNA-1A-Gen, Chromosom 19q13, das für den PIG-Typ VGCC im Gehirn kodiert
sensorische und motorische Ausfälle in Verbindung mit unilateralem, pulsierendem und dumpfem Kopfschmerz sowie häufig in der Prodromal-phase Ausfälle im Bereich des Sprachsystems	infarktähnliche Aus-fallserscheinungen im Versorgungsgebiet der A. carotis interna, Blutdruckabfall	**hemiplegische Migräne** arteriovenöse Fehlbildungen	DSA (digitale Subtraktions-angiographie), Doppler-Sonographie der Karotiden, EEG
unilateral heftig auftretender Kopfschmerz mit Erbrechen, Übelkeit und Schwindel; Okulomotoriusparese, 3., 4. und 6. Hirnnerv betroffen, die Parese befindet sich auf dem Höhepunkt des Kopfschmerzes im Gegensatz zur Subarachnoidal-blutung; die Ophthalmoplegie tritt immer ipsilateral zur Kopf-schmerzseite auf und kann den Kopfschmerz Tage bis Wochen überdauern	Auftreten meist vor dem 10. Lebensjahr, selten im Säuglings-alter	**ophthalmople-gische Migräne** Ausschluß para-sellärer Prozesse, Tumordiagnostik, Thrombose im Bereich des Sinus cavernosus	Doppler-Sonographie, Carotis interna/externa, EEG, CT/MRT, unter bestimmten Voraussetzungen die Angiographie

Differentialdiagnose des bilateralen Kopfschmerzes

Charakterisierung des Hauptsymptoms	weiterführende Nebenbefunde	Verdachtsdiagnosen	Bestätigung der Diagnose
≤ 15 Kopfschmerztage pro Monat, bilateraler/bitemporaler Stirnhirnkopfschmerz, dumpfer Schmerz, Dauer 20 min bis 7 Tage, Nacken bis ganze Schädeldecke, Übelkeit und Erbrechen nicht obligatorisch	Licht- oder Lärm-überempfindlichkeit	**episodischer Spannungskopf-schmerz,** Migräne ohne Aura, paroxysmale Blutdruckkrise	Migräne- und Kopfschmerz-tagebuch Schellong-Test
> 15 Kopfschmerzattacken im Monat, bilateraler/bitemporaler Schmerz, keine Verstärkung durch körperliche Anstrengung, Schmerz drückend bis ziehend, kein pulsierender Schmerz	selten Schwindel und Erbrechen, Licht- und Lärm-überempfindlichkeit, Streßfaktoren	**chronischer Spannungskopf-schmerz,** symptomatischer Kopfschmerz, depressive Störungen, Disstreß	Migräne- und Kopfschmerz-tagebuch, psycho-dynamische Abklärung/ Psychodiagnostik, EEG
Schmerz 60 min bis 8 Tage; diffuser, dumpfer, kontinuierlicher klopfender Schmerz; Schmerzen im Nackenbereich der hinteren Schädelgrube sowie im Bereich des hinteren Halsmarks	vegetative Dystonie	**vasomotorischer Kopfschmerz,** Cluster-Kopfschmerz, psychogener und chronischer Spannungs-kopfschmerz	Blutdruckdiagnostik
Zuordnung der zeitlichen Beziehung zwischen der Entwicklung des Kopf-schmerzes und dem Nachweis einer faßbaren oder funktionellen Läsion		**symptomatischer Kopfschmerz,** Sinusitis akute/chro-nische, Meningitis, Enzephalitis	körperliche, neurologische Untersuchung, EEG/LP, CT

B

Differentialdiagnose des bilateralen Kopfschmerzes *(Fortsetzung)*

Charakterisierung des Hauptsymptoms	weiterführende Nebenbefunde	Verdachtsdiagnosen	Bestätigung der Diagnose
okulotemporaler Schmerz begrenzt, salvenartig, ipsilaterale Lakrimation, Rhinorrhö, Konjunktivitis, Kopfschmerzattacke mehrmals tgl., auch in der Nacht, Dauer: Tage bis Jahre	im Kindesalter sehr selten	**Cluster-Kopfschmerz**, chronisch paroxysmale Hemikranie, Okzipitalneuralgie, Herpeszoster-Neuralgie, zervikogener Kopfschmerz, arteriovenöse Fehlbildungen, Aneurysma	Augenhintergrund, CT, Angio-MR in Ausnahmefällen
Schläfenlappenkopfschmerz, dumpfer bis drückender Schmerz, Übelkeit und Erbrechen sehr selten	streß- und belastungsabhängige Situationen	**psychogener Kopfschmerz**, Somatisierungsstörung, Spannungskopfschmerz	psychodynamische/psychodiagnostische Abklärung und Zusammenschau
bifrontaler, drückender, dumpfer Dauerkopfschmerz; Funktionsstörungen des Kleinhirns und des Hirnstamms im Versorgungsbereich der A. basilaris, Par- und Dysästhesien, Gangataxie, Vertigo, Tinnitus, Nystagmus, Doppelbilder, flüchtige Bewußtseinsstörungen, bilaterale Paresen	Mädchen > Jungen, in enger Verbindung zur Menstruation; familiäre Häufung	**Basilarismigräne**, metabolische Ursachen einer episodischen Ataxie, Ausschluß eines Tumors, Steal-Syndrom	neurologisch-pädiatrische Untersuchung, Doppler-Sonographie, EEG-Veränderungen, passagere generalisierte Verlangsamung von rhythmischen Delta-Wellen über den hinteren Ableitungspunkten, LP, Schellong-Test, Kopfschmerz- und Migränetagebuch

16 Nackensteifigkeit – Meningismus

Ulrich Heininger

Symptombeschreibung

Als Meningismus oder Nackensteifigkeit bezeichnet man die eingeschränkte und schmerzhafte aktive und passive Beugung des Kopfes hin zur Brust als Leitsymptom einer infektiösen Meningitis. Der Meningismus ist Ausdruck einer unwillkürlichen Schonhaltung, die der Schmerzlinderung bei entzündeten Hirnhäuten dient. Sie mündet bei fortschreitender Erkrankung in einen *Opisthotonus* (Überstreckung der gesamten Wirbelsäule). Die Ausprägung des Meningismus ist stark von der Ätiologie sowie vom Alter des Patienten abhängig:

• Bei nichteitrigen, meist viralen Meningitiden ist die Nackensteifigkeit häufig sehr diskret und von nur geringgradigen bis mäßigen Kopfschmerzen begleitet.

• Bei eitrigen, bakteriellen Meningitiden dagegen ist die Nackensteifigkeit in der Regel stark ausgeprägt. Daneben werden heftige Kopfschmerzen, Lichtscheu, Übelkeit und Erbrechen sowie Fieber beobachtet. Treten Bewußtseinsstörungen oder Krampfanfälle hinzu, so spricht dies für eine Hirnbeteiligung (Meningoenzephalitis).

• Bei Meningitiden im Säuglingsalter, insbesondere in den ersten Lebensmonaten, ist die Nackensteifigkeit oft nur diskret ausgebildet oder kann sogar völlig fehlen. Schrilles Schreien, Berührungsempfindlichkeit, Schwankungen der Körpertemperatur, Apnoen oder Nahrungsverweigerung ersetzen in dieser Altersgruppe den Meningismus als Verdachtssymptome für eine Hirnhautentzündung!

Andere entzündliche und nicht-entzündliche Erkrankungen im Hals-Nasen-Ohren-Bereich sowie Subarachnoidal- bzw. Subduralblutungen, Tumoren oder Autoimmunopathien mit ZNS-Manifestation (systemischer Lupus erythematodes u.a.), Kawasaki-Syndrom und intrathekale Medikamentengabe sind im Vergleich zu Meningitiden nur sehr selten Ursache einer Nackensteifigkeit und differentialdiagnostisch gut abtrennbar.

Rationelle Diagnostik

Anamnese

Gelegentlich geht der Meningitis ein unspezifischer Infekt der oberen Luftwege voraus, während die akute Symptomatik meist binnen weniger Stunden in Erscheinung tritt: Kopfschmerzen, Fieber und Erbrechen können dabei im Vordergrund stehen, während die Nackensteifigkeit im Frühstadium der Erkrankung oft nur durch die körperliche Untersuchung erkannt wird. Das Allgemeinbefinden ist meist stark beeinträchtigt, Eltern und Patienten wirken verängstigt. Bei nichteitrigen, viralen Meningitiden stehen anamnestisch meist anhaltende Kopfschmerzen im Vordergrund, die oft schon seit mehreren Tagen bestehen. Bisweilen sind andere Erkrankungsfälle an Meningitis in der Umgebung (am Ort, in Kindergarten oder Schule) bekannt und epidemiologisch wegweisend.

Den Meningismus begleitende Paresen des N. facialis und/oder vorausgegangene Zeckenstiche oder Erythema migrans sprechen für eine Neuroborreliose. Die mittlerweile seltene tuberkulöse Meningitis ist neben den bereits genannten Symptomen einer eitrigen Meningitis oftmals mit hirnstammnahen Hirnnervenparesen (III, VI und VII) vergesellschaftet. Der Beginn ist jedoch eher schleichend. Kontakt zu Erwachsenen mit anhaltenden Hustenerkrankungen (Großeltern!) oder diagnostizierten Tuberkulosen sind weitere verdächtige Hinweise. Betroffen sind vorwiegend Säuglinge.

Als prädisponierende Faktoren für eine Meningitis mit ungewöhnlichen Erregern sind anamnestisch zu erfragen:
- hämatologisch-onkologische Grunderkrankungen mit erworbener Immundefizienz
- häufige, schwere Infektionen (Immundefekt)
- liquorableitende Shunt-Systeme
- vorausgegangene Schädel-Hirn-Verletzungen (Liquorfistel)
- kurz zurückliegende Auslandsaufenthalte

Körperliche Untersuchung

> Die Untersuchung auf Nackensteifigkeit ist aufgrund der dramatischen Auswirkungen einer übersehenen Meningitis unverzichtbarer Bestandteil *jeder* körperlichen Untersuchung bei akuter Erkrankung!

Die Untersuchung auf charakteristische Meningitiszeichen jenseits des Säuglingsalters ist in Tabelle 16.1 zusammengefaßt. Bei der körperlichen Untersuchung fällt darüber hinaus oft auf, daß die Patienten spontan die Beine im Kniegelenk gebeugt halten, die Arme im Sitzen nach hinten abstützen oder die Seitenlage bevorzugen.

Tabelle 16.1 Hinweise auf eine Meningitis im Rahmen der körperlichen Untersuchung.

Zeichen	Untersuchungsvorgang
Meningismus	schmerzhafter Widerstand gegen Kopfbeugen hin zum Rumpf durch Untersucher
Opisthotonus	Patient verharrt in Rückwärtsbeugung des Rumpfes
Brudzinski-Zeichen	passive Beugung des Kopfes führt zur Beugung im Knie- und Hüftgelenk
Kernig-Zeichen	Beugung im Hüftgelenk führt zur Beugung im Kniegelenk
Knie-Kuß-Phänomen	Mund kann im Sitzen nicht zum Knie geführt werden

Besondere Aufmerksamkeit ist der Inspektion der gesamten Haut zu schenken. Hier gilt es, petechiale bis flächenhafte Hautblutungen als dringenden Hinweis auf eine akut lebensbedrohliche *Meningokokkensepsis* zu erkennen. Die Effloreszenzen manifestieren sich meist zuerst im Bereich der Füße oder Unterschenkelstreckseiten. Kapilläre Durchblutungsstörungen durch Thromboembolien und intravasale Koagulopathie führen rasch zu fortschreitender Schocksymptomatik und lokalen Hautnekrosen (Abb. 16.1 und 16.2, Farbtafel).

Weiterführende Untersuchungen

Die Gewinnung von Liquorflüssigkeit, in der Regel durch Lumbalpunktion, ist die hilfreichste und daher entscheidende Maßnahme in der diagnostischen Abklärung einer Nackensteifigkeit (Tab. 16.2). Sie ist bei akuter Erkrankung rasch durchzuführen. Es empfiehlt sich, zuvor einen peripheren intravenösen Zugang zu legen und durch Spiegelung des Augenhintergrundes einen erhöhten Hirndruck (selten) als Kontraindikation für die Lumbalpunktion auszuschließen. Dabei sollte nicht viel Zeit verloren werden. Der steril gewonnene Liquor wird immer mikroskopisch (Zellen, Gramfärbung), laborchemisch (Glukose- und Eiweißgehalt) sowie mikrobiologisch (Bakterienkultur) untersucht. Darüber hinaus können weitere Untersuchungen, z.B. Antigenschnelltests, Antikörper- oder direkter Virusnachweis, nützlich sein.

Begleitend werden der Blutglukosegehalt und Infektionsparameter (Blutbild, CRP) bestimmt sowie bei Verdacht auf bakterielle Meningitis auch eine Blutkultur angelegt.

Besondere Hinweise

> Im Neugeborenenalter ist eine Nackensteifigkeit so gut wie immer auf eine Meningitis im Rahmen einer bakteriellen Sepsis zurückzuführen.

Tabelle 16.2 Liquoranalytische Differentialdiagnose des Meningismus im Kindes- und Jugendalter (Normalbefund in Klammern).

Kriterium (Normalbefund)	eitrige (bakterielle) Meningitis	tuberkulöse Meningitis	Borrelienmeningitis	seröse (virale) Meningitis	Kollagenosen	Tumoren
Aussehen (klar)	eitrig-trüb	meist klar	klar	klar	klar	klar bis leicht trüb
Leukozyten/μl (< 5)	meist ≥ 1000	> 5–500	> 5–1000	meist 100–1000	0–500	0–100
vorherrschender Zelltyp	neutrophile Granulozyten	Lymphozyten	Lymphozyten	Lymphozyten	Lymphozyten	Monozyten, Blasten
Eiweiß in mg/dl (15–45)	> 45–500	> 100–500	> 45–300	> 45–200	> 45–100	> 45–1000
Glukose in % Blutglukose (≈ 60)	< 60%	< 60%	≈ 60%	≈ 60%	≈ 60%, seltener < 60%	≈ 60%, seltener < 60%
Gramfärbung (negativ)	meist positiv	negativ	negativ	negativ	negativ	negativ
Ziehl-Neelsen-Färbung (negativ)	negativ	oft positiv	negativ	negativ	negativ	negativ
Kommentare	im Frühstadium gelegentlich noch Normalbefunde	oft spinngewebeartiger Eiweißniederschlag nach mehreren Stunden Inkubation bei Raumtemperatur	gelegentlich isolierte Eiweißerhöhung wie bei Guillain-Barré-Syndrom	im Frühstadium oft granulozytäres Zellbild	LE-Zell-Test oft positiv; weibliches Geschlecht überwiegt	Tumorzellen nachweisbar und diagnostisch wegweisend

Allerdings sind andere, unspezifische Symptome häufiger vorhanden als der Meningismus:
- schlechtes Allgemeinbefinden
- Nahrungsverweigerung
- Berührungsempfindlichkeit
- Tachypnoe bzw. Apnoen
- Hyper- und Hypothermien
- vorgewölbte Fontanelle
- Krampfanfälle
- schrilles Schreien.

Bei diesen Symptomen besteht der dringende Verdacht in dieser Altersgruppe auf eine Sepsis mit und ohne begleitende Meningitis.

Auch das Erregerspektrum der eitrigen Meningitis ist im Neugeborenenalter grundverschieden von den übrigen Altersstufen. Es dominieren Keime aus dem mütterlichen Genitaltrakt (Streptokokken der Gruppe B und E. coli K1), manchmal auch diaplazentar übertragene *Listeria monocytogenes*. Jenseits des Neugeborenenalters sind dagegen seit Einführung der allgemeinen Impfung gegen *Haemophilus influenzae Typ B* Meningokokken und Pneumokokken mit Abstand die häufigsten Erreger einer bakteriellen Meningitis.

Der Nachweis einer *B.-burgdorferi*-Infektion als Auslöser einer Meningitis ist aus folgenden Gründen problematisch:
- Liquorlymphozytose bei normaler Glukose und erhöhtem Eiweiß, unauffälliges Blutbild und CRP

sind Befunde, die auch bei einer viralen Meningitis vorliegen.
- Der kulturelle Nachweis des Erregers aus dem Liquor gelingt sehr selten.
- Der Nachweis von Serumantikörpern gegen *B. burgdorferi* ist hinweisend, aber nicht beweisend für eine akute Infektion. IgM-Antikörper können noch ein Jahr nach einer abgelaufenen Infektion nachweisbar und daher irreführend sein.

Diagnostisch entscheidend ist ein Serumtiteranstieg nach etwa 2–4 Wochen oder der Nachweis autochthoner Liquorantikörper gegen *Borrelia burgdorferi*.

> **Meningitiden durch Borrelia burgdorferi sind nicht ansteckend. Tuberkulöse Meningitiden sind ebenfalls nicht ansteckend, es sei denn, der Patient leidet gleichzeitig an einer offenen Lungentuberkulose. Virale Meningitiden und Meningitiden durch Pneumokokken sind in geringem Maße ansteckend, eine Isolierung des Patienten ist nicht erforderlich. Im Gegensatz dazu sind eitrige Meningitiden durch Meningokokken und Haemophilus influenzae kontagiös, weshalb neben der Isolierung des Patienten auch eine antibiotische Umgebungsprophylaxe notwendig ist.**

Differentialdiagnostische Tabelle

Anamnese und körperliche Untersuchung führen zu den in der Tabelle angeführten Verdachtsdia-

gnosen, die durch Liquordiagnostik und weiterführende Untersuchungen gesichert oder ausgeschlossen werden.

Differentialdiagnose der Nackensteifigkeit (Meningismus) jenseits des Neugeborenenalters

Charakterisierung des Hauptsymptoms	weiterführende Nebenbefunde	Verdachtsdiagnosen	Bestätigung der Diagnose
akut	Fieber, schlechtes Allgemeinbefinden	eitrige (bakterielle) Meningitis	Liquordiagnostik, Blutkultur, Blutbild, CRP
	heftigste Kopfschmerzen, schlechtes Allgemeinbefinden, oft komatös	Subarachnoidal-, Subduralblutung	Liquordiagnostik (blutiger Liquor, kein Erregernachweis)
	bekanntes Grundleiden, meist therapierefraktär	Tumor (Leukämie, Kraniopharyngeom)	Liquordiagnostik, tumorspezifische Diagnostik (CT, NMR, Zytologie)
subakut	Tuberkulose bzw. anhaltender Husten bei Kontaktpersonen	tuberkulöse Meningitis	Liquordiagnostik, Erreger im Magensaftaspirat, evtl. positiver Mendel-Mantoux-Hauttest
	warme Jahreszeit, relativ gutes Allgemeinbefinden	seröse (virale) Meningitis	Liquordiagnostik, Ausschluß bakterieller Ursachen, Blutbild, CRP
	warme Jahreszeit, begleitende Fazialisparese, Z.n. Erythema migrans und/oder Zeckenstich	Borrelienmeningitis	Liquordiagnostik, Nachweis autochthoner Liquorantikörper gegen *Borrelia burgdorferi*
	schlechtes Allgemeinbefinden, evtl. bekannte Grunderkrankung	Kollagenosen (SLE, Sarkoidose, Periarteriitis nodosa)	Liquordiagnostik, spezifische Autoimmundiagnostik
	therapierefraktäres Fieber (> 5 Tage), Exanthem, Konjunktivitis, Lacklippen	Kawasaki-Syndrom	Ausschlußdiagnose, klinische Kriterien

17 Bewußtseinsstörungen, Koma, Delir

Peter Herkenrath

Symptombeschreibung

Bewußtsein ist ein vom Subjekt charakteristisch erlebter Zustand von Wahrnehmen, Erkennen, Vorstellen, Erinnern und Handeln. *Bewußtseinsstörungen* schließen quantitative Störungen der Wachheit (Vigilanz) und qualitative Störungen wie das *Delir* ein. Die pathologischen Veränderungen der Vigilanz werden gewöhnlich in drei Stufen eingeteilt:
• *Somnolenz* bezeichnet einen Zustand der Schläfrigkeit, aus dem der Patient durch äußeren

Reiz zum Augenöffnen und zur Befolgung einfacher Aufforderungen gebracht werden kann.
• *Sopor* ähnelt dem Tiefschlaf. Massive Reize sind nötig, um kurze, undifferenzierte Reaktionen hervorzurufen. Eine Kommunikation ist nicht oder nur minimal möglich.
• *Stupor* bezeichnet eine affektive oder psychotische Erstarrung und Kommunikationsverlust.
Koma bezeichnet den Zustand des völligen Bewußtseinsverlustes. Der Patient ist nicht weckbar, die Augen bleiben meist geschlossen. Das Koma wird zusätzlich anhand erhaltener oder erlosche-

ner Schmerzreaktion und Hirnstammreflexe weiter unterteilt.

Delir ist eine qualitative Änderung des Bewußtseins mit Desorientierung, Halluzinationen und Verhaltensstörungen. Die Kinder reagieren oft rasch wechselnd ängstlich-erregt, unruhig, irrational, apathisch und unter Umständen zwischenzeitlich normal.

Epidemiologische Angaben zu Komaursachen im Kindesalter sind wesentlich von der Art der Institution und dem beobachteten Patientengut abhängig. Hauptursache sind Schädel-Hirn-Traumen. In Kinderkliniken folgen dann metabolisch-toxische Ursachen, die hypoxisch-ischämische Schäden, angeborene und erworbene Stoffwechselstörungen, Krampfanfälle, Vergiftungen und Infektionen einschließen. Strukturelle Hirnläsionen sind etwas weniger repräsentiert und fast immer Traumafolge. Typische Komaursachen des Erwachsenenalters wie intrakranielle Blutungen oder Infarkte kommen aber auch im Kindesalter vor.

Rationelle Diagnostik

Jede Art von Bewußtseinsstörung ist eine Notfallsituation, die eine sofortige Sicherung der Vitalfunktionen sowie rasche Evaluation der möglichen Ursachen und Einleitung einer kausalen Therapie erfordert. Oft muß die Erhebung von Anamnese und Befunden überlappend mit der Initiierung von laborchemischen und technischen Untersuchungen erfolgen. Zeitnot darf aber nicht zum unsystematischen Vorgehen verleiten. Mit Ausnahme von sich offensichtlich selbst limitierenden Störungen (z. B. Synkope, kurzer Krampfanfall) ist der Patient als erstes auf eine Intensivstation zu verlegen (differentialdiagnostisches Vorgehen s. Abb. 17.1).

Anamnese

Bei der Anamneseerhebung sind die wesentlichen Gesichtspunkte im Entscheidungsprozeß zu erfragen:
- Ereignisse und Umstände unmittelbar vor Beginn des Komas, mögliches Trauma
- Verlauf
- zusätzliche Symptome wie Kopfschmerzen, Fieber oder Krampfanfall
- Alter des Kindes
- Vorerkrankungen (Gedeih- und Entwicklungsstörungen, Diabetes mellitus, Allergien, Insektenstich, Herz-, Leber-, Lungen- und Nierenerkrankungen, Krankenhausaufenthalte)
- vorausgehende Episoden von Bewußtseinsstörungen, Ataxie, Erbrechen oder Verhaltensauffälligkeiten.

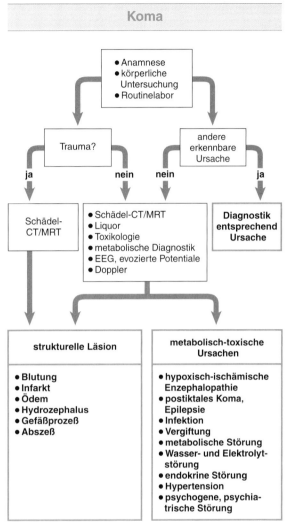

Abb. 17.1 Differentialdiagnostisches Vorgehen bei Bewußtseinsstörungen und Koma.

Ein rascher Beginn der Bewußtseinsstörung bei einem ansonsten gesunden Kind spricht für eine Hypoglykämie, Vergiftung oder akzidentelle Medikamenteneinnahme. Ein schlagartiger Beginn spricht mehr für einen Krampfanfall, eine Synkope oder eine schwere intrakranielle Blutung. Langsamere Entwicklungen deuten auf Infektionen, metabolische Störungen oder intrakranielle Raumforderungen.

Eine Kopfschmerzanamnese ist hinweisend auf Erkrankungen mit erhöhtem intrakraniellem Druck (Hydrozephalus, Tumor, Sinusvenenthrombose, Subduralerguß). Auch Migräne kann mit einer Bewußtseinsstörung einhergehen, ohne daß Kopfschmerzen vorausgegangen sein müssen. Die konfusionelle Migräne ist eine Ausschlußdiagnose.

Vorausgehende banale Infekte und Fieber deuten auf einen infektiös-entzündlichen Prozeß. An zusätzliche metabolische Komplikationen wie Defekte im Energiestoffwechsel, Reye-Syndrom oder hämorrhagisches Schock-Enzephalopathie-Syndrom (HSE) muß in solchen Situationen immer gedacht werden.

Vorerkrankungen wie Diabetes mellitus, Hydrozephalus oder Epilepsie führen meist unmittelbar zur Diagnose. Herzfehler prädisponieren zu Hirninfarkt und Hirnabszeß. Bei chronisch Kranken kommen akzidentielle, iatrogene und auch suizidale Medikamentenüberdosierungen gehäuft vor.

Auch das Alter des Kindes liefert wertvolle Hinweise. Beim Neugeborenen dominieren metabolische Entgleisungen und intrakranielle Blutungen. Beim Säugling ist zusätzlich an Kindesmißhandlung zu denken. Rezidivierende Episoden von Bewußtseinsstörungen, Erbrechen und neurologischen Auffälligkeiten sind typisch für angeborene Stoffwechselstörungen jenseits der Neugeborenenperiode. Dagegen kommt der psychogene Stupor mit und ohne Hyperventilation fast nur im späten Schulalter vor.

Körperliche Untersuchung

Die generelle körperliche Untersuchung beginnt mit der Beurteilung der Vitalparameter:
- Grad der Bewußtseinsstörung
- Atmung
- Herzfrequenz
- Blutdruck
- Temperatur
- Sauerstoffsättigung
- Blutzucker

Der *Grad der Bewußtseinsstörung* wird mit einer für Kinder adaptierten Glasgow-Coma-Scale quantifiziert (Tab. 17.1). Die Skala erfaßt nur drei Aspekte: Augenöffnen, verbale und motorische Reaktion. Die wichtigen Hirnstammreflexe wie Pupillenreaktion, okulozephaler und okulovestibulärer Reflex sowie Kornealreflex werden nicht berücksichtigt. Zudem hat der Summenwert der Glasgow-Coma-Scale keinen eigenen statistischen und klinischen Sinn, sondern dient nur der Verlaufsbeurteilung.

Alle *Veränderungen der Atemfrequenz*, -tiefe und -muster bedeuten Unheil:
- Am häufigsten ist eine flache, beschleunigte Atmung (spontane Tachypnoe bzw. Hyperventilation), die allgemein auf eine Mittelhirnläsion, metabolische Azidose oder respiratorische Erschöpfung hindeutet.
- Eine vertiefte Atmung (Kussmaul) ist ebenfalls typisch für eine Azidose.
- Periodische Atmung (Cheyne-Stokes) weist ebenfalls auf eine dienzephale Störung hin.
- Eine verlängerte krampfartige Einatmung mit kurzer Ausatmung, unregelmäßige oder gruppierte Atemzüge mit intermittierenden Apnoe-Phasen sind typisch für Läsionen im Pons- und Medulla-Bereich.

Bei Verdacht auf kardiorespiratorische Insuffizienz oder gar Schock (Zyanose, arterielle Hypotension, Bradykardie, Tachykardie, Volumenmangel) ist der Patient zunächst zu stabilisieren.

Die körperliche Untersuchung wird von Kopf bis Fuß vorgenommen, wobei die Rückseite des Kindes nicht vergessen werden sollte. Wesentliche Punkte sind:
- Nackensteifigkeit
- Infektionshinweise
- Anzeichen für ein Trauma (Hämatom, Schwellung, Krepitation, Stufe, Hämotympanon, Liquorrhö)
- Hautveränderungen (Exanthem, Verletzungen, Marker für neurokutane Erkrankungen)
- Auskultation von Lunge und Herz
- Leber- und Milzgröße
- Hydratationszustand
- Geruch (Alkohol, Ketoazidose, Urämie, Leberkoma u. a.).

Neurologische Untersuchung

Die neurologische Untersuchung ist für die Beurteilung des bewußtlosen Kindes von entscheidender Bedeutung. Besonders Pupillengröße und -reagibilität, Augenmotorik und Körperhaltung liefern Informationen über mögliche Ursachen und Lokalisation bei strukturellen Läsionen:
- Pupillengröße, -reagibilität
- Okulomotorik

Tabelle 17.1 Glasgow-Coma-Scale (GSS).

Augen öffnen	verbale Antwort	motorische Reaktion
4 spontan	5 orientiert	6 befolgt Aufforderung
3 Öffnen auf Ansprache	4 verwirrt	5 gezielte Abwehr
2 Öffnen auf Schmerzreiz	3 unzusammenhängende Worte	4 ungezielte Abwehr
1 kein Öffnen	2 unverständliche Laute	3 Beugesynergismen
	1 keine verbale Antwort	2 Strecksynergismen
		1 keine Reaktion

- Halbseitensymptome
- posturale Haltung (Dekortikation, Dezerebration).

> **Gaben von Opioiden, Narkotika, Muskelrelaxanzien, Sympatho- oder Parasympathomimetika und Vorerkrankungen (Auge, Ohr, ZNS) müssen berücksichtigt werden.**

Fokale und generalisierte ZNS-Läsionen können über raumfordernde Wirkung (Ödem, Blutung, Tumor) zur Massenverschiebung und damit zur *Einklemmung von Hirnanteilen* im Bereich des Tentoriumschlitzes oder Foramen magnum führen *(Herniation)*. Es ist daher von größter Wichtigkeit, die frühen Zeichen und Symptome der Einklemmungssyndrome zu erkennen, so daß eine therapeutische Intervention eingeleitet wird. Oft schreitet bei fortbestehender Hirndrucksituation die neurologische Hirnstammsymptomatik in typischer Weise kraniokaudal fort (Tab. 17.2). Unglücklicherweise ist dann die Prognose trotz konservativer oder operativer Hirndruckentlastung meist schlecht.

Die *zentrale transtentoriale Herniation* entsteht durch diffuse supratentorielle Volumenzunahme (meist Hirnödem) mit Einklemmung mediobasaler Anteile des Temporallappens in den Tentoriumschlitz. Es entsteht das *initiale dienzephale Syndrom:*
- zunehmende Vigilanzminderung (Somnolenz → Sopor)
- Verhaltensänderung

- Horner-Syndrom ein- oder doppelseitig
- Bulbusdivergenz, schwimmende Bulbi, Enthemmung des okulozephalen Reflexes
- Atemmusterveränderung, evtl. Cheyne-Stokes-Atmung
- spontane Massenbewegung, ungezielte Schmerzabwehr.

Die *laterale transtentoriale Herniation* entsteht durch lokalisierte supratentorielle Volumenzunahme (z.B. epidurales Hämatom, fokales Hirnödem):
- *Ipsilaterale okulomotorische Symptome:*
Nach kurzfristiger Reizmiosis besteht ipsilateral eine Mydriasis mit verzögerter Lichtreaktion. Im Verlauf entwickelt sich eine komplette Okulomotoriusparese mit lichtstarrer Pupille, Ptose und Bulbusabweichung nach unten außen.
- *Hemiparese:* Eine kontralaterale Hemiparese entsteht durch supratentorielle Läsion der ipsilateralen Pyramidenbahn. Bei frontolateralen Raumforderungen kann auch der kontralaterale Hirnschenkel im Tentoriumschlitz geschädigt werden und zur ipsilateralen Hemiparese führen. Später oft bilaterale Parese.

Herniationen in der hinteren Schädelgrube entstehen durch infratentorielle oder globale Volumenzunahme. Anteile des Kleinhirns können sich von unten in den Tentoriumschlitz vorwölben.

Häufiger aber ist die *Einklemmung der Kleinhirntonsillen im Foramen magnum,* die zum bulbären Syndrom oder unmittelbar zum Hirntod führt.

Tabelle 17.2 Hirnstammsyndrome bei Einklemmung.

	spätes dienzephales Syndrom	mesenzephales Syndrom	pontines Syndrom	bulbäres Syndrom
Atemmuster	Cheyne-Stokes	Maschinenatmung, Cheyne-Stokes	ataktische Atmung	ataktisch oder Apnoe
Pupillenweite	eng, isokor	mittelweit, anisokor	mittelweit, anisokor	weit, entrundet
motorische Antwort	Beugung der Arme, Streckung der Beine (Dekortikation)	Streckung von Armen und Beinen (Dezerebration)	keine, Tonus schlaff	keine, Tonus schlaff
Lichtreaktion	prompt, abgeschwächt	träge oder fehlt	fehlt	fehlt
Korneafreflex	erhalten	erhalten	erschöpflich oder fehlt	fehlt
okulozephaler Reflex	prompt	dyskonjugiert	fehlt	fehlt
vestibulookulärer Reflex	tonisch, konjugiert	tonisch, konjugiert oder tonisch dyskonjugiert	fehlt	fehlt
Hustenreflex	erhalten	erhalten	erhalten	abgeschwächt oder fehlt
vegetative Symptome		Hyperthermie, Tachykardie, Hypertonus	Hyperthermie, Tachykardie	Hypothermie, Hypotonie, Arrhythmie

Beim Neugeborenen und Säugling besteht durch die offenen Schädelnähte eine besondere Situation. Das Hirnödem kann sich im elastischen Schädel ausdehnen, ohne daß es zur Herniation kommen muß.

Wichtig ist der Griff zur Fontanelle, die sich zunächst nur leicht vorwölbt, aber deutliche Pulsationen aufweist. Mit Zunahme des Hirnödems nehmen Vorwölbung und Härte zu und die Pulsationen ab.

Beim hirntoten Kind kann die Fontanelle wieder ins Niveau zurückgehen. Beim Säugling ist aus den gleichen Gründen die Dopplersonographie wenig hilfreich, da der arterielle Blutfluß oft nicht beeinträchtigt ist.

Klinisch-chemische Untersuchungen

Laborparameter, die in der Regel unmittelbar im Notfallabor einer Intensivstation vorgenommen werden, sind Blutzucker, Blutgasanalyse, Hämoglobin, Elektrolyte und Laktat. *Obligat ist die Bestimmung* von:
- Blutbild
- Blutchemie
  - Glukose
  - Elektrolyte, Magnesium
  - Harnstoff
  - GOT, GPT, LDH, CK
  - Gerinnung
  - C-reaktives Protein (CRP)
  - Ammoniak
  - Laktat
- Blutgasanalyse
- Urinstix (Glukose, Keton!).

Fakultative Laborparameter, die bei unklaren, am ehesten metabolisch-toxischen Bewußtseinsstörungen bestimmt werden sollten, sind:
- Blut (Toxikologie, Cortisol, Thyroxin, Acyl-Carnitin, freie Fettsäuren, β-OH-Butyrat)
- Urin (organische Säuren, Toxikologie, Aminosäuren, Porphyrin)

Wichtig bei metabolisch-toxischen Störungen ist die früh- und gleichzeitige *Asservierung von Untersuchungsmaterialien.* Bei Schockzuständen und Multiorganversagen sind viele metabolische Störungen (Azidose, Hyperlaktazidämie, Hyperammoniämie) unspezifisch.

Bei Verdacht auf Infektionen sind *Kulturen* (Blut, Liquor, Urin) zur Anzüchtung von Bakterien, Viren und Pilzen anzulegen.

Die *Liquorpunktion* ist bei Verdacht auf Infektionen oder Subarachnoidalblutung indiziert, vorausgesetzt, es liegen klinisch und seitens des Schädel-CT keine Hinweise auf eine bedrohliche Hirndrucksteigerung vor.

Bei Meningitis und Verdacht auf Hirndruck sollte die antibiotische Therapie ohne initiale Liquorpunktion begonnen werden.

Technische Untersuchungen

Es ist essentiell, alle neurochirurgisch behandelbaren Fälle von Hirndrucksteigerung frühzeitig zu erkennen. Die Durchführung einer neuroradiologischen Bildgebung ist deshalb erforderlich in allen Fällen von posttraumatischem Koma und in allen Situationen, in denen die Komaursache nicht unmittelbar ersichtlich ist oder der Beginn nicht beobachtet wurde.

Die neurophysiologischen Untersuchungen (EEG, evozierte Potentiale, Hirndruckmessung, zerebrale Oxymetrie) liefern zwar wertvolle Zusatzinformationen über den aktuellen zerebralen Zustand und die Prognose, führen aber selten zur Diagnose. Ausnahmen sind der nichtkonvulsive Status epilepticus (EEG!) und psychiatrische Stuporzustände.
- Sono Schädel (beim Säugling)
- CT Schädel, evtl. HWS (besser MRT)
- EEG
- evozierte Potentiale (SSEP, FAEP)
- Hirndruck
- zerebrale Oxymetrie mittels Nahe-Infrarot-Spektroskopie (NIS)
- Doppler-, Duplexsonographie
- Monitoring (EEG, EP, NIS).

Differentialdiagnostische Tabellen

Differentialdiagnose von *Bewußtseinsstörungen mit strukturellen Läsionen*

Charakterisierung des Hauptsymptoms	weiterführende Nebenbefunde	Verdachtsdiagnosen	Bestätigung der Diagnose
Trauma	Fraktur	epidurales Hämatom, subdurales Hämatom	CT, Operation
	Krampfanfall	intrazerebrales Hämatom	
	Hypothermie	iatrogene Hypothermie	evtl. Intoxikation oder Thalamussyndrom!
	Hyperthermie	Hitzschlag	
Tumor		hirneigener Tumor, Metastasen bei Wilms-Tumor oder Weichteilsarkomen	Biopsie
	meningeale Infiltrate	Leukose	Liquorbefund
Hydrozephalus		Shunt-Dysfunktion, Infektion, Tumor, Fehlbildung	CT, Operation
Gefäßprozesse	Infarkt, Hemiplegie	Thrombophilie, Stoffwechselstörung (z.B. MELAS), Embolie, Dissektion, Vaskulitis, Moya-Moya-Syndrom, alternierende Hemiplegie des Kindesalters	Labor Herzecho (Vitium, Endokarditis) Angiographie
	Infarkt, Katarakt, Retardierung	Homozystinurie	Labor
	Hirnblutung	AV-Malformation	Angiographie
	starke Kopfschmerzen, Liquor blutig	Subarachnoidalblutung	MRT, evtl. Angiographie
	Kopfschmerzen, Krampfanfall, fluktuierende, oft bilaterale Herdsymptome, Dehydratation, nephrotisches Syndrom, Mastoiditis, Sinusitis	Sinusvenenthrombose	bei CT Kontrastmittelgabe! Schädel-MRT
fokale Infektionen	Fieber, Entzündungsparameter, Tine-Test, Herzvitium	Abszeß	CT, Punktion
	Fraktur, Mastoiditis, Sinusitis	Empyem	CT, Punktion

Differentialdiagnose von *Bewußtseinsstörungen mit metabolisch-toxischen Ursachen*

Charakterisierung des Hauptsymptoms	weiterführende Nebenbefunde	Verdachtsdiagnosen	Bestätigung der Diagnose
hypoxisch-ischämische Enzephalopathie	Zyanose, schlechte Mikrozirkulation	Schock	Klinik
		Near-missed SIDS Lungen- oder Herzversagen, Synkope Stromunfall	s. Kap. 53, 55
	Brandunfall, kirschrotes Blut	CO-Vergiftung	CO-Hb-Messung
	Strangulation	Asphyxie	Klinik

Differentialdiagnose von *Bewußtseinsstörungen mit metabolisch-toxischen Ursachen* *(Fortsetzung)*

Charakterisie-rung des Haupt-symptoms	weiterführende Nebenbefunde	Verdachtsdiagnosen	Bestätigung der Diagnose
postiktales Koma		einfacher Krampfanfall, Enzephalitis, komplizierter Anfall (Hirnödem, Parese, Infarkt, Blutung, Vergiftung)	Anamnese, EEG, CT, s. Kap. 18
Infektionen	Fieber, Entzündungs-parameter, Mastoiditis, Sinusitis, Tine-Test, Exanthem	Meningitis	Liquorbefund
		akute Enzephalitis	Schädel-MR, Liquorbefund, Virologie, evtl. Biopsie
		post- und parainfektiöse Enzephalitis	z. B. Varizellen, Impfung, Schädel-MR, Liquorbefund
		akute disseminierte Enzephalomyelitis	Schädel-MR
Vergiftungen	Muskelhypotonie, Ataxie, Hypothermie, Bradykardie, Miosis, Hautblasen	Hypnotika, Sedativa	Anamnese, Mageninhalt, Toxikologie
	Mydriasis, Delir, Hyper-, Hypotension, Tachykardie	Anticholinergika, Antihistaminika, Antidepressiva, Phenothiazine	
	Ataxie, Delir, Krampfanfall, Hypothermie	Alkohol	
	Ataxie, Erbrechen, Hypo-thermie, Transaminasen	Antikonvulsiva	
	Tachypnoe, Tachykardie, Hyperthermie, Krampfanfall	Salizylate	
	Brady-, Tachykardie, Krampf-anfall, Hypersekretion, Miosis	Organophosphate	
	Hypotension	Clonidin	
	Ataxie, Geruch	Kohlenwasserstoffe	
	Miosis, Mydriasis	Pilze	
	Delir, Mydriasis, Hypertension	Rauschgifte	
Stoffwechsel-störungen	Hypoglykämie	diabetische Hypoglykämie, andere Hypoglykämien siehe unter angeborene Stoffwechsel-störungen	s. Kap. 91
	Hyperglykämie, Ketoazidose, Geruch, Dehydratation	diabetische Ketoazidose	s. Kap. 90
	Geruch	Urämie	s. Kap. 71
	Ammoniak und Transaminasen erhöht	Reye-Syndrom	*cave:* angeborene Stoff-wechselstörung! Ursache?
		andere Leberversagen: fulminante Hepatitis, M. Wilson, α_1-Antitrypsin-Mangel, Intoxikation (Paracetamol!)	
	Hyperkapnie	Lungenversagen oder Atemlähmung	s. Kap. 50
Wasser- und Elektrolytstörungen	Hyponatriämie	Wasserintoxikation	s. Kap. 99
		inadäquate ADH-Sekretion (SIADH), zentrale pontine Myelinolyse	
	Hypernatriämie	Dehydratation, Toxikose	s. Kap. 98
	Hypokalziämie, Hyperkalzi-ämie, Hypomagnesiämie, Hypermagnesiämie	verschiedene Ursachen	Labor s. Kap. 93, 94

Differentialdiagnose von *Bewußtseinsstörungen mit metabolisch-toxischen Ursachen* *(Fortsetzung)*

Charakterisie-rung des Haupt-symptoms	weiterführende Nebenbefunde	Verdachtsdiagnosen	Bestätigung der Diagnose
endokrine Störungen	Hypoglykämie, Hyponatriämie, Hyperkaliämie	Morbus Addison	Labor s. Kap. 90
	Hypoglykämie	HGH-Mangel	s. Kap. 84
	Hypothermie, Myxödem	Hypothyreose	s. Kap. 86
	Hyperthermie, Delir, Exophthalmus	Hyperthyreose	s. Kap. 86
hypertensive Enzephalopathie	Blutdruck erhöht	Aortenstenose, Nieren-erkrankungen, Phäochromo-zytom, Intoxikation	Ursache? s. Kap. 6
psychiatrisches Koma	Lichtreaktion und Blinzel-reaktion trotz Stupor erhalten	Konversionssyndrom	
	Delir	akute Psychose	Ausschluß von Intoxikation und Enzephalitis
	Psychose	Katatonie	Ausschluß von Intoxikation
	Trauma, Asphyxie, Vernach-lässigung, Vergiftungen	Münchhausen-by-proxy-Syndrom	Anamnese, Klinik

Differentialdiagnose von *Bewußtseinsstörungen bei angeborenen Stoffwechselstörungen mit spätem Beginn*

Charakterisierung des Hauptsymptoms	weiterführende Nebenbefunde	Verdachtsdiagnosen
metabolisches Koma ohne fokale Zeichen	metabolische Azidose mit Ketonurie	Pyruvat-Carboxylase-Defekt, multipler Carboxylase-Defekt, Atmungsketten-Defekt, Organoazidurien, Leucinose, Ornithin-Transferase-Defekt, Thiolase-Defekt, Defekt in der Glukoneo-genese
	metabolische Azidose ohne Ketonurie	Pyruvat-Dehydrogenase-Defekt, Ketogenese-Defekt, Störungen der Fettsäure-β-Oxidation, Fructose-Diphosphatase-Defekt
	Hyperammoniämie mit normalem BZ	Störung im Harnstoffzyklus, Intoleranz dibasischer Amino-säuren, Acetylglutamat-Synthetase-Defekt
	Hyperammoniämie mit Hypoglykämie	Störungen der Fettsäure-β-Oxidation, Hydroxymethyl-glutaryl-CoA-Lyase-Defekt
	Hyperlaktazidämie (> 4 mmol/l) mit normalem BZ	Pyruvat-Carboxylase-Defekt, multipler Carboxylase-Defekt, Atmungsketten-Defekt, Pyruvat-Dehydrogenase-Defekt, Krebs-Zyklus-Defekt (Ketose!)
	Hyperlaktazidämie (> 4 mmol/l) mit Hypo-glykämie	Defekt in der Glukoneogenese, Störungen der Fettsäure-β-Oxidation
„hepatisches" Koma (Hepatomegalie oder Leberversagen)	Transaminasen erhöht, Leberverfettung, kein Ikterus	Organoazidurien, Störungen der Fettsäure-β-Oxidation, Ornithin-Carbamyl-Transferase-Defekt (OCT)
	Leberversagen, chronische Leberinsuffizienz, Zirrhose	Atmungsketten-Defekt, M. Wilson, Citrullinämie
„neurologisches" Koma (fokale Zeichen, Infarkt, Krämpfe, Hirndruck)	Symptome und Labor-befunde variabel, siehe auch oben	MELAS, Homocystinurie, Organoazidurien, CDG-Syndrom, Leucinose, OCT-Mangel, Phosphoglycerol-Kinase-Defekt, Vitamin-B$_{12}$-Mangel, M. Wilson, M. Fabry
episodische Ataxie, Somnolenz	Ketoazidose-Geruch	Leucinose
	Ketoazidose, Hyperglykämie, Neutro-, Thrombopenie	Methylmalonazidämie, Propionazidämie, Isovalerianazidämie

Differentialdiagnose von _Bewußtseinsstörungen bei angeborenen Stoffwechselstörungen_ _mit spätem Beginn_ (Fortsetzung)

Charakterisierung des Hauptsymptoms	weiterführende Nebenbefunde	Verdachtsdiagnosen
episodische Ataxie, Somnolenz	Hyperammoniämie, Hepatomegalie, Alkalose	Störung im Harnstoffzyklus
	Hyperlaktatazidämie, Pyruvat erhöht, keine Ketose	Pyruvat-Dehydrogenase-Defekt
	Hyperlaktatazidämie mit Ketose	Atmungsketten-Defekt, multipler Carboxylase-Defekt
	phototoxisches Exanthem, Pellagra	Hartnup-Erkrankung
delirantes Koma	Hyperammoniämie, Transaminasen erhöht	Harnstoffzyklus-Defekt (OTC-Mangel bei Mädchen)
	Ketoazidose, Ataxie, Neutropenie	Organoazidurien, Leucinose
	dunkler Urin, Bauch-schmerzen, Erbrechen, Polyneuropathie	Porphyrie
	Brand-Probe positiv	Methyl-Tetrahydrofolat-Reduktase-Defekt

Differentialdiagnose von _Bewußtseinsstörungen anhand von Klinik und Verlauf_

Charakterisie-rung des Haupt-symptoms	weiterführende Nebenbefunde	Verdachtsdiagnosen
Pupille	Mydriasis	zentrale transtentorielle Herniation, Anticholinergika- oder Sym-pathomimetika-Gabe bzw. -Vergiftung, Atropin-Augentropfen
	Miosis	pontiner Prozeß, Opioid-Gabe bzw. -Vergiftung, Organophosphat-Vergiftung, metabolische Störungen
	Anisokorie	intrakranielle Raumforderung ipsilateral der dilatierten, schlechter reagierenden Pupille
	mittelweit, keine Lichtreaktion	Mittelhirnläsion
Atmung	Hyperventilation	Mittelhirnläsion, Thyreotoxikose
	Hyperventilation, tiefe Atmung	metabolische Azidose
	periodische Atmung	Hirndruck, Hirnstammläsion, Morphin-, CO-Vergiftung
Motorik	Hemiparese	fokale zerebrale Läsion
	Rigor, Dyskinesien, Ataxie,	Stammganglienläsion, metabolisch-toxische Störung
	Hirnstammbeteiligung	Trauma, Blutung, Infarkt, Hyponatriämie
	multiple fokale Symptome	Enzephalitis, Sinusvenenthrombose
	Meningismus	Meningitis, Subarachnoidalblutung, Enzephalitis, Meningeosis, HWS-Trauma
Geruch	obstartig, Azeton	Ketoazidose
	muffig, leberartig	hepatisches Koma
	Urin	urämisches Koma
	Knoblauch	Organophosphatvergiftung
	aromatisch, Benzin	Vergiftung mit Drogen, Kohlenwasserstoffen
	Alkohol	Alkoholvergiftung
	unklar	metabolische Störung
Haut	Blässe	Schock, Hypoglykämie
	rotes Gesicht	Hypertension, Sepsis, diabetisches Koma, Atropinvergiftung
	Petechien, Hautembolien	Sepsis, Hirnblutung
	Ikterus, Spider-Nävi	hepatisches Koma
	schmutzig-gelbliche Haut	urämisches Koma

Differentialdiagnose von *Bewußtseinsstörungen anhand von Klinik und Verlauf* (Fortsetzung)

Charakterisie-rung des Haupt-symptoms	weiterführende Nebenbefunde	Verdachtsdiagnosen
Temperatur	Hypothermie	Alkohol-, Hypnotikaintoxikation, Hypothyreose, protrahierter Schock, Einklemmung, Thalamus-Syndrom
	Hyperthermie	Infektion, Hitzschlag, zentrales cholinerges Syndrom, malignes neuroleptisches Syndrom, maligne Hyperthermie, Thyreotoxikose, Delir
Verlauf	schlagartiger Beginn	Krampfanfall, Hypoglykämie, Kreislaufstörung, Trauma, Subarachnoidalblutung, Infarkt, große Hirnblutung, Vergiftung, psychogener Stupor
	subakut	epidurales Hämatom, Infektion, Hydrozephalus, metabolische Störung, Vergiftung
	protrahiert	subdurales Hämatom, intrazerebrale Raumforderung, Infektion, metabolische Störung, Medikamentenüberdosierung

18 Akuter Krampfanfall und Epilepsie

Ulrich Brandl

Symptombeschreibung

Krampfanfälle sind vorübergehende Störungen des Bewußtseins, der Wahrnehmung oder der Motorik, die durch eine abnorme neuronale Entladungstätigkeit ausgelöst werden. Krampfanfälle können als Gelegenheitskrampf, z.B. ausgelöst durch Störungen des Elektrolythaushaltes, oder als Symptom einer Epilepsie auftreten.

> **Von einer Epilepsie spricht man nur, wenn rezidivierende afebrile Krampfanfälle auftreten.**

Krampfanfälle sind ein häufiges Symptom und können in jedem Lebensalter auftreten, etwa 5% der Bevölkerung sind wenigstens einmal im Leben von einem Anfall betroffen. Die Inzidenz von Epilepsien beträgt in den Industrieländern etwa 1%, davon beginnt mehr als die Hälfte der Neuerkrankungen im Kindesalter.

Das klinische Bild hängt von den am Anfallsgeschehen beteiligten Hirnstrukturen ab. Man unterscheidet zunächst fokale und generalisierte Anfälle, wobei der Begriff „generalisiert" nicht so zu verstehen ist, daß jedes Neuron beteiligt sein muß, sondern lediglich, daß beide Großhirnhemisphären am Anfallsgeschehen beteiligt sind.

Fokale Anfälle sind auf ein umschriebenes Hirnareal begrenzt, können aber im Verlauf des Anfalls durch Ausbreitung der Erregung ihr Erscheinungsbild verändern oder sekundär generalisieren. Die Symptomatik fokaler Anfälle ist durch die Funktion des Hirnareals geprägt, in welchem die zugrundeliegenden Entladungen stattfinden. Das Bewußtsein ist dabei entweder vollständig erhalten (einfach fokale Anfälle) oder getrübt (komplex fokale Anfälle), je nachdem, ob kognitiv relevante Hirnareale vom Anfall mit betroffen sind.

Generalisierte Anfälle können entweder vom Typ des Grand mal mit anschließender neuronaler Erschöpfung (Nachschlaf!) oder vom Typ des Petit mal (sekundenlange Dauer und plötzliches Anfallsende ohne nachfolgende Symptome) sein. Petit-mal-Anfälle können in einer reinen Bewußtseinspause (Absence) und/oder motorischen Phänomenen (z.B. Myoklonien) bestehen.

Neben den eigentlichen epileptischen Anfällen durch neuronale Übererregungsphänomene gibt es zahlreiche andere anfallsartige Ereignisse mit Trübung des Sensoriums, des Bewußtseins oder unwillkürlichen motorischen Phänomenen, die als epileptischer Anfall fehlinterpretiert werden können, was unter Umständen zu einer jahrelangen unsinnigen Medikation führt.

Wesentlich für die Differentialdiagnose ist die genaue Kenntnis der wesentlichen Merkmale der verschiedenen epileptiformen und nichtepileptiformen Anfallstypen.

Epileptische Anfälle

Generalisierte tonisch-klonische Anfälle: Der generalisierte tonisch-klonische Anfall (Syn.: großer Anfall, Grand mal, GTC) ist ein Anfall mit vollständigem Verlust des Bewußtseins und der posturalen Kontrolle, motorischen Phänomenen und Andauern des Anfallsgeschehens bis zur neuronalen Erschöpfung mit Übergang in einen Nachschlaf. Man unterscheidet verschiedene Phasen des Anfallsgeschehens:

• Tonische Phase: bilaterale tonische Muskelkontraktion, häufig mit Zungenbiß. Auspressen der Atemluft, oft wie ein Schrei klingend, und anschließender Atemstillstand durch Einbeziehung von Interkostalmuskulatur und Diaphragma. Dauer meist unter 30 sec, selten bis zu einer Minute. Im EEG schnell aufeinanderfolgende Spitzenpotentiale, die hohe Entladungsfrequenz ist für die tonische (tetanische) Muskelkontraktion verantwortlich.

• Klonische Phase: nach Ende der tonischen Phase zunächst hochfrequente, dann mit zunehmenden Intervallen auftretende bilateral synchrone oder asynchrone Muskelkontraktionen, die zu zuckenden Bewegungen führen. Stoßweise Atmung, häufig entsteht eine Zyanose. Im EEG Spitzenpotentiale sinkender Frequenz mit interponierten langsamen Wellen.

• Nachschlaf: nach Ende des Anfalls kommt es meist zum Nachschlaf mit zunächst supprimierter, dann deutlich verlangsamter EEG-Aktivität. Die Patienten sind im Nachschlaf meistens sehr schwer, am Anfang oft gar nicht erweckbar. Er kann bei Patienten mit häufigen, kurzen Anfällen fehlen.

Während des Anfalls kann es zu Stuhl- und Urinabgang kommen. Vegetative Begleitsymptome sind häufig, ein vermehrter Speichelfluß kann zusammen mit der unkoordinierten Atmung zu „Schaum vor dem Mund" führen.

Abweichend von diesem Anfallsmuster kann die tonische Phase fehlen (klonischer Grand mal – bei Säuglingen häufiger) oder statt der positiven motorischen Symptomatik nur ein Tonusverlust (atonischer Grand mal) auftreten. Diese Variante ist äußerst selten und wird oft mit Synkopen verwechselt.

Tonische Anfälle: Tonische Anfälle können in Form symmetrisch-tonischer, generalisierter und asymmetrisch-tonischer, fokaler Anfälle auftreten. Symmetrische, axial-tonische Anfälle bestehen in einer Kontraktion der Hals- und Nackenmuskulatur, Öffnen von Augen und Mund und meistens Verdrehen der Bulbi nach oben. Häufig ist dabei eine Elevationsbewegung der Arme und Streckung der Beine. Vegetative Begleiterscheinungen, Gesichtsrötung und Zyanose sind möglich. Diese Anfälle dauern selten länger als 30 sec.

Fokale tonische Anfälle bestehen meist in Versivbewegungen des Kopfes, der Augen und des Schultergürtels oder anderen asymmetrischen Haltungsphänomenen. Sie deuten meist auf ein Anfallsgeschehen im Frontallappen hin. Dabei ist das Bewußtsein erhalten, während des Anfalls ist der Patient jedoch meist nicht reaktionsfähig.

Einfach fokale Anfälle: Einfach fokale Anfälle spielen sich in eloquenten Hirnarealen einer Hemisphäre ab und sind nicht mit Störungen des Bewußtseins verbunden. Die Symptomatik hängt von der Lokalisation des Fokus ab. Im Kindesalter besonders häufig sind fokal motorische Anfälle der Mund- und Gesichtsregion (benigne fokale Epilepsien). Motorische Phänomene können tonisch (Verkrampfung) oder klonisch (Zuckungen) imponieren. Einfach fokale Anfälle können sich auch durch sensorische Phänomene aus der Körpersphäre (z.B. Kribbeln, Taubheitsgefühle), visuelle, akustische oder olfaktorische Sensationen zeigen.

Komplex fokale Anfälle: Komplex fokale Anfälle haben ihren Ursprung in übergeordneten Hirnstrukturen und sind im Gegensatz zu einfach fokalen Anfällen mit Bewußtseinstrübung verbunden. Denk- und Wahrnehmungsstörungen und Bewegungsautomatismen, wie Schmatzen, In-den-Mund-Nehmen von Gegenständen oder Nesteln an Kleidungsstücken stellen häufige Symptome dieses Anfallstyps dar. Bei Kindern unter 3 Jahren kann der komplex fokale Anfall ausschließlich aus einer Bewußtseinstrübung bestehen, die mit einer Absence verwechselt wird. Komplex fokale Anfälle werden häufig durch Auren eingeleitet. Ein langsamer Beginn und das Vorhandensein einer Reorientierungsphase unterscheidet sie deutlich von Absencen.

Absencen: Leitsymptom der Absence ist eine Bewußtseinspause zwischen 3 und 30 sec (selten auch länger) mit erhaltener Kontrolle der statischen Motorik. Dabei fallen ein leerer Gesichtsausdruck und oft ein „starrer Blick" auf. Tätigkeiten werden während der Absence unterbrochen („Innehalten") und unmittelbar danach wieder fortgeführt. Die Wahrnehmung ist während des Anfalls ausgeschaltet. Charakteristisch sind ein plötzlicher Beginn und ein plötzliches Ende der Absence. Motorische Phänomene können während des Anfalls in Form von Augenverdrehen, Schielen, Myoklonien und selten auch in Form von Automatismen auftreten. Absencen können zu Hunderten pro Tag gehäuft auftreten. Absencen unter 3 sec Dauer entgehen normalerweise der Beobachtung.

Myoklonische Anfälle: Myoklonische Anfälle sind kurze, kleine Anfälle mit einer positiven Motorik, d.h., es kommt zu einer meist armbetonten, mehr oder weniger symmetrischen Muskelzuckung. Wegen ihrer kurzen Dauer kann die Bewußtseinslage während des Anfalls nicht beurteilt werden.

Myoklonische Anfälle treten mit zwei Häufigkeitsgipfeln auf: im Kleinkindesalter als Bestandteil verschiedener epileptischer Syndrome und im Jugendalter im Rahmen des myoklonisch-impulsiven Petit mal.

Astatische und myoklonisch-astatische Anfälle: Astatische Anfälle können als atonisch-astatische und myoklonisch-astatische Anfälle auftreten, beiden gemeinsam ist der Sturz. Atonisch-astatische Anfälle sind das negative Pendant der myoklonischen Anfälle: Es kommt zu einem kurzen Tonusverlust, der im Gehen zum Sturz, im Sitzen zum Erschlaffen der Hals- und Rumpfmuskulatur (head drop attacks) führt. Sie sind mit einer hohen Verletzungsgefahr verbunden. Echte atonisch-astatische Anfälle kommen z.B. beim Pseudo-Lennox-Syndrom vor. Bei myoklonisch-astatischen Anfällen ist es eine Myoklonie der Beine, die den Sturz verursacht. Sturzanfälle mit tonischen Phänomenen (Vorwärtsbewegung des Oberkörpers, die typischen Anfälle beim echten Lennox-Gastant-Syndrom) können astatische Anfälle vortäuschen. Eine genaue Unterscheidung ist oft nur mittels einer Videoaufzeichnung des Anfalls möglich, für die richtige syndromale Einordnung der Epilepsie jedoch bedeutsam.

BNS-Anfälle: Blitz-Nick-Salaam-Krämpfe (engl.: infantile spasms) sind myoklonische und tonische Anfälle des Säuglingsalters, die wegen einiger Besonderheiten hier getrennt aufgeführt werden. Gemeinsam ist diesen Anfällen eine propulsive (vorwärtsgerichtete) Bewegung. Sie kann im Hochreißen der Arme und Beine (Blitzkrampf), einer Flexion des Halses (Nickkrampf) oder der Flexion des Rumpfes (Salaam-Krampf) bestehen. Diese nur Sekunden oder Sekundenbruchteile dauernden Bewegungen kommen in Serien von einigen Minuten Dauer vor, während deren die Kinder meist beeinträchtigt wirken oder weinen. Verwechslungsgefahr besteht vorwiegend mit Einschlafmyoklonien (BNS-Anfälle treten jedoch bevorzugt nach dem Aufwachen auf) und mit Moro-Reaktionen bei Schreck, die aber nicht in Serien auftreten.

Nichtepileptische Anfälle

Pavor nocturnus: Beim Pavor nocturnus handelt es sich um eine Störung des Schlafablaufs (Parasomnie) bei Kleinkindern. Er tritt meist in der ersten Tiefschlafphase (1–1$\frac{1}{2}$ Stunden nach dem Einschlafen) und praktisch nie mehrmals pro Nacht auf. Das Kind sitzt auf, schreit, macht einen ängstlich-verstörten Eindruck, ist häufig tachykard und reagiert nicht adäquat. Mit viel Aufwand kann es gelingen, das Kind zu wecken, meistens schla-

fen die Kinder jedoch spontan weiter. Die Zustände sind von einer Amnesie begleitet.

Respiratorische Affektkrämpfe: Respiratorische Affektkrämpfe treten im Kleinkindesalter, manchmal schon in der zweiten Hälfte des ersten Lebensjahres auf. Affekte, die sonst zum Weinen führen, wie Zorn oder Schmerz, führen hier zum Luftanhalten. Das kann bis zum Auftreten einer Zyanose oder einem Bewußtseinsverlust führen. In diesem Moment kann es wie bei Synkopen auch zu Kloni kommen. Wichtig ist, daß hier immer ein auslösendes Moment besteht und der Bewußtseinsverlust erst nach dem Luftanhalten eintritt. Affektkrämpfe sind eine konstitutionelle Reaktionsweise und keine Krankheit.

Synkopen: Synkopen (Ohnmachten) sind kurzdauernde Bewußtseins- und Tonusverluste, die durch transitorische Minderdurchblutung des Gehirns bedingt sind. Bekannt sind vasovagale, orthostatische und kardial bedingte Synkopen (s.a. Kap.53). Sie dauern meist weniger als 1 min, und die Patienten erlangen sehr rasch wieder die volle Orientierung. Der Tonusverlust kann mit kurzen Myoklonien verbunden sein, er beginnt jedoch nie mit einer tonischen Verkrampfung. Meistens geben die Patienten an, sie hätten vorher Schwindelgefühl oder Sehstörungen („schwarz vor den Augen") empfunden. Atonische Anfälle, die als Differentialdiagnose zu Synkopen häufig genannt werden, sind äußerst selten und kommen praktisch nie als Erstsymptom einer Epilepsie vor.

Tics: Tics sind Zuckungen der Gesichtsmuskulatur, Zwinkern, Blinzeln, Schulterhochziehen, manchmal auch Lautäußerungen mit Zwangscharakter (s.a. Kap. 122). Die Kinder können kurzzeitig willentlich den Tic unterdrücken, nach kurzer Zeit kommt jedoch der Bewegungszwang wieder durch. Die Tic-Bewegungen interferieren nicht mit der Willkürmotorik und beeinträchtigen daher auch nicht die erfolgreiche Ausführung von Bewegungen. Durch beide Merkmale sind Tics klinisch gut von myoklonischen Anfällen zu unterscheiden.

Pseudoepileptische (psychogene) Anfälle: Pseudoepileptische Anfälle sind vorgetäuschte epileptische Anfälle aus psychogener Ursache. Das Spektrum reicht von bewußtseinsnahen, simulierten Anfällen bis zu bewußtseinsferneren, hysterischen Phänomenen. Meistens hat das Kind ein „Vorbild" durch Beobachtung epileptischer Anfälle in seiner Umgebung, häufig kommen sie auch bei Kindern und Jugendlichen mit Epilepsie vor. Wichtige Unterscheidungsmerkmale sind der plakative Charakter (Anfall tritt immer vor anderen Personen, oft in für den Patienten unangenehmen Situationen auf), ein schmerz- und leidensbetonter Gesichtsausdruck, eher Zittern als Kloni und die Tendenz, Verletzungen beim Sturz zu vermeiden.

Extrapyramidale Symptome: Unter den anfallsartigen extrapyramidalen Symptomen im Kindesalter sind die kinesiogenen paroxysmalen Dyskinesien und die Hyperekplexie hervorzuheben. Bei den kinesiogenen Dyskinesien werden kurzdauernde tonische Phänomene, häufig als Streck- oder Torsionsbewegung, durch bestimmte, meist ruckartige Bewegungen getriggert. Der Zusammenhang mit diesen Bewegungen ist dem Patienten in der Regel bekannt. Bei der Hyperekplexie können ähnliche Phänomene durch Schreckreize ausgelöst werden.

Rationelle Diagnostik

Anamnese

Das wichtigste diagnostische Hilfsmittel ist die anamnestische Anfallsbeschreibung. Hierzu gehört eine genaue Beschreibung des Anfallsablaufs einschließlich der postiktalen Phase und Reorientierung. Wesentliche Merkmale sind der Anfallsbeginn, hier ist auf fokale Symptome oder Mißempfindungen (Auren) zu achten. Bei absenceartigen Anfällen ist das Ende des Anfalls (plötzliches Ende deutet auf Absencen, ein langsames Ausklingen auf komplex fokale Anfälle hin) besonders wesentlich. In den meisten Fällen können Anfälle aufgrund ihrer klinischen Beschreibung einem der in Abschnitt Symptombeschreibung – „Epileptische Anfälle" dargestellten Anfallstypen zugeordnet werden. Wichtig ist die Situation, in der Anfälle beobachtet werden, z.B., ob es sich um schlafgebundene, in der Aufwachphase, diffus oder nach bestimmten Reizen auftretende Anfälle handelt. Anfälle nach längerem Abstand zur letzten Mahlzeit deuten auf Hypoglykämien hin. Stets sind vorbestehende Erkrankungen, die Geburts- und die Entwicklungsanamnese zu erfragen. Durchgemachte Meningitiden und Schädel-Hirn-Traumen können auch nach Jahren zu einer Epilepsie führen, wobei leichte Traumen (Commotio cerebri) als Ursache ausscheiden. Die Familienanamnese gibt sowohl bei idiopathischen Epilepsien als auch bei der Suche nach zugrundeliegenden Stoffwechselerkrankungen manchmal wertvolle Informationen.

Körperliche Untersuchung

Bei der *körperlichen Untersuchung* ist der neurologische Befund von besonderer Bedeutung. Der Patient wird, wenn er in direkter zeitlicher Beziehung zum Anfall vorgestellt wird, besonders hinsichtlich Bewußtseinslage und nach postiktalen Ausfällen untersucht. Paresen und Sprachstörungen können hier wesentliche Herdhinweise liefern. Bei Patienten mit Fieber ist gründlich auf meningitische Zeichen zu untersuchen. Länger anhaltende, deutliche Bewußtseinstrübungen weisen hier auf neurologische Notfallsituationen hin (Blutungen, Enzephalitiden, nonkonvulsiver Status epilepticus) und bedürfen einer raschen Abklärung.

Erfolgt die Untersuchung ohne direkten zeitlichen Zusammenhang zu einem Anfall, ist ebenfalls eine gründliche neurologische Basisuntersuchung durchzuführen, ergänzt durch die Beurteilung der Entwicklung der Grob- und Feinmotorik und visuomotorischen Koordination.

Da epileptische Anfälle im Rahmen von Stoffwechselerkrankungen und genetischen Syndromen auftreten können, ist neben dem neurologischen Befund auf Fehlbildungen und Symptome anderer Organsysteme zu achten:
• Die *Haut* liefert zahlreiche Hinweise auf neurokutane Syndrome (z.B. Café-au-lait-Flecken, Nävi und Angiome, white spots) und auf einige Stoffwechselstörungen.
• *Leber-* und/oder *Milz*vergrößerungen geben Hinweise auf Speicherkrankheiten.
• Das *Skelettsystem* ist besonders bei Mukopolysaccharidosen und Mukolipidosen mit betroffen.
• Am *Augenhintergrund* können sich Veränderungen der Makula (z.B. kirschroter Fleck) oder der Retina finden.
• Die Untersuchung von *Herz-* und *Kreislauf*funktionen (Schellong-Test) ist insbesondere bei der Abgrenzung von Anfällen zu Synkopen von Bedeutung.

In einigen Fällen ist der genaue Anfallsablauf anamnestisch nicht zu klären, bei einigen Anfällen (myoklonisch-astatische Anfälle) spielt er sich in einem zu kurzen Zeitraum ab, um ausreichend präzise Informationen zu erhalten. Hier kann die *Videobeobachtung* des Patienten wertvolle Informationen liefern, wenn die Anfallshäufigkeit eine solche zuläßt.

Entwicklungstests

Der mentale und motorische Entwicklungsstand des Kindes ist für die ätiologische Klärung einer Epilepsie von großer Bedeutung. Der Untersucher sollte sich ein eigenes Bild von der motorischen und sprachlichen Entwicklung des Kindes machen. Die Schulanamnese kann hilfreich sein. In Zweifelsfällen ist eine testpsychologische Untersuchung durchzuführen (s.a. Kap. 23).

Technische Untersuchungen

Elektroenzephalographie

Die Elektroenzephalographie ist eine wichtige Untersuchung in der Epilepsiediagnostik, die die genaue klinische Erfassung des Anfallsablaufs sinnvoll ergänzt, keinesfalls aber ersetzen kann.

Ein EEG stellt immer nur einen zeitlich begrenzten Ausschnitt der Hirnaktivität dar, in dem sich epilepsietypische Potentiale zeigen können oder nicht. Die Sensitivität einer einzelnen 30minütigen EEG-Ableitung liegt nur bei 30–40%, bei drei wiederholten EEG läßt sie sich auf etwa 50% steigern. Eine enorme Steigerung positiver EEG-Befunde ist durch Schlafableitungen (ca. 85%) oder durch Langzeit-EEG (> 90%) erreichbar. In der Praxis wird der Schlaf während des EEG meistens durch vorangehenden Schlafentzug erreicht.

Die *konventionelle EEG-Diagnostik* leitet das Elektroenzephalogramm mit Oberflächenelektroden von der Kopfhaut ab. Außer bei Petit-mal-Epilepsien mit sehr hoher Anfallsfrequenz wird man nur selten einen Anfall im EEG erfassen können, normalerweise werden hier epilepsietypische Intervallveränderungen registriert. Diese bestehen in Spitzenpotentialen, die je nach ihrer Dauer als *spike* oder als *sharp wave* bezeichnet werden. Pathognomonische EEG-Muster finden sich nur bei einigen Epilepsieformen (s. „Wichtige epileptische Syndrome im Kindesalter" im Abschn. Verdachtsdiagnosen). Die wertvollste Aussage des EEG ist die Differenzierung fokaler und generalisierter Epilepsien, die oft durch die Anfallsanamnese allein nicht zu klären ist.

Provokationsmethoden können den Anteil positiver EEG-Befunde steigern. Durch Hyperventilation lassen sich oft Absencen provozieren. Blitzlichtstimulation kann zur Identifikation photosensibler Reaktionen verwendet werden.

Langzeit-EEG-Ableitungen zielen auf die Erfassung von Anfällen ab. Hauptanwendung ist die Lokalisation des Herdareals bei komplex fokalen Anfällen, in Ausnahmefällen kann die Indikation auch die Unterscheidung epileptischer und pseudoepileptischer Anfälle sein. Langzeitableitungen sollten heute immer von einer synchronen Videoaufzeichnung des Patienten begleitet sein.

> Ein pathologisches EEG, insbesondere das Auftreten zentrotemporaler *sharp waves,* im Kindesalter rechtfertigt allein noch nicht die Diagnose einer Epilepsie. Derartige Befunde sind als genetisches Merkmal bei 3–5% der gesunden Kinder zumindest zeitweise nachweisbar. Wenn bei einem Patienten klinische Anfälle beobachtet wurden und epilepsietypische Potentiale im EEG vorliegen, ist die Diagnose einer Epilepsie hoch wahrscheinlich.

Bildgebende Diagnostik

Die bildgebende Diagnostik ist in der ätiologischen Abklärung einer Epilepsie unerläßlich. Die *Magnetresonanztomographie (MRT)* ist heute als Standarddiagnostik zu empfehlen. Die MRT kann

mehrere Hinweise zur Ätiologie einer Epilepsie geben. Hirnfehlbildungen (Gyrierungs- und Migrationsstörungen, fokale kortikale Dysplasien), Läsionen und Hinweise auf bestimmte Stoffwechselerkrankungen stehen bei der MRT-Untersuchung im Vordergrund. Hirntumoren stellen in weniger als 1% der Fälle die Ätiologie kindlicher Epilepsien dar. Die *Röntgencomputertomographie* ist hier nur noch als Notfalluntersuchung, z.B. bei Traumen, anzusehen.

Bei Neugeborenenkrämpfen, die häufig auf dem Boden von Hirnblutungen oder einer hypoxischen Schädigung mit periventrikulärer Leukomalazie entstehen, sollte als Erstdiagnostik eine *Sonographie* des Gehirns durchgeführt werden. Oft läßt sich dadurch die Ätiologie bereits hinreichend klären.

Die *Positronenemissionstomographie (PET)* kann bei der Fokuslokalisation helfen. In vielen Fällen läßt sich während des anfallsfreien Intervalls im Fokusareal ein lokaler Hypometabolismus nachweisen.

Klinisch-chemische Untersuchungen

Die einzusetzende Labordiagnostik hängt davon ab, in welcher Situation der Patient vorgestellt wird.

Akuter erster Krampfanfall: Wird der Patient mit einem akuten, ersten Krampfanfall vorgestellt, dient die Diagnostik insbesondere zur Klärung der Ursachen von Gelegenheitskrämpfen (Tab. 18.1). Wird der Patient mit Fieber vorgestellt, ist zusätzlich an eine entzündliche Erkrankung des ZNS zu

Tabelle 18.1 Wichtige Laborparameter zur Klärung von Gelegenheitskrämpfen.

Anfallsursache	Laborparameter	Ätiologie
Hypoglykämie	Blutzucker	konstitutionell, Anomalien des Kohlenhydratstoffwechsels
Hypokalzämie	Ca	Rachitis, Vitamin-D-Stoffwechseldefekte
Hypomagnesiämie	Mg	familiär, Neugeborene
Hyponatriämie	Na	Gastroenteritis, schwere Allgemeininfektion, iatrogen
MCAD-Mangel	Dikarbonsäuren im Urin	Anfälle, ausgeprägtes Koma

denken und insbesondere bei Kindern im 1. Lebensjahr oder jenseits dieses Alters bei meningitischen Zeichen oder anhaltender Bewußtseinstrübung eine Liquorpunktion durchzuführen. Bei Bewußtseinstrübung sollte auch an einige der in der DD-Tabelle genannten Stoffwechselerkrankungen gedacht werden, die z.T. auch krisenhafte Verläufe haben. Beispiele hierfür sind Harnstoffzyklusdefekte und Mitochondriopathien.

Jenseits eines direkten zeitlichen Zusammenhangs sind Ursachen von Gelegenheitskrämpfen schwierig zu klären.

Anfallsrezidiv: Bei einem Anfallsrezidiv ist bei gesicherter Diagnose einer Epilepsie am ehesten an eine Kontrolle der Plasmaspiegel verabreichter Antiepileptika zu denken, insbesondere nach längerer Anfallsfreiheit sind Rezidive nicht selten durch Nichteinnahme von Medikamenten bedingt.

Ist die Diagnose einer Epilepsie noch nicht gestellt, sollte das Rezidiv erneut als Chance genutzt werden, wichtige Ursachen eines Gelegenheitskrampfes zu klären.

Besteht ein Verdacht auf psychogene Anfälle, kann die Bestimmung des Prolaktinspiegels hilfreich sein, nach generalisierten und komplex-fokalen Anfällen steigt er meist für 30–40 min auf das Dreifache des Basiswertes an. Auch ein kurz nach dem Anfall abgeleitetes EEG zeigt häufig postiktale Verlangsamungen, die nach psychogenen Anfällen fehlen.

Laboruntersuchungen zur ätiologischen Klärung einer Epilepsie: Die ätiologische Abklärung einer Epilepsie kann, insbesondere wenn Stoffwechselstörungen vermutet werden, aufwendige Untersuchungen notwendig machen. Hierzu finden Sie im Abschnitt „Differentialdiagnosen" wichtige Hinweise bei der Darstellung entsprechender Krankheitsbilder.

Besondere Hinweise

Klassifikation von Anfällen und epileptischen Syndromen: Das Ziel der Diagnostik, nämlich die korrekte syndromale Diagnose und die Klärung ihrer Ätiologie, wird bei Epilepsien als Klassfikation bezeichnet. Häufig verwirren die Klassifikations- und Begriffssysteme der Epileptologen den mit der Thematik weniger vertrauten Arzt. Daher soll hier noch einmal kurz darauf eingegangen werden.

Man unterscheidet das Klassifikationssystem der epileptischen Anfälle und das Klassifikationssystem der epileptischen Syndrome, beide sind durch die International League Against Epilepsy (ILAE) definiert worden. Ersteres ordnet die klinisch beobachteten Anfälle in die unter „Epileptische Anfälle" genannten Anfallsformen ein. Diese Anfallsformen können in verschiedenen Kombinationen auftreten, die zusammen mit der Ätiologie das epileptische Syndrom darstellen. Die richtige syndromale Klassifikation ist wichtig, da einerseits das Ausmaß der notwenigen diagnostischen Maßnahmen bei einigen Syndromen sehr begrenzt, bei anderen eine umfangreiche Klärung der Ätiologie verlangt ist. Außerdem unterscheiden sich die verschiedenen epileptischen Syndrome hinsichtlich ihrer Prognose und der anzuwendenden Therapiestrategien beträchtlich.

Idiopathische, symptomatische und kryptogene Epilepsien: Unter idiopathischen Epilepsien versteht man heute eine Anzahl genetisch bedingter epileptischer Syndrome, wobei die Erkrankung

Tabelle 18.2 Merkmale der wichtigsten idiopathischen Epilepsien. Voraussetzung ist immer ein unauffälliger neurologischer Befund. GTO = generalisierter tonisch-klonischer Anfall.

Epilepsie-Syndrom	Anfallsform	Häufigstes Manifestationsalter	Typischer EEG-Befund
Absence-Epilepsie	Absencen, auch GTC	4–6 oder 10–15 Jahre	generalisierte *3-sec-spike waves*, Provokation durch Hyperventilation
myoklonisch-impulsive Epilepsie	heftige bilaterale Myoklonien d. Arme, häufig auch GTC	12–18 Jahre	generalisierte *poly spike waves*, oft Fotosensibilität
myoklonisch-astatische Epilepsie	myoklonische Anfälle mit Sturz, Absencen, GTC	1–4 Jahre	generalisierte *spike waves*, *poly spike waves*
idiopathisch fokale Epilepsie (Rolando)	fokale sensomotorische Anfälle im Mund- und Gesichtsbereich	3–8 Jahre	zentrotemporale *sharp waves*
atypische idiopathisch fokale Epilepsie	atonische Sturzanfälle atypische Absencen	2–7 Jahre	*sharp wave*-Herde, bilaterale *slow spike waves*

B

des Patienten ausschließlich in der Epilepsie besteht. Zur Zeit der molekulargenetische Hintergrund für die meisten Krankheitsbilder noch ungeklärt, das familiäre Auftreten belegt jedoch eine (meist polygene) Erkrankung. Die idiopathischen Epilepsien machen etwas über 50 % aller Anfallserkrankungen aus. Meistens läßt sich die Diagnose einer idiopathischen Epilepsie durch die Anfallsklassifikation, das Fehlen weiterer neurologischer Symptome und charakteristische EEG-Befunde stellen (Tab. 18.2). In diesen Fällen ist eine weitere Diagnostik nicht erforderlich.

Symptomatische Epilepsien sind durch Erkrankungen und Läsionen des Gehirns bedingt und zeigen, der Vielfalt möglicher Ursachen entsprechend, weniger kongruente Krankheitsbilder als die idiopathischen Epilepsien und sind viel häufiger fokal als generalisiert. Häufig besteht neben der Epilepsie eine weitere neurologische Symptomatik oder eine mentale Retardierung. Das diagnostische Vorgehen sollte hier stets versuchen, die Ätiologie der Epilepsie zu klären.

Es verbleibt ein Rest an Epilepsien, die wir als kryptogen bezeichnen. Hier finden sich Erkrankungen, die nicht in das Bild definierter idiopathischer Epilepsien passen, aber wo momentan auch keine Klärung der Ätiologie möglich ist (Abb. 18.1).

Differentialdiagnosen

Einen Überblick bietet die DD-Tabelle, die Diagnosen sind entsprechend ihrer Häufigkeit aufgeführt.

Fieberkrämpfe

Fieberkrämpfe stellen die wichtigste Gruppe der Gelegenheitskrämpfe im Kleinkindesalter dar. Sie treten meist in Form eines generalisierten, großen Anfalls auf, es kommen jedoch auch fokale Anfälle und abortive Formen vor. Meist kommt es im Fieberanstieg zum Anfall. Zugrunde liegt eine genetische Disposition, Rezidive treten in etwa $^1/_3$ der Fälle auf. Differentialdiagnostisch abgegrenzt werden müssen ZNS-Infektionen und erste Anfälle im Rahmen einer Epilepsie, die durch Fieber getriggert werden. Letzteres klärt sich meist nur durch das Auftreten afebriler Anfälle im weiteren Verlauf. Weitere Maßnahmen außer der akuten Klärung des Gelegenheitskrampfes bieten sich nicht an. Verdachtsmomente für eine Epilepsie ergeben sich bei Kindern mit neurologischen Auffälligkeiten und Entwicklungsdefiziten.

Reflexepilepsien

Reflexepilepsien sind durch das Auftreten an bestimmte Reize gebundener Anfälle gekennzeichnet. Im Kindesalter am häufigsten ist die Fotoepi-

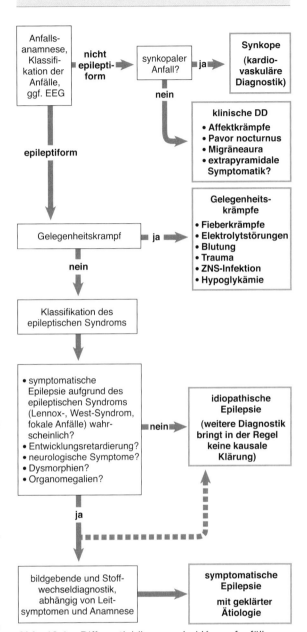

Abb. 18.1 Differentialdiagnose bei Krampfanfällen.

lepsie (ca. 2,5 % aller Epilepsien zwischen 7 und 19 Jahren), bei der Anfälle durch Blitz- und Flackerlicht, Fernsehen oder Computerspiele ausgelöst werden können. Auch bestimmte Bildmuster können anfallsauslösend sein. Eine Blitzlichtprovokation im EEG zeigt häufig, aber nicht immer eine fotosensible Reaktion. Fotosensibilität kommt auch bei anderen Epilepsiesyndromen vor, die dann aber auch nicht provozierte Anfälle zeigen. Neben der Fotoepilepsie kommen sehr selten auch Reflexepilepsien mit Anfällen durch taktile Reize, Eintauchen in Wasser, viszerale Reize, Schreckreize und Geräusche vor.

Epileptische Syndrome des Säuglingsalters

Neugeborenenkrämpfe: Diese Anfälle sind ätiologisch eine sehr uneinheitliche Gruppe epileptiformer Anfälle in der Neonatalperiode. Durch die noch unreife Verschaltung verschiedener Hirnareale besteht eine deutliche Tendenz zu fokalen Anfällen, generalisierte Anfälle imponieren oft als wechselnd fokales Anfallsbild. Symptomatische Epilepsien und Gelegenheitskrämpfe machen die Mehrzahl aller Anfälle aus. Neben Elektrolytentgleisungen stellen Hirnblutungen und hypoxische Hirnschädigungen häufige Ursachen dar. Genetisch bedingt sind familiäre Neugeborenenkrämpfe mit Mutationen in Untereinheiten der Kaliumkanäle KCNQ2 oder KCNQ3 auf 20q13.2 und 8q24.

Epilepsie mit Blitz-Nick-Salaam-Krämpfen (West-Syndrom): Blitz-Nick-Salaam-Krämpfe (BNS-Krämpfe, engl.: infantile spasms) sind myoklonische und tonische Anfälle des Säuglingsalters, sie werden bei der internationalen Klassifikation nicht als eigenständiger Anfallstyp, die Epilepsie mit BNS-Krämpfen jedoch als Syndrom berücksichtigt. Gemeinsam ist diesen Anfällen eine propulsive (vorwärtsgerichtete) Bewegung. Sie kann im Hochreißen der Arme und Beine (Blitzkrampf), einer Flexion des Halses (Nickkrampf) oder der Flexion des Rumpfes (Salaamkrampf) bestehen. Diese nur Sekunden oder -bruchteile dauernden Bewegungen kommen in Serien von einigen Minuten Dauer vor, während deren die Kinder meist beeinträchtigt wirken oder weinen. Verwechslungsgefahr besteht vorwiegend mit Einschlafmyoklonien (BNS-Anfälle treten jedoch bevorzugt nach dem Aufwachen auf) und mit Moro-Reaktionen bei Schreck, die aber nicht in Serien auftreten.

Die Epilepsie mit Blitz-Nick-Salaam-Krämpfen beginnt meist zwischen dem 6. und 10. Monat. Neben den bereits beschriebenen Anfällen kommt es zur Stagnation oder Regression der Entwicklung und häufig zur Teilnahmslosigkeit. Das EEG zeigt mit der Hypsarrhythmie einen charakteristischen Befund, der nur selten fehlt. Häufig bestehen neurologische Vorschädigungen oder eine Entwicklungsretardierung. Mindestens 75% der Fälle sind symptomatisch.

Frühkindliche Grand-mal-Epilepsie, GEFS+: Die frühkindliche Grand-mal-Epilepsie beginnt in den ersten Lebensmonaten meist mit febrilen generalisierten tonisch-klonischen Anfällen, zu denen sich nach einiger Zeit auch afebrile Anfälle gesellen. Gelegentlich, besonders in den ersten 3 Lebensmonaten, kommen auch alternierende halbseitige tonisch-klonische Anfälle vor. Im EEG finden sich im Intervall meistens keine epilepsietypischen Potentiale, oft werden fixierte Theta-Rhythmen beobachtet. Familiäre Häufungen sprechen für genetische Ursachen, bei einem Teil der Patienten wurden Mutationen in Bausteinen der spannungsabhängigen Natriumkanäle SCN1A (Chromosom 2q24), SCN1B (19q13.1) oder SCN2A (2q22-24) gefunden. Dieses Bild wird unter der Bezeichnung GEFS+ (generalized epilepsy with febrile seizures plus) geführt. Zum Spektrum gehören auch Patienten, die später myoklonische Anfälle (severe myoclonic epilepsy) zeigen. Eine syndromale Neuordnung in unterschiedliche Krankheitsbilder ist abzusehen.

Wichtige idiopathische epileptische Syndrome des Kindes- und Jugendalters

Epilepsie mit myoklonisch-astatischen Anfällen: Die Epilepsie mit myoklonisch-astatischen Anfällen ist eine meist idiopathische Epilepsie des Kleinkindesalters. Es treten myoklonische und/oder astatische Anfälle, Absencen und Grand-mal-Anfälle auf. Das EEG zeigt 3/sec oder irreguläre generalisierte *spikes* und *waves*, Spitzenaktivität kann im Intervall jedoch fehlen. Wichtig ist hier eine genaue Beobachtung der Anfälle, das Auftreten tonischer Anfälle deutet auf ein Lennox-Gastaut-Syndrom hin. Ein ähnliches Anfallsmuster, jedoch *slow spike waves* und manchmal fokale *sharp waves* zeigt das idiopathische Pseudo-Lennox-Syndrom.

Absenceepilepsie: Die Absenceepilepsie kommt als häufigste idiopathische Epilepsie des Schulkindalters (Pyknolepsie) und als juvenile Absenceepilepsie mit Beginn im Pubertätsalter vor. Im Anfall besteht ein charakteristisches EEG mit regelmäßigen 3-sec-*spike waves*. Absencen können in hoher Frequenz auftreten, in der Hälfte der Fälle kommen auch Grand-mal-Anfälle vor. Bei sonst normalem neurologischem Befund und normaler Entwicklung kann hier von einer idiopathischen Epilepsie ausgegangen werden.

Juvenile myoklonische Epilepsie (Syn.: Janz-Syndrom): Die juvenile myoklonische Epilepsie ist eine idiopathische Epilepsie des Jugend- und Erwachsenenalters, mit Beginn meist im 12.–18. Lebensjahr. Es treten heftige bilaterale myoklonische Anfälle mit Armbetonung und bei 90% der Patienten auch große Anfälle, meist vom Aufwachtyp, auf. Es kommen auch Absencen vor. Im EEG finden sich typischerweise *poly spike waves*, am besten in den frühen Morgenstunden nachweisbar. Beginnt die Epilepsie mit großen Anfällen, wird sie häufig fälschlicherweise als reine Grand-mal-Epilepsie eingestuft.

Idiopathisch fokale Epilepsie des Kindesalters (Rolando-Epilepsie): Die Rolando-Epilepsie ist eine häufige Form fokaler Epilepsien im Kindesalter (20% aller Kinder mit Epilepsien), in der Regel mit geringer Anfallsfrequenz und reichlicher *sharp wave*-Aktivität im EEG und sehr guter Prognose. Die klassische Form zeigt unilaterale zentrotemporale *sharp waves*, die im Schlaf aktiviert werden und dann auch bilateral synchron auftreten können. Die Anfälle bestehen in meist nächtlichen fokalen Anfällen im Mundbereich, oft mit Beteiligung der Schlundmuskulatur mit erhaltenem Bewußtsein und häufig mit postiktaler motorischer Aphasie. Eine Generalisierung der Anfälle ist möglich.

Atypische idiopathisch fokale Epilepsien: Die atypische idiopathisch fokale Epilepsie (Pseudo-Lennox-Syndrom) ist eine Differentialdiagnose der myoklonisch-astatischen Epilepsie und des Lennox-Gastaut-Syndroms. Sie betrifft meist Kinder im Alter von 2–5 Jahren und zeichnet sich durch *atonische* Sturzanfälle, atypische Absencen und häufig auch fokale Anfälle aus. Im EEG finden sich ähnliche Muster wie bei der Rolando-Epilepsie, die im Schlaf kräftig aktiviert werden und teilweise auch bilateral synchron auftreten können. Bei hoher Anfallsfrequenz besteht oft eine deutliche kognitive Beeinträchtigung.

Symptomatische und kryptogene Epilepsien des Kindes- und Jugendalters

Lennox-Gastaut-Syndrom: Das Lennox-Gastaut-Syndrom ist eine häufig symptomatische, meist kryptogene Epilepsie mit myoklonischen, tonischen, häufig auch fokalen und großen Anfällen sowie Absencen mit ungünstiger Prognose. Die auftretenden Sturzanfälle sind tonisch (aktive Vorwärtsbewegung im Schultergürtel) eingeleitet und von astatischen Anfällen zu unterscheiden. Im EEG finden sich *slow spike wave*-Abläufe und häufig fokale oder multifokale Veränderungen.

Symptomatische und kryptogene fokale Epilepsien: Fokale Epilepsien des Kindesalters mit einfach oder komplex fokalen Anfällen, die nicht in das klinische und elektroenzephalographische Bild der benignen Epilepsie passen, sind mit hoher Wahrscheinlichkeit symptomatische Epilepsien und erfordern eine gründliche ätiologische Abklärung. Als richtungweisende Untersuchung empfiehlt sich eine Magnetresonanztomographie.

Epilepsien mit reinen Grand-mal-Anfällen jenseits des Säuglingsalters: Idiopathische Epilepsien mit reinen Grand-mal-Anfällen im Kindesalter sind selten. Hier ist zunächst zu klären, ob es sich um primär generalisierte Anfälle (sofortiger bilateraler Beginn) oder um sekundär generalisierte Anfälle fokaler Genese handelt. Neben der Angabe von Auren, postiktalen Herdsymptomen und neurologischen Befunden mit Seitenhinweisen können Zeichen einer fokalen Genese vor allem aus dem EEG bezogen werden. Eine Abklärung wie bei fokalen Epilepsien wird hier grundsätzlich empfohlen.

Differentialdiagnose symptomatischer Epilepsien
Die Differentialdiagnose symptomatischer Epilepsien hängt vom Alter der Patienten und vor allem von sonstigen neurologischen und körperlichen Befunden ab. Die verschiedenen epileptischen Syndrome zeigen mit unterschiedlicher Frequenz idiopathische und symptomatische Formen. Grundsätzlich wird eine symptomatische Epilepsie wahrscheinlicher, wenn eines der folgenden Merkmale zutrifft:
- auffällige Schwangerschafts-, Geburts- oder Entwicklungsanamnese
- abnormer Entwicklungsstand
- neurologische Symptome außerhalb des Anfallsgeschehens
- fokale Anfälle und fokale Zeichen im EEG (außerhalb benigner fokaler Epilepsien)
- Dysmorphiezeichen
- Symptome von Systemerkrankungen.

Differentialdiagnostische Tabelle

Differentialdiagnose der symptomatischen Epilepsien des Kindesalters

Ätiologie	Assoziation mit Anfallsform	Weiterführende Nebenbefunde	Bestätigung der Diagnose
hypoxische Hirnschäden	unspezifisch	Geburtsanamnese	Anamnese, evtl. MRT
Hirninfarkte	fokale Anfälle, häufig sekundäre Generalisierung	Hemisymptomatik	MRT
pränatale Infektionen	unspezifisch	Anamnese, häufig Mikrozephalie, Augenbeteiligung	CT: Verkalkungen, Antikörpernachweis, mit zunehmendem Alter schwierig

Differentialdiagnose der symptomatischen Epilepsien des Kindesalters *(Fortsetzung)*

Ätiologie	Assoziation mit Anfallsform	Weiterführende Nebenbefunde	Bestätigung der Diagnose
Vitamin-B$_6$-abhängige Krämpfe	Neugeborenenkrämpfe, West-Syndrom	früher Beginn bei West-Syndrom	probatorische Vitamin-B$_6$-Zufuhr (50 mg i.v.)
Migrations- und Gyrierungsstörungen	West- und Lennox-Gastaut-Syndrom, fokale Anfälle	Entwicklungsdefizite, fokale Symptome	MRT
posttraumatische Epilepsie	fokale Anfälle, häufig sekundäre Generalisierung	Anamnese	Anamnese, ggf. MRT
Hirntumoren	einfach fokale Anfälle, sekundäre Generalisierung	je nach Lokalisation verschieden	MRT
tuberöse Hirnsklerose	West-Syndrom, fokale Anfälle	*white spots,* später Adenoma sebaceum	MRT, CT, Wood-Lampe
nichtketotische Hypo-glyzinämie	West-Syndrom, Neugeborenenkrämpfe	schwerer neurologischer Verlauf	Glyzinnachweis im Serum, besser Liquor
andere Störungen des Aminosäurenstoffwechsels	unspezifisch	Entwicklungsdefizite, Haut, Leber, auffälliger Geruch	chromatographische Unter-suchung des Serums/Urins
Organoazidurien	unspezifisch	Entwicklungsdefizite, episodisch Erbrechen und Bewußtseinstrübungen	Gaschromatographie des Urins, z.T. nur in auffälligen Episoden nachweisbar
Harnstoffzyklusdefekte	unspezifisch	episodische Bewußtseins-trübung	Ammoniak
Mukopolysaccharidosen	unspezifisch	Skelettanomalien, Lid-achsen, Gesichtszüge, Retardierung, Hepatomegalie	Nachweis der Mukopoly-saccharide im Urin
Zeroidlipofuszinosen	myoklonische Anfälle	progressive neurologische Defizite, retinale Degeneration	VEP (Riesenpotentiale), bioptischer Nachweis
Sphingomyelinosen, Gangliosidosen	myoklonische Anfälle	Schreckhaftigkeit, Hepato-megalie, progressive Spastik	lysosomale Enzyme
Mitochondriopathien	myoklonische Anfälle	oft Myopathie, Ataxie, Schwerhörigkeit	Laktat in Plasma und Liquor, Muskelbiopsie
mesiotemporale Sklerose	komplex fokale Anfälle	Beginn im Jugendalter, anamnestisch oft prolon-gierte Fieberkrämpfe	MRT (Temporallappen)
CDG-Syndrome	unspezifisch	Retardierung, Hypotonie, variable Fehlbildungen, oft invertierte Mamillen	Transferrin-Elektrophorese
Glukose-Transporter-defekt	früh auftretende generalisierte tonisch-klonische Anfälle	Anfälle oft bei Hunger, Entwicklungsretardierung	Glukose-Liquor: Blut, Quotient erniedrigt
Mitochondriopathien	myoklonische Anfälle	oft Myopathie, Ataxie, Schwerhörigkeit	Laktat im Plasma und Liquor, Muskelbiopsie

19 Ataxie – Kleinhirnfunktionsstörung

Ulrike Schauseil-Zipf

Symptombeschreibung

Die Ursache einer Ataxie im Kindesalter ist fast immer eine Funktionsstörung des Kleinhirns. Man unterscheidet primäre zerebelläre Störungen, z.B. eine Kleinhirnfehlbildung, und sekundäre Kleinhirnfunktionsstörungen, z.B. durch Tumor, Infektion oder Stoffwechselerkrankungen.

Die klinische Symptomatik der *zerebellären Ataxie* ist bedingt durch die gestörte Synchronisation und Koordination der Körperbewegungen durch das Kleinhirn. Hierdurch kommt es zur Beeinträchtigung des Gleichgewichts, des Gangbildes und der Willkürmotorik.

Nur selten tritt beim Kind das Krankheitsbild einer *sensorischen Ataxie* auf. Hierbei ist die Reizverarbeitung im sensorischen Sinnessystem vom peripheren Nerv über die hinteren Rückenmarkwurzeln und die Hinterstränge des Spinalmarks bis zum Kleinhirn oder Parietalhirn gestört.

Die *hereditären Ataxien* stellen im Kindesalter eine ebenfalls seltene und klinisch heterogene Gruppe von neurologischen Erkrankungen dar. Ursachen der hereditären Ataxien können Funktionsstörungen auf der Ebene sowohl des Rückenmarks, des Hirnstamms, des Kleinhirns als auch der Großhirnrinde sein. Häufig handelt es sich um Multisystemerkrankungen. Eine positive Familienanamnese ist wegweisend, aber nicht immer vorhanden, da auch Neuerkrankungen vorkommen. Molekulargenetische Erkenntnisse sowie die Aufdeckung ursächlicher biochemischer Defekte haben in den letzten Jahren zu neuen und noch nicht abgeschlossenen Klassifikationen der hereditären Ataxien geführt.

Rationelle Diagnostik

Anamnese

Bei der Anamneseerhebung liefert vor allem der Beginn der klinischen Symptomatik entscheidende diagnostische bzw. differential-diagnostische Hinweise.

Am häufigsten ist im Kindesalter das *plötzliche Auftreten* (Abb. 19.1) einer Ataxie und anderer Kleinhirnsymptome, die in der Regel eine infektiöse, traumatische oder toxisch bedingte Ätiologie haben. Daher muß die Anamnese genaue Fragen nach vorausgegangenen Infektionskrankheiten oder (Bagatell-)Traumen enthalten. Bei der toxisch bedingten Ataxie sollten u.a. auch eine Überdosie-

rung durch nichtrezeptpflichtige Medikamente, ein Drogeneinfluß und ein möglicher Kontakt mit Toxinen, z.B. Umweltgiften, bedacht werden.

Bei den hereditären Ataxien handelt es sich immer um langjährige Krankheitsverläufe mit *langsamer Progredienz* (Abb. 19.2) der Kleinhirnsymptomatik, wobei die positive Familienanamnese, die Mitbeteiligung anderer neuronaler Funktionsebenen sowie begleitende allgemeinpädiatrische Symptome diagnostisch wegweisend sein können.

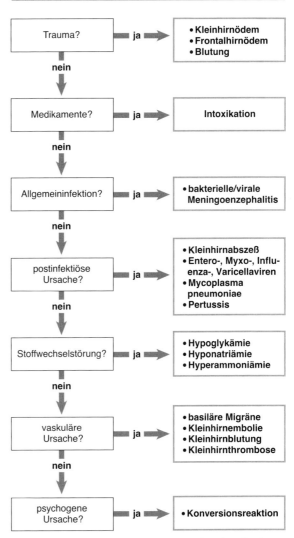

Ataxie – akute Symptommanifestation

Trauma? — ja →
- Kleinhirnödem
- Frontalhirnödem
- Blutung

nein

Medikamente? — ja →
- Intoxikation

nein

Allgemeininfektion? — ja →
- bakterielle/virale Meningoenzephalitis

nein

postinfektiöse Ursache? — ja →
- Kleinhirnabszeß
- Entero-, Myxo-, Influenza-, Varicellaviren
- Mycoplasma pneumoniae
- Pertussis

nein

Stoffwechselstörung? — ja →
- Hypoglykämie
- Hyponatriämie
- Hyperammoniämie

nein

vaskuläre Ursache? — ja →
- basiläre Migräne
- Kleinhirnembolie
- Kleinhirnblutung
- Kleinhirnthrombose

nein

psychogene Ursache? — ja →
- Konversionsreaktion

Abb. 19.1 Differentialdiagnose der Ataxie mit akuter Symptommanifestation.

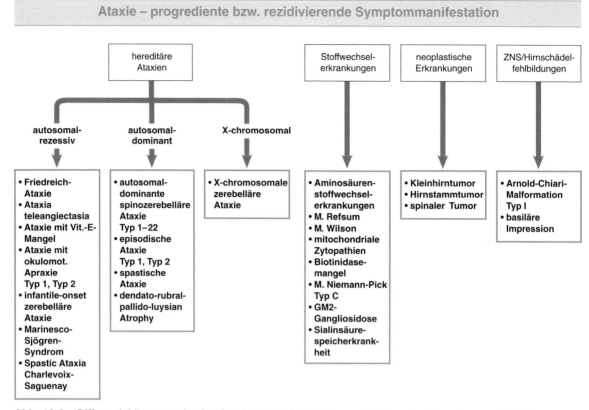

Abb. 19.2 Differentialdiagnose der Ataxie mit progredienter oder rezidivierender Symptommanifestation.

Die verzögerte, progrediente Kleinhirnsymptomatik ist auch ein typisches Zeichen der durch Stoffwechselerkrankungen bedingten Ataxie. Allerdings werden in einigen Fällen auch akut einsetzende Verläufe beobachtet. Tumoren des Kleinhirns und des Hirnstamms weisen ebenfalls typischerweise ein langsam fortschreitendes klinisches Bild mit zerebellärer Ataxie und anderen durch Tumorlokalisation bedingten Symptomen auf. Eine begleitende Hirndrucksteigerung kann zu Kopfschmerzen und Bewußtseinsstörungen führen.

Die *klinisch unveränderte Manifestation* (Abb. 19.3) einer ataktischen Bewegungsstörung findet sich bei Patienten mit angeborenen Fehlbildungen des Kleinhirns bzw. der hinteren Schädelgrube. Im Säuglingsalter fällt zunächst eine generalisierte Muskelhypotonie mit Verzögerung der motorischen Meilensteine auf. Erst mit zunehmender Hirnreifung treten typische Symptome wie Störungen der Handfunktion und Gang- bzw. Rumpfataxie in den Vordergrund.

Körperliche Untersuchung

Zerebelläre Ataxie

Dem klinischen Bild der zerebellären Ataxie liegt eine Asynergie, d.h. eine Fehlsteuerung der motorischen Bewegungsabläufe, zugrunde. Dadurch kommt es zu *Störungen der Willkürmotorik, des*

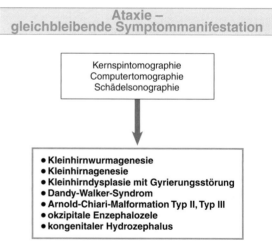

Abb. 19.3 Differentialdiagnose der Ataxie mit gleichbleibender Symptommanifestation.

Gleichgewichts und *der Körperhaltung.* Eine Untersuchung der Koordination von Grob- und Feinmotorik ist beim normal intelligenten Kind ab dem Alter von 4–6 Jahren möglich. Viele klinische Zeichen einer Ataxie werden erkennbar, wenn das Kind aufrecht vor dem Untersucher steht und nach Aufforderung verschiedene motorische Aufgaben durchführt:

- Es zeigt sich eine Unsicherheit beim Einbeinstand und Einbeinhüpfen.
- Der Zehen- und Hackengang sowie der Strichgang sind unsicher, und die Aufrichtung aus der Hocke gelingt nur mühsam.
- Beim Romberg-Stehversuch werden Stand und Körperhaltung mit eng beieinanderstehenden Füßen, geschlossenen Augen und ausgestreckten Armen beurteilt.
- Besteht eine Rumpfataxie, so schwankt das Kind nach Augenschluß und verliert das Gleichgewicht.
- Manchmal wird eine konstante Fallneigung zu einer Seite beobachtet. Gleichzeitig treten unwillkürliche Ausgleichbewegungen der Arme, des Kopfes und der Beine auf.
- Bei Vorliegen einer Extremitätenataxie sind die Zielbewegungen der Arme und Beine gestört.
- Beim Finger-Nase-Versuch und beim Knie-Hacken-Versuch kommt es durch Fehleinschätzung der Bewegungsamplitude zu überschießenden motorischen Abläufen im Sinne einer Dysmetrie. Gleichzeitig kann ein Intentionstremor auftreten.

> **Ein typisches Begleitsymptom der zerebellären Ataxie ist die generalisierte Muskelhypotonie, die bei einem Teil der Patienten mit einer Abschwächung der Muskeleigenreflexe einhergeht.**

Als Folge der Muskelhypotonie ist die passive Beweglichkeit der Extremitätengelenke erhöht und die Fähigkeit, Arme oder Beine gegen die Schwerkraft in einer bestimmten Position zu halten, beeinträchtigt.

Die zerebelläre Ataxie führt zu einer typischen *Störung des Gangbildes* mit unkoordinierten, ausfahrenden Bewegungen der Arme, Schwankungen des Rumpfes und breitbeinigem, zum Teil stampfendem Aufsetzen der Füße. Eine zerebelläre Gangstörung ist von dem Gangbild eines alkoholintoxizierten Patienten nicht zu unterscheiden. Häufigste Ursache einer zerebellären Gangataxie sind Läsionen des Kleinhirnwurms.

Die *Dysdiadochokinese* ist ein häufiges Begleitsymptom der zerebellären Ataxie. Das Kind ist unfähig, alternierende Bewegungen – wie die Drehung der Handflächen – schnell und flüssig durchzuführen. Als dysdiadochokinetische Störung ist auch die *zerebelläre Dysarthrie* im Sinne einer Störung der motorischen Mundfunktionen anzusehen. Die zerebelläre Dysarthrie ist gekennzeichnet durch eine teils verlangsamte, teils explosive Sprache mit beeinträchtigter Artikulation und stakkatoartigem Redefluß. Im Zusammenhang mit der Kleinhirnataxie werden häufig auch eine Schiefhaltung des Kopfes, meist ipsilateral zur betroffenen Kleinhirnhemisphäre, und unwillkürliche Kopfbewegungen mit anterior-posteriorer Ausrichtung beobachtet. Ein *horizontaler Nystagmus,* seltener ein vertikaler oder rotatorischer Nystagmus werden durch rasche seitliche oder senkrechte Blickwendung provoziert.

Sensorische Ataxie

Der sensorischen Ataxie liegt eine gestörte Fortleitung sensorischer Impulse von den peripheren Nerven, den hinteren Spinalwurzeln und den Hintersträngen des Rückenmarks zum Kleinhirn und zum Parietalhirn zugrunde. Der mangelnde Input von Signalen, vor allem der Tiefensensibilität, führt zu erheblichen *Beeinträchtigungen des Steh- und Gehvermögens.* Das Kind hat kein Gefühl für die Beschaffenheit des Bodens. Der Gang ist breitbeinig und dysharmonisch. Die Füße werden stampfend und mit der Ferse zuerst auf den Boden aufgesetzt und können nicht richtig abgerollt werden. Die Schrittlänge ist unterschiedlich und der Rumpf wird leicht vornübergebeugt. Durch Blickkontrolle versucht das Kind, die fehlenden sensorischen Informationen auszugleichen. Dementsprechend ist der Romberg-Stehversuch nach Augenschluß im Sinne einer schweren Ataxie auffällig. Die neurologische Untersuchung zeigt in erster Linie eine Störung der Tiefensensibilität mit Beeinträchtigung des Lagesinns und des Vibrationsempfindens. Das Schmerz- und Berührungsempfinden sowie der Temperatursinn sind dagegen in der Regel – außer bei seltenen schweren peripheren Neuropathien – nicht betroffen. Auch die Muskelkraft und die motorische Koordination sind ungestört. Im Vergleich zur zerebellären Ataxie ist die sensorische Ataxie im Kindesalter selten.

Hereditäre Ataxie

Innerhalb der heterogenen Gruppe der hereditären Ataxien ist die ataktische Bewegungsstörung meistens zerebellärer Natur, kann jedoch bei einigen Erkrankungsformen mit einer sensorischen Ataxie kombiniert sein. Wegweisend sind hier vor allem die *breite Vielfalt begleitender neurologischer und allgemeinpädiatrischer Symptome,* zum Teil in Kombination mit Störungen des optischen und des akustischen Sinnessystems. Einige Formen der hereditären Ataxie gehen auch mit einer Retardierung der geistigen Entwicklung und/oder mit einer Epilepsie einher. Hereditäre Ataxien sind seltene Erkrankungen sowohl im Kindes- als auch im Erwachsenenalter. Ihre Diagnostik erfordert einen erfahrenen Neuropädiater mit profunden Kenntnissen auf dem Gebiet der Stoffwechselerkrankungen und der Humangenetik.

Klinisch-chemische Untersuchungen

Akute Ataxien

Das Krankheitssymptom „Ataxie" tritt im Kindes- und Jugendalter am häufigsten *akut* auf. Die laborchemischen Untersuchungen müssen daher eine *Infektion,* eine akute *Stoffwechselentgleisung* und eine *Intoxikation* als häufigste Ursachen akuter Ataxien ausschließen:

Infektionen: Allgemeine Entzündungsparameter im Blutbild, ein Anstieg der CRP im Serum und eine Liquorpleozytose weisen auf eine bakterielle oder virale Meningoenzephalitis hin. Der Erreger kann durch Blut- bzw. Liquorkulturen und durch serologische Untersuchungen identifiziert werden.

Stoffwechselentgleisung: Die Bestimmung von Blutzucker, Serumelektrolyten und Serumammoniak führt zur Diagnose einer Hypoglykämie, einer Hyponatriämie oder einer Hyperammoniämie. Diese Stoffwechselentgleisungen können eine akute Ataxie, meist im Zusammenhang mit Bewußtseinsstörungen, hervorrufen. Die Erhöhung des Serumammoniaks ist ein Leitsymptom vieler metabolischer Erkrankungen. Besondere diagnostische Bedeutung hat der erhöhte Ammoniakwert bei der akuten Dekompensation von Harnstoffzyklusdefekten und Organoazidopathien.

Toxineinwirkung: Wird als Ursache einer akuten Ataxie eine Toxineinwirkung vermutet, so ist eine rasche Identifikation der toxischen Substanz notwendig. Alkohol und Drogen können durch gerichtsmedizinische Blutuntersuchungen relativ schnell nachgewiesen werden. Medikamente und andere (z.B. Umwelt-)Toxine erfordern gezielte Untersuchungen von Blut, Urin oder Körpergewebe, z.B. Haaren, nach vorheriger sorgfältiger Eingrenzung der in Frage kommenden Substanzen durch die Anamnese oder die Erkundung des Umfeldes.

Langsame, progredient verlaufende Ataxien

Sehr viel schwieriger ist die Planung der klinisch-chemischen Untersuchungen bei langsamen, progredient bzw. rezidivierend verlaufenden Ataxien. Das breite diagnostische Spektrum sowohl der hereditären Ataxien als auch der durch Stoffwechselerkrankungen bedingten Ataxien erfordert eine *sorgfältige Stufendiagnostik* unter Einbeziehung der oft komplexen klinischen Symptomatik. Für einige autosomal-rezessive Ataxien (z.B. Friedreich-Ataxie) und für einige Formen der autosomal-dominanten zerebellären Ataxien sind seit einigen Jahren Gendefekte lokalisiert worden. In diesen Fällen ist eine Diagnose durch eine *molekulargenetische Untersuchung* möglich. Die rasche Entwicklung im Bereich der Molekulargenetik führt gerade im Bereich der hereditären und metabolischen Ataxien zu immer neuen Klassifikationen, die laufend aktualisiert werden. Hier empfiehlt sich eine Recherche im Internet in der Datenbank OMIM (http://www.ncbi.nlm.nih.gov/omim). Alle Stoffwechselerkrankungen zeigen ne-

ben dem Symptom „Ataxie" noch weitere, zum Teil neurologische und/oder allgemeinpädiatrische Symptome, die eine Eingrenzung des Krankheitsbildes ermöglichen. Als laborchemische Untersuchungen im Vorfeld sind die Bestimmung von Glukose, Laktat, Pyruvat und Ammoniak im Serum, die Blutgasanalyse und evtl. die Bestimmung der organischen Säuren sowie der Aminosäuren am wichtigsten. Einzelne, seltene Stoffwechselkrankheiten haben typische *metabolische „Marker",* wie eine Erhöhung der Phytansäure (Morbus Refsum), eine Erniedrigung des Coeruloplasmins (Morbus Wilson) oder einen bekannten Enzymdefekt (Biotinidasemangel), die zur Diagnose führen. Als einzige endokrinologische Erkrankung mit Ataxiesymptomen wird die Hypothyreose durch die Bestimmung der Schilddrüsenfunktionswerte diagnostiziert. Die Ataxia teleangiectatica ist durch einen Mangel von IgA und IgE charakterisiert.

Technische Untersuchungen

Bildgebende Verfahren wie die *Kernspintomographie,* die *Computertomographie* und die *Ultraschalluntersuchung* des Gehirns liefern die entscheidenden diagnostischen Hinweise bei einigen Ataxieerkrankungen. Dies gilt vor allem für morphologische Veränderungen des Kleinhirns wie Abszeß, Ödem, embolische Prozesse, Blutungen und Thrombosen. Tumoren des Kleinhirns und des Hirnstamms werden ebenfalls durch die bildgebenden Untersuchungsverfahren erfaßt. Typische Veränderungen zeigen sich bei Fehlbildungen im Bereich der hinteren Schädelgrube, z.B. bei der Arnold-Chiari-Malformation, beim Dandy-Walker-Syndrom und bei der Kleinhirnagenesie. Dysgenetische Fehlbildungen, z.B. Gyrierungsstörungen des Kleinhirns, erfordern in der Regel eine hochauflösende Kernspintomographie. Die Ultraschalluntersuchung des Gehirns liefert wertvolle diagnostische Hinweise bei der *pränatalen Diagnose von Hirnfehlbildungen* und der *Früherkennung des kongenitalen Hydrozephalus.* Grundsätzlich gilt für die Schädelsonographie, daß morphologische Veränderungen im Bereich der hinteren Schädelgrube nicht so exakt wie im Bereich der Großhirnhemisphären dargestellt werden können, so daß auch beim Säugling eine Kernspintomographie zur genauen Topodiagnostik sinnvoll ist. Dagegen sind Ultraschalluntersuchungen im 1. Lebensjahr bis zum Schluß der Fontanelle zur Verlaufskontrolle bei Hydrozephalus und zystischen Fehlbildungen der hinteren Schädelgrube als nicht-invasives Verfahren sinnvoll einsetzbar.

Besondere Hinweise

Eine Ataxie im Kindes- und Jugendalter ist meist durch eine Kleinhirnfunktionsstörung bedingt. Im

Säuglingsalter zeigt sich zunächst eine Verzögerung der motorischen Entwicklung in Kombination mit einer Muskelhypotonie. Erst im Kleinkindalter treten ataktische Symptome deutlicher hervor.

Am häufigsten tritt eine Ataxie im Kindesalter akut auf und hat eine Infektion, eine Intoxikation oder eine Stoffwechselentgleisung zur Ursache. Bei der Differentialdiagnose ist zu bedenken, daß ataktische Symptome auch bei Paresen, z.B. im Rahmen eines inkompletten Querschnittsyndroms, einer Hemiparese oder eines Guillain-Barré-Syndroms, auftreten können.

Bei Ataxien mit gleichbleibender Symptomatik handelt es sich fast immer um Fehlbildungen der hinteren Schädelgrube. Die einzige Ausnahme ist die konnatale bzw. die erworbene Hypothyreose.

Differentialdiagnostische Tabellen

Differentialdiagnose der akut auftretenden Ataxie

Charakterisierung des Hauptsymptoms	weiterführende Nebenbefunde	Verdachtsdiagnosen	Bestätigung der Diagnose
akute Ataxie, Fieber, Kopfschmerzen, Meningismus	Bewußtseinstrübung, Liquor: Leukozyten ↑, Eiweiß ↑, Zucker ↓	Meningoenzephalitis	serologischer und/oder kultureller Erregernachweis aus Blut, Liquor; direkter Erregernachweis im Liquorzellpräparat
akute Ataxie mit Zeichen der Stoffwechselentgleisung	Heißhunger, Kaltschweißigkeit, Übelkeit, Kollapsneigung	Hypoglykämie	Glukose (Serum) ↓, Abklärung (s. Kap. 91)
	Exsikkose, Durstgefühl, RR ↓, Erbrechen, Diarrhö, Polyurie, Diuretikamedikation	Hyponatriämie	Na⁺ (Serum) ↓, Abklärung (s. Kap. 99)
	„metabolischer Streß", z.B. Infektionserkrankung, Erbrechen, Enzephalopathie, Krampfanfälle; Gedeihstörung, Hepatopathie, Laktat (Serum) ↑, Hyperventilation	Hyperammoniämie	Ammoniak (Serum) ↑, Nachweis des Enzymdefekts bei • Harnstoffzyklusdefekten, z.B. OCT-Mangel • Organoazidopathien, z.B. Propionazidämie • metabolischen Erkrankungen mit Hepatopathie, z.B. Atmungskettendefekte
akute Ataxie mit Zeichen der Intoxikation	Enthemmung, Aggressivität, Schläfrigkeit, Mundgeruch („Fahne")	Alkoholintoxikation	Alkoholnachweis im Blut, Symptome in Abstinenzphase rückläufig
	Medikamentenanamnese bei Patient oder Kontaktpersonen, Medikamentenreste oder -verpackungen im Umfeld des Kindes, Suizidalität	Medikamentenintoxikation • akzidentell • intentionell	Substanznachweis aus Blut/Urin
	psychische Auffälligkeiten, psychosoziale Vernachlässigung, soziale Devianz/Delinquenz	Drogenabusus	Einstichstellen bei intravenöser Drogenzufuhr, Drogennachweis im Blut und Urin
	Spielorte mit Möglichkeit zur Giftkontamination, z.B. Altbauten, Baustellen, Müllplätze, Gärtnerei	Intoxikation mit anderen Substanzen, z.B. Umweltgiften	Toxinnachweis aus Blut, Urin, Körpergewebe (Haare)
postinfektiöse akute Ataxie	vorausgegangene Infektionserkrankung, weitere zerebelläre Symptome	postinfektiöse Zerebellitis, v.a. Entero-, Myxo-, Influenza-, Varicellaviren, Mycoplasma pneumoniae, Bordetella pertussis	serologischer Erregernachweis (IgM, IgG)
	weitere zerebelläre Symptome, Kopfschmerzen	Kleinhirnabszeß	MRT/CT: raumfordernder Prozeß, evtl. zentraler Einschmelzungsherd

Zentralnervensystem

B

Differentialdiagnose der akut auftretenden Ataxie *(Fortsetzung)*

Charakterisierung des Hauptsymptoms	weiterführende Nebenbefunde	Verdachtsdiagnosen	Bestätigung der Diagnose
posttraumatische akute Ataxie	Kopfverletzungen, Prellmarke, vorausgegangenes (Bagatell-)Trauma, klinische oder anamnestische Hinweise für Kindesmißhandlung	posttraumatisches Kleinhirnödem oder Frontalhirnödem, Blutung	MRT/CT: Kontusionsherd, Hirnödem, evtl. weitere intrakranielle Verletzungszeichen oder Schädelfraktur
vaskuläre akute Ataxie	okzipital betonte Kopfschmerzen, Sehstörung, Schwindel, Sprachstörung, Parästhesien, Verwirrtheit, Erbrechen, evtl. positive Familienanamnese	basiläre Migräne	klinischer Verlauf, Besserung durch Pharmakotherapie, EEG-Veränderungen, MRT: fokales Ödem (selten)
	akute weitere zerebelläre Symptome, Kopfschmerzen, evtl. Meningismus, evtl. Bewußtseinstrübung	Kleinhirnembolie Kleinhirnblutung Kleinhirnthrombose	MRT/CT: typische fokale Veränderungen je nach Ätiologie der Erkrankung
akute Ataxie ohne weitere somatische Symptome	Anamnese: psychische Belastung oder Auffälligkeit, akute psychische Belastungssituation	Konversionsreaktion	kinder- bzw. jugendpsychiatrische Exploration, unauffälliger neurologischer Status, Videodokumentation

Differentialdiagnose der Ataxie mit progredienter oder rezidivierender Symptomatik: hereditäre Ataxien

Charakterisierung des Hauptsymptoms	weiterführende Nebenbefunde	Verdachtsdiagnosen	Bestätigung der Diagnose
autosomal-rezessiver Erbgang	Pyramidenbahnzeichen, Sensibilitätsstörungen, Kardiomyopathie, MER ↓↓, Manifestation 1. und 2. Dekade	Friedreich-Ataxie	Genlocus: 9q13 Gen: *FRDA* Protein: Frataxin
	Teleangiektasien, Immunschwäche, α1-Fetoprotein ↑, erhöhtes Malignitätsrisiko, Manifestation 1. Dekade, frühe Kindheit	Ataxia teleangiectasia	Genlocus: 11q22.3 Gen: *ATM* Serinprotein Kinase ATM
	wie Friedreich-Ataxie, Vitamin-E-Mangel, Malabsorption, Akanthozyten, Cholesterin ↓, Triglyzeride ↓, Manifestation Mitte 1.–2. Dekade	Ataxie mit Vitamin-E-Mangel	Genlocus: 8q13.1–q13.3 Gen: *TTPA* Protein: α-Tocopherol Transferprotein
	okulomotorische Apraxie, Choreoathetose, leichte mentale Retardierung, Hypoalbuminämie, Manifestation 1. Dekade	Ataxie m. okulomotorischer Apraxie Typ 1	Genlocus: 9p13.3 Gen: *APTX*
		Typ 2	Genlocus: 9q34 kein Gen bekannt
	Athetose, periphere Neuropathie, Optikusatrophie, Taubheit, Ophthalmoplegie, Manifestation 1. Dekade, frühe Kindheit	infantile onset spinozerebelläre Ataxie	Genlocus: 10q24 Gen: *IOSCA*
	Myopathie, Katarakt, mentale Retardierung, Manifestation 1. Dekade, frühe Kindheit	Marinesco-Sjögren-Syndrom	Gen: *MSS*

B

Differentialdiagnose der Ataxie mit progredienter oder rezidivierender Symptomatik: hereditäre Ataxien
(Fortsetzung)

Charakterisierung des Hauptsymptoms	weiterführende Nebenbefunde	Verdachts-diagnosen	Bestätigung der Diagnose
autosomal-rezessiver Erbgang	Spastik, periphere Netzhautveränderungen, periphere Neuropathie, Manifestation 1. Dekade	spastische Ataxie, Charlevoix-Saguenay	Genlocus: 13q12 Gen: *SACS* Protein: Sacsin
autosomal-domi-nanter Erbgang	klinische Symptomatik und Manifestationsalter variabel, keine Differentialdiagnose durch klinischen Verlauf und NMR-Befund möglich	autosomal-domi-nante spinozere-belläre Ataxien (SCA) Typ 1–22	für SCA1, SCA2, SCA3, SCA6, SCA7, SCA8, SCA10, SCA12, SCA17 Genloci bekannt, Gene und Proteine weitgehend identifiziert
	s.o.	dendato-rubro-pallidoluysische Atrophie (DRPLA)	Genlocus: 12p33.31 Gen: *DRPLA* Protein: Atrophen-1-related-proteine
	Sekunden bis Minuten anhaltende Myokymien, Manifestation 1. Dekade	episodische Ataxie Typ 1	Genlocus: 2p13 Gen: *KCNA1* Protein: Voltage-gated-potassium-channel-proteine Kv1.1
	Symptomatik wie EA Typ 1	episodische Ataxie (EA) Typ 2	Genlocus: 19p13 Gen: *CACNA 1A* Protein: voltage-dependent-P/Q type calcium channel alpha 1A subunit Genlocus: 2q22-23 Gen: *CACNB 4* Protein: Dihydropyridine-sensitive-L-type calcium channel beta-4-subunit
	progrediente Spastik der Beine	spastische Ataxie	Genlocus: 12p13 Gen: *SAX 1*
X-chromsomaler Erbgang	sideroblastische Anämie	X-chromosomale hereditäre Ataxie	Gen: *ABC 7*

Differentialdiagnose der Ataxie mit progredienter oder rezidivierender Symptomatik: Stoffwechselerkrankungen

Charakterisierung des Hauptsymptoms	weiterführende Nebenbefunde	Verdachts-diagnosen	Bestätigung der Diagnose
	Photodermatitis, rezidivierende Ketoazidose, Entwicklungsverzögerung	Aminosäuren-stoffwechsel-erkrankungen • M. Hartnup • Ahornsirupkrankheit	Aminosäurenchromato-gramm in Plasma und Urin
	Retinitis pigmentosa, Polyneuropathie, Taubheit, Anosmie, Ichthyosis, Manifestation: Schulalter	M. Refsum	Phytansäure (Plasma) ↑, Liquoreiweiß ↑, Enzymdefekt: Phytanol-CoA-Hydroxylase-Mangel
	chronische Hepatopathie (1. und 2. Dekade), weitere zerebelläre Symptome (3. und 4. Dekade), grün-brauner Kornealring, Bulbärparalyse	M. Wilson	Coeruloplasmin und Kupfer (Serum) ↓, Kupferausscheidung im Urin ↑, Leberbiopsie: Speicherung von Kupfer

Differentialdiagnose der Ataxie mit progredienter oder rezidivierender Symptomatik: Stoffwechselerkrankungen *(Fortsetzung)*

Charakterisierung des Hauptsymptoms	weiterführende Nebenbefunde	Verdachts-diagnosen	Bestätigung der Diagnose
	klinische Symptomatik hochvariabel, fakultativ: Myopathie, Myoklonien, Entwicklungsretardierung, Epilepsie, Ptosis, „metabolic stroke", Retinitis pigmentosa, Optikusatrophie, Laktatazidose Manifestation: 1. und 2. Dekade	mitochondriale Zytopathien	Muskelbiopsie: Enzymdiagnostik, Histopathologie
	Entwicklungsretardierung, Epilepsie, Muskelhypotonie, Alopezie, „skin rash", Innenohrschwerhörigkeit, Optikusatrophie	Biotinidasemangel	Biotinidaseaktivität (Serum) $\downarrow\downarrow$, Neugeborenenscreening, Gendefekt: Chromosom 3p
	Verlust motorischer und mentaler Fähigkeiten, kirschroter Makulafleck, Dystonie, vertikale Blickparese, Hepatopathie	M. Nieman-Pick Typ C	Speicherzellen („Niemann-Pick-Zellen") im Knochenmark, Enzymbestimmung in Fibroblasten
	Verlust motorischer und mentaler Fähigkeiten, kirschroter Makulafleck, Tetraspastik → Dezerebration	GM$_2$-Gangliosidose, infantile und juvenile Form	Enzymbestimmung in Leukozyten u. Fibroblasten: β-Hexosaminidase A und B Gendefekt: Chromosom 15q
	Entwicklungsretardierung, Spastik, Epilepsie	Sialinsäure-speicherkrankheit	freie Neuraminsäure (Urin) $\uparrow\uparrow$, Gendefekt: Chromosom 6q

Differentialdiagnose der Ataxie mit progredienter oder rezidivierender Symptomatik: neoplastische Erkrankungen und ZNS-/Hirnschädelfehlbildungen

Charakterisierung des Hauptsymptoms	weiterführende Nebenbefunde	Verdachts-diagnosen	Bestätigung der Diagnose
zerebelläre Ataxie	weitere zerebelläre Symptome, Hydrozephalus, Hirnnervenausfälle	Kleinhirntumor z. B. Medulloblastom	MRT/CT, pathohistologische Differenzierung
	Hirnnervenausfälle, Bulbärparalyse, Hydrozephalus, akustisch evozierte Hirnstammpotentiale: pathologische Veränderungen	Hirnstammtumor	s. o.
sensorische Ataxie	inkomplettes Querschnittssyndrom, MER $\downarrow$ oder $\uparrow\uparrow$, motorische und sensorische Ausfälle in der Höhe und distal der Tumorlokalisation, Pyramiden-bahnzeichen, Cauda-Syndrom	spinaler Tumor, Myelitis	s. o.
zerebelläre Ataxie	Manifestation 2. Dekade oder später, Kopfschmerzen, Hirnnervenausfälle, Hydrozephalus, spinale Hinterstrang-symptome, Pyramidenbahnzeichen	Arnold-Chiari-Malformation Typ I	MRT: Dislokation von Zerebellum und Medulla oblongata nach kaudal mit Kompression des Hirnstamms
zerebelläre Ataxie und (spätere) sensorische Ataxie	Manifestation 2. Dekade, Hirnnerven-ausfälle, spastische Paraplegie, Hydrozephalus, Kopfschmerzen, motorische und sensorische spinale Symptome, kurzer Hals mit eingeschränkter Beweglichkeit	basiläre Impression • isolierte Skelett-fehlbildung • bei Achondroplasie • bei Osteogenesis imperfecta • bei Hypothyreose	MRT/Schädel-übersichtsaufnahme: kleines Foramen magnum Platybasie, Verengung des Spinalkanals

Zentralnervensystem

B

Differentialdiagnose der Ataxie mit gleichbleibender Symptomatik

Charakterisierung des Hauptsymptoms	weiterführende Nebenbefunde	Verdachts-diagnosen	Bestätigung der Diagnose
Rumpfataxie	Muskelhypotonie, weitere zerebelläre Symptome, motorische Entwicklungsretardierung	Kleinhirnwurm-agenesie	MRT
Rumpf- und/oder Extremitätenataxie	häufig fast asymptomatisch, Assoziation mit Trisomie 13 und 18	Kleinhirnagenesie (meist unilateral)	MRT
	Muskelhypotonie, weitere zerebelläre Symptome, Entwicklungsretardierung, Epilepsie	Kleinhirndysplasie mit Gyrierungs-störung	hochauflösendes MRT
	weitere zerebelläre Symptome, vergrößerter Hinterkopf, Hydrozephalus, Entwicklungsretardierung, Spastik, Kombination mit weiteren Fehlbildungen des ZNS und der Extremitäten, Gaumenspalte	Dandy-Walker-Syndrom	MRT, CT: Dilatation des 4. Ventrikels
zerebelläre Ataxie	Meningomyelozele, Hydrozephalus, Hirnnervenausfälle, spinale Hinterstrang-symptome, Pyramidenbahnzeichen	Arnold-Chiari-Malformation Typ II	MRT/CT: deutliche Dislokation von Zere-bellum und Medulla oblongata nach kaudal
	Enzephalozele, Hydrozephalus, Hirnnervenausfälle, spinale Hinterstrang-symptome, Pyramidenbahnzeichen	Typ III	MRT/CT: Protrusion des Zerebellums durch Knochenlücke bei zervikaler Spina bifida
	okzipitale Haut- oder Duravorwölbung, weitere ZNS-Fehlbildungen, Entwicklungsretardierung	okzipitale Enzephalozele	MRT/CT: Protrusion von Anteilen des Großhirns (Okzipitallappen) durch Knochendefekt am Hinterkopf
	schwere Entwicklungsretardierung, Zerebralparese, Epilepsie, weitere ZNS-Fehlbildungen	kongenitaler Hydrozephalus	pränatal: Sonographie, postnatal: MRT/Sono-graphie
Ataxie	Muskelhypotonie, Entwicklungs-retardierung, Kleinwuchs, trockene Haut, Myxödem, stumpfe Haare, Obstipation, verzögerte Dentition	Hypothyreose • konnatal • erworben	TSH $\uparrow$, $T_4 \downarrow$, $fT_3 \downarrow$, $fT_4 \downarrow$, Cholesterin (Serum) $\uparrow$, Knochenalter retardiert

20 Chorea

Ulrike Schauseil-Zipf

Symptombeschreibung

Die Chorea ist eine Form der extrapyramidalen Bewegungsstörungen. Bei diesen Erkrankungen treten unwillkürliche Körperbewegungen auf, die vom Patienten nicht oder nur eingeschränkt kontrolliert werden können. Zur Gruppe der klinisch definierten extrapyramidalen Bewegungsstörungen gehören außer der Chorea folgende Symptome:
• Dystonie
• Myoklonus
• Tremor
• Ballismus
• Tics
• Athetose.

Am häufigsten tritt eine Chorea in Kombination mit einer Athetose als sog. Choreoathetose auf. Aber auch andere Kombinationen extrapyramidaler Bewegungsstörungen werden beobachtet. Insgesamt ist die Chorea eine seltene Erkrankung des Kindesalters.

> Das klinische Bild der Chorea ist charakterisiert durch schnelle, wie zufällig wirkende ausfahrende Bewegungsabläufe. Alle Körperteile, d.h. sämtliche Skelettmuskeln, können betroffen sein. Choreatische Bewegungen werden meist bilateral beobachtet und betreffen das Gesicht, den Rumpf sowie die proximalen und/oder distalen Anteile der Extremitäten. Häufig geht bzw. springt die Chorea rasch von einem Teil des Körpers auf einen anderen über. Als Folge der choreatischen Bewegungen kommt es zu Störungen des Gangbildes und zu Eßproblemen. Weiterhin zeigt das Kind eine allgemeine Ungeschicklichkeit und Bewegungsunruhe.

Ursächlich liegt der Chorea und den anderen extrapyramidalen Bewegungsstörungen eine Funktionsstörung der Basalganglien einschließlich folgender Bereiche zugrunde:
- Nucleus caudatus
- Putamen
- Globus pallidus
- Substantia nigra
- Nucleus subthalamicus.

In diesen Bereichen werden Bewegungsabläufe des Körpers durch ein kompliziertes Zusammenspiel von Neurotransmittern gesteuert, welches bisher nur teilweise erforscht ist. Die wichtigsten Substanzen bei der Neurotransmission in den Basalganglien sind:
- Acetylcholin
- Gamma-Amino-Buttersäure (GABA)
- Dopamin
- Serotonin
- Glycin.

Die durch Störung der Neurotransmission hervorgerufenen extrapyramidalen Bewegungsstörungen wie die Chorea haben einige charakteristische klinische Gemeinsamkeiten:
- Sie können durch Willkürmotorik verstärkt, aber auch unterbrochen werden.
- Sie treten nur im Wachzustand und nicht im Schlaf auf.
- Sie sind kombiniert mit Auffälligkeiten der Körperhaltung und des Muskeltonus.

Bei der *primären Chorea* liegt als einziges Symptom eine choreatische Bewegungsstörung vor. Eine primäre Chorea ist im Kindesalter selten und immer hereditär bedingt. Bei der *sekundären Chorea* ist die choreatische Bewegungsstörung mit weiteren neurologischen Symptomen bzw. Entwicklungsstörungen kombiniert. Zu den zahlreichen Ursachen der sekundären Chorea gehören beim Kind vor allem Infektionen, Medikamentennebenwirkungen, Autoimmunerkrankungen, Stoffwechselerkrankungen und neurodegenerative Krankheiten.

Rationelle Diagnostik

Um die Ursache einer Chorea im Kindesalter festzustellen, bedarf es häufig einer aufwendigen Diagnostik (Abb. 20.1). Dies gilt vor allem für Choreaformen mit einer kurzen Anamnese und für Erkrankungen mit progredientem Verlauf.

Anamnese

Wichtig bei der Anamneseerhebung ist die Frage nach dem *Beginn der klinischen Symptomatik.* Hierdurch können *akute* und *chronische* Choreaerkrankungen voneinander abgegrenzt werden. Weitere diagnostische Hinweise ergeben sich, sobald eine *Progredienz* der Chorea vorliegt. Bei monosymptomatischen primären Choreaformen, z.B. der benignen hereditären Chorea des Kindesalters, ist eine *positive Familienanamnese* wegweisend. Auch einige sekundäre Choreaformen mit metabolischer oder neurodegenerativer Ätiologie weisen unter Umständen eine positive Familienanamnese auf. Zur weiteren diagnostischen Eingrenzung sekundärer Formen der kindlichen Chorea ist die Frage nach *weiteren neurologischen Begleitsymptomen* und begleitenden *Störungen der motorischen und/oder geistigen Entwicklung* von Bedeutung.

Eine *positive Medikamentenanamnese* (z.B. Phenothiazine) weist auf eine medikamenteninduzierte Chorea hin. Bei infektiösen bzw. postinfektiösen und bei posttraumatischen Choreaerkrankungen kann die Anamnese einer *kürzlich abgelaufenen Infektion* oder eines *Schädel-(Hirn-)Traumas* den entscheidenden ätiologischen Hinweis liefern.

Körperliche Untersuchung

Als Bestandteil der normalen motorischen Entwicklung werden unwillkürliche Bewegungen, vor allem choreatische Bewegungsabläufe und Myoklonien beim Säugling und Kleinkind beobachtet.

> Erst im frühen Schulalter ist die Willkürmotorik des Kindes so weit differenziert, daß unwillkürliche Bewegungen weitgehend supprimiert werden können.

Bei der neurologischen Untersuchung eines Kindes dieser Altersgruppen bzw. bei der Verdachtsdiagnose einer Chorea muß dieser Umstand von dem Untersucher mit berücksichtigt werden.

Im Folgenden sind *Zeichen einer Chorea* zusammengefaßt:
- Schnelle, zum Teil ausfahrende Bewegungen, die an den Extremitäten, am Rumpf und im Gesicht auftreten und häufig von einer Körperregion zur anderen überspringen, sind charakteristisch.
- Das Kind zeigt eine Bewegungsunruhe und wirkt vor allem bei differenzierten Bewegungsabläufen ungeschickt.

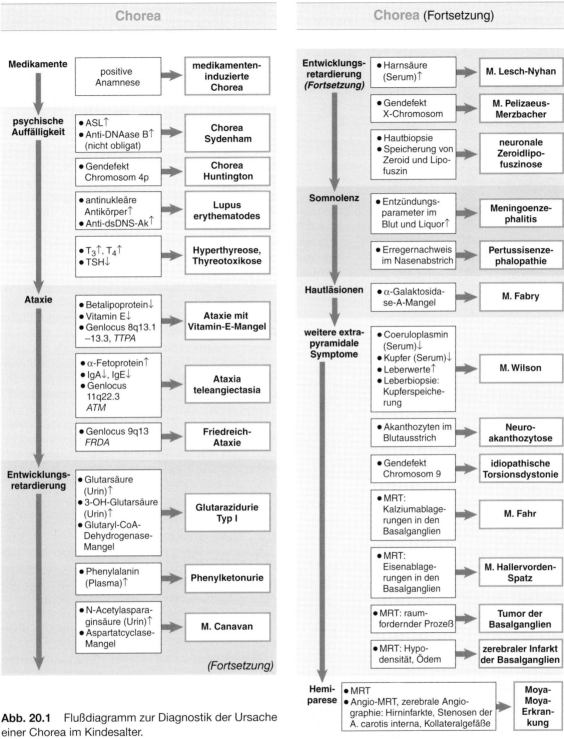

Abb. 20.1 Flußdiagramm zur Diagnostik der Ursache einer Chorea im Kindesalter.

- Häufig versuchen die Patienten, die einschießende Chorea in absichtsvolle Bewegungsabläufe einzubauen, was ihre Entdeckung durch den Untersucher erschwert.
- Gelegentlich wird versucht, choreatische Bewegungen durch äußere Krafteinwirkung, z.B. Sitzen auf den eigenen Händen, zu unterdrücken.
- Durch Störungen der Mundmotorik können die

Nahrungsaufnahme und die Artikulation gestört sein.
- Das Gangbild ist unkoordiniert und tänzelnd.
- Die Muskeleigenreflexe fallen bei wiederholter Prüfung unterschiedlich lebhaft aus, je nachdem, ob der Reflex mit einer choreatischen Bewegung zeitlich zusammenfällt oder nicht.

Da eine Chorea in der Regel durch Willkürmo- 143

torik oder Anspannung verstärkt wird, ist es wichtig, das Kind sowohl in Ruhe als auch unter Streß zu beobachten. Zur Objektivierung der extrapyramidalen Bewegungsabläufe sind Videoaufnahmen sinnvoll.

> **Minimale choreatische Bewegungen können erfaßt werden, indem der Untersucher Arme und Hände des Kindes erfaßt und eine Zeitlang festhält. Beim einfachen Händedruck können „melkende" Handbewegungen des Kindes Hinweise auf eine Chorea geben.**

Um eine Verstärkung der choreatischen Bewegungen zu provozieren, fordert der Untersucher das Kind auf, auf dem Untersuchungstisch „so still wie möglich" zu sitzen. Hierbei werden Arme und Beine ausgestreckt und die Zunge zwischen den Zähnen hervorgeschoben.

Klinisch-chemische Untersuchungen

Nur ein Teil der Choreaerkrankungen des Kindesalters kann durch klinisch-chemische Untersuchungsmethoden erfaßt werden. Bei einer akut einsetzenden Chorea muß zunächst an eine Medikamentennebenwirkung gedacht werden. Bei unzureichenden anamnestischen Informationen führt der *Substanznachweis im Blut* zur Diagnose. *Blut- und Liquoruntersuchungen* zur Bestimmung von Entzündungsparametern und zum Erregernachweis sind bei der Verdachtsdiagnose einer viralen oder bakteriellen Meningoenzephalitis notwendig. Die Pertussis-Enzephalopathie mit begleitender Chorea wird durch den *Erregernachweis im Nasenabstrich* diagnostisch gesichert. Bei einigen progredient verlaufenden Erkrankungen mit Chorea-Symptomatik führen das *Aminosäuren-Chromatogramm* im Plasma und die Untersuchung der organischen Säuren im Urin zur Diagnose. Hierzu gehören die Phenylketonurie und die Glutarazidurie Typ I. Mehrere neurodegenerative Erkrankungen (Morbus Canavan, Morbus Lesch-Nyhan, Morbus Fabry) weisen bekannte Enzymdefekte auf. Molekulargenetische Untersuchungen sind zur Zeit für die Chorea Huntington, die Ataxie mit Vitamin-E-Mangel, die Friedreich-Ataxie, die Ataxia teleangiectatica und den Morbus Pelizaeus-Merzbacher verfügbar.

Auf Grund der raschen Fortschritte auf dem Gebiet der molekularbiologischen Diagnostik empfiehlt sich bei seltenen Erkrankungen eine Internetrecherche in der Datenbank OMIM (http://www.ncbi.nlm.nih.gov/omim).

Die *Chorea Sydenham* geht häufig mit einer Erhöhung des ASL-Titers und des Anti-DNase-B-Titers einher, allerdings sind diese Parameter nicht in allen Fällen positiv. Bei einer *Choreaerkrankung im Rahmen eines systemischen Lupus erythematodes* sind die Erhöhung der BSG und der CRP sowie der DNS-Antikörper im Blut diagnostisch wegweisend. Bei der *hyperthyreoten Chorea* sind die Schilddrüsenfunktionsparameter erhöht. Viele Formen der insgesamt seltenen *Chorea im Kindesalter* können durch klinisch-chemische Untersuchungen jedoch nicht erfaßt werden. Hier wird die Diagnose anhand des klinischen Verlaufs gestellt.

Technische Untersuchungsmethoden

Die bildgebende Diagnostik zeigt bei einzelnen Formen der Chorea im Kindesalter typische Veränderungen. Computertomographisch und kernspintomographisch sind beim Morbus Fahr Kalziumablagerungen und beim Morbus Hallervorden-Spatz Eisenablagerungen in den Basalganglien nachweisbar. Typische Veränderungen finden sich bei Tumoren der Basalganglien sowie beim Hirninfarkt mit Beteiligung der Basalganglienstrukturen. Bei der seltenen Moya-Moya-Erkrankung sind im CT und MRT multiple Hirninfarkte und in der zerebralen Angiographie eine Stenosierung der Arteria carotis interna mit Ausbildung von Kollateralkreisläufen erkennbar. Insgesamt weisen nur wenige Choreaerkrankungen typische morphologische Veränderungen im Gehirn auf.

Die neuronale Zeroidlipofuszinose wird durch eine Hautbiopsie mit Nachweis von gespeicherten Lipopigmenten in Nervenzellen und anderen Gewebszellen der Haut nachgewiesen.

Besondere Hinweise

Die Chorea ist eine seltene Erkrankung des Kindesalters. Differentialdiagnostisch muß in erster Linie an Medikamentennebenwirkungen und an eine Chorea Sydenham gedacht werden. Alle anderen Chorea-Krankheiten sind Raritäten. Häufiger wird das Symptom Chorea gleichzeitig mit weiteren, klinisch deutlicheren neurologischen Symptomen beobachtet.

Nur eine begrenzte Anzahl von Erkrankungen mit einer Choreasymptomatik ist durch klinisch-chemische oder histologische Untersuchungen oder durch bildgebende Verfahren zu diagnostizieren. Allein durch den klinischen Verlauf und die Anamnese werden differentialdiagnostisch folgende Erkrankungen abgeklärt:
- benigne hereditäre Chorea
- choreoathetotische Zerebralparese
- familiäre paroxysmale Choreoathetose
- Rett-Syndrom
- Purpura Schoenlein-Henoch
- alternierende Hemiplegie
- Postkardiochirurgie-Enzephalopathie
- Verbrennungsenzephalopathie.

Zentralnervensystem

B

Differentialdiagnostische Tabelle

Differentialdiagnose Chorea

Charakterisie-rung des Haupt-symptoms	weiterführende Neben-befunde	Verdachtsdiagnosen	Bestätigung der Diagnose
Chorea	Kombination mit weiteren extrapyramidalen Symptomen, Auslösung durch Absetzen einer Langzeitmedikation möglich, Symptome z.T. unabhängig von Dosis und Therapiedauer	medikamenten-induzierte Chorea – Neuroleptika – Antikonvulsiva – Antidepressiva – Stimulanzien – orale Kontrazeptiva	positive Medikamenten-anamnese
	schleichender Beginn, Hypotonie, Dysarthrie, emotionale Labilität, ASL ↑, Anti-DNAse B ↑, rheumatische Karditis	Chorea Sydenham	klinischer Verlauf
	psychische Auffälligkeiten, Demenz, autosomal-dominanter Erbgang, Manifestation: Erwachsenenalter, 5% 1.–2. Dekade	Chorea Huntington	Gendefekt: Chromosom 4p
	Manifestation: überwiegend Ende 1. Lebensjahr, keine Progredienz, normale Intelligenz	benigne hereditäre Chorea	klinischer Verlauf, autosomal-dominanter Vererbungsmodus
	Krampfanfälle, Rigidität, Pyramiden-bahnzeichen, zerebelläre Symptome, Hypoparathyreoidismus	M. Fahr	Gendefekt: Chromosom 14q CT, MRT: Kalziumablagerungen in den Basalganglien + Cortex
	akut auftretend, Minuten bis Stunden, Kombination mit Athetose, Auslösung durch Alkohol, Koffein, Übermüdung, psychischen oder körperlichen Streß, normale Intelligenz, Manifestation: 1. Dekade	familiäre, paroxysmale Choreoathetose	klinischer Verlauf, Gendefekt: Chromosom 2q
	Dystonie, Tics, oromandibuläre Dyskinesie, Selbstverstümmelung der Lippen	Neuroakanthozytose	Gendefekt: Chromosom 9 Blutausstrich: Akantho-zyten, normale Lipoprotein-konzentration im Serum
	klinisches Bild wie Chorea Syden-ham, Manifestation: z.T. vor Auftreten systemischer Lupus-erythematodes-Symptome, BSG ↑, CRP ↑, Immunglobuline (α_2-, γ-Globuline) ↑	Lupus erythematodes	klinischer Verlauf, ANA ↑, Anti-dsDNS-Ak ↑
	Nervosität, Unruhe, Tremor, MER ↑, Schlafstörungen, Verhaltensauffälligkeiten, Gewichts-abnahme, Herzklopfen, RR ↑	Hyperthyreose bzw. Thyreotoxikose	T_3 ↑, T_4 ↑, TSH ↓, Thyreoglobulin ↑
	Manifestation: 1.–2. Dekade, Symptome ähnlich wie Friedreich-Ataxie, Malabsorption, Akanthozyten, Vitamin E ↓, Cholesterin ↓, Triglyceride ↓, Betalipoprotein ↓	Ataxie mit Vitamin-E-Mangel	Genlocus: 8q13.1–13.3 *ATM*
	andere extrapyramidale Symptome, Kopfschmerzen, Epilepsie	Tumor der Basalganglien bzw. mit Beteiligung der Basalganglien	MRT, CT
	andere extrapyramidale Symptome, je nach Infarktgröße zusätzliche neurologische Symptome	zerebraler Infarkt der Basalganglien	MRT, CT

Differentialdiagnose Chorea *(Fortsetzung)*

Charakterisierung des Hauptsymptoms	weiterführende Nebenbefunde	Verdachtsdiagnosen	Bestätigung der Diagnose
Choreoathetose	Degeneration des Corpus striatum, Makrozephalus, Entwicklungsretardierung, Epilepsie, Dystonie, Laktatazidose, Manifestation: 1. Lebensjahr	Glutarazidurie Typ I	Nachweis des Enzymdefekts: Glutaryl-CoA-Dehydrogenase, Glutarsäure (Urin) ↑, 3-OH-Glutarsäure (Urin) ↑
	mentale Retardierung, Makrozephalus, Epilepsie, Optikusatrophie, MRT: Leukodystrophie	M. Canavan	Gendefekt: Chromosom 17, Nachweis des Enzymdefekts: Aspartatcyclase, N-Acetylasparaginsäure (Urin) ↑
	Dystonie, Rigidität, Demenz, Retinitis pigmentosa, Optikusatrophie, Epilepsie, progredienter Verlauf, Manifestation: 1. und 2. Dekade	M. Hallervorden-Spatz	Gendefekt: Chromosom 20, MRT: Eisenablagerungen in den Basalganglien, (Globus pallidus und Substantia nigra)
	X-chromosomaler Erbgang, Entwicklungsretardierung, Selbstverstümmelung, Spastik, Epilepsie, Niereninsuffizienz, Harnsäure (Serum) ↑, Harnsäure/Kreatinin-Quotient (Urin) ↑	M. Lesch-Nyhan	Nachweis des Enzymdefekts: Hypoxanthin-Guanin-Phosphoribosyltransferase
	Retinitis pigmentosa, Optikusatrophie, Entwicklungsstillstand, Regression, Demenz, Epilepsie, Myoklonus, progredienter Verlauf	neuronale Zeroid-lipofuszinose (infantile, spätinfantile und juvenile Verlaufsform)	Hautbiopsie: Speicherung von Lipopigmenten (Zeroid, Lipofuszin) in Nervenzellen und anderen Körperzellen
	Spasmus nutans (Kopfnicken und Pendelnystagmus), Entwicklungsretardierung, später Regression, Spastik, Optikusatrophie, Epilepsie, MER ↓, NLG ↓, MRT: diffuse Demyelinisierung der weißen Substanz	M. Pelizaeus-Merzbacher (neonatale und infantile Form)	Gendefekt X-Chromosom
andere neurologische Erkrankungen			
Choreoathetose	Epilepsie, motorische und mentale Entwicklungsretardierung peri-/postnatale Hirnschädigung	choreoathetotische Zerebralparese	Anamnese, klinischer Verlauf
	orofaziale Dyskinesien, Hypotonie, psychische Auffälligkeiten, pseudobulbäre Symptome	Postkardiochirurgie-Enzephalopathie	klinischer Verlauf
	ähnlich wie bei Postkardiochirurgie-Enzephalopathie	Verbrennungs-Enzephalopathie	klinischer Verlauf
Chorea Dystonie Tremor	chronische Hepatopathie (6.–18. Lebensjahr), zerebelläre Symptomatik (20.–40. Lebensjahr), grün-brauner Kornealring, Bulbärparalyse	M. Wilson	Gendefekt: Chromosom 13, Coeruloplasmin (Serum) ↓, Kupfer (Serum) ↓, Kupferausscheidung im Urin ↑, Leberbiopsie: Speicherung von Kupfer
	mentale Retardierung, Zerebralparese, Epilepsie, Phenylalanin (Plasma) ↑, Stereotypien	Phenylketonurie	Nachweis des Enzymdefekts: Phenylalanin-Hydroxylase (Guthrie-Test!)
Chorea Dystonie	autosomal-dominanter Erbgang, Manifestation: Ende 1. Dekade bis Erwachsenenalter, Dysphagie, Dysarthrie, Tremor	Dystonia musculorum deformans Typ 1	Gendefekt: Chromosom 9

Zentralnervensystem

B

Differentialdiagnose Chorea *(Fortsetzung)*

Charakterisie-rung des Haupt-symptoms	weiterführende Neben-befunde	Verdachtsdiagnosen	Bestätigung der Diagnose
Chorea Ataxie	Manifestation: 2. Lebensjahr, verzögerte motorische Entwicklung, zerebelläre Symptomatik, okulo-motorische Symptome, Teleangi-ektasien, erhöhtes Malignitätsrisiko, sensible NLG ↓, α_1-Fetoprotein ↑, IgA ↓, IgE ↓	Ataxia teleangiectasia	Genlocus: 11q22.3 Gen: *ATM* Protein: Serin-Protein-Kinase *ATM*
	Manifestation: Ende 1.–2. Dekade, MER ↓ ↓, spinale Hinterstrang-symptome, Dysarthrie, Pyramiden-bahnzeichen, Kardiopathie, Hohlfuß, Skoliose, Nystagmus, motorische NLG ↓, sensible NLG ↓, autosomal-rezessiver Erbgang	Friedreich-Ataxie	Genlocus: 9q13 Gen: *FRDA* Protein: Frataxin
Chorea Kopfschmerzen Somnolenz	Fieber, Meningismus, akute Ataxie, Bewußtseinstrübung, Liquor: Leukozyten ↑, Eiweiß ↑, Zucker ↑	Meningoenzephalitis	serologischer und/oder kultureller Erregernachweis aus Blut, Liquor, direkter Erregernachweis im Liquorzellpräparat
	Krampfanfälle, Meningismus, weitere neurologische Symptome durch zerebrale Vaskulitis	Purpura Schoenlein-Henoch, zerebrale Verlaufsform	klinischer Verlauf
Chorea Somnolenz	Krampfanfälle, typische Pertussis-symptome, Säuglinge und jüngere Kleinkinder am häufigsten betroffen	Pertussis-Enzephalopathie	Erregernachweis im Nasenabstrich, klinischer Verlauf
Chorea Hemiplegie	Kopfschmerzen, Somnolenz, Hemianopsie, Aphasie, schubweiser Verlauf mit spontaner Besserung, später Epilepsie, mentale Retardierung	Moya-Moya-Disease	SPECT, MRT, CT: Hirninfarkte, zerebrale Angiographie, Stenosen der A. carotis interna und Kollateralgefäße
	Dystonie, Kopfschmerzen, zunehmende mentale Retardierung, Manifestation: 2. Lebensjahr	alternierende Hemiplegie	klinischer Verlauf
Chorea Stereotypien	Entwicklungsstillstand und Regression im Alter von 12–18 Monaten, Ataxie, autistisches Verhalten, Epilepsie, Spastik, Demenz	Rett-Syndrom	klinischer Verlauf, nur Mädchen betroffen
Chorea typische Hautläsion: Angiokeratoma corporis diffusum universale	X-chromosomal-rezessiver Erbgang, Hornhaut- und Linsentrübung, Sensibilitätsstörungen, multiple Gefäß-thrombosen des ZNS mit neurologischer Symptomatik, Nierenversagen	M. Fabry	Nachweis des Enzym-defekts: α-Galaktosidase A

NLG = Nervenleitgeschwindigkeit

21 Schwindel (Vertigo)

Peter Herkenrath

Symptombeschreibung

Schwindel ist ein unspezifisches Symptom der gestörten Raumorientierung. Die Erfassung ist schwierig, da es sich um eine subjektive, nicht meßbare Sensation handelt. Zahlreiche pathophysiologische Mechanismen und Erkrankungen können Schwindel verursachen. Visuelle, propriozeptive und vestibuläre Afferenzen stellen die wesentlichen Informationsquellen über die Position von Kopf, Rumpf und Extremitäten im Raum. Schäden in einem dieser Systeme, aber auch Störungen in den Hirnzentren, die diese Afferenzen integrieren, können zu Schwindel führen.

Vertigo, definiert als eine Illusion von Bewegung im Raum, deutet stets auf eine vestibuläre Ursache hin.

Rationelle Diagnostik

Zum rationellen Einsatz besonders der technischen Untersuchungen ist in der Differentialdiagnose des Schwindels zunächst eine Einordnung in eine von drei Hauptgruppen anzustreben:

• peripheveestibuläre Ursachen
• zentralneurologische Ursachen
• allgemeine Ursachen

Anamnese und körperliche Untersuchung allein führen meist schon zur definitiven Diagnose. Die technischen Untersuchungen sind altersabhängig oft mit großem Aufwand und eingeschränkter Aus-

sagekraft behaftet. Häufigste Ursachen (80%) sind bei Kindern: Trauma, Infektion, Migräne und Hyperventilation. Hirntumoren, akute periphere Vestibulopathien und benigner paroxysmaler Lagerungsschwindel finden sich zu jeweils 3–5%.

Anamnese

Die erste und wichtigste Aufgabe ist, festzustellen, was das Kind oder die Eltern mit dem Begriff Schwindel meinen. Das Kind sollte ermuntert werden, mit eigenen Worten die Empfindungen zu beschreiben und zu erklären, wie der Schwindel mit den Alltagsaktivitäten interferiert:

• Der richtungsbezogene horizontale Drehschwindel gilt als charakteristisch für eine einseitige periphervestibuläre Störung (Abb. 21.1). Er wird auch bei geschlossenen Augen wahrgenommen und wird in der Akutphase von Nystagmus und vegetativen Erscheinungen wie Übelkeit, Erbrechen, Schweißausbrüchen, oft auch von Hörstörungen und Ohrgeräuschen begleitet.

• Empfindungen von senkrechtem Heben oder Fallen sprechen ebenfalls für eine periphere Genese, sind aber wesentlich seltener.

• Bei beidseitigen periphervestibulären Störungen ähnelt die Symptomatik eher zentralen neurologischen Störungen. Die strenge Richtungsbezogenheit und die Kopplung von Schwindel und Nystagmus fehlen. Es werden Schwanken, Taumeligkeit, Fallneigung, allgemeine Unsicherheit oder sogar Betrunkenheitsgefühl angegeben.

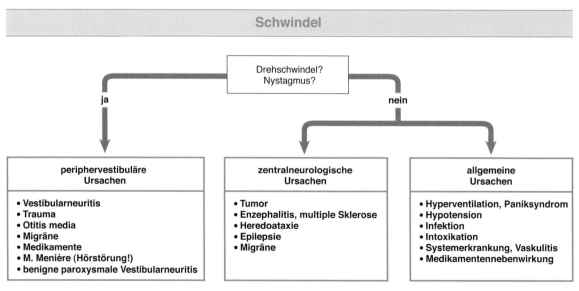

Schwindel

Drehschwindel?
Nystagmus?

ja — nein

peripheveestibuläre Ursachen	zentralneurologische Ursachen	allgemeine Ursachen
• Vestibularneuritis • Trauma • Otitis media • Migräne • Medikamente • M. Menière (Hörstörung!) • benigne paroxysmale Vestibularneuritis	• Tumor • Enzephalitis, multiple Sklerose • Heredoataxie • Epilepsie • Migräne	• Hyperventilation, Paniksyndrom • Hypotension • Infektion • Intoxikation • Systemerkrankung, Vaskulitis • Medikamentennebenwirkung

Abb. 21.1 Ursachen von Schwindel mit bzw. ohne Drehschwindel oder Nystagmus.

Zentralnervensystem

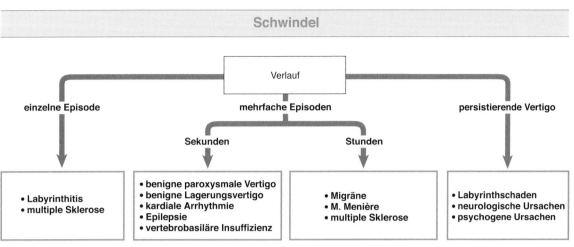

Abb. 21.2 Ursachen von Schwindel abhängig vom Verlauf.

Bei allgemeinen Ursachen können die angegebenen Empfindungen noch weitläufiger sein: Atemnot, Schwäche in den Beinen, Leere im Kopf oder Magen, Flimmern oder Sternchensehen, Schwarzwerden vor den Augen, schneller oder unregelmäßiger Puls, Kollaps mit und ohne Bewußtlosigkeit, Kopfschmerzen, Doppelbilder.

Von großer Bedeutung ist der zeitliche Ablauf der Schwindelbeschwerden (Abb. 21.2). Schwindel tritt häufig in Abhängigkeit von körperlicher Belastung, Bewegungen, Lage- oder Haltungswechsel sowie von äußeren Bedingungen auf. Es muß gezielt nach Medikamenten- und Drogeneinnahme, situativen und psychischen Einflüssen gefragt werden. Intensität, Ablauf, Dauer und Situation, aus der der Schwindel auftrat, sind festzuhalten.

Körperliche Untersuchung

Die körperliche Untersuchung soll vor allem nichtvestibuläre Ursachen aufdecken. Besonderes Augenmerk ist auf das Herz-Kreislauf-System zu richten. Kontrolle der peripheren Pulse, Auskultation, Blutdruckmessung im Liegen und Stehen sind obligat. Die neurologische Untersuchung ist bei klaren Episoden von Vertigo, abgesehen von okulomotorischen Befunden, meist unauffällig. Der Neurostatus umfaßt Motorik, Reflexe, Sensibilität und Hirnnervenfunktion. Besonders ist auf jede Art von Nystagmus zu achten. Nützlich sind der Romberg- und Unterberger-Test, Liniengang, Einbeinstand, Kopfschütteln sowie Zeigeversuche (Finger – Nase, Finger des Untersuchers). Des weiteren sind eine Otoskopie und orientierende Hörprüfung, evtl. mit Stimmgabelversuch, unbedingt erforderlich.

Klinisch-chemische Untersuchungen

Blutentnahmen sind zur Sicherung oder zum Ausschluß von hämatologischen, metabolisch-endokrinologischen oder toxikologischen Ursachen in manchen Fällen angezeigt.

Technische Untersuchungen

Der entscheidende Test für vestibuläre Störungen ist die Elektronystagmographie (ENG) nach kalorischer Stimulation. Der kalorische Test erlaubt die seitengetrennte Funktionsprüfung der horizontalen Bogengänge. Die Patientenakzeptanz der anderen ENG-Verfahren (rotatorische, optokinetische Prüfung) ist besser, aber geringe unilaterale Befunde können übersehen werden. Bei periphervestibulärem Schwindel findet sich in einem Drittel der Fälle ein MR-Befund. Das Schädel-MR ist bei zentral neurologischem Schwindel obligat. Kardiologische und angiologische Zusatzdiagnostik (EKG, Echo, Langzeit-EKG, Kipptisch, Doppler, Duplex, TCD [transkranielle Duplexsonographie]) ist nur bei unklarem Schwindel oder konkretem Verdacht notwendig.

Besondere Hinweise

Chronische Kopfschmerzen und Migräne sind so verbreitet, daß der Schwindel sowohl zusätzliches Symptom als auch eine unabhängige Erkrankung sein kann.

Richtungweisende Nebenbefunde sind beim Symptom Schwindel so unspezifisch und vielfältig, daß in den folgenden Tabellen die ersten beiden Spalten zum Teil offenbleiben.

Differentialdiagnostische Tabellen

Differentialdiagnose der Vertigo: periphervestibuläre Ursachen

Charakterisierung des Hauptsymptoms	weiterführende Nebenbefunde	Verdachtsdiagnosen	Bestätigung der Diagnose
spontane Vertigo, Dauer Minuten bis Stunden	Kopfschmerzen	Migräne	
	häufig Säugling oder Kleinkind	benigne paroxysmale Vertigo	
	Hörstörung, Tinnitus	M. Menière	
spontane Vertigo, Dauer länger als 24 Stunden	Virusinfekt	Vestibularneuritis	Schädel-MRT, Liquor
	Otitis media	bakterielle Labyrinthitis	
	evtl. andere Hirnnervenausfälle, Sehstörung	multiple Sklerose	Schädel-MRT, Liquor, evozierte Potentiale
provozierte Vertigo	Dauer wenige Sekunden	benigner paroxysmaler Lagerungsschwindel	
Z. n. Trauma		posttraumatische Vertigo	Anamnese
Medikamenteneinnahme	z.B. Sedativa, Antiepileptika, Neuroleptika, Blutdrucksenker	medikamenteninduzierte Vertigo	Anamnese, Medikamentenspiegel
andere periphere Ursachen		Labyrinthfistel	Schädel-MRT
	evtl. Tinnitus	fokale Ischämie, erbliche Degeneration	

Differentialdiagnose der Vertigo: zentralneurologische Ursachen

Charakterisierung des Hauptsymptoms	weiterführende Nebenbefunde	Verdachtsdiagnosen	Bestätigung der Diagnose
meist Dauerschwindel	neurologische Symptome	multiple Sklerose, Tumor hintere Schädelgrube, Hirnstammischämie, heredodegenerative Erkrankungen	Schädel-MRT, Liquor, EEG, Stoffwechseldiagnostik
	Hörstörung	Kleinhirnbrückenwinkeltumor	FAEP, Schädel-MRT
	Hörstörung, Keratitis	Cogan-Syndrom	FAEP = frühe akustisch evozierte Potentiale
paroxysmaler Schwindel		fokale Epilepsie	EEG
	Kopfschmerzen	Migräne	

Differentialdiagnose der Vertigo: allgemeine Ursachen

Charakterisierung des Hauptsymptoms	weiterführende Nebenbefunde	Verdachtsdiagnosen	Bestätigung der Diagnose
ungerichteter Schwindel	niedriger Blutdruck	Hypotension, Synkope	Blutdruck-Monitoring, Kipptisch-Versuch
	Angst	Angstzustände, Panikerkrankung, Hyperventilationssyndrom	Anamnese, Klinik
	Nystagmus, Doppelbilder, Sehstörung	okulärer Schwindel	ophthalmologischer Befund

Differentialdiagnose der Vertigo: allgemeine Ursachen

Charakterisierung des Hauptsymptoms	weiterführende Nebenbefunde	Verdachtsdiagnosen	Bestätigung der Diagnose
ungerichteter Schwindel	Medikamenteneinnahme	Intoxikation	Anamnese, Spiegel
	Fieber	Infektionen (Meningitis, Enzephalitis, systemische Infektion)	Liquorpunktion
	chronische Erkrankung	endokrine Störung (Diabetes, Hypothyreose)	Hormonspiegel
		Systemerkrankung, Vaskulitis	Immundiagnostik

22 Paresen

Heinz Lauffer

Symptombeschreibung

Unter Paresen verstehen wir akut oder subakut auftretende Schwächen eines oder mehrerer Muskeln oder Muskelgruppen. Als Ursache kommen Prozesse im gesamten Verlauf der motorischen Bahnen vom ersten motorischen Neuron bis zum Zielmuskel in Frage. Eine Übersicht ist in Tabelle 22.1 wiedergegeben. Leitsymptome peripherer Paresen (ab dem zweiten motorischen Neuron) sind neben der Funktionseinschränkung eine Verminderung des Muskeltonus und der Muskeleigenreflexe. Bei Kindern mit zentral ausgelösten Paresen zeigt sich demgegenüber nach einer initialen Erschlaffungsphase meist eine Steigerung des Muskeltonus bei lebhaften bis gesteigerten Muskeleigenreflexen. Bei ihnen bestehen oft beglei-

tende Symptome einer Enzephalopathie wie Kopfschmerzen, Sehstörungen, eine Beeinträchtigung des Bewußtseins oder Krämpfe. Neben generalisierten Paresen werden solche mit bestimmten Verteilungsmustern unterschieden. Dies läßt Rückschlüsse auf die zugrundeliegende Schädigung zu. Typische Muster sind halbseitige Paresen bei zerebralen oder spinalen Prozessen, dermatomorientierte Verteilungen bei Ausfall spinaler Wurzeln oder Plexusschäden sowie das Versorgungsgebiet eines Nervs bei peripheren Läsionen. Hier bestehen meist auch Störungen der Sensibilität und der autonomen Innervation mit livider Verfärbung und auffallender Kühle im betroffenen Versorgungsgebiet.

Rationelle Diagnostik

Anamnese

Neben der Lokalisation hat vor allem die Erstsymptomatik zu Beginn der Erkrankung differentialdiagnostische Bedeutung. Immunvermittelten neuromuskulären Erkrankungen gehen oft Infektionserkrankungen wie Tonsillitiden oder grippale Infekte voraus. In seltenen Fällen können sie auch durch Impfungen getriggert werden. Aszendierende Lähmungen (Landry-Paralyse) werden bei akuten Polyneuritiden (Guillain-Barré-Syndrom) beobachtet und fallen vor allem bei Kleinkindern oft durch vermehrtes Stolpern oder eine Gangataxie als erstes Symptom auf. Mitunter klagen die Patienten dabei auch über Parästhesien oder Rückenschmerzen. Eine tageszeitliche Abhängigkeit der Paresen mit Verstärkung der Symptomatik

Tabelle 22.1 Ursachen von Paresen.

Erstes motorisches Neuron
- Ischämie
- Entzündung
- Blutung
- Raumforderung
- Demyelinisierung
- Myelitis

Zweites motorisches Neuron
- Guillain-Barré-Syndrom
- Neuritis
- Myasthenie
- Myelitis

Muskel
- Myositis

nach Belastung oder gegen Abend weist auf ein myasthenisches Geschehen hin. Begleitend können dabei auch eine Dysarthrie oder eine Diplopie auffallen. Bei vorausgehenden oder bestehenden grippalen Infekten muß auch heute noch an eine Poliomyelitis gedacht und der Impfstatus eruiert werden. Dies gilt insbesondere nach Auslandsaufenthalten im afrikanischen oder asiatischen Raum. In den Sommermonaten häufen sich Neuroborreliosen. Daher sollte auch die Frage nach einer Zeckenexposition nicht vergessen werden. Gezielt ist nach Symptomen einer zerebralen Beteiligung wie Kopfschmerzen, Sehstörungen, Erbrechen, Somnolenz oder zerebralen Anfällen zu fragen. Traten ähnliche Ereignisse bereits früher auf? Liegt eine familiäre Belastung mit Hypertonie, Migräne, periodischen Lähmungen, Vaskulopathien oder Kollagenosen vor?

Körperliche Untersuchung

> **Als erstes muß bei der neurologischen Untersuchung die Unterscheidung zwischen einer peripheren und einer zentralen Ursache der Parese getroffen werden.**

Für eine *zentrale Genese* sprechen:
• Eine Beeinträchtigung des Bewußtseins oder Störungen im Bereich einzelner Hirnnerven, vor allem der Pupillomotorik. Motorische Störungen im Hirnnervenbereich mit Dysarthrie, Dysphagie, Strabismus oder einer Ptose können jedoch auch bei Störungen der neuromuskulären Überleitung (Myasthenie, Botulismus) oder im Rahmen einer akuten Polyneuritis mit Hirnnervenbeteiligung (Miller-Fisher-Syndrom) auftreten.
• Eine Mitbeteiligung des Nervus opticus (Devic-Syndrom) läßt sich durch eine orientierende Untersuchung der Sehschärfe und des Gesichtsfeldes erkennen.
• Eine Stauungspapille sollte immer, auch in bezug auf eine eventuell durchzuführende Lumbalpunktion, ausgeschlossen werden.
• Mitunter weist eine Schiefhaltung des Kopfes auf einen Prozeß in der hinteren Schädelgrube hin.
• Pyramidenbahnzeichen (Babinski, Trömner, Rossolimo) treten bei einer zentralen oder spinalen Schädigung des ersten motorischen Neurons auf.
• Meningitische Zeichen und eine Erhöhung der Körpertemperatur lassen an eine infektiöse Genese denken. Hemiparesen werden bei Schädigungen im Bereich der inneren Kapsel, des Hirnstammes oder bei spinalen Prozessen beobachtet.
• Armbetonte Hemiparesen sind das häufigste Symptom bei zerebralen Ischämien im Versorgungsgebiet der A. cerebri media. Zur Erkennung vaskulärer Ursachen sollte bei der orientierenden internen Untersuchung besonders auf pathologische Herzgeräusche, Arrhythmien, Pulsauffällig-

keiten sowie Abweichungen des Blutdruckes geachtet werden.
• Der Muskeltonus ist bei zentralen Paresen nach einer schlaffen Initialphase eher erhöht, ebenso sind die Muskeleigenreflexe gut erhältlich, teils sogar gesteigert.

Periphere Paresen lassen sich in der Regel bereits an ihrem Verteilungsmuster erkennen. Sie können dem Innervationsgebiet eines peripheren Nervs entsprechen oder dermatomorientiert auftreten bei Schädigungen im Bereich eines Plexus oder, seltener, bei segmentalen spinalen Läsionen. Bei peripheren Paresen liegen meist auch Sensibilitätsstörungen und eine Beeinträchtigung der autonomen Innervation mit livider Verfärbung der betroffenen Areale und Herabsetzung der Hauttemperatur vor. Die Muskeleigenreflexe sind erloschen, der Muskeltonus ist schlaff.

Klinisch-chemische Untersuchungen

Im Rahmen der Routinelaboruntersuchung sollten zunächst *Blutbild* mit Differenzierung und BKS sowie das CRP zum Erkennen entzündlicher Prozesse untersucht werden. Erhöhte CK-Werte weisen auf einen Untergang von Muskelgewebe bei Myositiden oder Muskeldystrophien hin. Bei generalisierten Myasthenien lassen sich in der Regel Antikörper gegen Acetylcholinrezeptoren und Skelettmuskulatur nachweisen. Bei der okulären Myasthenie sind diese allerdings meist negativ.

Bei Verdacht auf entzündlich bedingte oder immunvermittelte Paresen sollte immer eine *Liquordiagnostik* erfolgen. Eine Erhöhung des Gesamteiweißes bei normaler Zellzahl (zytoalbuminäre Dissoziation) findet sich bei der akuten Polyradikuloneuritis (Guillain-Barré- oder Miller-Fisher-Syndrom). Eine mäßige Erhöhung der Leukozyten (Pleozytose mit Lympho-/Monozytose) ist typisch für Neuroborreliosen oder viral bedingte Neuritiden. Erhöhungen der Zellzahl und des Gesamteiweißes finden sich bei Enzephalitiden und bei der Poliomyelitis. Oligoklonale Banden als Hinweis auf eine autochthone Immunglobulinproduktion im ZNS sind charakteristisch für eine Encephalomyelitis disseminata. Bei Neuroborreliosen lassen sich spezifische Antikörper im Serum und im Liquor (IgG und IgM) nachweisen. Im weiteren steht hier eine PCR-Diagnostik aus dem Liquor zur Verfügung, welche sich aber gegenüber der IgM-Bestimmung als unterlegen erwiesen hat. Die Bestimmung von Antikörpertitern gegen neurotrope Viren hat nur in bezug auf Herpes- und Enteroviren therapeutische Konsequenzen. Für beide steht auch eine vor allem in der Frühphase sehr sensitive PCR-Diagnostik aus dem Liquor zur Verfügung.

Ein vaskulitisches Geschehen als Ursache einer Minderperfusion oder eines Hirninfarktes kann bei Komplementdefekten oder Kollagenosen vorliegen. Als *Screening-Test für Komplementdefekte* kann eine Erniedrigung der gesamthämolytischen Aktivität herangezogen werden. Ein Verbrauch der Komplementfraktionen C3 und C4 sowie spezifische antinukleäre Antikörper (ANA, DNS-Ak) finden sich bei einem Lupus erythematodes. Antinukleär zytoplasmatische Antikörper (ANCA) weisen auf eine Vaskulitis aus dem Formenkreis der Wegener-Granulomatose oder eine Panarteriitis nodosa hin.

Technische Untersuchungen

Bildgebende Diagnoseverfahren

Bei Verdacht auf eine zentrale Genese ist eine bildgebende Diagnostik des ZNS obligat:
- Bei akuten Prozessen hat nach wie vor die *Computertomographie* zum Nachweis intrakranieller Raumforderungen oder Blutungen aufgrund ihrer breiten Verfügbarkeit vor allem im Bereitschaftsdienst ihre Berechtigung. Infarkte lassen sich mit ihr jedoch frühestens nach 8 Stunden nachweisen.
- Die *MR-Tomographie* hat den Vorteil der höheren Auflösung und der fehlenden Strahlenexposition. Mit speziellen Sequenzen (z.B. Flair oder diffusionsgewichtet) lassen sich ischämische Areale bereits nach 3–4 Stunden abgrenzen.
- Die *MR-Angiographie* erlaubt darüber hinaus den Nachweis von Malformationen zumindest im Bereich der größeren und mittleren Gefäße.
- Bei noch offener großer Fontanelle bietet sich die *Ultrasonographie* des ZNS als Bildgebung der ersten Wahl an. Die dopplersonographische Messung der Flußprofile der großen intrakraniellen Arterien, insbesondere der A. cerebri media und basilaris, kann auch nach Verschluß der großen Fontanelle transkraniell durchgeführt werden. Hierdurch können Minderperfusionen bei Gefäßstenosen, charakteristische Veränderungen des Flußprofils mit eingeschränkter Pulsatilität bei Vaskulitis sowie Flußbeschleunigungen bei Vorliegen eines Hirnödems erkannt werden.
- Lokale Perfusionsminderungen bei vaskulitischen Prozessen lassen sich darüber hinaus mit Hilfe der *SPECT* (Single Photon Emission Computed Tomography) erkennen und quantifizieren.

Bei Verdacht auf eine spinal ausgelöste Parese stellt die MR-Tomographie das Verfahren der ersten Wahl dar.

Mit ihr lassen sich besonders entzündliche Läsionen (Encephalomyelitis disseminata, Myelitis transversa), Fehlbildungen (Syringomyelie, Tethered-Cord-Syndrom), Raumforderungen oder Gefäßprozesse gut darstellen. Die Computertomographie ist demgegenüber für die Diagnostik ossärer Veränderungen besser geeignet. Wurzelausrisse bei Plexusparesen lassen sich am besten nach intraspinaler Kontrastmittelgabe mit der Myelo-Computertomographie darstellen. Als leicht verfügbares Verfahren können auch Nativaufnahmen der Wirbelsäule in der Vorfelddiagnostik zur Erkennung von knöchernen Fehlbildungen, Frakturen oder ossären Destruktionen eingesetzt werden.

Neurographie

Den höchsten Stellenwert in der Diagnostik von peripheren Paresen nehmen die elektrophysiologischen Untersuchungsmethoden ein.

Bei der Neurographie werden die Leitungsverhältnisse des peripheren Nervs untersucht. Pathologische Befunde sind Herabsetzung der Nervenleitgeschwindigkeit (NLG, altersabhängige Normwerte unter 2 Jahren), Desynchronisierung der Impulsleitung mit Aufsplittung des Summenaktionspotentials sowie partielle oder totale Leitungsblockierung (Abb. 22.1). Derartige Störungen treten bei Schädigung der Myelinhülle (GBS) oder der Axone (Guillain-Barré-Syndrom = GBS, Neuritis) sowie nach mechanischer Traumatisierung auf. Bei Leitungsblockierung spricht eine weiterbestehende distale elektrische Stimulierbarkeit für Erhaltensein einer ausreichenden Anzahl von Axonen (Neurapraxie) und somit für eine günstige Prognose. Im weiteren läßt sich durch die Neurographie eine Störung der synaptischen Überleitung mit Erschöpfung (Dekrement des Summenaktionspotentials bei Serienreizung) bei Myasthenie bzw. mit Bahnung (Inkrement) bei Botulismus nachweisen.

Elektromyographie (EMG)

Das Elektromyogramm (EMG) erlaubt eine Differenzierung neurogener und myogener Störungen:
- Bei *neurogenen Störungen* findet sich eine pathologische Spontanaktivität der Muskelzellen mit Fibrillationspotentialen und positiven Wellen als Hinweis auf eine axonale Degeneration mit Denervierung. Bei kollateralen Reinnervationsprozessen treten wegen der sekundär vergrößerten motorischen Einheiten abnorm hohe Potentialamplituden (> 3 mV) sowie eine vermehrte Polyphasie auf.
- *Myogene Prozesse* zeigen demgegenüber verkleinerte Aktionspotentiale mit vermehrter Polyphasie, verkürzter Potentialdauer und vorzeitig dichtem Interferenzmuster. Bei der Myositis findet sich gelegentlich auch Spontanaktivität. Eine Reinnervation nach Nervenläsionen läßt sich im EMG wesentlich früher als mit der klinischen Untersuchung in Form verkleinerter kurzer Aktionspotentiale (naszierende Potentiale) erkennen.

Der Nachweis einer Reinnervation schließt eine völlige Kontinuitätsunterbrechung aus und spricht für eine günstige Prognose.

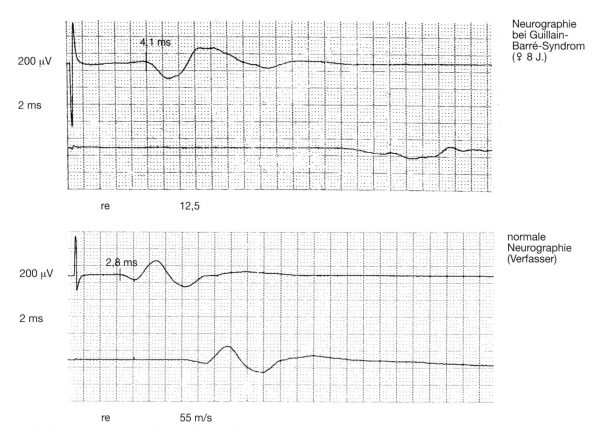

Abb. 22.1 Neurographie (N. ulnaris) bei Guillain-Barré-Syndrom (8jährige Patientin) im Vergleich zum Normalbefund. Obere Spur jeweils distale Reizung am Handgelenk, untere Spur jeweils proximale Reizung im Bereich des Sulcus ulnaris. Auffällig sind die erheblich verminderte motorische Nervenleitgeschwindigkeit sowie eine Desynchronisierung und Amplitudenverminderung des Summenaktionspotentials bei proximaler Reizung.

Läßt sich keine Willkürinnervation nachweisen, so stellt das Vorliegen von Denervierungszeichen mit Spontanaktivität einen weiteren negativen prognostischen Faktor dar. Sie tritt nach Ablauf von 10–14 Tagen nach einer Schädigung bei Vorliegen einer axonalen Degeneration auf. Ihr Fehlen zeigt dagegen ein Erhaltensein der Axone im Sinne einer Neurapraxie an und beinhaltet eine gute Prognose für eine Restitutio. Derartige Befunde sind besonders bei der Entscheidung über ein operatives Vorgehen nach Nerven- oder Plexusläsionen wertvoll. Bei letzteren kann durch Untersuchung entsprechender Kennmuskeln für jede einzelne spinale Wurzel geprüft werden, ob Denervierungszeichen vorliegen und ob eine Impulsleitung für Willkürmotorik möglich ist. In besonderen Fällen kann auch durch eine transkranielle Magnetstimulation des motorischen Kortex eine Durchgängigkeit der zentralen motorischen Bahnen überprüft werden. Leitungsverzögerungen bei demyelinisierenden Prozessen lassen sich durch Bestimmung der zentralen motorischen Leitzeit erkennen.

Auch die Untersuchung der afferenten Bahnen kann zur Diagnostik von motorischen Störungen beitragen. So führen Läsionen im Bereich der effe-renten Motorik mitunter auch zu Sensibilitätsstörungen, welche vor allem bei Säuglingen oder nonverbalen Kleinkindern mit Hilfe der somatosensibel evozierten Potentiale (SEP) objektiviert werden können. Demyelinisierende Prozesse lassen sich, auch bei subklinischer Ausprägung, durch Leitungsverzögerungen in den evozierten Potentialen erkennen. Frühe akustisch evozierte Potentiale (FAEP) stellen ein wertvolles Diagnostikum für den Hirnstamm dar. Eine Migränedisposition läßt sich durch ein besonderes Profil der visuell evozierten Potentiale (VEP) nachweisen.

Besondere Hinweise

Bei generalisierter und okulärer Myasthenie ist der Tensilon-Test diagnostisch beweisend. Die Hemmung der Acetylcholinesterase durch Edrophoniumchlorid (Tensilon) bewirkt eine wenige Minuten andauernde Verbesserung der gestörten synaptischen Übertragung. Die Dosis beträgt im Kindesalter 0,1 mg/kg (Neugeborene 0,15 mg/kg; Säuglinge 0,2 mg/kg). Wegen der Gefahr eines Atemstillstandes werden zunächst nur 10% der errechneten Menge als Testdosis injiziert. Da auch hierbei bereits ein Atemstillstand auftreten kann, sollte der Test nüchtern unter Beatmungsbereitschaft ausgeführt werden. Wegen der Gefahr von Bradykardien sollte Atropin (0,01 mg/kg) bereitgehalten werden. Eine Videodokumentation ermöglicht ein wiederholtes Betrachten der Tensilonwirkung und erleichtert die Auswertung. Vor Injektion sollte eine Zielvariable festgelegt werden.

Flußdiagramme zur Abklärung peripherer und zentraler Paresen sind in den Abbildungen 22.2 und 22.3 enthalten.

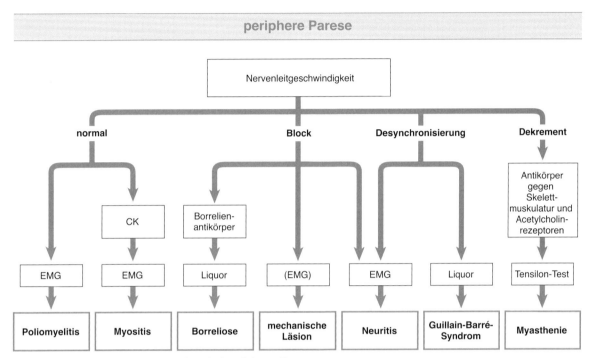

Abb. 22.2 Diagnostisches Vorgehen bei peripherer Parese.

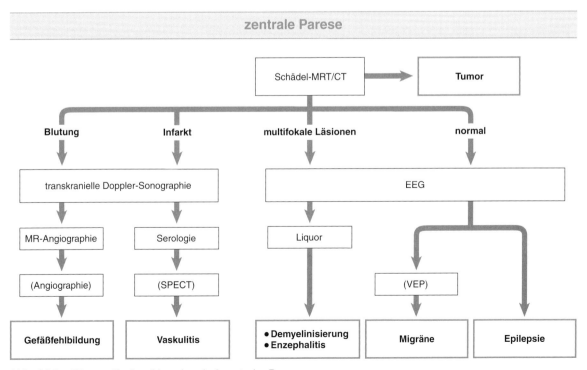

Abb. 22.3 Diagnostisches Vorgehen bei zentraler Parese.

Differentialdiagnose der fokalen Paresen

Charakterisie-rung des Haupt-symptoms	weiterführende Nebenbefunde	Verdachtsdiagnosen	Bestätigung der Diagnose
fokale Paresen	Innervationsgebiet eines peripheren Nervs, vorausgehend Trauma, Lagerung, Bandage, Gips	periphere Nervenläsion	EMG, NLG
	dermatomorientierte Ausbreitung, Sensibilitätsstörung, vegetative Störungen	Plexusschädigung (Trauma, Raumforderung)	EMG, NLG, MRT, bei V.a. Wurzelausriß: Myelo-CT
	Schmerzen, vorausgehender Infekt	Plexusneuritis	NLG ↓, EMG (Denervierung), Liquor (evtl. Leukos ↑ u. EW ↑)
	Zeckenexposition, Erythema chronicum migrans, Fazialisparese	Neuroborreliose	EMG, Liquor (Leukos ↑, EW ↑, Borreliose-IgM), Serologie (Borreliose-IgG, -IgM), PCR
	basale Hirnnerven betroffen (VII, IX, X, XII)	Herpes-Neuritis	Serologie (IgG, IgM)
	Sehstörungen, Sensibilitäts-störungen	Encephalomyelitis disseminata	MRT, oligoklonale IgG +, VEP, SEP, FAEP
	Diplopie, Ptosis, Verstärkung bei Ermüdung	okuläre Myasthenie	Tensilon-Test, Ak gegen Acetylcholinrezeptoren/Skelett-muskulatur (oft negativ)
	zerebrale Anfälle, Pyramidenbahnzeichen, MER erhalten	postiktale (Toddsche) Parese	EEG (postiktale Verlangsamung, HSA im Intervall), spontane Rückbildung (Minuten bis Tage)
	zerebrale Anfälle, MER erhalten	fokaler inhibitorischer Anfall	iktales EEG

Differentialdiagnose der generalisierten Paresen

Charakterisie-rung des Haupt-symptoms	weiterführende Nebenbefunde	Verdachtsdiagnosen	Bestätigung der Diagnose
akute generalisierte Paresen	vorausgehender Infekt, Hypo-/Areflexie, symmetrisch aufsteigende Paresen, Ataxie, Parästhesien, Sensibilitäts-störungen, Rückenschmerzen	akute Polyradikuloneuritis (Guillain-Barré-Syndrom)	NLG ↓, Desynchronisation, Liquor (EW ↑, Leukos normal)
	innere und äußere Ophthalmoplegie, Hypo-/Areflexie	akute Polyneuritis mit Hirnnervenbeteiligung (Miller-Fischer-Syndrom)	Liquor (EW ↑, Leukos normal)
	vorausgehender Infekt, Ptosis, Diplopie, Dysarthrie, Verstärkung bei Ermüdung, Facies myopathica	Myasthenia gravis	Antikörper gegen Acetylcholin-rezeptoren/Skelettmuskulatur, NLG (Dekrement), Tensilon-Test +
	Exanthem, Muskelschmerzen, Fieber, proximale Betonung	Dermatomyositis	CK ↑, BKS ↑, EMG (myopathisch + neuro-pathisch), Muskelbiopsie
	vorausgehender grippaler Infekt	akute infektiöse Myositis	CK ↑, Verlauf
	vorausgehender Infekt mit freiem Intervall, zweigipfelige Fieberkurve, Glieder-/Rückenschmerzen, gastrointestinale Symptome, Meningismus, asymmetrische Verteilung der Paresen	Poliomyelitis/Polio-like-Myelitis	Liquor (Leukos ↑, EW ↑), Virusisolierung aus Stuhl, Rachenspülwasser, Liquor; Serologie (KBR, NT), PCR

Differentialdiagnose der generalisierten Paresen *(Fortsetzung)*

Charakterisie-rung des Haupt-symptoms	weiterführende Nebenbefunde	Verdachtsdiagnosen	Bestätigung der Diagnose
akute generalisierte Paresen	innere und äußere Ophthalmoplegie, Schluckstörung, Dysarthrie	Botulismus	Toxinbestimmung aus Stuhl, NLG (Inkrement), EMG (Denervierung)
	Angina lacunaris, süßlicher Mundgeruch, inspiratorischer Stridor, Dysarthrie, Dysphagie, Diplopie	Diphtherie	Mikrobiologie
	familiäres/periodisches Auftreten, initial Muskelschmerzen	familiäre hypokali-ämische Paralyse	$K^+ \downarrow$
	familiäres/periodisches Auftreten	familiäre hyperkali-ämische Paralyse	$K^+ \uparrow$
	Bauchschmerzen, Übelkeit, Erbrechen, Medikamenten-exposition (Barbiturate), Zyklusabhängigkeit	akute intermittierende Porphyrie	Porphobilinogendeaminase $\downarrow$ (Erythrozyten, Urin)
subakute generalisierte Paresen	vorausgehende Medikamenten-einnahme (Vincristin, Nitro-furantoin, INH)	medikamenteninduzierte Polyneuropathie	NLG $\downarrow$, Leitungsblock, EMG: neurogene Veränderungen
	Toxinexposition (Schwermetalle), Urämie	toxische Polyneuropathie	NLG $\downarrow$, Leitungsblock, EMG: neurogene Veränderungen

Differentialdiagnose der Querschnittslähmung

Charakterisie-rung des Haupt-symptoms	weiterführende Nebenbefunde	Verdachtsdiagnosen	Bestätigung der Diagnose
Querschnitts-lähmung	v. a. untere Extremitäten betroffen, Blasen-/Darmentleerungsstörung, dissoziierte Sensibilitätsstörung	spinaler Prozeß (Raumforderung, Gefäß-prozeß, Blutung, Trauma)	MRT, CT, Myelographie
	vorausgehender Infekt, Fieber, Abgeschlagenheit, segmentale schlaffe Paresen +, spinale Spastik, Muskelschmerzen, Blasen-/Darmentleerungsstörung	Myelitis transversa	MRT, Liquordiagnostik (Leukos $\uparrow$, EW $\uparrow$), Serologie (neurotrope Viren), PCR
	+ Sehstörung (Optikusneuritis)	Devic-Syndrom	+ Visus, Gesichtsfeld, VEP

Differentialdiagnose der Hemiparesen

Charakterisie-rung des Haupt-symptoms	weiterführende Nebenbefunde	Verdachtsdiagnosen	Bestätigung der Diagnose
akute Hemi-parese	passagerer oder rezidivierender Verlauf, Sensibilitätsstörungen, afebril	transitorische ischämische Attacke	Doppler-Sonographie, MRT-Angiographie, Thrombophiliediagnostik, siehe DD Hirninfarkt
	Kopfschmerzen, zerebrale Anfälle, Bewußtseinstrübung, Sprachstörungen	Hirninfarkt (meist A. cerebri media)	CT, MRT, Sonographie, EEG, Doppler-Sonographie
	Kopfschmerzen, Bewußtseins-trübung, Erbrechen, meningi-tische Zeichen, Sprachstörung	intrakranielle Blutung	CT, MRT, Sonographie

Differentialdiagnose der Hemiparesen *(Fortsetzung)*

Charakterisierung des Hauptsymptoms	weiterführende Nebenbefunde	Verdachtsdiagnosen	Bestätigung der Diagnose
akute Hemiparese	Hirndruckzeichen, STP, protrahiertes Auftreten	Raumforderung	CT, MRT, Sonographie
	Bewußtseinstrübung, Krämpfe, Fieber, Aphasie	Enzephalitis	EEG, MRT, CT, Liquor (Leukos ↑, EW ↑)
	Kopfschmerzen, Sehstörungen, Sprachstörungen, Parästhesien, Sensibilitätsstörung, Somnolenz, Erbrechen	hemiplegische Migräne	EEG, VEP, rezidivierender Verlauf, positive Familienanamnese, Ansprechen auf Therapie
	Dystonie, gestörte Okulomotorik, Ataxie, mentale Retardierung, zerebrale Anfälle	alternierende Hemiplegie	rezidivierender Verlauf, Ausschlußdiagnostik, Ansprechen auf Therapie
	Müdigkeit, Gewichtsabnahme, Polydipsie, Polyurie	Diabetes mellitus	Glukose ↑, Ketoazidose, passagerer Verlauf
	Bewußtseinstrübung, Krämpfe, periodisches Fieber, intrazerebrale Blutung, neuropsychiatrische Symptome	zerebrale Malaria	Blutausstrich (dicker Tropfen)

Differentialdiagnose der Pseudoparesen

Charakterisierung des Hauptsymptoms	weiterführende Nebenbefunde	Verdachtsdiagnosen	Bestätigung der Diagnose
Parese einer Extremität	Beugehemmung im Ellenbogengelenk, Pronation, Schmerzen	Subluxation des Radiuskopfes (M. Chassaignac)	Reposition
	Schmerzen, lokale Schwellung	Fraktur	Röntgen
	Schmerzen, lokale Schwellung	Schonhaltung nach Trauma, Distorsion	Frakturausschluß, Verlauf
	hinkendes Gangbild, Trendelenburg +, eingeschränkte Hüftbeweglichkeit (Innenrotation)	aseptische Hüftkopfnekrose (M. Perthes)	Röntgen, MRT
	Schmerzen, Schwellung, Fieber	Osteomyelitis	Leukos ↑, BKS ↑, CRP ↑, Röntgen
	Mangelernährung, Blutungsneigung, Berührungsschmerz	Skorbut	Röntgen
	psychische Auffälligkeiten	hysterische Lähmung	Anamnese, Beobachtung

Differentialdiagnose bei Hirninfarkt

Charakterisierung des Hauptsymptoms	weiterführende Nebenbefunde	Verdachtsdiagnosen	Bestätigung der Diagnose
Hirninfarkt	zerebrale Anfälle, fokale neurologische Defizite	Gefäßfehlbildung	MRT mit Angiographie, Doppler-Sonographie, DSA
	Herzgeräusch	kardiogene Thrombembolie	Pulse, EKG, Echokardiographie

Differentialdiagnose bei Hirninfarkt

Charakterisie-rung des Haupt-symptoms	weiterführende Nebenbefunde	Verdachtsdiagnosen	Bestätigung der Diagnose
Hirninfarkt	Thromboseneigung	Hyperkoagulabilität	Gerinnungsstatus, Faktor 12, Faktor-8-Überexpress., AT III, Plasminogen, Protein C/S, Kälteagglutinine, APC-Resistenz, Phospholipid-Ak
	Fieber, Kopfschmerzen, meningitische Zeichen	Meningitis, Enzephalitis	Lumbalpunktion, MRT, CT
	Fieber, Müdigkeit, Nephropathie	Vaskulitis	BKS, Serologie (ANA, ANCA, C3, C4), U-Status, SPECT
	Kopfschmerzen, Hirndruckzeichen	Sinusthrombose	MRT, MRT-Angiographie, Doppler-Sonographie
	Kontrazeptivaeinnahme	medikamentös induzierte Hyperkoagulabilität	Anamnese, Ausschluß anderer Ursachen (s.o.)
	familiäre Belastung (koronare Herzkrankheit), Übergewicht	Lipidstoffwechselstörung	Lipidstatus (Cholesterin, HDL-Cholesterin, Triglyzeride)
	Anämie, Ikterus, Fieber, Bauchschmerzen, zerebrale Anfälle, evtl. familiär	Sichelzellanämie	Blutausstrich, Hb-Elektro-phorese
	mentale Retardierung, evtl. Hörstörung	MELAS-Syndrom	Laktat ↑ (Serum + Liquor), Aminosäuren/organische Säuren in Serum/Urin; Muskelbiopsie (ragged red fibres), Molekulargenetik
	Linsenluxation, mentale Retardierung, psychische Auffälligkeiten	Homocystinurie	Homocystin ↑ (Urin, Serum), Cystathionin-Synthase ↓ (Leber, Fibroblasten)
	septisches Zustandsbild	DIC-Syndrom	Gerinnungsstatus, AT III
	onkologische Grunderkrankung	medikamenteninduzierte Hyperkoagulabilität	vorausgegangene Therapie mit MTX, L-Asparaginsäure
	Kopfschmerzen, pathologischer Fluß A. carotis int.	Moya-Moya-Sndrom	Angiographie
	pathologischer Fluß A. carotis int., evtl. RR ↑	fibromuskuläre Dysplasie	Angiographie
	verminderte arterielle Pulse	Takayasu-Arteriitis	Doppler-Sonographie, Angiographie

Differentialdiagnose der kongenitalen Paresen

Charakterisie-rung des Haupt-symptoms	weiterführende Nebenbefunde	Verdachtsdiagnosen	Bestätigung der Diagnose
kongenitale generalisierte Hypotonie	Areflexie, Zungenfaszikulieren, paradoxe Atmung	infantile spinale Muskelatrophie	EMG, Molekulargenetik, Muskelbiopsie
	mütterliche myotone Dystrophie, Schluckstörung, hochgezogene Oberlippe, Fazialisparese	myotone Dystrophie	Molekulargenetik, EMG
	mütterliche Myasthenie	transitorische Myasthenie, „Leih-Myasthenie"	Ak-Status der Mutter, Verlauf
	familiäres Vorkommen	kongenitale Myasthenie	Tensilon-Test (Ak negativ)

23 Intelligenzminderung – Intelligenzstörung

Gerhard Neuhäuser

Als Intelligenz bezeichnet man die komplexen Fähigkeiten, die erforderlich sind, um Anpassung in der Umwelt zu erreichen und die vielfältigen Aufgaben zu bewältigen, die hier gestellt werden. Dabei sind abstraktes Denkvermögen und logisches Schlußfolgern wichtig, aber auch erworbenes Wissen und Vernunft sowie die Fähigkeit zu zweckmäßigem Handeln. Beim Kind bildet sich die Intelligenz allmählich aus. Ihre Entwicklung kann verlangsamt sein oder sich von vornherein auf einem niedrigen Niveau vollziehen (Intelligenzminderung); krankhafte Prozesse oder ungünstige Einwirkungen von außen haben nicht selten eine Intelligenzstörung zur Folge.

Symptombeschreibung

Wie es keine einheitliche oder verbindlich festgelegte Definition für Intelligenz gibt, ist auch das Symptom Intelligenzminderung bzw. Intelligenzstörung nur unscharf zu beschreiben, abhängig von der jeweils gewählten Sichtweise. Intellektuelle bzw. kognitive oder mentale Fähigkeiten und Fertigkeiten sind mit Hilfe geeigneter Testverfahren zu bestimmen. Dann wird *Intelligenzminderung* statistisch festgelegt; sie ist vorhanden, wenn der ermittelte Intelligenzquotient (IQ) unterhalb der normalen Schwankungsbreite (100 ± 15) liegt. Man unterscheidet verschiedene Ausprägungen (Tab. 23.1), wobei diagnostische Klassifizierungen nicht immer übereinstimmen. Aus pädagogischer Sicht wird von *Lernbehinderung* und *geistiger Behinderung* gesprochen; bei dieser sind neben einer deutlichen Intelligenzminderung auch soziale Fähigkeiten unterdurchschnittlich ausgebildet.

Intelligenz ist beim Kind im Entwicklungsverlauf zu beurteilen. Vielfach kann das Symptom *Intelligenzminderung bzw. Intelligenzstörung* schon aufgrund der Beobachtung im Vergleich zu Altersgenossen gut beschrieben werden; eine Orientierung an den von Jean Piaget beschriebe-

Tabelle 23.1 Einteilung der Intelligenzminderung und Intelligenzstörung.

Nach dem multiaxialen Klassifikationssystem (MAS; Rutter et al.) (Achse III)

- durchschnittliche Intelligenz (IQ 85–115)
- unterdurchschnittliche Intelligenz ("Grenzdebilität") (IQ 70–84)
- leichte intellektuelle Behinderung ("Debilität") (IQ 50–69)
- mäßige intellektuelle Behinderung ("Imbezillität") (IQ 35–49)
- schwere intellektuelle Behinderung ("ausgeprägte Imbezillität") (IQ 20–34)
- schwerste intellektuelle Behinderung ("Idiotie") (IQ unter 20)

Nach der internationalen Klassifikation psychischer Störungen (ICD-10) (F); Häufigkeit des Vorkommens (%)

- F 70 leichte Intelligenzminderung IQ 50–70 (80%)
- F 71 mittelgradige Intelligenzminderung IQ 35–50 (12%)
- F 72 schwere Intelligenzminderung IQ 20–35 (7%)
- F 73 schwerste Intelligenzminderung IQ unter 20 (1%)
- F 78 andere Intelligenzminderungen
- F 79 nicht näher bestimmte Intelligenzminderungen

nen Entwicklungsphasen ist hilfreich (Tab. 23.2).

- Eng verbunden mit der Intelligenzentwicklung ist im Säuglings- und Kleinkindalter die *Ausbildung motorischer Fähigkeiten;* folglich verläuft bei einer Intelligenzminderung bzw. Intelligenzstörung oft die Bewegungsentwicklung des Kindes langsam, oder das Bewegungsverhalten ist verändert (z.B. Auftreten von Stereotypien).
- Zur Charakterisierung des Symptoms ist weiterhin die *Sprache* bedeutsam; bei Intelligenzminderung bzw. Intelligenzstörung wird ein verspäteter Erwerb sprachlicher Fähigkeiten festgestellt, wobei vor allem das Sprachverständnis, aber auch die Sprachproduktion betroffen ist.

Tabelle 23.2 Entwicklung der Intelligenz beim Kind (nach dem Konzept von Jean Piaget).

Geburt bis 2. Lebensjahr	Zweck-Mittel-Verknüpfung wird entdeckt, Lernen durch aktives Experimentieren (Akkommodation und Assimilation)
2. bis 7. Lebensjahr	Erfahrung nach dem Versuch-und-Irrtums-Prinzip
7. bis 10. Lebensjahr	konkrete Denkoperationen, Erkennen und Anwenden von allgemeinen Regeln
ab etwa 11. Lebensjahr	kausales Denken, induktives Schlußfolgern (vom Speziellen zum Allgemeinen), Bewältigung formaler Denkoperationen

Zentralnervensystem

B

• Schließlich gibt es *Auswirkungen im sozialen Verhalten* des Kindes, bei seiner Kontaktaufnahme, im Aufmerksamkeits- und Konzentrationsvermögen, beim Erkennen von Zusammenhängen oder Verstehen von Anweisungen, in der Umstellungsfähigkeit oder Kreativität.

> **Wesentlich für die Beschreibung des Symptoms sind Informationen über den Entwicklungsverlauf: Handelt es sich um eine von Beginn an langsame, gleichsam auf niedriger Ebene sich vollziehende Entwicklung, oder kommt es nach normalem Verlauf zu einem Abflachen der Kurve bzw. gar zu einem Verlust bereits erworbener Fähigkeiten, zu einem „Entwicklungsknick"? Verlaufsdynamik und Kombination der Intelligenzminderung bzw. Intelligenzstörung mit anderen Symptomen sind dann wesentlich für die Differentialdiagnose (Abb. 23.1).**

Den Verlust intellektueller Fähigkeiten bezeichnet man als *Demenz;* diese ist von *„geistiger Behinderung"* abzugrenzen, bei der zwar auch Veränderungen im Ablauf vorkommen, ein Entwicklungsknick oder Rückschritt jedoch meist nicht festzustellen ist (Abb. 23.2).

Der Begriff „Retardierung" bzw. „Entwicklungsverzögerung" ist unscharf und beinhaltet die meist unrealistische Vorstellung vom „Aufholen"; er sollte nach Möglichkeit nicht verwendet werden, zumal auch in der englischen Literatur „mental retardation" heute durch „intellectual disability" ersetzt ist.

Abzugrenzen sind *Teilleistungsstörungen* bzw. *umschriebene Entwicklungsstörungen:* Bei durchschnittlicher Intelligenz werden wegen Veränderungen der „funktionellen Systeme" des Gehirns spezifische Fähigkeiten oder Fertigkeiten beeinträchtigt, zum Beispiel Sprechen und Sprache, Lesen und Schreiben, Rechnen oder Motorik.

Eine Intelligenzminderung bzw. Intelligenzstörung kann mit körperlichen Symptomen und neurologisch nachweisbaren Befunden einhergehen. Diese sind bedeutsam für die Differentialdiagnose (s. Abschn. „Verdachtsdiagnosen"; differentialdiagnostische Tabellen).

Rationelle Diagnostik

Wird eine Intelligenzminderung oder Intelligenzstörung vermutet, muß zunächst das Symptom beschrieben und in seiner Ausprägung bestimmt werden. Anamnese, klinische Untersuchung und Beobachtung des Verhaltens sowie Testverfahren zum Erfassen der Intelligenz (Tab. 23.3) bringen die erforderlichen Informationen. Dann sind Ätiologie und Pathogenese zu klären, was mitunter

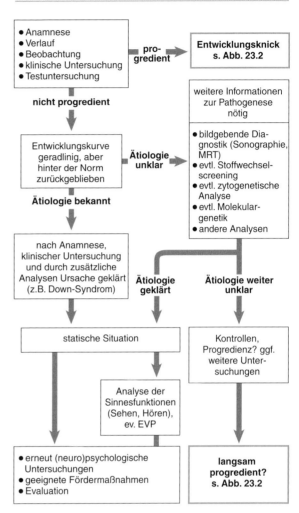

Abb. 23.1 Intelligenzminderung oder Intelligenzstörung ohne Progredienz (kein Entwicklungsknick).

schon durch Anamnese und klinische Untersuchung gelingt, nicht selten aber weiterführende Diagnostik erfordert. Diese muß sorgfältig geplant werden, um möglichst rational und schonend die nach dem aktuellen Informationsstand formulierten Hypothesen zu prüfen. Trotz aller Bemühungen gelingt es auch heute nicht immer, eine befriedigende Antwort auf die Frage nach der Ursache zu geben; 30–40% der Kinder mit Intelligenzminderung bzw. Intelligenzstörung gehören dazu. Es sind gegebenenfalls neue Untersuchungen nötig, wenn es methodische Fortschritte gibt, vor allem auf molekulargenetischem Gebiet.

Anamnese

Um beim Erheben der Vorgeschichte verläßliche Informationen zu erhalten, ist ausreichend Zeit erforderlich. Es sollte immer auch auf die besonderen Sorgen eingegangen werden, die Eltern von

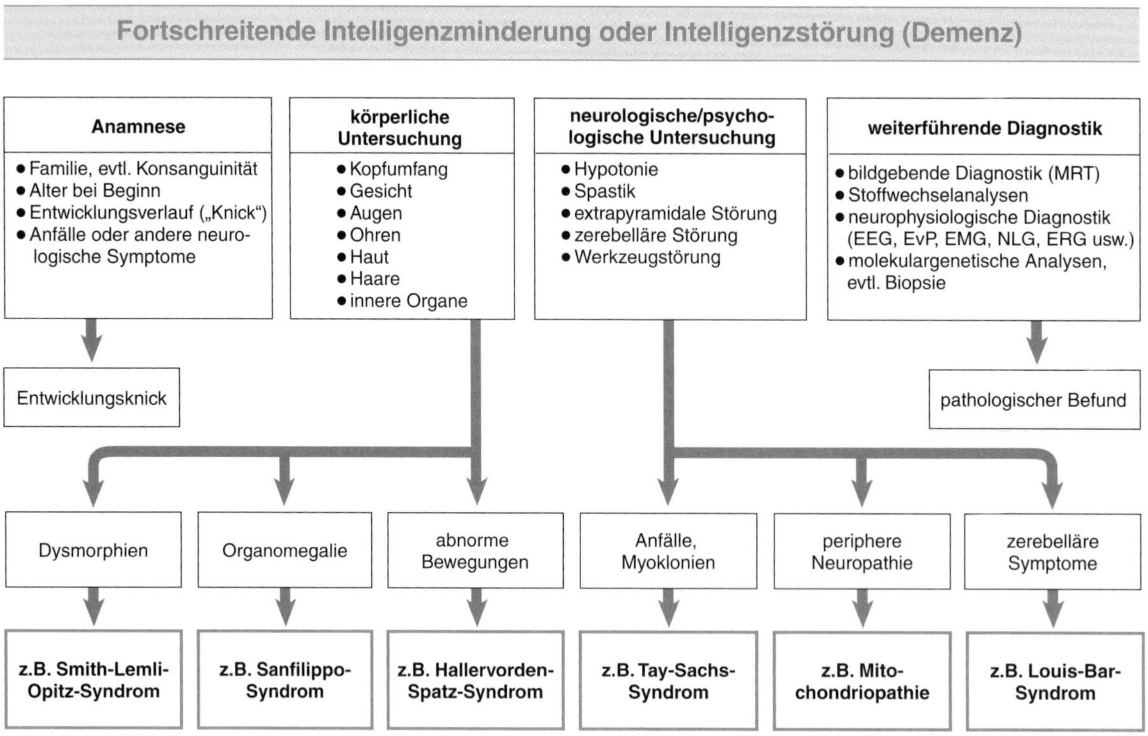

Fortschreitende Intelligenzminderung oder Intelligenzstörung (Demenz)

Anamnese	**körperliche Untersuchung**	**neurologische/psychologische Untersuchung**	**weiterführende Diagnostik**
• Familie, evtl. Konsanguinität • Alter bei Beginn • Entwicklungsverlauf („Knick") • Anfälle oder andere neurologische Symptome	• Kopfumfang • Gesicht • Augen • Ohren • Haut • Haare • innere Organe	• Hypotonie • Spastik • extrapyramidale Störung • zerebelläre Störung • Werkzeugstörung	• bildgebende Diagnostik (MRT) • Stoffwechselanalysen • neurophysiologische Diagnostik (EEG, EvP, EMG, NLG, ERG usw.) • molekulargenetische Analysen, evtl. Biopsie

Entwicklungsknick

pathologischer Befund

Dysmorphien	Organomegalie	abnorme Bewegungen	Anfälle, Myoklonien	periphere Neuropathie	zerebelläre Symptome
z.B. Smith-Lemli-Opitz-Syndrom	**z.B. Sanfilippo-Syndrom**	**z.B. Hallervorden-Spatz-Syndrom**	**z.B. Tay-Sachs-Syndrom**	**z.B. Mitochondriopathie**	**z.B. Louis-Bar-Syndrom**

Abb. 23.2 Fortschreitende Intelligenzminderung oder Intelligenzstörung (Demenz).

Kindern mit Entwicklungsstörungen bewegen. Die *Familienanamnese* (nach Möglichkeit Stammbaum von mindestens drei Generationen) ist oft erst dann genau zu erfahren, wenn ein gewisses Vertrauensverhältnis besteht. Es interessieren ferner alle Angaben zu ungünstigen Ereignissen während Schwangerschaft, Geburt und erster Lebenszeit. Der *Entwicklungsverlauf* sollte sorgfältig rekonstruiert werden, auch anhand von Berichten, Photographien oder Videoaufzeichnungen. So wird nach dem Verhalten des Kindes während der ersten Lebenstage gefragt, wie im Säuglingsalter die „Meilensteine" der Entwicklung erreicht wurden, welche motorischen, sprachlichen, sozialen Fähigkeiten im Verlauf zu beobachten waren.

Die *aktuelle Situation* ist ebenfalls durch gezielte Fragen zu erfassen, jeweils im Vergleich mit Altersgenossen bzw. im Hinblick auf die Variabi-

Tabelle 23.3 Methoden der psychologisch-neuropsychologischen Untersuchung.

Verfahren	Bemerkungen
Denver-Entwicklungstest	Screening-Verfahren für die Praxis
Entwicklungstest 6-6	bereichsspezifische Scores, Profil
Münchner Funktionelle Entwicklungsdiagnostik	beim Säugling und Kleinkind für die Praxis geeignet
Hamburg-Wechsler-Intelligenztest für das Vorschulalter (HAWIVA) bzw. für Kinder (HAWIK-R)	gut normierte, teilweise nicht mehr ganz aktuelle Verfahren
Kaufman-Assessment-Battery for Children (K-ABC)	gutes Verfahren, breite Altersspanne, ausreichende Normierung von Fähigkeiten und Fertigkeiten
Griffiths-Test	für Kleinkindalter gut geeignet
Bayley Scales of Infant Development	aufwendig, vor allem für spezielle Untersuchungen, differenzierte Aussagen
Testbatterie für geistig Behinderte (TBGB)	bei speziellen Fragen aussagekräftig, aber aufwendig
Berliner-Luria-Neuropsychologisches Testverfahren	differenzierter neuropsychologischer Test, auch bei Intelligenzminderung zu verwenden
Stanford-Binet-Test, Kramer-Test, Columbia-Mental-Maturity-Scale, progressive Matrizen (Raven)	begrenzt Aussagen zur Intelligenz möglich; Bereiche unterschiedlich erfaßt
Snijders-Oomen-Test	nichtverbale Methode, vor allem bei Sinnesstörungen anzuwenden
McCarthy Scales of Childrens Abilities	Erfassen sozialer Fähigkeiten

lität der Normentwicklung. Damit sind intellektuelle Fähigkeiten oft gut zu beurteilen, zum Beispiel durch Benennen von Farben, Zählen, Zeichnen beim Kleinkind oder Schulnoten, Interessen und Hobbys beim älteren Kind. Bezüglich möglicher Ursachen sollten auch Attributionen der Eltern beachtet werden.

Fragebogen (Denver-Entwicklungstest, Fragebogen für Fünfjährige, Child-Behavior-Checklist usw.) erlauben ein standardisiertes Erfassen mancher Aspekte der Anamnese, können das persönliche Gespräch aber nie ersetzen, bei dem ja auch zusätzliche Information durch nonverbale Botschaften und Interaktionen zu erhalten ist.

Körperliche Untersuchung

Die *Beobachtung* des Kindes beim spontanen Agieren (Exploration, Spiel), bei der Auseinandersetzung mit Eltern oder Untersuchern sowie beim Lösen von Aufgaben oder Anforderungen bringt Aussagen zur Kontaktfähigkeit, zu Anpassungs- und Umstellungsvermögen, Aufgabenverständnis und Gedächtnis, Konzentration und Aufmerksamkeit, Antrieb und Aktivität, Impulsivität und emotionalen Reaktionen. Orientierung und sprachliche Fähigkeiten (Verständnis, verbale Produktion, Aussprechen) sind mit einfachen Fragen zu erfassen. Kognitive Leistungen oder Problemlösungsverhalten werden durch entsprechende Reaktionen beurteilt; beim Kleinkind ist günstig, wenn bestimmtes Spielzeug verfügbar ist, um feinmotorische Funktionen oder visuell-motorische Koordination zu beobachten.

Die *neuropädiatrische Untersuchung,* die zunächst am besten im Sitzen, evtl. auf dem Schoß der Mutter oder des Vaters, durchgeführt wird, schließt eine genaue Analyse von somatischen Befunden und Anomalien ein (s. Abschn. „Verdachtsdiagnosen"). Speziell interessieren dann Muskeltonus und Muskelkraft, Muskeleigenreflexe und pathologische Reflexe, Sensibilität, Hautreflexe, Koordination und Hirnnervenfunktionen, wobei man nach Möglichkeit einem standardisierten, altersangepaßten Untersuchungsgang folgt.

Nach Anamnese und klinischer Untersuchung ist ein Syndrom zu definieren bzw. sind Hypothesen bezüglich der Ätiologie und Pathogenese möglich. Es ist zu entscheiden, ob eine Entwicklungsstörung mit Intelligenzminderung bzw. Intelligenzstörung vorliegt oder eine Normvariante anzunehmen ist (Entwicklungsabweichung). Dazu ist mitunter eine (neuro)psychologische Untersuchung erforderlich.

Technische Untersuchungen

Die Notwendigkeit für weiterführende Untersuchungen ist vor allem dann gegeben, wenn die Anamnese auf einen Entwicklungsknick bzw. auf Progredienz der Intelligenzstörung hindeutet oder wenn bestimmte somatische und neurologische Symptome festgestellt werden (s. differentialdiagnostische Tabellen).

Klinisch-chemische und molekulargenetische Analysen

Viele Stoffwechselstörungen führen zu Intelligenzminderung oder Intelligenzstörung; auch Hormon- oder Vitaminmangel kann in Frage kommen. Vielfach, jedoch nicht immer wird dann ein Entwicklungsknick beobachtet. Manche somatischen Symptome sind hinweisend (s. differentialdiagnostische Tabellen), so daß gezielt weitergesucht werden kann. Stoffwechselprodukte oder Enzyme sind in Blut, Urin, Speichel oder Liquor nachzuweisen; dabei sollte aufgrund der vorhandenen Informationen differenziert und spezifisch vorgegangen werden.

Serologische Diagnostik wird bei Verdacht auf pränatale Infektionen oder chronische Entzündungen notwendig.

Eine Chromosomenanomalie ist zu vermuten, wenn neben der Intelligenzminderung somatische Anomalien vorkommen (bestimmte Syndrome), das Körperwachstum oder die Genitalentwicklung beeinträchtigt ist. Mit Hilfe molekulargenetischer Verfahren (vor allem PCR) gelingt der Nachweis verantwortlicher Mutationen bzw. der Genlokalisation bei bestimmten Syndromen, die mit Intelligenzminderung oder Intelligenzstörung einhergehen. Die Untersuchungen sind aufwendig, sollten deshalb einer strengen Indikationsstellung unterliegen. Auch hier gilt, daß um so klarere Antworten zu erwarten sind, je präziser die Fragen formuliert werden, die sich im Ablauf des diagnostischen Prozesses ergeben. Ausnahmsweise können dann auch bioptische Untersuchungen nötig sein (Haut, Konjunktiva, Rektum, Nerv-Muskel, Gehirn).

Bildgebende Diagnostik

Ist eine Entwicklungsstörung nachgewiesen, sollte immer mit Hilfe eines bildgebenden Verfahrens die Morphologie des Gehirns dargestellt werden, sofern nicht – wie beim Down-Syndrom – die Ätiologie bereits geklärt ist. Beim Säugling ist mit der Sonographie rasch und schonend die Weite der Ventrikel zu beurteilen, sind auch Aussagen über die Struktur des Gehirns möglich. Die besten Informationen bringt eine Magnetresonanztomographie (MRT, Abb. 23.3), während die Computertomographie (CT), auch wegen der Strahlenbelastung, nur ausnahmsweise indiziert ist (z.B. zum Nachweis von Verkalkungen).

Auf Röntgenaufnahmen des Schädels kann verzichtet werden (Ausnahme: Dyskraniesyndrom, dabei dreidimensionales CT).

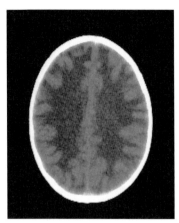

Abb. 23.3
Magnetresonanz-
tomographie (MRT)
bei M. Alexander.
Speicherung in der
weißen Substanz
des Gehirns mit
Signalveränderung.
10 Monate alter
Junge mit
Entwicklungs-
rückstand und
Makrozephalie.

Mittels funktioneller Bildgebung (MR-Spektrosko-
pie, PET, SPECT) wird Einblick in spezifische Vorgänge während der Tätigkeit des Gehirns möglich;
die aufwendigen Verfahren bleiben jedoch besonderen Fragestellungen vorbehalten.

Neurophysiologische Diagnostik

Das *Elektroenzephalogramm* (EEG) vermittelt
Aussagen über die hirnelektrische Aktivität, zur
Diagnose der Intelligenzminderung oder Intelligenzstörung selbst kann es nicht beitragen. Hinweise auf das Vorliegen einer gesteigerten Anfalls-
bereitschaft, z.B. bei nichtkonvulsivem Status epilepticus, können aber das Verständnis eines Symptoms erleichtern, auch wenn es Anzeichen einer
umschriebenen Störung gibt bzw. eine Allgemein-
veränderung festgestellt wird.

Die *Ableitung evozierter Potentiale* ist im Zusammenhang mit der meist notwendigen Sinnes-
prüfung bedeutsam; bei entsprechendem Verdacht
sind neben der pädaudiologischen und ophthalmologischen Untersuchung die akustisch, optisch
oder somatosensorisch evozierten Reizantworten
zu analysieren. Spezielle Auswerteverfahren bringen Informationen, die im Routine-EEG nicht zu
erkennen sind.

Bei neuromuskulären Störungen oder bei Verdacht auf eine neurodegenerative Erkrankung sind
ein *Elektromyogramm* und die *Bestimmung der
Nervenleitgeschwindigkeit* (evtl. Hinweise für gezielte bioptische Untersuchung von Muskel bzw.
Nerv) erforderlich.

Psychologische und neuropsychologische Diagnostik

Um die Intelligenzminderung oder Intelligenzstörung genau zu bestimmen bzw. die „Funktionellen Systeme" des Gehirns zu prüfen, sind verschiedene Methoden verfügbar, die sich zur
Anwendung bei Kindern bzw. bei Vorliegen einer
Entwicklungsstörung unterschiedlich gut eignen.
Anamnese, klinische Untersuchung, Beobachtung und Erfahrung müssen deshalb die Auswahl
der Verfahren bestimmen (Tab. 23.3). Ihre Ergebnisse sind jeweils kritisch zu interpretieren, da
vielfach nur Teilaspekte des komplexen Verhaltens erfaßt werden und situative Einflüsse eine
Rolle spielen.

Besondere Hinweise

Intelligenzminderung und Intelligenzstörung sind
Symptome, die isoliert auftreten, oft aber mit
weiteren Befunden in Kombination vorkommen
(Tab. 23.4). Neben somatisch begründeten Störungen sind auch psychosoziale Faktoren als
Ursache in Betracht zu ziehen, zum Beispiel Deprivation bei ungünstigen sozialen Umständen.
Nicht selten findet man mehrere Faktoren miteinander kombiniert (sogenannte *Noxenkette*), wobei schwer zu bestimmen ist, welchem Teilaspekt
die größte Bedeutung zukommt. Auch deshalb ist
eine multidisziplinäre Diagnostik nötig, die neuropädiatrische, kinderpsychiatrische, psychologische, soziale, pädagogische und andere Befunde
berücksichtigt.

Differentialdiagnostische Tabellen

Eine Intelligenzminderung oder Intelligenzstörung ist zu vermuten, wenn nach der Beobachtung im Vergleich zu Altersgenossen eine
Abweichung im Entwicklungsverlauf bemerkt
wird, besonders in den geistigen, sprachlichen
und sozialen, aber auch motorischen Fähigkeiten
des Kindes. Aufgabe der ärztlichen Untersuchung
ist dann, aufgrund einer Verhaltensbeobachtung
nach Wertung von Anamnese und klinischen Befunden die Frage zu entscheiden, ob weitere diagnostische Maßnahmen erforderlich sind oder ob
zunächst Kontrollen des Entwicklungsverlaufs
ausreichen. Der Verdacht kann sich verdichten
und Veranlassung für den Einsatz spezieller Verfahren sein; er ist aber auch zu entkräften, wenn
eine Normvariante der Entwicklung vorliegt und
bei günstigen Umweltbedingungen die Symptome
verschwinden.

Zentralnervensystem

B

Tabelle 23.4 Manifestation von mit Intelligenzstörung einhergehenden neurometabolischen und neurodegenerativen Erkrankungen.

Bei Geburt	Hyperammonämie Proprionazidurie Isovalerianazidurie Methylmalonazidurien Biotinidase-Mangel G_{M1}-Gangliosidose Mukolipidosen Pyridoxinabhängigkeit Menkes-Syndrom Zellweger-Syndrom neonatale Adrenoleukodystrophie Mevalonazidurie M. Leigh neuroaxonale Dystrophie
Säugling	Phenylketonurie Ahornsirupkrankheit M. Pelizaeus-Merzbacher Galaktosämie Mannosidose Fukosidose Mukopolysaccharidosen Lesch-Nyhan-Syndrom Rett-Syndrom M. Tay-Sachs M. Sandhoff M. Krabbe M. Niemann-Pick M. Gaucher Biotinidase-Mangel Glutarazidurie Typ I Fettsäureoxidationsdefekte
Kleinkind	Leukodystrophie Gangliosidosen Adrenoleukodystrophie

Tabelle 23.4 *Fortsetzung*

Kleinkind	M. Wilson Histidinämie Argininbernsteinsäurekrankheit Glutarazidurie Typ I Mukopolysaccharidosen Mukolipidose Louis-Bar-Syndrom M. Alpers M. Niemann-Pick SSPE M. Hallervorden-Spatz MELAS-Syndrom MERFF-Syndrom neuronale Ceroidlipofuszinose tuberöse Sklerose Neurofibromatose
Schulalter	M. Wilson Hartnup-Syndrom M. Unverricht-Lundborg M. Tay-Sachs Adrenoleukodystrophie Refsum-Syndrom M. Alpers M. Niemann-Pick M. Gaucher Fahr-Syndrom SSPE Kearns-Sayre-Syndrom Chorea Huntington olivopontozerebelläre Degeneration M. Hallervorden-Spatz neuronale Ceroidlipofuszinose
Adoleszenz	Mukolipidose II M. Niemann-Pick M. Gaucher Heredoataxie-Syndrome neuronale Ceroidlipofuszinose

Differentialdiagnostische Tabellen

Somatische Befunde bei Intelligenzminderung und Intelligenzstörung

Leitsymptom		weitere Symptome	Verdachtsdiagnosen
Kopf	Makrozephalus	Ventrikelerweiterung Hyperakusis, Anfälle, Makulafleck (Abb. 23.4, Farbtafel) Facies, Hepatosplenomegalie Spastik, Anfälle Dystonie	Hydrozephalus, Gangliosidose Mukopolysaccharidose M. Canavan, M. Alexander Glutarazidurie Typ I
	Mikrozephalus	verschiedene Anomalien Gesicht, proximaler Daumenansatz Facies, Katarakt, Hören, Herz Guthrie-Test bei der Mutter Anomalien, CP, Anfälle Depigmentierung Spastik, Anfälle	Down-, Cri-du-chat-Syndrom Cornelia-de-Lange-Syndrom Röteln-, Alkoholembryopathie mütterliche Phenylketonurie Lissenzephalie Incontinentia pigmenti M. Krabbe, M. Alpers

Somatische Befunde bei Intelligenzminderung und Intelligenzstörung *(Fortsetzung)*

Leitsymptom		weitere Symptome	Verdachtsdiagnosen
Haut	Hypopigmentation	Anfälle, subependymale Knötchen Hornhauttrübung, Spastik Kräuselhaar	tuberöse Sklerose Incontinentia pigmenti Menkes-Syndrom
	Hyperpigmentation	Gliome, Lisch-Knötchen Anfälle, Spastik Ataxie, Organomegalie	Neurofibromatose 1 Adrenoleukodystrophie Niemann-Pick-Erkrankung
	Ichthyosis	Polyneuropathie, Retinopathie Spastik	Refsum-Syndrom Sjögren-Larsson-Syndrom
	Teleangiektasien	Ataxie, α-Fetoprotein	Louis-Bar-Syndrom
	Atrophien	Facies, Kontrakturen Ataxie, α-Fetoprotein	Cockayne-Syndrom Louis-Bar-Syndrom
	Verdickungen	Facies, Anfälle, Organomegalie, Makulafleck Ataxie, Polyneuropathie	Mukopolysaccharidose Mukolipidose CDG-Syndrom
Haare	Hirsutismus	Hyperakusis, Anfälle, Makulafleck (Abb. 23.4, Farbtafel) Facies, Hepatomegalie Kleinwuchs, Myxödem	Gangliosidose Mukopolysaccharidose Hypothyreose
	Alopezie	Tetanie, Anfälle, Zähne Depigmentierung, Spastik	Hypoparathyreoidismus Incontinentia pigmenti
	struppige Haare	trockene Haut, Obstipation	Hypothyreose
	graue Haare	Ataxie, α-Fetoprotein Facies, Gelenkkontrakturen	Louis-Bar-Syndrom Cockayne-Syndrom, Progerie
	helle Haare	Geruch, Ekzem, Anfälle	Phenylketonurie
	feine Haare	Gelenke, Linse, Anfälle	Homocystinurie
	Kräuselhaar	Anfälle, Subduralhämatom	Menkes-Syndrom
Herz	Herzfehler Kardiomyopathie	verschiedene Anomalien verschiedene Anomalien	Chromosomenanomalien Embryopathie
		Anfälle Facies, Organomegalie neuromuskuläre Störungen Anfälle, Hypotonie Ataxie Depigmentierung, Gliaknötchen	M. Pompe Mukopolysaccharidose Mitochondriopathien peroxisomale Störungen M. Refsum tuberöse Sklerose
Organo- megalie	Leber	Katarakt, Anfälle Anämie, Dystonie Hypotonie, Anfälle	Galaktosämie M. Wilson peroxisomale Störungen
	Leber/Milz	Gesicht, Skelett Anfälle, Spastik, Makulafleck Ataxie, Anfälle Blutbildung, Schaumzellen Herzinsuffizienz, Anfälle Ammoniak Infektionen	Mukopolysaccharidose Gangliosidose M. Niemann-Pick M. Gaucher M. Pompe Harnstoffzyklusstörungen AIDS
Gastro- intestinal- trakt	Malabsorption	Ataxie, Anfälle	Stoffwechselstörungen
	Erbrechen	Ataxie, Anfälle Herz, Gehör, Muskel	Stoffwechselstörungen MELAS-Syndrom
	Diarrhö	Anämie, Leber, Bewegungsstörungen Infektionen Ataxie, Anfälle	M. Wilson AIDS Stoffwechselstörungen
	Ikterus	Ataxie, Anfälle Hypotonie, Lebervergrößerung Katarakt, Spastik Anämie, Bewegungsstörung	M. Niemann-Pick peroxisomale Störungen Galaktosämie M. Wilson
	Adipositas	Hexadaktylie, Retinopathie Kleinwuchs, Hypogonadismus	Laurence-Moon-Syndrom Prader-Willi-Syndrom

Zentralnervensystem

Somatische Befunde bei Intelligenzminderung und Intelligenzstörung *(Fortsetzung)*

Leitsymptom		weitere Symptome	Verdachtsdiagnosen
Niere	Zysten	Depigmentierung, Anfälle Retina, Ataxie Hypotonie, Lebervergrößerung	tuberöse Sklerose v.-Hippel-Lindau-Syndrom Zellweger-Syndrom
	Steine	Choreoathetose, Automutilation	Lesch-Nyhan-Syndrom
	Aminoazidurie	Anfälle, Ataxie Katarakt Anämie, Bewegungsstörung	Stoffwechselstörungen Lowe-Syndrom M. Wilson
	Insuffizienz	Anfälle, Ataxie Anomalien Polydipsie, Polyurie, Fieber	Stoffwechselstörungen Fehlbildungssyndrome Diabetes insipidus renalis
Knochen/ Gelenke	Kontrakturen	Gesicht, Organomegalie Hypotonie, Lebervergrößerung Gesicht	Mukopolysaccharidosen Zellweger-Syndrom Cockayne-Syndrom
	Skoliose	Ataxie, α-Fetoprotein Dystonie, Spastik verminderte Muskelkraft	Louis-Bar-Syndrom Dystonia musculorum deformans neuromuskuläre Erkrankungen
	Kyphose	Gesicht, Skelett, Organomegalie	Mukopolysaccharidosen
Endokrino- pathien	Nebenniere	Spastik, Anfälle, Pigmentierung	Adrenoleukodystrophie
	Diabetes	Ataxie, Fußdeformität Ataxie, Teleangiektasien	Friedreich-Ataxie Louis-Bar-Syndrom
	Kleinwuchs	Gesicht, Skelett, Organomegalie Haut, Darm Gesicht, Gelenke Anomalien	Mukopolysaccharidosen Malnutrition Cockayne-Syndrom Fehlbildungssyndrome
	Hypogonadismus	Ataxie, α-Fetoprotein Ataxie Adipositas, Hexadaktylie, Retinopathie Kleinwuchs, Verhalten, Adipositas Anomalien, Hochwuchs Herz, Muskel, Augen	Louis-Bar-Syndrom spinozerebelläre Degeneration Laurence-Moon-Syndrom Chromosomenanomalien Kearns-Sayre-Syndrom
Neoplasie		Ataxie, α-Fetoprotein Café-au-lait-Flecken Depigmentierung, Anfälle Ataxie, Retina	Louis-Bar-Syndrom Neurofibromatose 1 tuberöse Sklerose v.-Hippel-Lindau-Syndrom

B

Neurologische Symptome bei Intelligenzminderung und Intelligenzstörung

Leitsymptom (neurologisches Syndrom)	Differentialdiagnose
Ataxie	Kleinhirndysgenesie Hydrozephalus Embryopathien Refsum-Syndrom Rett-Syndrom M. Wilson M. Hallervorden-Spatz Louis-Bar-Syndrom Friedreich-Ataxie Gangliosidosen Leukodystrophien CDG-Syndrome Hartnup-Syndrom andere Stoffwechselstörungen
Athetose	Kernikterus Chorea Huntington Louis-Bar-Syndrom M. Pelizaeus-Merzbacher Gangliosidosen Mukopolysaccharidosen
Choreoathetose	Lesch-Nyhan-Syndrom M. Hallervorden-Spatz Chorea Huntington Stoffwechselstörungen
Dysarthrie	Leukodystrophien neuronale Ceroidlipofuszinose Lesch-Nyhan-Syndrom Louis-Bar-Syndrom Friedreich-Ataxie Aicardi-Syndrom
Heiserkeit, Stridor	Adrenoleukodystrophie M. Gaucher M. Pelizaeus-Merzbacher
extrapyramidal-motorische Störungen	neuronale Ceroidlipofuszinose M. Hallervorden-Spatz M. Wilson Glutarazidurie Typ 1 Neurofibromatose 1
Hydrozephalus	Tumoren, Aquäduktstenose Dandy-Walker-Syndrom Arnold-Chiari-Anomalie Toxoplasmose Mukopolysaccharidosen Neurofibromatose 1

Leitsymptom (neurologisches Syndrom)	Differentialdiagnose
Hyperaktivität	fragiles-X-Syndrom Mukopolysaccharidosen tuberöse Sklerose Alkoholembryopathie Stoffwechselstörungen Galaktosämie
Hyperakusis	M. Tay-Sachs pyridoxinabhängige Krämpfe
Polyneuropathie	M. Krabbe Leukodystrophien M. Niemann-Pick Refsum-Syndrom Leigh-Syndrom Cockayne-Syndrom
Schwerhörigkeit/Taubheit	Mukopolysaccharidosen Röteln-Embryopathie Down-Syndrom M. Krabbe Adrenoleukodystrophie M. Leigh Kearns-Sayre-Syndrom MELAS-Syndrom Stoffwechselstörungen Hypothyreose
Spastik	Leukodystrophie Gangliosidosen M. Krabbe, M. Gaucher tuberöse Sklerose Incontinentia pigmenti Sturge-Weber-Syndrom Toxoplasmose, Embryopathien Stoffwechselstörungen M. Leigh, M. Alpers Lesch-Nyhan-Syndrom Rett-Syndrom Sjögren-Larsson-Syndrom
Strokes	MELAS-Syndrom Progerie-Syndrome Menkes-Syndrom Stoffwechselstörungen
Tremor	Rett-Syndrom Stoffwechselstörungen Embryopathien

Zentralnervensystem

B

Augensymptome bei Intelligenzminderung und Intelligenzstörung

Leitsymptom	Differentialdiagnose
Amaurose	Gangliosidosen Leukodystrophien M. Leigh Zytomegalie Toxoplasmose
Epikanthus	Chromosomenanomalien peroxisomale Störungen Embryopathien
Glaukom	Lowe-Syndrom Down-Syndrom Mukopolysaccharidosen
Hypertelorismus	Chromosomenanomalien Embryopathien Fehlbildungssyndrome
Katarakt	Galaktosämie Stoffwechselstörungen Mukopolysaccharidosen Lowe-Syndrom Hypothyreose peroxisomale Störungen Chromosomenanomalien Embryopathien (Röteln) Laurence-Moon-Syndrom Refsum-Syndrom Sjögren-Larsson-Syndrom
Korneatrübung	Mukopolysaccharidosen
Makulafleck	Gangliosidosen (s. Abb. 23.4, Farbtafel) Sialidose M. Niemann-Pick M. Gaucher Leukodystrophien
Mikrophthalmie	Chromosomenanomalien Embryopathien Lowe-Syndrom Sjögren-Larsson-Syndrom
Nachtblindheit	Refsum-Syndrom
Nystagmus	Stoffwechselstörungen M. Pelizaeus-Merzbacher Friedreich-Ataxie Sturge-Weber-Syndrom
Optikusatrophie	Embryopathien Incontinentia pigmenti Mukopolysaccharidosen Gangliosidosen neuronale Ceroidlipofuszinose Leukodystrophien Mitochondriopathien M. Hallervorden-Spatz M. Gaucher M. Niemann-Pick Sjögren-Larsson-Syndrom
Retinitis pigmentosa	neuronale Ceroidlipofuszinose Laurence-Moon-Syndrom Kearns-Sayre-Syndrom Cockayne-Syndrom Refsum-Syndrom

24 Ptosis

Walter Rüssmann

Symptombeschreibung

Als Ptose oder Ptosis – genauer Ptosis palpebrae – bezeichnet man das Herabhängen des Oberlides. Es kann ein- oder beidseitig, symmetrisch oder asymmetrisch auftreten (Abb. 24.1). Die Deckfalte des Lides ist beim Blick geradeaus seicht oder verstrichen. Erreicht die Oberlidkante den Pupillenbereich, werden die Brauen zum Ausgleich in der Regel mehr oder minder angehoben (mehr oder weniger deutliches Stirnrunzeln). In extremeren Fällen wird das Kinn angehoben (Kopfzwangshaltung).

In seltenen, schweren Fällen von konnataler oder mechanischer (Lidhämangiom) Ptosis bleibt die Pupille trotzdem in den ersten Lebensmonaten weitgehend bedeckt. Es droht dann eine *Deprivationsamblyopie*.

Mit der konnatalen Ptosis ist oft eine stärkere Fehlsichtigkeit verbunden (meist stärkere Hypermetropie, Astigmatismus und Anisometropie), die zu einer Refraktionsamblyopie führen kann. Es sollte deshalb bereits im ersten Lebensjahr eine Refraktionsbestimmung (Skiaskopie in Zykloplegie oder wenigstens Mydriasis) veranlaßt werden.

Zu unterscheiden sind die konnatalen und die erworbenen Manifestationsformen sowie die Pseudoptosis als Sondergruppe. Die verschiedenen Ptosisformen können nach Anamnese und Leitbefunden differenziert werden.

Rationelle Diagnostik

Anamnese

Ob die Ptosis bereits seit Geburt bestand oder später auftrat, läßt sich im Zweifel durch Auswertung von Photographien aus den ersten Lebenstagen (Familienalbum) klären. Lidbewegungen beim Saugen, Mundöffnen oder Kauen (Abb. 24.2, Marcus-Gunn- oder Marin-Amat-Phänomen) werden meist schon von den Eltern beobachtet. Auch Schielen, Augenbewegungsstörungen und Anisokorie entgehen den Eltern in der Regel nicht.

Untersuchung

Der Befund ist der Inspektion unmittelbar zugänglich:
• Das Oberlid überlappt die Hornhaut beim Blick geradeaus mehr als 1–2 mm.

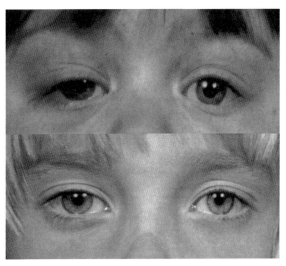

Abb. 24.1 Lidstellung beim Blick geradeaus. Oben: rechtsseitige Ptosis. Unten: geringere beidseitige Ptosis.

• Die Liddeckfalte ist verstrichen.
• Die Brauen sind meist deutlich angehoben, bisweilen mit deutlichem Stirnrunzeln.
• Verschatten die Lidkanten beide Pupillen, wird das Kinn angehoben (Kopfzwangshaltung).
• Je nach Grundleiden bestehen Anisokorie, Schielen, typische Lidbewegungen beim Kauen oder bei Augenbewegungen und eine Facies myopathica.

Lid-, Augenbeweglichkeit und Pupillenreaktion sollten geprüft werden. Weiterhin sollte untersucht werden, ob die Lidsenkung bei längerem Aufblick (etwa 1 min) zunimmt (Myasthenia gravis). Die Untersuchung muß sich im übrigen an den in den DD-Tabellen aufgeführten relevanten Befunden orientieren. Der Weg von der Anamnese über typische Befunde zur Diagnose ist in einem Flußdiagramm dargestellt (Abb. 24.3).

Besondere Hinweise

Ein augenärztliches Konsil ist unbedingt notwendig. Der Augenarzt kann zur diagnostischen Einordnung beitragen. Er wird die Fehlsichtigkeit in Zykloplegie (Skiaskopie) messen, ggf. eine Brille verordnen, bei Amblyopie eine Okklusionsbehandlung einleiten und über den Operationszeit-

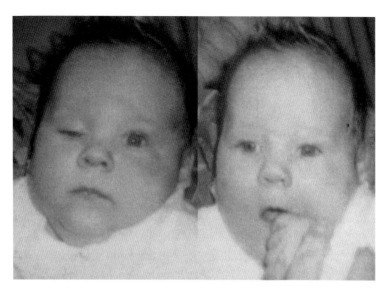

Abb. 24.2 Marcus-Gunn-Phänomen. Die rechtsseitige Ptosis (links) verschwindet bei Mundöffnung (rechts).

punkt entscheiden. Ist die Pupille ganz bedeckt, muß wegen des Risikos einer Deprivationsamblyopie bereits in den ersten Lebensmonaten operiert werden, während in allen anderen Fällen eine Operation vor Schuleintritt, bei geringer Ptosis noch später durchgeführt werden sollte.

Zusätzlich zur Ptosis vorkommende Augenbefunde und deren diagnostische Bedeutung sind in Tabelle 24.1 zusammengefaßt.

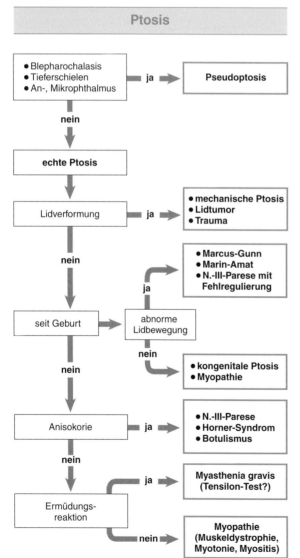

Abb. 24.3 Differentialdiagnose bei Oberlidptosis.

Tabelle 24.1 Anomalien, Erkrankungen und Syndrome mit Ptosis (nach Adler, G. et al. Hrsg.: Leiber – Die klinischen Syndrome, 8. Aufl., Urban und Schwarzenberg, München–Wien–Baltimore 1998).

Augenbefunde zusätzlich zur Ptosis	Anomalie, Erkrankung, Syndrom
Hypertelorismus, antimongoloider Lidschnitt	Aarskog-Syndrom
Retraktionssyndrom, Kolobome	akrorenookuläres Syndrom
Retinopathia pigmentosa, Epikanthus, Telekanthus, spärliche Augenbrauen	Amendares-Syndrom
je nach Typ Retinopathia pigmentosa, Ophthalmoplegie, anti-mongoloider Lidschnitt	Arthrogrypose
Strabismus	Balkenmangel mit Neuronopathie
Blepharophimose, Telekanthus, Epicanthus inversus, gelegentlich An- oder Mikrophthalmus, Strabismus, Hypermetropie, Amblyopie, Nystagmus	Blepharophimose-Syndrom
mongoloider Lidschnitt, Nystagmus, Optikusatrophie	Börjeson-Forssmann-Lehmann-Syndrom, Chromosom-3p-, -4p-, -10p- und -18p-Syndrome
enge Lidspalten, spärliche laterale Augenbrauen, Hypertelorismus	Dubowitz-Syndrom
antimongoloider Lidschnitt, Nystagmus	Dysostose, maxillofaziale
antimongoloider Lidschnitt, Telekanthus	Escobar-Syndrom
externe Ophthalmoplegie	Groll-Hirschowitz-Syndrom, Guadalajara-Kampodaktylie-Syndrom
Miosis, Pseudoenophthalmus	Horner-Trias, Iminodipeptidurie
progrediente Ophthalmoplegie, Retinopathia pigmentosa (s. DD-Tabelle)	Kearns-Sayre-Syndrom, Marcus-Gunn-Phänomen
inverses Marcus-Gunn-Phänomen, Tränenträufeln beim Essen	Marin-Amat-Phänomen
angeborene Katarakt, Nystagmus, Strabismus, Epikanthus, vertikale Blickparese	Marinescu-Sjögren-Syndrom I
Ophthalmoplegie	Muskeldystrophie, okulogastrointestinale
Ophthalmoplegie (s. DD-Tabelle)	myasthenes Syndrom, kongenitales, Myasthenia gravis pseudoparalytica
antimongoloider Lidschnitt, Epikanthus, Hypertelorismus, Strabismus	Noonan-Syndrom
episodische Augenmuskelparese, Mydriasis, in spastischen Phasen evtl. Miosis	Okulomotoriuslähmung, zyklische
Blepharophimose, Epicanthus inversus, Telekanthus, vordere Synechien, Strabismus (s. DD-Tabelle)	okulopalatoskeletales Syndrom, Ophthalmoplegie, progressive, externe (v. Graefe)
antimongoloider Lidschnitt, Epikanthus	Pterygium-Syndrom
Hypertelorismus, Strabismus	Saethre-Chotzen-Syndrom
Blepharophimose, Epikanthus, Strabismus, Katarakt	Smith-Lemli-Opitz-Syndrom Typ I
antimongoloider Lidschnitt, Epikanthus, Strabismus	Ulrich-Turner-Syndrom

Augen

C

Differentialdiagnostische Tabelle

Differentialdiagnose bei Ptosis

Charakterisierung des Hauptsymptoms	weiterführende Nebenbefunde	Verdachtsdiagnosen	Bestätigung der Diagnose
Ptosis seit Geburt vorhanden	kein Höhenschielen	konnatale Ptosis mit normaler Heberfunktion	kein Hebungsdefizit beim Blick nach oben
	Höhenschielen	konnatale Ptosis mit Hebungsdefizit	Hebungsdefizit beim Blick nach oben
	enge Lidspalte	konnatale Ptosis mit Blepharophimose-Syndrom	kurze Lidspalte, Epikanthus
	auffällige Lidbewegung beim Kauen, Saugen	konnatale Ptosis bei Marcus-Gunn- oder Marin-Amat-Phänomen („jaw-winking")	auffällige Lidbewegung bei Seiten- oder Abwärtsbewegung des Unterkiefers
	Lidhebung, evtl. auch Pupillenverengung bei Seiten- oder Abblick, bisweilen seitenungleiche Pupillenweite	konnatale Ptosis bei Okulomotoriusparese mit Fehlregeneration	Lidhebung bei Adduktion oder Senkung des Bulbus, bisweilen mit Miosis, evtl. Anisokorie, paralytische Mydriasis
Ptosis nach Geburt aufgetreten	Außen- und Höhenschielen, evtl. Lidhebung und Pupillenverengung bei Seiten- oder Abblick, bisweilen seitenungleiche Pupillenweite	erworbene Ptosis bei Okulomotoriusparese mit/ohne Fehlregeneration	Adduktions-, Hebungs- und Senkungsdefizit, evtl. Anisokorie, paralytische Mydriasis, evtl. Lidhebung bei Adduktion oder Senkung des Bulbus
	seitenungleiche Pupillenweite und Regenbogenhautfarbe (tritt im 1. Lebensjahr auf), schwieriger Geburtsverlauf (Steißlage)	erworbene Ptosis bei Sympathikusparese (Horner-Trias)	Hochstand des Unterlides, scheinbarer Enophthalmus, Anisokorie, paralytische Miosis, Heterochromie
Ptosis nach Geburt aufgetreten, ermüdungsabhängig	Zunahme im Tagesverlauf, von Ermüdung abhängiges Schielen, Muskelschwäche	Ptosis bei Myasthenie	Zunahme bei längerem Aufblick, Abnahme nach längerem Lidschluß, Verschwinden der Ptosis unter Cholinesterasehemmern (Tensilon-Test), Acetylcholinrezeptorantikörper im Blut
Ptosis nach Geburt aufgetreten, langsam zunehmend	evtl. Schielen, verminderte Augenbewegungen, in der Dunkelheit unsicher	Muskeldystrophie (z.B. von Graefe, Kearns-Sayre u.a.)	verlangsamte Blicksprungbewegungen, Augenhintergrundveränderungen (wachsgelbe Papille, dünne Arterien, Pigmentierungen, evtl. Facies myopathica), pathologisches EOG
	Lidkrampf, „gefrorener Blick"	Myotonia congenita (Thomsen)	Facies myopathica, myotonische Katarakt
Ptosis nach Unfall aufgetreten	Lid- oder Augenhöhlenverletzung in der Anamnese	traumatische Ptosis	Lidrandverziehung, evtl. Narben
Ptosis mit Lidschwellung	umschriebene Lidverdickung	mechanische Ptosis	Lidtumor wie Hämangiom, Neurofibrom, Chalazion u.a.m.
Ptosis mit kleinem Hornhautdurchmesser oder anderen Bulbusanomalien	enge Lidspalte, kleines Auge, evtl. perforierende Augenverletzung	Pseudoptosis bei Anophthalmus, Mikrophthalmus, Phthisis bulbi	typischer Augenbefund
Ptosis mit Tieferschielen ohne Bewegungsdefizite	Höhenabweichung	beim Tieferschielen	Vertikalschielen, normale Lidstellung beim Fixieren mit dem betroffenen Auge
vorgetäuschte Ptosis durch Lidhautschwellung	zeitweilige Lidschwellung nach dem 5. Lebensjahr	Pseudoptosis bei Blepharochalasis (z.B. Ascher-Syndrom)	teigige Lidschwellung, atrophische Lidhaut, Doppellippe

25 Exophthalmus

Michael Diestelhorst

Symptombeschreibung

Der Exophthalmus – oder *Protrusio bulbi* – kann das führende Symptom für einen *Orbitaabszeß* oder einen *Orbitatumor* sein. Beides kann den Visus und die allgemeine Gesundheit des Kindes bedrohen. Die Bulbusmotilität kann eingeschränkt sein. Das Hervortreten des Augapfels führt häufig zu *inkomplettem Lidschluß*. Bei entsprechender Benetzungsstörung kann ein *Hornhautulkus* oder die *Hornhautperforation* resultieren. In der Tabelle 25.1 sind für die Augenheilkunde wichtige Erkrankungen zusammengefaßt, die zu einem Exophthalmus führen können.

Das *Retinoblastom* kann im fortgeschrittenen Stadium einen Exophthalmus verursachen. Differentialdiagnostisch müssen folgende Erkrankungen ausgeschlossen werden:
- Lymphangiom (Abb. 25.1, Farbtafel)
- Hämangiom
- Rhabdomyosarkom.

Der Exophthalmus kann ferner durch kongenital flache Orbita und *kranielle Dysostosis* (z. B. M. Crouzon) ausgelöst sein.

Die *idiopathische Myositis* zeigt:
- ein Lidödem
- schmerzhafte und eingeschränkte Augenbewegungen bis hin zur Muskelparese
- Doppelbilder
- Ptosis
- gelegentlich konjunktivale Chemosis
- in manchen Fällen einen Exophthalmus.

Die einseitige *Hydrophthalmie* kann eine Ptosis und damit einen Exophthalmus vortäuschen. Auch *Entzündungen der Tränendrüse* können einen Exophthalmus vortäuschen.

> **Die kapillären Hämangiome sind die häufigsten Orbitatumoren im Kindesalter. Sie finden sich bei Mädchen häufiger als bei Jungen. Charakteristisch ist eine spontane Regression des Befundes.**

Den Tumor findet man oft im Bereich des Oberlides oder der Orbita. Während in den ersten Lebensmonaten noch ein zunehmendes Tumorwachstum beobachtet wird, folgt dann oft über die Monate hinweg eine langsame Regression. Ein ein- oder beidseitiger Exophthalmus kann sekundär durch die Anisometropie oder durch die Deprivation mit einer Amblyopie verbunden sein. Da in den meisten Fällen eine Spontanremission zu beobachten ist, wird der Augenarzt insbesondere die Amblyopiedeprivation in den Vordergrund stellen.

Tabelle 25.1 Erkrankungen, die zu einem Exophthalmus führen können.

- Orbitaabszeß
- Orbitatumoren
  - Lymphangiom
  - Hämangiom
  - Optikusgliom
  - Retinoblastom
  - Rhabdomyosarkom
- Phakomatosen
- kongenital flache Orbita
- kranielle Dysostosis (z.B. M. Crouzon)
- idiopathische Myositis

Die *Lymphhämangiome* sind bei Kindern als vaskuläre Läsionen zu diagnostizieren und schwierig von Hämangiomen zu unterscheiden. Im Gegensatz zum kapillären Hämangiom zeigen sie jedoch selten eine Größenzunahme und in den wenigsten Fällen eine spontane Remission. Sie können ebenfalls mit einer Ptosis und einem Exophthalmus verbunden sein. Hier steht die konservative Therapie im Vordergrund.

Unter den *Phakomatosen* ist die *Neurofibromatose von Recklinghausen* (Abb. 25.2, Farbtafel) häufig mit einem Exophthalmus verbunden. Mit einer Prävalenz von 1:3000 bis 1:5000 Geburten ist sie selten. Die autosomal-dominante Form ist mit einer hohen Penetration und einer mehr als 50%igen Spontanmutationsrate verbunden. Das betroffene Gen konnte auf dem proximal langen Arm von Chromosom 17 (17q11.2) lokalisiert werden. Die wichtigsten Befunde betreffen die Veränderungen in der Orbita: Optikusgliom, Optikusscheidenmeningeom, orbitale Neurofibrome, orbitale Knochendefekte. In der Regel kommt es erst im fortgeschrittenen Stadium zu einem Exophthalmus, wenn ein Strabismus und eine Amblyopie bereits bestehen.

Tumoren der Orbita verursachen in der Regel:
- ein Papillenödem
- eine Stauungspapille
- eine Hypoplasie des Nervus opticus
- gelegentlich eine Optikusatrophie.

Weitere ophthalmologische Veränderungen beinhalten die Lider bei Ausbildung plexiformer Neurofibrome. *Ptosis* oder S-förmige Lidschwellung im Bereich des Oberlides können zum Strabismus und zur Amblyopie führen. Auf der Iris finden sich charakteristische *Lisch-Knötchen,* melanozytische Hamartome der Iris. Bei Säuglingen sind sie selten zu finden, während sie bei 20jährigen in der Regel diagnostiziert werden können.

Die *Optikusgliome (pilozytische Astrozytome)* verursachen im späteren Kindesalter eine Visusminderung bis hin zur Erblindung und sind gelegentlich neben dem Exophthalmus mit einer *Subluxation des Bulbus* verbunden. Tiefer in der Orbita gelegene Gliome können neuroradiologisch über das Chiasma opticum hinaus in das Kranium verfolgt werden. Sie sind oft mit einem horizontalen, rotatorischen oder asymmetrischen **Nystagmus** verbunden. Neurofibromatome der Bindehaut finden sich nur sehr selten am Limbus.

Rationelle Diagnostik

Die Exophthalmometrie nach Hertel, der spaltlampenmikroskopische Befund, das Ultraschall-A- und -B-Bild, die intraokulare Druckmessung und der Sehschulstatus sichern oft schon die Diagnose. Eine weiterführende diagnostische Abklärung unter Einschluß der Computertomographie (Abb. 25.3) und der Kernspintomographie sind zur Abklärung invasiver Therapieformen notwendig. Visuell evozierte kortikale Potentiale können darüber hinaus einen Hinweis auf den noch bestehenden Visus geben.

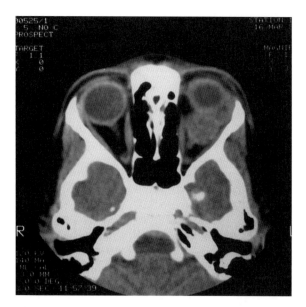

Abb. 25.3 CT eines Tumors im Bereich der linken Orbita. Hinter dem Bulbus findet sich eine bulbusgroße Raumforderung.

Photographische Aufnahmen in den Kapiteln 25, 26, 29, 28 aus der Universitätsaugenklinik zu Köln wurden durchgeführt von Frau Irene Söntgen, Frau Christine Tritschler und Frau Renate Ziegler.

26 Rotes Auge

Michael Diestelhorst

Symptombeschreibung

Das Symptom des roten Auges kann durch eine Reihe von Augenerkrankungen ausgelöst werden. Entscheidend ist, die einfachen und sich selbst limitierenden Erkrankungen von denjenigen zu unterscheiden, die der regelmäßigen spaltlampenmikroskopischen Kontrolle und ophthalmologischen Therapie bedürfen.

Infektion

Ophthalmia neonatorum: Bei einem Neugeborenen mit ausgeprägter mukopurulenter Konjunktivitis in den ersten 30 Lebenstagen wird häufig eine *Ophthalmia neonatorum* diagnostiziert. Die Lider und Bindehaut sind ödematös geschwollen, und die Hornhaut muß unter Lupenvergrößerung auf mögliche Ulzerationen hin kontrolliert werden (Abb. 26.1, Farbtafel). Die *Hornhautperforation* und die folgende *Endophthalmitis* können sehr schnell zur Erblindung führen. Alle Säuglinge mit dieser Verdachtsdiagnose sollten umgehend einem Ophthalmologen vorgestellt werden. Gonokokken können die Hornhaut innerhalb von 24 Stunden penetrieren und eine Perforation auslösen. Chlamydieninfektionen, die während der Geburt übertragen wurden, können mit Otitis und Pneumonie verbunden sein.

Bakterielle Konjunktivitis: Oft haben Kleinkinder aufgrund eines Verschlusses des nasolakrimalen Abflußweges verklebte, tränende Augen. In der Regel ist die Hasner-Klappe bei Geburt offen. Persistiert der Verschluß des Ductus nasolacrimalis über die ersten 2 Lebensmonate hinaus, so kann dies zu Infektionen im Bereich der abführenden Tränenwege führen (Abb. 26.2, Farbtafel). Die Infektion kann bei offener Hasner-Klappe in der Regel schnell durch lokale Antibiotika therapiert werden.

Virale Konjunktivitis: Bei viraler Konjunktivitis ist die Bindehautrötung und das tränende Auge in der Regel *mit einer Infektion der oberen Atemwege vergesellschaftet.* Periaurikuläre Lymphknotenschwellung wird gelegentlich beschrieben. Die Symptome sollten innerhalb von 2 Wochen spontan abklingen. Eine ausreichende Hygiene ist erforderlich, um die übrigen Familienmitglieder vor Ansteckung zu schützen. Die virale Keratoconjunctivitis epidemica wurde bei Säuglingen und Kleinkindern sehr selten beobachtet.

Toxoplasmose: Hinter dem Symptom des roten Auges kann sich eine aktive Toxoplasmenretinitis verbergen. Die Übertragung erfolgt durch die Mutter nach Verzehr von rohem Fleisch oder Kontakt mit Katzen- und Hundefäzes. Die Entzündung kann die Vorderkammer, den Glaskörper und die Retina betreffen und ist mit einer *Visusminderung* verbunden. Der Fundusreflex *(Brückner-Test)* kann auffällig sein.

Allergie

Heuschnupfenassoziierte Konjunktivitis: Im Zusammenhang mit allergischer Ätiologie, insbesondere bei Atopikern (mit Asthma, Ekzemen und Heuschnupfen) können juckende, rote Augen zusätzlich fadenförmige mukoide Bindehautauflagerungen zeigen. Die chronische Applikation steroidhaltiger Augensalben oder Augentropfen sollte insbesondere mit Rücksicht auf mögliche Steroidresponder (iatrogenes Sekundärglaukom, iatrogener Sekundärkatarakt) nicht erfolgen.

Keratoconjunctivitis vernalis: Diese allergische Erkrankung kann schwere Bindehaut- und Hornhautveränderungen verursachen. Schmerzen, Lichtscheu und tränendes Auge sind verbunden mit starker Bindehaut- und Lidrötung und follikulärer Konjunktivitis. Die Erkrankung kann zu Hornhautulzera und bei Vernarbung zu einer *permanenten Visusminderung* führen.

Rationelle Diagnostik

Oft kann aus der Anamnese und dem spaltlampenmikroskopischen Befund die richtige Diagnose gestellt werden. Die Hornhautbefunde werden mit Fluoreszein angefärbt. Die typische Konfiguration der Erosionen und Ulzera stützt die Diagnose. Zusätzlich können der Bindehaut- und Hornhautabstrich einen Hinweis auf die Keimpopulation geben und die Wahl des Antibiotikums erleichtern.

27 Anisokorie

Walter Rüssmann

Symptombeschreibung

Als Anisokorie wird eine seitendifferente Pupillenweite bezeichnet. Klinisch können Pupillendifferenzen von 0,3–0,4 mm leicht erkannt werden. Die Prävalenz der Anisokorien liegt bei gesunden Kindern um 20%.

Anisokorien können durch Innervationsstörungen des M. dilatator pupillae (sympathisch innerviert) oder des M. sphincter pupillae (parasympathisch innerviert über N. oculomotorius) sowie durch strukturelle Veränderungen verursacht werden (Kolobome, Dysgenesien der Regenbogenhaut, hintere und vordere Synechien, Sphinktereinrisse, Irisausrisse nach Verletzungen – Abb. 27.1):

• bei einer Läsion der parasympathischen Innervation ist die weitere Pupille die pathologische (paralytische Mydriasis)
• bei einer Läsion der sympathischen Innervation ist es die engere (paralytische Miosis – Abb. 27.2). Was im Einzelfall vorliegt, läßt sich in der Regel durch die Beobachtung der Pupillenweite unter unterschiedlichen Beleuchtungsbedingungen ermitteln:

Verstärkt sich die Anisokorie bei wesentlich reduzierter Raumhelligkeit (Dilatationsdefizit), so liegt eine paralytische Miosis der engeren Pupille vor. Nimmt dagegen die Anisokorie mit zunehmender Raumhelligkeit zu (Konstriktionsdefizit), handelt es sich um eine paralytische Mydriasis.

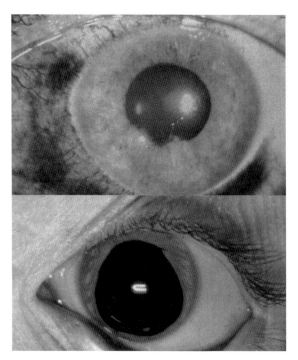

Abb. 27.1 Verschiedene Pupillenanomalien. Oben: zwei hintere Synechien am unteren Pupillenrand, unten: Irisdysgenesie.

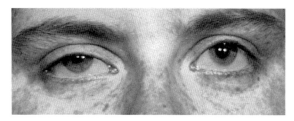

Abb. 27.2 Paralytische Miosis mit Ptosis rechts (Horner-Trias).

Eine weitere Form der innervationellen Anisokorie ist die *Pupillotonie,* bei der eine partielle Denervierung des Sphinkters eingetreten ist. Die betroffene Pupille – oft sind oder werden beide befallen – reagiert nicht oder wurmförmig träge auf Licht, während eine ausgiebige, aber verzögerte Konvergenzreaktion zu beobachten ist. Auch die Wiedererweiterung nach längerer Nahkonvergenz (30–60 sec) verläuft verzögert. Ist die Pupillotonie mit Hypo- oder Areflexie der Extremitäten verbunden, spricht man von einem *Adie-Syndrom.* Die Pupillotonie kann mit einem tonischen Ablauf der Akkommodation verbunden sein. In diesem Fall klagen Schulkinder nach intensiverer Naharbeit über länger anhaltende Unschärfe für die Ferne.

Besteht die Anisokorie schon länger und fehlen sonstige Symptome, liegt wahrscheinlich eine harmlose, u.U. familiäre Anomalie vor. Sind Ver-

letzungen oder Augenfehlbildungen und -erkrankungen ausgeschlossen, muß man bei frisch aufgetretenen – im Zweifel auch bei länger bestehenden – Anisokorien Läsionen der parasympathischen oder sympathischen Innervation vermuten. Diese bedürfen unverzüglich genauer Abklärung des Grundleidens.

Rationelle Diagnostik

Anamnese

Wichtig ist, ob die Anisokorie schon länger besteht oder sich erst kürzlich manifestierte, ob Verletzungen – auch Geburtstrauma – oder Entzündungen

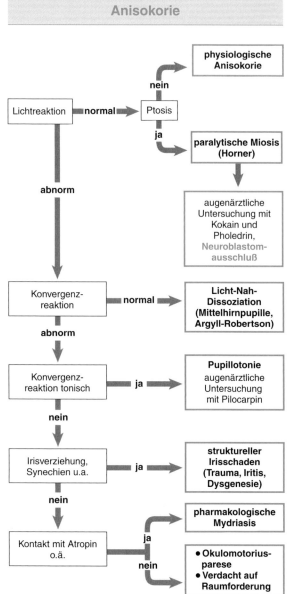

Abb. 27.3 Differentialdiagnose bei Anisokorie.

vorausgingen, ob Kopfschmerzen mit und ohne Erbrechen auftraten (Migräne, Hirndruck durch intrakranielle Raumforderung) und ob Schielen oder Lidsenkung beobachtet wurde (Horner-Trias, Okulomotoriusparese).

> Erfragt werden sollte, ob in der Familie Physostigmin-, Pilocarpin-, Atropin- oder Scopolamin-Augentropfen benutzt werden, ob das Kind diese in die Hand bekam, ob es innerhalb der letzten 14 Tage beim Augenarzt getropft wurde oder ob es Kontakt mit Tollkirsche oder Stechapfel hatte.

Untersuchung

Die Beurteilung ist im 1. Lebensjahr schwierig. Werden beim Schreien die Augen zugekniffen, verengen sich die Pupillen, dies geschieht u. U. seitendifferent. Man sollte einen Säugling für die Untersuchung der Pupillenweite hochnehmen, weitgehend aufrecht vor sich halten und ggf. zur Prüfung der Lichtreaktion eine Hilfsperson bitten, die Augen abwechselnd zu beleuchten. Zu prüfen ist im übrigen das Verhalten der Pupillen im Hellen und Dunkeln und – soweit möglich – bei Naheinstellung (Konvergenz). Die Prüfung der Naheinstellung erfordert beim Säugling ein gewisses Aufmerksamkeitsniveau und Interesse. Beides kann mit Spielzeug geweckt werden, das aus einer Distanz von etwa 50 cm langsam bis auf 10 cm angenähert wird. Darüber hinaus sollte die Lidstellung (Ptosis, Unterlidhochstand) beachtet, die Augenbeweglichkeit geprüft (Okulomotoriusparese) und der Augenhintergrund auf Stauungszeichen (Papille, Gefäße) untersucht werden.

Das diagnostische Vorgehen bei Anisokorie ist in Abbildung 27.3 dargestellt.

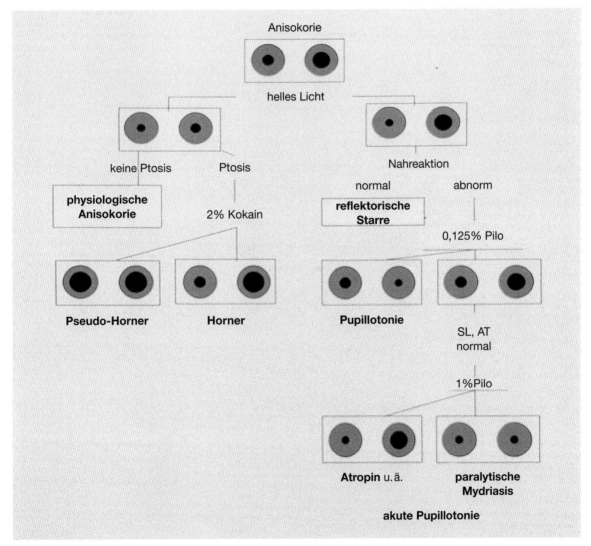

Abb. 27.4 Pharmakologische Pupillendiagnostik.
(reflektorische Starre = reflektorische Pupillenstarre [Lichtreaktion fehlt, Konvergenzreaktion normal oder tonisch], SL = Vorderabschnittsuntersuchung mit Spaltlampe o. ä., AT = Augeninnendruckmessung, Pilo = Pilocarpin.)

> **Bei jeder Anisokorie sollte der Augenhintergrund auf Stauungszeichen (venöse Stauung, Stauungspapille) untersucht werden.**

Besondere Hinweise

Zur weiteren Klärung ist ein augenärztliches Konsil mit Prüfung der pharmakologischen Pupillenreaktion zu empfehlen (Abb. 27.4). Bei einer Horner-Trias, die nicht einem Geburtstrauma zugeschrieben werden kann, muß ein Neuroblastom ausgeschlossen werden. Bei einer paralytischen Mydriasis, die nicht eindeutig mit parasympatholytischen oder auch sympathomimetischen Agenzien erklärt werden kann, ist nach intraorbitalen oder intrakraniellen Raumforderungen zu fahnden.

Einen Überblick über das differentialdiagnostische Vorgehen bei Anisokorie geben die Tabelle 27.1 und die DD-Tabelle.

Tabelle 27.1 Verdachtsdiagnosen und weitere Merkmale bei Anisokorie (nach Adler, G. et al. Hrsg.: Leiber – Die klinischen Syndrome, 8. Aufl., Urban und Schwarzenberg, München–Wien–Baltimore 1998).

weitere Merkmale	Verdachtsdiagnosen
Anisokorie durch einseitige Mydriasis	
Pupillotonie, Akkommodotonie, Hypo- oder Areflexie	Adie-Pupillotonie
Prellung des Auges, Sphinktereinrisse, Entrundung der Pupille, Irisabriß	Frenkel-Symptomenkomplex
unkale Einklemmung*, Ptosis, im Spätstadium Okulomotoriusparalyse, Bewußtseinstrübung	Klivuskanten-Symptomatik
kongenital mit zyklischer Ptosis und Lähmungsschielen, in spastischen Phasen evtl. Miosis	Okulomotoriuslähmung, zyklische
Raumforderungen, Entzündungen im Sinus cavernosus, Dauerschmerz in N. V,1, Ophthalmoplegie	Tolosa-Hunt-Symptomatik
Anisokorie durch einseitige Miosis	
Ptosis, Unterlidhochstand, scheinbarer Enophthalmus, evtl. Neuroblastom	Horner-Trias
Polyneuropathie, Pupillotonie, reflektorische Pupillenstarre, Nystagmus, Optikusatrophie	Neuropathie, hereditäre motorisch-sensible, Typ III
Mittelhirnläsion, reflektorische Pupillenstarre	(Argyll-)Robertson-Zeichen

* Unkale Einklemmung ist der Vorfall des hakenförmigen vorderen Endes des Gyrus parahippocampalis (Schläfenlappenbasis) in den Tentoriumschlitz bei supratentorialer Raumforderung oder Hirnschwellung.

Differentialdiagnostische Tabelle

Differentialdiagnose bei Anisokorie

Charakterisierung des Hauptsymptoms	weiterführende Nebenbefunde	Verdachtsdiagnosen	Bestätigung der Diagnose
Anisokorie mit Zunahme im Dunkeln durch Dilatationsdefizit der engeren Pupille	Ptosis sympathica, Unterlidhochstand, scheinbarer Enophthalmus (Horner-Trias)	paralytische Miosis (Sympathikusläsion)	keine Mydriasis nach Kokain 2%, Geburtstrauma in der Anamnese, Nachweis eines zervikalen oder mediastinalen Neuroblastoms
Anisokorie mit Zunahme im Hellen durch Konstriktionsdefizit der weiteren Pupille	Ptosis paralytica, Lähmungsschielen (Okulomotoriusparese)	paralytische Mydriasis (Parasympathikusläsion)	Nachweis intraorbitaler oder intrakranieller Raumforderung, unkaler Einklemmung oder Hirnstammkompression (CT, MRT), Migräne, Atropin- oder Scopolamin-Intoxikation oder -Applikation

Differentialdiagnose bei Anisokorie *(Fortsetzung)*

Charakterisierung des Hauptsymptoms	weiterführende Nebenbefunde	Verdachtsdiagnosen	Bestätigung der Diagnose
Anisokorie mit wechselhaftem Verhalten	Miosis oder Mydriasis je nach Lichtverhältnissen, fehlende oder träge Lichtreaktion, tonische Konvergenzreaktion	Pupillotonie	evtl. Orbitaprellung oder Orbitatumor, Varizelleninfektion
Anisokorie mit erkennbaren Strukturveränderungen der Regenbogenhaut	evtl. Irisdefekte, anamnestisch Prellungstrauma, Iritis u. a. m., Licht- und Konvergenzreaktion pathologisch, evtl. nur partielle Konstriktion und Dilatation	strukturelle Anisokorie	Sphinkterein- oder Irisabrisse nach Prellung, hintere und/oder vordere Synechien nach perforierenden Verletzungen, Operationen oder Iritis, Irisdysgenesien
Anisokorie seit Geburt, von Lichtverhältnissen unabhängig	keine Strukturveränderungen, leere Augenanamnese, Anisokorie in der Familie	idiopathische (familiäre) Anisokorie	keine sonstigen Auffälligkeiten

28 Hornhauttrübung

Michael Diestelhorst

Symptombeschreibung

Dem Hornhautgeschwür geht immer eine Infiltration des Hornhautepithels voraus. Das infiltrierte Gewebe wird nekrotisch und stößt sich ab. Es entsteht ein Substanzverlust, dessen Rand und Grund infiltriert ist und zunächst grau-weißlich erscheint. Eine anfängliche Hornhauttrübung kann in ein Ulkus münden und bedarf der spaltlampenmikroskopischen Kontrolle.

Rationelle Diagnostik

Bakterielles Hornhautulkus

Prädisponierende Faktoren schließen den Vitamin-A-Mangel, übersehenes Trauma, Hornhautfremdkörper, Hornhauterosio/Abrasio corneae und generelle Infektionen ein. Die Hornhaut ist ödematös gequollen, gelegentlich findet sich im Zentrum eine komplette weißliche Färbung in allen Hornhautschichten. Ein *Hypopyon* (weißliche Flüssigkeit am unteren Rand der Hornhaut in der Vorderkammer) ist ein sicherer klinischer Hinweis darauf, daß die Infektion bereits das Augeninnere erreicht hat. Umgehende lokale und systemische Therapie ist erforderlich, um das Augenlicht zu erhalten und den Augapfel nicht zu verlieren. Eine *Endophthalmitis* (Entzündung des Augeninneren) endet oft trotz chirurgischer Intervention mit einer deutlichen Visusminderung bis hin zur Erblindung.

Tabelle 28.1 Erkrankungen, die ein Hornhautulkus oder eine Hornhauttrübung verursachen können.

- Glaukom
- Laugen-/Säureverätzung
- Verbrennung mit Klebstoffen
- Zustand nach perforierenden Verletzungen
- bakterielle, virale Hornhautulzera
- Zustand nach Keratoconjunctivitis vernalis
- Ophthalmia neonatorum
- Trachom
- kongenitale Hornhautdystrophie
- Vitamin-A-Mangel
- Stevens-Johnson-Syndrom
- juvenile chronische rheumatoide Arthritis
- Keratokonus/Keratoglobus
- Entropium
- Trichiasis
- Distichiasis
- Keratitis e lagophthalmo/mangelnder Lidschluß
- Lidanomalien
- Sklerokornea
- Mukopolysaccharidose

Virales Hornhautulkus

Herpes-simplex-Infektionen der Hornhaut sind an der Spaltlampe mittels Fluoreszeinanfärbung

Augen

C

schnell zu diagnostizieren. Die typischen, astförmigen Hornhautveränderungen sind als Epitheldefekte anfärbbar. Die Kinder haben gelegentlich gleichzeitig einen Herpes labialis oder eine vesikuläre Blepharitis.

In der Tabelle 28.1 sind Erkrankungen zusammengefaßt, die ein Hornhautulkus oder eine Hornhauttrübung verursachen können.

Besondere Hinweise

Die Hornhauttrübung bedarf des augenärztlichen Konsils. Kommt es erst zu einer narbigen Veränderung, ist der Visus stark eingeschränkt. Blendung und Visusminderung können oft nur noch durch eine Keratoplastik behoben werden.

29 Linsenanomalie, Katarakt, Leukokorie, Retinoblastom

Michael Diestelhorst

Das *visuelle System* des Neugeborenen ist *nicht* mit dem eines Erwachsenen zu vergleichen. Okuläre und neuronale Strukturen, die für das Sehen essentiell sind, unterliegen anatomischen und physiologischen Reifungsprozessen. Hierbei werden mehrere Entwicklungsschritte unterschieden.

> Die *Fixation* erfolgt ab der 6. Lebenswoche. Fixation und Folgebewegungen mit 2 Monaten. Gezieltes, kontrolliertes Greifen nach Gegenständen mit 4 Monaten. Leichte Hand-Auge-Koordinationsübungen können mit einem Jahr beobachtet werden.

In Untersuchungen mit visuell evozierten kortikalen Potentialen *(VECP)* konnte bei der Geburt ein potentieller Visus von etwa 0,2 und nach 6–8 Monaten von 1,0 gemessen werden. Untersuchungen mit Bezug auf den *optokinetischen Nystagmus* erlauben bei der Geburt eine Sehschärfenbestimmung von 0,1 und im 3.–4. Lebensjahr von 1,0. Ein normales binokulares Sehen besteht bei Geburt nicht. Ein schwaches räumliches Sehen wird etwa mit dem 2.–6. Lebensmonat erreicht. Eine okuläre motorische Fusion entwickelt sich im 3.–6. Lebensmonat.

Die *Refraktion* des Kindes ist von der Achsenlänge des Auges, von der Hornhautkrümmung und der Linsendicke abhängig. Bei der Geburt ist die *Bulbuslänge* ca. 16–17 mm (Ultraschall-A-Scan) und erreicht nach dem 3. Lebensjahr 23–24 mm (Abb. 29.1, Farbtafel). Dies entspricht der Achsenlänge des Erwachsenen. Die Hornhautkrümmungsradien des Neugeborenen sind sehr viel steiler als die des Jugendlichen. Die Dickenzunahme der Linse ist ein physiologischer Alterungsprozeß, der direkt nach der Geburt einsetzt. Vorübergehende Refraktionsfehler sind als Teilergebnis dieses normalen Entwicklungsprozesses zu sehen. Ein bestimmter Prozentsatz der Kleinkinder wird in den ersten Lebensmonaten einen *Astigmatismus* aufweisen, der mit zunehmendem Alter nicht mehr nachgewiesen werden kann.

Linsenanomalien

Die Linse findet sich anatomisch als bikonvexe, refraktive Struktur in der Hinterkammer des menschlichen Auges. Hinter der Iris und vor dem Glaskörper gelegen, ist sie durch Zonulae Zinnii am Linsenäquator mit dem Ziliarkörper verbunden. Bei der Geburt betragen der äquatoriale Linsendurchmesser 6,5 mm und die zentrale Linsendicke 3,5 mm. Beim Erwachsenen sind die entsprechenden Werte 10–11 mm und 5–6 mm. Die Linse wird von einer Basalmembran, der Linsenkapsel, umhüllt. Die avaskuläre Linse – wie auch die Hornhaut, das Trabekelmaschenwerk und der Glaskörper – werden vom Kammerwasser nutritiv versorgt.

In Tabelle 29.1 sind kongenitale Linsenanomalien aufgeführt.

Als *Linsenluxation* (Tab. 29.2) *oder -subluxation* (Abb. 29.2, Farbtafel) bezeichnet man die anatomische Verlagerung oder Teilverlagerung der Linse aus der Hinterkammer des Auges. Es resultiert zunächst eine Visusminderung, später eine Amblyopie. Die Luxation in die Vorderkammer kann mit einem Pupillarblockglaukom und einem Hornhautödem verbunden sein.

Das *Marfan-Syndrom* ist die häufigste Ursache für eine Linsenektopie im Kindesalter. Diese autosomal-dominante Erkrankung basiert auf einer Mutation des Fibrillengens auf dem Chromosom

Tabelle 29.1 Kongenitale Linsenanomalien.

- kongenitale Aphakie
- Linsenduplikation
- Linsenkolobom
- Mikrosphärophakie
- Lentikonus anterior, posterior
- Tunica vasculosa lentis

Tabelle 29.2 Systemische Ursachen einer Linsen-luxation.

- Homozystinurie
- Marfan-Syndrom
- Weil-Marchesani-Syndrom

Tabelle 29.3 Klinische Symptome bei Weil-Marche-sani-Syndrom.

- Brachymorphie
- Brachyzephalie
- Brachydaktylie
- Sphärophakie
- linsenbedingte Myopie
- gelegentlich Aniridie
- Ektopia lentis et pupillae
- Glaukom

15q21.1. Die klinischen Symptome beinhalten kardiale, okuläre und das Skelettsystem betreffende Veränderungen. Okuläre Symptome sind eine Linsensubluxation (in der Regel nach oben), die Katarakt, die hohe Myopie und eine Netzhautablösung. Die hohe Myopie beim Marfan-Syndrom muß nicht linsenbedingt sein. Sie kann auch durch eine Zunahme der Achsenlänge des Auges verursacht sein. Daraus resultiert ein zusätzliches Risiko der Amotio retinae.

Bei der *Homozystinurie* ist der Methioninmetabolismus aufgrund eines Enzymdefektes der Cystathion-B-Synthetase verändert. Im Blut und Urin dieser Patienten finden sich hohe Homozystin- und Methioninkonzentrationen. Gemeinsam mit der Homozystinurie sind verbunden: Arachnodaktylie, blonde Haare, mentale Retardierung, Thromboembolien, Ectopia lentis mit Linsendislokation nach inferior und anterior. Da die Kinder nach der Geburt keine klinischen Symptome aufweisen, ist die Frühdiagnose auch für die Entwicklung der Augen von entscheidender Bedeutung.

Das *Weil-Marchesani-Syndrom* (Tab. 29.3) ist eine seltene autosomal-rezessive Fehlbildung. Auch autosomal-dominante Erbgänge sind beschrieben.

Katarakt

Symptombeschreibung

Jede *Linsentrübung* wird als Katarakt (Abb. 29.3, Farbtafel) bezeichnet. Da die kongenitalen und die erworbenen Kataraktformen, insbesondere in den ersten 2 Lebensjahren, mit einer tiefen Deprivationsamblyopie verbunden sein können, sind die frühe Diagnose und Behandlung der Linsentrübung von entscheidender Bedeutung. Die Linsentrübung bei der kongenitalen Katarakt kann unter-

schiedlich dicht sein. Die Kerntrübung ist von den klaren Rindenanteilen in der Regel scharf abgetrennt (Abb. 29.4, Farbtafel).

In vielen Fällen kann die Ätiologie der Katarakt nicht hinreichend geklärt werden. Die genauere Untersuchung der Augenmorphologie unter Einbeziehung der Familienanamnese, ggf. mit Untersuchung der Eltern, kann eine erworbene Katarakt von einer autosomal-rezessiven, einer autosomal-dominanten (lamellär anterior Polstar) und einer X-chromosomal-rezessiven Form (Lowe-Syndrom, Nance-Hrhoran-Syndrom, Lenz-Syndrom) unterscheiden helfen.

Krankheiten, die zu einer Linsentrübung führen können

Rötelnembryopathie: Bei der durch intrauterine Infektion erworbenen Katarakt überwiegt die *Rötelnembryopathie*. Sie ist gekennzeichnet durch:
- ein- oder beidseitig ausgeprägte Linsentrübung (Abb. 29.5, Farbtafel)
- Innenohrschwerhörigkeit
- Mikrozephalie
- geistige Retardierung
- Herzvitium.

Einen Überblick über Katarakt in Zusammenhang mit *metabolischen Veränderungen* bei bestimmten Symptomen bzw. Krankheiten gibt Tabelle 29.4.

Galaktosämie: Hier liegt die Mutation auf dem kurzen Arm von Chromosom 9. Die Kataraktausbildung wird in der Regel erst diagnostiziert, wenn es den Kindern systemisch schlechter geht. Ein erhöhtes Kataraktrisiko besteht bei heterozygoten

Tabelle 29.4 Metabolische Veränderungen, die zu einer Katarakt führen können.

- Galaktosämie
- Morbus Wilson
- Hypokalzämie
- Diabetes mellitus
- Hypoglykämie

Tabelle 29.5 Chromosomale Anomalien und Syndrome, die mit einer Katarakt einhergehen können.

- Trisomie 21
- Cri-du-chat-Syndrom
- Hallermann-Streiff-François-Syndrom
- X-chromosomale Katarakt
- autosomal-rezessives zerebrookulofazioskelettales Syndrom
- Czeizel-Lowry-Syndrom
- Kilian-Pallester-Mosaik-Syndrom
- progressive spinozerebellare Ataxie
- proximale Myopathie
- Pollitt-Syndrom
- Schwarz-Jampel-Syndrom
- Galaktokinasemangel

Patienten, die oft erst im frühen Erwachsenenalter ihre Linsentrübung bemerken. Die Kataraktausbildung kann bei rechtzeitiger Diagnose durch Galaktose-restriktive Diät vermieden werden. Weitere chromosomale Anomalien und Syndrome, die mit einer Katarakt einhergehen können, sind in Tabelle 29.5 aufgelistet.

Steroid- und Strahlenkatarakt

> **Die chronische Steroidtherapie (topisch, pulmonal, systemisch, okulär) kann bereits nach mehreren Wochen eine posteriore subkapsuläre Linsentrübung auslösen.**

Die iatrogene *Steroidkatarakt* bildet sich in der Regel nicht zurück. Mit der Steroidkatarakt kann ein steroidales *Sekundärglaukom* verbunden sein. Eine ähnliche Kataraktform findet man nach Radiatio der Orbita und bedarf ebenfalls der chirurgischen Intervention, um eine Amblyopie zu vermeiden.

Bei Uveitis, insbesondere bei *juveniler rheumatoider Arthritis* und Pars planitis, kommt es – auch ohne Steroidtherapie – zu einer ausgeprägten subkapsulären Linsentrübung.

Rationelle Diagnostik

Der ophthalmologische Befund ist meist eindeutig. Die fehlende Fixation, der pathologische Brückner-Test, ein möglicher Strabismus und das spaltlampenmikroskopische Bild ermöglichen in den meisten Fällen die Diagnose und die Operationsindikation. Besteht kein Einblick in den Bulbus, z. B. bei komplett durchgetrübter Linse, wird das Ultraschall-B-Bild die Frage nach einer möglichen Raumforderung, Amotio retinae oder Infektion beantworten. Nur in seltenen Fällen sind weitere bildgebende Verfahren erforderlich.

Besondere Hinweise

Die postoperative Visusverbesserung bei kongenitaler und erworbener Katarakt konnte in den letzten 20 Jahren bedeutende Fortschritte erzielen. Verantwortlich hierfür sind die frühzeitige Diagnostik der Katarakt, die Verbesserung der chirurgischen Techniken, insbesondere die Atraumatisierung intraokularer Eingriffe durch die Phakoemulsifikation und Faltlinsenimplantationstechnik, die Verbesserung der Aphakiekorrektur durch die Entwicklung neuer Kontaktlinsenmaterialien sowie die Weiterentwicklung der postoperativen antiphlogistischen Therapie.

> **Entscheidend für die postoperative Entwicklung einer ausreichenden visuellen Sensorik bei der kongenitalen Katarakt ist die frühe Diagnose und ggf. operative Intervention.**

Bei kongenitaler oder erworbener Katarakt ist die chirurgische Entfernung der trüben Linse aus der optischen Achse erforderlich. Insbesondere innerhalb der ersten 6 Lebensmonate führt die Trübung der brechenden Medien – also auch die Katarakt – zu einer oft tiefen Amblyopie.

Bei *monokularer, kongenitaler Katarakt* wird der Zeitpunkt des operativen Vorgehens kontrovers diskutiert. Während bei vielen Patienten die Operation in den ersten Lebenswochen sinnvoll ist, kann bei geringer Kerntrübung der Linse die Operation auch zu einem späteren Zeitpunkt erfolgen. In jedem Fall sollte bei Trübung der brechenden Medien (kein komplettes Fundusrotlicht) eine baldige ophthalmologische Untersuchung, ggf. in Narkose, veranlaßt werden.

Innerhalb der ersten 6 Lebensmonate wird die Linse komplett entfernt (Abb. 29.6, Farbtafel). Als Zugang wird die Pars plana hinter dem Corpus ciliare gewählt. Ein peripherer Vorderkapsel- und Hinterkapselring kann erhalten bleiben, auf den später (in der Regel nach dem 4. Lebensjahr) eine künstliche Linse aus Polymethylmetacrylat oder Silikonmaterialien implantiert werden kann. Durch den Eingriff können die Linsentrübungen aus der optischen Achse entfernt werden, so daß eine Fixation im Bereich der Fovea centralis ohne Streulicht und Blendung erzielt wird. Die aphaken (linsenlosen) Augen bedürfen der präzisen Refraktionsbestimmung und -korrektur, um eine bestmögliche Entwicklung der visuellen Funktionen zu erreichen. Dabei muß von Monat zu Monat die Brille/Kontaktlinse in ihrer Brechkraft angepaßt werden, da sich Achsenlänge und Hornhautkrümmung kontinuierlich ändern.

Bei kongenitaler Katarakt und Operation in den ersten Lebenswochen ist das Problem der Linsenstärkenberechnung offensichtlich, da der Bulbus, der bei Geburt eine Achsenlänge von ≈ 16 mm aufweist, in den nächsten 2–3 Jahren im Durchschnitt bis 23,5 mm wachsen wird.

Nach dem 4. Lebensjahr kann bei einer Achsenlänge > 22 mm die Kataraktextraktion mit Phakoemulsifikationstechnik und primärer Linsenimplantation durchgeführt werden. Die hintere, natürliche Linsenkapsel bleibt erhalten, Linsenkern und Rinde werden mit Ultraschall verflüssigt, abgesaugt und eine künstliche Linse mit entsprechend berechneter Brechkraft in die Linsenkapsel implantiert (Abb. 29.7, Farbtafel).

Leukokorie

Symptombeschreibung

Die Leukokorie (weiße Pupille) wird oft von den Eltern bemerkt. Sie kann mit einem *konvergenten oder divergenten Schielen* verbunden sein. Familienfotos können zur Abklärung eines pathologischen Fundusreflexes herangezogen werden. Es besteht *Lichtscheu*. Manchmal werden Schmerzen geäußert.

Rationelle Diagnostik

Die Kontrolle des Fundusreflexes, Fundusrotlichts kann mit *direkter oder indirekter Ophthalmoskopie* oder einer einfachen Taschenlampe, dem *Brückner-Test*, erfolgen. Hierbei wird der Rotreflex der Netzhaut im Bereich der Pupille kontrolliert und damit die Frage nach der Klarheit der *brechenden Medien* Hornhaut, Kammerwasser, Linse und Glaskörper beantwortet. Finden sich in der optischen Achse Trübungen oder eine Leukokorie, wird der Fundusreflex entweder seitenunterschiedlich oder für beide Augen als weißlich-trüb diagnostiziert. Sollte der Brückner-Test pathologisch sein (Abb. 29.8, Farbtafel) oder Zweifel über die Klarheit der brechenden Medien bestehen, ist eine ophthalmologische Kontrolle ggf. in Narkose zu veranlassen.

Wichtigste Differentialdiagnose einer Leukokorie ist das *Retinoblastom*. Dabei handelt es sich um einen malignen Netzhauttumor, der sowohl spontan erworben als auch dominant vererbt sein kann. Meist wird er innerhalb der ersten 3 Lebensjahre diagnostiziert und ist leider oft bereits weit fortgeschritten, wenn das Auge durch die Leukokorie oder einen Strabismus auffällig wird. Fakultative Begleitsymptome sind in Tabelle 29.6 aufgeführt. Zum Ausschluß des Retinoblastoms ist eine *sofortige* ophthalmologische Kontrolluntersuchung mit Ultraschalldiagnostik und bildgebenden

Tabelle 29.6 Fakultative Begleitsymptome des Retinoblastoms.

- Hyphaema
- rotes, schmerzhaftes Auge
- Sekundärglaukom
- Entzündung im Bereich der Orbita

Verfahren erforderlich. Die Behandlung erfolgt entweder durch Radiatio oder als Enukleation.

Der *primäre hyperplastische Glaskörper* (PHPV) umschreibt ein Spektrum kongenitaler Anomalien, die folgende pathologische Veränderungen einschließen:

- Mikrophthalmus
- flache Vorderkammer
- elongierte Ziliarkörperfortsätze
- Katarakt
- Netzhautablösung
- retrolentale Plaquebildung
- intraretinale Blutungen.

Die in der Regel einseitigen Glaskörperveränderungen können sich postnatal weiter verschlechtern. Das operative Ergebnis ist hier nicht immer mit einem ausreichenden Visus verbunden.

Besondere Hinweise

Bei einer *Leukokorie* (s. Abb. 29.8, Farbtafel) besteht so lange der Verdacht auf ein *Retinoblastom*, bis das Gegenteil bewiesen ist (zur Differentialdiagnose s. Tab. 29.7)!

Tabelle 29.7 Differentialdiagnose bei Leukokorie.

- Retinoblastom
- Toxocara
- Morbus Coats
- Retinadysplasie, autosomal-rezessiv (Warburg-Syndrom)
- Katarakt
- Glaukom
- PHPV (persistierender hyperplastischer primärer Glaskörper)
- ROP (Frühgeborenenretinopathie)
- Endophthalmitis
- Medulloepitheliom
- myelinisierte Nervenfasern (Papilla leporina)
- Morning-Glory-Syndrom, Aderhautkolobom
- chronische Uveitis
- Glaskörperblutung
- familiär exsudative Vitreoretinopathie
- Netzhautablösung, Retinoschisis
- Netzhautosteom, kombiniertes Hamartom

Augen

C

30 Glaukom

Michael Diestelhorst

Symptombeschreibung

Das kongenitale Glaukom *(Hydrophthalmie)* ist relativ selten. Die *Trabekulodysgenesie* wird bei einer von 10000 Geburten diagnostiziert. In der Regel sind die kongenitalen Veränderungen beidseitig, können jedoch asymmetrisch und einseitig angetroffen werden. In Europa und Amerika sind die erworbenen Veränderungen polygenetisch oder multifaktoriell, im Mittleren Osten oft autosomal-rezessiv vererbt.

Es werden *3 Formen* der Hydrophthalmie unterschieden:
- Axenfeld-Syndrom
- Rieger-Syndrom
- Peter-Anomalie

Symptome der Hydrophthalmie sind in Tabelle 30.1 aufgeführt.

Rationelle Diagnostik

Die *intraokulare Druckerhöhung* ist das Resultat der internen Fehlbildungen der Abflußstrukturen für das Kammerwasser im vorderen Augensegment. Der Augeninnendruck beträgt bei der Geburt physiologisch 5–10 mmHg und ändert sich kaum bis zur Pubertät. Im kongenitalen Glaukomauge werden Druckspitzen bis 45 mmHg gemessen. Der klinische Befund ist eindeutig (Abb. 30.1, Farbtafel) und wird durch die Gonioskopie erhärtet. Gonioskopisch werden im Kammerwinkel des vorderen Augensegments folgende Anomalien der Irisinsertion differenziert:
- Die Iris kann im Bereich des Trabekelmaschenwerkes verwachsen sein, dadurch wird der Abfluß des Kammerwassers im Bereich des Trabekelmaschenwerkes vermindert.
- Die Iris kann rudimentär angelegt sein oder im Sinne einer Aniridie fehlen.

Tabelle 30.1 Symptome der Hydrophthalmie.

- intraokulare Druckerhöhung
- Photophobie
- Epiphora
- Vergrößerung des Augapfels (Hornhautdurchmesser und Achsenlänge)
- Hornhautrisse und -trübungen
- glaukomatöse Papillenexkavation
- refraktive Veränderungen
- Strabismus/Amblyopie

- Es besteht amorphes Gewebe mit Gefäßen im Bereich des Trabekelmaschenwerkes und der Schwalbe-Linie (Barkanmembran).

Großer Bulbus: Sklera und Hornhaut des Neugeborenen/Säuglings sind in den ersten 12 Lebensmonaten sehr elastisch und können bei erhöhtem intraokularem Druck deutlich überdehnt werden. Das Ultraschall-A-Bild gibt hierüber Aufschluß. Neben einer Verdünnung der Bulbuswände finden sich mögliche Risse in der Hornhaut. Diese Veränderungen sind selten in solchen Glaukomformen, die erst nach dem 2. Lebensjahr entstanden sind.

Hornhautveränderungen: Die Überdehnung der Hornhaut aufgrund des erhöhten intraokularen Drucks wird vom Hornhautepithel und -stroma oft über Wochen unverändert toleriert. Das Hornhautendothel und die Descemet-Membran reagieren wesentlich empfindlicher auf intraokulare Druckerhöhungen. In der *Descemet-Membran* entstehen *Haab-Linien.* Diese Risse können zirkulär oder linear angeordnet sein (Abb. 30.2, Farbtafel). Als mögliche Konsequenz entsteht ein Ödem der zentralen Hornhaut. Die weißliche Verfärbung der Hornhaut kann von Angehörigen oder Pädiatern spontan diagnostiziert werden und ist ein akutes Symptom des juvenilen Glaukoms.

Photophobie, Epiphora: Die Vergrößerung des *Hornhautdurchmessers* und die Trübung der zentralen Hornhaut verursachen Epiphora und Photophobie. Die Epiphora kann zur Fehldiagnose der Tränenwegsentzündung oder eines Tränenwegverschlusses führen. Beides sollte durch den Ophthalmologen ausgeschlossen werden.

Nervus opticus: Die Druckveränderungen der *Papille* (Sehnervenscheibe) durch den erhöhten intraokularen Druck ist beim juvenilen Glaukom deutlich stärker ausgeprägt als beim Erwachsenen. Die *Lamina cribrosa,* durch die ca. 1,2 Mio. Nervenfaserbündel (drittes Neuron) das Auge verlassen, ist in den ersten 2–3 Lebensjahren noch elastisch. Sie gibt einem erhöhten Augendruck stark nach, so daß eine oft maximale *Papillenexkavation* (Aushöhlung der Sehnervenscheibe) diagnostiziert werden kann (Abb. 30.3, Farbtafel). Durch die Elastizität der Lamina cribrosa kann bei frühzeitiger chirurgischer Intervention und konstanter Drucksenkung eine Remission der Papillenexkavation erreicht werden. Jedoch muß das kein hinreichendes Zeichen für eine funktionell erfolgreiche Therapie sein.

Refraktion und Strabismus: Die Vergrößerung des Hornhautdurchmessers über 11 mm hinaus und die Veränderungen der Sklera mit Verlängerung der Bulbusachse über 24 mm Achsenlänge führen zur Myopisierung. Die Korrektur der Refraktionsänderungen ist zur Vermeidung einer Amblyopie erforderlich und bedarf der ophthalmologischen Kontrolle. Auch bei einseitiger Hydrophthalmie kommt es zu Amblyopie und Strabismus.

> **Eine plötzlich auftretende Myopisierung sollte bei jungen Patienten immer an die Möglichkeit eines Glaukoms denken lassen.**

Bei großem Hornhautdurchmesser > 11 mm ist differentialdiagnostisch die Megalokornea von klinischer Bedeutung.

Iridotrabekulodysgenesie, Axenfeld-Syndrom, Rieger-Syndrom: Das Embryotoxon posterior beschreibt eine anormale Verdickung und anteriore dysgenetische Veränderungen der Schwalbe-Linie. Das Axenfeld-Syndrom ist normalerweise mit iridokornealen Verwachsungen verbunden, einer hohen Irisinsertion im Bereich des Trabekelmaschenwerkes und am Skleralsporn sowie mit Irisstromaveränderungen bis hin zur Atrophie, Korektopie und Ectropium uveae. Das Embryotoxon posterior ist zu etwa 60% mit einem Glaukom vergesellschaftet und bedarf in jedem Falle der ophthalmologischen Kontrolle. Bei diesen Patienten findet man selten Hornhautrisse oder Hornhautstromatrübungen.

Systemische Veränderungen bei Rieger-Syndrom zeigt Tabelle 30.2 (s.a. Abb. 30.4, Farbtafel).

Sowohl autosomal-dominante Veränderungen unterschiedlicher Expressivität als auch genetische Defekte auf den Chromosomen 4, 6, 11 und 18 sind in Verbindung mit dem Rieger-Syndrom beschrieben worden.

Aniridie: Diese seltene kongenitale, oft beidseitige Anomalie ist in der Regel sporadisch und autosomal-dominant anzutreffen.

Ein Glaukom ist in mehr als 50% der Fälle mit dieser Anomalie verbunden. Der Pathomechanismus der Glaukome in diesem Zusammenhang variiert. In manchen Fällen findet sich keine periphere Synechie zum Trabekelmaschenwerk, in anderen Fällen besteht auch eine Goniodysgenesie, die das Trabekelmaschenwerk mit einbezieht. In vielen Fällen entsteht in späteren Jahren (nach dem 6. Lebensjahr) ein sekundärer Kammerwinkelverschluß.

Eine Reihe kongenitaler Veränderungen sind mit morphologischen Dysgenesien im Bereich des Vordersegmentes des Auges verbunden, insbesondere im Bereich des Kammerwinkels, der Hornhaut, der Iris und der Linse. Ein kongenitales Glaukom kann in einigen dieser Syndrome auftreten (Tab. 30.3).

Besondere Hinweise

Das kongenitale Glaukom bedarf der schnellen ophthalmologischen Diagnostik und operativen Therapie, wenn den Kindern ein ausreichender Visus erhalten werden soll. Die Symptome Epiphora und Photophobie werden sehr oft falsch interpretiert, wodurch kostbare Zeit verlorengeht. Die Augen müssen bei entsprechend hohem Augeninnendruck bald operativ versorgt werden.

Tabelle 30.2 Systemische Veränderungen bei Rieger-Syndrom (s. Abb. 30.4, Farbtafel).

- Mittelgesichtshypoplasie
- Telekanthus mit breiter flacher Nasenwurzel
- Zahnanomalien, Mikrodontie, Anodontie, fehlende maxillare Inzision
- Umbilikalhernie
- kongenitale Herzveränderungen
- Mittelohrschwerhörigkeit
- zerebrale Retardierung

Tabelle 30.3 Syndrome mit kongenitalem Glaukom.

- Sturge-Weber-Syndrom
- Cutis marmorata teleangiectatica congenita
- Neurofibromatosis
- Rubinstein-Taybi-Syndrom
- Peter-Anomalie
- Axenfeld-Syndrom
- Rieger-Syndrom

31 Stauungspapille

Walter Rüssmann

Symptombeschreibung

Als Stauungspapille wird die pilzartige Vorwölbung der Sehnervpapille, verbunden mit vermehrter Füllung und Schlängelung der Netzhautvenen, bezeichnet. Zusätzlich sind streifenförmige Blutungen in der umgebenden Netzhaut, peripapilläres Netzhautödem und Netzhautfalten sowie weißliche Herde zu beobachten. Die Stauungspapille ist im Kindesalter in der Regel auf einen erhöhten intrakraniellen, seltener intraorbitalen Druck durch raumfordernde Prozesse zurückzuführen. Etwa 75 % der intrakraniellen Drucksteigerungen sind auf Hirntumoren zurückzuführen.

> **Die Stauungspapille ist meist kein Frühsymptom eines Hirntumors und kann bei langsam wachsenden Tumoren trotz beträchtlicher Drucksteigerung ebenso fehlen wie bei offenen Schädelnähten. Infratentorielle Raumforderungen führen früher und häufiger zu einer Stauungspapille als supratentorielle. Bei intrakranieller Raumforderung ist die Stauungspapille in der Regel beidseitig, bei intraorbitaler ist sie meist einseitig.**

Während das Vollbild der Stauungspapille bei der Ophthalmoskopie kaum zu verkennen ist, macht die Diagnose einer *beginnenden Stauungspapille* bisweilen erhebliche Schwierigkeiten: Zeichen der beginnenden Stauungspapille (Abb. 31.1a, Farbtafel) sind:
- vermehrte Hyperämie der Papille
- zunehmende Randunschärfe der Papille
- Prominenz zunächst des oberen und unteren Papillenrandes
- Erweiterung der Netzhautvenen
- vermehrte Sichtbarkeit von Kapillaren auf der Papille
- streifenförmige Faserschichtblutungen am Papillenrand.

Die *vollentwickelte Stauungspapille* (Abb. 31.1b, Farbtafel) ist gekennzeichnet durch:
- Vergrößerung des Papillendurchmessers
- allseitige Randunschärfe der Papille
- pilzförmige Prominenz
- rötliche Verfärbung, Kapillarerweiterung und Mikroaneurysmen auf der Papille
- Stauung und Schlängelung der Netzhautvenen
- Gefäßabknickung am Papillenrand
- streifige Blutung und sog. Cotton-wool-Herde (Nervenfaserschichtinfarkte) auf der Papille
- zirkumpapilläre Netzhautfalten

- evtl. Netzhautödem bis in die Makula mit weißlichen Ablagerungen in Stern- oder Fächermuster.

Differentialdiagnostisch sind bei der beginnenden Stauungspapille kongenitale Papillenanomalien zu berücksichtigen, bei der vollentwickelten Stauungspapille zusätzlich die Papillitis und Papillentumoren.

Besteht die Stauungspapille länger als 6–9 Monate, entwickelt sich das Bild einer *chronisch-atrophischen Stauungspapille*:
- Abnahme von Papillenvergrößerung und -prominenz
- Obliteration des Gefäßtrichters
- Engstellung, teilweise auch Einscheidung der Gefäße
- grauweiße Abblassung (Atrophie) der Papille
- progressive Sehschärfeneinbuße, konzentrische Gesichtsfeldeinschränkung, evtl. Erblindung.

Zu den differentialdiagnostisch wichtigeren Papillenanomalien gehören Pseudopapillitis (Abb. 31.2a, Farbtafel) und Drusenpapille (Abb. 31.2b, Farbtafel).

Rationelle Diagnostik

Anamnese

Man wird nach einer Stauungspapille suchen müssen, wenn in der Anamnese unklare Kopfschmerzen, unerklärliches plötzliches Erbrechen oder auch Sehstörungen (häufiges Stolpern, Fallen, Anecken oder Umlaufen) angegeben werden. Schwere beidseitige Sehstörungen – meist mit einer tiefen Verstörtheit vergesellschaftet – sind meist Zeichen einer doppelseitigen Papillitis oder einer retrobulbären Optikusneuritis.

Untersuchung

Bei einschlägiger Anamnese ist eine Ophthalmoskopie notwendig, wobei auf die in der DD-Tabelle aufgelisteten Befunde zu achten ist. Weil die Stauungspapille kein Frühzeichen ist, bei langsam zunehmendem Hirndruck und bei offenen Schädelnähten fehlt, schließt ihr Fehlen Raumforderungen ebensowenig aus wie der Nachweis einer Drusenpapille! Umgekehrt muß man beim Vorliegen einer Stauungspapille immer an eine Raumforderung denken und unverzüglich eine entsprechende bildgebende Diagnostik einleiten.

Bei intrakranieller Raumforderung mit Hirndruck finden sich bisweilen ein Schiefhals als Entlastungshaltung oder eine beidseitige Abduzensparese, bei intraorbitaler sind meist ein Exophthalmus oder eine Bulbusverlagerung festzustellen. Charakteristisch für eine beidseitige Abduzensparese sind Doppelbilder beim Blick in die Ferne, besonders nach rechts und links, während in der Nähe Doppelbilder meist fehlen.

Pupillenstörungen (s. Kap. 27 Anisokorie) können hinzutreten. Störungen der Pupillenlichtreaktion sprechen für eine Papillitis (Papillenunschärfe, -prominenz, -blutungen ähnlich der frühen vollentwickelten Stauungspapille) oder für eine retrobulbäre Optikusneuritis (zunächst unauffälliger Papillenbefund, später temporale Abblassung).

Das Flußdiagramm (Abb. 31.3) gibt weitere Anhaltspunkte.

Besondere Hinweise

Bei einem fraglichen Papillenbefund sollte man nach der Fehlsichtigkeit fragen. Dicke Sammelgläser (Hypermetropie) bei einem gesund und munter wirkenden Kind deuten auf eine Pseudostauungspapille. Ein ophthalmologisches Konsil wird zur Klärung zweifelhafter Befunde wesentlich beitragen können. Bei länger bestehender Stauungspapille mit drohendem Übergang zur chronisch-atrophischen Stauungspapille kann die operative Fensterung der Optikusscheiden dicht hinter dem Auge die Erblindung bisweilen verhüten.

Differentialdiagnostische Tabelle

Die wichtigste Verdachtsdiagnose ist die intrakranielle Raumforderung. Wegen der damit verbundenen Konsequenzen sollte man diese Diagnose bis zum sicheren Ausschluß im Blick behalten. Auch an einen Pseudotumor cerebri ist zu denken.

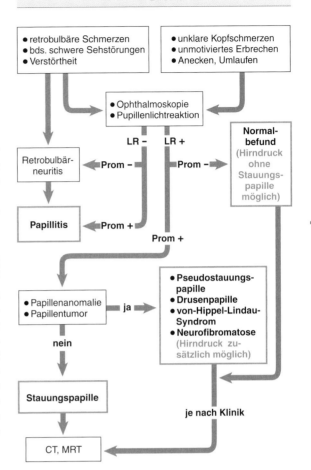

Abb. 31.3 Differentialdiagnose Stauungspapille.
LR–: gestörte Pupillenlichtreaktion
LR+: ungestörte Pupillenlichtreaktion
Prom–: keine Papillenprominenz vorhanden
Prom+: Papillenprominenz vorhanden.

Differentialdiagnose bei Papillenprominenz

Charakterisierung des Hauptsymptoms	weiterführende Nebenbefunde	Verdachtsdiagnosen	Bestätigung der Diagnose
Papillenunschärfe ohne meßbare Prominenz	kongenital, „kompaktes" Papillenbild, vermehrte Gefäßschlängelung ohne Stauung, oft familiär, oft mit höhergradiger Hypermetropie	Pseudoneuritis, Pseudostauungspapille	keine sonstigen Auffälligkeiten
	kongenital, stärker reflektierende, runde, hyaline, teils kalzifizierende Körperchen in der Papille, im frühen Kindesalter im Papillengewebe versenkt, aber erblich, deshalb Eltern mit untersuchen, Befund oft progredient	Drusenpapille	keine sonstigen Auffälligkeiten
	fächerförmige bis gefiederte Herde meist vom unteren oder oberen Papillenrand in die umgebende Netzhaut ausstrahlend	markhaltige Nervenfasern	keine sonstigen Auffälligkeiten

Augen

C

Differentialdiagnose bei Papillenprominenz *(Fortsetzung)*

Charakterisierung des Hauptsymptoms	weiterführende Nebenbefunde	Verdachts- diagnosen	Bestätigung der Diagnose
Papillenunschärfe ohne meßbare Prominenz	vermehrte Hyperämie der Papille, Erweiterung der Papillenkapillaren und der Netzhautvenen, Prominenz des oberen und unteren Papillenrandes, streifenförmige Blutungen	*beginnende Stauungspapille*	evtl. Kopfschmerzen, Erbrechen, Schwindel, Exophthalmus, Nachweis intraorbitaler oder intrakranieller Raumforderung (CT, MRT), Hirndrucknachweis
Papillenunschärfe und meßbare Prominenz	meist beidseitig, erhebliche Visusminderung, Störung der Pupillenlichtreaktion	Papillitis	verlängerte P100-Latenz im VECP, Entmarkungsherde im MRT, Liquorbefund
	lokalisierte oder diffuse Papillenauftreibung	Sehnervengliom	MRT, evtl. weitere Symptome einer Neurofibromatose
	beerenartige Papillenauftreibung	astrozytisches Hamartom (tuberöse Hirnsklerose)	Adenoma sebaceum, Krampfanfälle
	sektorförmige Papillenschwellung	kavernöses Hämangiom (von-Hippel-Lindau-Syndrom)	Angiomatosis retinae, ZNS-Hämangioblastome
	vergrößerter Papillendurchmesser, allseitige Randunschärfe, pilzförmige Papillenprominenz, Erweiterung von Papillenkapillaren und Netzhautvenen, Blutungen	*vollentwickelte Stauungspapille*	evtl. Kopfschmerzen, Erbrechen, Schwindel, Exophthalmus, Nachweis intraorbitaler oder intrakranieller Raumforderung (CT, MRT), Hirndrucknachweis

32 Sehstörungen, Visusverlust

Walter Rüssmann

Symptombeschreibung

Sehstörungen sind vielfältig. In Betracht kommen:
- Sehschärfenminderung (Visusminderung)
- Schwachsichtigkeit (Amblyopie)
- periphere Gesichtsfeldausfälle
- schlechtes Dämmerungssehen
- erhöhte Blendungsempfindlichkeit.

Das Ausmaß der Sehstörung variiert dabei in weiten Grenzen:
- Eine *Erblindung* liegt vor, wenn einem Auge jede Lichtscheinwahrnehmung fehlt.
- *Praktische Erblindung* besteht, wenn die Sehschärfe auf $^1/_{50}$ oder weniger herabgesetzt ist oder wenn andere Sehstörungen (z.B. Röhrengesichtsfeld) von einem solchen Schweregrad vorliegen, daß sie dieser Beeinträchtigung der Sehschärfe gleichzusetzen sind.
- Haben beide Augen einen entsprechenden Funktionsverlust, spricht man von *Blindheit*.
- Erreicht das bessere Auge lediglich eine Sehschärfe von $^1/_{20}$, liegt eine *hochgradige Sehbehinderung* vor.

Erblindung eines oder beider Augen wird im Kindesalter häufig verursacht durch:
- Fehlbildungen, Dysplasien oder Dystrophien von Netzhaut, Aderhaut oder Sehnerv
- Fehlbildungen des vorderen Augenabschnitts
- perinatale Schäden wie Asphyxie und Retinopathia praematurorum.

Seltenere Erblindungsursachen finden sich in Tabelle 32.1.

Rationelle Diagnostik

Anamnese

Es ist bemerkenswert, wie hochgradige Sehschärfeneinbußen Eltern entgehen können. Dies gilt besonders bei einseitigen Funktionsverlusten, aber auch bei beidseitigen. Oft werden Nebenbefunde in den Vordergrund gerückt.

Untersuchung

In der kinderärztlichen Praxis ist eine Sehschärfenprüfung frühestens ab 3–3,5 Jahren möglich.

Tabelle 32.1 Seltenere Erblindungsursachen im Kindesalter (nach Adler, G. et al. Hrsg.: Leiber – Die klinischen Syndrome, 8. Aufl., Urban und Schwarzenberg, München – Wien – Baltimore 1998).

zusätzliche Augenbefunde, Hinweise	Anomalie, Erkrankung, Syndrom
Nystagmus, kortikale Blindheit bei normalem Augenhintergrund	Aicardi-Goutière-Syndrom
Optikusatrophie, Nystagmus, zerebrale Blindheit	Canavan-Syndrom, infantile u. juvenile Form
Optikusatrophie, Pigmentanomalien der Netzhaut	Ceroidlipofuscinose, Typ Jansky-Bielschowsky
Optikusatrophie, Makuladegeneration, „Pfeffer-und-Salz-Fundus"	Ceroidlipofuscinose, Typ Spielmeyer-Vogt
Glaukom, Uveitis, Katarakt, Erblindung	Dermatoarthritis, familiäre histiozytäre
rezidivierende Keratitis, Hornhautnarben	Dermatoosteolysis, kirgisischer Typ
blasser Fundus, 50% kirschroter Fleck	G_{M1}-Gangliosidose, Typ I
hypertensive Arteriolopathie, Papillenödem, passagere kortikale Blindheit	Hypertension, enzephalopathische
Optikusatrophie	kraniometaphysäre Dysplasie
hochgradige Achsenhypermetropie, reflektorische Pupillenstarre, Pendelnystagmus, normaler Fundusbefund, Enophthalmus	Kurz-Syndrom
konnatale oder frühkindliche Blindheit, Nystagmus, träge Lichtreaktion der Pupille, Pigmentanomalien der Netzhaut, 95% ERG-Veränderungen	Leber-(Amaurosis-congenita-)Syndrom
	Leukodystrophie, metachromatische
Optikusatrophie	metaphysäre Dysplasie, Anetodermie
Optikusatrophie	neuroaxonale Dystrophie, Seitelberger
Gefäßproliferation im Glaskörper, Glaskörperblutung, Leukokorie, Katarakt, Hornhauttrübung, Glaukom, Phthisis bulbi	Norrie-Syndrom
konnatale Glaskörperhyperplasie, Katarakt, Phthisis bulbi, intraokulare Verkalkungen	Osteoporose-Pseudogliom-Syndrom
kirschroter Fleck bei juveniler Form	Sialidose
kirschroter Fleck	Tay-Sachs-Krankheit

Augen

C

Bis dahin wird sich der Kinderarzt auf indirekte Methoden beschränken müssen. Man kann etwa prüfen, ob das Kind sich beim *Abdecken des rechten oder linken Auges* wehrt. Stärkere Abwehr beim Abdecken des einen Auges spricht für eine Visusminderung des freien Auges.

Bei Neugeborenen und Säuglingen in den ersten Lebensmonaten kann der Kinderarzt nur *indirekte Kriterien zur Beurteilung des Sehvermögens* einsetzen. Wendet sich das Kind Lichtquellen (z. B. dem Fenster) oder dem Gesicht des Untersuchers zu? Ist eine Pupillenlichtreaktion vorhanden?

Für die *Sehschärfenprüfung* bei 3- bis 3,5jährigen Kindern ist der H-Test ohne oder besser mit Matchingbox zu empfehlen (Abb. 32.1 oben). Der Test muß in einer ruhigen Umgebung durchgeführt werden. Man sollte mit einer binokularen Prüfung beginnen, um das Kind mit dem Test vertraut zu machen. Danach ist die monokulare Prüfung obligatorisch. Ein pathologischer Befund liegt vor, wenn die Sehschärfe auf einem Auge bei 3jährigen Kindern unter 0,6 und bei 3,5jährigen unter 0,8 liegt. In diesem Fall sollte der Test an einem anderen Tag wiederholt werden. Auf diese Testwiederholung muß verzichtet werden, wenn die Anamnese oder ein sonstiger Befund für eine schwere Erkrankung des Nervensystems (z. B. Hirndruck, Enzephalitis u. a.) spricht. In diesem Fall ist eine sofortige neuropädiatrische und neuroradiologische Diagnostik einzuleiten. Bei noch jüngeren Kindern lassen sich letztlich nur Sehschärfenäquivalente ermitteln. Eine sehr praktikable Methode ist der Cardiff-Test (Abb. 32.1 unten).

Die *Prüfung des Gesichtsfelds* ist im Kindesalter meist nur orientierend möglich. Nach bitem-

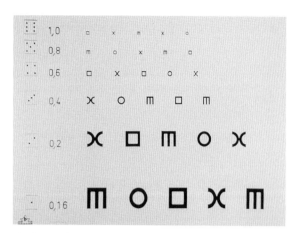

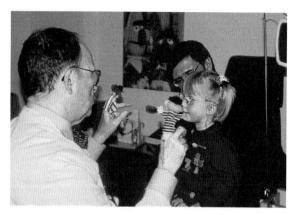

Abb. 32.2   Orientierende Gesichtsfelduntersuchung.

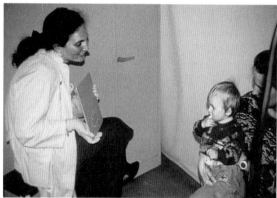

Abb. 32.1   H-Test (oben) und Cardiff-Test (unten). Der H-Test wird als Matching-Test durchgeführt, wobei das Kind entweder die zugehörige Matchingbox bedient oder auf einer entsprechenden Vorlage die Symbole zeigt. Der Cardiff-Test prüft „preferential looking". Die Testkarten haben Bilder unterschiedlicher Erkennbarkeit. Das Bild wird in zufälliger Folge oben oder unten präsentiert. Der Untersucher beobachtet die dabei vom Kind bevorzugte Blickrichtung. Das Kind wird in der Regel das Bild ansehen, wenn seine Sehschärfe ausreicht. H-Test und Cardiff-Test werden zunächst binokular geübt und danach monokular durchgeführt.

poralen Ausfällen (z. B. Hypophysen- oder Zwischenhirntumoren) sucht man so:
• Das Kind fixiert das Gesicht des Untersuchers.
• Der Untersucher hält neben das rechte und das linke Ohr des Kindes gleichzeitig Spielzeuge und führt diese rechts oder links in zufälligem Wechsel in das temporale Gesichtsfeld (Abb. 32.2).

Zu beobachten ist, ob das Kind eine gezielte Blicksprungbewegung macht, sobald das Objekt am Rande seines temporalen Gesichtsfelds auftaucht. Zur monokularen Prüfung wird das andere Auge mit einem Okklusionspflaster (z. B. Elastopad, Opticlude, Masteraid) verschlossen. Die Untersuchung wird entsprechend durchgeführt, wobei zu beachten ist, daß die nasalen Gesichtsfeldgrenzen nur bis etwa 60 Grad reichen, die tem-

poralen bis 90 Grad. Wichtig ist, daß das Kind vor Präsentation der Objekte das Gesicht des Untersuchers verläßlich fixiert.

Die *Prüfung der Pupillenreaktion* sollte nicht unterbleiben. Zur Untersuchung der Lichtreaktion ist der Swinging-flashlight-Test zu empfehlen. Man läßt das Kind geradeaus in den möglichst weitgehend abgedunkelten Raum sehen. Mit einer gut fokussierten Lichtquelle (z. B. Handophthalmoskop) wird zunächst das rechte Auge *von unten* so beleuchtet, daß das Licht die Hornhaut für 2–3 sec nicht ganz tangential trifft. Man wechselt rasch auf das linke Auge, beleuchtet dies ebenfalls 2–3 sec in gleicher Weise und kehrt dann zum rechten Auge zurück. Der Wechsel muß mindestens 5mal wiederholt werden. Man bewertet im Seitenvergleich Ausmaß und Geschwindigkeit der Pupillenverengung und die danach erreichte Pupillenweite. Beleuchtungsabhängige Seitendifferenzen sind pathologisch und als afferente Pupillenstörung zu deuten (Abb. 32.3).

Unverzichtbare Bestandteile der Untersuchung sind der *Durchleuchtungstest* und die *Ophthalmoskopie*, bei denen auf Medientrübungen (Hornhaut, Linse, Glaskörper), auf Stauungspapille, Optikusatrophie, Gefäß und Netzhautveränderungen zu achten ist.

Weitere Hinweise finden sich in Abbildung 32.4.

Besondere Hinweise

Bei allen Sehstörungen und bei Blindheit ist ein augenärztliches Konsilium zwingend. In der Regel wird man auch eine elektrophysiologische Untersuchung (EOG, ERG, VECP je nach Sachlage) veranlassen müssen. Von dem Einsatz bildgebender Verfahren war schon die Rede.

Besondere diagnostische Probleme können ein- oder beidseitige *psychogene Sehstörungen* machen. Der Verdacht entsteht, wenn Pupillenlicht-

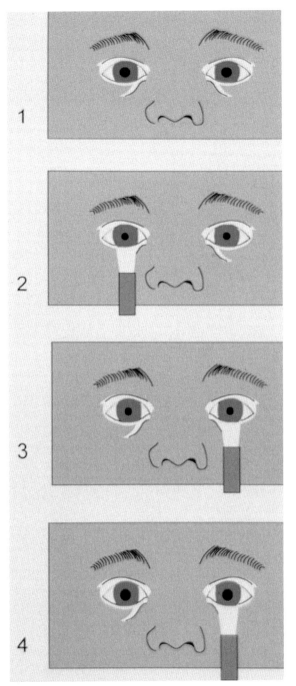

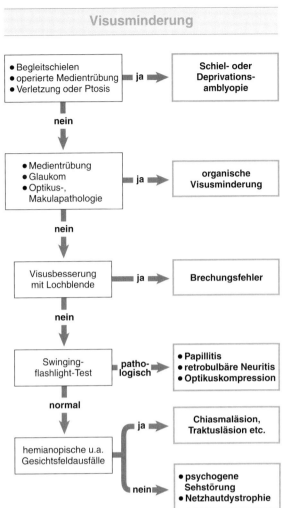

Abb. 32.4 Differentialdiagnose bei Visusminderung.

Abb. 32.3 Prüfung der Pupillenlichtreaktion mit dem Swinging-flashlight-Test.
1) Ausgangsweite im abgedunkelten Raum.
2) und 3) Normalbefund mit symmetrischer Verengung bei Beleuchtung des rechten und des linken Auges.
4) Afferente Störung links, Pupille erweitert sich bei Beleuchtung.

reaktion und Organbefund normal sind oder aber das Ausmaß der behaupteten Sehstörungen zum fröhlichen Verhalten des Kindes und zu seiner zielstrebigen Bewegung durch den Raum nicht paßt. Kinder mit erheblichen subakut oder akut aufgetretenen Sehstörungen beider Augen stehen unter einer Art Schockzustand. Sie wirken tief verstört und hilflos.

Differentialdiagnostische Tabelle

Sehstörungen im Kindesalter

Charakterisierung des Hauptsymptoms	weiterführende Nebenbefunde	Verdachtsdiagnosen	Bestätigung der Diagnose
Sehschärfen-minderung (Visusminderung)	Photophobie, großes Auge	konnatales Glaukom	Druckmessung in Narkose
	Hornhauttrübung, weiße Pupille, Photophobie, evtl. Schielen	Hornhautnarben, Katarakt, Retinoblastom, Unreife-retinopathie u.a.	entsprechender Vorder- oder Hinterabschnittsbefund
	Photophobie, Nystagmus	Zapfendystrophie	pathologisches ERG
	Photophobie, rote Augen, Nystagmus	Albinismus	entsprechender Vorder- oder Hinterabschnittsbefund
	fixiert nicht, erratische Augenbewegungen, evtl. Nystagmus	Fehlbildungen wie Optikus- oder Makuladys-/-aplasie, Netz-, Aderhautkolobom	entsprechender Vorder- oder Hinterabschnittsbefund, pathologisches VECP
	schlechte Fernsehschärfe	Myopie	Refraktionsbestimmung
	sieht schlecht, häufig Kopf-schmerzen nach längerer Augentätigkeit	Hypermetropie, Astigmatismus	Refraktionsbestimmung
	Kopfschmerzen nach län-gerer Naharbeit und nach der Schule, Leistungsmängel in der Schule, liest ungern	Akkommodations-insuffizienz	Akkommodationsbestimmung
		Heterophorie	Ab- und Aufdecktest
Schwachsichtigkeit (Amblyopie)	Schielen	Schielamblyopie bei Begleitschielen	H-Test, Abdecktest in den diagnostischen Blick-richtungen
	Brillen im Kindesalter in der Familie, Kopf-schmerzen nach längerer Augentätigkeit	Refraktionsamblyopie bei Hypermetropie, Astigmatismus, Anisometropie	Refraktionsbestimmung
	Lidsenkung, mit bedeckter Pupille im 1. Lebensjahr	Deprivationsamblyopie durch Ptosis	Ptosis, evtl. Zustand nach Operation
	Operation wegen Medien-trübung	Deprivationsamblyopie durch Medientrübung	entsprechender postoperativer Befund
periphere Gesichts-feldausfälle	Anecken, häufiges Stolpern und Fallen, in fremder Umgebung unsicher, Nachtblindheit	Retinopathia pigmentosa,	Fundusbefund, EOG
		Kearns-Sayre-Syndrom	Ptosis, Schielen, Myopathie, Fundusbefund, EOG, EKG
	Anecken, häufiges Stolpern und Fallen, in fremder Umgebung unsicher, evtl. plötzliches Erbrechen und Kopf-schmerzen	Hirntumoren wie Kranio-pharyngiom u.a.	bitemporale oder homonyme Hemianopie, MRT
schlechtes Dämmerungssehen	Anecken, Stolpern, Unsicherheit	Retinopathia pigmentosa Kearns-Sayre-Syndrom	
erhöhte Blendungs-empfindlichkeit	heftiges Zukneifen beider Augen bei Beleuchtung mit Fixierlicht oder Ophthalmoskop, großes Auge, graue Pupille	konnatales Glaukom	Augendruckmessung in Narkose, Organbefund
		Medientrübung (Hornhaut, Linse)	Organbefund
	pigmentarme Iris, Nystagmus	Albinismus	Organbefund
	Nystagmus	Zapfendystrophie	pathologisches ERG

33 Strabismus, Doppelbilder

Walter Rüssmann

Symptombeschreibung

Beim *manifesten Schielen (Heterotropie)* sind die Gesichtslinien (die geometrische Verbindung zwischen Fixierobjekt und Fovea) beider Augen nicht richtig ausgerichtet: Ein Auge fixiert, das andere sieht am Fixierobjekt vorbei (Abb. 33.1).

Zu unterscheiden sind:
- das *Begleitschielen*, bei dem keine Bewegungsdefizite bestehen, und das auftritt
  - als *latentes Schielen* (Heterophorie – Schielstellung nur beim Abdecken eines Auges) und
  - als *manifestes Schielen* (Heterotropie – Schielstellung immer oder mindestens intermittierend vorhanden).
- das *Lähmungsschielen*, bei dem Bewegungsdefizite vorliegen.

Begleitschielen tritt meist in den ersten 3 Lebensjahren auf, wobei Neugeborene oft ein Außenschielen zeigen, das in den ersten Lebenswochen verschwindet und keinen Krankheitswert hat. Lähmungsschielen kann angeboren sein oder durch Erkrankungen und Verletzungen der Augenmuskeln, der Augenhöhle oder des Nervensystems in jedem Alter erworben werden.

Zu unterscheiden sind nach der Richtung der Schielstellung weiter (s. Abb. 33.1):
- das Innenschielen mit Abweichung des schielenden Auges nach innen (manifest – Esotropie, latent – Esophorie),
- das Außenschielen mit Abweichung des schielenden Auges nach außen (manifest – Exotropie, latent – Exophorie),
- das Höher- bzw. Tieferschielen mit Abweichung des schielenden Auges nach oben bzw. unten (manifest – Hyper- bzw. Hypotropie, latent – Hyper- oder Hypophorie),
- das Verrollungsschielen (zyklorotatorisches Schielen) mit Verdrehung des Auges um seine optische Achse nach außen bzw. innen (manifest – Exzyklo- bzw. Inzyklotropie, latent – Exzyklo- bzw. Inzyklophorie).

Horizontale, vertikale und zyklorotatorische Abweichungen können kombiniert auftreten.

Doppelbilder (Diplopie) sind die subjektive Empfindung und Folge der Schielstellung. Sie fehlen in der Regel beim Begleitschielen und bei konnatalem Lähmungsschielen und werden bei erworbenem Lähmungsschielen im Vorschulalter eher selten angegeben, im Schulalter dagegen häufiger. Klein- und Vorschulkinder kneifen wegen der Doppelbilder oft ein Auge zu, verdecken es mit der Hand oder vermeiden bei Lähmungsschielen die

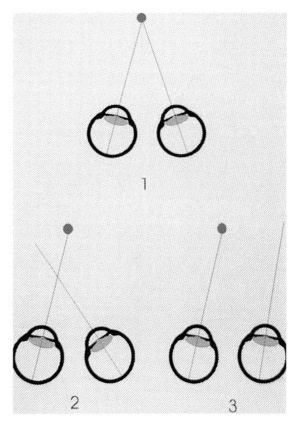

Abb. 33.1 Darstellung der Heterotropie. Kein Schielen (1), Innenschielen (2 – Gesichtslinie des rechten Auges nach innen abgewichen), Außenschielen (3 – Gesichtslinie des rechten Auges nach außen abgewichen).

gestörten Blickrichtungen, indem sie eine *Kopfzwangshaltung* annehmen.

Beim Innen- und Außenschielen stehen die Doppelbilder nebeneinander, beim Höher- und Tieferschielen sind sie vertikal versetzt, beim Verrollungsschielen sind sie schräg verkippt. Sind die verschiedenen Abweichungen kombiniert, zeigen die Doppelbilder eine entsprechende Lage.

Rationelle Diagnostik

Anamnese

Mögliche relevante Angaben sind in den DD-Tabellen zusammengefaßt. Ergänzende Hinweise sind:
- Das *Mikroschielen* ausgenommen, wird die Schielstellung bei *Begleitschielen* den Eltern

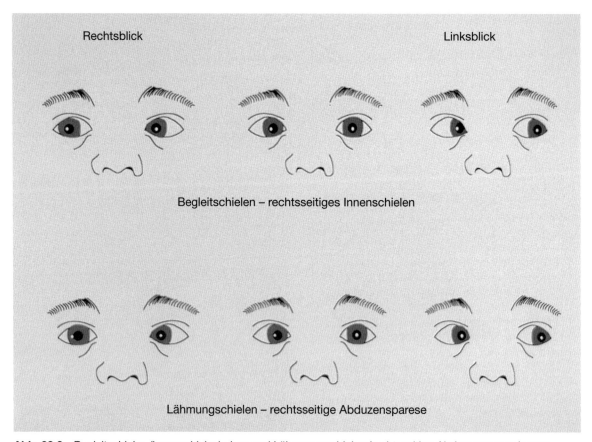

Rechtsblick   Linksblick

Begleitschielen – rechtsseitiges Innenschielen

Lähmungschielen – rechtsseitige Abduzensparese

Abb. 33.2 Begleitschielen (Innenschielen) oben und Lähmungsschielen (rechtsseitige Abduzensparese) unten.

kaum entgehen. Die Eltern können auch angeben, ob es sich um ein wechselseitiges Schielen (alternierende Heterotropie) oder um ein einseitiges Schielen (monolaterale Heterotropie) handelt. Im ersten Fall ist eine Schielamblyopie unwahrscheinlich, im zweiten ist sie anzunehmen. *Mikroschielen* erkennen die Eltern nur, wenn es zeitweilig in einen sichtbaren Schielwinkel dekompensiert (Abb. 33.2 und 33.3).

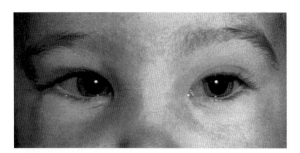

Abb. 33.3 Scheinbares Schielen, evtl. auch Mikrostrabismus. Die Vorstellung des etwa 1jährigen Kindes erfolgte unter Schielverdacht. Die Untersuchungen ergaben einen Normalbefund. Der Eindruck des Schielens entsteht in diesem Fall durch den Epikanthus. Die Abgrenzung zu einem Mikrostrabismus ist in diesem Alter sehr schwierig.

• *Begleitschielen* tritt in der Regel in den ersten 3 Lebensjahren auf. Bei späterem Schielbeginn ist an das *normosensorische Spätschielen* oder das *dekompensierte Mikroschielen* zu denken.
• Beim *konnatalen Lähmungsschielen* ist den Eltern in der Regel eine abnorme Kopfhaltung schon im 1. Lebenshalbjahr aufgefallen. Im Zweifel lasse man sich das Familienalbum vorlegen.
• Wird in der Anamnese über Augenverletzungen, -krankheiten oder -fehlbildungen berichtet, die das Sehvermögen stärker herabgesetzt haben, ist an eine *sekundäre Heterotropie* (bei Kindern meist Esotropie) zu denken.
• Doppelbilder kommen beim *Begleitschielen* und beim *konnatalen Lähmungsschielen* kaum vor. Beim *normosensorischen Spätschielen* und beim *dekompensierten Mikroschielen* wird gelegentlich über Doppelbilder und vorübergehendes Zukneifen oder -halten eines Auges berichtet.
• Kopfschmerzen finden sich bei Schulkindern mit *Heterophorie* und beim *Lähmungsschielen* in Abhängigkeit vom Grundleiden. Auch weitere anamnestische Angaben werden vom Grundleiden bestimmt.
• Bei einem erworbenen Schielen sollte man immer nach einem Zeckenbiß fragen und ggf. an eine Neuroborreliose denken.

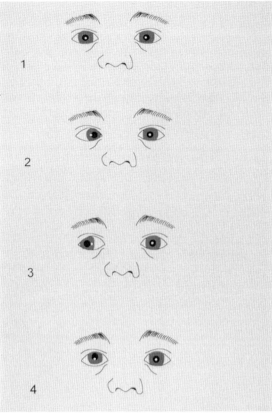

Abb. 33.4 Lage der Hornhautreflexbilder bei einem nichtschielenden Augenpaar (1), beim Innenschielen rechts (2), beim Außenschielen rechts (3) und beim Höherschielen rechts (4).

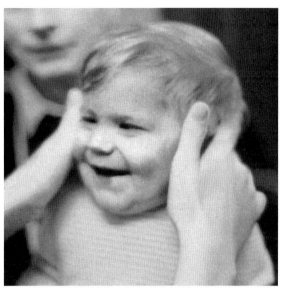

Abb. 33.5 Puppenkopfphänomen. Bei Kindern, die mit den Augen keinen Fixierobjekten folgen, löst der Untersucher über Kopfbewegungen kompensatorische Augenbewegungen aus.

Untersuchung

Zunächst ist festzustellen, ob das Kind eine *Kopfzwangshaltung* hat oder nicht. Bei einer Kopfzwangshaltung versucht das Kind beim Laufen, Sitzen und Umhersehen im Raum stets dieselbe Kopfhaltung einzunehmen. Okulär bedingte Kopfzwangshaltungen finden sich sowohl beim Begleitschielen (frühkindliches Schielen) als auch beim Lähmungsschielen. Beim Begleitschielen findet sich in der Kopfzwangshaltung ein manifestes Schielen; beim Lähmungsschielen fehlt in der Regel manifestes Schielen in der Kopfzwangshaltung.

Die Augenstellung muß deshalb in der bevorzugten Kopfhaltung und Blickrichtung untersucht werden. Man beurteilt dabei die *Hornhautreflexbilder*, die beim Fixieren einer kleinen Lichtquelle etwa 50 cm vor den Augen entstehen. Hori-

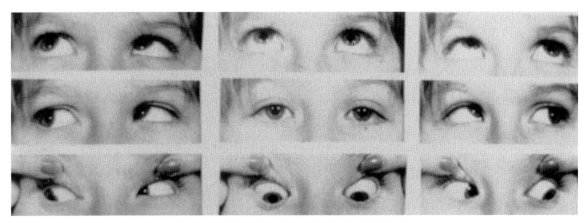

Abb. 33.6 Frühkindliches Schielen. In Hauptblickrichtung ist eine kleinwinklige Esotropie vorhanden, die sich bei Abblick deutlich verstärkt (sog. V-Symptom). Beim Blick nach rechts und links ist jeweils ein Höherschielen des adduzierten Auges zu erkennen (Strabismus sursoadductorius), das einem Ungleichgewicht zwischen M. obliquus inferior (Überfunktion) und M. obliquus superior (Unterfunktion) zuzuschreiben ist. Dem Senkungsdefizit des adduzierten Auges entspricht ein Hebungsüberschuß, so daß paretische Einschränkungen auszuschließen sind.

zontal- und Vertikalschielen kann an einer Verlagerung der Hornhautreflexbilder erkannt werden, wenn der Schielwinkel 5–7 Grad überschreitet (Abb. 33.4), zyklorotatorisches Schielen dagegen nicht.

Weiteren Aufschluß liefert der *Abdecktest.* Dabei wird in 40–50 cm Augenabstand ein Fixierobjekt vorgehalten, das mutmaßlich hinreichende

Aufmerksamkeit findet (Fingerpuppe, Gummibärchen o. ä.). Das rechte Auge wird mit dem Daumen oder der flachen Hand abgedeckt, das linke beobachtet. Macht das linke Auge eine Bewegung (Einstellbewegung) auf das Fixierobjekt, besteht ein manifestes linksseitiges Schielen. Zum Nachweis des manifesten rechtsseitigen Schielens muß anschließend das linke Auge abgedeckt und das

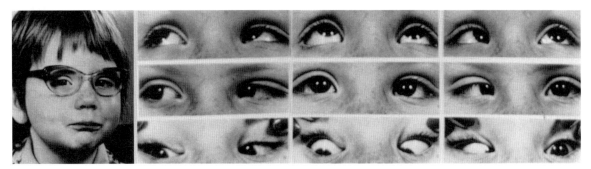

Abb. 33.7 Retraktionssyndrom links. Oben – typische Kopfzwangshaltung mit Kopfdrehung nach links und Bevorzugung des Rechtsblicks, unten – Augenstellung in den diagnostischen Blickrichtungen. Man erkennt, daß das linke Auge nur bis zur Mitte abduziert werden kann. Beim Blick geradeaus deutliches Innenschielen des linken Auges, beim Blick nach rechts Adduktionsdefizit des linken Auges und Lidspaltenverengung (Retraktion).

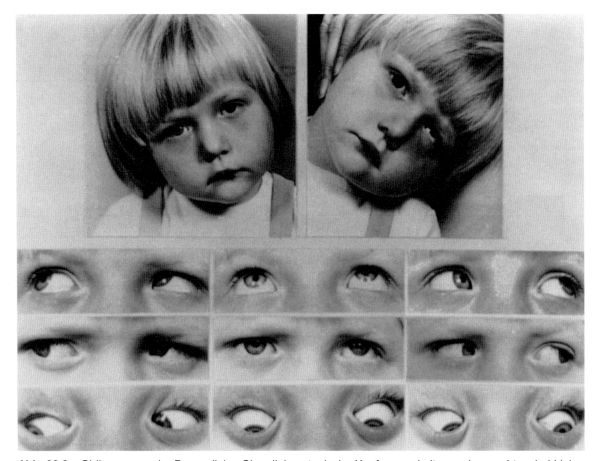

Abb. 33.8 Obliquus-superior-Parese links. Oben links – typische Kopfzwangshaltung, oben rechts – bei Linksneigung Höherschielen des linken Auges (Nagel-Bielschowsky-Phänomen), unten – Augenstellung in den diagnostischen Blickrichtungen. Die Parese ist an dem Senkungsdefizit beim Blick nach unten rechts zu erkennen.

rechte beobachtet werden. Die Untersuchung ist bei höherer Amblyopie nicht völlig verläßlich, weil das amblyope Auge u. U. nicht richtig fixieren kann. In diesem Fall können nur die Hornhautreflexbilder beurteilt werden.

Die Untersuchung sollte bei geradem Kopf und Blick geradeaus wiederholt werden. Darüber hinaus ist nach *Bewegungsdefiziten* zu suchen, die für ein Lähmungsschielen sprechen (s. Abb. 33.2). Dies geschieht so, daß man die Augen – mit einem Fixierlicht oder über passive Kopfbewegungen (Puppenkopfphänomen – s. Abb. 33.5) – in die sogenannten diagnostischen Blickrichtungen führt und dabei auf Bewegungs- und Stellungsunterschiede achtet. Als Beispiele für typische Befunde mögen die Abbildungen 33.6 bis 33.8 dienen.

Neben diesen Untersuchungen ist zu prüfen, ob ein Exophthalmus, eine Anisokorie, eine Stauungspapille oder Optikusatrophie vorliegt. Abbildung 33.9 zeigt das diagnostische Vorgehen.

Besondere Hinweise

Beim *Lähmungsschielen* ist das wichtigste der Ausschluß intraorbitaler und intrakranieller Raumforderungen. Ggf. ist bildgebende Diagnostik notwendig. Darüber hinaus ist an Infektionen des Nervensystems zu denken, insbesondere an die Neuroborreliose. Vorrangig beim *Begleitschielen* sind die Amblyopievorsorge und -behandlung. Eine differenziertere Diagnostik von Augenbewegungsstörungen ist Sache des Augenarztes. Er kann durch die Auswertung weiterer Befunde (Pupillenreaktion, Gesichtsfeld, Blickbewegungen) beim Lähmungsschielen Hinweise zur Herdlokalisation geben und muß die Schiel- und Amblyopiebehandlung übernehmen.

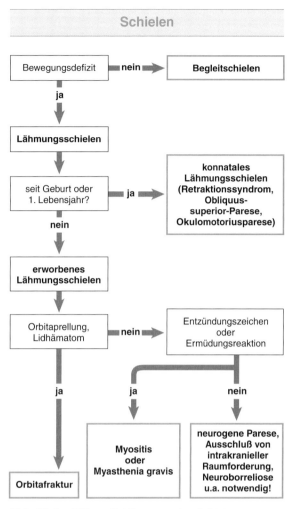

Abb. 33.9 Differentialdiagnose des Schielens.

Differentialdiagnostische Tabellen

Differentialdiagnose der Schielformen

Charakterisierung des Hauptsymptoms	weiterführende Nebenbefunde	Verdachtsdiagnosen	Bestätigung der Diagnose
ein- oder wechselseitiges Innen- oder Außenschielen	oft Schielen in der Familie, Schielbeginn meist in den ersten 3 Lebensjahren, bisweilen mit Höher- oder Tieferschielen, mit Augenzittern und Kopfzwangshaltung	frühkindliche Eso- oder Exotropie	entsprechender Abdecktest, keine Doppelbilder, keine Bewegungsdefizite, bisweilen Rucknystagmus beim Abdecken eines Auges (schlägt zum fixierenden Auge = latenter Nystagmus), Schrägschielen durch Über- oder Unterfunktion der schrägen Augenmuskeln, evtl. Amblyopie
	von den Eltern meist nicht bemerkt, bisweilen zeitweilig Innen- oder Außenschielen oder einseitige Schwachsichtigkeit festgestellt	Mikroschielen (Mikrotropie)	beim Abdecktest Schielstellung maximal 5°, einseitige Amblyopie beim Sehtest (z. B. H-Test), oft exzentrische Fixation, keine Bewegungsdefizite

Differentialdiagnose der Schielformen *(Fortsetzung)*

Charakterisierung des Hauptsymptoms	weiterführende Nebenbefunde	Verdachtsdiagnosen	Bestätigung der Diagnose
ein- oder wechselseitiges Innen- oder Außenschielen	zeitweiliges Innen- oder Außenschielen (häufiger), Lichtscheu, Kopfschmerzen	intermittierende Eso- oder Exotropie	Schielen nach Abdecken eines Auges, beim Innenschielen oft Hypermetropie (akkommodative Esotropie)
	plötzlicher Schielbeginn meist im 4. Lebensjahr, anfangs oft Zukneifen oder -halten eines Auges	normosensorisches Spätschielen, dekompensiertes Mikroschielen (Mikrotropie)	Esotropie, kein Abduktionsdefizit, keine Bewegungsdefizite
	zeitweilige Doppelbilder (selten), Kopfschmerzen, Leseunlust, Schulversagen, Lichtscheu	Heterophorie	Schielen beim Abdecken eines Auges, Wiederaufnahme des beidäugigen Sehens nach Wiederfreigabe (Fusionsbewegung), keine Bewegungsdefizite
auffällige Kopfhaltung seit den ersten Lebensmonaten, Schielen in manchen Blickrichtungen	Innen-, selten Außenschielen beim Blick geradeaus, Bewegungseinschränkung meist nach außen, bisweilen enge Lidspalte, keine Doppelbilder, deutliche Bewegungsdefizite, Kopfzwangshaltung	Retraktionssyndrom (Stilling-Türck-Duane)	Eso-, selten Exotropie, meist erhebliches Abduktions- bei geringerem Adduktionsdefizit, einseitig, selten beidseitig, Kopfzwangshaltung mit Drehung des Gesichts zum betroffenen Auge, meist Verengung der Lidspalte in Adduktion (Retraktion)
	Höher- oder Tieferschielen bei Blick geradeaus mit geradem Kopf	konnatale Obliquus-superior-Parese	Schiefhaltung des Kopfes (Torticollis), Zunahme des Vertikalschielens bei Kopfneigung zum betroffenen Auge (Kopfneigetest nach Nagel-Bielschowsky)
	Außen- und Tieferschielen beim Blick geradeaus mit geradem Kopf, Oberlidsenkung, evtl. mit Oberlidanhebung bei Abblick, ungleiche Pupillen	konnatale Okulomotoriusparese	Exo- und Hypotropie, Miosis, Bewegungsdefizite an mehreren Augenmuskeln, Ptosis, evtl. Lidspaltenerweiterung bei Blicksenkung und bei Adduktion
plötzlicher Beginn mit Zukneifen eines Auges, evtl. (vorübergehend) Doppelbilder, Änderung der Kopfhaltung	Traumaanamnese	Orbitafraktur	Lid- und Bindehauthämatome, bisweilen Lidemphysem, Hebungs- und Senkungsdefizit bei Orbitabodenfraktur, Ab- und Adduktionsdefizit bei Orbitawandfraktur
	ermüdungsabhängiges Schielen, Doppelbilder, Lidsenkung	Myasthenia gravis	Zunahme der Ptosis bei 60 Sekunden Aufblick, Besserung unter Cholinesterasehemmern (Tensilon-Test), Acetylcholinrezeptorantikörper im Blut
	Erkältung, Schmerzen, Schielen, Doppelbilder, Lidschwellung und -senkung	Myositis, Orbitaphlegmone	evtl. Lid- und Bindehautrötung und -schwellung, Druckdolenz, Bewegungsdefizit und -schmerz, Sinusitisausschluß
	Verhaltensänderung, Kopfschmerz, Übelkeit, Erbrechen, Kopfzwangshaltung	neurogene Paresen	Bewegungsdefizite entsprechend Abduzens-, Okulomotorius-, Trochlearisparese oder Ophthalmoplegie, Ausschluß von intraorbitaler oder intrakranieller Raumforderung und Infektionen (Borrelien!)

Seltenere Verdachtsdiagnosen und weitere Merkmale beim Lähmungsschielen (nach Adler, G. et al.
Hrsg.: Leiber – Die klinischen Syndrome, 8. Aufl., Urban und Schwarzenberg, München–Wien–Baltimore 1998).

zusätzliche Hinweise		Anomalie, Erkrankung, Syndrom
Abduzenslähmung	Fazialisparese, Trigeminusläsion, Nystagmus	Brückenhauben-Symptomatik, kaudale
	periphere Fazialisparese, kontralaterale Gliedmaßenlähmung, kontralaterale Hemianästhesie	Foville-Symptomatik
	periphere Fazialisparese, kontralaterale Hemiparese	Millard-Gubler-Symptomatik
	angeborene beidseitige Fazialisparese, beidseitige Abduzensparese, Atrophie der Zunge, Kauschwäche u. a.	Moebius-Kernaplasie
	kontralaterale Hemiparese	Raymond-Syndrom
	Lidspaltenverengung und Retraktion bei Adduktion	Retraktionssyndrom
	Taubstummheit, Ohrfehlbildungen, Klippel-Feil-Phänotyp, Retraktionssyndrom, Tortikollis	Wildervanck-Syndrom
Okulomotoriuslähmung	kontralateral Hemiataxie, Rigor, Hyperkinesen	Benedikt-Symptomatik
	kontralateral Hemiataxie	Claude-Symptomatik
	zunächst paralytische Mydriasis, Ptosis, später Bewußtseinsstörung	Klivuskanten-Symptomatik
	vertikale Blickparese, kontralateral Hemiataxie, Hemichoreoathetose	Nothnagel-Symptomatik
	konnatale Okulomotoriuslähmung mit Ptosis und Exotropie, zyklische Spasmen mit Lidöffnung und Miosis	Okulomotoriuslähmung, zyklische
	kontralateral zentrale Fazialisparese, Hemiplegie	Weber-Symptomatik
Trochlearisparese, beidseitige	Schädel-Hirn-Trauma mit Einriß des Velum medullare posterius	
Abduzens-, Okulomotorius-, Trochlearislähmung in unterschiedlicher Kombination	Schädelbasisprozeß, einseitige Lähmung aller Hirnnerven	Garcin-Symptomatik
	Otitis media und Mastoiditis mit Beteiligung der Pyramidenspitze, Trigeminusschmerz (V,1), Lichtscheu, Tränenfluß, verminderte Hornhautsensibilität	Gradenigo-Syndrom
weitere kombinierte Augenmuskelparesen (Ophthalmoplegie), Blickstörungen	adduzierte Daumen, Trinkschwierigkeiten, Klumpfüße, Kraniostenose u.a.m.	Adducted-thumb-Sequenz
	vertikale Blickparese, Konvergenz- und/oder Retraktionsnystagmus, Lidretraktion, reflektorische Pupillenstörung	Aquädukt-Symptomatik
	Hemiplegie, Blickparese nach ipsilateral, Ataxie	Brückenläsion, paramediane
	Blickparese nach unten, Blicksprungbewegungen mehr gestört als Blickfolge, später vertikale und horizontale Blickparese, Demenz	DAF-Symptomatik
	Parästhesien, Schmerzen in V,1	Fissura-orbitalis-superior-Syndrom
	progrediente neurale Taubheit, Ptosis, Dysarthrie, vegetative Herz-Kreislauf-Symptome und gastrointestinale Ausfälle, Malnutrition	Groll-Hirschowitz-Syndrom
	Ptosis, progrediente tapetoretinale Degeneration und kardiale Erregungsleitungsstörungen	Kearns-Sayre-Syndrom
	Konvergenz-, Retraktionsnystagmus, vertikale Blickparese	Koerber-Salus-Elschnig-Symptomatik
	Nystagmus, Optikusatrophie, Visusverlust, Muskelhypotonie, Pyramidenbahnzeichen, Kleinhirnsymptome	Leigh-Enzephalomyelopathie
	Katarakt, Nystagmus, Epikanthus, vertikale Blickparese, Ptosis, Ataxie, Hypo- oder Areflexie, Oligophrenie, Minderwuchs	Marinescu-Sjögren-Syndrom I
	beids. Ptosis, abdominale Schmerzen, Übelkeit, Erbrechen, Durchfälle	Muskeldystrophie, okulogastrointestinale

Augen

C

Seltenere Verdachtsdiagnosen und weitere Merkmale beim Lähmungsschielen (nach Adler, G. et al.)
(Fortsetzung)

zusätzliche Hinweise		Anomalie, Erkrankung, Syndrom
weitere kombinierte Augenmuskelparesen (Ophthalmoplegie), Blickstörungen	Ptosis, normale Acetylcholinrezeptorantikörper	myasthenes Syndrom, kongenitales
	progredienter Visusverlust, Amaurose, Optikusatrophie, Hörverlust, Taubheit, Intelligenz- und Sprachabbau	Nyssen-van-Bogaert-Syndrom
	Blickparese, Konvergenzparese, reflektorische Pupillenstarre	Parinaud-Symptomatik
	horizontale Blickparese bei erhaltenem vestibulookulärem Reflex	Roth-Bielschowsky-Symptomatik
	initial Abduzenslähmung, heftiger Schmerz in V,1	Sinus-cavernosus-Symptomatik, laterale

34 Nystagmus

Walter Rüssmann

Symptombeschreibung

Als *Nystagmus (Augenzittern)* werden meist unwillkürliche, periodische Augenbewegungen bezeichnet. Nach Bewegungsform (Schlagform) unterscheidet man zwischen Ruck- und Pendelnystagmus.

Der *Rucknystagmus* ist durch den Wechsel einer langsamen Bewegungsphase mit einer schnellen gekennzeichnet. In der langsamen Phase driften die Augen vom Fixierobjekt, in der schnellen richten sie sich wieder darauf aus (Rückstellsakkade). Der Nystagmus wird nach der schnellen Phase benannt (z.B. rechtsschlägig bei schneller Phase nach rechts). Die Schlagrichtung kann horizontal, vertikal oder schräg sein.

Beim *Pendelnystagmus* ist eine Unterscheidung zwischen schneller und langsamer Phase nicht möglich. Die Augen bewegen sich undulierend. Dabei können sich horizontale und vertikale Bewegungskomponenten zu zirkulären, elliptischen oder diagonalen Bewegungen überlagern.

Ist der Nystagmus an beiden Augen gleichgerichtet *(konjugiert)*, aber unterschiedlich ausgeprägt, spricht man von *dissoziiertem Nystagmus.* Bei *diskonjugiertem Nystagmus* bewegen sich beide Augen in entgegengesetzter Richtung (z.B. *Konvergenznystagmus, Schaukelnystagmus).* Ein *latenter Nystagmus* liegt vor, wenn sich der Nystagmus nur beim Abdecken oder nach erheblicher Visusverschlechterung eines Auges manifestiert, wobei die schnelle Phase zum fixierenden Auge gerichtet ist. Der latente Nystagmus sollte nicht mit dem *periodisch-alternierenden Nystagmus* verwechselt werden, bei dem – bei unbehindertem Sehen – eine periodische Schlagrichtungsumkehr von rechts nach links und zurück zu beobachten ist.

Zu unterscheiden sind ferner:
• der *kongenitale Nystagmus*, ein Rucknystagmus, der sich in den ersten 3 Lebensmonaten manifestiert,
• der *okuläre Nystagmus*, ein Pendelnystagmus, der ebenfalls in den ersten Lebensmonaten auftritt und mit organisch bedingter beidseitiger Visusminderung durch Anomalien oder Erkrankungen des Auges verbunden ist.

Folgen bzw. Begleiterscheinungen des Nystagmus sind:
• eine über allfällige organische Funktionsdefekte hinausgehende Sehschärfenminderung, verursacht durch die Instabilität des Netzhautbildes,
• Drehschwindel, Übelkeit, Erbrechen bei erworbenem vestibulärem Nystagmus,
• die Bevorzugung von Blickrichtung mit minderer Nystagmusintensität – in der Regel Blick in Richtung der langsamen Phase – durch entsprechende Kopfhaltung (Kopfzwangshaltung),
• Kopfwackeln, wobei die Kopfwackelbewegungen nicht der unmittelbaren Kompensation der Augenbewegungen dienen,
• Konvergenzstellung der Augen,
• Zukneifen der Augen.

Einzelne Patienten mit kongenitalem Nystagmus können offenbar lernen, den Nystagmus völlig zu unterdrücken. Es ist nicht bekannt, wie sie das machen.

Der Nystagmus ist von anderen periodischen Augenbewegungen zu unterscheiden, die durch *aufeinanderfolgende Blicksprungbewegungen (sakkadischen Oszillationen)* gekennzeichnet sind, wie *Opsoklonus* und *„ocular flutter"*. Bei diesen Bewegungen sind ausschließlich schnelle Phasen mit kurzen Fixationsintervallen zu beobachten.

Rationelle Diagnostik

Anamnese

In der Regel wird den Eltern der Nystagmus oder die dadurch verursachte Kopfzwangshaltung auffallen. Es ist für die Differentialdiagnose wichtig, ob dies schon in den ersten 3 Lebensmonaten der Fall war. Ein akuter vestibulärer Nystagmus wird wegen seiner vegetativen Begleiterscheinungen ebenfalls nicht unbemerkt bleiben. Anamnestische Hinweise sollten gesucht werden.

Untersuchung

Die pigmentlose Regenbogenhaut des totalen Albinismus ist nicht zu übersehen und wird schon den Eltern auffallen (Abb. 34.1a, Farbtafel). Bei der Ophthalmoskopie ist ein schwerer Pigmentmangel von Netz- und Aderhaut festzustellen, der mit einer A- oder Dysplasie der Makula verbunden ist (Abb. 34.1b, Farbtafel). Bei partiellem Albinismus ist die Regenbogenhaut vergleichsweise gut pigmentiert, so daß rote Augen fehlen. Es finden sich aber in der Regel filigrane periphere Irispigmentblattdefekte, die als Kirchenfensterphänomen beim Durchleuchtungstest nach Brückner zu erkennen sind. Der Pigmentmangel des Augenhintergrundes und die Dysplasie der Makula können auch in diesem Fall beträchtlich sein.

Medientrübungen und Aniridie sind ebenfalls leicht zu erkennen. Die Beurteilung des Augenhintergrundes ist schwieriger. Der Kinderarzt wird sich hier auf die gröbere Pathologie (Glaskörpertrübung, Stauungspapille, Optikusatrophie, -aplasie, -dysplasie, Makulakolobome, -narben, -dysplasie) beschränken müssen.

Augen

C

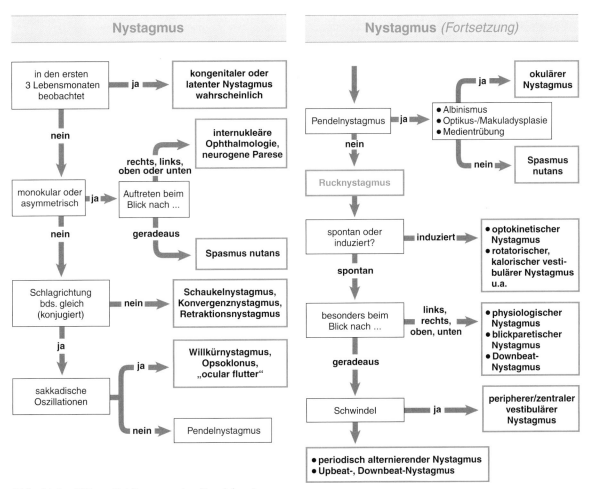

Abb. 34.2 Differentialdiagnose des Pendelnystagmus.

Man sollte sich im übrigen die Zeit nehmen, den Nystagmus genauer zu analysieren, wobei man dem in der Abbildung 34.2 wiedergegebenen Leitpfad (Flußdiagramm) folgen sollte.

An ergänzender Diagnostik sind elektrophysiologische Untersuchungen beim Verdacht auf Netz-, Aderhaut- oder Optikuspathologie und bildgebende Verfahren beim Verdacht auf intrakranielle Raumforderung notwendig.

Besondere Hinweise

Zur genaueren Klärung sind augen-, hals-, nasen- und ohrenärztliche Konsilien notwendig. Kinder mit okulärem Nystagmus haben oft beträchtliche Brechungsfehler, die gemessen und mit einer Brille optisch ausgeglichen werden müssen. Vergrößernde Sehhilfen und spezielle Filtergläser (Kantenfilter, „Himbeergläser") sind oft hilfreich. Die Behandlung der relativen Amblyopie – d.h. des Anteils der Sehbehinderung, der als Refraktions- oder Schielamblyopie zu deuten ist – und Förderungsmaßnahmen dürfen in diesen Fällen nicht vergessen werden.

Differentialdiagnostische Tabellen

Seltenere Erkrankungen und Anomalien mit Nystagmus sind in den DD-Tabellen aufgeführt.

Differentialdiagnose des Rucknystagmus: schnelle und langsame Phase unterscheidbar, gleiche Schlagrichtung beider Augen

Charakterisierung des Hauptsymptoms	weiterführende Nebenbefunde	Verdachtsdiagnosen	Bestätigung der Diagnose/ Hinweise
Rucknystagmus als Zufallsbefund	ab 35° Blick nach rechts, links, oben, unten	Endstellungs- nystagmus	Normvariante
erworbener Ruck- nystagmus	Rückdrift aus exzentrischen Blickpositionen mit folgender Rückstellsakkade	Blickrichtungs- nystagmus, blick- paretischer Nystagmus	Blickhalteschwäche bzw. Blick- parese, Hirnstammläsion (MRT)
erworbener Ruck- nystagmus mit Drehschwindel	schwerer Drehschwindel, Übelkeit, Unsicherheit	peripher-vestibulärer Spontannystagmus	einseitiger Labyrinthausfall, Ausfall des N. statoacusticus, langsame Drift zum kranken Labyrinth, Rückstell- sakkade zum gesunden (z.B. Labyrinth- ausfall rechts, linksschläger Ruck- nystagmus), Hemmung des Nystagmus durch Fixieren und beim Blick in Rich- tung der langsamen Phase (HNO)
	geringere Schwindel- erscheinungen	zentral-vestibulärer Spontannystagmus	bisweilen Verstärkung des Nystag- mus durch Fixieren, Hirnstamm- oder Kleinhirnläsionen (MRT)
angeborener Ruck- nystagmus	Schlagrichtung konstant, oft Vorzugsblickrichtung entsprechend Nystagmus- beruhigung (Kopfzwangs- haltung)	kongenitaler Nystagmus (im engeren Sinn)	Anamnese, Schlagform
	periodische Schlagrichtungs- umkehr mit entsprechend veränderlicher Kopfhaltung	periodisch- alternierender Nystagmus	gute Anamnese bzw. längere Beobachtung notwendig
	zum fixierenden Auge ge- richteter Rucknystagmus, ma- nifestiert sich beim Abdecken des anderen Auges oder auch bei Medientrübung	latenter Nystagmus	Abdecktest, Schlagform
schnelle und lang- same Phase *nicht zu unterscheiden,* undu- lierende Schlagform, keine Kopfzwangs- haltung, Manifestation in den ersten Lebens- monaten *(Pendel- nystagmus)*	pendelförmige Augenbewe- gungen unterschiedlicher Richtung und Intensität, Photophobie, Blepharo- spasmus	okulärer Nystagmus	Linsentrübungen, Aniridie, Makulanarben (Toxoplasmose, Unreiferetinopathie), Makula- oder Sehnervendys- oder -aplasie, Achromatopsie (Zapfendystrophie), Blauzapfenmonochromasie, Albinismus

Differentialdiagnose des diskonjugierten Nystagmus: entgegengesetzte Schlagrichtung beider Augen

Charakterisierung des Hauptsymptoms	weiterführende Nebenbefunde	Verdachtsdiagnosen	Bestätigung der Diagnose/ Hinweise
entgegengesetzte Schlagrichtung beider Augen	gegensinnige Vertikal- und Verrollungsbewegungen der Augen (Frequenz 2 Hz)	Schaukelnystagmus (See-saw-Nystagmus)	Verdacht auf Hirnstammläsion (Gravizeption, Otolithen)
	Schlagrichtung konvergierend, dabei ruckartige Retraktion	Konvergenz-, Konvergenz-Retraktions-Nystagmus	vertikale Blickparese, Mittelhirnpupillen (mittelweit, reflektorische Starre), evtl. Oberlidretraktion, Mittelhirnkompression (Aquäduktsymptomatik)
gleichsinnige Bewegung der Augen, aber unterschiedliche Amplitude (dissoziierter Nystagmus)	Blickrichtungsnystagmus mit unterschiedlicher Amplitude bei internukleärer Ophthalmoplegie	Blickrichtungsnystagmus, dissoziierter	internukleäre Ophthalmoplegie (INO): z.B. bei Rechtsblicksakkade verlangsamte Adduktionssakkade des linken Auges, in Rechtsblickposition rechtsschlägiger Nystagmus mit größerer Amplitude am rechten Auge (Hirnstammtumor, Neuroborreliose, Encephalomyelitis disseminata ausschließen)
	hochfrequenter (bis 11 Hz), feinschlägiger dissoziierter Pendelnystagmus mit horizontaler, vertikaler oder raddrehender Bewegung, Kopfwackeln, Beginn 1. Lebensjahr	Spasmus nutans	genaue Beobachtung **(Gliom im Chiasmabereich, dienzephale Tumoren ausschließen!)**
rasch aufeinanderfolgende Sakkaden (sakkadische Oszillationen)		Opsoklonus, ocular flutter, Gegenrucke u.a.	genaue Beobachtung **(Neuroblastom ausschließen)**

Seltenere Verdachtsdiagnosen und weitere Merkmale bei Nystagmus (nach Adler, G. et al. Hrsg.: Leiber – Die klinischen Syndrome, 8. Aufl., Urban und Schwarzenberg, München – Wien – Baltimore 1998).

zusätzliche Hinweise	Anomalie, Erkrankung, Syndrom
Nystagmus, Rindenblindheit, Mikrozephalie, Persistenz der Primitivreflexe	Aicardi-Goutières-Syndrom
Nystagmus, myoklonische Anfallsleiden, Koordinationsstörungen, Strabismus, später Rindenblindheit, Taubheit	Alpha-N-Acetylgalaktosaminidase-Defizienz
Konvergenz-Retraktions-Nystagmus, vertikale Blickparese, Lidretraktion, reflektorische Pupillenstarre	Aquädukt-Symptomatik
Downbeat-Nystagmus, Ataxie, Platybasie, kaudale Verlagerung von Kleinhirn und Medulla oblongata	Arnold-Chiari-Sequenz
horizontaler Nystagmus, progrediente Ataxie, Muskelhypotonie, Hörminderung, Taubheit	Ataxie mit hypogonadotropem Hypogonadismus, zerebelläre familiäre
familiäre episodenartige Verstärkung von Ataxie und Nystagmus für Stunden bis Tage	Ataxie, periodische, vestibulär-zerebelläre
Nystagmus, Strabismus, spinozerebelläre Dystrophie mit Ataxie, Dysarthrie, pyramidaler Symptomatik, Blasenschwäche	Behr-Syndrom
atypischer Nystagmus, Spasmus nutans, Eßstörungen, Erbrechen, dienzephale Raumforderung	dienzephale Sequenz
Pendelnystagmus, Albinismus, Hypoplasie der Makula, Farbsinnstörung, Photophobie	Forsius-Eriksson-Syndrom

Augen

C

Seltenere Verdachtsdiagnosen und weitere Merkmale bei Nystagmus *(Fortsetzung)*

zusätzliche Hinweise	Anomalie, Erkrankung, Syndrom
Pendelnystagmus, Photophobie, totale Farbenblindheit durch Zapfendystrophie, Optikusatrophie, enge Netzhautarterien	Hansen-Larsen-Berg-Syndrom
Pendelnystagmus, Photophobie, tyrosinasepositiver Albinismus, Blutungsneigung, Lungenveränderungen	Hermansky-Pudlak-Syndrom
Nystagmus, Netzhautpigmentanomalien, Katarakt, Spalthand/-fuß, Monodaktylie u. ä.	Karsch-Neugebauer-Syndrom
Pendelnystagmus, hochgradige Achsenhypermetropie, angeborene Blindheit, Pupillenstarre, Enophthalmus	Kurz-Syndrom
Nystagmus, schwere Sehstörungen bis Blindheit bei Geburt, Pupillenstarre, Netzhautpigmentveränderungen	Leber-(Amaurosis-congenita-)Syndrom
Nystagmus, Ophthalmoplegie, Optikusatrophie, Visusverlust, Atemprobleme, Muskelhypotonie, Pyramidenbahnzeichen, Ataxie u. a. m.	Leigh-Enzephalomyelopathie
Nystagmus, perluzide Iris (Kirchenfensterphänomen)	Lisch-Syndrom
Nystagmus intermittierend, Katarakt, Esotropie, vertikale Blickparese, Epikanthus, Ptosis, progrediente Ataxie, Dysarthrie, Hyporeflexie u. a.	Marinescu-Sjögren-Syndrom I
Nystagmus, Photophobie, Blepharospasmus, periorifizielle Hautveränderungen, später Keratokonjunktivitis mit Hornhautvernarbung und Erblindung	mukoepitheliale Dysplasie, hereditäre
Nystagmus, tapetoretinale Degeneration, Kolobome, Katarakt	Nephronophthise, rezessive Form
Nystagmus, Ataxie, kirschroter Fleck (50%)	Niemann-Pick-Krankheit
Nystagmus, Exophthalmus, Strabismus, Optikusatrophie, später Erblindung	Osteopetrose, autosomal-rezessiv, frühinfantile Form
Nystagmus (75%), Mikropapille, Mittellinienanomalien, Taubheit, Hypopituitarismus	septooptische Dysplasie (de-Morsier-Syndrom)
Nystagmus, Strabismus, Choreoathetose, myoklonische Epilepsie	Tetrahydrobiopterin-Mangel

D Gesicht, Mund und Zähne

35 Fazialisparese

Heinz Lauffer

Symptombeschreibung

Aufgrund seiner Zusammensetzung aus motorischen, sensiblen und vegetativen Fasern sowie seines komplexen intrakraniellen, intraossären und extrakraniellen Verlaufes führen Läsionen des Nervus intermediofacialis zu einer vielgestaltigen Symptomatik. Ein Schema zum anatomischen Verlauf ist in Abbildung 35.1 dargestellt. Nach der klinischen Ausprägung und dem Ort der Läsion werden ein peripherer und ein zentraler Paresetyp unterschieden.

Bei *peripheren Paresen* ist das Leitsymptom eine Lähmung der ipsilateralen Gesichtsmuskulatur. In leichteren Fällen ist oft nur der Mundast betroffen. Dieser Typ tritt bei Läsionen im gesamten Verlauf des Nervs einschließlich seines motorischen Kerngebietes im Bereich der Brücke auf. Am auffallendsten sind dabei

- Herabhängen des Mundwinkels
- Verstreichen der Nasolabialfalte
- Verbreiterung der Lidspalte.

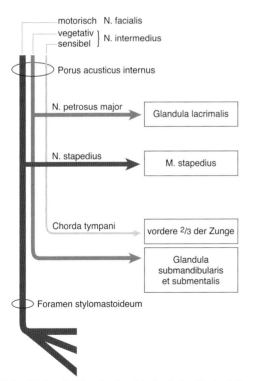

Abb. 35.1 Anatomischer Verlauf der N. facialis mit Intermediusanteil.

In schweren Fällen Lagophthalmus mit der Gefahr kornealer Ulzerationen; infolge eines unwillkürlichen Reflexes kommt es daneben beim Versuch des Lidschlusses zu einer Abweichung des Bulbus nach oben (Bell-Phänomen).

Ein Ausfall des Stapediusreflexes kann zu einer Hyperakusis führen.

Da die supranukleäre Innervation des Stirnastes doppelseitig angelegt ist, wird bei *supranukleär bedingten Paresen* die Stirnmuskulatur ausgespart. Bei diesem Paresetyp liegt keine Funktionsstörung des Nervus facialis selbst vor, vielmehr ist hier die zentrale Innervation des motorischen Fazialiskernes durch Prozesse im Bereich der vorderen Zentralwindung oder des Tractus corticonuclearis beeinträchtigt. Störungen des sensiblen Anteils des Nervus facialis führen zu einer ipsilateralen Hypästhesie der vorderen zwei Drittel der Zunge mit Ausfall der Sinnesqualitäten süß, sauer, salzig und bitter.

Eine Beeinträchtigung der vegetativen Fasern bedingt

- eine Reduktion des Speichelflusses (Glandula sublingualis und submandibularis)
- eine Minderung der Tränensekretion (Glandula lacrimalis)
- eine Trockenheit der Nasengänge (Glandulae nasales).

Rationelle Diagnostik

Anamnese

Neben der bisherigen *Dauer* sollten vor allem die *ersten Symptome* zu Beginn der Erkrankung sowie vorausgegangene oder *begleitende Infektionen* insbesondere im HNO-Bereich eruiert werden. Eine rasche Manifestation teils in Verbindung mit retroaurikulären Schmerzen ist für eine *idiopathische Fazialisparese* (Bell-Parese) charakteristisch.

> **Schmerzen, Fieber und eine Sekretion aus dem Ohr weisen auf eine *Otitis media* hin. Da vor allem in den Sommermonaten fast 50% der Fazialisparesen durch *Borrelien* verursacht werden, muß nach einem Zeckenstich gefragt werden.**

Eine negative Zeckenanamnese schließt eine Borreliose keinesfalls aus, da sich nur in etwa der Hälfte der durch diese Vektoren übertragenen Erkrankungsfälle eine Exposition anamnestisch eruieren läßt. Größte Aufmerksamkeit ist Symptomen einer *intrakraniellen Drucksteigerung* zu widmen wie Kopfschmerzen, Übelkeit, Erbrechen oder Sehstörungen. Im weiteren sollten Auffälligkeiten insbesondere von seiten der Hirnnerven wie Schluckstörungen, Dysarthrie oder eine Minderung des Geschmacksempfindens eruiert werden.

Bei *traumatischen Fazialisparesen* ist der Zeitpunkt des Auftretens nach dem Trauma entscheidend für das weitere Vorgehen. Eine primär bestehende Parese legt den Verdacht auf eine direkte Traumatisierung des Nervs, z.B. durch Knochensplitter oder einen Abriß, nahe. Hier sollte immer eine operative Freilegung und Revision erfolgen.

Bei *angeborenen Fazialisparesen* ist die Geburtsanamnese diagnostisch wegweisend. Sie werden durch Druck des mütterlichen Promontoriums auf die Wange bei engem Geburtskanal oder durch einen Forzepseinsatz verursacht. In seltenen Fällen liegt auch eine Schädelfraktur vor.

Körperliche Untersuchung

Gesichtsmuskulatur: Zunächst ist das Ausmaß der Lähmung der Gesichtsmuskulatur festzustellen. Bei kooperativen Kindern läßt sich die Funktion der einzelnen Fazialisäste gezielt durch Zeigen der Zähne, Lachen, Aufblasen der Backen, Zukneifen der Augen und Runzeln der Stirn überprüfen. Sonst muß dies durch Beobachtung der spontanen oder provozierten Mimik erreicht werden.

> **Besonders im Kindesalter kann eine Parese der Gesichtsmuskulatur durch den guten Gewebsturgor in Ruhe maskiert und erst unter Funktion sichtbar werden.**

Bei der Hypoplasie des M. depressor anguli oris (Pseudoparese, „schiefes Schreigesicht") tritt die Asymmetrie der Mundwinkel vor allem beim Schreien, weniger in Ruhe hervor. Die übrigen Symptome einer Fazialisparese, insbesondere ein Verstreichen der Nasolabialfalte oder ein mangelnder Lidschluß, *fehlen*. Da die Auffälligkeit angeboren ist, kann ein Vergleich mit alten Fotografien nützlich sein.

Weitere Muskelgruppen: Über einer Fazialisparese sollten auch begleitende Schwächen anderer Muskeln nicht übersehen werden. So betreffen Störungen der supranukleären Innervation (laterale Zentralregion, innere Kapsel, Pyramidenbahn) oft auch angrenzende motorische Bahnen besonders im Bereich der *Hals- und Schultergürtelmuskulatur*. Eine *generalisierte Schwäche* weist auf immunologisch bedingte Störungen der neuro-

nalen Impulsleitung (Miller-Fisher-Syndrom als Sonderform des Guillain-Barré-Syndroms mit Hirnnervenbeteiligung) oder der neuromuskulären Überleitung (Myasthenie) hin. Dabei sind meist auch die *Muskeleigenreflexe* herabgesetzt oder erloschen (s. Kap. 22). Bei Prozessen im Bereich des Hirnstammes oder des Kleinhirnbrückenwinkels (Raumforderungen, Blutungen, basale Meningitis) sind oft benachbarte Hirnnerven beteiligt. Dies führt zu Störungen der *äußeren und inneren Okulomotorik* (III, IV, VI), ferner *Dysarthrie* und *Dysphagie* (IX, X, XII). Untersucht werden sollte das Herausstrecken der Zunge (IX, XII) und die Hebung des Gaumensegels (X). Besondere Aufmerksamkeit muß auch dem Vorhandensein einer *bilateralen Fazialisparese* gewidmet werden, da diese oft symptomatisch bei spezifischen Grunderkrankungen auftritt (Miller-Fisher-Syndrom, Leukämie, Meningitis, Sarkoidose).

Vegetative Funktion: Symptome von seiten der vegetativen oder sensiblen Fasern des begleitenden N. intermedius wie eine *Minderung der Speichelsekretion* oder *Geschmacksstörungen* der vorderen zwei Drittel der Zunge lassen sich vor allem bei kleineren Patienten schwer erkennen und kaum gezielt untersuchen. Bei größeren Kindern wird die herausgestreckte Zunge mit einem Gazeläppchen gehalten und Lösungen mit den Geschmacksqualitäten süß (Zuckerwasser), sauer (Essig), salzig (Salzwasser) und bitter (Quininlösung) seitengetrennt auf die vorderen zwei Drittel aufgebracht. Da die Zunge während der Prüfung herausgestreckt bleiben muß, soll der Patient auf einem Zettel auf die jeweils empfundene Geschmacksqualität zeigen. Die *Tränensekretion* läßt sich mit der Schirmer-Probe mit in die Unterlider eingehängten Lackmuspapierstreifen auch im Kindesalter untersuchen. Bei 5 Minuten Untersuchungszeit sollten mindestens 15 mm benetzt werden. Eventuell kann eine milde Reizung, z.B. mit Essig, zur Aktivierung der Sekretion angewendet werden.

Infektionen: Zum Erkennen von Infektionen im Hals-Nasen-Ohren-Bereich ist eine gründliche Inspektion der Trommelfelle und des Rachenraumes obligat. Besonders sollte dabei auf eine *Bläschenbildung* im Gehörgang oder auf dem Trommelfell als Hinweis auf einen Zoster oticus geachtet werden. Ein *abstehendes Ohr* und eine *retroaurikuläre Schwellung und Rötung* sind hinweisend für eine Mastoiditis. Auch nach vergrößerten regionalen *Lymphknoten* als Hinweis auf ein infektiöses oder neoplastisches Geschehen sollte gesucht werden. Eine *Parotisschwellung* als Ursache einer Fazialisparese darf der Untersuchung ebenfalls nicht entgehen. Die Suche nach meningitischen Zeichen und der Ausschluß einer *Stauungspapille* sind selbstverständlich.

> **Eine persistierende Kopfschiefhaltung sollte als Hinweis auf einen Prozeß der hinteren Schädelgrube ernst genommen werden und Anlaß zu bildgebender Diagnostik sein.**

Klinisch-chemische Untersuchungen

Die bei Fazialisparesen erforderliche Labordiagnostik stimmt in vielen Punkten mit der Abklärung anderer Paresen überein (s. Kap. 22). Routinemäßig sollten Blutbild, Blutsenkung und als Entzündungsparameter das C-reaktive Protein bestimmt werden.

> **Bei peripheren Paresen ist nach Ausschluß einer intrakraniellen Drucksteigerung immer eine Liquordiagnostik mit Leukozytenzahl, Eiweiß und Glukosebestimmung erforderlich.**

Ein *normaler Liquorbefund* findet sich bei der idiopathischen (Bell-)Parese. Eine *lymphozytäre Pleozytose* ist charakteristisch für virale Neuritiden und Borreliosen. Eine *Eiweißerhöhung* bei *normaler Zellzahl* (zytoalbuminäre Dissoziation) findet sich beim Miller-Fisher-Syndrom.

Aufgrund der Häufigkeit von Neuroborreliosen sollte eine Borreliendiagnostik mittels Serumantikörpern (IGG und IGM) sowie der Bestimmung des spezifischen IgM im Liquor durchgeführt werden; die Borrelien-PCR im Liquor bringt keinen zusätzlichen diagnostischen Gewinn.

Bei multifokalen neurologischen Symptomen oder Läsionen im MRT muß nach einer autochthonen IgG-Produktion im Liquor zum Erkennen einer *Encephalomyelitis disseminata* gefahndet werden.

Titeranstiege der spezifischen IgG oder der Nachweis von IgM-Serumantikörpern gegen neurotrope *Viren* weisen zwar auf die zugrundeliegende Ätiologie hin, haben aber mit Ausnahme der Herpesviren keine therapeutischen Konsequenzen.

Bildgebende Diagnostik: Bei zentralen Paresen oder unklaren Situationen sollte immer eine bildgebende Diagnostik mit CT oder MR-Tomographie des ZNS zum Ausschluß eines intrakraniellen Prozesses erfolgen.

> **Bei Zeichen einer intrakraniellen Drucksteigerung sollten diese Untersuchungen unbedingt *vor Durchführung einer Lumbalpunktion,* auch nach ophthalmologischem Ausschluß einer Stauungspapille erfolgen.**

Größere Raumforderungen lassen sich im Säuglingsalter auch mittels *Ultraschall* ausschließen.

Ossär destruktive Prozesse stellen sich im *CT mit Knochenfenster* am besten dar. Die *MR-Tomographie* bietet die höchste Auflösung, vor allem im Hirnstammbereich. Besonders demyelinisierende Prozesse lassen sich gut erkennen. Auch entzündliche Veränderungen der Schleimhäute der Nasennebenhöhlen und der pneumatisierten Anteile der Schädelbasis werden erfaßt.

Die *konventionelle Röntgendiagnostik* kommt im Kindesalter nur noch in Ausnahmefällen bei Nichtverfügbarkeit moderner Schnittbildverfahren zur Anwendung. Bereits auf der Übersichtsaufnahme in zwei Ebenen weist mitunter eine Nahtsprengung oder eine vermehrte Wolkenzeichnung auf eine Erhöhung des Schädelinnendruckes und somit auf einen intrakraniellen Prozeß hin. Seitendifferenzen der Pneumatisation der Mastoide können mit Aufnahmen nach Schüller erkannt werden. Frakturen im Bereich des Felsenbeines oder der Schädelbasis lassen sich mit Aufnahmen nach Stenvers oder Schichtaufnahmen der Schädelbasis darstellen.

Technische Untersuchungen

Neurographie und Elektromyographie: Wie bei anderen Nervenläsionen kommt den elektrophysiologischen Untersuchungsmethoden Neurographie (NLG) und Elektromyographie (EMG) eine wichtige diagnostische und vor allem prognostische Bedeutung zu (s. Kap. 22). Eine axonale Degeneration des Nervus facialis führt zu einem Verlust der elektrischen Erregbarkeit nach Austritt aus dem Foramen stylomastoideum, beginnend ab dem 4. und vollständig nach 7 Tagen.

> **Eine erhaltene Erregbarkeit bei der *Neurographie* jenseits des 7. Tages nach Nervenläsion weist auf eine gute Prognose hin.**

Bei der *EMG-Untersuchung* wird zunächst ebenfalls auf eine erhaltene Leitungsfunktion des Nervus facialis mit Vorhandensein von *Willkürinnervation* in den Zielmuskeln M. frontalis, orbicularis oculi oder oris geachtet. Diese ist oft klinisch nicht zu erkennen und spricht für eine gute Prognose. Denervierungszeichen in Form von *Spontanaktivität* beweisen dagegen eine axonale Degeneration mit entsprechend schlechteren Chancen für eine Wiederherstellung der Funktion.

Weitere Methoden: Wie auch im Kapitel 22 für periphere Nerven erläutert, läßt sich die erhaltene Leitungsfähigkeit des Nervus facialis mit der *transkraniellen Magnetstimulation* untersuchen. Die Messung des *Stapediusreflexes* ist in der Regel eine HNO-ärztliche Tätigkeit. Hierbei wird durch kontralaterale Beschallung mit Sinustönen oder weißem Rauschen eine reflektorische Kontraktion des M. stapedius bei Intensitäten um

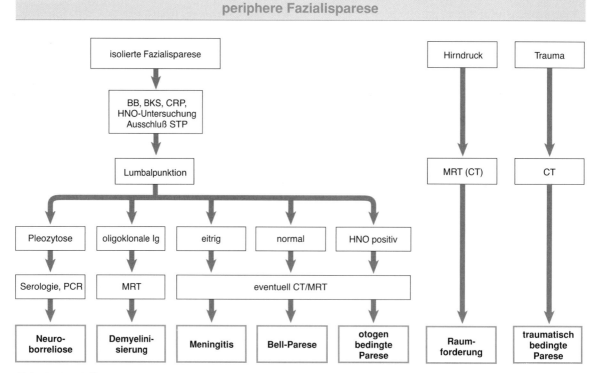

periphere Fazialisparese

Abb. 35.2   Differentialdiagnose bei peripherer Fazialisparese.

80–90 dB SPL ausgelöst. Dieser dem Schutz des Innenohres vor zu lauten Schalleinwirkungen dienende Reflex setzt ein intaktes Hörvermögen, eine adäquate Verarbeitung auf Hirnstammniveau und eine durchgängige Efferenz im Bereich der motorischen Fasern des Nervus facialis und stapedius voraus.

Besondere Hinweise

Ein Flußdiagramm zur Abklärung peripherer Fazialisparesen ist in Abbildung 35.2 dargestellt. Zentrale Paresen des Nervus facialis können analog dem im Kapitel 22 in Abbildung 22.3 dargestellten Flußschema diagnostiziert werden.

Differentialdiagnostische Tabellen

Differentialdiagnose der Fazialisparese

Charakterisierung des Hauptsymptoms	weiterführende Nebenbefunde	Verdachtsdiagnosen	Bestätigung der Diagnose
periphere Fazialisparese	vorausgehender grippaler Infekt, rasche Progredienz (Stunden), Schmerzen, Parästhesien, Hyperakusis	idiopathische (Bell-)Fazialisparese	Liquor normal; BB, CRP normal, Borrelienserologie negativ, EMG, Verlauf
	vorausgehende Zeckenexposition, Erythema chronicum migrans	Neuroborreliose	Liquor (Leukozyten ↑, evtl. EW ↑), Borrelien-AK (IgG, IgM), Borrelien-IgM im Liquor, Borrelien-PCR (weniger sensitiv)
	Ohrenschmerzen, Hörminderung, Geschmacksstörungen	otogene Fazialisparese	Leukozyten ↑, BKS ↑, CRP ↑, Otoskopie
	Fieber, Kopfschmerzen, retroaurikuläre Schmerzen, abstehendes Ohr	Mastoiditis (auch okkult)	Leukozyten ↑, BKS ↑, CRP ↑, Röntgen nach Schüller, CT, MRT
	bullöses Exanthem aurikulär, Gehörgang, Trommelfell; Ohrenschmerzen	Zoster oticus (Ramsay-Hunt-Syndrom)	Inspektion, Serologie (Immundefekt ausschließen)
	Parotisschwellung, Fieber	Mumps	Serologie

Differentialdiagnose der Fazialisparese *(Fortsetzung)*

Charakterisierung des Hauptsymptoms	weiterführende Nebenbefunde	Verdachtsdiagnosen	Bestätigung der Diagnose
periphere Fazialisparese	Zahnschmerzen	odontogene Fazialisparese	Zahnstatus, Panoramaaufnahme
	Bewußtseinstrübung, Fieber, Krämpfe	Enzephalitis	Liquor (Leukozyten ↑ und EW ↑)
	vorausgehender Infekt mit freiem Intervall, zweigipfelige Fieberkurve, Glieder-/Rückenschmerzen, gastrointestinale Symptome, Meningismus, asymmetrische weitere Paresen, Bulbärparalyse	Poliomyelitis	Liquor (Leukozyten ↑, EW ↑), Virusisolierung aus Stuhl, Rachenspülwasser, Liquor; Serologie (KBR, NT), Impfstatus
	Angina lacunaris, süßlicher Mundgeruch, inspiratorischer Stridor, Dysarthrie, Dysphagie, Diplopie	Diphtherie	Mikrobiologie
	Beteiligung weiterer Hirnnerven, generalisierte Schwäche	akute Polyradikuloneuritis mit zentraler Beteiligung (Miller-Fisher-Syndrom)	Liquor (EW ↑, Leukozyten normal), NLG ↓, Desynchronisation
	Verstärkung bei Ermüdung, Ptosis, Diplopie, Dysarthrie, generalisierte Schwäche	Myasthenia gravis	AK gegen Acetylcholinrezeptoren/ Skelettmuskulatur, Tensilon-Test, Dekrement bei Neurographie
	vorausgehendes Trauma	traumatische Fazialisparese	Röntgenübersicht, Stenvers, Schichtaufnahmen der Schädelbasis, CT mit Knochenfenster
	Hörminderung, Tinnitus, vestibuläre Symptomatik	Kleinhirnbrückenwinkelprozeß (Akustikusneurinom im Kindesalter selten)	MRT, FAEP
	Schwellung der Wange	Parotistumor	US, CT, MRT
	keine Rückbildungstendenz, knöcherner Tumor	Tumor im Bereich des Fazialiskanals (Sarkom, Metastasen)	CT, MR
	Abgeschlagenheit, Fieber, Gewichtsabnahme, Leber-/Milzvergrößerung, Blutungsneigung, Hirndruckzeichen, Sehstörungen	Leukämie	Blutausstrich, Liquor (Leukozyten ↑, EW ↑, Glc ↓, Blasten +), Knochenmarkspunktion
	Störungen basaler Hirnnerven, Hörminderung, Sehstörung, Parotisschwellung, evtl. beidseitige Parese, Arthritis, Husten	Sarkoidose	Röntgen-Thorax, Kveim-Test, Angiotensin-converting enzyme ↑, Histologie
	Müdigkeit, teigige Haut (Myxödem), Hörminderung	Hypothyreose	T3 ↓, T4 ↓, TSH ↑
	petechiales Exanthem, Bauchschmerzen, Nephritis	anaphylaktoide Purpura (Morbus Schoenlein-Henoch)	Rumpel-Leede-Test +, Verlauf
	Hypertonie, Kopfschmerzen	hypertensive Fazialisparese	RR ↑
	verdickte Schädelkalotte, auffällige Kopfform	Osteopetrosis	Röntgen Schädel, CT
	Kopfschmerzen, Gesichtsödem, Lingua plicata, rezidivierend, familiäres Vorkommen	Melkersson-Rosenthal-Syndrom	Verlauf, Familienanamnese
	Manifestation 1–5 Jahre, Dysarthrie, Ptosis, absteigende proximale Paresen, familiäres Auftreten	fazioskapuläre Muskeldystrophie	CK ↑, EMG (myopathisch)
	Hirnstammsymptomatik	Syringobulbie	MRT, FAEP
	Hirnstammsymptomatik, Ptosis, progrediente Symptomatik	Bulbärparalyse Fazio-Londe	Verlauf

Gesicht, Mund und Zähne

D

Differentialdiagnose der Fazialisparese *(Fortsetzung)*

Charakterisie-rung des Haupt-symptoms	weiterführende Nebenbefunde	Verdachts-diagnosen	Bestätigung der Diagnose
zentrale Fazialisparese	Hirndruckzeichen, STP, fokal-neurologische Ausfälle, Kopf-schiefhaltung, zerebrale Anfälle	intrakranielle Raumforderung	MRT, CT, US
	multifokale neurologische Symptomatik, Retrobulbärneuritis	Encephalomyelitis disseminata	MRT, Liquor (autochthone IgG), evozierte Potentiale (VEP, SEP, FAEP)
	zerebrale Anfälle, Pyramidenbahnzeichen, MER erhalten	postiktale (Todd-)Parese	EEG (postiktale Verlangsamung, HSA im Intervall), spontane Rück-bildung (Minuten bis Tage)
	zerebrale Anfälle, MER erhalten	fokaler inhibitorischer Anfall	iktales EEG
	Hemiplegie, Tetraplegie (angeboren/erworben)	Zerebralparese	Anamnese, CT, MRT, neurologische Untersuchung
kongenitale Fazialisparese	enger Geburtskanal, Forzepseinsatz	geburtstraumatische Druckläsion	Verlauf, EMG
	erschwerte Geburt, Kephal-/Kopf-schwartenhämatom	Schädelfraktur	Röntgen
	beidseitige Parese, obere Anteile schwerer betroffen, evtl. Beteiligung anderer Hirnnerven (N. abducens)	Kernaplasie (Möbius-Syndrom)	Ausschlußdiagnose (US, MRT negativ)
	mütterliche myotone Dystrophie, Hypotonie, Schluckstörung, hochgezogene Oberlippe	myotone Dystrophie	Molekulargenetik
	mütterliche Myasthenie, generalisierte Schwäche	transitorische Myasthe-nie, „Leihmyasthenie"	AK-Status der Mutter, Verlauf
	familiäres Vorkommen, generalisierte Schwäche	kongenitale Myasthenie	Tensilon-Test (AK negativ)
	asymmetrischer Mundwinkel, v.a. beim Schreien	Hypoplasie des M. depressor anguli oris, „schiefes Schreigesicht"	Klinik, evtl. EMG (normal)

36 Schmerzhafte Schleimhautveränderungen

Manigé Fartasch

Symptombeschreibung

Schmerzhafte oder brennende Schleimhautverän-derungen treten bei flachen oder tieferen Defekten (Erosionen bzw. Ulzerationen, Sonderformen: aphthoide Läsionen) der Mundschleimhäute (MSH) auf. Aber auch diffuse Rötungen und Schwellungen der MSH (Stomatitiden) können zu Schmerzen und so zu Schluckbeschwerden/Nah-rungsverweigerung führen.

Schleimhautveränderungen können zu folgen-den Symptomen führen:

• Aphthen sind rasch entstehende, lentikuläre, umschriebene und gering elevierte Schleimhaut-infiltrate mit zentraler fibrinbelegter Erosion oder Ulzeration mit erythematösem Randsaum. Sie werden meist erst aufgrund ihrer Schmerzhaftig-keit bemerkt (Abb. 36.1, Farbtafel).

• Schmerzen können verursacht werden, wenn Bläschen oder Blasen sekundär erodieren oder sich in aphthoide Läsionen bzw. in rundliche oder flächige Erosionen umwandeln.

• Zeigen größere Areale der MSH eine diffuse Rö-tung, Schwellung oder Blutungsneigung mit oder ohne Erosionen bzw. Ulzeration, so handelt es sich um eine *Stomatitis* bzw. *erosive oder ulzera-tive Stomatitis*.

Rationelle Diagnostik

Anamnese

Bei der Eigenanamnese sind besonders wichtig: Angaben über den zeitlichen Verlauf und Beginn des Auftretens (akut, rezidivierend) sowie über das Vorliegen weiterer wichtiger Nebensymptome wie
- Fieber
- Gelenkbeschwerden
- Gewichtsabnahme
- Vergrößerung der Lymphknoten

Zu erfragen sind außerdem das gleichzeitige oder vorherige Auftreten von Hauterscheinungen (z.B. Herpes labialis vor Erythema multiforme) sowie Angaben über die Betroffenheit anderer Schleimhäute (Genitale: Brennen beim Wasserlassen; Augen: Konjunktivitis). Zu erfragen sind außerdem Einnahme von Medikamenten und vorausgegangene Infekte.

Körperliche Untersuchung

Da die Diagnose oft schon aufgrund des klinischen Phänotypus möglich ist, kommt der Inspektion der Schleimhäute, der gesamten Mundhöhle, der Lippen und der sublingualen Region die wichtigste Rolle zu.

Bei den typischen schmerzhaften Effloreszenzen im Mundbereich, die eine Unterscheidung nach klinischen Kriterien ermöglichen, handelt es sich z.B. um
- Bläschen, Erosionen, Ulzerationen
- Aphthen oder aphthoide Läsionen
- Stomatitiden mit oder ohne weißlichen Belag.

Zu jeder Abklärung schmerzhafter Schleimhautveränderungen gehört die *Inspektion der gesamten Haut* und aller einsehbaren Schleimhäute, um insbesondere mukokutane Syndrome diagnostizieren zu können. Hierbei handelt es sich um Erkrankungen, die gleichzeitig Haut- und Schleimhautveränderungen hervorrufen können:
- Erythema exsudativum multiforme (Syn.: multiformes Exanthem)
- Minor- und Majorvarianten
- Behçet-Syndrom
- Reiter-Syndrom
- blasenbildende Erkrankungen wie bullöses Pemphigoid, Pemphigus.

Bei den Hauterscheinungen ist auf makulöse, makulopapulöse, kokardenartige oder vesikulobullöse Exantheme und Läsionen zu achten.

Gesicht, Mund und Zähne

D

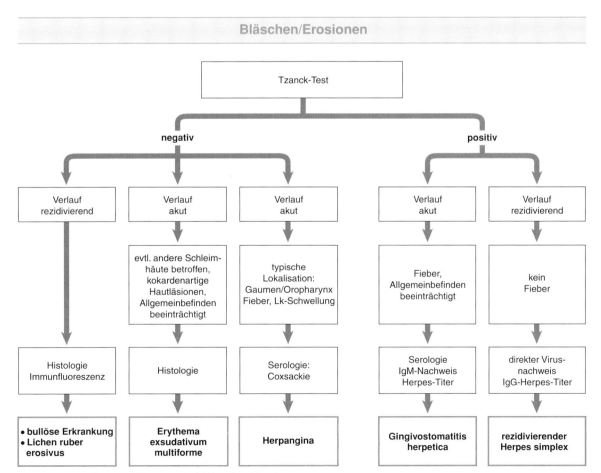

Abb. 36.4 Differentialdiagnose bei Bläschen/Erosionen.

Bei der *okulären Untersuchung,* speziell der Konjunktiven, der einsehbaren Nasenschleimhaut (Septum) und der Genital- und Analschleimhäute, ist auf Erosionen zu achten.

> **Zu jeder Abklärung schmerzhafter Schleimhautveränderungen gehört die gesamte körperliche Inspektion mit Untersuchung der Lymphknotenstationen und des gesamten Hautorgans.**

Vesikulo-bullöse Veränderungen können durch Viruserkrankungen, autoimmunologische Prozesse wie blasenbildende Erkrankungen oder Erythema multiforme, Reiter-Syndrom hervorgerufen werden. Seltener sind Blasen im Rahmen von genetischen Erkrankungen wie hereditären Epidermolysen.

Zusätzlich können lokalisierte Erosionen mit zusätzlichen umgebenden weißlichen, nicht abwischbaren streifigen Schleimhautveränderungen, wie z.B. Lichen ruber mucosae erosivus (Abb. 36.2, Farbtafel) oder Kollagenosen (z.B. Lupus erythematodes), auftreten.

> **Grundsätzlich sollte vor allen Dingen bei lokalisierten, längerbestehenden ulzerösen Prozessen eine Neoplasie histologisch ausgeschlossen werden.**

Bei den Stomatitiden muß neben medikamentös toxischen (Chemotherapie) oder allergischen (allergische Kontaktstomatitis) Ursachen auch an Veränderungen im Rahmen von hämatologischen Erkrankungen und Immunschwächen, wie z.B. bei Leukämien (Gingivitis, Gingivahyperplasie, Ulzerationen), bei Agranulozytosen und zyklischen Neutropenien gedacht werden. Stomatitiden können auch durch Vitaminmangelzustände hervorgerufen werden (wie z.B. Vitamin-C-, Folsäure-, Vitamin-B_2-, -B_{12}-Mangel [schmerzhafte Zunge]).

Bei zusätzlichen weißen abwischbaren Belägen muß auch eine Candidiasis (mit oder ohne Perlèche) in Erwägung gezogen werden (Abb. 36.3, Farbtafel).

Weitere Untersuchungen

Untersuchungsmethoden: Insbesondere bei vesikulo-bullösen Erkrankungen ist der Ausschluß oder Nachweis einer Infektion aus der Herpes-Gruppe durch den schnell durchführbaren *Tzanck-Test* (Ausstrich des Blasengrundes, Färbung mit Methylenblau oder Giemsa; Nachweis von epithelialen Riesenzellen) möglich (Abb. 36.3, Farbtafel). Bestätigung können dann in einigen Fällen die Virusserologie, der direkte Virusnachweis (Negativkontrastfärbung der Elektronenmikroskopie) oder der Virus-DNS(z.B. HSV)-Nachweis im Abstrich geben.

> **Bei einem positiven Tzanck-Test mit ausgedehnten vesikulösen MSH-Veränderungen und beeinträchtigtem Allgemeinbefinden muß an eine Primärinfektion mit Herpes-simplex-Viren (Gingivostomatitis herpetica) gedacht werden.**

Dies kann später durch eine IgM-Erhöhung bestätigt werden.

Rezidivierende Erosionen, die nicht sicher einer Aphthosis zuzuordnen sind, müssen histologisch und durch Antikörpernachweis in der direkten und indirekten Immunfluoreszenz abgeklärt werden, da es sich um Vorläufer bzw. begleitende Symptome einer blasenbildenden Autoimmunerkrankung oder einer Kollagenose handeln könnte (Abb. 36.4).

Differentialdiagnostische Tabellen

Differentialdiagnose schmerzhafter MSH mit primären Vesikeln oder Blasen mit Umwandlung in Ulzerationen und Erosionen mit und ohne Beteiligung anderer Schleimhäute und der Haut

Charakterisierung des Hauptsymptoms	Lokalisation und weiterführende klinische Befunde	Verdachtsdiagnosen	Bestätigung der Diagnose
vesikulös	weicher Gaumen: keine Beteiligung anderer Schleimhäute/Haut, hohes Fieber, wunder Hals	Herpangina Coxsackie Gruppe A	Virusnachweis, Serologie
	wenige Läsionen, in der gesamten MSH: Bläschen im Bereich Hände und Füße, makulopapulöses Exanthem, Gesäß, Fieber, wunder Hals	Hand-Fuß-Mund-Erkrankung, Coxsackie	Serologie
	gesamter Mund Bläschen, Gingiva leicht verletzlich, blutend: periorale Vesikel, Fieber, fötider Mundgeruch, Lymphadenopathie Alter des Patienten: frühe Kindheit	Gingivostomatitis herpetica, Primärinfektion mit Herpes simplex Typ 1, seltener Typ 2	Virus-DNS-Nachweis, Tzanck-Test, Histologie, Serologie (IgM-Nachweis)

Differentialdiagnose schmerzhafter MSH mit primären Vesikeln oder Blasen mit Umwandlung in Ulzerationen und Erosionen mit und ohne Beteiligung anderer Schleimhäute und der Haut *(Fortsetzung)*

Charakterisierung des Hauptsymptoms	weiterführende Nebenbefunde	Verdachtsdiagnosen	Bestätigung der Diagnose
vesikulös	harter Gaumen, angrenzende Gingiva, lokalisierte, oft in Cluster angeordnete 1–3 mm große Vesikel, später flache Ulzerationen, die zu größeren polyzyklisch begrenzten Ulzerationen zusammenfließen können: keine Allgemeinsymptomatik	rezidivierender intraoraler Herpes simplex Typ 1	Virus-DNS-Nachweis, Tzanck-Test, Histologie
	Vesikel, Papeln, Krusten mit Schwellung der Lippe, keine Allgemeinsymptomatik	rezidivierender Herpes labiales Typ 1	Virus-DNS-Nachweis, Tzanck-Test, Histologie
Erosion/Ulzeration mit weißlicher Streifung	Lippen, Wangen, Gaumen. Kleine atrophische Areale mit Erosion und davon radiär ausgehende weißliche Streifung; Hautveränderungen insbesondere beim diskoiden LE; ARA-Kriterien	systemischer und diskoider Lupus erythematodes	Histologie, Immunhistologie, ANA, Doppelstrang-DNS, ARA-Kriterien
	Wangen, Lippen, Zunge: Wickham-Streifung; fakultativ: lichenoide Papeln im Bereich der Haut	Lichen mucosae erosivus	Histologie
Ulzeration (solitär)	zerklüftete Begrenzung, selten schmerzhaft	Tumorerkrankungen: odontogene oder Speicheldrüsentumoren/Langerhans-Zell-Histiozytose	Histologie

Differentialdiagnosen der Stomatitiden mit und ohne Erosionen und Ulzerationen

Charakterisierung des Hauptsymptoms	weiterführende Nebenbefunde	Verdachtsdiagnosen	Bestätigung der Diagnose
Stomatitis mit weißlichem Belag	MSH: rot, atrophisch, weißlicher Belag nicht abwischbar, Cheilitis angularis	Candidose, akute atrophische	Pilzabstrich, Ausschluß Immunschwäche
Stomatitis, scharf begrenzt	scharfe Begrenzung an Kontaktstelle, z. B. Eugenol nach Zahnbehandlung	allergische Kontaktstomatitis	Anamnese und Befund
Stomatitis mit Erosionen, Ulzerationen	anamnestisch Einnahme von zytotoxischen Medikamenten	Stomatitis medicamentosa	Spiegelbestimmung (z. B. Azathioprim), keine Entzündungsparameter
	Langzeiteinnahme von Antibiotika, schmerzhaft gerötete Zunge mit Desquamation der filiformen Papillae	Stomatitis medicamentosa	Anamnese und Verlauf
	Radiatio	bestrahlungsinduzierte Stomatitis	Anamnese
	Fieber, Gewichtsabnahme, Lymphknotenschwellungen	Stomatitis im Rahmen hämatologischer Erkrankung	Blutbildveränderungen: Agranulozytosen, Leukämien, Anämien, AIDS
	meist kombiniert mit Glossitis, ansonsten unspezifische Symptomatik im Bereich der MSH, Unterernährung	Stomatitis durch Vitaminmangel (Vit. B_2, B_{12}, Folsäure)	Anamnese bezüglich einseitiger Ernährung, körperliche Untersuchung, Spiegelbestimmung
mit Blasen	Einnahme von Penicillamin, vesikulobullöse Veränderungen, die an Pemphigus denken lassen	Stomatitis durch Penicillinamin	Anamnese: 6–12 Mo. nach Beginn der Therapie
	Einnahme von Gold, manchmal mit Fieber, Kopfschmerzen, Proteinurie, Blutbildveränderungen	Stomatitis durch Gold	Anamnese

37 Makroglossie

Klaus-Peter Grosse

Symptombeschreibung

Eine Makroglossie (Abb. 37.1) liegt vor, wenn die Zunge in Ruhelage über die Zähne oder die Alveolarfortsätze herausragt:

• *Echte Makroglossie* bedeutet, daß die Zunge infolge einer Vermehrung oder Verdickung ihrer normalen Gewebeanteile oder infolge der Einlagerung abnormer Elemente vergrößert ist.

• Von *relativer (oder Pseudo-)Makroglossie* spricht man, wenn eine histopathologisch normale Zunge vergrößert erscheint, weil zuwenig Platz für die Zunge in der Mundhöhle ist, z.B. bei zu kleinem Oberkiefer oder Unterkiefer oder bei Raumforderungen in der Mundhöhle.

Beide Formen der Makroglossie können angeboren (im Rahmen angeborener Erkrankungen, bei denen sich früher oder später eine Makroglossie manifestieren kann) oder erworben (durch postnatale Erkrankung oder Trauma) sein.

Die Makroglossie kann im Symptomenbild bei den betroffenen Kindern mehr oder weniger ausgeprägte Sekundäreffekte bewirken:

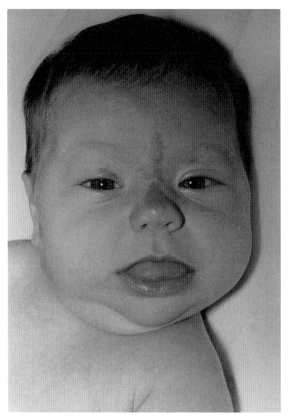

Abb. 37.1 Makroglossie bei Wiedemann-Beckwith-Syndrom.

• Atembehinderung (besonders bei generalisierter Zungenvergrößerung und bei Vergrößerung des hinteren Anteils)
• geräuschvolle Atmung
• Artikulationsstörungen
• Kau- und Schluckschwierigkeiten
• Speicheln
• Fehlbiß
• Vorverlagerung des Unterkiefers
• kosmetische Beeinträchtigung
• Sekundärveränderungen an der Zunge wie Ulzeration, Infektion, Blutung.

Rationelle Diagnostik

Anamnese

Da die Makroglossie genetisch bedingt sein kann – sehr selten als monogen erbliche isolierte Zungenvergrößerung, häufiger als Teilsymptom im Rahmen übergeordneter erblicher Krankheitsbilder –, ist in einer ausführlichen Familienanamnese zu fragen nach Makroglossie, anderen Fehlbildungen, statomotorischen und geistigen Entwicklungsstörungen, Aborten, Fehl- und Totgeburten, Blutsverwandtschaft. Die Schwangerschafts-, Geburts- und Perinatalanamnese kann bei Auffälligkeiten bezüglich Schwangerschaftsdauer, Gewicht, Länge, Kopfumfang bei Geburt, postpartalem Verlauf Hinweise auf der Makroglossie zugrundeliegende Krankheitsbilder geben.

Entsprechende Hinweise kann auch die weitere Eigenanamnese liefern mit Angaben zur statomotorischen, psychisch-geistigen und sprachlichen Entwicklung, sonstigen körperlichen Behinderungen, bisherigen diagnostischen und therapeutischen Maßnahmen. Differentialdiagnostisch bedeutsam ist es, in welchem Lebensalter die Makroglossie auffällig wurde und wann eventuelle sonstige Krankheitszeichen aufgetreten sind. Angaben zu Art und Schwere der Sekundäreffekte der Makroglossie können differentialdiagnostisch verwertbare Hinweise darauf geben, wie ausgeprägt die Zungenvergrößerung ist und welche Zungenanteile besonders vergrößert sind.

Körperliche Untersuchung

Untersuchung der Zunge:
• *Größe:* Sehr groß wirkt die Zunge bei Gefäßfehlbildung und bei muskulärer Hypertrophie.
• *Konsistenz:* derb bei tumorösen Veränderungen, sonst weich.
• *Form:* asymmetrisch groß bei Hemihypertrophie

(meist ipsilateral zur vergrößerten Körperhälfte), auch gelegentlich bei Gefäßfehlbildung; umschriebene Vergrößerung bei Tumoren, einseitig bei Neurofibromatose; bei Lymphangiom vordere $^2/_3$ der Zunge besonders betroffen.

- *Farbe:* rotbläulich durchscheinende Gefäße bei Gefäßfehlbildung.
- *Oberfläche:* gefurchte Zunge bei Down-Syndrom; höckerig bei Gefäßfehlbildung; Ulzeration, Bißverletzungen als Sekundäreffekte bei sehr großer Zunge.

Untersuchung der Mundhöhle und angrenzenden Regionen: Bei relativer Makroglossie sieht man Auffälligkeiten wie: kleiner Unterkiefer, Mittelgesichtshypoplasie, raumfordernde Prozesse am Zungengrund. Bei Lymphangiomen der Zunge ist gelegentlich (7%) auch ein Lymphangiom des Halses (Hygroma colli) vorhanden.

Ganzkörperuntersuchung: Das Somatogramm zeigt abnorm große Länge und/oder Gewicht bei Makroglossien, die mit einer Makrosomie einhergehen (Wiedemann-Beckwith-Syndrom, angeborene Hypothyreose). Kinder mit Makroglossie im Rahmen einer auch somatischen Entwicklungsbeeinträchtigung haben niedrige Längen- und Gewichtsmaße (z.B. Down-Syndrom). Asymmetrischer Wuchs ist bei der Hemihypertrophie immer zu finden, beim Wiedemann-Beckwith-Syndrom in 24% der Fälle.

Hautsymptome können Hinweise auf die Ursache der Makroglossie geben: kühl, marmoriert, aufgedunsen bei Hypothyreose, Café-au-lait-Flecken, Fibrome bei Neurofibromatose.

Kleinere und größere morphologische Anomalien (z.B. Vierfingerfurche, Lidachsenfehlstellungen, Nabelbruch, Herzfehler) können ein charakteristisches Symptomenmuster ergeben, das die Makroglossie als Teilsymptom eines Syndroms erklärt.

Leber- und/oder Milzvergrößerung weisen auf eine Speicherkrankheit hin, aber auch beim Wiedemann-Beckwith-Syndrom können Leber (25%) und Milz (9%) vergrößert sein.

Beurteilung des Entwicklungsstandes: Einige Krankheitsbilder, bei denen eine Makroglossie auftreten kann, gehen mit mehr oder weniger stark ausgeprägter Beeinträchtigung der statomotorischen, psychisch-geistigen, sprachlichen Entwicklung einher.

Spezielle Labor- und apparative Untersuchungen

Die Verdachtsdiagnosen für bestimmte Krankheitsbilder, die eine Makroglossie verursachen, ergeben sich aus der Anamnese und insbesondere aus dem klinischen Untersuchungsbefund.

Zur Erfassung des klinischen Symptomenmu-

sters können gelegentlich ergänzend apparative Untersuchungen (Sonographie, Röntgen) nötig sein. Zur Bestätigung der Verdachtsdiagnosen sind meist spezielle Laboruntersuchungen erforderlich (siehe Tabelle). Bei lokalisierten Zungenvergrößerungen kann eine Biopsie zur Tumordifferenzierung nötig sein.

Besondere Hinweise

Die quantitative Ausprägung einer Makroglossie kann sich mit zunehmendem Alter ändern: Die Zungenvergrößerung kann im Neugeborenenalter fehlen und sich erst später entwickeln (angeborene Hypothyreose, Gefäßfehlbildung – bei Geburt vorhanden in 60% der Fälle, manifest bis 2 Jahre in 95%). Eine große Zunge kann sich weiter vergrößern (Tumor, Speicherkrankheit, Gefäßfehlbildung) oder kleiner werden (Wiedemann-Beckwith-Syndrom, Down-Syndrom). Durch Sekundärveränderungen – Infektion, Einblutung bei Bißverletzungen – kann die Zunge an Größe zunehmen; bei Gefäßfehlbildung wird die Zunge nach Infekten der oberen Luftwege jeweils größer.

Wie dies für fast alle Teilsymptome gilt, muß auch die Makroglossie bei übergeordneten Krankheitsbildern nicht obligat vorhanden sein. Zur Häufigkeit einer Makroglossie im Rahmen bestimmter Krankheitsbilder wird angegeben:
- Wiedemann-Beckwith-Syndrom in fast 100% der Fälle
- Down-Syndrom in 60% der Fälle
- angeborene Hypothyreose (erste Lebenswochen) in 18% der Fälle (je niedriger T4, um so häufiger!)
- transitorischer neonataler Diabetes mellitus „sehr selten".

Differentialdiagnostische Tabellen

Die differentialdiagnostisch wichtigste Vorentscheidung ist: *isolierte Makroglossie* (Kind außer der Makroglossie und damit verbundenen Sekundäreffekten klinisch unauffällig) oder *Makroglossie im Rahmen einer übergeordneten Erkrankung.*

> **Bei einem sonst völlig gesunden Kind, dessen Zunge leicht vergrößert erscheint, aber symmetrisch geformt ist und keine umschriebenen Verdickungen aufweist, sind keine weiteren diagnostischen Maßnahmen erforderlich („leichte relative Makroglossie bei einem gesunden Kind", meist passager; wohl die häufigste Form der relativen angeborenen Makroglossie!).**

Abgesehen von der Makroglossie bei Down-Syndrom und der schon deutlich selteneren angeborenen Hypothyreose sind alle anderen ätiopatho-genetischen Formen der Makroglossie äußerst selten. Weil dieses Symptom leicht zu erkennen ist und dadurch oft als erstes auffällt, kann die Makroglossie diagnostisch hinweisende Bedeutung haben beim Down-Syndrom, dem Wiedemann-Beckwith-Syndrom (bei diesem auch bereits pränatal sonographisch erkennbar) und der angeborenen Hypothyreose (hierbei aber deutlich seltener bereits beim Neugeborenen vorhanden). Ein Neurofibrom der Zunge kann die einzige äußerlich erkennbare Manifestation einer Neurofibromatose sein. Bei anderen übergeordneten Krankheitsbildern hat das Teilsymptom Makroglossie im Muster der sonstigen für das Erstellen einer Verdachtsdiagnose wichtigen Symptome nur geringe Bedeutung. – Krankheitsbilder, bei denen nur in Einzelfällen eine Makroglossie beschrieben wurde (z.B. Ringchromosom 18, Laband-Syndrom, spondylometaphysäre Dysplasie Typ Kozlowski), sind in den DD-Tabellen nicht aufgeführt.

Differentialdiagnose der isolierten Makroglossie

Charakterisierung des Hauptsymptoms	weiterführende Nebenbefunde	Verdachtsdiagnosen	Bestätigung der Diagnose
leicht vergrößerte Zunge, weich, symmetrisch	gesundes Kind	isolierte relative Makroglossie bei gesundem Kind	Verlauf
stark vergrößerte Zunge, weich, symmetrisch	Trinkschwäche, Atemwegsobstruktion bei jungen Säuglingen	autosomal-dominant erbliche Makroglossie	Makroglossie in der Familie
stark vergrößerte Zunge (vord. $^2/_3$), symmetrisch oder seitenbetont, höckerig, teils livide	bei Lymphangiom in 7% der Fälle mit zystischem Hygrom des Halses; Prognathie, Atemwegsobstruktion eher selten; bei Infekten Zunge passager noch größer	Lymphangiom, Hämangiom	klinisches Bild
Zunge lokalisiert verdickt		Tumorerkrankung	Differenzierung durch Biopsie
akut diffus oder umschrieben vergrößert, Nekrosen	Nekrosen in der Umgebung	Verätzung	Anamnese
akut vergrößert (evtl. Wunde)		Blutung durch Traumen und/oder bei Gerinnungsstörung	Anamnese, Gerinnungsanalysen
akute Schwellung, schmerzhaft	Leukozytose, BKS-Erhöhung, Fieber	Infektion, Abszeß	Anamnese, Verlauf (besser mit Antibiose)

Differentialdiagnose der Makroglossie als Teilsymptom übergeordneter Krankheitsbilder

Charakterisierung des Hauptsymptoms	weiterführende Nebenbefunde	Verdachtsdiagnosen	Bestätigung der Diagnose
halbseitig stark vergrößerte Zunge	Hypertrophie einer Körperhälfte, meist ipsilateral	Hemihypertrophie, Häufigkeit 1 : 14 300	klinisches Bild
stark vergrößerte Zunge	Bauchwanddefekt, „Riesenwuchs", „Kerbenohr", fazialer Naevus flammeus, Nephromegalie, Hepatomegalie, Hemihypertrophie, Hypoglykämie	Wiedemann-Beckwith-Syndrom (EMG-Syndrom), Häufigkeit 1 : 15 000	klinisches Bild, Familienanamnese positiv in 15% der Fälle (autosomal-dominant, variable Express., inkompl. Penetranz), gelegentlich mit 11p15 Chromosomenaberrationen, MD*
herausragende Zunge, gefurcht	Brachyzephalus, abfallende Lidachsen, gefaltete Helix, Vierfingerfurche, Sandalenfurche, Herzfehler, Kleinwuchs, psych.-geist. Retard.	Down-Syndrom (Trisomie 21), Häufigkeit 1 : 650	Chromosomenanalyse
Zunge (zusammen mit Unterkiefer) vorstehend – nur bei älteren Patienten!	vorspringende Stirn, multiple Anomalien Gesicht und Extremitäten, Herzfehler, psych.-geist. Retardierung, Krampfanfälle	Pallister-Killian-Syndrom, Häufigkeit ca. 40 Patienten	Chromosomenanalyse mit speziellen Methoden (Tetrasomie i12p)

Differentialdiagnose der Makroglossie als Teilsymptom übergeordneter Krankheitsbilder *(Fortsetzung)*

Charakterisierung des Hauptsymptoms	weiterführende Nebenbefunde	Verdachtsdiagnosen	Bestätigung der Diagnose
vorstehende Zunge	Mikrobrachyzephalie, Hypertrichose, Hypo- bis Aplasie von Nägeln und Endgliedern, prä- und postnataler Minderwuchs, psych.-geist. Retardierung	Coffin-Siris-Syndrom, Häufigkeit ca. 40 Patienten	klinisches Bild
	überschüssige Haut an Händen und Füßen, krause Haare, grobes Gesicht, Kardiomyopathie, Nasenpapillome, geistige Retardierung	Costello-Syndrom, autosomal-rezessiv erblich, Häufigkeit ca. 115 Patienten	klinisches Bild
	Mikrozephalie, Pseudohermaphroditismus masculinus, schwere psych.-geistige, sprachliche Retardierung, Minderwuchs, Krampfanfälle	ATR-X-Syndrom (Alpha-Thalassämie mit mentaler Retardierung, X-chrom.-rez. erblich), Häufigkeit ca. 25 Patienten	Hb-Elektrophorese, Nachweis von HbH-Zellen (auch bei Überträgerinnen)
vorstehende, verdickte Zunge	grobe Gesichtszüge, Dysostosis multiplex, Hepatosplenomegalie, Kornealtrübung, progrediente Demenz, Manifestationsalter: ab 6 Monate	Mucopolysaccharidose I (Hurler-Syndrom) α-L-Iduronidasemangel, autosomal-rezessiv erblich, Häufigkeit 1:100 000	Nachweis des Enzymdefekts in Serum, Leukozyten, Fibroblasten, Heparan-, Dermatansulfat im Urin, MD*
	wie bei MPS I, Skelettveränderungen deutlich geringer, progrediente Demenz, keine Kornealtrübung, Manifestationsalter: 4.–5. Lebensjahr	Mucopolysaccharidose III (Sanfilippo-Syndrom A–D), Mangel an Sulfamatsulfatase (Typ A), α-N-Acetylglucosaminidase (Typ B), Acetyl-CoA-Glucosamin-N-Acetyltransferase (Typ C), N-Acetylglucosamin-6-Sulfatase (Typ D), autosomal-rezessiv erblich, Häufigkeit 1:30 000	Nachweis des Enzymdefekts in Leukozyten, Fibroblasten, Heparansulfat im Urin
	wie bei MPS I, Schwerhörigkeit, Kornealtrübung, normale Intelligenz, Manifestationsalter: Ende 1. Lebensjahr	Mucopolysaccharidose VI (Marauteaux-Lamy-Syndrom), Mangel an Arylsulfatase B, autosomal-rezessiv erblich, Häufigkeit <1:100 000	Nachweis des Enzymdefekts in Leukozyten, Fibroblasten, Dermatansulfat im Urin
	ähnlich MPS I, Angiokeratoma corporis diffusum, Manifestationsalter: 3.–18. Monat	Fucosidose, Mangel an α-L-Fucosidase, autosomal-rezessiv erblich, Häufigkeit ca. 80 Patienten	Nachweis des Enzymdefekts in Serum, Leukozyten, Fibroblasten
große, verdickte Zunge	grobe Gesichtszüge, Dysostose, Hepatosplenomegalie, schwerste Retardierung, Blindheit, Taubheit, Krampfanfälle, kirschroter Fleck Fundus, rezidivierende Pneumonien, Manifestationsalter: kurz nach Geburt	GM1-Gangliosidose inf. Form, Mangel an β-Galactosidase, autosomal-rezessiv erblich Häufigkeit ca. 100 Patienten	Nachweis des Enzymdefekts in Leukozyten, Fibroblasten, Organbiopsat
	grobe Gesichtszüge, muskuläre Hypotonie, mäßige Hepatomegalie, starke Kardiomegalie	Glykogenose II (Pompe), Mangel an α-1,4-Glucosidase, autosomal-rezessiv erblich, Häufigkeit <1:100 000	Nachweis des Enzymdefekts in Leukozyten, Fibroblasten, Leber, Muskel, MD*
vorstehende Zunge	Icterus prolongatus, Bewegungsarmut, Trinkschwäche, Nabelhernie, Obstipation, kühle marmorierte Haut (Frühsymptome), hohes Geburtsgewicht, verspäteter Geburtstermin	angeborene Hypothyreose, Häufigkeit 1:3000	TSH, T4
	Mangelgeborene, Trinkschwäche, Dehydratation, Polyurie	transitorischer neonataler Diabetes mellitus, Häufigkeit 1:400 000	Blutzucker (extrem schwankend)

Gesicht, Mund und Zähne

D

Differentialdiagnose der Makroglossie als Teilsymptom übergeordneter Krankheitsbilder *(Fortsetzung)*

Charakterisierung des Hauptsymptoms	weiterführende Nebenbefunde	Verdachtsdiagnosen	Bestätigung der Diagnose
vorstehende Zunge (häufiges Zungebeißen)	progrediente Muskelschwäche, „Gnomenwaden"	Muskeldystrophie Duchenne	CPK, MD* Dystrophin
derbe, meist einseitig verdickte Zunge (oft Umgebung infiltriert)	andere Symptome der Grunderkrankung (nur bei ca. 50%) wie Café-au-lait-Flecken, Fibrome; angeboren oder erste Lebensjahre	Neurofibromatose	klinisches Bild, Histologie, MD*

* molekulargenetische Diagnostik

38 Zahnkaries und andere Zahnveränderungen

Franz F. Eifinger

Zahnkaries

Zahnkaries ist eine zuckerabhängige Infektionskrankheit. Für ihre Entstehung sind vor allem *niedermolekulare Kohlenhydrate (KH)* und *mikrobielle Plaque (MP)* verantwortlich.

> **Faktoren der Kariesentstehung sind:**
> **Plaque → Mikroorganismen → Nahrung**
> **→ Zeit**

Die zur Demineralisation der Zahnhartsubstanzen erforderlichen Säuren (v.a. Milch-, Brenztrauben- und Essigsäure) entstehen durch alkoholische Gärung. Am Abbau der in der MP vorhandenen KH sind vorwiegend Streptokokken (S. mutans, mitis, salivarius, sobrinus), Laktobazillen (L. casei, acidophilus) und Aktinomyzeten (A. viscosus, naeslundii) beteiligt. Infolge des sinkenden Plaque-pH < 5,7 (Norm 6,7–6,8) kommt es zu ersten Demineralisationsvorgängen im Schmelz: Lösung von Apatitkristallen aus dem Apatitgefüge. In diesem Stadium ist noch eine Remineralisation durch Optimierung der Mundhygiene und lokale Fluoridzufuhr möglich (s. Tab. 38.1).

Symptombeschreibung

Zahnkaries ist ein dynamischer Prozeß, denn es wechseln Phasen der Demineralisation mit Phasen der Remineralisation.

Je nach Lokalisation des initialen Defekts, der klinisch, röntgenologisch, faseroptisch oder durch Laser-Fluoreszenz diagnostiziert wird, stellt sich die Läsion unterschiedlich dar:
- dunkelbraun-schwarze Verfärbung der *Fissuren* von Prämolaren und Molaren (Milchmolaren)
- ähnliche Verfärbungen an *Foramina caeca* von Molaren (vestibulär + oral) und Inzisivi (oral)
- milchig-weiße bzw. opake Flecken („white spots") an *Approximalflächen* von Front- und Seitenzähnen
- weiß-gelb-bräunliche Defekte an *Zahnhälsen*, wo Schmelzanteile am Übergang zum Zahnzement demineralisiert werden.

> **Typische Zahnkaries bevorzugt Zahnabschnitte, die durch verminderte bzw. fehlende Selbstreinigung prädestiniert sind: Kariesbeginn an Fissuren, Foramina caeca, Approximalflächen, Zahnhälsen!**

Tabelle 38.1 Säureeinwirkung auf das Schmelzkompartiment.

(1)
schwacher Säureangriff <=> reversible Läsion
$$2\ Ca_5(PO_4)_3OH + 2\ H^+ <=> 3\ Ca_3(PO_4)_2 + Ca^{2+} + 2\ H_2O$$

(2)
starker Säureschub <=> irreversible Läsion
$$2\ Ca_5(PO_4)_3OH + 8\ H^+ <=> 10\ Ca^{2+} + 6\ HPO^{2-} + 2\ H_2O$$

(3)
Remineralisation Phase (1) <=> lokale Fluoridapplikation
$$3\ Ca_3(PO_4)_2Ca(OH)_2 + 2\ F^- <=> 3\ Ca_3(PO_4)_2CaF_2 + 2\ (OH)^-$$

erhöhter Austausch von OH⁻- durch F⁻-Ionen im Kristallgitter:
Verringerung der Säurelöslichkeit

Verläufe

Primärkaries: Sie weist zwei mögliche Verlaufsformen auf:

Die *Caries acuta (ca. 90%)* verläuft rasch progredient. Mangelnde Abwehrreaktionen von seiten des Dentins führen bald zur Pulpainfektion mit nachfolgender Pulpagangrän und apikaler Parodontitis. Während die Kavitation an Größe zunimmt, stellt sich das proteolysierte Dentin als weiche, weiße Masse dar (*Caries humida bzw. alba*). Dieser rasche Verlauf wird vor allem im Milch- und Wechselgebiß angetroffen (Abb. 38.1, Farbtafel).

Die *Caries chronica (ca. 10%)* unterscheidet sich von der akuten Form dadurch, daß der kariöse Zerfall zeitweilig stagniert, so daß genügend Zeit für Remineralisationsvorgänge verbleibt. Die trockenen Zerfallsprodukte *(Caries sicca)* verfärben sich dunkelbraun bis schwarz *(Caries nigra)*. Diese Form findet sich meist an freiliegenden Approximalflächen, z.B. im Lückengebiß nach Milchzahnausfall oder Extraktion des Nachbarzahnes.

Sekundärkaries: Sie entwickelt sich am Boden oder Rand der Kavität, wenn vor Applikation der Füllung Restkaries belassen wurde (*Kariesrezidiv*). Ob sie inaktiv bleibt oder sich weiterentwickelt, wird schließlich vom mehr oder weniger dichten Füllungsabschluß und von der Virulenz der verbliebenen Bakterienflora bestimmt.

Glattflächenkaries: Sie breitet sich besonders rasch auf den vestibulären Flächen von Frontzähnen aus; weniger häufig im Seitenzahnbereich (*rampant caries*). Frontzähne des Oberkiefers sind öfter befallen als die des Unterkiefers (symmetrischer Befall!).

Hauptursachen sind exzessiver Zucker- und Süßwarenkonsum, langjährige Einnahme zuckerhaltiger Medikamente (Sirup), Honigschnuller sowie gesüßte Kinder-Instant-Tees aus Saugerflaschen (nächtlicher Dauertrunk > *Baby-Bottle-Syndrom)*, Mundatmung oder Dysgnathien des Gebisses (Abb. 38.2 und 38.3, Farbtafeln).

Strahlenkaries: Sie ist relativ selten und als Sonderform der Glattflächenkaries einzuordnen. Nach Radiotherapie im Kopf-Hals-Bereich kann es zu einer Fibrosierung der Speicheldrüsen mit reduzierter Sekretproduktion kommen (Xerostomie). Verminderte Pufferkapazität und Fließrate des Speichels sowie mangelhafte Mundhygiene fördern das kariöse Geschehen.

Schmelz-Dentin-Erosion

Mehr oder weniger ausgeprägte, jedoch *nicht bakteriell* verursachte Hartsubstanzdefekte infolge regelmäßiger und jahrlanger Einwirkung von starken Säuren. Milchzähne sind daher nicht betroffen. Erosionen können durch abnorme Kaumuster verstärkt werden (Laktovegetarier), wobei großflächige Absprengungen des hypomineralisierten Schmelzes möglich sind. Das Ausmaß der erosiven Vorgänge wird schließlich auch von der Pufferkapazität des Speichels und dessen Fließrate mitbestimmt. Mangelhafte Mundhygiene wird auf dem säuregeschädigten Schmelz zudem Glattflächenkaries begünstigen.

Symptombeschreibung

Man unterscheidet die *manifeste, fortschreitende* Erosion mit dünn auslaufenden Schmelzrändern über dem z.T. freigelegten Dentin (Beginn: an vestibulären Zahnhälsen) von der *latenten, inaktiven Erosion*. Hierbei weiten sich die anfänglichen Entkalkungen nicht auf die Glatt- und Okklusalflächen der Frontzähne bzw. Prämolaren und Molaren aus. Stillstand kann durch Wechsel der ätiologischen Faktoren bedingt sein.

Exogene Faktoren:
• langjährige Einnahme von eisenhaltigen Tonics oder säuresubstituierenden Medikamenten (Achlorhydrie)
• jahrelanger und extensiver Verzehr von Zitrusfrüchten (Säften) oder Vitamin-C-haltigen Erfrischungsgetränken (Sport drinks).

Meist in der Mitte der gewölbten Glattflächen der Frontzähne bilden sich nierenförmige Defekte. Hier erscheint der Schmelz wie *glattpoliert*.

Endogene Faktoren: Kontakt der Zähne mit Magensäure bei:
• Dauererbrechen
• Regurgitation und Reflux
• Anorexia nervosa und Bulimie
• gastrointestinaler Dysfunktion
• Gastritis
• Hiatushernie
• Duodenal- und Magenulkus.
Bevorzugt befallen sind im Oberkiefer die Palatinal- und Okklusalflächen aller Zähne, im Unterkiefer Bukkal- und Okklusalflächen von Prämolaren und Molaren. Die erodierten Schmelzareale erscheinen *stumpf und angerauht*.

Für die seltene *idiopathische Erosion* findet sich bisher keine Ursache.

Zahnverfärbungen

Zahnverfärbungen stellen sich als klinisch sichtbare Abweichungen von der individuellen Zahnfarbe dar. Ursachen sind vorwiegend Strukturveränderungen der Zahnhartsubstanzen, die endogene bzw. exogene Farbstoffeinlagerungen begünstigen. Hingegen sind *Zahnbeläge* ausschließlich Auflagerungen von z.T. chromogenen Bakterien, Plaque und Konkrementen zunächst im Zahnhalsbereich, von wo aus sie sich auf die übrige Zahnoberfläche ausdehnen. Ursachen von Zahnverfärbungen sind in Tabelle 38.2 aufgeführt.

Zahnverfärbungen durch Strukturveränderungen

Strukturveränderungen können in der *präeruptiven* Phase (Schmelz-Dentin-Bildung der Milchzähne vor dem 1. Lebensjahr, bleibende Zähne von der Geburt bis zum 7. Lebensjahr) und *posteruptiv* ausgelöst werden.

Symptombeschreibung

Weißlich-opake Schmelzflecken
- Sind alle Zähne, zumindest jedoch homologe Zahngruppen im Milch- und bleibenden Gebiß betroffen, kann eine *Amelogenesis imperfecta im Anfangsstadium* angenommen werden (s.u. Amelogenesis imperfecta).
- Eine partielle Unterverkalkung wird auch bei einer *mittelschweren Fluorose* (Abb. 38.4, Farbtafel) beobachtet. Dabei müssen aber nicht alle Milch- und bleibenden Zähne befallen sein.

Gelb-braune Schmelzflecken:
Diese sind bei *stärkerer Fluorose* zu beobachten. Ursache ist meist eine posteruptiv-exogene Farbstoffeinlagerung in den oberflächlich aufgerauhten Schmelz.

Dunkelgraue Tönung der Zahnkrone(n):
Sie kann mehrere Ursachen haben:
- *Pulpaobliteration*

Tabelle 38.2 Zahnverfärbungen im Milch- und bleibenden Gebiß.

infolge Farbstoff-einlagerung	*präeruptiv* • Erythroblastosis fetalis • kongenitaler Gallengangsdefekt • Hepatitis neonatalis • kongenitale Porphyrie • Tetrazykline *posteruptiv* • Pulpahämorrhagien • Pulpanekrose
nach Struktur-veränderungen	• Mineralisationsstörungen • kariöse Defekte • Schmelz-Dentin-Erosionen

- *Pulpatod* nach Fraktur und/oder Luxation
- *Caries profunda*.

Bernstein-perlmuttartige Verfärbung: Eine solche Verfärbung aller Milchzähne und Zähne der 2. Dentition läßt auf eine genetisch bedingte Reifungsstörung des Dentins schließen (s.u. *Dentinogenesis imperfecta* oder *Dentindysplasie*).

Zahnverfärbungen durch Farbstoffeinlagerungen

Farbstoffe können während der Zahnentwicklung sowohl prä- als auch posteruptiv in die Zahnhartsubstanzen eingelagert werden.

Präeruptive Einlagerungen

Graublaue-grünliche Kronenverfärbung:
- an Milchzähnen sind sie (> 65%) zu beobachten. Ursache ist eine *Erythroblastosis fetalis* (1:2000). Biliverdin bzw. Bilirubin werden ins Dentin abgelagert. Ausbleichen dieser Verfärbungen ist nach Jahren möglich.
- *Kongenitale Gallengangdefekte und neonatale Hepatitis* rufen ähnliche Verfärbungen hervor.

Rötlich-braune Verfärbung der Zahnkronen:
Die betroffenen Zahnkronen weisen im UV-Licht zudem eine rötliche Fluoreszenz auf. Ursache ist eine *kongenitale Porphyrie* mit Hämatoporphyrinablagerungen in Schmelz und Dentin.

Gelbbraune Verfärbungen von Schmelz und Dentin:
Je nach Art des *Tetrazyklin-Präparates* wechseln die Verfärbungen von Grau über Gelb bis Braun (Abb. 38.5, Farbtafel). Kritische Phase der Einlagerung für
- Milchzähne = 15 SSW bis 9 M p.p.
- Permanentes = 3 M p.p. bis 6. Lebensjahr.

Zudem können nach langzeitigen Tetrazyklingaben in hoher Dosierung Schmelzhypoplasien entstehen:
- Milchzahnbefall 60–80%
- bleibende Zähne 50–70%.

Posteruptive Einlagerungen

Die nach Abschluß der Zahnentwicklung erfolgenden Farbstoffeinlagerungen können endogen und exogen bedingt sein. Sie sind weniger für den Pädiater als vielmehr für den Zahnarzt von Bedeutung.

Gelbbraune Verfärbung einzelner oder mehrerer Zahnkronen
Ursachen sind:
- *hämorrhagische Blutungen*
- *Nekrosen der Pulpa (Hämosiderin)*

Dunkelbraune Verfärbungen:
- chronische, ruhende *Karies*

- Turner-Zähne mit zusätzlichen *Dysplasien* in Schmelz und Dentin (Befall bleibender Zähne nach apikaler Ostitis der analogen Milchzähne: lokale Infektion des Zahnkeimes).

Genetisch bedingte Hypo- und Dysplasien von Schmelz und Dentin

Vererbung autosomal-dominant (AD), autosomal-rezessiv (AR) oder geschlechtsgebunden (XL)

Es handelt sich um hereditäre Erkrankungen, bei denen Schmelz oder Dentin befallen sind (s. Tab. 38.3). Sie kommen meist isoliert vor, können aber auch mit systemischen Erkrankungen und Syndromen gekoppelt sein. Hereditäre Zahndysplasien werden vorwiegend AD, seltener AR oder XL vererbt. Sämtliche Zähne beider Dentitionen sind befallen. Eine Zuordnung der zwei wesentlichen Dysplasien (*Amelogenesis bzw. Dentinogenesis imperfecta*) kann nur erfolgen, wenn die unterschiedlichen klinischen Bilder, die röntgenologische Auswertung, der histologische Befund und der Nachweis eines bestimmten Erbganges berücksichtigt werden.

Symptombeschreibung und Differentialdiagnose

Amelogenesis imperfecta (AI)

Vier Erscheinungsformen der AI können definiert werden:
1. Hypoplasie
2. Hypomaturation
3. Hypokalzifikation
4. Kombination von 2. + 3. + Taurodontismus (*Morbidität aller Formen in den USA 1:15000*)

Diese Schmelzanomalien entwickeln sich bei normaler Dentinogenese stets präeruptiv nach einer metabolisch verursachten Ameloblastenschädigung während der Zahnbildung (s. Abb. 38.1, Farbtafel).

Hypoplasie des Schmelzes (Genetik AD, AR, XL)

- Zahnkronen sind im Vergleich zur Norm verkleinert und konisch geformt; fehlende Kontakte zu Nachbarzähnen
- der harte, rauhe Schmelz kann Grübchen und Furchen aufweisen
- Zahnfarbveränderungen von normal bis gelbbraun
- Milchzähne oft glatt-hypoplastisch
- unterschiedlich starke Ausprägung dieser Hypo-

Tabelle 38.3 Mineralisationsstörungen im Milch- und bleibenden Gebiß.

lokalisiert	• Trauma • Infektion • ionisierende Strahlung
generalisiert	*genetisch* • Amelogenesis imperfecta • Dentinogenesis imperfecta I/II • Schmelz-/Dentindysplasien *medikamentös* • Fluoride • Tetrazykline *nicht genetisch* • generalisierte Infektionen • konnatale Stoffwechselstörungen • hormonelle Störungen • Nierenerkrankungen • Hypovitaminosen • Geburtskomplikationen • kardiovaskuläre Fehlbildungen • verschiedene Syndrome • konnatale Allergosen • Mineralstoffwechselstörungen

plasie, die bis zum totalen Schmelzverlust durch zusätzliche Attrition führen kann.

Differentialdiagnose: Rachitis, Pseudohypoparathyreoidismus, Epidermolysis bullosa können diese Veränderungen ebenso auslösen.

Hypomaturation (Genetik AR, XL-rezessiv)

- die Kronenfarbe ist beim Durchbruch der Zähne weiß, später braun
- die Schmelzoberflächen können matt, glatt bis porös sein
- die Schmelzdicke ist kurz nach Durchbruch noch normal, das Schmelzgefüge aber weich
- durch Attrition und Abrasion brechen Schmelzpartien aus der Krone.

Hypokalzifikation (Genetik AD, AR)
(Morbidität in den USA 1:20000)

- Farbe der normal geformten Kronen beim Durchbruch weiß-opak, später braun-schwarz
- Schmelzoberflächen erscheinen matt und rauh
- der Schmelz ist extrem weich, er wird infolge Attrition und Abrasion bis auf den Dentinkern abgetragen.

Differentialdiagnose

Amelo-Onychohypohidrose-Syndrom – Epidermolysis bullosa – Mukopolysaccharidosen – okulo-dento-ossäre Dysplasie – tricho-dentalosteosklerotisches Syndrom können mit Dysplasien des Schmelzes gekoppelt sein.

Dentinogenesis imperfecta (DI)

Von den fünf genetisch bedingten Dysplasien des Dentins sind für den Pädiater vor allem die

DI Typ I *(Genetik AD/AR)* mit manifester Osteogenesis imperfecta (OI) sowie die DI Typ II *(Genetik AD)* ohne OI von Interesse.

Die Schmelzbildung verläuft normal. Die Dentinfehlentwicklung beruht auf einer Blockade des Kollagens Typ II. Alle Zahnkronen in Milch- und permanentem Gebiß erscheinen bräunlich-bernsteinfarben (opaleszierend = Typ II; Abb. 38.7, Farbtafel). Der gut mineralisierte Schmelz splittert dennoch über dem weichen Dentinkern heraus. In der Folge nutzt sich dieser teilweise bis auf Alveolarkammhöhe ab. Radiologisch imponieren verkürzte Wurzeln sowie Obliterationen der Pulpakammern.

Differentialdiagnose

DI Typ I und DI Typ II (ohne OI) sind leicht zu unterscheiden. Opaleszierendes Dentin findet sich aber auch bei *kongenitaler Porphyrie* und *tetrazyklinverfärbten Zähnen*. Die Diagnosesicherung erfolgt mit Hilfe klinischer, röntgenologischer, histologischer und genetischer Befunde.

Mit Dentindysplasien einhergehen können:
- *hereditäre Osteodystrophie*
- *Ehlers-Danlos-Syndrom*
- *Hypophosphatämie/Hypophosphatasie*
- *tricho-dento-ossäres Syndrom*

Nicht genetisch bedingte Dysplasien von Schmelz und Dentin

Häufiger als die genetisch bedingten Hypo- und Dysplasien sind die *peri- und postnatal* verursachten Strukturveränderungen (präeruptive Zahnbildungsphase). Das Schädigungsintervall umfaßt für Milchzähne das 1. Lebensjahr, für die 2. Dentition die Spanne von der Geburt bis zum 7. Lebensjahr.

Ursachen (s. Tab. 38.3)

- *mechanische Traumatisierung:* Luxation, Intrusion oder Extrusion von Milchzähnen über dem Schmelzorgan des bleibenden Zahnes (Frontzähne bis zu 60% am häufigsten betroffen)
- *ionisierende Strahlung:* Zerstörung der Zahnkeime bis zur Kronenverstümmelung mit verkürzter oder fehlender Zahnwurzel
- *Asphyxie, Hypokalzämie, neo- bzw. postnatale Tetanie:* Schmelzhypoplasien an Milchzähnen
- *generalisierte Infektionen wie Rubeola, konnatale Lues, Salmonelleninfektionen:* symmetrisch verteilte Hypoplasien an Milchzähnen (Hutchinson-Trias: Defekte an oberen Frontzähnen und 6-Jahr-Molaren)

- *Allgemeinerkrankungen* (< 7. Lebensjahr): Schmelzhypoplasien und Zahnverstümmelungen der 2. Dentition. Ursachen: Stoffwechsel- und hormonale Störungen sowie spezielle Erkrankungen: Hypovitaminosen (A, D, C), neonatale Hypokalzämie, Asphyxie und Hypokalzämie bei Frühgeburt, Hypothyreoidismus, Hypoparathyreoidismus, mütterlicher Diabetes, fetale Erythroblastose, gastrointestinale Erkrankungen, Nephrosen, Down-Syndrom
- *Pharmaka:* Neben Tetrazyklinen und Überdosen von Vitamin D sind auch hochdosierte Gaben von *Fluoriden* (> 1,2 mg F$^-$/l im Trinkwasser) für Schmelz- und Dentinhypoplasien verantwortlich. Häufigkeit und Schweregrad der fluoridinduzierten Zahnhartsubstanzanomalien steigen mit zunehmender Fluoridkonzentration und erhöhter Trink- bzw. Mineralwasseraufnahme. Dentalfluorose an Milch- und permanenten Zähnen ist schon bei mehrjähriger Überdosierung (< 1,2–2,0 mg F$^-$/l) zu erwarten. Klinisches Bild (Abb. 38.2):
- leichte Fluorose = weiß-opake Streifen und/oder Flecken mit Schmelzporositäten (mottled teeth).
- schwere Fluorose = Grübchen- bzw. Furchenbildung und braune Verfärbung des Schmelzes.

Verhütung von Dentalfluorose (Tab. 38.4)

- Kinder < 2. Lebensjahr erhalten mit Beginn der 2. Lebenswoche *nur* die bisher übliche D-Fluoretten®-Gabe
- früh- und mangelgeborene Kinder erhalten eine F$^-$-Substitution *erst* ab 3000 g Körpergewicht
- bei Flaschennahrung mit > 1,0 mg F$^-$/l besteht die Gefahr einer *Überdosierung*
- Säuglinge und Kinder mit bilanzierter Diät bedürfen *keiner* F$^-$-Substitution
- bei Kindern > 2. Lebensjahr soll eine F$^-$-Substitution *nur nach fachärztlicher Prüfung* erfolgen.
- Kinder < 3 Jahren sollen während systemischer F$^-$-Zufuhr (z.B. über Trink- bzw. Mineralwasser, F$^-$-Tabletten) *keine fluoridhaltigen Zahnpasten* benutzen.

Tabelle 38.4 Fluorid-Tablettensubstitution in Abhängigkeit vom Fluoridgehalt des Trinkwassers (Empfehlung [DGZMK] zur Fluoridanwendung).

	F$^-$ mg/l Trinkwasser		
	< 0,3	0,3–0,7	> 0,7
Alter	F$^-$-Tablettensubstitution mg/Tag		
0–3 Jahre	0,25	keine	keine
3–6 Jahre	0,50	0,25	keine
> 6 Jahre	1,00	0,50	keine

39 Parodontalerkrankungen

Michael A. Baumann

Eine pathologische Veränderung des Zahnhalteapparates oder seiner Bestandteile (Gingiva, Desmodont, Wurzelzement, Alveolarknochen) bezeichnet man als Parodontalerkrankung, umgangssprachlich auch als Zahnfleischerkrankung. In Abhängigkeit davon, ob die Erkrankung ohne oder mit pathologischem Knochenabbau einhergeht, spricht man von *Gingivitis* oder *Parodontitis*. Die Gingivitis wird auch im Kindesalter gehäuft diagnostiziert, wohingegen sich nur besonders aggressive Formen der Parodontitis bereits früh manifestieren.

Gingivitis

Symptombeschreibung

Repräsentative Studien zeigen, daß zirka $^1/_3$ der Dreijährigen, $^2/_3$ der Fünfjährigen und fast 100% der Zehnjährigen Symptome einer Gingivitis aufweisen.

Alle Formen der Gingivitis zeigen die klinischen Zeichen einer Entzündung, die streng auf die Gingiva selbst begrenzt ist und stets am Zahnfleischrand beginnt. Diese klinischen Zeichen sind:
• ödematöse und/oder fibromatöse Verdickung des natürlichen Gingivarandverlaufs
• Farbveränderung von Rosa zu Rot und/oder Bläulich-Rot
• Blutung bei Manipulation
• vermehrte Sulkusfluidproduktion
• Temperaturerhöhung im parodontalen Sulkus
Der ätiologische Faktor dieses Entzündungsgeschehens ist die dentale Plaque. Auf der sauberen Zahnoberfläche bildet sich zunächst durch molekulare Absorption eine Pellikelschicht, bestehend aus Speichelglykoproteinen (Muzinen) und Antikörpern. Dieser konditionierte Biofilm verändert die Ladung und freie Energie der Zahnoberfläche dahingehend, daß Bakterien sich leicht anlagern können. Die Plaquemenge wächst durch aktive Zellvermehrung, durch Synthese neuer äußerer Membranbestandteile, Adhäsion neuer Bakterien sowie durch Synthese extrazellulärer Polymere. Wird die dentale Plaque entfernt, ist das Krankheitsgeschehen vollständig reversibel, bleibt sie jedoch unbehandelt, kann die Gingivitis progressiv verlaufen und zu einem entzündlichen Abbau des Zahnhalteapparates führen.

Rationelle Diagnostik und Differentialdiagnostik

Plaqueinduzierte Gingivitis

Die häufigste Form der Gingivitis ist die plaqueinduzierte Gingivitis. Aufgrund unzureichender Entfernung der bakteriellen Plaque kommt es zu einer entzündlichen Veränderung der Gingiva mit den beschriebenen Entzündungszeichen. Der Schweregrad der Erkrankung wird hauptsächlich durch die Verweildauer der Plaque bestimmt. Lokale Faktoren, wie insuffiziente Füllungsränder, die Form des Zahnes selbst, die Zahnstellung oder auch die Wurzelanatomie, können als Plaqueretentionsnischen zu einer Verlängerung der Verweildauer beitragen. Die Plaquezusammensetzung selbst ist nicht spezifisch für die plaqueinduzierte Gingivitis. Histopathologisch zeigen sich Veränderungen des Sulkusepithels und Zeichen einer Vaskulitis der sulkusnahen Blutgefäße. Es kommt zur progressiven Destruktion des Kollagennetzes mit Veränderung des Kollagentyps. Zytopathologisch zeigen sich Veränderungen der gewebeständigen Fibroblasten, und es kommt zu einer zellulär immunologisch entzündlichen Infiltration.

Plaqueinduzierte Gingivitis, modifiziert durch systemische Faktoren

Durch systemische Faktoren kann die plaqueinduzierte Gingivitis beeinflußt werden. Ihr klinisches Erscheinungsbild variiert häufig in seinem Schweregrad. Die vollständige Entfernung der Plaque führt meist zu einer Verbesserung, aber nicht zu einer vollständigen Remission der Erkrankung.
• **Hormone:**
  – *Pubertätsassoziierte Gingivitis:* Der dramatische Anstieg der Steroidhormone während der Pubertät hat einen vorübergehenden Einfluß auf den Entzündungsstatus der Gingiva. Schon bei geringen Plaquemengen reagiert die Gingiva mit einer starken Entzündungsreaktion. Bei Eintreten der Geschlechtsreife ist die Symptomatik stark rückläufig.
  – *Diabetes-mellitus-assoziierte Gingivitis:* Die Diabetes-mellitus-assoziierte Gingivitis ist ein steter Nebenbefund bei Kindern mit schlecht eingestelltem Diabetes mellitus Typ I. Studien zeigen, daß der Schweregrad der gingivalen Entzündung sich eher durch die Einstellung des Diabetes als durch kontrollierte Plaqueentfernung beeinflussen läßt.

- **Bluterkrankungen:**
  Leukämieassoziierte Gingivitis: Die Symptome der oralen Manifestation der leukämieassoziierten Gingivitis sind hauptsächlich für die akute Leukämie beschrieben. Am marginalen Gingivarand zeigen sich Ulzerationen, die Gingiva ist stark entzündet und kann vergrößert sein. Die Konsistenz ist weich und die Anhaftung instabil. Der Zustand ist sehr schmerzhaft und führt zur Verringerung der Nahrungsaufnahme. Die Durchführung der häuslichen Mundhygiene ist stark erschwert, was eine Suprainfektion der ulzerierten Gingivaareale fördert (Abb. 39.1, Farbtafel).
- **Medikamente:**
  Medikamentös induzierte Gingivavergrößerung: Antiepileptika (Phenytoin), Immunsuppressiva (Ciclosporin) und Kalziumkanalblocker können als Nebenwirkung zu einer Vergrößerung der Gingiva führen (Abb. 39.2, Farbtafel). Diese Vergrößerung ist medikamentenspezifisch und bildet sich nach Absetzen des Medikamentes vollständig zurück. Die Prävalenz dieser Nebenwirkung liegt für Phenytoin bei zirka 50%, für Ciclosporin bei 25–30% und für Kalziumkanalblocker bei zirka 20%. Es scheint eine genetische Prädisposition bestimmter Fibroblastensubpopulationen vorzuliegen. Die Vergrößerung beginnt stets in der Interdentalpapille, kann sich aber auf den gesamten Bereich der Gingiva ausbreiten. Durch die Gewebezunahme kommt es zur Überwucherung der Zähne und somit zu einer erschwerten Durchführung einer effizienten häuslichen Mundhygiene. Dies begünstigt die Plaqueakkumulation und führt somit zu einer stärker ausgeprägten gingivalen Entzündung. Daher ist eine engmaschige Recallbetreuung dieser Patienten zur regelmäßigen Durchführung von professionellen Zahnreinigungen wichtig.
- **Mangelernährung:** Es ist bekannt, daß Mangelernährung das Immunsystem schwächt und die Anfälligkeit für Infektionen somit größer ist. In Tierstudien konnte gezeigt werden, daß Vitamin-A-Mangel, Ariboflavinose, Vitamin-B-Komplex-Mangel, Niacinmangel und Hungern einen Effekt auf das gingivale Gewebe haben. In Fällen von schwerem Vitamin-C-Mangel (Skorbut) kommt es zu massiven gingivalen Entzündungszeichen bis hin zu Ulzerationen. Bei milden Formen ähneln die Symptome der plaqueinduzierten Gingivitis.

Nichtplaqueinduzierte Gingivitis

Spezifisch bakteriell bedingte Gingivitis: Spezifisch bakteriell bedingte gingivale Läsionen entstehen, wenn nichtplaquebezogene Bakterien die Immunantwort überwinden. Diese Infektionen werden von spezifischen Bakterien wie Neisseria gonorrhoea, Treponema pallidum oder Streptokokken verursacht und können bei Patienten mit und ohne Immunsuppression auftreten. Das klinische Erscheinungsbild ist vielfältig, wobei schmerzhafte Ulzerationen neben atypisch hochroter Gingiva anzutreffen sind. Auch andere Körperstellen können von der spezifischen Infektion betroffen sein.

Viral bedingte Gingivitis: Herpesvirusinfektionen mit oraler Manifestation an der Gingiva sind durch den Herpes-simplex-Virus Typ 1A verursacht. In seltenen Fällen zeigt sich eine orale Manifestation des Herpes-simplex-Virus Typ 2. Der erste Kontakt erfolgt bereits im frühen Kindesalter und verläuft in 99% aller Fälle latent, wobei es in 1% der Fälle zu einer Gingivostomatitis herpetica kommt. Das klinische Erscheinungsbild ist geprägt von stecknadelkopfgroßen Bläschen, die sehr schmerzhaft sind. Fieber und geschwollene submandibuläre Lymphknoten sind weitere Symptome. Die Reaktivierung des Virus geschieht in 20–40% der Fälle und resultiert im klinischen Erscheinungsbild des Herpes labialis. Nähere Ausführungen sind Kapitel 38 zu entnehmen.
Der Viracella-zoster-Virus kann sich auch an der Gingiva manifestieren. Die intraoralen Läsionen imponieren als kleine Ulzerationen an Zunge, Gaumen und Gingiva.

Fungal bedingte Gingivitis: Die häufigste intraorale Pilzinfektion wird durch Candida albicans verursacht. Es handelt sich um eine opportunistische Infektion, die üblicherweise bei Patienten mit reduzierter Immunlage auftritt. Das klinische Erscheinungsbild zeigt sich durch einen weißlichen abwischbaren Belag. Die Erkrankung manifestiert sich selten an der Gingiva.

Der Schimmelpilz Histoplasma capsulata ist der Erreger der Histoplasmose. Orale Läsionen zeigen sich bei 30% der Patienten mit pulmonaler Histoplasmose und bei 66% der Patienten mit disseminierter extrapulmonaler Form. Initial imponieren knotenförmige oder papilläre Veränderungen, die später ulzerieren und schmerzhaft sind.

Genetisch bedingte Gingivaläsion

Zu den vererbten Erkrankungen der Gingiva gehört die gingivale Fibromatose. Diese Wucherungen aus kollagenem Bindegewebe sind meist ohne scharfe Begrenzung und werden heute als neoplastische Bildungen niedriger Malignität angesehen. Die Epidermolysis bullosa gehört ebenfalls zu den hereditären Erkrankungen. Aufgrund eines mechanischen Traumas bilden sich Blasen, die je nach Subklasse unterschiedlich gut abheilen.

Diese Blasen sind auch an der Gingiva zu finden (Abb. 39.3, Farbtafel).

Gingivale Manifestation systemischer Erkrankungen

Mundschleimhauterkrankungen: Verschiedene dermatologische Erkrankungen können sich auch an der Gingiva manifestieren. Ihr typisches Erscheinungsbild sind desquamative Läsionen oder Ulzerationen. Zu den häufigsten Dermatosen, die als Mundschleimhautveränderungen auftreten, gehören Lichen ruber planus und erosivus, Pemphigus vulgaris, Pemphigoid, Lupus erythematodes und Erythema multiforme.

Allergien: Allergische Reaktionen zeigen sehr unterschiedliche klinische Erscheinungsbilder an der Gingiva. Als verursachendes Agens kommen neben Bestandteilen der Nahrung auch zahnärztliche Materialien wie Quecksilber oder Nickel in Betracht. Auch Bestandteile von Zahnpasten oder Mundspüllosungen können zu einer allergischen Symptomatik führen. Bei Verdacht auf ein solches Krankheitsgeschehen ist eine interdisziplinäre Konsultation sinnvoll.

Traumatische Veränderungen der Gingiva

Bei Kindern und Jugendlichen kommt es häufig durch alltägliche Situationen oder Gegenstände zu Läsionen der Mundschleimhaut. Man beobachtet zumeist vestibulär entzündlich überlagerte Veränderungen, die durch Mundhygienemaßnahmen nicht beherrschbar sind und dadurch auf mechanische oder chemisch-thermische Ursachen hindeuten. Hierbei ist an Manipulationen mit Fingernägeln, Schreibgeräten (z.B. Bleistifte) oder anderen spitzen Gegenständen sowie kieferorthopädischen Apparaturen, ätzenden Lösungen oder Verbrennungen durch zu heiße Speisen zu denken. Zum Teil handelt es sich um gewohnheitsmäßige Handlungen (Habits), die auch auf psychische Belastungen des Kindes hinweisen können. Traumatische Einbisse an der Wangenschleimhaut (Morsicatio buccarum) und Bißverletzungen während und im Verlauf der Betäubung durch Lokalanästhetika beim Zahnarzt kommen ebenfalls vor.

Fremdkörperreaktion der Gingiva

Durch Abrasions- oder Schnittverletzungen kommt es zum Einwandern von Fremdkörpermaterial in die Gingiva. Meist handelt es sich um zahnärztliches Material, aber auch Zahnstochersplitter oder Speisereste können sich in die Gingiva einbeißen. Klinisch zeigt sich eine kombiniert rot-weißliche, schmerzhafte, chronische Läsion, die differentialdiagnostisch vom Lichen ruber planus abzugrenzen ist.

Aggressive Parodontitis

Im Gegensatz zur Gingivitis ist von der Parodontitis in jungen Jahren nur ein geringer Prozentsatz der Bevölkerung betroffen. Früher nahm man an, daß eine unbehandelte Gingivitis zwangsläufig zur Parodontitis führt. Heute weiß man, daß nicht jede Gingivitis in eine Parodontitis übergeht, daß aber eine Gingivitis stets einer Parodontitis vorausgeht.

Sind Symptome einer Parodontitis bereits im Milch-, Wechsel- oder frühen Erwachsenengebiß zu diagnostizieren, spricht man von einer aggressiven Form der Parodontitis. Studien zeigen sehr unterschiedliche Prävalenzen dieser Erkrankungsform. Es scheinen soziale, ethnische und sozioökonomische Aspekte eine Rolle zu spielen. In bezug auf das Milchgebiß konnte bei den Fünf- bis Elfjährigen in 0,9–4,5% ein Alveolarknochenabbau gefunden werden. Bei amerikanischen Schulkindern im Alter von 5 bis 17 Jahren lag die Prävalenz für die Kaukasier bei 0,2% und für die Afroamerikaner bei 2,6%.

Symptombeschreibung

Aufgrund apikaler Migration der Bakterien in den parodontalen Sulkus kommt es zur Ausbildung einer parodontalen Tasche und zum Verlust von parodontalem Gewebe. Die bakterielle Plaque in dieser Tasche wird dann als subgingivale Plaque bezeichnet. Röntgenologisch und klinisch (im etablierten Stadium) läßt sich ein Abbau des Alveolarknochens diagnostizieren. Die Lokalisation des Knochenabbaus innerhalb der Dentition ist variabel und muß nicht zwangsläufig alle Zähne betreffen. Die Progression der Erkrankung verläuft schnell und massiv, sowohl kontinuierlich als auch in Schüben. Wann eine Gingivitis progressiv in eine Parodontitis übergeht, ist zur Zeit weder voraussagbar, noch kennt man den genauen ätiopathogenetischen Mechanismus. Man nimmt an, daß die erste immunologische Abwehrfront der neutrophilen Granulozyten an spezifischen Stellen bei individuell vorliegender Sensibilität überwunden werden kann. Die zweite Abwehrfront bringt als Nebeneffekt die Destruktion des umliegenden Gewebes mit sich. Es wurden erhöhte Werte bestimmter Entzündungsmediatoren wie PGE_2 und $IL-1\beta$ gefunden. Können sich in der subgingivalen Plaque Bakterien mit besonders hoher Virulenz etablieren, so ist die Überwindung der ersten Abwehrfront um so gefährdeter. Unter

Gesicht, Mund und Zähne

D

227

den 400 verschiedenen kultivierbaren Keimen aus der parodontalen Tasche können bestimmte Keime als Leitkeime für die aggressive Parodontitis definiert werden: Actinobacillus actinomycetem comitans, Porphyromonas gingivalis, Bacteroides forsythus, Prevotella intermedia, Eubacterium nucleatum, Treponema pectinovorum sind in der Literatur beschriebene parodontalpathogene Keime, die mit einer Progression des parodontalen Stützgewebeverlustes einhergehen. Die Progression der Gewebedestruktion kann selbstlimitierend verlaufen.

Rationelle Diagnostik und Differentialdiagnostik

Lokalisierte aggressive Parodontitis

Bei der lokalisierten Form der aggressiven Parodontitis ist der schnelle und massive Gewebeverlust des Parodonts auf bestimmte Zähne beschränkt (Abb. 39.4 a–h, Farbtafel). Es sind primär der 1. Molar und der 1. Schneidezahn betroffen. Der Zeitpunkt der Manifestation der Erkrankung liegt um die Pubertät herum. Auffällig ist, daß es bereits bei geringen Plaquemengen zu einem fulminanten Knochenabbau kommt. Daher nimmt man an, daß neben der besonderen Virulenz bestimmter Keime der parodontalen Plaque die immunologische Antwort an dieser Stelle des Körpers der bakteriellen Invasion unterlegen ist. Die allgemeine Gesundheit der Patienten ist unauffällig. Eine familiäre Häufung dieser Erkrankung ist beschrieben, so daß eine genetische Prädisposition vorhanden zu sein scheint. Der mit der lokalisierten aggressiven Parodontitis meist assoziierte Keim ist der Actinobacillus actinomycetem comitans. Bestimmte Stämme dieses fakultativ anaeroben Keimes besitzen die Fähigkeit, ein Exotoxin zu produzieren, das den Gewebeverband schwächt. Somit ist es dem Keim möglich, auch die angrenzenden gesunden Gewebeareale zu infiltrieren. Daher ist für eine erfolgreiche Therapie eine Antibiose begleitend zur systematischen Parodontaltherapie einzusetzen. Eine mikrobiologische Diagnostik der subgingivalen Plaque sollte jedoch zuvor durchgeführt werden.

Generalisierte aggressive Parodontitis

Sind mehr als 2 weitere Zähne zusätzlich zum 1. Molaren betroffen, spricht man bereits von einer generalisierten Form der aggressiven Erkrankung. Auch hier spielen die periopathogenen Keime eine wichtige ätiopathogenetische Rolle. Im Gegensatz zur lokalen aggressiven Form, bei der im Serum eine erhöhte Antikörperantwort auf die Leitkeime gefunden werden konnte, sind die Antikörper-

mengen im Serum bei der generalisierten Form erniedrigt.

Unbehandelt führt diese Erkrankung zum Zahnverlust. Der Einfluß dieser chronischen Entzündungssituation auf die allgemeine Gesundheitssituation ist nicht zu unterschätzen. So führt zum Beispiel die erfolgreiche parodontologische Behandlung eines insulinpflichtigen Diabetikers in vielen Fällen zu einer Herabsetzung des täglichen Insulinbedarfs.

Parodontitis als Manifestation von systemischen Erkrankungen

Symptombeschreibung und rationelle Diagnostik

Bestimmte Allgemeinerkrankungen können mit einer Destruktion des parodontalen Gewebes einhergehen. Der Diabetes mellitus ist ein in vielen Studien untersuchter Risikofaktor für die Progression der Parodontalerkrankung. Erkrankungen, die mit immunsuppressiven Symptomen einhergehen, wie die HIV-Infektion, können auch das Parodont in Mitleidenschaft ziehen. Auch können bestimmte Erkrankungen eine medikamentöse Therapie notwendig machen, die sich in ihren Nebenwirkungen auch durch Alveolarknochenabbau zeigt. Rauchen und emotionaler Streß sind weitere Risikofaktoren für die Progression der Parodontitis. Es ist nicht eindeutig geklärt, ob die Manifestation einer Osteoporose einen entscheidenden negativen Einfluß auf das Parodont hat. Weitere Erkrankungen und Syndrome, die mit einer Parodontitis assoziiert sein können, sind der differentialdiagnostischen Tabelle der entzündlichen Erkrankungen des Zahnhalteapparates ohne Alveolarknochenverlust zu entnehmen.

Nekrotisierende Parodontalerkrankungen

Symptombeschreibung und rationelle Diagnostik

Die nekrotisierenden Parodontalerkrankungen unterscheiden sich in ihrem klinischen Erscheinungsbild und Verlauf. Die **nekrotisierende ulzerierende Gingivitis (NUG)** betrifft nur das gingivale Gewebe, wobei die **nekrotisierende ulzerierende Parodontitis (NUP)** auch den Alveolarknochen in ihre Destruktion einschließt. Für das klinische Erscheinungsbild sind 3 Symptome charakteristisch: interdentale Nekrosen, Blutung und Schmerz. Epidemiologische Studien haben gezeigt, daß dieses Erkrankungsbild eng mit psychischem Streß, Immunsuppression und Rauchen assoziiert ist.

Parodontalabszesse

Symptombeschreibung und rationelle Diagnostik

Parodontalabszesse sind lokalisierte eitrige Infektionen des parodontalen Gewebes. In Abhängigkeit von ihrer Lokalisation werden weitere Subklassen unterschieden. Der **Gingivalabszeß** ist am marginalen Gingivarand oder im Bereich der Interdentalpapille lokalisiert, verursacht durch eine Fremdkörperimpaktion in diesem Gewebe. Beim **Parodontalabszeß** sind alle parodontalen Gewebe in das Entzündungsgeschehen eingeschlossen. Es kommt zur Destruktion des parodontalen Attachments einschließlich einer Knochendestruktion. Dieser Prozeß kann chronisch oder akut verlaufen. Bei teilretinierten Zähnen, meist Weisheitszähnen, kommt es vor, daß der koronale Teil des Zahnes mit einem Schleimhautläppchen teilweise überdeckt ist. Dies bietet Bakterien einen idealen Schlupfwinkel und kann zur Ausbildung eines **Perikoronalabszesses** führen. Je nach Schweregrad kann sich die Entzündung in oropharyngeale Richtung ausdehnen und zu Symptomen wie Schluckbeschwerden und/oder erhöhter Temperatur führen.

Entwicklungsbedingte oder erworbene Deformationen und Zustände

Symptombeschreibung und rationelle Diagnostik

Zahnbezogene Faktoren

Spezielle anatomische Gegebenheiten der Zähne können die Plaqueakkumulation flächenspezifisch begünstigen. Das sind besondere Zahnanatomien und Zahnstellungen, Zahnrekonstruktionen, wie Füllungen oder Kronen, Zahnapparatu-

ren, Wurzelfrakturen, zervikale Wurzelresorptionen, Schmelz- und Zementperlen. Durch diese zahnbezogenen Faktoren kann es stellenspezifisch zu einer Erkrankung des Zahnhalteapparates kommen.

Mukogingivale Verhältnisse

Freiliegende Wurzeloberflächen werden als Rezessionen bezeichnet. Meist bilden sie sich aufgrund der anatomischen Verhältnisse des darunterliegenden Alveolarknochens aus. Ist dieser dünn, oder fehlt er, kann es zur Ausbildung einer Rezession kommen (Abb. 39.5, Farbtafel). Auch eine fehlende keratinisierte Gingiva oder hoch ansetzende Zungen-, Lippen- und Wangenbändchen beeinflussen die Ausbildung der Rezession. Aufgrund der freiliegenden Wurzeloberflächen kommt es häufig zu Zahnhypersensibilitäten. Zu kurze Zungenbänder können die Mobilität der Zunge so sehr einschränken, daß die Sprachentwicklung beeinträchtigt wird.

Okklusales Trauma

Wird auf den Zahnhalteapparat kontinuierlich eine unphysiologisch hohe Kraft ausgeübt, spricht man von einem okklusalen Trauma. Röntgenologisch zeigt sich ein erweiterter Parodontalspalt, seltener Wurzelresorption und Knochenabbau. Der fehlbelastete Zahn selbst zeigt einen erhöhten Lockerungsgrad. Eine Zahnfehlstellung selbst oder aber auch Parafunktionen wie Knirschen und Pressen können ein okklusales Trauma verursachen. Das okklusale Trauma kann keine plaqueinduzierte Gingivitis oder Parodontitis verursachen. Nach Korrektur der Fehlbelastung ist eine vollständige Ausheilung des Defektes keine Seltenheit.

Besondere Hinweise

Die vorliegende Gliederung der Parodontalerkrankungen ist an die Klassifikation der Empfehlung des „International Workshop for a Classification of Periodontal Diseases and Conditions" angelehnt. Diese ist die derzeitig gültige Klassifikation der parodontalen Erkrankungen. Der Vollständigkeit halber sei erwähnt, daß differentialdiagnostisch zu den Erkrankungen der Parodontitis auch die *chronische Parodontitis* sowie die *Parodontitis im Zusammenhang mit endodontalen Läsionen* gehörten. Da diese Erkrankungen erst im Erwachsenenalter auftreten, sind sie für das Thema des vorliegenden Buches von untergeordnetem Interesse und wurden daher nicht besprochen.

Differentialdiagnostische Tabellen

Differentialdiagnosen entzündlicher Erkrankungen des Zahnhalteapparates ohne Alveolarknochenverlust (Gingivitis)

Symptome	Diagnose	Spezifizierte Diagnose, modifiziert nach systemischen Faktoren	Ätiologie
Zahnbelag (Plaque) präsent Erkrankung beginnt am Zahnfleischrand Rötung der Gingiva, Schwellung und fehlende Stippelung Blutung der Gingiva auf Provokation Sulkustemperatur erhöht Sulkusexsudatmenge erhöht	plaque-induzierte Gingivitis	**Hormonelle Einflüsse:** *pubertätsassoziierte Gingivitis*	bakterieller Zahnbelag + Mädchen: erhöhte Östradiolwerte Jungen: erhöhte Testosteronwerte
		diabetesassoziierte Gingivitis	erhöhte Plasmaglukosewerte
		Bluterkrankungen: *leukämieassoziierte Gingivitis* (s. Abb. 39.1)	gestörte Leukozytenproliferation und -entwicklung
		Medikamenteneinnahme *Gingivavergrößerung* (s. Abb. 39.2)	Kalziumkanalblocker Phenytoin Ciclosporin
		Mangelernährung: *Ascorbinsäuremangel-assoziierte Gingivitis*	Vitamin-C-Mangel
kein/wenig Zahnbelag (Plaque) Erkrankung primär am Zahnfleischrand; kann sich auch auf die gesamte Mundschleimhaut ausdehnen Entzündungssituation der Gingiva unterschiedlich: von großflächigen Arealen im Bereich der „attached" Gingiva bis zur schmal geröteten Linie am Gingivarand ödematöse schmerzhafte Läsionen möglich ulzerierende schmerzhafte Läsionen möglich	nicht-plaque-induzierte Gingivitis	**Spezifische bakteriell bedingte Gingivitis**	Neisseria Treponemen Streptokokken
		Viral bedingte Gingivitis: **Gingivostomatitis herpetica**	Herpesviren
		Fungal bedingte Gingivitis	Candida-albicans-Infektion
		Gingivale Manifestation genetisch bedingter Erkrankungen: *hereditäre Gingiva-Fibromatose Epidermolysis bullosa* (s. Abb. 39.3)	vererbt
		Gingivale Manifestation von Mundschleimhauterkrankungen: *Lichen ruber Pemphigoid Pemphigus vulgaris Erythema multiforme Lupus erythematodes*	autoimmun (?)
		Gingivale Manifestation allergischer Reaktionen: *auf zahnärztliche Materialien, auf Hilfsmittel zur Zahnpflege, z.B. Zahnpaste oder ihrer Bestandteile*	primäre oder erneute Sensibilisierung
		Traumatische Veränderungen: *chemisch physikalisch thermal*	Säure Kraft Hitze
		Fremdkörperreaktion	z.B. eingebissener Speiserest

Differentialdiagnosen früh beginnender entzündlicher Erkrankungen des Zahnhalteapparates mit Alveolar-knochenverlust (aggressive Parodontitis)

Symptome	Weiterführende Nebenbefunde		Diagnose	Ätiologie
allgemeine Gesundheit unauffällig schneller und massiver Gewebe-verlust des Zahn-halteapparates schnelle und massive Alveolar-knochendestruktion familiäre Häufung	geringe Plaquemengen erhöhte Mengen bestimmter peripathogener Keime (Leitkeime) wie Actinobacillus actinomycetem comitans, Porphyromonas gingivalis PGE$_2$ und IL-1ß erhöht Progression der Gewebedestruktion kann selbstlimitierend verlaufen	Primär 1. Molar und 1. Schneidezahn betroffen Krankheitsbeginn im Zeitfenster der Pubertät (im Milch- oder Wechselgebiß möglich) Serum-AK-Antwort auf Leitkeim erhöht	**lokalisierte aggressive Parodontitis** (s. Abb. 39.4a–h)	bakterielle Plaque als opportunistische und/oder spezifische Infektion neutrophiler Granulozytendefekt hyperreaktiver Makro-phagenphänotyp
		mehr als 2 weitere Zähne zusätzlich zum 1. Molar betroffen üblicherweise jünger als 30 Jahre (im Milch- oder Wechselgebiss möglich) Serum-AK-Antwort auf Leitkeime gering Destruktionsschübe	**generalisierte aggressive Parodontitis**	

Systemische Erkrankungen, die mit Parodontitiden kombiniert sind oder sein können

Charakteristikum des Hauptsymptoms	Weiterführende Befunde	Verdachtsdiagnosen	Ätiologie
Mikrozephalie	generalisierte aggressive Parodontitis (36% aller Kinder unter 6 Jahren)	Down-Syndrom	Gendefekt
	charakteristisch kurze Wurzeln der UK-Frontzähne		
	Zahnverlust		
toxische Neutropathie	Gingivavergrößerung	Akrodynie (pink disease)	chronische Hg-Vergiftung
	vorzeitiger Milchzahnverlust Attachmentverlust (6. Lebens-monat bis 5. Lj.)		
rezidivierende Infektionen	aggressive Parodontitis (Kindesalter)	Chediak-Steinbrinck-Higashi-Syndrom	autosomal-rezessiv vererbter Leukozytendefekt
absoluter Insulinmangel	schwere Gingivitis u./o. aggressive Parodontitis	Diabetes Typ Ia	erblich
Sonderformen der malignen Retikulose	aggressive Parodontitis (Kindesalter)	Histocytosis X	?
Mangel der alkalischen Phosphatase, Mineralisationsstörungen des Skeletts	aggressive Parodontitis (Kleinkindalter)	Hypophosphatasie (Rathbun-Syndrom)	autosomal-rezessiv
Störungen bei der Blutbildung	Blutung der Gingiva Petechien mögliche Gingiva-vergrößerung ulzerierender marginaler Gingivarand zirkulär um Zahn (Zeitpunkt wie Grund-erkrankung)	Leukämie	?
unspezifische granulomatöse Entzündung von Ösophagus bis Anus	granulomatöse Verände-rungen der Gingiva Entfärbung des Lippenrots (10.–14. Lj.)	Enteritis regionalis (Morbus) Crohn	unklar (autoimmun, bakteriell?)

Gesicht, Mund und Zähne

D

Systemische Erkrankungen, die mit Parodontitiden kombiniert sind oder sein können *(Fortsetzung)*

Charakteristikum des Hauptsymptoms	Weiterführende Befunde	Verdachtsdiagnosen	Ätiologie
Granulozyten < 1000/mm³ Kleinkind < 1500/mm³ Kinder < 1800/mm³ Erwachsene	Schleimhautnekrosen, Parodontitis (alle Altersstufen)	Neutropenie	allergisch, Medikamente
palmoplantare Hyper-keratose	massive Gingivitis aggressive Parodontitis (Kindesalter)	Papillon-Lefevre-Syndrom	autosomal-rezessiv
schwere parodontale Destruktion, feuerrote Gingiva	Verlust der Milchzähne noch vor dem Zahnwechsel	LAD-Syndrom	Immundefekt (Leukozytenadhärenz)
ulzerierende Zahnfleisch-papillen	„negative" Zahnfleischpapillen	nekrotisierende ulzerierende Gingivitis (NUG) Noma (fortgeschrittenes Stadium bei Mangel-ernährung)	zuvor bestehende Gingivitis, Immunsuppression, spez. Infektion mit Spirochäten (?)
ulzerierende Zahnfleisch-papillen und massiver Alveolarknochenverlust	„negative" Zahnfleischpapillen	nekrotisierende ulzerierende Parodontitis HIV-Infektion	zuvor bestehende Gingivitis, Immunsuppression, spez. Infektion mit Spirochäten (?)

40 Verspätete Zahnung

Bärbel Kahl-Nieke

Symptombeschreibung

Eine verspätete Zahnung oder *Dentitio tarda* liegt vor, wenn die zuerst durchbrechenden Milchzähne (die unteren mittleren Schneidezähne) nach dem 13. Lebensmonat durchbrechen und wenn das Zahnalter mehr als 2 Jahre vom Durchschnittswert abweicht. Bei einem Normalzahner stimmen chronologisches und dentales Alter überein.

Die Dentitio tarda als generalisierte Verspätung der Gebißentwicklung ist differentialdiagnostisch vom verspäteten Durchbruch einzelner Zähne bzw. Zahngruppen zu unterscheiden. Die Differenzierung zwischen Dentitio tarda einerseits und Spätanlage, Spätmineralisation sowie verspätetem Einzelzahndurchbruch andererseits hat eine wesentliche therapeutische Bedeutung, insbesondere für die Wahl des Behandlungsbeginns, und sollte daher immer am Anfang der Diagnostik stehen.

Bei den Gründen für Dentitio tarda und für den verspäteten Durchbruch einzelner Zähne werden systemische Faktoren, die zur generalisierten Störung der Zahnentwicklung, und lokale Faktoren, die zum verzögerten Einzelzahndurchbruch führen können, unterschieden (Abb. 40.1).

Rationelle Diagnostik

Anamnese

Da sowohl die Dentitio tarda als auch die Entwicklungsstörung von Einzelzähnen genetisch bedingt sein können, ist eine ausführliche Familienanamnese obligat. Wesentliche Fragen bei der Eigenanamnese sind:
• Ernährung
• Zeitpunkt des Milchzahnverlustes
• Durchbruchszeitpunkt des ersten Milchzahnes und des ersten bleibenden Zahnes
• Traumata
• angeborene und/oder erworbene allgemeine Entwicklungs- bzw. Wachstumsstörungen
• endokrine Erkrankungen
• Medikamenteneinnahme

Klinische Untersuchung

Der klinische intraorale Dentitionsstatus gibt den ersten Hinweis auf eine Diskrepanz zwischen Lebens- und Dentitionsalter. Die Zahnaltersbestimmung nach der Anzahl und Art der Zähne im Mund (durchgebrochene und durchbrechende Zähne, Anzahl und Lockerungsgrad der Milch-

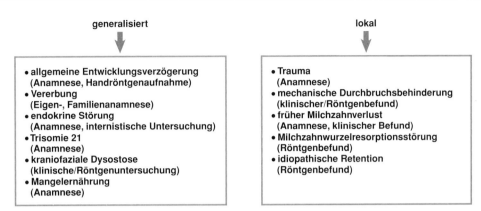

Abb. 40.1 Differenzierung der systemischen und lokalen Störfaktoren.

zähne) war lange Zeit das einzige Auswertungsverfahren. Sie wird mit einer Korrelationstabelle zwischen dem Zahnalter und der Zahl der durchgebrochenen Zähne, basierend auf Durchschnittswerten, durchgeführt. In den Ruhephasen des Zahndurchbruches kann das Verfahren nicht angewandt werden.

Der Symmetrievergleich gibt Aufschluß über einen seitenungleichen Zahnwechsel durch lokale Durchbruchsverzögerungen.

Röntgenuntersuchung

Für die verspätete Zahnung und für Einzelzahnentwicklungsstörungen ist die Panoramaröntgenschichtaufnahme (OPG) die entscheidende Röntgenaufnahme. Bei der Bestimmung des *Zahnalters* mit Hilfe der *Dentitionstabelle* nach Schour und Massler (1941) oder aktualisiert nach Kahl (1986), für Mädchen und Jungen getrennt, werden der Mineralisationsgrad und Durchbruchsstand der bleibenden Zähne und der Resorptionsgrad der Milchzähne auf dem OPG mit einer der Tabellen verglichen. So kann die Verdachtsdiagnose „Dentitio tarda" oder „Entwicklungsstörung" von Einzelzähnen überprüft werden (Abb. 40.2, 40.3 und 40.4).

Besondere Hinweise

Erkrankungen mit verzögerter Zahnentwicklung

Skeletterkrankungen und hormonelle Störungen mit verzögerter Zahnentwicklung: Zu einer verzögerten Zahnentwicklung kann es im Rahmen anderer Erkrankungen kommen (Tab. 40.1 und 40.2). In einer aktuellen Studie an 70 perinatal HIV-infizierten Kleinkindern zeigte sich eine Korrelation zwischen der Progredienz der Erkrankung und verzögertem Zahndurchbruch.

Lokale Störfaktoren mit nachfolgender Dentitionsverlangsamung

Frühzeitiger Milchzahnverlust: Der vorzeitige Verlust von Milchzähnen durch kariöse Zerstörung und/oder apikale Prozesse hat für die Entwicklung des bleibenden Gebisses häufig schwerwiegende Folgen. Eine Verzögerung des Zahndurchbruchs ist zu erwarten, wenn sich zum Zeitpunkt des Milchzahnverlustes eine Knochenschicht oder schwartige Gingivaperiostdecke über dem Keim des permanenten Zahnes bildet oder wenn die Extraktion des Milchzahnes mehr als 1,5 Jahre vor dem regulären Durchbruch des permanenten Zahnes erfolgte. Die Mineralisation der bleibenden Nachfolger ist bei Verzögerung des Zahndurchbruchs nicht unmittelbar betroffen. Auch retinierte Zähne werden vollständig ausgebildet.

Milchzahnwurzelresorptionsstörung und Milchzahnpersistenz: Besonders bei atypischer dystoper Keimlage der ersten und zweiten Prämolaren kommt es zu Resorptionsstörungen der Milchzahnwurzeln. Trotz Voranschreitens der Wurzelentwicklung der Prämolaren findet dann kein Zahndurchbruch ohne vorherige Milchzahnentfernung statt. Eine Folge der Resorptionsstörung durch ektopische Lage der bleibenden Nachfolger oder generalisiert idiopathisch auftretend ist die Milchzahnpersistenz, d.h. das Verharren eines resorptionsgestörten Milchzahnes über den normalen Verlustzeitpunkt hinaus.

Reinklusion: Bei Reinklusion (Depression, Infraokklusion), dem allmählichen chronischen scheinbaren Tiefertreten eines durchgebrochenen Milchzahnes, nachdem er die Okklusionsebene bereits erreicht hatte, tritt ebenfalls eine Durchbruchsverzögerung des bleibenden Nachfolgers auf. Die Reinklusion betrifft vorwiegend Milchmolaren, die

233

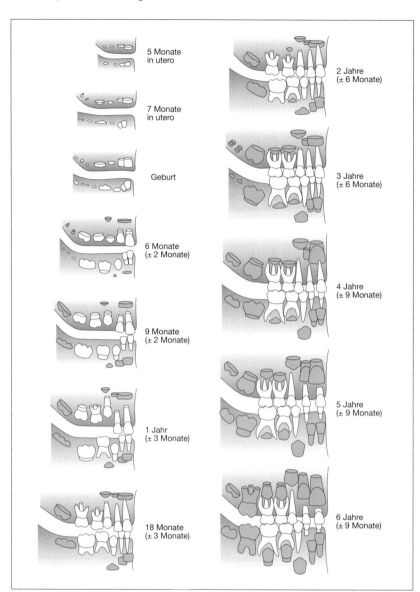

5 Monate
in utero

7 Monate
in utero

Geburt

6 Monate
(± 2 Monate)

9 Monate
(± 2 Monate)

1 Jahr
(± 3 Monate)

18 Monate
(± 3 Monate)

2 Jahre
(± 6 Monate)

3 Jahre
(± 6 Monate)

4 Jahre
(± 9 Monate)

5 Jahre
(± 9 Monate)

6 Jahre
(± 9 Monate)

Abb. 40.2 Auszug aus der Dentitionstabelle von Schour und Massler für die Altersspanne von 5 Monate in utero bis zum 6. Lebensjahr.

ankylotisch sind oder werden. Durch diese Verwachsung von Zahnzement und Knochen bleibt der betroffene Zahn auf seinem ursprünglichen vertikalen Niveau stehen, wohingegen die Nachbarzähne ihr Alveolarfortsatzwachstum fortsetzen. Im Extremfall verschwindet ein solcher Zahn unter der Kieferschleimhaut, der bleibende Nachfolger kann nicht spontan durchbrechen, und auch nach Milchzahnentfernung ist der spontane Durchbruch insbesondere wegen des Alveolarfortsatzdefizits häufig verzögert oder nicht möglich. In solchen Fällen besteht auch der Verdacht einer Ankylose des bleibenden Nachfolgers (Prämolaren).

Retention/Verlagerung/Ankylose: Man spricht von Retention, wenn ein oder mehrere Zähne mindestens 1,5 Jahre über ihren normalen Durchbruchszeitpunkt hinaus ihren Durchbruch nicht vollenden. Das Wurzelwachstum des betroffenen

Zahnes muß nicht abgeschlossen sein. Alle Stadien gerade begonnenen bis nicht ganz beendeten Zahndurchbruchs werden als Halbretention zusammengefaßt, wenn eine spontane Beendigung des Durchbruchs nicht mehr möglich ist.

Bei den Gründen für retinierte bzw. halbretinierte Zähne werden Verlagerungen der Zahnkeime, Behinderung des Zahndurchbruchs durch persistierende Milchmolaren, überzählige Zähne, zahnähnliche Gebilde oder Zysten, Platzmangel oder -verlust, Erbfaktoren und Verwachsungen zwischen Zahn und Knochen (Ankylosen) angegeben. Zu den im Zahn liegenden Ursachen zählen die falsche Keimlage und die mangelhafte Durchbruchsenergie. Sind z.B. obere Eckzähne zu weit vom späteren Durchbruchsort angelegt, kann sich ihre Durchbruchsenergie vorzeitig erschöpfen, und sie bleiben auf halbem Wege stehen. Wegen des langen Durchbruchsweges aus der Fossa cani-

D

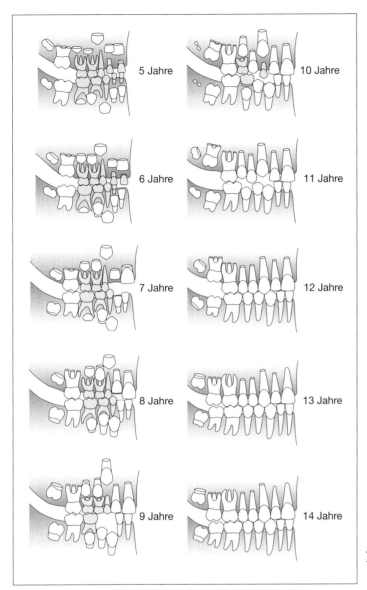

Abb. 40.3 Aktualisierte Dentitionstabelle nach Kahl vom 5. bis 14. Lebensjahr für Jungen.

na wirken sich selbst geringfügige Kippungen ungünstig aus, und der betroffene Zahn bricht am falschen Ort oder gar nicht durch. Auch bei den zweiten Prämolaren führt die falsche Keimlage oft zur Retention. In der Umgebung des Zahnes führen Platzmangel und -verlust, überzählige Zähne und Odontome, Zysten und Knochendefekte wie bei Lippen-Kiefer-Spalten zur Retention.

Spätanlage und Spätmineralisation: Die Spätanlage wird genetisch als Mikrosymptom der Nichtanlage bezeichnet. Sie tritt seltener als das Hauptsymptom auf und kommt gehäuft bei den auch von Nichtanlage betroffenen Zähnen (Weisheitszähne, Prämolaren, seitliche obere Inzisivi) vor. Durch Spätanlagen kann es zu einer Verzögerung des Behandlungsverlaufs kommen. Der Befund Spätanlage ist nur selten festzustellen, da in der Regel die Röntgenaufnahme ein verzögertes Wurzelwachs-

tum des betroffenen Zahnes zeigt, so daß bei der Mehrzahl der Patienten Spätmineralisationen, d.h. ein später Beginn und verlangsamter Ablauf der Mineralisation, festgestellt werden können.

Traumata: Durch Milchzahntraumata können sekundäre Keimverlagerungen bzw. Störungen der weiteren Zahnkeimentwicklung entstehen, welche wiederum zum verzögerten Durchbruch der betroffenen bleibenden Nachfolger führen.

Unterminierende Resorption: Wenn ein permanenter Zahn nicht nur seinen Vorgänger, sondern auch den benachbarten Milchzahn anresorbiert, spricht man von unterminierender Resorption. Die Ursachen für eine unterminierende Resorption der Milchzahnwurzeln können Raummangel bei enger Keimlage, eine extreme Breitendifferenz zwischen Milch- und bleibenden Schneidezähnen und eine

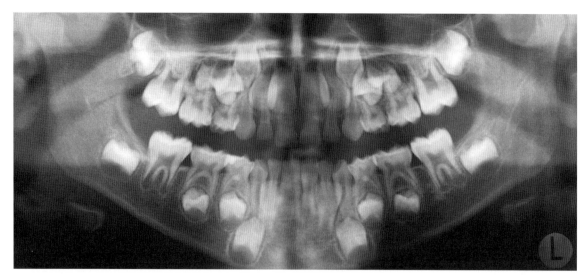

Abb. 40.4 Dentitio tarda bei einem achteinhalbjährigen Jungen mit einem Zahnalter von sechseinhalb Jahren. Entsprechend der Dentitionstabelle von Kahl sollten die unteren Schneidezähne durchbrochen sein, die oberen mittleren Inzisivi ebenso und die seitlichen im Durchbruch sein.

atypische Keimlage bzw. Durchbruchsrichtung der permanenten Zähne sein. Folge der unterminierenden Resorption ist häufig ein Platzmangel für die Nachfolger der unterminierend resorbierten Milchzähne, d.h. ein Stützzoneneinbruch und daraus resultierender sagittaler Engstand. Klassische Beispiele für unterminierende Milchzahnresorption sind die Resorption der distalen Wurzel des zweiten oberen Milchmolaren durch den zu weit mesial durchbrechenden Sechsjahrmolaren und die Resorption der Wurzel des Milcheckzahnes durch den seitlichen permanenten Schneidezahn.

Tabelle 40.1 Skeletterkrankungen mit verzögerter Zahnentwicklung.

Syndrom	Symptome	Diagnostik
Apert-Syndrom = Akrozephalo-syndaktylie	• hoher Spitzschädel oder kahnförmiger Langschädel, Syndaktylie • vorzeitige Verknöcherung der Suturen des Schädels • Dysmorphie des Gesichtsschädels	Schädelröntgen: prämature Nahtsynostose, FRS: Pseudo-progenie
Cherubismus = Sonderform der polyostotischen fibrösen Dysplasie	• Gesichtsdeformierung (Pausbacken) durch verdrängende fibröse Herde • Schmerzen • Spontanfrakturen • Dentitionsstörungen	Schädelröntgen: Ober- und Unterkiefer symmetrisch befallen, OPG: Retentionen
Dysostosis cleido-cranialis = Scheut-hauer-Marie-Sainton-Syndrom	• Hypo-/Aplasie der Schlüsselbeine mit Hypermobilität der Schultergelenke • Persistenz der Fontanellen und kranialen Suturen • Brachykephalie, Unterentwicklung des Mittelgesichtes	OPG: Unterkieferkörperhypo-plasie, Milchzahnpersistenz, Retentionen, Zahnüberzahl
Dysostosis craniofacialis = Morbus Crouzon	• Turmschädel durch vorzeitige Verknöcherung der Suturen und Synchondrosen • nasomaxilläre Hypoplasie • erhöhter intrakranieller Druck mit Exophthalmus • Strabismus divergens und N.-opticus-Schädigung	Schädelröntgen: Wolkenschädel mit Arrosionen der Kalotte OPG: Zahnengstand, Klinik: hoher Gaumen
Dysostosis man-dibulofacialis = Franceschetti-Syndrom	• Vogelgesicht, Ohrmuschelfehlbildung, -tiefstand, -aplasie • Oberkieferhypoplasie, uni- oder bilaterale Unterkiefer-hypoplasie • Aurikularanhängsel	FRS: extrem offener Biß; OPG: extremer Platzmangel mit Durch-bruchsbehinderung
ektodermale Dys-plasie = Christ-Siemens-Touraine-Syndrom	• ältliches Aussehen durch spärliche Kopfbehaarung • trockene schuppende Haut • spärliche Augenbrauen • chronische Ekzembildung • keine Schweißdrüsen • Unterentwicklung des Mittelgesichtes	OPG: Anodontie, Oligodontie, wenige spät durchbrechende Zapfenzähne, atrophierte Alveolarfortsätze

D

Tabelle 40.1   Skeletterkrankungen mit verzögerter Zahnentwicklung *(Fortsetzung)*

Syndrom	Symptome	Diagnostik
Lippen-Kiefer-Gaumen-Spalte	• Kontinuitätsunterbrechung in Lippe, Kiefer und/oder Gaumen • dreidimensionale Wachstumshemmung des Oberkiefers mit Platzmangel	OPG: Knochendefizit im Kieferspalt, überzählige, verlagerte Zähne
Trisomie 21 = Down-Syndrom	• typische Gesichtsdysmorphie • Muskelhypotonie bei Makro- und Exoglossie • nasomaxilläre Hypoplasie • Mikrozephalie, Oligophrenie • Epikanthus	OPG: extrem spät durchbrechende Zähne, verminderte Knochenresorption; Gingivitis

Tabelle 40.2   Hormonelle Störungen und verzögerte Zahnentwicklung.

Störung	Symptome	Zahnbefunde
Hypoparathyreoidismus	• Hypokalzämie • Parathormonmangel bei angeborener Unterfunktion der Nebenschilddrüse • trophische Störungen an den ektodermalen Geweben	Klinik: Schmelzhypoplasien, kariöse Zähne, später Durchbruch, früher Zahnverlust
Hypothyreose	• allgemeine Stoffwechselretardierung • Zahnentwicklungsstörungen	OPG: Spätentwicklungen
Niereninsuffizienz	• Hypokalzämie • angeborene Nierenhypoplasie oder erworbene Nierenfunktionsstörung	OPG: verzögerte Zahnentwicklung
Rachitis	• ungenügende Skelettmineralisation • Caput quadratum • lyraförmiger Kiefer • vergrößerter Kieferwinkel	Klinik: Abflachung des unteren Schneidezahnbogens, Masseterknick = Unterkieferaufbiegung
Wachstumshormonmangel	• verminderte Wachstumsgeschwindigkeit • verzögerte Zahnentwicklung	OPG: Dentitio tarda

Differentialdiagnostische Tabellen

Differentialdiagnose für den einseitig verzögerten Zahndurchbruch bzw. -wechsel während des frühen Wechselgebisses vom 6. bis zum 9. Lebensjahr

Hauptsymptom	weiterführende Nebenbefunde	Verdachtsdiagnosen	Bestätigung der Diagnose
asymmetrischer frontaler Dentitionsstand im Wechselgebiß	Milchzahnpersistenz auf der betroffenen Seite	idiopathische oder durch Zahnüberzahl, Odontom, Zyste verursachte Retention	OPG-Befund, Zahnfilme, Aufbißaufnahme NewTom
	Verfärbung der persistierenden Milchzähne	Retention nach früherem Milchzahntrauma	Anamnese, OPG-Befund
	Verlust des Milchzahnes, Mittellinienüberwanderung durch den kontralateralen Inzisivus	Retention nach früherem Milchzahntrauma mit Totalluxation	Anamnese, OPG-Befund
	Milchzahnpersistenz	Retention durch Wurzelabknickung des Inzisivus (Dilazeration)	OPG-Befund, Fernröntgenseitenbild, Zahnfilme
asymmetrischer Dentitionsstand im Bereich der 6-Jahr-Molaren	einseitig vollständig durchgebrochener Molar/ einseitig Durchbruch eines distalen Zahnanteils	unterminierende Resorption des 2. Milchmolaren durch den mesialanguliert durchbrechenden Molaren	OPG-Befund: 6-Jahr-Molar distal unter anresorbiertem Milchmolar verhakt

Differentialdiagnose für den symmetrisch verzögerten Zahndurchbruch bzw. -wechsel während des frühen Wechselgebisses vom 6. bis zum 9. Lebensjahr *(Fortsetzung)*

Hauptsymptom	weiterführende Nebenbefunde	Verdachtsdiagnosen	Bestätigung der Diagnose
symmetrische Stagnation des frontalen Zahnwechsels	Mißverhältnis zwischen Zahn- und Kiefergröße (Schmalkiefer, breite Zähne), Platzmangel/-verlust	Durchbruchsbehinderung durch Milchzähne und/oder bleibende Nachbarzähne	Zahnbreitenmessung, OPG-Befund
atypische Durchbruchsreihenfolge: seitliche vor mittleren Inzisivi	Persistenz der mittleren Milchinzisiven	idiopathische oder traumatische Entwicklungsverzögerung der mittleren Inzisiven	Anamnese, OPG-Befund
symmetrische oder asymmetrische Stagnation des frontalen Zahnwechsels	Anamnese: Milchzahnverlust vor langer Zeit, Lispeln	persistierendes viszerales Schluckmuster und/oder Lutschhabit	Funktionsanalyse: positive Schluck- und Sprechprobe, kontinuierlicher Zahndurchbruch nach Umtrainierung des Schluckmusters
ausbleibender Zahndurchbruch nach sehr frühem Milchzahnverlust	Anamnese: frühzeitiger kariesbedingter Milchzahnverlust mit oder ohne Lückeneinengung	durchbruchshemmende Gingivaperiostschwarte und reduzierte Durchbruchsenergie des bleibenden Nachfolgers	Anamnese, OPG-Befund: Wurzelwachstum des ausbleibenden Nachfolgers weitgehend abgeschlossen

Differentialdiagnose für den verzögerten Zahnwechsel während des späten Wechselgebisses vom 9. bis zum 13. Lebensjahr

Hauptsymptom	weiterführende Nebenbefunde	Verdachtsdiagnosen	Bestätigung der Diagnose
trotz Milchzahnverlust ausbleibender Durchbruch der Prämolaren und Eckzähne	Anamnese: frühzeitiger kariesbedingter Milchzahnverlust mit oder ohne Lückeneinengung	durchbruchshemmende Gingivaperiostschwarte und reduzierte Durchbruchsenergie des bleibenden Nachfolgers	Anamnese, OPG-Befund: Wurzelwachstum des ausbleibenden Nachfolgers weitgehend abgeschlossen
	Anamnese: sehr frühzeitiger Milchzahnverlust mit oder ohne Lückeneinengung	durchbruchshemmende Gingivaperiostschwarte und Entwicklungsverzögerung des bleibenden Nachfolgers	Anamnese, OPG-Befund: Wurzelwachstum des ausbleibenden Nachfolgers verzögert
	keine oder nur geringe Lockerung der Milchzähne	Milchzahnwurzelresorptionsstörung, Milchzahnpersistenz	OPG-Befund: keine altersgemäße Resorption, weitgehend abgeschlossenes Wurzelwachstum der Nachfolger
	altersgemäßer Milchzahnverlust	Platzmangel/-verlust zwischen 6-Jahr-Molar und seitlichem Inzisivus (Stützzone)	OPG-Befund: sehr enge Keimlage mit gegenseitiger Durchbruchsbehinderung
kein Zahnwechsel im Bereich einzelner Prämolaren	Milchzahnpersistenz, kontralaterale Prämolaren durchgebrochen	Spätanlage/-mineralisation	OPG-Befund: im Vergleich zum allgemeinen Dentitionsstand verzögerte Entwicklung eines oder mehrerer Prämolaren
ausbleibender Durchbruch des 12-Jahr-Molaren	keine generalisierte Dentitionsverzögerung	Molarenfeld distal des 6-Jahr-Molaren endend, sagittales Platzproblem	OPG-Befund: sehr enge Keimlage in regio der 2. und 3. Molaren, evtl. auch Anlage eines 4. Molaren (Paramolaren)

41 Vorzeitiger Zahnwechsel

Bärbel Kahl-Nieke

Symptombeschreibung

Eine verfrühte Zahnung oder *Dentitio praecox* liegt vor, wenn das Zahnalter mehr als 2 Jahre vom Durchschnittswert abweicht. Bei einem Normalzahner stimmen chronologisches und dentales Alter überein.

Die Dentitio praecox als generalisierte verfrühte Gebißentwicklung ist differentialdiagnostisch vom verfrühten Durchbruch einzelner Zähne zu unterscheiden. Die Differenzierung zwischen Dentitio praecox und verfrühtem Einzelzahndurchbruch hat ihre wesentliche therapeutische Bedeutung für den Zeitpunkt des Behandlungsbeginns und sollte daher immer am Anfang der Diagnostik stehen.

Wenn die ersten durchbrechenden Milchzähne, die unteren mittleren Milchschneidezähne, vor Abschluß des 4. Lebensmonats durchbrechen und bei einem verfrühten Zahnwechsel um mehr als 2 Jahre spricht man von Dentitio praecox. Sie ist häufiger (10,7%) als Dentitio tarda (5,7%), und beide Abweichungen von der normalen Zahnentwicklung sind vorwiegend erbbedingt.

Als Extremform von Dentitio praecox gelten bereits bei der Geburt durchgebrochene *natale* oder *kongenitale* Zähne. *Neonatale* Zähne erscheinen bis zum 30. Lebenstag in der Mundhöhle. Sie werden mit einer Häufigkeit von 1:800–1:3000 Geburten beobachtet. Es handelt sich fast ausschließlich um untere zentrale Milchschneidezähne, oft auch bilateral und in seltenen Fällen (5%) um überzählige Zähne. Sie sind sehr beweglich, weisen eine nur partiell gebildete Wurzel auf, können sich aber weiterentwickeln und entweder beim regelrechten Zahnwechsel ausfallen oder darüber hinaus erhalten bleiben. Sie treten familiär gehäuft auf und können autosomal-dominant vererbt werden. Der Schmelz dieser Zähne ist meist dysplastisch und unvollständig mineralisiert. Dies ist der Grund, warum diese Zähne nach der Geburt eine gelb-braune Farbe annehmen.

Bei den Gründen für Dentitio praecox und für den verfrühten Durchbruch einzelner Zähne werden systemische Faktoren, die zur generalisierten Beschleunigung der Zahnentwicklung, und lokale Faktoren, die zum frühen Einzelzahndurchbruch führen können, unterschieden (Abb. 41.1).

Rationelle Diagnostik

Anamnese

Da die Dentitio praecox oder die beschleunigte Entwicklung von Einzelzähnen auch genetisch bedingt sein können, ist eine ausführliche Familienanamnese wichtig. Bei der Eigenanamnese wesentliche Fragen sind:
- Ernährung
- Sonneneinstrahlung
- Durchbruchszeitpunkt des ersten Milchzahnes und des ersten bleibenden Zahnes
- Zeitpunkt des Milchzahnverlustes
- allgemeine Entwicklungsbeschleunigung
- endokrine Störungen
- Medikamenteneinnahme

Klinische Untersuchung

Der klinische intraorale Dentitionsstatus gibt den ersten Hinweis auf eine Diskrepanz zwischen Lebens- und *Dentitionsalter*. Beginnt die erste Zahnung sehr früh, endet sie in der Regel auch früh. An der normalen Durchbruchsreihenfolge der Milchzähne

$$i_1 - i_2 - m_1 - c - m_2$$

ändert sich dadurch nichts (i_1 = mittlere Milchschneidezähne, i_2 = seitliche Milchschneidezähne,

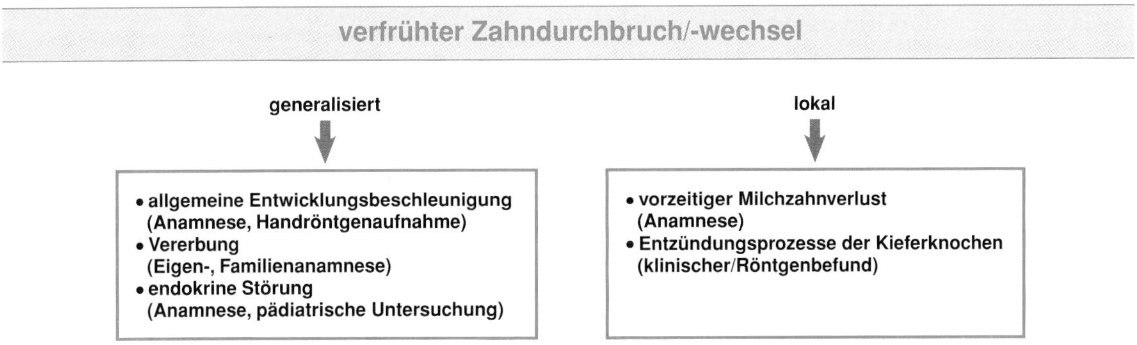

---

verfrühter Zahndurchbruch/-wechsel

generalisiert

lokal

- allgemeine Entwicklungsbeschleunigung (Anamnese, Handröntgenaufnahme)
- Vererbung (Eigen-, Familienanamnese)
- endokrine Störung (Anamnese, pädiatrische Untersuchung)

- vorzeitiger Milchzahnverlust (Anamnese)
- Entzündungsprozesse der Kieferknochen (klinischer/Röntgenbefund)

Abb. 41.1 Differenzierung der systemischen und lokalen Störfaktoren.

m_1 = 1. Milchmolaren, c = Milcheckzähne, m_2 = 2. Milchmolaren). Im Gegensatz zu den bleibenden Zähnen sind beim Milchzahn keine oder nur geringe Geschlechtsunterschiede vorhanden, Jungen haben im allgemeinen einen leichten Vorsprung gegenüber Mädchen. Als Ursache werden in erster Linie genetische Unterschiede beschrieben, doch werden auch exogene, die körperliche Gesamtentwicklung beeinflussende Faktoren wie Art und Menge der Ernährung und Dauer der Sonnenexposition diskutiert.

Für die *1. Wechselgebißperiode* ist die zeitliche Variabilität sehr groß. Sie beginnt mit dem Durchbruch der 6-Jahr-Molaren und der unteren mittleren Inzisivi mit 6 Jahren, setzt sich mit dem Durchbruch der oberen mittleren und unteren seitlichen Schneidezähne fort und endet mit dem Durchbruch der oberen seitlichen Inzisivi mit ca. 8,5 Jahren. Bei frühzahnenden Mädchen kann diese Phase bereits mit 5 Jahren beginnen.

An 328 Frühgeborenen wurde im Vergleich zu einer Kontrollgruppe nachgewiesen, dass 6-Jahr-Molaren und bleibende Inzisivi nach Frühgeburt früher durchbrechen. Daher wird diskutiert, daß der Durchbruchsprozeß bei den Zähnen beschleunigt ist, deren erste Mineralisationsphase unter dem Einfluß verschiedener neonataler systemischer Faktoren steht und die sich durch ein beschleunigtes Wachstum auszeichnen.

Die zeitliche Variabilität ist auch in der *2. Wechselgebißperiode* groß. Bei frühzahnenden Mädchen beginnt sie in der Regel mit Vollendung des 8. Lebensjahres. Erst jenseits dieser Grenze spricht man von Dentitio praecox. Die geschlechtsspezifische Abhängigkeit ist wesentlich deutlicher als in der ersten Phase. Mädchen wechseln früher als Jungen, dieser Unterschied ist mit 11,5 Jahren am ausgeprägtesten.

Der klinische Symmetrievergleich gibt Aufschluß über einen seitenungleichen Zahnwechsel bzw. lokale Durchbruchsbeschleunigungen.

Röntgenuntersuchung

Zur Feststellung einer Dentitio praecox und von Einzelzahnentwicklungs- und -durchbruchsbeschleunigungen ist die Panoramaröntgenschichtaufnahme (OPG) die entscheidende Röntgenaufnahme. Zur Bestimmung des Zahnalters mit Hilfe der Dentitionstabelle siehe Kapitel 40.

Besondere Hinweise

Differentialdiagnose allgemeiner Erkrankungen mit beschleunigter Zahnentwicklung

Hemihypertrophie: Die Hemihypertrophie wird auch unilaterale Hypertrophie genannt und betrifft bei manchen Patienten nicht nur das Gesicht, sondern auch die Extremitäten und andere Körperteile. Es liegt eine halbseitige Vergrößerung des Gesichtes (Skelett und Weichteile) vor. Auf der betroffenen Seite sind in der Regel die Zähne größer als auf der gesunden Seite und brechen früher durch. Erste Symptome treten manchmal schon perinatal auf, aber erst während der Pubertät tritt die Symptomatik deutlich in Erscheinung. Auch beim *Klippel-Trenaunay-Syndrom* – einer embryonalen Entwicklungsstörung mit der Symptomentrias Riesenwuchs, Naevus flammeus und Varizen treten orofaziale Manifestationen auf: Gesichtsasymmetrie, Gebißfehlentwicklung und frühzeitiger Zahndurchbruch auf der betroffenen Seite. Die Hälftenungleichheit betrifft Ober- und Unterkiefer, Schleimhäute, Alveolarfortsätze, Zahngröße und -durchbruch.

Hyperthyreose: Bei dem im Vergleich zur Hypothyreose bei Kindern seltener vorkommenden Überschuß an Schilddrüsenhormonen tritt ein Hypermetabolismus der Gewebe auf, und sowohl Körperwachstum als auch die Zahnentwicklung können beschleunigt sein.

Pubertas praecox: Bei der durch Testosteron- und Östrogenexzeß allgemein beschleunigten Körperentwicklung können auch die Zahnentwicklung und der Zahndurchbruch in Relation zum chronologischen Alter verfrüht ablaufen.

Differentialdiagnose lokaler Störfaktoren mit nachfolgender Dentitionsbeschleunigung

Vorzeitiger Milchzahnverlust: Der vorzeitige Verlust von Milchzähnen durch kariöse Zerstörung und/oder apikale Prozesse hat für die Entwicklung des bleibenden Gebisses häufig schwerwiegende Folgen. Mit einer Beschleunigung des Zahndurchbruchs ist zu rechnen, wenn die Knochen- bzw. Schleimhautperiostdecke über dem Zahnkeim bereits perforiert ist. Dies gilt insbesondere bei apikalen Prozessen an Milchzahnwurzeln und wenn der Durchbruch des Nachfolgers in den nächsten 1,5–2 Jahren zu erwarten ist. Die Mineralisation der bleibenden Nachfolger ist bei Beschleunigung des Zahndurchbruchs nicht unmittelbar betroffen. Die Wurzeln der zu früh durchbrechenden Zähne sind meistens gering mineralisiert (Abb. 41.2).

Entzündungsprozesse der Kieferknochen: Eine Durchbruchsbeschleunigung tritt auch nach Entfernung der Milchzähne mehr als 2 Jahre vor ihrem physiologischen Verlust wegen Milchzahngangrän und rarefizierender Ostitis mit Auflösung der den Ersatzkeim schützenden Lamina dura auf.

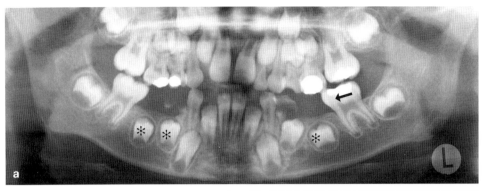

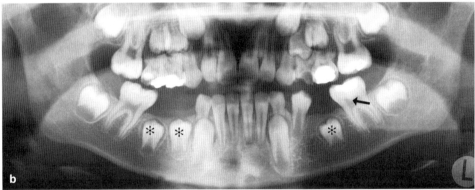

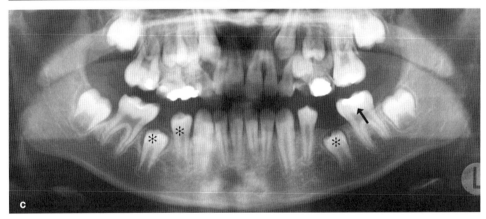

Abb. 41.2 Früher vorzeitiger Milchzahnverlust im Unterkiefer mit unterschiedlichen Folgen: sehr früher Durchbruch des entwicklungsbeschleunigten Zahnes 34 (Pfeil), jedoch Entwicklungsverzögerung der Zähne 35, 44 und 45 (Sternchen).
a) mit 6 Jahren und 3 Monaten,
b) mit 7 Jahren und 6 Monaten,
c) mit 9 Jahren.

Gesicht, Mund und Zähne

D

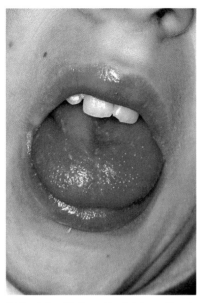

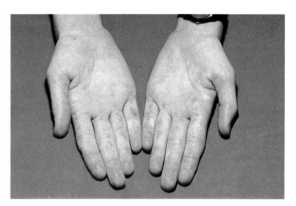

Abb. 1.1 Untere Gesichtspartie eines Jungen mit seit 6 Tagen bestehendem Fieber bei Kawasaki-Erkrankung: Lacklippen und Himbeerzunge.

Abb. 2.2 Handinnnenflächen eines 15jährigen Mädchens mit rezidivierenden Fieberschüben bei systemischem Lupus erythematodes: Aufgrund der Vaskulitis findet sich ein scheckiges Bild mit entzündeten, teilweise infiltrierten Bereichen und durchblutungsgestörten Hautbezirken.

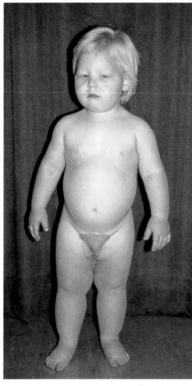

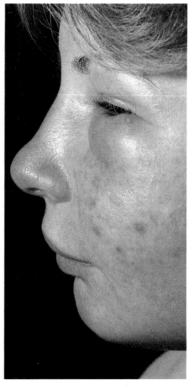

Abb. 9.1 Generalisierte Ödeme bei nephrotischem Syndrom.

Abb. 9.2 Allergisches Ödem.

I

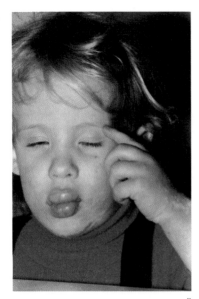

Abb. 11.2 Urtikaria mit Quincke-Ödem.

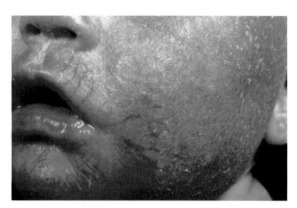

Abb. 11.3 Infantiles Ekzem im Bereich der Wangen.

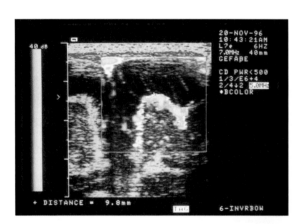

Abb. 12.3 Medianer Koronarschnitt durch die große Fontanelle bei einem 7 Monate alten männlichen Säugling mit Makrozephalie. Sonographisch zeigt sich eine deutliche Erweiterung der äußeren Liquorräume. Im CDE-Meßfeld (Color-Doppler-Energy, auf der Abbildung blau unterlegt) zeigen sich kleinste arachnoidale Gefäße, womit differentialdiagnostisch eine Erweiterung des Subarachnoidalraumes nachgewiesen und ein Subduralerguß ausgeschlossen werden konnte (mit freundlicher Erlaubnis von Herrn PD Dr. Th. Rupprecht, radiologische Abteilung der Universitätsklinik für Kinder und Jugendliche, FAU Erlangen-Nürnberg).

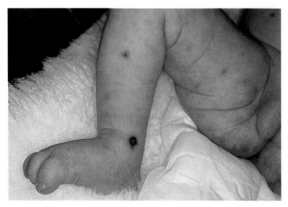

Abb. 16.1 Meningokokkenmeningitis und -sepsis: Petechiale Hautblutungen und oberflächliche Hautnekrose.

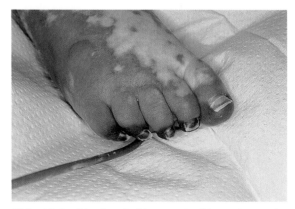

Abb. 16.2 Meningokokkenmeningitis und -sepsis: Schwere intravasale Gerinnung mit nachfolgender Demarkation der betroffenen Hautareale und beginnender Nekrotisierung der Zehen.

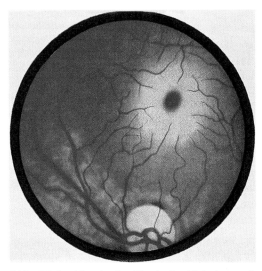

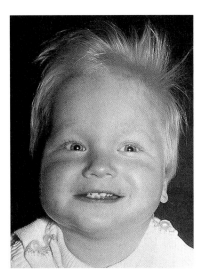

Abb. 23.4 Kirschroter Fleck der Makula am Augenhintergrund bei GM$_2$-Gangliosidose (M. Tay-Sachs) (aus: Bodechtel, G.: Differentialdiagnose neurologischer Krankheiten. Thieme, Stuttgart 1974).

Abb. 23.5 12 Monate alter Junge mit Phenylketonurie und Hyperphenylalaninämie. Entwicklungsrückstand, blasses Hautkolorit, Ekzemneigung, blonde Haare, blaue Augen.

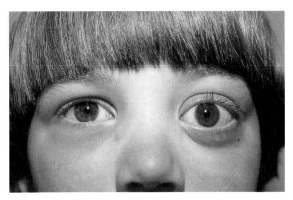

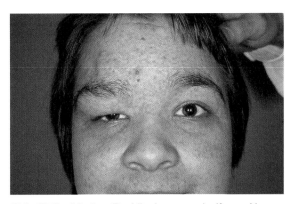

Abb. 25.1 Exophthalmus bei Lymphangiom der linken Orbita.

Abb. 25.2 Morbus Recklinghausen: plexiforme Neurofibrome und Ptosis.

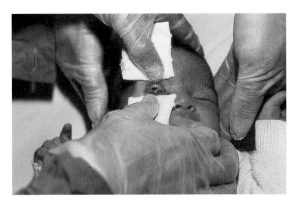

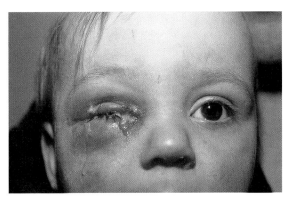

Abb. 26.1 Untersuchung eines Säuglings bei V. a. Ophthalmia neonatorum. Handschuhe, Mund- und Augenschutz sind erforderlich, da beim Öffnen der Lider der Pus oft weit aus den Augen herausspritzt und so den Untersucher gefährdet.

Abb. 26.2 Orbitaphlegmone bei Tränenwegsinfektion.

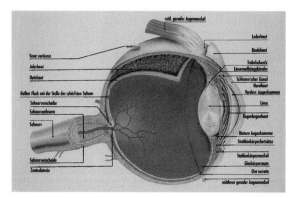

Abb. 29.1   Der menschliche Augapfel im Querschnitt.

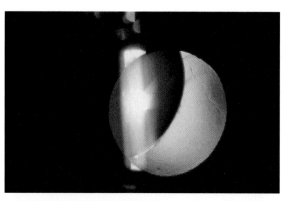

Abb. 29.2   Spaltlampenbild einer nach nasal und oben luxierten Linse.

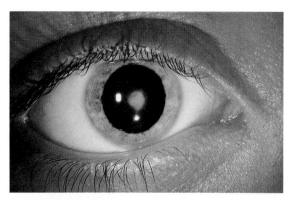

Abb. 29.3   Cataracta congenita.

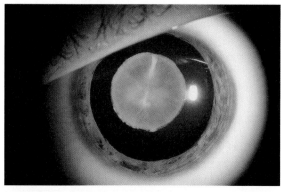

Abb. 29.4   Cataracta congenita mit Kerntrübung.

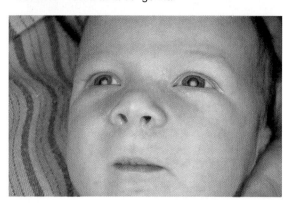

Abb. 29.5   Cataracta complicata nach Rötelnembryopathie. Beidseitig dichte Trübung von Linsenkern und Rinde.

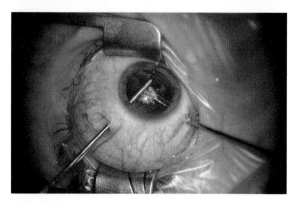

Abb. 29.6   Pars-plana-Lentektomie bei kongenitaler Katarakt eines 6 Wochen alten Säuglings.

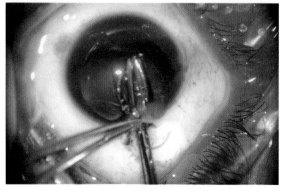

Abb. 29.7   Implantation einer Faltlinse durch eine 3-mm-Inzision am Limbus.

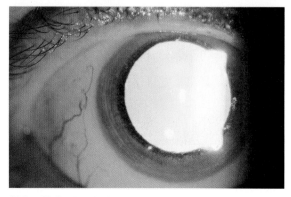

Abb. 29.8   Leukokorie und positiver Brückner-Test. Der Fundus leuchtet weißlich-gelb auf.

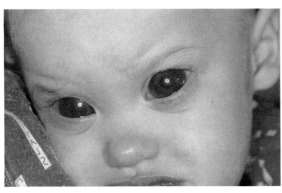

Abb. 30.1 Typischer Gesichtsausdruck eines Kleinkindes mit Blendung und Epiphora bei Hydrophthalmie/angeborenem Glaukom.

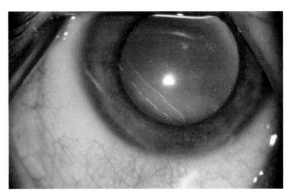

Abb. 30.2 Haab-Linien; Descemet-Risse der Hornhaut bei kongenitalem Glaukom.

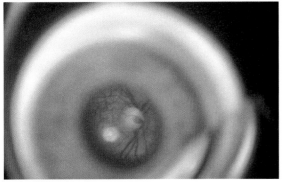

Abb. 30.3 Deutlich exkavierte Papille durch hohen intraokularen Druck bei kongenitalem Glaukom.

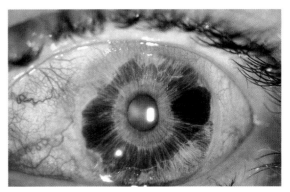

Abb. 30.4 Irisdystrophie bei Morbus Rieger und Glaukom.

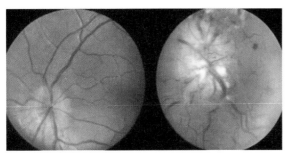

Abb. 31.1 Stauungspapille: beginnende Stauungspapille (links), vollentwickelte Stauungspapille (rechts).

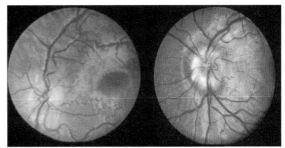

Abb. 31.2 Papillenanomalien: Pseudopapillitis (links), Drusenpapille (rechts).

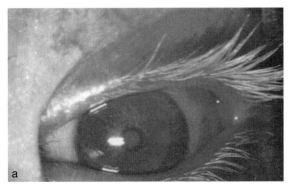

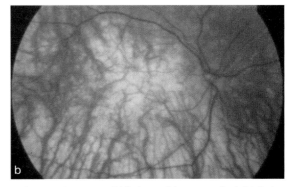

Abb. 34.1 Albinismus: vorderer Augenabschnitt mit „Kirchenfensterphänomen" (a), Augenhintergrund mit Makulaaplasie (b).

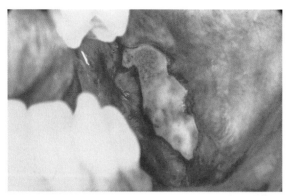

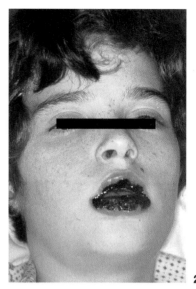

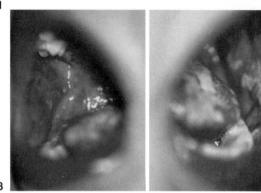

Abb. 36.1 Lippenbeteiligung bei Erythema exsudativum multiforme.

Abb. 36.2 Lichen ruber erosivus.

Abb. 36.3 Abwischbare weißliche Beläge bei einer Candidiasis.

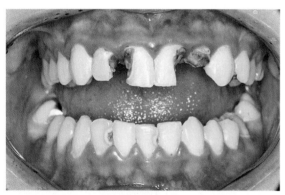

Abb. 38.1 Floride Karies im permanenten Jugendgebiß durch übermäßigen Verzehr von Süßigkeiten und vernachlässigte Mundhygiene.

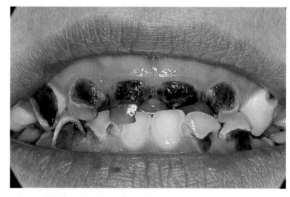

Abb. 38.2 Honigschnuller-Karies im Milchgebiß, mangelhafte Zahnpflege.

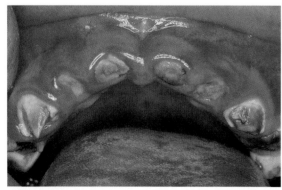

Abb. 38.3 Baby-Bottle-Karies im Oberkiefer eines Milchgebisses durch permanentes Saugen von Kinderinstanttee aus der Flasche.

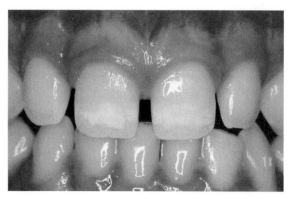

Abb. 38.4 Mittelschwere Dentalfluorose an den mittleren Schneidezähnen des Oberkiefers im permanenten Jugendgebiß.

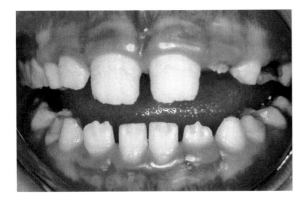

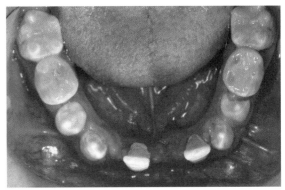

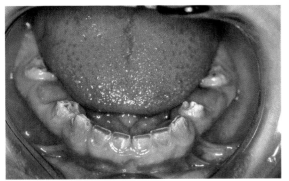

Abb. 38.5 Tetrazyklinverfärbungen im Wechselgebiß.

Abb. 38.6 Amelogenesis imperfecta im Unterkiefer eines Wechselgebisses.

Abb. 38.7 Dentinogenesis imperfecta Typ II mit den typischen Verfärbungen der Zähne im späten Wechselgebiß.

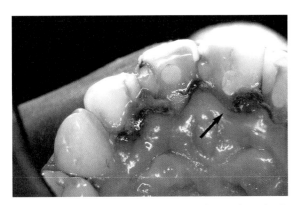

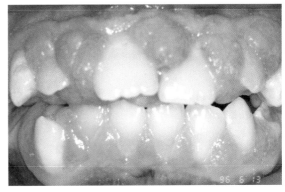

Abb. 39.1 17jähriger Patient mit akuter lymphatischer Leukämie.

Abb. 39.2 16jährige Patientin mit Ciclosporin-induzierter Gingivitis.

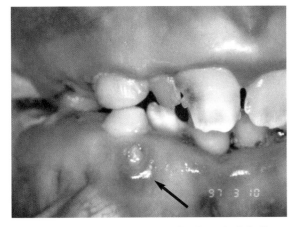

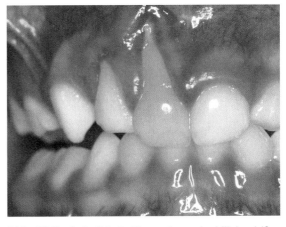

Abb. 39.3 13jähriger Patient mit Epidermolysis bullosa.

Abb. 39.5 Lokalisierte Rezessionen im Milchgebiß.

VII

(Abb. 39.4 siehe nächste Seite)

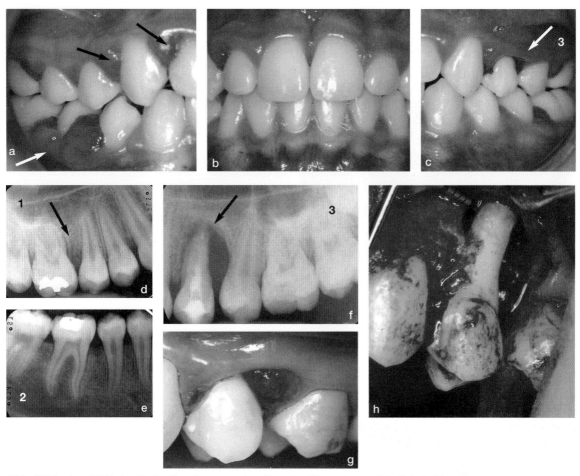

Abb. 39.4a–h 13jährige Patientin mit aggressiver Parodontitis, schwere lokalisierte Form.

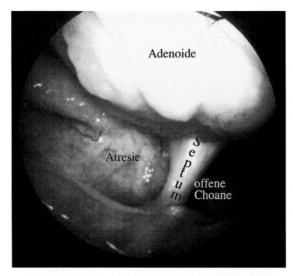

Abb. 43.3 Einseitige Choanalatresie: 2jähriges Kind mit chronischer einseitiger Nasensekretion. Choane der Gegenseite anatomisch regelrecht konfiguriert.

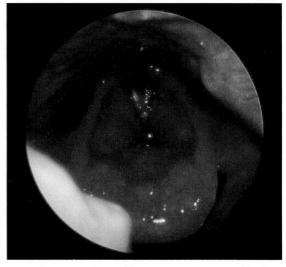

Abb. 44.1 Akute Epiglottitis.

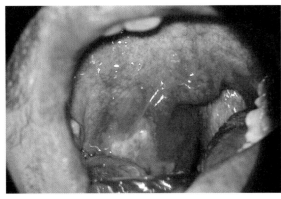

Abb. 44.2   Peritonsillarabszeß.

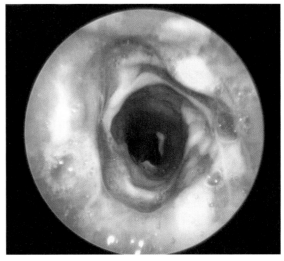

Abb. 44.3   Tracheitis.

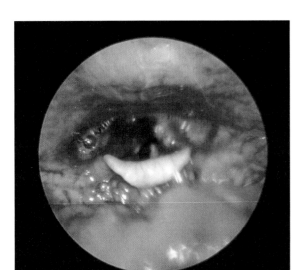

Abb. 44.5   Kehlkopfhämatom.

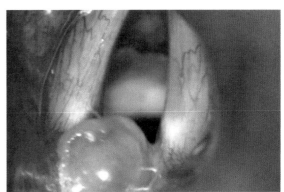

Abb. 44.4   Intubationsgranulom.

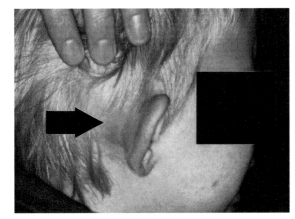

Abb. 45.2   Akute Mastoiditis: retroaurikuläre Rötung und Schwellung, abstehende Ohrmuschel.

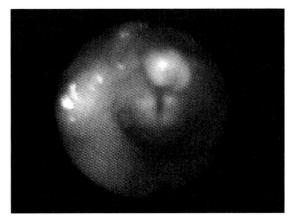

Abb. 49.1   Laryngomalazie bei einem 6 Monate alten Säugling (omegaförmiger Kehlkopf, Kollaps der Aryknorpel)

IX

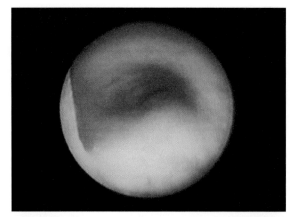

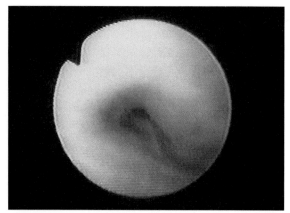

Abb. 49.2 Trachealstenose, umschriebene Kompression der Hinterwand, bedingt durch einen Fremdkörper im Ösophagus.

Abb. 49.3 Trachealstenose, bedingt durch doppelten Aortenbogen: Trachealstenose im unteren Drittel, Kompression von rechts vorne.

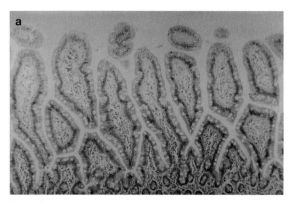

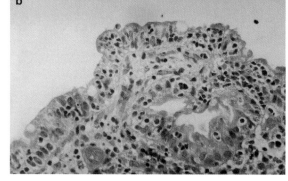

Abb. 61.3 Saugbiopsie aus der Darmschleimhaut.
a) Normale Histologie: Zottenkrypten und Epithel sind sehr gut zu erkennen, besonders auch das hochprismatische intestinale Epithel mit dem basal liegenden Zellkern.
b) Bild bei Zöliakie: Schwund der Zotten, flache Schleimhaut. Es finden sich zahlreiche Lymphozyten innerhalb der Epithelreihe und auch im subepithelialen Gewebe. Die Enterozyten haben ihr hochprismatisches Aussehen z.T. verloren, die Zellkerne liegen nicht ausschließlich basal.

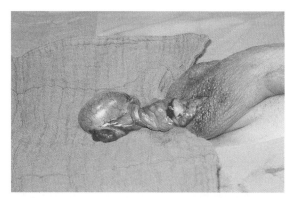

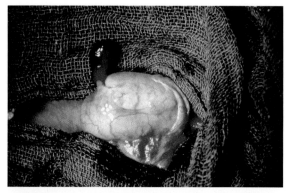

Abb. 74.4 Intraoperativer Situs bei 3 Stunden alter Hodentorsion des linken Hodens. Deutlich sichtbar ist die bläulich livide Verfärbung des Hodens sowie die Torsion des Samenstranges.

Abb. 74.5 Intraoperativer Befund einer Hydatidentorsion. Es stellt sich eine deutliche nekrotische Appendix testis mit torquiertem Stiel am Oberpol des Hodens dar, während der Hoden ein unauffälliges Erscheinungsmuster bietet.

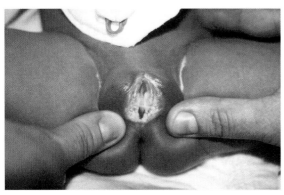

Abb. 75.1 Physiologischer Fluor eines 2 Tage alten Neugeborenen. Im Genitalbereich sind noch Vernix-reste erkennbar.

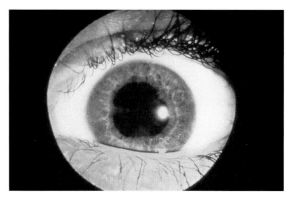

Abb. 105.7 Iridozyklitis mit Synechien.

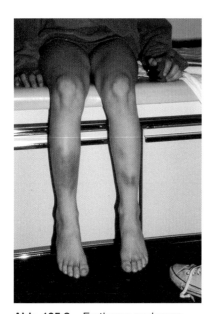

Abb. 105.8 Erythema nodosum.

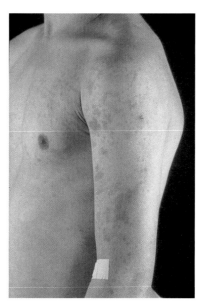

Abb. 105.9 Vaskulitisches Exanthem bei systemischer juveniler chronischer Arthritis.

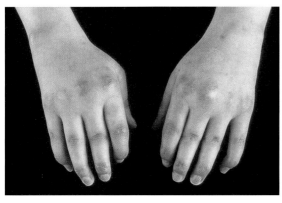

Abb. 105.10 Gelenkbefall bei Sharp-Syndrom.

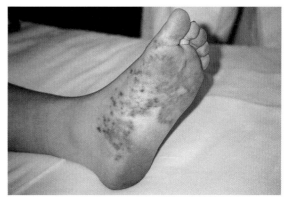

Abb. 105.11 Vaskulitis.

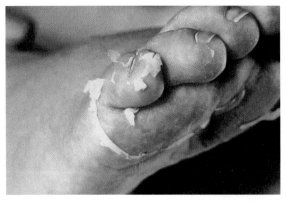

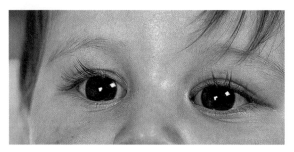

Abb. 105.12 Hautschuppung bei Kawasaki-Syndrom.

Abb. 106.1 Blaue Skleren bei Osteogenesis imperfecta Typ I.

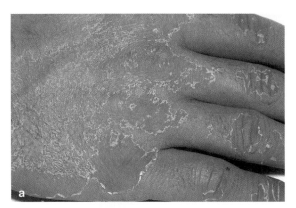

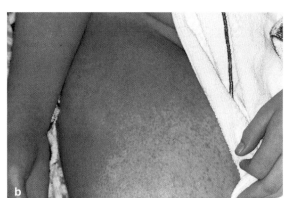

Abb. 109.1 Scharlach (a und b).

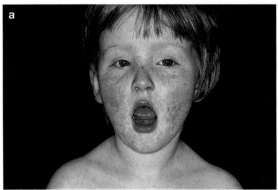

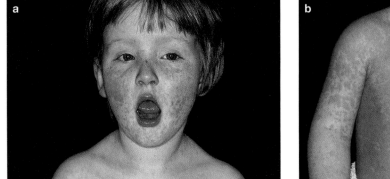

Abb. 109.2 Masern (a und b).

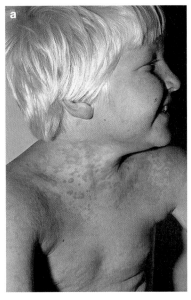 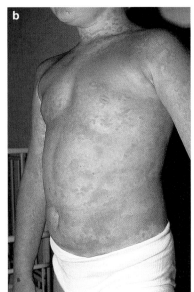

Abb. 109.3 Ringelröteln (a und b).

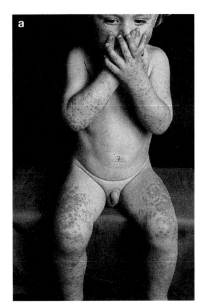 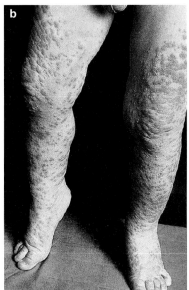 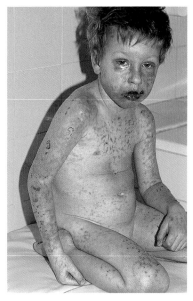

Abb. 109.4 Gianotti-Crosti-Syndrom (a und b).

Abb. 109.6a Erythema exsudati-vum multiforme (Stevens-Johnson-Syndrom).

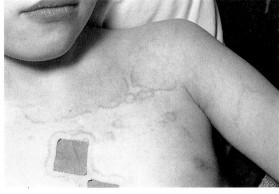 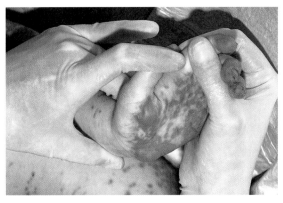

Abb. 109.5 Erythema anulare.

Abb. 109.6b Stevens-Johnson-Syndrom.

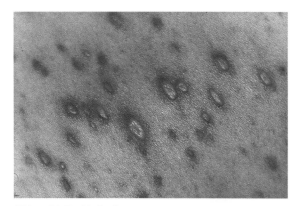

Abb. 109.7 Varizellen.

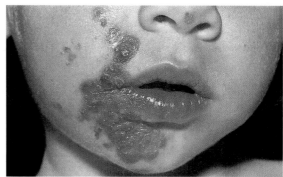

Abb. 109.9 Impetigo contagiosa (aus: G. Rassner [Hrsg.]: Dermatologie: Lehrbuch und Atlas. 4. Aufl. Urban & Schwarzenberg, München 1992).

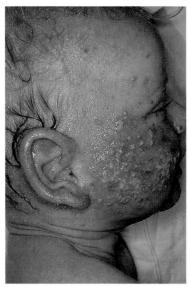

Abb. 109.8 Ekzema herpeticatum.

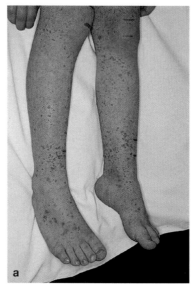

Abb. 109.10a Anaphylaktoide Purpura Schoenlein-Henoch.

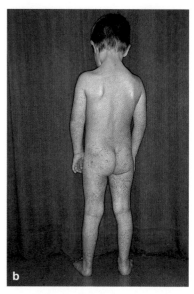

Abb. 109.10b Purpura Schoenlein-Henoch.

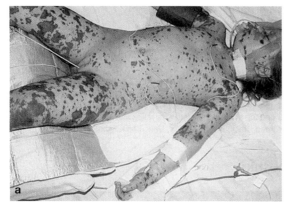

Abb. 109.11a Meningokokkensepsis (Waterhouse-Friderichsen-Syndrom) (aus: Peter, H. H., W. Pichler [Hrsg.]: Klinische Immunologie. 2. Aufl. Urban & Schwarzenberg 1996).

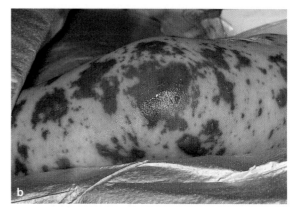

Abb. 109.11b Meningokokkensepsis.

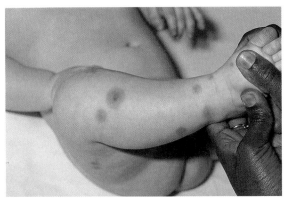

Abb. 109.12 Seidlmayer-Kokardenpurpura.

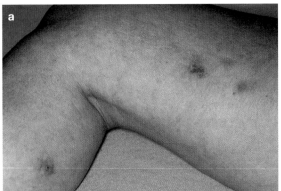
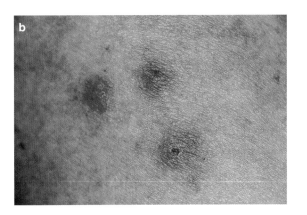

Abb. 109.13 Trombidiose (a und b).

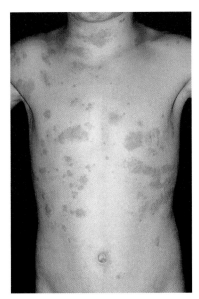
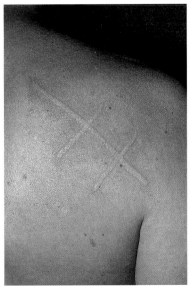
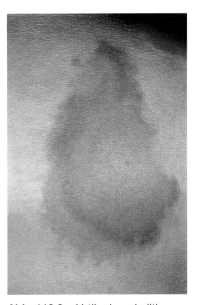

Abb. 110.1 Akute Urtikaria.

Abb. 110.2 Urtikarieller Dermographismus.

Abb. 110.3 Urtikariavaskulitis.

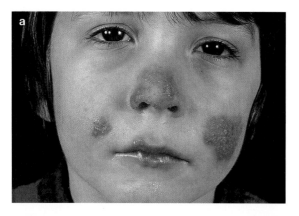

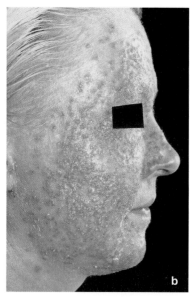

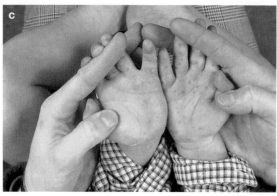

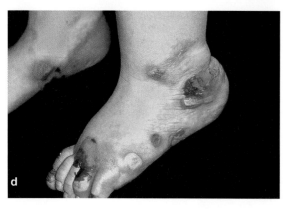

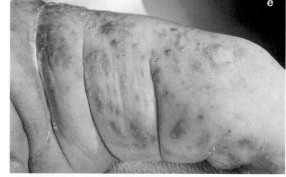

Abb. 111.1 Bullöse Hauterkrankungen.
a) Impetigo contagiosa. Aufgrund der multilokulären Herde mit honiggelb-eitriger Belegung ist die Impetigo eindeutig von einer Herpesinfektion abzugrenzen. Allerdings kann eine Impetigo auch von einem superinfizierten Herpesherd ausgehen.
b) Ekzema herpeticatum.
c) Hand-Fuß-Mund-Erkrankung.
d) Epidermolysis bullosa simplex.
e) Incontinentia pigmenti.
f) Porphyria cutanea tarda.

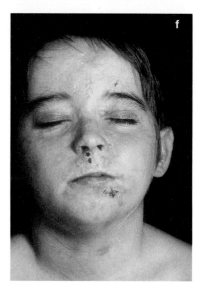

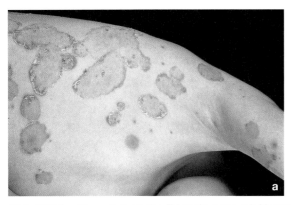
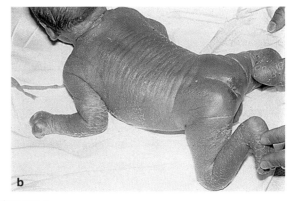

Abb. 112.1 Dermatologische Erkrankungen mit Hautschuppung.
a) Tinea corporis
b) Ichthyosis congenita

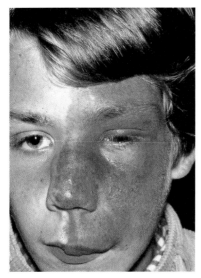
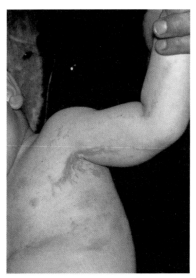

Abb. 113.1 Naevus flammeus lateralis.

Abb. 113.2 Epidermaler Nävus entlang der Blaschko-Linien.

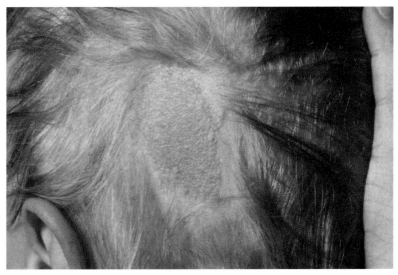

Abb. 113.3 Naevus sebaceus.

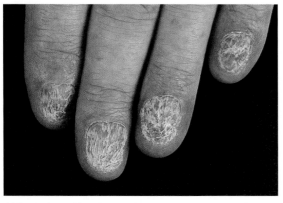

Abb. 116.1 Nagelveränderungen bei Lichen ruber.

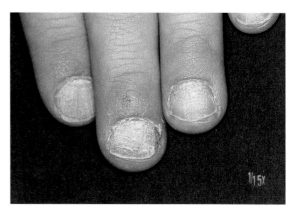

Abb. 116.2 Trachyonychie.

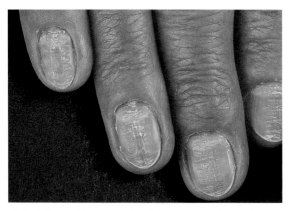

Abb. 116.3 Onychodystrophia canaliformis mediana.

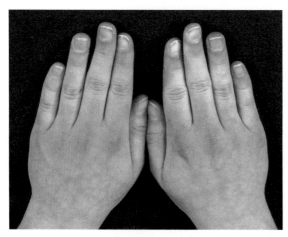

Abb. 117.1 Raynaud-Phänomen: scharfbegrenzte Weißfärbung der Finger.

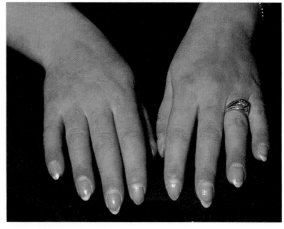

Abb. 117.2 Akrozyanose: symmetrische Zyanose, distal, unter Kälteeinfluß.

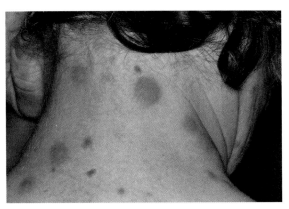

Abb. 118.3 Wanzenstiche.

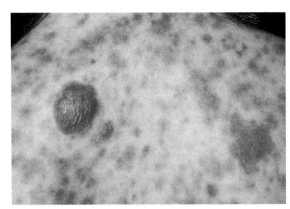

Abb. 118.4 Urticaria pigmentosa (kutane Mastozytose).

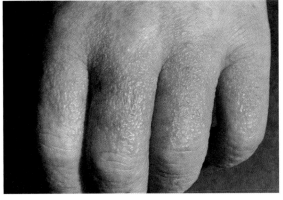

Abb. 118.5 Akutes allergisches Kontaktekzem (exsudatives Stadium).

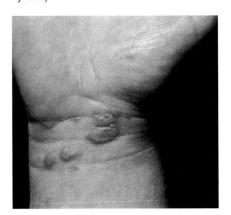

Abb. 118.6 Lichen ruber planus.

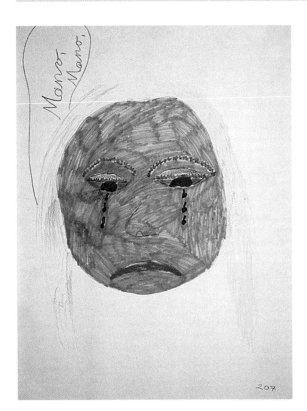

Abb. 119.3 A.K., 9 Jahre, mit einer leichten depressiven Episode und einer Enuresis nocturna, drückt ihre Gefühle nach einer nassen Nacht aus. Die Enuresis wurde mit einer apparativen Verhaltenstherapie und medikamentös behandelt, wegen der depressiven Episode wurde eine Spieltherapie durchgeführt.

E Hals, Nase und Ohren

42 Torticollis

Peter Herkenrath

Symptombeschreibung

Der Begriff Torticollis beschreibt eine Schiefhaltung des Kopfes und der Halswirbelsäule. Der Kopf ist auf die betroffene Seite geneigt und das Gesicht auf die Gegenseite gedreht. Ein Torticollis entsteht durch Veränderungen an der Halswirbelsäule oder durch eine Imbalance der Halsmuskulatur.

Rationelle Diagnostik

Anamnese

Die Schiefhaltung kann *angeboren* oder erworben sein (Abb. 42.1). Photos aus der Neugeborenen- und Säuglingszeit sind oft hilfreich und können auf einen *angeborenen* Torticollis hinweisen. Zehn bis fünfzehn Prozent der Neugeborenen weisen bei Geburt einen Torticollis und eine Schädelasymmetrie infolge einer intrauterinen Zwangshaltung auf. Nicht selten kommt es während der Geburt zu einem zusätzlichen Trauma im Bereich des M. sternocleidomastoideus durch die erzwungene Aufrichtung im Geburtskanal. Durch Muskelfibrose und konsekutive Verkürzung kann die Schiefhaltung im Verlauf der ersten Monate noch zunehmen. Die Häufigkeit ist bei Beckenendlagen und operativ vaginalen Entbindungen erhöht. Weitere Risikofaktoren sind eine Klavikulafraktur und eine Armplexusparese.

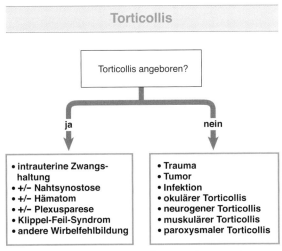

Abb. 42.1 Torticollis – angeboren oder erworben.

Der *erworbene* Torticollis tritt entweder episodisch im Rahmen einer Akuterkrankung auf oder bleibt permanent. Der *paroxysmale Torticollis* ist eine benigne Sonderform im Säuglingsalter. Die Anfälle dauern wenige Minuten bis zu 48 Stunden und werden beim ansonsten wachen und gesunden Kind von Blässe, Agitiertheit und Nystagmus begleitet. Bei dystonen Formen ist nach Medikamenteneinnahme (Metoclopramid, Neuroleptika) zu fragen.

Körperliche Untersuchung

Bei entzündlichen und posttraumatischen Zuständen ist die Zwangshaltung gewöhnlich schmerzhaft, oft besteht auch eine Nackensteifigkeit. Eine genauere Untersuchung ist unter Umständen erst nach Analgesie und Muskelrelaxation möglich.

Die Inspektion und Palpation von Kopf, Rachen und Hals liefert in der Regel in Verbindung mit der Anamnese die Verdachtsdiagnose. Eine Schädelasymmetrie spricht für einen angeborenen oder früh erworbenen Torticollis. Beim Säugling achtet man auf prämature Schädelnahtsynostosen. Die Einschränkung der Rotation und der Seitkippung sollte durch Angabe von Winkelgraden präzisiert werden. Der Neurostatus sichert Paresen oder Tonusstörungen (Dystonie, Spastik).

Labor

Die Bestimmung der BSG (Blutsenkungsgeschwindigkeit), Blutbild, CRP (C-reaktives Protein) und CK (Kreatinkinase) kann entzündliche Prozesse aufdecken.

Technische Untersuchungen

Die Sonographie der Halsweichteile kann bei der Differenzierung von entzündlichen Prozessen hilfreich sein. Radiologische Diagnostik ist indiziert bei Verdacht auf Wirbelanomalien, Schädelnahtsynostosen oder traumatische Ursachen. Schädel- und Hals-MR kommen vor allem bei Tumorverdacht und zur weiteren Befundsicherung vor Operationen zur Anwendung.

Besondere Hinweise

Vor Manipulationen gegen Widerstand kann wegen der Gefahr von Luxationen, Frakturen, Nerven- und Gefäßläsionen nur gewarnt werden!

Differentialdiagnostische Tabellen

Differentialdiagnose bei Torticollis

Charakterisie-rung des Haupt-symptoms	weiterführende Neben-befunde	Verdachtsdiagnosen	Bestätigung der Diagnose
angeborener Torticollis	Muskelverkürzung, Hämatom, Schädelasymmetrie	muskulärer Torticollis	Lokalbefund
	Schädelasymmetrie	unilaterale Koronar- oder Lambdanahtsynostose	Lokalbefund
	kurzer Hals	Klippel-Feil-Syndrom	Rö-HWS
erworbener Torticollis	Trauma	Subluxation, Wirbelfraktur, Klavikulafraktur	
	Infekt der oberen Luftwege, retropharyngealer Abszeß	Subluxation	Entzündungszeichen, MRT
	zervikale Lymphadenopathie	Torticollis spasmodicus	Lokalbefund
	Tine-Test positiv	Tuberkulose	Kultur, evtl. Biopsie
	okuläre Motilitätsstörung, Schielen	okulärer Torticollis	ophthalmologischer Befund
	Nackenschmerzen	Tumor der hinteren Schädel-grube, eosinophiles Granulom, Osteoidosteom, Osteomyelitis der HWS	Schädel-, HWS-MRT
	plus Querschnittssyndrom	spinaler Tumor	
	Plexusparese	neurogener Torticollis	neurologischer Befund
	Dystonie, Spastik	Torticollis spasmodicus bei ZNS-Erkrankung	neurologischer Befund, Schädel-MRT
	Medikamentenanamnese (z.B. Metoclopramid, Neuroleptika), Dystonie	medikamenteninduzierter Torticollis	
	atlantoaxiale Instabilität	Down-Syndrom, Skelett-dysplasien, juvenile Arthritis	Rö-HWS, HWS-MRT
	harte, schmerzhafte Muskel-knoten	Myositis, Fibrodysplasia ossificans	
paroxysmaler Torticollis	Säuglingsalter	benigner paroxysmaler Torticollis	Klinik, Verlauf
	Bewußtsein klar	kinesiogene paroxysmale Dystonie, nichtkinesiogene paroxysmale Dystonie, Stereotypien	Klinik, Verlauf, EEG
	Bewußtsein getrübt	paroxysmale Ataxie, mesiale Frontallappenanfälle, Watanabe-Syndrom	EEG, Schädel-MRT
	vertikales Kopfwackeln, Nystagmus beim jungen Säugling	Spasmus nutans	
	horizontales Kopfwackeln, Nystagmus	okulomotorische Dyspraxie, Cogan-Syndrom	Nystagmographie
	gastroösophagealer Reflux	Sandifer-Syndrom	Klinik, Sono Abdomen

43 Behinderte Nasenatmung

Hans Edmund Eckel

Symptombeschreibung

Der menschliche Atemweg verläuft von der Nase über Nasenrachen, Mundrachen, Kehlkopf, Luftröhre und Bronchialbaum bis hin zu den alveolären Strukturen der Lunge. Die Nahrungswege verlaufen von der Mundhöhle, ebenfalls über den Mundrachen, dann jedoch weiter über Hypopharynx, Ösophagus, Magen und Darm. Im Bereich des Mundrachens kommt es also zu einer Überkreuzung von Atem- und Nahrungsweg. Die wesentliche physiologische Aufgabe des Kehlkopfs besteht dabei in der zuverlässigen Trennung von Atem- und Nahrungsweg, um eine Aspiration von Nahrungsbestandteilen in die tiefen Atemwege zu vermeiden.

Während eine Trennung von Atem- und Nahrungsweg im Bereich der tieferen Abschnitte dieser beiden Systeme von vitaler Bedeutung ist, kann der obere Nahrungsweg (Mundhöhle und Oropharynx) durchaus vorübergehend oder auch bleibend als Atemweg dienen, wenn Nase oder Nasenrachen verlegt sind. Die Konsequenz ist dann eine beständige Atmung durch den offenen Mund, bei der die Atemluft allerdings nicht in physiologischer Weise konditioniert (angewärmt, gereinigt und angefeuchtet) werden kann. Zudem resultiert eine ständige unnatürliche Öffnung des Mundes.

Bei ausgeprägter körperlicher Anstrengung (Sport) ist allerdings die Mundatmung physiologisch, weil der Atemwegswiderstand von Mund-

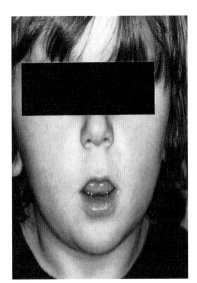

Abb. 43.1 Typische adenoide Facies bei einem 7jährigen Kind mit ausgeprägter Hyperplasie der Rachenmandel: ständige Mundatmung.

höhle und Mundrachen geringer ist als derjenige der Nase.

Behinderungen der Nasenatmung kommen sowohl im Kindes- als auch im Erwachsenenalter vor. Besonders bei Infekten der oberen Atemwege und bei Hyperplasien von Rachen- und Gaumenmandeln kann die Nasenatmung eingeschränkt oder aufgehoben sein.

Nasenatmungsbehinderungen zählen zu den häufigsten Krankheitssymptomen des Kindesalters. Besonders in der Zeit zwischen dem 4. und dem 6. bis 7. Lebensjahr ist eine Behinderung der Nasenatmung, oft begleitet von seröser, muköser oder purulenter Nasensekretion, so häufig, daß sie eher die Regel als die Ausnahme bildet und zu einer früher sprichwörtlichen Bezeichnung für viele Kinder dieses Lebensalters geführt hat („Rotznase"). Typisch ist die sogenannte adenoide Facies, bei der der Gesichtsausdruck durch den ständig geöffneten Mund (zur Aufrechterhaltung der Mundatmung) bestimmt ist (Abb. 43.1).

Trotz der Häufigkeit des Symptoms ist eine anhaltend behinderte Nasenatmung unter Ruhebedingungen oder bei leichter körperlicher Belastung in keinem Lebensalter physiologisch:
- Zum einen führt eine nasale Obstruktion regelmäßig zu einer subjektiven Beeinträchtigung des Wohlbefindens,
- zum anderen kann eine Verlegung der Nasenatmung zu einer Reihe von Folgezuständen führen, wie etwa zu Trink-, Gedeih-, Schlafstörungen, Sinusitiden, rezidivierenden Mittelohrentzündungen und Entzündungen der Tränenwege.

Oft sind es erst die Folgezustände der nasalen Obstruktion, die von den betroffenen Kindern und ihren Eltern als Krankheitssymptome wahrgenommen werden.

Behinderungen der Nasenatmung können nach verschiedenen Kriterien eingeteilt werden:
- nach dem Zeitpunkt des erstmaligen Auftretens (angeboren oder erworben)
- nach der Dauer der Beschwerden (akut, subakut, chronisch)
- nach der Lokalisation (einseitig oder beidseitig)
- nach eventuell bestehenden Begleitsymptomen (mit oder ohne Rhinorrhö, mit ständiger oder gelegentlicher Mundatmung).

Rationelle Diagnostik

Die verschiedenen Ursachen (Tab. 43.1) für eine Behinderung der Nasenatmung sind in unterschiedlichen Altersgruppen verschieden häufig.

Tabelle 43.1 Differentialdiagnosen der Nasenatmungsbehinderung.

kongenitale Ursachen
- Lippen-Kiefer-Gaumen-Spalten (verschiedene Ausprägungen und Kombinationen, ein- oder beidseitig)
- Choanalatresie und Choanalstenose (ein- oder beidseitig, knöchern oder membranös)
- mandibulofaziale Fehlbildungen, z.B. Treacher-Collins-Syndrom, Crouzon-Syndrom, Franceschetti-Syndrom u.v.a.)
- Meningoenzephalozele
- Enzephalozele
- konnatale Lues
- Agenesie der Nase
- kongenitale Naseneingangsstenose
- angeborene dentoalveoläre Zysten
- Bursa pharyngea (Tornwaldt-Zyste)
- Hamartome
- Kraniopharyngeome
- Chordome
- Teratome

Fremdkörper

traumatische Ursachen
- geburtstraumatisch
- Nasenbein-, Septum-, Mittelgesichtsfrakturen
- Septumhämatom, Septumabszeß
- iatrogen

entzündliche Ursachen
- Hyperplasie der Rachen- und Gaumenmandeln
- bakterielle Rhinitiden/Sinusitiden/Pharyngitiden
  - pyogene Infektionen (Haemophilus influenzae, Pneumokokken, Streptokokken, Moraxella catarrhalis u.a.
  - Pertussis
  - Diphtherie
  - Tuberkulose
  - Rhinosklerom
- viral
  - akute virale Rhinosinusitis
  - Prodromalstadium von Viruserkrankungen Mumps, Kinderlähmung, Masern u.v.a.
  - HIV/AIDS
  - Begleitsymptom zahlreicher viraler Infektionen
- Mykosen/Aspergillosen
- immunologisch (NARES)

allergische Genese
- saisonal
- perennial
- berufsbezogen
- nutritiv
- arzneimittelbezogen (z.B. ASS-Intoleranz)

toxische Ursachen
- inhalativ (Smog)
- ingestiv (Hormone, Iodid, Bromid)
- topisch (Nasentropfen, Kokain)

neoplastische Genese
- Nasen- und Nasennebenhöhlentumoren
- Nasenrachentumoren
- Schädelbasistumoren und neurogene Tumoren

metabolische Ursachen
- Mukoviszidose
- hormonell
  - Schilddrüsenfehlfunktion
  - Hyperkalzämie
  - Diabetes mellitus

granulomatöse und vaskuläre Erkrankungen
- Lupus erythematosus
- rheumatoide Arthritis
- Psoriasis
- Sklerodermie
- Sarkoidose
- Wegener-Granulomatose
- letales Mittelliniengranulom
- Churg-Strauss-Syndrom
- Pemphigoid

idiopathisch
- muköziliäre Dyskinesie
- nasale Hyperreaktivität

Daher ist es sinnvoll, das differentialdiagnostische Vorgehen zunächst am Lebensalter zu orientieren. Abbildung 43.2 zeigt im Flußdiagramm den diagnostischen Ablauf.

Perinatal und 1.–3. Lebensjahr

Die speziellen anatomischen Verhältnisse von Larynx und Pharynx beim Neugeborenen (hochstehender Kehlkopf) bedingen, daß Säuglinge gleichzeitig atmen und trinken können. Zur ungestörten Ernährung sind Neugeborene auf eine unbehinderte Nasenatmung obligat angewiesen. Die häufigste Störung der Nasenatmung in diesem Lebensalter ist durch die ein- oder beidseitige *Choanalatresie* bedingt:

- Die *beidseitige* Choanalatresie verlegt den Nasenatmungsweg vollständig und führt damit beim Neugeborenen zu einem eindrucksvollen Atemnotsyndrom, das kaum fehlgedeutet werden kann. Das Absaugen des Rachens mit einem dünnen, flexiblen Kunststoffkatheter auf transnasalem Weg ist dann nicht möglich und erlaubt somit eine sofortige Diagnosestellung.
- *Einseitige* Atresien bleiben demgegenüber häufig über einen längeren Zeitraum unentdeckt und fallen erst im weiteren Verlauf durch eine fortgesetzte einseitige Nasensekretion auf (Abb. 43.3, Farbtafel).

Andere Ursachen der nasalen Obstruktionen des Neugeborenenalters, wie Dermoide, Gliome, Meningo- oder Meningoenzephalozelen äußern

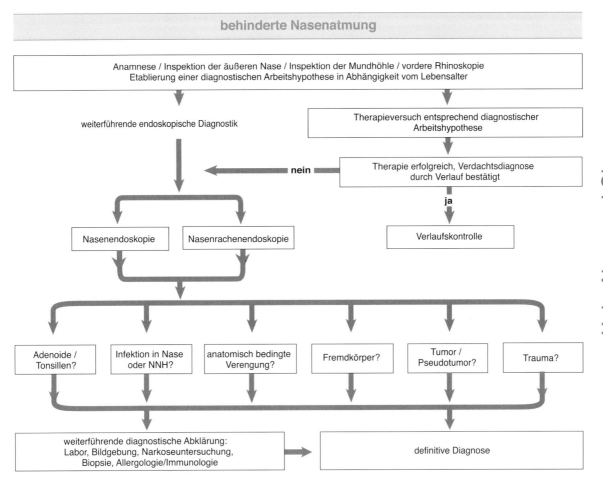

behinderte Nasenatmung

Anamnese / Inspektion der äußeren Nase / Inspektion der Mundhöhle / vordere Rhinoskopie
Etablierung einer diagnostischen Arbeitshypothese in Abhängigkeit vom Lebensalter

weiterführende endoskopische Diagnostik

Therapieversuch entsprechend diagnostischer Arbeitshypothese

Therapie erfolgreich, Verdachtsdiagnose durch Verlauf bestätigt

nein

ja

Nasenendoskopie   Nasenrachenendoskopie

Verlaufskontrolle

Adenoide / Tonsillen?   Infektion in Nase oder NNH?   anatomisch bedingte Verengung?   Fremdkörper?   Tumor / Pseudotumor?   Trauma?

weiterführende diagnostische Abklärung:
Labor, Bildgebung, Narkoseuntersuchung,
Biopsie, Allergologie/Immunologie

definitive Diagnose

Abb. 43.2 Diagnostischer Ablauf bei behinderter Nasenatmung.

sich im wesentlichen durch gleichartige klinische Erscheinungen, die jedoch in der Regel wegen der subtotalen Obstruktion weniger ausgeprägt sind und damit häufig nicht gleich nach der Geburt auffällig werden.

Bei den erkennbaren Mittelgesichtsfehlbildungen (Lippen-Kiefer-Gaumen-Spalten, mandibulofaziale Fehlbildungen oder Agenesien der Nase) steht die sichtbare Veränderung der Gesichtsmorphologie wegweisend. Die exakte nosologische Einordnung dieser Mittelgesichtsfehlbildungen erfolgt in der Regel im Rahmen einer kieferchirurgischen Untersuchung, bei der zugleich das Behandlungskonzept festgelegt werden kann.

> **Insgesamt sind Kinder während der Neugeborenenphase und während des 1. Lebensjahres nur selten von Behinderungen der Nasenatmung betroffen. Die zugrundeliegenden Störungen sind dann allerdings häufig so schwer, daß sie einer chirurgischen Korrektur bedürfen. Eine sorgfältige differentialdiagnostische Abklärung ist also stets geboten.**

Nach Vollendung des 1. Lebensjahres stecken Kinder beim Spielen nicht selten Fremdkörper

(z.B. Legosteine) in Mund und Nase, häufig von den Eltern unbemerkt. Nasenfremdkörper verursachen zunächst oft keine Schmerzen und führen auch nicht immer zu Schleimhautverletzungen mit Blutung aus der Nase. Mit zunehmender Inkrustierung des Fremdkörpers und nachfolgender Entzündungsreaktion kommt es innerhalb einiger Tage zu einseitiger Nasensekretion und Nasenatmungsbehinderung.

Eine einseitige Behinderung der Nasenatmung in diesem Lebensalter deutet auf das Vorliegen eines Nasenfremdkörpers hin.

3.–10. Lebensjahr

Die mit großem Abstand häufigste Ursache für eine Behinderung der Nasenatmung ist in diesem Lebensabschnitt eine *Hyperplasie der Rachenmandel*. Das lymphatische Gewebe im Bereich der oberen Atemwege ist während des 1. Lebensjahres häufig nur gering ausgeprägt, beginnt aber im 2. Lebensjahr erheblich an Größe zuzunehmen. Die Rachenmandel ist dabei regelmäßig dasjenige Organ, das zu einer klinisch signifikanten Behinderung der Nasenatmung führt. Die Behinderung der Nasenatmung ist stets beidseitig und entwik-

Hals, Nase und Ohren

E

kelt sich langsam über Monate hinweg. Häufig ist sie mit einer rezidivierenden mukösen oder eitrigen Nasensekretion und mit Tubenbelüftungsstörungen und einer konsekutiven Schalleitungsschwerhörigkeit vergesellschaftet.

> **Jede beidseitige Behinderung der Nasenatmung in diesem Lebensalter ist zunächst verdächtig darauf, durch eine Hyperplasie der Rachenmandel verursacht zu sein, wenn nicht aus der Anamnese richtungweisende Hinweise auf eine andere Genese gegeben sind.**

Die Abklärung erfolgt durch die *Postrhinoskopie*, die in diesem Lebensalter häufig nicht ganz leicht durchführbar ist. Neben den früher häufig verwendeten abgewinkelten Spiegeln kommen heute zunehmend starre oder flexible Endoskope zur Anwendung, die durch die Nasenhaupthöhlen oder die Mundhöhle vorgeschoben werden können. Rachenmandelhyperplasien können rezidivieren. Eine früher durchgeführte Adenotomie schließt also eine erneute Rachenmandelhyperplasie als Ursache einer Nasenatmungsbehinderung nicht aus. Kinder mit allergischen Atemwegserkrankungen sind häufiger und schwerer betroffen, sie entwickeln auch häufiger und noch nach dem 6.–7. Lebensjahr relevante Rezidiv-Adenoide.

> **Eine einseitige Behinderung der Nasenatmung in diesem Lebensalter spricht zunächst für das Vorliegen eines Nasenfremdkörpers.**

Die Abklärung erfolgt durch *vordere Rhinoskopie*, wobei die Nasenklappe durch die Benutzung eines Nasenspekulums oder eines Ohrtrichters so erweitert werden muß, daß ungestörter Einblick in die Nasenhaupthöhle möglich wird. Häufig wird der Fremdkörper dann ohne weitere optische Hilfsmittel erkennbar. Im anderen Fall muß eine endoskopische Untersuchung der Nasenhaupthöhlen mit starrem oder flexiblem Endoskop erfolgen. Die Untersuchung erlaubt zugleich den Ausschluß oder die Verifizierung der anderen differentialdiagnostischen Möglichkeiten: tumoröse Raumforderungen im Bereich der Nasenhaupthöhlen, der vorderen Schädelbasis oder des Nasenrachens.

> **Akut (über mehrere Tage hinweg) aufgetretene beidseitige Behinderungen der Nasenatmung sind am häufigsten durch virale oder bakterielle lokale Infektionen (Rhinitis, Sinusitis) oder Allgemeininfektionen bedingt.**

Gelegentlich kommt es während des Prodromalstadiums von Allgemeininfekten (Masern, Mumps, Röteln) zu einer solchen katarrhalischen Rhinitis. Die Diagnose ergibt sich dann aus der Verlaufsbeobachtung, ggf. unter symptomatischer Behandlung mit Kochsalznasentropfen oder lokalen Vasokonstriktiva.

Ab dem 10. Lebensjahr

Während die Hyperplasie der Rachenmandel in den ersten Lebensjahren die mit weitem Abstand häufigste Ursache der behinderten Nasenatmung darstellt, tritt diese Ätiologie durch die zunehmende Involution des lymphatischen Gewebes im Rachen und die rasche Vergrößerung des pharyngealen Atemwegs ab dem 6.–8. Lebensjahr deutlich in den Hintergrund.

> **Häufigste Ursachen für eine nasale Obstruktion sind in diesem Alter:**
> - **virale Atemwegsinfekte**
> - **rhinogene und dentogene (bakterielle) Sinusitiden**
> - **allergische Atemwegserkrankungen (häufige Koinzidenz von allergischen Erkrankungen der oberen und unteren Atemwege!)**
> - **chronisch-entzündliche, nichtallergische Rinosinusitiden (non-allergic rhinitis with eosinophilia = NARES)**
> - **anatomische Variationen des Nasengerüstes, die sich erst im Verlauf des Nasenwachstums manifestieren (Septumdeviation, Nasenklappenstenosen)**
> - **Nasen- und Mittelgesichtsverletzungen.**

Akute Sinusitis: Akute Nebenhöhlenentzündungen äußern sich durch Schmerzen im Bereich der Wangen, der Oberkieferzähne, der Stirn und der Augen, durch eine oft hochgradige Behinderung der Nasenatmung, einen teilweisen oder vollständigen Verlust des Geruchsvermögens und durch serösen oder eitrigen Ausfluß aus der Nase. Die Schmerzlokalisation richtet sich dabei wesentlich nach der betroffenen Nebenhöhle:

- Bei *Kieferhöhlenentzündungen* werden die Schmerzen meist im Bereich der Oberkieferzähne und der Wange, seltener auch im Bereich des Auges lokalisiert. Typisch für die resultierenden Zahnschmerzen ist dabei die Ausstrahlung der Schmerzempfindung in mehrere Zähne zugleich.
- *Siebbeinentzündungen* führen zu Schmerzen im Bereich von Wange, Augenhöhle (speziell im Bereich des medianen Augenwinkels) oder Stirn. Stirnhöhlentzündungen führen ebenfalls zu Schmerzen im Bereich des Auges und der Stirn. Typisch für die Stirnhöhlenentzündung ist dabei ein Druckschmerz beim Betasten des Stirnhöhlenbodens vom Oberlid aus.
- *Isolierte Keilbeinhöhlenentzündungen* führen typischerweise zu Schmerzen, die eng umschrieben in die Mitte der Schädelkalotte projiziert werden. Fieber kann, muss aber nicht auftreten.

Bei der akuten Sinusitis leidet der Patient in der Regel unter deutlich ausgeprägten Beschwerden, die die Verdachtsdiagnose einer Sinusitis nahelegen. Bei der rhinoskopischen Untersuchung finden sich dann gerötete Schleimhäute, seröse oder purulente Sekretionen und eine ausgeprägte Anschwellung der Nasenmuscheln. Nach Abschwellen der unteren und mittleren Nasenmuscheln durch abschwellende Einlagen in den mittleren Nasengang ist häufig der Ausfluß von eitrigem Sekret aus dem Hiatus semilunaris im Bereich des mittleren Nasengangs erkennbar. Eine bildgebende Diagnostik ist nur bei therapierefraktärem Verlauf indiziert.

Laboruntersuchungen (Blutbild, CRP) zeigen die unspezifischen Zeichen einer akuten Infektion, leisten aber keinen Beitrag zur differentialdiagnostischen Abgrenzung des Krankheitsbildes und sind daher in der Regel verzichtbar.

Chronische Sinusitis: Bei chronischen Nasennebenhöhlenentzündungen sind die *Symptome* sehr viel *diskreter:* Schmerzen fehlen meist gänzlich, dafür klagen die Patienten über ein unangenehmes Druckgefühl im Bereich des Mittelgesichts oder im Bereich der Nasenwurzel. Die Nasenatmung ist häufig behindert, das Geruchsvermögen oft eingeschränkt oder aufgehoben, insbesondere dann, wenn es zur Ausbildung von endonasalen Polypen gekommen ist. Weitere Symptome können Epiphora (Tränenfluß) und gehäufte Infekte der oberen und unteren Atemwege sein. Chronische Nebenhöhlenentzündungen werden häufig durch rezidivierende akute Exazerbationen kompliziert, die trotz geeigneter medikamentöser Behandlung nur langsam abklingen, um in der Folge bald erneut zu rezidivieren. Ebenso wie bei der akuten Sinusitis kann es zu entzündungsbedingten Komplikationen kommen.

Die *Ursache* der chronischen Sinusitis ist häufig eine allergische oder nichtallergische, chronisch-entzündliche Atemwegserkrankung (nonallergic rhinitis with eosinophilia = NARES), die heute als rhinologisches Äquivalent der Asthmakrankheit der tieferen Atemwege verstanden wird. Wegweisend ist hier die immunologisch-allergologische Abklärung. Ein ähnliches klinisches Erscheinungsbild wie bei der allergischen Rhinopathie ist bei der sog. nasalen Hyperreaktivität zu finden. Es handelt sich hierbei um eine nasale Obstruktion durch Anschwellen der Nasenmuscheln als Folge von Arzneimittelnebenwirkungen, Temperaturreizen, cholinergen, peptidergen oder adrenergen Reflexen, irritativ toxischen Einwirkungen, endokrinen Ursachen, postinfektiösen Gefäßfehlregulationen und bis heute nicht gesicherten Krankheitsmechanismen. Die Annahme einer solchen nasalen Hyperreaktivität ist stets eine Ausschlußdiagnose.

Die *Übersichtsaufnahmen* zeigen bei den chronischen Entzündungen der Nasennebenhöhlen das Ausmaß der Erkrankung oft nur ungenügend. Insbesondere entzündliche Schleimhautschwellungen im Bereich der Siebbeinzellen entgehen der radiologischen Darstellung auf Übersichtsaufnahmen regelmäßig. Besteht also der Verdacht auf das Vorliegen einer chronischen rhinogenen Sinusitis ethmoidalis, sollte stets eine *computertomographische Untersuchung* der Nasennebenhöhlen erfolgen. Auf diese Weise ist es möglich, einen vollständigen Überblick über eventuelle pathologische Veränderungen im Bereich des gesamten Nebenhöhlensystems zu erhalten und das Ausmaß der Erkrankung genau zu bestimmen.

Rhinogene und dentogene Sinusitis: Eine besondere Bedeutung kommt der *differentialdiagnostischen Unterscheidung* zwischen *rhinogener* und *dentogener Sinusitis* zu, weil diese beiden Formen der Nebenhöhlenentzündung therapeutisch ganz unterschiedlich behandelt werden müssen. Dem Zahnarzt kommt dabei eine entscheidende Aufgabe bei der Abklärung der möglichen dentogenen Ätiologie der Nebenhöhlenentzündung und der zielgerichteten Einleitung der weiterführenden diagnostischen und therapeutischen Maßnahmen zu. Es wird vermutet, daß bis zu 30% der akuten und bis zu 40% der chronischen Kieferhöhlenentzündungen dentogen bedingt sind. Die wichtigsten Differentialdiagnosen der akuten und der chronischen Sinusitis sind in den DD-Tabellen zusammengefaßt.

Dentogene Kieferhöhlenentzündungen sind häufig. Sie spielen daher in der klinischen Differentialdiagnose eine herausragende Rolle. Für den Hals-Nasen-Ohren-Arzt sollte eine isolierte, insbesondere einseitige Kieferhöhlenentzündung ohne radiologisch faßbare Mitbeteiligung der Siebbeinzellen immer Anlaß sein, den betroffenen Patienten konsiliarisch zahnärztlich untersuchen zu lassen. Ergeben sich bei der klinischen und radiologischen Untersuchung durch den Zahnarzt Hinweise auf eine mögliche dentogene Genese der Kieferhöhlenentzündung, wird in der Regel eine entsprechende kieferchirurgische Behandlung sowohl des Zahnes als auch der betroffenen Nebenhöhle erforderlich. Eine rein rhinologische Behandlung einer solchen dentogenen Nebenhöhlenentzündung wird kaum jemals erfolgreich sein können, weil der zugrundeliegende Krankheitsprozeß (dentoalveoläre Fistel, entzündliche Reaktion im Bereich des Zahnhalteapparates oder der Alveole) dadurch nicht beseitigt wird. Ergibt die zahnärztliche Untersuchung demgegenüber keinen Hinweis auf eine solche dentogene Genese, wird die eingehende diagnostische Abklärung durch den HNO-Arzt erforderlich: Dabei muß rhinoskopisch und endoskopisch nach anatomischen Variationen im Bereich der Nasenhaupthöhlen (Septumdeviationen, Nasenmuschelhyperplasien, pneumatisierte mittlere Nasenmuscheln, Synechien), nach Atemwegsallergien (in der Regel durch entsprechende Allergietestungen) und nach anderen möglichen auslösenden Faktoren gefahndet werden (posttraumatische Zustände, Immunsuppression, Zustand nach transnasaler Intubation und andere).

Tumoren: Wenngleich Tumoren der Nase, des Oberkiefers, der Schädelbasis und des Nasen-Rachen-Raums insgesamt nur selten Ursache einer nasalen Obstruktion sind, müssen solche Erkrankungen wegen ihrer ernsten Prognose doch stets in die differentialdiagnostischen Überlegungen mit eingeschlossen werden. Die Behinderung der Nasenatmung entwickelt sich hierbei stets langsam, über Wochen oder Monate hinweg, progredient. Je nach Lokalisation des tumorösen Prozesses können eine oder beide Nasenseiten betroffen sein. Erkennbare Veränderungen im Bereich des Gesichtsschädels oder der Augen, begleitende chronische eitrige Absonderungen aus der Nase und gleichzeitig auftretende chronische Tubenbelüftungsstörungen oder neu auftretende Halslymphome sind weiterführende Symptome (aber nicht Frühsymptome!) solcher tumorösen Erkrankungen. Die Diagnose erfordert in der Regel eine eingehende endoskopische Untersuchung von Nase und Nasen-Rachen-Raum und eine gezielte bildgebende Diagnostik (Computertomographie, Kernspintomographie).

Die Möglichkeit einer tumorösen Raumforderung als Ursache für eine Nasenatmungsbehinderung sollte immer dann differentialdiagnostisch abgeklärt werden, wenn es nach zielgerichteter Therapie einer vermuteten nicht-tumorösen Nasenatmungsbehinderung nicht zu der erwarteten (dauerhaften!) Besserung der Symptome kommt. Häufig ist es erst die Verlaufsbeobachtung, die im Lauf der Zeit eine ursprünglich gestellte Eingangsdiagnose unwahrscheinlicher werden läßt und dann an seltene andere Krankheitsursachen denken lassen muß. Neben den tumorösen Erkrankungen betrifft dies selbstverständlich auch die im Kindesalter seltenen granulomatösen und vaskulären Erkrankungen.

Besondere Hinweise

Eine Einteilung des differentialdiagnostischen Vorgehens nach dem Lebensalter der betroffenen Patienten erlaubt zwar ein rationelles diagnostisches Vorgehen und wird in der weit überwiegenden Mehrzahl aller Patienten rasch zur zutreffenden diagnostischen Einschätzung des Krankheitsbildes führen. Allerdings hat eine solche Einteilung natürlich keine zuverlässige Gültigkeit: Gelegentlich werden beispielsweise Meningoenzephalozelen erst bei Jugendlichen klinisch manifest, oder Tumoren des Naseninneren entwickeln sich bereits in den ersten Lebensjahren. Die hier vorgeschlagene Einteilung nach dem Lebensalter soll somit also Hinweise für den Ablauf einer rationellen Diagnostik geben, aber nicht den Blick dafür verstellen, daß bestimmte Entitäten sich gelegentlich einmal auch in untypischen Altersgruppen manifestieren können.

Differentialdiagnostische Tabellen

Differentialdiagnosen der behinderten Nasenatmung perinatal und im 1. Lebensjahr

Charakterisierung des Hauptsymptoms	weiterführende Nebenbefunde	Verdachtsdiagnosen	Bestätigung der Diagnose
bei Geburt sichtbare Mittelgesichtsfehlbildung	nasale Regurgitationen beim Trinken	Lippen-Kiefer-Gaumen-Spalten (verschiedene Ausprägungen und Kombinationen, ein- oder beidseitig),	kieferchirurgische Untersuchung
	sichtbare Spaltbildung	mandibulofaziale Fehlbildungen (z.B. Treacher-Collins-Syndrom, Crouzon-Syndrom, Franceschetti-Syndrom u.v.a.),	
	Möglichkeit syndromaler Fehlbildung	angeborene dentoalveoläre Zysten	
sichtbare Veränderung der äußeren Nase bei Geburt oder in den ersten Lebensmonaten	anteriore Rhinoskopie, Nasenendoskopie mit starren/flexiblen Optiken	konnatale Lues, Agenesie der Nase, kongenitale Naseneingangsstenose	klinische und endoskopische Befundkonstellation
nasale Obstruktion seit Geburt ein- oder beidseitig	Zyanose beim Trinken	Choanalatresie	Katheterisierung beider Nasenhaupthöhlen, Nasenendoskopie mit starren/ flexiblen Optiken, Postrhinoskopie in Narkose

Differentialdiagnosen der behinderten Nasenatmung *(Fortsetzung)*

Differentialdiagnosen der behinderten Nasenatmung im 1.–3. Lebensjahr

Charakterisierung des Hauptsymptoms	weiterführende Nebenbefunde	Verdachtsdiagnosen	Bestätigung der Diagnose
einseitige. nasale Obstruktion ± purulente Sekretion	Anamnese	Nasenfremdkörper	vordere Rhinoskopie, Nasenendoskopie mit starren/flexiblen Optiken, ggf. in Narkose (wenn entzündliche Begleiterscheinungen, dann auch FK-Entfernung in gleicher Sitzung)
(progrediente) nasale Obstruktion in den ersten Lebensjahren	endonasale Raumforderung	Meningo-(Enzephalo-)zele	bildgebende Diagnostik (CT, MR)
Hautveränderung am Nasenrücken (Fistelmaul oder subkutane Raumforderung)	ggf. rezidivierende Entzündungen	angeborene Nasenfistel	bildgebende Diagnostik (MR) unter Einschluß der vorderen Schädelbasis und vorderen Schädelgrube

Differentialdiagnosen der behinderten Nasenatmung im 3.–10. Lebensjahr

Charakterisierung des Hauptsymptoms	weiterführende Nebenbefunde	Verdachtsdiagnosen	Bestätigung der Diagnose
chronische nasale Obstruktion ± nasale Sekretion, häufig nächtliche Atemstörungen (Schnarchen, Atemaussetzer)	Tubenbelüftungsstörung ± Paukenergüsse, Rezidiv nach früherer Adenotomie nicht selten!	Hyperplasie der Rachenmandel	Postrhinoskopie, transnasale Nasenrachenendoskopie, Tonaudiogramm und Impedanzprüfung
erschwerte Nahrungsaufnahme, kloßige Sprache, nasale Obstruktion	rezidivierende Racheninfekte	ausgeprägteste Hyperplasie der Gaumenmandeln	Inspektion der Mundhöhle, Verlaufsbeobachtung

Differentialdiagnosen der behinderten Nasenatmung ab dem 10. Lebensjahr

Charakterisierung des Hauptsymptoms	weiterführende Nebenbefunde	Verdachtsdiagnosen	Bestätigung der Diagnose
wechselnde nasale Obstruktion ± seröse nasale Sekretion	i.d.R. nicht vor dem 13. Lebensjahr	nichtallergische nasale Hyperreaktivität	Ausschlußdiagnose
chronische nasale Obstruktion ± rezidivierende Sinusitiden	Anamnese, Familienanamnese	allergische Rhinitis/Sinusitis: • perennial (Hausstaub) • saisonal (Pollen, Blüten) • berufsbezogen • nutritiv	Anamnese, Familienanamnese, allergologische Diagnostik
		nichtallergische, chronisch-entzündliche Atemwegserkrankung (non-allergic rhinitis with eosinophilia = NARES)	rhinologisch-immunologische, allergologische Diagnostik
chronische nasale Obstruktion ohne nasale Sekretion	Deviation der Nasenspitze oder der Columella	Septumdeviation	vordere Rhinoskopie
langsam progrediente ein-/beidseitige nasale Obstruktion ± nasale Sekretion	progrediente Gesichtsasymmetrie, Geruchsstörung, Visus ↓, Halslymphome	gut-/bösartige Tumoren von Nase, NNH, Schädelbasis, Nasen-Rachen-Raum, maligne Lymphome, Hamartome, Kraniopharyngiome, Chordome, Teratome	vordere und hintere Rhinoskopie, bildgebende Diagnostik (CT, MR), Probeexzision und Histologie, klinisches und hämatologisches Labor

Hals, Nase und Ohren

E

251

Differentialdiagnosen der behinderten Nasenatmung *(Fortsetzung)*

Differentialdiagnosen der behinderten Nasenatmung in jedem Alter			
Charakterisierung des Hauptsymptoms	**weiterführende Nebenbefunde**	**Verdachtsdiagnosen**	**Bestätigung der Diagnose**
akute nasale Obstruktion mit Zeichen eines systemischen Infekts	Anamnese, körperliche Untersuchung, Labor	Prodromalstadium von Allgemeininfekt	Verlaufsbeobachtung
akute oder chronische seröse/eitrige nasale Sekretion	anteriore Rhinoskopie	bakterielle Rhinitiden/Sinusitiden/Pharyngitiden: • pyogene Infektionen (Haemophilus infl., Pneumokokken, Streptokokken, Moraxella cath. u.a.) • Pertussis • Diphtherie • Tuberkulose • Rhinosklerom virale Infektionen: • akute virale Rhinosinusitis • Mumps, Kinderlähmung, Masern u.v.a.	Verlaufsbeobachtung unter Therapie mit Nasentropfen von abschwellender Wirkung, ggf. auch Antibiotika, bei ausbleibendem Therapieerfolg bildgebende Diagnostik der Nasennebenhöhlen
Mittelgesichtsverletzung	Anamnese	Nasenbein-/Mittelgesichtsfraktur, Septumhämatom	vordere Rhinoskopie, Röntgendiagnostik

44 Heiserkeit – Halsschmerzen

Georg Mathias Sprinzl

Symptombeschreibung

Heiserkeit und Halsschmerzen zählen zu den Leitsymptomen bei Erkrankungen von Mundhöhle, Pharynx, Larynx und Trachea. Unter dem Symptom der Heiserkeit bzw. der Dysphonie versteht man eine Veränderung der normalen Stimmlage. Halsschmerzen können eine ganze Reihe von Symptomen, wie z.B. Schluckbeschwerden und Ohrenschmerzen, hervorrufen. Das Auftreten von Heiserkeit und Halsschmerzen kann sowohl durch akut entzündliche Veränderungen, durch Tumoren, aber auch durch kongenitale Malformationen verursacht werden. Zielführend bei der Diagnostik derartiger Erkrankungen ist die richtige Deutung von zusätzlich die Erkrankungen begleitenden Symptomen wie z.B. Otalgie, Dyspnoe und Dysphagie.

Bereits minimale Veränderungen im Bereich des Kehlkopfes, beispielsweise die Existenz eines Stimmlippenpolyps oder eines Papilloms, können, ebenso wie die Verminderung des subglottischen Anblasedrucks durch ein pulmonologisches Problem, zum Symptom der Heiserkeit führen.

Aufgrund der im Säuglings- und Kindesalter wesentlich kleineren intraluminalen Durchmesser der glottischen und subglottischen Region kann die Heiserkeit als Frühsymptom von lebensbedrohlichen Infektionen, wie z.B. der akuten Epiglottitis (Abb. 44.1, Farbtafel), auftreten.

Die Heiserkeit als Symptom bedarf also einer genauen differentialdiagnostischen Abklärung, da eine Bagatellisierung des Symptoms zu fatalen Folgen für die Patienten führen kann.

Halsschmerzen in Kombination mit den Symptomen Dysphagie, Fieber und Ohrenschmerzen können bei Adoleszenten auf eine akute Tonsillitis hinweisen.

Wichtig ist die Abgrenzung der akuten Tonsillitis zum Krankheitsbild des Peritonsillarabszesses.

Neben der hämatogen verursachten Sepsis ist auch die Komplikation der Kieferklemme und des Zungengrundödems mit möglicher Verlegung der Luftwege gefürchtet (Abb. 44.2, Farbtafel).

Die Inzidenz des Peritonsillarabszesses ist im 2.–3. Lebensjahrzehnt am höchsten. Eher selten wird der Peritonsillarabszeß im Kleinkindesalter beobachtet. Im 2. Lebensjahrzehnt läßt sich für das Auftreten des Peritonsillarabszesses ein zweiter Häufigkeitsgipfel erkennen. Das Auftreten der sog. „Monozytenangina" bei infektiöser Mononukleose wird am häufigsten im 2. Lebensjahrzehnt beobachtet.

Rationelle Diagnostik

Anamnese

Heiserkeit und Halsschmerzen können auf verschiedene Formen der Erkrankungen des oberen Aerodigestivtraktes hindeuten. Wesentlich ist bei der Beurteilung des Krankheitsbildes – soweit möglich – eine ausführliche *Anamnese des Patienten* selbst. Hinweise auf die Dauer einer Heiserkeit, Zunahme der Beschwerden und Auftreten von Luftnot können richtungweisend für die Einleitung lebensrettender Maßnahmen im Sinne einer sofortigen Sicherstellung der oberen Luftwege sein. Bei Vergiftungen oder bei der Ingestion von Säuren oder Laugen ist die Erhebung der Fremdanamnese hilfreich.

Die *Fremdanamnese* durch die Eltern und die Kenntnis der verschluckten Fremdkörper sind *wesentlich für die Diagnostik und Therapie*.

Ebenso kann bei einem Vorliegen einer kongenitalen Anomalie die Auskunft der Mutter und der Geburtshelfer über das *zeitliche Auftreten der Beschwerden* wichtige Informationen über die Erkrankung geben:
• Eine *Laryngomalazie* wird, ähnlich wie die *angeborene subglottische Stenose*, innerhalb der ersten 3 Lebenswochen symptomatisch werden.
• Das Auftreten *subglottischer Hämangiome* wird eher zwischen dem 1. und 3. Lebensmonat beobachtet.
• *Kutane Hämangiome* sind in etwa 50% der Fälle ebenfalls bei Neugeborenen mit *subglottischen Hämangiomen* vorhanden.
• Hinweisend für die, in der Regel nicht therapiebedürftige, kongenitale *einseitige Stimmlippenparese* ist der kraftlose Säuglingsschrei bei normaler Atmung.
• *Beidseitige kongenitale Stimmlippenparesen* werden klinisch durch die Leitsymptome Atemnot, Stridor und Zyanose offensichtlich. Erstrangig ist die Tracheostomie zur Sicherstellung der Luftwege erforderlich.
• Eine genaue Klärung des Geburtsablaufes kann gegebenenfalls auf eine traumatisch bedingte *Rekurrenslähmung* hinweisen.
• Zwischen dem 6. Lebensmonat und dem 3. Lebensjahr, meist nach banalen Infekten, wird gehäuft das Auftreten einer *Laryngotracheitis* (Abb. 44.3, Farbtafel) beobachtet.
• Die potentiell wesentlich gefährlichere *akute Epiglottitis* – Entwicklung innerhalb weniger Stunden – tritt meistens zwischen dem 3. und 8. Lebensjahr auf (s. Abb. 44.1, Farbtafel).
• Heiserkeit und Atemnot 2–3 Monate nach einem in Intubationsnarkose durchgeführten Eingriff können durch *Intubationsgranulome* hervorgerufen werden. Liegt der Eingriff nur 2–3 Wochen zurück, kann es sich bei den Symptomen Heiserkeit und Atemnot auch um die Anzeichen einer sich frühzeitig ausbildenden *iatrogen bedingten subglottischen Stenose* handeln.

Halsschmerzen sind das Leitsymptom für akut entzündliche Affektionen der Tonsillen. Im Kindesalter können jedoch auch allgemeinere Symptome, wie Schüttelfrost, meningeale und abdominelle Zeichen das Leitsymptom in den Hintergrund treten lassen. Das rezidivierende Auftreten von akuten Tonsilliden auf der Grundlage einer chronisch-entzündlich veränderten Gaumen- oder Rachenmandel kann suffizient nur durch eine (Adeno-)Tonsillektomie behandelt werden. Die Fremdanamnese durch Angehörige sowie die Eigenanamnese sind bei der Indikationsstellung zur Operation mit entscheidend.

Körperliche Untersuchung

Die körperliche Untersuchung bei Patienten mit Halsschmerzen und Heiserkeit umfaßt eine vollständige Befunderhebung an Ohren, Nase, Kehlkopf und Halsweichteilen. Nur auf diese Weise kann eine suffiziente differentialdiagnostische und ätiologische Abklärung der Beschwerden erfolgen. Die Schmerzsymptomatik einer akuten Tonsillitis – Halsschmerzen mit Ausstrahlung in die Ohren – kann eine akute Otitis media imitieren. Gerade im Kindesalter können akute Tonsilliden jedoch auch mit einer akuten Otitis media einhergehen. Nach einer Untersuchung von Ohren und Nase kommt der Inspektion der Mundhöhle bei der Beurteilung der Halsschmerzen eine entscheidende Rolle zu.

Die *Inspektion der Mundhöhle* sollte bei Kindern mit einer akuten Dyspnoe vorsichtig durchgeführt werden.

> **Der Spateldruck auf die Zunge bei einem Kind mit akuter Epiglottitis kann aufgrund des reflektorisch ausgelösten Laryngospasmus zu einem sofortigen Verschluß der Luftwege führen.**

Die Inspektion wird mit zwei Mundspateln durchgeführt und sollte immer auf einen Seitenvergleich der zu beurteilenden Organe oder Gebiete besonderes Augenmerk legen.

„Einseitige" Prozesse im HNO-Fachgebiet gelten als malignitätsverdächtig bis zum Beweis des Gegenteils.

Differentialdiagnostisch müssen einseitige Schwellungszustände in der Region der Gaumenmandel und der seitlichen Pharynxwand ohne das Auftreten lokaler Entzündungsreaktionen auch an generalisierte Lymphknotenerkrankungen denken lassen.

Wichtig ist die *Beurteilung der Schleimhaut* des gesamten oropharyngealen Raumes:
• Der Lokalbefund der *akuten Angina simplex* imponiert zumeist mit glasig geschwollenen und geröteten Gaumenmandeln.
• Die *Angina lacunaris* weist neben geröteten und vergrößerten Tonsillen auch teilweise konfluierende Beläge auf. Die zunächst als Stippchen auftretenden gelb-weißlichen Beläge sind von der Unterlage gut abwischbar.
• Im Gegensatz zu den gut abwischbaren Belägen bei einer Angina lacunaris stehen die eher grünlich-grauen, schwer abwischbaren – meist die Uvula bedeckenden – Beläge im Rahmen einer *Diphtherie*. Die angulären Lymphknoten sind schmerzhaft geschwollen. Der Allgemeinzustand der Kinder ist meist deutlich reduziert, so daß einer allgemein-pädiatrischen Untersuchung im Rahmen der Diagnostik ein besonderer Stellenwert zukommt.
• Die *Scharlachangina* ähnelt in ihrem klinischen Bild der lakunären Angina. Die Abgrenzung zur Angina lacunaris wird durch das Erkennen der *hochroten Schleimhäute* der Gaumensegel und der Zunge erleichtert.
• Die *infektiöse Mononukleose* tritt als lymphotrophe Viruserkrankung vorwiegend im Jugendlichenalter auf. Halsschmerzen, Fieber über 38,5 °C und vor allem generalisierte Lymphknotenschwellungen sind zu beobachten. Milzschwellung, Lebervergrößerung und Ikterus treten häufig auf. Die Tonsillen sind gerötet und geschwollen, sie können jedoch auch nekrotische Areale zeigen.
• Ähnlich wie bei der infektiösen Mononukleose treten bei der *Tonsillitis ulceromembranacea* (Plaut-Vincent-Angina) einseitige Ulzera an der Gaumenmandel mit grau-weißlichen Belägen auf. Es bestehen starke Schluckschmerzen sowie eine regionäre Lymphknotenvergrößerung. Die entzündlichen Reaktionen können auf die Mundschleimhaut übergreifen, die Allgemeinsymptomatik (subfebrile Temperatur) ist jedoch im Vergleich zum klinischen Bild der Erkrankung relativ gering. Die Erkrankung selbst tritt gegen Ende des 1. Lebensjahrzehntes am häufigsten auf.
• Der *Peritonsillarabszeß* (s. Abb. 44.2, Farbtafel) entwickelt sich meistens im Anschluß an eine akute Angina, seltener im Rahmen einer chronischen Tonsillitis. Lokal zeigt sich eine massive Vorwölbung im Bereich des Gaumenbogens mit konsekutiver Verdrängung der Uvula zur Gegenseite. Es bestehen erhebliche Schluckbeschwerden, Fieber sowie teilweise eine unterschiedlich ausgeprägte Kieferklemme. Wichtig ist die Beurteilung des Kehlkopfes zum Ausschluß eines begleitenden Ödems im Kehlkopfeingang.

Kehlkopf, Hypopharynx und Trachea können entweder mit Hilfe der Spiegeltechnik indirekt laryngoskopisch oder durch die Verwendung kleiner Endoskope und Optiken direkt dargestellt werden. Die Untersuchung des Kehlkopfes mit den o.g. Techniken ist, ebenso wie bei der Untersuchung mit flexiblen Nasenoptiken, abhängig von Kooperationsbereitschaft und Alter des Patienten. Abschließend erfolgt die bimanuelle Palpation der Halsweichteile.

Klinisch-chemische Untersuchungen

Gerade bei akut entzündlichen Prozessen ist die Kontrolle der Entzündungsparameter im Blut der Patienten wegweisend. Die Untersuchungen von Blutbild, Blutsenkung und C-reaktivem Protein liefern einerseits differentialdiagnostisch wichtige Hinweise, lassen andererseits auch den Schweregrad von akuten Infektionen erkennen. Im Rahmen einer Monozytenangina sind serologische Untersuchungen nach Paul-Bunnell und die Differenzierung des Blutbildes – meist ausgeprägte Lymphozytose mit monozytären Zellen – wegweisend. Bei chronischen Tonsilliden kann die Kontrolle des Anti-Streptolysin-Titers (AST) hilfreich für die Indikationsstellung zur Tonsillektomie sein.

Der Rachenabstrich dient mit dem Nachweis von Corynebacterium diphtheriae zur Diagnosesicherung einer Diphtherie. Viele virale Infekte sind häufig bakteriell überlagert, so daß der Rachenabstrich in diesen Fällen die Entscheidung zur Einleitung einer antibiotischen Therapie erleichtern kann.

Technische Untersuchungen

Die *Ultraschalluntersuchung* mit hochauflösenden Schallköpfen ist das am minimalsten invasive diagnostische Verfahren zur Darstellung des Kehlkopfes und der Luftröhre. Eine Darstellung des Kehlkopfskelettes selbst sowie der prälaryngealen Muskulatur ist in Grenzen möglich. Limitierungen erhält das Verfahren durch die den Ultraschall auslöschenden Luftsäule der Trachea und des Kehlkopfes.

Nativröntgenaufnahmen (seitlich und a.-p.) können Hinweise auf Formanomalien und evtl. vorhandene Fremdkörper des Kehlkopfes und der Trachea geben.

Die *Tracheazielaufnahme* eignet sich zur Darstellung der Ausdehnung von Trachealstenosen. Der sichere Ausschluß einer Kehlkopffraktur kann durch die *Computertomographie* gelingen. Die

Durchführung einer Computertomographie kann durch die mangelnde Einsicht und Kooperationsbereitschaft erschwert werden, so daß die Untersuchung teilweise nur in Sedierung oder einer kurzen Narkose möglich ist. Auch hier läßt die seitliche Weichteilaufnahme des Halses wichtige Aussagen über ein nicht sicher manuell palpables Emphysem sowie den Grad der Verletzung zu.

Trotz der technischen Fortschritte auf dem Gebiet der bildgebenden Verfahren ist es auch unter therapeutischen Gesichtspunkten notwendig, eine *direkte Inspektion des Kehlkopfes* und gegebenenfalls auch der Trachea *in Allgemeinnarkose* durchzuführen. In dieser Untersuchung wird dem Patienten bei rekliniertem Kopf ein starres Rohr in das Niveau von Larynx und Trachea vorgeschoben. Der mikroskopisch unterstützte diagnostische Eingriff kann unter bestimmten Voraussetzungen auch therapeutisch erweitert werden. Glottische Segel, Granulationspolypen (Abb. 44.4, Farbtafel) oder auch Fremdkörper lassen sich unter Anwendung des passenden Instrumentariums (Mikrozangen, Laseradapter) gefahrlos entfernen. Der Vorteil der Untersuchung in Narkose liegt – wegen fehlender Abwehrbewegungen des Patienten – in der sicheren Beurteilbarkeit von Kehlkopf und Luftröhre. Technisch kann die Untersuchung inzwischen auch mit der sog. „tubuslosen Jet-Ventilation" durchgeführt werden. Der Vorteil dieser Technik liegt in der besseren Übersicht des Operateurs über das Operationsfeld – der meist störende Tubus ist nicht vorhanden – und in der leichteren postoperativen anästhesiologischen Nachbetreuung.

Besondere Hinweise

Die häufigsten Ursachen für Heiserkeit und Halsschmerzen im Säuglings- und Kindesalter sind sicherlich die entzündlichen Prozesse des Kehlkopfes und des Oropharynx.

Kongenitale Fehlbildungen sind zwar weniger frequent, müssen bei Säuglingen jedoch an zweiter Stelle in die differentialdiagnostischen Erwägungen mit einbezogen werden. Neurogene Ursachen der Heiserkeit spielen eher eine untergeordnete Rolle.

Traumatische Ursachen (Abb. 44.5, Farbtafel), die zur Heiserkeit führen können, wie z.B. eine Fremdkörperaspiration, das Verschlucken von säure- bzw. laugenhaltigen Agenzien, treten relativ häufig im Kleinkindesalter auf. Die Fremdkörperaspiration hat ihren Häufigkeitsgipfel innerhalb des 1.–3. Lebensjahres. Heiserkeit ist das Leitsymptom für laryngeal liegende Fremdkörper. Fremdkörper im Larynx oder in der Trachea findet man relativ selten. Die meisten Fremdkörper liegen in den Hauptbronchien, wobei der rechte Hauptbronchus 4mal so häufig betroffen ist wie der linke. Neben der Heiserkeit ist der Husten das Hauptsymptom.

Eine häufige Todesursache bei Kindern bis zum 6. Lebensjahr ist die Fremdkörperaspiration.

Physiologisch ist die regelmäßig auftretende Heiserkeit von Adoleszenten im Rahmen des Stimmwechsels.

Differentialdiagnostische Tabellen

Differentialdiagnose der Heiserkeit bei kongenitalen Läsionen

Charakterisierung des Hauptsymptoms	weiterführende Nebenbefunde	Verdachtsdiagnosen	Bestätigung der Diagnose
		laryngeale Malformationen	
Heiserkeit	kongenitaler Stridor, Inappetenz	Laryngomalazie	direkte Laryngoskopie i. N., weiche und blasse omegaförmige Epiglottis, aryepiglottische Falte verkürzt
	Atemnot, Stridor, Zyanose	Krikoarytenoidankylose	bds. Stimmlippenstillstand, Elektromyographie des M. vocalis
	inspiratorischer Stridor, tonlose Stimme	glottisches Segel	typischer lupenlaryngoskopischer Befund, Segel in der vorderen Kommissur
	in- und exspiratorischer Stridor, Dyspnoe, Husten, Stimme teilweise normal	subglottische Stenose	direkte Laryngoskopie, ringförmige Enge der Subglottis
	häufig Pneumonien, Husten, Aspirationsneigung	laryngotracheale Spalte mit ösophagealer Fistel	direkte Laryngoskopie i. N., Instillation von Methylenblau, radiologische Verfahren

Hals, Nase und Ohren

E

Differentialdiagnose der Heiserkeit bei kongenitalen Läsionen *(Fortsetzung)*

Charakterisie-rung des Haupt-symptoms	weiterführende Nebenbefunde	Verdachts-diagnosen	Bestätigung der Diagnose
		zystische Läsionen	
	selten Atemnot, klinisches Bild des Blähhalses	Laryngozele	direkte Laryngoskopie, Luftfüllung der Laryngozele durch Pressen
	häufig asymptomatisch, lange Anamnese	Retentionszyste	direkte Laryngoskopie, Histologie
	Schluckbeschwerden	Thyroglossuszyste	direkte Laryngoskopie, Schilddrüsendiagnostik
		Aspirationssyndrome	
	Inappetenz	pharyngoösophageale Dyskinesie	Röntgen-Breischluck, direkte Laryngoskopie, gerötete Stimmlippen
		Angiome	
	Atemnot, Stridor unabhängig von der Stimmbelastung	Lymphangiom	direkte Laryngoskopie i. N., Histologie
	Atemnot, Stridor, Zunahme des Stridors beim Schreien, weitere Manifestationen im Hautbereich	Hämangiom	direkte Laryngoskopie i. N., meist subglottisch gelegen
		Fehlbildungssyndrome	
	geistige Retardierung, katzenartiges Schreien, Vierfingerfurche, Epikanthus, Hypertelorismus	Cri-du-chat-Syndrom	Chromosomenaberration Chromosom Nr. 5
	Schluckstörung	Pseudobulbärparalyse	Anamnese, Computertomographie

Differentialdiagnose der Heiserkeit bei neurogenen Erkrankungen

Charakterisie-rung des Haupt-symptoms	weiterführende Nebenbefunde	Verdachts-diagnosen	Bestätigung der Diagnose
		supranukleäre Läsionen	
Heiserkeit	geburtstraumatische Komplikation	subdurales Hämatom	Punktion des Subduralraumes
	Krampfanfälle, zunehmender Kopfumfang	Hydrozephalus	Sonographie, Computertomographie
	Spina bifida	Meningozele	Computertomographie
		nukleäre Läsionen	
	Kopfschmerzen, Meningismus	bulbäre Poliomyelitis	Liquorbefund
	Parästhesien an den Extremitäten, schleichende Tetraplegie	Guillain-Barré-Syndrom	Liquorbefund, EMG
	Drehschwindel, Sehstörung, Ataxie	Hirnstammeinklemmung	Computertomographie, MRI
		periphere Läsionen	
	Anamnese	kardiovaskuläre Anomalien	klinischer Verlauf Sonographie
	Ptosis, Miosis, Enophthalmus	mediastinale Tumoren	Computertomographie
	Sehstörung, Gaumensegellähmung	Myasthenia gravis	EMG, Testinjektion eines Cholinesterasehemmers
	Anamnese	Neuropathien	klinischer Verlauf

Differentialdiagnose der Heiserkeit bei Infektionen

Charakterisie-rung des Haupt-symptoms	weiterführende Nebenbefunde	Verdachtsdiagnosen	Bestätigung der Diagnose
Heiserkeit	Husten, keine Dyspnoe	Laryngitis simplex	hochrote, verdickte Stimmlippen
	inspiratorischer Stridor mit exspiratorischem Röcheln, kloßige Sprache, Atemnot Fieber > 38,5 °C, plötzlicher Verlauf, Leukozytose	akute Epiglottitis	Lokalbefund: geröteter und geschwollener Kehldeckel, Anamnese, Labor
	inspiratorischer Stridor, trockener und bellender Husten	akute subglottische Laryngitis	mäßige Temperaturerhöhung, entzündliche Schwellung unterhalb der Stimmlippen
	in- und exspiratorischer Stridor, Rasselgeräusche pulmonal	Laryngotracheobronchitis	direkte Laryngoskopie, Thorax-Röntgen
	Dyspnoe, Stridor, Husten, plötzliches Auftreten nachts	spastische Laryngitis	Verlauf, Spontanremission
	bellender Husten, Stridor, plötzliche Atemnot, langsam progredienter Verlauf	Diphtherie	direkte Laryngoskopie, Abstrich, klinisches Bild, Nachweis von Pseudomembranen
	initial Schwellung im Gaumen- oder Gesichtsbereich	angioneurotisches Larynxödem	direkte Laryngoskopie, ödematöse Schwellung im gesamten Kehlkopfbereich
	Husten, Fieber, Otalgie, Atemnot	Kehlkopfperichondritis	Anamnese, Labor, Kernspintomographie
	Husten	Masernlaryngitis	Anamnese, klinisches Bild
	Lungentuberkulose, Husten	Kehlkopftuberkulose	direkte Laryngoskopie i. N., verdickte Stimmlippe unilateral, Histologie, Kultur, Anamnese
	Aphonie, Atembehinderung, Fremdanamnese	Kehlkopfsyphilis	direkte Laryngoskopie i. N., Serologie, Histologie

Differentialdiagnose der Heiserkeit infolge Tumoren oder traumatischer Prozesse

Charakterisie-rung des Haupt-symptoms	weiterführende Nebenbefunde	Verdachtsdiagnosen	Bestätigung der Diagnose
		gutartige Tumoren	
Heiserkeit	siehe DD-Tabelle Heiserkeit bei kongenitalen Läsionen	Zysten	
	Anamnese, Z.n. Intubation vor 2–3 Wochen	Intubationsgranulome	direkte Laryngoskopie, Granulom am Proc. vocalis des Arytenoidknorpels
	Anamnese	Schreiknötchen	direkte Laryngoskopie, breitbasig, helles Knötchen am Übergang vom vorderen zum mittleren Stimmlippendrittel
	multiples Auftreten zwischen 2.–4. Lebensjahr, inspiratorischer Stridor	Papillome	direkte Laryngoskopie
	Luftnot, Anamnese	Neurofibrome	direkte Laryngoskopie, Histologie
	siehe DD-Tabelle Heiserkeit bei kongenitalen Läsionen	Hämangiome, Lymphangiome	
		bösartige Tumoren	
	Stridor, Luftnot	Rhabdomyosarkom Plattenepithelkarzinom	direkte Laryngoskopie i. N., Histologie

Hals, Nase und Ohren

E

257

Differentialdiagnose der Heiserkeit infolge Tumoren oder traumatischer Prozesse *(Fortsetzung)*

Charakterisie-rung des Haupt-symptoms	weiterführende Nebenbefunde	Verdachtsdiagnosen	Bestätigung der Diagnose
		traumatische Läsionen	
	Emphysem, Luftnot, Anamnese	Kehlkopffraktur	Röntgenaufnahme der Hals-weichteile, Computertomographie, direkte Laryngoskopie
	Luftnot, Anamnese	Hämatom	direkte Laryngoskopie
	Stridor, Schmerzen, Hämoptysis, Husten, Aphonie	Kehlkopffremdkörper	direkte Laryngoskopie i. N. Röntgenaufnahme der Hals-weichteile
	Schmerzen, Luftnot, Anamnese	Ingestion von Säuren und Laugen	direkte Laryngoskopie
		iatrogene Ursachen	
	Anamnese, Z.n. Intubation	Arytenoid-Luxation	direkte Laryngoskopie
	Anamnese	Tracheostomie	
	Anamnese	kardiovaskuläre Eingriffe	direkte Laryngoskopie

Differentialdiagnose der Halsschmerzen infolge entzündlicher Prozesse

Charakterisie-rung des Haupt-symptoms	weiterführende Nebenbefunde	Verdachts-diagnosen	Bestätigung der Diagnose
Halsschmerzen	Fieber, Otalgie, Rötung und Schwellung der Tonsillen	Angina catarrhalis simplex	klinischer Verlauf
	Stippchenbildung an den Tonsillen, konfluierende, gut abwischbare Beläge	Angina lacunaris	Labor (CRP), Abstrich
	Fieber > 38,5 °C, Ikterus, generalisierte Lymphknoten-schwellungen	Monozytenangina	Labor, Oberbauchsonographie
	massive Vorwölbung und Rötung eines Gaumenbogens, Schluckstörung, Kieferklemme	Peritonsillarabszeß	Sonographie, Labor, Fieber, Uvula-Ödem
	Fieber, Mattigkeit, Schluck-schmerzen, Bläschenbildung an Tonsillen und Gaumenbögen	Herpangina	Serologie, Blutbild
	Immundefekt weißliche Beläge, leicht abwischbar	Soorangina	klinisches Bild
	subfebrile Temperatur einseitige Tonsillitis	Plaut-Vincent-Angina	Abstrich
	hochrote Schleimhäute, „Himbeerzunge", massive Lymphknotenschwellungen	Scharlachangina	Abstrich, Serologie
	schwer abwischbare Beläge, leicht vulnerable Schleimhaut	Diphtherieangina	Labor, Abstrich, Serologie
	Rötung und Schwellung der Tonsillen, Leukämie, Z.n. Chemotherapie	Angina agranulocytotica	klinischer Verlauf, Anamnese
	flache, adhärente Tonsillen, gerötete, gefäßinjizierte Gaumenbögen	chronische Tonsillitiden	AST erhöht, Anamnese
	Schleimhautrötung, subfebrile Temperatur	akute Pharyngitiden	klinischer Verlauf

Differentialdiagnose der Halsschmerzen infolge nicht entzündlicher Erkrankungen

Charakterisie-rung des Haupt-symptoms	weiterführende Nebenbefunde	Verdachtsdiagnosen	Bestätigung der Diagnose
		traumatische Läsionen	
Halsschmerzen	Blutung, Schluckbeschwerden Anamnese	Pfählungsverletzungen	direkte Inspektion, Computertomographie
	Schluckbeschwerden Anamnese	Verbrennungen	direkte Inspektion
		Ingestion toxischer Substanzen	
	Erbrechen, Schock, Schluckbeschwerden	z.B. Säure und Lauge	klinisches Bild, Anamnese!
		Tumorerkrankungen	
	Fieber, Abgeschlagenheit, Nachtschweiß	Leukämie	Blutbild, Knochenmark-punktion
	fehlende lokale Entzündungszeichen	Lymphome	Computertomographie, Histologie
	einseitiger Tonsillenbefund, Ulkus	Plattenepithelkarzinome	Histologie

Hals, Nase und Ohren

E

45 Ohrenschmerzen

Hans Edmund Eckel

Symptombeschreibung

Das Ohr wird auf komplexe Weise sensibel innerviert: Sensible Afferenzen verlaufen im N. trigeminus, N. facialis, N. glossopharyngeus, N. vagus und im Plexus cervicalis. Diese dichte und komplexe Innervation hat zur Folge, daß Ohrenerkrankungen zu besonders heftigen lokalen Schmerzen führen können; andererseits können häufig Erkrankungen, die anatomisch nicht dem Ohr zuzuordnen sind, dennoch zu Ohrenschmerzen führen. Damit können Otalgien einerseits Symptom von intrinsischen Ohrenerkrankungen, andererseits aber auch Symptom einer Reihe von anderen Erkrankungen im Kopf-Hals-Gebiet sein (sogenannte fortgeleitete Otalgie). Ohrenschmerzen gehören zu den häufigen Krankheitssymptomen im Kindesalter. Wenngleich sie bei Kindern in der Regel auf eine Mittelohrentzündung hindeuten, können doch auch eine Reihe anderer Krankheitsbilder mit Ohrenschmerzen einhergehen. Einen Überblick über mögliche ätiologische Faktoren gibt Tabelle 45.1.

Ohrenschmerzen können sich mit einer Reihe von unterschiedlichen Schmerzqualitäten manifestieren, die häufig bereits eine differentialdiagnostische Wegweisung zulassen:

- heftige stechende akute Schmerzen im Ohr bei akuten Entzündungen des Mittelohres und des äußeren Ohres
- dumpfe und bohrende Schmerzen „tief im Ohr" bei der subakuten und der chronischen Mastoiditis
- Druck- oder Völlegefühl im Ohr, das insbesondere von jungen Kindern nur schwer beschrieben werden kann, bei Ergußbildungen im Mittelohr und bei Erkrankungen des Innenohres
- lästige juckende Mißempfindungen bei Erkrankungen der Haut im Bereich von Ohrmuschel und Gehörgang (allergische und nichtallergische Ekzeme, Pilzinfektionen).

Ohrenschmerzen bei akuten Mittelohrentzündungen werden oft als besonders heftig beschrieben. Erwachsene, die solche akuten Mittelohrentzündungen durchgemacht haben, beschreiben später die dabei aufgetretenen Schmerzen als so stark und eindrucksvoll, daß sie noch lange Zeit nach Abklingen der Erkrankung in Erinnerung bleiben.

Rationelle Diagnostik

Die Vorgehensweise ist in der Abbildung 45.1 ersichtlich.

Tabelle 45.1 Ätiologie von Otalgien bei Kindern (modifiziert nach J.N. Dolitsky 2003).

Ohrenschmerzen bei Erkrankungen des Ohres (intrinsische Ohrenschmerzen)	**äußerer Gehörgang**	Otitis externa (allergisch/nichtallergisch), Cerumen obturans/andere Fremdkörper, Gehörgangsfurunkel, Perichondritis, präaurikuläre Fistel, Insekten, Myringitis, Trauma (besonders Sturz aufs Kinn), Verletzung durch Ohrreinigung, Tumor
	Mittelohr, Tuba auditiva und Mastoid	Barotrauma, Paukenerguß, Tubenfunktionsstörung, akute Mittelohrentzündung, Mastoiditis (akut, subakut, chronisch), chronische Schleimhauteiterung, Petrositis/otogene Meningitis, Tumor, genuines Cholesteatom, erworbenes Cholesteatom, eosinophiles Granulom, Wegener-Granulomatose
Fortgeleitete Ohrenschmerzen (topographisch geordnet)	**Nervus trigeminus**	Zähne, Unterkiefer, Kiefergelenk, Mundraum (Zunge)
	Nervus facialis	Bell-Lähmung, Tumor, Herpes zoster
	Nervus glossopharyngeus	Rachen- und Gaumenmandeln, Oropharynx, Nasopharynx
	Nervus vagus	Larynx/Pharynx Ösophagus Schilddrüse
	Trigonum cervicale	Lymphknoten, mediane oder laterale Halszyste, Halswirbelsäule, Halsweichteilentzündung
	Sonstiges	Migräne, Neuralgien, Nebenhöhlenentzündung, zentrales Nervensystem

Bei der Untersuchung eines Kindes mit Ohrenschmerzen erfolgt zunächst die Inspektion der Ohrmuschel, der periaurikulären Haut und insbesondere der Haut über dem Planum mastoideum. *Ekzeme der Haut und Perichondritiden* der Ohrmuscheln äußern sich durch eine Rötung und teigige Schwellung der Haut in den betroffenen Arealen.

Ohrenschmerzen mit retroaurikulärer Rötung und abstehender Ohrmuschel

Bei der *akuten Mastoiditis* findet sich eine Rötung der retroaurikulären Haut, verbunden mit einem heftigen Druckschmerz in diesem Bereich und einem Abstehen der Ohrmuschel (Abb. 45.2, Farbtafel). Findet sich bei der Otoskopie zusätzlich eine Absenkung des Gehörgangsdaches, kann die akute Mastoiditis klinisch als gesichert gelten.

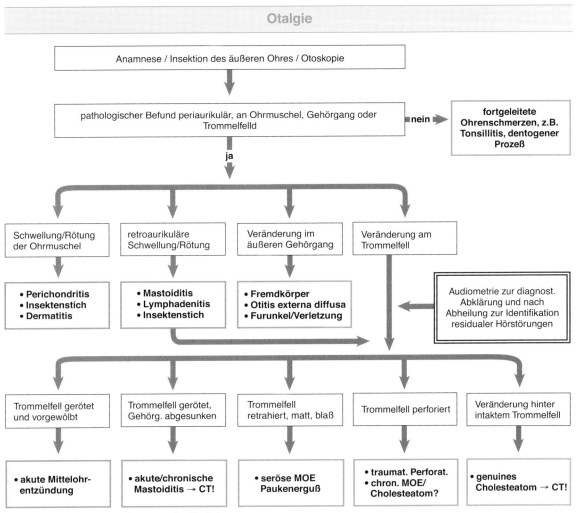

Abb. 45.1 Differentialdiagnose der Otalgie.

Die Diagnostik wird dann vervollständigt durch die bildgebende Diagnostik, die regelmäßig eine Verschattung der pneumatisierten Zellen oder eine knöcherne Einschmelzung zeigt, und durch den laborchemischen Nachweis unspezifischer Entzündungsparameter (Blutbild, CRP und BKS deutlich erhöht). Bei den bildgebenden Verfahren ist heute die Computertomographie (CT) der Felsenbeine die Methode der Wahl; in Ausnahmefällen kann ersatzweise die Projektion nach Schüller durchgeführt werden, die zwar eine Diagnosestellung erlaubt, aber das Ausmaß der Entzündungsreaktion und der eventuellen knöchernen Einschmelzung nur unvollständig zeigt. Einen Überblick über die gängigen bildgebenden Verfahren gibt Tabelle 45.2. Die Symptome der *chronischen Mastoiditis* sind sehr viel diskreter: Häufig entwickelt sie sich im Abstand von einigen Wochen nach einer durchgemachten Mittelohrentzündung. Wegweisende Symptome sind Temperaturanstieg, dumpfe Ohrenschmerzen und häufig eine anhaltende eitrige Otorrhö. Auch hier wird die Diagnose röntgenologisch gesichert (Felsenbein-CT).

Akute ein- oder beidseitige Ohrenschmerzen ohne Tragusdruckschmerz

Die mit weitem Abstand häufigste Ursache für Ohrenschmerzen im Kindesalter ist die akute bakterielle Mittelohrentzündung.

Die Anamnese ist in diesen Fällen oft wenig aussagekräftig. Die Beschwerden entwickeln sich gelegentlich im Anschluß an einen unspezifischen Atemwegsinfekt, häufig aber auch ganz ohne Prodromalerscheinungen. Innerhalb weniger Stunden können die Schmerzen so heftig werden, daß die Eltern notfallmäßig ärztliche Behandlung suchen. Die wichtigste diagnostische Maßnahme ist die Otoskopie. Sie kann mit Hilfe eines Ohrtrichters und einer Stirnlampe, mit einem Otoskop oder bei der fachärztlichen Untersuchung mit einem Ohrmikroskop erfolgen. Erschwert wird die Untersuchung häufig dadurch, daß bei Kindern der äußere Gehörgang durch Zeruminalpfröpfe verlegt ist, so daß die Ohrinspektion erst nach entsprechender Ohrreinigung möglich wird. Die Ohrreinigung wird von Kindern oft als unangenehm empfunden

Tabelle 45.2 Bildgebende Diagnostik bei Ohrenschmerzen.

Computertomographie (CT)	Standardverfahren	zeigt detailliert gesamte Felsenbeinanatomie (Ossicula, pneumatisierte Zellen, Cochlea, Bogengänge, Fazialiskanal) und pathologische Prozesse (anatomische Variationen, Flüssigkeitsansammlungen, Einschmelzungen, ossäre Destruktionen)
Sonographie	Abklärung periaurikulärer Weichteilveränderungen, z.B. vergrößerte Lymphknoten	nicht zur Darstellung von Mittelohr und Mastoid geeignet
Projektion nach *Schüller*	Reserveverfahren (wenn CT nicht verfügbar, ggf. zur Verlaufskontrolle)	Übersicht über Warzenfortsatz, Zellsystem und Kiefergelenk
andere Schädelspezialaufnahmen (*z.B. Stenvers*)	obsolet	heute durch CT/MR völlig abgelöst
Kernspintomographie	spezielle Fragestellungen: Tumor, Meningozele	bei entzündlichen Erkrankungen mit Ohrenschmerzen als erstes bildgebendes Verfahren *nicht* indiziert

und durch entsprechende Gegenwehr erschwert. Sie muß jedoch zumindest soweit erfolgen, daß Gehörgang und Trommelfell beurteilt werden können. Der klassische Befund bei der akuten Mittelohrentzündung ist das vorgewölbte und hochrote Trommelfell. Kann ein solcher Befund erhoben werden, sind weiterführende diagnostische Maßnahmen in der Regel zunächst nicht erforderlich, und eine adäquate Therapie kann unmittelbar eingeleitet werden. Eine Impedanzprüfung sollte unter diesen Umständen unterbleiben, weil sie dem Kind zusätzliche Schmerzen bereitet und keinen weiterführenden diagnostischen Aussagewert besitzt. Eine *Myringitis* (isolierte Trommelfellentzündung) kann selten eine akute Otitis media imitieren, wegweisend ist hier in der Regel die Verlaufsbeobachtung unter Therapie.

Chronische Otorrhö und Schalleitungsschwerhörigkeit

Chronische Mittelohrentzündungen äußern sich nur selten durch Ohrenschmerzen, häufiger durch eine chronische Otorrhö und durch eine Schalleitungsschwerhörigkeit (Tonschwellenaudiogramm!).

Allerdings können chronische Mittelohrentzündungen (besonders die chronische Knocheneiterung des Mittelohres, Cholesteatom) neben einer chronischen Ohreiterung und Schalleitungsschwerhörigkeit zu den gefürchteten sogenannten otogenen Komplikationen führen, die häufig mit Ohrenschmerzen einhergehen:

- *Otitis interna* mit Innenohrschwerhörigkeit und Tinnitus
- *Labyrinthitis* mit Drehschwindel und Übelkeit
- *Fazialisparese*
- *Meningitis* und *Hirnabszeß*

- *Sinusthrombose* und *Sepsis*
- *Abszedierung* in die Halsweichteile.

Diese Symptome in Verbindung mit früheren Mittelohrerkrankungen oder einem krankhaften oder unsicheren Trommelfellbefund müssen immer an eine chronische Mittelohrentzündung (besonders an ein Cholesteatom) als Ursache der Krankheitserscheinungen denken lassen!

Akute ein- oder beidseitige Ohrenschmerzen mit Tragusdruckschmerz

Die häufigste Erkrankung des äußeren Gehörgangs ist die unspezifische Gehörgangsentzündung (Otitis externa). Sie ist bei Jugendlichen sehr viel häufiger als bei Kindern vor dem 10.–13. Lebensjahr. Pathognomonisch ist neben dem geröteten und verschwollenen Gehörgang der Tragusdruckschmerz, der bei Druck auf den Tragus am Vorderrand des Eingangs zum äußeren Gehörgang ausgelöst werden kann.

Eine *Follikulitis* (Gehörgangsfurunkel) im Bereich des Gehörgangeingangs kann gelegentlich von der diffusen Otitis externa abgegrenzt werden. Dann zeigt sich eine umschriebene, bei Berührung hochschmerzhafte umschriebene Entzündung, die gelegentlich im weiteren Verlauf einschmelzen kann.

Die häufigste Ursache für Ohrenschmerzen bei Kindern bis etwa zum 10. Lebensjahr ist die akute bakterielle Mittelohrentzündung (Otitis media acuta), ab diesem Alter aber die unspezifische Entzündung des äußeren Gehörgangs (Otitis externa).

Dumpfer Ohrschmerz nach Flug oder Tauchen

Da Kinder durch eine Vergrößerung der Rachenmandel und häufige Epipharyngitiden besonders oft unter Tubenbelüftungsstörungen leiden, kann es bei akuten Druckwechseln der äußeren Atmosphäre zu einem *Barotrauma* kommen. Dies geschieht am häufigsten beim Landeanflug in einem Flugzeug oder beim Tauchen. Es treten heftige Ohrenschmerzen auf, gelegentlich kann es zu Trommelfellzerreißungen kommen. Die Anamnese ist in der Regel richtungweisend, otoskopisch findet sich ein retrahiertes Trommelfell, gelegentlich auch ein Hämatotympanon, eine Gefäßinjektion des Trommelfells oder ein Paukenerguß.

> **Chronische Belüftungsstörungen der Mittelohren und Paukenergüsse (engl. serous otitis media, otitis media with effusion) bedingen in aller Regel allenfalls geringfügige Ohrenschmerzen, häufiger ein leichtes Druckgefühl im Ohr. Oft ist die (meist geringgradige) Schwerhörigkeit einziges klinisches Symptom. Die Abklärung erfolgt otoskopisch durch Schwellen- und insbesondere durch die Impedanzaudiometrie.**

Infektion und Trauma

Präaurikuläre Fisteln führen immer dann zu Otalgien, wenn sie sich im Lauf der Zeit infizieren. Sie sind klinisch an ihrem leicht erhabenen, in der Regel sonderbaren Fistelmaul erkennbar. Auch *infizierte Atherome* der Haut um das Ohr herum führen gelegentlich zu Ohrenschmerzen. Bei retroaurikulärer Lokalisation kann die klinische Abgrenzung zur Mastoiditis schwierig sein. Wegweisend sind dann das Fehlen von Fieber und den laborchemischen Zeichen einer Allgemeininfektion und der regelrechte Röntgenbefund in der Aufnahme nach Schüller.

Traumatische Läsionen bereiten wegen der eindeutigen Anamnese in der Regel keine differentialdiagnostischen Schwierigkeiten. Stumpfe Traumen der Ohrmuschel führen zu *Otseromen* oder *Othämatomen*, die durch eine prallelastische Vorwölbung der Haut im Bereich des Cavum conchae imponieren. Wenn die Art des Traumas unklar bleibt, muß bei solchen Befunden gezielt nach weiteren Stigmata einer eventuellen Kindesmißhandlung gefahndet werden.

Felsenbeinfrakturen führen in der Regel zu einer Blutung aus dem Ohr (Felsenbeinlängsfrakturen) oder zu einer Fazialislähmung und Ertaubung des betroffenen Ohres (Felsenbeinquerfrakturen). Gelegentlich wird eine Liquorrhö aus dem Ohr oder eine Pseudorhinoliquorrhö aus der Nase (Abfluß von Liquor aus dem Mittelohr via Tube in Nase oder Nasenrachen) beobachtet. Eine kraniale Computertomographie zum Ausschluß einer intrazerebralen Blutung ist dann notfallmäßig indiziert. Bei Stürzen auf das Kinn (z.B. Sturz vom Fahrrad) kommt es häufig zu einer Impression des Kieferköpfchens in den äußeren Gehörgang mit Zerreißung der Gehörgangshaut und Blutung aus dem Ohr. Eine ohrenärztliche und kieferchirurgische Abklärung hat dann umgehend zu erfolgen, weil sowohl Kieferfrakturen als auch Felsenbeinfrakturen dringlich versorgt werden müssen.

Tumoren der Ohrregion, Neuralgien und Granulomatosen mit Manifestation im Ohrbereich sind im Kindesalter ausgesprochene Raritäten und daher nur ganz ausnahmsweise einmal ursächlich für Ohrenschmerzen.

Fortgeleitete Ohrenschmerzen (nichtotogene Ohrenschmerzen)

Fortgeleitete Ohrenschmerzen erklären sich durch die bereits dargestellte komplexe Innervation der anatomischen Strukturen des Ohres. Zu Ohrenschmerzen kann es insbesondere bei Erkrankungen im Bereich des Versorgungsgebietes folgender Nerven kommen:
- III. Trigeminusast, Nervus mandibularis (aus dem sich der N. auriculotemporalis abspaltet, der Teile des äußeren Gehörgangs und des Trommelfells innerviert)
- N. glossopharyngeus (aus dem sich die Jakobson-Anastomose abspaltet, die Teile der Mittelohrschleimhaut, der Eustachischen Röhre und des Trommelfells sensibel innerviert)
- N. vagus (aus dem sich der Ramus auricularis abspaltet, der das Cavum conchae, Teile des äußeren Gehörgangs und des Trommelfells innerviert; dieser Nerv ist auch verantwortlich für den Hustenreflex, der gelegentlich bei der otoskopischen Untersuchung ausgelöst wird)
- Plexus cervicalis.

Erkrankungen, die als Begleitsymptom zu Ohrenschmerzen führen können, sind daher Erkrankungen der Zähne und des Unterkieferknochens (typisch: Ohrenschmerzen beim Zahndurchbruch), Erkrankungen im Bereich des Pharynx und insbesondere der Gaumenmandeln, Erkrankungen im Bereich des Nasenrachens, Erkrankungen im Bereich von Kehlkopf, zervikaler Trachea und Ösophagus, Erkrankungen im Bereich der Schilddrüse und Erkrankungen im Bereich des Kiefergelenks.

> **Wegweisend ist in allen diesen Fällen die Kombination aus subjektiv erlebten Ohrenschmerzen und objektiv reizlosem Befund im Bereich des äußeren Ohres, des Gehörgangs und des Trommelfells.**

Eine Untersuchung von Mundhöhle, Rachen, Kehlkopf und Schilddrüse deckt dann in der Regel die Ätiologie der Ohrenschmerzen auf. Entzündungen der Ohrspeicheldrüse sind klinisch so auffällig, daß sie kaum fehlgedeutet werden können. Bleibt die klinische Untersuchung der Ohren ohne Befund und ergibt sich also der Verdacht auf eine fortgeleitete Otalgie, so sollte neben einer sorgfältigen Untersuchung von Mundhöhle, Nasenrachen, Mundrachen und Kehlkopf eine zahnärztliche oder kieferchirurgische Untersuchung erfolgen (Erkrankung im Bereich des Kiefergelenks, Zahnerkrankungen, Kiefererkrankungen).

Besondere Hinweise

Nicht immer können Mittelohrerkrankungen otoskopisch zuverlässig ausgeschlossen werden: Das genuine Cholesteatom des Mittelohres (im Kindes-

alter relativ häufig!) wächst hinter intaktem Trommelfell und entzieht sich damit oft lange Zeit der otoskopischen Diagnostik. Anlaß zur diagnostischen Abklärung ist hier in der Regel die ätiologisch unklare Schalleitungsschwerhörigkeit bei intaktem und reizlosem Trommelfell oder die Erstmanifestation einer otogenen Komplikation.

Zum Abschluß jeder Therapie entzündlicher Mittelohrerkrankungen sollte eine audiologische Überprüfung des Hörvermögens erfolgen, um eventuelle bleibende Hörstörungen zu identifizieren!

Differentialdiagnostische Tabellen

Differentialdiagnose bei Ohrenschmerzen

Charakterisierung des Hauptsymptoms	weiterführende Befunde	Verdachtsdiagnosen	Bestätigung der Diagnose
häufig			
akut aufgetretene ein- oder beidseitige Ohrenschmerzen *ohne* Tragusdruckschmerz	Trommelfell(e) gerötet und vorgewölbt	akute bakterielle Otitis media	Otoskopie, Audiometrie
akut aufgetretene ein- oder beidseitige Ohrenschmerzen *mit* Tragusdruckschmerz	Gehörgang gerötet und verschwollen, Trommelfell oft nicht beurteilbar	akute unspezifische Otitis externa, Gehörgangsfurunkel, Gehörgangsfremdkörper	Otoskopie
weniger häufig			
Ohrenschmerzen mit retroaurikulärer Rötung und abstehender Ohrmuschel	Absenkung von Gehörgangsdach und Hinterwand, häufig nach vorangegangener Mittelohrentzündung	akute/subakute Mastoiditis	CT, im Zweifel: chirurgische Exploration
Rötung der Ohrmuschel bei reizlosem Gehörgang und Trommelfell	Hörvermögen nicht beeinträchtigt	Ohrmuschelperichondritis	Verlaufsbeobachtung unter Therapie
dumpfer Ohrenschmerz nach Flug oder Tauchen	Trommelfell retrahiert, ggf. Hämatotympanon	Barotrauma	Verlaufsbeobachtung unter Therapie, Audiometrie
Bläschenbildung der periaurikulären Haut	reizloser Gehörgangs- und Trommelfellbefund	Zoster oticus	Serologie
vorangegangenes Schädeltrauma	Verletzung von Gehörgang oder Trommelfell, Blutung aus dem Ohr, Hämatotympanon	Felsenbein-(Schädelbasis-)Fraktur, Kiefergelenksfraktur	Otoskopie, Fazialisfunktion, Vestibularisprüfung, Audiometrie, CT
prallelastische livide Schwellung der Ohrmuschelvorderseite	vorangegangenes stumpfes Ohrmuscheltrauma	Othämatom/-serom	eindeutiger klinischer Befund, keine weiterführende Diagnostik, umgehende chirurgische Therapie
reizlose Befunde im Bereich von Ohrmuschel, periaurikulärer Haut, Gehörgang und Trommelfell	Befund an Kiefer, Kiefergelenk, Zähnen, Mundhöhle, Rachen (Tonsillen!), Kehlkopf, Schilddrüse	fortgeleiteter Ohrschmerz	Untersuchung der Versorgungsgebiete von N. mandibularis, N. glossopharyngeus, N. facialis, N. vagus, Plexus cervicalis

Differentialdiagnose bei Ohrenschmerzen *(Fortsetzung)*

Charakterisierung des Hauptsymptoms	weiterführende Befunde	Verdachts-diagnosen	Bestätigung der Diagnose
weniger häufig Haut- und Weichteil-verletzungen der Ohr-muscheln	weitere Verletzungsspuren an Kopf, Stamm und Extremitäten	Kindes-mißhandlung	spezielle Anamnese, Befragung von Eltern und sozialem Umfeld
periaurikuläre Lymphadenitis	Ausschluß entzündlicher Fokusse im Bereich der Kopfhaut, des Ohres und der Ohrspeichel-drüsen	Lymphadenitis colli (lokal oder systemisch, z.B. Toxoplasmose, Mononukleose)	klinische Untersuchung, Sonographie, Labordiagnostik
selten präaurikuläre Schwellung	regelrechter Ohrbefund	Parotitis	Klinik, Sonographie, Verlaufs-beobachtung
einseitige Schalleitungs-schwerhörigkeit	durch intaktes Trommel-fell durchschimmernde Raumforderung im Mittelohr	genuines Cholesteatom	Klinik, Sonographie, Verlaufsbeobachtung, CT

Hals, Nase und Ohren

E

46 Schwerhörigkeit

Michael Streppel, Hasso von Wedel, Martin Walger

Einleitung

Die intakte kindliche Hörfunktion ist eine not-wendige Voraussetzung zur Erlangung und Beibe-haltung der sprachlichen Kommunikationsfähig-keit. Darüber hinaus prägen die Hör- und Sprach-entwicklung die gesamte individuelle und soziale Entwicklung des Kindes. Folgerichtig muß eine frühzeitige Diagnosestellung von kindlichen Hör-störungen gefordert werden, die zu adäquaten therapeutischen Interventionen führt. Bedauerli-cherweise bestehen aber gerade bei dieser für die Entwicklung der betroffenen Kinder so wichtigen Früherkennung weiterhin erhebliche Defizite.

Epidemiologie

Die Inzidenz für die kindliche Schwerhörigkeit liegt bei etwa 1:1000, wobei etwa $^1/_3$ auf exogen einwirkende prä-, peri- und postpartale Ursachen und etwa $^1/_3$ auf hereditäre Ursachen zurückge-führt werden können. Bei $^1/_3$ der kindlichen Schwerhörigkeiten bleibt die definitive Ursache unklar.

Symptombeschreibung

Die Schwerhörigkeit wird allgemein charakteri-siert als eingeschränkte auditive Sinnesempfin-dung auf akustische Reize. Da das Ohr paarig an-gelegt ist, bleiben einseitige Schwerhörigkeiten in der frühen Kindheit oftmals unerkannt, weil die grundsätzliche Voraussetzung zum Erwerb der Kommunikationsfähigkeit erhalten bleibt. Erst das bilaterale Auftreten einer Schwerhörigkeit läßt die Kinder symptomatisch werden.

Zeitpunkt: Grundsätzlich muß das Symptom Schwerhörigkeit unterteilt werden in eine prä-, eine peri- und in eine postlingual erworbene Ver-laufsform. Auch unter Berücksichtigung der indi-viduell sehr unterschiedlichen Sprachentwicklung kann das 3. Lebensjahr hierbei als Schwelle ange-nommen werden: Während die *postlingual erwor-bene Schwerhörigkeit* von den betroffenen Kin-dern selbst häufig als Symptom subjektiv erkannt und verbalisiert wird, ist die *prä- und perilingual erworbene Schwerhörigkeit* ein diagnostisches Problem. Im Gegensatz zum kooperativen Er-wachsenen sind besonders Säuglinge und Kleinkinder nicht in der Lage, ihr Hördefizit zu benennen, so daß in der Regel die Eltern den Verdacht auf eine Hörstörung äußern.

Neben der Anamnese, die bei Risikofaktoren immer zur genaueren Abklärung des Hörvermögens führen sollte, sind zwei Symptome wegweisend:

• die Sprachentwicklung des Kindes
• das Verhalten bei akustischer Provokation.

Die *Sprachentwicklung* des Kindes vollzieht sich in der frühen Phase in zwei Perioden:

• In einem *1., prälingualen Stadium* (2.–6. Lebensmonat) gewinnt das Kind Freude an der Artikulation, durch welche es sich einen umfangreichen Lautbestand aneignet (Gurren, Lallen, Plappern).
• Erst im *2. Stadium* – ungefähr ab dem 6. Lebensmonat – führt das Kind eine Lautnachahmung durch, die durch die umgebende akustische und sprachliche Stimulation gefördert wird. In diesem sensiblen Stadium verzögert sich in Abhängigkeit vom Ausmaß der Schwerhörigkeit die weitere Sprachentwicklung. Hochgradig schwerhörige Kinder verstummen zunehmend.

Vor diesem Zeitraum geben fehlende oder mangelhafte Reflexe, Reaktionen oder Verhaltensweisen des Kindes auf akustische Reize Hinweise auf eine mögliche Schwerhörigkeit.

Ausmaß der Schwerhörigkeit: Eine Einteilung in gering- (< 30 dB), mittel- (≥ 30 und < 70 dB) und hochgradige (≥ 70 dB) Schwerhörigkeit sowie die Taubheit oder Hörrestigkeit (> 90 dB) hat sich bewährt. Entscheidend hierfür ist der Frequenzverlauf des Reintonaudiogramms in den Hauptsprachfrequenzen zwischen 500 Hz und 4 kHz. Geringgradige, seltener mittelgradige Schwerhörigkeiten können insbesondere von prälingual hörgeschädigten Kindern häufig symptomlos kompensiert werden. Diese Kinder können also eine normale Sprachentwicklung mit anschließender weitgehend normaler Kommunikationsfähigkeit durchlaufen.

Rationelle Diagnostik

Aus pädaudiologischer Sicht ist die Verdachtsdiagnose einer Schwerhörigkeit so früh wie möglich zu stellen. Kein Kind ist zu klein, um eine Diagnosestellung nicht frühzeitig erzwingen zu können.

Im Rahmen der Vorsorgeuntersuchungen U2 bis U9 wird seit 1971 in Deutschland auch eine Kontrolle des Hörvermögens durchgeführt. Eine grobe Beurteilung erfolgt hierbei bereits während der Untersuchungen U1 und U2 in den ersten Lebenstagen. Mehr Beachtung wird den Sinnesfunktionen während der Untersuchung

U3 bis U5 gegeben, in deren Rahmen auch gezielt nach den kindlichen Reaktionen (oder Reflexen) auf verschiedene akustische Stimuli gefragt werden muß. Hierbei sollte eine bestehende Hörstörung unbedingt erkannt werden. Allerdings sind diese subjektiven Hörtests wenig sensitiv, um insbesondere gering-, mittelgradige oder einseitige Hörstörungen rechtzeitig zu erkennen. Dies ist nur durch ein universelles Neugeborenen-Hörscreening (UNHS) unter Einschluß objektiver Verfahren (s.u.) zu gewährleisten. Da gerade der Zeitpunkt U3 bis U5 eine sensible und kritische Phase der kindlichen Hörbahnreifung darstellt, kann nur eine rechtzeitige pädaudiologische Abklärung mit adäquater Therapieeinleitung ein für das individuelle Kind optimales Ergebnis erbringen.

Universelles Neugeborenen-Hörscreening (UNHS)

Zur Früherkennung kindlicher Hörstörungen ist die flächendeckende Einführung des UNHS auf der Basis objektiver Hörprüfverfahren unabdingbar, wie es bereits in wenigen Bundesländern (z.B. Hamburg, Hessen oder im Saarland) und einigen Geburtskliniken in Kooperation mit pädaudiologischen Zentren realisiert wurde. Das UNHS hat zum Ziel, möglichst alle Neugeborenen in den ersten Lebenstagen sicher und schnell mit nichtinvasiven, objektiven Hörprüfmethoden zu erfassen. Nur so können alle prä- und perinatal auftretenden Hörstörungen frühzeitig erkannt und eine Therapie und (Re-)Habilitation bereits im ersten Lebenshalbjahr eingeleitet werden.

Sinnvoll ist die Durchführung eines zweistufigen Hörscreenings unter Einschluß der automatisierten Messung otoakustischer Emissionen (OAE) und/oder der automatisierten Registrierung früher akustisch evozierter Potentiale (FAEP). Der Vorteil letzterer Methode besteht darin, daß die diagnostische Aussagekraft nicht nur bis zur Ebene der äußeren Haarsinneszellen des Innenohres reicht, sondern auch die neuralen Verarbeitungsprozesse des Hörnervs und unteren Hirnstammes mit erfaßt werden. Bei auffälligem Screening-Ergebnis muß ein zeitnahes Follow-up gesichert sein, um möglichst schnell den bestehenden Verdacht auszuräumen oder eine mögliche Hörstörung durch die pädaudiologische Differentialdiagnostik hinsichtlich Art und Grad abzusichern.

Molekulargenetische Aspekte

Häufigste Mutation in der Gruppe der hereditären Schwerhörigkeiten ist die Mutation im Connexin-26-Gen. Dies betrifft nichtsyndromale, autosomal-rezessiv vererbte Schwerhörigkeiten mit erheblicher Ausprägung des Hördefizites und häufig progredienten Verlauf. Neben der Mutation des Connexin-26-Gens (Genort DFNB1 mit Locus

13q12) kommen mehr als 100 verschiedene Gendefekte in Frage. Im Zuge möglicher molekularmedizinischer Therapieansätze, familiengenetischer Beratungen, aber auch zur Früherkennung kindlicher Schwerhörigkeiten kommt der molekulargenetischen Diagnostik eine wichtige Bedeutung zu.

Basisdiagnostik

Diese besteht aus:
• Familien-, Schwangerschafts- und Eigenanamnese
• HNO-Status mit Ohrmikroskopie
• Hörprüfungen.

Die zur Anwendung kommenden Hörprüfungen sind unterschiedlich und hängen vom Alter des Kindes ab. Nur die geeignete Kombination mehrerer Testverfahren gewährleistet eine sichere Aussage über die Hörfähigkeit des Kindes. Grundsätzlich können die verschiedenen Hörprüfmethoden in zwei Gruppen eingeteilt werden:
• subjektive Hörprüfungen (psychoakustische Meßverfahren)
• objektive Hörprüfungen.

Subjektive Hörprüfungen

Prüfung der Reflexe nach akustischem Reiz: Im Neugeborenenalter können diverse *Reflexe* als unwillkürliche Reaktion auf einen akustischen Stimulus (Sinustöne, Rauschen, Wobbeltöne etc.) ausgelöst werden:
• *Auropalpebralreflex:* viele Jahre vorhandener Reflex mit Augenlidbewegungen bei akustischer Stimulation
• *Moro-Reflex:* insbesondere in den ersten 3 Lebensmonaten; Ausführen der Arme mit anschließender Zusammenführung über der Brust bei lauter akustischer Beschallung
• *akustiko-fazialer Reflex:* viele Jahre vorhandener Reflex, bei dem als Reaktion auf laute Geräusche die mimische Muskulatur innerviert wird
• *Startle-Reflex:* Zusammenfassung von auropalpebralem und akustikofazialem Reflex mit Bewegungen der Augenlider und der mimischen Muskulatur bei akustischer Stimulation
• Änderung der Motorik, des Respirationsverhaltens sowie der Herzfrequenz.

Welcher Reflex zur Einschätzung der Hörleistung herangezogen wird, muß von der individuellen Situation abhängig gemacht werden. Entscheidend für die Aussagekraft dieser Tests ist neben der optimalen Umgebungssituation (keine äußeren zusätzlichen Reize, wie z.B. Licht, Vigilanz des Neugeborenen etc.) vor allem die Erfahrung des untersuchenden Personals.

Verhaltensaudiometrie: Ähnliche Voraussetzungen gelten für die Verhaltensaudiometrie, bei der die Reaktionen von Kleinkindern ab dem 5. Lebensmonat als Parameter verwendet werden. Die akustische Reizung erfolgt in mindestens 3 unterschiedlichen Frequenzen, beginnend mit niedriger Intensität. Im Unterschied zur Reflexaudiometrie kann bei dieser Untersuchungsmethode auch das Richtungshören überprüft werden, indem die Hinwendung zur seitlich angebrachten Schallquelle als zusätzlicher Faktor mitbewertet wird.

Spielaudiometrie: Ab dem 2. Lebensjahr findet die Spielaudiometrie Verwendung. Die akustische Stimulation wird hierbei mit einer simplen konditionierten Spielsituation (z.B. Bauklötze aufbauen) verbunden. Als Stimuli werden Reintöne im Frequenzbereich von 250 Hz bis 8 kHz verwendet, so daß Aussagen über frequenzspezifische Schwerhörigkeiten möglich werden. Neben dem Einsatz von Kopfhörern zur genauen seitengetrennten Begutachtung kann auch durch Verwendung von Knochenleitungshörern eine Differenzierung von Schallempfindungs- und Schalleitungsschwerhörigkeit durchgeführt werden.

Kinderaudiometrie: Die der Erwachsenenaudiometrie entsprechende Kinderaudiometrie kann in der Regel frühestens ab dem 4. Lebensjahr eingesetzt werden. Mit amplitudenmodulierten Sinustönen wird der Frequenzbereich zwischen 125 Hz und 10 kHz geprüft.

Monaurale sprachaudiometrische Verfahren: Gelingt mit den bisher angeführten Testverfahren lediglich die Überprüfung des peripheren Hörens, können *monaurale sprachaudiometrische Verfahren* die gesamte Hörbahn inklusive des zentralen Sprachverständnisses und der auditiven Wahrnehmung testen. Zu diesen Untersuchungen zählen im deutschsprachigen Raum insbesondere der Mainzer (1, 2, 3), der Göttinger (I, II) und der Freiburger Sprachverständlichkeitstest, die ca. ab dem 4. bis zum 6. Lebensjahr eingesetzt werden können. Da keine Normwerte für diese Tests existieren, gehört die Interpretation der Untersuchungsresultate in die Hand erfahrener Pädaudiologen.

Überschwellige Testverfahren: Sogenannte *überschwellige Testverfahren* setzen eine gute Kooperation des Kindes voraus und sind somit meistens erst ab dem 7. bis 8. Lebensjahr einsetzbar. Die Erkennung überschwellig angebotener Intensitätsschwankungen (SISI-Test), die Messung der Intensitätsunterscheidungsschwelle (Lüscher-Test) sowie der binaurale Lautheitsvergleich (Fowler-Test) dienen alle dem Nachweis des Lautheitsausgleichs (Rekruitment), der als Hinweis auf eine Innenohrschädigung gewertet wird. Bei eindeutig positivem Testergebnis können so retrokochleäre Ursachen

Hals, Nase und Ohren

E

der Schwerhörigkeit weitestgehend ausgeschlossen werden.

Weitere Testverfahren: Speziell für die Erkennung von zentralen auditiven Verarbeitungs- und Wahrnehmungsstörungen (AVWS) entwickelte Verfahren sind z.B. der dichotische Sprachverständlichkeitstest nach Uttenweiler oder Feldmann, das Sprachverstehen im Störgeräusch, der BILD (binaural-intelligebility-level-difference)-Test sowie weiterführende objektive Verfahren (z.B. Registrierung später akustisch evozierter Potentiale). Die Erläuterung und die Bedeutung dieser speziellen Testverfahren sollte in der einschlägigen Literatur nachgelesen werden.

Objektive Hörprüfungen

Da die Interpretation der Ergebnisse subjektiver pädaudiologischer Untersuchungsverfahren viel Erfahrung erfordert, wurden schon frühzeitig objektive Methoden entwickelt und eingesetzt. Die ältesten und auch heute noch für die Routine wichtigen Methoden sind die Tympanometrie und die Registrierung der Stapediusreflexe, die auch impedanzaudiometrische Verfahren genannt werden.

Die *Tympanometrie* informiert über die Schwingungsfähigkeit des Trommelfell-Gehörknöchelchensystems und damit über die Schalleitung im Mittelohr. Wichtige Krankheitsbilder im Kindesalter (Tubenbelüftungsstörung, Paukenerguß) können mit Hilfe dieses einfachen Tests erkannt werden.

Die Impedanzänderung durch reflektorische Kontraktion des M. stapedius, physiologisch bei Schalldruckpegeln >85 dB SPL als Schutzreflex des Ohres auslösbar, kann über die *Stapediusreflexmessung* als einfache Meßvorrichtung registriert werden. Die Bedeutung des polysynaptischen Stapediusreflexes ist vielseitig. Pathologische Faktoren des afferenten Schenkels (N. vestibulocochlearis, polysynaptische Verschaltung auf Hirnstammebene) können ihn ebenso beeinflussen wie Erkrankungen im efferenten Bereich (N. intermedio-facialis). Da aber auch komplexe Hirnstammerkrankungen diesen Test selten unbeeinflußt lassen, gilt besonders für die Interpretation der Stapediusreflexschwelle, was generell für alle audiologischen Meßverfahren gilt: eine sinnvolle Interpretation muß auf dem Resultat mehrerer Untersuchungen basieren.

Neben der Impedanzaudiometrie sind jedoch insbesondere die elektrophysiologischen Untersuchungsverfahren sowie die *Registrierung der otoakustischen Emissionen* unverzichtbare Bestandteile moderner pädaudiologischer Diagnostik. Sie gehören zu den wichtigsten und aussagekräftigsten Untersuchungsverfahren in der Neugeborenen- und Kleinkinderaudiologie. Bei der Messung der otoakustischen Emissionen werden über ein im

äußeren Gehörgang plaziertes Mikrophon sowohl die spontanen als auch nach Applikation eines Reizes per Kopfhörer die evozierten Emissionen des Innenohres gemessen. Die anschließende amplituden- und frequenzspezifische Auswertung erlaubt Aussagen über die Funktion der äußeren Haarsinneszellen auf der Basilarmembran der Cochlea. Unter dem Oberbegriff ERA (evoked response audiometry) verbergen sich eine Reihe verschiedener Untersuchungen, von denen die wichtigste die BERA (brainstem evoked response audiometry) ist, bei der nichtinvasiv über Oberflächenelektroden die frühen akustisch evozierten Potentiale (FAEP) registriert werden. Mit ihrer Hilfe lassen sich objektive Aussagen machen:
• zur Art der Schwerhörigkeit (Differenzierung: Schalleitungs-/Schallempfindungsschwerhörigkeit)
• zum Grad der Schwerhörigkeit (Ermittlung objektiver Erregungsschwelle)
• zur retrocochleären Verarbeitung (Reifung der Hörbahn, Deprivationseffekte durch Schwerhörigkeit).

Die Untersuchung erfordert keine Kooperation des Kindes und kann sogar in Narkose durchgeführt werden.

Die Registrierung kortikal evozierter Potentiale (cortical evoked response audiometry, CERA) dient zur Untersuchung der späten Verarbeitungsphasen auf kortikaler Ebene. Aufgrund dieser Untersuchung, jedoch nur in Verbindung mit den Ergebnissen der speziellen subjektiven Testverfahren können sich Hinweise auf zentral auditive Verarbeitungsstörungen ergeben.

Diagnostischer Weg

Ein grobes Hörscreening findet regelmäßig mit Hilfe der reflex- und reaktionsaudiometrischen Untersuchungen innerhalb der Vorsorgeuntersuchungen U2 bis U5 statt (Tab. 46.1). Sollten sich bei der Durchführung dieser Untersuchungen auch nur die geringsten Hinweise für eine bestehende Schwerhörigkeit ergeben, ist die weitere Abklärung in HNO-ärztlicher oder pädaudiologisch ärztlicher Hand und ggf. in einem pädaudio-

Tabelle 46.1 Untersuchung der Hörfähigkeit im Rahmen der Vorsorgeuntersuchungen.

U2	Beurteilung äußeres Ohr
U3	auropalpebraler Reflex
U4	Ablenkreaktion auf laute Geräusche (>80 dB)
U5	Ablenkreaktion auf leise Geräusche (40–50 dB)
U6	Ablenkreaktion auf Reize verschiedener Frequenz, Beurteilung der Sprachentwicklung
U7	wie U6
U8	Prüfung mit Kopfhörern, Beurteilung der Sprachentwicklung und der Artikulation

logischen Zentrum obligat. Abweichend hiervon müssen Kinder mit Risikofaktoren (Tab. 46.2) umgehend einer umfassenden Abklärung des Hörvermögens zugeführt werden. Einen Überblick im Rahmen eines Flußdiagramms zum diagnostischen Weg zeigt Abbildung 46.1.

Differentialdiagnose

Grundsätzlich lassen sich bei der Schwerhörigkeit drei Gruppen unterscheiden:
• Schalleitungsschwerhörigkeit
• Schallempfindungsschwerhörigkeit
• zentrale Hörstörungen.

Tabelle 46.2 Risikofaktoren der Schwerhörigkeit bei Kindern.

• familiäre Schwerhörigkeit
• Frühgeburt (≤ 32 SSW)
• perinatale Hypoxie
• Geburtsgewicht < 1500 g
• APGAR-Index nach 5 min ≤ 3
• künstliche Beatmung als Neugeborenes
• Hyperbilirubinämie (> 9 mg% am 1. postpartalen Tag)
• präpartale Infektionen (Toxoplasmose, Lues, Röteln etc.)
• Meningitis, Enzephalitis
• ototoxische Medikamente
• Abususverhalten der Mutter (Medikamente, Alkohol, Drogen)
• frühkindliche Schädel-Hirn-Traumen
• zerviko-faziale Fehlbildungen

Hals, Nase und Ohren

E

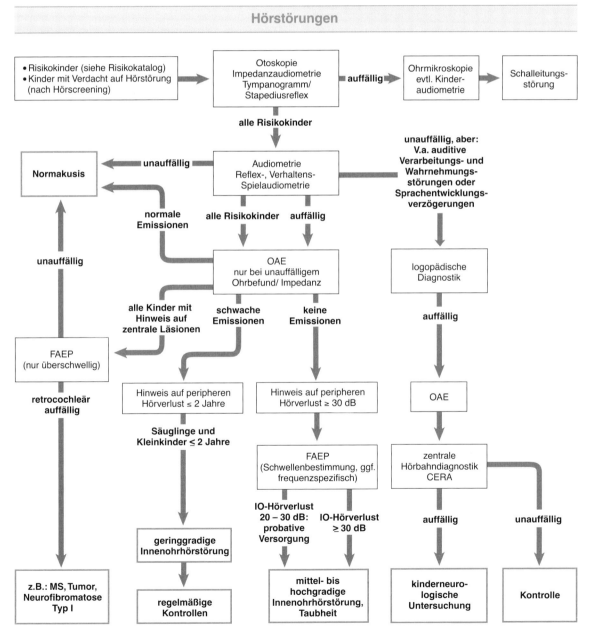

Abb. 46.1 Früherfassung kindlicher Hörstörungen.

Schalleitungsschwerhörigkeit

Die mit Abstand häufigste kindliche Schwerhörigkeit wird durch den Paukenerguß verursacht. Eine Hyperplasie der Rachenmandeln, ggf. verbunden mit einer bakteriellen Besiedlung, führt hierbei zu einer mangelnden Belüftung des Mittelohres über die Tuba auditiva (Eustachio-Röhre). Weitere wichtige Ursache der kindlichen Schalleitungsschwerhörigkeit ist die große, sehr heterogene Gruppe der Fehlbildungen, die fast ausschließlich in komplexer Form auftreten (z.B. kranio-faziale Dysplasien).

Schallempfindungsschwerhörigkeit

Hier werden sowohl die cochleären als auch die retrocochleären Schwerhörigkeiten subsumiert. Eine sinnvolle Einteilung jedoch sollte in Anlehnung an die internationale Literatur wie folgt durchgeführt werden (Tab. 46.3):
- hereditäre Schwerhörigkeiten
- erworbene Schwerhörigkeiten
- unbekannt verursachte Schwerhörigkeiten (dürften zum überwiegenden Teil den hereditären Schwerhörigkeiten zuzuordnen sein).

Obwohl eine Vielzahl von Syndromen aufgelistet ist (s. DD-Tab.), spielen sie zahlenmäßig nur eine geringe Rolle (ca. 2% aller kindlichen Schallempfindungsschwerhörigkeiten). Wesentlich häufiger sind die hereditären Formen und hier die autosomal-rezessiv vererbten Schwerhörigkeiten. Ihr Anteil beträgt ca. 40%. Aufgrund deutlicher Fortschritte in der Neonatologie bekommt die Gruppe der perinatal erworbenen Schwerhörigkeiten größeres Gewicht, da auch sehr unreif Frühgeborene (< 1000 g) mit multiplen Organdefiziten überleben. Es ist zu erwarten, daß in den Industriestaaten eine große Zahl von erworbenen Schwerhörigkeiten zukünftig in diese Kategorie einzustufen ist.

Zentrale auditive Verarbeitungs- und Wahrnehmungsstörungen (AVWS)

Unter zentralen AVWS werden verschiedene Störungsbilder zusammengefaßt, bei denen eine Schädigung oder Funktionsbeeinträchtigung zentraler Hörbahnabschnitte oberhalb des Hörnervs vorliegt und das periphere Hörorgan (Außen-, Mittel-, Innenohr) weitgehend unbeeinträchtigt ist. Bei Kindern mit zentralen Hörstörungen zeigen nur etwa 40% hirnorganische Auffälligkeiten, die durch Meningitis, Enzephalitis, Einblutungen, Tumoren, Fehlbildungen etc. verursacht werden können. Etwa 60% dieser Kinder zeigen zentrale auditive Verarbeitungsstörungen im Sinne einer Teilleistungsschwäche, wobei Störungen der zentralen Hörbahn bis zum primären auditorischen Kortex durch spezielle audiologische Testverfahren nachgewiesen werden können. Hauptsymptome bei der Verdachtsdiagnose AVWS sind das gestörte Richtungshören, die schlechte Sprachdiskrimination im Störgeräusch sowie ein erhöhtes Lautheitsempfinden gegenüber Störgeräuschen. Häufig fallen die Kinder durch ein gestörtes Kommunikationsverhalten, sprachliche und schulische Probleme auf.

Von den zentralen auditiven Verarbeitungsstörungen können psychogene Hörstörungen und auditive Wahrnehmungsstörungen abgegrenzt werden. Hier wird die Störung in den sekundären und tertiären Hirnrindenfeldern vermutet, in denen die akustische Information auch mit anderen Sinnesmodalitäten verknüpft wird. Die Diagnostik zentraler Hörstörungen kann nur in speziellen audiologischen/pädaudiologischen Zentren durchgeführt werden.

Tabelle 46.3 Hereditäre und erworbene Schwerhörigkeiten.

Diagnose	Besonderheiten, zusätzliche Befunde
Nichtsyndromale hereditäre Schwerhörigkeiten	
autosomal-dominante Schwerhörigkeit	evtl. als Mondini- oder Michel-Typ mit Dys- oder Aplasie der Cochlea, häufig jedoch ohne morphologische Befunde
autosomal-rezessive Schwerhörigkeit	häufigste angeborene Schwerhörigkeit, evtl. als Scheibe-Typ (Dysplasie des Ductus cochlearis)
Syndromale hereditäre Schwerhörigkeiten	
X-chromosomale Schwerhörigkeit	nur männliche Kinder betroffen, selten
Usher-Syndrom	autosomal-rezessiv, Retinitis pigmentosa, geistige Retardierung, Bronchiektasen
Alstrom-Syndrom	autosomal-rezessiv, Retinitis pigmentosa, Adipositas, Niereninsuffizienz
Refsum-Syndrom	autosomal-rezessiv, Retinitis pigmentosa, Polyneuropathien, sehr unterschiedlich, Ataxie, Ichthyose

Tabelle 46.3 Hereditäre und erworbene Schwerhörigkeiten (*Fortsetzung*)

Diagnose	Besonderheiten, zusätzliche Befunde
Syndromale hereditäre Schwerhörigkeiten	
Hallgren-Syndrom	autosomal-rezessiv, progredienter Visusverlust, Ataxie
Laurence-Bardet-Moon-Biedl-Syndrom	autosomal-rezessiv, Visusminderung, Adipositas, Polydaktylie, Kleinwuchs, mentale Retardierung
Alport-Syndrom	mit Nephritis und progredienter Niereninsuffizienz, progrediente Schwerhörigkeit
Pendred-Syndrom	autosomal-rezessiv, euthyreote Struma, evtl. Progredienz
Waardenburg-Klein-Syndrom	autosomal-dominant, Pigmentstoffwechselstörung, weiße Stirnlocke
Vourmann-Vourmann-Syndrom	autosomal-dominant, präaurikukäre und Hals-Fisteln
Franceschetti-Syndrom	autosomal-dominant, mandibulo-faziale Fehlbildung, häufig kombinierte Schwerhörigkeit
Wildervanck-Syndrom	zervikale Fehlbildung, Dysplasie des Mittelohres, Abduzensparese
Hunter-Syndrom	Mukopolysaccharidose II, Hepatosplenomegalie, psychomotorische Retardierung
Ullrich-Scheie-Syndrom	Mukopolysaccharidose I–V, geistige Retardierung
Goldenhar-Syndrom	Dysplasia oculo-auricularis, Gesichtsasymmetrie, Herzfehler, Hornhauttrübungen
Osteogenesis imperfecta	blaue Skleren, Knochenbrüche, häufig kombinierte Schwerhörigkeit
Robin-Syndrom	Dysplasie Mund – Kiefer – Zunge, autosomal-dominant, häufig kombinierte Schwerhörigkeit
chromosomale Anomalien	Down-Syndrom, Cri-du-chat-Syndrom, Ullrich-Turner-Syndrom etc.
Neurofibromatose	autosomal-dominant, Typ 2: bilaterale Akustikusneurinome (retrocochleäre Schwerhörigkeit)
Erworbene Schwerhörigkeit (pränatal erworben)	
Rötelnembryopathie	Katarakt, Vitium cordis (Gregg-Syndrom)
Zytomegalieinfektion	Meningoenzephalitis, Ikterus
Toxoplasmoseinfektion	Hydrozephalus, Chorioretinitis, Ikterus
konnatale Lues	Tonnenzähne, interstitielle Keratitis (Hutchinson-Trias)
ototoxische Substanzen	Vielzahl von Medikamenten (Aminoglykoside, Zytostatika etc.)
Neugeborenenasphyxie	unterschiedliche zentrale Defekte
Frühgeburt	unterschiedliche zentrale Defekte
Kernikterus	Hyperbilirubinämie (z.B. bei Morbus haemolyticus neonatorum)
ototoxische Substanzen	Vielzahl von Medikamenten (Aminoglykoside, Zytostatika, etc.)
Erworbene Schwerhörigkeit (postnatal erworben)	
infektiös-toxisch, z.B. Mumps, Lues	häufig meningogen, seltener tympanogen, Lyme-Borreliose, Masern, Zoster oticus etc.
mechanisch-traumatisch	unterschiedliche Mechanismen
tumorös	diverse Tumoren des ZNS, des Kleinhirnbrückenwinkels, des inneren Gehörganges und des Felsenbeines
ototoxische Substanzen	Vielzahl von Medikamenten (Aminoglykoside, Zytostatika etc.)

E

Hals, Nase und Ohren

Differentialdiagnostische Tabelle

Differentialdiagnose der kindlichen Schalleitungsschwerhörigkeiten

Charakterisierung des Hauptsymptoms	Diagnose	Ätiologie	Besonderheiten, Nebenbefunde
Schalleitungs-schwerhörigkeit	Cerumen obturans	vermehrte Bildung	typisches otoskopisches Bild (vorsichtige Reinigung)
	Paukenerguß	Tubeninsuffizienz	chronische Rhinitis, Mund-atmung
	Otitis media	akut oder chronisch	typisches klinisches Bild
	Fehlbildung des Mittelohres oder Gehörganges	teratogene Noxen, unbekannt	wechselnde Ausprägung, häufig
	Traumen	Luxation der Gehör-knöchelchen, Trommelfellperforation	Anamnese
	Ringbandsklerose	hereditär	auch kindliche Otosklerose
	Cockayne-Syndrom	kongenital	Kleinwuchs, Retinitis pigmentosa
	Thalidomidembryopathie	teratogene Noxe	Dys- oder Aplasie des Mittelohres oder des Gehör-ganges
	Pyle-Syndrom	hereditär	Hyperostosis der Schädelbasis
	van-Buchem-Syndrom	hereditär	Hyperostosis des Schädels

47 Tinnitus

Hasso von Wedel, Ulla-Christiane von Wedel, Michael Streppel, Martin Walger

Symptombeschreibung

Einleitung und Epidemiologie

Tinnitus oder Ohrgeräusche können als Symptom einer Vielzahl von Erkrankungen angesehen werden, die auch außerhalb des HNO-Bereiches liegen können. Tinnitus ist zwar keine lebensbedrohliche Krankheit, kann jedoch in Abhängigkeit vom Schweregrad zu erheblichen Beeinträchtigungen der Lebensqualität besonders im Erwachsenenalter führen. Nach weltweiten epidemiologischen Erhebungen kann die Häufigkeit von Tinnitus bei Erwachsenen auf 6% geschätzt werden. Für etwa 1% dieser Gruppe kann davon ausgegangen werden, daß Tinnitus einen erheblichen Leidensdruck mit sekundären psychosomatischen Folgeerscheinungen verursacht, die im Einzelfall zur Berufsunfähigkeit oder im Extremfall zu Suizid führen können.

Untersuchungen über das Vorkommen von Tinnitus bei Kindern werden vornehmlich für Altersstufen zwischen 8 und 16 Jahren angegeben, die zu etwa 3% von Hörstörungen betroffen sind. 60 bis 70% dieser Kinder geben kurzzeitigen oder intermittierenden Tinnitus an, der häufiger auf dem besser hörenden Ohr auftreten soll. Die Prävalenz ist bei gering bis hochgradig hörgeschädigten Kindern doppelt so hoch wie bei tauben Kindern. Ein echter Leidensdruck wird bei 40% aller Kinder mit Tinnitus ermittelt.

Insgesamt existieren wenig Untersuchungen zur Epidemiologie von Tinnitus bei Kindern. Dies mag auch damit zusammenhängen, daß Kinder Tinnitus häufig nicht beurteilen können und deshalb auch nicht mitteilen. Da Ohrgeräusche Hörempfindungen darstellen, die keinen Signal- oder Informationscharakter haben, werden sie bei Kindern anders wahrgenommen und zentral schneller kompensiert als im Erwachsenenalter.

Formen und Ursachen

Grundsätzlich dürfen Ohrgeräusche nicht als eigenständige Krankheit angesehen werden, sondern als Symptom einer Funktionsstörung im Hörsystem unterschiedlicher Ätiologie und unterschiedlichen Ursprungs. Es lassen sich zwei Formen unterscheiden:

• Der seltener auftretende *objektive Tinnitus* wird durch eine interne Schallquelle im Bereich des peripheren Hörorgans hervorgerufen, wobei vaskuläre Prozesse, z. B. Stenosen der Arteria carotis, arteriovenöse Shunts, muskuläre Störungen wie Spasmen, Kontraktionen oder Myoklonien der im Mittelohr gelegenen Binnenohrmuskeln sowie der Gaumenmuskeln, die beim Öffnungsvorgang der Tuba auditiva Eustachii zwischen Nasen-Rachen-Raum und Mittelohr beteiligt sind, die Ursache sein können (Tab. 47.1). Diese akustischen Signale werden über entsprechende Gewebestrukturen und über den Knochen an das Innenohr des Patienten weitergeleitet und führen dort zur Stimulation und damit zu einer akustischen Wahrnehmung. Objektive Ohrgeräusche lassen sich mit Hilfe von Stethoskop, Hörschlauch sowie Mikrophon im Bereich des äußeren Ohres oder Gehörgangs objektivieren.

• Im Gegensatz zu den objektiven Ohrgeräuschen lassen sich die *subjektiven Ohrgeräusche,* auch als *Tinnitus aurium* bezeichnet, diagnostisch nur eingeschränkt objektivieren. Sie werden subjektiv vollkommen unterschiedlich empfunden (Klingeln, Tönen, Pfeifen, Zischen, Summen, Sausen oder Brummen) und entweder im Ohr, im Kopf, rechts oder links oder beidseitig lokalisiert. Ursachen sind in Tabelle 47.2 aufgeführt.

Durch Streß, Lärm, Nikotin, Alkohol, Blutdruckänderungen, Nackenverspannungen etc. und auch durch körperliche Belastungen wird Tinnitus individuell unterschiedlich verstärkt. Der

Tabelle 47.1 Ursachen objektiver Ohrgeräusche.

vaskuläre Ursachen
• extrakranielle Lokalisation
 – Karotisstenose
 – Vertebralisstenose
 – Hämangiom
 – Glomuskarotikum-Tumor
 – Herzvitien
• intrakranielle Lokalisation
 – arteriovenöse Fistel
 – Hämangiom
 – Arteriosklerose der Zerebralarterien
 – Hochstand des Bulbus venae jugularis
• veränderte Rheologie
 – Anämie
 – Polyzythämie

muskuläre Ursachen
• Gaumenmuskulatur
 – Palatomyoklonus des M. tensor oder M. levator veli palatini
• Binnenmuskulatur des Mittelohres
 – Spasmus, seltener Myoklonus des M. tensor tympani
 – Spasmus, seltener Myoklonus des M. stapedius

Tabelle 47.2 Ursachen subjektiver Ohrgeräusche.

• Autoimmunerkrankungen
• Herz-Kreislauf-Krankheiten
• Stoffwechselkrankheiten
• Nierenkrankheiten
• schwere Allgemeinerkrankungen
• rheumatische Krankheiten
• Allergien
• neurologische Krankheiten
• psychosomatische Krankheitsbilder, vegetative Störungen
• Streß, Erschöpfung
• Erkrankung des zentralen Nervensystems
• funktionelle Störungen der Halswirbelsäule
• funktionelle Störungen des Kiefergelenks

häufig genannte Circulus vitiosus, der eine Tinnitusverstärkung bedeutet, wird durch sekundäre psychische und vegetative Reaktionen auf diese lästigen, willkürlich nicht reduzierbaren oder ausschaltbaren akustischen Wahrnehmungen oftmals erst in Gang gesetzt.

Verbunden mit Tinnitus sind häufig Schlaf- und Konzentrationsstörungen bis hin zu Depressionen mit Angstzuständen.

Oft werden Ohrgeräusche im Rahmen kochleärer Hörstörungen ausgelöst und im auditiven Kortex des zentralen Hörbahnsystems sozusagen als Engramme abgebildet. Dies führt dazu, daß häufig Tinnitus über das limbische System sowie subkortikale Areale des vegetativen Nervensystems verstärkt werden und z. B. bei der früher häufig vorgenommenen Durchtrennung des Hörnervs weiterhin persistieren kann.

Pathophysiologie

Bis heute sind die pathophysiologischen Vorgänge immer noch nicht exakt bekannt.

Als primäre Ursache der Tinnitusentstehung können wahrscheinlich Selbsterregungen der Sinneszellen, überwiegend ausgelöst durch eine Schädigung der äußeren Haarsinneszellen des Cortischen Organs, angesehen werden. Diese Vorgänge werden bei einer gestörten Kopplung der Stereozilien zur Tektorialmembran durch Lärmeinwirkungen, im Rahmen von Erkrankungen (z. B. Morbus Menière) oder bei einer Beeinträchtigung der Energieversorgung der Haarsinneszellen (z. B. Hörsturz) diskutiert. Die Ausschaltung oder Reduzierung der Kontrollfunktion der äußeren Haarsinneszellen resultiert damit in einer veränderten Spontanaktivität der Hörnervenfasern und führt im zentralen Hörbahnsystem zu der bereits beschriebenen subjektiven Wahrnehmung des Tinnitus, der bisher durch elektrophysiologische Messungen am Patienten in der klinischen Routine nicht nachweisbar ist.

Hals, Nase und Ohren

E

273

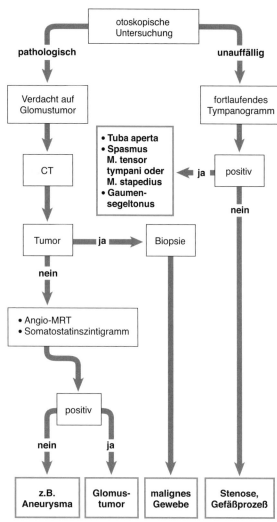

Abb. 47.1   Differentialdiagnose bei objektiven Hörgeräuschen.

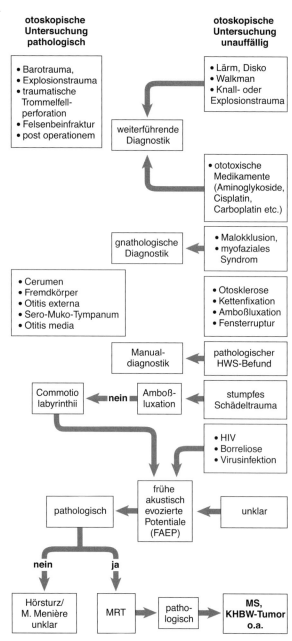

Abb. 47.2   Differentialdiagnose bei subjektiven Ohrgeräuschen.

Für das Auftreten des Tinnitus, z. B. bei Taubheit oder beim Akustikusneurinom, muß ohne die Beteiligung der Haarsinneszellen im Innenohr ebenfalls eine Störung der Spontanaktivität von Hörnervenfasern verantwortlich gemacht werden. Fortschreitende Degenerationen können hier zu einer Instabilität der zugehörigen Musterverarbeitung bis zum auditiven Kortex und damit zur Tinnituswahrnehmung führen. Analoge Mechanismen lassen sich als Phantomschmerz nach Amputation von Gliedmaßen beobachten.

Auch bei Tinnitus, der seinen Ursprung mehr im zentralen Hörbahnsystem hat, sollen Änderungen der Spontanaktivität in den verschiedenen Bereichen vom Hirnstamm bis zum auditiven Kortex auftreten, die diese veränderten Erregungsmuster verursachen.

In der Regel kann davon ausgegangen werden, daß bei der Mehrzahl der Betroffenen der ursprünglich peripher ausgelöste Tinnitus zentralisiert und dort in seiner Wahrnehmung verstärkt wird. Diese zentrale Sensitivierung kann als Ergebnis spezifischer zentralnervöser neurophysiologischer Lernvorgänge gegenüber der Noxe Tinnitus auf dem Boden der Plastizität des zentral-auditorischen Systems angesehen werden.

Rationelle Diagnostik

Zur Diagnostik von Tinnitus bedarf es einer speziellen Anamnese sowie der üblichen HNO-ärztlichen Untersuchungen, die im Einzelfall durch zusätzliche internistische, pädiatrische, gnathologische, orthopädische, neurologische und psychosomatische Untersuchungen ergänzt werden müssen. Die Flußdiagramme in den Abbildungen 47.1 und 47.2, die in Anlehnung an die Leitlinien/Algorithmen „Ohrgeräusche" der Deutschen Gesellschaft für HNO-Heilkunde, Kopf- und Halschirurgie entwickelt wurden, unterstreichen die vielfältigen und verzweigten diagnostischen Schritte im Rahmen der Tinnitusuntersuchung. Wesentlicher Schwerpunkt sind die audiologischen oder pädaudiologischen Untersuchungen zur Ermittlung von Art und Grad einer möglichen Hörstörung. Hierzu gehören die bekannten Verfahren der Verhaltens- und Spielaudiometrie bei Kleinkindern sowie die entsprechenden tonaudiometrischen Untersuchungen bei älteren Kindern. Diese Untersuchungen müssen durch objektive Verfahren wie die Impedanzaudiometrie, die Durchführung elektrophysiologischer Untersuchungen, wie z.B. die Messung der frühen akustisch evozierten Potentiale (FAEP), sowie die Registrierung der otoakustischen Emissionen (OAE) ergänzt werden.

Eine gezielte Tinnitusanalyse sollte dann erfolgen, wenn ein erhöhter Leidensdruck vorliegt und die Kinder älter als 5–6 Jahre sind. Wesentliche Schwerpunkte einer Tinnitusanalyse sollten die Merkmale Tonhöhe, Lautheit, Stabilität einer möglichen Maskierung sowie Hinweise auf mögliche bleibende Hemmungseffekte nach Ausschalten einer Maskierung sein. So können Tinnitusqualität und -quantität z.B. durch Vergleich mit Tönen oder Schmal- bzw. Breitbandgeräuschen am Audiometer bestimmt werden. Häufig effektiver und aussagekräftiger auch im Hinblick auf entsprechende Therapiemaßnahmen sind Maskierungsuntersuchungen mit Sinustönen oder Schmal- und Breitbandgeräuschen. So wird in diesem Zusammenhang festgestellt, daß der subjektiv als stark störend empfundene Tinnitus häufig bereits mit geringen Lautstärken über der Hörschwelle maskierbar ist. Dies entspricht auch den Erfahrungen von Tinnituspatienten, daß häufig externe akustische Signale im alltäglichen Umfeld den Tinnitus überdecken. Grundsätzlich ist es von Bedeutung festzuhalten, daß im Hinblick auf den Leidensdruck, der durch Tinnitus verursacht wird, die subjektive Lautheit des Tinnitus nicht mit den häufig geringen Maskierungspegeln von Tinnitus im Bereich von 5–10 dB über der Hörschwelle des Tinnitus korreliert. Um den Leidensdruck besser zu erfassen, sollten Skalierungen der Tinnituslautheit, der Belästigung und der Streßfaktoren über visuelle Analogskalen oder psychometrische Testverfahren (Tinnitusfragebögen) erfolgen.

Differentialdiagnostische Tabelle

Differentialdiagnose des Tinnitus

Charakterisierung des Hauptsymptoms	weiterführende Nebenbefunde	Verdachtsdiagnosen	Bestätigung der Diagnose
Ohrgeräusch	Hörstörung Schwindel Druckgefühl	Mittelohrtinnitus (akute oder chronische Mittelohrentzündung, Otosklerose, Tubenfunktionsstörung, Barotrauma, traumatische Trommelfellverletzung)	pädaudiologische Diagnostik (Tonaudiogramm, Tinnitusanalyse, Impedanzaudiometrie, Stethoskop, Otoskopie)
		Innenohrtinnitus (akutes Lärmtrauma: Knall, Explosion, Diskothek; Lärmschwerhörigkeit: Walkman, Diskothek etc.; stumpfes Schädeltrauma, hereditäre Innenohrschwerhörigkeit, ototoxische Einflüsse, vaskuläre Genese: Hörsturz, M. Menière)	pädaudiologische Diagnostik (Tonaudiogramm, überschwellige Audiometrie, Tinnitusanalyse, Impedanzaudiometrie, FAEP, OAE), Vestibularisprüfungen, Röntgen, peri- oder postnatal erworbene Hörstörungen (Asphyxie, Kernikterus etc.)
		neuraler Tinnitus (Lues, Akustikusneurinom, tumorale, vaskuläre, entzündliche oder degenerative Schädigungen)	pädaudiologische Diagnostik, Fazialisdiagnostik, vestibuläre Diagnostik, NMR

E

Hals, Nase und Ohren

48 Husten – akut und chronisch

Ernst Rietschel

Symptombeschreibung

Husten ist das häufigste Symptom, mit dem Kinder einem Arzt vorgestellt werden.

Meistens handelt es sich dabei um einen akuten Husten, gelegentlich dauert der Husten aber auch länger als 3 Wochen an und wird dann als „chronisch" bezeichnet.

Husten ist ein Primitivreflex, der sich postpartal zunehmend ausdifferenziert und deshalb im Säuglingsalter noch nicht ausgereift sein muß. Jeder Husten wird entweder willkürlich ausgelöst oder durch einen Stimulus, der über Hustenrezeptoren vermittelt wird. Hustenrezeptoren sind in der gesamten Bronchialschleimhaut vorhanden, wobei deren Dichte im Bereich der großen Carinen am größten ist. Außerdem finden sie sich im Perikard, in der Pleura, dem Zwerchfell und im äußeren Gehörgang. Der den Husten auslösende Stimulus wird über afferente Nerven zum Hustenzentrum in der Medulla oblongata geleitet, von dort wirken efferente Impulse auf den Larynx und die Atemmuskulatur ein. Daraus resultiert ein tiefer Atemzug, der den Tracheobronchialbaum maximal dilatiert, anschließend erfolgen ein Schluß der Glottis und eine Kontraktion der thorakalen und abdominalen Muskeln gegen ein maximal gespanntes Zwerchfell. Hierdurch wird ein hoher intrapulmonaler Druck aufgebaut, der bei sich plötzlich öffnender Glottis zu einem explosionsartigen Entweichen der intrathorakalen Luft führt. Sekrete und inhaliertes Fremdmaterial werden so aus den Atemwegen entfernt, insbesondere dann, wenn die anderen Mechanismen der mukoziliären Clearance gestört sind oder deren Kapazität überfordert ist.

Rationelle Diagnostik

Anamnese und körperliche Untersuchung führen bei akutem Husten fast immer zur Diagnose. Zur Abklärung des chronischen Hustens sollten weitere diagnostische Maßnahmen, wie Röntgenbild des Thorax, Lungenfunktionsuntersuchung, Schweißiontophorese, Allergietests und GT 10 (Tuberkulintestung), durchgeführt werden.

Anamnese

Die *Familienanamnese* gibt Hinweise auf angeborene Erkrankungen (Asthma bei Verwandten 1. Grades, Mukoviszidose, Ziliendyskinesiesyndrome, α_1-Antitrypsin-Mangel).

Eine *Umgebungsanamnese* erfaßt das Umfeld im Hinblick auf Allergene (Hausstaubmilben, Haustiere, Schimmelpilze), inhalative Schadstoffe wie das Ausmaß einer Tabakrauchexposition und Infektionen (Pertussis, Mykoplasmen, Tuberkulose).

Die *Eigenanamnese* gibt Informationen zur Schwangerschaft und Geburt (Beatmungsdauer), Operationen (Intubationen) sowie zu bisherigen Erkrankungen der oberen und unteren Atemwege (Otitiden, Sinusitiden, Laryngitiden, Bronchitiden, Pneumonien) und des Herzens (Vitien). Impfungen müssen erfragt werden (BCG, Masern, Pertussis).

Möglichst ausführlich muß auf die *Charakteristika des Hustens* eingegangen werden:
• Die Dauer des Hustens läßt zwischen akut und chronisch unterscheiden.
• Die Häufigkeit spielt bei chronischen Ursachen (Asthma bronchiale, Mukoviszidose) eine wichtige Rolle.
• Die Frage nach der Abhängigkeit des Hustens von der Tageszeit, der Jahreszeit (Pollenasthma) oder von körperlicher Aktivität (Anstrengungsasthma) hilft bei der Ursachensuche.

Die *Hustenqualität* ist hinweisend auf die Lokalisation des hustenauslösenden Stimulus (s. Abschn. Körperliche Untersuchung).

Nach Begleitsymptomen, wie Stridor, Fieber, Schmerzen, Gewichtsverlust und Einschränkung der körperlichen Belastbarkeit muß gezielt gefragt werden.

• Ein *inspiratorischer Stridor* weist auf Engen im Bereich des Pharynx, des Larynx oder der extrathorakalen Trachea hin, ein *exspiratorischer Stridor* auf Ursachen im Bereich der intrathorakalen Atemwege (obstruktive Bronchitis, Asthma, Mukoviszidose).
• *Fieber* findet sich bei viralen und bakteriellen Infektionen (Bronchitiden, Pneumonien, Tuberkulose), kann aber auch Begleitsymptom bei Mediastinaltumoren sein.

Tabelle 48.1 Wichtige Ursachen von chronischem Husten in Abhängigkeit vom Alter.

Säuglingsalter

- Aspiration (Schluckstörung, gastroösophagealer Reflux)
- angeborene Fehlbildungen des Larynx und der Trachea
- angeborene Fehlbildungen der herznahen Gefäße (Kompression der Trachea oder Bronchien)
- Mukoviszidose
- Passivrauchen
- Infektion (Chlamydien, Pertussis, RSV, Adenoviren, Parainfluenzaviren, Tbc)
- Asthma
- angeborene Herzfehler mit Rechts-links-Shunt
- Immundefekt

Kleinkindalter

- Fremdkörperaspiration
- Asthma
- Mukoviszidose
- Bronchiektasen (Ziliendyskinesie, Immundefekt)
- Infektion (RSV, Adenoviren, Pertussis, Tbc)
- sinubronchiales Syndrom (postnasal drip)
- gastroösophagealer Reflux
- Adenoide
- Gehörgangsfremdkörper

Schulalter

- Asthma
- Mukoviszidose
- Infektion (Mykoplasmen, Tuberkulose)
- Bronchiektasen (Ziliendyskinesie, Immundefekt)
- sinubronchiales Syndrom (postnasal drip)
- gastroösophagealer Reflux
- aktives Rauchen
- psychisch
- Tumor (Lymphom, intrabronchiale Tumoren)

• Schmerzen weisen, retrosternal angegeben, auf eine Tracheitis hin oder treten im Rahmen einer Pleuritis auf.

Schlafen mit offenem Mund läßt bei Kindern im Vorschulalter an vergrößerte Adenoide denken.

Viele Ursachen von chronischem Husten sind altersabhängig (Tab. 48.1).

Körperliche Untersuchung

Jede körperliche Untersuchung eines Kindes mit Husten beginnt mit der Erfassung der Gewichts- und Längenperzentilen und deren Verlauf.

Inspektion: Bei der Inspektion ist auf Zeichen der Dyspnoe (Tachypnoe, Nasenflügelatmen, Einsatz der Atemhilfsmuskulatur, Einziehungen), auf ein verlängertes Exspirium sowie auf eine periphere oder zentrale Zyanose zu achten. Minorkriterien für eine atopische Erkrankung, wie Dennie-Morgan-Lidfalte, nasale Querfalte, livide Nasenschleimhaut oder eine Neurodermitis, lenken den Verdacht auf ein allergisches Asthma bronchiale. Unterstützend für diese Diagnose sind ein vergrößerter

anterior-posteriorer Thoraxdurchmesser und die Harrison-Furche. Nasenpolypen und Trommelschlegelfinger lassen an Mukoviszidose denken. Trommelschlegelfinger sind aber auch ein Hinweis auf Bronchiektasen und zyanotische Vitien.

Eitriges Sekret an der Rachenhinterwand kann Zeichen sein für eine Sinusitis mit postnasal drip.

Otoskopie: Da Hustenrezeptoren auch im äußeren Gehörgang sitzen, ist eine Otoskopie zum Ausschluß eines Fremdkörpers oder großer Mengen an Zerumen Bestandteil jeder körperlichen Untersuchung.

Auskultation: Sobald das Alter es zuläßt, sollte die Auskultation der Lunge unter maximaler In- und Exspiration erfolgen. Alle Lungenlappen sind einzeln und im Vergleich mit der Gegenseite zu auskultieren, um bei seitendifferentem Atemgräusch Hinweise für eine Aspiration, einseitige Bronchomalazie oder Hauptbronchusstenose zu erhalten sowie lokale Prozesse (Atelektase, Lobärpneumonie) zu erfassen. Die Auskultation vor und nach Inhalation eines β_2-Mimetikums dient der Reversibilitätsprüfung einer Obstruktion bei Kindern, die noch keine Lungenfunktionsprüfung durchführen können.

Beurteilung der Hustenqualität: Der Untersucher sollte nicht versäumen, sich ein Bild von der Hustenqualität zu machen. Bei bronchialer Hyperreagibilität läßt sich Husten durch maximale Exspiration provozieren, bei Pertussis durch Spateldruck auf die Zunge.

• *Bellender Husten* weist hin auf eine Ursache im Bereich des Larynx oder der oberen Trachea (Tracheitis, Laryngitis subglottica).
• *Trockener Husten* lenkt den Verdacht auf eine Affektion der kleinen Atemwege (Asthma, Pneumonie).
• *Produktiver Husten* findet sich bei Bronchitiden und Bronchiektasen.
• *Stakkatoartiger Husten* kommt vor bei Pertussis und Adenovirusinfektionen.
• *Explosionsartiger Husten* findet sich häufig bei psychogenen Ursachen.

Meistens führen die Anamnese und die körperliche Untersuchung schon zur Diagnose. Insbesondere bei chronischem Husten muß allerdings eine weiterführende Diagnostik erwogen werden.

Weiterführende Diagnostik

Akuter Husten: Bei Patienten mit akutem Husten ist, insbesondere wenn keine weiteren Symptome vorliegen, eine weiterführende Diagnostik nicht notwendig. Gelegentlich muß bei entsprechender Begleitsymptomatik ein Röntgenbild des Thorax oder bei V.a. einen Fremdkörper eine Broncho-

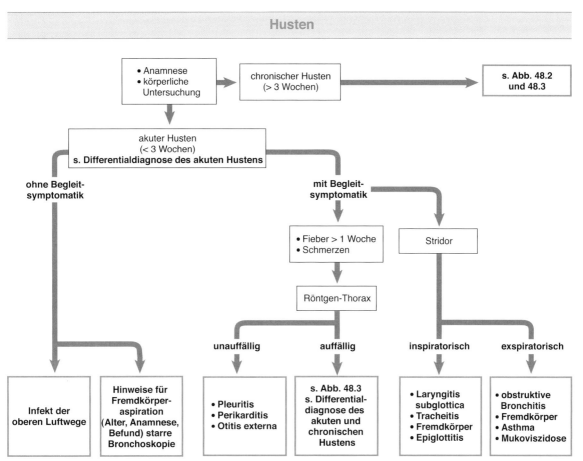

Abb. 48.1 Differentialdiagnose des Hustens.

Brust: Bronchopulmonale Symptome

skopie durchgeführt werden (s. Abb. 48.1 sowie Differentialdiagnostische Tabellen).

Chronischer Husten: Bei Patienten mit chronischem Husten muß eine *Röntgenthoraxaufnahme* (s. Abb. 48.2 und 48.3) angefertigt werden, um angeborene Fehlbildungen (lobäres Emphysem, adenomatoide zystische Malformation, Lungenteilagenesie, Lungensequester), röntgendichte Fremdkörper und Atelektasen auszuschließen und das Ausmaß chronisch entzündlicher Veränderungen (Bronchiektasen), das Mediastinum und die Herzgröße zu beurteilen.

Außerdem sind eine *Schweißiontophorese,* eine *Lungenfunktionstestung* (Spirometrie), ein *GT 10* sowie bei entsprechender Klinik oder Anamnese eine *Blutuntersuchung* (Entzündungsparameter, Allergie- und Immundiagnostik, α_1-Antitrypsin) zu veranlassen.

> Eine normale Schweißiontophorese schließt eine Mukoviszidose nicht aus, muß kontrolliert und bei entsprechender Anamnese und Klinik Anlaß für weitere Diagnostik sein *(Molekulargenetik).*

Ab dem 5. Lebensjahr sind *Lungenfunktionsuntersuchungen* zur Beurteilung einer in- oder ex-

spiratorischen Flußlimitierung, der Reversibilität auf β_2-Mimetika und des Ausmaßes der Hyperreagibilität der Atemwege (Provokation mit Histamin oder Metacholin, Kaltluft oder Laufbandbelastung) verwertbar. Eine Restriktion kann auf interstitielle Lungenerkrankungen hinweisen, die radiologisch noch nicht sichtbar sein müssen. Meist besteht hierbei eine belastungsabhängige Hypoxie *(Pulsoxymetrie).*

Zusätzlich hilft die *Spiralcomputertomographie (CT)* in HR-Technik das Ausmaß interstitieller Lungenerkrankungen zu erfassen und die optimale Lokalisation für eine *offene Lungenbiopsie* festzulegen. Auch Bronchiektasen lassen sich mit Hilfe des CT weniger invasiv und ebenso sensitiv wie durch eine Bronchographie nachweisen.

Ösophagusbreischluck und *pH-Metrie* sind bei V. a. eine Schluckstörung oder einen Reflux notwendige Untersuchungsmethoden in jedem Alter.

Mit Hilfe der *flexiblen Bronchoskopie,* die in Sedierung durchgeführt in der Hand des routinierten Untersuchers eine risikoarme Untersuchungsmethode darstellt, lassen sich laryngotracheobronchiale Fehlbildungen diagnostizieren sowie Einengungen der Bronchien oder Trachea durch eine Malazie, Stenose oder herznahe Gefäße erkennen. Auch zum Ausschluß, jedoch nicht zur Entfernung

279

chronischer Husten mit unauffälliger Rö-Thoraxaufnahme

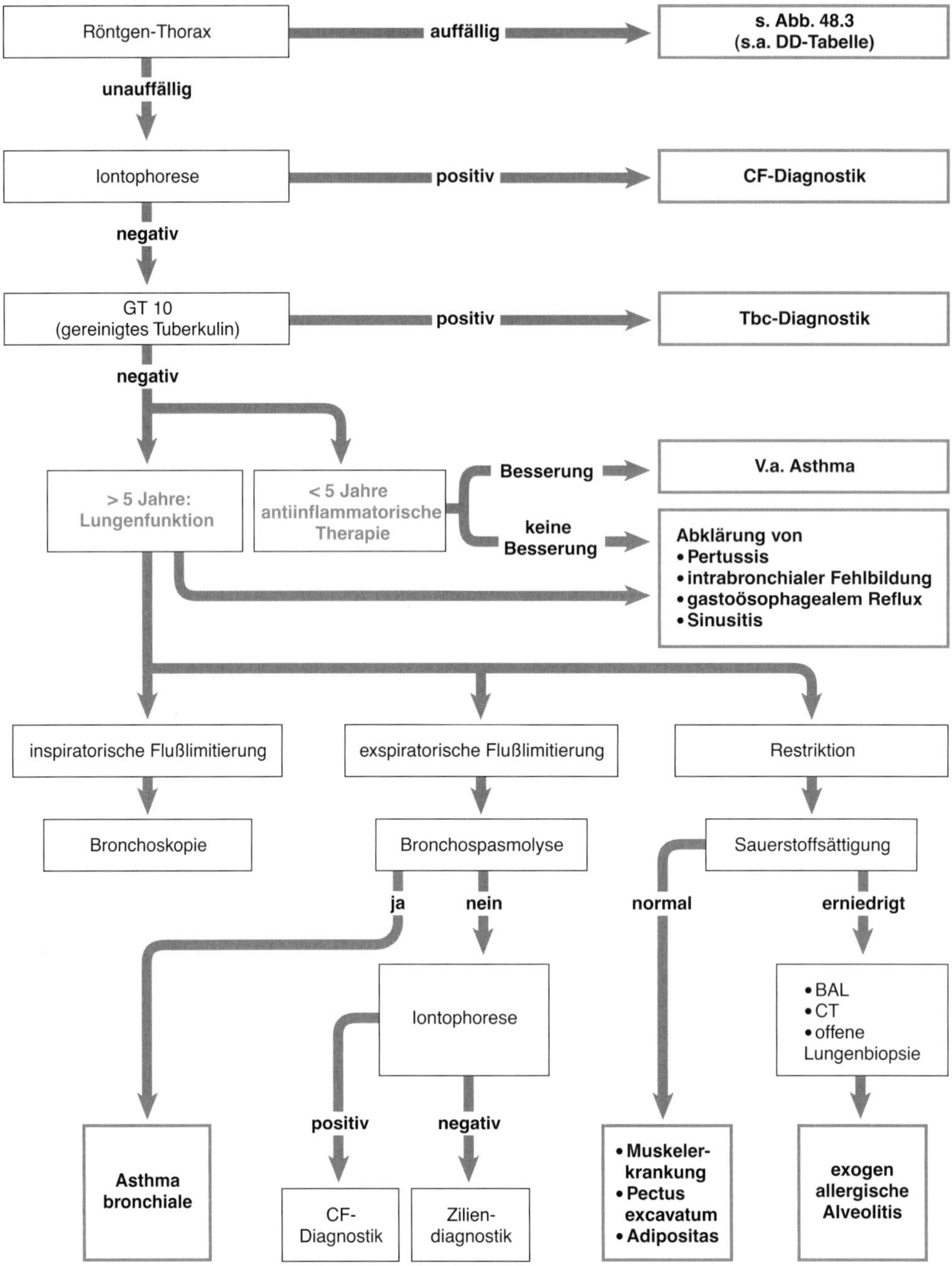

```
Röntgen-Thorax ──── auffällig ────→  s. Abb. 48.3
                                     (s.a. DD-Tabelle)
    │ unauffällig
    ▼
Iontophorese ──── positiv ────→  CF-Diagnostik
    │ negativ
    ▼
GT 10
(gereinigtes Tuberkulin) ──── positiv ────→  Tbc-Diagnostik
    │ negativ
```

> 5 Jahre: Lungenfunktion

< 5 Jahre antiinflammatorische Therapie

Besserung ──→ V.a. Asthma

keine Besserung ──→ Abklärung von
- Pertussis
- intrabronchialer Fehlbildung
- gastoösophagealem Reflux
- Sinusitis

inspiratorische Flußlimitierung

exspiratorische Flußlimitierung

Restriktion

Bronchoskopie

Bronchospasmolyse

Sauerstoffsättigung

ja   nein

normal   erniedrigt

Iontophorese

- BAL
- CT
- offene Lungenbiopsie

positiv   negativ

Asthma bronchiale

CF-Diagnostik

Zilien-diagnostik

- Muskelerkrankung
- Pectus excavatum
- Adipositas

exogen allergische Alveolitis

Abb. 48.2 Differentialdiagnose des chronischen Hustens mit unauffälligem Röntgenbild.

eines Fremdkörpers sollte primär flexibel in Sedierung bronchoskopiert werden. Bei sicherem Aspirationsereignis ist die starre Bronchoskopie die Methode der ersten Wahl.

Bei Verdacht auf eine interstitielle Lungenerkrankung ist eine *bronchoalveoläre Lavage* (BAL) zur Erreger- und Zytodiagnostik weiterführend.

Eine *Tuberkulintestung* ist immer als GT 1 oder GT 10 (Mendel-Mantoux) durchzuführen.

Bakteriologische Untersuchungen des Sputums sind obligat und lassen bei Pseudomonasnachweis an Mukoviszidose denken. Durch Inhalation hypertoner Kochsalzlösung läßt sich Sputum auch provozieren. Bakteriologische Ergebnisse aus Rachenabstrichen sind wenig spezifisch für intrapulmonale Infektionen.

Sind alle Untersuchungen unauffällig, ist eine psychische Ursache des Hustens anzunehmen.

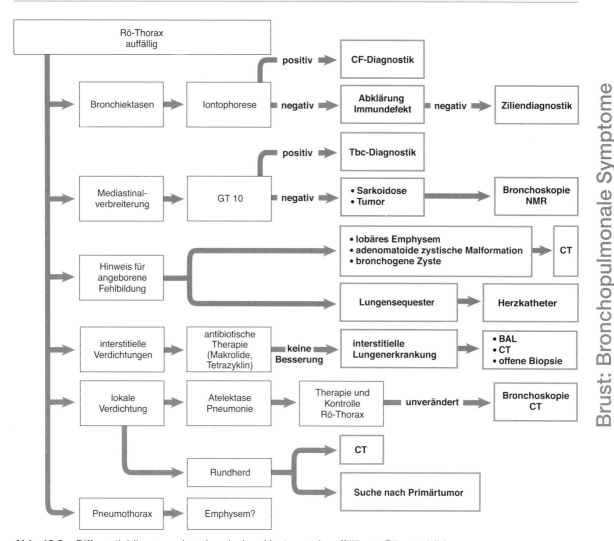

chronischer Husten mit auffälliger Rö-Thoraxaufnahme

Abb. 48.3 Differentialdiagnose des chronischen Hustens mit auffälligem Röntgenbild.

Brust: Bronchopulmonale Symptome

Verzichtet werden sollte auf Röntgenaufnahmen in In- und Exspiration zum Ausschluß einer Fremdkörperaspiration. Im Zweifelsfall ist hier die flexible Bronchoskopie vorzuziehen. Auch seitliche Aufnahmen der Halsweichteile, um Stenosen der oberen Atemwege abzuklären, sollten zugunsten des MRT nicht mehr durchgeführt werden.

Besondere Hinweise

Häufigster Stimulus für Husten ist eine Irritation oder Entzündung des Epithels der Atemwege.

Akuter Husten: Akuter Husten wird in allen Altersgruppen am häufigsten durch einen viralen Infekt der oberen Atemwege ausgelöst. Dieser Husten ist unproduktiv und dauert meistens nicht länger als eine Woche. Bei Kleinkindern muß bei akutem Husten, auch bei fehlender spezifischer

Anamnese, an eine Fremdkörperaspiration gedacht werden, insbesondere dann, wenn andere Symptome (z. B. Fieber) fehlen. Bei *akutem Husten mit Fieber,* welches länger als eine Woche andauert, sollten eine Pneumonie und, bei entsprechender Anamnese, eine Tuberkulose radiologisch ausgeschlossen werden. Bei *akutem Husten mit inspiratorischem Stridor* sind im entsprechenden Alter die Laryngitis subglottica und die Tracheitis von der Epiglottitis abzugrenzen, und ist wiederum ein Aspirationsereignis als Ursache auszuschließen.

> **Ein exspiratorischer Stridor ist bei obstruktiven Bronchitiden (der Erstmanifestation eines Asthma bronchiale) oder einer Mukoviszidose – neben dem Husten – Leitsymptom (s. Kap. 49).**

Auch eine Otitis externa, eine Perikarditis oder ein Pneumothorax können seltene Ursachen eines akuten Hustens sein (s. Abb. 48.1).

Chronischer Husten: Chronischer Husten kann ebenfalls mit oder ohne Begleitsymptomatik auftreten. Angeborene Ursachen sind von erworbenen zu unterscheiden. Am häufigsten ist ein bis dahin nicht bekanntes oder nicht ausreichend therapiertes Asthma bronchiale. Angeborene Fehlbildungen im Bereich des Larynx und der unteren Atemwege sowie ein gastroösophagealer Reflux sind häufiger im Säuglingsalter, Entzündungen durch Bakterien, Mykoplasmen, Tuberkulose, Viren oder Allergene, aber auch Bronchiektasen, Sinusitiden, Tumoren und psychische Ursachen müssen im Schulalter als Ursachen ausgeschlossen werden. Eine Mukoviszidose als Ursache ist in jedem Alter abzuklären.

Differentialdiagnostische Tabellen

Differentialdiagnose des *akuten* Hustens

Charakterisierung des Hauptsymptoms	weiterführende Nebenbefunde	Verdachtsdiagnosen	Bestätigung der Diagnose
bellender Husten	progredienter inspiratorischer Stridor, Heiserkeit	Laryngitis subglottica	Besserung unter Steroid- oder Epinephrininhalation
	progredienter inspiratorischer Stridor, Fieber, reduzierter AZ	bakterielle Tracheitis	Bronchoskopie, Bakteriologie
trockener Husten *ohne* Fieber	*Säugling:* Tachypnoe, feinblasige Rasselgeräusche	Bronchiolitis	RSV-Antigennachweis, Rö-Thorax
	Kleinkind: positiver Allergietest, Husten bei Anstrengung	Asthma	Besserung auf antiinflammatorische Therapie
	Schulkind: positiver Allergietest, Husten bei Anstrengung	Asthma	Lungenfunktion, Bronchospasmolyse
	akuter Thoraxschmerz, Tachy-/Dyspnoe	Pneumothorax	Rö-Thorax
	entsprechende Grundkrankheit, Tachy-/Dyspnoe	Lungenödem	Rö-Thorax
	Ohrenschmerzen	Otitis externa	entzündeter oder obturierter Gehörgang
trockener Husten *mit* Fieber	Tachypnoe, reduzierter AZ	Pneumonie	Rö-Thorax
	atemabhängige Schmerzen	Pleuritis	Pleurareiben
	unspezifischer Thoraxschmerz (Erkrankungsalter)	Perikarditis	Echokardiographie
produktiver Husten	Kleinkind, Aspirationsanamnese, seitendifferentes Atemgeräusch	Fremdkörperaspiration	starre Bronchoskopie
	Kleinkind, Schulkind, Infekt der oberen Luftwege	Bronchitis	Luftwegsinfekt, Rasselgeräusche, Rö-Thorax
nächtlicher Husten	Säugling, Kleinkind	gastroösophagealer Reflux	pH-Metrie
	Kleinkind, Schulkind	Asthma, Hausstaubmilbenallergie	Allergiediagnostik, Lungenfunktion
	Kleinkind, Schulkind	Sinusitis, Postnasaldrip-Syndrom, Adenoide	Schleim an Rachenhinterwand, Mundatmung
stakkatoartiger Husten	Pertussiskontakt	Pertussis	Lymphozytose, Serologie, typischer klinischer Befund

Differentialdiagnose des *chronischen* Hustens bei *unauffälligem* Rö-Thorax

Charakterisie-rung des Haupt-symptoms	weiterführende Neben-befunde (Erkrankungsalter)	Verdachtsdiagnosen	Bestätigung der Diagnose
produktiver Husten	Säugling, in- oder exspiratorischer Stridor	angeborene Fehlbildungen (Tracheo- oder Bronchomalazie, Fistel)	flexible Bronchoskopie
	jedes Alter	erworbene Obstruktion der zentralen Atemwege (Tbc, Adenome, Fremdkörper)	starre Bronchoskopie GT 10
	jedes Alter, Zusammenhang mit Nahrungsaufnahme	gastroösophagealer Reflux	pH-Metrie
	Pankreasinsuffizienz, Pseudomonasbesiedlung	Mukoviszidose	Schweißiontophorese, Molekulargenetik
trockener Husten	nächtlicher Husten	passagere Hyperreagibilität nach Infektion	Serologie (Mykoplasmen, Adenoviren, Pertussis)
	Mundatmung	sinubronchiales Syndrom, Adenoide	Sonographie oder Röntgen der Nasennebenhöhlen
	rezidivierend, Atemnot bei Belastung, Giemen	konstante Hyperreagibilität, Asthma	Lungenfunktion, anti-inflammatorische Therapie
	Säugling, Kleinkind	exogene Noxen (Passivrauchen)	Anamnese
	β-Blocker, ACE-Hemmer	medikamenteninduzierter Husten	Absetzen der Medikamente
stakkatoartiger Husten	Pertussiskontakt	Pertussis	Serologie, typischer klinischer Befund
explosiver, bellender Husten	Verstärkung bei Zuwendung	psychogener Husten	Ausschluß aller anderen Ursachen, Fehlen im Schlaf

Differentialdiagnose des *akuten und chronischen* Hustens bei *auffälligem* Rö-Thorax

Charakterisie-rung des Haupt-symptoms	weiterführende Neben-befunde im Rö-Thorax	Verdachtsdiagnosen	Bestätigung der Diagnose
produktiver Husten	seitendifferente Belüftung	Fremdkörperaspiration	starre Bronchoskopie
	Bronchiektasen	Mukoviszidose	Schweißiontophorese, Molekulargenetik
	Bronchiektasen	Immundefekt	Immunglobuline und IgG-Subklassen
	Bronchiektasen, Situs inversus, Sinusitis	Ziliendyskinesie	Zilienbiopsie
produktiver oder trockener Husten	Mediastinalverbreiterung	Tuberkulose Sarkoidose	GT 10, Magenspülwasser BAL, ACE, IL-2-Rezeptor
trockener Husten	Mediastinalverbreiterung	Thymom M. Hodgkin	MRT, Bronchoskopie
	Hinweise für ange-borene Fehlbildungen	lobäres Emphysem, adeno-matoide zystische Malfor-mation, bronchogene Zyste, Lungensequester	CT Herzkatheter
	interstitielle Verdichtungen	Mykoplasmenpneumonie	Besserung auf antibiotische Therapie, Serologie
	interstitielle Verdichtungen, O_2-Sättigungsabfall bei Belastung	exogen allergische Alveolitis	BAL, CT, offene Lungenbiopsie
	lokale Verdichtungen	Atelektase	Besserung unter Therapie
	lokale Verdichtungen	Pneumonie	Besserung unter Therapie
	lokale Verdichtungen	Rundherd, V.a. Tumor	CT, Suche nach Primärtumor

Brust: Bronchopulmonale Symptome

F

283

49 Stridor – inspiratorisch und exspiratorisch

Frank Riedel

Symptombeschreibung

Unter Stridor versteht man ein Atemgeräusch, das durch forcierten Luftstrom und Turbulenzen an Engstellen der Atemwege entsteht. Es ist ein Hinweis auf eine pathologische Einengung im Bereich der Atemwege von der Nase bis zu den Bronchien.

Die zeitliche Zuordnung, aber auch die Art des Stridors ermöglichen wertvolle differentialdiagnostische Hinweise (s. u.). So entsteht ein rein inspiratorischer Stridor in den oberen Atemwegen bis zur subglottischen Region (extrathorakal), während ein rein exspiratorischer Stridor seinen Ursprung im Bereich der unteren Trachea und der Bronchien hat (intrathorakal). Einengungen im Bereich der mittleren Trachea führen zu biphasischem (in- und exspiratorischem) Stridor (Tab. 49.1).

Die zum Stridor führende Enge kann harmlos oder lebensbedrohlich sein, alarmierende Zeichen sind reduzierter Allgemeinzustand, Tachy-/Dyspnoe oder Zyanose.

Rationelle Diagnostik

Anamnese

Zunächst muß zwischen akutem Auftreten und der chronischen Form des Stridors unterschieden werden. Beim akuten Stridor sind die Begleitumstände wie Fieber, Luftwegsinfekte, mögliche Inhalationstraumen bzw. Aspirationsereignisse von Bedeutung. Bei der chronischen Form müssen das Alter bei Symptombeginn, die Dauer, eine mögliche Lageabhängigkeit (z.B. Besserung in Bauchlage), die Beeinflussung des Stridors durch Aktivitäten wie Trinken, eine Beeinträchtigung des Schluckens und der Stimme sowie vorausgegangene Intubationen erfragt werden.

Körperliche Untersuchung

Zunächst ist der *Allgemeinzustand* (Tachy-/Dyspnoe, Zyanose) zu beurteilen, um eine aktuelle Gefährdung durch die Atemwegsenge zu ermes-

Tabelle 49.1 Ursachen von Stridor.

	chronisch	akut
inspiratorischer Stridor		
• supralaryngeal	Choanalstenose Mikrognathie Makroglossie Thyreoglossuszyste	Säuglingsrhinitis Abszeß (pharyngeal, retrotonsillär)
• supraglottisch	Laryngomalazie Larynxzyste Tumor	Trauma (Inhalation, Inspiration)
• glottisch/subglottisch	subglottische Stenose Larynxpapillomatose Larynxsegel Stimmbandparese Stimmbanddysfunktion Fremdkörper (Larynx/Ösophagus) Glottisödem Tumor Arthritis der Kehlkopfgelenke	virale Laryngotracheitis spasmodischer Croup diphtherischer Croup Laryngospasmus
exspiratorischer Stridor		
• bronchial	Bronchomalazie Gefäßanomalie Bronchialsegel Kompression durch Lymphknoten Endobronchialtumor	obstruktive Atemwegserkrankung Fremdkörper
biphasischer Stridor		
• tracheal	Tracheomalazie Gefäßanomalie Knorpelfehlanlage Trachealsegel	bakterielle Tracheitis

sen. Die *Art des Stridors* ergibt Hinweise auf die Lokalisation. So ist bei inspiratorischem Stridor die Obstruktion im Bereich der oberen (Abb. 49.1 und 49.2, Farbtafel), bei exspiratorischem Stridor in den unteren Atemwegen zu suchen.

Auch die *Frequenz des Stridors* ermöglicht eine Lokalisation: Ein hochfrequentes Geräusch deutet auf eine Enge im Bereich der Glottis hin, während eine supraglottische Obstruktion eher zu einem niederfrequenten „Karcheln" führt. Die subglottische Enge erzeugt einen mittelfrequenten Stridor.

Neben der obligatorischen Auskultation der Lunge sollte nach pathologischen Befunden im Herz-Kreislauf-System gefahndet werden, nach Fehlbildungen – insbesondere im Gesichtsbereich – ist zu suchen, und eine gründliche Inspektion der Mundhöhle (Ausnahme: V. a. Epiglottitis, s. u.) und der Nase schließt die körperliche Untersuchung ab.

Technische Untersuchung

Die höchste Aussagekraft hat die *flexible Endoskopie* der Atemwege mit Lokalanästhesie der Schleimhaut unter Sedierung und somit erhaltener Spontanatmung. Hierdurch werden alle Stenosierungen im Bereich der Atemwege einschließlich ihrer Dynamik im Atemzyklus erfaßt (Naso-Pharyngo-Laryngo-Tracheo-Bronchoskopie). Die hierzu mittlerweile entwickelten Instrumente erlauben diese Untersuchungen in allen Altersstufen ohne Gefährdung der Patienten, eine entsprechende Übung und eine Überwachung während der Untersuchung vorausgesetzt.

Die Röntgenuntersuchung der Halsweichteile in 2 Ebenen mit hohen KV-Dosen tritt diagnostisch in den Hintergrund.

Zur weiteren Differenzierung einer endoskopisch erfaßten Obstruktion der Atemwege sind ggf. weitere bildgebende Verfahren notwendig, so z. B. ein *Ösophagogramm* zur Darstellung von Einengungen im Bereich des Ösophagus, ein *Computertomogramm* des Halses zur Beurteilung des Retro-

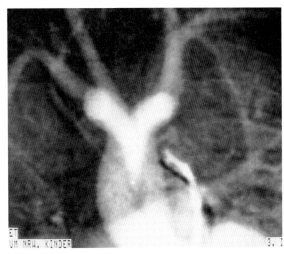

Abb. 49.4 Trachealstenose, bedingt durch doppelten Aortenbogen: Angiokernspintomographie mit Darstellung des doppelten Aortenbogens.

pharynx bzw. ein *Kernspintomogramm* zur Darstellung des Mediastinums und der großen Gefäße (Abb. 49.3, Farbtafel; Abb. 49.4).

Besondere Hinweise

Der Widerstand in einer Röhre ist proportional zur 4. Potenz des Radius, deswegen ist der Stridor bei Säuglingen aufgrund der Enge der Atemwege ein häufiges Symptom. Das Auftreten eines Stridors ist aber nicht nur von der Enge der Atemwege abhängig, sondern auch von der Luftmenge, die die Enge pro Zeiteinheit passiert (Flußrate). Deshalb verstärkt beschleunigte Atmung einen latenten Stridor deutlich.

Jede dauerhaft bestehende Einengung der Atemwege kann im Rahmen von Infekten über eine Schleimhautschwellung zum Auftreten von Stridor führen, so daß lediglich die akute Problematik gesehen wird. Eine Untersuchung im infektfreien Intervall hilft hier weiter.

Differentialdiagnostische Tabellen

Differentialdiagnose des inspiratorischen Stridors

Charakterisierung des Hauptsymptoms (Manifestationsalter)	weiterführende Nebenbefunde	Verdachtsdiagnosen	Bestätigung der Diagnose
leichter inspiratorischer Stridor bei jungem Säugling	serös/eitrige Rhinitis	unspezifische Rhinitis	Anamnese, Verlauf, Ansprechen auf abschwellende Nasentropfen
progredienter inspiratorischer Stridor	Luftwegsinfekt, bellender Husten, Heiserkeit	virale Laryngotracheitis	Ansprechen auf Epinephrin- oder Steroidinhalation

Differentialdiagnose des inspiratorischen Stridors *(Fortsetzung)*

Charakterisierung des Hauptsymptoms (Manifestationsalter)	weiterführende Nebenbefunde	Verdachtsdiagnosen	Bestätigung der Diagnose
progredienter inspiratorischer Stridor, Karcheln	hohes Fieber, Schluckstörung, kein Husten, kloßige Sprache	Epiglottitis	Inspektion unter Intubationsbereitschaft
plötzlicher inspiratorischer, meist nächtlicher Stridor	kein Luftwegsinfekt, Schleimhauthyperreaktivität	spasmodischer Croup	Ansprechen auf inhalative oder systemische Steroide
plötzlicher inspiratorischer Stridor	Hyperventilation oder Hypokalzämie	Laryngospasmus	Blutgasanalyse, Elektrolyte, Parathormonbestimmung
	Verbrennung oder Verletzung im Mundbereich	Inhalations-/Ingestionstrauma	Anamnese, Racheninspektion
	Schluckbeschwerden, Halsschmerzen, Vorwölbung im Rachen, Fieber	Retropharyngeal-/Peritonsillarabszeß	Racheninspektion
	weißlich-graue Beläge auf Tonsillen (Pseudomembran), süßlicher Foetor, Heiserkeit	diphtherischer Croup	Klinik, Impfanamnese, Rachenabstrich (Kultur)
	Schluckbeschwerden, kein Fieber	Fremdkörper in oberer Ösophagusenge	Anamnese, Endoskopie
		Insektenstich in Rachen oder Zunge	Anamnese
	Stimme verändert, z.T. nach Belastung, weibliche Jugendliche, z.T. mit Hyperventilation	Stimmbanddysfunktion	psychologische Diagnostik, Endoskopie bei Symptomen
seit 1. Lebensmonat, Besserung mit zunehmendem Alter, juchzend, z.T. schnarrend, „gackernd"	meist unbeeinträchtigt, gelegentlich Trinkschwierigkeiten, Besserung in Bauchlage und im Schlaf	Laryngomalazie	Verlauf, Endoskopie
stridoröse Atmung seit Geburt ohne Progredienz	Trinkschwierigkeiten	Choanalstenose	nasogastrale Sondierung
	Trinkschwierigkeiten, z.T. Exomphalos, Hypertrophie, z.T. Hypotonie	Makroglossie, z.B. Wiedemann-Beckwith-Syndrom, z.B. Hypothyreose	Inspektion, evtl. TSH-Screening
	Trinkschwierigkeiten, Mikrognathie, z.T. Gaumenspalte, Besserung in Bauchlage	Mikrognathie, z.B. Pierre-Robin-Sequenz	Inspektion
	Vorwölbung an Zungengrund, z.T. Schluckstörung	Thyreoglossuszyste	Inspektion
	schriller Schrei, Mikrozephalus, Hypotonie, mentale Retardierung	Cri-du-chat-Syndrom	Klinik, Chromosomenanalyse
seit Geburt oder 1. Lebensmonat, z.T. progredient	z.T. kutanes Hämangiom, z.T. sichtbarer Halstumor	Hämangiom, Larynxzyste, zystisches Hygrom, Lymphangiom, Larynxsegel	Klinik, Racheninspektion, Endoskopie
progredienter Stridor	Heiserkeit, z.T. Kondylome bei der Mutter	Larynxpapillomatose	Endoskopie, Biopsie
intermittierender Stridor	chronische Arthritis, insbesondere kleine Gelenke	juvenile chron. Arthritis mit Befall des Krikoarytenoidgelenkes	Rheumafaktor, Entzündungszeichen im Blut
Stridor nach Beatmung bzw. Herz-OP oder Intubation	Heiserkeit	Rekurrensparese, Dislokation des Aryknorpels	Endoskopie
langsam beginnender Stridor	Makrozephalus	Abduktorparese der Stimmbänder bei intrakranieller Drucksteigerung	Endoskopie, Schädelsonographie

Differentialdiagnose des biphasischen Stridors

Charakterisierung des Hauptsymptoms (Manifestationsalter)	weiterführende Nebenbefunde	Verdachtsdiagnosen	Bestätigung der Diagnose
akut auftretend und progredient	hohes Fieber, schlechter AZ	bakterielle Tracheitis	Endoskopie, Bakteriologie nach Intubation
ab 1. Lebensmonat, abhängig von Aktivität	z.T. grobblasige Rasselgeräusche über Lunge, z.T. Dysphagie	Tracheomalazie (primär)	Endoskopie
		Trachealkompression durch aberrierende Gefäße: • doppelter Aortenbogen • rechtsseitiger Aortenbogen mit Lig. arteriosum • Anomalie der A. innominata • anormale linke A. carotis	Endoskopie, Mediastinalsonographie, NMR, Ösophagogramm
		Trachealkompression durch Lymphknoten: • Tuberkulose • Sarkoidose	Tuberkulintestung, Rö-Thorax, Mediastinalsonographie
		Knorpelfehlanlage	Endoskopie
persistierend seit Geburt		Trachealsegel	Endoskopie

Differentialdiagnose des exspiratorischen Stridors

Charakterisierung des Hauptsymptoms	weiterführende Nebenbefunde	Verdachtsdiagnosen	Bestätigung der Diagnose
akutes Einsetzen	Luftwegsinfekt, feuchte und trockene Rasselgeräusche	akute obstruktive Bronchitis	Anamnese, Klinik, Rö-Thorax
	einseitige Belüftung	Fremdkörperaspiration	Endoskopie (starre Bronchoskopie)
abhängig von Aktivität, Reduktion im Schlaf	keine Beeinträchtigung	Bronchomalazie	Endoskopie
chronischer Stridor		Kompression durch Lymphknoten (Tbc)	Tuberkulintestung, Endoskopie
		Kompression durch Gefäßanomalie: • Pulmonalarterienenge • aberrierende linke Pulmonalarterie	Endoskopie, Echokardiographie, evtl. NMR
		Bronchialsegel	Endoskopie
z.T. progredient	z.T. Atelektasen	endobronchialer Tumor	Endoskopie, Biopsie

Brust: Bronchopulmonale Symptome

F

50 Apnoe

Ekkehart Paditz

Symptombeschreibung

Apnoen können plötzlich als einzelnes Ereignis oder mehrfach in verschiedenartiger Reihung auftreten (z.B. periodische Atmung, Cheyne-Stokes-Atmung). Zusätzlich wird zwischen zentralen, obstruktiven und gemischten Apnoen unterschieden. Eine Verminderung der Atmungsintensität ohne vollständiges Sistieren des nasalen Atemstromes wird als Hypoventilation oder Hypopnoe bezeichnet. Apnoen und Hypopnoen können im Wachzustand sowie im Schlaf auftreten. Der Schlaf stellt insbesondere während des REM-Schlafes und in den frühen Morgenstunden eine besonders vulnerable Phase mit deutlich erhöhter Häufigkeit von Apnoezuständen dar.

Bei der Bewertung des Krankheitswertes von **Apnoen (Abb. 50.1 und 2) sollte immer auf das gemeinsame Auftreten von Apnoen bzw. Hypopnoen mit Bradykardien, Hypoxämien und/oder Arousals (= Weckreaktionen, die zur Störung der Schlafarchitektur führen), geachtet werden, da in allen Altersgruppen auch physiologische Atempausen beobachtet werden.**

Die *Atemfrequenz* ist altersabhängig (Tab. 50.1). *Paradoxe Atmung* weist jenseits des ersten Lebensjahres auf erhöhte Atemwiderstände hin, während sie bei Säuglingen während des REM-Schlafes physiologisch ist. Einheitliche *Definitionen* sowie allgemein akzeptierte *Normwerte* (Tab. 50.1) für die Dauer, die Häufigkeit sowie für die formalen Meßpunkte zur Erfassung von Apnoen und Hypopnoen existieren bisher nicht:
- *Zentrale Apnoe (synonym: apnoische Pause):* gleichzeitiges Sistieren der thorakalen und abdominellen Atembewegungen sowie des nasalen (und oralen) Atemflusses mit einer Dauer von ≥ 4 s. In der Literatur finden sich Definitionen für die Dauer von kindlichen Apnoen zwischen 2 und 20 Sekunden.
- *Obstruktive Apnoe:* Sistieren des nasalen Atemstroms bei fortgesetzter und meist verstärkter Intensität der thorakalen und abdominellen Atembewegungen mit einer Dauer von ≥ 4 s. Obstruktive Apnoen können nicht nur durch eine anatomisch vorgegebene Obstruktion der oberen Atemwege, sondern auch durch *zentrale* Störungen mit Schwankungen des glossopharyngealen Muskeltonus während des Schlafes hervorgerufen werden. *Die Unterscheidung zwischen obstruktiven und zentralen Apnoen ist deshalb nur deskriptiv und stellt keine sichere ätiologische Aussage dar.* Die vermehrten thorakalen Atembewegungen können – auch *ohne* Nachweis einer Hypoxämie – mit erheblichen Schwankungen des intrathorakalen Druckes einhergehen.
- *Gemischte Apnoe:* obstruktive Apnoe mit ineffektiven Atembewegungen, die unmittelbar danach in eine apnoische Pause mit Sistieren der

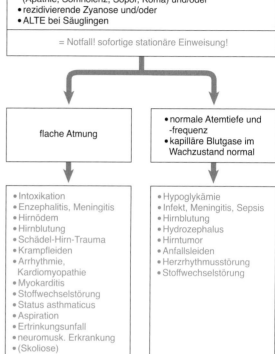

Atempausen (Notfallsituationen)

- Bewußtseinslage/Vigilanz ständig oder passager vermindert (Apathie, Somnolenz, Sopor, Koma) und/oder
- rezidivierende Zyanose und/oder
- ALTE bei Säuglingen

= Notfall! sofortige stationäre Einweisung!

flache Atmung

- normale Atemtiefe und -frequenz
- kapilläre Blutgase im Wachzustand normal

- Intoxikation
- Enzephalitis, Meningitis
- Hirnödem
- Hirnblutung
- Schädel-Hirn-Trauma
- Krampfleiden
- Arrhythmie, Kardiomyopathie
- Myokarditis
- Stoffwechselstörung
- Status asthmaticus
- Aspiration
- Ertrinkungsunfall
- neuromusk. Erkrankung
- (Skoliose)

- Hypoglykämie
- Infekt, Meningitis, Sepsis
- Hirnblutung
- Hydrozephalus
- Hirntumor
- Anfallsleiden
- Herzrhythmusstörung
- Stoffwechselstörung

Abb. 50.1 Ursachen der Apnoe im Kindesalter: Notfallsituationen (ALTE, Zyanose und/oder Bewußtseinstrübung).

Atembewegungen und des nasalen Atemstromes übergeht.
- *Periodische Atmung:* Aufeinanderfolge von mindestens 3 Atempausen, unterbrochen von jeweils maximal 20 Sekunden lang anhaltenden oder 20 regulären Atemzügen. Ein Zusammenhang zwischen periodischer Atmung und erhöhter SID-Gefährdung scheint nicht zu bestehen. Periodische Atmung ist mit Schwankungen der Hirndurchblutung verbunden und scheint erst bei

Tabelle 50.1 Normwerte Atemfrequenz, Herzfrequenz und Anzahl von Desaturationen im Kindesalter[1].

Lebensalter	Atemfrequenz pro min	Herzfrequenz pro min	Desaturationen (SaO$_2$ < 80%)
Frühgeborene	55 ± 16 (1,9 SD)	142 ± 14 (1,9 SD)	8 (max. 55) bei 18%[3]
Reifgeborene	40 ± 8[2]	120 ± 12	16 (max. 41) bei 35%[3]
2. Monat	37 ± 6[2]	135 ± 10	2 (max. 9) bei 60%[3]
3./4. Monat	ca. 30 ± 8[2]	122 ± 10	0 (max. 1) bei 6%[3]
5 Jahre	20 ± 3 (1,2 SD)	90 ± 10	keine Angaben vorhanden
9 Jahre	19 ± 2,6 (1,5 SD)	75 ± 8	0 (8. Lebensjahr)
14 Jahre	14 ± 1,5[2]	70 ± 7	keine Angaben vorhanden

[1] Auswahl, modifiziert in Anlehnung an Poets 1997
[2] Mittelwert, einfache Standardabweichung (SD)
[3] 95. Perzentile (in Klammern: Maximalwert); Desaturationen traten bei x % der untersuchten Kinder auf

gleichzeitigem Auftreten von Bradykardien und/ oder Hypoxämien therapiebedürftig zu sein. Die *Cheyne-Stokes-Atmung* ist dagegen eine Sonderform der periodischen Atmung, die durch rhythmische Zunahme und Abnahme der Atemamplitude gekennzeichnet ist und Anlaß zu zentraler und kardiologischer Diagnostik gibt (s. Abb. 50.1).

• *Hypopnoe:* Abnahme der Amplitude des nasalen Atemstromes bzw. der Summe der abdominellen und thorakalen Atembewegungen um mehr als 50% gegenüber dem vorangehenden Intervall mit regulärer Atmung. Bei *obstruktiven Hypopnoen* ist die Reduktion des nasalen Atemstromes mit paradoxen Atembewegungen verbunden. Je jünger Kinder sind, desto mehr neigen sie zu inkompletten Atemwegsobstruktionen *(obstruktives Hypoventilationssyndrom)*. *Zentrale Hypopnoen* sind durch die nahezu gleichzeitige Abnahme des nasalen Atemstromes sowie der thorakalen und abdominellen Atemexkursionen gekennzeichnet.

• *Apnoe-Hypopnoe-Index (respiratory disturbance index, RDI):* Summe aller respiratorischen Ereignisse (Apnoen, Hypopnoen), bezogen auf die Ableit- oder Schlafzeit. RDI-Werte werden ab > 5/h als pathologisch gewertet (neuere Studien gehen für Kinder bereits von > 1/h aus). Eine einheitliche Definition dieser Grenze liegt nicht vor;

bei Erwachsenen werden RDI-Werte von > 10/h bzw. bis zu > 20/h als pathologisch betrachtet. *Der Schweregrad einer schlafbezogenen Atmungsstörung ergibt sich allerdings nicht nur aus dem RDI-Wert, sondern wird im Zusammenhang mit weiteren Parametern* wie Hypoxämien, Bradykardien, Arousals (Weckreaktionen, die zur Störung der Schlafarchitektur führen), Tagesmüdigkeit oder Zeichen der Rechtsherzbelastung eingeschätzt.

• *Basale Sauerstoffsättigung:* Sauerstoffsättigung während regelmäßiger Atmung über mindestens 10 s. Die basale SaO_2 ist bei gesunden Kindern aller Altersgruppen auf mittlere Werte zwischen 98 und 100% eingestellt, die 5. Perzentile liegt in Abhängigkeit vom Alter bei 93–98%.

• *Desaturation:* Verminderung der Sauerstoffsättigung auf ≤ 90%. (Bei Säuglingen betrachten manche Autoren erst Desaturationen auf ≤ 80% als klinisch relevant.) Desaturationen mit einer Dauer unter 4 s scheinen keinen sicheren Krankheitswert zu haben. Auch bei gesunden Kindern wurden in Abhängigkeit vom Lebensalter Desaturationen mit SaO_2-Werten unter 80% gefunden (Tab. 50.1). Eine weitere Definition der Desaturation geht von SaO_2-Abfällen um > 4% gegenüber dem Ausgangswert aus. Mit dieser Definition können SaO_2-

F

Brust: Bronchopulmonale Symptome

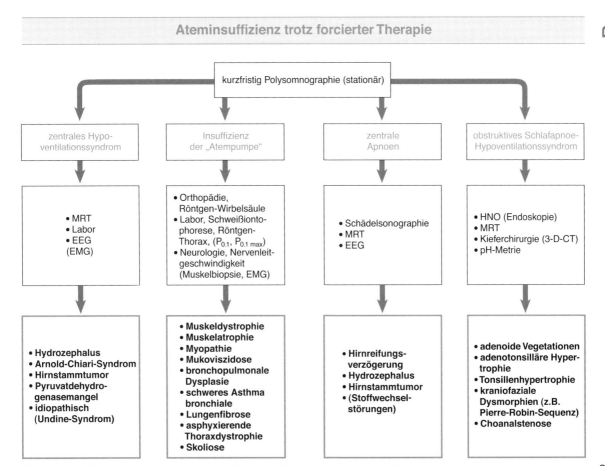

Ateminsuffizienz trotz forcierter Therapie

kurzfristig Polysomnographie (stationär)

| zentrales Hypo-ventilationssyndrom | Insuffizienz der „Atempumpe" | zentrale Apnoen | obstruktives Schlafapnoe-Hypoventilationssyndrom |

• MRT
• Labor
• EEG
(EMG)

• Orthopädie, Röntgen-Wirbelsäule
• Labor, Schweißiontophorese, Röntgen-Thorax, ($P_{0.1}$, $P_{0.1\,max}$)
• Neurologie, Nervenleitgeschwindigkeit (Muskelbiopsie, EMG)

• Schädelsonographie
• MRT
• EEG

• HNO (Endoskopie)
• MRT
• Kieferchirurgie (3-D-CT)
• pH-Metrie

• **Hydrozephalus**
• **Arnold-Chiari-Syndrom**
• **Hirnstammtumor**
• **Pyruvatdehydrogenasemangel**
• **idiopathisch (Undine-Syndrom)**

• **Muskeldystrophie**
• **Muskelatrophie**
• **Myopathie**
• **Mukoviszidose**
• **bronchopulmonale Dysplasie**
• **schweres Asthma bronchiale**
• **Lungenfibrose**
• **asphyxierende Thoraxdystrophie**
• **Skoliose**

• **Hirnreifungsverzögerung**
• **Hydrozephalus**
• **Hirnstammtumor**
• **(Stoffwechselstörungen)**

• **adenoide Vegetationen**
• **adenotonsilläre Hypertrophie**
• **Tonsillenhypertrophie**
• **kraniofaziale Dysmorphien (z.B. Pierre-Robin-Sequenz)**
• **Choanalstenose**

Abb. 50.2 Diagnostisches Vorgehen bei Ateminsuffizienz trotz forcierter Therapie.

Schwankungen infolge von obstruktiven oder zentralen Apnoen detaillierter beschrieben werden.

• *Bradykardie: Verminderung der Herzfrequenz von ≥ 4(–10) s Dauer um mehr als 33% gegenüber dem Ausgangswert, der während regulärer Atmung gemessen wurde.* Die Herzfrequenz zeigt eine deutliche Altersabhängigkeit (Tab. 50.1). Außerdem ist zu beachten, daß die Herzfrequenz im ruhigen Schlaf (NREM-Schlaf) gegenüber dem Wachzustand abnimmt, während sie im Aktivschlaf (REM-Schlaf) bei erhöhter Herzfrequenzvariabilität zunimmt. In klinischen Definitionen werden Herzfrequenzen unter 80/min bei Neugeborenen, unter 70/min im 1.–3. Lebensmonat, unter 60/min im 4.–6. Lebensmonat sowie unter (40–)55/min jenseits des 6. Lebensmonats als Bradykardie gewertet.

Die *klinische Bedeutung der Apnoen und Hypopnoen* besteht in der Möglichkeit der Auslösung von
• Hypoxämien und Bradykardien
• pulmonalarteriellen Drucksteigerungen bis hin zum chronischen Cor pulmonale
• Steigerung des arteriellen Blutdruckes infolge obstruktiver Apnoen
• links- und rechtsventrikulären diastolischen Funktionsstörungen des Herzens
• passageren (zum Teil auch irreversiblen) Hirnfunktionsstörungen
• Konzentrations- und Verhaltensstörungen als Folge des gestörten Schlafes
• Entstehung oder Begünstigung von Thoraxdeformitäten (Trichterbrust).

Die *Ursachen von Apnoen und Hypopnoen* können im Bereich folgender Organsysteme liegen:
• ZNS
• Obstruktion der oberen Atemwege
• Lungenerkrankungen
• „Insuffizienz der Atempumpe", d.h. Erschöpfung der Atemmuskulatur infolge von neuromuskulären Erkrankungen, Lungen- bzw. Lungengerüsterkrankungen und/oder Thoraxdeformitäten.

(Ein Zusammenhang zwischen Apnoen und gastroösophagealem Reflux wurde immer wieder diskutiert, scheint aber nur in Einzelfällen vorzuliegen.)

Rationelle Diagnostik

Anamnese

Das Symptom Apnoe wird initial nur von einem Teil der Eltern als wegweisendes Symptom angegeben. Vorstellungsanlaß beim Kinderarzt sind oft Hypermotilität, Tagesmüdigkeit, Konzentrationsschwäche, erhöhte Infektanfälligkeit, starkes Schwitzen im Schlaf, nächtliches Schnarchen, ver-

einzelt auch Enuresis, Trichterbrust oder ein Herzgeräusch.

In der *Eigenanamnese* sind neben Fragen nach dem Verlauf der Geburt und der Neonatalperiode nach bisherigen Erkrankungen der Lunge, des ZNS sowie nach neurologischen Auffälligkeiten in Abhängigkeit vom Alter des Kindes folgende Symptome zu erfragen:
• *bei Säuglingen:* Apnoen oder Zyanose im Schlaf, vermehrtes Schwitzen, unruhiger Schlaf, Gedeihstörung, Infektanfälligkeit oder lebensbedrohlich wirkender plötzlicher Tonusverlust mit Apnoe und Zyanose, der nur durch massive Stimulation oder Mund-zu-Mund-Beatmung unterbrochen werden konnte (ALTE = apparent life threatening event).
• *im Kleinkindesalter:* Tagesmüdigkeit, Konzentrationsschwäche, Hypermotilität, rezidivierende oder chronische Infekte der oberen Atemwege (Rhinitis, Pharyngitis, Tubenkatarrh, Otitis, Sinusitis oder Angina), nächtliches Schnarchen, unruhiger Schlaf, starkes Schwitzen im Schlaf, Schlaf mit rekliniertem Kopf oder in Knie-Ellenbogen-Lage, Mundatmung, kloßige Sprache, verzögerte Sprachentwicklung, behinderte Nahrungsaufnahme (z.B. bei Kontakttonsillen), Enuresis nocturna.
• *im Schulkindes- und Jugendalter:* Tagesmüdigkeit, Konzentrationsschwäche, Lernschwierigkeiten, morgendlicher Frontalkopfschmerz, unruhiger Schlaf, Mundatmung, Schnarchen.

Die *Familienanamnese* ergibt nur bei einem Teil dieser Krankheitsbilder zusätzliche Informationen. Schnarchen infolge adenotonsillärer Hypertrophie wurde oft auch bei älteren Geschwistern oder auch bei einem Elternteil beobachtet und besserte sich spontan oder nach Adenotomie bzw. Tonsillotomie. Beim Verdacht auf neuromuskuläre oder Stoffwechselerkrankungen kann die Familienanamnese wegweisend für die Früherkennung einer derartigen Erkrankung sein.

Körperliche Untersuchung

Im Wachzustand können die Kinder völlig unauffällig erscheinen, aber auch folgende Symptome aufweisen: Blässe, Zyanose, Muskelhypotonie, Hypermotilität, Mundatmung („adenoide Facies", Kap. 43, s. Abb. 43.1), Tonsillenhypertrophie (zum Teil Kontakttonsillen, die zur Behinderung der Nahrungsaufnahme sowie zu Phonationsstörungen mit „kloßiger Sprache" führen können), interkostale, juguläre und epigastrische Einziehungen, in schweren Fällen auch Zeichen der Rechtsherzbelastung (oft bereits frühzeitig systolisches Herzgeräusch über dem Erb-Punkt infolge der sekundären Trikuspidalinsuffizienz, evtl. auch Diastolikum links subklavikulär bzw. über 1–2 L2 infolge einer sekundären Pulmonalklappeninsuffizienz, Hepatomegalie erst relativ spät nach Übergang in ein Cor pulmonale). Bei Kindern mit adenoiden

Vegetationen, nächtlichem Schnarchen und häufigen Infekten der oberen Atemwege weisen vergrößert palpable *nuchale* Lymphknoten auf ein deutlich erhöhtes Risiko für ein obstruktives Schlafapnoesyndrom mit nächtlichen Hypoxämien hin. Zusätzlich muß auf Gesichts-, Thorax- und Wirbelsäulendeformitäten (Mikro- und Retrognathie, Gaumenspalten, Makroglossie, Septumdeviation der Nase, Mittelgesichtshypoplasie, Trichterbrust, Skoliose), auf Kontrakturen, Gangstörungen, Lähmungen und weitere neurologische Auffälligkeiten geachtet werden. Struma, Minderwuchs oder Adipositas dürfen nicht übersehen werden. Beim gleichzeitigen Vorliegen mehrerer Symptome bzw. Fehlbildungen ist an genetisch bedingte Syndrome zu denken. Immer sollte auch eine arterielle Hypertonie ausgeschlossen werden.

Labor

Laborparameter können *zur Beurteilung des Schweregrades* der Atemstörung herangezogen werden sowie *differentialdiagnostisch* zur Erkennung von Stoffwechsel-, Hormon-, neuromuskulären oder allergisch bedingten Erkrankungen beitragen:
• *kapilläre Blutgase:* Hyperkapnie (pCO_2 > 6,0 kPa bzw. 45 Torr) *im Wachzustand* erst bei ausgeprägter Ateminsuffizienz, z.B. infolge „Insuffizienz der Atempumpe". Unter stationären Bedingungen sind deshalb *mehrfache Messungen tagsüber und nachts* zur Erfassung von schlafbezogenen Atmungsstörungen sinnvoll. Sollte bereits eine respiratorische Azidose und/oder Hypoxämie vorliegen, ist eine rasche weitergehende Diagnostik und Therapie erforderlich (pH ≤ 7,35; kapillärer pO_2 in körperlicher Ruhe bis zum 3. Lebensjahr < 9,3 kPa bzw. 70 Torr, ab dem 4. Lebensjahr < 10,0 kPa bzw. 75 Torr).
• *weitere Laborparameter:* Blutzucker, Hämatokrit, Leukozyten, CRP, Natrium, Kalium, Kalzium und Magnesium im Serum, TSH, T3, T4, bei Adipositas zusätzlich Cholesterol, Triglyzeride, bei Verdacht auf eine neuromuskuläre Erkrankung zusätzlich ALAT, ASAT, LDH, Laktat, Pyruvat (und falls nicht bereits erfolgt: Muskelbiopsie zu erwägen), bei zentralen Hypoventilationssyndromen zusätzlich Vanillinmandelsäure und 5-HIES im Urin, bei Verdacht auf eine allergisch bedingte nasale Obstruktion IgE und allergenspezifisches IgE (RAST).

Technische Untersuchungen

Die Erfassung und Klassifizierung der Apnoen ist nur mittels ambulanter oder stationärer Polysomnographie möglich. Polysomnographie = kontinuierliche Aufzeichnung folgender Parameter während einer gesamten Nacht (mehrstündige Aufzeichnungen während des Schlafes am Tage vermögen in Einzelfällen Hinweise auf Atemregu-

lationsstörungen zu geben, können diese jedoch nicht ausschließen):
• *obligat (ambulant oder stationär):* Pulsoxymetrie (SaO_2, Artefaktanalyse wichtig), nasaler Atemstrom, thorakale und abdominelle Atembewegungen, Herzfrequenz oder EKG, *wünschenswert (nur unter ambulanten Bedingungen verzichtbar):* EEG, EMG, Elektrookulogramm, evtl. auch transkutaner pO_2 und pCO_2 sowie Videodokumentation zur verbesserten Erkennung von Artefakten und Krämpfen,
• *fakultativ:* pH-Metrie bei Verdacht auf einen gastroösophagealen Reflux. Ösophagusdruckmessungen sind invasiv und gehören innerhalb der Kinderheilkunde in der Regel nicht zur atemphysiologischen Diagnostik. Schnarchmikrophone und Lagesensoren liefern wenig Zusatzinformationen. Die Messung des endexspiratorischen pCO_2 ist speziellen Fragestellungen vorbehalten.
• *bei auffälligem Polysomnographiebefund: HNO-ärztliche Untersuchung,* ggf. einschließlich *Rhinomanometrie* und *Fiberendoskopie* zum Ausschluß einer Obstruktion der oberen Atemwege. Im ersten Lebensjahr *Schädelsonographie,* zusätzlich in allen Altersgruppen bei Nachweis einer zentralen Atemstörung oder auch bei atypischem HNO-ärztlichem Befund *Schädel-MRT* einschließlich Darstellung des Hirnstammes; ggf. *Dopplersonographie der Hirn- und Halsgefäße,* bei schweren zentralen Hypoventilationssyndromen auch *Abdomensonographie* z. A. eines Neuroblastoms. Auf die Kephalometrie (Fernröntgen des Schädels) kann im Kindesalter verzichtet werden; vor schwerwiegenden Operationsentscheidungen (z.B. Crouzon-Syndrom) sind dreidimensionale Rekonstruktionen mittels CT zu erwägen. Beim Vorliegen eines Stridors *Laryngotracheobronchoskopie* (Fremdkörper, Stenosen, Tracheomalazie, Laryngomalazie, Gefäßimpressionen). Bei Verdacht auf tracheobronchiale Gefäßimpressionen ist weitergehende kardiologische Diagnostik erforderlich (Gefäßdoppler, MRT und/oder invasive Angiographie). Die *Echokardiographie (einschließlich Dopplersonographie)* ist zum Ausschluß eines Vitiums sowie zur Beurteilung einer pulmonalen Hypertension in den meisten Fällen ausreichend.

Besondere Hinweise

Das Symptom Tagesmüdigkeit weist jenseits des 1. Lebensjahres mit relativ hoher Sensitivität auf eine schlafbezogene Atmungsstörung hin. Plötzliche lebensbedrohlich erscheinende Ereignisse (ALTE) stellen auch nach erfolgreicher Reanimation in jedem Fall eine dringliche Indikation zur Einweisung ins Krankenhaus dar, da diese Säuglinge ein erhöhtes SID-Risiko

Brust: Bronchopulmonale Symptome

F

aufweisen sowie weil bei ca. 60% aller Patienten eine Grunderkrankung gefunden werden kann.

Auch bei Patienten mit Fehlbildungssyndromen, neuromuskulären Erkrankungen, Thoraxdeformitäten oder chronischen Lungenerkrankungen sollte nicht nur an das Grundleiden, sondern beim Vorliegen von Tagesmüdigkeit und/oder nächtlichem Schnarchen an eine schlafbezogene Atmungsstörung gedacht werden.

Polysomnographische Untersuchungen erfordern auch bei automatischen Analysen eine manuelle Evaluierung.

Ambulante bzw. stationäre polysomnographische Untersuchungen können wesentlich zur Entscheidung über die Notwendigkeit und Dringlichkeit einer Adenotomie, Tonsillotomie oder Reoperation bei Kindern mit Gaumenspalten und velopharyngealer Plastik oder größeren kiefer- und gesichtschirurgischen Eingriffen beitragen.

Differentialdiagnostische Tabellen

Differentialdiagnostik der Apnoe bei ständiger oder passagerer starker Vigilanzverminderung (Apathie, Somnolenz, Sopor oder Koma) = Notfall! Dringliche Klinikeinweisung erforderlich!

Charakterisierung des Hauptsymptoms	weiterführende Nebenbefunde	Verdachtsdiagnosen	Bestätigung der Diagnose
Vigilanz *ständig* stark vermindert *(Notfall!)*	flache Atmung	Intoxikation	Anamnese, Labor
		Enzephalitis	Anamnese, Labor, EEG, MRT
		Meningitis	Lumbalpunktion, Labor, (MRT)
		Hirnödem	CT, EEG, invasive Hirndruckmessung
		Hirnblutung	Schädelsonographie, CT, MRT, (Punktion)
		Schädel-Hirn-Trauma	Anamnese, Notfall-CT
		Krampfleiden	Anamnese, EEG
		Herzinsuffizienz	Klinik, Röntgen-Thorax, Echokardiographie, EKG, Labor
		Stoffwechselstörung	Anamnese, Labor
		Status asthmaticus	Anamnese, Auskultation und Perkussion, Röntgen-Thorax, evtl. Bronchoskopie: „mucoid impaction"
		neuromuskuläre Erkrankung	Anamnese, Klink, Labor, Muskelbiopsie, (EMG)
		Skoliose	Klinik, Röntgen
rezidivierende Zyanosezustände *(dringliche Diagnostik!)*	nur im Schlaf Zyanose und flache Atmung	zentrales Hypoventilationssyndrom	Polysomnographie • *idiopathisch:* Undine-Syndrom • *Hirnstammtumor:* MRT • *Neuroblastom:* MRT, 5-HIES und VMS im Urin, Abdomensonographie, MIBG-Szintigraphie, Skelettszintigraphie, Markpunktion • *Neurofibromatose/M. Recklinghausen:* Café-au-lait-Flecken (Biopsie) • *Ganglioneurom:* (Biopsie) • *Pyruvatdehydrogenasemangel:* Laktat, Pyruvat, Muskelbiopsie • *Karnitinmangel:* freies und Gesamtkarnitin im Serum • *zerebrale a.v. Malformation:* Dopplersonographie, MRT, (Angiographie) • *Haddad-Syndrom:* Röntgen-Kolonkontrasteinlauf, Manometrie, Biopsie • *rigid spine syndrome:* MRT • *Hirnstammhämosiderose* nach Polytransfusion (Sichelzellanämie, aplastische Anämien)
	Zyanose vorwiegend im Schlaf + Stridor oder Schnarchen	schweres obstruktives Schlafapnoesyndrom	Polysomnographie HNO, Fiberendoskopie, Genetik, Stoffwechsel, Familienanamnese: s. Kap. 55
	Zyanose nach körperlicher Belastung	Herzfehler	Klinik, EKG, Röntgen-Thorax, Echokardiographie, kapilläre Blutgase in Ruhe und unter Belastung, ggf. Herzkatheter
		Lungenerkrankung	Anamnese, Klinik, Labor, Röntgen-Thorax, Schweißiontophorese

Differentialdiagnostik der Apnoe bei ständiger oder passagerer starker Vigilanzverminderung (Apathie, Somnolenz, Sopor oder Koma) = Notfall! Dringliche Klinikeinweisung erforderlich! *Fortsetzung*

Charakterisierung des Hauptsymptoms	weiterführende Nebenbefunde	Verdachtsdiagnosen	Bestätigung der Diagnose
rezidivierende Zyanosezustände	plötzliche Zyanose und Arrhythmie	Herzrhythmusstörung	EKG, Langzeit-EKG, Labor, Röntgen-Thorax, Echokardiographie
ALTE bei Säuglingen = plötzliche Apathie mit Tonusverlust und Zyanose, reversibel nach Reanimation oder massiver taktiler Stimulation *(unbedingt Klinikeinweisung!)*		Hypoglykämie Infektion, Sepsis Anfallsleiden Hirnblutung	Blutzucker CRP, Blutbild, Blutkulturen EEG Schädelsonographie, MRT, Gefäßdoppler, (Punktion)
		Hirntumor Rhythmusstörung	MRT, Biopsie oder CT-gestützte Punktion EKG, Langzeit-EKG
	Hypoventilation im Schlaf	zentrales Hypoventilationssyndrom	Polysomnographie (siehe oben)

Differentialdiagnostik der Apnoe ohne Vigilanzminderung oder mit Tagesmüdigkeit

Charakterisierung des Hauptsymptoms	weiterführende Nebenbefunde	Verdachtsdiagnosen	Bestätigung der Diagnose
nächtliches Schnarchen	Mundatmung, Hypermotilität, oft Infekte der oberen Atemwege, nuchale Lymphknotenschwellung, Schlafposition mit rekliniertem Kopf oder Knie-Ellenbogen-Lage, starkes nächtliches Schwitzen	obstruktives Schlafapnoesyndrom	HNO (Fiberendoskopie) Polysomnographie, (Genetik): adenoide Vegetationen (2.–5. Lebensjahr), adenotonsilläre Hypertrophie, Tonsillenhypertrophie (5.–8. Lebensjahr), Hypertrophie der Zungengrundtonsille, Makroglossie (z.B. bei M. Down), Choanalstenose, Choanalpolyp, angeborene Pharynxstenose, Adipositas, Pickwickier-Syndrom, Cushing-Syndrom, Prader-Willi-Syndrom, Beckwith-Wiedemann-Syndrom, Achondroplasie, Mukopolysaccharidosen, Arthrogryposis multiplex congenita, zervikale Kyphose, Crouzon-Syndrom, Pyknodysostosis, Osteopetrose, Conradi-Hünermann-Syndrom, Hunter-Syndrom, Hurler-Syndrom, Mikrognathie (z.B. Pierre-Robin-Sequenz), mandibuläre Hypoplasie, fazioaurikulovertebrale Sequenz, velokardiofaziales Syndrom, Treacher-Collins-Syndrom, Stickler-Syndrom, Marfan-Syndrom, „Fragile-X-Syndrom", Apert-Syndrom, Larsen-Syndrom, Pfeiffer-Syndrom, Klippel-Feil-Sequenz, Tourette-Syndrom, De-Dubois-Syndrom, Rubinstein-Taybi-Syndrom, Hallermann-Streiff-Syndrom, 6q-Deletions-Syndrom, Muskeldystrophie Duchenne, Laryngomalazie, Aplasie der Epiglottis, laryngeales Neurofibrom, Tracheomalazie, instabile Trachea bei tracheoösophagealen Fehlbildungen, Truncus brachiocephalicus mit wechselnder Tracheakompression, Velopharyngoplastik bei Gaumenspalte, allergische Rhinitis, zervikales Lymphangiom, Sarkoidose der Tonsillen oder Adenoiden, Medikamentenwirkung (Chloralhydrat, Sedativa, Anästhetika), Alkohol

Brust: Bronchopulmonale Symptome

F

293

Differentialdiagnostik der Apnoe ohne Vigilanzminderung oder mit Tagesmüdigkeit *(Fortsetzung)*

Charakterisierung des Hauptsymptoms	weiterführende Nebenbefunde	Verdachtsdiagnosen	Bestätigung der Diagnose
Apnoen oder Hypopnoen im Schlaf	ehemaliges Frühgeborenes oder BPD	Hirnreifungs-verzögerung	Anamnese, Polysomnographie, Neurologie
	Makrozephalus vorgewölbte Fontanelle	Hydrozephalus	Schädelsonographie, Polysomnographie, MRT: Arnold-Chiari-Syndrom, Syringomyelie
	Konvulsionen	Epilepsie	EEG (evtl. Schlaf-EEG), Polysomnographie
	neurologische Auffälligkeiten	Hirnstammtumor, Hirnstammhämangiom, Meningomyelozele	MRT, (Biopsie) MRT, Angiographie, Dopplersonographie Schädelsonographie, MRT
	Trauma, Verdacht Kindesmißhandlung	Hämatomyelie infratentorielle Blutung	Anamnese, Schädelsonographie, MRT, Gerinnung, äußerliche Hämatome, Schädel- und Skelettszintigraphie (anschließend gezielt röntgen): Frakturen?
	zurückliegender Virusinfekt	zentrale Apnoen oder zentrales Hypo-ventilationssyndrom	Polysomnographie, Virusserologie (z.B. Parainfluenza Typ 3)
	keine	zentrale Apnoen	Polysomnographie, Schädelsonographie, MRT: Hirnstammtumor, Hydrozephalus, zerebrale Gefäßfehlbildungen, Arnold-Chiari-Syndrom, Stoffwechsel
	Fazialisparese und Augenmuskellähmung	Möbius-Syndrom	Neurologie, Genetik, MRT
	neuromuskuläre Erkrankung, BPD, Skoliose, Mukoviszidose, Lungenfibrose, Thoraxdystrophie, Zwerchfell-Lähmung, pulmonale Hämangio-Lymphomatose	Insuffizienz der „Atempumpe"	Hyperkapnie im Wachzustand oder Schlaf Polysomnographie (inspiratorischer Mundverschlußdruck $P_{0.1}$, $P_{0.1max}$ und Pi_{max} als Maße für die Atemmuskelkraft) Abklärung der Grunderkrankung
periodische Atmung	Alter 1.–3. Monat neurologisch unauffällig	Hirnreifungs-verzögerung	Polysomnographie
	Alter > 3 Monate und/oder neurolo-gische Störungen	Hirnstammtumor Hydrozephalus	Schädelsonographie, MRT
Cheyne-Stokes-Atmung	Herzgeräusch Hepatomegalie	Herzinsuffizienz	Anamnese, Röntgen-Thorax, EKG, kapilläre Blutgase, Echokardiographie, (Polysomnographie)
	nach Lungen-transplantation	Herzinsuffizienz oder aufgehobener Hering-Breuer-Reflex	Echokardiographie, Polysomnographie
	Erbrechen bei bekanntem Nieren-leiden	Urämie	Labor (Harnfixa, kapilläre Blutgase)
	Erbrechen und neurologische Auffälligkeiten	Hirndruck erhöht	MRT, (invasive Hirndruckmessung)

51 Hämoptyse

Karl Paul

Symptombeschreibung

Als Hämoptoe oder Hämoptyse bezeichnet man das Abhusten von Blut aus den Atemwegen. Man unterscheidet je nach der Menge des Blutes (mehr oder weniger als 100 ml) große und kleine Hämoptysen. Darüber hinaus unterscheidet man frisches, arterielles Blut und geronnenes oder dunkles Blut. Nicht jedes abgehustete Blut stammt aus den tiefen Atemwegen, sondern es kann sich auch um Blutbeimengungen aus dem Nasen-Rachen-Raum handeln. Im Kindesalter kommt hinzu, daß abgehustetes Sekret in der Regel verschluckt wird. Zusätzlich gibt es Blutbeimengungen im Expektorat, wie sie im Rahmen von pulmonalen Hämorrhagiesyndromen oder bei kardialer Stauung auftreten können.

Rationelle Diagnostik

Anamnese

Zunächst ist dem Alter des Kindes Rechnung zu tragen. Hämoptysen bei Säuglingen und Kleinkindern treten mitunter bei verschluckten Fremdkörpern auf, die im Ösophagus steckengeblieben sind (wie z. B. Plastik- oder Aluminiumfolien). Vermeintliche Hämoptysen sind darüber hinaus Begleiterscheinungen von Nasenbluten.

Unabhängig vom Lebensalter stellt sich die Frage, ob *Fieber* vorliegt, da eine häufige Ursache von geringen Blutbeimengungen geplatzte Bronchialarterien bei einer infektiösen Bronchitis sind (Abb. 51.1).

> **Entscheidend ist die Frage nach einer zugrundeliegenden Erkrankung: Hämoptysen bei zystischer Fibrose treten ab einem gewissen Stadium bei der Mehrzahl der Patienten auf.**

Sie reichen von geringen Blutbeimengungen bzw. Blutauflagerungen auf dem Schleim im Rahmen pulmonaler Exazerbationen bis hin zu massiven Hämoptysen von mehreren 100 ml, die eine chirurgische Intervention oder eine radiologische Embolisierung notwendig machen.
• Bei einem zugrundeliegenden Vitium cordis ist ein blutig tingiertes, hellrotes, schaumiges Sputum nicht selten. Die Blutbeimengungen führen zu Hämosidereinschlüssen in Makrophagen, den sog. Herzfehlerzellen.
• Vorangegangene Brustschmerzen können Zeichen einer Lungenembolie sein, wie sie im Kindesalter selten, aber im Rahmen von Hyperkoagulabilitätssyndromen durchaus vorkommen kann.

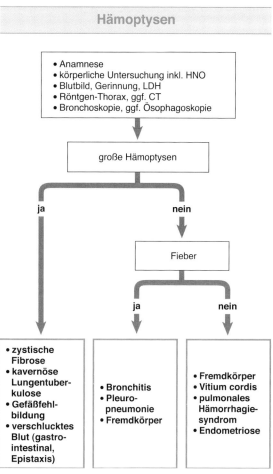

Abb. 51.1 Differentialdiagnostisches Vorgehen bei Hämoptysen im Kindesalter.

• Seltene Erkrankungen wie die idiopathische Lungenhämosiderose oder das Goodpasture-Syndrom weisen in der Anamnese ungeklärte Zustände von Anämien auf.
• Fremdkörper sind, wenn sie akut aufgetreten sind, leicht anamnestisch zu eruieren.
• Auch chronische Fremdkörperaspirationen, bei denen das Primärereignis nicht erkannt wurde, können zu Hämoptysen führen.
• Eine Tuberkulose war früher die häufigste Ursache von Hämoptysen, vorwiegend im kavernösen Stadium. Hier gibt die Umgebungsanamnese oft entscheidende Hinweise.
• Vaskuläre Fehlbildungen, die den Larynx, Hypopharynx oder das Bronchialsystem betreffen, sind auf extrabronchiale Manifestationen hin zu hinterfragen.

- Bei älteren Mädchen ist auch auf eine zyklusabhängige Blutungsneigung zu achten (pulmonale Endometriose).

> **Es ist darauf zu achten, ob die Hämoptysen im Zusammenhang mit körperlicher Belastung aufgetreten sind oder sich verstärkt haben.**

Körperliche Untersuchung

Bei der Beurteilung des Allgemeinzustandes ist auf Dyspnoe, Fieber sowie Zeichen der chronischen pulmonalen Erkrankung wie Uhrglasnägel, Trommelschlegelfinger und Zyanose zu achten.

Eine vergrößerte Leber, periphere Ödeme oder Dystrophie weisen auf eine kardiologische Grunderkrankung hin. Auch Manifestationen einer Gerinnungsstörung können wegweisend sein.

Die Thoraxform kann bei chronischen pulmonalen Erkrankungen, wie der zystischen Fibrose, durch ihren verstärkten Querdurchmesser auffällig sein.

Bei der Untersuchung der Thoraxorgane ist die Beachtung von Herzgeräuschen wesentlich. Die Auskultation berücksichtigt Seitenunterschiede, feuchte und trockene Rasselgeräusche (Pneumonie? Bronchitis) oder Pleurareiben, wie es nach einer Lungenembolie auftreten kann. Interstitielle Lungenerkrankungen weisen typischerweise ein sog. Knister-Rasseln („velco rales"), ein Geräusch wie beim Aufziehen von Klettverschlüssen, auf.

> **Eine genaue Inspektion des Hals-Nasen-Ohren-Bereiches ist unerläßlich.**

Klinisch-chemische Untersuchungen

Blutbild und Differentialblutbild geben Aufschluß über das Ausmaß und die Chronizität des Blutverlustes. Die *Serumlaktathydrogenase* (LDH) ist bei verschiedenen pulmonalen Erkrankungen erhöht.

Technische Untersuchungen

Ein Thoraxröntgenbild dient zur Feststellung von Infiltraten, Ischämiebezirken (Lungenembolie), Pleuritiden, minderbelüfteten Arealen, überblähten Arealen, der Herzform und Herzgröße. Schattengebende Fremdkörper werden ebenfalls wahrgenommen. Die Röntgenübersichtsaufnahme erlaubt darüber hinaus die Feststellung von Kavernen.

Die Durchführung eines *Computertomogramms* kann insbesondere bei interstitiellen Lungenerkrankungen sinnvoll sein.

Die kardiologische Diagnostik schließt bei Bedarf eine Echokardiographie und ein Computertomogramm ein. Zur Sicherung einer Embolie kann eine Lungenszintigraphie bzw. Angiographie erforderlich sein. Die Angiographie ist in jedem Fall vor einer Embolisation von Bronchialarterien erforderlich.

Bronchoskopische Untersuchung

Die bronchoskopische Untersuchung dient zum Nachweis von Fremdkörpern im Bronchialsystem, zur Sicherung von Infektionen (Bronchialabsaugung, Erregerdiagnostik) sowie ggf. zur Lokalisation von bestimmten Blutungsquellen. Sie kann sowohl starr (Fremdkörperverdacht) als auch flexibel in jedem Lebensalter durchgeführt werden.

Die *bronchoalveoläre Lavage* erlaubt darüber hinaus die Untersuchung von zellulären und humoralen Bestandteilen des Lavats, insbesondere auch die Erfassung von hämosiderinhaltigen Makrophagen.

Besondere Hinweise

> **Im jüngeren Lebensalter sind die häufigsten Ursachen von kleinen Hämoptysen entzündliche Prozesse der *Bronchialwand*.**

Infolge von kräftigen Hustenstößen kommt es zur Arrosion kleinerer Bronchialarterien und geringfügigen Hämoptysen. Größere Hämoptysen sind in diesem Lebensalter selten. Bei Heranwachsenden treten größere Hämoptysen vor allem im Verlauf einer zystischen Fibrose oder einer kavernösen Lungentuberkulose auf.

Differentialdiagnostische Tabellen

Differentialdiagnose der kleinen Hämoptyse bei Kleinkindern und Säuglingen

Charakterisierung des Hauptsymptoms	weiterführende Nebenbefunde	Verdachtsdiagnosen	Bestätigung der Diagnose
Blutbeimengungen auf dem Kopfkissen	rezidivierendes Nasenbluten	Epistaxis	Inspektion der Nase
plötzlich einsetzender Husten mit Hämoptysen	fragliche Aspiration	Aspiration	Bronchoskopie bzw. Ösophagoskopie
Blutbeimengungen während einer Bronchitis	fieberhafte Erkrankung	Bronchitis	Verlauf

Differentialdiagnose der kleinen Hämoptysen in allen Lebensaltern

Charakterisierung des Hauptsymptoms	weiterführende Nebenbefunde	Verdachtsdiagnosen	Bestätigung der Diagnose
Anämie, intermittierende Blutbeimengungen	auffällige Auskultation radiologische Infiltrate	pulmonales Hämorrhagiesyndrom	bronchoalveoläre Lavage
plötzlich einsetzende leichte Hämoptyse zusammen mit Pleuraschmerzen	Dyspnoe	pulmonale Embolie	Szintigraphie Angiographie
Hämoptysen im Zusammenhang mit Fieber und Pleuraschmerzen	Leukozytose	Pleuropneumonie	Radiologie Verlauf
Hämoptysen bei Belastung – geringfügig	vergrößerte Leber und periphere Ödeme	Vitium cordis	kardiologische Untersuchung
Hämoptysen während der Menses bei heranwachsenden Mädchen	Sistieren unter Ovulationshemmern	Endometriose	Bronchoskopie
Hämoptysen unabhängig von Fieber	Husten, Atelektase	Tumor, insbesondere Adenome	Bronchoskopie
plötzlicher Husten, Asthma	Sensibilisierung gegen Aspergillus	allergische Aspergillose	CT, Bronchoskopie Serologie
Blutung mit Fieber	Aspergillus im Sputum	bronchozentrische Aspergillose	Bronchoskopie
Fieber, Husten	pathologisches Röntgenbild	intralobäre Sequestration	Angiographie
Hämoptysen	HNO-Affektion	Wegener-Granulomatose	pANCA cANCA
Hämoptysen und Niereninsuffizienz	radiologische Infiltrate	Goodpasture-Syndrom	Basalmembranantikörper
Hämoptysen und Expektoration	niedriges IgG	Bronchiektasen bei CVID (common variable immunodeficiency)	CT
Hämoptysen bei Dyspnoe	Rechtsherzbelastung	primäre pulmonale Hypertension	Katheter
Hämoptysen und Fieber	pathologischer Leberultraschall	Echinokokkose	Serologie
Hämoptysen	Seitendifferenz im Thoraxröntgenbild	Absenz der Pulmonalarterie	pulmonale Angiographie
Hämoptysen	Hämangiome	Rendu-Osler-Weber-Erkrankung	klinisch
Hämoptysen und Thrombophlebitis	intermittierend Schmerzen	AT3-Mangel, Protein-C-Mangel	Bestimmung von AT3 und Protein C

Differentialdiagnose der großen Hämoptyse

Charakterisierung des Hauptsymptoms	weiterführende Nebenbefunde	Verdachtsdiagnosen	Bestätigung der Diagnose
große Hämoptyse im Zusammenhang mit leicht erhöhten Temperaturen	positiver GT 10 radiologische Kaverne	Lungentuberkulose	Erregernachweis
Hämoptyse bei chronischer Lungenerkrankung	positiver Schweißtest	Mukoviszidose	Bronchoskopie, Genetik
Erbrechen von dunklem Blut	Bauchschmerzen	gastrointestinale Blutung	Gastroskopie Ösophagusvarizen

F

52 Brustschmerzen

Karl Paul

Symptombeschreibung

Als Brustschmerzen werden im weiteren Sinne Schmerzen der Thoraxorgane bezeichnet. Diese können einseitig oder beidseitig, lokalisiert, akut oder chronisch, rezidivierend, in Ruhe oder bei Belastung, febril oder afebril auftreten. Die Brustschmerzen können verursacht sein durch Schmerzen im Bereich
- des Brustkorbes
- der Lunge und Pleura
- des Herzens
- des Ösophagus
- des knöchernen Thorax.

In einer großen Untersuchung an 407 Kindern war die häufigste Ursache *idiopathisch* und *muskuloskeletal;* kardiale Probleme bestanden bei 4 Patienten. Brustschmerzen waren akut (weniger als 48 h Dauer) bei 43% oder chronisch (länger als 6 Monate Dauer) bei 7%. Bei 30% der Kinder führten die Schmerzen dazu, daß sie von der Schule zu Hause blieben, oder bei 31% zu Schlaflosigkeit. Berührungsempfindlichkeit der Brustwand war die häufigste Auffälligkeit.

Nur etwa 2% der EKGs waren auffällig und hingen mit der Diagnose zusammen. Häufigste echokardiographische Auffälligkeit war ein Mitralklappenprolaps (12 von 139 Echokardiographien). Jüngere Kinder hatten häufiger *kardiorespiratorische* Probleme. Bei älteren Kindern (> 12 Jahre) liegen meist *psychogene* Ursachen vor. Eine nichtorganische Ursache der Schmerzen war meist mit einer Familienanamnese mit Herzbeschwerden oder chronischen Schmerzzuständen verknüpft. Organische Ursachen waren meist verbunden mit akutem Beginn, auffälligen physikalischen Befunden und Auftreten von Fieber.

Rationelle Diagnostik

Anamnese

Zunächst ist die Frage nach der *Aktualität* des Ereignisses zu stellen (Abb. 52.1). Insbesondere ist ein mögliches *Thoraxtrauma* zu eruieren (Rippenprellung). Weitere plötzlich aufgetretene Ereignisse sind die im Kindesalter seltene Lungenembolie, ein Pneumothorax oder Herzrhythmusstörungen. Darüber hinaus ist nach der *Dauer des Schmerzes* zu fragen (intermittierend, kurzzeitig, Dauerschmerz oder einmaliges Ereignis). Auch der *Schmerzcharakter* ist wichtig (dumpf bohrend, stechend etc.). Ist die *Lokalisation* gleich geblieben, oder ändert sie sich? Besteht ein zeit-

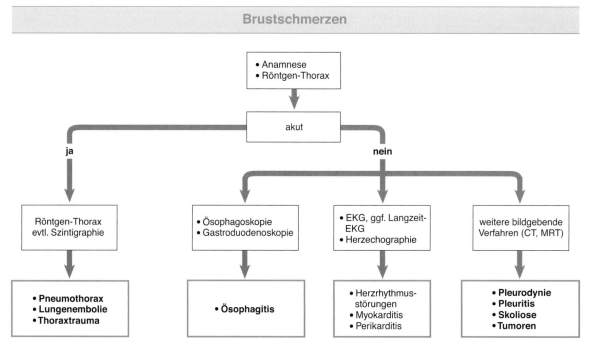

Brustschmerzen

- Anamnese
- Röntgen-Thorax

akut

ja   nein

Röntgen-Thorax evtl. Szintigraphie

- Ösophagoskopie
- Gastroduodenoskopie

- EKG, ggf. Langzeit-EKG
- Herzechographie

weitere bildgebende Verfahren (CT, MRT)

- **Pneumothorax**
- **Lungenembolie**
- **Thoraxtrauma**

- **Ösophagitis**

- Herzrhythmusstörungen
- Myokarditis
- Perikarditis

- **Pleurodynie**
- **Pleuritis**
- **Skoliose**
- **Tumoren**

Abb. 52.1 Differentialdiagnostisches Vorgehen bei Brustschmerzen im Kindesalter.

licher Zusammenhang mit körperlicher Belastung oder dem Essen? Besteht Luftnot? Besteht eine *zusätzliche Erkrankung* (Fieber)? Ist eine Varizellenerkrankung vorausgegangen? Ist eine kardiologische Erkrankung in der Anamnese bekannt?

Körperliche Untersuchung

Zunächst ist auf Allgemeinsymptome, Wachstum, Zeichen einer chronischen Herz- oder Lungenerkrankung (Trommelschlegelfinger, Uhrglasnägel etc.) zu achten. Darüber hinaus ist die *Form des Thorax* zu berücksichtigen. Auch die Körperhaltung gibt Rückschlüsse auf akute oder chronische Prozesse. Brustschmerzen, die sich aufgrund einer altersbedingten Schädigung des knöchernen Skeletts einstellen, sind oft durch einen Schiefstand und eine Skoliose zu erkennen.

Angrenzende abdominelle Organe sind gründlich zu untersuchen (Druckschmerz im Epigastrium? Größe und Konsistenz der Leber, der Milz). *Perkutorisch* ist die Verschieblichkeit der Lungengrenzen festzustellen. Der Thorax ist auf druckschmerzhafte Punkte zu untersuchen. Es ist auf Zeichen eines Herpes zoster zu achten.

Bei der *Auskultation* der Lunge ist insbesondere die Seitengleichheit zu berücksichtigen. Kardial verdienen Rhythmusstörungen und Geräuschphänomene besondere Beachtung. Bei einer Pleuritis ist auskultatorisch das sog. Pleurareiben hörbar. Dies kann sich mitunter auch bei der Lungenembolie finden. Im exsudativen Stadium der Pleuritis ist das Atemgeräusch auf der betroffenen Seite abgeschwächt. Ein Pneumothorax fällt durch das aufgehobene Atemgeräusch an der betroffenen Seite auf.

Klinisch-chemische Untersuchungen

> **Für das Symptom Brustschmerz ist die Untersuchung auf eine infektiöse Ätiologie besonders vordringlich.**

Hierzu gehören Blutbild, Blutsenkung, Leukozytendifferentialblutbild. Eine Serologie (Adenoviren, CMV, Coxsackieviren) kann sinnvoll sein. Bei Vorliegen einer Soorösophagitis ist eine weitere immunologische Abklärung einschließlich HIV sinnvoll.

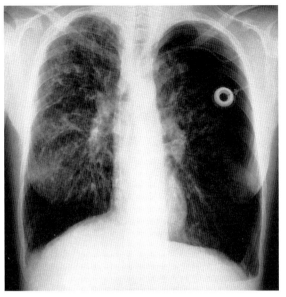

Abb. 52.2 Röntgen-Thorax einer Patientin mit zystischer Fibrose und Pneumothorax links (Röntgenabteilung des Krankenhauses Zehlendorf, CA Frau Dr. Grasselt).

Technische Untersuchungen

Im Vordergrund steht die *Röntgen-Thoraxaufnahme* (Abb. 52.2). Sie gibt Hinweise auf eine Pleuropneumonie oder einen Pneumothorax. Ferner sind gezielte Aufnahmen bei Verdacht auf Thoraxtrauma sinnvoll.

Gelegentlich muß eine *Bronchoskopie* durchgeführt werden. Die *Ösophagoskopie* dient dem Ausschluß einer Ösophagitis als Ursache retrosternaler Beschwerden.

Die *Echokardiographie*, das EKG mit und ohne Belastung sowie das *Langzeit-EKG* dienen dem Ausschluß kardialer Ursachen.

Ein raumfordernder Prozeß kann durch *Schnittbildverfahren* ausgeschlossen werden.

Besondere Hinweise

Die Lokalisation des Brustschmerzes kann erfahrungsgemäß in einem nur sehr lockeren Zusammenhang mit der tatsächlichen Pathologie stehen. Beispielsweise projizieren sich Pneumothoraxschmerzen in die entsprechende Schulter.

Brust: Bronchopulmonale Symptome

F

Differentialdiagnostische Tabelle

Differentialdiagnose der Brustschmerzen

Charakterisierung des Hauptsymptoms	weiterführende Nebenbefunde	Verdachts- diagnosen	Bestätigung der Diagnose
atemabhängige Schmerzen	Fieber	Pleuropneumonie	Röntgen-Thorax
atemabhängige Schmerzen (plötzlich auftretend)	Hypokapnie und Gerinnungsstörung	Lungenembolie	Szintigraphie, Angiographie
plötzlicher stechender Schmerz bis in die Schulter	Dyspnoe/auskultatorische Seitendifferenz	Pneumothorax	Röntgen-Thorax
retrosternale Schmerzen	verlängertes Exspirium, Giemen	Asthmaanfall	Ansprechen auf Beta-Mimetika
intermittierend auftretende retrosternale Schmerzen	auffälliges EKG in Ruhe	Herzrhythmusstörungen	Langzeit-EKG
Herzschmerzen	fieberhafte Erkrankung, kutane Auffälligkeiten	Koronarwandaneurysma bei Kawasaki-Syndrom	Echokardiographie
Herzschmerzen	Systolikum	Mitralklappenprolaps	Echokardiographie
Schmerzen beim Schlucken, retrosternale Schmerzen	Ausstrahlung in den Rücken	Ösophagitis	Ösophagoskopie
Schmerzen beim Schlucken, retrosternale Schmerzen	Mundsoor	Soorösophagitis	Ösophagoskopie
Schmerzen beim Schlucken, nachts	Gedeihstörung, nächtlicher Husten	Reflux	PH-Metrie
stechende Schmerzen im Zusammenhang mit Bläschen	vorangegangene Varizellen, Neurodermitis	Herpes zoster	VCV-Titer
abendliche Spannungs- schmerzen	Skoliose	vertebrale Schmerzen	orthopädisches Konsil
Schmerzen nach Virusinfekt	radiologisch unauffällig	Pleurodynie	serologischer Nachweis von Coxsackieviren
Dauerschmerzen	neurologische Auffälligkeiten	spinaler Prozeß	CT/MRT

53 Rhythmusstörungen

Helmut Singer

Symptombeschreibung

Herzrhythmusstörungen liegen Störungen der Reizbildung, der Erregungsleitung oder eine Kombination der beiden zugrunde. Sie führen zu Normabweichungen bezüglich Regelmäßigkeit und Frequenz der Schlagfolge. Pathophysiologische Mechanismen sind neben den Erregungsleitungsstörungen sehr häufig Reentry-Mechanismen und wesentlich seltener ein ektoper Fokus mit gesteigerter bzw. getriggerter Aktivität. Eine mögliche Einteilung der Herzrhythmusstörungen ergibt sich aus der Beachtung der *Vorzeitigkeit:*

• Zu früh einfallende Herzaktionen (P oder QRS) gegenüber dem vorangehenden Normalschlag führen zu Extrasystolie bzw. Tachykardie (Abb. 53.1).

• Verzögert auftretende P-Zacken bzw. QRS-Komplexe bedeuten Ersatzschläge oder -rhythmen und weisen auf Reizbildungs- oder Erregungsleitungsstörungen hin: *Ersatzschläge, Bradykardie* (Abb. 53.2).

Häufig sind Herzrhythmusstörungen Zufallsbefunde bei völlig symptomfreien Kindern und Jugendlichen; selbst höhergradige Arrhythmien, wie ein *ventrikulärer Bigeminus, Couplets, AV-Blockierungen,* werden von den betroffenen Patienten nicht bemerkt oder aber bewußt ignoriert.

Wesentlich seltener führen Herzrhythmusstörungen zu Herzinsuffizienz, Synkope und zum plötzlichen Herztod.

Herzrhythmusstörungen können zum einen im Rahmen einer bekannten kardialen Grundkrankheit auftreten. Häufigste Ursache sind hier operierte *angeborene Herzfehler.* Zum anderen veranlaßt ihr Auftreten die gezielte Suche nach einer bis dahin noch unbekannten Herzerkrankung, wie z.B. *Myokarditis, Kardiomyopathie* oder (sehr selten) *arrhythmogener rechter Ventrikel, Long-QT-Syndrom.*

Bei operierten angeborenen Herzfehlern besteht eine relativ enge Beziehung zwischen der Art des Fehlers und dem vorgenommenen operativen Eingriff sowie den bevorzugt auftretenden Herzrhythmusstörungen. So finden sich nach Operationen im Vorhofbereich (bei ASD vom Sinus-venosus-Typ, nach Vorhofumkehr [Mustard oder Senning], nach Fontan-Operation und deren Modifikationen) gehäuft Herzrhythmusstörungen aus dem Formenkreis des *Sick-sinus-Syndroms,* während

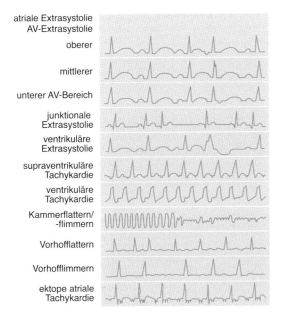

Abb. 53.1 EKG-Darstellung von Extrasystolen und verschiedenen Formen der Tachykardie.

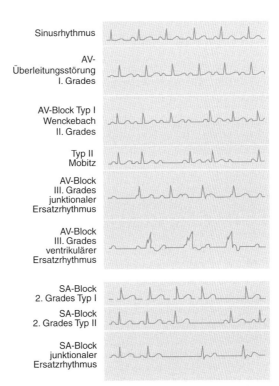

Abb. 53.2 EKG-Darstellung von AV- und SA-Überleitungsstörungen.

Patienten mit operierter Fallot-Tetralogie gehäuft *ventrikuläre* aber auch *supraventrikuläre Dysrhythmien* aufweisen.

Rationelle Diagnostik

Anamnese und körperliche Untersuchung

Bezüglich der Anamneseerhebung sind neben den oben bereits gemachten Angaben und Beobachtungen auch Angaben über das Auftreten, die Dauer und eine eventuelle Belastungsabhängigkeit der Herzrhythmusstörung wichtig. Die Progredienz einer Rhythmusstörung im Verlauf kann eine kritische Situation ankündigen. Dies gilt für den Übergang einer zunächst einfachen ventrikulären Extrasystolie über höhergradige VES in eine ventrikuläre Tachykardie, ebenso für die Entwicklung einer hochgradigen Blockierung aus einer anfangs einfachen Überleitungsstörung. Die körperliche Untersuchung klärt den Kreislaufzustand (Kreislaufstillstand, Herzinsuffizienzzeichen, Pulsdefizit). Die Auskultation liefert bereits wertvolle Informationen über die Herzfrequenz und die Regelmäßigkeit der Herzaktionen.

Differentialdiagnostische Überlegungen zu Herzrhythmusstörungen werden durch die in Tabelle 53.1 aufgeführten Symptome und Befunde veranlaßt.

Technische Untersuchungen

Das *Standard-EKG* ist die erste und zunächst wichtigste apparative Untersuchungsmethode. Für den Fall, daß die vorliegende Herzrhythmusstörung während der EKG-Ableitung auch vorhanden ist, erlaubt es in den meisten Fällen eine exakte Diagnose. Bei einem erheblichen Teil der Patienten decken allerdings erst das *Belastungs-*EKG und weitaus ergiebiger das *24-Stunden-EKG* die vorliegende Arrhythmie auf, die in den Standard-EKGs nicht aufgetreten ist. Bei nur gelegentlich oder selten auftretenden Dysrhythmien kann zu deren Identifizierung auch der Einsatz eines *Event-Schreibers* über 10 Tage erforderlich sein.

Ergänzende Untersuchungen sind die *transösophageale EKG-Ableitung*, vor allem zur Identifizierung von P-Wellen und deren Beziehung zu den Kammerkomplexen, sowie die *intrakardiale elektrophysiologische Untersuchung*. Für diese besteht besonders dann eine Indikation, wenn die Rhythmusstörung durch Intervention (z.B. Hochfrequenzablation) beseitigt werden soll. Zum Ausschluß einer bis dahin nicht bekannten Herzerkrankung werden die Echokardiographie, die Röntgen-Thoraxaufnahme und bei bestimmten Fragestellungen die NMR-Tomographie sowie invasive Methoden herangezogen. Die Echokardiographie ist bei der Klärung der P-R- bzw. R-P-Beziehungen hilfreich. Die i.v. Adenosingabe kann ein unklares Vorhofflattern demaskieren. Molekulargenetische Untersuchungen sind besonders beim Long-QT-Syndrom zur Identifizierung der vorliegenden Ionenkanalstörung ($K^+ \gg Na^+$) angezeigt.

Besondere Hinweise

Eine erste orientierende Rhythmusanalyse basiert auf der Beantwortung folgender Fragen:
- Herzfrequenz mit Zeitwerten (P, PQ, QRS, QT)
- Herzaktion:
  - ständig oder zeitweise regelmäßig/unregelmäßig
  - Allorhythmus erkennbar
  - PP-, RR-Abstände
  - P-QRS-Beziehungen und entsprechende Zeitwerte
  - Vorzeitigkeit oder verzögerter Einfall von Herzaktionen
- Form, Zeitwerte und vektorielle Beurteilung (Hauptausschlagsrichtung) der P-Wellen, der QRS-Komplexe (Präexzitation, Aberration der T-Wellen (Long-QT?)

Sogenannte Blickdiagnosen sind bei sehr vielen Herzrhythmusstörungen möglich, so daß für den in der EKG-Befundung erfahrenen Arzt die beschriebene Analyse überflüssig ist, während sie dem Anfänger oder dem weniger Erfahrenen eine wesentliche Hilfe sein kann.

Die supraventrikulären Tachykardien sind im Kindesalter die häufigsten Tachyarrhythmien überhaupt. Die *Tachykardien bei akzessorischen Leitungswegen* und die *Tachykardien aufgrund AV-Knoten-Reentry* werden in dieser Gruppe am häufigsten gefunden. Ihre exakte Diagnostik aus dem Standard-EKG ist meistens möglich.

Tabelle 53.1 Symptome und Befunde bei Herzrhythmusstörungen.

Symptome
- Schwindel, Synkope
- Herzklopfen, -stolpern, Herzschmerzen
- Einschränkung der Belastbarkeit (Säugling: Trinkschwäche, Unruhe, Quengeligkeit, Blässe)
- nächtliches Wasserlassen
- bekannte Herzerkrankung (meist angeborene Herzfehler, prä- und häufiger postoperativ)

Befunde
- unregelmäßige, zu langsame oder zu schnelle Herzaktionen
- Pulsdefizit
- Zeichen der Herzinsuffizienz
- Bewußtseinstrübung
- Bewußtlosigkeit
- Kreislaufstillstand (bei Asystolie oder Kammerflimmern)

Tabelle 53.2 Reizursprung und Erregungsausbreitung für ektope atriale Tachykardien in der Standardableitung I und in der Goldberger-Ableitung aVF.

I	–	–	+	+
aVF	–	+	–	+
Reiz-bildung	LA, tief	LA, hoch	RA, tief	RA, hoch

– = Vorhofvektor weg von der differenten Elektrode
+ = Vorhofvektor auf die differente Elektrode zu
LA/RA = linker/rechter Vorhof

Zeigt sich bereits im anfallsfreien Zustand das typische EKG-Bild des *Präexzitationssyndroms,* ist die Diagnose relativ einfach. Fehlen die entsprechenden EKG-Veränderungen, spricht dies nicht automatisch gegen das Vorliegen eines Präexzitationssyndroms. In diesen Fällen ist das akzessorische Bündel (stummes Bündel) durch einen unidirektionalen Block in antegrader Richtung (vom Vorhof zur Kammer) blockiert, während es retrograd für den Reentry-Kreis der SVT zur Verfügung steht.

Aus der Morphologie und der Ausschlagsrichtung des Vorhofvektors lassen sich der Reizursprung und die Erregungsausbreitung für die ektopen atrialen Tachykardien feststellen (Tab. 53.2).

Die Beziehung der P-Wellen zu den Kammerkomplexen ist eine zusätzliche differentialdiagnostische Hilfe. Gehen die P-Wellen den Kammerkomplexen voran, so kommen bei abnormer P-Morphologie die verschiedenen Formen der EAT (Mikro-Reentry oder ektoper Fokus) und des Vorhofflatterns in Frage, für das zusätzlich die sägezahnartige Deformierung der P-Wellen spricht. Weist die nachfolgende retrograd erregte P-Welle (negativ in Ableitung II, III und aVF) eine besonders lange RP-Zeit auf (RP/PR > 1), spricht dies für eine permanente junktionale Reentry-Tachykardie. Eine fehlende feste Beziehung zwischen P-Zacken und QRS-Komplexen (AV-Dissoziation) weist auf die seltene JET (junktionale ektope Tachykardie) hin.

Das schlagartige Einsetzen der Tachykardie mit sofort gleichbleibenden RR-Abständen (→ Reentry) oder die von Schlag zu Schlag zunehmende Herzfrequenz (Verkürzung der RR-Abstände, Warming-up-Phänomen → ektoper Fokus) lassen eine

Brust: Herz

G

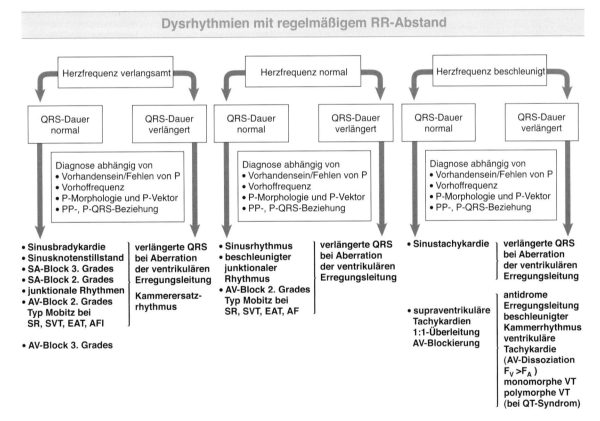

Abb. 53.3 EKG-Interpretation von Dysrhythmien mit regelmäßigem RR-Abstand (modifiziert nach Garson, A., jr., P. C. Gillette, G. McNamara: A Guide to Cardiac Dysrhythmias in Children. Grune & Stratton, New York 1980, und Gillette, P. C., A. Garson jr.: Pediatric Arrhythmias: Electrophysiology and Pacing. WB Saunders, Philadelphia 1990). *Abkürzungen:* AF = Vorhofflattern, EAT = ektope atriale Tachykardie, $F_{V/A}$ = Frequenz der Ventrikel/Vorhöfe, SR = Sinusrhythmus, SVT = supraventrikuläre Tachykardie

grobe Differenzierung der zugrundeliegenden Entstehungsmechanismen zu.

Differentialtherapeutisch sprechen die leichte Unterdrückbarkeit einer Tachykardie für einen Reentry-Mechanismus, der Erfolg einer i.v. Adenosingabe für die Teilnahme des AV-Knotens am Reentry-Kreis. Umgekehrt spricht das fehlende Ansprechen auf die üblichen medikamentösen und elektrophysiologischen (Kardioversion, Overdrive-Stimulation) Maßnahmen charakteristischerweise für eine Tachykardie aufgrund eines ektopen Fokus.

Bei einer Monate bis Jahre persistierenden Tachykardie handelt es sich meist um eine *ektope atriale Tachykardie* oder um die *permanente junktionale Reentry-Tachykardie,* die zur dilatativen Kardiomyopathie führen können. Die seltene junktionale ektope Tachykardie wird meist nach Herzoperationen beobachtet, sie führt rasch zur Hypotension und in einen lebensbedrohlichen Kreislaufzustand.

Breite QRS-Komplex-Tachykardien mit AV-Dissoziation oder wechselnder Rückleitung von der Kammer zum Vorhof sprechen für ventrikuläre Tachykardien, die häufiger bei strukturellen Herzerkrankungen als bei Herzgesunden auftreten. An das Long-QT-Syndrom, den arrhythmogenen rechten Ventrikel und das noch seltenere Brugada-Syndrom sollte gedacht werden.

Differentialdiagnose

Drei der angegebenen Flußdiagramme zur EKG-Rhythmus-Analyse beruhen auf Vorschlägen von A. Garson jr., P. C. Gillette und P. C. Gillette/A. Garson jr./G. McNamara, wie sie 1980 und 1990 angegeben wurden (Abb. 53.3–53.6).

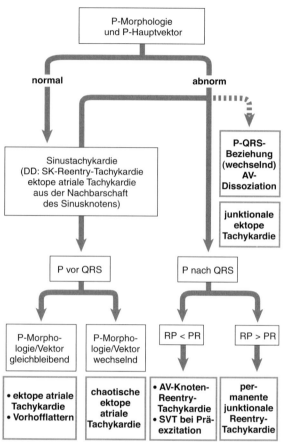

Abb. 53.4 Differentialdiagnose der supraventrikulären Tachykardie.
Abkürzungen: AVNRT = AV-Knoten-Reentry-Tachykardie (auch über paranodale Faszikel), JET = junktionale ektope Tachykardie, PJRT = permanente junktionale Reentry-Tachykardie, SK = Sinusknoten

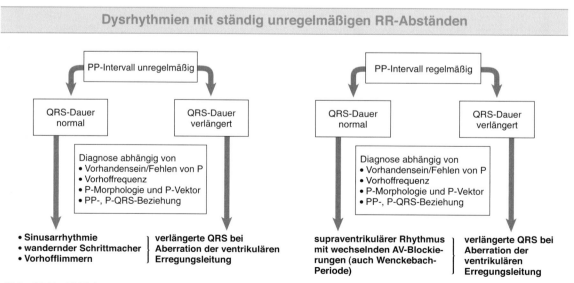

Abb. 53.5 EKG-Interpretation von Dysrhythmien mit ständig unregelmäßigen RR-Abständen (modifiziert nach Garson et al. 1980 und Gillette und Garson 1990).

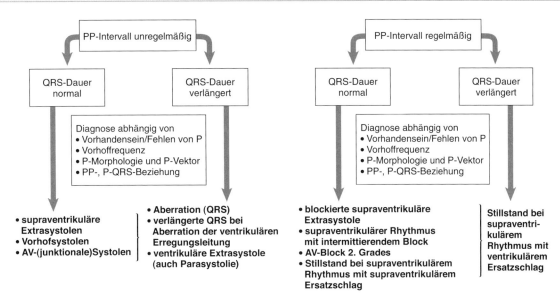

Dysrhythmien mit intermittierenden unregelmäßigen RR-Abständen

PP-Intervall unregelmäßig

QRS-Dauer normal

QRS-Dauer verlängert

Diagnose abhängig von
• Vorhandensein/Fehlen von P
• Vorhoffrequenz
• P-Morphologie und P-Vektor
• PP-, P-QRS-Beziehung

• supraventrikuläre Extrasystolen
• Vorhofsystolen
• AV-(junktionale)Systolen

• **Aberration (QRS)**
• **verlängerte QRS bei Aberration der ventrikulären Erregungsleitung**
• **ventrikuläre Extrasystole (auch Parasystolie)**

PP-Intervall regelmäßig

QRS-Dauer normal

QRS-Dauer verlängert

Diagnose abhängig von
• Vorhandensein/Fehlen von P
• Vorhoffrequenz
• P-Morphologie und P-Vektor
• PP-, P-QRS-Beziehung

• **blockierte supraventrikuläre Extrasystole**
• **supraventrikulärer Rhythmus mit intermittierendem Block**
• **AV-Block 2. Grades**
• **Stillstand bei supraventrikulärem Rhythmus mit supraventrikulärem Ersatzschlag**

Stillstand bei supraventrikulärem Rhythmus mit ventrikulärem Ersatzschlag

Abb. 53.6 EKG-Interpretation von Dysrhythmien mit intermittierenden unregelmäßigen RR-Abständen (modifiziert nach Garson et al. 1980 und Gillette und Garson 1990).

54 Herzgeräusche

Michael Hofbeck

Symptombeschreibung

Herzgeräusche sind das häufigste Symptom, das auf einen angeborenen Herzfehler hinweist.

Die differentialdiagnostischen Bemühungen gelten zunächst der Abgrenzung pathologischer (organischer) von akzidentellen und funktionellen Herzgeräuschen:

• *Pathologische* Geräusche werden verursacht durch Stenosen von Herzklappen oder arteriellen Gefäßen, durch Insuffizienzen von Herzklappen oder durch abnorme Blutströme infolge pathologischer Shuntverbindungen.

• *Akzidentelle* Herzgeräusche sind harmlose, meist systolische Geräusche, die insbesondere bei Kleinkindern häufig vorkommen und keinen Krankheitswert besitzen.

• *Funktionelle* Geräusche beruhen auf Strömungsphänomenen, die durch extrakardiale Erkrankungen mit Beeinflussung des Herz-Kreislauf-Systems entstehen. Funktionelle Herzgeräusche werden vor allem im Rahmen von Tachykardien bei hohem Fieber, Hyperthyreose oder schwerer Anämie beobachtet.

Die Beschreibung eines Herzgeräusches beinhaltet die Definition seines zeitlichen Auftretens im Herzzyklus, seiner Lautstärke sowie seiner Lokalisation und Fortleitung.

• Entsprechend dem *zeitlichen Auftreten* unterscheidet man proto-, meso- und spätsystolische bzw. diastolische Geräusche, wobei sich Geräusche häufig über mehr als $1/3$ der Systole oder Diastole erstrecken (Abb. 54.1). Ein derartiges Geräusch wird dann z.B. als Proto- bis Mesosystolikum oder als Holosystolikum beschrieben (Abb. 52.2b). Ein Herzgeräusch, das sich unter Einschluß des 2. Herztones von der Systole in die Diastole erstreckt, wird als systolisch-diastolisches Maschinengeräusch bezeichnet (Abb. 54.2c).

Die gleichzeitige Palpation des Pulses (der Beginn der Systole erfolgt in etwa zeitgleich mit dem Auftreten der Pulswelle) erleichtert bei der Auskultation ganz wesentlich die zeitliche Zuordnung eines Herzgeräusches.

Bei der überwiegenden Mehrzahl der im Kindesalter angetroffenen Herzgeräusche handelt es sich um systolische.

• Die Einteilung der *Lautstärke* erfolgt nach Levine in 6 Grade (Tab. 54.1). Diastolische Geräu-

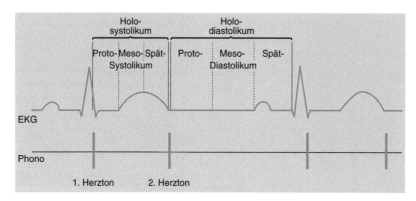

Abb. 54.1 Schematische Darstellung der zeitlichen Zuordnung von systolischen und diastolischen Herzgeräuschen unter Berücksichtigung des EKG und der phonokardiographischen Darstellung der Herztöne.

sche sind in der Regel leiser als systolische und überschreiten fast nie den Lautstärkegrad 3/6.

• Die Beschreibung der *Lokalisation* eines Herzgeräusches erfordert die Angabe des *Punctum maximum* (PM) sowie der *Fortleitung* über dem Thorax und den großen Gefäßen (inklusive der Halsgefäße).

Die Beurteilung eines Herzgeräusches beinhaltet ferner die *Beschreibung der Herztöne*, wobei für die Kinderkardiologie vor allem *Veränderungen des 2. Herztones* von Bedeutung sind. Während eine atemabhängige Spaltung des 2. Herztones (während der Inspiration) als normal einzustufen ist, spricht eine fixierte Spaltung (infolge eines

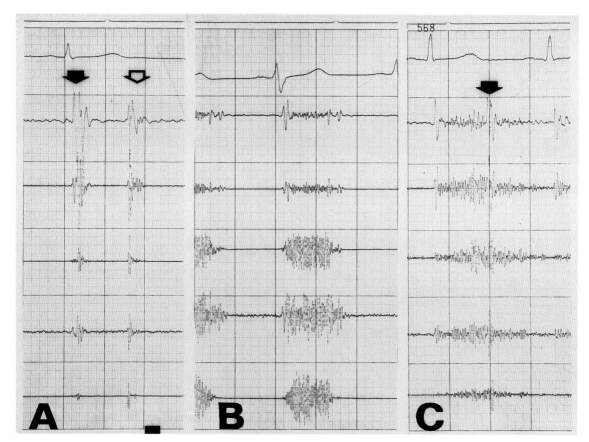

Abb. 54.2 Normale und pathologische Phonokardiogramme.

a) Normales Phonokardiogramm einer 4 Jahre alten Patientin, abgeleitet über dem 3. ICR links. Das mitaufgezeichnete EKG erlaubt die Zuordnung des 1. (Pfeil) und 2. Herztones (offener Pfeil). Die niedrigeren Frequenzen sind in den oberen, die höheren Frequenzen in den unteren Ableitungen dargestellt.

b) Das Phonokardiogramm eines 5 Jahre alten Jungen mit mittelgroßem Ventrikelseptumdefekt (abgeleitet über dem 3. ICR links) zeigt ein annähernd bandförmiges Holosystolikum.

c) Systolisch-diastolisches Maschinengeräusch unter Einschluß des 2. Herztones (Pfeil), dargestellt im Phonokardiogramm (abgeleitet über dem 2. ICR links) bei einer 4 Jahre alten Patientin mit persistierendem Ductus arteriosus.

Tabelle 54.1 Gradeinteilung der Herzgeräusche, basierend auf dem Lautstärkegrad (nach *Levine*).

Lautstärkegrad	Beschreibung
Grad 1/6	leises Herzgeräusch, das nur bei ruhiger Umgebung auskultierbar ist
Grad 2/6	deutliches Herzgeräusch
Grad 3/6	lautes Herzgeräusch, jedoch ohne Schwirren
Grad 4/6	lautes Herzgeräusch mit zartem Schwirren
Grad 5/6	sehr lautes Herzgeräusch mit deutlichem Schwirren
Grad 6/6	sehr lautes Herzgeräusch, das auch zu hören ist, wenn der Schalltrichter etwa 1 cm Abstand von der Thoraxwand hat

verzögerten Pulmonalklappenschlusses) für eine Volumenbelastung des Pulmonalkreislaufes (z.B. infolge des Links-rechts-Shunts durch einen Vorhofseptumdefekt).

> Eine *Betonung* (Lauterwerden) *des 2. Herztones* durch einen vorzeitigen und lauteren Schluß der Pulmonalklappe ist ein wichtiger Hinweis für eine *Drucksteigerung im Pulmonalkreislauf* (pulmonale Hypertension).

Das Auftreten eines *lauten 3. oder 4. Herztones* (früh oder spät in der Diastole) ist als pathologisch zu bewerten. Diese zusätzlichen Herztöne finden sich bei Zuständen mit Dilatation oder eingeschränkter Compliance der Ventrikel, im Zusammenhang mit einer Tachykardie spricht man dann von einem Galopprhythmus.

Rationelle Diagnostik

Anamnese

Die *Familienanamnese* konzentriert sich vor allem auf angeborene Herzfehler bei Verwandten 1. und 2. Grades, wobei insbesondere ein angeborener Herzfehler der Mutter als möglicher Risikofaktor für die Wiederholung eines Vitium cordis einzustufen ist. Die Schwangerschaftsanamnese berücksichtigt pränatale Infektionen (z.B. Rötelninfektion, Zytomegalievirusinfektion), die Einnahme teratogener Substanzen (z.B. Antikonvulsiva bei Anfallsleiden der Mutter) oder Alkohol sowie einen maternalen Diabetes mellitus.

In der *Eigenanamnese* sind Trinkschwäche und mangelndes Gedeihen bei Säuglingen Hinweise auf hämodynamisch bedeutsame Shuntvitien (z.B. großer Ventrikelseptumdefekt oder Ductus arteriosus persistens). Weitere Hinweise sind eine Tachypnoe und vermehrtes Schwitzen beim Trinken.

Eine zentrale Zyanose besteht bei Kindern mit kritischer Reduktion der Lungenperfusion (z.B. Pulmonalatresie), intrakardialem Rechts-links-Shunt (z.B. Trikuspidalatresie) oder Parallelschaltung der Kreisläufe (D-Transposition der großen Arterien).

Hypoxämische Anfälle werden vor allem bei Kindern mit Fallot-Tetralogie beobachtet. Diese Zustände (Häufigkeitsgipfel im späten Säuglingsalter) treten vor allem morgens auf und sind gekennzeichnet durch eine Zunahme der Zyanose, Unruhe des Kindes, die in Bewußtlosigkeit übergehen kann, sowie eine vertiefte und beschleunigte Atmung.

Häufige bronchopulmonale Infekte werden oft bei Kleinkindern mit Shuntvitien wie Vorhofseptumdefekt oder mittelgroßem Ventrikelseptumdefekt angegeben.

Synkopen oder Präsynkopen bei Schulkindern oder Jugendlichen, vor allem unter körperlicher Belastung, sind mögliche Hinweise auf das Vorliegen eines Linksherzfehlers (z.B. valvuläre Aortenstenose). Die Aortenisthmusstenose ist in dieser Altersgruppe fast immer assoziiert mit einer arteriellen Hypertension der oberen Körperhälfte, die häufig Zephalgien verursacht.

Körperliche Untersuchung

Inspektion

Die Inspektion berücksichtigt vor allem das Vorliegen einer Zyanose, von Herzinsuffizienzzeichen (s. Kap. 55) und den Pulsstatus.

Ferner sollte auf das Vorliegen von Dysmorphiezeichen geachtet werden, da bestimmte Chromosomenstörungen und Syndrome gehäuft mit angeborenen Herzfehlern einhergehen (Tab. 54.2). Dies betrifft insbesondere Kinder mit Trisomie 21, die in etwa 40–50% der Fälle, sowie Kinder mit Deletion 22q11.2, die in bis zu 80% der Fälle ein Vitium cordis aufweisen (s. Tab. 54.2). Lymphödeme im Bereich der Füße und/oder Handrücken bei einem weiblichen Neugeborenen sind dringend verdächtig auf das Vorliegen eines Ullrich-Turner-Syndroms (Monosomie X0).

Auskultation

Die Auskultation dient der exakten Beschreibung des Herzgeräusches. Dies gelingt am besten bei entspannten Patienten (bei Säuglingen nach dem Füttern). Bei ängstlichen Kleinkindern ist es oft hilfreich, die Auskultation auf dem Arm der Mut-

Brust: Herz

G

Tabelle 54.2 Chromosomenstörungen, die häufig mit Herzfehlern assoziiert sind.

Chromosomen-aberration	klinische Bezeichnung	klinische Befunde	häufigste assoziierte Herzfehler
Trisomie 21	Down-Syndrom	mongoloide Lidachsen, Muskelhypotonie, Brachydaktylie, Makroglossie	atrioventrikulärer Septumdefekt (AV-Kanal), Ventrikelseptumdefekt, Fallot-Tetralogie
Trisomie 18	Edwards-Syndrom	intrauterine Wachstumsretardierung, tiefsitzende dysplastische Ohren, Mikrognathie, „Tintenlöscherfüße"	Ventrikelseptumdefekt, persistierender Ductus arteriosus, Vorhofseptumdefekt
Trisomie 13	Pätau-Syndrom	Lippen-Kiefer-Gaumen-Spalte, Mikrozephalie, Mikrophthalmie, Anophthalmie, Polydaktylie	Ventrikelseptumdefekt, persistierender Ductus arteriosus, Vorhofseptumdefekt
Monosomie X0	Ullrich-Turner-Syndrom	Lymphödeme an Händen und Füßen bei Neugeborenen, Flügelfell, weiter Mamillenabstand, Minderwuchs, primäre Amenorrhö	bikuspidale Aortenklappe, Aortenisthmusstenose, Aortenstenose
Deletion 22q11.2	DiGeorge-Syndrom	breite Nasenwurzel, dysplastische Ohren, Hypokalzämie, Thymushypo-/-aplasie	unterbrochener Aortenbogen mit Ventrikelseptumdefekt, Truncus arteriosus communis, Ventrikelseptumdefekt
	Shprintzen-Syndrom	breite Nasenwurzel, dysplastische Ohren, Gaumenspalte	Aortenbogenanomalien, Ventrikelseptumdefekt
	Conotruncal anomaly facies syndrome	breite Nasenwurzel, dysplastische Ohren, häufig milde mentale Retardierung	Pulmonalatresie mit Ventrikelseptumdefekt, Fallot-Tetralogie, Truncus arteriosus communis, Aortenbogenanomalien
Deletion 7q11.23	Williams-Beuren-Syndrom	gotischer Gaumenbogen, „Elfengesicht", Zahnstellungsanomalie	supravalvuläre Aortenstenose und supravalvuläre Pulmonalstenosen

ter durchzuführen. Die Erfassung von Herzgeräuschen der Lautstärke > 4/6 erfordert eine sorgfältige Palpation des Präkordiums und der Supraklavikularregion, um das für diese Geräusche charakteristische Schwirren zu erfassen (Tab. 54.1).

Im Zusammenhang mit einer zentralen Zyanose (s. Kap. 10) weist ein *Systolikum über dem 2. und 3. ICR links parasternal* bei Neugeborenen vor allem auf Herzfehler mit kritisch verminderter Lungenperfusion (z.B. kritische Pulmonalstenose, Pulmonalatresie, Trikuspidalatresie, Fallot-Tetralogie) oder Parallelschaltung der Kreisläufe (D-Transposition der großen Arterien) hin. Bei Kindern mit D-Transposition oder Pulmonalatresie kann das Systolikum (welches meist durch Turbulenzen im Bereich des Ductus arteriosus entsteht) sehr leise sein (Lautstärkegrad 1–2/6), wenn keine zusätzlichen Anomalien wie eine Trikuspidalinsuffizienz (bei Kindern mit Pulmonalatresie) oder ein Ventrikelseptumdefekt (bei Neugeborenen mit D-Transposition) vorliegen (s. DD-Tab.).

Im Falle kritischer Linksherzobstruktionen findet man bei Neugeborenen *neben einem Systolikum über dem 2. ICR rechts und links parasternal* Zeichen einer globalen Herzinsuffizienz mit Hepatomegalie, Tachypnoe und grauem Hautkolorit. Die Urinproduktion ist häufig einge-

schränkt. Kinder mit kritischer Aortenstenose oder hypoplastischem Linksherzsyndrom weisen abgeschwächte Pulse an allen Extremitäten auf, Kinder mit kritischer Aortenisthmusstenose zeigen abgeschwächte Pulse im Bereich der unteren Extremitäten (s. DD-Tab.).

Bei Ventrikelseptumdefekten ist das Herzgeräusch abhängig von der Größe des VSD.

Kleine drucktrennende Ventrikelseptumdefekte führen zu einem hochfrequenten *Proto- bis Mesosystolikum der Lautstärke 2–3/6*, das typischerweise erst einige Tage nach der Geburt mit Abfallen des Lungengefäßwiderstandes entdeckt wird. Diese Defekte zeigen eine Tendenz zum Spontanverschluß innerhalb der ersten beiden Lebensjahre mit Verschwinden des Herzgeräusches.

Bei kleinen Ventrikelseptumdefekten, die unmittelbar unterhalb der Aortenklappe gelegen sind, kann es jedoch, bedingt durch den Sog im Bereich des Defektes, zu einer Verziehung der Klappe (Aortenklappenprolaps) mit konsekutiver Aorteninsuffizienz kommen. Dies äußert sich durch das zusätzliche Auftreten eines hochfrequenten, *proto- bis mesodiastolischen Geräusches einer Aorteninsuffizienz über dem 3. und 4. ICR links parasternal.* Um eine Verschlechterung der Aorteninsuffizienz zu verhindern, muß in diesen Fällen der Ventrikelseptumdefekt baldmöglichst operativ verschlossen werden.

Mittelgroße Ventrikelseptumdefekte (Abb. 54.2b) verursachen ein *rauhes, lautes Holosystolikum (3–4/6)*. Das Systolikum großer Ventrikelseptumdefekte erreicht in der Regel nur einen Lautstärkegrad 2–3/6. Insbesondere bei Säuglingen mit Widerstandserhöhung im Pulmonalkreislauf und geringer Shuntbewegung über dem Ventrikelseptumdefekt kann nur ein leises oder kein Systolikum vorliegen. Auffallendster auskultatorischer Befund bei diesen Kindern ist die *Betonung des 2. Herztones*.

Da bei Säuglingen mit großem Ventrikelseptumdefekt und pulmonaler Widerstandserhöhung Herzinsuffizienzzeichen völlig fehlen können, ist die klinische Diagnose gelegentlich nur über eine sorgfältige Beurteilung des 2. Herztones möglich. Ähnliches gilt auch gelegentlich für Säuglinge mit singulärem Ventrikel und fehlender Pulmonalstenose.

Bei Kindern mit großen Vorhofscheidewanddefekten findet man ein *systolisches Austreibungsgeräusch Grad 2–3/6 über dem 2. ICR links parasternal* infolge des vermehrten Blutstromes über der Pulmonalklappe (funktionelle Pulmonalstenose). Eine fixierte Spaltung des 2. Herztones sowie ein leises mesodiastolisches Strömungsgeräusch über dem 3.–4. ICR links (infolge des vermehrten Blutstromes über der Trikuspidalis) sprechen für eine hämodynamische Relevanz des Defektes.

Da die Geräuschphänomene meist relativ leise sind und in der Regel keine Herzinsuffizienzzeichen vorliegen, werden Vorhofseptumdefekte auch heute noch oft erst im Kleinkindesalter oder später entdeckt (s. DD-Tab.).

Im Neugeborenen- und frühen Säuglingsalter zeigt die Auskultation bei Kindern mit persistierendem Ductus arteriosus oft nur ein *Systolikum 2–3/6 über dem 2. ICR links*. Das typische systolisch-diastolische Maschinengeräusch wird meist erst im späten Säuglings- oder im Kleinkindesalter angetroffen (Abb. 54.2c).

Differentialdiagnostisch kommen bei einem systolisch-diastolischen Maschinengeräusch vor allem arteriovenöse Fisteln (z.B. im Bereich der Koronararterien oder der Lunge) in Betracht. Das Punctum maximum von Koronararterienfisteln liegt aber meist tiefer über dem 3. und 4. ICR, während das kontinuierliche Geräusch von Pulmonalarterienfisteln vor allem über dem Rücken auskultierbar ist.

Im Alter von 3–6 Jahren ist differentialdiagnostisch das sogenannte *Nonnensausen* zu erwägen, das ein harmloses venöses Strömungsgeräusch darstellt (s. DD-Tab.), bei dem in der Regel die diastolische Komponente des Geräusches lauter als die systolische ist. Außerdem ist es leiser als das Maschinengeräusch eines persistierenden Ductus arteriosus (erreicht nie den Lautstärkegrad 4/6) und verschwindet bei Wendung des Kopfes.

Klinisch-chemische Untersuchungen

Blutgasanalyse: Laboruntersuchungen sind zur Abklärung eines Herzgeräusches in der Regel nicht erforderlich. Eine Ausnahme bildet die kapilläre Blutgasanalyse bei Neugeborenen.

Während bei Kindern mit kritischer Verminderung der Lungenperfusion oder Transposition der großen Arterien eine Erniedrigung der O_2-Sättigung und des pO_2 bei normalem pCO_2 vorliegt, findet sich bei Neugeborenen mit kritischen Linksherzobstruktionen (infolge des kardiogenen Schocks) als führender Befund eine metabolische Azidose.

Die O_2-Sättigung, die auch mit Hilfe der Pulsoxymetrie bestimmt werden kann, liegt bei diesen Kindern meist im Normbereich oder ist nur gering erniedrigt.

Hyperoxietest: Der Hyperoxietest dient der Unterscheidung einer pulmonalen von einer kardialen Ursache der Zyanose: Unter Gabe von 100%igem Sauerstoff kommt es bei Kindern mit pulmonaler Ursache der Zyanose in der Regel zu einem deutlichen Anstieg des arteriellen pO_2 auf Werte >100 mmHg. Kinder mit kritischer Verminderung der Lungenperfusion oder Parallelschaltung der Kreisläufe zeigen meist keinen wesentlichen Anstieg der Sauerstoffsättigung, der arterielle pO_2 bleibt bei Werten < 50 mmHg.

Technische Untersuchungen

Das *Phonokardiogramm* dient der Dokumentation des Geräuschbefundes (Abb. 54.2). Wichtig ist hierbei, daß die Ableitung über dem Punctum maximum des auskultierten Geräuschbefundes erfolgt. Die gleichzeitige Ableitung des EKG ermöglicht eine sichere Zuordnung des Geräuschbefundes zu den Phasen des Herzzyklus. Da die Phonokardiographie in vielen modernen EKG-Geräten nicht mehr integriert ist, wird diese Untersuchungsmethode heute zunehmend seltener durchgeführt.

Durch das *Röntgenthoraxbild* gelingt der Ausschluß einer pulmonalen Ursache oder einer begleitenden Pneumonie bei Kindern mit Herzinsuffizienzzeichen oder Zyanose. Es erlaubt ferner eine Beurteilung der Herzlage (Lävokardie, Mesokardie oder Dextrokardie), der Herzgröße sowie der Lungengefäßzeichnung. Letztere ist bei kritisch reduzierter Lungenperfusion vermindert.

Brust: Herz

G

Im Falle einer Linksherzinsuffizienz, bei Mitral- oder Lungenvenenstenosen findet sich eine passiv, bei Shuntvitien mit vermehrter Lungenperfusion (z.B. großer Ventrikelseptumdefekt) findet sich eine aktiv vermehrte Lungengefäßzeichnung. Da ein Teil der komplexen angeborenen Herzfehler auch mit Anomalien des abdominalen Situs einhergeht, sollte bei der Beurteilung des Röntgenthoraxbildes auch auf die Lage der Magenblase geachtet werden.

Die *Elektrokardiographie* liefert zusätzliche Hinweise durch den Nachweis der Hypertrophie einzelner Herzabschnitte, von Erregungsrückbildungsstörungen sowie vor allem durch den Nachweis oder Ausschluß von Herzrhythmusstörungen. Abgesehen von wenigen Ausnahmen (z.B. Trikuspidalatresie) erbringt das EKG bei Neugeborenen meist jedoch keine spezifischen Hinweise auf die Art des angeborenen Herzfehlers.

Die wichtigste Untersuchungsmethode, mit der die Ursache eines Herzgeräusches fast immer sicher abgeklärt werden kann, ist die *Echokardiographie* in Verbindung mit den Verfahren der *Doppler-Sonographie*. Die invasive Methode der *Herzkatheteruntersuchung* mit *Angiokardiographie* bleibt der Abklärung detaillierter Fragestellungen in der prä- und postoperativen Diagnostik vorbehalten.

Besondere Hinweise

Im Kleinkindesalter überwiegen zahlenmäßig bei weitem die *akzidentellen Herzgeräusche*. Diese meist proto- bis mesosystolisch auftretenden Geräusche (Punctum maximum meist über dem 3. und 4. Interkostalraum links parasternal) können oft bereits aufgrund eines musikalischen Klangcharakters als harmlos eingestuft werden (s. DD-Tab.). Der Lautstärkegrad akzidenteller Geräusche nimmt bei Tachykardie (z.B. bei Fieber) zu, so daß sie häufig im Rahmen von Infekten erstmalig entdeckt werden. Bei jungen Säuglingen findet man oft ein proto- bis mesosystolisches Strömungsgeräusch über dem 2. ICR links parasternal, das durch Turbulenzen im Bereich der Pulmonalarterienbifurkation verursacht wird und in der Regel im Alter von 3–6 Monaten verschwindet.

Zur Abklärung eines akzidentellen Herzgeräusches reichen in der Regel eine einmalige kardiologische Untersuchung mit Ableitung eines EKG und die Durchführung einer Echokardiographie aus.

> **Akzidentelle Herzgeräusche überschreiten nicht den Lautstärkegrad 3/6, d.h., ein tastbares Schwirren spricht immer für ein organisches Herzgeräusch. Auch ein Diastolikum beruht fast immer auf einer organischen Ursache.**

Herzgeräusche bei Neugeborenen sollten möglichst kurzfristig abgeklärt werden, da bei offenem Ductus arteriosus auch Kinder mit kritischen Rechts- und Linksherzobstruktionen zunächst weitgehend asymptomatisch sein können. Dies gilt insbesondere für Neugeborene, bei denen ein deutliches Systolikum bereits innerhalb der ersten Lebensstunden nachweisbar ist.

Differentialdiagnostische Tabellen

Differentialdiagnose des Herzgeräusches bei *zyanotischen* Neugeborenen und jungen Säuglingen

Charakterisierung des Hauptsymptoms	weiterführende Nebenbefunde	Verdachtsdiagnosen	Röntgenthorax
Systolikum 2–3/6, PM 2. ICR links, Fortleitung zum Rücken	meist keine Herzinsuffizienz	kritische Pulmonalstenose	meist keine Kardiomegalie, LGZ eher vermindert
Systolikum 2–3/6, PM 2. ICR links, geringe Fortleitung	meist keine Herzinsuffizienz	Pulmonalatresie mit intaktem Ventrikelseptum	Herzgröße normal, LGZ eher vermindert
Systolikum 2/6, PM 2. ICR links, geringe Fortleitung	keine Herzinsuffizienz	Pulmonalatresie mit VSD, Ductus arteriosus persistens	Herzgröße normal, LGZ eher vermindert
Systolikum 1–2/6, PM 2. ICR links, geringe Fortleitung	keine Herzinsuffizienz	D-Transposition der großen Arterien ohne VSD oder Pulmonalstenose	Herzgröße normal, schmales oberes Mediastinum
Systolikum 2–3/6, PM 2.–3. ICR links, Fortleitung zum Rücken	keine Herzinsuffizienz	Fallot-Tetralogie mit hochgradiger Pulmonalstenose	Herzgröße normal, LGZ eher vermindert

Differentialdiagnose des Herzgeräusches bei *zyanotischen* Neugeborenen und jungen Säuglingen *(Fortsetzung)*

Charakterisierung des Hauptsymptoms	weiterführende Nebenbefunde	Verdachtsdiagnosen	Röntgenthorax
Systolikum 1–2/6, PM 2.–3. ICR links, geringe Fortleitung	Tachypnoe, deutliche Herzinsuffizienzzeichen, geringe Zyanose	totale Lungenvenenfehleinmündung ohne Obstruktion der Lungenvenen	deutliche Kardiomegalie, LGZ deutlich vermehrt
Systolikum 1–2/6, PM 2.–3. ICR links, oder fehlendes Herzgeräusch	Tachypnoe, hochgradige Zyanose	totale Lungenvenenfehleinmündung mit Obstruktion der Lungenvenen	passiv vermehrte LGZ (Stauung), gelegentlich weiße Lunge
Systolikum 3–4/6, PM 3.–4. ICR links, Fortleitung über das Präkordium	ausgeprägte Herzinsuffizienz mit deutlicher Hepatomegalie	Pulmonalatresie mit intaktem Ventrikelseptum und hochgradiger Trikuspidalinsuffizienz oder Ebstein-Anomalie	ausgeprägte Kardiomegalie, LGZ eher vermindert
Systolikum 2–3/6 und evtl. Diastolikum 2/6, PM 3. ICR links	Tachypnoe, Herzinsuffizienzzeichen, oft nur geringe Zyanose	Truncus arteriosus communis	mäßige Kardiomegalie, LGZ vermehrt
Systolikum und Diastolikum 3/6, PM 2.–3. ICR links	Dyspnoe, obstruktive Ventilationsstörung	Pulmonalklappenaplasie mit Ventrikelseptumdefekt oder Fallot-Tetralogie	mäßige Kardiomegalie, Hilusverbreiterung
systolisch-diastolisches Maschinengeräusch 2–3/6, PM 2. ICR rechts und links, Fortleitung zum Rücken	gelegentlich Herzinsuffizienz, oft nur geringe Zyanose	Pulmonalatresie mit Ventrikelseptumdefekt und systemikopulmonalen Kollateralarterien	Herzgröße normal, gelegentlich Kardiomegalie und vermehrte LGZ

Differentialdiagnose des Herzgeräusches bei Neugeborenen und jungen Säuglingen *mit Herzinsuffizienz*

Charakterisierung des Hauptsymptoms	weiterführende Nebenbefunde	Verdachtsdiagnosen	Röntgenthorax
Systolikum 2/6, PM 2. ICR rechts oder links	Pulse allseits flau, graues Hautkolorit	kritische Aortenstenose oder hypoplastisches Linksherzsyndrom	Kardiomegalie, passiv vermehrte LGZ
Systolikum 2/6, PM 2.–3. ICR links	Femoralispulse abgeschwächt, graues Hautkolorit	kritische Aortenisthmusstenose oder unterbrochener Aortenbogen	Kardiomegalie, passiv vermehrte LGZ
	geringe Zyanose	totale Lungenvenenfehleinmündung ohne Obstruktion der Lungenvenen	Kardiomegalie, aktiv vermehrte LGZ
Systolikum 2–3/6, PM 3. ICR links, betonter 2. Herzton	geringe Zyanose	Trikuspidalatresie mit Ventrikelseptumdefekt oder singulärer Ventrikel ohne Pulmonalstenose	Kardiomegalie, aktiv vermehrte LGZ, im EKG Linkstyp und Linkshypertrophie
Systolikum 1–3/6, PM 3. ICR links, betonter 2. Herzton	Herzinsuffizienzzeichen können gelegentlich fehlen	großer Ventrikelseptumdefekt mit pulmonaler Hypertension	Kardiomegalie, aktiv vermehrte LGZ
Systolikum 2–3/6, PM 3. ICR links, betonter 2. Herzton	im EKG überdrehter Lagetyp, häufig Kinder mit Morbus Down	atrioventrikulärer Septumdefekt (AV-Kanal) mit großem Ventrikelseptumdefekt	Kardiomegalie, aktiv vermehrte LGZ
Systolikum 2–3/6, und evtl. Diastolikum, 2/6 PM 3. ICR links	geringe bis mäßige Zyanose, hebende Pulse	Truncus arteriosus communis	Kardiomegalie, aktiv vermehrte LGZ
Systolikum 3–4/6, PM 2. ICR links, seltener systolisch-diastolisches Maschinengeräusch	hebende Pulse, häufig bei Frühgeborenen mit Atemnotsyndrom	persistierender Ductus arteriosus	Kardiomegalie, aktiv vermehrte LGZ

LGZ = Lungengefäßzeichnung

Brust: Herz

G

Differentialdiagnose des Herzgeräusches beim Kleinkind und Schulkind

Charakterisierung des Hauptsymptoms	Klinik	Diagnose	Röntgenthorax
Systolikum 2–3/6, PM 2. ICR links, 2. Herzton fixiert gespalten, Mesodiastolikum 2/6, PM 4. ICR links	gelegentlich vermehrte Atemwegsinfekte	Vorhofseptumdefekt (ASD) mit relevantem Links-rechts-Shunt	Herzgröße normal oder gering vermehrt, prominentes Pulmonalsegment
rauhes Systolikum 2–4/6, PM 2. ICR links, Fortleitung zum Rücken	meist asymptomatisch	Pulmonalstenose	Herzgröße normal, prominentes Pulmonalsegment, LGZ normal oder vermindert
rauhes Systolikum 2–3/6, PM 3. ICR links, Fortleitung zum Rücken	abgeschwächte oder fehlende Femoralispulse, arterielle Hypertonie der oberen Körperhälfte	Aortenisthmusstenose	Herzgröße normal, Rippenusuren nur bei älteren Kindern (selten < 5 Jahre) mit hochgradiger Stenose
hochfrequentes Systolikum 2–3/6, PM 3.–4. ICR links	unauffällig	kleiner Ventrikelseptumdefekt (VSD) ohne hämodynamische Relevanz	o.B.
rauhes Holosystolikum 3–4/6, PM 3.–4. ICR links, 2. Herzton nicht betont	gelegentlich vermehrte Atemwegsinfekte	mittelgroßer Ventrikelseptumdefekt ohne pulmonale Hypertension	Herzgröße und LGZ normal oder gering bis mäßig vermehrt
weiches Systolikum 2–3/6, PM 4. ICR links und Herzspitze	zunächst meist asymptomatisch	Mitralinsuffizienz isoliert; in Kombination mit Befunden eines ASD: ASD I (primum ASD) mit Mitralinsuffizienz (partieller AV-Kanal)	in Abhängigkeit des Schweregrades zunehmende Kardiomegalie, passiv vermehrte LGZ
rauhes Systolikum 2–5/6, PM 2. ICR rechts, Fortleitung in die Halsgefäße	meist asymptomatisch, bei hochgradigen Stenosen Brustkorbschmerzen oder Synkopen unter Belastung	Aortenstenose	meist normale Herzgröße, randbildender Aortenschatten rechts parasternal
hochfrequentes Diastolikum 2–3/6, PM 3.–4. ICR links	meist asymptomatisch, hebende Pulse	Aorteninsuffizienz; bei gleichzeitiger Aortenstenose: kombiniertes Aortenvitium; bei Kindern mit Ventrikelseptumdefekt: Aorteninsuffizienz durch Aortenklappenprolaps	in Abhängigkeit des Schweregrades zunehmende Kardiomegalie
systolisch-diastolisches Maschinengeräusch 2–4/6, PM 2.–3. ICR links, seltener nur Systolikum 2–3/6	hebende Pulse	persistierender Ductus arteriosus, DD arteriovenöse Fistel z.B. der Koronararterien oder der Pulmonalarterien	Herzgröße meist normal

Differentialdiagnose akzidenteller Herzgeräusche bei Kindern

Charakterisierung des Hauptsymptoms	Altersgipfel	Differentialdiagnose	Diagnose
musikalisches Proto-/Mesosystolikum 2–3/6, PM 3. ICR links	Häufigkeitsgipfel 3–6 Jahre, Verstärkung bei Tachykardie, Fieber	kleiner Ventrikelseptumdefekt, Vorhofseptumdefekt	Still-Geräusch
systolisches Austreibungsgeräusch 2/6, PM 2. ICR links, mit Fortleitung zum Rücken	Neugeborene und Frühgeborene, verschwindet im Alter von 3–6 Monaten	periphere Pulmonalstenose	pulmonales Strömungsgeräusch des Neugeborenen
frühsystolisches Austreibungsgeräusch 2–3/6, PM supraklavikulär und Halsgefäße	Kleinkinder, Schulkinder und Jugendliche	Aortenstenose	supraklavikuläres akzidentelles Geräusch
systolisch-diastolisches Geräusch 1–3/6, PM supraklavikulär rechts und links	Häufigkeitsgipfel 3–6 Jahre	persistierender Ductus arteriosus, arteriovenöse Fistel	Nonnensausen (venöses Strömungsgeräusch)

55 Herzinsuffizienz

Konrad Brockmeier und Herbert E. Ulmer

Symptombeschreibung

Herzinsuffizienz wird definiert als Imbalance zwischen metabolischem Bedarf des Organismus und myokardialer Pumpleistung. Chronische Herzinsuffizienz im Kindesalter hat zwei mögliche Ursachen:
- Herzinsuffizienz infolge *vermehrter myokardialer Volumen- oder Druckbelastung* – in erster Linie durch angeborene, aber auch erworbene Herzfehler – bei prinzipiell unbeeinträchtigtem Myokard oder
- Herzinsuffizienz bei normaler myokardialer Belastung unter den eingeschränkten Möglichkeiten *eines beeinträchtigten Myokards.*

Tabelle 55.1 Ursachen der Herzinsuffizienz in den verschiedenen Altersgruppen des Kindesalters.

Neugeborene und junge Säuglinge:
- Shunt-Vitium mit pulmonaler Rezirkulation (VSD, PDA, AVSD, aortopulmonales Fenster, Truncus arteriosus)
- hypoplastisches Linksherzsyndrom
- kritische Aortenstenose, -isthmusstenose
- tachykarde Herzrhythmusstörungen (supraventrikuläre Tachykardien, Vorhofflattern, Vorhofflimmern)
- kongenitaler kompletter AV-Block
- periphere AV-Fisteln (z.B. Aneurysma der V. Galeni)
- transiente Myokardischämie des Neugeborenen

Ältere Säuglinge und Kleinkinder:
- Shunt-Vitium mit pulmonaler Rezirkulation (VSD, PDA, aortopulmonales Fenster, Truncus arteriosus, univentrikuläre AV-Konnektionen, totale Lungenvenenfehlmündung, Cor triatriatum)
- ischämische Myokarderkrankungen (Koronaranomalien, Kawasaki-Syndrom)
- entzündliche Herzerkrankungen (Myokarditis, Perikarditis)
- idiopathische Myokarderkrankungen (dilatative/hypertrophische Kardiomyopathie, Endokardfibroelastose)
- sekundäre Myokarderkrankungen (z.B. Glykogenosen, Hypothyreose, para-/postinfektiös)

Ältere Kinder und Jugendliche:
- Myokardinsuffizienz nach Herzoperationen
- entzündliche Herzerkrankungen (Endokarditis, rheumatisches Fieber, Myokarditis)
- rezidivierende tachykarde Herzrhythmusstörungen (supraventrikuläre Tachykardien, Vorhofflattern, Vorhofflimmern)
- langdauernde bradykarde Herzrhythmusstörungen (kongenitaler kompletter AV-Block)
- sekundäre Myokarderkrankungen (chronische arterielle Hypertension, Thyreotoxikose, Hämosiderose, Muskeldystrophie, Friedreich-Ataxie, nach hochdosierter Anthrazyklintherapie bei malignen Erkrankungen, Cor pulmonale bei Mukoviszidose)

Ursachen der Herzinsuffizienz in den verschiedenen Altersgruppen des Kindesalters sind in Tabelle 55.1 aufgeführt.

Rationelle Diagnostik

In Abbildung 55.1 sind die differentialdiagnostischen Schritte im Überblick dargestellt.

Anamnese

In den Altersgruppen des Kindesalters können unterschiedliche äußerlich erkennbare Symptome vorherrschen:
- Bei Säuglingen und Kleinkindern stehen Tachypnoe, Tachykardie, Kaltschweißigkeit, Probleme der Nahrungsaufnahme und mangelnde Gewichtszunahme im Vordergrund.
- Bei älteren Kindern überwiegen Belastungseinschränkung, Kurzatmigkeit, periphere Ödeme oder Lidödeme.

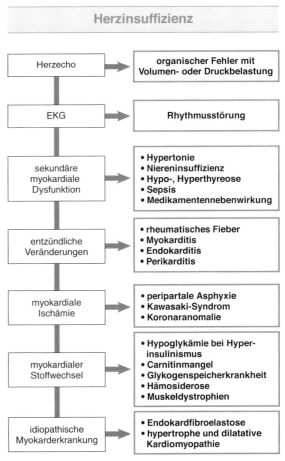

Abb. 55.1 Differentialdiagnostisches Vorgehen bei Herzinsuffizienz.

Brust: Herz

G

Auch bei der Einschätzung des Schweregrads einer Herzinsuffizienz sind ältere Kinder und Säuglinge unterschiedlich zu beurteilen.

Bei Kleinkindern, Schulkindern und Jugendlichen kann die von der New York Heart Association (NYHA) eingeführte Graduierung verwendet werden:
- *NYHA-Stadium I:* keine merkliche Einschränkung der körperlichen Leistungsfähigkeit.
- *NYHA-Stadium II:* leichte Einschränkung der körperlichen Belastbarkeit. Beschwerdefreiheit in Ruhe, jedoch Ermüdung, Dyspnoe oder Palpitationen bei normaler körperlicher Tätigkeit.
- *NYHA-Stadium III:* deutliche Einschränkung der körperlichen Leistungsfähigkeit. In Ruhe noch beschwerdefrei, jedoch Ermüdung, Dyspnoe oder Palpitationen bereits bei leichterer als normaler körperlicher Arbeit.
- *NYHA-Stadium IV:* Symptome der Herzinsuffizienz bereits in Ruhe. Unfähigkeit zur geringsten körperlichen Leistung.

Für das Säuglingsalter wurden verschiedene Systeme vorgeschlagen, von denen der Score nach R. Ross für klinische Zwecke brauchbar erscheint (Tab. 55.2).

Körperliche Untersuchung

Generelle *Zeichen einer verminderten kardialen Funktion* sind Tachykardie, Auftreten eines hochfrequenten protodiastolischen 3. Herztons (Galopprhythmus), schwache Pulse, Kardiomegalie und Hepatomegalie sowie Zeichen eines erhöhten Sympathikotonus, Schwitzen, naßkalte Haut infolge von Vasokonstriktion sowie auf Dauer eine chronische Gedeihstörung.

Spezielle *Zeichen von pulmonalvenöser Stauung (Linksherzversagen)* sind Tachy-/Dyspnoe, Belastungsdyspnoe (z. B. schnelles Ermüden beim Trinken im Säuglingsalter), Orthopnoe, Rasselgeräusche und Giemen über der Lunge infolge einer erschwerten Atmung, z.B. durch erweiterte Pulmonalgefäße oder einen dilatierten linken Vorhof. Je nach Ausmaß der pulmonalen Kongestion kommt es zunächst zu interstitiellem, dann alveolärem und möglichem bronchiolärem Ödem mit dem Symptom des sogenannten Stauungshustens.

Spezielle *Zeichen der systemvenösen Stauung (Rechtsherzversagen)* sind Hepatomegalie und Lidödeme. Halsvenenstauung und Ödeme an den Extremitäten lassen sich in der Regel nur bei älteren Kindern nachweisen, während Säuglinge oft nur eine gespannte glänzende Haut zeigen. Präkordial vermehrte Aktivität ist tastbar bei Herzinsuffizienz infolge vermehrter Rezirkulation bei Links-rechts-Shunt oder AV-Klappeninsuffizienz, verminderte Aktivität (kaum tastbarer Herzspitzenstoß) typischerweise bei zugrundeliegender primärer myokardialer Erkrankung oder bei einem Perikarderguß.

Klinisch-chemische Untersuchungen

Das alveoläre Lungenödem infolge pulmonaler Kongestion geht mit einer *respiratorischen Azidose* und erniedrigtem Sauerstoffpartialdruck einher. Bei milderen Formen mit eher interstitiellem Lungenödem kann aber auch eine *respiratorische Alkalose* entstehen.

In diesen Fällen ist das Natrium im Serum infolge chronischer Wasserretention erniedrigt, und eine *Hypochlorämie* kann Folge einer Kompensation der respiratorischen Azidose sein.

Eine *Hypoglykämie* kann sowohl als Folge als auch als Ursache einer Herzinsuffizienz beim Säugling gefunden werden.

Bei vermuteter entzündlicher Genese der Herzinsuffizienz sind die *Infektionsparameter,* wie z.B. die Leukozytenzahl, BSG, CRP etc., zu untersuchen.

Tabelle 55.2 Score zur Graduierung der Herzinsuffizienz im Säuglingsalter.

		Score 0	Score 1	Score 2
Trinken				
Trinkmenge/Mahlzeit	(ml)	> 110	85–110	< 85
Zeit dafür	(min)	< 40	> 40	–
körperliche Untersuchung				
Atemfrequenz	(/min)	< 50	50–60	> 60
Herzfrequenz	(/min)	< 160	160–170	>170
Atmung		normal	auffällig	–
periphere Durchblutung		normal	eingeschränkt	–
3. Herzton		keiner	vorhanden	–
Lebergröße unter dem Rippenbogen palpabel	(cm)	< 2	2–3	> 3

– = keine Wertung
Gesamtscore: 0–2 = keine, 3–6 = leichte, 7–9 = mäßige, 10–12 = schwere Herzinsuffizienz

> Leukozytose ist nicht zwangsläufig Hinweis
> auf eine Infektion; auch kardiales Versagen
> geht häufig mit einer Zunahme der Leukozyten
> einher.

Leukopenie kann hinweisend für eine virale Genese der Erkrankung sein. Die BSG ist nicht beschleunigt, solange keine entzündliche Komponente involviert ist.

Bei Verdacht auf eine entzündliche Genese sollte mit bakteriologischen, virologischen und evtl. auch mit mykologischen Untersuchungsmethoden eine genaue Diagnose gestellt werden.

Zur Beurteilung eines eventuellen *Carnitinmangels* ist neben der Carnitinbestimmung im Serum die Bestimmung der Carnitinausscheidung im Urin sinnvoll.

Eine Leberkongestion kann mit entsprechend veränderten Serumenzymmustern der *Transaminasen* einhergehen und langfristig bis zur Zirrhose führen.

Reduzierter renaler Fluß spiegelt sich in hohen *Serumkreatinin- und Harnstoffwerten* wider.

Bei protrahierter Herzinsuffizienz kommt es zu *Proteinurie*, Mikrohämaturie und einem hohen spezifischen Uringewicht.

Genetische Untersuchungen

Genetische Untersuchungen haben sich im Kontext der Herzinsuffizienzdifferentialdiagnose bislang nicht als primärer Schritt etabliert. Wenngleich z.B. den meisten Kardiomyopathien des Kindesalters umschriebene Mutationen der Sarkomergene zugrunde liegen, ist für die klinische Entscheidung eine Zuordnung im Sinne von dilatativer, hypertropher oder restriktiver Kardiomyopathie in erster Näherung ausreichend.

Technische Untersuchungsmethoden

Echokardiographisch sind eine mögliche Ventrikeldilatation sowie systolische und diastolische Funktionsstörungen quantifizierbar und AV-Klappeninsuffizienzen nachweisbar.

> Die Echokardiographie (Abb. 55.2) mit
> Doppler-Untersuchung hat sicher den höchsten Stellenwert für die Aufklärung der zugrundeliegenden Ursache einer Herzinsuffizienz.

Das *EKG* ist zur Diagnose Herzinsuffizienz wenig hilfreich, wird aber zur differentialdiagnostischen Klärung der zugrundeliegenden Ursache wertvoll.

Eine *Röntgenaufnahme des Thorax* (zunächst nur im frontalen Strahlengang) ist zur Beurteilung der Herzgröße und der Lungengefäßzeichnung auch bei hohem Stellenwert der Ultraschalldiagnostik noch immer sinnvoll (Abb. 55.3). Eine Zunahme des Ödems führt zu zentraler wolkiger Transparenzminderung im Bereich der Lungenhili und Kontrastierung der Interlobärspalten. Gelegentlich können Pleuraergüsse nachgewiesen werden.

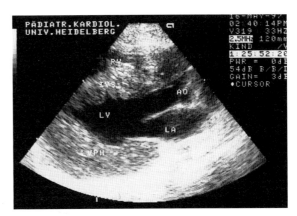

Abb. 55.2 Echokardiogramm einer 13jährigen Patientin mit hypertropher Kardiomyopathie. Dargestellt ist die sog. parasternale Längsachse nach dem Öffnen der Mitralklappe, also während der diastolischen Füllung. Auffällig die Verdickung des linksventrikulären Myokards. (Die weißen Punkte am Rand des Sektors haben einen Abstand von 10 mm.) Die Patientin wurde orthotop herztransplantiert. (Abkürzungen: RV = rechter Ventrikel, IVS = interventrikuläres Septum, AO = Aorta, LV = linker Ventrikel, LVPW = linksventrikuläre posteriore Wand)

Die *Herzkatheterisierung* hat initial einen geringen Stellenwert und kommt erst bei der Vorbereitung einer eventuell hilfreichen Operation zum Tragen.

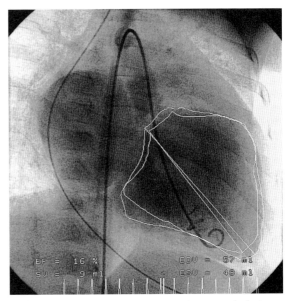

Abb. 55.3 Linksventrikuläres Angiogramm bei einem 14jährigen Patienten mit dilatativer Kardiomyopathie. Aufnahme in RAO-30-Grad-Kippung des Strahlenganges. Messung der sog. Ejektionsfraktion (EF) zur Quantifizierung der systolischen Funktion. Die innere Kontur entspricht der systolischen Weite, die äußere Kontur der diastolischen Weite des linken Ventrikels (EF ≤ 20%). Auffällig auch der große linke Vorhof, der sich links oberhalb des LV als kreisförmige Struktur darstellt. Der Patient wurde orthotop herztransplantiert.

Brust: Herz

G

Besondere Hinweise

Für die Diagnose einer Herzinsuffizienz gibt es kein einzelnes spezifisches Verfahren, so daß der Untersucher sich auf die Gesamtheit der Ergebnisse von Anamnese, körperlicher Untersuchung, EKG, Echokardiographie und Röntgendiagnostik stützen muß (s. Abb. 55.1). Die Kardiomegalie im Röntgenthoraxbild ist ein fast regelmäßiges Zeichen bei Herzinsuffizienz, dessen Abwesenheit eine gute Begründung erfordert. Nicht alle möglichen Symptome können in den DD-Tabellen aufgelistet werden, sondern jeweils nur die charakteristischen Befunde. Tachykardie ist ein fast durchgängiges Kardinalsymptom. Sie ist nicht immer zusätzlich mit aufgeführt.

Differentialdiagnostische Tabellen

Differentialdiagnose der Herzinsuffizienz

Haupt-symptom	weiterführende Nebenbefunde	Verdachts-diagnosen	Bestätigung der Diagnose
Volumen-belastung	deutliches Schwirren, lautes Systolikum, Insuffizienzzeichen deutlicher mit Abfall des pulmonalen Widerstands in den ersten Lebenswochen	Ventrikelseptum-defekt (VSD)	*EKG:* biventrikuläre Hypertrophie *Rö:* Kardiomegalie Lungengefäßzeichnung vermehrt *Echo:* großer linker Vorhof/linker Ventrikel, direkte Darstellbarkeit des VSD in der parasternalen Längsachse und im Vierkammerblick
	kontinuierliches, gelegentlich nur systolisches Herzgeräusch, hebende Pulse, große Blutdruckamplitude, Insuffizienzzeichen deutlicher mit Abfall des pulmonalen Widerstands in den ersten Lebenswochen	offener Ductus arteriosus (PDA)	*EKG:* biventrikuläre Hypertrophie *Rö:* Kardiomegalie Lungengefäßzeichnung vermehrt *Echo:* großer linker Vorhof/linker Ventrikel, direkte Darstellbarkeit des PDA von jugulär, retrogrades Flußmuster im Pulmonalisstamm in der Diastole
	hyperaktives Präkordium, deutliches Schwirren, lautes Systolikum, Diastolikum (Trisomie 21), Insuffizienzzeichen deutlicher mit Abfall des pulmonalen Widerstands in den ersten Lebenswochen	atrioventrikulärer Septumdefekt (AVSD)	*EKG:* überdrehter Linkslagetyp, rechtsventrikuläre Hypertrophie *Rö:* Kardiomegalie Lungengefäßzeichnung vermehrt *Echo:* großer linker Vorhof/linker Ventrikel, direkte Darstellbarkeit des VSD und ASD in der parasternalen Längsachse und im Vierkammerblick, gemeinsame AV-Klappen in einer Höhe, mit variabler Regurgitation mit dem Doppler nachweisbar
	kontinuierliches Herzgeräusch, hebende Pulse, große Blutdruckamplitude, Diastolikum, Insuffizienzzeichen deutlicher mit Abfall des pulmonalen Widerstands in den ersten Lebenswochen	aortopulmonales Fenster	*EKG:* biventrikuläre Hypertrophie *Rö:* Kardiomegalie Lungengefäßzeichnung vermehrt *Echo:* großer linker Vorhof/linker Ventrikel, direkte Darstellbarkeit des Defektes in der aszendierenden Aorta (klappennah) mit Öffnung auf den Pulmonalisstamm
	Systolikum, evtl. Galopprhythmus, vermehrte präkardiale Aktivität, Gedeihstörung	univentrikuläre AV-Konnektionen	*EKG:* biventrikuläre Hypertrophie *Rö:* Kardiomegalie Lungengefäßzeichnung vermehrt *Echo:* singulärer Ventrikel im Vierkammerblick
	Zyanose, Systolikum, II. Herzton weit gespalten, Galopprhythmus, vermehrte präkardiale Aktivität, Dyspnoe, Gedeihstörung	totale Lungen-venenfehl-mündung	*EKG:* rechtsatriale und rechtsventrikuläre Hypertrophie *Rö:* Kardiomegalie, Lungenödem, pulmonalvenöse Sammelgefäße (z.B. „Schneemann") *Echo:* großer rechter Vorhof und rechter Ventrikel, kleiner linker Vorhof, Darstellung der fehlmündenden Lungenvenen, Rechts-links-Shunt auf Vorhofebene

Differentialdiagnose der Herzinsuffizienz *(Fortsetzung)*

Haupt-symptom	weiterführende Nebenbefunde	Verdachts-diagnosen	Bestätigung der Diagnose
Volumen-belastung	Zyanose, lautes Systolikum, evtl. Galopprhythmus, hebende Pulse, große Blutdruckamplitude, Insuffizienz-zeichen deutlicher mit Abfall des pulmonalen Widerstands	Truncus arteriosus	*EKG:* biventrikuläre Hypertrophie *Rö:* Kardiomegalie Lungengefäßzeichnung vermehrt *Echo:* großer VSD, nur eine große Arterie, oft Typisierung des Trunkustyps möglich
	evtl. Hydrops fetalis, kontinuierliches Geräusch über der Fistel (Kopf, Leber etc.), mögl. Schwirren, kein Shunt-Vitium nachweisbar	arteriovenöse Fistel	*EKG:* Linkshypertrophie, auch Rechtshypertrophie *Rö:* Kardiomegalie Lungengefäßzeichnung vermehrt *Echo:* alle Kavitäten dilatiert Sonographie/Doppler: direkter Nachweis der Fistel (z.B. intrakraniell)
Druck-belastung	grau-blaß, keine oder sehr schwache Pulse tastbar, Systolikum, Präschock	kritische Aorten-stenose	*EKG:* Linkshypertrophie, auch Rechtshypertrophie, Repolarisations-störungen *(strain pattern)* *Rö:* Kardiomegalie, Lungenödem *Echo:* dysplastische und stenotische Aortenklappe, z.T. kleiner linker Ventrikel, kräftige linksventrikuläre Wandstärken, eingeschränkte Kontraktilität, Quantifizierung des Gradienten mit dem Doppler (oft wenig aussagekräftig)
	grau-blaß, keine oder sehr schwache Pulse tastbar, an der unteren Extremität keine tastbaren Pulse, Systolikum im Rücken, Präschock	kritische Aorten-isthmusstenose	*EKG:* Rechtshypertrophie *Rö:* Kardiomegalie und mäßig vermehrte Lungengefäßzeichnung *Echo:* Darstellung der Enge von jugulär, Quantifizierung des Gradienten mit dem Doppler
	grau-blaß, keine oder sehr schwache Pulse tastbar, Präschock	hypoplastisches Linksherzsyndrom	*EKG:* Rechtshypertrophie *Rö:* Herz oft nur gering vergrößert und Lungenödem *Echo:* sehr kleiner linker Ventrikel und hypoplastische Aorta ascendens, dilatierter rechter Ventrikel
tachykarde Rhythmus-störungen	200–300 Schläge/min, aber relativ lange stabile Kreislaufverhältnisse, dann grau-blaß, schwache Pulse	supraventrikuläre Tachykardie	*EKG:* Tachykardie mit schmalen oder verbreiterten Kammerkomplexen, normalen oder verkürzten PQ-Intervallen, Automatie oder Reentry transösophageales EKG: genaue Zuordnung atrialer und ventrikulärer Depolarisation *Rö:* Kardiomegalie und mäßige Lungengefäßstauung *Echo:* dilatierte Kavitäten, Darstellung der Abfolge atrialer und ventrikulärer Kontraktionen
	200–300 Schläge/min, grau-blaß, schwache Pulse	Vorhofflattern	*EKG:* Tachykardie, mit gelegentlich unregelmäßigen, schmalen Kammerkomplexen, Sägezahn-muster der P-Wellen transösophageales EKG: genaue Zuordnung atrialer und ventrikulärer Depolarisation *Rö:* Kardiomegalie und mäßige Lungengefäßstauung *Echo:* dilatierte Kavitäten, Darstellung der Abfolge atrialer und ventrikulärer Kontraktionen

Brust: Herz

G

Differentialdiagnose der Herzinsuffizienz *(Fortsetzung)*

Haupt-symptom	weiterführende Nebenbefunde	Verdachts-diagnosen	Bestätigung der Diagnose
tachykarde Rhythmus-störungen	200–300 Schläge/min, grau-blaß, schwache Pulse, Arrhythmie	Vorhofflimmern	*EKG:* Tachykardie, mit unregel-mäßigen, schmalen Kammer-komplexen, keine regulären P-Wellen erkennbar transösophageales EKG: fehlende atriale Depolarisationsaktivität *Rö:* Kardiomegalie und mäßige Lungengefäßstauung *Echo:* dilatierte Kavitäten, Darstellung der nicht organisierten atrialen Kontraktion
Bradykardien	30–50 Schläge/min	kongenitaler AV-Block III	*EKG:* bradykarder Kammerrhythmus mit dissoziierten P-Wellen, Extrasystolie *Rö:* Kardiomegalie und mäßige Lungengefäßstauung *Echo:* dilatierte Kavitäten, Dar-stellung der Dissoziation der atrialen und ventrikulären Kontraktionen
sekundäre myokardiale Dysfunktion	Blässe, Ödeme, Galopprhythmus, verminderte präkardiale Aktivität	Niereninsuffizienz	Oligo-/Anurie, hohes Kalium, Serumkreatinin und Harnstoff oder geringes Serumalbumin bei nicht eingeschränkter Urinproduktion *EKG:* Niedervoltage, Repolarisations-störungen *Rö:* Kardiomegalie, Kongestion *Echo:* Perikarderguß, dilatierte Ventrikel, kräftige linksventrikuläre Wandstärken, systolische Funktions-einschränkung
	Erythem, zunächst noch hebender Spitzenstoß bei vergrößertem Herzen und kräftige Pulse, Systolikum apikal in linker Seitenlage, hohe Blutdruckwerte	arterielle Hypertension	*EKG:* linksventrikuläre Hyper-trophiezeichen, *strain pattern* mit ST-Strecken-Senkung und diskordanter T-Welle *Rö:* Kardiomegalie *Echo:* linksventrikulär Myokard verdickt und Kavität dilatiert, Mitralisregurgitation
	Blässe, Ödeme, kalter Schweiß, reduzierter Tonus, Verlangsamung, Schilddrüsenvergrößerung	Hypothyreose	TSH erhöht, T3/T4 erniedrigt *EKG:* Niedervoltage, Repolarisa-tionsstörungen *Rö:* Kardiomegalie, Kongestion *Echo:* dilatierte Ventrikel, systolische Funktionseinschränkung
	Struma, Erbrechen, erhöhte (Haut-) Temperatur, Hyperhidrose, Tremor, hoher Blutdruck, Somnolenz, Systolikum apikal in linker Seitenlage	Thyreotoxikose	*Labor:* T3 und T4 erhöht, TSH niedrig *EKG:* linksventrikuläre Hypertrophie-/ Belastungszeichen, Repolarisations-störungen *Rö:* Kardiomegalie *Echo:* linksventrikuläre Dilatation und systolische Funktionsstörung
	Fieber, Zentralisation, milde Zyanose, Tachykardie, Galopprhythmus, sehr niedriger Blutdruck, Splenomegalie	Sepsis	Leukozytose, CRP erhöht, BSG beschleunigt *EKG:* Repolarisationsstörungen *Rö:* Kardiomegalie, Kongestion, Infiltrate *Echo:* dilatierte Ventrikel, systolische Funktionseinschränkung
	onkologische Vorerkrankung, nach hochdosierter medikamentöser Behandlung und evtl. thorakaler Bestrahlung	Z. n. Anthrazyklin-therapie	*EKG:* Niedervoltage, Repolarisationsstörungen *Rö:* Kardiomegalie, Kongestion *Echo:* linksventrikuläre Dilatation und systolische Funktionsstörung

Differentialdiagnose der Herzinsuffizienz *(Fortsetzung)*

Haupt-symptom	weiterführende Nebenbefunde	Verdachts-diagnosen	Bestätigung der Diagnose
idiopathische Myokard-erkrankungen	Blässe, Schwäche, verminderte präkardiale Aktivität, Galopprhythmus, Gedeihstörung	Endokard-fibroelastose	*EKG:* Niedervoltage, flache T-Wellen, Blockierungen und Extrasystolie *Rö:* Kardiomegalie, Kongestion der Lunge *Echo:* eingeschränkte systolische Funktion mit auffälliger Struktur des Endokards, Mitralklappeninsuffizienz
	Synkopen, vermehrte präkardiale Aktivität, Systolikum, Herzstechen	hypertrophe Kardiomyopathie	*EKG:* Hypertrophiezeichen, Repolarisationsstörungen *(strain pattern)* *Rö:* Kardiomegalie *Echo:* Myokardverdickung, Reduktion der Ventrikellumina, Mitralinsuffizienz durch Papillarmuskelhypertrophie
	Orthopnoe, Gastritis, Leberstauung, verminderte präkardiale Aktivität, Systolikum	dilatative Kardiomyopathie	*EKG:* Niedervoltage, Repolarisationsstörungen *Rö:* Kardiomegalie, Kongestion *Echo:* dilatierte Kavitäten, Mitralinsuffizienz durch Erweiterung des Klappenrings
myokardiale Dysfunktion mit entzündlicher Komponente	Fieber, Arthritis, Erythema marginatum, Chorea minor; vorausgegangenes rheumatisches Fieber, Herzgeräusch	rheumatisches Fieber	*Labor:* Nachweis vorausgegangener Streptokokkeninfektionen, hoher ASL-Titer, BSG erhöht *EKG:* PQ-Zeit verlängert *Rö:* Kardiomegalie *Echo:* Klappenveränderungen mit Obstruktion/Regurgitation
	Blässe, Ödeme, subfebrile Tempera-turen, verminderte präkardiale Aktivität, Galopprhythmus	Myokarditis	*Labor:* Entzündungszeichen, Erregernachweis (Enteroviren) *EKG:* Niedervoltage, flache T-Wellen, Blockierungen und Extrasystolie *Rö:* Kardiomegalie, Kongestion der Lunge *Echo:* eingeschränkte systolische Funktion mit linksatrialer/links-ventrikulärer Dilatation, Mitralklappen-insuffizienz, evtl. Perikarderguß
	Blässe, Fieberschübe, veränderter Auskultationsbefund, Milzvergrößerung, schmerzhafte kutane Embolien, präexistenter Herzfehler, voraus-gegangener operativer Eingriff ohne Endocarditis-lenta-Prophylaxe	Endokarditis	*Labor:* Entzündungszeichen, Erregernachweis in der Blutkultur (Strept. viridans), Anämie *EKG:* atriale/ventrikuläre Belastungs-zeichen, Repolarisationsstörungen, Extrasystolie *Rö:* Kardiomegalie, Infiltrate, Kongestion *Echo:* Darstellung der Vegetationen, Einschränkung der systolischen Funktion
	gestaute Halsvenen, fehlender Herzspitzenstoß, silenter Auskultationsbefund	Perikarditis	*EKG:* Niedervoltage, ST-Strecken-Hebung, T-Wellen-Inversion *Rö:* Kardiomegalie, Kongestion *Echo:* Darstellung des Perikard-ergusses, paradoxe Wandbewegun-gen, diastolische Funktions-einschränkungen
myokardiale Dysfunktion bei Ischämie	peripartale Asphyxie, septisches Erscheinungsbild, Hypoglykämien	transiente Myokardischämie des Neugeborenen	*Labor:* CK-MB leicht erhöht *EKG:* Repolarisationsstörungen mit flachen T-Wellen, ST-Senkung *Rö:* Kardiomegalie, Kongestion der Lunge *(wet lung)* *Echo:* eingeschränkte systolische Funktion mit linksatrialer/links-ventrikulärer Dilatation, Mitral-, Trikuspidalinsuffizienz

Brust: Herz

G

Differentialdiagnose der Herzinsuffizienz *(Fortsetzung)*

Haupt-symptom	weiterführende Nebenbefunde	Verdachts-diagnosen	Bestätigung der Diagnose
myokardiale Dysfunktion bei Ischämie	> 4 Tage Fieber unklarer Genese, Malaise, Lymphknotenschwellungen, Mukositis, Konjunktivitis, Exanthem	Kawasaki-Erkrankung	*Labor:* BSG und CRP pathologisch, Thrombozytose *EKG:* Repolarisationsstörungen *Rö:* Kardiomegalie *Echo:* Koronaraneurysmen, Wandbewegungsstörungen, systolische Funktionseinschränkung
	Dyspnoe, Zyanose, Erbrechen, anfallsartiges Schwitzen, Schreien nach Belastung	Koronaranomalien	*EKG:* Repolarisationsstörungen *Rö:* Kardiomegalie, Kongestion *Echo:* ungewöhnlicher Ursprung und Verlauf der Koronargefäße (z.B. LCA aus der Pulmonalarterie), Funktionseinschränkung
genetisch determinierte Grund-erkrankung	Muskelhypotonie, Makroglossie, Hepatomegalie, Galopprhythmus, Gedeihstörung	Glykogenspeicher-erkrankung (Typ II, Pompe)	Nachweis des α-1,4-Glucosidase-Mangels *EKG:* hohe QRS-Amplituden, kurze PQ-Zeiten *Rö:* Kardiomegalie *Echo:* nicht obstruktive hypertrophe Kardiomyopathie mit starken Wandverdickungen und eingeschränkter Funktion
	Abstammung aus dem Mittelmeerraum, graues Hautkolorit, Hepato-Splenomegalie, Arrhythmien	Hämosiderose bei β-Thalassämie (homozygot)	*Labor:* Anämie, Hb-Elektrophorese *EKG:* Niedervoltage, Repolarisationsstörungen, Extrasystolie *Rö:* Kardiomegalie, Kongestion *Echo:* linksventrikuläre Dilatation und systolische Funktionsstörung
	männliches Geschlecht, oft nur mäßige oder späte Behinderung durch muskuläre Schwäche und Kontrakturen	Muskeldystrophie (Becker)	*EKG:* Niedervoltage, Repolarisationsstörungen *Rö:* Kardiomegalie, Kongestion *Echo:* linksventrikuläre Dilatation und systolische Funktionsstörung
	männliches Geschlecht, frühe Behinderung durch muskuläre Schwäche und Kontrakturen	Muskeldystrophie (Duchenne)	*EKG:* Niedervoltage, Repolarisationsstörungen *Rö:* Kyphoskoliose, Verlagerung des Mediastinums, Kardiomegalie, Kongestion *Echo:* linksventrikuläre Dilatation und systolische Funktionsstörung
	Gangataxie, Hohlfuß	Friedreich-Ataxie	*EKG:* linksventrikuläre Hypertrophie, Repolarisationsstörungen *Rö:* Kardiomegalie, Kongestion *Echo:* nicht obstruktive hypertrophe (oder dilatative) Kardiomyopathie
	rezidivierende Bronchopneumonien, Dyspnoe, Faßthorax, Halsvenenstauung, Hepatomegalie, Herzgeräusch nicht obligat	Cor pulmonale bei Mukoviszidose	*EKG:* Niedervoltage, pulmonale, rechtsventrikuläre Hypertrophie und Repolarisationsstörungen *Rö:* Kardiomegalie nicht obligat, Emphysem, Dystelektasen, Bronchiektasen *Echo:* schlechtes Schallfenster, rechtsventrikuläre Hypertrophie und Dilatation, Trikuspidalinsuffizienz mit hoher Regurgitationsamplitude, niederamplitudiges und asymmetrisches Doppler-Signal in der Pulmonalarterie
Dysfunktion bei Residuen vorausge-gangener Operationen	Operationsnarbe, Herzgeräusch	Zustand nach Palliation oder Korrektur eines Herzfehlers	*Echo:* Nachweis des strukturellen Problems

56 Bauchschmerzen

Michael J. Lentze

Akute Bauchschmerzen

Symptombeschreibung

Bauchschmerzen, die den Verdacht auf ein „akutes Abdomen" lenken, erfordern unmittelbare ärztliche Diagnostik und Therapie. Die akut aufgetretene Schmerzsymptomatik führt zu einer schnellen Vorstellung des Kindes beim Arzt, der sich entscheiden muß, ob eine chirurgisch zu behandelnde Ursache vorliegt oder nicht. In den meisten Fällen liegt diese nicht zugrunde. In der Regel kann die genaue Ursache eines akuten Abdomens nicht sofort festgestellt werden. Daher ist es wichtig, eine Arbeitsdiagnose aufzustellen, die darüber entscheidet, ob der Chirurg hinzugezogen werden muß. Dies bedeutet für den untersuchenden Arzt, daß er herausfinden muß, ob es sich um „organische" oder um „funktionelle" Bauchschmerzen handelt?

Akute Bauchschmerzen treten diffus im Abdomen oder in spezifischen Regionen auf. Hier präsentieren sie sich entweder epigastrisch, periumbilikal, suprapubisch in der Mitte des Abdomens, in den Flanken oder im rechten Unterbauch. **Für die Unterscheidung, ob es sich um „organische" oder „funktionelle" Bauchschmerzen handelt, bewährt sich die Regel: Je weiter vom Nabel entfernt, desto häufiger handelt es sich um „organische" Bauchschmerzen.** Der *Schmerzcharakter* – kolikartig, stechend, bohrend oder dumpf – kann erst von Schulkindern beschrieben werden. Bei der *Schmerzintensität* ist wichtig: Hält der Patient die Schmerzen gut aus, oder krümmt er sich vor Schmerzen? Der *(zeitliche) Zusammenhang* gibt Aufschluß über die Ursache:
- vor/nach dem Essen: gastroösophagealer Reflux mit Refluxösophagitis bzw. Ulcus duodeni (ventriculi) oder Obstipation
- vor/nach dem Stuhlgang: Obstipation, Kolitis
- beim Wasserlassen: Harnwegsinfektion, Appendizitis, Abszeß im kleinen Becken
- beim Atmen: Pneumonie
- bei Bewegung: Appendizitis.

Eine Aussage über die *Ausstrahlung der Schmerzen* in andere Körperregionen hilft, den Ausgangsort der Schmerzen zu lokalisieren:
- eine Gallenkolik → in die rechte Schulter, meist unterhalb der rechten Skapula.
- eine Pankreatitis → in den Rücken.
- eine Nierenkolik → in die Hoden der betroffenen Seite; umgekehrt weisen Schmerzen im Hoden manchmal auf eine Appendizitis hin bzw. Schmerzen im rechten Unterbauch auf eine Hodentorsion.

Rationelle Diagnostik

Anamnese

Die Anamnese ist gerichtet auf zeitlich mit den aufgetretenen Bauchschmerzen im Zusammenhang stehende *Traumata*. Aber auch weiter zurückliegende Traumata sind wichtig, z.B. bei Pankreaspseudotumoren. Dazu ist die Frage nach *assoziierten Symptomen* notwendig: Fieber, Erbrechen, Durchfall und Schmerzen beim Wasserlassen, frühere Operationen sowie die Menstruation bei Mädchen. Treten die Schmerzen kolikartig auf, oder handelt es sich um Dauerschmerzen, welchen *Schmerzcharakter* haben sie, sind sie auszuhalten oder nicht?

Klinische Untersuchung

Die klinische Beurteilung muß entscheiden, ob der Allgemeinzustand des Patienten gut oder schlecht ist. **Ein schmerzverzerrtes Gesicht, blasse Hautfarbe und Angst weisen auf eine ernstere Ursache hin.**

Besonders im Zusammenhang mit akuten Bauchschmerzen sind bei einer kompletten körperlichen Untersuchung und neben der ausführlichen Untersuchung des Abdomens (einschließlich rektal-digitaler Untersuchung) grundsätzlich zu untersuchen: die Lungen, die Hoden, das Skrotum, Inguinalregion (direkte Leistenhernien) und die angrenzende Femoralregion (Schenkelhernien). Leber- und Milzgröße und ihre evtl. Druckschmerzhaftigkeit geben Hinweise auf ihre Beteiligung bei akuten Bauchschmerzen, z.B. bei Hepatitis, Cholezystitis, Cholelithiasis. Die rektal-digitale Untersuchung ist bei Unterbauchschmerzen obligatorisch. Eine Abwehrspannung ist ein sicheres Zeichen einer bereits vorhandenen Peritonitis. Sowohl Druckschmerz als auch Loslaßschmerz und das Vorhandensein und die Qualität der Darmgeräusche müssen geprüft werden.

> **Hochgestellte Darmgeräusche weisen auf eine Obstruktion oder eine Hyperperistaltik bei Gastroenteritis hin. Fehlende Darmgeräusche sind pathognomonisch für einen paralytischen Ileus.**

Die gründliche klinische Untersuchung bei akutem Abdomen gibt in der Regel bereits Aufschluß darüber, ob eine chirurgische Intervention sofort notwendig ist, oder sie weist auf ein weniger ernstes Leiden hin, bei dem abgewartet bzw. konservativ behandelt werden kann.

Einen Überblick zum differentialdiagnostischen Vorgehen bei akutem Abdomen gibt Abbildung 56.1.

Symptome und Zeichen der intestinalen Obstruktion: Bei der Evaluation akuter Bauchschmerzen ist die Frage nach einer intestinalen Obstruktion von großer Bedeutung. Hier unterscheidet man die proximale von der distalen Obstruktion. *Proximale Obstruktionen* sind meist verbunden mit Erbrechen (oft gallig), aber *nicht* assoziiert mit aufgetriebenem Abdomen, diffusem Druckschmerz und hochgestellten Darmgeräuschen. Je nach Grad der Obstruktion treten die Bauchschmerzen kolikartig auf. Bei *distalen Obstruktionen* kommt es zu einem aufgetriebenen Abdomen mit diffusem Druckschmerz über dem Abdomen, hochgestellten Darmgeräuschen und Erbrechen mit zeitlichen Intervallen. Distale Obstruktionen im Ileum oder im Kolon führen bei längerem Vorhandensein zu fäkulentem Erbrechen (Miserere). Auch kommen leicht blutig tingierte Stuhlentleerungen vor („Himbeergelee" bei Invagination).

Nachweisbare „Masse" im Abdomen: Eine Masse im Abdomen kann entweder getastet werden oder wird bei der Sonographie sichtbar. Bei nachweisbarer Masse mit Entzündung und Druckschmerz (abdominal und/oder rektal) handelt es sich meist

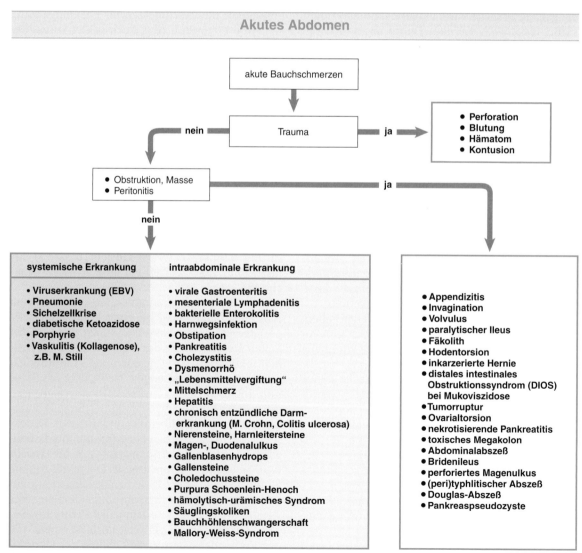

Akutes Abdomen

systemische Erkrankung

- Viruserkrankung (EBV)
- Pneumonie
- Sichelzellkrise
- diabetische Ketoazidose
- Porphyrie
- Vaskulitis (Kollagenose), z.B. M. Still

intraabdominale Erkrankung

- virale Gastroenteritis
- mesenteriale Lymphadenitis
- bakterielle Enterokolitis
- Harnwegsinfektion
- Obstipation
- Pankreatitis
- Cholezystitis
- Dysmenorrhö
- „Lebensmittelvergiftung"
- Mittelschmerz
- Hepatitis
- chronisch entzündliche Darmerkrankung (M. Crohn, Colitis ulcerosa)
- Nierensteine, Harnleitersteine
- Magen-, Duodenalulkus
- Gallenblasenhydrops
- Gallensteine
- Choledochussteine
- Purpura Schoenlein-Henoch
- hämolytisch-urämisches Syndrom
- Säuglingskoliken
- Bauchhöhlenschwangerschaft
- Mallory-Weiss-Syndrom

- Appendizitis
- Invagination
- Volvulus
- paralytischer Ileus
- Fäkolith
- Hodentorsion
- inkarzerierte Hernie
- distales intestinales Obstruktionssyndrom (DIOS) bei Mukoviszidose
- Tumorruptur
- Ovarialtorsion
- nekrotisierende Pankreatitis
- toxisches Megakolon
- Abdominalabszeß
- Brideniileus
- perforiertes Magenulkus
- (peri)typhlitischer Abszeß
- Douglas-Abszeß
- Pankreaspseudozyste

Abb. 56.1 Differentialdiagnose des akuten Abdomens.

um Abszesse. Maligne Tumoren wie Wilms-Tumor oder Neuroblastom sind mit Ausnahme der akuten Blutung in den Tumor oder in das Retro-/Peritoneum nicht mit einem akuten Abdomen assoziiert. Klinisch wichtig ist der Nachweis von tastbaren Stuhlmassen in der Ampulla recti bei Obstipation.

Zeichen der Peritonitis: Bekannte Zeichen der Peritonitis sind die Abwehrspannung, der Loslaßschmerz, der „harte" Bauch, Abwesenheit von Darmgeräuschen, Douglas-Schiebeschmerz bei rektaler Palpation, Schmerzen im Abdomen beim Hüpfen auf einem Bein und Schmerzen im Abdomen beim Strecken eines Beines (Iliopsoasschmerz).

Bei einer entzündlichen Infiltration der internen Faszien über dem Musculus obturatorius internus kommt es zu Schmerzen im Unterbauch bei der Außenrotation des gebeugten Beines.

Klinisch-chemische Untersuchungen

Wichtige Blutuntersuchungen bei akuten Bauchschmerzen sind: rotes und weißes Blutbild, CRP, BSG und Urinstatus. Bei jugendlichen Mädchen nach der Menarche sind evtl. ein Schwangerschaftstest sowie eine Untersuchung auf sexuell übertragbare Krankheiten notwendig. Eine Leukozytose > 20 000 spricht für eine akute bakterielle Infektion. Ein CRP > 10 mg/dl bei Schmerzen im rechten Unterbauch lenkt den Verdacht auf eine perforierte Appendizitis. Eine normale Leukozytenzahl sowie ein pathologischer Urinbefund schließen wiederum eine akute Appendizitis nicht aus. Der schwer pathologische Urinstatus weist auf eine Pyelonephritis hin, schließt jedoch den perityphlitischen Abszeß bei einer retrograd gelegenen Appendix nicht aus.

Technische Untersuchungen

Die *Thoraxröntgenaufnahme* ist indiziert bei Vorhandensein von Rasselgeräuschen und Bauchschmerzen.

Die *Röntgenübersichtsaufnahme des Abdomens* ist angezeigt bei V. a. eine Obstruktion im Gastrointestinaltrakt und dem Nachweis einer „Masse" im Abdomen. Auffällige Luftverteilung und das Vorhandensein von Luft-Flüssigkeits-Spiegeln weisen auf einen Ileus hin. Bei V. a. eine Perforation ist die Röntgenaufnahme im Stehen bzw. die seitliche Aufnahme im Liegen erforderlich.

Die *Ultraschalluntersuchung* des Abdomens kann unmittelbar eine Invagination darstellen, die verdickten Darmwände aufzeigen, Lymphknoten im Abdomen nachweisen, den Konglomerattumor bei Appendizitis darstellen, freie Luft im Abdomen sowie eine Masse im Abdomen nachweisen. Sie bestätigt das Vorhandensein von Steinen im hepa-

tobiliären System (Gallensteine, Choledochussteine) und in den Harnwegen (Nierensteine, Harnleitersteine, Blasensteine). Sie erkennt die Malrotation an der Position der Mesenterialvenen im Vergleich zur A. mesenterica superior.

Die *Computertomographie* des Abdomens ist indiziert beim Nachweis von Massen im Abdomen.

Besondere Hinweise

Jedes Lebensalter hat bevorzugte Ursachen für akute Bauchschmerzen. Sie sind in Tabelle 56.1 aufgeführt. Häufigste Ursache im Säuglingsalter sind neben den angeborenen Ursachen virale Erkrankungen wie die akute virale Gastroenteritis.

Tabelle 56.1 Akute Bauchschmerzen in Abhängigkeit vom Lebensalter.

Neugeborene
- nekrotisierende Enterokolitis
- spontane Magenperforation
- Mekoniumileus
- Dünndarmatresie
- Dünndarmstenosen
- M. Hirschsprung
- Peritonitis nach Gastroschisis oder rupturierter Omphalozele
- traumatische Perforation der Viszeralorgane bei schwieriger Geburt

Säuglinge und Kleinkinder < 2 Jahren
- Säuglingskoliken (Dreimonatskoliken)
- akute Gastroenteritis, meist viral
- traumatische Verletzung von Viszeralorganen (Mißhandlung)
- Invagination
- inkarzerierte Hernie
- Volvulus bei Mal-/Nonrotation

Klein- und Schulkinder (2–12 Jahre)
- akute Gastroenteritis, meist viral
- Harnwegsinfektionen
- Appendizitis
- Trauma
- Obstipation
- Pneumonie

Jugendliche
- akute Gastroenteritis
- Harnwegsinfektionen
- Appendizitis
- Trauma
- Obstipation
- Pneumonie
- Mittelschmerz
- ektope Schwangerschaft

Abdomen: Gastrointestinale Symptome

H

Chronische Bauchschmerzen

Chronisch rezidivierende Bauchschmerzen werden von etwa 15% aller Kinder im Verlauf der ersten 7 Lebensjahre erlebt. Hierbei sind beide Geschlechter gleich häufig betroffen. Die von den Kindern immer geäußerten Beschwerden führen zu Besorgnis der Eltern und Verwandten, was dann zur Konsultation beim Arzt führt.

> **Bevor die Untersuchung des Patienten stattfindet, muß sich der Arzt bewußt sein, daß nur in 5% eine organische Ursache gefunden wird. Dies ist insofern wichtig, als diese Patienten zu denjenigen gehören, die in der Regel zu viele und zu teure Untersuchungen erhalten mit einem für gewöhnlich unbefriedigenden Ergebnis.**

Daher erscheint es notwendig, Handlungshilfen zu geben, wann weitergehende Untersuchungen erforderlich sind und wann nicht. Kinder mit chronisch rezidivierenden Bauchschmerzen kommen aus Familien, in denen auch andere funktionelle Beschwerden wie Migräne, Nervosität und Hypochondrie gehäuft vorkommen. Der immer wieder zitierte Satz „Je weiter vom Nabel entfernt, um so wahrscheinlicher sind organisch bedingte Bauchschmerzen" ist richtig. Er unterstreicht die funktionellen Beschwerden um den Nabel herum ebenso wie die ernster zu nehmenden Schmerzen, die entfernt davon geäußert werden. Dementsprechend ist dann die Zurückhaltung gegenüber bzw. die Aktivität in Richtung Zusatzuntersuchungen.

Rationelle Diagnostik

Anamnese

Das *zeitliche Auftreten der Schmerzen* (tagsüber oder nachts, werktags oder an Wochenenden, während der Schulzeit oder in den Ferien) kann schon Hinweise darauf geben, ob es sich um „funktionelle" oder „organische" Schmerzen handelt. Assoziierte Symptome (Fieber, Durchfall, Verstopfung, Erbrechen, Ikterus) lassen erste Schlüsse auf das betroffene Organ zu. *Dauer und Heftigkeit* unterliegen der gleichen Einschätzung. Der *Schmerzcharakter* (kolikartig, Dauerschmerz, stechend, bohrend, dumpf) kann erst von älteren Kindern beschrieben werden.

Bei Verdacht auf *nahrungsabhängige* Beschwerden muß nach Nahrungsmitteln und Getränken gefragt werden. Stuhlgewohnheiten und -beschaffenheit (Frequenz, Form und Aussehen – Farbe, Vorhandensein von Blut, Schleim) können bei Säuglingen und Kleinkindern von den Eltern gut erfragt werden. Bei älteren Schulkindern und Jugendlichen ist dies schwierig, da sie nicht nachschauen.

Klinische Untersuchung

Die Beurteilung des Krankheitsgrades ist bei chronischen Bauchschmerzen besonders wichtig. Ein gesundes Kind mit Bauchweh ist sehr viel günstiger zu beurteilen als ein „krankes" Kind mit Bauchschmerzen. Die vollständige klinische Untersuchung einschließlich der ausführlichen Untersuchung des Abdomens und der rektalen Austastung ist bei jedem Kind erforderlich:
* Druckschmerz im Epigastrium weist auf eine Gastritis, Refluxösophagitis bzw. ein Ulkus des Magens hin.
* Palpable Schmerzen zwischen Nabel und Epigastrium sind verdächtig auf eine Pankreatitis.
* Schmerzen im rechten Oberbauch weisen auf eine hepatobiliäre Erkrankung im weitesten Sinne hin, insbesondere dann, wenn ein Ikterus vorhanden ist.
* Druckschmerz im rechten Unterbauch mit tastbarer Walze lenkt den Verdacht auf einen M. Crohn.
* Schmerzen im linken Unterbauch mit tastbarer Walze deuten auf eine Colitis ulcerosa.
* Flankenschmerzen lenken die Aufmerksamkeit auf die Nieren.
* Unergiebig und deshalb schwierig zu beurteilen sind die palpablen Schmerzen im Bereich des Nabels; sie lassen sich in der Regel nicht zuordnen.

Eine tastbare Masse im Abdomen bei *chronischen* Bauchschmerzen kann schmerzlos sein wie Skybala bei Obstipation oder schmerzhaft wie bei chronisch entzündlichen Darmerkrankungen. Tumoren wie das Neuroblastom oder der Wilms-Tumor verursachen in der Regel keine Bauchschmerzen, ebensowenig die B-Zell-Lymphome im Abdomen.

Klinisch-chemische Untersuchungen

Wichtige Untersuchungen sind rotes und weißes Blutbild, Urinstatus und die Analyse auf Blut im Stuhl. Zusätzliche Untersuchungen sind nur sehr restriktiv zu handhaben.

Technische Untersuchungen

Eine *Ultraschalluntersuchung* bei periumbilikalen Schmerzen ist *nicht* indiziert. Sie ist insgesamt weniger anzuwenden als bei akuten Bauchschmerzen. Bei tastbaren Befunden wie Walze im rechten Unterbauch, tastbare und/oder schmerzhafte Masse im Abdomen ist sie sinnvoll, auch bei Nachweis von Blut im Stuhl. Verdickte Darmwände im rechten bzw. linken Unterbauch lenken den Verdacht auf eine chronisch entzündliche Darmerkrankung.

Eine Cholelithiasis oder Nephrolithiasis kann zwar schnell durch die Ultraschalluntersuchung nachgewiesen werden, verursacht jedoch kaum chronische Bauchschmerzen. Der nicht so seltene Befund von zufällig nachgewiesenen Gallensteinen durch die Ultraschalluntersuchung bei chronischen Bauchschmerzen sollte keine weiteren Untersuchungen nach sich ziehen, da die Konkremente nur selten als Ursache für die Beschwerden zu betrachten sind.

Epigastrische Schmerzen erfordern dann eine *Endoskopie*, wenn zusätzliche Hinweise auf eine Antrumgastritis bei Helicobacter-pylori-Infektion vorliegen, wie z.B. ein positiver C13-Harnstoff-Atemtest oder eine positive Serologie. Eine *Rektoskopie* wird notwendig bei unklaren rektalen Blutverlusten. Bei Blut und Schleim im Stuhl ist zu einer *Koloskopie* zu raten.

Röntgenuntersuchungen sind bei chronischen Bauchschmerzen selten indiziert. Ausnahmen sind ein bereits koloskopisch nachgewiesener M. Crohn mit einer oberen Magen-Darm-Passage nach Sellinck und eine fraktionierte Magen-Darm-Passage.

Ein *Kolonkontrasteinlauf* bei Verdacht auf Colitis ulcerosa ist heute *nicht* mehr indiziert. Hier ist die Koloskopie die Methode der Wahl.

Sind die Bauchschmerzen mit Blähungen und Durchfall kombiniert, können gezielte Zuckerbelastungtests durch den Nachweis erhöhter Wasserstoffabatmung nach Gabe des verdächtigen Zukkers die Ursache klären helfen (Laktoseintoleranz, Saccharoseintoleranz, Fruktosemalabsorption).

Differentialdiagnostische Tabellen

In den Differentialdiagnostischen Tabellen zu *akuten* Bauchschmerzen wird zwischen „medizinisch-konservativen" Ursachen von Bauchschmerzen und „chirurgischen" Ursachen unterschieden. Hierbei muß eine „chirurgische" Ursache als allererstes bestätigt (oder ausgeschlossen) werden, da evtl. ein unmittelbares Eingreifen erforderlich ist. Für die *chronischen* Bauchschmerzen werden die vielfältigen Ursachen aufgeführt.

Differentialdiagnose „chirurgisch" bedingter Ursachen von akuten Bauchschmerzen

Charakterisierung des Hauptsymptoms	weiterführende Nebenbefunde	Verdachtsdiagnosen	Bestätigung der Diagnose
Schmerzen im rechten Unterbauch	Douglas-Schiebeschmerz, Schmerzen beim Hüpfen, Erbrechen, Abwehrspannung im rechten Unterbauch oder diffus, Loslaßschmerz	Appendizitis	Sonographie, Laparotomie
	s.o. plus septisches Fieber, fehlende Darmgeräusche, Kind will nur still liegen, CRP > 10 mg/dl, Leukozytose > 20000	perforierte Appendizitis	freie Luft im Abdomen in der Röntgen-Abdomenaufnahme oder Sonographie, Laparotomie
	tastbare, schmerzhafte Walze im rechten Leistenkanal	inkarzerierte Hernie rechts	Sonographie, Leistenhernien-OP
	tastbare Walze am rechten oder linken Oberschenkel unterhalb des Leistenbands	inkarzerierte Schenkelhernie	Sonographie, Operation
	druckschmerzhafter rechter Hoden, vergrößert und verfärbt (blauschwarz)	Hodentorsion rechts	Sonographie mit Doppler, operative Freilegung des Hodens
Schmerzen im linken Unterbauch	Druckschmerz tiefer, Palpation rechts oder links im Unterbauch	Ovarialtorsion	Sonographie
	tastbare, schmerzhafte Walze im linken Leistenkanal	inkarzerierte Hernie links	Leistenhernien-OP
	druckschmerzhafter linker Hoden, vergrößert und verfärbt (blauschwarz)	Hodentorsion links	Sonographie mit Doppler
plötzliche kolikartige Bauchschmerzen aus voller Gesundheit	stärkste Bauchschmerzen mit Kreislaufsymptomen: Blässe, schockartiger Zustand, Apathie, „Himbeergelee" im Stuhl	Invagination	Sonographie
	aufgetriebener Bauch, Erbrechen, fehlende Darmgeräusche, schockartiger Zustand	Volvulus	Röntgen-Abdomenübersichtsaufnahme im Stehen: Luftverteilung, Spiegel; Sonographie, Laparotomie

Abdomen: Gastrointestinale Symptome

H

Differentialdiagnose „chirurgisch" bedingter Ursachen von akuten Bauchschmerzen *(Fortsetzung)*

Charakterisierung des Hauptsymptoms	weiterführende Nebenbefunde	Verdachtsdiagnosen	Bestätigung der Diagnose
Zunahme des Bauch-umfangs	Rötung des Abdomens, Entleerung von blutigem Stuhl	nekrotisierende Enterokolitis	*Röntgen-Abdomen:* freie Luft unter dem Zwerchfell, Pneumatosis intestinalis; *Sonographie:* Luft in der Pfortader

Differentialdiagnose „medizinischer" Ursachen von akuten Bauchschmerzen

Charakterisierung des Hauptsymptoms	weiterführende Nebenbefunde	Verdachtsdiagnosen	Bestätigung der Diagnose
akute diffuse Bauchschmerzen	Erbrechen, wäßriger Durchfall	virale Gastro-enteritis	Verlauf, Nachweis des Antigens im Stuhl
	Lymphknoten im Abdomen (Ultraschall)	bakterielle Gastro-enteritis (Yersinien)	Nachweis des Antigens im Stuhl, positive Serologie
	blutiger Durchfall, Leukozytose, Fieber oder Leukopenie mit Linksverschiebung	bakterielle Gastroenteritis	Nachweis des Antigens im Stuhl: Salmonellen, Shigellen, Campylobacter jejuni, Lamblien, Amöben
	Erbrechen, Thrombopenie, Oligurie, Anämie, Gerinnungs-störung	hämolytisch-urämisches Syndrom	Verotoxin-Nachweis im Stuhl
	Erbrechen, Kussmaul-Atmung, anamnestisch: Polyurie, Gewichts-verlust, Exsikkose, Dehydratation	Ketoazidose bei Diabetes	Glukosurie, Hyperglykämie, metabolische Azidose
	Schmerzausstrahlung in den Rücken, schneidende Schmerzen, Druckschmerz über dem Nabel, Erbrechen, Übelkeit	Pankreatitis	Serum-Lipase u. -Amylase erhöht
	Husten, Fieber, *Auskultation:* Rasselgeräusche	Pneumonie	Röntgenaufnahme des Thorax
plötzliche Bauch-schmerzen nach dem Essen	Erbrechen, nach 12–24 Std. Durchfall	Lebensmittel-vergiftung	Staphylokokken im Stuhl
Flankenschmerz (häufig fehlend)	Fieber, Schmerzen beim Wasserlassen (häufig fehlend)	Harnwegsinfektion, Pyelonephritis	Urinstatus auffällig
kolikartige Bauchschmerzen	Schmerzen in der Flanke	Nierensteine, Harnleiterstein	Makro-, Mikrohämaturie, *Sono:* Steinnachweis
	Schmerzen im rechten Ober-bauch, Ikterus, Erbrechen, Schmerzen in der rechten Schulter	Gallenstein, Choledochusstein	*Sono:* Steinnachweis
	im Zusammenhang mit Menstruation, Schmerz im mittleren Unterbauch	Dysmenorrhö	zeitlicher Zusammenhang
	Amenorrhö, Schmerzen im Unterbauch, vaginale Blutung	ektope Schwangerschaft	Schwangerschaftstest
	Petechien und Suffusionen auf der Haut	Purpura Schoenlein-Henoch	Hämaturie, Blut im Stuhl, *Sono:* Blutungen in die Darm-wand
	Schmerzen nach dem Essen, anamnestisch verstopft	Obstipation	rektale Untersuchung, volle Ampulle mit hartem Stuhl
epigastrische Schmerzen	Bluterbrechen	Mallory-Weiss-Syndrom	Blut im Erbrochenen
	nach dem Essen	Duodenalulkus	Endoskopie
	vor dem Essen; selten Hämatemesis	Gastritis, Magenulkus	C13-Harnstoff-Atemtest, Gastroskopie

Differentialdiagnose „medizinischer" Ursachen von akuten Bauchschmerzen *(Fortsetzung)*

Charakterisierung des Hauptsymptoms	weiterführende Nebenbefunde	Verdachtsdiagnosen	Bestätigung der Diagnose
Schmerzen im rechten Oberbauch	Ikterus, Adynamie, Appetitlosigkeit	Hepatitis	erhöhte Leberenzyme: GOT, GPT, γ-GT; Hyperbilirubinämie
aufgetriebenes Abdomen, schwere diffuse Bauchschmerzen mit Abwehrspannung	blutig-schleimige Stühle, Leukozytose mit Linksverschiebung	toxisches Megakolon	Rektoskopie, Sigmoidoskopie
dumpfe Bauchschmerzen	Hepatosplenomegalie, Gelenkschwellungen, flüchtige Exantheme, Fieber	M. Still	Anamnese, Entzündungsparameter im Blut erhöht: BSG, CRP
periumbilikale Bauchschmerzen	Übelkeit, Schmerzen nie in der Nacht, meist abhängig vom Tagesablauf, oft im Zusammenhang mit psychischen Belastungen (Schule, Elternhaus)	Säuglingskoliken, Nabelkoliken	keine

Differentialdiagnose chronisch rezidivierender Bauchschmerzen im Kindesalter

Charakterisierung des Hauptsymptoms	weiterführende Nebenbefunde	Verdachtsdiagnosen	Bestätigung der Diagnose
epigastrische Schmerzen, Magenulkus	positiver C13-Atemtest	Helicobacter-pylori-Gastritis	Gastroskopie
intermittierende heftige Koliken	Ikterus	Cholelithiasis	*gemischte* Hyperbilirubinämie, Ultraschall der Gallenblase
		M. Gilbert-Meulengracht	*indirekte* Hyperbilirubinämie
	Erbrechen, Schock	intermittierender Volvulus bei Malrotation	Lage der Mesenterialgefäße im Ultraschall, obere Magen-Darm-Passage: Malrotation
	postprandiale Schmerzen	Obstipation	rektale Untersuchung
	Schmerzaustrahlung in den Rücken	Pankreatitis	Lipase im Serum erhöht, Nachweis von Unregelmäßigkeiten des Ductus wirsingianus bei der ERCP oder MRCP
	Hämaturie	Nierenstein(e)	Ultraschall: Nachweis von Stein(en)
	abhängig von der Periode	Ovarialzyste	Ultraschallnachweis der Ovarialzyste
	Kopfschmerzen	Migräne	klinische Beurteilung, EEG
Koliken nach der Mahlzeit, Bauchschmerzen und Blut/Schleim im Stuhl	zwischen 1. und 6. Lebensmonat	Säuglingskoliken	klinische Beurteilung
	Marisken, Analfistel(n)	M. Crohn	Koloskopie
	Gelenkschmerzen	Colitis ulcerosa	Koloskopie
	Uveitis	chron. entzündliche Darmkrankung	Koloskopie
Flankenschmerzen	Dysurie, Polyurie	Pyelonephritis	pathologischer Urinstatus Harnwegsinfektion

Abdomen: Gastrointestinale Symptome

H

57 Akutes und chronisches Erbrechen

Klaus-Michael Keller

Symptombeschreibung

Erbrechen erfolgt mit und ohne Einschaltung des zentralnervösen Brechreflexes, der Übelkeit, Kontraktionen des Zwerchfells sowie der interkostalen und vorderen Bauchwandmuskeln zum propulsiven Ausstoßen des Mageninhalts hervorruft. Manche Autoren unterscheiden dies als Reflux- bzw. Reflexerbrechen.

Unter *Übelkeit* (aus dem griechischen „nautia", Nausea) versteht man nicht nur die Seekrankheit (wie die Griechen), sondern das Gefühl, erbrechen zu müssen. Daher wird diese unangenehme Empfindung von den Betroffenen meist dem Magen zugeordnet.

Beim *Würgen* werden dieselben kräftigen gastrointestinalen Bemühungen beobachtet wie beim Erbrechen, aber es wird kein Mageninhalt nach außen befördert.

Regurgitieren ist das leichte Hochkommen von Nahrungsbestandteilen aus dem Ösophagus in den Hypopharynx infolge von Reflux, Motilitätsstörung oder mechanischer Obstruktion.

Beim *Ruminieren* als Variante des Regurgitierens wird vorher verschluckte Nahrung aus dem Magen hochgewürgt und wieder verschluckt (Wiederkäuen).

Für die *Pathophysiologie* von Übelkeit und Erbrechen ist das Netzwerk zentralnervöser Verschaltungen der elektrischen und kontraktilen Magenaktivitäten über parasympathische und sympathische Afferenzen und Efferenzen verantwortlich, wodurch das enterische Nervensystem und eine Reihe von Hormonen beeinflußt werden. So lassen sich z. B. in Experimenten zur Seekrankheit, aber auch bei Schwangerschaftserbrechen, diabetischer Gastropathie oder peptischem Ulkus mit dem klassischen Symptom Übelkeit charakteristische gastrische Dysrhythmien ableiten (4–9 statt 3 Zyklen/min) und zentralnervös vermehrt ausgeschüttete Vasopressinspiegel messen. Durch Chemotherapeutika (wie z. B. Cisplatin) freigesetztes 5-Hydroxytryptamin aus den enterochromaffinen Zellen des Duodenums können zentralnervöse Rezeptoren irritiert werden und Übelkeit und Erbrechen auslösen. Andere ZNS-Mechanismen, die Übelkeit und Erbrechen verursachen können, sind Stimulationen der Gleichgewichtsorgane und der Meningen durch virale, bakterielle und fungale Erreger oder Tumoren (Hirndrucksteigerung), ferner Gefäßprozesse (Arteriendilatation bei Migräne, Hirnkompression durch Aneurysmen oder Blutungen) und Krampfanfälle.

Sinneswahrnehmungen (Sehen, Schmecken, Riechen) können Übelkeit und Erbrechen triggern. Die Area postrema, außerhalb der Blut-Hirn-Schranke am Boden des 4. Ventrikels gelegen, ist das zentrale Chemorezeptororgan für Neurotransmitter, Toxine und chemische Substanzen. Die gastrointestinal motorischen Abläufe werden durch den Vagus koordiniert.

Rationelle Diagnostik

Anamnese

Erbrechen ist ein Symptom. Eine für die differentialdiagnostischen Maßnahmen wichtige ätiologische Zuordnung ist meist schon durch eine exakte und gezielte Anamnese möglich. Je nach Alter des betroffenen Kindes müssen die richtigen Fragen nach Zusatzsymptomen gestellt werden:

• Die Frage nach der Dauer des Erbrechens differenziert hinsichtlich einer akuten oder chronischen Symptomatik.
• Liegen zusätzlich Bauch- oder Kopfschmerzen vor? Diese Schmerzen müssen in Qualität und Quantität, Häufigkeit und Zeitdauer und hinsichtlich ihrer Auslöser bzw. erleichternder Faktoren genau eruiert werden (Fütterungs- und Eßgewohnheiten, Fasten, Hitze, Licht, Bewegung, Medikamente, Drogen, Alkohol, Streß, Menstruation, Schwangerschaft etc.).
• Gibt es Intervalle mit völliger Symptomfreiheit und unauffälligen Untersuchungsbefunden dazwischen? (Tab. 57.1)
• Liegt Fieber oder Durchfall (blutiger?) vor? Gibt es ähnliche Symptome in der Umgebung (Familie, Kindergarten, Schule)? Auslandsaufenthalt? Haustiere? Diese Fragen zielen auf Infektionen

Tabelle 57.1 Ursachen für chronisch rekurrierendes Erbrechen und komplett symptomfreies Intervall.

• Stoffwechseldefekte (z. B. Harnstoffzyklus, Organoazidurien)
• gastrointestinale Motilitätsstörungen
• peptische Leiden
• zerebrale Krampfanfälle, familiäre Dysautonomie
• obstruktive Uropathie
• rekurrierende Pankreatitis
• Malrotation mit duodenalen Briden, Volvulus, Duplikaturen
• Nebennierenrindeninsuffizienz
• Diabetes mellitus

innerhalb oder außerhalb des Gastrointestinaltrakts ab (Harnwegsinfekt, Pyelonephritis, Pneumonie, Sepsis, Otitis, Mastoiditis, Osteomyelitis).
- Wurden neue Lebensmittel in die Ernährung eingeführt (z.B. fruktosehaltiges Gemüse oder Obst bei Säuglingen)?
- Wie sieht das Erbrochene aus? Verdaut, unverdaut, gallig, blutig fäkulent, putride? Galliges Erbrechen bei Neugeborenen oder Säuglingen ist z.B. eine dringliche Indikation für radiologische Untersuchungen, um mechanische Obstruktionen wie einen Volvulus oder andere intestinale Obstruktionen nicht zu übersehen.
- Werden Übelkeit und Erbrechen durch Nahrungsaufnahme besser oder schlechter? Im ersteren Fall trifft man eher peptische Läsionen an, im zweiten Fall eher mechanische Obstruktionen, Motilitätsstörungen, eine Cholezystitis oder Pankreatitis.
- Gewichts- und Leistungsverlust? Sodbrennen? Frühes Sättigungsgefühl? Hinweise für ein Colon irritabile? Nervöser Magen, Reizdarmsyndrom in der Familie? Frühere Operationen am Gastrointestinaltrakt? Wie sind der Bewußtseinszustand und der Muskeltonus beim Erbrechen?

Körperliche Untersuchung

Erbrechen ist selten ein singuläres Symptom. Meist sind weitere Zeichen und klinische Befunde assoziiert. Jedes Kind muß komplett internistisch-pädiatrisch und detailliert neurologisch (inklusive Augenfundus) untersucht werden. Ist es schwer krank oder kaum beeinträchtigt? Das Registrieren des *Bewußtseinszustandes*, des *Muskeltonus* und der *psychomotorischen Entwicklung* ist wichtig. Ein Vergleich der somatischen Parameter mit früheren Daten in den Perzentilenkurven ist obligat. Liegt eine *akute Dehydratation* vor oder eine *chronische Malnutrition* ("Tabaksbeutelgesäß", Haar- und Nagelwachstum, Schnittfrequenz)? Hautfarbe (Ikterus? Zyanose? Blässe? Hämatome?).

Der *Foetor* eines Patienten kann wegweisend sein: Geruch nach Aceton (Diabetes mellitus, ketoazidotische Krise), Foetor hepaticus (Leberinsuffizienz), Foetor uraemicus (Niereninsuffizienz), Geruch nach ranzigem Fett (Organoazidurien) etc. Welcher Atemtyp liegt vor (Kussmaul-Azidoseatmung oder z.B. Bradypnoe zur respiratorischen Korrektur einer hypochlorämischen Alkalose infolge Erbrechens bei hypertrophischer Pylorusstenose)? Gibt es Hinweise für *Infektionen* der oberen und unteren Luftwege (z.B. Sinusitis), Meningitis, Harnwegsinfekt, Pyelonephritis, Osteomyelitis, Sepsis etc.?

Eine zentrale Bedeutung hat die exakte klinische *Beurteilung des Abdomens:*
- Ist es livide verfärbt, vorgewölbt oder eingefallen und leer?
- Besteht Meteorismus?
- Liegt ein Aszites vor?
- Sind Darmgeräusche vorhanden, fehlen sie, oder sind sie verstärkt?
- Kann man spritzende Stenosegeräusche auskultieren?
- Gibt es eine diffuse oder umschriebene Abwehrspannung?
- Zeigt der Patient die „Jagdhundstellung?"
- Ist das Abdomen weich und tief palpabel?
- Ist Einbeinhüpfen möglich oder nicht?
- Liegen Hernien oder Narben vor?
- Wie sind die Nierenlager?
- Wie groß sind Leber und Milz?
- Gibt es eine pathologische Resistenz?
- Ist die anogenitale Inspektion auffällig (Rhagaden, Marisken, Tanner-Stadium)?

Folgende Fragen sind zum rektal-digitalen Befund zu stellen:
- Welchen Inhalt hat der Enddarm (Obstipation, Blut; leer)?
- Wie ist die Dehnbarkeit des Analkanals und der Ampulle?
- Besteht eine Raumforderung?
- Gibt es Schmerzpunkte im kleinen Becken?

Klinisch-chemische Untersuchungen
(Tab. 57.2 und 57.3)

Technische Untersuchungen

Einen hohen Stellenwert beim Erbrechen im Kindesalter infolge gastrointestinaler Obstruktionen, aber auch bei Krankheiten des Urogenitalsystems und der Leber-, Galle- und Pankreasregion sowie des Magen-Ösophagus-Übergangs hat die Sonographie des Abdomens, am besten mit der modernen Technik der Computersonographie durchgeführt. Alle akuten und chronisch rezidivierenden unklaren Bauchbeschwerden mit und ohne Erbrechen sind eine Indikation für eine Ultraschalluntersuchung im Anschluß an die klinische Untersuchung und kleines Labor (s. Tab. 57.2 und 57.3).

Auch das Röntgen mit und ohne Kontrastmittel hat, insbesondere bei angeborenen Anomalien und Verdacht auf Ösophaguserkrankungen oder gastrointestinale Obstruktionen, d.h. bei Verdacht

Tabelle 57.2 Screening-Verfahren.

- komplettes Differentialblutbild mit Thrombozyten
- Serumelektrolyte
- Blutgase und Blutzucker
- Urin: Zählkammer, Stix inklusive Ketonkörper; Urikult; reduzierende Substanzen (Clinitest)
- Haemoccult-Test, Laktoferrin oder Calprotectin im Stuhl
- Stuhl auf Parasiten, Wurmeier
- Ultraschall Abdomen (Computersonographie)

Abdomen: Gastrointestinale Symptome

H

329

Tabelle 57.3 Speziellere Tests bei Verdacht auf Stoffwechselstörung. Diese Tests müssen unbedingt im Rahmen einer Stoffwechselkrise durchgeführt und asserviert werden, bevor therapeutische Maßnahmen das Bild durch Verdünnung pathologischer Metaboliten verschleiern können!

Basis-Screening

- Differentialblutbild, vakuolisierte Lymphozyten
- Blutgase inklusive Bicarbonat („Anionenlücke"!)
- Elektrolyte, Harnstoff, Blutzucker
- Transaminasen, Kreatinkinase
- Blutgerinnung
- Ammoniak
- Laktat, Pyruvat; Laktat/Pyruvat-Ratio
- Harnsäure, Kreatinin
- Cholesterin, Triglyzeride
- Urinstatus (inkl. Ketonkörper, Clinitest)
- Medikamenten- und Drogen-Screening im Urin

speziellere Tests

- Carnitin und Acylcarnitin
- Aminosäuren im Urin und Serum
- organische Säuren im Urin
- Acylglycin im Urin
- extra Plasma, Serum und Urin einfrieren!
- isoelektrische Fokussierung des Transferrins (CDG-Diagnostik)
- molekulare Diagnostik
- Computersonographie

Tabelle 57.4 Indikationen für Röntgenuntersuchungen mit und ohne Kontrastmittel bei Kindern mit Erbrechen und mögliche Diagnosen.

Abdomenübersicht aufrecht/in Rücken- und linker Seitenlage a.-p. (bei Neugeborenen und Säuglingen mit Einschluß des Thorax!)

- Ileus (Atresie, Mekoniumileus, Volvulus, Briden)
- Mekoniumperitonitis (Verkalkungen)
- NEC (Pneumatosis intestinalis, Pneumoportogramm)
- gastrointestinale Perforation (freie Luft unter dem Zwerchfell bzw. zwischen Leber und Bauchwand in Seitlage)
- Ösophagusatresie mit schattengebender Sonde/ 0,5 ml wasserlösliches Kontrastmittel (Absaugen!) (Abb. 57.1)
- Duodenalstenose/-atresie („double bubble") oder tiefere Stenose/Atresie
- Obstipation (z.B. bei Autismus)
- gastrointestinaler Transit mit röntgendichten Markern

Magen-Darm-Passage

- Hiatusgleithernie, Schatzki-Ring
- Achalasie
- Mikrogastrie (Abb. 57.2)
- Duodenalobstruktion (Atresie, Membran, Stenose, Volvulus, Briden)
- Briden-Subileus, Duplikaturen, Malrotation
- Morbus Crohn

Kolon-Kontrasteinlauf

- Morbus Hirschsprung
- Duplikaturen
- Fisteln
- Stenosen (z.B. nach NEC)

ERCP/evtl. MR-Cholangiogramm

- rezidivierende Pankreatitis
- Ganganomalien im Mündungsbereich von D. pancreaticus und choledochus
- Konkremente in den Gangsystemen

I.v. Pyelogramm und Miktionszysturogramm

- obstruktive Uropathie
- vesikoureterorenale Refluxe

Computer- oder Magnetresonanztomographie

- spezielle Fragestellungen, wie z.B. Raumforderungen

Szintigraphische Magenentleerungsstudien

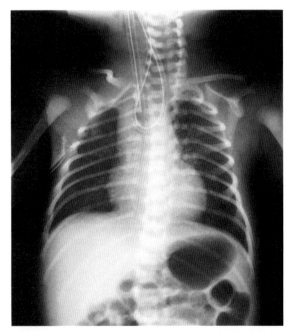

Abb. 57.1 Reifes Neugeborenes mit Ösophagusatresie Typ IIIb: Im oberen Blindsack umgeschlagene Magensonde, liegender Trachealtubus, luftgefüllter Magen-Darm-Trakt durch die untere Ösophagotrachealfistel.

auf chirurgische Erkrankungen, einen vorderen Platz in der Reihenfolge diagnostischer Maßnahmen (Tab. 57.4).

Besondere Hinweise

Erbrechen ist im Kindesalter ein sehr häufiges Ereignis, meist nur transient und trivialer Natur. Es kann viel seltener aber auch Ausdruck einer lebensbedrohlichen Erkrankung und selbst für den Erfahrenen ein „Pitfall" sein. Zwischen diesen bei-

Differentialdiagnose: akutes Erbrechen bei Neugeborenen und Säuglingen bis 3 Monate *(Fortsetzung)*

Charakterisierung des Hauptsymptoms	weiterführende Nebenbefunde	Verdachtsdiagnosen	Bestätigung der Diagnose
Erbrechen von Nahrung im Schwall	hungriger Säugling, faltige Stirn, tastbare „Olive", sichtbare Peristaltik (Abb. 57.3)	hypertrophische Pylorusstenose	Ultraschall (Abb. 57.4)
	inadäquate Nahrung bzw. Nahrungsmenge, Obstsäfte!	Fütterungsfehler, Fruktose-Malabsorption	Reaktion auf Nahrungsumstellung
Erbrechen von Galle im Schwall	persistierendes Erbrechen, Gewichtsabnahme	intestinale Obstruktion, Volvulus	Ultraschall, Röntgen, Röntgen mit KM
Erbrechen von Galle oder Blut im Schwall	geblähtes Abdomen, blutige Stühle	Volvulus, NEC	Ultraschall, Röntgen
Erbrechen von unverdauter Nahrung/ Galle im Schwall	geblähtes Abdomen, leeres Rektum, spritzender Stuhl nach digitaler Untersuchung	M. Hirschsprung	Rektumbiopsie, Röntgen-KE ohne Vorbereitung
	blaß, tastbare Resistenz, blutiger Stuhl rektal am Fingerling	Invagination (z. B. durch Meckel-Divertikel)	Ultraschall, rektale Luftinsufflation unter Durchleuchtung oder Ultraschall
Erbrechen von verdauter oder unverdauter Nahrung (meist im Schwall)	blutige, schleimige, wäßrige Stühle, Umgebungsanamnese	infektiöse Gastroenteritis	Stuhlkultur, Haemoccult, Verlauf
	schlechter AZ, Fieber, Apathie, Hypotonie	Sepsis, Harnwegsinfekt, Meningitis, Pneumonie	Blutkultur, Urin, BB-Diff., Liquorbefund
	schlechter AZ, Apathie	Stoffwechseldefekt	Tab. 57.3
	Ikterus, Gerinnungsstörung	Galaktosämie, hereditäre Fruktoseintoleranz, Tyrosinämie	Tab. 57.3 inkl. Molekulargenetik
	u.U. blutiger Durchfall auf neu eingeführte Kost, Kost der Stillenden?	Nahrungsmittelallergie (auch muttermilchassoziiert)	evtl. IgE oder Prick, ECP im Serum, Elimination, Provokation, Mukosa-Eosinophilie
Erbrechen von verdauter Nahrung im Schwall	fehlender oder verzögerter Mekoniumabgang	Mekoniumileus, zystische Fibrose	Röntgen, Ultraschall, Schweißtest Pankreaselastase im Stuhl, Molekulargenetik der CF
	empfindliches Abdomen, Abwehr	Appendizitis	Ultraschall, Operation
	fehlender Stuhlgang, inguinale Resistenz	inkarzerierte Hernie, torquiertes Ovar, Mesenterialzyste	Ultraschall, Operation

Differentialdiagnose: chronisch rezidivierendes Erbrechen bei jungen Säuglingen

Charakterisierung des Hauptsymptoms	weiterführende Nebenbefunde	Verdachtsdiagnosen	Bestätigung der Diagnose
Spucken von Nahrung (atonisch)	gedeihendes Kind	Kardiainsuffizienz	Verlauf
Erbrechen von unverdauter Nahrung, u.U. Hämatin (oft atonisch)	Gedeihstörung, Anämie	gastroösophagealer Reflux, Hiatusgleithernie, eosinophile Ösophagitis	Ultraschall, pH-Metrie, Endoskopie
Erbrechen von Nahrung (atonisch)	Dyspnoe, Dysphagie	Duplikatur, H-Fistel, Ösophagusstenose, vaskulärer Ring, Brachyösophagus	Breischluck, Ultraschall, Röntgen Thorax, Thorax-CT, Endoskopie

Abdomen: Gastrointestinale Symptome

H

Differentialdiagnose: chronisch rezidivierendes Erbrechen bei jungen Säuglingen *(Fortsetzung)*

Charakterisierung des Hauptsymptoms	weiterführende Nebenbefunde	Verdachtsdiagnosen	Bestätigung der Diagnose
Erbrechen von Nahrung (atonisch)	abnorme Haltung, Torticollis, Skoliose	Sandifer-Syndrom	pH-Metrie, Breischluck
	rezidivierende Infekte, Gedeihstörung	Immundefekt	Immunglobuline, Spezialtests
	häufiger Magensondenwechsel bei FG	posttraumatische Pseudodivertikel	Röntgen mit KM
	Tachydyspnoe beim Trinken, Schwitzen, u.U. Zyanose	Vitium cordis	Röntgen Thorax, EKG, Echokardiographie
Erbrechen von Nahrung und Galle (atonisch)	Gedeihstörung, Elektrolytstörung, intersexuelles bzw. virilisiertes Genitale	adrenogenitales Syndrom	17α-HO-Progesteron, Blutdruck
Nüchternerbrechen ohne Anstrengung (atonisch)	Kopfschmerzen, Berührungsempfindlichkeit, Makrozephalus	Hydrozephalus, Hirntumor	Ultraschall, CT, MR
Erbrechen von verdauter Nahrung im Schwall	inadäquate Nahrung bzw. Nahrungsmenge, Obstsäfte!	Fütterungsfehler, Fruktose-Malabsorption	Reaktion auf Nahrungsumstellung
	unklares Fieber	Harnwegsinfekt, obstruktive Uropathie	Urin, Ultraschall, MCU, i.v. Pyelogramm
	tastbare Olive, hypochlorämische Alkalose, Bradypnoe	hypertrophische Pylorusstenose	Ultraschall, selten Röntgen mit KM
Erbrechen im Schwall	Gedeihstörung, u.U. Urtikaria, atopische Dermatitis, selten Asthma	gastrointestinale Form der Kuhmilchallergie	Dünndarmbiopsie, Elimination, Gedeihen auf hochgradige Hydrolysate oder Aminosäurennahrung
	intermittierende Apathie, muskuläre Hypotonie	Stoffwechseldefekt	Tab. 57.3
Erbrechen von Nahrung meist im Schwall	Gedeihstörung, Anämie, vorgewölbtes Abdomen	Zöliakie, zystische Fibrose	Gliadin-Ak, Endomysium-, Transglutaminase-IgA-AK (Gesamt-IgA!), Dünndarmbiopsie, Schweißtest, Pankreaselastase im Stuhl, Molekulargenetik der CF
Erbrechen von Nahrung im Schwall	Gedeihstörung, häufiges Füttern	Mikrogastrie	Röntgen mit KM (Abb. 57.2)

Differentialdiagnose: akutes Erbrechen bei älteren Säuglingen und Kleinkindern

Charakterisierung des Hauptsymptoms	weiterführende Nebenbefunde	Verdachtsdiagnosen	Bestätigung der Diagnose
Speichelfluß, Erbrechen (atonisch)	Dysphagie, Husten, u.U. Atemnot	Bolus, Fremdkörper, Ingestionsunfall	Endoskopie, Röntgen nativ oder mit KM (Abb. 57.5)
Erbrechen von Nahrung im Schwall	Fieber, Durchfall	Gastroenteritis	Verlauf, Erregernachweis
	Fieber mit/ohne respiratorische Symptome	Otitis, Mastoiditis, Pneumonie, Angina, Harnwegsinfekt, Meningitis	BB-Diff., Urin, Liquor, klinische Untersuchung, Röntgen Thorax
	vorausgehender Durchfall, Blässe, Oligurie	hämolytisch urämisches Syndrom	Fragmentozyten
	heftige diffuse Abdominalschmerzen nach dem Essen	mesenteriale Ischämie (z.B. bei Vitium cordis)	Angiographie, Operation

Differentialdiagnose: akutes Erbrechen bei älteren Säuglingen und Kleinkindern *(Fortsetzung)*

Charakterisierung des Hauptsymptoms	weiterführende Nebenbefunde	Verdachtsdiagnosen	Bestätigung der Diagnose
Erbrechen von Galle im Schwall	krankes Kind, gespanntes Abdomen, rektal: Blut am Fingerling	Invagination, Volvulus, intestinale Obstruktion, Mesenterialzyste	Ultraschall, Röntgen
Erbrechen von Blut/Hämatin	Abdominalschmerzen	Ösophagitis, Gastritis, Ulkus	Endoskopie
Erbrechen von Blut im Schwall	Hepatosplenomegalie mit/ohne Ikterus	Ösophagus-/Fundus-varizen	Endoskopie
Erbrechen von verdauter Nahrung im Schwall	Abdominalschmerzen mit/ohne Ikterus	Cholelithiasis, Choledochuszyste, Pankreatitis, Hepatitis, Nierenstein	entsprech. Labor, Ultraschall, MRCP, ERCP, Leberbiopsie
	Abdominalschmerzen	Appendizitis	Ultraschall, Operation
	fehlender Stuhlabgang, inguinale Resistenz	inkarzerierte Hernie, tor-quierter Hoden bzw. Ovar	Ultraschall, Operation
	Apathie, Bewußtseins-störung, Hypoglykämie, Azidose, Ikterus	Stoffwechselerkrankung	vgl. Tab. 57.3
Erbrechen von neuer Nahrung im Schwall	akuter Durchfall, u.U. Atemnot, Urtikaria	Nahrungsmittelallergie	Elimination, Provokation, Prick-Test, spezif. IgE, ECP
Erbrechen von Nahrung/ u.U. Blut im Schwall	Hautblutungen und Schwellungen der unteren Extremitäten	Purpura Schoenlein-Henoch	Verlauf

Differentialdiagnose: chronisch rezidivierendes Erbrechen bei älteren Säuglingen und Kindern

Charakterisierung des Hauptsymptoms	weiterführende Nebenbefunde	Verdachtsdiagnosen	Bestätigung der Diagnose
Erbrechen von Nahrung, evtl. Blut (atonisch)	Gedeihstörung	gastroösophagealer Reflux, Hiatusgleit-hernie, Achalasie	Ultraschall, Endoskopie, pH-Metrie, Röntgenbreischluck
Nüchternerbrechen ohne Anstrengung	Kopfschmerzen, Makro-zephalus, Anfälle	Hirndruck, Hydro-zephalus, Anfallsleiden	Ultraschall, Röntgen, EEG, Augenhintergrund
Erbrechen von Nahrung (atonisch)	Dysphagie, früher rekurrierendes Erbrechen, Ingestionsunfall	Ösophagusstenose peptisch – nach Ingestionsunfall, eosino-phile Ösophagitis (small caliber esophagus)	Endoskopie, Röntgen, Röntgenbreischluck
Erbrechen von Nahrung im Schwall	mit/ohne Fieber	Harnwegsinfekte, obstruktive Uropathie	Urin, Ultraschall, MCU, i.v. Pyelogramm
	mit/ohne Fieber	Mastoiditis	BB-Diff., HNO-Konsil, Röntgen
	Obstipation oder stinkende, u.U. blutige Stühle	Motilitätsstörung, M. Hirschsprung	Rektumbiopsie, Manometrie, Röntgen, *GI*-Transit mit röntgen-dichten Markern
	chronische Durchfälle, geblähtes Abdomen	bakterielle Dünndarm-überwucherung, Fruktose-, Laktose-malabsorption	H_2-Atemtest, Folsäureanstieg
	chronische Durchfälle, geblähtes Abdomen, Gedeihstörung, pulmonale Symptome	Zöliakie, zystische Fibrose	Gliadinantikörper, Endomysium-, Transglutaminase-IgA-AK (Gesamt-IgA!), Dünndarmbiopsie, Schweißtest, Pankreaselastase im Stuhl, Molekulargenetik der CF

Abdomen: Gastrointestinale Symptome

H

335

Differentialdiagnose: chronisch rezidivierendes Erbrechen bei älteren Säuglingen und Kindern *(Fortsetzung)*

Charakterisierung des Hauptsymptoms	weiterführende Nebenbefunde	Verdachtsdiagnosen	Bestätigung der Diagnose
Erbrechen von Nahrung im Schwall	Abdominalschmerzen mit/ohne Ikterus	Choledochuszyste, Cholelithiasis, Pankreatitis, Hepatitis	Ultraschall, ERCP, entsprech. Labor
Erbrechen von Nahrung, u.U. gallig oder fäkulent	Voroperationen, Abdominalschmerzen	Briden, Adhäsionen, Ileus	Ultraschall, Röntgen
Erbrechen im Schwall	Bewußtseinsstörung, Apathie, intermittierend symptomfreies Intervall	Stoffwechseldefekt	vgl. Tab. 57.3, CDG-Diagnostik inkl. molekulargenetischer Diagnostik
Erbrechen von bestimmter Nahrung	mit intermittierenden Durchfällen	Nahrungsmittelallergie	Elimination, Provokation H_2-Atemtests

Differentialdiagnose: akutes Erbrechen bei Schulkindern

Charakterisierung des Hauptsymptoms	weiterführende Nebenbefunde	Verdachtsdiagnosen	Bestätigung der Diagnose
Nüchternerbrechen ohne Anstrengung	Kopfschmerzen	Migräne, Anfallsleiden, Hirntumor, Insolation	EEG, Röntgen, CT, NMR
	weibl. Jugendliche	Schwangerschaft	Schwangerschaftstest
Erbrechen von Speichel (atonisch)	Dysphagie	Fremdkörper, Bolus	Endoskopie
Erbrechen von Nahrung (oft atonisch)	veränderte Persönlichkeit	Alkoholintoxikation, Medikamentenintoxikation, Drogenmißbrauch	Labor, Urin-Screening, Verlauf
Erbrechen von Nahrung im Schwall	Fieber und Durchfall	Gastroenteritis	Verlauf, Stuhlmikrobiologie
	Übelkeit, Durchfall	akute Nahrungsmittelintoxikation	Verlauf
	Fieber, Abdominalschmerzen, respiratorische Symptome	Pneumonie, Meningitis, Pyelonephritis, Nierenstein	entsprech. Labor, Ultraschall, Röntgen
	Abdominalschmerzen, mit/ohne Ikterus, mit/ohne Fieber	Hepatitis, Pankreatitis, Cholelithiasis, Cholezystitis	entsprech. Labor, Ultraschall, MRCP, ERCP, u.U. auch Endosonographie
	Abdominalschmerzen	Appendizitis	Ultraschall, Operation
	akute Bauchschmerzen, neurologische Symptome, Assoziation mit Medikamenten	Porphyrie	Porphobilinogen und Aminolävulinsäure im Urin ↑, Porphobilinogen-Deaminase in Erythrozyten ↓
Erbrechen von Nahrung/ u.U. Hämatin	Oberbauchschmerzen (u. U. nachts)	Ösophagitis, Gastritis, Ulkus mit und ohne Helicobacter pylori	Endoskopie (Abb. 57.6)
Erbrechen von Nahrung/Blut	Hepatosplenomegalie	Ösophagus-/Fundusvarizen	Endoskopie
Erbrechen von Galle im Schwall	Abdominalschmerzen, geblähtes Abdomen	intestinale Obstruktion	Ultraschall, Röntgen

Differentialdiagnose: chronisch rezidivierendes Erbrechen bei Schulkindern

Charakterisierung des Hauptsymptoms	weiterführende Nebenbefunde	Verdachtsdiagnosen	Bestätigung der Diagnose
Erbrechen von Nahrung	Übelkeit, Schwindel bei Bewegung	Bewegungskrankheit, „Seekrankheit"	typische Anamnese
Nüchternerbrechen ohne Anstrengung, im Schwall	Kopfschmerzen, Sehstörungen	Hirntumor	CT, NMR, Augenfundus
Erbrechen von Nahrung oder nüchtern	weibliche Jugendliche	Schwangerschaft	Schwangerschaftstest
	Medikamentenanamnese, Persönlichkeitsveränderung	Nebenwirkung von Medikamenten, Drogen, Alkohol	Elimination, Drogen-Screening
	Immundefekt	Soorösophagitis, CMV-Infektion	Endoskopie
Erbrechen von unverdauter Nahrung (atonisch)	Dysphagie	Ösophagusstenose, Achalasie, Sklerodermie	Endoskopie, Röntgen, Manometrie
Erbrechen von Nahrung/ u.U. Hämatin im Schwall	Abdominalschmerzen (auch nachts)	Ösophagitis, Gastritis, Ulkus	Endoskopie, pH-Metrie
	Abdominalschmerzen, Gewichtsverlust, Durchfälle	M. Crohn, M. Behçet, Colitis ulcerosa	Endoskopie, Laktoferrin/Calprotectin im Stuhl
Erbrechen von Nahrung	chronische Durchfälle, Bauchschmerzen, geblähtes Abdomen	bakterielle Dünndarm-überwucherung, Laktose-/Fruktose-/ Sorbitmalabsorption	H_2-Atemtests
Erbrechen von Nahrung oder Galle im Schwall	Untergewicht	Arteria-mesenterica-Syndrom	Röntgen mit KM
	Untergewicht ohne Entzündungsparameter	Anorexia nervosa, Bulimie	psychologische Exploration
	symptomloses Intervall	Stoffwechseldefekt	Tab. 57.3
	symptomloses Intervall	zyklisches Erbrechen	Verlauf (Ausschlußdiagnose)
Erbrechen von verdauter Nahrung Stunden nach dem Essen	u.U. verzögerter Stuhlabgang	Magenparese (z.B. bei Diabetes, CMV-Infektion), Pseudoobstruktion	Röntgen, Elektrogastrographie, szintigraphische Magen-leerungsstudie
Erbrechen von Schleim und Eiter (oft morgens)	unspezifische Bauch-schmerzen, chronischer Schnupfen	Sinusitis	Röntgen

Abdomen: Gastrointestinale Symptome

H

58 Obstipation

Rolf Behrens

Symptombeschreibung

Unter Obstipation ist eine Stuhlretention aufgrund unzureichender Entleerung des Darms zu verstehen. Entscheidendes Kriterium ist hierbei nicht nur die Konsistenz des Stuhls, sondern auch die unvollständige Entleerung des Darms mit weiteren Symptomen.

Die akute Obstipation stellt in der Regel kein ernsthaftes Problem dar. Die chronische Obstipation (Krankheitsdauer über 3 Monate) kann hingegen ganz erhebliche Schwierigkeiten verursachen. Sie ist eine der häufigsten Erkrankungen aus dem gastroenterologischen Bereich (25% der amerikanischen Kinder, die einem pädiatrischen Gastroenterologen vorgestellt werden).

Die Symptome beginnen zu 75% in den ersten 3 Lebensjahren mit einer Häufung im 1. Lebensjahr. Sie bestehen aus Blähungen mit vorgewölbtem Abdomen, Schmerzen, Übelkeit, Inappetenz, nicht selten einer mäßigen Gedeihstörung und oft aus einer allgemeinen Unleidigkeit. Die Beschwerden sind mitunter derart ausgeprägt, daß die ganze Familie unter dem Eindruck des kranken Kindes leidet und die Defäkation zu einem qualvollen Akt wird, der immer wieder mit einer Geburt verglichen wird. Andererseits, und dies gilt vorwiegend für ältere Kinder mit chronischer Obstipation, ist erstaunlich, wie sich Patient und Familie an objektiv massive Beschwerden, wie zum Beispiel regelmäßiges Einkoten, gewöhnt haben und lediglich den vermehrten Wäschewechsel beklagen.

> **Zu beachten ist die Tatsache, daß bei chronischer Obstipation in 20% der Fälle eine zusätzliche Enuresis besteht, die mit Ausheilung der Verstopfung ebenfalls verschwindet.**

Im Gegensatz zu erwachsenen Patienten mit chronischer Obstipation zeigen pädiatrische Patienten eine leichte Knabenwendigkeit.

Rationelle Diagnostik

Anamnese

Der exakten Anamnese kommt wie bei kaum einer anderen Erkrankung eine extrem wichtige Bedeutung zu, da allein mit ihrer Hilfe bereits ein sehr genaues Bild des Krankheitsstadiums möglich wird und sie meistens einen sehr genauen Aufschluß über den Zustand des Darms erlaubt.
• Sie beginnt mit der *Ernährungsanamnese.* Hier überrascht oft das Unwissen der Eltern, welche Nahrungsmittel zu einer Verstopfung führen können. Es hat sich daher bewährt, die Ernährungsanamnese anhand einer Liste zu erheben, entweder in Form eines Ernährungsprotokolls durch die Eltern oder anhand einer vorgefertigten Zusammenstellung durch den Arzt. Ganz überwiegend erhalten Patienten mit chronischer Obstipation regelmäßig Süßes oder Zuckerhaltiges und schlackenarme Kost. Nur ausnahmsweise erfolgt eine ballaststoffreiche Ernährung unter Vermeidung von Stopfendem. Darüber hinaus erhalten die Patienten meist zuwenig Flüssigkeit. Dies wird von den Eltern zwar oft erkannt, aber nur inkonsequent behandelt. Der Genuß von zuckerhaltigen Limonaden ist weitverbreitet.
• Da in unserer Gesellschaft das *Stuhlverhalten* mit einem Tabu belegt ist, kommt der besonders genauen Befragung gerade in diesem Zusammenhang große Bedeutung zu. Zunächst ist oft unbekannt, daß eine Entleerung normalerweise einmal

täglich, längstens alle 2 Tage erfolgen sollte. Andererseits muß berücksichtigt werden, daß bei einem ausschließlich mit Muttermilch ernährten Säugling Defäkationen zwischen 5- oder 6mal täglich ebenso normal sind wie einmal in 2 Wochen, Beschwerdefreiheit ist dabei vorausgesetzt. Bei den meisten Patienten mit chronischer Obstipation liegt die Entleerungshäufigkeit nur bei 1- bis 2mal in der Woche. Ein Drittel der Patienten gibt jedoch an, häufiger als einmal täglich eine Darmentleerung zu haben. Vor allem bei Schulkindern mit jahrelanger chronischer Obstipation fehlt häufig der Stuhldrang, so daß in dieser Altersgruppe gehäuft Enkopresis auftritt (s. Kap. 60).
• Im Hinblick auf die Stuhlbeschaffenheit entleert die Hälfte der Patienten Skybala (Synonyme: „Schafs- oder Ziegenkot, Schusser, Hasenböllele"), während ein Fünftel dünnbreiig-wäßrige Stühle angibt. In weiteren 20% der Fälle ist der Beginn der Stuhlsäule hart, gefolgt von durchfallartigem Stuhl. Ursache der weichen Konsistenz ist die verlängerte Impaktion mit Zunahme der bakteriellen Vergärung. Dies führt zu dem häufig beschriebenen fauligen Geruch von Blähungen und Stuhl.
• Ebenso häufig wird berichtet, daß selbst bei Kleinkindern das *Stuhlvolumen* wie bei einem Erwachsenen sei. Dies zeigt indirekt sehr plastisch die Dilatation von Rektum, Sigma und Analring.
• *Unwillkürlicher Stuhlabgang* bis hin zur Enkopresis ist ein typisches Phänomen der jahrelang bestehenden Obstipation und tritt daher vorwiegend im Schulalter auf. Bei diesen Patienten fehlt infolge der langjährigen Erkrankung überwiegend der Stuhldrang, so daß die Defäkation unbemerkt erfolgt und Schuldzuweisungen besonders ungünstig sind.
• *Schmerzen* sind das häufigste Symptom (über 70% der Patienten mit chronischer Obstipation) und führen daher auch am häufigsten zur Vorstellung. (Daß ein Kind manchmal nur einmal in der Woche eine Entleerung hat, wird dagegen oft entweder nicht beachtet oder für normal gehalten, zumal, wenn es einem Elternteil, meistens der Mutter, ähnlich ergeht oder die Stuhlgewohnheiten bei Schulkindern nicht mehr beobachtet werden.) Die Lokalisation der Schmerzen liegt vorwiegend im Nabelbereich (Kleinkinder) oder im linken Unterbauch. Sie treten üblicherweise im Zusammenhang mit den Mahlzeiten auf (gastrokolischer Reflex), was zu einer instinktiven Nahrungsverweigerung führen kann. Typischerweise werden kolikartige Schmerzen angegeben. Schmerzen bei der Defäkation weisen auf eine volumenbedingte Entleerungsstörung und/oder eine Proktitis hin.
• *Blutbeimengungen* als Folge kleiner Schleimhauteinrisse oder Rhagaden sind bei chronischer

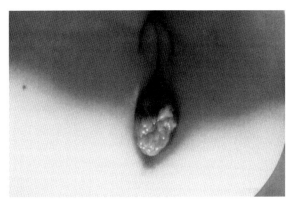

Abb. 58.1 Analprolaps bei einem zweieinhalbjährigen Mädchen mit chronischer Obstipation.

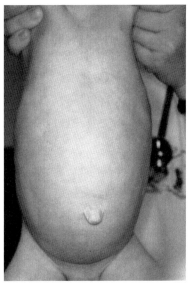

Abb. 58.2 Auffallend geblähtes Abdomen mit Dystrophie bei einem 10wöchigen Säugling mit M. Hirschsprung und Trisomie 21.

Obstipation relativ selten. Andererseits liegt bei Patienten mit analen Blutungen sehr häufig eine Obstipation zugrunde, die vor weiterer Diagnostik zunächst beseitigt werden sollte.
• Dies gilt ebenso für den *Analprolaps,* dessen häufigste Ursache die chronische Obstipation ist (Abb. 58.1).
• Die häufig vorhandenen *Blähungen* führen leicht zu sozialer Isolation.

Bei lange bestehender chronischer Obstipation resultiert aus der Übelkeit und dem Erbrechen in Verbindung mit den Schmerzen, die im zeitlichen Zusammenhang mit Mahlzeiten stehen, nicht selten eine *Gedeihstörung* von mehreren Perzentilen gegenüber der Körperlänge.

> **Insgesamt verhalten sich die Symptome zyklisch, indem sie nach erfolgter Defäkation nachlassen oder verschwinden, um bis zur nächsten Entleerung erneut zuzunehmen. Über ein Drittel der Patienten zeigt auslösende Faktoren wie Umstellung von Muttermilch auf Formulanahrung, Sauberkeitserziehung sowie soziale Einflüsse wie Umzug, Trennung der Eltern, Geburt eines Geschwisters, Beginn des Kindergartenbesuches oder Einschulung, um nur einige zu nennen.**

Körperliche Untersuchung

Neben der allgemeinen körperlichen Untersuchung gilt das besondere Augenmerk dem Abdomen und Anus:

Ein *geblähtes Abdomen* ist typisch, aber nicht obligat. Gerade bei Jugendlichen findet sich gelegentlich sogar ein unauffälliges Abdomen. Abbildung 58.2 zeigt den Befund eines geblähten Abdomens in Verbindung mit einer ausgeprägten Dystrophie, der über das für eine chronische Obstipation typisches Ausmaß hinausgeht. Die Diagnose bei dem 10 Wochen alten Säugling lautete Trisomie 21 mit M. Hirschsprung.

Die *Peristaltik* ist in der Regel verstärkt, bei langjährigen Beschwerden jedoch eher abgeschwächt. Fast immer läßt sich eine verschiebliche Stuhlwalze im linken Unterbauch tasten. Gelegentlich sind dort, wie auch im übrigen Unterbauch, Skybala tastbar.

Von entscheidender Bedeutung ist die *rektale Untersuchung,* die jedoch in bis zu 50% unserer Patienten nicht erfolgte. Es findet sich praktisch immer eine stuhlgefüllte, erweiterte Ampulle, auch wenn die letzte Defäkation (nach der immer zu fragen ist) erst wenige Stunden zurückliegt. Der Stuhl wechselt in seiner Konsistenz. Der Analkanal ist meist normal, bei langjährigem Verlauf verkürzt, der Sphinktertonus ebenfalls normal oder reduziert. Aufschlußreich ist das Verhalten des Kindes bei der rektalen Untersuchung.

> **Massive Abwehr weist auf eine sensibilisierte Körperzone hin. Dies ist häufig sicher Folge einer Überbetonung des Defäkationsvorganges. Es muß aber auch berücksichtigt werden, daß eine abnorm verstärkte Abwehr im anogenitalen Bereich auch bei sexuellem Mißbrauch auftreten kann.**

Messung von Körperlänge und -gewicht sind als selbstverständliche Maßnahmen zur Aufdeckung einer Gedeihstörung unabdingbar.

Klinisch-chemische Untersuchungen

Laboruntersuchungen sind in der Regel überflüssig, sofern nicht Anamnese und Befund Hinweis geben, z. B. auf das extrem seltene Vorliegen einer Hypothyreose. Diese läßt sich jedoch meist bereits klinisch ausschließen. Elektrolytstörungen als Ursache einer chronischen Obstipation sind die große Ausnahme, sofern keine disponierende Erkrankung vorliegt.

H

Abdomen: Gastrointestinale Symptome

Stuhluntersuchungen werden zwar häufig durchgeführt, führen jedoch fast nie zu weiteren Erkenntnissen. Insbesondere die routinemäßige mykologische Untersuchung ist sinnlos und kostentreibend.

Apparative Untersuchungen

Die auswärts am häufigsten durchgeführte apparative Untersuchung ist die *Sonographie des Abdomens,* die jedoch fast nie zu Erkenntnissen führt, die durch eine exakte Anamnese und körperliche Untersuchung nicht ohnehin sichtbar würden.

Ebensowenig sinnvoll ist bei entsprechender Anamnese und Klinik die *endoskopische Untersuchung,* die immer wieder angefordert wird. Nur ausnahmsweise liegen ein verlängerter Analkanal und/oder ein erhöhter Sphinktertonus vor. In diesen Fällen ist eine Manometrie indiziert, wobei der entscheidende Befund die fehlende Relaxation des Sphincter internus ist. Hieraus ergibt sich der Verdacht auf eine Aganglionose, der durch eine Rektumsaugbiopsie ausgeschlossen oder bestätigt werden muß.

Radiologische Untersuchungen (Abdomenübersicht, Kolonkontrasteinlauf) sind nur ausnahmsweise indiziert. Zur initialen Diagnostik können sie nicht beitragen. Bei entsprechender Anamnese und rektal-digitalem Untersuchungsbefund kann das Ergebnis des Kolonkontrasteinlaufes (Dilatation von Rektum, Elongation von Rektum und Sigma) fast immer vorausgesagt werden (Abb. 58.3). Zudem ist die gonadale Strahlenexposition nicht unerheblich. Stenosen im Kolon, die nicht selten als Indikation zum Kolonkontrasteinlauf dienen, sind bei fehlender Voroperation nicht existent.

Besondere Hinweise

Bei der Erhebung der Anamnese hat sich ein Protokoll bewährt, in dem Ernährung und Stuhlverhalten aufgezeichnet werden.

Beginnen die Symptome bereits im Neugeborenenalter und/oder wird ein verzögerter Mekoniumabgang oder gar ein Mekoniumileus angegeben, ist bereits initial an eine Aganglionose (M. Hirschsprung) zu denken.

> **Es muß erreicht werden, daß sinnlose Diagnostik vermieden wird. Erst bei Erfolglosigkeit einer konsequenten, 6monatigen Therapie ist eine gezielte apparative Diagnostik zu diskutieren.**

In seltenen Fällen führen andere Erkrankungen sekundär zu einer chronischen Obstipation. Hierzu gehören der M. Hirschsprung, der in jedem Fall einer chirurgischen Therapie bedarf (Abb. 58.4), und eine neurogene Darmschädigung, z.B. im Rahmen einer Spina bifida oder eines Tethered-cord-Syndroms. Die intestinale neuronale Dysplasie ist als klinisch relevante Diagnose inzwischen verlassen worden. Ihre Behandlung unterscheidet sich ohnehin nicht von der einer üblichen chronischen Obstipation.

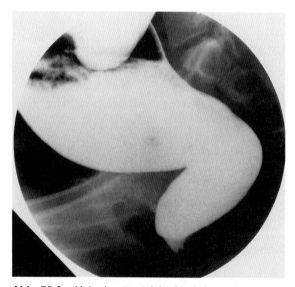

Abb. 58.3 Kolonkontrasteinlauf bei einem 12jährigen Patienten mit chronischer Obstipation. Gut erkennbar sind die massive Dilatation des Rektums sowie ein steiler anorektaler Winkel. Das Ausmaß der Dilatation war trotz Unkenntnis der (auswärts durchgeführten) Röntgenuntersuchungen aufgrund von Palpation des Abdomens und rektaler Untersuchung bekannt.

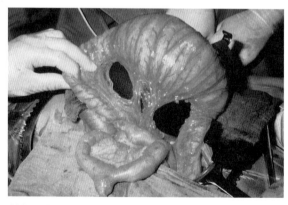

Abb. 58.4 Intraoperativer Befund eines typischen Megakolons mit engem, aganglionärem Segment (rechts unten). Nebenbefundlich ein Meckel-Divertikel (vorn). (Herrn Prof. Dr. Hümmer, Leiter der Abteilung für Kinderchirurgie an der Universität Erlangen-Nürnberg, danke ich herzlich für die Überlassung dieses Fotos.)

Differentialdiagnostische Tabelle

Differentialdiagnosen der Obstipation

Charakterisierung des Hauptsymptoms	Nebenbefund	Verdachts- diagnosen	Bestätigung der Diagnose
enger, langer Analkanal, hoher Sphinktertonus	Symptombeginn im 1. Trimester oder bei Umstellung von Mutter- milch auf Formulanahrung	M. Hirschsprung	Sphinktermanometrie als Screening, bei fehlender Internusrelaxation Stufen- biopsien aus dem Rektum
kurze, scharfrandige Stenose unmittelbar ober- halb der Anokutanlinie	Beginn in den ersten Lebenstagen	Analstenose	Tastbefund, Befund- normalisierung innerhalb weniger Tage
neurogene Blase, periphere Ausfälle		Spina bifida, tethered cord	spinaler Befund (makro- skopisch, NMR/CT)
chronische Obstipation ohne weitere Befunde	psychische Stressoren vorhanden (Einschulung, Kindergarten, Trennung der Eltern u.v.a.m.)	psychogene Obstipation	Anamnese
	Ernährungsfehler	nutritive Obstipation	Nahrungsanamnese

59   Blähungen

Rolf Behrens

Blähungen werden durch Bakterien gebildet und bestehen in erster Linie aus Wasserstoff oder Me- than. Zu unterscheiden sind akute und chronische Blähungen. Sie äußern sich durch ein vorge- wölbtes (geblähtes) Abdomen, häufig mit tympani- tischem Klopfschall oder durch Abgang entspre- chender Winde.

An sich besitzen sie keinen Krankheitswert, können jedoch auf diverse pathologische Umstän- de hinweisen. Subjektiv können sie jedoch als außerordentlich unangenehm empfunden werden und führen nicht selten zu sozialer Isolation.

Tabelle 59.1 listet die häufigsten Ursachen unter dem Gesichtspunkt der akuten oder chronischen Blähungen auf. Einzelheiten siehe Text.

• *Aerophagie* (Luftschlucken durch zu großes Saugerloch, falsche Fütterungstechnik oder zu ha- stiges Essen); Diagnose durch Anamnese mit/ohne Beobachtung bei der Mahlzeit.

• *Infektion* (Gastroenteritis durch Viren oder Bakterien): Diagnose durch Anamnese: Leitsym- ptom ist der Durchfall, oft auch bei anderen Haus- haltsmitgliedern bzw. im Kindergarten/in der Schule. Bei der körperlichen Untersuchung sind die Darmgeräusche vermehrt, meist besteht zu- sätzlich Fieber.

• *Behandlung mit Antibiotika* und Störung der physiologischen Darmflora. Diagnose durch Ana- mnese (Gabe der Medikamente, Veränderung von Stuhlkonsistenz und -farbe unter der Antibiotika- therapie).

• *Alimentär* (z.B. Apfel, Paprika, Lauch, Sellerie, Bohnen, Erbsen, Linsen, Pflaumen, Rohfasern u.a.m. sowie kohlensäurehaltige Getränke): Dia- gnose durch eine exakte Ernährungsanamnese, gegebenenfalls durch ein entsprechendes Ernäh- rungsprotokoll.

• *Immobilisation* im Rahmen akuter Erkrankun- gen. Diagnose durch die Anamnese.

• *Chronische Obstipation:* Diagnose durch eine genaue Stuhl- und Ernährungsanamnese sowie die

Tabelle 59.1   Ursachen von Blähungen.

Ursache	akut	chronisch
Aerophagie	+++	
Infektion	+++	
Antibiotikatherapie	+++	+
alimentär	+++	++
Immobilisation	+++	
chronische Obstipation		+++
Kohlenhydratmalabsorption	+++	+++
Colon irritabile		+++
chronische Erkrankungen	++	++
exokrine Pankreasinsuffizienz		+++
behinderte Passage	++	+++
bakterielle Fehlbesiedlung	+	+++

körperliche Untersuchung, bei der die rektale Untersuchung obligat ist (s. Kap. 58).

• *Kohlenhydratmalabsorption:* Bei Laktose- oder Fruktosemalabsorption führt ein erhöhter Substratspiegel im Kolon zur vermehrten Gasbildung. Diagnose auch hier durch eine exakte Ernährungsanamnese, u.U. in Verbindung mit einem Ernährungsprotokoll. Beweisend: H_2-Atemtest nach vorheriger Gabe des verdächtigen Kohlenhydrats.

• *Colon irritabile* (Reizdarm-Syndrom): Diagnose schwierig, da definitionsgemäß eine organische Genese ausgeschlossen sein muß. Typischerweise nehmen Blähungen, Stuhlunregelmäßigkeiten und diffuse Schmerzen im Laufe des Tages zu, was allerdings auch auf andere Ätiologien zutreffen kann (z.B. chronische Obstipation). Häufig findet sich eine besonders sensible Persönlichkeit, oft auch in Verbindung zu anderen Familienmitgliedern. Zu ausführliche Diagnostik kann die Somatisierung verstärken. Am ehesten typisch ist das „Untypische" für andere Erkrankungen.

• *Chronische Lebererkrankungen:* Die Pfortaderstauung behindert den intraabdominellen Gasaustausch. Diagnose durch Anamnese (angeborene Lebererkrankung, Ikterus etc.) und körperliche Untersuchung (Hepatomegalie, Konsistenz der Leber erhöht, bei portaler Hypertension immer Splenomegalie).

• *Exokrine Pankreasinsuffizienz,* z.B. bei Zöliakie, zystischer Fibrose, Shwachman-Diamond-Syndrom: Diagnose durch Anamnese und Befund: Bei der Zöliakie fallen Übellaunigkeit und Beginn der Symptome mit Einführung von (glutenhaltiger) Beikost auf; bei zystischer Fibrose steht der große Appetit im Gegensatz zur Dystrophie; das Shwachman-Diamond-Syndrom zeichnet sich durch eine zyklische Neutropenie, evtl. auch durch Veränderung der langen Röhrenknochen aus. Leitsymptom der exokrinen Pankreasinsuffizienz ist das große Stuhlvolumen in Verbindung mit auffallend stinkendem Geruch. Gelegentlich wird auch sichtbares Fett angegeben („glänziger" Stuhl). Richtungweisend sind erniedrigte Werte für Chymotrypsin oder Elastase im Stuhl. Der diagnostische Goldstandard Sekretin-Pankreozymin-Test ist sehr invasiv und bei Kleinkindern kaum durchführbar.

• *Behinderte Darmpassage* infolge von Briden oder Stenose (postoperativ oder durch eine chronisch-entzündliche Darmerkrankung): Diagnose durch die Anamnese: vorausgegangene Operation, Anhaltspunkte für eine chronisch-entzündliche Darmerkrankung (Gewichtsverlust, Durchfall mit/ohne Blut, Arthralgien, Erythema nodosum, Anämie, beschleunigte Blutkörperchensenkungsgeschwindigkeit) und fast immer im Vordergrund stehende Koliken (die konkret erfragt werden müssen; die allgemeine Frage nach „Bauchschmerzen" ist zu ungenau). Apparative Diagnostik: Röntgenabdomenübersicht mit ungleichmäßiger Verteilung der Luft, bei dringendem Verdacht und unsicherem Befund der Übersichtsaufnahme auch mittels Kontrastmittelgabe und Nachweis des Passagehindernisses. Bei Verdacht auf eine chronisch-entzündliche Darmerkrankung Laboruntersuchung, Endoskopie mit Histologie und Röntgen des Dünndarms (nur bei Verdacht auf M. Crohn).

• *Bakterielle Fehlbesiedlung* bei Syndrom der blinden Schlinge: Diagnose durch Anamnese (vorangegangene Operation mit Entstehung einer blinden Schlinge) und H_2-Atemtest.

60 Stuhlinkontinenz und Enkopresis

Alexander M. Holschneider

Symptombeschreibung

98% aller Kinder sind mit etwa 3 Jahren über Tag und Nacht sauber. Von einem Einkoten kann man daher erst jenseits des 3. Lebensjahres sprechen. Da man unter Stuhlkontinenz die Fähigkeit versteht, den Darminhalt reflektorisch und willkürlich so lange zurückzuhalten, bis eine Defäkation möglich und beabsichtigt ist, stellt die Stuhlinkontinenz das Symptom eines unwillkürlichen unbeabsichtigten Stuhlabganges dar. Dabei können zwei Grunderkrankungen unterschieden werden:

• die Enkopresis, d.h. das Einkoten, wobei das Kind den anorektalen Entleerungsmechanismus entweder trotz guten Willens noch nicht beherrscht oder seinen intakten Sphinkterapparat nicht benutzt

• die echte Stuhlinkontinenz aufgrund eines geschädigten, geschwächten oder organisch gestörten Schließmuskelapparates (Abb. 60.1).

Enkopresis

Der Begriff Enkopresis bezeichnet das Symptom des Einkotens, ohne die Ursache näher zu definieren. Die Enkopresis tritt ab dem 3. bis 4. Lebens-

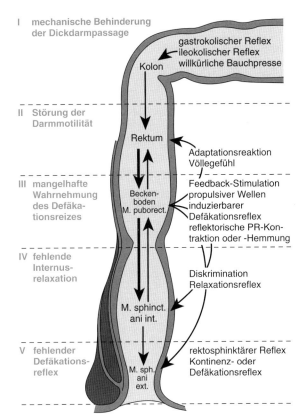

I mechanische Behinderung
der Dickdarmpassage

gastrokolischer Reflex
ileokolischer Reflex
willkürliche Bauchpresse

Kolon

II Störung der
Darmmotilität

Rektum

Adaptationsreaktion
Völlegefühl

III mangelhafte
Wahrnehmung
des Defäka-
tionsreizes

Becken-
boden
M. puborect.

Feedback-Stimulation
propulsiver Wellen
induzierbarer
Defäkationsreflex
reflektorische PR-Kon-
traktion oder -Hemmung

IV fehlende
Internus-
relaxation

Diskrimination
Relaxationsreflex

M. sphinct.
ani int.

V fehlender
Defäkations-
reflex

M. sph.
ani
ext.

rektosphinktärer Reflex
Kontinenz- oder
Defäkationsreflex

Abb. 60.1 Schematische Darstellung der Ursachen einer chronischen Obstipation entsprechend der Physiologie des Defäkationsablaufes. Beachte: Im allgemeinen führen diese Ursachen nur zu einer chronischen Obstipation. Sie können jedoch, insbesondere bei kurzstreckiger Erkrankung des Anorektums, zu Überlaufinkontinenz führen.

jahr auf, das heißt, nachdem das Kind bereits einmal sauber war. Die Ursachen der Enkopresis sind im wesentlichen psychofunktioneller Natur, weshalb viele Kinder neben dem Einkoten andere psychische Symptome, wie agressives Verhalten, regressive Reaktionen und Enuresis, aufweisen.

Von den Eltern wird angegeben, daß das Kind angeblich den Stuhlgang nicht spüre, die Sauberkeitserziehung jedoch abgeschlossen und das Einkoten im Anschluß daran erneut aufgetreten sei. Meist geschieht das Einkoten tagsüber, gelegentlich auch nachts. Viele Kinder verstecken ihre beschmutzte Wäsche, schämen sich. Die Eltern können gelegentlich eine verkrampfte Haltung beobachten, das Kind unterbricht beim Spielen seine Tätigkeit und zieht sich in eine Ecke des Zimmers zurück. Nicht selten bestätigen die Eltern bereits zu Beginn der Untersuchung, das Kind halte seinen Stuhl willentlich zurück.

Die willentliche Behinderung der Stuhlentleerung wird auch *neurovegetativ psychogene oder funktionelle Analsphinkterachalasie* genannt. Sie ist genauso häufig wie eine scheinbare Indo-

lenz, eine Gleichgültigkeit gegenüber den Defäkationen, mit der möglicherweise die Aufmerksamkeit der Eltern herbeigeführt werden soll. Die Häufigkeit der Störung ist altersabhängig. In der Gruppe der 7- bis 8jährigen Kinder koten 2,3% der Knaben und 0,7% der Mädchen ein. Bei den 10- bis 12jährigen Jungen sinkt die Rate des Einkotens auf 1,3%, bei den gleichaltrigen Mädchen auf 0,3% ab. Insgesamt ist die sekundäre Enkopresis nach abgeschlossener Sauberkeitserziehung die häufigste Form des Einkotens und findet sich bei 80–90% aller Patienten.

Ursachen können belastende Erlebnisse, akute und chronische Konflikte in der Familie und im weiteren Umfeld des Kindes oder versteckte Aggressionen sein.

Die Diagnose wird bestätigt durch einen normalen Schließmuskelapparat mit unauffälligen Internusrelaxationen in der Elektromanometrie, die jedoch von Willkürkontraktionen der quergestreiften Sphinktermuskulatur unterbrochen werden, was insbesondere beim gleichzeitigen Ableiten des EMG gut erkennbar wird. Die röntgenologische Defäkographie kann ebenfalls hilfreich sein, führt jedoch zu falschen Rückschlüssen, wenn sich das Kind bei der coram publico stattfindenden Defäkation schämt und deshalb die Beckenbodenmuskulatur und quergestreiften Sphinkteren nicht relaxiert. Es kann dann der Eindruck einer *organischen Analsphinkterachalasie* oder eines *Megakolons mit ultrakurzem Segment* erweckt werden.

Einkoten und chronische Obstipation

Gelegentlich ist mit dem Einkoten auch eine chronische Obstipation verbunden, wobei dann von einer Überlaufinkontinenz gesprochen werden kann. Hier berichten die Eltern, daß das Kind noch nie sauber gewesen sei und über das 3. bis 4. Lebensjahr hinaus einkote.

Das Hauptsymptom der Überlaufinkontinenz ist jedoch immer die chronische Obstipation, welche von den Eltern jedoch oft nicht erkannt wird. Neben der chronischen Obstipation wird oft über Blähungen und Abdominalbeschwerden geklagt.

Bei der Digitaluntersuchung tastet man einen erhöhten Sphinktertonus, die Rektumampulle ist erweitert und häufig mit Stuhlmassen austamponiert. Der Analkanal ist verkürzt, in der Elektromanometrie finden sich fehlende oder nur rudimentäre Internusrelaxationen, die rektale Compliance ist erhöht. Der Röntgenkontrasteinlauf mit anschließendem Defäkogramm ist hier die entscheidende Untersuchung. Wichtig ist, daß diese Untersuchung zunächst beim nicht abgeführten Kind erfolgt und darauf geachtet wird, ob ein Übergangssegment im Sinne eines Megacolon congenitum Hirschsprung beobachtet werden kann. Entscheidend sind Spätaufnahmen nach 2, 6 oder 24 Stunden, um die Motilität des Dickdarmes zu beurteilen. Ist jedoch das Rektum mit Stuhlmassen austamponiert, empfiehlt es sich, da eine normale Motolität hier nicht zu erwarten ist, zunächst den Enddarm mit hohen Einläufen weitgehend zu entleeren. Bei der Untersuchung muß man beachten, daß ein Megacolon congenitum Hirschsprung oder verwandte Erkrankungen radiologisch in 15% der Fälle nicht sicher erkannt werden können. Ein echtes Megacolon congenitum Hirschsprung (Häufigkeit 1:3000 Geburten) ist zudem nie mit einer Stuhlinkontinenz verbunden.

Der Begriff Megakolon mit ultrakurzem Segment ist nicht exakt in seiner Ausdehnung definiert, er ist einem sich auf den oberen Analkanal und das unterste Rektum erstreckenden aganglionären Bezirk vorbehalten.

Ebenso obstruktiv können kurzstreckige Hypoganglionosen wirken. Ob die sogenannte neuronale intestinale Dysplasie ein eigenes Krankheitsbild oder eine Reifestörung darstellt, ist unklar. Histologisch sprechen eine gesteigerte Acetylcholinesterase-Reaktion, morphologische Veränderungen der Ganglien sowie eine pathologische Lage der Ganglien außerhalb der Plexusloge für diese Erkrankung. Im Zweifelsfall sollte daher bei jeder therapieresistenten chronischen Obstipation eine histologische Untersuchung des Plexus submucosus durch Saugbiopsien oder auch den Plexus myentericus durch Ganzwandbiopsien durchgeführt werden. Letztere sind bei der Hypoganglionose unerläßlich und können bei Laparoskopie entnommen werden.

Auch die Hypoganglionose, Reifestörungen oder die IND sind, jedoch nur im Ausnahmefall, mit Stuhlinkontinenz verbunden.

Eine weitere Ursache einer Überlaufinkontinenz können Erkrankungen des distalen Analkanals sowie mechanische Behinderung der Dickdarmpassage im distalen Analkanal sein. Auch Analstenosen, eine Antepositio ani und eine myogene Analsphinkterachalasie mit Vernarbung der glatten Muskulatur durch chronische Entzündung (Fissuren, Rhagaden, Fisteln oder Voroperationen) führen zu einem Aufstau von Stuhl mit Überlaufinkontinenz. Typisch ist hier auch der Wechsel von chronischer Obstipation und Einkoten mit Durchfallsattacken, wobei sich der Stuhl explosionsartig entleert. Pathophysiologisch entsteht diese Symptomatik, da die in der Rektumampulle verbliebenen harten Skybala durch die austreibenden propulsiven Wellen gegen den Analring gepreßt werden, der sich dabei geringfügig aufweitet. Flüssige Stuhlpartikel aus höheren Darmabschnitten können an den harten Skybala vorbei den aufgeweiteten und verkürzten Analkanal unbemerkt passie-

ren. Da die digitale Untersuchung schmerzhaft ist und von den Kindern meist abgelehnt wird, kann auch eine vorsichtige Spekulumuntersuchung oder die Prüfung der Weite des Analkanals mit Hegar-Bougies erfolgen. Immer ist der Analkanal bei der Überlaufinkontinenz verkürzt, oft ist schon bei der Inspektion erkennbar, daß die Analrosette aufgeweitet ist. Häufig ist die Perianalregion gerötet.

Bei der Antepositio ani findet sich ein verkürzter Damm bei unauffälliger Analrosette mit normalem Anokutanreflex.

Echte Inkontinenz

Die echte Stuhlinkontinenz beruht auf einer Schädigung des Kontinenzorgans (s. Abb. 60.1 und 60.2). Charakteristisch ist, daß die Kinder tags und nachts einkoten und ihre Defäkationen nicht kontrollieren können. Der Schließmuskelapparat ist oft bereits äußerlich erkennbar geschädigt, d.h., er klafft in Ruhe, der Anokutanreflex ist nicht auslösbar, der Sphinktertonus herabgesetzt, die Rektumampulle nicht erweitert, sondern meist eng und mit wenig oder keinem Stuhl gefüllt. Die Patienten klagen über ein herabgesetztes Völlegefühl, ein

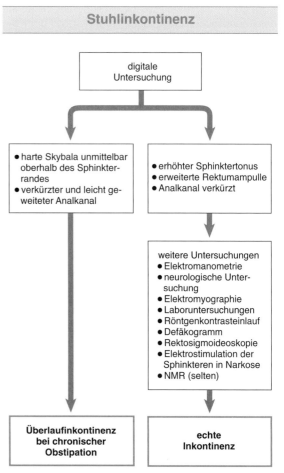

Abb. 60.2 Differentialdiagnose der Stuhlinkontinenz.

fehlendes Diskriminationsvermögen zwischen festem, flüssigem oder gasförmigem Stuhl. Die Stuhlkonsistenz ist meist weich, flüssig, breiig und die Stuhlfrequenz erhöht. Die Unterhose ist ständig stuhlverschmiert. Es gibt praktisch keine Sauberkeitsintervalle.

Ursächlich für die Schädigung des Kontinenzorgans sind entweder anorektale Fehlbildungen, neurogene Mastdarm- (und Blasen-)Entleerungsstörungen, ausgeprägter Anal- und/oder Rektumprolaps mit Überdehnung des Kontinenzorgans, Schädigung des Sphinkterapparates durch vorausgegangene Operationen.

Sonstige Ursachen einer Stuhlinkontinenz

Nicht alle Ursachen einer Stuhlinkontinenz lassen sich in dieses Schema einordnen. Dazu gehören akute oder *chronische Entzündungen des Anorektums* mit willkürlichen oder unwillkürlichen Entleerungen von blutig-schleimigen Stühlen, dem Auftreten einer perianalen Dermatitis oder eines perianalen Ekzems, verbunden mit Juckreiz und Hautveränderungen, Ulzerationen und Fisteln.

Weiterhin gehören hierher die *umschriebenen perinealen Entzündungen* wie Perianalabszeß, Analfistel, entzündete Mariske, Folgen von Mißbrauch des Kindes, Verletzungen bei Herbeiführen des Stuhlganges mit einem Thermometer u.a.

Eine Stuhlinkontinenz kann weiterhin beobachtet werden *bei zerebralen Störungen,* die mit Schwachsinn einhergehen, bei tiefer Bewußtlosigkeit, bei einem großen epileptischen Anfall, im Affekt (Freude, Schreck, Angst) und im hohen Alter bei einer Regredienz der Differenzierung von Typ-I- und Typ-II-Muskelfasern in der quergestreiften Sphinktermuskulatur auf frühkindliche Entwicklungsstufen. Da auch eine mangelnde Differenzierung dieser Muskelfasern zu einer verzögerten Ausreifung der Stuhlkontinenz führt, sei dies hier am Rande erwähnt.

Rationelle Diagnostik

Anamnese

Die Anamnese ist der wichtigste Teil der Untersuchung. Sie muß Auskunft geben über die Ernährungsweise des Kindes (Stillzeit, Beikost, Obstsäfte, Defäkationsprobleme nach dem Abstillen, künstliche Ernährung, Nahrungsgewohnheiten, Flüssigkeitsaufnahme, Defäkationsgewohnheiten).

Sie muß Fragen über das familiäre Umfeld des Kindes ebenso wie über Gewohnheiten des Kindes in der Säuglingskrippe, im Kindergarten und in der Schule mit einschließen. Willkürliches Zurückhalten des Stuhles und Überlaufinkontinenz können durch schwierige Situationen des Kindes (getrennt

lebende Eltern, Übernachtung des Kindes bei der Großmutter, beide Eltern berufstätig, unzureichende sanitäre Verhältnisse in Schule und Kindergarten, Eifersucht, schlechte Noten) entstehen, ebenso bei einer unsachgemäßen Sauberkeitserziehung.

Normalerweise sind 97% aller Kinder bis zum 3. Lebensjahr sauber. Patienten mit angeborenen Fehlbildungen, wie Anal- und Rektumagenesien, benötigen länger.

> **Eine Sauberkeitserziehung kann erst einsetzen, wenn sich durch Umwandlung der Typ-II-Fasern im Bereich der quergestreiften Sphinkteren und des Beckenbodens in Typ-I-Fasern die reflektorische Kontinenz auf eine tonische Kontinenz umstellen konnte. Dies ist im allgemeinen erst nach sicherem Laufenlernen des Kindes der Fall.**

Früheres forciertes Stuhltraining führt zu Verhaltensstörungen. Deshalb ist zu erfragen, wie sich das Verhalten der Eltern in bezug auf die Defäkationen des Kindes darstellt:
- Manipulationen mit Wattestäbchen oder Fieberthermometer?
- Überängstliche Eltern, die das Kind mit dem Zurückhalten des Stuhles provozieren wollen?
- Zu langes Stillen ohne jede Beikost etc.?

Nicht zuletzt müssen alle in den DD-Tabellen angesprochenen Erkrankungsmöglichkeiten bedacht und ausgeschlossen werden, insbesondere vorausgegangene Entzündungen, Diarrhöen, kurzfristige Obstipationsperioden mit Blutungen, Einrisse an der Analrosette, Wurmerkrankungen, mangelhafte Stuhlausnutzung mit Veränderungen des Stuhl-pH und entsprechender Reizung des Anoderms.

> **Bei > 80% aller Patienten liegt keine echte Stuhlinkontinenz, sondern eine Enkopresis, d.h. eine funktionelle neurovegetativ psychogene Störung, vor. Die Patienten halten ihren Stuhl mehr oder weniger willkürlich zurück. Die Folge ist eine Überlaufinkontinenz bei normalem Kontinenzorgan.**

Digitale Palpation

Die digitale Palpation des Anus ist nicht sinnvoll bei einem verängstigten und sich wehrenden Kind oder bei einem Kind mit verletztem, entzündetem After. Sie muß unterbleiben, bis normale Verhältnisse wiederhergestellt worden sind, oder darf nur unter Narkose durchgeführt werden. Gelegentlich kann ein vorsichtiges Aufbougieren der Afteröffnung mit Hegar 12/13 und anschließende Palpation mit dem kleinen Finger helfen. Zum Ausschluß von Rhagaden oder Fissuren empfiehlt sich die Verwendung eines Nasenspekulums. Darüber hinaus kann das vorherige Einreiben der Afteröffnung mit Anästhesin®-Salbe 0,5% hilfreich sein. Durch diese Untersuchung können Analfissuren, Rhagaden, Hämorrhoiden, kleine Polypen und insbesondere der Sphinkertonus abgeschätzt werden.

> **Lassen sich harte Skybala unmittelbar oberhalb des Sphinkterrandes tasten oder ist der Analkanal verkürzt und leicht geweitet, kann auf eine Überlaufinkontinenz im Rahmen einer chronischen Obstipation geschlossen werden.**

Elektromanometrie

Die Elektromanometrie mißt die Drücke im Bereich des Rektosigmoids, Rektums und der anorektalen Sphinkteren. Da der M. sphincter ani internus zu über 70% am Aufbau der anorektalen Hochdruckbarriere beteiligt ist, wird im wesentlichen seine Funktion ermittelt (anorektales Ruhedruckprofil). Darüber hinaus wird das Willkürdruckprofil gemessen. Diesem kommt eine besondere Bedeutung in der Beurteilung der Stuhlinkontinenz mit herabgesetztem Sphinktertonus zu, d.h. der echten Stuhlinkontinenz.

Von großer Bedeutung ist der Relaxationsreflex des M. sphincter ani internus. Da dieser Muskel einer Aufwulstung der zirkulären Ringmuskulatur des Rektums entspricht, bedeutet seine Relaxation den Nachweis der physiologischen Erschlaffung der Ringmuskulatur, die jedem Transport eines Bolus vorausgeht. Das Fehlen der Internusrelaxation ist zu über 80% gleichzusetzen mit einer Aganglionose oder Hypoganglionose (neurogene Analsphinkterachalasie).

Rudimentäre wannenförmige Relaxationen, deren Amplitude nicht dem Dehnungsvolumen des intrarektalen Ballons proportional ist, sprechen für myogene Veränderungen der Sphinktermuskulatur als Folge von Entzündungen des Sphinkterapparates (Fissuren, Fisteln, Stenosen, Operationsfolgen) oder partiellen neurogenen Störungen. Sie sind jedoch für sich allein nicht aussagekräftig genug für eine bestimmte Diagnose. Finden sich bei der Manometrie normale, dem rektalen Distensionsvolumen proportionale Relaxationen, so liegt ein Normalbefund vor.

> **Werden neben Normalbefunden auch unvollständige Relaxationen beobachtet, kann mit an Sicherheit grenzender Wahrscheinlichkeit von einer funktionellen Analsphinkterachalasie, d.h. einem willkürlichen Unterbrechen der Relaxation bzw. Zurückhalten des Stuhls, ausgegangen werden. Die Elektromanometrie gilt daher als Screeningmethode von Defäkationsstörungen.**

Röntgenuntersuchung

Der Röntgenkontrasteinlauf mit integrierter Defäkographie wurde 1965 erstmals von Brown und Dunbar beschrieben. Der Vorteil dieses Verfahrens liegt darin, daß der Defäkationsvorgang unmittelbar sichtbar gemacht wird. Auf diese Weise können sowohl pathomorphologische Wandveränderungen als auch Funktionsstörungen, wie ein funktionsloses Megarektum, über das keine peristaltischen Wellen mehr hinweglaufen, diagnostiziert werden. Auf der anderen Seite wird jedoch der Defäkationsvorgang als komplexes Geschehen beurteilt und hängt von der Mitarbeit des Kindes ab.

Bei einem normalen Defäkogramm erkennt man in Ruhe einen rechtwinkligen puborektalen Winkel, dann eine trichterförmige Aufweitung des proximalen Analkanals (Internusrelaxation), anschließend ein Verstreichen des puborektalen Winkels und eine vollständige Öffnung des Analkanals ohne Einengung mit einer Entleerung des Kontrastmittels in wenigen Sekunden. Unverzichtbar ist eine Spätaufnahme zum Nachweis der vollständigen Entleerung des gesamten Kontrastmittels. Die Aussage der Untersuchung wird eingeschränkt bei mangelnder Mitarbeit des Kindes, das willkürlich die quergestreifte Becken- und Sphinktermuskulatur kontrahieren und so den Defäkationsvorgang verhindern kann. Dies wird allerdings erschwert, wenn dem Kontrastmittel ein starkes Laxativum beigemischt wird.

Rektoskopie, Koloskopie

Die Rektoskopie und Koloskopie sind zur Differentialdiagnose der chronischen Obstipation ungeeignet. Sie können nur morphologische Veränderungen der Darmwand beurteilen.

Histologie und Histochemie

Bei Verdacht auf Aganglionosen und Hypoganglionosen ist die Entnahme von Saugbiopsien, z.B. mit der doppelkammerigen Helen-Noblett-Sonde, indiziert. Die Entnahme erfolgt im allgemeinen in Narkose, da sie mit einer Rektoskopie und Sphinkterdehnung verbunden wird. Sie kann jedoch beim älteren Kind auch ohne Anästhesie erfolgen, da die Schleimhaut des Rektums über keine Schmerzrezeptoren verfügt.

> **Bei 1 von ca. 1000 Patienten kann es zu einer Rektumperforation kommen. Diese ist häufiger bei Kindern unter 3 Monaten. Stärkere Blutungen werden bei 1 von 500 Patienten beobachtet.**

Das Fehlen von Ganglienzellen kann nicht durch eine einfache HE-Färbung nachgewiesen werden. Notwendig ist die Darstellung einer erhöhten Acetylcholinesterasereaktion. Darüber hinaus sollten nach Empfehlungen von Meier-Ruge (1997) eine Laktatdehydrogenase-Färbung sowie eine Sorbitdehydrogenase-Färbung durchgeführt werden, da nur so eine Unreife der Ganglienzellen sowie weitere neurointestinale Fehlbildungen, die unter dem Begriff neuronale intestinale Dysplasie zusammengefaßt werden, nachgewiesen werden können. Es muß allerdings darauf hingewiesen werden, daß klinisch bisher kein Zusammenhang zwischen den morphologischen Veränderungen einer intestinalen neuronalen Dysplasie und der Motilität hergestellt werden konnte.

Mit Ausnahme von Aganglionosen und Hypoganglionosen dürfen daher histologische Veränderungen nicht ohne weiteres zu einem chirurgischen Vorgehen Anlaß geben.

Elektromyographie

Die Elektromyographie der glatten Muskulatur wurde mit Saug- und Klippelektroden an der Rektumschleimhaut durchgeführt. Das Fehlen von Spike-Potentialen auf dem Plateau der BER (basal electrical rhythm) wurde als Zeichen einer Aganglionose bzw. schweren Hypoganglionose gewertet. Da der Ohm-Widerstand der Rektumschleimhaut jedoch sehr groß und das extramurale Nervensystem auch bei Aganglionosen eine Restmotilität induzieren kann, sind Fehlermöglichkeiten groß.

Elektrogastrographie

Da der Kolonrahmen an der dorsalen Abdominalwand fixiert und durch zahlreiche Dünndarmschlingen überlagert ist, lassen sich – anders als beim Magen – transabdominell durch Oberflächenelektroden weder die basale elektrische Aktivität noch die Spike-Aktivität des Kolons registrieren. Die Registrierung von dorsal lateral ist wegen der überlagernden kräftigen Muskulatur nicht störungsfrei. Die Methode ist daher weder für die chronische Obstipation noch für die Analyse einer Stuhlinkontinenz sinnvoll.

Sonographie der Schließmuskulatur

Die Endosonographie ist sinnvoll, wenn es gelingt, problemlos dünne Ultraschallsonden in den Analkanal einzuführen, um die Intaktheit der anorektalen Sphinkteren und ihre zentrische Lage nach operativen Eingriffen zu bestimmen. Ihre Anwendung ist jedoch eingeschränkt durch die Länge und den Durchmesser der Sonden in Relation zu dem häufig engen und kurzen kindlichen Analkanal.

Transitzeitbestimmung

Die Transitzeitbestimmung ist ein wichtiges Hilfsmittel, um eine verzögerte oder beschleunigte Darmpassage objektiv zu ermitteln. Bei Säuglingen und Kleinkindern kann bereits die Gabe von Karotten und die Aufzeichnung der Transitzeit Hinweise geben. Bei älteren Kindern empfiehlt sich die Bestimmung nach der Methode von Hinton oder in der eigenen Modifikation mit Gabe von 20 kleinen Pellets und konsekutiver Abdomenleeraufnahme an 3 aufeinanderfolgenden Tagen. Nach 48 Stunden müssen 80% der Marker ausgeschieden worden sein.

Darstellung der Stufendiagnostik

Zur Diagnostik einer *Stuhlinkontinenz* eignet sich somit als Screening-Methode die anorektale Manometrie.

> **Lassen sich normale, dem rektalen Distensionsvolumen proportionale Internusrelaxationen nachweisen, ist eine weitere Diagnostik überflüssig.**

Finden sich rudimentäre oder fehlerhafte Relaxationen, sollte ein Kolonkontrasteinlauf mit Defäkogramm angeschlossen werden. Findet sich auch hier keine vollständige Entleerung des Kontrastmittels und eine ungenügende Öffnung des Analkanals, sollte eine Untersuchung in Narkose mit Rektoskopie, Sphinkterdehnung und Entnahme von Saugbiopsien durchgeführt werden.

Daran anschließend ist ein sorgfältiges Stuhlprotokoll mit dreimaligen Toilettensitzungen bis zu $\frac{1}{2}$ Stunde nach jeder Mahlzeit durchzuführen. Da es dem Kind aufgrund der Sphinkterdehnung jetzt unmöglich ist, den Analkanal willkürlich zu verschließen, weisen normale Defäkationen innerhalb der ersten 2 Wochen nach dem Eingriff auf eine nicht organische Störung des Defäkationsverhaltens hin.

Kommt es zu einer schnellen Retonisierung des Sphinkterapparates mit Wiedereinsetzen der Überlaufinkontinenz, kann nach ca. 4 Wochen eine ambulante Transitzeitstudie durchgeführt werden.

Erst die Zusammenschau von Anamnese, Klinik, Elektromanometrie, Röntgenuntersuchung, Transitzeitstudie und Histologie erlaubt eine Interpretation der Ergebnisse.

Die invasiven apparativen diagnostischen Maßnahmen sollten jedoch erst nach mehrmonatiger konsequenter, konservativer Therapie vorgenommen werden. Ziel ist es, hierbei die psychische Enkopresis von organischen Störungen des Kontinenzverhaltens zu trennen. Psychotherapeutische Maßnahmen sollten jedoch wiederum erst dann ergriffen werden, wenn organische Erkrankungen ausgeschlossen sind.

> **Anhaltende Manipulationen am erkrankten Kontinenzorgan durch Einläufe und Zäpfchen, Palpation mit dem Thermometer, rektale Untersuchung, wiederholte Bougierungsmaßnahmen verschlimmern jede Situation. Vorsichtige orale Laxative und Diät sind besser.**

Abdomen: Gastrointestinale Symptome

Besondere Hinweise

Eine echte Stuhlinkontinenz mit herabgesetztem Sphinktertonus und fehlender Funktion der anorektalen Sphinkteren und Beckenbodenmuskulatur ist im Kindesalter selten.

Sie betrifft ca. 5% aller unter Einkoten leidenden Kinder. Hier sind meist Erkrankungen des Anorektums vorausgegangen, wie in den DD-Tabellen beschrieben. Wichtig ist hierbei, auf Inkontinenzerscheinungen nach operativer Korrektur von Anal- und Rektumagenesien hinzuweisen. Diese können auf einer fehlerhaften Innervation des Rektumblindsackes beruhen, aber ebenso auf neurogenen Läsionen des Rektums im Rahmen der primären Fehlbildung (Sakrumdefekte, tethered cord) wie auch evtl. als Folge des sakro-perinealen Eingriffs. Letzteres ist allerdings noch nicht sicher bewiesen.

Inkontinenzerscheinungen bei Patienten mit einem M. Hirschsprung oder Hypoganglionosen treten nur nach Resektion des betroffenen Segmentes auf. Sie beruhen entweder auf einer wiederauftretenden Analsphinkterachalasie mit Überlaufinkontinenz, auf einem in situ verbliebenen zusätzlichen, vom Operateur nicht abschätzbaren hypoganglionären oder neuronal intestinal dysplastisch veränderten Darmsegment oder einer Schädigung des Sphinkterapparates (bei Duhamel-Operations-technik). Die Folge sind wechselhafte Krisen zwischen Obstipation und Enterokolitis, die als Inkontinenzerscheinungen gewertet werden. Gelegentlich ist hier eine Nachresektion des hypoganglionären Restsegmentes oder eine Sphinkteromyotomie erforderlich.

Diese darf jedoch nur $^2/_3$ des Sphincter ani internus umfassen, da sonst Inkontinenzerscheinungen durch eine Sphinkterinsuffizienz provoziert werden.

Sphinkterdehnungen dürfen nie manuell, sondern immer nur vorsichtig mit Hegar-Bougies erfolgen.

Die Stuhlinkontinenz bei Myelomeningozelen basiert auf einer verzögerten Retonisierung des Sphincter ani internus, d.h. einer gestörten Internusrelaxation. Bereits klinisch erkennt man ein verzögertes Sich-wieder-Schließen der Afteröffnung nach einer Stuhlentleerung. Die Defäkation erfolgt meist in Form kleiner, harter Skybala allein durch die Vis a tergo, nicht durch kräftige propulsive Wellen. Die reflektorische, ebenso die willkürliche Kontraktion der quergestreiften Beckenbodenmuskulatur sind herabgesetzt oder fehlen. Bei einer Stuhlinkontinenz auf neurogener Basis finden sich meist auch neurogene Blasenentleerungsstörungen, die von einer Enuresis (s. Kap. 69) zu unterscheiden sind.

Differentialdiagnostische Tabellen

Differentialdiagnose der Enkopresis

Charakterisierung des Hauptsymptoms	weiterführende Nebenbefunde	Verdachtsdiagnosen	Bestätigung der Diagnose
Enkopresis (Stuhlinkontinenz)			
nach abgeschlossener Sauberkeitserziehung	Kind spürt angeblich Stuhlgang nicht;	Indolenz	*Elektromanometrie:* Nebeneinander von unauffälligen und patho-
Kontinenzorgan intakt	normale Stuhlkonsistenz, aber Entleerung häufiger, kleiner Stuhlportionen,	funktionelle (neurovegetativ-psychogene) Analsphinkterachalasie	logischen Internusrelaxationen,
Kinder über 3 Jahre	manchmal gleichzeitige Enuresis;		bei unsicherem Befund (ca.15%)
Nichtbeherrschen der Stuhlentleerung durch Nichtbenutzen des Kontinenzorgans oder	unauffälliger Palpationsbefund; *weitere psychologische Auffälligkeiten:*		Rö.: Defäkographie
willentliche Behinderung der Stuhlentleerung	willkürlicher und/oder unwillkürlicher Stuhlabgang mit Stuhlschmieren		
Häufigkeit: 80–90% aller Enkopresisfälle	tagsüber, nachts oft sauber, Verstecken von Wäsche, erkennbares Zurückhalten		
Regredienz auf frühere kindliche Entwicklungsstufen	der Defäkation, Aggressionen, belastende Erlebnisse		

Differentialdiagnose der Enkopresis *(Fortsetzung)*

Charakterisierung des Hauptsymptoms	weiterführende Nebenbefunde	Verdachtsdiagnosen	Bestätigung der Diagnose
Überlaufinkontinenz chronische, selten seit der Geburt bestehende Obstipation, oft Blähungen, manchmal Bauchschmerzen, Stuhlschmieren. Folge: Überlaufinkontinenz	a) Erkrankungen des enteralen Nervensystems (ENS) ausschließen selten (1:3000 Geburten)	neurogene Analsphinkterachalasie, Megakolon mit ultrakurzem Segment, kurzstreckige Hypoganglionose, fraglich: Dysganglionosen	erweiterte Rektumampulle, *Elektromanometrie:* fehlende oder rudimentäre Internusrelaxationen, erhöhte Compliance, Röntgenuntersuchung: Kolonkontrasteinlauf mit Defäkographie (Spätaufnahme wichtig), Transitzeit, Histologie
Obstipation wechselnd mit **Diarrhö** und explosionsartigen Stuhlentleerungen, Subileuserscheinungen	b) mechanische Behinderung der Dickdarmpassage im distalen Analkanal	Analstenose, Antepositio ani, myogene Analsphinkterachalasie: Muskelnarben nach Fissuren, Rhagaden, Fisteln, Voroperationen	digitale oder Spekulumuntersuchung, Kalibrierung mit Hegar-Bougies, Röntgenuntersuchung: Kontrasteinlauf mit Defäkographie

Differentialdiagnose der echten Stuhlinkontinenz aufgrund eines geschädigten Kontinenzorgans

Charakterisierung des Hauptsymptoms	weiterführende Nebenbefunde	Differentialdiagnose	Bestätigung der Diagnose
echte Stuhlinkontinenz: Einkoten tags und nachts, nicht kontrollierbar herabgesetzter Sphinktertonus herabgesetztes Völlegefühl und fehlendes Diskriminationsvermögen zwischen festem, flüssigem und gasförmigem Stuhl Stuhlkonsistenz meist weich, breiig, Stuhlfrequenz erhöht Unterhose nie sauber, Verwendung von Windeln auch im Alter über 3 Jahre	rudimentäre Ausbildung des Sphinkterapparates: herabgesetzter oder fehlender ACR, klaffender Sphinkter, Ampulle nicht erweitert, gefüllt mit wenig oder keinem Stuhl oder wenigen kleinen harten Skybala; eventuell zusätzliche Befunde wie Urininkontinenz (NBE), Sensibilitätsstörungen, Lähmungen	Fehlbildungen des Kontinenzorgans, z.B. Rektumagenesien nach abdomino-sakroperinealer Rekonstruktion	Elektromanometrie (anorektales Ruhe- und Willkürkontraktionsprofil, Compliance, Internusrelaxation), radiologisch starres Rektum und/oder Kolon
		neurogene Störungen der Kontinenz, z.B. Myelomeningozelen, Querschnittslähmungen, zentrale und spinale Tumoren, Eingriffe im kleinen Becken	neurologische Untersuchung, Elektromanometrie, Elektromyographie Liquoruntersuchung, NMR
		Analprolaps Schleimhaut nicht gefältelt, keine Tasche zwischen vorgefallener Schleimhaut und Analkanalwand	klinisch
		Rektumprolaps Schleimhaut radiär gefältelt, Tasche nachweisbar, Ampulle evtl. überdehnt	klinisch
		Schleimhautektopie unregelmäßige randständige Schleimhaut am anokutanen Übergang	klinisch
		Narben vorausgegangene OPs: Pfählungsverletzung Abszeßspaltungen, Fistelresektionen, Sphinkteromyotomien, wiederholte manuelle (nichtinstrumentelle) Sphinkterdehnungen, Hämorrhoidenresektionen	klinisch

H

Abdomen: Gastrointestinale Symptome

Weitere Ursachen der echten Stuhlinkontinenz

Charakterisierung des Hauptsymptoms	weiterführende Nebenbefunde	Verdachtsdiagnosen	Bestätigung der Diagnose
Störungen des extramuralen Nervensystems	vorausgegangene Eingriffe im kleinen Becken, z.B. sakrale Rekonstruktion von anorektalen Agenesien, Steißbeinteratom	neurogene Mastdarm- (und Blasen-)Entlee-rungsstörungen	OP-Anamnese, Sphinkterhypotonie, Elektromanometrie, Elektromyographie, Defäkogramm, neurologische Begleit-veränderungen
Entzündungen, akut und chronisch	Stuhl durchmischt mit Blut und Schleim, häufige, teilweise unkontrollierte Stuhlabgänge, perianale Dermatitis, peri-anales Ekzem, Juckreiz, umschriebene Rötung und Schwellung, druckschmerzhaft	Proktitis, Proktokolitis	Rektoskopie, Koloskopie, Nachweis von okkultem Blut im Stuhl
		pathologische Darm-besiedlung, Soorbefall, rezidivieren-de Durchfälle, perianaler Abszeß, Fisteln, entzündete Mariske	Mikrobiologie, Stuhl-pH, Allergietests, Proktoskopie
			Fistelsondierung
	Wurmbefall	Oxyuren	Stuhl auf Wurmeier, Zellophantest
zerebrale Störungen, Schwachsinn, tiefe Bewußt-losigkeit, großer epileptischer Anfall, Affekt: Schreck, Angst	Klinik		Klinik, Neurologie, EEG
Regredienz auf frühere Ent-wicklungsstufen (s. sekun-däre Enkopresis) oder man-gelnde Differenzierung von Typ-I- und Typ-II-Muskelfasern in der quergestreiften Sphinktermuskulatur (auch Regredienz im hohen Alter)	Klinik		Psychologie

61 Akute und chronische Diarrhö

Walter Nützenadel

Symptombeschreibung

Unter Diarrhö versteht man
- eine erhöhte Stuhlfrequenz
- ein vermehrtes Stuhlvolumen
- einen erhöhten Wassergehalt des Stuhls.

Bei der Abgrenzung zum Normalen ist zu beachten, daß Alter, Art der Ernährung und individuelle Faktoren gleichfalls Stuhlfrequenz und -qualität beeinflussen.

Die Stuhlfrequenz ist einfach zu bestimmen, während Stuhlmenge und Wassergehalt schwierig zu messen sind. Mehr als 3–4 Stühle – bei Säuglingen mehr als 6/Tag – sind auffällig, bedeuten aber nicht notwendigerweise ein Krankheitssymptom.

Bei der Stuhlqualität sind Begriffe wie breiig, flüssig, wäßrig übliche Termini, aber subjektiv; andere Beschreibungen wie Blut- oder Schleimbeimengungen, Klebrigkeit bei erhöhtem Fettgehalt, sind wichtige qualitative Stuhlauffälligkeiten mit möglicher differentialdiagnostischer Bedeutung. Die von den Eltern häufig als auffälliges Symptom vermerkte Stuhlfarbe ist diagnostisch eher bedeutungslos, mit Ausnahme des Teerstuhles und acholischer Stühle.

Bei der *akuten Diarrhö* ist die Einschätzung der Stuhlauffälligkeit einfach, da der akute Beginn und begleitende Symptome wie Fieber, Erbrechen und Krankheitsgefühl kaum Zweifel an einer Erkrankung aufkommen lassen.

Wasserverluste und das Ausmaß der möglichen Dehydratation sind nicht abhängig von der Art infektiöser Pathogene. Die Erkennung und Beurteilung des Ausmaßes der Dehydratation sind jedoch für die Beurteilung der Gefährdung und die Wahl der Therapie von großer Bedeutung.

Die Identifizierung der auslösenden Pathogene ist bis auf wenige Ausnahmen – wie septische Verlaufsform, bakterielle Diarrhö, Shigellosen, Cholera, Amöben, Lamblien – für die Therapiegestaltung eher unbedeutsam.

Bei der *chronischen Diarrhö* mit Stuhlauffälligkeiten länger als 3–4 Wochen sind dagegen die Suche nach den Ursachen und die Klärung der Pathogenese für die zu wählende Therapie entscheidend. Die Suche nach Symptomen der *Unter-ernährung* und der *Malabsorption* ist wegen der damit verbundenen, gestörten somatischen Entwicklung von besonderer Bedeutung (Abb. 61.1). Die Diarrhö muß nicht ausgeprägt sein, insbesondere bei überwiegender Malabsorption sind die Stühle oft nur massig und fettglänzend, während eine erhöhte Stuhlfrequenz nicht notwendigerweise vorliegt. Bei der *sekretorischen Diarrhö* sind dagegen wäßrige Stühle und erhöhte Stuhlfrequenz – auch mit Zeichen des Wasser- und Salzverlustes – häufige Symptome. Die Differenzierung zwischen sekretorischer Diarrhö und Stuhlauffälligkeiten bei Malnutrition ist für die Auswahl diagnostischer Verfahren von Bedeutung.

Rationelle Diagnostik

Anamnese

Die Symptome der *akuten Diarrhö* – Erbrechen, Fieber, Stuhlauffälligkeiten – bestehen nur Tage oder Stunden. Für die Abschätzung der Dehydratation sind Stuhlhäufigkeit, Stuhlmenge, Ausmaß des begleitenden Erbrechens und Trinkunlust wichtig. Schleim- und Blutbeimengungen weisen auf eine Dickdarmbeteiligung bei entzündlicher Erkrankung hin. Bei Nahrungsmittelvergiftung und immunologisch ausgelöster Nahrungsmittelintoleranz kann die Art der vorher aufgenommenen Nahrung diagnostisch bedeutsam sein.

Bei der *chronischen Diarrhö* ergeben sich aus dem Beginn der Erkrankung und der vorausgegangenen Ernährung sowie aus den Veränderungen der Symptome unter diätetischen Versuchen oft entscheidende diagnostische Hinweise. Wegen des altersspezifischen Auftretens zahlreicher chronischer Diarrhöen sind Angaben zu Krankheitsbeginn und Ablauf der Symptome bedeutsam. Zu beachten ist, daß Symptome oft schleichend beginnen können, leichte Stuhlauffälligkeiten nicht als abnormal empfunden werden und erst eine gezielte Befragung zur Symptomerkennung führen kann. Für die Beurteilung des Ernährungsstatus und seiner Störungen sind anamnestische Daten wie Appetit, Nahrungsaufnahme (evtl. mit Berechnung der Kalorienaufnahme nach Nahrungsprotokoll), Gewichtsentwicklung, Leistungsfähigkeit und die psychomotorische Entwicklung zu erfragen. Bei der Möglichkeit genetisch bedingter Erkrankungen können Konsanguinität der Eltern und Geschwistererkrankungen bedeutsam sein.

Körperliche Untersuchung

Bei der *akuten Diarrhö* ist der Grad der Dehydratation für das therapeutische Vorgehen entscheidend. Dieser ergibt sich aus dem Gewichtsverlust, der bei unbekanntem Vorgewicht

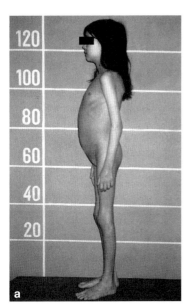
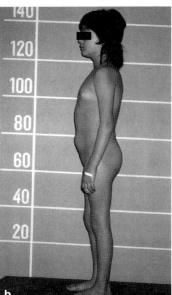

Abb. 61.1
Junge Patientin mit Zöliakie vor und nach Ernährungsumstellung.
a) 12jähriges Mädchen, Minderwuchs (4 cm < 3. Perzentile), Gewichtsverlust und Diarrhö seit 3 Jahren. Klinisch auffällig großes Abdomen, kontrastiert zu den extrem muskelarmen Extremitäten, fahles Hautkolorit, atrophische Haut. Diagnose: Zöliakie.
b) Nach 8 Monaten glutenfreier Ernährung Gewichtszuwachs von 8 kg, Wachstumsschub mit 8 cm, Pubertätsbeginn mit beginnender Thelarche, Normalisierung des Muskelreliefs, Rückgang des vorgewölbten Abdomens, Ausbildung subkutanen Fettes und Normalisierung der Hautveränderungen.

Abdomen: Gastrointestinale Symptome

H

Tabelle 61.1 Beurteilung der Dehydratation.

Dehydratation	klinische Zeichen	Flüssigkeitsverlust des Körpergewichts (in %)
leicht	trockene Schleimhäute Durst	5
mittelschwer	Fontanelle eingesunken, geringe oder fehlende Urinproduktion, Hautfalten langsam verstreichend, eingesunkene Augäpfel	5–10
schwer	stehende Hautfalten graues Hautkolorit kühle Akren Hypotonie Schockzeichen Koma	10–15

nicht bestimmbar ist, den *klinischen Zeichen* (Tab. 61.1) und anamnestischer Befragung. Eine *Bestimmung des Körpergewichts* sollte aber auch zur Verlaufsbeobachtung immer erfolgen. Eine *eingehende körperliche Untersuchung*, um oft begleitende oder zusätzliche Infektionen nicht zu übersehen, ist stets erforderlich.

Über das diagnostische Vorgehen bei *chronischer Diarrhö* ist die Erfassung einer Malabsorption spezifischer oder aller Nahrungsbestandteile äußerst wichtig (Abb. 61.2). Eine *Bestimmung der Körperlänge und des Gewichts* unter Berücksichtigung zurückliegender Befunde erlaubt eine erste Beurteilung. Gewichts- und Längenperzentilen < 3. Perzentile oder der Abfall der individuellen Perzentilenkurve um mehr als 2 Standardperzentilen stützen den Verdacht einer Unterernährung, auch das Verhältnis von der Gewichts- zur Längenperzentile kann für die Einschätzung des Ernährungsstatus aufschlußreich sein. Die *Inspektion* ermöglicht eine Beurteilung des Unterhautfettgewebes der Muskulatur und der Körperproportionen. Genetische und konstitutionelle Faktoren sind bei der klinischen Beurteilung nicht zu vernachlässigen, gelegentlich relativiert sich der Eindruck eines unterernährten Kindes durch den Blick auf Eltern oder Geschwister. Die Bestimmung des Ernährungsstatus über Fettfaltenmessungen und den Vergleich der Meßdaten mit verfügbaren Normwerten ist möglich, jedoch ist dieser Parameter eher von begrenzter Bedeutung.

> Als weitere klinische Befunde der Malabsorption finden sich eine dünne, atrophe Haut, spärliche Behaarung, Haarausfall, überschüssige Hautfalten des Kindes in der Gluteelregion (Tabaksbeutelgesäß), Cheilitis, blasses Aussehen und bei schwerer Malabsorption oft ein ungewöhnlich großer, geblähter Bauch.

Andere klinische Symptome – wie Dermatitis, Erythema nodosum, Pyoderma gangraenosum, Arthritis und Uveitis – können Hinweise für spezifische Darmerkrankungen sein und differentialdiagnostische Bedeutung haben. Bei chronischer Bronchitis und Husten besteht immer der Verdacht auf eine zystische Fibrose. Eine genaue Untersuchung aller Organsysteme ist immer erforderlich, da eine vorliegende Malnutrition auch durch viele nichtintestinale Erkrankungen verursacht sein kann.

Klinisch-chemische Untersuchungen

Serum: Für die *akute Diarrhö* sind Serumelektrolyte, Astrup und Blutzucker erforderlich. Bei der *chronischen Diarrhö* sind Hämoglobin, Eisen, Zink, Albumin, Eiweiß, Vitamin B_{12}, Vitamin A und Cholesterin Parameter des Ernährungsstatus. Bei entzündlichen Erkrankungen geben BKS und CRP Hinweise auf die Entzündungsaktivität. Die Bestimmung der Amylase und Lipase läßt entzündliche Pankreaserkrankungen erkennen. Für die Verdachtsdiagnose einer Zöliakie ist die Bestimmung der Gliadin-, Endomysium- und Transglutaminase-Ak notwendig. Die Zahl der Granulozyten, Immunglobuline, evtl. auch Granulozyten- und Lymphozytenfunktion sowie die Bestimmung der Lymphozytensubpopulation könnten bei Verdacht auf Immundefekte mit begleitender Diarrhö zur ätiologischen Abklärung führen.

Stuhl: Bei *akuter Diarrhö* ist die Bestimmung infektiöser Darmpathogene nicht erforderlich. Ausnahmen sind epidemiologische Fragestellungen, Salmonellosen, Shigellosen, Diarrhöen bei Immundefekten und Diarrhö nach Aufenthalt in tropischen Ländern. Bei der *chronischen Diarrhö* ist es sinnvoll, Stühle auf bestimmte Pathogene wie Lamblien, Clostridium difficile, Krypto- und Mikrosporidien zu untersuchen. Bei der exkretorischen Pankreasinsuffizienz sind Chymotrypsin und Elastase im Stuhl meist erniedrigt. Stuhl-pH < 5,0 (im frisch abgesetzten Stuhl untersucht), der Nachweis bestimmter Kohlenhydrate und die Messung der Stuhlelektrolyte führen zur Verdachtsdiagnose einer Kohlenhydratmalabsorption. Der einfache Fettnachweis im Stuhl zur Beurteilung einer Malabsorption ist in seiner Aussage eher unsicher, die erhöhte Konzentration des α_1-Antitrypsins im Stuhl ist dagegen ein sicherer Hinweis für die eiweißverlierende Enteropathie. Der Nachweis von okkultem Blut im Stuhl weist auf entzündliche und allergische Erkrankungen der Schleimhaut hin.

Funktionstests: Der Goldstandard zur Bestimmung einer *Malabsorption* oder *Malassimilation* ist die Stuhlfettbestimmung mit 72stündiger Sammelperiode. Durch gleichzeitige Erfassung der Fettaufnahme mittels Nahrungsprotokoll läßt sich der Absorptionskoeffizient bestimmen. Die Bestimmung der Resorptionsfunktion mittels Xylosetest hat stark an Bedeutung verloren. Die exkretorische Pankreasfunktion kann mit der Elastase-

und/oder Chymotrypsinbestimmung im Stuhl einfach und annähernd genau bestimmt werden. Für eine exakte Untersuchung der Pankreasfunktion ist die Enzymbestimmung im Duodenalsaft nach Pankreasstimulation notwendig. Der H_2-Atemtest erlaubt die Verdachtsdiagnose einer Kohlenhy-

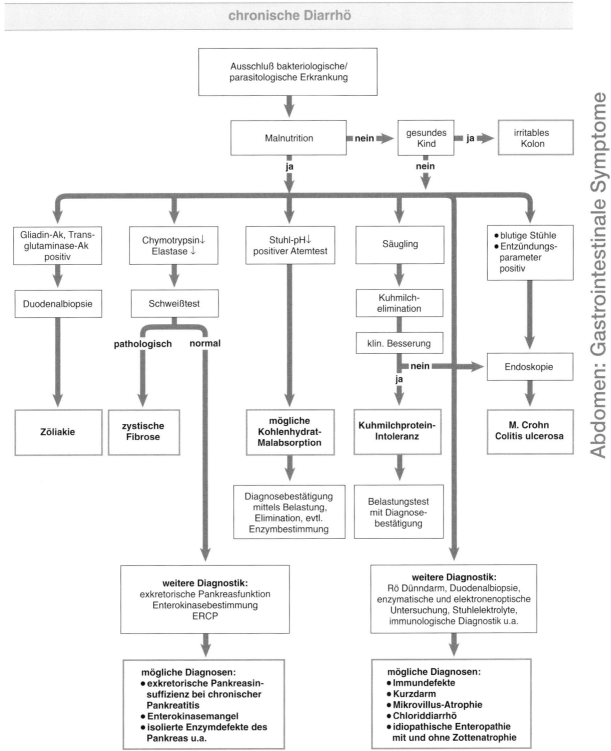

Abb. 61.2 Differentialdiagnose bei chronischer Diarrhö.

Abdomen: Gastrointestinale Symptome

H

dratmalabsorption nach oraler Belastung, ein sehr früher Anstieg der H_2-Werte in der Atemluft ist ein Zeichen für die bakterielle Besiedlung des Dünndarms. Die fäkale Clearanceuntersuchung des α_1-Antitrypsins mit Serum- und Stuhlbestimmung wird für den Nachweis der eiweißverlierenden Enteropathie benutzt.

Technische Untersuchungen

Die *Sonographie* des Abdomens erlaubt die Beurteilung des Pankreas und seiner Ausführungsgänge, der Darmwände und der Darmperistaltik und ermöglicht eine Beurteilung des Pankreas sowie die Erkennung von Raumforderungen (Abszeß, Tumor). Die *röntgenologische Darstellung* des Dünndarms erfolgt am besten mit der Doppelkontrastmethode nach Sellink. Die *Endoskopie* des Ösophagus, Magens, Duodenums und des Kolons ist für die Beurteilung der Schleimhaut, die Gewinnung von Biopsien mit der Möglichkeit feingeweblicher und enzymatischer Untersuchung heute auch in der Pädiatrie fest etabliert und kann bislang durch die Telemetrie der Kapselendoskopie nicht ersetzt werden. Die Gewinnung von Gewebeproben aus dem Duodenum und Kolon mittels *Saugbiopsie* hat den großen Vorteil, größere Gewebeproben zu erhalten. Abbildung 61.3 (Farbtafel) zeigt eine normale Histologie und eine Gewebeprobe bei Zöliakie (Patientin aus Abb. 61.1).

Bildgebende Verfahren wie MRT und CT haben bei der diagnostischen Abklärung einer *chronischen Diarrhö* keine Bedeutung, das Hydro-MRT ist für den Nachweis entzündlicher Mukosa-erkrankungen und intraabdomineller Abszesse und Fisteln bei chronisch entzündlichen Darmerkrankungen geeignet.

Besondere Hinweise

Die *akute Diarrhö* bedarf für die Primärtherapie keiner differentialdiagnostischen Erwägung hinsichtlich der Pathogene, da die Rehydratation unabhängig vom auslösenden Pathogen und entsprechend dem Ausmaß der Dehydratation erforderlich ist. Die Kenntnis der Erreger ist nur für die wenigen Ausnahmen einer notwendigen antimikrobiellen Therapie erforderlich.

Bei der *chronischen Diarrhö* erlauben Alter des Patienten bei Symptombeginn, Art der Diarrhö, Beginn der Symptome bei veränderter Nahrungszufuhr und zusätzliche Symptome oft ein zielgerichtetes diagnostisches und/oder therapeutisches Vorgehen.

Die in den DD-Tabellen vorgenommene Altersabgrenzung ist nicht streng, da besonders die Zöliakie, die zystische Fibrose, Diarrhöen bei Immundefekten, Kurzdarmsyndrom und bakterielle Dünndarmbesiedlung, aber auch einige andere Erkrankungen in jedem Lebensalter symptomatisch werden können. Einige der kongenitalen Defekte sind äußerst selten, jedoch erfordert die mögliche spezifische Therapie die Kenntnis dieser Erkrankungen. Es soll auch betont werden, daß zahlreiche Erkrankungsbilder nicht eingeordnet werden können, dies gilt besonders für die verschiedenen Formen der idiopathischen Enteropathie (mit und ohne Zottenatrophie).

Differentialdiagnostische Tabellen

Differentialdiagnose der akuten Diarrhö

Charakterisierung des Hauptsymptoms	weiterführende Nebenbefunde	Verdachtsdiagnosen	Bestätigung der Diagnose
akute Diarrhö	Fieber, Erbrechen, evtl. blutige Stühle	infektiöse Enteritis	Stuhlkultur, Virusantigen, Parasiten
	Erbrechen, gleiche Symptome bei mehreren Personen mit identischer Nahrungsaufnahme	Nahrungsmittelvergiftung	Nachweis von Bakterientoxinen, Staphylokokken, Clostridium perfringens, Bacillus cereus
	Erbrechen, Übelkeit, Paresen, Sehstörungen	Botulismus	Toxinnachweis
	blutige/schleimige Stühle, evtl. Fieber, vorherige Antibiotikatherapie	pseudomembranöse Kolitis	Toxinnachweis im Stuhl, Rektoskopie mit typischem Befund
	Antibiotikatherapie, evtl. Erbrechen	antibiotikaassoziierte Diarrhö	Diagnosesicherung nur bei Clostridium-difficile-Besiedlung

Differentialdiagnose der chronischen Diarrhö im Säuglings- und Kleinkindesalter

Charakterisie-rung des Haupt-symptoms	weiterführende Neben-befunde (Erkrankungsalter)	Verdachtsdiagnosen	Bestätigung der Diagnose
chronische Diarrhö, nicht-sekretorische	gesundes Kind, Alter 8–36 Monate	irritables Kolon, Diarrhö infolge hoher Fruktose- und Sorbitzufuhr	keine spezifischen Befunde, Reduktion von Fruktose und Sorbit in der Nahrung
	Alter 2–12 Monate, Erbrechen, Erythem, blutige Stühle	Kuhmilchprotein-Intoleranz	Besserung nach Kuhmilch-karenz, Provokationstest
	psychische Alteration, Eßstörung, muskuläre Hypotonie, Entwicklungsverzögerung	Zöliakie	Gliadin-, Endomysium-, Transglutaminase-Ak ↑, Dünndarmbiopsie
	klinische Symptome der Immun-defizienz	Diarrhö bei Störungen im Immunsystem	immunologische Diagnostik, HIV-Nachweis
	megaloblastäre Anämie, Stomatitis, Krämpfe, Beginn 1. Lebensmonat	Folatmalabsorption	Serumfolat ↓↓, Symptom-besserung nach parenteraler Folatgabe
	Anämie, Ödeme, Hypoproteinämie	Enterokinasemangel	Enzymbestimmung
	Dermatitis um Mund, Anus und periphere Extremitäten	Akrodermatitis entero-pathica	Zink im Serum ↓↓, Zinkbestimmung in Leukozyten
	Erbrechen, Anämie, Thrombozyto-penie, Leukopenie, neurologische Symptome	Transcobalamin-II-Defekt	Transcobalamin-II-Bestimmung
chronische Diarrhö, vorwiegend mit Steatorrhö	chronische Bronchitis, Analprolaps, Hyponatriämie	zystische Fibrose	Schweißtest, DNA-Analyse
	Neutropenie, metaphysäre Dysostose, Kleinwuchs	Shwachman-Syndrom	exkretorische Pankreas-funktionsprüfung
	Retinitis pigmentosa, Akanthozytose, neurologische Symptome, Vitamin A und E ↓↓	Abetalipoproteinämie	Cholesterin im Serum <50 mg/dl, Fehlen von Chylomikronen, LDL, VDL und APO B
	bei milderen Symptomen	Hypobetalipoproteinämie	
	Entwicklungsverzögerung, Lebervergrößerung, Nebennierenverkalkung	Wolman-Krankheit	Fettspeicherung in Makro-phagen, saure Lipase in Fibroblasten ↓
chronische Diarrhö, vorwiegend sekretorisch	Diarrhö nach erster Nahrungs-aufnahme	Glukose-Galaktose-Malabsorption	Glukoseausscheidung im Urin, Sistieren der Symptome bei vollständiger Nahrungskarenz, Atemtest, DNA-Analyse möglich
	Diarrhö nach 1. Saccharose-fütterung	Saccharase-(Isomaltase-)Mangel	Sistieren der Symptome nach Saccharoseelimination, Atemtest, Enzymbestimmung
	Beginn 1. Lebenswoche, Alkalose, Dehydratation, Hydramnion	familiäre Chloriddiarrhö	Stuhlelektrolytbestimmung, Konzentration Cl > Na+K
	Azidose, Hydramnion, Dehydratation	Natriumdiarrhö	Stuhlelektrolyte, Na >120 mmol/l
	Tumorsymptome; Neuroblastom, Karzinoide, Pankreastumoren	tumorassoziierte Diarrhö	Tumornachweis, Hormon-bestimmungen, z.B. VIP
	Beginn 1. Lebenswoche, Dehydratation, Na im Stuhl ca. 80–100 mmol/l	kongenitale Mikrovillus-atrophie	Dünndarmbiopsie, Elektronenmikroskopie
	Beginn 1. Lebenswoche	primäre epitheliale Dysplasie oder andere Formen kongenitaler Enterozyten-veränderungen	Dünndarmbiopsie: morphologische Veränderungen der Mukosa

Abdomen: Gastrointestinale Symptome

H

Differentialdiagnose der chronischen Diarrhö im Säuglings- und Kleinkindesalter *(Fortsetzung)*

Charakterisierung des Hauptsymptoms	weiterführende Nebenbefunde (Erkrankungsalter)	Verdachtsdiagnosen	Bestätigung der Diagnose
chronische Diarrhö, vorwiegend sekretorisch	Beginn 1. Lebenswoche	Gesichtsauffälligkeiten, Trichorrhexia nodosa, Immundefekt	syndromatische chronische Diarrhö
	Beginn 1. Lebenswoche, variable andere Symptome, Malnutrition	idiopathische Enteropathie mit und ohne Zottenatrophie	Ausschluß spezifischer Diagnosen
	Dünndarmresektion	Kurzdarmsyndrom, erworben, selten kongenital	Röntgen
	Darmoperation, Darmduplikation, chronische intestinale Pseudoobstruktion, häufig B$_{12}$-Mangel	Syndrom der blinden Schlinge, bakterielle Kontamination	H$_2$-Atemtest, evtl. aerobe und anaerobe Kultur des Dünndarmsaftes
	Beginn 1. Lebensmonat	primäre Gallensäurenmalabsorption	Gallensäurenatemtest, Bestimmung des Gallensäurenpools, Gallensäuren im Stuhl
chronische Diarrhö, häufig mit Zeichen der Kolitis	Beginn 1.–20. Lebensmonat, blutige Stühle, Diabetes, hämolytische Anämie, Thrombopenie, Ekzeme, Thyreoiditis	autoimmune Enterokolitis	Schleimhautbiopsie, Zottenatrophie, Autoimmun-Ak gegen Enterozyten
	Erbrechen, Ekzeme, Asthma, Eosinophilie	eosinophile Enteropathie	Biopsie mit Gewebeeosinophilie
	Obstipation, Fieber, Ileussymptomatik	Morbus Hirschsprung	Rektumbiopsie, Manometrie, Kolonröntgen

Differentialdiagnose der chronischen Diarrhö bei älteren Kindern

Charakterisierung des Hauptsymptoms	weiterführende Nebenbefunde	Verdachtsdiagnosen	Bestätigung der Diagnose
Diarrhö, nichtsekretorisch	Bauchschmerzen, Wachstumsretardierung, Entzündungszeichen, auch blutige Stühle	Morbus Crohn	Endoskopie, Röntgen: Dünndarm
	Hautveränderungen, oft Symptome der Zöliakie	Dermatitis herpetiformis	typischer dermatologischer Befund, evtl. Dünndarmbiopsie
	Arthritis, Fieber, hämatologische und neurologische Symptome	Morbus Whipple	Dünndarmbiopsie
Diarrhö mit blutigen Stühlen	Tenesmen, Anämie, Bauchschmerzen	Colitis ulcerosa	Endoskopie des Kolons

62 Gastrointestinale Blutung

(Melaena, Hämatemesis und blutige Durchfälle)

Gerd Dockter

Symptombeschreibung

Blutungen aus dem Magen-Darm-Trakt können durch Erbrechen und/oder durch rektalen Abgang in Erscheinung treten. Letzterer stellt sich als blutiger Durchfall, reine leichte Blutung oder Massenblutung oder optisch nicht erkennbare okkulte Blutung dar. Die Blutungsquelle kann im Rachen und gesamten Gastrointestinaltrakt, in bestimmten Fällen sogar extrakorporal liegen. Magensalzsäure denaturiert rotes Hämoglobin zu braunem Hämatin, wie auch die ins Duodenum abgegebenen Sekrete das Blut verdauen und farblich verändern. Wäßriger Durchfall vermischt sich mit abgestoßener Darmmukosa und Blut.

Bei massiven Blutungen *oberhalb des Pylorus* entleert der Magen schwallartig kaffeesatzähnlich denaturiertes Blut *(Hämatemesis)*. Nach den meist heftigen Blutungen aus Arterien oder Ösophagusvarizen bleibt das Erbrochene nicht selten rot oder ist nur gering braunschwarz gefärbt. Ein Teil des im Magen gesammelten Blutes geht immer distal ab. Kleinere Sickerblutungen treten nicht durch Erbrechen in Erscheinung, sondern färben normal konsistenten Stuhl inhomogen schwarz. Andererseits enthält Erbrochenes häufig blutig tingierte Schleim(haut)fäden, die man nicht mit Bluterbrechen verwechseln darf.

Abhängig von der Blutungsstelle, der intestinalen Passagezeit, der chemischen Einwirkung der Verdauungssekrete und der Vermischung mit dem Chymus erscheint *nach unten* abgehendes Blut rektal hellrot, als „geronnene dunkelrote Blutkoagel", chemisch denaturiert, mit Faeces vermischt als *Teerstuhl (Melaena)* oder nativ rot als blutiger Durchfall. Geht dagegen rektal in großen Mengen reines Blut ab, spricht man von einer *Hämatochezie*. Mit reinem Blut durchmischte Durchfälle treten akut und chronisch auf und haben ihre Ursache in Entzündungen des Dickdarms. Bei Blutungsquellen im Rektum bzw. am externen Sphinkter oder an der Analhaut ist oft der Stuhl nur blutig belegt oder das Toilettenpapier mit Blut verschmiert.

stischen Hinweise. Einige altersabhängige Spezifika sollte man beachten:

- *in den ersten Lebenstagen:* Blutingestion aus den Geburtsflüssigkeiten bzw. aus Brustwarzenrhagaden führt zu Hämatemesis oder „Hämatinerbrechen" sowie bei entsprechend großen Blutmengen und allmählich zunehmender Magenazidität auch zu Melaena.
- *bei Früh- oder Neugeborenen:* Die *nekrotisierende Enterokolitis* ist eine Neu- und Frühgeborenenerkrankung bzw. tritt als Komplikation bereits erkrankter (Herzfehler, Langzeitbeatmung) Säuglinge auf.
- *beim Säugling und Kleinkind:* Wenn Invaginationen und Volvuli sich in kurzen Zeitabständen wiederholen und eine rezidivierende „Appendizitis" vortäuschen, sind in den meisten Fällen Enteritiden mit mesenterialer Lymphadenopathie die Ursache. Hier erscheint Blut kurz nach dem letzten noch beobachteten Stuhl oder auch am Finger bei rektaler Untersuchung.
- *beim Kleinkind bzw. Schulkind:* Banale, akut auftretende infektiöse Enterokolitiden (Enteritissalmonellen, E. coli, Campylobacter jejuni, seltener Yersinien) bei Kleinkindern fallen eher durch blutige Durchfälle und nur mäßige Allgemeinsymptome (Fieber, Dehydratation) auf. Dominieren Allgemeinsymptome wie Fieber und Abgeschlagenheit, Kopfweh, Bauchweh und Erbrechen, kommen auch Infektionen mit Shigellen, Typhussalmonellen und Amöben in Betracht. Hier sind Schulkinder, die solche Erkrankungen als Reiseandenken mitbringen, häufiger betroffen.
- *vor der Pubertät:* Colitis ulcerosa und Enterocolitis granulomatosa (Morbus Crohn) haben ein typisches Manifestationsmaximum vor der Pubertät. Neben blutigen Durchfällen erscheinen Symptome wie Fieber, Bauchschmerzen, Gelenkbeschwerden und Sehstörungen (Uveitis), bei der Crohn-Kolitis auch Appetitmangel und Abmagerung.

Die Tabellen 62.1 und 62.2 geben weitere Hinweise, die helfen, die Ursache der Blutung zu finden und den Schweregrad einzuschätzen.

Rationelle Diagnostik

Anamnese

Den vielfältigen Ursachen einer gastrointestinalen Blutung entspricht auch die Vielfalt der anamne-

Körperliche Untersuchung

Inspektion der Haut und der Schleimhäute: Die Inspektion der Schleimhäute in Mundhöhle und Nasenrachen (Mithilfe des HNO-Kollegen!), der perianalen Region und der gesamten Haut sollte

Tabelle 62.1 Harmlose Ursachen von intestinalen Blutungen mit darauf hinweisenden anamnestischen Angaben.

anamnestische Angabe	Hinweis auf harmlose Ursachen
beim Säugling	
Stillen	Ingestion mütterlichen Blutes aus Brustwarzenrhagaden beim Stillen
beim älteren Kind	
Blutkrusten in der Nase	Nasenbluten
blutverschmiertes Toilettenpapier bzw. leichte Blutauflagerung auf hartem Stuhl	Fissurenblutung bei Obstipation
Blutkoagel, abgegangener Polyp	juveniler Polyp
Verzehr von Speiseeis und anderen Ei-/Milchprodukten, Hähnchen	Infektion mit enteritischen Salmonellen, Koli-Enteritiden (cave: Darminfektion mit enterohämorrhagischen E.-coli-EHEC)

Tabelle 62.2 Schwerwiegende Ursachen von intestinalen Blutungen mit darauf hinweisenden anamnestischen Angaben.

anamnestische Angabe	Hinweis auf schwerwiegende Ursachen
beim Säugling	
Frühgeburtlichkeit, Nabelvenenkatheter, andere Intensivmaßnahmen im Neugeborenenalter	Varizenblutung bei Pfortaderthrombose
kein Vitamin K postpartal und Stillen (Vorsorgeheft: Hinweis bei U2)	Vitamin-K-Mangel-Blutung des Neugeborenen
beim älteren Kind	
appendizitisähnliche Schmerzen im rechten Unterbauch	ileozökale Invagination, Meckel-Divertikel, Darmduplikatur
Petechien, Hautblutungen, Hauthämangiome, Teleangiektasien	Hämorrhagien, Purpura Schoenlein-Henoch, Hämangiome, Hamartome, M. Osler
Blutungsereignisse bei männlichen Verwandten	Hämophilien
häufig Spielzeug im Mund	Fremdkörperingestion
Sodbrennen	Refluxkrankheit, Magenulkus, Duodenalulkus, Ösophagusvarizen
nahrungsabhängige epigastrische Schmerzen, nächtliche Bauchschmerzen	Gastro-/Duodenalulzera, Helicobacter-Infektion
Abgang von Blutkoageln	juveniler Polyp
bekannte familiäre Polyposis	Polyposis
Defäkationsschmerz	Fissuren durch Obstipation, bei Fisteln: M. Crohn
Mundaphthen	M. Crohn
Schmerzen im linken Unterbauch	Volvulus
Bluterbrechen	Refluxkrankheit, Ösophagusvarizen
blutiger Durchfall und Gelenkschmerzen	Salmonellen-Enterokolitis Purpura Schoenlein-Henoch
Bauchschmerzen, Fieber, Sepsissymptome, Roseolen, Auslandsreisen (Tropen)	akute schwere Kolitiden (Dysenterie, Typhus, Amöbiasis)

zu Anfang stehen. Blutkrusten in der Nase deuten auf Nasenbluten hin. Aphthen am Zahnfleisch treten bei M. Crohn auf. Gefäßmalformationen der Haut wie Hämangiome oder Ektasien können „Schaufenster" entsprechender Veränderungen im Magen-Darm-Trakt sein. Blasse Haut und Schleimhäute (Anämie) sind Folge größerer Blutverluste. Roseolen treten bei Typhus, aber auch bei anderen schwer verlaufenden Salmonellen-Enterokolitiden und Yersiniosen auf. Hauteinblutungen, Petechien, Spider-Nävi, Ikterus und subkutane, periumbilikale Venektasien deuten auf eine Störung der portalen Flüsse durch Hepatopathien (s. a. Kap. 8) und Thrombosen, oft verbunden mit Splenomegalie, hin.

Palpation des Abdomens: Die palpatorische Abgrenzung und Konsistenzeinschätzung von *Leber* und *Milz* ist somit der nächste wichtige Untersuchungsgang. Bei der Palpation des Bauches achtet man auf epigastrischen Druckschmerz, druckdolente Walzen im rechten und linken Unterbauch und lokale Abwehrspannung. Ist die Blase überfüllt (Klopfschall, Sonographie!), ist der Unterbauch ebenfalls prall und schwer zu untersuchen. Ein *geblähter Bauch* erschwert die Palpation, kann aber auch Hinweis für größere Blutmengen im Darm sein.

Bei nekrotisierender Enterokolitis des Neugeborenen ist der Bauch prall gebläht, im fortgeschrittenen Stadium schimmern die Darmschlingen grünlich durch die Bauchdecken. Eine große Milz ist immer verdächtig auf eine Zirkulationsstörung des Portalblutes, aber auch eine Speicherkrankheit mit Hepatopathie oder eine Störung der Hämatopoese durch Leukosen bzw. andere Malignome kann sich so darstellen. Geradezu fatal addieren sich portale Hypertension, Thrombopenie und hepatogene Koagulopathie und kumulieren in intestinalen Massenblutungen aus Ösophagusvarizen.

Kreislaufparameter: Flacher, schneller *Puls* und niedriger *Blutdruck* weisen, wie das anämische Hautkolorit, auf eine kreislaufrelevante Massenblutung hin. Angeborene Koagulopathien (Hämophilie A und B, v.-Willebrand-Syndrom) führen seltener zu intestinalen Blutungen, häufig dagegen zu okkultem Nasenbluten und dann zu typischer Melaena.

Rektodigitale Untersuchung: Die rektodigitale Untersuchung darf nie unterbleiben, auch wenn eine Melaena nie und die Hämatochezie selten ihre Ursache im rektoanalen Bereich haben. Bei der rektalen Untersuchung fallen Fisteln, Abszesse und Fissuren als Begleiterscheinungen der Colitis granulomatosa (M. Crohn) auf. Harmlose Analfissuren durch Obstipation führen zu Blutauflagerungen auf dem Stuhl oder blutverschmiertem Toilettenpapier. Damit erregen sie Besorgnis und führen zu Fehlinterpretationen, weil das Ereignis zum „rekto-analen Blutabgang" dramatisiert wird.

Klinisch-chemische Untersuchungen

Blutbild: Das Blutbild mit Hämoglobin, Hämatokrit und der Hb-Konzentration des Einzelerythrozyten (MCHC) quantifiziert den akuten Blutverlust. Niedriges Serumeisen und Ferritin sind Zeichen *chronischer* Blutverluste. Sind zusätzlich die Retikulozyten erniedrigt, das *IgG* und das C-reaktive Protein (*CRP*) erhöht, weist dies auf eine chronische Entzündung, die mit der intestinalen Blutung ursächlich verbunden sein kann, hin.

Gerinnungsanalyse: Die Gerinnungsanalyse ist eine der wesentlichen Laboruntersuchungen bei der Abklärung von Blutstühlen. Eine erhöhte partielle Thromboplastinzeit (PTT) ist richtungweisender Parameter bei Hämophilien. Die Prothrombinzeit (Quick) ist bei fortgeschrittenen Hepatopathien erniedrigt.

Weitere Laborwerte: Will man zwischen primärer, auch angeborener Hämorrhagie und sekundären Folgen einer hepatozellulären Insuffizienz differenzieren, muß man *Cholestaseparameter* wie γ-GT, LPX oder die Serumgallensäuren bestimmen und zusätzlich eine Störung der Leberzellintegrität (GOT, GPT, GLDH) ausschließen. Die Cholinesterase ist, wie der Quick, bei Minderung der Gesamtfunktion der Leberzellen erniedrigt. Eine *Ammoniakerhöhung* tritt sowohl bei Leberinsuffizienz als auch bei Melaena (bakterielle Blutzersetzung) auf. Bei der weiteren ätiologischen Abklärung hilft eine Vielzahl immunologischer, metabolischer und gerinnungsphysiologischer Parameter (s. a. Kap. 8).

Nachweis von Erregern: Enterokolitiserreger können vital im frischen Stuhl oder im Blut immunologisch nachgewiesen werden. Oft ist der Nachweis technisch schwer und unzuverlässig, die Diagnose anhand der Klinik manchmal treffender. Wichtig ist eine Verlaufskontrolle bei zu erwartenden Blutungen bzw. im Anschluß an eine Melaena mit dem Nachweis *okkulten Blutes im Stuhl (z.B. Guajak-Tests).* Bei schweren Blutungen sollte zudem umgehend die Blutgruppe bestimmt werden. Besteht wegen blutiger Durchfälle (oft nur leicht oder mäßig schwer) und Hämaturie mit Zeichen der renalen Insuffizienz (Oligurie) der Verdacht auf eine Infektion mit enterohämorrhagischen E. coli (EHEC), läßt sich dieser durch Nachweis von *Verotoxin* bestätigen.

Technische Untersuchungen

Bei jeder größeren intestinalen Blutung ist es die Pflicht, sofort die Leber und die Gallenwege *sonographisch* sowie das Pfortadersystem *dopplersonographisch* zu untersuchen.

Ebenso umgehend sollte, zumal wenn noch V. a. eine fortbestehende Blutung besteht, eine obere und/oder untere *Endoskopie* erfolgen. Blutungsquellen in der Nase oder im Nasenrachen hilft der HNO-Kollege, ebenfalls endoskopisch, abzuklären. Varizen- oder Ulkusblutungen können durch Sklerosierung oder Koagulation sofort endoskopisch behandelt werden.

Mit der *pH-Metrie* lassen sich gastroösophageale Refluxe als Ursache hämorrhagischer und ulzerierender Speiseröhrenentzündungen feststellen. Oft sind *Kombinationen* von Endoskopie, pH-Metrie und konventioneller Röntgenkontrastdarstellung notwendig.

Die nekrotisierende Enterokolitis des Neugeborenen läßt sich an typischen Darmwandveränderungen (Luftperlenkette!) und freier Luft im Bauch auf einer *nativen Übersichtsaufnahme* des Abdomens gut erkennen. Die *Bariumkontrastdarstellung* des Magen-Darm-Traktes hat zwar durch Sonographie und Endoskopie an Stellenwert verloren, ist aber noch unerläßlich bei der Untersuchung des Dünndarms, seltener bei gastralen Gleithernien. Bei Invaginationsverdacht wird üblicherweise mit Hilfe eines wasserlöslichen Kontrastmittels unter radiologischer oder sonographischer Kontrolle eine hydrostatische Reposition versucht.

> **Diese sollte aber wegen der Perforationsgefahr unterbleiben, wenn bereits blutiger Stuhl zur Verdachtsdiagnose geführt hat.**

Moderne *Schnittbildverfahren* wie CT und NMR haben einen speziellen Stellenwert bei Fehlbildungen und chronischen Entzündungen des Magen-Darm-Traktes sowie bei hepatogenen Erkrankungen.

Zur Ulkusdiagnostik wird neben Gastroskopie mit Biopsie zunehmend der *^{13}C-Harnstoff-Atem-*

Abdomen: Gastrointestinale Symptome

H

test zum Nachweis von Helicobacter-Infektionen herangezogen. Eine Ausnahme bildet hier noch das blutende Ulkus in einem Meckel-Divertikel oder aus ektopischer Schleimhautmukosa in einer Kolonduplikatur. Diese Ulzera sind auf Grund der speziellen Topographie weder endoskopisch noch radiologisch gut zu lokalisieren, so daß man hier auf die *Technetiumszintigraphie* zurückgreifen muß.

Besondere Hinweise

Farbe und Konsistenz des Blutes geben Hinweise auf die Blutungsquelle. Die Zuordnung, daß ein Teerstuhl immer aus einer Stelle oralwärts vom Duodenum, eine Hämatochezie aboral von diesem ihren Ursprung hat, darf aber nur grob orientierend gewertet werden. Nur bei ausreichender Azidität und Einwirkungsdauer denaturiert Magensäure Hämoglobin zu Hämatin. 100–200 ml Blut reichen aus, Teerstuhl auftreten zu lassen. Teerstuhl kann erst mehrere Tage nach dem Blutungsereignis auftreten und über dieses hinaus weiterbestehen. Plötzliche massive Blutansammlungen (durch Ösophagus- und Fundusvarizen) im Magen provozieren (Blut-)Erbrechen. Häufige Brechattacken bei hypertropher Pylorusstenose oder inkompletten Duodenalstenosen sind eher durch blutig tingierte Schleimfäden im Erbrochenen gekennzeichnet. Blutungen aus dem Magen-Darm-Trakt können sich – bei gleicher Blutungsquelle – unterschiedlich darstellen. Vermeintlich „in unserer Zivilisation ausgerottete" Krankheiten wie Typhus, Dysenterie oder Amöbenruhr erfahren durch Ferntourismus eine Renaissance. Rostbraun gefärbtes Erbrochenes, geringgradiger rekto-analer Blutabgang, Blutauflagerungen auf dem Stuhl oder blutig verschmiertes Toilettenpapier führt zu einer Beunruhigung der betroffenen Kinder und vor allem deren Eltern, da Blut hier als Leitsymptom einer bösartigen Erkrankung gesehen wird. Vordringlich ist es deshalb, umfassend (differentialdiagnostisch) zu informieren und den Stellenwert dieser Blutungen im Kindesalter aufzuzeigen. *Beratung geht hier vor invasiver Diagnostik!*

> **Bei Melaena und anderen massiven Blutungen sollte man nicht allzuviel Zeit durch Vorfelddiagnostik verlieren und möglichst rasch die Blutungsquelle endoskopisch orten.**

Fallbeispiel

Eine 19jährige Mutter stellte ihren 3 Monate alten Säugling wegen „Bluterbrechens" und Apnoe vor und erbat stationäre Abklärung. Die Mutter besuchte ihr Kind regelmäßig und präsentierte im Laufe der Besuche mehrfach blutverschmierte Windeln und Kissen. War sie abwesend, konnten nie Bluterbrechen, blutige Wäsche oder Windeln beobachtet werden. Die Durchuntersuchung des Kindes (MDP, pH-Metrie, Endoskopie) ließ keine Blutungsquelle erkennen, ein Hb-Abfall war nicht nachzuweisen, der Haemoccult-Test immer negativ. Die gerichtsmedizinische Untersuchung des „Windelblutes" bewies dann die mütterliche, vom Kind differente Blutgruppe sowie weitere auf die Mutter als „Blutungsquelle" hindeutende Parameter. Die Mutter gab zu, auf familiären Druck hin das Bluterbrechen vorgetäuscht zu haben.

Diagnose: Münchhausen-by-proxy-Syndrom.

Differentialdiagnostische Tabellen

Differentialdiagnose intestinaler Blutungen bei Neugeborenen und Säuglingen

Charakterisierung des Hauptsymptoms	Hinweise bzw. weiterführende Nebenbefunde (Erkrankungsalter)	Verdachtsdiagnosen	Bestätigung der Diagnose
Melaena	Neugeborenenalter	Ingestion von Blut aus Mamillenrhagaden oder Geburtsflüssigkeit, Abt-Test auf mütterliches Blut	blutiger Stuhl oder Melaena sistiert nach „Ausschalten" der Blutungsquelle
„blutige" Schleimfäden im Erbrochenen	Erbrechen im Schwall nach einer Mahlzeit (Flasche, Brustmahlzeit)	hypertrophe Pylorusstenose, obere Dünndarmstenosen	Ultraschall des Pylorus, obere Magen-Darm-Passage (MDP)
	häufiges Erbrechen im Schlaf, Husten „ohne Infekt"	gastroösophageale Refluxe, Ösophagitis, Gastritis	pH-Metrie, obere MDP, Abklärung Husten
blutige Durchfälle	bei Neugeborenen mit perinatalen Risiken	nekrotisierende Enterokolitis	Rö Abdomen nativ, Laparotomie

Differentialdiagnose intestinaler Blutungen bei Neugeborenen und Säuglingen *(Fortsetzung)*

Charakterisierung des Hauptsymptoms	Hinweise bzw. weiterführende Nebenbefunde (Erkrankungsalter)	Verdachtsdiagnosen	Bestätigung der Diagnose
Melaena, blutiger Schleim mit wenig Stuhl	kolikartige Unterbauchschmerzen bei Säuglingen und Kleinkindern, Kind zieht die Beinchen an den Bauch	Volvulus, Invagination	Sonographie, Bariumkontrasteinlauf bzw. wasserlösliche Kontrastmittel
blutige Durchfälle	Säuglinge (auch Kleinkind), Bauchweh, Erbrechen, Fieber, Dehydratation, Hämaturie, Oligurie	infektiöse Enterokolitis; cave: EHEC (enterohämorrhagische Escherichia coli); s.a. HUS (hämolytisch-urämisches Syndrom)	Keim- oder Antigennachweis, Serologie, fragmentierte Erythrozyten
Stuhlverhalt, sichtbare Blutauflagerungen	Schmerz beim Stuhlgang, Fissuren	Obstipation, Megakolonsyndrom	rekto-digitale Untersuchung Inspektion, Rektumbiopsie
prolabierter Hämorrhoidenknoten	perianales Ekzem	Hämorrhoiden	Inspektion, Proktoskopie
Blutung nach dem Stuhlgang	Beschwerdefreiheit	juvenile Polypen, Hämangiome	Endoskopie
geringe sichtbare Blutauflagerungen	Schmerzen beim Stuhlgang	Fremdkörper (cave: kriminelle Ursachen wie penile anale Penetration)	Inspektion, Proktoskopie (unter Umständen in Sedierung oder Narkose!)

Differentialdiagnose schwerer intestinaler Blutungen bei Kleinkindern und älteren Kindern

Charakterisierung des Hauptsymptoms	weiterführende Nebenbefunde	Verdachtsdiagnosen	Bestätigung der Diagnose
„blutige" Schleimfäden im Erbrochenen	häufiges Erbrechen, Sodbrennen, Schmerzen unter dem Sternum	Ösophagitis, gastroösophageale Refluxe	pH-Metrie, Röntgenkontrastuntersuchungen (MDP), Endoskopie
Hämatemesis	Hepatosplenomegalie, Leberzirrhose, -fibrose, Anämie, Hypersplenismus, hämorrhagischer Schock	Varizenblutung	Endoskopie, Sonographie
	Blutungen bei bekannter Hämophilie, Anämie, keine Beschwerden, hämorrhagischer Schock	Nasenbluten	Gerinnungsstatus, HNO-Endoskopie
	Blutungen bei bekannter Hämophilie, Anämie, Bauchschmerz, hämorrhagischer Schock	Streßulzera bei Dauersubstitution von Gerinnungsfaktoren	Gerinnungsstatus, Endoskopie: Magen
Melaena und Hämatemesis	nahrungsabhängige Schmerzen im Epigastrium	proximale peptische Ulzera, auch im Barrett-Ösophagus (Refluxösophagitis), Streßulzera	Endoskopie, C13-Harnstoff-Atemtest, Helicobacter-pylori-Serologie
blutig-schleimiger chronischer Durchfall	Akute-Phasen-Proteine und IgG erhöht, Eisen erniedrigt; hypochrome Anorexie und Untergewicht; häufige blutige Durchfälle, Bauchweh, tastbare Kolonwalze	ulzeröse oder granulomatöse (Crohn-)Kolitis	Endoskopie, Histologie, Sonographie, Rö-Kontrastdarstellung des Magen-Darm-Traktes, auch Doppelkontrast oder fraktionierte Darstellung
Melaena	Hepatosplenomegalie, Leberzirrhose, -fibrose, Hämatemesis	Varizenblutung	Endoskopie, Sonographie
Melaena, Hämatochezie	Schmerzen im rechten Unterbauch, Anämie, hämorrhagischer Schock	Meckel-Divertikel, distale peptische Ulzera	Technetiumszintigraphie

Abdomen: Gastrointestinale Symptome

H

361

Differentialdiagnose schwerer intestinaler Blutungen bei Kleinkindern und älteren Kindern *(Fortsetzung)*

Charakterisierung des Hauptsymptoms	weiterführende Nebenbefunde	Verdachtsdiagnosen	Bestätigung der Diagnose
Melaena	Haut-/Gelenkblutungen, Nasenbluten, Familiarität, Anämie, hämorrhagischer Schock	Koagulopathien	Gerinnungsanalysen
leichte oder mäßige Blutung	Familiarität, Pigmentflecken auf den Lippen, (Sub-)Ileussymptome	Peutz-Jeghers-Syndrom	Endoskopie, Laparotomie, Histologie
häufige Blutung nach dem Stuhlgang	Familiarität	familiäre Polyposis	Endoskopie, Laparotomie, Histologie
Melaena, Hämatochezie	sichtbare Hämangiome, Leberhämangiome	Hämangiome	Endoskopie, Laparotomie, Histologie

Differentialdiagnose schwerer blutiger Durchfälle bei gastrointestinalen Infektionen

Charakterisierung des Hauptsymptoms	weiterführende Nebenbefunde	Verdachtsdiagnosen	Bestätigung der Diagnose
schwere Durchfälle mit wenig Blut	Fieber, Bauchschmerzen, Kopfschmerzen, Heimunterbringung	schwere Dysenterie	Erregernachweis (Shigellen)
schwere Durchfälle mit viel Blut	Fieber, Bauchschmerzen, Kopfschmerzen, Peritonitis, Roseolen, Reiseanamnese, Gelenkschmerzen	schwere Salmonellen-Enterokolitis, Typhus	Klinik, Erregernachweis (Salmonellen)
blutige Durchfälle	Dehydratation, Hämolyse, Oligurie, aktuelle Ernährungsanamnese	hämolytisch-urämisches Syndrom (HUS)	Nachweis von EHEC, Verotoxin, Nierenfunktion
	Aufenthalt im tropischen Ausland, Ikterus	Amöbiasis	Nachweis von Zysten oder Trophozoiten, Sonographie der Leber

63 Hepatomegalie

Dietrich Feist und Stefan Wirth

Symptombeschreibung

Man spricht von Hepatomegalie, wenn das Lebervolumen die in der jeweiligen Altersstufe physiologische Schwankungsbreite überschreitet. Das relative Lebervolumen (Quotient aus Lebervolumen in ml und Körpergewicht in kg) ist im 1. Lebensjahr mit 50 fast doppelt so hoch wie mit 14 Jahren.

> Der untere Leberrand darf in der rechten Medioklavikularlinie (MCL) bei Neugeborenen 3–4 cm, bei Säuglingen und Kleinkindern bis zu 2 cm, bei älteren Kindern aber nur ca. 1 cm unter dem Rippenbogen tastbar sein.

Die in der inneren Medizin übliche Angabe in „Querfingern unter dem Rippenbogen" ist in der Kinderheilkunde unbrauchbar.

Eine Hepatomegalie kann durch Tiefstand des rechten Zwerchfells vorgetäuscht werden, besonders bei Lungenüberblähung.

> Ist der Leberrand auch links der Mittellinie des Bauches tastbar, so liegt immer eine pathologische Lebervergrößerung vor, auch wenn der Leberrand in der MCL nicht zu tief palpabel ist.

Die Kombination von Leber- und Milzvergröße-rung (Hepatosplenomegalie) beobachtet man vor allem bei folgenden krankhaften Zuständen:
• Leberkrankheiten bei *Pfortaderhochdruck* (Zirrhose, Fibrose) oder kardialer bzw. venöser *Stauung* in die untere Hohlvene
• Beteiligung des *retikuloendothelialen Systems* beider Organe (Speicherkrankheiten außer den meisten Glykogenosen, Erkrankungen des häma-topoetischen Systems, primär mesenchymale Er-krankungen und Aktivierung des Makrophagen-systems)
• *bakterielle* septische Erkrankungen
• Infektionen mit Viren, die gleichzeitig lympho-trop und hepatotrop wirken *(Epstein-Barr-Virus, Zytomegalievirus)*.

Folgende strukturelle Veränderungen der Leber führen zu einer Hepatomegalie oder auch Hepato-splenomegalie:
• Speicherung von Metaboliten in den Hepatozy-ten (z. B. Glykogen, Lipide, α_1-Antitrypsin)
• Erweiterung des glatten endoplasmatischen Retikulums der Hepatozyten, besonders bei Behandlung mit enzyminduzierenden Substanzen
• Proliferation von Hepatozyten und Nichtpar-enchymzellen sowie lymphohistiozytäre Zellinfil-tration bei Hepatitis, toxischen Leberschäden und nach Ischämie
• extramedulläre Blutbildung, besonders bei Mor-bus haemolyticus neonatorum
• Mitreaktion des retikuloendothelialen Systems der Leber (Hyperplasie der Kupffer-Sternzellen) bei Leukämie, septischer Granulomatose, Histio-zytose, generalisierten Infektionen und entzünd-lichen Darmerkrankungen
• intra- und extrahepatische Cholestase
• Fibrosen und solche Zirrhosen, bei denen die Bindegewebsvermehrung stärker ausgeprägt ist als der Leberzellschwund
• primäre Tumoren der Leber und Gallenwege so-wie Metastasen extrahepatischer Malignome
• venöse Stauung bei Vorhoftachykardie, Rechts-herzinsuffizienz, intra- und suprahepatischem Pfortaderhochdruck
• Parasitenbefall, z. B. Echinococcus.

Rationelle Diagnostik

Anamnese

Oft wird eine Hepatomegalie zufällig bei Vorsorge-oder Routineuntersuchungen festgestellt. Viele Kinder werden wegen unklarer Beschwerden wie Bauchschmerzen, Blähungen, Erbrechen, Gedeih-störungen vorgestellt.

Die Ernährungsanamnese führt nur selten zur richtigen Diagnose, z. B. Erbrechen, Blässe, Krämpfe etc. nach Einführung einer Fruktose enthaltenden Nahrung bei Säuglingen mit *here-*

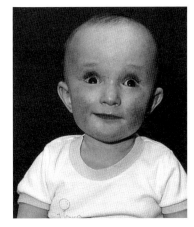

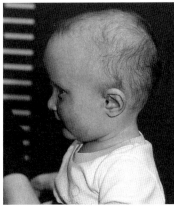

Abb. 63.1
Arteriohepatische Dysplasie (Ala-gille-Syndrom): 1jähriges Mäd-chen, typischer Gesichtsschnitt mit prominenter Stirn, großen, tiefliegenden Augen, breiter Nasenwurzel und kleinem spitzem Kinn.

ditärer Fruktoseintoleranz. Auch die Familien-anamnese ist oft unergiebig, da sowohl infektiöse, z. B. chronische Hepatitis B, als auch genetische Ursachen einer Hepatomegalie zu Geschwister-erkrankungen führen können. Lediglich bei domi-nant vererbten Leiden, z. B. *Alagille-Syndrom* (Abb. 63.1), ist die Angabe einer ähnlichen Sym-ptomatik in der Familie manchmal der Schlüssel zur richtigen Diagnose.

> **Eine autosomal-rezessiv vererbte Erkrankung ist dann besonders wahrscheinlich, wenn die Eltern blutsverwandt sind.**

Auch früher Tod von Geschwistern durch Leber-versagen ist ein starkes Indiz für eine metabolische Lebererkrankung, z. B. *Galaktosämie, Harnstoff-zyklusdefekte,* selten *Morbus Wilson.*

Körperliche Untersuchung

Eine Hepatomegalie wird in erster Linie durch Pal-pation diagnostiziert. Gelegentlich ist die Vorwöl-bung der Leber im rechten Oberbauch sichtbar.

> **Für die Palpation von Kindern empfiehlt es sich, mit der Handfläche sanft über den Bauch zu streichen.**

Bei Druck mit den Fingerspitzen spannen die mei-sten Kinder die Bauchmuskulatur so an, daß feine

Resistenzunterschiede nicht erfaßt werden können. Außer der Lebervergrößerung müssen palpatorisch auch die Konsistenz, die Oberflächenbeschaffenheit (glatt oder knotig) und die Kontur des Unterrandes (scharfkantig oder abgerundet) beurteilt werden.

Zum Ausschluß einer durch Zwerchfelltiefstand bedingten Pseudohepatomegalie wird die Höhe des oberen Leberrandes durch Perkussion bestimmt. Dieser liegt in der MCL etwa in Höhe des 5. Interkostalraumes.

Stets ist auch die Milzgröße zu beurteilen sowie auf Ikterus und Leberhautzeichen zu achten.

Bildgebende Diagnostik

Jede Hepatomegalie unklarer Ursache ist eine Indikation zur Oberbauchsonographie.

Diese erlaubt nicht nur, durch Messung des Längs- und Querdurchmessers die Lebergröße zu berechnen und mit der jeweiligen Altersnorm zu korrelieren, sondern sie gibt auch Auskunft über erhöhte oder verminderte Gewebsdichte, Zysten, Knoten sowie Gefäß- und Gallenwegsanomalien. Folgende Befunde können beobachtet werden:
• Diffuse, stark erhöhte Echogenität spricht für *hepatozelluläre Speicherkrankheit*, z.B. Glykogenose.
• Zonale, streifige und fokale Reflexsteigerung weist auf *Fibrose* oder *Zirrhose* hin.
• Typisch für die *Fettleber* ist eine homogen verdichtete Echostruktur („weiße Leber") mit ausgeprägter Schallabschwächung.
• Echodichte Knoten auf der Leberoberfläche oder im Parenchym sind zwar meistens Symptom einer *Zirrhose;* es ist aber oft nicht möglich, Regeneratknoten sicher von *Tumoren* zu unterscheiden.
• Im Gegensatz zu Erwachsenen manifestiert sich die *fokal noduläre Hyperplasie* bei Kindern in 90% der Fälle als sehr großer, einem Tumor ähnelnder Einzelknoten. Auch Computertomographie und Kernspintomographie erlauben in diesen Fällen oft keine klare Differenzierung.

Zur sonographischen Hepatomegaliediagnostik gehört eine *Schallübersicht* des übrigen Bauchraumes, insbesondere von Pankreas, Milz und Pfortadersystem sowie der Nieren von ventral. Sind bei Glykogenoseverdacht die Nieren vergrößert, so liegt der Typ 1 (Glucose-6-Phosphatasedefekt) vor.

Mit der Sonographie lassen sich auch kleine Mengen von *Aszites* nachweisen, die der klinischen Untersuchung entgehen. Bei Verdacht auf Pfortaderhochdruck sollte zur Lokalisation des Ausgangspunktes eine Doppler-Sonographie der Lebergefäße durchgeführt werden.

Klinisch-chemische Untersuchungen

Von den in Tabelle 63.1 aufgeführten Laboruntersuchungen sind die Bestimmungen zur „generellen Abklärung" und die Methoden zur Messung der Leberzellintegrität auch bei bekannter Ursache einer Hepatomegalie regelmäßig zu kontrollieren.

Ist die Ursache unbekannt, so sollten die in der Rubrik *Ursachen* genannten Untersuchungen in der dargestellten Reihenfolge durchgeführt wer-

Tabelle 63.1 Laboruntersuchungen bei Hepatomegalie – Basisdiagnostik.

generelle Abklärung
• komplettes Blutbild mit Thrombozyten und Retikulozyten
• BSG
• CRP
• Kreatinin
• Harnstoff

Ursachen
• Hepatitisserologie A bis D, EBV- und CMV-Serologie
• α_1-Antitrypsin
• Autoantikörper gegen Zellkerne (ANA), glatte Muskulatur (SM-Ak), Leber-Nieren-Mikrosomen (LKM), lösliches zytoplasmatisches Leberzellantigen (SLA), perinukleäre Antineutrophilen-Zytoplasma-Antikörper (pANCA)
• Coeruloplasmin und Serumkupfer
• evtl. Serumeisen, Ferritin und Transferrin
• Ammoniak
• Blutzucker
• Aminosäuren im Serum
• organische Säuren im Urin

Leberzellintegrität
• Glutamat-Oxalazetat-Transaminase (GOT, AST)
• Glutamat-Pyruvat-Transaminase (GPT, ALT)
• Gamma-Glutamyltransferase (GGT)
• alkalische Phosphatase (AP)
• Laktat-Dehydrogenase (LDH)
• Glutamat-Dehydrogenase (GLDH).

Synthesefunktion
• Albumin
• Gerinnungsfaktoren (Quick, PTT, AT III)
• Pseudocholinesterase (CHE)

biliäre Exkretion
• gesamtes und direktes Bilirubin
• GGT
• AP
• Serumkupfer und Coeruloplasmin
• Cholesterin (HDL und LDL)
• evtl. Gesamtgallensäuren
• freie Fettsäuren

Immunreaktion
• Gesamteiweiß
• Elektrophorese
• IgG, IgM, IgA

den, um folgende häufige Erkrankungen auszuschließen oder nachzuweisen:

• Virushepatitis A bis D
• infektiöse Mononukleose
• Zytomegalie
• α_1-Antitrypsin-Mangel
• Autoimmunhepatitis Typ 1 und 2
• Morbus Wilson (der sicher die am häufigsten verkannte Stoffwechselkrankheit der Leber ist).

Die Messung der Synthesefunktionen ist essentiell bei vermuteter oder bewiesener Leberzirrhose.

Die Bestimmung der *Immunreaktionen* ist obligat, wenn die Ursache einer chronischen Hepatitis nicht geklärt werden kann, und zur Verlaufskontrolle bei Autoimmunhepatitis.

Die diagnostische Aussagefähigkeit der einzelnen Laborparameter ist im Kapitel *Ikterus* (Kap. 8) beschrieben. Für die Enzymaktivitäten im Serum gilt grundsätzlich, daß sich aus Einzelwerten keine Diagnose stellen läßt, sondern daß immer mehrere Enzyme und deren „Muster" zu beurteilen sind:

• Sind GGT und AP stärker erhöht als GOT und GPT, wenn auch nur minimal, so spricht das für eine cholestatische Lebererkrankung.
• Bei chronischen Cholestasesyndromen ist das Bilirubin häufig normal, beispielsweise bei der *progredienten familiären intrahepatischen Cholestase* (PFIC, Morbus Byler). In diesen Fällen findet man in der Regel eine starke Erhöhung der Gesamtgallensäuren.
• Andererseits sind bei *primärer sklerosierender Cholangitis* auch bei fortgeschrittenem Umbau und trotz typisch cholestatischen Enzymmusters die Serumgallensäuren meist normal.
• Bei den meisten intrahepatischen Cholestasen ist das Cholesterin, hier vor allem die LDL-Fraktion, erhöht.

Wird die Ursache einer Hepatomegalie klinisch-chemisch oder serologisch klar diagnostiziert, so ist die Suche nach weiteren Ursachen überflüssig. Ausnahmen:

• Ein zirrhotischer Umbau bei chronischer Hepatitis B ist im Kindesalter so selten, daß in solchen Fällen stets eine *Delta-Hepatitis* ausgeschlossen werden muß, besonders bei Kindern aus Risikogebieten, z.B. Rumänien, Türkei, ehemaliger Sowjetunion.
• Bei chronischer Hepatitis C mit sehr ausgeprägter Entzündungsaktivität (Transaminasen > 200 U/l, evtl. Ikterus) ist eine *begleitende autoimmune Aktivierung* durch Bestimmung der Autoantikörper ANA und LKM-AK sowie der Immunglobuline auszuschließen. Bei Nachweis einer Autoimmunhepatitis ist immunsuppressive Behandlung dringend indiziert.

Der Wert der klinisch-chemischen Diagnostik hängt in hohem Maß von der *Erfahrung des Untersuchers* in der Interpretation der Einzelbefunde und ihrer Konstellation sowie vom sinnvollen Einsatz von Basis- und Ergänzungsuntersuchungen ab.

Erhöhung von GOT, GPT und LDH bei Normalwerten der übrigen „Leberenzyme" spricht eher für Myopathie, z.B. progressive Muskeldystrophie. In diesen Fällen ist die *Kreatinkinase* (CK) mit zu bestimmen.

Leberbiopsie

Die Leberbiopsie ist nur dann indiziert, wenn sich die Ursache einer Hepatomegalie mit nichtinvasiver Diagnostik nicht klären läßt. Sie wird heute in allen Altersstufen primär als perkutane Blindpunktion mit der Menghini-Nadel durchgeführt. Stets ist formalinfixiertes Gewebe mit konventionellen histologischen Methoden zu untersuchen. Die Elektronenmikroskopie ist aufwendig und störanfällig, so daß sie speziellen Fragestellungen vorbehalten bleibt, z.B. Fehlen von Peroxisomen bei *Zellweger-Syndrom* oder Nachweis spezifischer Mitochondrienanomalien im Frühstadium des *Morbus Wilson*.

Ein großer Teil der Stoffwechselkrankheiten, die zu einer Hepatomegalie führen, kann nur durch biochemische Untersuchung von unfixiertem tiefgefrorenem Lebergewebe in Speziallaboratorien sicher diagnostiziert werden. In den meisten Fällen genügt Punktionsmaterial.

Besondere Hinweise

Für die Differentialdiagnose der Hepatomegalie im Kindesalter muß man zwischen solchen Ursachen unterscheiden, die

• grundsätzlich nur in bestimmten Altersstufen vorkommen
• die sich bevorzugt in einer Altersklasse manifestieren
• die bei Kindern jeden Alters wirksam werden können.

Einige von der Norm abweichende Befunde haben in der Pädiatrie eine andere Bedeutung als in der Inneren Medizin. So sind im 1. Lebenshalbjahr Werte der GOT und GPT zwischen 60 und 80 U/l und der GGT bis 200 U/l (Bestimmung bei 37 °C) nicht sicher pathologisch.

Eine Leberverfettung, die beim Erwachsenen als häufiges „Wohlstandssymptom" ohne krankhafte Bedeutung vorkommt, ist beim normalgewichtigen Kind grundsätzlich Ausdruck einer Stoffwechselkrankheit.

Bei Galaktosämie, hereditärer Fruktoseintoleranz, Fructose-1,6-Diphosphatase-Mangel und der Ty-

Abdomen: Gastrointestinale Symptome

H

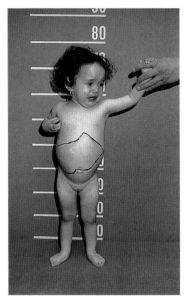

Abb. 63.2
Glykogenose
Typ III (Amylo-
1,6-Glucosidase-
Mangel):
22 Monate altes,
italienisches
Mädchen, leicht
kleinwüchsig
(5 cm unter
3. Perzentile),
isolierte Hepato-
megalie
(s. DD-Tabelle).

rosinämie Typ 1 ist eine *massive Fettinfiltration* schon beim jungen Säugling obligat. Eine mikrovesikuläre Fettinfiltration mit Glykogen enthaltenden Vakuolen in Leberzellkernen (sog. Lochkerne) und leichter Fibrose ist nahezu *pathognomonisch* für das klinisch asymptomatische Frühstadium des *Morbus Wilson,* da die mit identischem histologischem Befund verlaufende *Alkoholschädigung* selbst bei Jugendlichen, die schon regelmäßig Alkohol konsumieren, noch *nicht* vorkommt. Bei übergewichtigen Kindern muß differentialdiagnostisch an eine nichtalkoholinduzierte Steatohepatitis (NASH) gedacht werden.

Differentialdiagnostische Tabellen

Differentialdiagnose der Hepatomegalie bei Neugeborenen und jungen Säuglingen

Charakterisierung des Hauptsymptoms	weiterführende Nebenbefunde	Verdachts- diagnosen	Bestätigung der Diagnose
Hepatosplenomegalie mit direkter Hyperbilirubinämie nach Beginn der Milchfütterung	Erbrechen, Sepsis, Hämorrhagie, Gedeihstörung, Krämpfe; später Katarakt, Zirrhose, Hirnschaden	Galaktosämie	Stoffwechselscreening, Blut: Glukose oft ↓, Galaktose > 50 mg/dl, Urin: Glukose negativ, Reduktionsprobe positiv
Hepatosplenomegalie und Gigantismus	Hypotonie, Lethargie	mütterlicher Diabetes	Hypoglykämien
Hepatosplenomegalie und schwere Anämie	indirekte Hyperbilirubinämie, evtl. Aszites	Blutgruppeninkompatibilität	Rh, AB0 und Coombs-Test bei Mutter (direkt) und Kind (indirekt)
Hepatomegalie und multiple Hämangiome, Strömungsgeräusch über der Leber	Herzinsuffizienz, direkte Hyperbilirubinämie	infantiles Hämangioendotheliom	Thrombopenie, Sonographie, Computertomographie ohne/mit Kontrast
schnell zunehmende Hepatomegalie mit Schock	Anämisierung	geburtstraumatische Leberblutung	Sonographie
weiche Hepatomegalie mit Koma nach Fruktose-/ Sorbitzufuhr, Blutungsneigung	Hypoglykämie, Produktionskoagulopathie	hereditäre Fruktoseintoleranz	molekulargenetische Untersuchung, Enzymbestimmung in Leberbiopsie
Hepatomegalie mit Hyporeflexie und Hypotonie	hohe Stirn, flaches Gesicht, Mikrognathie, evtl. Katarakt	Zellweger-Syndrom (hepatozerebrorenales Syndrom)	Kalkstippchen in der Patella, ↑ Serumeisen, Pipecolinsäure und Dicarbonsäuren im Urin ↑
Hepatosplenomegalie mit Ikterus und „Entzündungszeichen" wie Wimmern, Unruhe, Trinkunlust, Fieber	konjugierte Hyperbilirubinämie, Transaminasen normal oder leicht ↑, normale Stuhlfarbe	Sepsis des Neugeborenen (E. coli, B-Streptokokken, Listeria, Toxoplasmose, Lues)	CRP ↑, Thrombopenie, Kulturen von Abstrichen, Urin, Blut und evtl. Liquor cerebrospinalis, spezifische Serologie

Differentialdiagnose der Hepatomegalie bei Neugeborenen und jungen Säuglingen *(Fortsetzung)*

Charakterisierung des Hauptsymptoms	weiterführende Nebenbefunde	Verdachtsdiagnosen	Bestätigung der Diagnose
Hepatosplenomegalie mit konjugiertem Ikterus, evtl. frühe Umbauzeichen, keine Entzündungssymptome, mangelhaftes Gedeihen	acholischer Stuhl, Hämorrhagie (Vitamin-K-Mangel), Enzyme ↑, bes. GGT und AP, Gallensäuren ↑, Juckreiz, Cholesterinspiegel, Systolikum mit P.m. über Pulmonalarterie, typisches Gesicht bei Alagille-Syndrom, α_1-Antitrypsin-Spiegel	neonatale Cholestase: z.B. extrahepatische Gallengangsatresie, intrahepatische Gallengangshypoplasie syndromatisch (Alagille-Syndrom), idiopathisch oder symptomatisch (z.B. α_1-Antitrypsin-Mangel, PFIC), Choledochusdilatation	Sonographie (nur bei Choledochuszyste pathognomonisch!), hepatobiliäre Sequenzszintigraphie, Leberbiopsie in 6.–8. Lebenswoche, evtl. Minilaparotomie mit Keilbiopsie und intraoperativer Cholangiographie. Phonokardiographie: periphere Pulmonalstenose bei Alagille-Syndrom. Pi-Typ bei α_1-Antitrypsin-Mangel
Hepatosplenomegalie mit direkter Hyperbilirubinämie und mit/ohne Entzündungszeichen	erhöhte Enzyme (cholestatisches Muster), α_1-Fetoprotein ↑, Hämorrhagie, Früh-/Mangelgeburt, intermittierend acholischer Stuhl, Gedeihstörung, Cholesterin normal	neonatale Hepatitis (Ursache in > 60% unklar)	Leberbiopsie: aufgelöste Läppchenstruktur, oft Leberriesenzellen Virusserologie: CMV, Röteln, Herpes, EBV, Coxsackie, Adeno, Echo
Hepatomegalie mit Umbau seit Geburt oder in den ersten Lebensmonaten (Ikterus nicht obligat)	Fanconi-Syndrom, Hypoglykämie, Hypoproteinämie, hepatische Gerinnungsstörung, Hypophosphatämie bzw. Rachitis	Tyrosinämie Typ 1	Tyrosin und Methionin im Serum ↑, Nachweis von Succinylaceton im Urin, Enzymbestimmung (Fumaryl-Acetoacetat-Hydrolase) in Lymphozyten, Fibroblasten und Lebergewebe; Zirrhose
	Juckreiz ohne Xanthelasmen, Gallensäuren ↑ ↑, γ-GT normal, Cholesterin normal oder erniedrigt, Malabsorption und Diarrhö	progrediente familiäre intrahepatische Cholestase (PFIC, Morbus Byler)	Leberbiopsie: Zirrhose mit Gallengangsregeneraten oder intrahepatischer Gallengangshypoplasie, aber ohne Entzündungszeichen
	erhöhte Serumenzyme, kein α_1-Peak in der Elektrophorese	α_1-Antitrypsin-Mangel	Serum: α_1-Antitrypsin < 70 mg/dl, Pi-Typ ZZ, selten SZ
	Kleinwuchs, Gedeihstörung, angeborener Aszites, Perikarderguß, Skelettdysplasie	infantile Sialidose (Neuraminidasemangel)	früher Tod, Speicherung von Sialinsäure in Lysosomen verschiedener Gewebe, Molekulargenetik
	in ersten Lebenstagen: Erbrechen, Nahrungsverweigerung, Hyperventilation, Koma, Krämpfe, Hypothermie	Argininsuccinatlyasedefekt (früher: Argininsuccinaturie), andere Harnstoffzyklusdefekte (z.B. OCT-Mangel)	NH_3 im Serum ↑ ↑, Nachweis von Argininsuccinat im Urin, Aminosäuren im Plasma, organische Säuren, Orotsäure

Differentialdiagnose der Hepatomegalie nach dem 3. Lebensmonat

Charakterisierung des Hauptsymptoms	weiterführende Nebenbefunde	Verdachtsdiagnosen	Bestätigung der Diagnose
massive Hepatomegalie mit glatter Oberfläche ohne Splenomegalie	Minderwuchs, Hypoglykämie; evtl. Krämpfe, Laktat, Urat und Lipide ↑	Glykogenosen der Typen I, III (Abb. 63.2), VI, IX (früher IVb)	Messung des Glykogengehalts und der Enzymaktivitäten in Leberbiopsien, z.T. Molekulargenetik
	schwere Fastenhypoglykämien mit Ketoazidose	Fruktose-1,6-Diphosphatase-Mangel	Nachweis des Enzymdefekts in Leberbiopsie, Molekulargenetik

Abdomen: Gastrointestinale Symptome

H

Differentialdiagnose der Hepatomegalie nach dem 3. Lebensmonat *(Fortsetzung)*

Charakterisierung des Hauptsymptoms	weiterführende Nebenbefunde	Verdachts- diagnosen	Bestätigung der Diagnose
Hepatosplenomegalie, Makrozephalie, grobe Gesichtszüge, später Demenz, Seh- und Hörverlust	Gelenkdeformitäten, Kornealtrübung, zusätzlich: Herzinsuffizienz	Mukopolysaccharidosen Typ I bis III und VI, I-cell disease (Mukolipidose II)	saure Mukopolysaccharide im Urin, Schnelltest möglich, Enzymdefekt in Leukozyten, saure Hydrolasen im Serum ↑, keine Mukopolysaccharide im Urin
Hepatomegalie, grobe Gesichtszüge, Linsentrübung, psychomotorische Retardierung	Lymphozytenvakuolen, evtl. Synovitis und Panzytopenie	Mannosidose	Enzymdefekt in Leukozyten und Fibroblasten
Stillstand nach zunächst normaler Entwicklung, Status epilepticus, später Hepatomegalie	Hypotonie, Erbrechen, Gedeihstörung, Verschlechterung der Syntheseparameter	Alpers-Syndrom (progressive neuronale Degeneration mit Lebererkrankung)	im EEG langsame Wellen mit hoher Amplitude und Polyspikes; mikrovesikuläre Leberverfettung
Hepatosplenomegalie mit progressivem Hirnschaden, aber ohne Skelettdysplasien	Sphingomyelin im Knochenmark, später Makulafleck	Morbus Niemann-Pick	Sphingomyelinasedefekt in Leukozyten, Lymphknoten oder Leber, Fibroblasten
	chronische Diarrhö, Thrombopenie, persistierende orale Candidiasis, Lymphadenopathie	erworbenes Immundefektsyndrom (AIDS)	HIV-Serologie bei Mutter und Kind
	Muskelhypertonie, Eßverweigerung, Husten und Atemnot	infantiler Morbus Gaucher	Enzymbestimmung in Leukozyten, Knochenmark oder Leber
Hepatomegalie mit progressivem Hirnschaden ohne Skelettanomalie (keine Splenomegalie)	Tetraplegie, roter Makulafleck	Gm$_2$-Gangliosidose (Morbus Tay-Sachs)	Enzymdefekt in Serum und Leukozyten
	motorische und geistige Retardierung	Gm$_1$-Gangliosidose	Enzymdefekt in Leukozyten
tumorige Hepatomegalie (im Ultraschall)	↑ α$_1$-Fetoprotein	Hepatoblastom	Probelaparotomie
	Fieber, Blässe, chronische Diarrhö	Neuroblastom	↑ Katecholamine, Tumorzellen im Knochenmark
	keine	fokal noduläre Hyperplasie	Laparotomie mit Exstirpation

Differentialdiagnose der Hepatomegalie mit überwiegender Manifestation im späten Schulalter und Kleinkindesalter

Charakterisierung des Hauptsymptoms	weiterführende Nebenbefunde	Verdachts- diagnosen	Bestätigung der Diagnose
Hepatosplenomegalie mit Umbauzeichen (Ikterusschübe möglich)	Tremor, Dysarthrie, Kornealring (bei Kindern selten), Gerinnungsstörung, Aszites, Hämolyse, CHE ↓, GOT > GPT (↑)	Morbus Wilson (Kupferspeicherkrankheit)	↑ Kupfer im Urin, ↓ Coeruloplasmin und Kupfer im Serum, Radiokupfertest; evtl. Leberbiopsie: Fettfibrose oder Zirrhose, Leberkupfer ↑ ↑
	Transaminasen und IgG ↑, Vitiligo, Arthralgien, evtl. Aszites	Autoimmunhepatitis	Nachweis von ANA, LKM-, SM- oder SLA-Ak; Leberbiopsie: aktive Hepatitis mit Fibrose (Zirrhose)
Hepatosplenomegalie mit Umbauzeichen (Ikterusschübe möglich)	Enzyme und Syntheseparameter normal, Fieberschübe, große Nieren, evtl. AP ↑	kongenitale Leberfibrose (Cholangiodysplasie-Syndrom)	Leberbiopsie! Verwechslung mit Zirrhose möglich, wenn zuwenig Material
	Fieberschübe, Colitis ulcerosa, cholestatisches Enzymmuster, IgG ↑	primär sklerosierende Cholangitis	Leberbiopsie und endoskopische Cholangiographie (ERCP); MR-Cholangiographie, Leberkupfer ↑, pANCA i.S.

Differentialdiagnose der Hepatomegalie mit überwiegender Manifestation im späten Schulalter und Kleinkindesalter *(Fortsetzung)*

Charakterisierung des Hauptsymptoms	weiterführende Nebenbefunde	Verdachts- diagnosen	Bestätigung der Diagnose
Hepatosplenomegalie mit Umbauzeichen (Ikterusschübe möglich)	Aszites, Fieber, Diarrhö, Caput medusae	Lebervenenverschluß (Budd-Chiari-Syndrom)	Sonographie (Duplex), Leber- biopsie, evtl. untere Kavographie
	entsprechend Budd-Chiari-Syndrom	veno-occlusive disease (Endophlebitis hepatica obliterans)	wie bei Budd-Chiari-Syndrom
Hepatosplenomegalie mit hämatologischen Befunden	Fieber, Angina, Lymph- adenopathie, Ampicillin- exanthem, gelegentlich Ikterus	infektiöse Mononukleose (Morbus Pfeiffer)	EBV- oder CMV-Serologie, bei älteren Kindern auch durch Blutbild oder speziellen Schnelltest
	Fieber, Hautknötchen, Petechien, „sebor- rhoische Dermatitis"	Histiocytosis X (Typ Abt-Letterer-Siwe)	Hautbiopsie aus Knötchen
	Lymphadenopathie, flüchtige Exantheme, gelegentlich Krämpfe und Meningismus, Anämie, Thrombopenie, Hypo- fibrinogenämie	familiäre hämopha- gozytische Lympho- histiozytose	Biopsie aus Lymphknoten, Knochenmark oder Leber: histiozytäre Erythrozytenphago- zytose, diffuse lymphohistiozytäre Infiltration
	Lymphknotenabszesse, Pneumonien, rezidivie- rende Osteomyelitiden, γ-Globulin ↑	progressive septische Granulomatose	Granulozyten-Phagozytose- testung, z.B. mit Nitroblau- tetrazolium (NBT-Test)
	Blässe, Blutungsneigung, Knochenschmerzen	Leukose	Knochenmarkbiopsie
Hepatomegalie mit rezidivierenden Bauchschmerzen	milchiges Serum, Triglyzeride ↑ ↑ ↑, evtl. Xanthome, Cholesterin ↑	Lipoprotein- Lipasemangel oder Apolipoprotein- C-II-Mangel	Chylomikronämie nach 12 Stunden Fasten

64 Splenomegalie

Lothar Schweigerer

Symptombeschreibung

Die Milz ist während der Embryonalentwicklung an der Blutbildung beteiligt. Später hat sie 2 prinzipielle Aufgaben:
- Filtration fester Blutbestandteile
- Infektabwehr mittels Synthese humoraler, zur Phagozytose notwendiger Faktoren.

Die normale Milz ist weich und kaum palpabel. Bei einigen Kindern reicht die Milz tiefer als normal und ist daher tastbar. Das einen Großteil der Milz einnehmende lymphatische Gewebe atrophiert mit zunehmendem Alter. Deshalb ist die Milz zwar bei den meisten Frühgeborenen noch tastbar, aber nur noch bei 30% der reifen Neugeborenen, bei 10% der Kleinkinder und 3% der Jugendlichen.

Ist die Milz später noch tastbar, ragt sie mehr als 2 cm unter dem linken Rippenbogen hervor oder ist sie palpatorisch hart, liegt meist ein pathologischer Prozeß zugrunde:
- *akute Infektionen* (ausgehend von Viren, Bakterien, Rickettsien, Spirochäten und Mykobakterien)
- kongenitale *hämolytische Anämien* (Hämoglobinopathien, Defekte der Erythrozytenmembran und -enzyme).

Eine Splenomegalie kann vorgetäuscht werden durch einen Zwerchfelltiefstand aufgrund einer Überblähung des Thorax (bei Asthma, Bronchiolitis oder ipsilateralem Pneumothorax) oder durch retroperitoneal gelegene maligne Tumoren (Wilms-Tumor, Neuroblastom). Bei massiver Lebervergrößerung kann der linke Leberlappen irrtümlich als vergrößerte Milz imponieren.

Eine Splenomegalie kann isoliert auftreten, ist aber meist Ausdruck einer Systemerkrankung. Sie entsteht im wesentlichen durch folgende Mechanismen:
• Aktivierung des Immunsystems durch Infektion, Entzündung oder Immundefekt
• Proliferation von Zellen des blutbildenden Systems
• Akkumulation von Zelltrümmern bei Hämolyse
• Akkumulation von Substrat bei Speicherkrankheiten
• Gefäßfüllung bei venösem Rückstau
• Folge von Zysten oder Traumata (sehr selten).

Wird eine Splenomegalie zufällig bei einem asymptomatischen Kind entdeckt, so liegt am ehesten ein *chronischer* Prozeß zugrunde. Schmerzen sind meist Ausdruck einer *akuten* Milzvergrößerung. Sie können durch inflammatorisch freigesetzte Zytokine oder eine rasche Dehnung der Milzkapsel mit Reizung darin vorhandener sensibler Nerven verursacht werden.

Rationelle Diagnostik

Anamnese

In Abbildung 64.1 ist das diagnostische Vorgehen bei Splenomegalie dargestellt.

Familienanamnese

Herkunft: Der ethnische Hintergrund der Familie kann diagnostische Hinweise geben, da einige mit Splenomegalie einhergehende Krankheiten gehäuft bei bestimmten Volksgruppen auftreten:
• in Nordeuropa Sphärozytose und Pyruvatkinasemangel
• im Mittelmeerraum Thalassämien und (weniger häufig) Sichelzellanämie
• in Nordafrika Thalassämien
• in Zentralafrika Sichelzellanämie, Glucose-6-phosphatdehydrogenase-Mangel (G-6-PDM) und Elliptozytose
• in Südasien Thalassämien und G-6-PDM
• bei Ashkenazim M. Gaucher.

Symptome: Eltern oder Geschwister können Symptome oder Symptomenkombinationen aufweisen, die den Verdacht auf die Ursache der Splenomegalie des Patienten lenken. Konsanguinität der Eltern erhärtet die Verdachtsdiagnose. Wird über Gallensteine, Cholezystektomie oder Splenektomie berichtet, handelt es sich vermutlich um eine hämolytische Anämie – insbesondere Sphärozytose. Passagere Schwellungen der Hände und Füße (im Säuglingsalter), Schmerzattacken, Blässe und Ikterus, besonders bei Mitgliedern afrikanischer Familien deuten auf das Vorliegen einer

Sichelzellanämie beim Patienten. Charakteristische Facies mit Prominenz der Maxillae in Kombination mit vorgewölbtem Abdomen, Blässe, Ikterus, Dystrophie und verminderter Leistungsfähigkeit bei Familienmitgliedern lenken den Verdacht auf das Vorliegen einer Thalassämie. Die Verdachtsdiagnose wird erhärtet, wenn die Familie aus dem Mittelmeerraum, Nordafrika, dem Mittleren Osten, Südasien oder Indien stammt.

Eigenanamnese

Auftreten der Beschwerden in Abhängigkeit vom Alter: Manchmal liefert das Lebensalter, in dem sich die Splenomegalie manifestiert, differentialdiagnostische Hinweise:
• Erstmaliges Auftreten im Neugeborenenalter deutet auf eine zugrundeliegende bakterielle Sepsis oder eine Infektion mit anderen Erregern. Die häufigsten Erreger sind Toxoplasmen, Röteln, Zytomegalie- und Herpes-simplex-, Hepatitis-A-, -B- und -C-Viren. Eine in der Neugeborenenperiode entdeckte Splenomegalie ist oft assoziiert mit der ätiologisch heterogenen neonatalen Hepatitis. Auch hier liegt meist eine Infektion, weniger häufig eine Speicherkrankheit zugrunde.
• Tritt die Splenomegalie erstmals im Kleinkind- bis Schulkindalter auf, so liegen meist Virusinfekte zugrunde. Häufig sind die infektiöse Mononukleose, Hepatitis A, Masern und Infekte mit Coxsackieviren.
• Manifestiert sich die Splenomegalie erstmals im Jugendlichenalter, ist sie gelegentlich Folge einer bakteriellen Endokarditis. Weniger häufig wird sie durch Spirochäten, Pilze und Mykobakterien oder Parasiten verursacht.

Reisen ins Ausland: Befand sich der Patient im Ausland, insbesondere in Ländern der Dritten Welt, so wird die Splenomegalie möglicherweise durch Parasiten oder Rickettsien verursacht (s. DD-Tabellen).

Umgang mit Drogen, Sexualpartnern: Intravenöser Drogenmißbrauch und der Umgang mit häufig wechselnden oder homosexuellen Partnern bergen ein erhöhtes Risiko der Erkrankung mit HIV, CMV und infektiöser Hepatitis.

Jetzige Anamnese

Alter: Die Symptome vieler Krankheiten manifestieren sich altersspezifisch. Das Alter des Patienten lenkt daher den Verdacht auf einige Krankheiten und schließt andere aus. So ist die Milz bei Patienten mit Sichelzellanämie im späten Säuglingsalter vergrößert, im Jugendlichenalter jedoch aufgrund der Autoinfarkte meist nicht mehr tastbar. Bei Patienten mit einer Thalassaemia major tritt die Splenomegalie erst ab dem 6. Lebensmonat auf.

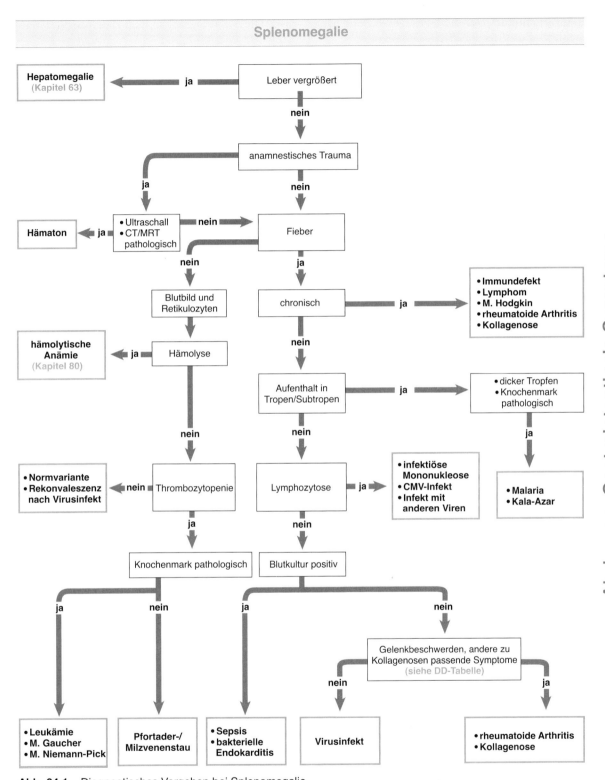

Abb. 64.1 Diagnostisches Vorgehen bei Splenomegalie.

Dynamik: Wird eine Splenomegalie zufällig (z.B. im Rahmen der Vorsorgeuntersuchungen) entdeckt und ist der Patient asymptomatisch, so ist an eine *Normvariante* oder an eine *chronische Krankheit* zu denken. Bei einem sonst asymptomatischen Vorschulkind ist eine Speicherkrank-

heit wahrscheinlicher als eine Leukämie. Führen Symptome wie lokale Schmerzen (vor allem bei Palpation) und/oder Völlegefühl zur Vorstellung, liegt meist ein *akuter Prozeß* zugrunde, der zur schmerzhaften Dehnung der Milzkapsel geführt hat. Zu denken ist dann insbesondere an eine

akute Hämolyse oder die lebensgefährliche Milz-
sequestrationskrise bei Sichelzellanämie.

Symptome: Ikterus, Blässe und rezidivierende
Schwellungen der Extremitäten im 1. Lebensjahr
lassen bei Afrikanern eine Sichelzellanämie vermuten. Auch bei Patienten mit Thalassaemia
major können zunächst Gedeihstörung, Abgeschlagenheit, Blässe und Ikterus vorliegen. Später
entwickeln sich die Folgen der insuffizienten Hämatopoese, darunter prominente Maxillae, Zahn-
lücken und Knochenverbiegungen.

Treten zu lokalem oder bisweilen in die linke
Schulter ausstrahlendem Schmerz weitere Symptome wie z.B. akutes Fieber hinzu, so ist eine
Infektion mit den in den DD-Tabellen aufgeführten Erregern wahrscheinlich. Seit längerer
Zeit bestehendes Fieber weist dagegen eher auf
eine chronisch-entzündliche oder maligne Systemerkrankung hin. Knochenschmerzen, petechiale
Blutungen, Anämie und Infektanfälligkeit sind
meist Resultat einer Knochenmarkinfiltration
durch Leukämie- oder andere maligne Zellen. Ikterus und Aszites weisen auf eine Lebererkrankung als Ursache hin.

Körperliche Untersuchung

Technik

Der Palpationsbefund der Milz besitzt weitrei-
chende diagnostische und differentialdiagnostische Bedeutung. Der Patient liegt auf dem Rücken,
der Untersucher sitzt an seiner rechten Seite. Mit
der rechten Hand tastet der Untersucher zunächst
die rechte Fossa iliaca des Patienten, um eine massiv vergrößerte Milz oder einen stark vergrößerten
linken Leberlappen nicht zu übersehen. Mit den
Fingerspitzen der linken Hand tastet sich der
Untersucher dann in Richtung auf den linken oberen Quadranten. Auf dem Weg dorthin versucht er,
den unteren Milzpol zu erfassen. Er kann ihn sich
„entgegenschieben", wenn er gleichzeitig mit seiner rechten Hand die linke Flanke des Patienten
anhebt. Manchmal ist eine Resistenz im linken
oberen Quadranten palpatorisch nicht eindeutig
zu identifizieren. Tritt sie aber bei Inspiration nach
unten, so handelt es sich eindeutig um die Milz
und nicht etwa um eine vergrößerte Niere oder
Nebenniere.

Wird die Milz zu „aggressiv" getastet, so wird sie
abgedrängt und entgeht der Untersuchung. Daher
sollte die Palpation insbesondere bei Säuglingen
behutsam erfolgen. Die Milzumrisse werden nach
mehrmaliger Palpation an verschiedener Stelle auf
der Haut markiert und die Milz in ihrer größten
Ausdehnung in Zentimeter unter dem Rippenbogen vermessen. Ist die Milz um mehrere Zentimeter vergrößert, so dehnt sie sich nach medial hin

aus. Die Milzlängsachse läuft dabei in Verlängerung der zehnten Rippe.

Bei abwehrenden Säuglingen oder Kleinkindern
ist eine eingehende Untersuchung oft unmöglich.
Man kann aber die Mitarbeit des Patienten durch
kreatives Spiel, den Einsatz von Schnuller oder
Flasche oder die Untersuchung auf dem Schoß der
Mutter fördern.

Milzbefunde

Die *Milzgröße* ist oft nicht stationär. Sie kann zu-
oder abnehmen, so daß die Milzgröße nur mit Einschränkung differentialdiagnostisch verwertbar
ist. Generell ist die Milz mäßig vergrößert bei den
meisten chronisch-entzündlichen Erkrankungen,
stärker bei den hämolytischen Anämien und massiv bei den malignen hämatopoetischen Krankheiten oder den Speicherkrankheiten. Eine mehr als
5 cm unter dem Rippenbogen messende Milz ist oft
als Vorwölbung des Abdomens bereits sichtbar
und in der Regel Ausdruck einer ernsthaften Erkrankung (Abb. 64.2).

Die *Konsistenz der Milz* kann Hinweise auf die
Art der zugrundeliegenden Krankheit geben.
Normvarianten sind kaum palpabel. Eine weiche
Milz findet sich bei Infektionen und/oder akuter
Vergrößerung, eine harte, knotige Milz eher bei
chronischer Hämolyse oder malignen System-
erkrankungen.

Isolierte Splenomegalie vs. Systemerkrankung

Eine isolierte Splenomegalie ist selten und beschränkt auf anatomische oder traumatische Läsionen. Weitaus häufiger ist die Splenomegalie Folge einer systemischen Erkrankung. Daher sollte
nach Anhaltspunkten der Beteiligung anderer Organsysteme gesucht werden.

Allgemeine Hinweise: Ernährungszustand und
Wachstumsraten ergeben Hinweise auf Erkrankungen, die den Stoffwechsel und die Gewebs-
oxygenation beeinträchtigen. Ein schlechter Er-

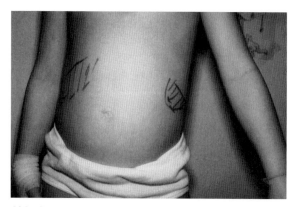

Abb. 64.2 Hepatosplenomegalie bei einer 5jährigen
Patientin mit akuter lymphatischer Leukämie. Die
Ausdehnung von Milz und Leber ist markiert.

nährungszustand als Folge von Gedeihstörung oder Gewichtsabnahme deutet auf eine zugrunde liegende maligne Erkrankung, auf chronische Hämolyse oder Infektion, auf metabolische oder Lebererkrankungen hin.

ZNS- und HNO-Bereich: Der Verlust von Meilensteinen der Entwicklung, der Nachweis von kirschroter Makula oder Linsentrübung weisen auf eine Speicherkrankheit, eine Iridozyklitis auf eine rheumatoide Arthritis. Patienten mit Mukopolysaccharidosen oder unbehandelter Thalassaemia major haben eine typische Gesichtsmorphologie. Blasse Konjunktiven und Sklerenikterus passen zu hämatologischen und hepatischen Krankheiten. Ein- bzw. beidseitig vergrößerte Tonsillen mit oder ohne zervikale Lymphknotenschwellung findet man bei malignen Lymphomen bzw. infektiöser Mononukleose. Auch eine Gingivahyperplasie kann Symptom eines malignen Lymphoms sein.

Kardiovaskuläres System: Dyspnoe, Orthopnoe oder leichte Ermüdbarkeit können Ausdruck einer Anämie oder Herzinsuffizienz sein.

Respiratorisches System: Dyspnoe, Husten und Tachypnoe mit oder ohne pathologisches Atemgeräusch lassen an eine Pneumonie oder Langerhans-Zell-Histiozytose als Ursache der Splenomegalie denken.

Abdominalbereich: Ikterus und indurierte Leber weisen auf eine Leberzirrhose, prominente Gefäßzeichnung und Aszites auf eine portale Hypertension hin. Bauchschmerzen können durch Gallensteine, Hepatitis und Harnwegsinfekte verursacht werden. Salmonellosen und M. Crohn gehen meist mit Diarrhö einher.

Extremitäten: Rheumatoide Arthritis und die meisten Kollagenosen verursachen Arthritiden. Leukämien und andere maligne Erkrankungen können Knochenschmerzen, Speichererkrankungen können Knochendysplasien und fortgeschrittene Thalassämien können Skelettdeformitäten verursachen.

Haut: *Hautblässe* weist auf Anämie als Folge von Hämolyse, Knochenmarkinfiltration oder Hypersplenismus hin, *Purpura* und *Petechien* auf Thrombozytopenie als Folge von Knochenmarkinfiltration, Hypersplenismus oder Autoimmunkrankheit. *Ikterus* kann die Folge einer hämolytischen Anämie, einer Lebererkrankung oder von beidem sein. *Exantheme* treten bei vielen mit Splenomegalie einhergehenden Krankheiten auf, darunter akute und chronische Infektionen, Lupus erythematodes und rheumatoide Arthritis.

Ekzeme werden bei Histiozytose und Immundefekten beobachtet. *Hautemboli* treten bei bakterieller Endokarditis auf und multiple *Hämangiome* bei der neonatalen Hämangiomatose.

Klinisch-chemische Untersuchungen

Nach Anamnese und Untersuchung des Patienten hat sich die Differentialdiagnose meist auf wenige in Frage kommende Krankheiten eingeengt. Die anschließenden Laboruntersuchungen dienen der Bestätigung bzw. dem Ausschluß der Verdachtsdiagnosen oder der Beantwortung spezifischer Fragen.

Blutbild mit Differentialblutbild: Blutbild, Differentialblutbild, morphologische Beurteilung von Blutausstrich und Quantifizierung von Thrombo- und Retikulozyten sind die wichtigsten Laboruntersuchungen bei Patienten mit unklarer Splenomegalie. Sie informieren ausführlich über zugrundeliegende hämatologische, infektiöse oder entzündliche Prozesse. Sie können auch pathologisch sein beim Hypersplenie-syndrom aufgrund eines Pfortaderhochdrucks.

- Hämoglobin, Erythrozytenmorphologie (inkl. Erythrozytenparameter) und Retikulozytenzahl: Erythrozytenmorphologie und die Quantifizierung von Volumen und Hämoglobingehalt sind entscheidend zur Klassifizierung hämolytischer Anämien. In Kombination mit der Retikulozytenzahl erlauben sie bereits oft eine Verdachtsdiagnose. Malariaparasiten sind im dicken Tropfen nachweisbar.
- Leukozytenzahl und -differenzierung: Man beurteilt, ob die Gesamtleukozytenzahl erhöht oder erniedrigt ist, ob Neutrophile oder Lymphozyten überwiegen und ob abnorme Zellen (atypische Lymphozyten, Blasten) vorhanden sind. Da Virusinfektionen die häufigste Ursache einer Splenomegalie beim Kind sind, ist besonders auf atypische Lymphozyten zu achten. Bakterielle Infektionen induzieren Neutrophilie und reaktive Veränderungen in den Neutrophilen. Obligat intrazelluläre Bakterien und Viren können eine Neutrozytopenie verursachen.
- Thrombozytenzahl: Thrombozytopenie ist Folge einer verminderten Produktion oder eines vermehrten Abbaus. Ursachen einer verminderten Produktion sind Knochenmarkinfiltrate durch maligne Zellen (z.B. Leukämie). Vermehrter Abbau wird bei immunologischen Erkrankungen, Histiozytosen und einigen Virusinfektionen beobachtet. Eine passagere Thrombozytose tritt postinfektiös in der Regeneration auf.
- Panzytopenie: Panzytopenie ist das Resultat eingeschränkter Knochenmarkfunktion und/ oder der Destruktion von Zellen aufgrund eines Hypersplenismus. Eine Panzytopenie bedarf immer der

H

weiteren Abklärung mittels Knochenmarkpunktion und -biopsie, denn sie kann das Ergebnis einer malignen Systemerkrankung (Leukämie) oder eines Knochenmarkversagens sein.

Blutsenkungsgeschwindigkeit (BSG) und C-reaktives Protein (CRP): Die BSG ist geringfügig erhöht bei Anämie. BSG und CRP sind erhöht bei Infektion, Entzündung oder Malignomen. Beide Parameter sind unspezifisch. Ihre Höhe erlaubt jedoch gewisse Rückschlüsse auf die Krankheitsursache.

> **Eine BSG > 100 mm nach 1 h ist typisch für Kollagenosen, ein CRP > 100 mg/l ist in der Regel nicht mehr mit einem Virusinfekt oder Malignom vereinbar, sondern Ausdruck einer bakteriellen Infektion.**

Immunologische Parameter inkl. Antikörpertiter: Immunologische Untersuchungen wie die Bestimmung von Antikörper gegen Viren gehören zum Standardprogramm der Abklärung einer unklaren Splenomegalie, besonders wenn diese mit Fieber assoziiert ist. Das Ergebnis besitzt in der Regel (z.B. infektiöse Mononukleose) keine therapeutische Konsequenz. Der gemeinsam mit dem Differentialblutbild mögliche Ausschluß schwerwiegender Krankheiten dient aber der Beruhigung von Eltern und behandelndem Arzt und macht weitere invasive Untersuchungen (z.B. Knochenmarkpunktion) überflüssig. Der Nachweis einer HIV-Infektion hat dagegen erhebliche Konsequenzen für Patient und betreuendes Personal. Besteht bei einem Neugeborenen einer HIV-positiven Mutter der Verdacht auf das Vorliegen einer HIV-Infektion, so können wiederholte Untersuchungen bis zur endgültigen Sicherung der Diagnose notwendig sein.

Untersuchungen wie ANA, Neutrophilenfunktionstests, Immunglobulin- und T-Zell-Subklassen sind teuer, zeitaufwendig und Zentren vorbehalten. Die Indikation zur Durchführung dieser Tests ist daher speziellen Fragestellungen vorbehalten; beispielsweise bei gehäuften, schweren Infekten, die oft mit Splenomegalie einhergehen (s. Kap. 3).

Kulturen: Kulturen aus Blut, Urin und anderen Körperflüssigkeiten sind notwendig zur Abklärung unklaren Fiebers bei Splenomegalie. Wenn möglich, sollten mehrere Kulturen abgenommen und auf Bakterien, Pilze und andere Erreger untersucht werden.

Leberfunktionstests: Eine Leberbeteiligung wird durch Ikterus, Hepatomegalie und andere Symptome angezeigt. Sie kann verifiziert werden durch die Bestimmung der Transaminasen. Serumalbumin, Quick-Wert und Cholinesterase sind ein Maß für die Syntheseleistung der Leber (s. a. Kap. 8 und 63).

Knochenmarkuntersuchung: Die Methode dient zur Sicherung infektiöser (Leishmaniose) und infiltrativer Prozesse (Leukämie), Speicherkrankheiten (M. Gaucher, M. Niemann-Pick) und ätiologisch unklarer Prozesse wie Hämophagozytose.

Technische Untersuchungsmethoden

Ultraschall: Die Ultraschalluntersuchung ist das bildgebende Verfahren der Wahl. Sie dient der Beurteilung von Größe und Echogenität. Anläßlich späterer Verlaufskontrolle kann bei Größenabnahme eventuell auf weitere diagnostische Maßnahmen verzichtet werden. Die Ultraschalluntersuchung gestattet die Differenzierung fokaler Läsionen in zystische und nichtzystische (z.B. Abszesse vs. Infarkte [bei Sichelzellanämie] oder Lymphome; postinfektiöse/posttraumatische vs. Tumorverkalkungen). Die Doppler-Untersuchung des splenoportalen Systems kann eine portale Hypertension aufdecken und klären, ob es sich bei einer Raumforderung um einen soliden (z.B. Lymphom) Prozeß, zystischen (Zyste) oder mit Flüssigkeit gefüllten Hohlraum (Hämatom, Hämangiom, Abszeß) handelt.

CT und MRT: Die Computertomographie (CT) des Abdomens ist nach der Sonographie die Methode der Wahl bei posttraumatischer Splenomegalie. Sie erfaßt sensitiv Verkalkungen, die dem MRT entgehen. CT und MRT (Magnetresonanztomographie) helfen bei der Differenzierung von Milzinfarkten, Abszessen und Tumoren. Die MRT ist wertvoll zur Diagnostik von Speichererkrankungen.

Splenoportographie: Ist die Verdachtsdiagnose einer Milzvenenthrombose nicht eindeutig mittels Doppler-Ultraschall oder MRT zu verifizieren, so kann die Splenoportographie versucht werden.

Lymphknotenbiopsie: Bei einigen Systemerkrankungen (z.B. M. Hodgkin, Miliartuberkulose) bestehen neben der Splenomegalie auch Vergrößerungen peripherer Lymphknoten. Die Entnahme und histologische Untersuchung eines solchen gut zugänglichen Lymphknotens kann einen invasiven Eingriff ersparen.

Röntgenuntersuchung: Die Untersuchung hat ihren Stellenwert bei einigen ausgesuchten Fragestellungen. Mittels Röntgen des Thorax kann man eine Mediastinalverbreiterung bei malignen Lymphomen nachweisen, mittels Röntgen des Schädels kann man Osteolysen beim Verdacht auf Histiozytose und einen Bürstensaumschädel bei Thalassämie nachweisen.

Besondere Hinweise

Die Splenomegalie ist oft Manifestation einer benignen, reversiblen Virusinfektion. Warnzeichen einer ernsthaften Erkrankung sind chronischer Verlauf, positive Familienanamnese und Hinweise auf einen generalisierten Prozeß (Blässe, Petechien, Gewichtsverlust).

Differentialdiagnostische Tabellen

Differentialdiagnose der Splenomegalie bei Neugeborenen und Säuglingen

Hauptsymptom	weiterführende Nebenbefunde	Verdachtsdiagnosen	Bestätigung der Diagnose
Splenomegalie	Trinkschwäche, schlechtes Aussehen, graues Hautkolorit	bakterielle Sepsis	Blutbild mit Differenzierung, CRP, Blutkultur
	maternale Anamnese, Retinopathie, intrazerebrale Verkalkungen	Toxoplasmose	Klinik, spezifischer IgM-Nachweis im Serum
	maternale Impfanamnese, Hepatomegalie, Katarakt, Herzvitium	Röteln	Klinik, spezifischer IgM-Nachweis im Serum
	Hepatomegalie, Ikterus, Thrombozytopenie, Mikrozephalie	Zytomegalie	Klinik, Virusnachweis in Urin, Speichel oder Blut
	maternale Anamnese, Exanthem, Retinopathie, Meningoenzephalitis	Herpes simplex	Klinik, Antigennachweis
	maternale Anamnese, Hepatomegalie, Knochenanomalien	Syphilis	Klinik, spezifischer Antikörpernachweis, Dunkelfeldmikroskopie
	maternale Anamnese, vorherige Sensibilisierung, Ikterus	Isoimmunhämolyse	indirektes Bilirubin erhöht, direktes normal, typische Blutgruppenkonstellation, Antikörper gegen Rh, A, B, gelegentlich andere Antigene
Splenomegalie und Erbrechen	Trinkschwäche, Ikterus, Katarakt	Galaktosämie	Serumgalaktose erhöht
	Erbrechen, Ikterus, Hypoglykämie	Fruktoseintoleranz	intravenöse Fruktosebelastung

Differentialdiagnose der Splenomegalie bei Kleinkindern, Kindern und Jugendlichen

Hauptsymptom	weiterführende Nebenbefunde	Verdachtsdiagnosen	Bestätigung der Diagnose
Splenomegalie und Fieber	lokaler Schmerz, erhöhte Infektparameter	Milzabszeß	Sonographie, Kulturen
	Hepatomegalie, Ikterus, Thrombozytopenie, Immunsuppression	Zytomegalie	Klinik, Virusnachweis in Urin oder Speichel
	Angina tonsillaris, Lymphknotenschwellung, Exanthem	infektiöse Mononukleose	Anti-EBV, VCA-IgM, IgG im Serum
	maternale Anamnese, Eigenanamnese, Gedeihstörung, Dyspnoe, Lymphknotenschwellung, Panzytopenie	HIV-Infektion	Klinik, Viruskultur, Nachweis von Virus-DNA in Lymphozyten mittels PCR oder von p24-Antigen, besonders bei Säuglingen; später: Antikörpernachweis auch mittels Western-Blot
	Bauchschmerzen, Ikterus, Transaminasenerhöhung	Hepatitis A, B, C	Anti-HAV-IgM; HBs-Ag, Anti-HBc-IgM; Anti-HC-Antikörper im Serum
	Herzvitium, Herzoperation Petechien, Arthralgie	bakterielle Endokarditis	multiple Blutkulturen 2-D-Echokardiographie
	Genuß roher Milch Hepatomegalie, Anämie, undulierendes Fieber	Brucellose	Erregeranzüchtung aus Urin

Differentialdiagnose der Splenomegalie bei Kleinkindern, Kindern und Jugendlichen *(Fortsetzung)*

Hauptsymptom	weiterführende Nebenbefunde	Verdachtsdiagnosen	Bestätigung der Diagnose
Splenomegalie und Fieber	Insektenstiche, Biß von Kleintier in Endemiegebieten, Lymphknotenschwellung	Tularämie	Anamnese, Klinik, spezifische Antikörper im Serum
	Kontakt zu Katzen, Lymphknotenschwellung	Katzenkratzkrankheit	Ausschluß anderer Ursachen, Verlauf, Histologie
	Kontakt zu Vögeln, Husten	Psittakose	spezifische Antikörper gegen C. psittaci im Serum
	Reisen in Länder der Dritten Welt, Zecken-, Läusebiß	Rückfallfieber	Erregernachweis im „dicken Tropfen"
	Tierkontakt oder -biß, Petechien, Ikterus, Exanthem	Leptospirose	Blutkulturen, Serologie
	Immunsuppression, Vorbehandlung mit Antibiotika, Pneumonie, pulmonale Rundherde	systemische Candidiasis	Kulturen aus Blut etc., Antikörperverlauf, Candida-Antigen
	Immunsuppression, pulmonaler Primärkomplex, schwach positiver Tuberkulin-Test	Miliartuberkulose	Direktpräparat, Kultur und Tierversuch mit Sputum oder Magenspülwasser
	Tropenaufenthalt, rhythmische Fieberschübe, Anämie	Malaria	Direktnachweis im „dicken" Tropfen kurz vor oder während des Fiebers
	Auslandsaufenthalt, Flohstiche, Fieberschübe, Hautaffekte, Myokardschäden, Panzytopenie	Leishmaniose (Kala-Azar)	Leishmaniennachweis in Knochenmark, Leber- oder Milzbiopsat
	Tropenaufenthalt, juckendes Hautexanthem, blutig-schleimiger Durchfall, Uropathie	Bilharziose	Nachweis von Schistosomeneiern in Stuhl oder Darmschleimhaut (Biopsie)
	rezidivierende, schwere Infektionen	Immundefekte: schwerer, kombinierter Immundefekt; septische Granulomatose, Immunglobulinmangel	quantitative Immunglobuline, immunologische Spezialdiagnostik
Splenomegalie und Anämie	Familienanamnese, Ikterus, Gallensteine, hämolytische und aplastische Krisen, normochrome, normozytäre Anämie	Sphärozytose, Elliptozytose	Morphologie im Blutausstrich, osmotische Resistenz, Spectringehalt, Retikulozytose
	Familienanamnese, Gedeihstörung, Prominenz der Maxillae, mikrozytäre, hypochrome Anämie	β-Thalassaemia major und intermedia	Hb-Elektrophorese: HbF erhöht, Morphologie im Blutausstrich, Retikulozytose
	Familienanamnese, unklare Knochenschmerzen, Knocheninfarkte, abdominelle Krisen, Salmonellen-Osteomyelitis, normochrome, normozytäre Anämie	Sichelzellanämie	Hb-Elektrophorese: HbS, Morphologie im Blutausstrich, Retikulozytose
	Familienanamnese, Hämolyse infolge Ingestion von Medikamenten, Fava-Bohnen oder Infekt; normozytäre, normochrome Anämie	Glucose-6-phosphatdehydrogenase-Mangel	Glucose-6-phosphatdehydrogenase in Erythrozyten vermindert
	plötzliche, schwere Anämie, Hämoglobinurie	Autoimmunhämolyse	Nachweis von Kälte- oder Wärmeagglutininen, direkter Coombs-Test positiv, C3 vermindert
	Panzytopenie, Fieber, Infekt oder Familienanamnese	Hämophagozytose-Syndrome	Hämophagozytose im Knochenmark, Triglyzeride erhöht, Fibrinogen niedrig, Klinik
	Infektanfälligkeit, Petechien, Lymphknotenvergrößerung, Knochenschmerzen	akute lymphatische oder myeloische Leukämie	Knochenmarkausstrich
	Entwicklungsknick, gelbe Hautverfärbung, Skelettveränderungen	M. Gaucher (infantile Form)	Gaucher-Zellen im Knochenmark, verminderte Glucocerebrosidase in Leukozyten

Differentialdiagnose der Splenomegalie bei Kleinkindern, Kindern und Jugendlichen *(Fortsetzung)*

Hauptsymptom	weiterführende Nebenbefunde	Verdachtsdiagnosen	Bestätigung der Diagnose
Splenomegalie und kardiale Symptome	Halsvenenstauung, Hepatomegalie, Dyspnoe, Zyanose, periphere Ödeme	Herzinsuffizienz	Klinik, Echokardiographie, Rö. Thorax
Splenomegalie und harte Leber	Gedeihstörung, chronische Diarrhö, Ödeme, Ikterus, Palmarerytheme, Spider-Nävi, Ösophagusvarizen	Leberzirrhose	Vorerkrankung, Klinik, Histologie
	Nabelvenenkatheterisierung, Omphalitis, Rechtsherzinsuffizienz, konstriktive Perikarditis	extrahepatische Venenobstruktion	Klinik, Doppler-Sonographie, Angiographie, Splenoportographie
Splenomegalie und Gelenkbeschwerden	durchgemachter Streptokokkeninfekt, hohes Fieber, Koordinationsstörungen, Erythema marginatum	rheumatisches Fieber	klinisch: mindestens 2 Jones-Kriterien
	oligo- oder polyartikuläre Arthritis, Iridozyklitis, leichte Anämie, flüchtiges Exanthem	rheumatoide Arthritis	klinisch, positiver Rheumafaktor, ANA, HLA-B27, Verlauf
	pubertierende Mädchen bevorzugt, Schmetterlingserythem, Raynaud-Phänomen, Ulzera, Nephritis, Karditis, Depression, Anämie, Leukozytopenie	Lupus erythematodes	sehr hohe Blutsenkung, ANA, verschiedene Autoantikörper, Histologie, Klinik
	wie Lupus erythematodes, zusätzlich Myositis, Ösophagussklerose, keine Nephritis, keine Depression	„mixed connective tissue disease"	wie Lupus erythematodes, Klinik
Splenomegalie und Hautveränderungen	Kalottendefekte, Ekzem, Dyspnoe, Hepatomegalie, Anämie	disseminierte Histiozytose des Säuglingsalters	Histologie, Rö. Schädel, Thorax-CT
Splenomegalie und neurologische Symptome	psychomotorischer Verfall, kirschrote Makula, Korneatrübung, Dyspnoe, Gedeihstörung	M. Niemann-Pick	Sphingomyelinase in Leukozyten/Fibroblasten vermindert, Cholesterinveresterung in Fibroblasten gestört
	psychomotorischer Verfall, grobe Gesichtszüge, Makroglossie, Gingivahyperplasie, Kyphose, periphere Ödeme	infantile GM1-Gangliosidose	Mangel an saurer β-Galaktosidase in Fibroblasten
	psychomotorischer Verfall, grobe Gesichtszüge, Skelettveränderungen, Korneatrübung, Kleinwuchs	M. Hurler M. Hunter	qualitative und quantitative Mukopolysaccharidbestimmung im Urin, Enzymbestimmung in Leukozyten/Fibroblasten
Splenomegalie, Fieber, Nachtschweiß, Gewichtsabnahme	Lymphknotenvergrößerung	M. Hodgkin malignes Lymphom	Histologie, Sonographie, CT und/oder MRT
asymptomatische Splenomegalie	keine	Normvariante	Ausschluß anderer Ursachen
	manchmal Völlegefühl, anamnestisches Trauma	Hämatom, Ruptur, Milzzyste	Sonographie, CT, Histologie

H

65 Nephrokalzinose, Nephrolithiasis

Bernd Hoppe

Symptombeschreibung

Eine *Nephrokalzinose* ist Folge einer diffusen Ablagerung von Kalziumkristallen im Nierengewebe, vor allem im Interstitium der Markpyramiden. Eine typische Schmerzsymptomatik wird bei einer Nephrokalzinose nicht gefunden, weshalb sie oft lange Zeit unbemerkt bleibt. Eine Mikro- bzw. Makrohämaturie oder eine Leukozyturie und rezidivierende Harnwegsinfekte sind oft die einzigen Hinweise.

Bei der *Nephro-/Urolithiasis* befinden sich einzelne Konkremente im Nierenbecken oder den ableitenden Harnwegen. Häufig sind Bauchschmerzen oder aber Übelkeit und Erbrechen die ersten Symptome. Im Gegensatz zu den älteren haben jüngere Kinder selten einen kolikartigen Flankenschmerz. Erst im fortgeschrittenen Stadium tritt auch bei diesen dann eine typische Harnsteinkolik auf. Reflektorisch wird häufig der Magen-Darm-Trakt in Mitleidenschaft gezogen, es kommt zum Erbrechen, Wind- und Stuhlverhalt.

Bei Nieren- und Uretersteinen finden sich meist eine Hämaturie und Leukozyturie, aber auch Fieber, Pollakisurie und ein trüber Urin. Bei Steinen im unteren Harntrakt sind Dysurie sowie Miktionsstörungen bis hin zum Harnverhalt, aber auch Enuresis, Hämaturie und wiederum Pollakisurie und Fieber diagnostische Wegweiser.

> **Rezidivierende Harnwegsinfekte sind im Vorschulalter häufig mit Nierensteinen vergesellschaftet.**

Das Spielen mit dem Genitale kann bei kleineren Kindern auch auf eine Steinerkrankung hinweisen. Die Diagnose Harnstein wird häufig übersehen, bei (diffusen) Bauchschmerzen steht meist die Differentialdiagnose Appendizitis im Vordergrund.

Rationelle Diagnostik

Das diagnostische Vorgehen (Abb. 65.1) bei der Harnsteinerkrankung des Kindes unterscheidet sich nicht vom Procedere beim Erwachsenen. Auch wenn im Säuglings- und Kleinkindesalter Steinerkrankungen selten sind, ist ihr Ausschluß um so wichtiger, weil in den ersten Lebensjahren das Nierenparenchym besonders vulnerabel und durch eine Obstruktion der ableitenden Harnwege gefährdet ist. Die schnelle Diagnose eröffnet aber auch die Möglichkeit der frühen Behandlung, die meist Steinrezidive verhindern hilft.

Anamnese

Für zahlreiche Steinerkrankungen gibt es eine *familiäre Disposition*, der Familienanamnese kommt damit eine besondere Bedeutung zu. Die Steinerkrankung eines Kindes sollte ein Minimal-Screening der anderen Familienangehörigen nach sich ziehen. Steinleiden mit gehäufter familiärer Disposition und mit angeborenen Defekten sind z.B. Zystin-, Xanthin- und 2,8-Dihydroxyadenin-, aber auch Kalziumoxalatsteine.

Besondere *Ernährungsgewohnheiten* führen zur Steinbildung. Durch überhöhten Genuß bestimmter Nahrungsmittel (z.B. tierisches Protein) kommt es zur Anreicherung von lithogenen Substanzen im Harn.

Arzneimittelabusus, so z.B. die früher noch üblichen Vitamin-D-Stoßtherapien zur Rachitisprophylaxe (Kalziumoxalatsteine, Nephrokalzinose), aber auch eine hochdosierte Allopurinoltherapie beim Lesch-Nyhan-Syndrom (Xanthinsteine) und die Chemotherapie bei malignen Erkrankungen (Harnsäuresteine) können eine Harnsteinbildung zur Folge haben.

Körperliche Untersuchung

Auf eine ausführliche pädiatrisch-internistische Untersuchung auch im Hinblick auf mögliche Differentialdiagnosen, chronische Erkrankungen oder Syndrome, die mit einem Nierensteinleiden einhergehen können, sollte unbedingt geachtet werden. Im typischen Fall haben die diffusen Bauchschmerzen kein direktes Korrelat, wie z.B. bei der akuten Appendizitis. Bei der Palpation des Abdomens findet sich demzufolge kein gut beschreibbarer Druck- oder Klopfschmerz. Aussagekräftiger sind nach Ausschluß anderer Erkrankungen dann die weiteren diagnostischen Schritte.

Klinisch-chemische Untersuchungen (Tab. 65.1)

Harnuntersuchungen dienen dem Nachweis von Kristallen, Blut und anderen Zellen (Teststreifen), der Bestimmung von lithogenen und inhibitorischen Parametern, der Messung des spezifischen

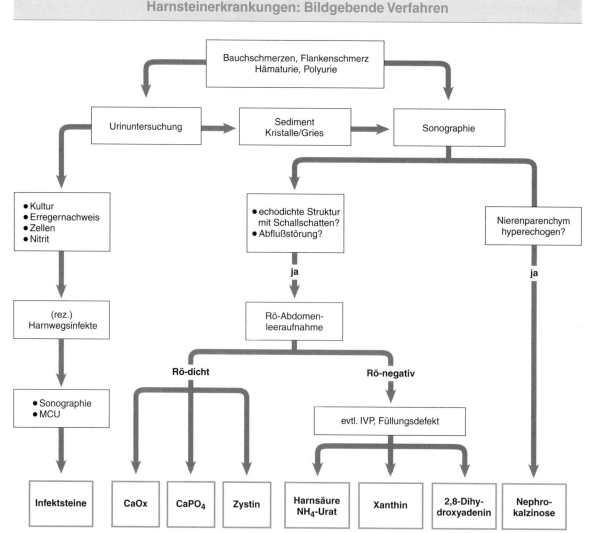

Abb. 65.1   Diagnostik: Bildgebende Verfahren bei Harnsteinerkrankungen.

Gewichts, des pH-Wertes und dem (quantitativen) Bakteriennachweis bzw. -ausschluß (s. Abb. 65.1). Die Ausscheidungsparameter können primär, z. B. bei Säuglingen, auch aus Spontanurinproben bestimmt werden. Die Errechnung der molaren Kreatininquotienten ergibt dann einen ersten diagnostischen Hinweis (Tab. 65.2). Die Analyse eines oder gegebenenfalls mehrerer 24-h-Urine sollte aber immer Vorrang genießen. Über der Alters- und Geschlechtsnorm liegende Werte sind bei entsprechender Symptomatik immer verdächtig. Schon eine Hyperkalziurie, -oxalurie und -urikosurie und nicht nur der manifeste Harnstein können zu einer Hämaturie führen. Auch pH-Tagesprofile geben einen diagnostischen Hinweis (z. B. bei renal-tubulärer Azidose). Bakterielle Infektionen erhöhen durch harnstoffspaltende Bakterien den Urin-pH-Wert und können so die Bildung von Infektsteinen auslösen (vor allem Proteusinfektionen).

Steinanalyse

Die durch Urinuntersuchungen und Serumanalysen faßbaren Stoffwechselstörungen können vielfältiger Art sein. Wesentliche Aufschlüsse über die Ursache des Harnsteinleidens können von der exakten Steinanalyse erwartet werden. Als Methoden der Wahl gelten heute die Infrarotspektroskopie und die Röntgendiffraktionsmethode. Die chemische Harnsteinanalyse ist aufgrund hoher Fehlerquoten obsolet.

Technische Untersuchungen

Zum Nachweis und zur Lokalisation von Steinen wird in der Pädiatrie als erstes bildgebendes Verfahren immer die *Sonographie* angewandt (Abb. 65.2). Jedes Konkrement mit einem Durchmesser von 2–3 mm vor allem im Bereich der Nieren und Blase, oder aber jede Erhöhung der Echodichte des Nierenparenchyms bei Nephrokalzinose kann

Tabelle 65.1 Laborchemische Untersuchungen bei Nephrokalzinose und Nierensteinen.

	Urinuntersuchung	Blutuntersuchung
Infektsteine	Ammonium Phosphat Kalzium	
Nephrokalzinose **Kalziumoxalatsteine** **Kalziumphosphatsteine**	Kalzium Oxalat Phosphat Harnsäure spezifisches Gewicht 24-h-Ausscheidung/Übersättigung Magnesium Kreatinin pH Volumen	Kalzium Phosphor alkalische Phosphatase Kreatinin, Harnstoff Parathormon Vitamin-D-Metaboliten Magnesium Blutgasanalyse (Plasmaoxalat)
Zystinsteine	Brand-Probe Elektrophorese • Zystin, Ornithin • Lysin, Arginin 24-h-Ausscheidung Kalzium Oxalat Kreatinin pH	
Harnsäuresteine **NH4-Uratsteine**	Harnsäure Ammonium Kalzium Oxalat Kreatinin pH Ausscheidung Übersättigung	Harnsäure erhöht HPRT-Mangel (Lesch-Nyhan-Syndrom)
Xanthinsteine	Xanthin Hypoxanthin Kreatinin	Xanthinoxidase Harnsäure erniedrigt
2,8-Dihydroxyadenin	2,8-Dihydroxyadenin Adenin Hydroxyadenin Kreatinin	Erythrozyten (APRT-Aktivität)

Abdomen: Niere

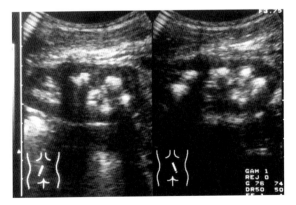

Abb. 65.2 Massive medulläre Nephrokalzinose bei einem Kind mit renal tubulärer Azidose. Hyperechogene Markpapillen beidseits, Umkehrung der kortikomedullären Differenzierung.

dadurch erkannt werden. Obstruktionen oder Fehlbildungen werden rasch objektiviert.

Sollte bei fehlender Harnstauung und ultrasonographisch nicht erfolgtem Steinnachweis weiterhin der Verdacht auf ein Konkrement gegeben sein, so kann eine *Röntgen-Abdomenleeraufnahme* weiteren Aufschluß geben. Kalziumhaltige Steine und Zystinsteine sind gut, eine Nephrokalzinose ist in der Regel nur selten erkennbar, alle anderen Steinarten sind nicht röntgendicht. Die Durchführung eines *IVP* kann in diesen Fällen durch den Nachweis von Füllungsdefekten bei der Diagnosestellung helfen (s. Abb. 65.1).

Besondere Hinweise

Rezidivierende Harnwegsinfektionen (HWI) und vorbestehende anatomische Harnwegsanomalien sind meistens die Ursache für die sehr rasch wachsenden *Infektsteine*. Kinder mit einer neurogenen Blasenentleerungsstörung und Kinder mit obstruktiven Anomalien sind besonders gefährdet. Im Verlauf einer Harnwegsinfektion kann es rasch zur Bildung einzelner Konkremente (meistens Struvitsteine) bis hin zur Entstehung von Korallen- und Ausgußsteinen kommen, die das gesamte Nierenbeckenkelchsystem auskleiden können. Der Infektstein ist prognostisch wesentlich günstiger als ein aseptischer Harnstein.

Kalziumoxalat- und Kalziumphosphatsteine sind in der Mehrzahl durch metabolische Veränderungen bedingt, die eine Übersättigung des Urins auslösen. Die Ausscheidung von lithogenen Substanzen im Harn ist erhöht, die häufigste Ursache dafür ist die (idiopathische) Hyperkalziurie. Der obere Normalwert der Kalziumausscheidung liegt bei 4 mg/kg KG/Tag (Anhang). Die Oxalsäure ist ein weiterer, noch potenterer lithogener Faktor

(normale Ausscheidung < 0,5 mmol/1,73 m² KOF/Tag [< 45 mg/1,73 m³ KOF/d]). Bei der Beurteilung des Oxalsäure-Kreatinin-Quotienten sind unbedingt altersabhängige Normalwerte zu beachten (s. Tab. 65.1). Man unterscheidet primäre Hyperoxalurien von einer sekundären, d.h. enteralen oder diätetischen Hyperoxalurie.

Harnsäuresteine findet man bei verschiedenen Stoffwechselerkrankungen. Der Urin-pH ist ein wichtiger Faktor bei der Pathogenese. Harnsäure ist als schwache Säure (pH-Wert von 5,3) bei einem niedrigeren pH-Wert schlecht löslich. *Xanthin- und 2,8-Dihydroxyadeninsteine* sind sehr selten. Xanthinsteine können auch bei einer hochdosierten Allopurinoltherapie auftreten.

Die klassische *Zystinurie* (Inzidenz 1 : 15 000) ist eine autosomal-rezessiv vererbte Erkrankung mit einer defekten Reabsorption der Aminosäuren Zystin, Ornithin, Lysin und Arginin im proximalen Tubulus (s. Abb. 65.1). Dies bedingt eine übermäßige Ausscheidung gerade von Zystin, welches in höherer Konzentration schnell zur Bildung von Harnsteinen und unbehandelt immer wieder schnell zu Steinrezidiven führt (s. Tab. 65.2).

Tabelle 65.2 Obere Normalwerte für die Ausscheidung von lithogenen und inhibitorischen Substanzen im 24-h-Urin von gesunden Säuglingen und Kindern.

Parameter	Ausscheidung (mmol/1,73 m² KOF/Tag)	Kreatininquotienten mol/mol	
Kalzium (Ausscheidung in mg/kg/Tag)	4	< 1 Jahr 1–3 Jahre 3–5 Jahre 5–7 Jahre > 7 Jahre	2,0 1,5 1,1 0,8 0,6
Oxalat (Quotient in mmol/mol)	0,5 (45 mg/kg/Tag)	0–6 Monate 7–24 Monate 2–5 Jahre 5–14 Jahre > 16 Jahre	325 132 98 70 39
Harnsäure	4,0	0–12 Monate > 1 Jahr	1,1 0,75
Phosphor	12–38		
Zystin (μmol/Tag)	< 10 Jahre: 55 > 10 Jahre: 200 Erwachsene: 250	0–1 Monat 1–6 Monat > 6 Monate	40 25 18
Zitrat (**unteres** Limit)	0,8	0–5 Jahre > 5 Jahre	0,25 0,15

Differentialdiagnostische Tabellen

Differentialdiagnose der Nephrokalzinose/Nephrolithiasis bei Hyperkalziurie

Charakterisierung des Hauptsymptoms	weiterführende Nebenbefunde	Verdachtsdiagnosen	Bestätigung der Diagnose
Kinder mit normokalzämischer Hyperkalziurie	Mikrohämaturie, sterile Leukozyturie	idiopathische Hyperkalziurie • renale Form • absorptive Form	briefkuvert-, hantelförmige Kristalle (CaOx) 1,25 (OH)$_2$D3 ↑, (PTH ↑) → Nüchternkalziumausscheidung ↑ → Ca-Ausscheidung ↑ bei oraler Kalziumbelastung
		X-chromosomal-rezessive Nephrolithiasis, Morbus Dent	Kalziumausscheidung ↑, Nephrokalzinose, (Urolithiasis), Proteinurie (Nierenversagen, Rachitis), Mutationen auf Chromosom Xp 11.22 Kandidatengen → CLCN5 (Chloridkanal)
		autosomal-rezessive FFHNC (familiäres Hypomagnesiämie- und Hyperkalziurie-Syndrom	Serummagnesium ↓, Kalziumausscheidung ↑, fraktionelle Magnesiumausscheidung ↑, Nephrokalzinose, Nierenversagen, Mutationen des Paracellin-I-Gens
	metabolische Azidose	distale renal-tubuläre Azidose	metabolische Azidose, Serumkalium ↓, -chlor ↑ Plasmabikarbonat ↓, Urin-pH ↑ → NH$_4$Cl-Belastungstest (pH nicht < 6,1) Ca-, Phosphorausscheidung ↑, Zitrat ↓ medulläre Nephrokalzinose/CaHPO$_4$-Steine pseudoamorphe Kristalle (Karbonatapatit) basaltsäulenartige Kristalle (Brushit)
	Frühgeburt, Diuretikagabe	Diuretika (Furosemid, Prednison)	Ca-Ausscheidung ↑, Medikation?
	hepatische und neurologische Symptome	Morbus Wilson	Tubulusschaden durch Grunderkrankung → Ca- und Oxalatausscheidung ↑, Nephrokalzinose, Urolithiasis, M. Wilson-Gen auf Chromosom 13p14.1–21.1
	Proteinurie, Augenveränderungen (Katarakt)	Lowe-Syndrom	Tubulusschaden durch Grunderkrankung → Ca-Ausscheidung ↑, Nephrokalzinose, Urolithiasis
hyperkalzämische Hyperkalziurie	Bauchschmerzen, Zahnausfall	primärer Hyperparathyreoidismus	Serumkalzium ↑, -phosphor ↓, PTH ↑, Ca-, Phosphorausscheidung ↑
	Zerebralparese, längere Frakturenbehandlung	Immobilisation	Anamnese, Ca-, Phosphorausscheidung ↑ Knochendichte ↓
	Protrusio bulbi, Hitzegefühl, Tachykardie	Hyperthyreoidismus	T3 ↑, T4 ↑, TSH ↓↓, Antikörper (Grave) Serum Ca ↑, Urin Ca ↑
	Stammfettsucht, Vollmondgesicht	Cushing-Syndrom	typisches Aussehen, Kortisol ↑, Kalium (↓), Urin: 17-Hydroxykortikosteroide ↑, 17-Ketosteroide ↑, Ca-Ausscheidung ↑, Osteoporose, pathologische Frakturen
	Hyperpigmentation, Adynamie	Nebennierenrindeninsuffizienz	Diagnostik der verschiedenen Ätiologien, Bestimmung von Plasmakortisol, Renin, Aldosteron, Urin: Natrium- und Ca-Ausscheidung ↑
	Hypokaliämie, Alkalose	M. Bartter	Serum: K ↓, CL ↓, Renin ↑, Aldosteron ↑, Prostaglandine ↑, metabolische Alkalose; Urin: K ↑, Cl ↑, Ca ↑, (Zitrat ↓), Polyurie; Nephrokalzinose, Mutationen des Na-K-2Cl-Kotransporters
	Aortenstenose	Williams-Beuren-Syndrom	Serum-Ca ↑, Aortenstenose, mentale Retardierung, „Elfin-faces", Ca-Ausscheidung ↑, Nephrokalzinose
	Knochenschmerzen	Knochenmetastasen	Diagnostik → maligne Erkrankung, Serum-Ca ↑, Urin: Ca-Ausscheidung ↑
	Vitamin-D-Stoßtherapie, Polyurie, Hitzegefühl	Hypervitaminose D (A)	Vitaminzufuhr ↑, Serum-Ca ↑, Vitamin-D-Metabolite ↑, Vitamin-A-Spiegel ↑, Ca-Ausscheidung ↑
		idiopathische Hyperkalzämie des Kindesalters	Serum-Ca ↑, Ca-Ausscheidung ↑, Nephrokalzinose, Ausschlußdiagnose
	chronischer Husten	Sarkoidose	Granulomata (Lunge), BSG ↑, Serum: Protein ↑, Ca ↑, Eosinophilie, ACE ↑, Urin: Ca ↑, (Zitrat ↓)

Abdomen: Niere

Differentialdiagnose der Nephrokalzinose, Nephrolithiasis im Kindesalter bei metabolischen Erkrankungen

Charakterisierung des Hauptsymptoms	weiterführende Nebenbefunde	Verdachtsdiagnosen	Bestätigung der Diagnose
Hyperoxalurie		primäre Hyperoxalurie Typ I	Urinoxalat $\uparrow\uparrow$, -glykolat $\uparrow$, Plasmaoxalat $\uparrow$, (Leberbiopsie → Alaninglyoxylat-Aminotransferase [AGT]-Aktivität $\downarrow$, AGT-Mißlokalisation), Mutationen des AGT-Gens (2q37.3) häufige Steinrezidive, progressiv progrediente Nephrokalzinose, → Niereninsuffizienz
		primäre Hyperoxalurie Typ II	Urinoxalat $\uparrow\uparrow$, L-Glycerinsäure $\uparrow$, Plasmaoxalat $\uparrow$ Urinoxalat $\uparrow\uparrow$, Urin-L-Glycerinsäure $\uparrow$, Plasmaoxalat $\uparrow$, Leberbiopsie: Glyoxylat-Reduktase(GR-)-/Hydroxypyruvat-Reduktase (HPR-)-Mangel, Mutationen des GR-Gens
	+ M. Crohn + Mukoviszidose	sekundäre (absorptive) Hyperoxalurie → bei Malabsorptionssyndromen → nach intestinaler Resektion → diätetisch?	Grunderkrankung (CF, M. Crohn, Colitis ulcerosa, Sprue), intestinale Besiedlung mit oxalatdegradierenden Bakterien $\downarrow$ (Oxalobacter formigines) Urinoxalat $\uparrow$ (Zitrat $\downarrow$)
Hyperurikosurie			wetzsteinförmige oder rechteckige Kristalle, feinkristallines „Ziegelmehl" im Sediment
	+ mentale Retardierung	angeborene Stoffwechselerkrankungen, Lesch-Nyhan-Syndrom/Gicht	Urin-pH $\downarrow$, Urin und Serumharnsäure $\uparrow$, Hypoxanthin-Phosphoribosyltransferase $\downarrow$ (Mutationen des HPRT-Gens auf Chromosom Xq26-27)
	+ Hepatomegalie, Muskelschwäche	Glykogen-Speicherkrankheit Typ I, III, V, VII	Merkmale/Diagnostik der Glykogenspeicherkrankheiten, Gichtsymptome, Urinharnsäure $\uparrow$
	+ Leukämie	Überproduktion bei → Leukämie sowie Non-Hodgkin-Lymphom	maligne Erkrankung (Therapie), Urin- und Serumharnsäure $\uparrow$
Proteinmast		proteinreiche Ernährung (tierisches Protein)	Anamnese, Ausschlußdiagnostik, Urin und Serumharnsäure $\uparrow$
Ammoniumurat		Ammoniumuratsteine	Harnwegsinfektion, einseitige Ernährung (Vegetarier), Serumharnsäure ($\uparrow$), Urin: NH_4 $\uparrow$, Harnsäure $\uparrow$, Mischsteine mit Struvit (s. u.)
Zystinurie		Zystinurie I–III	hexagonale, flache Kristalle im Morgenurin, Urin: Brand-Probe, HEP, Aminosäuren → Zystin, Ornithin, Lysin, Arginin, Zystinausscheidung $\uparrow$ Mutationen des Zystinuriegens auf Chromosom 2p21 (SLC3A1) bzw. auf Chromosom 19 (SLC7A9)
Xanthinurie		Xanthinsteine Allopurinoltherapie	Urin: Xanthin $\uparrow$, Hypoxanthin $\uparrow$, Serum: Harnsäure $\downarrow\downarrow$, Xanthinoxidase $\downarrow$, (Mutationen des XDH-Gens auf Chromosom 2p22.3→22.2)
2,8-Dihydroxyadeninurie		2,8-Dihydroxyadeninsteine	runde, braune Kristalle im Sediment, Adenin-Phosphoribosyltransferase $\downarrow$ in Erythrozyten Urin: 2,8-Dihydroxyadenin $\uparrow$, Adenin $\uparrow$, Hydroxyadenin $\uparrow$ (Mutationen des APRT-Gens auf Chromosom 16q22.2-22.3)
		Struvit, Carbonatapatitsteine	sargdeckelförmige (Struvit), pseudoamorphe (Carbonatapatit) Kristalle im Sediment (Kultur → Proteus?), anatomische Anomalien (US), Reflux (MCU), Urin-pH $\uparrow$, Nitrit $\uparrow$, Leukozyturie, Kalzium-, Phosphorausscheidung $\uparrow$
Hypozitraturie, rezidivierende Harnwegsinfekte mit Proteus vulgaris		d-RTA idiopathisch	→ siehe unter RTA → Zitratausscheidung $\downarrow$, Ausschlußdiagnostik
hypokalzämische Tetanie, Hyperkalziurie		familiäres Syndrom der Hypokalzämie/Hyperkalziurie	Serum Ca $\downarrow$, Ca-Ausscheidung $\uparrow$, Defekt des Kalzium-Sensing-Rezeptor-Gens auf Chromosom 3q13.3-21

66 Proteinurie

Martin Kirschstein

Symptombeschreibung

Die Proteinurie ist das wichtigste labordiagnostische Leitsymptom vieler Nierenerkrankungen, das auf glomeruläre oder tubuläre Schädigungen hinweist. Von den renal bedingten müssen die prärenalen (Überlaufproteinurie) und die postrenalen („Serumleck") Proteinurien abgegrenzt werden.

Physiologische Proteinurie: Im Urin gesunder Kinder findet sich eine Vielzahl von Proteinen, die aus dem Plasma, den Nieren und den ableitenden Harnwegen stammen. Der Verlust von Eiweißen in den Endharn wird durch ein kaskadenartig hintereinander geschaltetes System aus glomerulärer Plasmafiltration und tubulärer Resorption auf 10–150 mg/Tag/1,73 m² KOF (< 4 mg/h/m² KOF) begrenzt. Makromoleküle (MG > 67 000 Dalton) wie Albumin (67 000 Dalton), Transferrin (76 000 Dalton) und Immunglobuline (IgG 150 000 Dalton) werden durch die größen- und ladungsselektiven Filter der glomerulären Basalmembran praktisch komplett retiniert. Niedermolekulare Proteine (MG < 60 000 Dalton) wie α_1-Mikroglobulin (33 000 Dalton), retinolbindendes Protein (21 000 Dalton), β_2-Mikroglobulin (11 800 Dalton) werden frei glomerulär filtriert und anschließend tubulär fast vollständig resorbiert.

Pathologische Proteinurieformen: Störungen im Bereich der verschiedenen Ebenen der Eiweißfiltration und -resorption führen zu unterschiedlichen Proteinurieformen (Abb. 66.1).
• *Glomeruläre Proteinurie:* Eine Störung der elektrostatischen Filterfunktion führt zu einer selektiven glomerulären Proteinurie (Albumin). Strukturelle Veränderungen der Basalmembran haben eine unselektive glomeruläre Proteinurie (Albumin, Transferrin und IgG) zur Folge.
• *Tubuläre Proteinurie:* Angeborene oder erworbene Schädigungen der tubulären Resorptionsmechanismen führen zur Ausscheidung niedermolekularer Proteine (α_1-Mikroglobulin, retinolbindendes Protein, β_2-Mikroglobulin). Das quantitative Ausmaß der tubulären Proteinurie überschreitet 2 g/Tag/1,73 m² KOF nicht.
• *Glomerulär-tubuläre Mischproteinurie:* Glomerulopathien mit tubulo-interstitieller Beteiligung weisen ein Mischbild aus glomerulärer und tubulärer Proteinurie auf.
• *Prärenale Proteinurie (Überlaufproteinurie):* Durch akut oder chronisch erhöhte Konzentrationen niedermolekularer Proteine (Hämoglobin

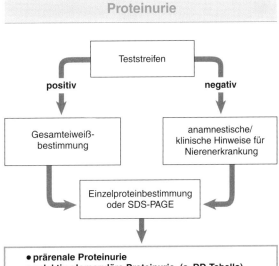

Abb. 66.1 Diagnostisches Vorgehen bei Proteinurie.

Die Abbildung zeigt: Proteinurie → Teststreifen → positiv: Gesamteiweißbestimmung; negativ: anamnestische/klinische Hinweise für Nierenerkrankung → Einzelproteinbestimmung oder SDS-PAGE →
• prärenale Proteinurie
• selektiv glomeruläre Proteinurie (s. DD-Tabelle)
• unselektiv glomeruläre Proteinurie (s. DD-Tabelle)
• unselektiv glomeruläre Proteinurie und tubuläre Proteinurie (s. DD-Tabelle)
• tubuläre Proteinurie (s. DD-Tabelle)
• postrenale Proteinurie

nach Hämolyse, Myoglobin nach Myolyse) im Serum kommt es durch Überschreiten der tubulären Resorptionskapazität zu einer Überlaufproteinurie. Im Gegensatz zum Erwachsenenalter (Plasmozytom) ist eine prärenale Proteinurie im Kindesalter sehr selten.
• *Postrenale Proteinurie:* Eine Ausscheidung von Plasmaproteinen findet sich bei postrenalen Blutungen oder Entzündungen der ableitenden Harnwege („Serumleck").

Rationelle Diagnostik

Anamnese

Eine große Zahl von Nierenerkrankungen ist genetisch bedingt, daher sollte nach familiären Nephropathien (Dialyse, Nierentransplantation, arterieller Hypertonus) und Schwerhörigkeit (Alport-Syndrom) gefragt werden.

Bei der Eigenanamnese sind besonders wichtig: Vorausgegangene Nierenerkrankungen und Infektionen (Fieber, arterielle Hypertonie, Purpura, Bauch- und Gelenkschmerzen sowie die Einnahme von Medikamenten).

Abdomen: Niere

I

Körperliche Untersuchung

Bei der körperlichen Untersuchung wird nach Ödemen, Aszites und Pleuraergüssen gesucht. Petechien oder Purpura, vor allem an den unteren Extremitäten und im Analbereich, können auf eine Nierenbeteiligung im Rahmen einer Purpura Schoenlein-Henoch hinweisen.

Unverzichtbarer Bestandteil der Untersuchung ist die Blutdruckmessung.

Eine augenärztliche Untersuchung (inkl. Fundoskopie bei arterieller Hypertonie) und eine Audiometrie (Alport-Syndrom, Genanalyse) sind bei speziellen Fragestellungen sinnvoll.

Klinisch-chemische Untersuchungen

Untersuchungsmaterial Urin: Für eine Teststreifenuntersuchung des Harns genügt eine Spontanurinprobe. Quantitative Urinproteinbestimmungen verlangen eine konsequente Urinsammlung, die insbesondere bei jungen Kindern schwer durchführbar ist. Die Bestimmung von Protein/ Kreatinin-Quotienten in Spontanurinproben (z.B. 2. Morgenurin) ist für die diagnostische Abklärung renaler Erkrankungen in den meisten Fällen ausreichend (Ausnahmen: orthostatische Proteinurie, nephrotisches Syndrom). Außer für die Streifentestuntersuchung sollte der Urin vor Durchführung der Gesamteiweißbestimmung 10 min lang bei 800 g bzw. 3000 Upm zentrifugiert und der Überstand an das Labor verschickt werden. Die Lagerung von Urinproben für die Proteinanalytik kann bei +4 °C bis zu 10 Tagen erfolgen, Einfrieren (−20 °C) muß vermieden werden.

Teststreifen: Die Methode beruht auf dem Prinzip des sogenannten „Eiweißfehlers" von pH-Indikatoren. In Gegenwart von Eiweiß gibt der Indikator H-Ionen an die Proteine ab, die Farbe schlägt nach Grün/Blau um. Teststreifen weisen fast ausschließlich Albumin nach. Die Empfindlichkeit verschiedener im Handel befindlicher Streifentests liegt zwischen 100 und 300 mg Albumin/l, dies ist ein Vielfaches der Albuminausscheidung gesunder Kinder! Da tubuläre (niedermolekulare) Proteine und prärenale Proteinurien nicht erfaßt werden und die Nachweisgrenze für Albumin relativ hoch ist, muß bei anamnestischen oder klinischen Hinweisen auf eine Nierenerkrankung immer eine weiterführende Urinproteindiagnostik vorgenommen werden.

Ein negativer Streifentest schließt eine Proteinurie nicht aus.

Falsch positive Teststreifenergebnisse können durch alkalischen Urin (pH > 8) und Medikamente verursacht werden.

Gesamteiweißbestimmung: Bei positiver Teststreifenuntersuchung oder anamnestisch/klinischen Hinweisen auf eine Nierenerkrankung erfolgt eine Uringesamtproteinbestimmung, für die eine Reihe verschiedener Testmethoden zur Verfügung steht. Die Gesamtproteinbestimmung ist eine unverzichtbare Labormethode zur präzisen Messung der Harneiweißmenge, die klinische Information beschränkt sich im allgemeinen auf die Möglichkeit, zwischen „nephrotischen" (große Proteinurie > 1000 mg/Tag/m² KOF) und „nichtnephrotischen" Nierenerkrankungen zu unterscheiden (Tab. 66.1).

SDS-PAGE und Einzelproteinbestimmung: Neben der Gesamteiweißbestimmung im Urin sollten die mit dem Harn ausgeschiedenen Proteine nach Art und Zusammensetzung untersucht werden. Mit der molekulargewichtsbezogenen Natriumdodecylsulfat-Polyacrylamid-Gradientengel-Elektrophorese (SDS-PAGE) oder der immunchemischen Messung von Leitproteinen kann eine Aussage über Art und Ort der Nierenschädigung anhand der Proteinurieform gemacht werden (Tab. 66.2).

Tabelle 66.1 Normbereiche für die Uringesamteiweißausscheidung.

2. Morgenurin	24-h-Sammelurin	
< 90 mg/l	normal	< 4 mg/m²/h
< 170 mg/g Kreatinin	abnormal	4–40 mg/m²/h
< 20 mg/mmol Kreatinin	nephrotisch	> 40 mg/m²/h

Tabelle 66.2 Proteinurieformen.

SDS-PAGE	Leitproteine
unselektiv glomerulär	IgG, Transferrin, Albumin
selektiv glomerulär	Albumin, Transferrin
tubulär	α_1-Mikroglobulin, retinolbindendes Protein, β_2-Mikroglobulin
gemischt glomerulär-tubulär	IgG, Transferrin, Albumin, α_1-Mikroglobulin, retinolbindendes Protein, β_2-Mikroglobulin
prärenal	Hämoglobin, Myoglobin, Bence-Jones-Proteine
postrenal	α_2-Makroglobulin, Apolipoprotein A1

SDS-PAGE und immunchemische Leitprotein-messung liefern vergleichbare Ergebnisse. Die SDS-PAGE ist in der Primärdiagnostik der Bestimmung von Einzelproteinen überlegen, liefert aber nur semiquantitative Ergebnisse. Die Einzelproteinbestimmung dagegen ermittelt quantitative Daten (Tab. 66.3) und ist von Vorteil bei der Verlaufsbeobachtung und Therapiekontrolle von Nierenerkrankungen.

Die Urinanalyse mittels SDS-PAGE und Einzelproteinbestimmungen erlaubt keine Zuordnung zu den zugrundeliegenden histologischen Typen der verschiedenen Glomerulonephritiden und kann bei persistierender, insbesondere glomerulärer Proteinurie eine Nierenbiopsie nicht ersetzen, aber bei der Indikationsstellung und Planung dieses Eingriffes von Nutzen sein.

Beurteilung der Nierenfunktion: Bei Nachweis einer pathologischen glomerulären Proteinurie dienen folgende Parameter zur Beurteilung der Nierenfunktion und zur Abklärung der zugrundeliegenden Ätiologie *(Glomerulonephritis-Programm):*

BSG → Blutbild → Serumelektrolyte → Harnstoff → Kreatinin → Kreatininclearance → Serumprotein und Elektrophorese → Cholesterin → C3-Komplement → Immunglobuline A, G und M → Antistreptolysintiter → Antihyaluronidase → Antideoxyribonuclease (DNase) → C3-Nephritisfaktor → Doppelstrang-DNS-Antikörper → p- und c-ANCA → Antibasalmembranantikörper → Gerinnungsstatus und Antithrombin III.

Untersuchung des Spontanurins: Mikroskopie mit Zellzahlbestimmung und Zylindersuche, Teststreifen auf Glucose und Hämoglobin, Urinkultur.

Bei Nachweis einer isolierten tubulären Proteinurie ist die Messung von Elektrolyten (tubuläre Phosphatrückresorption, Kalzium-Kreatinin-Quotient) zur Untersuchung der Tubulusfunktion sinnvoll.

Technische Untersuchungen

Wichtigstes bildgebendes Verfahren ist die Sonographie zur Beurteilung der Nierengröße, -form und -struktur (Echogenität) sowie die farbkodierte Doppler-Sonographie (Nierenvenenthrombose). Eine weiterführende bildgebende Diagnostik (MCU, i.v.-Urogramm, Isotopennephrographie) bleibt speziellen morphologischen Fragestellungen vorbehalten.

Häufig ist eine Diagnosesicherung nur durch Beurteilung der Nierenhistologie (Licht-, Immunfluoreszenz- und Elektronenmikroskopie) nach *perkutaner Nierenbiopsie* möglich. Indikationen für eine Nierenbiopsie sind
• Nierenerkrankungen unklarer Ätiologie mit persistierender Proteinurie, Hämaturie, arterieller Hypertonie sowie einer Nierenfunktionseinschränkung,
• ein steroidresistentes nephrotisches Syndrom,
• eine Proteinurie bei Systemerkrankungen (z.B. Lupus erythematodes).

Die Indikation zur Durchführung einer Nierenbiopsie ist nicht nur von den sich ergebenden therapeutischen Konsequenzen, sondern auch von den möglichen prognostischen und humangenetischen Aussagen abhängig zu machen.

Besondere Hinweise

Aufgrund der weiten Verbreitung von Teststreifen wird eine Proteinurie häufig zufällig entdeckt, ohne daß klinische Symptome vom Patienten angegeben werden. Das Vorliegen weiterer pathologischer Untersuchungsbefunde (insbesondere Hypertonie, Hämaturie) ist eine Indikation für eine ausführliche Diagnostik. Bei erstmaligem Nachweis einer sicher asymptomatischen Proteinurie im Falle einer leeren Eigen- und Familienanamnese sowie eines unauffälligen körperlichen Untersuchungsbefundes sollte der Urin in den folgenden Tagen erneut mehrfach auf Eiweiß untersucht werden. Alternativ können dem Patienten Teststreifen verschrieben werden, damit er oder die Eltern zu Hause den Urin untersuchen und das Ergebnis protokollieren. Diese Maßnahme kann nach Wochen oder Monaten für einige Tage erneut wiederholt werden.

> **Eine konstant nachweisbare renale Eiweißausscheidung bedarf einer weiteren diagnostischen Abklärung, da eine Proteinurie einen wesentlichen Faktor für die Entwicklung einer chronischen Niereninsuffizienz darstellt.**

Eine orthostatische Proteinurie tritt besonders bei Jugendlichen auf. Um Patienten mit dieser benignen funktionellen Proteinurieform eine unnötige Diagnostik zu ersparen, ist ganz besonders auf eine korrekte Uringewinnung zu achten (Tab. 66.4)!

Tabelle 66.3 Referenzbereiche von Einzelproteinen im Kindesalter (2. Morgenurin).

	mg/l	mg/mmol Kreatinin
Albumin	20	5
IgG	8	0,8
Transferrin	2	0,3
α_1-Mikroglobulin	8	0,8
retinolbindendes Protein	0,5	0,04
β_2-Mikroglobulin	0,5	0,04

Abdomen: Niere

Tabelle 66.4 Diagnostik der orthostatischen Proteinurie

Uringewinnung		Beurteilung
1. Nachturin	direkt vor dem Zubettgehen Blase entleeren und Urin verwerfen, vor dem morgendlichen Aufstehen im Liegen Blase entleeren und Urinprobe (10 ml) in beschriftetem („Nachturin") Röhrchen asservieren.	Gesamteiweißgehalt im Normbereich, SDS-PAGE: physiologisches Urinproteinmuster
2. Tagurin	sämtliche Urinportionen über folgenden Tag in einem Gefäß sammeln und Urinprobe (10 ml) in beschriftetem („Tagurin") Röhrchen asservieren; Urinproben bis zur Analyse möglichst kühl lagern!	Gesamteiweißgehalt bis max. 2 g/l, SDS-PAGE: unselektiv glomeruläre Proteinurie

Differentialdiagnostische Tabellen

Differentialdiagnose der selektiven glomerulären Proteinurie

Charakterisierung des Hauptsymptoms	weiterführende Nebenbefunde	Verdachtsdiagnosen	Bestätigung der Diagnose
selektive glomeruläre Proteinurie	Ödeme, Hypercholesterinämie, Serumalbumin < 2,5 g/dl	Minimal-Change-Nephritis (Lipoidnephrose)	in 90% Steroidsensibilität, bei Steroidresistenz, Nierenbiopsie, Genanalyse
	Ödeme, Hypercholesterinämie, Serumalbumin < 2,5 g/dl	fokal segmentale Glomerulosklerose (Frühform)	in 10–20% Steroidsensibilität, Nierenbiopsie, Genanalyse
	Ödeme, Hypercholesterinämie, Serumalbumin < 2,5 g/dl, höheres Lebensalter (Jugendliche), eventuell mit Tumorerkrankung, Hepatitis-B-assoziiert	membranöse Glomerulonephritis (Frühform)	Nierenbiopsie
	große Plazenta, AFP im Fruchtwasser ↑, Frühgeburt, Dystrophie, Ödeme bei Geburt	kongenitales nephrotisches Syndrom	Nierenbiopsie, Genanalyse
	Ödeme, Hypertonus, Hämaturie	infantiles nephrotisches Syndrom	Nierenbiopsie (diffuse mesangiale Sklerose), Drash-Syndrom, Genanalyse (WT1-Mutation)

Differentialdiagnose der unselektiv glomerulären und/oder glomerulär-tubulären Mischproteinurie

Charakterisierung des Hauptsymptoms	weiterführende Nebenbefunde	Verdachtsdiagnosen	Bestätigung der Diagnose
unselektiv glomeruläre und/oder glomerulär-tubuläre Mischproteinurie	vorausgegangener Infekt, C_3 ↓, ASL ↑, Hämaturie, Hypertonus	postinfektiöse Glomerulonephritis	Verlauf (gute Prognose)
	Bauch- und Gelenkschmerzen, Purpura, Petechien, Hämaturie	Schoenlein-Henoch-Nephritis	Klinik und evtl. Nierenbiopsie
	Serum-IgA ↑ (in 50%), intermittierende Hämaturie insbesondere während Infekten	IgA-Nephritis (Berger-Nephritis)	Nierenbiopsie
	Gastroenteritis, Anämie, Hypertonus, Hämaturie, Kreatinin ↑	hämolytisch-urämisches Syndrom	Fragmentozytennachweis, Escherichia coli O 157 im Stuhl, Verotoxinnachweis
	Fieber (> 38,5 °C)	febrile Proteinurie	Verlauf, 3 Tage nach Entfieberung nicht mehr nachweisbar
	keine	orthostatische Proteinurie	Tag-/Nachturinuntersuchung
	Hauterythem, Arthralgien, Hämaturie	Lupus erythematodes	ANA und ds DNS positiv, Nierenbiopsie
	C_3 ↓, Hämaturie	membranoproliferative Glomerulonephritis	Nierenbiopsie

Differentialdiagnose der unselektiv glomerulären und/oder glomerulär-tubulären Mischproteinurie
(Fortsetzung)

Charakterisierung des Hauptsymptoms	weiterführende Nebenbefunde	Verdachtsdiagnosen	Bestätigung der Diagnose
unselektiv glomeruläre und/oder glomerulär-tubuläre Mischproteinurie	dys-/hypoplastische Nägel, fehlende oder verkleinerte Patella, Hämaturie	Nail-Patella-Syndrom	Nierenbiopsie, Genanalyse (LM x 18 auf Chromosom 9 q 34)
	Endokarditis, ventrikuloatrialer Shunt, Arthralgien, Hypertonus, Anämie, Leukozytose, Hämaturie	Shunt-Nephritis	Serologie, Blutkultur, Shuntentfernung
	evtl. Muskelkater	Belastungsproteinurie	48 h nach körperlicher Belastung nicht mehr nachweisbar
	Glukosurie, Hyperglykämie, HbA$_1$ ↑	diabetische Nephropathie	Diabetes mellitus

Differentialdiagnose der tubulären Proteinurie

Charakterisierung des Hauptsymptoms	weiterführende Nebenbefunde	Verdachtsdiagnosen	Bestätigung der Diagnose
tubuläre Proteinurie	Fieber, Flankenschmerzen, CRP ↑, BSG ↑	Pyelonephritis	Urinkultur
	Kreatinin ↑, Erbrechen, Müdigkeit, Eosinophilie, Leukozyturie, Glukosurie	akute interstitielle Nephritis	Nierenbiopsie, Medikamenten- oder Infektanamnese
	evtl. Kreatinin ↑	Nephrotoxizität	Einnahme nephrotoxischer Medikamente (Antibiotika, Zytostatika, Kontrastmittel)
	Oligurie	akutes Nierenversagen	Kreatinin ↑
	Polyurie, Gedeihstörung, metabolische Azidose	Zystinose (Fanconi-Syndrom)	Zystingehalt in Leukozyten
	Glukosurie, Minderwuchs	(idiopathisches) Fanconi-Syndrom	Ausschluß anderer Ursachen eines Fanconi-Syndroms
	Hyperkalziurie	Dent's Disease	Genanalyse

(Randtext senkrecht) Abdomen: Niere

67 Hämaturie

Martin Kirschstein

Symptombeschreibung

Eine Mikro- oder Makrohämaturie ist ein häufiges Symptom bei Nieren- und Harnwegserkrankungen im Kindesalter, die renal oder extrarenal (ableitende Harnwege) bedingt ist. Sie kann intermittierend oder konstant nachweisbar sein sowie mit oder ohne Begleitung weiterer klinischer Symptome auftreten. Angaben zur Prävalenz einer Mikrohämaturie im Kindesalter schwanken je nach Defi-nition zwischen 1,5–6%, wobei weniger als die Hälfte der Kinder bei einer Kontrolluntersuchung erneut eine Hämaturie aufwiesen.

Während die Abklärung einer Makrohämaturie in der Regel kein großes diagnostisches Problem darstellt, sind die Ursachen einer asymptomatischen Mikrohämaturie oft nicht endgültig zu klären, was eine Unsicherheit bei Patienten, Eltern und Ärzten begünstigt.

Da im Kindesalter operativ zu behandelnde
Ursachen einer Hämaturie eher die Ausnahme
darstellen, sollte die Primärdiagnostik mit
nichtinvasiven und nur in sehr seltenen Fällen
mit endoskopischen oder radiologischen
Untersuchungsmethoden erfolgen.

Bevor Untersuchungen zur Abklärung einer Hämaturie veranlaßt werden, muß mittels Teststreifen
geklärt werden, ob überhaupt eine Hämaturie vorliegt. Nicht jede Rot- oder Braunfärbung des Harns
entspricht einer Hämaturie. Nahrungsmittel,
Medikamente und verschiedene Harnbestandteile
können zu einer Verfärbung des Urins führen
(Tab. 67.1). Das gesamte diagnostische Vorgehen
beschreibt Abbildung 67.1.

Tabelle 67.1 Ursachen einer Rot- und Braunfärbung des Urins.

• Blut	• Medikamente
– Hämaturie	– Chloroquin
– Hämoglobin	– Deferoxamin
• Myoglobin	– Ibuprofen
• Nahrungsmittel	– Methyldopa
– Brombeeren	– Metronidazol
– Rote Bete	– Nitrofurantoin
– Rhabarber	– Phenothiazine
• Farbstoffe	– Phenytoin
– Anilin (Süßigkeiten)	– Rifampicin
• Porphyrine	• Bakterien
• Urate	– Serratia marcescens
– „Ziegelmehl" in der	(Verfärbung der
Windel	Windel)

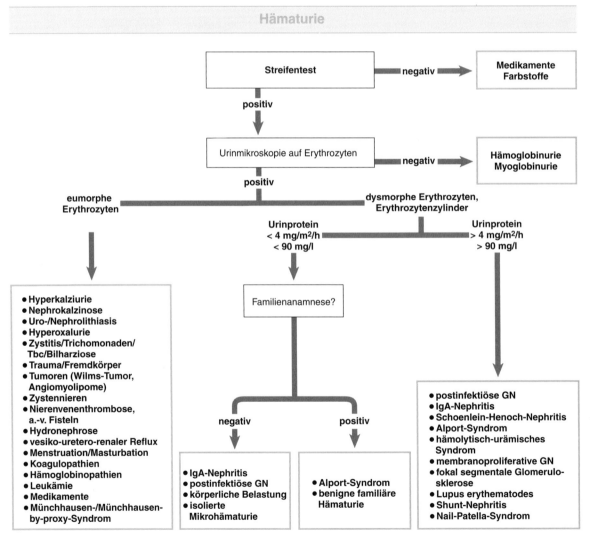

Abb. 67.1 Diagnostisches Vorgehen bei Hämaturie.

Rationelle Diagnostik

Anamnese

Eine genaue Anamneseerhebung bei nachgewiesener Hämaturie ist von großer Bedeutung, denn sie liefert häufig ausreichend Informationen, um eine Verdachtsdiagnose zu stellen und gezielte Untersuchungen zu veranlassen.

Beginn, zeitlicher Verlauf (intermittierend, chronisch), Art und Ausmaß (Mikro- oder Makrohämaturie) sowie eine *exakte Beschreibung* der Farbe des Harns (rosa-hellrot oder dunkelbraun) müssen erfragt werden.

Der *Zeitpunkt des Auftretens einer Hämaturie* während oder nach (meist 7–21 Tage) einem Infekt der oberen Luftwege liefert wertvolle Hinweise für eine ätiologische Zuordnung verschiedener Glomerulonephritisformen (IgA-Nephritis, postinfektiöse Glomerulonephritis).

Purpura, Petechien, Bauch- und Gelenkschmerzen gehen häufig einer Nierenbeteiligung bei Purpura Schoenlein-Henoch voraus. Ferner ist nach Begleitsymptomen wie Flanken- und Bauchschmerzen (Koliken), Dysurie, sekundäre Enuresis und Fieber zu fragen.

Angaben über schwere *körperliche Belastungen* (insbesondere Laufsportarten, lange Märsche, Fahrradtouren), *Traumen* (Rücken, Blase, Genitale) sowie Aufenthalte in *tropischen Gebieten* können wertvolle Hinweise zur Ätiologie liefern.

Bei einer *Hämaturie im Neugeborenen- oder Säuglingsalter* ist nach vorausgegangenen Blasen- und Nabelgefäßkatheterisierungen, perinataler Asphyxie sowie nach einer Diuretikatherapie (Furosemid) bei bronchopulmonaler Dysplasie zu fragen.

Da eine Vielzahl von *Medikamenten* eine Hämoglobin- oder Hämaturie auslösen können, sind Angaben insbesondere zur Einnahme von Antibiotika, Zytostatika, Analgetika, Antiphlogistika und Diuretika unerläßlich.

Bei Erhebung der Krankengeschichte des Patienten wird nach *Herzvitien* und -operationen sowie nach bekannten *Harntraktfehlbildungen* gefragt.

Die Familienanamnese soll Angaben zu Hämaturie, Proteinurie, Schwerhörigkeit (Alport-Syndrom), Nierenversagen (Dialyse, Transplantation), Bluthochdruck, Urolithiasis, Hämoglobinopathien (Sichelzellanämie) und Gerinnungsstörungen enthalten.

Körperliche Untersuchung

Neben der allgemeinen körperlichen Untersuchung sollte nach Ödemen, Purpura, Petechien und Gelenkschwellungen gesucht werden. Eine sorgfältige Palpation des Abdomens und der Nierenregion auf pathologische Resistenzen sowie die Perkussion der Flanken auf eine erhöhte Schmerzempfindlichkeit der Nieren sollten durchgeführt werden. Bei der Untersuchung der Genitalregion achtet man auf Fehlbildungen, Entzündungen sowie Hinweise für ein Trauma.

> Die *Messung des Blutdrucks* ist essentieller Bestandteil der körperlichen Untersuchung, der Nachweis einer arteriellen Hypertonie sollte zu einer Intensivierung der Diagnostik einer Hämaturie führen.

Eine Fundoskopie ist bei Vorliegen eines Bluthochdrucks indiziert, eine Spaltlampenuntersuchung der Linsen kann hinweisend sein für eine Stoffwechselerkrankung oder für ein Alport-Syndrom (Lentikonus), das beim männlichen Geschlecht in vielen Fällen durch eine Schwerhörigkeit (Audiogramm) charakterisiert ist.

Klinisch-chemische Untersuchungen

Eine Rot-/Braunverfärbung des Urins wird zum Nachweis einer Hämaturie zuerst mit einem *Teststreifen* untersucht (s. Abb. 67.1). Hämoglobin spaltet Sauerstoff von einem Peroxid, das auf ein Chromogen übertragen wird und dann eine Farbreaktion anzeigt. Die im Handel befindlichen Teststreifen reagieren sehr empfindlich auf freies Hämoglobin (0,02 mg/dl, entspricht 5–20 intakten Erythrozyten/µl) und Myoglobin, aber schlechter auf intakte Erythrozyten.

> Ein positives Teststreifenergebnis wird immer gefolgt von einer Urinmikroskopie zur Diagnose einer Erythrozyturie.

Werden keine Erythrozyten gesehen, schließt sich an die Differenzierung zwischen Hämoglobin und Myoglobin die *Suche nach den Ursachen einer Hämoglobinurie* (Medikamente, Glucose-6-Phosphat-Dehydrogenase-Mangel) bzw. Myoglobinurie (Rhabdomyolyse) an.

> Zwei Untersuchungen sind bei allen Patienten mit Erythrozyturie unbedingt erforderlich: Urinmikroskopie und Proteinnachweis.

Die *mikroskopische Untersuchung des Spontanurins* besitzt eine hohe diagnostische Aussagekraft. Mit dieser Methode sollten Erythrozyten (Zählkammer normal bis 5/µl, Sediment-Gesichtsfeld-Methode normal bis 2) und Leukozyten (normal bis 10/µl bzw. 5) *quantifiziert* werden. Mehr als 5000 Erythrozyten/µl (1 ml Blut/1000 ml Urin) färben den Harn rot oder braun. Im konzentrierten Morgenurin ist die Zellzahl höher als im Tagurin.

Für die Planung einer weiterführenden Diagnostik ist es wichtig, die *Lokalisation der Blutungsquelle* zu ermitteln, d.h. zwischen einer glome-

Tabelle 67.2 Differenzierung zwischen glomerulärer und nichtglomerulärer Hämaturie.

	glomerulär	nichtglomerulär
Farbe	braun („Cola")	(hell-)rot
Erythrozytenzylinder	ja	nein
Erythrozytenmorphologie	dysmorph	eumorph
Erythrozytenvolumen	< 50 mm³	> 50 mm³
Blutkoagel	nein	ja
Proteinurie (Teststreifen)	> 2+ (nicht bei Makrohämaturie)	< 2+ (nicht bei Makrohämaturie)

rulären (renalen) und einer nichtglomerulären (extrarenalen) Erythrozyturie zu differenzieren (Tab. 67.2)

Die Beurteilung der *Erythrozytenmorphologie* besitzt bei erfahrenen Untersuchern eine hohe diagnostische Aussagekraft. Die Unterscheidung zwischen dysmorphen (Erythrozyten mit Ausstülpungen, sogenannten Akanthozyten) und eumorphen Erythrozyten gelingt mit einem normalen Mikroskop, besser geeignet ist die Untersuchung des Urinsediments (Zentrifugation für 5 min bei 900 U/min oder 2000 g) mit einem Phasenkontrastmikroskop bei 400facher Vergrößerung (Abb. 67.2a–c). Die Größenbeurteilung der Erythrozyten mittels Autoanalyser (Coulter-Counter) kann zur Differenzierung einer glomerulären von einer nichtglomerulären Hämaturie herangezogen werden, da die Erythrozyten bei renaler Hämaturie meist kleiner sind als bei nichtrenaler. Der Stellenwert dieser Untersuchungsmethode ist allerdings noch umstritten.

> Der *Nachweis von Erythrozytenzylindern sowie Eiweiß im Harn* sind für eine glomeruläre Hämaturie nahezu beweisend.

Einer glomerulären Proteinurie und Hämaturie liegt meistens eine Glomerulonephritis zugrunde, deren Abklärung einer umfangreichen Diagnostik bedarf (s. Kap. 66 Proteinurie).

Bei Vorliegen einer Hämaturie ohne Proteinurie erfolgt bei leerer Familienanamnese (Alport-Syndrom) eine *Untersuchung von Familienangehörigen* auf eine Hämaturie mit Teststreifen über 7–14 Tage (Protokoll anfertigen).

> Der mikroskopische Nachweis von eumorphen Erythrozyten, Leukozyten und eventuell Bakterien spricht für das Vorliegen einer Infektion der Harnwege.

Eine *Urinkultur* sollte abgenommen werden und im Einzelfall eine Sonographie und eine Miktionszystourethrographie (MCU) veranlaßt werden.

Die Bestimmung des *Kalzium-Kreatinin-Quotienten* (normal < 0,22) in einer Spontanurinprobe ist eine einfache Screeningmethode für den Nachweis einer Hyperkalziurie als Ursache der Hämat-

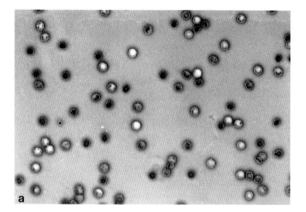
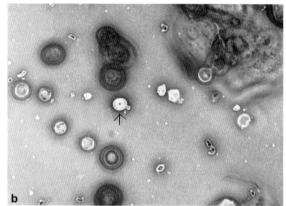
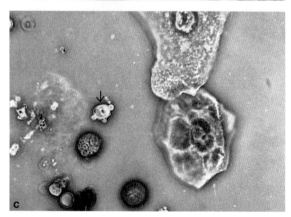

Abb. 67.2 Unterscheidung zwischen eumorphen und dysmorphen Erythrozyten im Urinsediment mittels Mikroskop.
a) eumorphe Erythrozyten und Stechapfelformen bei Nephrolithiasis
b) und **c)** Akanthozyt bei Glomerulonephritis (Pfeil)

urie. Da der Quotient nahrungsabhängig ist, sollte die Diagnose einer Hyperkalziurie als Ursache der Hämaturie erst nach mehrmaliger Bestimmung der Kalziumkonzentration im 24-Stunden-Sammelurin gestellt werden. Eine Urinkalziumexkretion von mehr als 4 mg/kg KG/d ist pathologisch. Mittels *Sonographie* kann eine Nephrokalzinose sowie eine Urolithiasis diagnostiziert werden. Diese Untersuchungsmethode kommt ebenfalls zum Einsatz bei Verdacht auf ein Trauma, angeborene Fehlbildungen der Harnwege oder Zystennieren, welche ebenfalls Ursache einer Hämaturie sein können.

Technische Untersuchungen

Der Einsatz bildgebender Verfahren bei der Abklärung einer Hämaturie ist nicht bei jedem Patienten notwendig.

> **Für viele Fragestellungen ist die Sonographie der Nieren und ableitenden Harnwege ausreichend und der Röntgendiagnostik zum Teil sogar überlegen.**

Die *farbkodierte Doppler-Sonographie* ist hilfreich bei der Diagnostik einer Nierenvenenthrombose oder einer arteriellen Hypertonie. Für eine *intravenöse Pyelographie* besteht nur in Ausnahmefällen (Trauma) eine Indikation. Anamnestische Angaben über ein vorausgegangenes Trauma oder febrile Harnwegsinfekte rechtfertigen die Durchführung einer *Miktionszystourethrographie* (MCU). Eine *Zystoskopie* ist nur indiziert, wenn durch Sonographie oder MCU der Verdacht auf einen Harnblasenstein oder einen Tumor (Rhabdomyosarkom) sowie eine Bilharziose (Tropenaufenthalt) geäußert wird. *CT oder NMR des Abdomens* sollten bei sonographischem oder palpatorischem Nachweis einer intraabdominellen Raumforderung (Wilms-Tumor) oder Hinweisen auf eine Verletzung der Nieren durchgeführt werden.

In vielen Fällen einer renalen Hämaturie gelingt die endgültige Diagnosesicherung nur durch Beurteilung der *Nierenhistologie* (Licht-, Immunfluoreszenz- und Elektronenmikroskopie) nach perkutaner Nierenbiopsie. Indikationen für diesen invasiven Eingriff sind
- Nierenerkrankungen unklarer Ätiologie mit persistierender Hämaturie, Proteinurie und einer eventuellen Nierenfunktionseinschränkung,
- Erythrozyturie in Kombination mit einer Schwerhörigkeit (Alport-Syndrom).

> **Nicht nur die sich aus der Histologie ergebenden therapeutischen Konsequenzen, sondern auch Aussagen zur Prognose und humangenetische Aspekte müssen bei der Indikationsstellung einer Nierenbiopsie Berücksichtigung finden.**

Besondere Hinweise

Der Nachweis einer symptomatischen oder asymptomatischen Hämaturie löst Verunsicherung und Ängste bei Patienten und insbesondere Eltern aus, die häufig dieses Symptom mit dem Vorliegen einer malignen Erkrankung oder der Entwicklung eines späteren Nierenversagens assoziieren. Die Eltern sollten darüber aufgeklärt werden, daß die möglichen Ursachen einer Hämaturie im Kindes- und Erwachsenenalter prinzipiell die gleichen sein können, aber ihre *Häufigkeitsverteilung* vollkommen differiert. Hieraus resultiert eine unterschiedliche Strategie der Diagnostik einer Hämaturie im Kindes- und im Erwachsenenalter: endoskopische und radiologische Untersuchungen sind beim Kind selten indiziert. Die diagnostische Abklärung einer Hämaturie darf für die Gesundheit des Kindes kein größeres Risiko als die Erkrankung selbst darstellen.

Die Anzahl möglicher Differentialdiagnosen einer Hämaturie ist sehr groß. Eine symptomatische Makrohämaturie bedarf einer sofortigen Abklärung, auch jede Hämaturie in Kombination mit einer Proteinurie erfordert eine umfangreiche rasche Diagnostik.

> **Im Gegensatz zu den Symptomen Proteinurie und Hypertonie besitzt die Hämaturie als prognostischer Indikator für den Schweregrad und für eine mögliche Progression von Nierenerkrankungen aber nur geringe Bedeutung.**

Bei alleinigem Nachweis einer asymptomatischen Mikrohämaturie kann daher eine schrittweise ambulante diagnostische Abklärung erfolgen. Falls die Durchführung der Diagnostik zu keiner endgültigen Klärung der Hämaturieursache führt, sind *Kontrolluntersuchungen* zu empfehlen, um aus dem Verlauf der Symptome und Befunde weitere Aufschlüsse zu erhalten.

Abdomen: Niere

Differentialdiagnostische Tabellen

Differentialdiagnose der glomerulären Hämaturie

Charakterisierung des Hauptsymptoms	weiterführende Nebenbefunde	Verdachtsdiagnosen	Bestätigung der Diagnose
glomeruläre Hämaturie und Proteinurie	s. Kapitel 66 Proteinurie	s. Kapitel 66 Proteinurie	
glomeruläre Hämaturie ohne Proteinurie	Hämaturie 7–21 Tage nach Infektion der oberen Luftwege, ASL-Titer ↑, C_3 ↓	postinfektiöse Glomerulonephritis	Verlauf, Anamnese, sehr gute Prognose
	Petechien, Purpura, Arthralgien, Bauchschmerzen	Schoenlein-Henoch-Nephritis	Verlauf, Nierenbiopsie bei Entwicklung von Proteinurie und/oder Hypertonie
	intermittierende (Makro-) Hämaturie vor oder während Infekten der oberen Luftwege, Serum-IgA ↑ (50% der Fälle)	IgA-Nephritis (Berger-Nephritis)	Verlauf, Nierenbiopsie bei Entwicklung von Proteinurie und/oder Hypertonie
	familiäre Häufung, keine Schwerhörigkeit und kein Lentikonus bei Patient und Familienangehörigen	benigne familiäre Hämaturie	Familienanamnese und -untersuchungen positiv, Nierenbiopsie (?)
	Schwerhörigkeit, Lentikonus, familiäre Häufung	Alport-Syndrom	Nierenbiopsie
	evtl. Muskelkater, nur bei Jugendlichen	körperliche Belastung („exercise-induced hematuria")	Anamnese, Laufsportarten, Märsche, spontanes Sistieren nach wenigen Stunden, erneutes Auftreten nach wiederholter körperlicher Belastung

Differentialdiagnose der nichtglomerulären Hämaturie

Charakterisierung des Hauptsymptoms	weiterführende Nebenbefunde	Verdachtsdiagnosen	Bestätigung der Diagnose
nichtglomeruläre Hämaturie	Pollakisurie, Dysurie, Leukozyturie	Zystitis	Urinkultur
	evtl. Harnwegsinfekt	Harntraktfehlbildungen – Hydronephrose – vesiko-uretero-renaler Reflux – Ureterozele	Sonographie, dynamische Nierenfunktionsszintigraphie, MCU
	selten Flanken- und Bauchschmerzen, eventuell Dysurie, Urolithiasis in der Familienanamnese	Hyperkalziurie	Urin-Kalzium/Kreatinin-Quotient > 0,2, 24-h-Kalziumexkretion > 4 mg/kg KG
	Flanken- und Bauchschmerzen, evtl. Harnwegsinfekt, positive Familienanamnese	Nephro-/Urolithiasis	Sonographie, Röntgen-Abdomenleeraufnahme, i.v. Pyelographie
	selten Polyurie und Bauch- bzw. Flankenschmerzen; Furosemidmedikation im Neugeborenenalter	Nephrokalzinose	Sonographie
	evtl. schlechtes Gedeihen, Harnwegsinfekt, Flankenschmerzen	Hyperoxalurie	Oxalsäurebestimmung im Urin
	Bauchschmerzen, Dysurie, anamnestisch Tropenaufenthalt	Bilharziose	Schistosomeneiernachweis im Urin, Serologie, Sonographie, Zystoskopie
	Dysurie	Trichomonaden	Erregernachweis im warmen Urin unter Phasenkontrastmikroskop
	white spots, Krampfanfälle, mentale Retardierung	Angiomyolipome bei tuberöser Sklerose	Sonographie, CT, NMR

Differentialdiagnose der nichtglomerulären Hämaturie *(Fortsetzung)*

Charakterisierung des Hauptsymptoms	weiterführende Nebenbefunde	Verdachts- diagnosen	Bestätigung der Diagnose
nichtglomeruläre Hämaturie	evtl. Hämatome	Trauma	Anamnese, Sonographie, i.v. Pyelographie, MCU, CT
		Fremdkörper	Anamnese, Inspektion, evtl. Bildgebung und Zystoskopie
		Masturbation	Anamnese, Spermiennachweis im Urin
		Menstruation	Anamnese, „Scheinhämaturie", gynäkologische Untersuchung
	eventuell Nieren palpatorisch vergrößert, Hypertonus, Hernien, Harnwegsinfekte, Familiarität	Zystennieren autosomal- dominante poly- zystische Nieren- degeneration	Sonographie, evtl. CT und i.v. Pyelographie, Genanalyse
	Nieren palpatorisch vergrößert, Leberfibrose, Hypertonus häufig, Eltern nicht betroffen	autosomal- rezessive poly- zystische Nieren- degeneration	Sonographie, i.v. Pyelographie, CT
	Strömungsgeräusch über Nieren- region oder Abdomen	kongenitale arteriovenöse Fehlbildungen	Angiographie
		Münchhausen-/ Münchhausen-by- proxy-Syndrom	Blutgruppenbestimmung von Urinerythrozyten und Vergleich mit Blutgruppe des Patienten
	Asphyxie, Hypertonus, Nabel- gefäßkatheter	Nierenvenen- thrombose Nierenarterien- embolie	Sonographie, farbkodierte Doppler-Sonographie
	Blutungsneigung	Koagulopathie	Familienanamnese, Gerinnungssta- tus, Einnahme von Antikoagulanzien
	Anämie, Thrombozytopenie	Leukämie	Blutbild, Knochenmark, Sonographie (leukämische Infiltrationen)
	Anämie, selten druckschmerz- haftes Nierenlager (meist links)	Hämoglobinopa- thie (Sichelzellen)	Blutbild, Sonographie, i.v. Pyelographie (Papillennekrosen)
	Raumforderung im Abdomen, Hypertonus, Erbrechen	Wilms-Tumor	Sonographie, CT, NMR α-Fetoprotein, WT-Gen
	sterile Leukozyturie, Pollakisurie, Dysurie, BSG ↑	Tuberkulose	Hauttestung, Ziehl-Neelsen- Färbung des Urins
glomeruläre oder nichtglomeruläre Hämaturie	evtl. Fieber, Exanthem, Eosinophilie	interstitielle Nephritis	Medikamentenanamnese: Antibiotika, nichtsteroidale Anti- phlogistika, Analgetika, Furosemid, Zytostatika, Kontrastmittel

Abdomen: Niere

68 Leukozyturie

Dietrich Michalk

Symptombeschreibung

Als Leukozyturie wird eine vermehrte Ausscheidung von weißen Blutkörperchen im Urin bezeichnet, richtiger wäre der Ausdruck *pathologische Leukozyturie*. Die Grenze zwischen normaler und pathologischer Leukozytenexkretion ist unscharf und abhängig vom Alter und Geschlecht des Kindes und den Urinabnahmebedingungen (Tab. 68.1).

Eine Leukozyturie kann verursacht werden durch Erkrankungen des
- Nierenparenchyms und/oder
- der ableitenden Harnwege oder
- durch Beimengungen leukozytenhaltiger Sekrete bei Erkrankungen des Genitaltraktes.

Rationelle Diagnostik

Anamnese

In der *Familienanamnese* sind folgende Nieren- und Stoffwechselerkrankungen zu eruieren:
- rezidivierende Harnwegsinfekte mit und ohne Harnwegspathologie (vesikoureteraler Reflux, obstruktive Uropathie, Nierendysplasie)
- Nephrolithiasis
- Zystennieren
- Oxalose
- Gicht.

Da viele Harnwegsinfektionen bereits im Säuglingsalter auftreten, in dieser Altersgruppe jedoch uncharakteristische Symptome hervorrufen, ist in der *Eigenanamnese* besonders nach rezidivierenden ungeklärten Fieberschüben, Bauchschmerzen, Erbrechen und Gedeihstörungen zu fahnden. Bei älteren Kindern weisen Brennen beim Wasserlassen (Dysurie), häufiger Harndrang (Pollakisurie) sowie Sekretionen aus der Urethra auf eine Infektion von Blase und Harnröhre hin, Flankenschmerzen und Fieber auf eine Infektion des Nierenparenchyms.

Wichtig sind anamnestische Angaben über das Miktionsverhalten und die Miktionsfrequenz (z.B. schwacher Harnstrahl, Aufschieben der Miktion trotz Harndrang, sehr kurzes Verweilen auf der Toilette), über das Vorliegen von Harnträufeln oder einer primären oder sekundären Enuresis und über Farbe (weißlich-trüb, rötlich) und Geruch (scharf, beißend oder süßlich-faulig) des Urins.

Bei Jungen ist eine gestörte Blasenentleerung mit dünnem, unterbrochenem Harnstrahl verdächtig auf das Vorliegen von Urethralklappen, jedoch schließt eine normale Miktion diese nicht aus. Eine unterbrochene Miktion mit normalem Harnstrahl weist auf eine Sphinkter-Detrusor-Dyssynergie hin. Polyurie oder Oligurie sind Anzeichen für eine schwere Parenchymschädigung der Nieren.

Extrarenale Symptome wie flüchtige Exantheme, Gelenkbeschwerden und/oder Entzündungen der Augen (Konjunktivitis, Iridozyklitis) sind verdächtig auf eine immunologische Grunderkrankung (akute tubulo-interstitielle Nephritis). Fragen zur Genitalhygiene und zur Kleidung (neu, zu eng, scheuernd, andere Waschmittel) sind oft richtungweisend bei der Abklärung einer Leukozyturie bei gereiztem Genitale.

> Bei unklarer Anamnese und auffälligem Genitalbefund sollte auch an einen sexuellen Mißbrauch gedacht und eine entsprechend vorsichtige Anamnese erhoben werden.

Tabelle 68.1 Klinische Wertigkeit der Anzahl von Leukozyten pro μl und Bakterien pro ml unzentrifugierten Urins.

	Spontanurin	Mittelstrahl- oder Katheterurin Mädchen/Jungen < 3 Jahre	Jungen > 3 Jahre	Blasen-punktions-urin
Leukozyten				
• normal	< 20	< 15	< 5	< 5
• verdächtig	20–50	15–50	5–10	5–10
• pathologisch	> 50	> 50	> 10	> 10
Bakteriurie				
• normal	$< 10^4$	$< 10^3$	$< 10^3$	steril
• verdächtig	10^4–10^5	10^3–5×10^4	10^3–5×10^3	
• pathologisch	$> 10^6$	$> 5 \times 10^4$	$> 5 \times 10^3$	jeder Nachweis von Bakterien

Körperliche Untersuchung

Bei der gründlichen Allgemeinuntersuchung einschließlich Blutdruckmessung wird gezielt untersucht:
- Palpation der Größe, Form und Konsistenz der Nieren
- Druck- oder Klopfschmerzhaftigkeit (zart!) des Nierenlagers
- lokaler Schmerz, Druck- oder Abwehrspannung des Abdomens
- Palpation und Perkussion der Harnblase (Megazystis?)
- genaue Untersuchung der Harnröhrenmündung und des Genitale auf Fehlbildungen (Hypospadie, Phimose, Labiensynechie), entzündliche Rötung und/oder pathologische Sekretionen.

Bei Verdacht auf eine systemische Erkrankung ist eine augenärztliche Untersuchung zum Ausschluß einer Iridozyklitis erforderlich.

Klinisch-chemische Untersuchungen

Zum Nachweis einer Leukozyturie muß der Urin sauber gewonnen und rasch verarbeitet werden. Bei reizlosem Genitale genügt zunächst die Untersuchung des *Spontanurins* mittels Teststreifen, bei fraglichem oder positivem Befund wird aus derselben Probe der gesamte Urinstatus bestimmt:
- Zählung der Leukozyten und Erythrozyten in der Fuchs-Rosenthal-Kammer
- Untersuchung des Sediments auf Kristalle, Bakterien, Zylinder und Epithelien
- orientierende bakterielle Kultur auf einem Uricult-Objektträger.

Bei eindeutig pathologischem Urinbefund und klinischen Symptomen einer Harnwegsinfektion sollte mit der Behandlung begonnen werden, bei verdächtigem Befund ohne Klinik empfiehlt sich eine nochmalige Kontrolle des *Spontanurins*, wenn möglich als *Mittelstrahlurin*. Bei weiterhin unklarem Befund sollte der *Urin direkt aus der Harnblase* entnommen werden, entweder mittels Katheter oder durch Punktion, wobei letzterem der Vorzug zu geben ist, besonders bei den Knaben und bei Mädchen jenseits des Säuglingsalters, da sie technisch einfacher, weniger traumatisierend und aussagekräftiger ist. Der *Blasenpunktionsurin* ist normalerweise steril und enthält weniger als 5 Leukozyten/mm^3.

> **Bei entzündetem Genitale oder hochgradiger Phimose sind eine Leukozyturie und Bakteriurie im Spontanurin diagnostisch nicht verwertbar.**

Bei dringendem klinischem Verdacht auf eine Harnwegsinfektion sollte dann eher sofort ein Blasenpunktionsurin gewonnen werden zur Sicherung der Diagnose, in den anderen Fällen ist jedoch eine abwartende Haltung gerechtfertigt, d.h.,

man untersucht den Spontanurin nach Abklingen der lokalen Entzündung. Leider wird die Diagnose einer Harnwegsinfektion oft fälschlicherweise aufgrund nur eines fraglichen Spontanurinbefundes gestellt, nicht selten rezidivierend, wozu noch eine unsachgemäße bakteriologische Untersuchung des Urins beiträgt. Da ein spontan gewonnener Urin meistens Bakterien enthält, werden bei längerem Stehenlassen des Urins bei Zimmertemperatur oder gar Verschickung mit der Post infolge der Vermehrung der Bakterien rasch signifikante Keimzahlen erreicht, die dann zur Fehldiagnose Anlaß geben. Bei nicht spontan miktionierenden Kindern wird der Urin meist in einem um das Genitale geklebten Plastikbeutel aufgefangen. Er ist deshalb häufig kontaminiert. Ein unauffälliger Beutel-Urinbefund schließt eine Harnwegsinfektion aus, ein pathologischer Befund ist jedoch immer zweifelhaft.

> **Bei allen zweifelhaften Urinbefunden sollte eine Harnwegsinfektion durch Gewinnung eines Blasenpunktionsurins gesichert werden.**

Bei Vorliegen einer Leukozyturie ohne Bakteriurie (sog. *sterile Leukozyturie*) und klinischen, laborchemischen und/oder morphologischen Hinweisen auf eine Infektion muß nach einer Tuberkulose oder Infektion mit nichtbakteriellen Erregern (Adenoviren, Chlamydien, Ureaplasma, Trichomonaden, Oxyuren) gesucht werden. Eine sterile Leukozyturie und Mikrohämaturie ohne Entzündungszeichen ist verdächtig auf eine metabolische Genese und erfordert die Untersuchung von Kalzium, Harnsäure, Oxalsäure und des Säure-Basen-Haushalts im Plasma und Urin. Eine sterile Leukozyturie mit hohem Anteil von Eosinophilen, verbunden mit Zeichen der Niereninsuffizienz und eines proximalen Tubulusdefektes (Glukosurie, Aminoazidurie u.a.) sprechen für eine akute tubulo-interstitielle Nephritis. Differentialblutbild, Blutsenkungsgeschwindigkeit, CRP, Serum-Harnstoff und -Kreatinin (evtl. Kreatinin-Clearance) gehören zur Basisdiagnostik.

Technische Untersuchungen

Eine Sonographie der Nieren und der ableitenden Harnwege sollte bei der Abklärung einer Leukozyturie immer durchgeführt werden, erlaubt sie doch eine rasche Diagnose von Harnwegsfehlbildungen mit und ohne Obstruktion, Nierenparenchymdestruktionen, Nierensteinen, Nephrokalzinose und liefert Hinweise auf fokale oder generalisierte entzündliche Nierenparenchymveränderungen. In Abhängigkeit vom sonographischen Befund kommen röntgenologische (Miktionszystourographie [MCU] zum Ausschluß eines vesikoureteralen Refluxes [VUR] oder einer Blasenentleerungsstörung, evtl. präoperative i.v. Pyelographie bei ob-

Abdomen: Niere

struktiver Uropathie) und nuklearmedizinische Methoden (Isotopennephrogramm, Nierenszintigraphie) zur Anwendung.

> **Auch bei unauffälliger Sonographie sollte zum Ausschluß eines vesiko-ureteralen Refluxes bei allen Knaben und bei Mädchen unter 2 Jahren bereits bei der Erstdiagnose einer Harnwegsinfektion ein MCU durchgeführt werden, bei älteren Mädchen beim 1. Rezidiv.**

Besondere Hinweise

In den meisten Fällen ist eine Leukozyturie (Abb. 68.1) verbunden mit einer Bakteriurie und dann Ausdruck einer Infektion des Harntrakts, wobei besonders bei Säuglingen und Kleinkindern eine genaue Unterscheidung zwischen Infektionen des oberen Harntraktes (Pyelonephritis) oder von Blase und Harnröhre (Zystourethritis) wegen der fehlenden oder nicht sicher zu lokalisierenden Symptomatik oft unmöglich ist. Fieber über 38,5 °C, eine beschleunigte BKS, ein erhöhtes CRP und Leukozytenzylinder im Urin sowie eine Echogenitätsanhebung der Nieren im Sonogramm sprechen für eine Infektion des Nierenparenchyms.

Die häufigste Ursache einer sterilen Leukozyturie ist die idiopathische Hyperkalziurie, alle anderen in der Abbildung 68.1 aufgeführten Ursachen einer sterilen Leukozyturie sind selten. Umgekehrt findet man bei den meisten mit einer sterilen Leukozyturie einhergehenden Krankheiten häufig auch eine intermittierende oder persistierende Mikrohämaturie, gelegentlich sogar Makrohämaturie (z.B. Nephrolithiasis, hämorrhagische Zystitis), so daß in der Differentialdiagnose meist beide Symptome gemeinsam berücksichtigt werden müssen. In der DD-Tabelle sind nur Krankheiten aufgeführt mit einer Leukozyturie als richtungweisendes Hauptsymptom. Eine vermehrte Ausscheidung von Leukozyten im Urin wird auch bei manchmal schwerer Glomerulonephritis beobachtet, allerdings stehen dann Hämaturie und Proteinurie als charakteristische Symptome im Vordergrund.

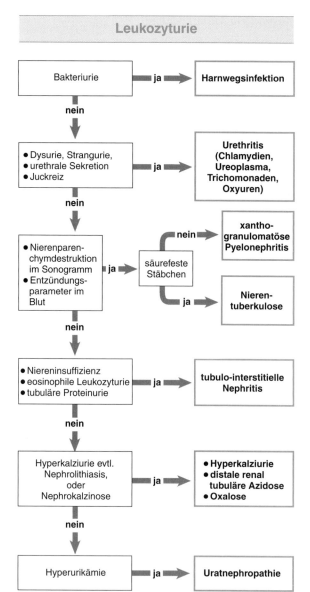

Abb. 68.1 Differentialdiagnose der Leukozyturie bei unauffälligem Genitale.

Differentialdiagnostische Tabelle

Differentialdiagnose von Erkrankungen mit Leukozyturie als Hauptsymptom

Charakterisierung des Hauptsymptoms	weiterführende Nebenbefunde	Verdachtsdiagnosen	Bestätigung der Diagnose
Leukozyturie + Bakteriurie	Fieber, Flankenschmerz, Leukozytenzylinder	akute Pyelonephritis	Urinkultur, BSG, CRP Sonographie der Nieren
	Dysurie, Pollakisurie	akute Zystitis	Urinkultur, Sonographie
„sterile" Leukozyturie, aber klinische und/ oder laborchemische Hinweise auf eine Infektion	starke Dysurie Makrohämaturie	akute hämorrhagische Zystitis durch Adenoviren	Virusisolierung, Serologie
	Dysurie, urethraler Ausfluß	Urethritis (Chlamydien, Ureoplasma, Tricho-monaden)	Erregernachweis (mikroskopisch, kulturell, serologisch)
	nächtlicher Juckreiz Mikrohämaturie	Oxyuriasis	Wurmeier im Urin und Analfilm
	Abgeschlagenheit, Nieren-parenchymdestruktion im Sonogramm, Mikro-hämaturie	Nierentuberkulose	Erregernachweis im Urin (mikroskopisch, kulturell), Tuberkulintest
	einseitig vergrößerte, funktionslose Niere mit tumoröser Parenchym-destruktion und kalkhalti-gem Debris im Pyelon	Xanthogranulomatöse Pyelonephritis	Sonographie, MRT, gelegentlich Proteus vulgaris im Urin
	appendizitische Symptome	perityphlitischer Abszeß	Klinik, Sonographie
Leukozyturie mit hohem Anteil von Eosinophilen, tubu-läre Proteinurie, Mikrohämaturie	rezidivierendes Fieber, flüchtiges Exanthem, Niereninsuffizienz, Glukos-urie, Phosphaturie, gelegentliche Iridozyklitis	akute tubulo-interstitielle Nephritis	Klinik, Nierenbiopsie, Ak gegen tubuläre Basal-membranen
„sterile" Leukozyturie ohne Entzündungs-zeichen, oft Mikro-hämaturie	Nephrokalzinose, Nieren-steine	Hyperkalziurie, Oxalose	Ca-Ausscheidung, Oxalsäure-ausscheidung
	Azidose, Nephrokalzinose	distale renal-tubuläre Azidose	Urin-pH nicht < 6,2 unter Säure-belastung
	Hyperurikämie, Tumor-lysesyndrom	Harnsäurenephropathie	Harnsäure im Serum und Urin
Leukozyturie und ge-röteter Genitalbereich	diffuse Rötung mit Schup-pung an den Rändern	Genitalsoor	Klinik, Erregernachweis
	Fluor vaginalis	Vaginitis	Kultur, Suche nach Fremd-körper!
	chemische Irritation	Windeldermatitis, Wasch-mitteltoxizität?	Anamnese, Klinik
	mechanische Irritation	enge Kleidung, Masturba-tion, sexueller Mißbrauch	Anamnese, Klinik

Abdomen: Niere

69 Enuresis

Bernhard Lettgen

Symptombeschreibung

Die *Enuresis nocturna* ist definiert als eine normale Füllung und eine normale Entleerung der Harnblase zur falschen Zeit (Nacht) und am falschen Ort (Bett) bei einem Kind nach dem 5. Lebensjahr.

Die Enuresis wird als *primär* bezeichnet, wenn noch nie ein trockenes Intervall von wenigstens 6 Monaten bestanden hat, und als *sekundär*, wenn ein entsprechendes trockenes Intervall bereits bestanden hat.

Eine Enuresis wird als *monosymptomatisch* bezeichnet, wenn keine grundlegende organische oder psychiatrische Erkrankung und keine zusätzliche Harninkontinenz am Tage besteht.

Die Enuresis nocturna als verzögerte Entwicklung des natürlichen Prozesses des Trockenwerdens ist somit primär monosymptomatisch und muß differentialdiagnostisch von den sekundären und symptomatischen Formen abgegrenzt werden (Abb. 69.1).

Unter *Harninkontinenz* versteht man einen unwillkürlichen Urinverlust am Tage und/oder in der Nacht.

Rationelle Diagnostik

In der Regel kann die primäre monosymptomatische Enuresis von sekundären und/oder symptomatischen Formen durch einfache nichtinvasive Maßnahmen (Anamnese, Urinuntersuchung, Ultraschall, Miktionsprotokoll, Miktionsbeobachtung) abgegrenzt werden.

Anamnese

Definitionsgemäß hat bei einem Patienten mit einer primären monosymptomatischen Enuresis nocturna (PMEN) nie ein trockenes Intervall von mehr als 6 Monaten bestanden. Es besteht keine Harninkontinenz am Tage, Miktionsfrequenz und Miktionsablauf sind unauffällig. Typischerweise kommt es während des Schlafes zu einer kompletten Entleerung der Blase. Der Patient wird weder durch Harndrang noch im nassen Bett nach dem Einnässen wach. Die Patienten haben eine Aufwachstörung, die ein Aufwecken nur mit intensiven Maßnahmen möglich macht. Das Einnässen findet meist einmal, selten mehrfach pro Nacht statt. Trockene Nächte sind selten. Von den Eltern meist schon durchgeführte Therapieversuche wie

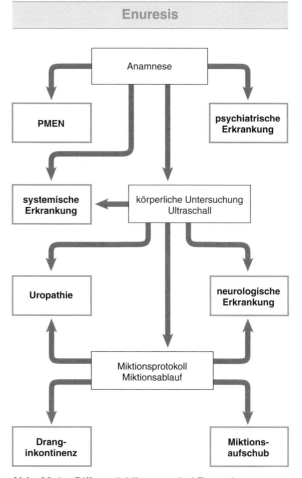

Abb. 69.1 Differentialdiagnose bei Enuresis.

Wecken und Aufnehmen in der Nacht, Belohnung und Bestrafung, Flüssigkeitseinschränkung am Abend oder das Führen von Protokollen sind ohne Erfolg geblieben. In den Familien finden sich häufig weitere Personen, die ebenfalls nachts lange eingenäßt haben.

Bestand bereits ein trockenes Intervall von 6 Monaten oder mehr, finden sich ein Wechsel von nur feuchtem Bett und komplettem Einnässen, eine Harninkontinenz am Tage, ein gestörter Miktionsablauf, eine pathologische Miktionsfrequenz, eine gesteigerte Trinkmenge, nächtliches Trinken, rezidivierende Harnwegsinfektionen oder Enkopresis oder Stuhlschmieren. Liegt keine primäre monosymptomatische Enuresis vor, ist das nächtliche Einnässen nur Symptom einer anderen zugrundeliegenden Erkrankung.

Körperliche Untersuchung

Die körperliche Untersuchung ergibt bei Patienten mit einer PMEN unauffällige Befunde. Die Untersuchung sollte immer eine Inspektion der Wirbelsäule (Porus, Nävus, Schwellung) sowie eine Inspektion des Genitales (Entzündung, Labiensynechie, Phimose, Hypo- oder Epispadie) beinhalten. Weiterhin ist auf eine Längen- und/oder Umfangsdifferenz sowie auf trophische oder neurologische Störungen der unteren Extremitäten zu achten. Zusätzlich sollte der Analsphinktertonus untersucht werden.

> **Tip: Blick auf die Unterhose. Häufig finden sich Verschmutzungen der Unterhose durch Urin oder Stuhl, die Hinweis auf eine Harn- und/oder Stuhlinkontinenz sind und von den Eltern trotz Befragung in der Anamnese nicht angegeben werden.**

Weitere Untersuchungen

Urinuntersuchung: Die Urinuntersuchung ergibt bei der PMEN in der Regel einen unauffälligen Befund. Dagegen finden sich gehäuft Harnwegsinfektionen bei funktionellen Blasenstörungen oder Uropathien.

Ultraschall: Bei der PMEN findet sich ein unauffälliger Sonographiebefund der Nieren und der Blase. Insbesondere findet sich keine Verdickung der Blasenwand und keine Restharnbildung.

> **Von der Norm abweichende Befunde wie eine Dilatation des Nierenbeckenkelchsystems und der Harnleiter, intravesikale Strukturen (Ureterozele, Polypen), Verdickung und Unregelmäßigkeit der Blasenwand sowie eine Restharnbildung sind Hinweise für eine sekundäre oder symptomatische Enuresis.**

Miktionsprotokoll: Die normale Miktionsfrequenz liegt zwischen 5 und 7 Miktionen/Tag. Das Miktionsvolumen ist altersabhängig und kann mit der Formel

$$30 + (\text{Alter} \times 30 \pm 80)$$

in ml abgeschätzt werden. Abweichungen sind verdächtig auf eine neurogene und funktionelle Blasenstörung.

Miktionsbeobachtung: Die normale Miktion kann willkürlich ohne Einsatz der Bauchpresse eingeleitet werden. Der Harnstrahl ist kräftig und ohne Unterbrechungen. Erschwertes Ingangkommen der Miktion, abgeschwächter Harnstrahl und unterbrochene Miktion sind Hinweise für eine strukturelle oder funktionelle Störung.

Invasive Diagnostik: Eine weitere invasive Diagnostik wie Röntgenuntersuchungen oder eine Zystoskopie sind bei der PMEN nicht indiziert. Finden sich jedoch pathologische Befunde, muß eine individuelle, auf die Symptomatik abgestimmte weiterführende Diagnostik durchgeführt werden.

Molekulargenetik: In molekulargenetischen Untersuchungen wurde ein Zusammenhang mit Regionen auf den Chromosomen 8, 12 und 13 gefunden. Eine molekulargenetische Untersuchung für die Enuresis hat zur Zeit keine klinische Relevanz.

Verdachtsdiagnosen

Von der PMEN sind symptomatische und sekundäre Formen des Einnässens abzugrenzen. Der Verdacht ergibt sich durch Abweichungen zur PMEN in der Anamnese, der körperlichen Untersuchung, der Urinuntersuchung, der Ultraschalluntersuchung, dem Miktionsprotokoll oder der Miktionsbeobachtung. Entsprechend den Befunden muß eine weitere Abklärung erfolgen.

Enuresis bei funktionellen Blasenstörungen: Die häufigste Differentialdiagnose zur PMEN ist die Detrusorinstabilität. Wegweisend sind die Anamnese (imperativer Harndrang, Haltemanöver, Harninkontinenz am Tage), die Urinuntersuchung (rezidivierende Harnwegsinfektionen), die körperliche Untersuchung (perigenitale Dermatitis, Vulvovaginitis), das Miktionsprotokoll (häufige Miktionen, kleine Harnmengen) und die Ultraschalluntersuchung (Blasenwandverdickung, Restharnbildung).

Weiterführende Untersuchungen sind in der Regel *nicht notwendig*. Bei gleichzeitig bestehenden fieberhaften Harnwegsinfektionen sollte eine Miktionszystourethrographie zur Refluxdiagnostik durchgeführt werden.

Enuresis bei Uropathien: Uropathien, bei denen eine Harninkontinenz oder Enuresis auftreten kann, sind: Harnröhrenklappen, Harnröhrenstenosen, ektope Uretermündung, große Ureterozele. Die Verdachtsdiagnose ergibt sich durch die Ultraschalluntersuchung im Zusammenhang mit der Anamnese und der Miktionsbeobachtung. Weiterführende Untersuchungen sind die Miktionszystourethrographie, die Infusionsurographie und die Zystoskopie. Bei Patienten mit Harnröhrenklappen bleibt oft auch nach Operation der Klappen eine Blasendysfunktion bestehen (Klappenblase).

Abdomen: Niere

Enuresis bei neurogenen Erkrankungen: Eine sekundäre Enuresis nocturna kann durch einen Diabetes insipidus centralis – ausgelöst durch eine zentrale Raumforderung – bedingt sein. Richtungweisend ist die Anamnese mit Polyurie, Polydipsie, Sehstörungen, Kopfschmerzen und Erbrechen. Weiterführende Untersuchungen sind: Osmolalitätsbestimmung im Serum und Harn, Durstversuch mit und ohne DDAVP, augenärztliche Untersuchung, EEG, CT, NMR.

Häufige Ursachen für eine neurogene Blase sind die Spina bifida (occulta), ein Lipom im Sakralbereich oder ein Tethered-cord-Syndrom. Hinweisend sind neurologische Störungen, Längen- oder Umfangsdifferenzen der unteren Extremitäten, Mastdarmstörungen, ein auffälliger Nävus, Porus oder Behaarung über der unteren Wirbelsäule. Zur weiteren Abklärung werden die Zystomanometrie und ein NMR der Wirbelsäule durchgeführt.

Enuresis bei organischen Erkrankungen: Die Enuresis kann als ein Symptom eines Diabetes mellitus beobachtet werden. Gleichzeitig finden sich weitere anamnestische Hinweise wie Polydipsie, Polyurie und Gewichtsverlust. Die Verdachtsdiagnose wird durch Bestimmung der Harn- und Blutglukose bestätigt.

Weiterhin kann die Enuresis nocturna erster Hinweis auf eine Tubulopathie oder eine beginnende chronische Niereninsuffizienz mit einer renalen Konzentrationsstörung sein. Bei entsprechendem Verdacht sollten die Retentionswerte im Serum (Kreatinin, Harnstoff) sowie die Morgenurinosmolalität im Urin und eine 24-Stunden-Sammelurinuntersuchung (Kreatininclearance, Eiweiß, Glucose, Magnesium, Phosphat, Kalzium, Aminosäuren, organische Säuren) durchgeführt werden.

Enuresis bei psychiatrischen Erkrankungen: Bei Kindern mit einer PMEN finden sich nicht häufiger psychiatrische Auffälligkeiten als in einem Referenzkollektiv. Dagegen ist die Rate an psychiatrischen Auffälligkeiten bei Kindern mit einer sekundären Enuresis oder mit einer zusätzlichen Harninkontinenz am Tage deutlich erhöht. Dabei sind verschiedene Zusammenhänge möglich. Die Enuresis kann psychogen bedingt sein, d.h., eine emotionale Störung ist Ursache des Einnässens; psychische Probleme können sekundär, d.h. als Folge der Enuresis auftreten; eine Enuresis und eine Emotionalstörung können beide durch gemeinsame Risikofaktoren bedingt sein, oder Enuresis und Emotionalstörung bestehen zufällig nebeneinander.

Differentialdiagnostische Tabelle

Differentialdiagnose der Enuresis

Charakterisierung des Hauptsymptoms	weiterführende Nebenbefunde	Verdachtsdiagnosen (Enuresistyp)	Bestätigung der Diagnose
Tiefschläfer, schwer erweckbar, tags trocken	unauffällig	PMEN, primär	Urin: unauffällig, MP: unauffällig, MA: unauffällig, Sono: unauffällig
Drangsymptomatik, tags häufig, Einnässen großer Mengen Jungen > Mädchen	unauffällig	Miktionsaufschub, primär oder sekundär	Urin: Harnwegsinfektionen, MP: seltene Miktion, große Urinportionen, MA: häufig abgeschwächter Harnstrahl, verlängerte Miktionszeit, Sono: große Blase, große Restharnmengen
Drangsymptomatik, Harninkontinenz am Tage, nachts wechselnde Einnäßmengen, Mädchen > Jungen	perigenitale Dermatitis	Dranginkontinenz, primär oder sekundär	Urin: häufig Harnwegsinfektionen, MP: häufige Miktion, kleine Urinportionen, MA: explosionsartiger Miktionsbeginn, Sono: Blasenwandverdickung Restharnbildung
psychiatrische Auffälligkeiten, belastende Familiensituationen, Stuhlinkontinenz	unauffällig	psychiatrische Erkrankung, sekundär	Urin: meist unauffällig, MP: Inkontinenz tags, MA: meist unauffällig, Sono: unauffällig
Harnwegsinfektionen	Phimose, Hypospadie	Uropathie, primär oder sekundär	Urin: Harnwegsinfektionen, MP: uncharakteristisch, MA: Harnröhrenklappen, abgeschwächter Harnstrahl, Sono: Dilatation des oberen Harntraktes, Blasenwandverdickung, Restharn

Differentialdiagnose der Enuresis *(Fortsetzung)*

Charakterisierung des Hauptsymptoms	weiterführende Nebenbefunde	Verdachtsdiagnosen (Enuresistyp)	Bestätigung der Diagnose
Stuhlprobleme, Gangstörung	Wirbelsäule, Porus, Nävus, zentrale Visusstörungen, endokrine Ausfälle	neurologische Erkrankung, primär oder sekundär	Urin: unauffällig, MP: uncharakteristisch, MA: uncharakteristisch, Sono: Blasenwandverdickung, Restharn
Polydipsie, Pollakisurie, Gewichtsabnahme	uncharakteristisch	systemische Erkrankung, sekundär	Urin: Glukose, niedrige Osmolalität, MP: häufige Miktion, normale Mengen, MA: unauffällig, Sono: unauffällig
MP = Miktionsprotokoll, MA = Miktionsablauf			

70 Große und kleine Niere

Dirk E. Müller-Wiefel

Symptombeschreibung

Abweichungen der Größe der Niere von der Norm lassen sich nur selten klinisch erfassen, nämlich dann, wenn diese extrem vergrößert sind, dabei das Abdomen vorwölben, die Flanken ausladen und als „Tumor in abdomine" zu palpieren sind. Exakte Aussagen über die Nierengröße, speziell dann, wenn sie zu klein ist, erlauben nur Messungen mit Hilfe bildgebender Verfahren, wobei die größte Erfahrung zweifelsohne bei der *sonographischen Nierenmessung* existiert, weil sie sich in der klinischen Praxis mittlerweile als Verfahren der 1. Wahl etabliert hat. Dabei wird entweder die maximale *Länge* zwischen dem oberen und unteren Pol gemessen oder unter zusätzlicher Berücksichtigung der Nierenbreite das *Volumen* rechnerisch ermittelt, was freilich bei Formanomalien nur bedingt anwendbar ist (Abb. 70.1).

> Eine Niere gilt als vergrößert, wenn die 95. Perzentile überschritten, und als verkleinert, wenn die 5. Perzentile unterschritten ist, und zwar bei der longitudinalen Messung bezogen auf die Körperlänge (Abb. 70.2a) und bei volumetrischer Berechnung bezogen auf das Körpergewicht (Abb. 70.2b).

Entsprechende Messungen bei Neugeborenen lassen sich am besten auf das Gestationsalter beziehen (Abb. 70.3a und 70.3b). Bisweilen festgestellte Seitenunterschiede sind marginal und für die klinische Evaluation zu vernachlässigen. Während bilaterale Größenabweichungen meist systemische Störungen aufzeigen, deuten unilaterale Aberrationen eher auf lokale Störungen hin.

Abdomen: Niere

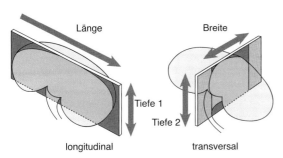

Abb. 70.1 Bestimmung der maximalen Länge und Tiefe links sowie Breite rechts zur Bestimmung des Nierenvolumens nach der Ellipsoid-Formel = Länge × Breite × (max. Länge im Längs- + max. Tiefe im Längs- + max. Tiefe im Querschnitt) × 0,26.

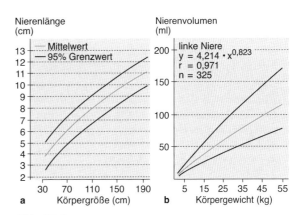

Abb. 70.2
a) Sonographischer Nierenlängen-Mittelwert mit Vertrauensgrenzen.
b) Nierenvolumen-Mittelwert mit 95%igem Toleranzbereich.

403

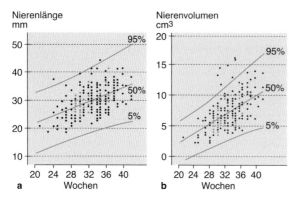

Abb. 70.3 Nierenlänge **(a)** und Nierenvolumen **(b)** in Relation zum Gestationsalter mit entsprechenden oberen und unteren Perzentilengrenzwerten.

Bei Vergrößerungen wie Verkleinerungen kann entweder die normale Struktur des Parenchyms, meist in Verbindung mit angehobener Echogenität, erhalten geblieben sein und damit homogen erscheinen oder aber eine Zerstörung der normalen Architektur entstehen, so daß ein heterogenes, oft zystisches Strukturbild resultiert, zumeist auch mit Verlust der äußeren Nierenform. Grundsätzlich sind Größenabweichungen der Nieren immer als krankhaft anzusehen.

Klinisches Erscheinungsbild

Das *klinische Erscheinungsbild* ist vielfältig und bei bilateralem Befall naturgemäß intensiver als bei unilateralem Prozeß, was sich am intensivsten in der *chronischen Niereninsuffizienz* bei beidseits zu kleinen Nieren niederschlägt. Während Nierenvergrößerungen rückbildungsfähig sind, ist die verkleinerte Niere nicht mehr kompensierbar und bleibt pathologisch, weil mit einem Aufholwachstum, geschweige denn mit einer Nephronneubildung jenseits der 28. Schwangerschaftswoche, nicht mehr zu rechnen ist.

> **Nierendysplasien haben die Eigenart, daß sie auch bei demselben Grundleiden – je nach Ausmaß und Größe ihrer Zysten – bald zu groß, bald zu klein erscheinen. Des weiteren sind sie durch ihre hohe Assoziation mit extrarenalen Anomalien, vor allem des Zentralnervensystems, des Herz-Kreislauf-Systems, der Sinnesorgane, des Gastrointestinaltraktes und des Skelettsystems charakterisiert.**

Ansonsten sind Abweichungen der Nierengröße von der Norm der Häufigkeit nach mit folgenden klinischen Symptomen vergesellschaftet:
- Harnwegsinfektion
- arterielle Hypertension
- Enuresis
- Proteinurie
- Niereninsuffizienz
- Hämaturie.

Rationelle Diagnostik

Anamnese

In Anbetracht eines nicht selten zugrundeliegenden Erbmodus beginnt die Diagnostik vor allem chronischer renaler Größenabweichungen bei der *Familienanamnese* und sollte sich daher auf *Elternerkrankungen* (autosomal- bzw. X-chromosomal-dominant) – mit und ohne Schwerhörigkeit – und *Geschwistererkrankungen* (autosomal-rezessiv) konzentrieren und *Konsanguinität* ebenso ermitteln wie *Schwangerschaftsnoxen*, vor allem in Form von Alkohol, Medikamenten und Diabetes mellitus sowie ein *Oligohydramnion*.

Die *Eigenanamnese* umfaßt die Suche nach vorausgegangenen renalen Erkrankungen (Harnwegsinfektionen, akutes Nierenversagen) vor allem unter Einbeziehung der *Neonatalperiode* (Nabelkatheterismus) und *Entwicklungsstörungen* (Kleinwuchs) ebenso wie die Evaluation von *Verhaltensauffälligkeiten* wie:
- Polyurie
- Polydipsie
- Nykturie
- Nyktodipsie
- Enuresis
- Salzhunger
- Müdigkeit
- Konzentrationsstörungen.

Klinisch-chemische Untersuchungen

Bei der *klinischen Diagnostik* steht neben dem Palpationsbefund der Nieren die Blutdruckmessung im Vordergrund, des weiteren die gezielte Suche nach extrarenalen Anomalien (Augen, Ohren, Herz, Hirn, Leber) und nach Symptomen der Nierenfunktionsstörung (Anämie, Osteopathie, Kleinwuchs, Ödeme) oder aber Hinweisen auf systemische Grunderkrankungen (z.B. familiäres Mittelmeerfieber).

Die *Labordiagnostik* umfaßt *im Blut* vor allem:
- Elektrolyte
- harnpflichtige Substanzen
- Entzündungsparameter inklusive Elektrophorese
- gegebenenfalls ein Komplementprofil
- Chromosomenanalyse
- Stoffwechselscreening
- gezielte molekulargenetische Gendiagnostik.
Der Urin ist zu analysieren auf:
- Proteinurie
- Hämaturie
- Osmolalität im Morgenurin
- Bakteriurie.

Technische Untersuchungen

An *technischen Untersuchungen* stehen für die Harntraktdiagnostik neben der Sonographie, inkl. der farbkodierten Duplexsonographie, folgende Verfahren zur Verfügung:

- Miktionszystourethrogramm
- Isotopennephrogramm
- Computertomogramm
- magnetische Resonanztomographie.

Das i.v. Urogramm ist heute nur noch selten indiziert. Exakten Aufschluß über Parenchymstrukturen bekommt man nur von der Durchführung einer *Nierenbiopsie* mit anschließender konventionell lichtmikroskopischer, immunhistologischer und elektronenoptischer Diagnostik. Ihre Indikation ist allerdings nicht immer gegeben und den differentialdiagnostischen Tabellen zu entnehmen.

Besondere Hinweise

Große Nieren

Große Nieren haben ihren Ursprung prä-, perioder postnatal und beruhen entweder auf einer Anlagestörung, die *genetisch* fixiert ist oder aber auf *embryonal* störenden Einflüssen, wobei einem *Urinstau* eine besondere Bedeutung zukommt, da er vor allem in seiner akuten Phase die Nieren vergrößert. Akute Nephropathien lassen die Nieren *postnatal* durch ein Parenchymödem größer werden, was klinisch verbunden ist entweder mit einem nephritischen oder nephrotischen Syndrom oder aber einem akuten Nierenversagen. Im Gegensatz dazu führen *Speicherungen* eher selten und dann langsam zu einer Nierenvergrößerung (Abb. 70.4a).

Kleine Nieren

Die Ursache der kleinen Niere kann ebenfalls eine *genetische oder embryonale* Basis haben, so daß eine *Anlagestörung* resultiert. Zeitlich überlappend kann eine *Wachstumsverminderung* in allen Entwicklungsphasen eine kleine Niere entstehen lassen. Vorwiegend postnatal kann eine *Organschrumpfung* zu einer kleinen Niere führen (Abb. 70.4b).

Nierendysplasien

Nieren, die *entweder zu groß oder zu klein* sind, ergeben sich als Folge von *Nierendysplasien* (Abb. 70.5). Ihr Ausmaß ist abhängig von Intensität und Zeitpunkt des verursachenden Prinzips, welches in der Regel die *Harnwegsobstruktion* darstellt. Während nach Abschluß der Embryogenese ein Urinstau lediglich eine *Hydronephrose*

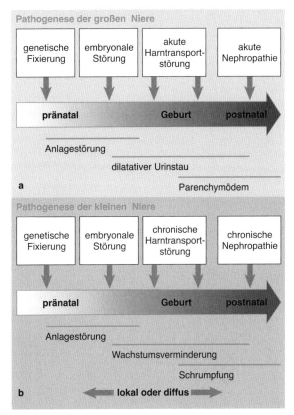

Abb. 70.4 Pathogenese der großen **(a)** und kleinen **(b)** Niere.

verursacht, entsteht in der Endphase der Parenchymdifferenzierung eine, allerdings nur partielle, auf die Nierenrinde konzentrierte *Dysplasie* (Potter IV). *Obstruktionen* unmittelbar *nach* Kontakt der Ureterknospe mit dem metanephrogenen Gewebe, also in der frühen Phase der Gewebsdifferenzierung, lassen eine *komplette Dysplasie* ent-

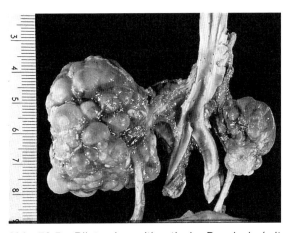

Abb. 70.5 Bilaterale multizystische Dysplasie (mit vergrößerter Niere rechts [Potter IIa] und verkleinerter Niere links [Potter 2b]). Prof. Dr. R. Waldherr, Heidelberg.

Abdomen: Niere

total   partiell

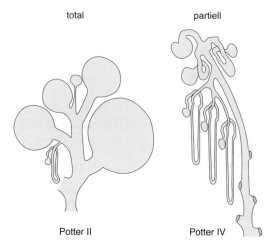

Potter II   Potter IV

Abb. 70.6 Unterschiedliche Erscheinungsformen der Nierendysplasie:
Totale, mit diffusem Befall von Rinde und Parenchym (Potter II) und spätere partielle, mehr die Rinde betreffende Verteilung mit zusätzlich funktionstüchtigen Nephren (Potter IV).

stehen (Potter IIa = groß, IIb = klein, Abb. 70.6), während Differenzierungsstörungen *vor* diesem Ereignis zu einer *Nierenagenesie* führen. Entsprechend spannt sich der Bogen der pränatal obstruktiv bedingten Anlagestörung von der Agenesie über die komplette (Potter II) und inkomplette (Potter IV) Dysplasie bis hin zur Hydronephrose.

Differentialdiagnostische Tabellen

Differentialdiagnose der großen Niere

Charakterisierung des Hauptsymptoms	weiterführende Nebenbefunde	Verdachtsdiagnosen	Bestätigung der Diagnose
ausschließlich bilateral vergrößerte Niere *homogene,* zumeist verdichtete Struktur mit nephritischer, in schweren Fällen auch nephrotischer Komponente	nephritisches Syndrom mit Mikro- oder Makrohämaturie, Infektanamnese	akute postinfektiöse Glomerulonephritis	C3-Komplementfraktion erniedrigt, Erregernachweis *(längst nicht immer Streptokokken)*
	rezidivierende infektassoziierte Makrohämaturie, ggf. Serum-IgA ↑	IgA-Nephritis	Nierenbiopsie
	Petechien in makulösen Effloreszenzen, Purpura abdominalis/rheumatica, ggf. C3-Komplement ↑	Purpura Schoenlein-Henoch-Nephritis	Nierenbiopsie bei großer Proteinurie (> 1 g/m²/Tag)
	chronisches, ggf. progredientes nephritisches Syndrom	Glomerulonephritis-Sonderform, z.B intra-/extrakapilläre Glomerulonephritis	Nierenbiopsie
	extrarenale rheumatoide Symptomatik, dsDNS-Ak	Lupus-Nephritis	Nierenbiopsie
	v-a-/v-p-Shunt, positive Blutkultur (Staphylococcus epidermidis)	Shunt-Nephritis	Nierenbiopsie
mit nephrotischer Komponente	nephrotisches Syndrom	Minimal-Change-Nephrose	Ausschluß symptomatischer Formen, Steroidsensibilität
	steroidresistentes nephrotisches Syndrom	fokal-segmentale Glomerulosklerose	Nierenbiopsie
	steroidresistentes nephrotisches Syndrom und persistierender oder zyklischer C3-Komplementmangel, ggf. Kryoglobulinämie	membranoproliferative Glomerulonephritis I, II, III	Nierenbiopsie

Differentialdiagnose der großen Niere *(Fortsetzung)*

Charakterisierung des Hauptsymptoms	weiterführende Nebenbefunde	Verdachtsdiagnosen	Bestätigung der Diagnose
mit nephrotischer Komponente	chronische Entzündungen (z.B. Lues, Schistosomiasis), Systemerkrankungen (z.B. Sichelzellanämie), Medikamente (z.B. Gold, Penicillamin)	sekundäre Form eines nephrotischen Syndroms	Anamnese, Klinik, Nierenbiopsie
	steroidresistentes nephrotisches Syndrom im Säuglingsalter	a) diff. Mesangial- sklerose *(bei Denys-Drash-Syndrom)* b) autosomal-rezessives kongenitales finnisches nephrotisches Syndrom	Nierenbiopsie, WT-1-Gen große Plazenta, α_1-Feto-protein ↑, Nierenbiopsie
	dys-/hypoplastische Nägel, fehlende/verkleinerte Patella	Nagel-Patella-Syndrom	Molekulargenetik, Nierenbiopsie
mit akutem Nierenversagen	polyurisches Nierenversagen, Medikamentenanamnese, Uveitis	akute interstitielle Nephritis	Nierenbiopsie, sterile Leuko-zyturie, Glukosurie
	akute fragmentozytäre hämo-lytische Anämie, Thrombopenie nach blutiger Diarrhö, extrarenale Symptomatologie	hämolytisch-urämisches Syndrom (HUS)	positive Stuhl- u./od. Sero-diagnostik auf EHEC bzw. EPEC (speziell Coli 0 157 H7)
	Schock, Nephrotoxizität, fehlende Zeichen der chroni-schen Niereninsuffizienz	unspezifisches akutes Nierenversagen	Serumkreatinin ↑, FeNa ↑, Urinosmolalität ↓
	Hämoblastose mit Oligurie	a) vor Therapie: maligne Zell-infiltrationen b) unter Therapie: Tumorlyse-Syndrom	Rückbildung unter zyto-statischer Therapie Kalium ↑, Phosphat ↑, Kalzium ↓, Urat ↑
bei Speicher-krankheiten	Herzinsuffizienz (Kardiomegalie), Gedeihstörung	Glykogenose Typ II	Glykogenspeicherung, Enzymdefektnachweis
	Extremitäten-Schmerzkrisen, Angiokeratome, Korneadystrophie	M. Fabry	Spaltlampe, Malteserkreuze im Urin, LDL, Trihexosyl, Zeramid-Ak, Enzymdefekt
	Retardierung, Hepatosplenomegalie, Hurler-Fazies	GM_1-Gangliosidose	GM_1-Gangliosidnachweis, Enzymdefekt
	Gedeih-/Entwicklungsstörung mit neurologischer Symptomatik	GM_2-Gangliosidose	Globusid- und N-Acetyl-neuraminsäure-Ak, Enzymdefekt
	familiäres Mittelmeerfieber, chronische Entzündung (zystische Fibrose, rheumatoide Arthritis)	Nierenamyloidose	Amyloidnachweis
	Nierensteine, Nephrokalzinose, Pyelonephritis, Hämaturie	Markschwammniere	Pyramidenzysten (Blumenkohlurogramm) *(selten im Kindesalter)*
ausschließlich bila-terale, *inhomogene,* zumeist zystische Nierenvergrößerung	Hochdruck, Niereninsuffizienz, Leberfibrose, ggf. Pottersequenz	autosomal-rezessive polyzystische Nieren (Typ Potter I = Sammel-rohrdilatation)	Nierensonographie (rad. Streifung mit Pfeffer und Salz, Bild), Geschwistererkrankung, Kopplungsanalyse; *Struktur-änderung im Verlauf möglich!*

Abdomen: Niere

I

Differentialdiagnose der großen Niere *(Fortsetzung)*

Charakterisierung des Hauptsymptoms	weiterführende Nebenbefunde	Verdachtsdiagnosen	Bestätigung der Diagnose
nicht ausschließlich bilaterale Nierenvergrößerung mit *inhomogener,* zumeist zystischer Struktur	Hochdruck, Niereninsuffizienz, Leberzysten, Mitralklappenprolaps, zerebrale Aneurysmen	autosomal-dominante polyzystische Nieren (Typ Potter III = ubiquitäre, z.T. nicht kommunizierende Nephronzysten)	Nierensonographie, Molekulargenetik, ADPK-I- bis -II-Gen, Zystennachweis bei einem Elternteil, *unilateraler Beginn möglich*
	Adenoma sebaceum, neurologische Symptome, white spots	tuberöse Sklerose	Bildgebung von Angiomyolipomen und Zysten renal/zerebral
	Naevus flammeus, ipsilaterale Hemihypertrophie, a.v. Aneurysmen	Parkes-Weber-Klippel- und Trénaunay-Syndrom	Nierensonographie
	zerebelläre und retinale Angiome, pankreatische Zystadenome	von-Hippel-Lindau-Syndrom	Nierensonographie, Augenhintergrund, evtl. Angiographie
	Exomphalus, Makrosomie, Makroglossie	Wiedemann-Beckwith-Syndrom	Nierensonographie (*diffuse* Nephroblastomatose), starke Lobulierung
	fetaler Gigantismus, Hypertrophie des endokrinen Pankreas	Perlmann-Syndrom	Nierensonographie (*diffuse* Nephroblastomatose)
	mentale Retardierung, enger Gehörgang	18q-Syndrom	Nierensonographie (*kortikale* Nephroblastomatose), Chromosomenanalyse
vorwiegend unilaterale, meist *homogene* Nierenvergrößerung	fieberhafte Bakteriurie, CRP ↑, Klopfschmerz Nierenlager, ggf. vesikorenaler Reflux	akute Pyelonephritis	signifikante Bakteriurie, ggf. positive Blutkultur
	Koliken, reflektorische Anurie	akute Harnstauungsniere	sonographische Pyelonerweiterung, ggf. mit Ureterdilatation, i.v. Urogramm
	Hämaturie, V.-cava-inferior-Katheter	Nierenvenenthrombose	Duplexsonographie
	Makrohämaturie	Hämatom	Trauma bzw. Hämophilie-anamnese
inhomogene Vergrößerung	Harnwegsinfektion, Kolik, Hochdruck	Hydronephrose	Nierensonographie, ING
	Leukozyturie, Bakteriurie, Fieber	Abszeß	Rückbildung unter antibiotischer Therapie
	„Tumor in abdomine", Hämaturie	Wilms-Tumor	Bildgebung, Histologie, WT-Gen, Tumormarker
ausschließlich unilaterale, *homogene* Nierenvergrößerung	kontralaterale Agenesie oder kleine bzw. dysplastisch große Niere	kompensatorische Hypertrophie	seitengetrennte Funktionsdiagnostik (ING)

Differentialdiagnose der entweder zu kleinen oder aber zu großen dysplastischen, zumeist inhomogenen Niere

Charakterisierung des Hauptsymptoms	weiterführende Nebenbefunde	Verdachtsdiagnosen	Bestätigung der Diagnose
ausschließlich bilateraler *inhomogener* Nierenbefall	Backpflaumenbauch, Kryptorchismus, Urethralengen	Prune-Belly-Syndrom	Miktionszystourethrogramm
nicht ausschließlich bilaterale *inhomogene* Nierenbeteiligung	Pottersequenz, keine Zusatzanomalien	Harnröhrenklappen	Miktionszystourethrogramm
	Hepatomegalie, Glaukom, Chondrodystrophie, neurologische Symptome mit schwerster Hypotonie	Zellweger-Syndrom	Bildgebung, Klinik, Augeninnendruck, Siderose, Peroxysomendefektnachweis
	Kiemenbogenfisteln, präaurikulärer Porus, Taubheit	branchiootorenales Syndrom	Klinik
	Enzephalozele, Polydaktylie	Meckel-Syndrom	Bildgebung
	asphyktisch dystropher Thorax, kurzgliedrige Chondrodysplasie	Jeune-Syndrom	Rö: Thorax, Skelett
	Retinitis pigmentosa, Obesitas, Retardierung, Hypogenitalismus, Syndaktylie	Laurence-Moon-Biedl-Syndrom	Klinik, Augenhintergrund
	biliäre Dysgenesie, Pankreaszysten	Ivemark-Syndrom	Bildgebung, Cholestaseparameter
	Gesichtsdysmorphien mit Spalten, Vitium cordis	Trisomie 13	Chromosomenanalyse, Nierensonographie
	Gesichtsdysmorphie mit Spalten, überlappende Finger	Trisomie 18	Chromosomenanalyse, Nierensonographie
	schwere Retardierung, Tetraspastik	Chondrodysplasia calcificans punctata	Rö: Skelett
	Mikrozephalus, Epikanthus, Steckkontaktnase	Smith-Lemli-Opitz	Phänotyp, Nierensonographie
	Kryptorchismus, Hypospadie, Cholestase, Pankreasdysplasie	Glutarazidämie Typ II	Acyl-CoA-Dehydrogenasemangelnachweis
	multiple Anomalie, chromosomale Aberrationen	seltener mit Zystennieren assoziierte Syndrome	Sonographie, zusammenfassende Diagnostik der extrarenalen Symptome mit Chromosomenanalyse und ggf. Molekulargenetik
	negative Familienanamnese, keine extrarenalen Anomalien, keine chromosomalen Aberrationen	komplette (multizystische) Nierendysplasie Typ Potter II a) vergrößert b) verkleinert	Nierensonographie, ING (keinerlei Funktion), *bilateral mit dem Leben nicht vereinbar (s. Abb. 70.6)*
	Harnwegsobstruktionen, NaCl-Verlust	inkomplette Nierendysplasie (Potter IV)	Sonographie mit kortikalen Zysten und Harntraktdilatationen

Abdomen: Niere

I

Differentialdiagnose der zu kleinen Niere

Charakterisierung des Hauptsymptoms	weiterführende Nebenbefunde	Verdachtsdiagnosen	Bestätigung der Diagnose
ausschließlich bilaterale *homogene* kleine Niere	Polyurie, Polydipsie, Salzverlust, Azidose, Niereninsuffizienz	Oligomeganephronie	Klinik, Histologie
	Innenohrschwerhörigkeit, nephritisches Syndrom, Niereninsuffizienz, Lentikonus, Leiomyomatose des Ösophagus	Alport-Syndrom = hereditäre Nephritis	Nierenbiopsie, Molekulargenetik (COL 4 A 3,4,5 Gen)
	Salzverlust, Azidose, Anämie, Niereninsuffizienz	Nephronophthise	Histologie, Molekulargenetik (NPH 1 Gen)
	Nephronophthise-Symptomatik mit Optikusatrophie	Senior-Syndrom	Histologie, Augenhintergrund, Elektroretinogramm
	Nephronophthise-Symptomatik + zerebelläre Aplasien	Joubert-Syndrom	Histologie, zerebrales NMR/CT
	Nephronophthise-Symptomatik	Markzystenkrankheit, Medullary cystic disease	Elternerkrankung, Histologie
	Kleinwuchs, Anämie, Azidose, Hypertension	chronische Niereninsuffizienz	Serumkreatinin ↑
nicht ausschließlich bilaterale *inhomogene* Nierenverkleinerung	terminale Niereninsuffizienz	erworbene zystische Nierenerkrankung	Bildgebung
	Vaginalatresie, Uterus bicornis	Rokitansky-Küster-Syndrom	Klinik und Bildgebung
	arterielle Hypertension, chronische Niereninsuffizienz	segmentale Hypoplasie (Ask-Upmark-Nieren)	Klinik, Histologie, RR
	Mikrozephalus, verstrichenes Philtrum	embryofetales Alkoholsyndrom	mütterliche Alkoholanamnese, Phänotyp
	kaudales Regressions-Syndrom	diabetische Embryopathie	mütterliche Diabetesanamnese, Klinik
	Pulmonalstenosen und Cholestase, Nierenarterienanomalien	Alagille-Syndrom	Anamnese, Klinik, Skelettanomalien, RR
	Daumen-/Ohr- und Analanomalien	Towns-Brocks-Syndrom	Anamnese, Phänotyp
vorwiegend unilaterale *homogene* Nierenverkleinerung	keine Anomalien, keine Harntraktfehlbildungen, *bilateral*: Salzverlust, Niereninsuffizienz	idiopathische Hypoplasie *(selten!)*	per exclusionem
vorwiegend unilaterale *inhomogene* Nierenverkleinerung	Hochdruck, *bilateral*: chronische Niereninsuffizienz	Schrumpfnieren	Anamnese (spezielle frühkindliche Pyelonephritis mit Reflux, akutes Nierenversagen, Thrombose, Radiatio etc.)

71 Oligurie, Anurie und Nierenversagen

Uwe Querfeld

Symptombeschreibung

Als Oligurie bezeichnet man eine Urinausscheidung < 240 ml/m²/24 h oder unter 0,5 ml/kg/h.

Nach dem Ort der Primärschädigung lassen sich drei Formen renalen Versagens unterscheiden: ein prärenales (funktionelles), ein intrarenales und ein postrenales Nierenversagen.

• Ein *prärenales* Nierenversagen tritt auf bei Krankheiten, die zu einem Kreislaufversagen mit konsekutiver Minderdurchblutung der Niere führen, wie z.B. profuse Gastroenteritis, Blutungen, Verbrennungen, Sepsis, Atemnotsyndrom, Herzfehler und die Operation der großen Gefäße.

• Beim *intrarenalen* Nierenversagen wird das Nierenparenchym direkt geschädigt, wobei der primäre Angriffspunkt das Tubulussystem, die glomerulären Kapillarschlingen oder das Interstitium sein kann. Endogene und exogene Toxine oder eine anhaltende kortikale Ischämie führen zu einer akuten Tubuluszellnekrose. Die akute Glomerulonephritis, das hämolytisch-urämische Syndrom und die Nierenvenenthrombose schädigen vorzugsweise die Glomeruluskapillaren. Ursachen für eine primär interstitielle und tubuläre Schädigung sind interstitielle Nephritis, Transplantatabstoßung, Harnsäurenephropathie bei akuter Leukämie oder heutzutage sehr selten eine Nephrokalzinose bei Vitamin-D-Intoxikation.

• Ein *postrenales* Nierenversagen tritt auf bei Obstruktion der ableitenden Harnwege im Rahmen von kongenitalen Fehlbildungen (z. B. Urethralklappen), Urolithiasis, Tumoren und Verletzungen.

Da die Diagnose einer Oligo-/Anurie (ungeachtet der Ursache und späterer therapeutischer Maßnahmen) immer auf eine strenge Bilanzierung von Ein- und Ausfuhr hinausläuft, ist spätestens bei der Diagnosestellung die erste Maßnahme die Sicherstellung einer exakten *Flüssigkeitsbilanzierung*; hierzu ist in der Regel das Anlegen eines *Blasenkatheters* notwendig. Diese einfache Maßnahme sollte auch bei männlichen Patienten und bei Säuglingen zumindest versucht werden, Gewalt darf nicht angewendet werden, insbesondere bei Vorliegen eines offenbar mechanischen Hindernisses (cave: Urethrastrikturen, Harnröhrenklappen bzw. Klappenreste).

Rationelle Diagnostik

Anamnese

Erster Schritt ist die Ermittlung der Flüssigkeitsbilanz. Häufig bereitet die genaue Berechnung der ausgeschiedenen Urinmenge in der Praxis große Schwierigkeiten. In diesem Zusammenhang sind folgende Fragen wichtig:
• Über wie viele Stunden bzw. Tage wurde die Urinausscheidung *zuverlässig* dokumentiert?
• Wieviel Flüssigkeit erhielt der Patient über diese Zeitspanne (12, 24 h)?
• Bestanden neben der Urinausscheidung zusätzliche Flüssigkeitsverluste durch Erbrechen, Durchfall, gesteigerte Perspiratio insensibilis (Fieber), Drainagen, Sonden, Fisteln, Blutverlust?

Die weitere Anamnese umfaßt neben den unmittelbar vorausgegangenen Ereignissen (insbesondere beim prärenalen Nierenversagen: Hypovolämie, Hypotension, Hypoxämie), vorausgegangene Nierenerkrankungen und vaskuläre Erkrankungen, Systemerkrankungen sowie Exposition durch Schwermetalle, organische Lösungsmittel oder andere Nephrotoxine.

Da die häufigste Ursache des akuten Nierenversagens im Kindesalter das hämolytisch-urämische Syndrom (HUS) ist, sollte auch immer nach vorausgegangenen Durchfallerkrankungen bzw. blutigen Stühlen gefragt werden.

Falls sich labordiagnostisch der Verdacht auf ein HUS erhärtet, gelten weitere Fragen den Zusammenhängen einer Infektion mit enterohämorrhagischen E.-coli-(EHEC-)Bakterien (Verzehr von Rohmilchprodukten oder ungegartem Fleisch, Endemie?). Bei Verdacht auf medikamententoxisches Nierenversagen sollte in Zweifelsfällen auch an Fehler bei der Medikamenteneinnahme (Verfallsdatum, Überdosierung) bzw. heimliche Medikamenteneinnahme (Diuretika, Laxantien) gedacht werden. Bei akzidentellen Vergiftungen mit Nierenversagen ist immer eine Angabe über Zeitpunkt und Menge der Giftaufnahme erforderlich.

Körperliche Untersuchung

Die wichtigste Maßnahme in Hinblick auf die weitere Differentialdiagnose ist der *Nachweis von Ödemen*. Während dies bei vielen Patienten einfach ist (z. B. Lidödeme bei Patienten mit nephrotischem Syndrom), kann in anderen Fällen die Diagnose schwieriger sein: Insbesondere bei länger bestehender Ödemneigung finden sich häufig große Flüssigkeitsmengen im Unterhautfettgewebe und in den Körperhöhlen verteilt. Hier helfen die Sonographie weiter (Aszites, Pleuraergüsse) sowie das Röntgenbild (Herzvergrößerung, evtl. Lungenödem mit „fluid lung") und die *Palpation der Haut* (Eindrücken, sog. pitting edema). Ein einfaches Abschätzen der Ödeme ist durch *Wiegen* des entkleideten Patienten möglich, wenn früher dokumentierte Gewichtsangaben zum Vergleich herangezogen werden können.

Größere Schwankungen des Körpergewichtes in kurzen Abständen (Tagen) sind immer durch Flüssigkeitsverschiebungen zu erklären, nie durch erhöhte oder verminderte Kalorienzufuhr.

Essentiell wichtig sind die Messung des arteriellen Blutdrucks und die Beurteilung der Bewußtseinslage (Somnolenz, evtl. zerebrale Krämpfe bei fortgeschrittener Urämie).

Besondere Bedeutung erhält die körperliche Untersuchung dann, wenn es um den Ausschluß einer *chronischen Niereninsuffizienz* geht, z. B. bei Patienten, bei denen zufällig ein erhöhtes Serumkreatinin festgestellt wurde, die aber sonst beschwerdefrei sind (z. B. unerkannte obstruktive Uropathien oder Glomerulopathien). Zu achten ist zum einen auf einen renalen Minderwuchs (Perzentilenvergleich), zum anderen auf Symptome der Anämie und der renalen Osteopathie (min-

Abdomen: Niere

411

destens Röntgenaufnahme der linken Hand, evtl. auch anderer Skelettabschnitte, insbesondere bei Knochenschmerzen).

Nicht selten besteht eine chronische Niereninsuffizienz im Rahmen einer hereditären Erkrankung; in diesen Fällen wird man versuchen, mögliche weitere körperliche Anomalien einem Syndrom zuzuordnen. Ein prägnantes Beispiel ist die familiäre juvenile Nephronophthise, eine der häufigsten Ursachen der chronischen Niereninsuffizienz, die häufig nur durch diskrete Polyurie und Polydipsie auffällt, bei der aber auch andere Organsysteme betroffen sein können: Augen (Nystagmus, tapetoretinale Degeneration), Gehirn (statomotorische Retardierung, Vermisaplasie), Leber (konnatale hepatische Fibrose).

Klinisch-chemische Untersuchungen

Die Differentialdiagnose des akuten Nierenversagens beruht ganz wesentlich auf der Ermittlung verschiedener Laborparameter (Abb. 71.1, Tab. 71.1). Bei einem *prärenalen* Nierenversagen bestehen nur ein verminderter renaler Blutfluß und eine verminderte glomeruläre Filtrationsrate, aber ein intakter renaler Kompensationsmechanismus. Deswegen sind die Natriumresorption und die Osmolalität des Urins erhöht.(Die Nieren versuchen, einen Volumenmangel zu kompensieren.) Ein rascher Anstieg des Serumharnstoffs und eine Verminderung der fraktionellen Natriumexkretion sind ebenfalls zu beobachten. Aus diesem Grund findet man beim prärenalen Nierenversagen allgemein ein Urinnatrium < 20 mEq/l bzw. eine fraktionelle Natriumexkretion (Fe_{Na}) < 2,5 bei älteren Kindern, eine Urinosmolalität > 500 mosmol, ein Verhältnis Serumharnstoff : Serumkreatinin > 20.

Dagegen bestehen bei einem *intrarenalen* Nierenversagen diese Kompensationsmechanismen nicht, so daß der Natriumverlust größer und die Urinosmolalität geringer ist: fraktionelle Natriumexkretion > 2,5, Urinosmolalität < 400, Urinnatriumkonzentration > 40 mEq/l, Verhältnis Serumharnstoff : Kreatinin < 20:1. Hierbei ist zu beachten, daß Diuretika (Lasix) eine vermehrte Urinnatriumausscheidung bewirken, so daß sich diese Verhältnisse ändern können.

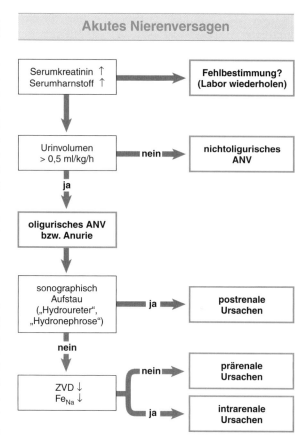

Abb. 71.1 Differentialdiagnose des akuten Nierenversagens.

In der weiteren Differentialdiagnose ist man auf umfangreiche Laboruntersuchungen angewiesen. Als wichtigstes Beispiel sei hier das HUS genannt: Die Diagnose ergibt sich aus der Konstellation hämolytische Anämie – erhöhte Retentionswerte – Thrombopenie. Zur Bestätigung der Diagnose ist außerdem der Nachweis von Verotoxin in Serum und Stuhl bzw. von EHEC-Bakterien im Stuhl möglich.

Weitere Laborbestimmungen ergeben sich aus der Differentialdiagnose der Erkrankung. Beim chronischen Nierenversagen ist insbesondere nach Parametern der renalen Osteopathie (alkalische Phosphatase, intaktes Parathormon) zu fahnden.

Tabelle 71.1 Differentialdiagnose des prärenalen und intrarenalen akuten Nierenversagens.

ANV	Osmolalität mmol/l	Urinnatrium mmol/l	Fe_{Na} (%)	Urin-/Plasma-osmolalität
prärenal	> 500 > 400 (Neugeb.)	< 10 < 20 (Neugeb.)	< 2,5	> 1,2
intrarenal	< 350 < 300 (Neugeb.)	> 40	> 2,5	< 1,2

Technische Untersuchungen

Wichtigstes bildgebendes Verfahren ist die *Sonographie*. Mit ihrer Hilfe ist der Ausschluß von postrenalen Ursachen des akuten Nierenversagens in der Regel möglich (Ausschluß Harnstauung). Bei intrarenalem Nierenversagen besteht eine erhöhte Echogenität des Nierenparenchyms. Des weiteren dient die Sonographie zum Ausschluß einer strukturellen Anomalie der Nieren, z.B. Doppelnieren, Einzelnieren, heterotrope Nieren, kompensatorische Hypertrophie bei Nierenhypoplasie sowie dem Nachweis von Zysten. Die *Doppler-Sonographie* findet Einsatz beim Nachweis einer Nierenvenenthrombose.

Dank der hochauflösenden Ultraschalltechnik sind andere Nachweisverfahren, z.B. *Computertomographie* oder *IVP*, fast immer unnötig. Insbesondere die Durchführung eines IVP ergibt meist keine zusätzliche Information (eingeschränkte Kontrastmittelausscheidung), ist aber bei vorgeschädigter Niere potentiell „nephrotoxisch"!

Szintigraphische Untersuchungen sind gelegentlich bei einer Stauungsniere nötig, z.B. zum Nachweis einer urodynamisch bedeutsamen Harnstauung (auch auf Lasixgabe keine ausreichende Ausscheidung des Radionuklids).

Besondere Hinweise

Häufig ergibt sich in der Klinik die Situation, daß bei fortgeschrittenem akutem Nierenversagen nicht nur die Genese des Nierenversagens abgeklärt, sondern gleichzeitig über eine mögliche Indikation zur Dialyse entschieden werden muß. Die wichtigsten *Dialyseindikationen* sind:
- stark erhöhte Retentionswerte (bei älteren Kindern Kreatinin > 10, Harnstoff > 200 mg/dl, bei kleineren Kindern auch niedrigere Werte, wichtig: Geschwindigkeit des Anstiegs der Retentionswerte und Ausmaß einer vorhandenen Urinausscheidung)
- unbeherrschbare metabolische Azidose, schwere Hyperkaliämie

Auch über die Indikation zu kontinuierlichen extrakorporalen Verfahren (CAVH, CVVH, CVVHD) sollte bei Diagnosestellung nachgedacht werden: Bei intensivmedizinischen Patienten sind häufig Gaben von großen Volumenmengen notwendig, die über das normale Maß der renalen Volumenausscheidung deutlich hinausgehen. Für diese Patienten ist meist eine kontinuierliche Hämofiltration erforderlich, evtl. gekoppelt mit einer Dialysebehandlung; hiermit sollte begonnen werden, *bevor* der Patient überwässert ist.

Differentialdiagnostische Tabellen

Differentialdiagnose des „prärenalen" Nierenversagens

Charakterisierung des Hauptsymptoms	weiterführende Nebenbefunde	Verdachtsdiagnose	Bestätigung der Diagnose
Oligo-/Anurie	Erbrechen, Diarrhö, Hämorrhagie, Verbrennungen, Diuretika, Verluste in den „3. Raum" (Ödeme, Peritonitis, „Membranleck"-Syndrom, extrakorporale Zirkulation), (nach) Operation, Sepsis, Herzinsuffizienz, (nach) Reanimation	prärenales ANV	Fe_{Na} < 1 bei Neugeborenen bzw. < 2,5 bei älteren Kindern, evtl. verbesserte Urinausscheidung nach Volumenzufuhr, Erkennung bzw. Behandlung der Ursachen: • Hypovolämie • Hypotension • Hypoxämie

Abdomen: Niere

Differentialdiagnose des „intrarenalen" Nierenversagens

Charakterisierung des Hauptsymptoms	weiterführende Nebenbefunde	Verdachtsdiagnosen	Bestätigung der Diagnose
Oligo-/Anurie	Ischämie	akute tubuläre Nekrose (ATN)	Fe_{Na} > 1 bei Säuglingen, > 2,5 bei älteren Kindern; keine verbesserte Urinausscheidung nach Volumenzufuhr
	V.a. „Nephrotoxine" • Hämpigmente (Hb bei intravasaler Hämolyse, z.B. Fehltransfusion; Myoglobin bei Rhabdomyolyse, z.B. Crush-Syndrom; maligne Hyperthermie)	akute tubuläre Nekrose	evtl. ^{99m}Tc-DTPA-Szintigraphie: normale Perfusion der Nieren und verzögerte oder fehlende Exkretion
	• Schwermetalle (Quecksilber, Arsen, Platin, Uransalze, Wismuth)		Nachweis von Myoglobin im Serum und Urin, Blutspiegel
	• organische Lösungsmittel		
	• Antibiotika (Aminoglykoside, Polymyxin, Colistin, Amphotericin B)		Anamnese
	• Röntgenkontrastmittel		Anamnese, evtl. Blutspiegel
	• EDTA		Anamnese
	• Schlangenbisse		Anamnese Anamnese
	Neugeborenes: Nabelvenenkatheter *ältere Kinder:* chronische Nierenerkrankung mit „nephrotischer" Proteinurie (> 1 g/m²/Tag) Thrombopenie	Nierenvenenthrombose	*US:* Größenunterschied bei einseitigem Befall, *Doppler:* fehlende venöse Pulsation, *Labor:* häufig Gerinnungsanomalien, Proteinurie (idiopathisches nephrotisches Syndrom, chronische Glomerulonephritis)
	akute Glomerulonephritis oder Glomerulonephritis bei bekannter Systemerkrankung, z.B. Purpura Schoenlein-Henoch M. Wegener, SLE	nephritisches Syndrom • Proteinurie, • Hämaturie, • Hypertonie	Labor und Klinik der betreffenden Erkrankung (z.B. Komponentenverbrauch, Nierenbiopsie: ANCA, Anti-DNS-Ak)
	Durchfallerkrankung und/oder Anämie, Thrombopenie	HUS (D+, D–)	*Labor:* Fragmentozyten, Nachweis von EHEC, Verotoxin
	obstruktive Uropathie, vorbestehende Niereninsuffizienz	Pyelonephritis Urosepsis	Morphologie des Harntraktes, Harnwegsinfekt bzw. Septikämie
	Leukämie	Tumorlyse-Syndrom leukämische Infiltration der Nieren	*Labor:* Harnsäure, Phosphor, *US*
	Neugeborenes mit plötzlicher Komasymptomatik	Harnstoffzyklusdefekt	Diagnostik im Speziallabor (Serum und Urin)

Differentialdiagnose des „postrenalen" Nierenversagens

Charakterisierung des Hauptsymptoms	weiterführende Nebenbefunde	Verdachtsdiagnosen	Bestätigung der Diagnose
Oligo-/Anurie	Neugeborenes: häufig intrauterin Urinaufstau, „Hydronephrose"	Harnröhrenklappen	US, operative Intervention mit Klappendurchtrennung, falls keine Katheterisierung der Harnblase möglich
	Anamnese: Nierensteine (häufig auch familiär)	Nephrolithiasis bei funktioneller Einzelniere	Steinnachweis (bei einseitigem Auftreten keine Oligurie), Familienanamnese
	Makrohämaturie bzw. Blutabgang, vorausgegangener urologischer Eingriff	Koagel (Blase)	urologische Intervention
	Blasentumor (Sarcoma botryoides)	Obstruktion durch Verlagern der Urethra	urologische Intervention
	Blasenkatheter in situ	obstruktiver/abgeklemmter (?) Blasenkatheter	Katheter ausspülen bzw. öffnen

72 Polyurie und Polydipsie

Günter Klaus, Siegfried Waldegger und Hannsjörg W. Seyberth

Symptombeschreibung

Als Polyurie bezeichnet man eine Urinausscheidung, die über der Norm liegt. Altersabhängig steigt die normale tägliche Urinmenge von ca. maximal 350 ml bei Neugeborenen auf bis zu 1800 ml/d bzw. 1000 ml/m² KOF bei jungen Erwachsenen an. Eine exakte Definition der Polyurie ist schwierig, da altersbezogene Normwerte weder für eine absolute (Urinmenge über der Norm) noch für eine relative (inadäquat hohe Urinausscheidung bezogen auf die Volumenzufuhr) Beurteilung verfügbar sind.

> Urinvolumina > 1000 ml bei Säuglingen bzw. 3000 ml bei älteren Kindern sollten eine weitere Diagnostik zur Folge haben.

Die Polyurie kann verursacht werden durch
- osmotische Diurese (Diabetes mellitus)
- renalen Salzverlust (Salzverlusttubulopathie)
- eine primär gesteigerte Wasseraufnahme (Polydipsie)
- hypothalamische Störungen (AVP-/ADH-Mangel)
- renalen Wasserverlust (Diabetes insipidus renalis, Nierenerkrankung)
- Medikamenten-induziert (Lithium, Diuretika).

Rationelle Diagnostik

Anamnese

Die Familienanamnese kann richtungweisend für die Diagnose familiärer Polyurieformen sein. Sind die Eltern verwandt, ist das Risiko für autosomal-rezessive Erkrankungen deutlich erhöht. Der seltene familiäre hypothalamische Diabetes insipidus centralis wird autosomal-dominant vererbt. Ein idiopathischer hypothalamischer Diabetes insipidus ist sehr selten, ein symptomatischer hypothalamischer Diabetes insipidus kann sich infolge perinataler Komplikationen im Sinne einer hypoxischen Enzephalopathie, von Schädel-Hirn-Traumata oder durchgemachten Meningitiden und Enzephalitiden entwickeln.

Kopfschmerzen, Übelkeit, Erbrechen und Sehstörungen, die bei kleinen Kindern oft dadurch auffallen, daß diese Kinder öfters stürzen oder auf Hindernisse auflaufen, weisen auf einen ZNS-Tumor hin. Operationen im Bereich der Hypophyse infolge von malignen Erkrankungen oder Bestrahlungen im Bereich der Schädelbasis können zu einer Schädigung der Neurohypophyse führen mit der Folge einer verminderten oder fehlenden Adenosin-Vasopressin-(AVP-)Sekretion (Tab. 72.1). Auch bei Autoimmunerkrankungen, insbesondere dem *systemischen Lupus erythematodes*, wird eine Sekretionsstörung von AVP beobachtet.

Bei den Furosemid-ähnlichen Salzverlusttubulopathien (antenatales Bartter-Syndrom/Hyperprostaglandin-E-Syndrom) ergibt die Schwangerschafts- und Geburtsanamnese meist ein Polyhydramnion, welches zu einer Frühgeburtlichkeit geführt hat. Einige hereditäre Nierenerkrankungen, wie z.B. die Oligomeganephronie oder Nephronophthise manifestieren sich primär durch eine Polyurie schon im Säuglings- oder Kleinkindesalter.

Säuglinge zeigen oft sehr unspezifische Symptome einer Polyurie. Außer bei sehr schweren Polyurieformen treten Symptome erst nach dem Abstillen auf. Zusätzliche Gabe von Wasser oder anderer Flüssigkeiten vor der Mahlzeit sollte erfragt werden.

> Erste Zeichen einer Dehydratation sind bei 70% der Säuglinge Fieber, mangelnde Gewichtszunahme, bei 45% Erbrechen und Obstipation und bei bis zu 67% Wachstumsretardierung.

Tabelle 72.1 Beeinflussung der AVP-Sekretion.

	Stimulation	Hemmung
EZF-Osmolalität (effektiv)	hoch	nieder
hämodynamische Faktoren		
• Blutdruck	nieder	hoch
– vasovagale Reaktion	+	
– Antihypertensiva	+	
• Blutvolumen (effektiv)	nieder	hoch
– Körperposition	aufrecht	liegend
– Hypoproteinämie	+	
– Herzinsuffizienz	+	
Übelkeit	++	
Medikamente (s. Tab. 72.2)	+	+
Sonstiges		
• Alkohol	+	
• mechanischer Zug am Intestinum (Op)	+	
• Streß		+
• Trauma, Verbrennungen		+
• Temperatur	hoch	nieder
• Azidose	+	
• akute Hypoxie, Hyperkapnie	+	

EZF: extrazelluläre Flüssigkeit

Abdomen: Niere

415

Schon leicht ausgeprägte Diarrhö oder Erbrechen im Rahmen einer Gastroenteritis bewirken eine Imbalance des Wasserhaushaltes und führen zu einer symptomatischen Dehydratation, die in der Klinik rasch auszugleichen ist, ohne daß die zugrundeliegende Polyurie erkannt wird, sofern die Kinder freien Zugang zu Wasser haben.

Bei älteren Kindern verbirgt sich eine Polyurie häufig hinter den Symptomen von *frequenten Miktionen* (mehr als 6–8 pro Tag) sowie insbesondere *Nykturie* oder *nächtlicher Enuresis*. Selten können die Eltern oder der Patient die Trinkmenge exakt angeben.

> **Regelmäßiges nächtliches Trinken ist ein Hauptsymptom eines erhöhten Wasser- oder Salzverlustes organischer Ursache, während bei psychogenen Polyurien die Patienten nachts nicht wegen Durst aufwachen.**

Psychotische Erkrankungen oder mentale Retardierung sind oft mit einer Polyurie assoziiert. Ein *langsamer Beginn* der Polyurie wird bei fortschreitender chronischer Niereninsuffizienz oder habitueller Polydipsie beobachtet. Weiterhin weisen Kinder mit Polyurie oft *Müdigkeit* und *Konzentrationsstörungen* in der Schule auf. Diese sind Folge der häufigen Nykturie oder des nächtlichen Weckens bei Bettnässern. Bei ausgeprägten Polyurieformen wird auch eine mangelhafte Nahrungsaufnahme beobachtet, da die Kinder dauernd beschäftigt sind, ausreichende Flüssigkeitsmengen zu trinken. Eine Mangelernährung, Elektrolytimbalancen (Salzverlust) oder hormonelle Veränderungen der chronischen Niereninsuffizienz sowie Phosphatverlust und/oder metabolische Azidose im Rahmen eines Fanconi-Syndroms können auch einen *Minderwuchs* induzieren.

Die Einnahme von Medikamenten ist zu erfragen, da neben den Diuretika noch weitere Medikamente die Sekretion und Wirkung von AVP und somit die Urinkonzentrationsfähigkeit beeinflussen können (Tab. 72.2).

Körperliche Untersuchung

Der Hydratationsgrad sollte anhand des *Hautturgors* sowie der *Feuchtigkeit der Schleimhäute* abgeschätzt werden. Ein erhöhter *Blutdruck* weist auf eine Nierenerkrankung hin. Dabei sind die altersspezifischen Normwerte zu beachten. *Minderwuchs* wird bei Elektrolytstörungen, renalem Phosphatverlust, tubulärer Azidose, Mangelernährung und chronischer Niereninsuffizienz beobachtet. Narben im Bereich des Gehirnschädels finden sich nach Schädel-Hirn-Trauma oder chirurgischen Eingriffen.

> **Die eingehende klinische Untersuchung des Genitales ist immer erforderlich.**

Tabelle 72.2 Hemmung der AVP-Sekretion oder Wirkung durch Medikamente und Hormone.

Hemmung der AVP-Sekretion
- β-adrenerge Agonisten
- atriales natriuretisches Peptid
- Carbamazepin
- Chlorpromazin
- Clonidin
- Glukokortikoide
- Opioide (niedere Dosis)
- Phenytoin
- Promethazin
- Alkohol

Hemmung der AVP-Wirkung
- $α_2$-adrenerge Agonisten
- Amphotericin B
- Cisplatin
- Colchicin
- Hyperkalziämie (ionisiert)
- Hypokaliämie
- Lithium
- Schleifendiuretika
- Vinblastin

Eine Virilisierung bei weiblichen Säuglingen (Klitorishypertrophie verschiedener Ausprägung, Pseudohermaphroditismus femininus) bzw. eine Penisvergrößerung und ein hyperpigmentiertes Skrotum bei männlichen Neugeborenen weisen auf ein adrenogenitales Syndrom hin. Hautveränderungen und Weichteilschwellungen, selten auch einen Exophthalmus findet man bei der Histiocytosis X.

Klinisch-chemische Untersuchungen

Bei einer Glukosurie (Urinteststreifen) assoziiert mit Ketonurie besteht der dringende Verdacht auf einen Diabetes mellitus. Finden sich bei einer Polyurie weitere Symptome einer Nierenerkrankung wie Proteinurie, Hämaturie und/oder arterielle Hypertonie, schließt sich eine spezielle nephrologische Diagnostik an.

Messung der Urinosmolalität: Zur Differentialdiagnose der Polyurie ist die Bestimmung des spezifischen Uringewichtes mittels Teststreifen oder Urometers erforderlich und sollte durch Messung der *Urinosmolalität* ergänzt werden.
- Bei einer Osmolalität von > 200 mosmol/kg muß eine *osmotische Polyurie* bzw. ein tubulärer Resorptionsdefekt im Sinne eines *Fanconi-Syndroms* ausgeschlossen werden. Die Ursache einer osmotischen Polyurie läßt sich meist durch Messung von Glukose, Natrium, Harnstoff und Eiweiß bzw. Albumin im Urin feststellen.
- Eine Urinosmolalität < 200 mosmol/kg mit gleichzeitiger Hypernatriämie findet sich bei allen Formen des Diabetes insipidus.

Durstversuch: Nach Ausschluß einer osmotischen Diurese erfolgt der *Wasserdeprivationstest* (Durstversuch), der jedoch nur bei einem Serumnatrium < 145 mmol/l durchgeführt werden darf. Ein Anstieg der Urinosmolalität auf Werte > 800 mosmol/kg belegt die Diagnose einer primären Polydipsie. Liegt die Urinosmolalität am Ende des Tests zwischen 200 und 800 mosmol/kg ohne eine gleichzeitige Hypernatriämie, folgt die *Bestimmung von AVP* im Plasma. Hierbei ist auf eine korrekte Durchführung der Blutabnahme und Begleitvariablen zu achten, die eine Modulation der AVP-Plasmakonzentration bewirken können (s. Tab. 72.1 und 72.2):
• Bei hohem Plasma-AVP bei gleichzeitig niedriger Urinosmolalität (Normogramm beachten) handelt es sich um einen *partiellen Diabetes insipidus renalis.*
• Niedrige AVP-Plasmakonzentrationen am Ende des Durstversuches findet man bei partiellem Diabetes insipidus centralis.

> **Gleichzeitig hohe AVP-Spiegel und eine hohe Urinkonzentration schließen eine organische Ursache der Polyurie aus, es handelt sich um eine *primäre Polydipsie.***

Desmopressintest: Bei spontaner oder nach dem Wasserdeprivationsversuch aufgetretener Hypernatriämie (> 145 mmol/l) und gleichzeitig niedriger Urinosmolalität bzw. einem Anstieg der Plasmaosmolalität auf über 295 mosmol/kg wird ein Desmopressin-(DDAVP-)Test durchgeführt. Steigt hierbei die Urinosmolalität auf über 300 mosmol/kg an, handelt es sich um einen *zentralen Diabetes insipidus.* Zu dessen Bestätigung kann noch das AVP bestimmt werden. Bei einem renalen Diabetes insipidus findet sich ein fehlender Anstieg der Urinosmolalität. Werden gleichzeitig während des DDAVP-Tests der von-Willebrand-Faktor sowie Faktor VII bestimmt, kann die Ursache des Diabetes insipidus renalis eingegrenzt werden.

Besondere Hinweise

Ein Diabetes insipidus ist eine seltene Erkrankung im Kindesalter. Die jährliche Inzidenz wird auf ca. 5 Fälle/1 Mio. 0–14 Jahre alter Kinder geschätzt. Ungefähr zwei Drittel der Ursachen liegen in einer AVP-Defizienz, während ein kongenitaler renaler Diabetes insipidus in etwa 30% der Erkrankungsfälle nachweisbar ist.

Zentraler Diabetes insipidus: Der zentrale Diabetes insipidus wird entweder durch eine negative Mutation im Gen, welches für AVP kodiert (Neurophysin-Mutation) oder durch eine Destruktion der Gebiete oberhalb des Diaphragma sellae oder durch Kontinuitätsunterbrechung und Schädigung des Hypophysenstiels hervorgerufen. Letzteres kann durch eine *Geburt* aus Becken- oder Fußlage, durch perinatale Asphyxie oder starken Ikterus neonatorum ausgelöst werden. Unter den hypothalamischen *Tumoren,* die einen Diabetes insipidus centralis zur Folge haben, ohne daß eine operative Intervention erfolgt ist, finden sich am häufigsten Germinome, Kraniopharyngeome, Optikusgliome und Histiocytosis X. *Zerebrale Malformationen* wie die septooptische Dysplasie und das akrokallöse Syndrom sowie Traumata sind weitere Ursachen für eine AVP-Defizienz.

> **Der Diabetes insipidus centralis ist ein häufiges Symptom bei *Bardet-Biedl-Syndrom.***

Bei Hypophysentumoren kann ein AVP-Mangel im Hinblick auf die Polyurie durch eine gleichzeitig vorhandene ACTH-Defizienz „maskiert" sein, so daß die Polyurie klinisch weniger ausgeprägt ist, als es dem ADH-Mangel entsprechen würde. Ein transienter Diabetes insipidus centralis wird oft *nach Asphyxie, intraventrikulärer Blutung oder nach schweren Infektionen* (Meningitis, Enzephalitis, Neugeborenensepsis) beobachtet.

Renaler Diabetes insipidus

Insensitivität der Niere für die antidiuretische Wirkung von AVP kann durch genetische Defekte der Sammelrohrepithelien oder sekundär durch erworbene renale oder systemische Erkrankungen verursacht werden. Dem *primären renalen Diabetes insipidus* liegt entweder ein V_2-Rezeptordefekt für AVP oder ein Defekt in den Wasserkanälen der Sammelrohrepithelien, dem Aquaporin-2, zugrunde. Unterscheiden lassen sich diese beide Formen durch Messung der Stimulierbarkeit des von-Willebrand-Faktors und des Faktors VIII als einen extrarenalen Effekt von AVP bzw. DDAVP, der über den V_2-Rezeptor vermittelt wird. Steigt der von-Willebrand-Faktor nach DDAVP-Stimulation an, ist ein V_2-Rezeptordefekt ausgeschlossen. Ein Aquaporin-2-Defekt kann durch Messung von erniedrigten Aquaporin-2-Konzentrationen im Urin sowie durch genetische Untersuchungen bestätigt werden.

Eine *sekundäre AVP-Resistenz* der Niere wird durch chronische Kaliumdepletion, durch Hyperkalzämie, medikamentös (Lithium) und nach Lösen einer postrenalen Obstruktion ausgelöst. Einen wesentlichen Anteil am Mechanismus stellt bei den aufgeführten Situationen eine (sekundär) verminderte Aquaporin-2-Expression dar.

Bei *Tubulopathien* findet man häufig neben den Resorptionsdefekten im proximalen bzw. distalen Tubulus auch renale Konzentrationsdefekte, so z.B. bei allen Ursachen des Fanconi-Syndroms.
• Eine Hyposthenurie bis maximal Isosthenurie liegt bei der hereditären *furosemidähnlichen Salzverlusttubulopathie* (alternative Bezeichnung *Hyperprostaglandin-E-Syndrom/antenatales Bart-*

ter-Syndrom) vor. Durch Mutationen im Gen für den furosemidsensiblen Natrium-Kalium-Chlor-Kotransporter in der aufsteigenden Henle-Schleife (Typ I) bzw. durch Mutationen im Gen für den Kaliumkanal ROMK (Typ II), der für die Rezirkulation von Kalium in das Lumen der aufsteigenden Henle-Schleife erforderlich ist, kann im Interstitium keine Hyperosmolalität aufgebaut werden, was in weiterer Folge die AVP-abhängige Wasserresorption entlang des Sammelrohres behindert. Sehr ähnlich wie der chronische Furosemidabusus zeichnet sich diese Salzverlusttubulopathie mit massivem Kochsalzverlust (bis 50 mmol/kg/d), sekundärem Hyperaldosteronismus mit hypokaliämischer Alkalose, renalem Kalziumverlust (10–20 mg/kg/d) mit sekundärem Hyperparathyreoidismus und Neigung zur Nephrokalzinose aus.

Die gleichzeitig vorliegende Hyperprostaglandinurie und das gute Ansprechen auf Prostaglandinsyntheseinhibitoren wie Indometacin weisen auf eine zusätzliche Beteiligung des Prostaglandin E_2 bei diesem Salzverlustsyndrom hin. Dabei verstärkt Prostaglandin E2 den renalen Kaliumverlust infolge der Stimulation der Aldosteronsekretion (sekundärer Hyperaldosteronismus).
• Eine Sonderform, die mit Innenohrschwerhörigkeit einhergeht, wird durch den gleichzeitigen Ausfall zweier Chloridkanäle oder durch Mutationen in deren gemeinsamer Untereinheit Barttin hervorgerufen. Diese Proteine werden sowohl renal in der aufsteigenden Henle-Schleife und im distalen Tubulus als auch im Innenohr exprimiert. Die Erkrankung ist häufig mit einer progredienten Niereninsuffizienz assoziiert.

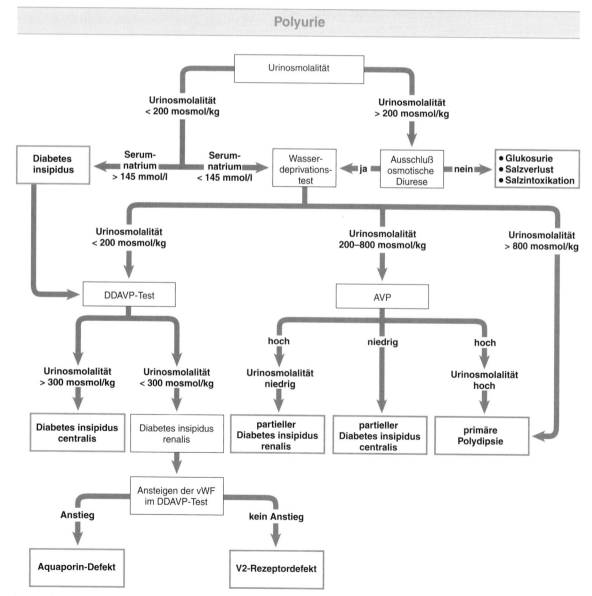

Abb. 72.1 Diagnostisches Vorgehen bei Polyurie.

- Bei weiteren Formen ebenfalls bereits genetisch aufgeklärter Salzverlusttubulopathien (Gitelman-Syndrom, Pseudohypoaldosteronismus Typ I) dominieren mehr die Auswirkungen sekundärer Elektrolytveränderungen (Hypo- bzw. Hyperkaliämie) als der mit dem Salzverlust einhergehende Wasserverlust das klinische Bild. Eine Polyurie ist im Falle dieser Erkrankungen kein typisches Symptom.

Niereninsuffizienz

Eine Polyurie wird in der Regel in späten Phasen der chronischen und z. T. auch bei der akuten Niereninsuffizienz beobachtet. Besonders erwähnenswert ist die polyurische Phase mit Elektrolytentgleisungen im 1.–2. Lebensjahr aufgrund renalen Verlustes bei der Oligomeganephronie mit Stabilisation des Wasserhaushaltes in den folgenden Jahren, sowie die Nephronophthise, die sich ebenfalls mit einer kindlichen Polyurie häufig ohne Proteinurie oder Hämaturie als erstes Symptom manifestiert. Bei beiden Erkrankungen entwickelt sich eine zunehmende chronische Niereninsuffizienz. Zur Klassifizierung der Ursachen der Polyurie dient der differentialdiagnostische Algorithmus (Abb. 72.1).

Differentialdiagnostische Tabellen

Die Tabellen listen einige typische Symptomkonstellationen auf, die eine Diagnose erlauben.

Differentialdiagnose der Polyurie mit Urinosmolalität > Plasmaosmolalität

Charakterisierung des Hauptsymptoms	weiterführende Nebenbefunde	Verdachts-diagnosen	Bestätigung der Diagnose
Glukosurie	Gewichtsabnahme, Polyurie, Polydipsie	Diabetes mellitus	Blutglukose
Fanconi-Syndrom, tubuläre Azidose (Bikarbonatverlust) mit Phosphatämie, Aminoazidurie, Glukosurie	Retinopathie, Minderwuchs, strohblonde Haare, Niereninsuffizienz	Zystinose	Zystin in Leukozyten
	Hepatomegalie Kohlgeruch	Tyrosinämie Typ I	Aminosäurenchromatogramm im Serum; Nachweis des Enzymdefektes in Fibroblasten oder Leberzellen
	Hepatomegalie, Erbrechen, Übelkeit, Hypoglykämie nach Einnahme fruktosehaltiger Nahrung (Obst, Gemüse) oder Infusionslösungen (auch Sorbit)	hereditäre Fruktose-intoleranz	Nachweis des Enzymdefektes (Aldolase B) in Dünndarm-schleimhaut
	Ikterus, massive Hepatomegalie	Glykogenose I und IV	Enzymdefekt in Leberbiopsie
	Katarakt, Muskelhypotonie, Entwicklungsrückstand	Lowe-Syndrom	Gendiagnostik (OCRL1)
	Hepatomegalie, Erbrechen, Katarakt	Galaktosämie	Galaktose im Blut und Urin erhöht, Nachweis des Enzymdefektes in Erythrozyten
	Vergiftung, Medikamente	Schwermetall	Nachweis der Schwermetalle, Auslaßversuch
	Hyperkalziurie	Hyperparathyreoidismus	Vitamin-D-Metabolite, Parathormon
erhöhte Natriurese	Pseudohermaphroditismus femininus, hyperpigmentiertes Skrotum, Penisvergrößerung, hyperkaliämische Azidose	adrenogenitales Syndrom	17α-Hydroxyprogesteron im Serum erhöht, Pregnandriol-Ausscheidung im Urin erhöht, 21-Hydroxylase-Defekt
	salzreiche Kost	erhöhte Salzzufuhr	Diätprotokoll, Ausschluß Salzverlusttubulopathien
	Hypokaliämie, Hyperkalziurie, metabolische Alkalose, Frühgeburtlichkeit, Nephrokalzinose	Furosemid-ähnliche Salzverlusttubulopathie (Hyperprostaglandin-E-Syndrom)	Prostaglandinausscheidung stark erhöht, Hyperkalziurie, Gendiagnostik (NKCC2 oder ROMK)

Abdomen: Niere

419

Differentialdiagnose der Polyurie mit Urinosmolalität > Plasmaosmolalität *(Fortsetzung)*

Charakterisierung des Hauptsymptoms	weiterführende Nebenbefunde	Verdachts-diagnosen	Bestätigung der Diagnose
erhöhte Natriurese	Taubheit, Hypokaliämie, metabolische Alkalose, Niereninsuffizienz	Furosemid-ähnliche Salzverlusttubulo-pathie mit Innenohr-schwerhörigkeit	Prostaglandinausscheidung stark erhöht, Gendiagnostik (Barttin: BSND, Chloridkanal Ka + Chloridkanal Kb CLCNKA+CLCNKB)

Differentialdiagnose der Polyurie, ausgelöst durch eine AVP-Defizienz

Charakterisierung des Hauptsymptoms	weiterführende Nebenbefunde	Verdachts-diagnosen	Bestätigung der Diagnose
Polyurie	Übelkeit, Erbrechen, Kopf-schmerzen, Visusbeeinträchtigung	hypothalamischer Tumor	Computertomogramm Magnetresonanztomographie
	Adipositas, Entwicklungs-retardierung, Brachymetakarpalie	Bardet-Biedl-Syndrom	ggf. genetische Untersuchung (BBS1–BBS8)
	Visusverlust, Septum-pellucidum-Aplasie, Mikrophthalmus, Mikrozephalus, Minderwuchs	septooptische Dysplasie	ophthalmologische Befunde, Magnetresonanztomographie
	Halluxduplikatur, Makrozephalie, Corpus-callosum-Aplasie	akrokallöses Syndrom	Magnetresonanztomographie
	Diabetes mellitus, Taubheit, Optikusatrophie	Wolfram-Syndrom	spezielle Diagnostik
	Familienanamnese positiv für primären Diabetes insipidus centralis	hereditärer Diabetes insipidus centralis	AVP-Messung

Differentialdiagnose der renalen Polyurie

Charakterisierung des Hauptsymptoms	weiterführende Nebenbefunde	Verdachts-diagnosen	Bestätigung der Diagnose
Polyurie	Frühgeburtlichkeit, Polyhy-dramnion, Alkalose, Hyper-kalziurie, Nephrokalzinose	Furosemid-ähnliche hypokaliämische Salzverlusttubulo-pathie (Hyperprosta-glandin-E-Syndrom, antenatales Bartter-Syndrom)	Prostaglandine im Urin erhöht, fraktionelle Exkretion von Kalium > 15%, Gendiagnostik (Natrium-Kalium-2-Chlorid-Kotransporter: NKCC2 oder Kaliumkanal: ROMK)
	stark vergrößerte Nieren mit neonatal Zysten, arterielle Hypertonie	autosomal-rezessive Nierendegeneration	Familienuntersuchung zum Ausschluß autosomal-domi-nanter Nierendegeneration, ggf. Gendiagnostik (Fibrocystin: ARPKD)
	vergrößerte Niere mit Zysten, Zysten bei Familienmitgliedern	autosomal-dominante Nierendegeneration	Familienuntersuchung, evtl. Gendiagnostik (Polycystin-1, Polycystin-2: PKD1–2)
	Harntransportstörung	obstruktive Nephropathie	Sonographie, Miktionszysto-urethrogramm
	zu kleine Nieren, Zysten an kortikomedullärer Grenze, reduzierte GFR	Nephronophthise	Gendiagnostik (Nephrocystin 1–4: NPHP1–NPHP4
	tapetoretinale Degeneration, zerebelläre Ataxie, kleine Nieren	familiäre juvenile Nephronophthise, Senior-Loken-Syndrom	Gendiagnostik (SLSN1, SLSN3, Nephrocystin 1, Nephrocystin 3)

Differentialdiagnose der renalen Polyurie *(Fortsetzung)*

Charakterisierung des Hauptsymptoms	weiterführende Nebenbefunde	Verdachts- diagnosen	Bestätigung der Diagnose
Polyurie	ehemaliges SGA-Neugeborenes, Proteinurie, Niereninsuffizienz, kleine Niere, Hyperkaliämie	Oligomeganephronie	Nierenbiopsie
	AVP-Resistenz, Anstieg der von-Willebrand-Faktoren nach DDAVP, X-chromosomal-rezessiver Erbgang	Diabetes insipidus renalis, V_2-Rezeptor-Defekt	Gendiagnostik (Arginin-Vasopressin-Rezeptor-2: AVPR2), cAMP im Urin erniedrigt
	AVP-Resistenz, fehlender Anstieg der von-Willebrand-Faktoren nach DDAVP	Diabetes insipidus renalis, Aquaporin-2-Defekt	Gendiagnostik (Aquaporin-2: AQP2), Aquaporin-2-Ausscheidung im Urin
	Proteinurie, Hämaturie	Glomerulonephritis/ -pathie	immunologische Diagnostik, ggf. Nierenbiopsie
	Hämaturie, eosinophile Leuko- zyturie, Glukosurie	tubulointerstitielle Nephritis	Nierenbiopsie

73 Intraabdominelle Raumforderungen

Brigitte Widemann

Symptombeschreibung

Abdominelle Raumforderungen können nach ihrem Ursprung (intra- oder retroperitoneal, Abdomenwand; Abb. 73.1), Organbeschaffenheit (Hohl- oder parenchymatöses Organ), ihrer Lage im Abdomen (oberer oder unterer Quadrant rechts/links, Mittellinie, Becken) und nach ihrer Beschaffenheit (solide, zystisch etc.) eingeteilt werden.

Die Differentialdiagnose abdomineller Raumforderungen ist vom Alter des Patienten abhängig (Tab. 73.1). Abdominelle Raumforderungen bei *Neugeborenen und Säuglingen* sind überwiegend gutartig, ihr Ursprung ist in über 50% der Fälle renal, hierbei handelt es sich zumeist um multizystische Nieren oder eine kongenitale Hydronephrose.

Bei *älteren Säuglingen und Kindern* ist eine Hepatosplenomegalie die häufigste abdominelle Raumforderung, zumeist verursacht durch leukämische/lymphomatöse Infiltration oder die Ursachen portaler Hypertension.

Die häufigsten malignen abdominellen Raumforderungen sind das Neuroblastom, gefolgt vom Wilms-Tumor und dem embryonalen Rhabdomyosarkom. Häufig werden abdominelle Raumforderungen erst spät in ihrer Entwicklung diagnostiziert. Viele abdominelle Raumforderungen sind gutartig und entwickeln sich langsam. Maligne Raumforderungen hingegen können ein extrem rasches Wachstum und Tendenz zur Metastasierung zeigen. Daher ist eine eindeutige Diagnosestellung erforderlich.

Raumforderungen, deren Ursache eine nicht neoplastische Vergrößerung von Leber oder Milz ist, werden in diesem Kapitel nicht abgehandelt (s. Kap. 63 und 64).

Rationelle Diagnostik

Anamnese

Viele abdominelle Raumforderungen werden als Zufallsbefund erhoben. Neben Alter und Geschlecht des Patienten helfen Fragen nach Dauer, Charakter der Beschwerden/Schmerzen und nach Ernährungsproblemen (z.B. Erbrechen) den möglichen Ursprung einer abdominellen Raumforderung zu ermitteln.

Vorhandensein generalisierter Symptome wie Müdigkeit, Fieber, Gewichtsverlust, Nachtschweiß, Blässe und extraabdominelle Schmerzen sind als Warnzeichen für Metastasierung zu betrachten. Eine plötzliche Zunahme der Kleidergröße ist Hinweis auf rasches Wachstum und eine maligne Raumforderung. Pulmonale, gastrointestinale und urogenitale Symptome müssen beachtet werden.

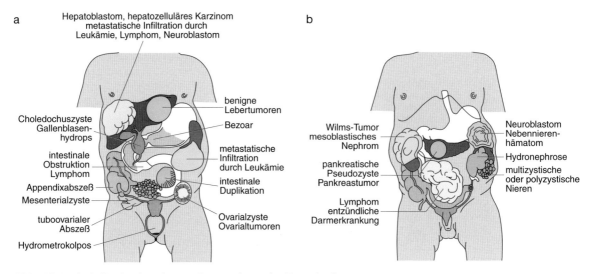

Abb. 73.1 Lokalisation bestimmter intraperitonealer Raumforderungen.
a) Intraperitoneale Raumforderungen. b) Retroperitoneale Raumforderungen.

Tabelle 73.1 Altersverteilung, Lokalisation und Ätiologie abdomineller Raumforderungen.

Lokalisation	benigne	maligne
Neugeborenes (0 bis 1 Monat) und Säugling (1 Monat bis 1 Jahr)		
renal	kongenitale Hydronephrose zystische Nierenerkrankungen Nierenvenenthrombose mesoblastisches Nephrom Nierenhypertrophie neurogene Blase Urachuszyste	Wilms-Tumor (selten)
adrenal	Nebennierenhämatom	Neuroblastom
gastrointestinal	intestinale Duplikationen Mesenterial-/Omentumzyste Pylorusstenose Mekoniumileus Invagination Megakolon Lymphangiom Laktobezoar Dünndarmobstruktion	
hepatisch	kavernöses Hämangiom infantiles Hämangioendotheliom Hamartom Choledochuszyste Gallenblasenhydrops	Hepatoblastom Leukämie Neuroblastom Angiosarkom undifferenziertes Sarkom
Milz	Hämatom, Hamartom	Leukämie
genital	Ovarialzyste Teratom Hydrometrokolpos	Rhabdomyosarkom
verschiedene Lokalisationen	Teratom	

Tabelle 73.1 Altersverteilung, Lokalisation und Ätiologie abdomineller Raumforderungen. *(Fortsetzung)*

Lokalisation	benigne	maligne
Kind (2–10 Jahre)		
renal		Wilms-Tumor
adrenal		Neuroblastom
Pankreas	(Pseudo-)Zyste endokriner Tumor (z.B. Insulinom)	Karzinom (selten) Pankreatoblastom (selten)
gastrointestinal	entzündliche und infektiöse Darmerkrankungen mesenterische/Omentumzyste Appendixabszeß Lymphangiom Leiomyom	Lymphom
hepatisch	Choledochuszyste Cholezystitis Cholelithiasis	Hepatoblastom Leukämie/Lymphom
Milz (s. a. Kap. 64)		Leukämie/Lymphom
genital	Ovarialzyste Granulosazelltumor Teratom	Rhabdomyosarkom Ovarialneoplasie Weichteilsarkome Teratom
verschiedene Lokalisationen	Hämatome (Hämophilie) Teratom	Neuroblastom Teratom
Adoleszent (11–18 Jahre)		
adrenal		Neuroblastom
Pankreas	(Pseudo-)Zyste endokriner Tumor (z.B. Insulinom)	Pankreaskarzinom
gastrointestinal	entzündliche und infektiöse Darmerkrankungen Trichobezoar Leiomyom	Lymphom
hepatisch	Cholezystitis Cholelithiasis	hepatozelluläres Karzinom Leukämie/Lymphom
Milz		Leukämie/Lymphom
genital	Hämatokolpos Hydrometrokolpos Schwangerschaft Ovarialzyste/-abszeß Ovarialtumor: Granulosazelltumor, Zystadenom Teratom	Ovarialtumor: Chorionkarzinom, embryonales Karzinom, Dysgerminom, Dottersacktumor Teratom Leukämie/Neuroblastommetastasen
verschiedene Lokalisationen	inflammatorischer myofibroblastischer Tumor	Weichteilsarkome Neuroblastom

Fragen nach abdominellem Trauma, Kontakt mit Infektionskrankheiten, familiären Erkrankungen, sexueller Anamnese beim Jugendlichen und Erhebung von Befunden, welche auf genetische Manifestationen hinweisen (Aniridie bei Wilms-Tumor, Hemihypertrophie bei Wilms-Tumor oder Neuroblastom) sind hilfreich bei der Abklärung.

Körperliche Untersuchung

Die abdominelle Untersuchung erfordert Einfühlungsvermögen und Geduld. Sie wird systematisch zumeist in Rückenlage des Patienten durchgeführt.

Die *Inspektion* gibt Aufschluß über sichtbare Raumforderungen, das mögliche Vorhandensein von Aszites, sichtbare peristaltische Wellen und abdominelle Venenzeichnung.

Abdomen: Niere

Die *Palpation* dient der Lokalisation der Raumforderung und der Beurteilung von Größe, Form, Oberfläche, Beweglichkeit, Schmerzempfindlichkeit und zeigt das Vorhandensein peritonealer Zeichen und die Relation zur Mittellinie.

> **Als physiologische Raumforderung können die Leber im rechten oberen Quadranten und Epigastrium und die Milz beim Neugeborenen im linken oberen Quadranten *atemverschieblich* palpiert werden. Ebenso sind Harnblase, Uterus, luftgefüllte Darmschlingen und Stuhlansammlungen als physiologische Raumforderungen abzugrenzen.**

Flankenraumforderungen werden im Kindesalter nach Vergrößerung von Leber und/oder Milz am zweithäufigsten palpiert. Renale Raumforderungen werden in der Flanke palpiert, erstrecken sich nach distal, sind *nicht atemverschieblich* und überqueren die Mittellinie zumeist nicht.

Während viele abdominelle Raumforderungen eine typische Lokalisation aufweisen, können Mesenterialzysten, Duplikationen des Gastrointestinaltraktes, Tuberkulose und andere entzündliche Darmerkrankungen, Lymphome und Abszesse verschiedene Lokalisationen aufweisen.

Die *rektale Untersuchung* und *Untersuchung der externen Genitalien* (z.B. imperforiertes Hymen) sind bei der Beurteilung einer abdominellen Raumforderung unerläßlich.

Bei der *allgemeinen körperlichen Untersuchung* ist dem Allgemeinzustand sowie der Erhebung des Herz-Lungen-Status, der Blutdruckmessung, der Beurteilung von Lymphknotenvergrößerungen und Hautveränderungen besondere Beachtung zu schenken.

Hinweise für eine maligne Raumforderung oder Metastasierung können sein: immobile, fixierte Raumforderung, linksseitige Varikozele (Wilms-Tumor), pathologische Fraktur, Knochenschmerzen, Blässe, Petechien, Hautveränderungen (subkutane Metastasen bei Neuroblastom, Ikterus bei hepatischen Raumforderungen), Anorexie und neurologische Ausfälle (Metastasierung in den Spinalkanal).

> **Bei V.a. eine maligne Raumforderung ist die abdominelle Palpation behutsam und ohne unnötige Wiederholungen durchzuführen, um eine potentielle Disseminierung von Tumorzellen zu verhindern.**

Klinisch-chemische Untersuchungen

Das *Blutbild* mit Differentialblutbild kann durch Vorhandensein abnormer Zellen, Anämie, Neutro- oder Panzytopenie Hinweis für eine maligne Erkrankung sein. *Serumelektrolyte* können auf gastrointestinale Obstruktion und der *Urinstatus*

durch Hämaturie auf renale Raumforderungen (Nierenvenenthrombose, Wilms-Tumor) hinweisen. *Leber- und Nierenfunktionsparameter* und *Serumamylase* und *-lipase* sind zur weiteren Abklärung oft indiziert. Spezifische *Tumormarker* sind bei V.a. bestimmte Raumforderungen hilfreich, z.B. Serum-α-Fetoprotein (AFP) und humanes Choriongonadotropin (β-HCG) bei V.a. Hepatoblastom und Keimzelltumoren, hepatozelluläres Karzinom oder Teratom und Urinkatecholamine (Homovanillinsäure [HVA] sowie Vanillinmandelsäure [VMA]) bei V.a. Neuroblastom.

Technische Untersuchungen

Ziel ist es, eine akkurate Diagnose mit Einsatz möglichst weniger bildgebender Untersuchungen zu stellen. Die Ultraschalluntersuchung (US) und Röntgenübersichtsaufnahme (Rö) des Abdomens sind bei der initialen Evaluierung einer abdominellen Raumforderung fast immer erforderlich.

Die *Röntgenübersichtsaufnahme* des Abdomens gibt Auskunft über intraabdominelle Gasverteilung, Verlagerung von Organen, Organvergrößerungen und Kalzifikationen. Letztere können Hinweis auf ein Neuroblastom, Hepatoblastom, Wilms-Tumor oder Mekoniumperitonitis sein. Die *Sonographie* kann als nichtinvasive Untersuchung detaillierte Information über den Organursprung, die Beschaffenheit (überwiegend solide oder zystisch; Tab. 73.2) sowie angrenzende Strukturen einer Raumforderung geben und eignet sich aufgrund fehlender Strahlenbelastung hervorragend für kurzfristige Verlaufsuntersuchungen. *Computertomographie (CT)* oder *Kernspintomographie (MRT)* ohne und mit Kontrastmittelgabe geben zusätzliche Information zur Lokalisation und Ausdehnung abdomineller Raumforderungen. Sie sind Bestandteil des Staging bei V.a. maligne Erkrankung und präoperativ zur Planung einer eventuellen Strahlentherapie erforderlich.

Weitere Untersuchungen ergeben sich aus den spezifischen Fragestellungen: z.B. Miktionszystourethrographie, Radionuklidnephrographie und intravenöse Pyelographie zur Abklärung renaler Raumforderungen bzw. Obstruktion der ableitenden Harnwege, Angiographie zur präoperativen Darstellung der Gefäßversorgung von Tumoren, Skelettszintigraphie und Röntgen bzw. CT des Thorax zum Staging bei V.a. eine maligne Grunderkrankung.

Während die abdominelle Ultraschalluntersuchung allein diagnostisch sein kann (z.B. bei polyzystischen Nieren), ist zur Sicherung der Diagnose abdomineller Raumforderungen häufig eine *Biopsie* von Tumorgewebe zur histologischen und ggf. auch molekulargenetischen Untersuchung erforderlich. Bei Hinweis auf eine maligne Erkrankung mit Metastasierung – z.B. in den Knochen-

Tabelle 73.2 Sonographische Evaluierung abdomineller Raumforderungen.

Organzugehörigkeit	Raumforderung überwiegend	
	zystisch	solide
Nieren	multi-/polyzystische Nieren Hydronephrose	Nierenvenenthrombose Wilms-Tumor Nierenzellkarzinom mesoblastisches Nephrom Lymphom
Leber, Gallenwege	Choledochuszyste Leberzyste Gallenblasenhydrops Cholezystitis Cholelithiasis	Hämangiom Hamartom Hämangioendotheliom leukämische Infiltration Hepatoblastom hepatozelluläres Karzinom leukämische Infiltration Metastasen von soliden Tumoren
Milz	Hämatom Zyste	
Nebennieren	Nebennierenblutung	Neuroblastom Nebennierenadenom Nebennierenhyperplasie Nebennierenkarzinom Phäochromozytom
Gastrointestinaltrakt	Duplikationen Mesenterialzyste Omentumzyste	Bezoar Stuhlansammlung Lymphom Leiomyosarkom
Pankreas	(Pseudo-)Zyste	Adenom Karzinom
Ovarien	Ovarialtumor Teratom Zyste Abszeß	Ovarialtumoren Teratom
Uterus	Schwangerschaft Hydrometrokolpos	Myom Rhabdomyosarkom
Harnblase	Urachuszyste neurogene Blase	Rhabdomyosarkom
Retroperitoneum	anteriore Myelomeningozele Psoasabszeß	präsakrales Teratom Hamartom Neuroblastom Rhabdomyosarkom plexiformes Neurofibrom bei Neurofibromatose Typ 1 (NF1)
Abdomenwand	Abszeß Hernie (umbilikal, inguinal)	Lipom Hämangiom Desmoidtumor

Abdomen: Niere

marksraum – können eine Knochenmarkaspiration und eine Biopsie zur Diagnosestellung ausreichen und dem Patienten einen abdominellen Eingriff ersparen. Diese Tumorbiopsie ist gut zu planen, um ein Maximum an Information mit möglichst geringem Aufwand und Risiko für den Patienten zu gewinnen.

Differentialdiagnostische Tabellen

Differentialdiagnose von Raumforderungen der Leber, der Gallenwege und der Milz

Charakterisierung des Hauptsymptoms	weiterführende Nebenbefunde (Manifestationsalter)	Verdachtsdiagnosen	Bestätigung der Diagnose
Raumforderung rechter oberer Quadrant	Alter < 5 Jahre, asymptomatisch oder abdominale Schmerzen, Übelkeit, Erbrechen, Gewichtsverlust, Anämie, Pseudopubertas praecox (selten), Hemihypertrophie (2%)	Hepatoblastom Häufigkeit: 0,9/1 Million Kinder	Sono/Rö Abdomen, CT Thorax MR, α-Fetoprotein (AFP) ↑ (>80%), humanes Choriongonadotropin (β-HCG), Blutbild, Leberfunktionsparameter, *Tumorhistologie*
	Alter 10–15 Jahre, abdominale Schmerzen, Übelkeit, Erbrechen, Fieber, Gewichtsverlust, Anorexie assoziiert mit Hepatitis B, Tyrosinämie, Galaktosämie, biliärer Atresie, Leberzirrhose	hepatozelluläres Karzinom Häufigkeit: 0,7/1 Million Kinder	Sono/Rö Abdomen, CT/MR, AFP↑ (50%), β-HCG, Blutbild, Leberfunktionsparameter, Hepatitis-B-Serologie, *Tumorhistologie*
		Angiosarkom, undifferenziertes Sarkom, Rhabdomyosarkom (RMS) Leiomyosarkom, Teratom	*Tumorhistologie*, alveolarer RMS:t (2; 13) (q35; q14)
	Blässe, Blutungen, Anämie, Splenomegalie, Lymphknotenschwellung	Leukämie/Lymphom	*Blutbild, Knochenmarkaspiration/Biopsie, Tumorhistologie,* charakteristische chromosomale Veränderungen und Zelloberflächenmarker
	Neugeborenes/Säugling	Neuroblastom (Stadium 4S)	*Tumorhistologie,* s. adrenales Neuroblastom
	zumeist 1. Lebensjahr, asymptomatisch, bei Größenzunahme: abdominelle Distension, Herzinsuffizienz, Atemnot	Hamartom	Sono/CT Abdomen, *Tumorhistologie*
	asymptomatisch, evtl. kongestive Herzinsuffizienz, Blutung (Kasabach-Merritt-Syndrom), Hauthämangiome (75%)	kavernöses Hämangiom, infantiles Hämangioendotheliom	Sono, CT/MR Abdomen, Leberszintigraphie
		Mesenchymom, Leberadenom, fokale noduläre Hyperplasie	*Tumorhistologie*
	asymptomatisch oder Schmerzen, obstruktiver Ikterus, Juckreiz, acholischer Stuhl, dunkler Urin	kongenitale Gallengangserweiterung, Choledochuszyste	Sono, CT/MR Abdomen, Technetiumszintigraphie
	abdominale Schmerzen, Übelkeit, Erbrechen, Fieber	Hydrops der Gallenblase	Sono Abdomen
	abdominale Schmerzen mit Ausstrahlung in die rechte Schulter, Fieber, Ikterus, Übelkeit, Erbrechen, Leukozytose	Cholezystitis	klinischer Befund, Laborparameter, Sono Abdomen
	Ikterus, kolikartige abdominale Schmerzen, Ausstrahlung in die rechte Schulter, Übelkeit, Erbrechen, assoziiert mit Sichelzellanämie, Sphärozytose	Cholelithiasis	Sono Abdomen, klinischer Befund
Raumforderung linker oberer Quadrant	Blässe, Anämie, Hepatomegalie, Lymphknotenschwellung	Leukämie/Lymphom	*Blutbild, Knochenmarkaspiration/Biopsie, Tumorhistologie*, Sono Abdomen
		Hamartom	*Tumorhistologie*

Differentialdiagnose von Raumforderungen in der Nierenloge

Charakterisierung des Hauptsymptoms	weiterführende Nebenbefunde (Manifestationsalter)	Verdachtsdiagnosen	Bestätigung der Diagnose
einseitig	Neugeborenes, abdominelle Distension, Hämaturie, Proteinurie, DIC, Thrombozytopenie, Dehydratation, diabetische Mutter	Nierenvenenthrombose	Abdomen Sono und Doppler, evtl. CT/MR
	Neugeborenes/Säugling, evtl. Hämaturie	mesoblastisches Nephrom	Sono Abdomen, evtl. CT/MR, *Tumorhistologie*
	s. Wilms-Tumor, aber häufiger Knochenmetastasen	Klarzellsarkom	s. Wilms-Tumor, zusätzlich Skelettszintigraphie und CT/MR Schädel
	s. Wilms-Tumor, aber häufiger Gehirnmetastasen	rhabdoider Nierentumor	s. Wilms-Tumor, zusätzlich CT/MR Schädel
	Alter: Median 11 Jahre, Abdomen- oder Flankenschmerzen, Hämaturie, Hypertension, Hyperkalziämie (Parathormon ↑), Assoziation mit tuberöser Hirnsklerose, Hippel-Lindau-Erkrankung	Nierenkarzinom	s. Wilms-Tumor, zusätzliches Staging: Skelettszintigraphie und MR Schädel
	allgemeiner klinischer Befund, zusätzliche Organmanifestationen der Grunderkrankung	Burkitt-Lymphom, Rhabdomyosarkom (RMS) Liposarkom	*Tumorhistologie,* Burkitt-Lymphom: t 8;14 alveolares RMS: t (2;13) (q35;q14)
	Schmerzen im kostovertebralen Bereich, reduzierter Allgemeinzustand, Fieber	perinephritischer Abszeß	Sono/Rö Abdomen, IVP, klinischer Urinbefund, Laborparameter
häufig einseitig, weiche, unregelmäßige Oberfläche	Neugeborenes, asymptomatisch, positive Transillumination, Ureteratresie, kompensatorische Hypertrophie der gesunden Niere	multizystische Nierendysplasie	Sono Abdomen, Radionuklidnephrographie, Miktionszystourethrogramm
einseitig, schmerzhaft, fixiert, irreguläre Oberfläche, evtl. Überschreiten der Mittellinie (50–70%)	Alter zumeist < 6 Jahre, Gewichtsverlust, Anorexie, Blässe, Petechien, Flushing, Unruhe, Schwitzen, Hypertension, Durchfall, subkutane Knötchen, Hepatomegalie, neurologische Ausfälle, Myoklonien, „tanzende Augenbewegungen", Brillenhämatom, Knochenschmerzen	Neuroblastom Häufigkeit: 8/1 Million Kinder systemische Manifestation Katecholaminproduktion, VIP-Sekretion, Hautmetastasen, Lebermetastasen, Spinalkanalkompression, Opsomyoklonus-Syndrom retroorbitales Neuroblastom, Knochen(mark)metastasen	Sono/Rö Abdomen, CT/MR, *Tumorhistologie, VMA und HVA im Urin, Knochenmarkaspiration/ Biopsie,* Skelettszintigraphie, MIBG, MR, Rö/CT Thorax, Serum: Ferritin ↑, Lactatdehydrogenase (LDH) ↑ Urin VMA/HVA MR Spinalkanal
einseitig (7% beidseitig), Mittellinie nicht übergreifend, fest, regelmäßig	Alter < 8 Jahre (90%), meist asymptomatisch, Hämaturie (30%), Anämie, Hypertension, Fieber, Polyzythämie, Varikozele links, Aniridie, mentale Retardierung, genitourinäre und renale Abnormalitäten, Makrosomie, Hemihypertrophie, Hepatomegalie, Omphalozele	Wilms-Tumor Häufigkeit: 7,6/1 Million Kinder Obstruktion V. spermatica, WAGR-Syndrom, Denys-Drash-Syndrom, Beckwith-Wiedemann-Syndrom	Sono/Rö Abdomen, CT/MR evtl. IVP, Blutbild, Ca im Serum, Leber- und Nierenfunktionsparameter, *Tumorhistologie* erst nach Vortherapie, Staging: Rö Thorax (pulmonale Metastasen)
einseitig 70% rechts	Neugeborenes, evtl. Geburtstrauma, evtl. Hämoglobinabfall	Nebennierenhämatom	Geburtsanamnese, Hämoglobin, Sono Abdomen Verlaufsuntersuchungen
einseitig (10% beidseitig)	paroxysmale Hypertension, Kopfschmerz, Schweißausbruch, Palpitation	Phäochromozytom Häufigkeit: 1/2 Million Kinder, häufiger in NF1, Hippel-Lindau- und Sturge-Weber-Syndrom	Katecholamine in Serum und Urin ↑, Dünnschicht-CD, *Tumorhistologie*

I

Differentialdiagnose von Raumforderungen in der Nierenloge *(Fortsetzung)*

Charakterisie-rung des Haupt-symptoms	weiterführende Neben-befunde (Manifestationsalter)	Verdachtsdiagnosen	Bestätigung der Diagnose
häufig beidseitig	Neugeborenes/Säugling, Harnwegsinfektion, evtl. Hämaturie, evtl. intermittierende Schmerzen	kongenitale Hydro-nephrose	Sono Abdomen, evtl. Radio-nuklidnephrographie, intra-venöse Pyelographie (IVP), Miktionszystourethrogramm
beidseitig	positive Familienanamnese für Nierenerkrankungen, Atemnot (Lungenhypoplasie), Lebererkrankung	polyzystische Nieren (infantile Form auto-somal-rezessiv)	Sono Abdomen
	Hypertension, Niereninsuffizienz beim älteren Kind/Erwachsenen	polyzystische Nieren autosomal-dominant	Sono Abdomen
variable Lokalisation	zumeist asymptomatisch	ektopische Niere, Hufeisenniere	Sono/Rö Abdomen
selten	Cushing-Syndrom	Nebennierenadenom, Nebennierenkarzinom, Nebennierenhyperplasie	Sono/Rö Abdomen, CT/MR, *Tumorhistologie, Plasma-cortisol* ↑, *Steroidprofil im Urin*

Differentialdiagnose von Raumforderungen des Gastrointestinaltraktes/Mesenteriums

Charakterisie-rung des Haupt-symptoms	weiterführende Neben-befunde (Manifestationsalter)	Verdachtsdiagnosen	Bestätigung der Diagnose
epigastrale Raumforderung mobil	uncharakteristische Abdominal-schmerzen, Appetitlosigkeit, Unverträglichkeit fester Nahrung, Ikterus	Bezoar (Tricho-/Phyto-/Laktobezoar)	Anamnese: z.B. Haar-ingestion, *Magen-Darm-Passage (MDP), Gastro-skopie, operativer Befund*
olivenförmig, am besten palpabel nach Erbrechen	projektiles Erbrechen, hungriger Säugling/Neugeborenes	Pylorushypertrophie Häufigkeit: 1/8000 Geburten Jungen : Mädchen = 4 : 1	*Sono Abdomen*
Raumforderung mit variabler Lokalisation rund, weich	Alter < 2. Lebensjahr (85%), asymptomatisch oder abdominale Schmerzen, und Distension, Erbrechen, evtl. gastrointestinale Blutung (ektopische gastrische Mukosa)	Duplikationen des Gastrointestinaltraktes (zystisch, seltener tubulär)	Sono/Rö Abdomen, *MDP,* ^{99m}Tc-Pertechnetium-Scan *operativer Befund*
mobil	asymptomatisch oder abdominelle Distension, Schmerzen, Erbrechen, Obstruktion	Mesenterial- oder Omentumzyste	Sono/Rö Abdomen, *Tumorhistologie, operativer Befund*
schwer definier-bare zystische Raumforderung	asymptomatisch oder abdominelle Distension, Schmerzen, Erbrechen, Obstruktion	Lymphangiom	Sono/Rö Abdomen, *Tumorhistologie, operativer Befund*
	plötzliche Schmerzen und Erbrechen	Volvulus	Sono/Rö Abdomen, *operativer Befund*
walzenförmige Raumforderung	intermittierende, kolikartige Schmerzen, Erbrechen	Invagination	*Sono/Rö Abdomen, MDP, operativer Befund*
zumeist Mittellinie, fest	Neugeborenes	Dünndarmobstruktion	Rö Abdomen, MDP
	abdominale Schmerzen, Gewichts-verlust, gastrointestinale Blutung, weitere Organmanifestationen	Non-Hodgkin-Lymphom	Sono/Rö Abdomen, CT/MR, MDP, *Tumorhistologie*
	intermittierende abdominale Schmerzen, evtl. Invagination	Lymphosarkom	Sono/Rö Abdomen, CT/MR, MDP, *Tumorhistologie*
	Alter: Median 15 Jahre, verändertes Stuhlverhalten, assoziiert mit: Colitis ulcerosa, Peutz-Jeghers-Syndrom, Turcot-Syndrom	Kolonkarzinom	MDP, Kolonkontrasteinlauf, Koloskopie, CEA, *Tumorhistologie*

Differentialdiagnose von Raumforderungen des Gastrointestinaltraktes/Mesenteriums *(Fortsetzung)*

Charakterisierung des Hauptsymptoms	weiterführende Nebenbefunde (Manifestationsalter)	Verdachtsdiagnosen	Bestätigung der Diagnose
zumeist Mittellinie, fest	gastrointestinale Blutung	Leiomyom, Leiomyosarkom, Angiosarkom, Hämangiom	Sono/Rö Abdomen, CT/MR, MDP, *Tumorhistologie*
	häufigere klinische Manifestationen: abdominale Schmerzen, Diarrhö (blutig), Fieber, Gewichtsverlust	Morbus Crohn, Colitis ulcerosa: toxisches Megakolon	MDP, Kolonkontrasteinlauf, *Koloskopie, Histologie von Biopsiepräparat*
mobil, hart, besonders linker unterer Quadrant	Besserung nach Stuhlentleerung, Anamnese: Konstipation	Stuhlansammlung	Anamnese, klinischer Befund, Besserung nach Entleerung von Stuhl
Raumforderung rechter unterer Quadrant	Schmerzen: initial periumbilikal, dann rechter unterer Quadrant, Fieber, Erbrechen, Obstruktion	Appendizitis	klinischer Befund, Sono/Rö Abdomen, *operativer Befund*
	paroxysmales Flushing, Diarrhö, Bronchokonstriktion	Karzinoidtumor	Serotonin ↑, Histamin ↑, *Tumorhistologie,* Staging: Metastasensuche

Differentialdiagnose von Raumforderungen des Pankreas

Charakterisierung des Hauptsymptoms	weiterführende Nebenbefunde (Manifestationsalter)	Verdachtsdiagnosen	Bestätigung der Diagnose
epigastrische Raumforderung	Zustand nach Pankreatitis oder Trauma, symptomfreies Intervall, evtl. Aszites, Übelkeit, abdominale Schmerzen	pankreatische Pseudozyste	Sono/Rö Abdomen, MDP
	Übelkeit, abdominale Schmerzen	Pankreasadenom	Sono/Rö Abdomen, CT/MR, MDP, *Tumorhistologie*
	Übelkeit, abdominale Schmerzen, Gewichtsverlust, evtl. obstruktiver Ikterus, gastrointestinale Blutung	Pankreaskarzinom Pankreatoblastom	Sono/Rö Abdomen, CT/MR, MDP, CA19-9, CEA, AFP ↑, *Tumorhistologie,* Staging
	Magenulkus, Malabsorption, gastrointestinale Blutung, Hypoglykämie, Krampfanfälle	endokriner Pankreastumor, Gastrinom, Inselzelladenom	Sono/Rö Abdomen, CT/MR, MDP, Gastrinspiegel, *Tumorhistologie*

Differentialdiagnose von Raumforderungen des inneren Genitale

Charakterisierung des Hauptsymptoms	weiterführende Nebenbefunde (Manifestationsalter)	Verdachtsdiagnosen	Bestätigung der Diagnose
Raumforderung unteres Abdomen, Becken, variable Lokalisation, mobil	asymptomatisch, evtl. Unterbauchschmerzen, Übelkeit, Erbrechen, abdominelle Distension, Appendizitiszeichen (bei Torsion), Pseudopubertas praecox (selten)	Ovarialneoplasie zystisches Teratom zystisches Adenom Granulosazelltumor Dottersacktumor endodermaler Sinustumor Dysgerminom Teratom Choriokarzinom embryonales Karzinom Adenokarzinom metastatische Infiltration: Leukämie, Neuroblastom	Sono/Rö Abdomen, CT/MR, evtl. AFP ↑, β-HCG ↑ *Tumorhistologie,* Skelettszintigraphie

Abdomen: Niere

I

Differentialdiagnose von Raumforderungen des inneren Genitale *(Fortsetzung)*

Charakterisierung des Hauptsymptoms	weiterführende Nebenbefunde (Manifestationsalter)	Verdachtsdiagnosen	Bestätigung der Diagnose
einseitig	klinischer Befund: lokalisierter Druckschmerz, Fieber	(Tubo-)Ovarialabszeß	Sono Abdomen, klinischer Befund, Blutbild
Mittellinie	Adoleszent, weiblich	Schwangerschaft	Sono Abdomen, β-HCG ↑
	Membranvorwölbung am Introitus vaginae	Hydrometrokolpos	Anamnese, klinischer Befund, Sono Abdomen

Differentialdiagnose von Raumforderungen der ableitenden Harnwege/Blase (Raumforderung im Becken)

Charakterisierung des Hauptsymptoms	weiterführende Nebenbefunde (Manifestationsalter)	Verdachtsdiagnosen	Bestätigung der Diagnose
fest, fixiert	Säugling/Kleinkind, Miktionsstörung, Harnwegsinfekt, Hämaturie	embryonales Rhabdomyosarkom, Dottersacktumor	Sono Abdomen/CT, Zystoskopie, Zystographie, *Tumorhistologie*
Mittellinie, zwischen Nabel und Symphyse	intermittierende Infektionen: suprapubische Schwellung, Schmerzen, Sekretion aus dem Nabel	Urachuszyste	klinischer Befund, Sono Abdomen, *operativer Befund*
	Harnabflußstörung (Urethralklappen), neurogene Blase, anticholinerge Medikamente, Meningitis, Myelitis, spinaler Tumor, tröpfelnder Urin	Harnblasendistension	klinischer Befund: Besserung nach Miktion, Katheterisierung

Differentialdiagnose von retroperitonealen Raumforderungen (nicht renal oder adrenal)

Charakterisierung des Hauptsymptoms	weiterführende Nebenbefunde (Manifestationsalter)	Verdachtsdiagnosen	Bestätigung der Diagnose
Raumforderung Unterbauch, Becken		anteriore Myelomeningozele, plexiformes Neurofibrom in NF1	*Tumorhistologie*
Raumforderung palpabel bei rektaler Untersuchung	oberflächliche Raumforderung zwischen Anus und Steißbein	präsakrales Teratom	Sono/Rö Abdomen, CT, *Tumorhistologie*
Raumforderung variable Lokalisation, zumeist Becken	allgemeiner klinischer Befund, zusätzliche Manifestationen der Grunderkrankung, Metastasierung: Lymphknoten, Lunge, Knochen, Knochenmark, Leber, ZNS	Rhabdomyosarkom	Sono/Rö Abdomen, CT/MR, *Tumorhistologie*, Tumorstaging: Skelettszintigraphie, Knochenmarkaspiration und -biopsie
	s. adrenales Neuroblastom	extraadrenales Neuroblastom	Sono/Rö Abdomen, CT/MR, *VMA und HVA im Urin, Tumorhistologie*
	Traumaanamnese, Hämophilie	Psoashämatom/-abszeß, desmoplastischer kleinrundzelliger Tumor	*Sono Abdomen, CT/MR* t (11;22) (p13,q12)

Differentialdiagnose von Raumforderungen der Abdomenwand

Charakterisierung des Hauptsymptoms	weiterführende Nebenbefunde (Manifestationsalter)	Verdachtsdiagnosen	Bestätigung der Diagnose
weich, periumbilikal	Neugeborenes/Säugling asymptomatisch, Hernienring kann um Defekt palpiert werden	Umbilikalhernie	*klinischer Befund*
klein, supraumbilikal im Bereich der Linea alba	Druckschmerz im Oberbauch	epigastrale Hernie	*klinischer Befund*
Leisten- oder Skrotal- schwellung	asymptomatisch, Schmerzen bei Inkarzeration	Inguinalhernie	*klinischer Befund*
variable Lokalisation		Lipom Hämangiom Fibrom Abszeß Desmoidtumor	*Tumorhistologie*

Abdomen: Niere

J Abdomen: Geschlechtsorgane

74 Skrotale Schwellungen

Udo H. Engelmann

Symptombeschreibung

Als skrotale Schwellung bezeichnet man jegliche Größenzunahme des Skrotums, die durch pathologische Veränderungen des Hodensackes sowie der intraskrotalen Organe Hoden, Nebenhoden und Samenstrang hervorgerufen wird.

Die skrotale Schwellung kann unilateral und bilateral auftreten und das Symptom einer primären Pathologie der Genitalorgane darstellen oder sich als Erstsymptom einer systemischen Erkrankung manifestieren.

In allen Fällen stellt die akute skrotale Schwellung im Neugeborenen- und Kindesalter eine urologische Notfallsituation dar, die einer sofortigen und umfassenden diagnostischen Abklärung bedarf und in manchen Fällen auch der unverzüglichen operativen Exploration und Therapie zugeführt werden muß, da ein Leistenbruch oder ein offener Processus vaginalis mit Darminkarzerierung vorliegen kann!

Obwohl die Abklärung des akuten Skrotums ein breites differentialdiagnostisches Spektrum zu berücksichtigen hat, muß der Ausschluß einer Hodentorsion vorrangig geschehen, um den Hoden durch eine rechtzeitige Operation erhalten zu können. Daher ist es bezüglich der weiteren Diagnostik zunächst sinnvoll, die schmerzhafte von der schmerzlosen skrotalen Schwellung zu differenzieren.

Rationelle Diagnostik

Anamnese

Die Differentialdiagnostik der skrotalen Schwellung sollte das Alter des Kindes und vor allem den Schmerzcharakter als wesentliche Entscheidungskriterien für die weitere Diagnostik berücksichtigen, da die Inzidenz verschiedener skrotaler Erkrankungen eine Altersvarianz aufweist (Abb. 74.1) und 80–90 % der schmerzhaften skrotalen Schwellungen im Kindesalter aus einer Hodentorsion oder einer Torsion der Appendix testis (Hydatidentorsion) resultieren (Tab. 74.1).

Aufgrund des richtungweisenden Charakters sollte im Rahmen der Anamneseerhebung die

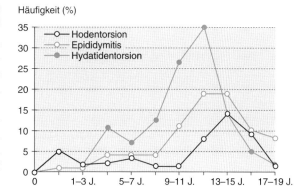

Häufigkeit (%)

Abbildung 74.1 Relative Häufigkeit von Hodentorsion, Hydatidentorsion und Epididymitis in Abhängigkeit vom Alter.

Tabelle 74.1 Relative Häufigkeit der Ursachen eines akuten Skrotums im Kindesalter.

Diagnose	relative Häufigkeit
Hodentorsion	40–50%
Hydatidentorsion	40–50%
Epididymitis	5–10%
idiopathisches Skrotalödem	5%
andere Ursachen	ca. 5%

schmerzlose von der schmerzhaften skrotalen Schwellung unterschieden werden (Abb. 74.2 und 74.3). Des weiteren sollten sowohl der Beginn als auch der Schmerzcharakter (langsam aggravierend oder plötzlich einsetzend) erfragt werden, wenn es das Alter des Kindes oder die Beobachtungsgabe der Eltern zuläßt. Auch die Frage nach *Begleitsymptomen* wie Übelkeit, Erbrechen, Bauchschmerzen oder Schmerzausstrahlung kann Hinweise auf die Genese der Skrotalschwellung erbringen. Die Frage nach einem vorausgegangenen skrotalen oder abdominellen *Trauma* sollte in der Anamneseerhebung ebenso Berücksichtigung finden wie die Frage nach Auffälligkeiten in der Miktionsanamnese (Dysurie, Algurie, Pollakisurie). Zu erfragen sind ebenfalls der skrotalen Schwellung vorausgegangene virale (z.B. Mumps, infektiöse Mononukleose) oder bakterielle *Infektionen* (z.B. Tonsillitis, Otitis media).

433

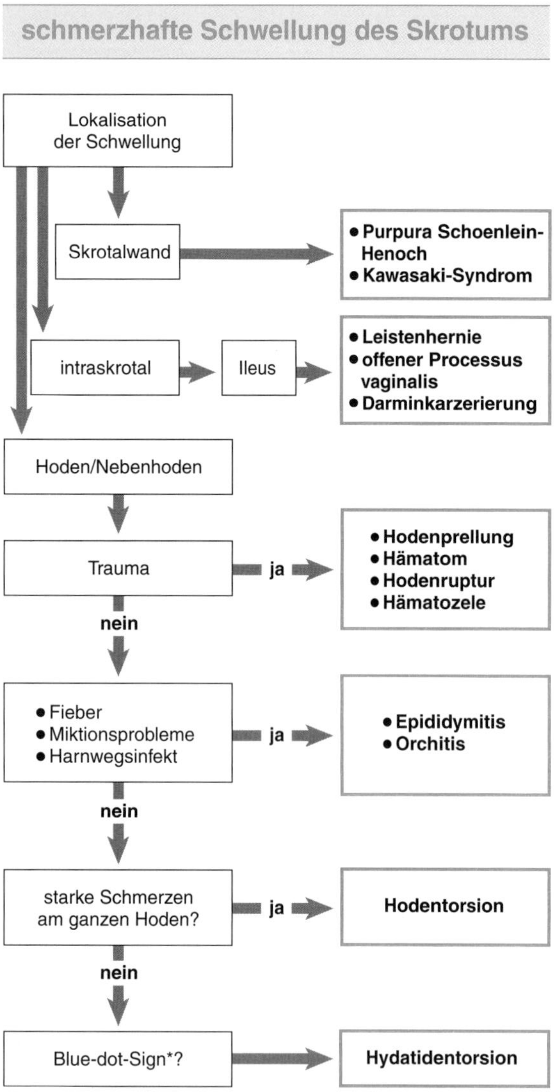

schmerzhafte Schwellung des Skrotums

Lokalisation der Schwellung

Skrotalwand →
- **Purpura Schoenlein-Henoch**
- **Kawasaki-Syndrom**

intraskrotal → Ileus →
- **Leistenhernie**
- **offener Processus vaginalis**
- **Darminkarzerierung**

Hoden/Nebenhoden

Trauma — **ja** →
- **Hodenprellung**
- **Hämatom**
- **Hodenruptur**
- **Hämatozele**

nein

- Fieber
- Miktionsprobleme
- Harnwegsinfekt — **ja** →
- **Epididymitis**
- **Orchitis**

nein

starke Schmerzen am ganzen Hoden? — **ja** → **Hodentorsion**

nein

Blue-dot-Sign*? → **Hydatidentorsion**

Abbildung 74.2 Schmerzhafte Schwellung des Skrotums.

* Unter Blue-dot-Sign ist das bläuliche Hervorschimmern der stielgedrehten Hydatide durch die Skrotalhaut im Rahmen der körperlichen Untersuchung zu verstehen.

schmerzlose Schwellung des Skrotums

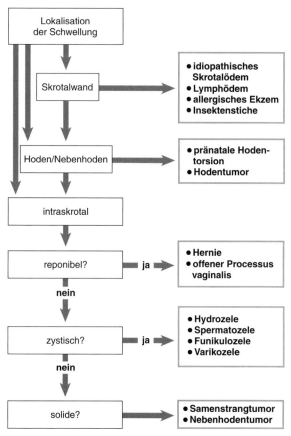

Lokalisation der Schwellung

Skrotalwand →
- **idiopathisches Skrotalödem**
- **Lymphödem**
- **allergisches Ekzem**
- **Insektenstiche**

Hoden/Nebenhoden →
- **pränatale Hoden-torsion**
- **Hodentumor**

intraskrotal

reponibel? — **ja** →
- **Hernie**
- **offener Processus vaginalis**

nein

zystisch? — **ja** →
- **Hydrozele**
- **Spermatozele**
- **Funikulozele**
- **Varikozele**

nein

solide? →
- **Samenstrangtumor**
- **Nebenhodentumor**

Abbildung 74.3 Schmerzlose Schwellung des Skrotums.

Körperliche Untersuchung

Im Vordergrund der körperlichen Untersuchung stehen Inspektion und Palpation des äußeren Genitale sowie des Abdomens; grundsätzlich sollte bei einer einseitigen skrotalen Schwellung zuerst die *gesunde Gegenseite* untersucht werden, bevor mit der betroffenen Seite fortgefahren wird, um die Kooperation des Kindes nicht durch Schmerzreize zu gefährden.

• Die Rötung des Hemiskrotums ohne Überwärmung, ein extrem berührungsempfindlicher und druckschmerzhafter Hoden, der zudem höher steht als der Gegenhoden und sich in einer mehr horizontalen Lage tasten läßt, sind richtungweisend für das Vorliegen einer *Hodentorsion*. Der normalerweise dorsolateral gelegene Nebenhoden tastet sich abhängig vom Grad der Torsion mehr anterior. Es muß allerdings angemerkt werden, daß eine Abgrenzung von Hoden und Nebenhoden nur innerhalb der ersten Stunden nach Torsion möglich ist, da sich zu einem späteren Zeitpunkt aufgrund der venösen Stauung ein ödematöser intraskrotaler Konglomerattumor ausbildet, der zudem durch eine begleitende reaktive Hydrozele maskiert werden kann. Die Erfassung des *Kremasterreflexes*, der bei Kindern gut ausgeprägt ist, ist von besonderer Bedeutung, da dieser bei Vorliegen einer Hodentorsion durch die Stieldrehung des Samenstranges nicht mehr ausgelöst werden kann. Das Prehn-Zeichen (Besserung der Schmerzsymptomatik bei Anheben des Hodens im Falle einer Epididymitis, Verschlechterung bei Vorliegen einer Hodentorsion) ist in seiner Aussagekraft unzuverlässig und sollte nicht als differentialdiagnostisches Entscheidungskriterium verwendet werden. Im Zweifelsfall sollte zur Entscheidungsfindung immer der urologische Rat eingeholt werden.

> Als Grundregel gilt: Wenn eine Hodentorsion nicht mit hinreichender Sicherheit ausgeschlossen werden kann, sollte die unverzügliche operative Freilegung des Hodens erfolgen!

- Der Palpationsbefund eines kleinen schmerzhaften Knotens am Hodenoberpol oder zwischen Hoden und Nebenhoden in Kombination mit dem „Blue-dot"-Zeichen ist wegweisend für eine *Hydatidentorsion*. Da dieser Befund selten in typischer Weise zu erheben ist, ist es schwierig, eine Hydatiden- von einer Hodentorsion zu unterscheiden.
- Rötung, Überwärmung und ödematöse Schwellung in Verbindung mit einem druckschmerzhaften Hoden oder Nebenhoden sind charakteristisch für eine *Orchitis, Epididymitis oder Epididymoorchitis.*
- Ein geschwollenes, gerötetes, aber nicht schmerzhaftes Skrotum ohne begleitende intraskrotale Befunde schließt ein entzündliches Geschehen aus, kann aber Hinweis für ein *(akutes) idiopathisches skrotales Ödem* oder das *Kawasaki-Syndrom* sein. Finden sich zusätzlich petechiale Hauteinblutungen, liegt der Verdacht auf eine *Vaskulitis*, z.B. die *Purpura Schoenlein-Henoch*, nahe, und die Inspektion von unterer Extremität und der Gesäßregion sollte sich anschließen.
- Dem Palpationsbefund einer harten, bei begleitender Hydrozele auch prallelastischen schmerzlosen Raumforderung an Samenstrang, Nebenhoden oder Hoden muß zum Ausschluß eines *Malignoms* besondere Beachtung geschenkt werden.
- Eine palpable oder sichtbare Schwellung im Bereich des Leistenkanals und/oder des Samenstranges ist verdächtig auf das Vorliegen einer *Leistenhernie*. Die Diaphanoskopie ist zumindest im Neugeborenen- und Säuglingsalter keine zuverlässige Untersuchungsmethode zur Differentialdiagnose von einer Hydrozele oder einer Leistenhernie; hier ist die Sonographie die sicherste Methode. Palpatorisch und auskultatorisch lassen sich jedoch bei nicht inkarzerierter Leistenhernie häufig *Darmbewegungen oder -geräusche* erfassen.
- Der Befund einer geklagten einseitigen Testalgie ohne Hinweis auf eine pathologische intraskrotale Veränderung kann, wenn auch selten im Kindesalter, ein Hinweis auf einen hochsitzenden *Harnleiterstein* sein, da die Schmerzprojektion im entsprechenden Dermatom ins Genitale erfolgt. Häufig ist auch trotz leerer Blase ein ständiger Harndrang vorhanden. Eine weiterführende Diagnostik (Mikrohämaturie, Sonographie, Röntgen) sollte erfolgen.

Natürlich sollte auch bei im Vordergrund stehenden Testalgien immer die allgemeine körperliche Untersuchung durchgeführt werden. Hierbei ist insbesondere auf den *Allgemeinzustand* des Kindes zu achten.

Klinisch-chemische Untersuchungen

Insgesamt gesehen sind die klinisch-chemischen Untersuchungsmethoden zur Abklärung einer skrotalen Schwellung selten hilfreich und wegweisend.

Die *Analyse des Urinsediments* zum Nachweis einer Bakteriurie und/oder einer Pyurie als Ursache einer Epididymitis oder Orchitis sollte am Anfang der laborchemischen Untersuchungen stehen.

> Eine *Leukozytose* sowie ein *erhöhter Serumspiegel des C-reaktiven Proteins* können als Hinweis auf ein entzündlich-infektiöses Geschehen betrachtet werden, schließen eine Hodentorsion (Streßreaktion) jedoch nicht aus: Rund ein Drittel der Patienten mit Hodentorsion weist eine Leukozytose über 10 000/µl auf.

Technische Untersuchungen

Wichtigste bildgebende Verfahren in der Abklärung des akuten Skrotums sind die Sonographie und die farbkodierte Doppler-Sonographie; in Abhängigkeit vom Befund kann des weiteren die Kernspintomographie zur Anwendung kommen. Sie ist jedoch aufgrund des hohen Zeitaufwands kein geeignetes Mittel für die Akutdiagnostik.

Die *Sonographie des Skrotums* wird mit einem 7,5-MHz- oder einem 10-MHz-Schallkopf durchgeführt und erlaubt es, sowohl die Skrotalwand (Ödem, Abszeß) als auch den Skrotalinhalt (Hoden, Nebenhoden, Samenstrang, Hydrozele, Hämatom) zu beurteilen. Die Sonographie erlaubt zusätzlich, zwischen soliden (Hodentumor) und zystischen Prozessen des Hodens und Nebenhodens zu differenzieren, die Zuordnung zu einer definitiven Pathologie ist jedoch nicht möglich. Die Unterscheidung zwischen einer Hodentorsion und einer Epididymitis ist auch sonographisch nicht möglich, da beide Erkrankungen in einem ödematösen Konglomerattumor münden können.

Hilfreich in der bildgebenden Differentialdiagnose kann die *farbkodierte Doppler-Sonographie* sein, die in 95% der Patienten mit Hodentorsion ein arterielles Signal im Hoden vermissen läßt. Zu beachten ist allerdings, daß abhängig vom Ausmaß der Torsion gerade zu einem frühen Zeitpunkt, zu dem die venöse Abflußstörung noch überwiegt, arterielle Doppler-Signale zu empfangen sind.

Die *Perfusionsszintigraphie* ist eine der farbkodierten Doppler-Sonographie adäquate Untersuchungsmethode hinsichtlich der Beurteilung der testikulären Perfusion. Aufgrund der Zeitdauer, des apparativen Aufwands und der Strahlenbelastung wird sie jedoch kaum noch durchgeführt.

Abdomen: Geschlechtsorgane

J

Die *Kernspintomographie* kann unter Umständen bei der Beurteilung einer testikulären Raumforderung zusätzliche Informationen bezüglich der Dignität erbringen; sie wird jedoch selten benötigt und ist ebenfalls wegen des hohen Zeitaufwands als Mittel zur Akutdiagnostik nicht geeignet.

Wurde eine Epididymitis als Ursache der skrotalen Schwellung identifiziert, sollte nach Abschluß der antibiotischen Therapie und Ausheilung der Entzündung eine weiterführende Diagnostik *(Miktionszysturethrogramm, Harnstrahlmessungen, Restharnbestimmung)* hinsichtlich der Ursache erfolgen, da sich bei mehr als 50% der Kinder Anomalien des unteren Harntrakts (Meatusenge, rudimentäre Harnröhrenklappen, vesikoureteraler Reflux, ektope Harnleitermündung, Blasenentleerungsstörung/Detrusor-Sphinkter-Dyskoordination) nachweisen lassen.

Besondere Hinweise

Die Differentialdiagnose der skrotalen Schwellung hat neben der Einteilung in „schmerzhaft" und „schmerzlos" vor allem altersspezifische Bedingungen zu berücksichtigen, da die Inzidenz der unterschiedlichen Krankheitsbilder stark altersabhängig ist.

Sollte durch die im folgenden aufgelisteten differentialdiagnostischen Tabellen eine Hodentorsion jedoch nicht auszuschließen sein, sollte sicherheitshalber *immer* die operative Hodenfreilegung erfolgen, um einen potentiellen Organverlust zu verhindern. Die Zeitspanne, in der ein torquiertes Organ gerettet werden kann, ist sehr limitiert: Während 100 % aller innerhalb der ersten 6 Stunden operierten Hoden in ihrer Funktion aufrechterhalten werden konnten, gelang dies nur in 70 % bzw. 20 % der Fälle, wenn die Hodenfreilegung 6–12 Stunden bzw. länger als 12 Stunden nach Einsetzen der Schmerzsymptomatik erfolgte.

Differentialdiagnostische Tabellen

Differentialdiagnose des schmerzhaften Skrotums

Charakterisierung des Hauptsymptoms	weiterführende Nebenbefunde	Verdachtsdiagnosen	Bestätigung der Diagnose
akute schmerzhafte einseitige Schwellung	Höherstehen des Hodens, positives Prehn-Zeichen, verdickter Funikel, fehlende Perfusion in der Dopplersonographie	Hodentorsion (Abb. 74.4, Farbtafel)	sofortige operative Exploration, ggf. Orchidopexie
	tastbare Hydatide, Blue-dot-Sign, Sonographie	Hydatidentorsion (Abb. 74.5, Farbtafel)	operative Exploration
	anamnestisches Hoden- oder Skrotaltrauma	Hodenruptur, Hämatozele	operative Exploration
	Erbrechen, akutes Abdomen, Obstipation	Leistenhernie, offener Processus vaginalis	operative Exploration
	Palpationsbefund mit Appendizitisverdacht	perforierte Appendizitis bei offenem Processus vaginalis	operative Exploration
subakute einseitige schmerzhafte Schwellung	Fieber, Leukozytose, Bakteriurie, Anomalien des Urogenitalsystems	Epididymitis	Sonographie, im Zweifel operative Exploration
	Z. n. Mumps	Orchitis	Anamnese, Hodenszintigraphie
	nekrotische skrotale Hautveränderungen	Fournier-Gangrän*	Abstrich, Histologie, fulminanter Verlauf, Operation
akute schmerzhafte beidseitige Schwellung	rot-livide verfärbtes Skrotum, Bauchschmerzen, Gelenkschmerzen, Fieber, Purpura	Purpura Schoenlein-Henoch	typische Klinik

* Die Fournier-Gangrän ist eine Weichteilinfektion des äußeren Genitale durch Staphylokokken oder Streptokokken, die unbehandelt in eine nekrotisierende Fasziitis übergehen kann. Diabetes mellitus und Immunsuppression stellen prädisponierende Faktoren dar.

Differentialdiagnose des schmerzlosen Skrotums

Charakterisierung des Hauptsymptoms	weiterführende Nebenbefunde	Verdachtsdiagnosen	Bestätigung der Diagnose
nicht schmerzhafte skrotale Schwellung	rötliche Hautveränderung bei unauffälligem Palpationsbefund zwischem dem 2. und 6. Lebensjahr	idiopathisches Skrotalödem	Sonographie
	positive Diaphanoskopie	Hydrozele	Sonographie
	anamnestisch wechselhafte Schwellung	offener Processus vaginalis	Anamnese, Sonographie
	palpables Venenkonvolut, evtl. kleiner Hoden	Varikozele	Doppler-Sonographie, Lageabhängigkeit, Valsalva-Manöver
	palpable testikuläre Raumforderung	Hodentumor	Sonographie, inguinale Freilegung und Schnellschnitt
		Hodenzyste	Sonographie, operative Exploration
	palpable nichttestikuläre Raumforderung	paratestikuläre Tumoren	Sonographie, operative Exploration
	rötliche, nicht entzündliche Veränderungen der Skrotalhaut	Hämangiom	klinisch
	rötliche Veränderung der Skrotalhaut, harte testikuläre Masse	prä- oder postnatale Hodentorsion	operative Exploration

75 Fluor vaginalis

Wiebke Ahrens

Symptombeschreibung

Als Fluor vaginalis wird ein aus der Vagina austretender Sekretfluß bezeichnet. Physiologisch tritt ein Fluor postpartal beim Neugeborenen (Abb. 75.1, Farbtafel) und in der prämenarchalen Entwicklungsphase als Folge hormoneller Einflüsse auf. Fluor im Kindesalter ist ein häufiges Symptom bei Vulvovaginitiden unterschiedlicher Genese. Differentialdiagnostisch findet sich ein vaginaler Ausfluß

• infolge eines Fremdkörpers im Genitalbereich
• in Zusammenhang mit extragenitalen Infektionskrankheiten (transitorischer Fluor) oder Allgemeinerkrankungen
• in der hormonellen Ruheperiode als Östrogenmangelfluor
• als Folge anatomischer Fehlbildungen des Urogenitaltraktes
• als Symptom seltener kindlicher Genitaltumoren.

Rationelle Diagnostik

Anamnese

Bei der Abklärung des kindlichen Fluor vaginalis sollten Beginn und zeitlicher Verlauf der Symptomatik (akut, chronisch-rezidivierend, evtl. Zyklusabhängigkeit) erfragt werden. Richtungweisend für die weitere Diagnostik können Angaben zur *Farbe* (weißlich, purulent, sanguinolent), zur *Konsistenz* und *Menge* (wäßrig, schleimig, bröckelig, spärlich, reichlich) und zum *Geruch* (geruchlos, süßlich, stechend, Fischgeruch) des Sekrets sein. Anamnestische Angaben über *Begleitsymptome* wie abdominelle Schmerzen, Pruritus im Genitalbereich, Miktionsbeschwerden oder Zeichen einer Allgemeininfektion (Fieber, Luftwegsinfekt, Exanthem u.a.) sowie Hinweise zu *bisherigen Therapieversuchen* können differentialdiagnostisch weiterführen. Die Anamnese sollte immer Fragen nach der Genitalhygiene, möglichen *sexuellen Kontakten,* einem *Fremdkörper* („Doktorspiele" bei Kleinkindern, vergessener Tampon in der Pubertät u.a.) oder *Trauma* im Genitalbereich einschließen. Ferner sollten vorausgegangene Erkrankungen (z.B. Harnwegsinfekte), operative Eingriffe insbesondere im Urogenitalbereich und evtl. *Grunderkrankungen* (z. B. Diabetes mellitus) oder *medikamentöse Behandlungen* wie eine kürzliche antibiotische Therapie oder eine Behandlung mit östrogenhaltigen Präparaten erfaßt werden.

Körperliche Untersuchung

Die körperliche Untersuchung beginnt mit der Erhebung eines allgemeinen Status, der die Einteilung der Pubertätsstadien nach Tanner einschließt. Die *Untersuchung des Genitales* wird bei Kleinkindern auf dem Schoß der Mutter oder auf einer Liege durchgeführt, bei älteren Mädchen auch auf einem gynäkologischen Untersuchungsstuhl. Die Inspektion des äußeren Genitales erfolgt durch Spreizen der großen und kleinen Labien mit den Fingern, um Klitoris, Hymen und Introitus vaginae beurteilen zu können, zur Inspektion der Vagina und Portio können ggf. ein Vaginoskop oder schmale Spekula eingesetzt werden. Bei der Untersuchung sollte auf Fluorreste (auch in der Unterwäsche), Östrogenisierungszeichen, Verunreinigungen, Rötungen und Beläge im Bereich der Vulva und Vagina, Kratzspuren, Narben oder Synechien, anatomische Auffälligkeiten, Verletzungszeichen und Hinweise auf einen Fremdkörper geachtet werden.

> **Die Analregion wird immer mitinspiziert. So fallen z. B. Kratzspuren bei einer Oxyuriasis auf.**

Klinisch-chemische Untersuchungen

Allgemeine laborchemische Untersuchungen sind bei der Fluordiagnostik in der Regel nicht erforderlich. Bei Zeichen einer generalisierten Infektion sollten die *Entzündungsparameter* kontrolliert werden. Besteht der Verdacht einer Harnwegsinfektion, muß eine *Urindiagnostik* erfolgen (Status, Urinkultur), bei Hinweisen für Darmparasiten wird eine *Stuhluntersuchung* durchgeführt. Der Verdacht auf eine sexuell übertragbare Erkrankung macht u. U. *serologische Untersuchungen* notwendig (Hepatitis, HIV, TPHA).

Bei der *mikrobiologischen Diagnostik* muß bedacht werden, daß zur physiologischen kindlichen Genitalflora zahlreiche aerobe und anaerobe Keime gehören.

> **Eine mikrobiologische Untersuchung des Vaginalsekrets ist indiziert**
> - **bei eitrigem, fötidem Fluor,**
> - **bei rezidivierenden, therapieresistenten Verläufen oder**
> - **Hinweisen für eine sexuell übertragbare Erkrankung.**

Die *Entnahme des Vaginalsekrets* kann mittels kleiner Watteträger, speziellen Abstrichsets oder mit einem sterilen Einmalblasenkatheter erfolgen und sollte nach Möglichkeit unter Sicht vom hinteren Scheidengewölbe, für die Vaginalzytologie zur Bestimmung des Östrogenisierungsgrades des Scheidenepithels auch von der seitlichen Scheidenwand durchgeführt werden. Zur Abklärung des Fluors können aus dem Vaginalsekret Nativpräparate und gefärbte Ausstriche unter dem Phasenkontrastmikroskop beurteilt, Kulturen in entsprechenden Medien angelegt sowie der pH-Wert des Vaginalsekrets bestimmt werden.

Technische Untersuchungen

> **Primär vaginoskopisch sollte die Diagnostik des kindlichen Fluors bei eitrigem-sanguinolentem Ausfluß und Verdacht auf einen Fremdkörper erfolgen.**

Auch bei chronisch-rezidivierendem Fluor oder Verdacht auf einen Genitaltumor ist eine *Vaginoskopie* indiziert, sie ermöglicht neben der Inspektion der kindlichen Vagina und Portio eine gezielte Probenentnahme zur mikrobiologischen oder histologischen Untersuchung.

Durch eine *sonographische Untersuchung* kann u. U. ein intravaginaler Fremdkörper als Ursache des Fluors dargestellt sowie das innere Genitale beurteilt werden.

Eine *urologisch-radiologische Diagnostik* ist bei Hinweisen für eine Fehlbildung des Urogenitaltrakts (z. B. ektope Uretermündung) indiziert.

Eine *erweiterte bildgebende (CT/MRT) oder operative Diagnostik* ist bei Verdacht auf einen malignen Genitaltumor erforderlich.

Besondere Hinweise

> **Bei der differentialdiagnostischen Beurteilung des Fluor vaginalis (Abb. 75.2) wird das Alter des Mädchens berücksichtigt.**

Der Fluor des Neugeborenen in den ersten Lebenstagen ist physiologisch und beruht auf dem Einfluß mütterlicher Östrogene. Ein Fehlen des neonatalen Fluors kann auf eine Atresie des weiblichen Genitaltraktes hinweisen.

In der sich anschließenden hormonellen Ruheperiode des Kindesalters tritt ein vaginaler Ausfluß physiologisch nicht auf. In dieser Zeit ist das durch die fehlende Östrogeneinwirkung atrophisch wirkende Vaginalepithel empfindlicher für Infektionen, durch den Mangel an Döderlein-Bakterien ist das Vaginalsekret neutral oder alkalisch, so daß ein zusätzlicher Schutzmechanismus ausfällt, unspezifische Vulvovaginitiden finden sich häufiger.

Fluor vaginalis

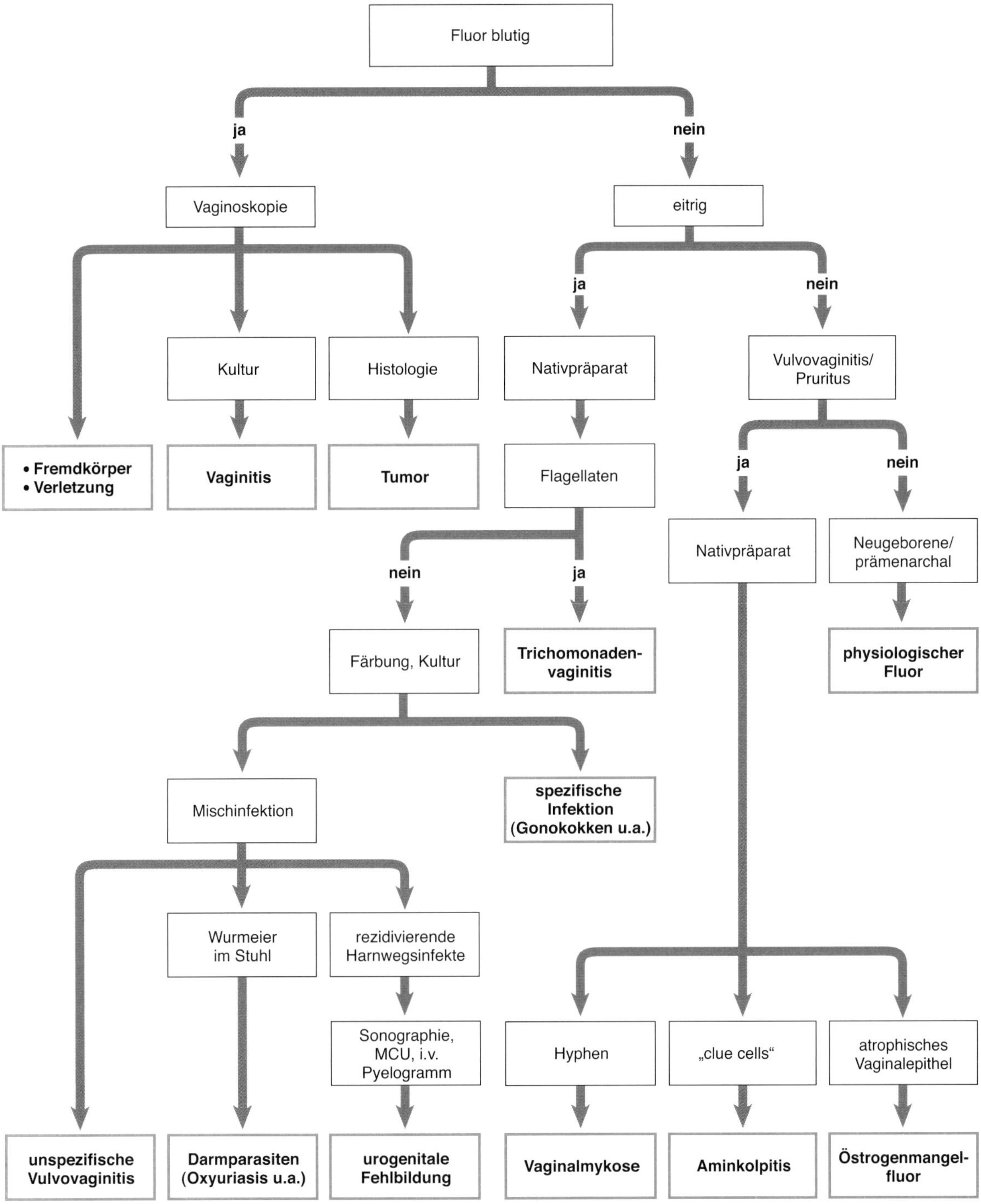

```
                          ┌─────────────────┐
                          │   Fluor blutig  │
                          └─────────────────┘
                    ja                           nein
         ┌─────────────────┐          ┌─────────────────┐
         │  Vaginoskopie   │          │     eitrig      │
         └─────────────────┘          └─────────────────┘
                                    ja                    nein
    ┌──────────┐  ┌──────────┐  ┌──────────────┐  ┌──────────────────┐
    │  Kultur  │  │ Histologie│  │ Nativpräparat│  │ Vulvovaginitis/  │
    └──────────┘  └──────────┘  └──────────────┘  │    Pruritus      │
                                                   └──────────────────┘
```

Abb. 75.2 Flußdiagramm zur Differentialdiagnose des Fluor vaginalis.

Flow diagram elements:

- **Fluor blutig**
  - ja → **Vaginoskopie**
    - → **• Fremdkörper • Verletzung**
    - **Kultur** → **Vaginitis**
    - **Histologie** → **Tumor**
  - nein → **eitrig**
    - ja → **Nativpräparat** → **Flagellaten**
      - nein → **Färbung, Kultur**
        - → **Mischinfektion**
          - → **unspezifische Vulvovaginitis**
          - **Wurmeier im Stuhl** → **Darmparasiten (Oxyuriasis u.a.)**
          - **rezidivierende Harnwegsinfekte** → **Sonographie, MCU, i.v. Pyelogramm** → **urogenitale Fehlbildung**
        - → **spezifische Infektion (Gonokokken u.a.)**
      - ja → **Trichomonaden-vaginitis**
    - nein → **Vulvovaginitis/ Pruritus**
      - ja → **Nativpräparat**
        - **Hyphen** → **Vaginalmykose**
        - **„clue cells"** → **Aminkolpitis**
        - **atrophisches Vaginalepithel** → **Östrogenmangel-fluor**
      - nein → **Neugeborene/ prämenarchal** → **physiologischer Fluor**

Abdomen: Geschlechtsorgane

J

> **Sind im Kindesalter sexuell übertragbare Krankheiten Ursache eines Fluor vaginalis, muß immer ein sexueller Mißbrauch ausgeschlossen werden.**

Der prämenarchal auftretende *Weißfluß* ist physiologisch und Folge einer vermehrten östrogen-

bedingten zervikalen Sekretion und einer vermehrten Abschilferung von Vaginalepithelien.

Nach Eintritt der Menarche und mit Aufnahme sexueller Kontakte steigt die Zahl spezifischer Genitalinfektionen an, es besteht die Gefahr einer transzervikalen Keimaszension mit nachfolgender Adnexitis.

Differentialdiagnostische Tabelle

Differentialdiagnose des Fluor vaginalis

Charakterisierung des Hauptsymptoms	weiterführende Nebenbefunde	Verdachtsdiagnosen	Bestätigung der Diagnose
Fluor geruchlos, schleimig, milchig, pH 4,5	weitere Zeichen der Östrogen-stimulation, keine Zeichen einer Vulvovaginitis, Auftreten bei Neugeborenen, prämenarchal	physiologischer Fluor	Verlauf
Fluor fötide, häufig blutig, eitrig, persistierend	mechanische Läsionen des Vaginalepithels	Fremdkörperkolpitis	Vaginoskopie! Sonographie
Fluor fötide, wenig bis reichlich, gelblich	Pruritus, unscharfes Vulvaery-them, Dysurie, Zeichen unzurei-chender Hygiene, Auftreten in hormoneller Ruheperiode	unspezifische Vulvovaginitis	Nativpräparat, Kultur: Mischflora von Haut- und Darmkeimen
Fluor serös, gelblich	nächtlicher Pruritus anogenitalis, perianale Kratzspuren	Oxyuriasis (Enterobius vermicularis)	Klebestreifentest, mikro-skopischer Nachweis von Wurmeiern im Stuhl
Fluor fötide, dünnflüssig, hämorrhagisch	Vulvitis, wie ausgestanzt wirkende Hautdefekte, Luftwegsinfekt, Scharlach	Streptokokkenvulvovaginitis (β-hämolysierende Strepto-kokken der Gruppe A)	Ausstrich (Gramfärbung), Kultur
Fluor reichlich, dickflüssig, rahmig-purulent	schwere Vulvitis/Vaginitis, Urethritis, Proktitis, bei Neugeborenen Konjunktivitis, bei Adoleszentinnen Adnexitis	Gonorrhö (Neisseria gonorrhoeae)	Ausstrich (Methylen-blau-/Gramfärbung), Kultur (Selektivnährboden)
Fluor wäßrig, eitrig	Urethritis, Zervizitis	Chlamydieninfektion (Chlamydia trachomatis)	intrazervikaler Abstrich, Erregernachweis (spezielles Transportmedium), Antigen-Nachweis, PCR
Fluor süßlich, reichlich, schaumig, gelblich-grün pH > 5,0	Pruritus, Petechien im Bereich der Vagina und Zervix (Colpitis granularis, „Erdbeerzervix"), Urethritis	Trichomonadenvaginitis (Trichomonas vaginalis)	Nativpräparat: bewegliche Flagellaten, u. U. auch Nachweis im frischen Urin
Fluor fötide, wenig bis reichlich, dünnflüssig, grau-weiß pH > 4,5	Vulvovaginitis, Pruritus	bakterielle Vaginosis/ Aminkolpitis (Gardnerella vaginalis)	Nativpräparat: Schlüssel-zellen (clue cells), Amintest (Zusatz von 10% Kalilauge): Fischgeruch, Kultur
Fluor geruchlos, wenig, bröckelig, weiß	starker Pruritus, Vulvaerythem, weißliche Beläge der Vaginal-wand, begünstigende Faktoren (antibiotische Therapie, Diabetes mellitus u. a.)	Vaginalmykose (meist Candida albicans)	Nativpräparat (Zusatz von 10% Kalilauge): Hyphen, Kultur
Fluor heftig, wäßrig	extragenitale Infektionskrank-heit (z. B. Masern, Varizellen)	transitorischer Fluor	Verlauf: Dauer oft nur Stunden
Fluor wäßrig-klebend, weißlich, pH > 4,5	starker Pruritus, Auftreten in hormoneller Ruheperiode	Östrogenmangelfluor	Vaginalzytologie: Atrophie der Vaginalepithelzellen
Fluor wäßrig, gelblich	Harnträufeln, Dysurie, rezidivierende Harnwegsinfekte	Fehlbildung im Bereich des Urogenitaltraktes (z.B. ektope Uretermündung, urethrovaginaler Reflux)	Urindiagnostik, Sonographie, ggf. Miktionszysturethro-graphie, i.v. Pyelogramm
Fluor fötide, blutig, Gewebsbröckel	aus der Vagina ragende traubenförmige Tumormassen, Auftreten vorwiegend im 1.–2. Lebensjahr	Sarcoma botryoides (Rhabdomyosarkom)	Histologie

76 Ovarialzysten

Wiebke Ahrens

Symptombeschreibung

Ovarialzysten sind flüssigkeitsgefüllte Hohlräume im Ovar, die solide Anteile enthalten können. Differentialdiagnostisch werden bei Mädchen jeden Alters funktionelle Retentionszysten (Follikelzysten, Luteinzysten) von zystischen benignen und malignen Ovarialtumoren (Keimzell-, Epithel-, Stromatumoren) unterschieden. Sie können unilateral oder beidseitig auftreten, es finden sich einzelne Zysten unterschiedlicher Größe oder multizystische Ovarien (mindestens sechs Zysten mit einem Durchmesser ≥ 4 mm).

Sowohl funktionelle Ovarialzysten als auch Ovarialtumoren können eine von gonadotroper Stimulation unabhängige hormonelle Aktivität aufweisen und zu den gleichen akuten Komplikationen (Ruptur, Einblutung, Torsion) führen.

Rationelle Diagnostik

Anamnese

Bei Neugeborenen fallen größere Ovarialzysten häufig bereits pränatal im Rahmen der Ultraschalldiagnostik auf. Postnatal sind die meist funktionellen Zysten oft asymptomatisch. Anamnestische Angaben über Trinkschwäche, Erbrechen, Stuhl- oder Harnentleerungsstörungen können auf raumfordernde zystische Ovarveränderungen hinweisen. Im Kindesalter und in der Pubertät werden bei Auftreten von Beschwerden von jüngeren Mädchen häufig periumbilikale, mit fortschreitender Pubertät oft einseitig im Unterbauch lokalisierte Schmerzen angegeben. In der Anamnese werden *Art der Symptomatik* (stechender Schmerz, Druck- oder Völlegefühl), *Beginn* und *Dauer* (akut auftretend, anhaltend, rasch abklingend, rezidivierend), *Zyklusabhängigkeit* und *Begleitsymptome* (Fieber, Übelkeit, Gewichtsveränderungen u. a.) erfragt.

Bei plötzlich auftretenden und anhaltenden, stechenden Unterbauchschmerzen und klinischen Zeichen eines akuten Abdomens muß bei Mädchen in jedem Alter eine stielgedrehte Ovarialzyste ausgeschlossen werden. Klingen die Beschwerden rasch ab, kann dies auf eine Zystenruptur hindeuten.

Da sowohl funktionelle Ovarialzysten als auch Ovarialtumoren hormonell aktiv sein können, sollten anamnestisch der *bisherige Pubertätsverlauf* (Thelarche, Pubarche, Menarche, Zyklusdauer und -störungen), Symptome einer *vorzeitigen Pubertätsentwicklung* (Brustdrüsenschwellung, vaginale Blutung, Wachstumsbeschleunigung) und *Virilisierungszeichen* (zunehmende Körperbehaarung, Vertiefung der Stimme u. a.) erfaßt werden.

Körperliche Untersuchung

Der abdominelle Untersuchungsbefund und die Beurteilung der Pubertätsentwicklung stehen im Vordergrund der körperlichen Untersuchung.

Die Ovarien liegen bei Neugeborenen relativ hoch an der seitlichen Beckenwand, treten im Laufe der Entwicklung tiefer und sind zum Zeitpunkt der Menarche ins kleine Becken eingetreten.

Bei der *abdominellen Untersuchung* können Ovarien normaler Größe nicht getastet werden, eine rektoabdominelle Palpation ist mit fortschreitender Pubertät möglich. Kleine Ovarialzysten sind in der Regel auch hierbei nicht tastbar. Erstes Symptom eines großen zystischen Ovarialtumors kann eine abdominelle Vorwölbung sein. Während der Palpation wird auf Abwehrspannung und Druckschmerz geachtet, Größe, Konsistenz und Verschieblichkeit des Tumors werden beurteilt. Vergrößerte Lymphknoten und Aszites können auf einen malignen Ovarialtumor hinweisen. Ovartorsionen durch stielgedrehte Ovarialzysten treten häufiger rechtsseitig auf und sind mit einer Appendizitis zu verwechseln.

Zur *Beurteilung von Wachstum und Pubertätsentwicklung* erfolgt die Bestimmung von Körperlänge und -gewicht, die Einteilung der Pubertätsstadien nach Tanner und die Inspektion des Genitales (Östrogenisierungszeichen). Während der Untersuchung sollte auf Virilisierungszeichen (Klitorishypertrophie, Hirsutismus, starke Akne, maskuliner Habitus) und Hinweise für eine vorzeitige Pubertät geachtet werden.

Auch *Nebenbefunde*, wie Café-au-lait-Flecken der Haut beim McCune-Albright-Syndrom, können differentialdiagnostisch richtungweisend sein.

Laboruntersuchungen

Die Bestimmung von Laborparametern bei Nachweis von Ovarialzysten ist nicht routinemäßig erforderlich.

Treten akute abdominelle Beschwerden auf, sollten differenziertes *Blutbild* und *C-reaktives*

Abdomen: Geschlechtsorgane

J

Protein zum Ausschluß eines entzündlichen Geschehens bestimmt werden. *Endokrinologische Untersuchungen* sind bei Zeichen einer vorzeitigen oder beschleunigten isosexuellen Pubertätsentwicklung (LH, FSH, Östradiol) und bei Auftreten von Virilisierungserscheinungen (Testosteron, DHEAS, SHBG) notwendig. Anhand der *Vaginalzytologie* kann der Östrogenisierungsgrad des Vaginalepithels beurteilt werden.

Bei Adoleszentinnen sollte eine Schwangerschaft ausgeschlossen sein (Serum-β-HCG). Besteht der V.a. einen Ovarialtumor, empfiehlt sich die Asservierung von Serum zur Bestimmung von *Tumormarkern* (AFP, β-HCG, CEA, CA125).

Ist im Rahmen einer laparoskopischen Untersuchung eine Zystenpunktion indiziert, sollte das Punktat zytologisch und u.U. endokrinologisch (Östradiol, Progesteron) analysiert werden. Auch eine molekulargenetische Untersuchung der Zellen des Zystenpunktates kann bei V.a. ein McCune-Albright-Syndrom bei Mutationsnachweis (GNAS1-Gen) zur Diagnosesicherung führen.

Technische Untersuchungen

An erster Stelle der Diagnostik bei V.a. Ovarialzysten steht die sonographische Untersuchung.

Sie wird im Kindesalter transabdominal mit voller Blase, bei Adoleszentinnen mit ausreichend weiter hymenaler Öffnung u.U. auch transvaginal oder transrektal durchgeführt. *Sonographisch* wird zwischen nichtsuspekten und suspekten Ovarialzysten unterschieden (Abb. 76.1 und 76.2).

Bei Hinweisen auf einen malignen Ovarialtumor wird der Befund einer *Kernspintomographie* oder einer *Computertomographie* zur Beurteilung der Ausdehnung und möglicher Lymphknotenbeteiligung herangezogen und die radiologische Diagnostik bei V.a. Metastasierung erweitert.

Ein zystischer Ovarialtumor unklarer Dignität, eine sonographisch persistierende Ovarialzyste oder anhaltende Beschwerden erfordern eine laparoskopische Untersuchung mit histologischer Diagnostik, da nur durch die Histologie eine endgültige Zuordnung erfolgen kann.

Besondere Hinweise

Bei nahezu einem Drittel aller reifen *weiblichen Neugeborenen* können sonographisch kleine, in manchen Fällen aber auch bis zu einigen Zentimetern große Ovarialzysten nachgewiesen werden. In der Regel handelt es sich um funktionelle Zysten, die zum einen durch Stimulation der fetalen Ovarien mit mütterlichem β-HCG, zum anderen in der neonatalen „Minipubertät" durch die stimulierenden hypophysären Gonadotropine entstehen und

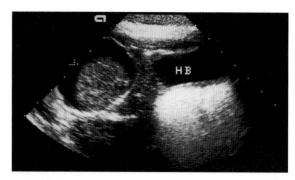

Abb. 76-1 Sonographiebefund eines 7 Tage alten Neugeborenen: 4,5 cm × 4 cm große, eingeblutete Ovarialzyste.

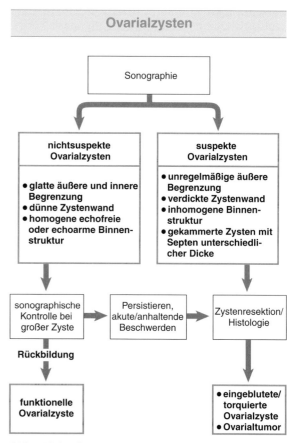

Abb. 76.2 Sonographische Einteilung der Ovarialzysten.

sich meist spontan zurückbilden. Während der sich anschließenden Ruhephase des kindlichen Ovars weisen die Ovarien eine homogene Binnenstruktur auf, können aber auch kleine Zysten (< 1 cm) enthalten. Mit *einsetzender Pubertät* überwiegen zunehmend multizystische Ovarien mit häufig größeren, vorwiegend funktionellen Zysten, die sich oft zyklusabhängig verändern und spontan zurückbilden. Etwa die Hälfte der funktionellen Zysten sind Follikelzysten.

Echte Ovarialtumoren im Kindes- und Jugendalter sind selten, sie treten vermehrt mit voran-
schreitender Pubertätsentwicklung auf. Zunehmend häufiger wird dagegen bei jugendlichen
Mädchen die Diagnose eines polyzystischen
Ovarsyndroms gestellt.

Differentialdiagnostische Tabelle

Die folgende DD-Tabelle umfaßt Differentialdi-
gnosen der Ovarialzysten im Neugeborenen-, Kin-
des- und Jugendalter. Da die sonographische
Untersuchung bei der Diagnostik im Vordergrund
steht, wurde das Hauptsymptom „Ovarialzyste"
unter diesem Aspekt charakterisiert. Bei den Ovarialtumoren sind für die jeweiligen Tumorgruppen
die Tumorarten aufgeführt, die im Kindesalter am
häufigsten auftreten und typische zystische Strukturen enthalten.

Differentialdiagnose der Ovarialzysten (OZ)

Charakterisierung des Hauptsymptoms (Ultraschallbefund)	weiterführende Nebenbefunde (Manifestationsalter)	Verdachtsdiagnosen	Bestätigung der Diagnose
OZ ein- oder beidseitig, Größe variabel (bis > 5 cm), gut abgrenzbar, innen und außen glattwandig, echofreie oder -arme Binnenstruktur	asymptomatisch oder rechts- bzw. linksbetonte abdominelle Beschwerden, große Zysten u.U. als prallelastischer, glattbegrenzter Tumor palpabel, bei hormoneller Aktivität transitorische Zeichen einer Pseudopubertas praecox, Auftreten in jedem Alter, häufiger bei Neugeborenen und in der Pubertät	funktionelle Ovarialzyste (Follikelzyste, Corpus-luteum-Zyste, Thekaluteinzyste)	Sonographie, Verlauf (meist spontane Regression), bei autonomer hormoneller Aktivität, Östradiol ↑, LH, FSH präpubertär, im LH-RH-Test mangelnder Anstieg von LH und FSH
OZ ein- oder beidseitig, Größe variabel (häufig einzelne große Zysten), glattwandig, echofreie oder -arme Binnenstruktur	Café-au-lait-Flecken, Pseudopubertas praecox (Brustdrüsenschwellung, vaginale Blutung), Knochenalterakzeleration, polyostotische fibröse Dysplasie, endokrinologische Überfunktionen (Hyperthyreose u.a.), Manifestation oft im 1.–2. Lj., Osteitis fibrosa nach dem 5. Lj.	McCune-Albright-Syndrom	Klinik, Sonographie, Östradiol deutlich ↑, LH, FSH meist supprimiert, im LH-RH-Test nicht stimulierbar, radiologische Diagnostik (Knochenalter, -struktur), endokrinologische Diagnostik (TSH, fT3, fT4 u.a.), molekulargenetische Diagnostik (u.U. aktivierende GNAS1-Gen-Mutation [Lokus 20q13] im betroffenen Gewebe nachweisbar)
beidseitig vergrößerte Ovarien, Ovarkapsel verdickt, subkapsulär multiple Mikrozysten	Hirsutismus, weitere Virilisierungszeichen, Menstruationsstörungen, Adipositas, Auftreten im Pubertätsalter	polyzystisches Ovarsyndrom	Klinik, Sonographie, LH ↑, FSH ↓, Androgene ↑, SHBG ↓, Insulin ↑ (oraler Glukosetoleranztest)
OZ ein- oder beidseitig, menstruationsabhängig zunehmend, Zystenwand verdickt, echoreicher Zysteninhalt	Unterbauchschmerzen während der Menstruation, Auftreten nach der Menarche	endometrioide Ovarialzyste (Teer- oder Schokoladenzyste)	Sonographie, Laparoskopie
eher einseitig, zystisch-solider Ovarialtumor, Größe variabel (bis > 30 cm), gut abgrenzbar, randständige Knoten (Kopfhöcker), echoreiche Binnenstruktur	langsam wachsender, abdomineller Tumor, radiologisch Nachweis von Verkalkungen, Auftreten in jedem Alter	Keimzelltumoren: reifes zystisches Teratom	Sonographie, radiologische Diagnostik, Laparoskopie/ -tomie, Histologie (Abgrenzung zum unreifen Teratom!), → Nachweis von Haaren, Talg, Zähnen, Knochen u.a.

Abdomen: Geschlechtsorgane

J

Differentialdiagnose der Ovarialzysten (OZ) *(Fortsetzung)*

Charakterisierung des Hauptsymptoms (Ultraschallbefund)	weiterführende Nebenbefunde (Manifestationsalter)	Verdachtsdiagnosen	Bestätigung der Diagnose
ein- oder beidseitig, einfacher oder gekammerter zystischer Ovarialtumor, Größe variabel („Riesenkystome"), gut abgrenzbar, glattwandig, homogene Binnenstruktur	beweglicher, prallelastischer (seröser) oder teigiger (muzinöser) Unterbauchtumor, nicht selten Stieldrehung, Auftreten im Pubertätsalter	epitheliale Tumoren: Zystadenom (serös/muzinös)	Sonographie, Laparoskopie/-tomie, Histologie (Abgrenzung zum Zystadenokarzinom!), cave Punktion: Pseudomyxoma peritonei!
meist einseitig, zystisch-solider Ovarialtumor, Größe variabel, unscharf abgegrenzt	häufig endokrinologische Aktivität → Pseudopubertas praecox oder sekundäre Menstruationsstörungen, selten Virilisierungszeichen	Stromatumoren: Granulosa-, Granulosa-Thekazell-Tumoren	Klinik, Sonographie, Östradiol ↑, LH, FSH ↓, Laparoskopie/-tomie, Histologie (potentielle Malignität!)

77 Intersexualität

Gernot H. G. Sinnecker

Symptombeschreibung

Als Intersexualität wird jede Erscheinungsform unzureichender Maskulinisierung eines genetisch männlichen *(Pseudohermaphroditismus masculinus)* und jede Virilisierung eines genetisch weiblichen Individuums *(Pseudohermaphroditismus femininus)* bezeichnet. Das klinische Spektrum von Störungen der männlichen Entwicklung reicht von minimalen Maskulinisierungsdefiziten sonst normal entwickelter Knaben über viele Zwischenstufen (s. Kap. 78) bis hin zum ambivalenten Genitale, das zunächst keine eindeutige Geschlechtszuordnung gestattet, und weiter bis zum überwiegend weiblichen Genitale mit geringen oder gar keinen Maskulinisierungszeichen. Umgekehrt kann die weibliche Entwicklung durch intrauterine Virilisierung gestört sein, die Phänotypen reichen von der gerade eben erkennbaren Klitorishypertrophie über alle Zwischenstufen bis zum äußerlich normal wirkenden männlichen Genitale.

Rationelle Diagnostik

Einen Überblick über das diagnostische Vorgehen bei Störungen der Sexualdifferenzierung gibt Tabelle 77.1.

Anamnese

Indexfälle könnten auf Enzymdefekte der Steroidbiosynthese, Androgenresistenz oder 5α-Reduktasemangel hinweisen. Mütterliche Hormoneinnahme oder Virilisierungserscheinungen der Mutter während der Schwangerschaft sollten erfragt werden.

Körperliche Untersuchung

Bei der körperlichen Untersuchung sollte versucht werden, die *Gonaden* zu *tasten*. Wenn dies gelingt, handelt es sich um einen Pseudohermaphroditismus masculinus! (Ausnahme: echter Hermaphroditismus).

Ist beim Neugeborenen Sekret aus der Vagina *exprimierbar*, muß ein Uterus vorhanden sein!

Der *Virilisierungsgrad* genetisch weiblicher Kinder wird gemäß der Einteilung von Prader klassifiziert (Abb. 77.1). Das *Virilisierungsdefizit* genetisch männlicher Kinder wird gemäß Abbildung 77.2 und Tabelle 77.2 klassifiziert. *Assoziierte Symptome* können auf das Vorliegen eines komplexen Syndroms mit oder ohne chromosomale Störung hinweisen.

Tabelle 77.1 Diagnostisches Vorgehen bei Störungen der Sexualdifferenzierung.

Diagnostik	Schlußfolgerung
Familienanamnese Indexfälle? Medikamente in der Schwangerschaft? Virilisierung der Mutter in der Schwangerschaft?	familiäre Formen exogene Faktoren
körperliche Untersuchung Gonaden tastbar? Sekret aus der Vagina exprimierbar? Virilisierungsgrad? assoziierte Fehlbildungen?	männlicher Pseudohermaphroditismus Uterus vorhanden Schweregrad des Defekts komplexes Fehlbildungssyndrom
Untersuchung des inneren Genitales Uterus, Tuben, Vagina vorhanden? (Sonographie, Vaginoskopie, Genitographie)	Gonadendysgenesie echter Hermaphroditismus, AMH-Mangel
Laboruntersuchungen (Basisdiagnostik) Chromosomenanalyse LH, FSH, Testosteron, DHT, Östradiol präpuberal postpubertär 17-OH-Progesteron, Cortisol, Elektrolyte	Gonadendysgenesie wenig informativ Steroidbiosynthese- u. 5α-Reduktase-2-Defekt, Androgen- resistenz adrenogenitales Syndrom
spezielle Diagnostik HCG-Test: Testosteron, ggf. Steroidvorstufen Testosteron/Dihydrotestosteron SHBG-Test: DNS-Analyse: Genitalhautfibroblastenkultur Androgenbindung, 5α-Reduktase-Aktivität Laparoskopie, Gonadenbiopsie	Testosteronbiosynthesedefekte 5α-Reduktase-2-Defekt Androgenresistenz Androgenresistenz, 5α-Reduktase-2- Defekt, Steroidbiosynthesedefekte Androgenresistenz, 5α-Reduktase-2-Defekt Gonadendysgenesie, echter Hermaphroditismus

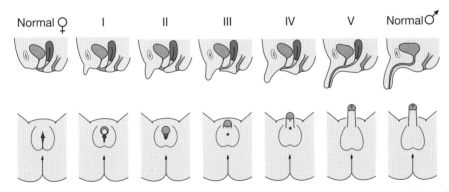

Abb. 77.1 Stufen I–V der Virilisierung des weiblichen Genitales durch intrauterine Androgenwirkung (nach Prader).
Stufe I: Klitorisvergrößerung
Stufe II: außerdem teilweise Verschmelzung der groben Labien
Stufe III: außerdem tunnelartiger Sinus urogenitalis
Stufe IV: vergrößerter Phallus mit sehr kleinem Sinus urogenitalis
Stufe V: penisartiger Phallus
Die inneren Genitalien sind normal weiblich.

Laborchemische Untersuchungen

Obligatorisch ist die *Chromosomenanalyse*. Durch Interphasendiagnostik sollten zunächst nur die Geschlechtschromosomen bestimmt werden. Diese Information ist innerhalb eines Tages verfügbar. Eine komplette Chromosomenanalyse sollte zwar grundsätzlich auch durchgeführt werden, für die initiale Diagnostik dauert sie aber zu lange.

Folgende *Hormonbestimmungen* sind obligat:
- 17α-Hydroxyprogesteron (AGS?)
- Testosteron
- Östradiol
- Gonadotropine (Testosteronbiosynthesedefekt? Funktionsfähiges testikuläres und/oder ovarielles Gewebe vorhanden?).

Bei Neugeborenen sind aufgrund der endogenen

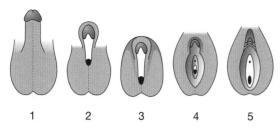

1 2 3 4 5

Abb. 77.2 Klassifikation der Phänotypen des männlichen Pseudohermaphroditismus (aus Sinnecker et al. 1996)

Stimulation basale Werte häufig ausreichend. Bei präpuberal niedrigen Gonadotropin- und Sexualhormonkonzentrationen können Stimulationstests mit hCG, hMG oder ACTH zur Beurteilung erforderlich sein.

Technische Untersuchungen

Entscheidend für die differentialdiagnostische Orientierung ist die Beurteilung des inneren Genitales mit Hilfe der Sonographie, ggf. auch Vaginoskopie und/oder Genitographie.

Sind *Müller-Derivate vorhanden* (Uterus, Tuben, oberer Anteil der Vagina), ist das innere Genitale also weiblich, so liegt entweder eine Gonadendysgenesie vor, oder es handelt sich um einen Pseudohermaphroditismus femininus (adrenogenitales Syndrom, exogene oder mütterliche Androgenwirkung während der Schwangerschaft).

Sind *Müller-Derivate nicht vorhanden,* so handelt es sich um einen Pseudohermaphroditismus masculinus (Androgenresistenz, Testosteronbiosynthesedefekt, 5α-Reduktasemangel oder Leydig-Zell-Hypoplasie, aber *nicht* Gonadendysgenesie).

Spezielle Diagnostik

Aufgrund der Basisdiagnostik ergeben sich typische Befundkonstellationen, die eine Eingrenzung der in Frage kommenden Ursachen gestatten. Innerhalb dieser Gruppen führen spezielle Untersuchungen zur Diagnose (s. a. DD-Tabellen).

Leitsymptom: Virilisierung des äußeren Genitales, Gonaden, Karyotyp und inneres Genitale sind weiblich

Adrenogenitales Syndrom: Bei dieser Konstellation handelt es sich um einen Pseudohermaphroditismus femininus.

Die häufigste Ursache ist das klassische adrenogenitale Syndrom (AGS):

• *Defekt des Enzyms CYP21:* Dabei handelt es sich in über 95% der Fälle um einen Defekt des Enzyms CYP21 (Cytochrom P450c21, 21-Hydroxylase). Dieses Enzym katalysiert in der Nebennierenrinde die Umwandlung von 17α-Hydroxyprogesteron (17-OHP) zum Cortisol und die Umwandlung von Progesteron zum Aldosteron. Aufgrund des vor dem Enzymdefekt angestauten Substrats (17-OHP) kommt es zur vermehrten Bildung der Androgene Androstendion und Testosteron und dadurch zur Virilisierung des äußeren Genitales weiblicher Individuen. Die klinische Symptomatik entspricht, je nach Schweregrad des Enzymdefekts, den Folgen der vermehrten Androgenwirkung und den Folgen des Cortisol- und eventuell auch des Aldosteronmangels. Basal stark erhöhte 17-OHP-Konzentrationen im Serum sind beweisend. Ein ACTH-Stimulationstest ist in der Regel nicht erforderlich. Im Urin ist die Ausscheidung von Pregnantriol erhöht.

• *Defekt des Enzyms CYP11B1:* Abzugrenzen sind andere Enzymdefekte der NNR. Der zweithäufigste Defekt betrifft das Enzym CYP11B1 (Cytochrom P450c11, 11β-Hydroxylase). Aufgrund einer gestörten Umwandlung von 11-Desoxycortisol (S) zu Cortisol und von 11-Desoxycorticosteron (DOC) zu Corticosteron kommt es zu einer vermehrten Androgenproduktion, die beim Mädchen zur *intrauterinen Virilisierung* führt.

Tabelle 77.2 Klassifikation der Phänotypen des männlichen Pseudohermaphroditismus (nach Sinnecker et al. 1996, 1997).

Typ	Phänotyp	Phänotyp/Funktion
1	männlich	gestörte Spermatogenese und/oder gestörte Virilisierung in der Pubertät
2	vorwiegend männlich	isolierte Hypospadie und/oder Mikropenis und höhergradige Hypospadie, bipartiertes Skrotum
3	ambivalent	klitorisähnlicher Mikrophallus, labienähnliches bipartiertes Skrotum, perineoskrotale Hypospadie oder Sinus urogenitalis mit kurzer, blind endender Vagina
4	vorwiegend weiblich	Klitorishypertrophie und/oder labiale Fusion, Sinus urogenitalis mit kurzer, blind endender Vagina
5	weiblich	keine Virilisierungszeichen präpuberal (in der Pubertät Virilisierung bei 5α-Reduktase-Defekt, Feminisierung bei Androgenrezeptordefekt)

Diagnostisch wegweisend sind die erhöhten Konzentrationen von 11-Desoxycortisol (S) und DOC im Plasma und die erhöhte Ausscheidung von Tetrahydro-S und Tetrahydro-DOC im Urin.

• *Defekt des Enzyms 3β-Hydroxysteroid-Dehydrogenase:* Eine geringfügige Virilisierung weiblicher Feten kann bei einem Defekt der 3β-Hydroxysteroid-Dehydrogenase (3β-HSD2) auftreten. Dieser Enzymdefekt betrifft sowohl die Gluko- und Mineralokortikoidsynthese als auch die Sexualhormonsynthese. Für die Diagnose wegweisend sind die erhöhten Konzentrationen von 17α-Hydroxy-Pregnenolon und Dehydroepiandrosteron (DHEA) im Plasma. Die Bildung des 17α-Hydroxyprogesterons ist blockiert und die Plasmakonzentration daher niedrig. Im Urin kann die Ausscheidung von Pregnan erhöht sein.

Virilisierung durch endogene und exogene mütterliche Androgene: Vom AGS abzugrenzen sind transplazentare Virilisierungen weiblicher Feten durch exogene oder endogene mütterliche Androgene während der Schwangerschaft (durch Medikamente, Zysten, Tumoren). In diesen Fällen sind die kindlichen Hormonwerte unauffällig, und die Virilisierung ist im weiteren klinischen Verlauf nicht progredient.

Echter Hermaphroditismus: Abzugrenzen ist außerdem der sehr seltene echte Hermaphroditismus. Hinweisend sein können in der Inguinalregion tastbare, evtl. bipartierte (doppelovaläre) Gonaden (Ovotestes). Diagnostisch wegweisend sind die Stimulierbarkeit von Testosteron und Östradiol im hCG bzw. hMG-Stimulationstest. Bei Verdacht sollten die Gonaden z. B. laparoskopisch inspiziert und biopsiert werden. Beweisend ist der histologische Nachweis ovariellen und testikulären Gewebes (s. a. DD-Tabellen).

Leitsymptom: Gonaden und Karyotyp sind männlich, Müller-Strukturen sind vorhanden

Bei dieser Konstellation handelt es sich um einen Pseudohermaphroditismus masculinus, der mit großer Wahrscheinlichkeit auf eine *Gonadendysgenesie* zurückzuführen ist. Bei diesen genetisch männlichen Individuen liegt eine globale Funktionsstörung der Hoden vor. Aufgrund unzureichender Testosteronwirkung ist das äußere Genitale unzureichend maskulinisiert. Aufgrund unzureichender Wirkung des Anti-Müller-Hormons (AMH) haben sich Müller-Strukturen weiterentwickelt, das innere Genitale ist dadurch mehr oder weniger weiblich (Uterus vorhanden). Die Differenzierungsstörung der Testes kann unterschiedlich stark ausgeprägt und auf beiden Seiten gleich oder seitendifferent (asymmetrisch) sein. Das Spektrum reicht vom einseitig normal differenzierten und kontralateral dysgenetischen Hoden über alle Zwischenstufen der beidseitigen Gonadendysgenesie bis zur kompletten Gonadendysgenesie, bei der sich beidseitig in Position der Ovarien nur noch bindegewebige Stränge (sog. „Streak"-Gonaden) nachweisen lassen. Dementsprechend vielfältig sind die funktionellen Auswirkungen:

• Je nach Schweregrad der Dysgenesie und konsekutiv unzureichender Sekretion von Testosteron und Anti-Müller-Hormon kommt es auf der betroffenen Seite zu einer unzureichenden Stimulation der Wolff-Gänge und dadurch zu einer Hypoplasie von Samenblase, Samenleiter und Nebenhoden.

• Die im dysgenetischen Hoden immer auch gestörte Sekretion des Anti-Müller-Hormons führt auf der ipsilateralen Seite zur unvollständigen Regression der Müller-Gänge und daher zur Persistenz mehr oder weniger dysplastischer Müller-Strukturen (Tuben, Uterus und oberer Anteil der Vagina).

Das klinische Spektrum der *inkompletten (gemischten) Gonadendysgenesie* umfaßt überwiegend weibliche, ambivalente und männliche Phänotypen mit sämtlichen möglichen Zwischenstufen. Da der Funktionsverlust dysgenetischer Testes in der Regel die Sekretion von Testosteron und AMH in annähernd gleichem Ausmaß betrifft, ist bei einer Maskulinisierungsstörung des äußeren Genitales stets auch eine Persistenz von Müller-Strukturen (Uterus, Tuben, oberer Anteil der Vagina) zu erwarten. Diese wichtige Gemeinsamkeit unterscheidet die Gonadendysgenesien von allen anderen Ursachen des Pseudohermaphroditismus masculinus. Die Pubertätsentwicklung bleibt aus, oder es kommt zu einer Virilisierung. Eine Gynäkomastie kann als Folge eines östrogenproduzierenden Gonadoblastoms der dysgenetischen Gonade auftreten.

> **Die Verdachtsdiagnose *inkomplette (gemischte) Gonadendysgenesie* sollte bei Patienten mit ambivalentem Genitale gestellt werden, wenn Müller-Derivate nachweisbar sind und entweder die Gonaden tastbar sind (das sind dann Hoden) oder ein Y-Chromosom vorhanden ist.**

Die Hormonbefunde sind je nach Ausprägung des Defekts variabel. Hohe Gonadotropinkonzentrationen im Serum (insbesondere FSH) bei gleichzeitig niedrigem Testosteron sind mit der Diagnose gut vereinbar. Sind die Gonadotropine niedrig, kann eine Gonadenstimulation mit hCG durchgeführt werden, um das Ausmaß der Testosteronsynthesestörung abzuschätzen und mit hMG, um einen echten Hermaphroditismus auszuschließen (Anstieg von Östradiol). Gesichert wird die Diagnose durch die Gonadenhistologie.

Abdomen: Geschlechtsorgane

J

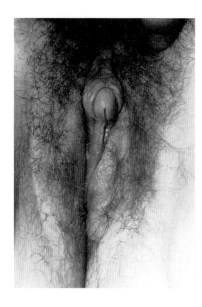

Abb. 77.3
Genitale einer
Patientin
(Karyotyp 46,XY)
mit inkompletter
Gonaden-
dysgenesie.

> **Die Verdachtsdiagnose komplette (reine)
> Gonadendysgenesie sollte bei Patienten gestellt
> werden, die einen normalen männlichen (oder
> auch weiblichen) Chromosomensatz und einen
> komplett weiblichen Phänotyp (inneres und
> äußeres Genitale sind normal weiblich) haben.**

Sie fallen meist erst durch die ausbleibende Pubertätsentwicklung auf. Bei Patientinnen mit 46,XY-
Karyotyp (Swyer-Syndrom) wird häufiger eine Klitorishypertrophie beobachtet. Die Gonadotropine
(insbesondere das FSH) sind meist in den ersten
Lebensjahren und ab dem Pubertätsalter erhöht,
die Sexualhormonkonzentrationen steigen nicht
an (Abb. 77.3; s.a. DD-Tabellen).

Leitsymptom: Gonaden und Karyotyp sind männlich, Müller-Strukturen sind nicht vorhanden

Bei dieser Konstellation handelt es sich um einen
Pseudohermaphroditismus maculinus, der auf
eine Testosteronbildungs- oder -funktionsstörung
(mangelhafte Maskulinisierung) *ohne* Störung der
AMH-Wirkung (Müller-Gänge sind regrediert) zurückzuführen ist.

Androgenresistenz

Die häufigste Ursache ist die Androgenresistenz.
Trotz normaler oder erhöhter Androgenkonzen-
tration im Plasma ist die Wirkung der Androgene
im Gewebe unzureichend. Das klinische Spektrum reicht vom komplett weiblichen Phänotyp
über alle Stufen der Ambivalenz bis hin zum äußerlich normalen, aber infertilen Mann. Dieser
Störung liegen Mutationen im Androgenrezeptor-
gen zugrunde. Sie führen zu einer vollständig auf-
gehobenen, quantitativ verminderten oder qualitativ veränderten Bindung der Androgene an den Re-

zeptor im Zellkern der Zielorganzelle oder zu einer
gestörten Interaktion des aktivierten Androgen-
Rezeptor-Komplexes mit der DNS.

> **Die Verdachtsdiagnose komplette Androgen-
> resistenz sollte bei genetisch männlichen
> Patienten gestellt werden, die einen äußerlich
> weiblichen Phänotyp (Abb. 77.4) und eine gute
> Entwicklung sekundärer weiblicher Ge-
> schlechtsmerkmale in der Pubertät haben.**

Die Sekundärbehaarung ist meist spärlich oder
fehlt vollständig. Die Klitoris ist normal groß, die
kleinen Labien sind häufig unterentwickelt und
die Vagina endet blind. Müller-Strukturen (Uterus,
Tuben, oberer Anteil der Vagina) und Wolff-Deri-
vate sind nicht vorhanden. In der Kindheit fallen
gelegentlich inguinal oder in den großen Labien
oder in Leistenbrüchen gelegene Testes auf. Häufig
führt aber erst das Ausbleiben der Regelblutung
trotz guter Pubertätsentwicklung zur diagnostischen Abklärung.

> **Die Verdachtsdiagnose partielle Androgen-
> resistenz ergibt sich bei genetisch männlichen
> Patienten, die ein Maskulinisierungsdefizit auf-
> weisen und bei denen kein Uterus vorhanden
> ist.**

Das Spektrum der klinischen Erscheinungsformen
reicht, je nach Ausprägung des Defekts, vom überwiegend weiblichen Phänotyp mit blind endender

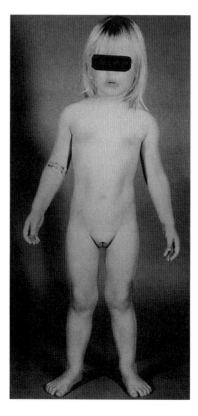

Abb. 77.4
Patientin (Karyo-
typ 46,XY) mit
kompletter
Androgen-
resistenz.

Vagina und nur geringen Virilisierungszeichen über alle Stufen der Ambivalenz bis hin zu normal entwickelten Männern, die lediglich infolge einer Azoospermie infertil sind. Die in der Kindheit häufigste Erscheinungsform ist ein ansonsten normal entwickelter Junge mit perineoskrotaler Hypospadie und Mikropenis. In der Pubertät kommt es aufgrund der partiellen Wirkung der Androgene trotz hoher Testosteronwerte nur zur mäßigen Ausbildung männlicher sekundärer Geschlechtsmerkmale. Aufgrund der gesteigerten extraglandulären Östrogenproduktion kommt es jedoch meist zu einer ausgeprägten Gynäkomastie.

Diagnostik: Bei der kompletten Androgenresistenz sind das klinische Bild und das Hormonprofil nach der Pubertät charakteristisch: Feminisierung, primäre Amenorrhö, blind endende Vagina, erhöhte LH- und stark erhöhte Testosteronwerte im Serum. Im Gegensatz dazu sind das klinische Bild und das Hormonprofil vor der Pubertät bei allen anderen Formen der Androgenresistenz uncharakteristisch. Die Diagnose kann durch den *SHBG-Androgenresistenztest* gestellt werden. Bei der kompletten Androgenresistenz ist die SHBG-Reaktion auf das anabole Hormon Stanozolol komplett aufgehoben, während die SHBG-Reaktion bei der partiellen Androgenresistenz nur vermindert ist. Die *DNS-Analyse* gestattet die Charakterisierung der zugrundeliegenden Mutation. Durch Untersuchung mütterlichen Blutes kann darüber hinaus der Heterozygotenstatus der Mütter betroffener Patienten festgestellt werden. Dadurch können familiäre Fälle von Neumutationen unterschieden werden. Im hCG-Stimulationstest findet sich ein normaler, kräftiger Testosteronanstieg. Eine probatorische Testosteronbehandlung kann bei Knaben mit Mikrophallus indiziert sein, ist bei Kindern, die möglicherweise als Mädchen aufwachsen werden aber obsolet. Bei diesen Kindern sollte jedes Risiko einer zusätzlichen Virilisierung vermieden werden (s. Abb. 77.4 s. a. DD-Tabellen).

5α-Reduktase-2-Defekt

Das klinische Bild des Steroid-5α-Reduktase-2-Defekts (SRD5A2), bei dem die in den Geweben der Erfolgsorgane stattfindende Umwandlung von Testosteron in das biologisch aktivere Androgen Dihydrotestosteron (DHT) gestört ist, ist ebenfalls sehr variabel. Während die Entwicklung der Wolff-Gänge, die ausschließlich der parakrinen Testosteronwirkung unterliegt und die Regression der Müller-Gänge ungestört verlaufen, kommt es zu einer mangelhaften Maskulinisierung des äußeren Genitales. Die Verdachtsdiagnose wird bei genetisch männlichen Kindern, die ein Maskulinisierungsdefizit aufweisen und keinen Uterus haben, gestellt. Die Testes liegen inguinal oder labioskrotal. Die Wolff-Gänge sind voll entwickelt (Neben-

hoden, Samenleiter und Samenblasen), der Samenleiter mündet in die Vagina. In der Pubertät kommt es unter normal ansteigenden Testosteronwerten zu einer ausgeprägten Virilisierung mit Vertiefung der Stimme und Wachstum des Phallus ohne Auftreten einer Gynäkomastie.

Diagnostik: Während der Kindheit ist das basale Hormonprofil nicht aussagekräftig. Nach Stimulation mit hCG steigt der Testosteron/DHT-Quotient auf deutlich erhöhte Werte an. Die verminderte Enzymaktivität kann auch in kultivierten Genitalhautfibroblasten nachgewiesen werden. Die DNS-Analyse gestattet die Charakterisierung der zugrundeliegenden Mutation.

Testosteronbiosynthesedefekt

Eine unzureichende Maskulinisierung genetisch männlicher Individuen kann auch auf eine verminderte Testosteronproduktion aufgrund eines Testosteronbiosynthesedefekts zurückzuführen sein. Da die Produktion des Anti-Müller-Hormons ungestört ist, kommt es immer zu einer vollständigen Regression der Müller-Gänge. Fünf verschiedene Enzymdefekte sind bekannt. Unter diesen betreffen drei Enzyme sowohl die Glukokortikoidals auch die Sexualhormonbiosynthese, zwei andere Enzymdefekte betreffen nur die Sexualhormonbiosynthese.

StAR-Protein-Defekt

Die Verdachtsdiagnose eines StAR-Protein-Defekts wird bei genetisch männlichen Neugeborenen gestellt, die einen ambivalenten oder weiblichen Phänotyp und Zeichen der Nebennierenrinden(NNR)-Insuffizienz haben. Dieser Defekt betrifft die Produktion aller Steroidhormone im gleichen Maße. Ursache ist ein Defekt des *Steroid acute regulatory (StAR)-Proteins*, das das Substrat der Steroidbiosynthese, das Cholesterin, von der äußeren an die innere mitochondriale Membran transportiert und dort dem Enzym CYP11A1 (Cytochrom P450scc) zur Steroidbiosynthese zur Verfügung stellt. Die klinische Symptomatik entspricht den Folgen der gestörten Synthese der Gluko- und Mineralokortikoide und der Sexualhormone. Die schwere NNR-Insuffizienz führt rasch zum Tod, wenn sie nicht frühzeitig erkannt und behandelt wird.

Diagnostik: Die Plasmakonzentrationen aller Steroidhormone sind sehr niedrig, die Konzentrationen von ACTH, Renin und eventuell auch Gonadotropinen sind erhöht. Nach ACTH-Stimulation erfolgt kein Anstieg der Cortisolkonzentration im Plasma.

3β-Hydroxysteroid-Dehydrogenase-Defekt

Die Verdachtsdiagnose eines 3β-Hydroxysteroid-Dehydrogenase-Defekts (3βHSD2) wird bei genetisch männlichen Individuen gestellt, die eine

NNR-Insuffizienz und ein ambivalentes Genitale mit Mikropenis, Hypospadie, inkompletter labioskrotaler Fusion, Sinus urogenitalis und blind endender Vagina haben. Der Enzymdefekt führt zu einem frühzeitigen Block der Steroidhormonbiosynthese und betrifft dadurch sowohl die Gluko- und Mineralokortikoide als auch die Sexualhormone. Der Defekt kann in NNR und Gonaden unterschiedlich stark ausgeprägt sein. Dadurch ist das klinische Bild sehr variabel. In der Pubertät kommt es zur leichten Virilisierung mit Gynäkomastie.

Diagnostik: Charakteristisch sind erhöhte Konzentrationen von 17α-Hydroxy-Pregnenolon und Dehydroepiandrosteron (DHEA), insbesondere nach Stimulation mit ACTH und hCG.

17α-Hydroxylase-Defekt

Die Verdachtsdiagnose eines Defekts der 17α-Hydroxylase-Aktivität des Enzyms CYP17 (Cytochrom P450c17) ergibt sich bei genetisch männlichen Individuen, deren Phänotyp normal weiblich mit blind endender Vagina, ambivalent oder überwiegend männlich mit Mikropenis und Hypospadie sein kann. Der Enzymdefekt führt ebenfalls zu einer Störung der Cortisol- und Androgenbiosynthese, während die Mineralokortikoidsynthese intakt ist. Die vermehrte Bildung von 11-Desoxycorticosteron (DOC) und Corticosteron führt zum arteriellen Hypertonus, Hypokaliämie und zur Suppression der Plasmareninaktivität. Aufgrund der glukokortikoiden Wirkung des Corticosterons kommt es klinisch nicht zu den Zeichen eines Cortisolmangels. Der Block kann unterschiedlich stark ausgeprägt sein, mit dementsprechend variablem klinischem Bild. In der Pubertät kann es zur milden Virilisierung mit Gynäkomastie kommen.

Diagnostik: Charakteristisch sind erhöhte Konzentrationen von ACTH, DOC, Corticosteron und Progesteron im Plasma. Die Konzentrationen von Aldosteron, 17-OHP, Cortisol und Sexualhormonen sind niedrig. Außerdem bestehen ein hyporeninämischer Hypertonus und eine hypokaliämische Alkalose.

17,20-Lyase-Defekt

Die Verdachtsdiagnose eines Defekts der 17,20-Lyase-Aktivität des Enzyms CYP17 (Cytochrom P450c17) ergibt sich bei genetisch männlichen Kindern, deren Phänotyp weiblich mit blind endender Vagina, ambivalent oder überwiegend männlich sein kann. Die Wolff-Gänge können normal differenziert oder hypoplastisch sein, Müller-Derivate sind nicht vorhanden. Im Pubertätsalter kann es zu einer leichten Virilisierung kommen. Der Enzymdefekt führt nur zu einer Störung der Sexualhormonbiosynthese. Da der Defekt unterschiedlich stark ausgeprägt sein kann, ist das klinische Bild variabel.

Diagnostik: Die Plasmakonzentrationen der C21-Steroide 17α-Hydroxyprogesteron (17-OHP) und 17α-Hydroxypregnenolon sind erhöht, die Konzentrationen der C19-Steroide Dehydroepiandrosteron (DHEA) und Androstendion sowie Testosteron und Östradiol sind erniedrigt. Der Quotient der C21/C19-Steroide wird durch Stimulation mit hCG deutlich erhöht.

17β-Hydroxysteroid-Dehydrogenase-Defekt

Die Verdachtsdiagnose eines Defekts des Enzyms 17β-Hydroxysteroid-Dehydrogenase (17β-HSD Typ 3), das den letzten Schritt der Sexualhormonbiosynthese, die Umwandlung von Androstendion zu Testosteron und von Östron zu 17β-Östradiol katalysiert, wird bei genetisch männlichen Individuen gestellt, die ein weibliches äußeres Genitale mit blind endender Vagina und gelegentlich leichten Virilisierungszeichen haben. Die Wolff-Gänge sind differenziert, Müller-Strukturen sind nicht vorhanden. In der Pubertät kommt es zu einer ausgeprägten Virilisierung mit Stimmbruch und Klitorishypertrophie, gelegentlich auch Gynäkomastie.

Diagnostik: Nach Stimulation mit hCG sind die Quotienten Androstendion/Testosteron und Östron/Östradiol im Plasma erhöht.

Leydig-Zell-Hypoplasie

Im Gegensatz zu den Biosynthesedefekten, bei denen sich unter Stimulation mit hCG das Verhältnis von Hormonvorstufen zum Endprodukt Testosteron zu deren Gunsten ändert, ist die Reaktion bei der Leydig-Zell-Hypoplasie insgesamt vermindert. Ursächlich wird eine Agenesie oder Hypoplasie der Leydig-Zellen oder ein LH-Rezeptordefekt dieser Zellen angenommen. Die Verdachtsdiagnose wird bei genetisch männlichen Patienten gestellt, deren äußeres Genitale weiblich mit blind endender Vagina und leichten Virilisierungszeichen, ambivalent oder überwiegend männlich sein kann. Die Entwicklung der Wolff-Gänge ist variabel, Müller-Strukturen sind nicht vorhanden.

Diagnostik: Nach hCG-Stimulation kommt es zu einem verminderten Anstieg von Testosteron, im Gegensatz zu den Biosynthesedefekten aber nicht zu einem Anstieg der Hormonvorstufen.

Testverfahren

hCG-Test

Prinzip: Die LH-ähnliche Wirkung des hCG (human chorion gonadotropin) führt zu einer Stimulation der Leydig-Zellen und dadurch zum Anstieg der Testosteronkonzentration im Plasma. Bei Störungen der Testosteronbiosynthese kommt es zu einem stärkeren Anstieg der Konzentration von Hormonvorstufen im Verhältnis zum Testosteron. Bei Leydig-Zell-Hypoplasie, Gonadendysgenesie und Anorchie ist der Anstieg aller Hormone vermindert oder aufgehoben. Ein unzureichender Testosteronanstieg im hCG-Kurztest schließt eine normale Leydig-Zell-Funktion nicht aus.

Screening-Test

Durchführung: 5000 I.E. hCG/m² Körperoberfläche i.m. (Choragon, Predalon, Pregnesin, Primogonyl). Blutentnahme zur Bestimmung von Testosteron und DHT (ggf. auch Testosteron-Vorstufen, z. B. Androstendion) im Serum vor Testbeginn und 3 Tage danach.

Bewertung: Ein Anstieg der Testosteronkonzentration im Serum auf pubertäre Werte (> 1 ng/ml) spricht für eine normale Leydig-Zell-Funktion. Bei unzureichendem oder überhaupt nicht nachweisbarem Anstieg sollte ein langer hCG-Test durchgeführt werden.

Langer hCG-Test

Durchführung: Insgesamt 7 i.m. Injektionen zu je 1500 I.E. hCG (z. B. Choragon 1500) werden jeden 2. Tag verabreicht. Blut wird zur Hormonbestimmung vor der ersten Injektion und einen Tag nach der letzten Injektion abgenommen.

Bewertung: Die Testosteronkonzentration im Serum steigt nach hCG im Alter bis zu 8 Jahren im Mittel auf das 90fache des basalen Wertes an. Der 95%-Vertrauensbereich der absoluten Werte liegt bei 3,2–18,8 ng/ml.

hMG-Test

Prinzip: Die FSH-ähnliche Wirkung des hMG (human menopausal gonadotropin) führt zu einer Stimulation der Thekazellen im Ovar und dadurch zu einem Anstieg der Östradiolkonzentration im Plasma. Ein gut dokumentiertes Protokoll existiert bisher nicht, und der Östradiolanstieg ist sehr variabel. Eine Stimulation mit höherer Dosis über längere Zeit hinweg kann zu einem ovariellen Überstimulationssyndrom führen.

Durchführung: Injektion von je 150 I.E. hMG (Humegon, Pergonal) i.m. an 3 aufeinanderfolgenden Tagen. Blutentnahmen zur Östradiolbestimmung einmal vorher und am Tag nach der letzten hMG-Injektion. (In einer 150-I.E.-hMG-Ampulle sind ca. 75 I.E. FSH und 75 I.E. LH enthalten.)

Bewertung: Ein Anstieg der Östradiolkonzentration im Serum auf pubertäre Werte (> 40 pg/ml) spricht für das Vorhandensein funktionsfähigen ovariellen Gewebes. Ein fehlender Anstieg schließt das Vorhandensein ovariellen Gewebes nicht aus.

SHBG-Androgenresistenztest

Prinzip: Die Konzentration des Sexualhormonbindenden Globulins (SHBG) im Serum fällt durch die Wirkung des testosteronähnlichen anabolen Steroids Stanozolol normalerweise auf etwa die Hälfte des Ausgangswertes ab. Bei partieller Androgenresistenz ist diese Reaktion vermindert, bei kompletter Androgenresistenz aufgehoben.

Durchführung: 0,2 mg/kg Stanozolol (Winstrol importiert aus USA und Spanien, Stromba importiert aus England) in jeweils einer Einzeldosis abends an 3 aufeinanderfolgenden Tagen per os. Blutentnahmen zur SHBG-Bestimmung im Serum einmal vor der ersten Einnahme (Tag 0) und am Tag 5, 6, 7, 8 nach Testbeginn.

Bewertung: Die niedrigste SHBG-Konzentration an einem der Tage 5–8 wird bewertet. Normal ist bei Kindern ab dem 4. Lebensmonat ein Abfall der SHBG-Konzentration auf ≤ 63,4% des Ausgangswertes. Bei partieller Androgenresistenz ist der SHBG-Abfall vermindert, bei kompletter Androgenresistenz ist keine SHBG-Reaktion nachweisbar.

Differentialdiagnostische Tabellen

Differentialdiagnose des männlichen Pseudohermaphroditismus, Müller-Strukturen sind vorhanden

Charakterisierung des Hauptsymptoms	weiterführende Nebenbefunde	Verdachtsdiagnosen	Bestätigung der Diagnose
äußeres Genitale ist mehr oder weniger stark virilisiert	Gonaden und Karyotyp sind männlich, Müller-Strukturen sind vorhanden	partielle (od. gemischte) Gonadendysgenesie	Gonadotropine im Pubertätsalter hoch, Sexualhormone niedrig, Gonadenhistologie
äußeres Genitale ist komplett weiblich	ausbleibende Pubertätsentwicklung	komplette (reine) Gonadendysgenesie	s.o.

Abdomen: Geschlechtsorgane

J

451

Differentialdiagnose des weiblichen Pseudohermaphroditismus

Charakterisierung des Hauptsymptoms	weiterführende Nebenbefunde	Verdachtsdiagnosen	Bestätigung der Diagnose
äußeres Genitale ist mehr oder weniger stark virilisiert	Gonaden, Karyotyp und inneres Genitale sind weiblich	adrenogenitales Syndrom (AGS), CYP21-(21-Hydroxylase-)Defekt	17α-Hydroxyprogesteron stark erhöht, Androstendion, Testosteron erhöht, DNS-Analyse
		CYP11B1-(11β-Hydroxylase-)Defekt	11-Desoxycortisol (S) und 11-Desoxycorticosteron (DOC) imPlasma erhöht, Tetrahydro-S und Tetrahydro-DOC im Urin erhöht, DNS-Analyse
	zusätzlich Salzverlust	AGS mit Salzverlustsyndrom, CYP21-Defekt	Serum-Na niedrig, Serum-K hoch, Aldosteron niedrig, Plasmarenin hoch, DNS-Analyse
äußeres Genitale ist gering virilisiert	wie AGS	3β-Hydroxysteroid-Dehydrogenase-Defekt	17α-Hydroxypregnenolon und Dehydroepiandrosteron(DHEA) erhöht, DNS-Analyse
		transplazentare Virilisierung (exogene oder endogene mütterliche Androgene)	Hormonbefunde normal, klinisch keine Progredienz
wie AGS	Gonaden sind teils männlich, teils weiblich	echter Hermaphroditismus	Gonadenhistologie, Anstieg von Östradiol und Testosteron nach Gonadenstimulation

Differentialdiagnose des männlichen Pseudohermaphroditismus, Müller-Strukturen sind nicht vorhanden

Charakterisierung des Hauptsymptoms	weiterführende Nebenbefunde	Verdachtsdiagnosen	Bestätigung der Diagnose
äußeres Genitale ist mehr oder weniger stark virilisiert	Gonaden und Karyotyp sind männlich, in der Pubertät Gynäkomastie	partielle Androgenresistenz	LH und Testosteron im Pubertätsalter erhöht, SHBG-Androgenresistenztest, DNS-Analyse
äußeres Genitale komplett weiblich	dito, in der Pubertät Feminisierung	komplette Androgenresistenz	s.o.
äußeres Genitale ist mehr oder weniger stark virilisiert oder komplett weiblich	dito, in der Pubertät starke Virilisierung, keine Gynäkomastie	Steroid-5α-Reduktase-Defekt	nach hCG-Stimulation T/DHT-Quotient im Serum erhöht, DNS-Analyse
	s.o., ausbleibende Pubertätsentwicklung	Leydig-Zell-Hypoplasie (LH-Rezeptordefekt)	nach hCG-Stimulation verminderter oder kein Anstieg von Testosteron und Hormonvorstufen, Cortisol normal, DNS-Analyse
	s.o., schwere NNR-Insuffizienz (Salzverlustkrise, Hyperpigmentation der Haut)	StAR-Protein-Defekt	alle Steroidhormone (Sexualhormone, Cortisol, Aldosteron und Hormonvorstufen) stark vermindert, DNS-Analyse
äußeres Genitale ist mehr oder weniger stark virilisiert	NNR-Insuffizienz kann vorkommen	3β-Hydroxysteroid-Dehydrogenase-Defekt	17α-Hydroxypregnenolon und Dehydroepiandrosteron (DHEA) sind (nach Stimulation mit hCG und ACTH) erhöht, DNS-Analyse
	keine NNR-Insuffizienz, im Verlauf hyporeninämischer Hypertonus, hypokaliämische Alkalose	CYP17-(17α-Hydroxylase-)Defekt	ACTH, DOC, Corticosteron, Progesteron im Plasma hoch, Aldosteron, 17-OHP, Cortisol, Sexualhormone niedrig, DNS-Analyse
	keine NNR-Insuffizienz, kein Hypertonus, Renin und Kalium normal	CYP17-(17–20-Lyase-)Defekt	17-OHP und 17α-Hydroxypregnenolon erhöht, DHEA, Androstendion, Testosteron, Östradiol erniedrigt, DNS-Analyse
	s.o.	17β-Hydroxysteroid-Dehydrogenase-Defekt	Quotienten Androstendion/Testosteron und Östron/Östradiol (nach hCG-Stimulation) erhöht, DNS-Analyse

78 Hypoplastisches Genitale

Gernot H. G. Sinnecker

Symptombeschreibung

Ein hypoplastisches Genitale liegt dann vor, wenn die genitalen Strukturen normal differenziert, aber zu klein angelegt sind. Die Hypoplasie kann das äußere männliche Genitale (Mikropenis, hypoplastisches Skrotum) und das innere weibliche Genitale (Uterus, Vagina) betreffen. Störungen, die darüber hinaus mit Strukturveränderungen des Genitales (z. B. Hypospadie, Sinus urogenitalis) einhergehen, wurden im vorangehenden Kapitel dargestellt.

Rationelle Diagnostik

Anamnese

Indexfälle können auf Schwachformen der im Kapitel 77 dargestellten Störungen (Enzymdefekte der Steroidbiosynthese, Androgenresistenz oder 5α-Reduktase-Mangel) hinweisen.

Körperliche Untersuchung

Bei der körperlichen Untersuchung sollten die Penislänge und der Durchmesser der *Glans penis* gemessen und das Hodenvolumen mit Hilfe des Prader-Orchidometers gemessen und mit Normalwerten verglichen werden (Abb. 78.1 und 78.2, Tab. 78.1). Der *Introitus vaginae* wird inspiziert, um eine Hymenalatresie oder eine Aplasie der Vagina erkennen zu können. *Assoziierte Symptome* können auf das Vorliegen einer übergeordneten Störung insbesondere im Bereich von Hypothalamus und Hypophyse hinweisen.

Technische Untersuchungen

Das weibliche innere Genitale wird mit Hilfe der Sonographie, ggf. auch mittels Vaginoskopie und/oder Genitographie inspiziert, die Größe des

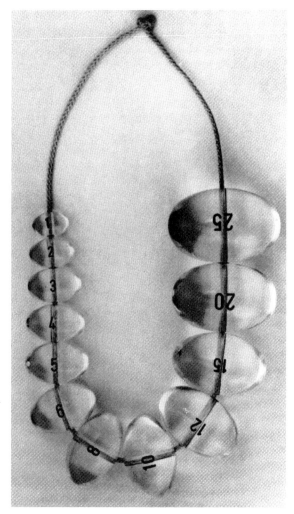

Abb. 78.1 Prader-Orchidometer (Zachmann, 1974).

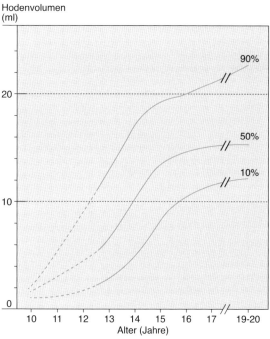

Abb. 78.2 Normale Hodenvolumina (Zachmann, 1974).

Abdomen: Geschlechtsorgane

J

453

Tabelle 78.1 Penislänge während Kindheit und Pubertät (Winter und Faiman, 1972).

Alter (Jahre)	Penislänge (cm) ± SD
0,2– 2,0	2,7 ± 0,5
2,1– 4,0	3,3 ± 0,4
4,1– 6,0	3,9 ± 0,9
6,1– 8,0	4,2 ± 0,8
8,1–10,0	4,9 ± 1,0
10,1–12,0	5,2 ± 1,3
12,1–14,0	6,2 ± 2,0
14,1–16,0	8,6 ± 2,4
16,1–18,0	9,9 ± 1,7
18,1–20,0	11,0 ± 1,1
20,1–25,0	12,4 ± 1,6

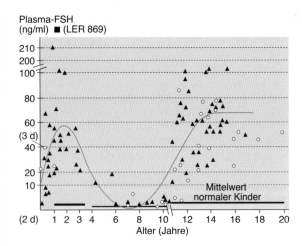

Abb. 78.3 FSH-Konzentration im Plasma von Kindern mit Gonadendysgenesie (Conte et al., 1975).

Uterus läßt sich sonographisch gut vermessen. Die Struktur von Hypothalamus, Hypophysenstiel und Hypophyse wird mit Hilfe der MR-Tomographie dargestellt.

Laboruntersuchungen

Zur Diagnostik von Minimalvarianten des männlichen Pseudohermaphroditismus sind dieselben Laboruntersuchungen wie im Kapitel 77 dargestellt notwendig. Aufgrund der großen Streubereiche der Hormonbefunde ist der Nachweis dieser Minimalvarianten besonders schwierig und in der Regel für klinische Zwecke nicht notwendig. Sind Indexfälle in der Familie bekannt, erleichtert die DNS-Analyse die Diagnose. Ein hypogonadotroper Hypogonadismus kann im Pubertätsalter durch die Bestimmung von LH und FSH nach GnRH-Stimulation nachgewiesen werden. Ein hypergonadotroper Hypogonadismus ist durch basal erhöhte LH- und FSH-Konzentrationen in den ersten Lebensjahren und ab dem Pubertätsalter gekennzeichnet (Abb. 78.3).

Differentialdiagnostische Tabelle

Differentialdiagnose des hypoplastischen Genitales

Charakterisierung des Hauptsymptoms	weiterführende Nebenbefunde	Verdachtsdiagnosen	Bestätigung der Diagnose
Mikropenis	Hoden tastbar, evtl. zusätzlich Chorda, Hypospadie	Pseudohermaphroditismus masculinus	siehe Kapitel 77
	Hoden nicht tastbar, evtl. zusätzlich Chorda, Hypospadie, Sinus urogenitalis	Pseudohermaphroditismus masculinus oder femininus (AGS)	siehe Kapitel 77
isolierter Mikropenis	entfällt	hypogonadotroper Hypogonadismus	LH, FSH nach GnRH-Stimulation, MRT
sehr kleine, feste Hoden	eunuchoide Proportionen, Gynäkomastie	Klinefelter-Syndrom	LH, FSH erhöht, Chromosomenanalyse
keine Hoden tastbar	Genitale sonst normal männlich	46,XX-Mann Anorchie (Vanishing-Testes-Syndrom)	Chromosomenanalyse, kein Testosteronanstieg nach langer hCG-Stimulation
keine Hoden tastbar	Genitale sonst normal männlich	Anorchie (Vanishing-Testes-Syndrom)	kein Testosteronanstieg nach langer hCG-Stimulation

Differentialdiagnose des hypoplastischen Genitales *(Fortsetzung)*

Charakterisierung des Hauptsymptoms	weiterführende Nebenbefunde	Verdachtsdiagnosen	Bestätigung der Diagnose
Aplasie von Uterus und Vagina	äußeres Genitale normal weiblich	Mayer-Rokitansky-Küstner-Hauser-Syndrom	normale Ovarialfunktion
	plus ausbleibende Pubertätsentwicklung	Pseudohermaphroditismus masculinus (Leydig-Zell-Hypoplasie, Testosteronbiosynthesedefekt)	LH im Pubertätsalter erhöht, Chromosomenanalyse, DNS-Analyse, Steroidhormonprofil
	plus Feminisierung in der Pubertät	komplette Androgenresistenz	
	plus Virilisierung in der Pubertät	5α-Reduktase-Defekt	Chromosomenanalyse, T/DHT-Quotient, DNS-Analyse

79 Hodenhochstand

Christof Land

Symptombeschreibung

Ein Hodenhochstand wird bei 3–4% aller Neugeborenen beschrieben. Der vollständige Deszensus der Hoden ist bis zum Ende des 6. Lebensmonats bei 99% aller Säuglinge abgeschlossen. Nach diesem Zeitpunkt ist mit der spontanen Normalisierung des Befundes nur selten zu rechnen. Ein permanenter Hodenhochstand tritt in 25–33% aller Fälle beidseitig auf. Der Hoden ist hierbei in 80% aller Fälle entweder hochskrotal oder inguinal tastbar, in den übrigen Fällen ist bis zum Beweis des Gegenteils das Vorliegen von Bauchhoden (Kryptorchismus) anzunehmen. Ein asymmetrisches Skrotum kann für das Vorliegen eines einseitigen Hodenhochstandes sprechen, wohingegen ein kleines Skrotum ein möglicher Hinweis auf einen permanenten beidseitigen Hodenhochstand darstellt. Liegt der Hoden außerhalb des normalen Deszensusweges spricht man von einer Hodenektopie. Bei begleitender Hypoplasie von Penis und Skrotum ist eine ursächliche Klärung dieser Symptome ebenso dringend indiziert wie bei dem Vorliegen einer Hypospadie oder einer Virilisierungsstörung des Genitales.

> Mit einem spontanen Deszensus des Hodens ist nach dem 6. Lebensmonat nur noch selten zu rechnen. Therapeutische Maßnahmen müssen deshalb zu diesem Zeitpunkt ergriffen werden und spätestens bis zur Vollendung des 1. Lebensjahres abgeschlossen sein.

Rationelle Diagnostik

Anamnese

Eine ausführliche Schwangerschafts- und Geburtsanamnese sollte stets vorgenommen werden, da es bei ehemaligen Frühgeborenen und bei Kindern mit intrauteriner Wachstumsretardierung sowie bei Zustand nach Kaiserschnitt gehäuft zum Auftreten eines Maldeszensus kommt. Signifikante Risikofaktoren sind außerdem eine vorbestehende Adipositas, ein Diabetes mellitus oder eine arterielle Hypertonie bei der Mutter des Kindes.

Der bisherige Wachstumsverlauf und die Gewichtsentwicklung sind ebenso zu erfragen wie die bisherige motorische und mentale Entwicklung des Kindes. Bei älteren Kindern und Jugendlichen sollte zudem gezielt nach bestehenden Teilleistungsstörungen oder Lernbehinderungen gefragt werden. Bei Adoleszenten ist der Zeitpunkt des Pubertätsbeginns genau zu dokumentieren.

Körperliche Untersuchung

Die körperliche Untersuchung am entkleideten Kind sollte in einem warmen Raum und mit warmen Händen erfolgen. Die Lage des Hodens läßt sich am besten im Schneidersitz beurteilen, wobei die Palpation von der Leiste her erfolgen sollte, um die Auslösung des Kremasterreflexes zu vermeiden. Ein Pendelhoden kann bei manueller Untersuchung ins Skrotum verlagert werden und verbleibt dort. Im Falle eines Gleithodens läßt sich dieser manuell in das obere Skrotum luxieren, gleitet aber aufgrund des kurzen Samenstrangs sofort in seine Ausgangslage zurück.

Neben der Lage des Hodens werden auch die Konsistenz und die Form des Hodens ermittelt. Das Hodenvolumen wird hierbei seitengetrennt mit Hilfe eines Orchidometers bestimmt. Asymmetrien der Hodengröße stellen zwar während der Pubertät ein häufig zu beobachtendes Phänomen dar, ein solcher Befund muß aber differentialdiagnostisch stets gegen eine mögliche maligne Entartung des Hodens abgegrenzt werden.

Die Beurteilung von Form und Größe des Penis ist erforderlich, um eine Hypospadie, eine Genitalhypoplasie oder eine seltene Virilisierungsstörung des Genitales nicht zu übersehen. Diese Befunde treten gehäuft zusammen mit einem Hodenhochstand auf und weisen nicht selten auf das Vorliegen eines Pseudohermaphroditismus masculinus oder einer gonadalen Dysfunktion hin (s. hierzu Kapitel 77, Intersexualität).

Da im Zusammenhang mit einem Hodenhochstand auch der Beginn oder der Ablauf der Pubertät gestört sein kann, beinhaltet die Beurteilung des Genitales bei Schulkindern auch die Erfassung des Pubertätsstadiums nach Tanner.

Der Kryptorchismus tritt gehäuft zusammen mit weiteren klinischen Merkmalen auf. Während der körperlichen Untersuchung muß deshalb gezielt nach einer Mikrozephalie, Spina bifida oder Gaumenspalte gesucht werden. Darüber hinaus stellt der Kryptorchismus ein begleitendes Symptom verschiedener Syndrome dar, deren typische klinische Zeichen in der differentialdiagnostischen Tabelle zusammenfassend dargestellt werden. Häufig liegt ein begleitender Kleinwuchs oder eine eunuchoide Hochwuchsform vor. Die Messungen der Körperhöhe und des -gewichtes zusammen mit einer Erfassung der Ober- und Unterlänge stellen deshalb einen wichtigen Bestandteil der körperlichen Untersuchung dar. Das diagnostische Vorgehen ist in Abbildung 79.1 dargestellt.

Klinisch-chemische Untersuchungen

Ist der Hoden hochskrotal zu ertasten, so sind im Neugeborenenalter weiterführende Laboruntersuchungen zumeist entbehrlich. Sollte der Hoden bei einem phänotypisch männlichen Neugeborenen nicht tastbar sein, so ist bis zum Beweis des Gegenteils vom Vorliegen eines adrenogenitalen Syndroms (AGS) bei einem weiblichen chromosomalen Geschlecht auszugehen. Dieser Verdacht macht weitergehende Untersuchungen umgehend erforderlich (s. Kapitel 77, Intersexualität).

Bei inguinaler Lage oder nicht palpablem Hoden sind auch schon im Neugeborenen- und Säuglingsalter Serumbestimmungen von LH, FSH, Testosteron, Anti-Müller-Hormon (AMH) und

Inhibin B gerechtfertigt. Inhibin B wird aus den Sertoli-Zellen des Hodens sezerniert. Die Serumkonzentration dieses Botenstoffs ist im Falle von nicht funktionstüchtigem oder fehlendem Hodengewebe erniedrigt. AMH wird aus den Leydig-Zellen des Hodens sezerniert. Durch humanes Chorion-Gonadotropin (HCG) läßt sich die Ausschüttung von AMH stimulieren. Ein deutlicher Anstieg der Testosteronkonzentration nach Stimulation mit 5000 IE HCG spricht für die Existenz von funktionellem Leydig-Zellgewebe. Der HCG-Test eignet sich deshalb zusammen mit der Bestimmung von Inhibin B und AMH zum labordiagnostischen Nachweis von funktionellem Hodengewebe.

Tritt ein Hodenhochstand im Zusammenhang mit weiteren Fehlbildungen (Hypospadie, Virilisierungsstörung) des Genitales auf, so sind neben den bereits genannten klinisch-chemischen Untersuchungsmethoden auch weiterführende bildgebende Methoden zur Beurteilung des inneren Genitales (s. Kapitel 77, Intersexualität) anzuwenden. Hierdurch können insbesondere verschiedene Ursachen des Pseudohermaphroditismus masculinus aufgedeckt werden.

Im Pubertätsalter kann durch eine Serumbestimmung von Testosteron und Gonadotropinen ein eventuell bestehender hypo- oder hypergonadotroper Hypogonadismus aufgedeckt werden. Im Falle eines hypogonadotropen Hypogonadismus können durch Stimulation mit GnRH zentrale (sekundäre) Formen eines Hypogonadismus weiter differenziert werden. Da Störungen der hypothalamisch-hypophysären Achse nicht selten im Zusammenhang mit übergeordneten Syndromen auftreten, muß ein entsprechender Verdacht durch eine numerische Chromosomenanalyse oder eine gezielte molekulargenetische Mutationsanalyse bestätigt werden (s. DD-Tabelle). Bereits in der Adoleszenz ist bei bestehendem Kryptorchismus und bei hohen Lageanomalien des Hodens mit einer Fertilitätsstörung zu rechnen, die zumeist durch eine isolierte tubuläre Insuffizienz verursacht wird. Jede nachhaltige tubuläre Insuffizienz führt, auch schon in dieser Lebensphase, zu einer Erhöhung der FSH-Sekretion. Der Nachweis der Fertilitätsstörung wird durch eine Hodenbiopsie und durch die Analyse eines Spermiogramms geführt.

Technische Untersuchungen

Weiterführende technische Untersuchungsmethoden sind im Falle eines nicht zu ertastenden Hodens erforderlich, um die genaue Lage des Hodens festzustellen und die Frage zu klären, ob überhaupt Hodengewebe vorhanden ist. Die Ultraschalluntersuchung eignet sich insbesondere zur Suche inguinal gelegener Hoden bei adipösen Pa-

Hodenhochstand

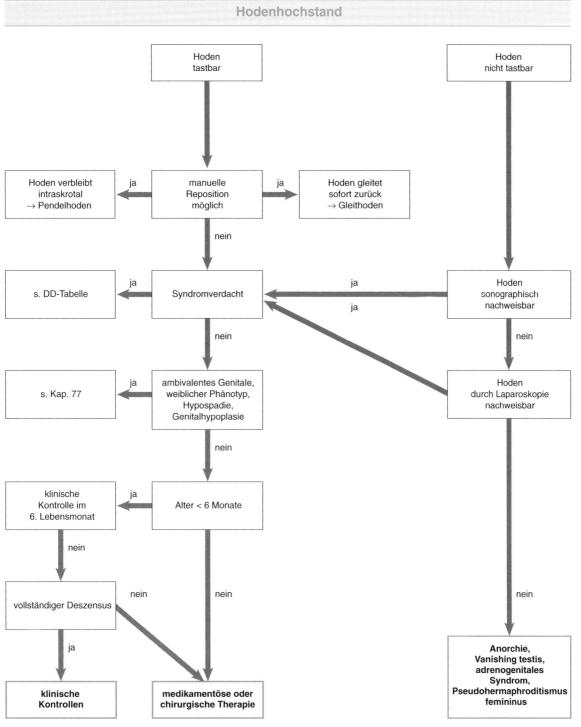

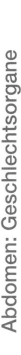

Abdomen: Geschlechtsorgane

J

Abb. 79.1 Diagnostisches Vorgehen bei Hodenhochstand.

tienten. Intraabdominell gelegene Hoden sind nur durch eine Laparoskopie zuverlässig darstellbar. Diese diagnostische Methode kann in über der Hälfte aller Fälle in gleicher Sitzung zusammen mit einer operativen Rückverlagerung des Hodens, Orchidektomie oder Hodenbiopsie durchgeführt

werden. Mit Hilfe der Magnetresonanztomographie läßt sich die Existenz von Bauchhoden nicht immer zweifelsfrei darstellen oder ausschließen. Zudem ist der Narkoseaufwand dieser Untersuchungsmethode bei jüngeren Kindern kritisch zu bewerten.

Besondere Hinweise

Besteht im Neugeborenenalter ein Hodenhochstand, so sind regelmäßige Kontrollen dieses Befundes erforderlich, um zwischen einer transienten und permanenten Verlaufsform zu unterscheiden. Da nach dem 6. Lebensmonat kaum noch mit einem spontanen Deszensus zu rechnen ist, müssen therapeutische Maßnahmen bereits zu diesem Zeitpunkt ergriffen werden und spätestens bis zur Vollendung des 1. Lebensjahres abgeschlossen sein, um hierdurch das Risiko für eine spätere Sterilität zu reduzieren. Auch nach erfolgreicher Therapie sind regelmäßige Befundkontrollen bis ins Jugendalter hinein indiziert, um einen erneuten Aszensus des Hodens nicht zu übersehen.

Differentialdiagnostische Tabelle

Differentialdiagnose des Hodenhochstandes

Charakterisierung des Hauptsymptoms	weiterführende Nebenbefunde	Verdachts-diagnosen	Bestätigung der Diagnose
Hodenhochstand	hypogonadotroper Hypogonadismus, Pubertas tarda, Anosmie, Hypoosmie, Schwerhörigkeit, Nierenaplasie	Kallmann-Syndrom	Molekulargenetik: KAL1-Gen (Xp22.32) MRT Schädel (Nervus olfactorius) Riechtest
	hypergonadotroper Hypogonadismus, Genitalhypoplasie, kleiner Hoden, Azoospermie, eunuchoider Hochwuchs, Gynäkomastie	Klinefelter-Syndrom	numerische Chromosomen-analyse: XXY, XXXY etc.
	Genitalhypoplasie, Pubertas tarda, hypogonadotroper Hypogonadismus, Muskelhypotonie, Adipositas, verzögerte geistige Entwicklung, Akromikrie, Schlafapnoen, schmale Stirn, mandelförmige Augen	Prader-Willi-Syndrom	Molekulargenetik: paternale Mikrodeletion Chromosom 15q11–q13 oder maternale uniparentale Disomie Chromosom 15
	Genitalhypoplasie, angeborener Kleinwuchs, charakteristische Gesichtszüge, Mikrodontie, mentale Retardierung, renale Dysplasie, tiefe Stimme, kardiale Fehlbildungen	Williams-Beuren-Syndrom	Molekulargenetik: Mutation im WBSCR-Gen (7q11.23)
	Genitalhypoplasie, Adipositas, geistiger Entwicklungsrückstand, Retinitis pigmentosa, Hexadaktylie, Kleinwuchs, Schwerhörigkeit, Nierendysplasie	Bardet-Biedl-Syndrom	Molekulargenetik: Kopplung zu Markern auf Chromosom 16q21, 3p13-p12, 2q31.1, 20p12 klinische Diagnose
	Genitalhypoplasie und Hypospadie, Pubertas tarda, ausgeprägte Lentiginose in dichter Aussaat am Stamm, EKG-Veränderungen, okulärer Hypertelorismus, Pulmonalstenose, Aortenstenose, Kleinwuchs, Pectus carinatum oder excavatum, Schwerhörigkeit	LEOPARD-Syndrom	Molekulargenetik: z.T. Mutation PTPN-Gen (12q24)
	Genitalhypoplasie, okuläre Kolobome, Choanalatresie, Herzfehler, psychomotorische Retardierung, Schwerhörigkeit, hoher Gaumen, Ösophagusatresie, renale Fehlbildungen und Dysplasien	CHARGE-Assoziation	klinische Diagnose

Differentialdiagnose des Hodenhochstandes *(Fortsetzung)*

Charakterisierung des Hauptsymptoms	weiterführende Nebenbefunde	Verdachtsdiagnosen	Bestätigung der Diagnose
Hodenhochstand	Scrotum bifidum, Hypospadie, Mikropenis, intrauterine Wachstumsretardierung, Mikrozephalie, geistige Behinderung, Syndaktylien, fehlender Daumen, Brachymesophalangie, Vierfingerfurche, Iriskolobom, Anophthalmie, Herzfehler, Balkenmangel, Holoprosenzephalie	Chromosom-13q-Syndrom	Molekulargenetik: Deletionsnachweis Chromosom 13q
	Gesichtsdysmorphien, Kleinwuchs, Schwerhörigkeit, ausgeprägte multiple Pterygien, Syndaktylie und Kamptodaktylie, normale Intelligenz	Escobar-Syndrom	klinische Diagnose
	Hypospadie, Genitalhypoplasie, charakteristische Gesichtsdysmorphie, Kleinwuchs, Dystrophie, Extremitätenanomalien, Hypertrichose, geistige Behinderung, gesteigerter Muskeltonus, Nierenanomalien und Herzfehler	Cornelia-de-Lange-Syndrom	Molekulargenetik: Mutation im IDN3-Gen (5p13) SHOX2-Gen (3q25-q26) klinische Diagnose
	Scrotum bifidum, Kleinwuchs, charakteristische Gesichtszüge, überbewegliche Gelenke, Brachydaktylie, Schwimmhautbildung zwischen den Fingern, knopfförmiger Nabel, Trichterbrust	Aarskog-Scott-Syndrom	Molekulargenetik: genetische Heterogenität Mutation FGD1-Gen (Xp11.21)
	hypogonadotroper Hypogonadismus, Genitalhypoplasie, Ataxie, Areflexie, Schwerhörigkeit, mentale Retardierung, Kyphoskoliose	Richards-Rundle-Syndrom	klinische Diagnose
	hypergonadotroper Hypogonadismus, Genitalhypoplasie, Hypospadie, Infertilität, fehlende Müller-Strukturen, Gynäkomastie, spärlicher Bartwuchs, normale Intelligenz	XX-Mann	Molekulargenetik: Translokationsnachweis SRY-Segment numerische Chromosomenanalyse
	Kleinwuchs, Ptosis, Hypertelorismus, hoher Gaumen, Klinodaktylien, Herzfehler, Pectus excavatum, Cubitus valgus	Noonan-Syndrom	Molekulargenetik: PTPN-Gen (12q24) klinische Diagnose
	Nebennierenrindenhypoplasie, Pubertas tarda, Schwerhörigkeit	DAX-1-Mutation	Molekulargenetik: Mutation DAX-1-Gen (X-Chromosom Gen1)
	Dystrophie, kraniofaziale Dysmorphie, Mikrozephalie, psychomotorische Entwicklungsverzögerung, Herzfehler, Gaumenspalte, Nierenfehlbildungen, Extremitätenanomalien	Alkoholembryopathie	klinische Diagnose Schwangerschaftsanamnese
	faltiges Abdomen, Aplasie oder Hypoplasie der Bauchdeckenmuskulatur, Anomalien der Nieren und des Harntraktes, Infertilität	Prune-Belly-Syndrom	klinische Diagnose
	schwere angeborene Kontrakturen, Inguinalhernien, Ptosis, faziale Anomalien	Arthrogryposis Typ II	klinische Diagnose

Abdomen: Geschlechtsorgane

J

Differentialdiagnose des Hodenhochstandes *(Fortsetzung)*

Charakterisierung des Hauptsymptoms	weiterführende Nebenbefunde	Verdachts- diagnosen	Bestätigung der Diagnose
Hodenhochstand	hypoplastische Hoden, Anorchie möglich, Infertilität, muskulärer Schiefhals, Gesichts- und Schädel- asymmetrie, Pigmentnävi	Goeminne-Syndrom	klinische Diagnose
	Genitalhypoplasie, geistige Behinderung, intrauterine Wachstumsretardierung, Schwerhörigkeit, faziale Dysmorphien, Kamptodakty- lie, Klinodaktylie, Adipositas, Gynäkomastie	Juberg-Marsidi- Syndrom	Molekulargenetik: ATRX-Gen (Xq12-q21) klinische Diagnose
	Hypospadie, Genitalhypo- plasie, Kleinwuchs, Mikro- zephalie, breite Daumen und Großzehen, charakteristische Gesichtszüge, fakultativ Organfehlbildungen	Rubinstein-Syndrom	Molekulargenetik: Mutation CBP-Gen (16p13) klinische Diagnose
	Genitalhypoplasie, Sprach- entwicklungsverzögerung, mentale Retardierung, Kardio- myopathie	kardiogenitales Syndrom	klinische Diagnose EKG, Echokardiographie
	kongenitale Ichthyosis, Haar- wachstumsstörung, intraute- rine Wachstumsretardierung, Katarakt, Osteosklerose, Zahnanomalien	Tay-Syndrom	klinische Diagnose

80 Anämie

Gerhard Weißbach und Manfred Gahr

Definition und Symptombeschreibung

Anämien sind Zustände von unter die Altersnorm verminderten Erythrozytenzahlen und/oder Hämoglobinkonzentrationen im Blut. Eine Anämie wird angenommen bei Werten, die niedriger als 2 Standardabweichungen unterhalb des altersnormalen Mittelwertes liegen. Diese Werte sind sehr different für die einzelnen Altersgruppen (Tab. 80.1).

> **Die Kenntnis der Altersabhängigkeit der Parameter des roten Systems ist die Voraussetzung für das Erkennen einer Anämie und für ihre Klassifikation.**

Der Polyglobulie des Neugeborenen folgt die Trimenonreduktion und erst nach dem 6. Lebensmonat ein deutlicher Wiederanstieg von Erythrozytenzahlen und Hämoglobinkonzentrationen. Das mittlere Erythrozytenvolumen (MCV) und das mittlere zelluläre Hämoglobin (MCH) durchlaufen einen ähnlichen Wandel.

Eine nach obiger Definition normale Hämoglobinkonzentration kann aber zu niedrig sein, um bei z.B. kardiopulmonalen Erkrankungen die Sauerstoffversorgung des Gewebes zu gewährleisten.

Auch direkt nach einem Blutverlust werden normale Hämoglobinkonzentrationen und Erythrozytenzahlen (Konzentrationen!) gemessen, obwohl absolut gesehen ein Mangel an Hämoglobin und Erythrozyten vorliegt.

Die typischen klinischen Befunde einer Anämie sind Blässe und Schwäche; (Skleren-)Ikterus, (Hepato-)Splenomegalie, Atemnot und Herzinsuffizienz können vorkommen.

Anämien können durch reduzierte Bildung, durch vermehrten Untergang oder Verlust von Erythrozyten und/oder Erythroblasten entstehen. Die Klassifikation erfolgt nach pathophysiologischen Kriterien (Tab. 80.2).

Eine Anämie kann auch als Teilsymptom eines Syndroms auftreten (Tab. 80.3).

Rationelle Diagnostik

Anamnese

Symptome: Zu erfragen ist, ob die Kinder ständig blaß und/oder gelb ausgesehen haben, ob es zu krisenhaften Verschlechterungen kam und ob

Tabelle 80.1 Das rote Blutbild und diagnostische Kriterien im Serum in Abhängigkeit vom Alter. Die Werte wurden größtenteils aus Angaben im Schrifttum gemittelt. Sie stellen (mit Ausnahme der unteren Normgrenzen) Mittelwerte dar.

Alter		bis 3. Tg.	7 Tg.	2 Wo.	1 Mon.	2 Mon.	3–6 Mon.	0,5–2 J.	6 J.	12 J.
Hämoglobin (g/dl)	Mittel	18,8	17,5	16,5	14,1	11,1	11,8	12,1	12,8	13,3
	untere Normgrenze	14,5	13,5	12,5	10,0	9,0	9,5	10,5	11,5	11,5
Erythrozyten (10^{12}/l)		5,2	4,9	4,9	4,1	3,6	4,1	4,6	4,6	4,6
Hämatokrit (%)		60,3	55,0	51,0	43,3	33,5	35,5	36,6	37,7	40,0
MCV (fl)	Mittel	114,8	111,3	105,0	104,1	96,0	85,9	77,9	80,7	84,0
	untere Normgrenze	95,0	88,0	86,0	85,0	77,0	74,0	70,0	75,0	77,0
RDW (%)		6,81	7,94	12,94	7,55	11,71	8,95	7,83	6,91	7,39
MCH (pg)		35,8	34,3	34,0	32,0	30,6	28,5	26,3	27,0	28,0
Retikulozyten (‰)		34,5	5,0	5,0	5,5	16,0	12,0	9,5	10,0	10,0
Eisen (µg/dl)		62,0		129,0	121,0	89,0	82,9	78,1	78,2	87,2
Ferritin (µg/l)		189,5		279,0	350,0	180,0	101,5	28,0	23,0	25,0

Tabelle 80.2 Differentialdiagnose der Anämien nach pathophysiologischen Gesichtspunkten.

a) verminderte Erythrozytenproduktion

Knochenmarkinfiltration

- Infiltration durch maligne Zellen (Leukose, Neuroblastom ...)
- Verdrängung des Knochenmarks durch nichtmaligne Zellen (Lipidosen, Osteopetrosis)

verminderte Produktion durch Störung der Hämatopoese

- *verminderte Bildung von Erythrozyten*
  konstitutionell: • Blackfan-Diamond-Anämie
  • dyserythropoetische Anämien
  erworben: • erworbene Aplasie der Erythrozyten (Thymom)
  • akute Erythroblastophthise
  • sideroachrestische Anämien
  • Anämie bei chronischen Erkrankungen und bei chronischen Infektionen („Infektanämie")
  • renale Anämie
  • aplastische Krisen (durch Parvovirus B19) bei zugrundeliegenden Anämien mit verkürzter Erythrozytenüberlebenszeit

- *verminderte Bildung von Erythrozyten und Leukozyten*
  konstitutionell: • Fanconi-Anämie
  • Shwachman-Syndrom

- *verminderte Bildung von Erythrozyten, Leukozyten und Thrombozyten*
  konstitutionell: • Fanconi-Anämie
  • Shwachman-Syndrom

  erworben: • Panmyelophthise (engl. aplastic anemia)
  • idiopathisch, infektiös oder toxisch-medikamentös bedingt

verminderte Erythrozytenproduktion durch Fehlen von Baustoffen

- Eisenmangel
- Folsäuremangel
- Vitamin-B_{12}-Mangel (angeboren und sekundär)
- Vitamin-C-Mangel
- Proteinmangel
- Hypothyreose
- zystische Fibrose

b) Verkürzung der Überlebenszeit der Erythrozyten (Hämolyse)

Defekte der Erythrozyten

- Membrandefekte (z. B. Sphärozytose, Elliptozytose, Stomatozytose)
- Erythrozytenenzymdefekte (z.B. Glucose-6-phosphat-dehydrogenase-Mangel, Pyruvatkinasemangel, Porphyrie)

Hämoglobinstörungen

- qualitative Defekte (Sichelzellanämie; HbC, HbE und weitere)
- quantitative Defekte (Thalassämien)

extraerythrozytäre Störungen:

- immunologisch • isoimmunhämolytische Anämie (z.B. AB0- oder Rhesusinkompatibilität)
  • autoimmunhämolytische Anämie (idiopathisch; sekundär nach Virusinfektion bei Autoimmunerkrankungen Evans-Syndrom [autoimmunhämolytische Anämie mit Autoimmunthrombozytopenie])
- nichtimmunologische Mechanismen (mikroangiopathische hämolytische Anämie bei hämolytisch urämischem Syndrom oder bei disseminierter intravaskulärer Gerinnung [DIC])

c) Blutverlust

- akut (z.B. gastrointestinale oder nasale Blutung, Milzsequestration)
- chronischer Blutverlust (z.B. blutendes Meckel-Divertikel, Lungenhämosiderose oder entzündliche Darmerkrankung)

schon Bluttransfusionen verabreicht wurden. Hämolytische und aplastische Krisen gehen oft mit *unklaren abdominellen Symptomen* einher. Man muß erfragen, ob dabei rotverfärbter Urin beobachtet und ob die Verschlechterung des Zustandes nach Einnahme von Medikamenten eintrat. Sichelzellpatienten leiden an schweren krisenhaften Schmerzattacken. Nach Gallensteinen, Milzvergrößerungen oder Splenektomien in der Familie muß gefragt werden.

Tabelle 80.3 Anämien als Teilsymptom von Syndromen.

„Syndrom"	Zusatzbefunde	hämatologische Zusatzsymptome
Anämien mit weiteren hämatologischen Symptomen		
Shwachman-Syndrom		Neutrozytopenie
Panmyelophthise (engl. aplastic anemia) • idiopathisch • sekundär (Medikamente, Toxine, Infektion [Hepatitis B])		Panzytopenie
M. Farquhar (familiäre hämophagozytische Lymphohistiozytose)		Leukozytopenie
Infektion • Hämophagozytosesyndrome (CMV, HHV-6, EBV, bakteriell, Leishmania donovani etc.)		Leukozytopenie
Anämien und extrahämatologische Symptome		
Osteopetrosis	Optikusatrophie, Taubheit	makrozytäre Anämie, Retikulozytose, Erythroblastose, myeloische Vorstufen im Blutausstrich
Dyskeratosis (kongenital)	Nageldystrophie, Leukoplakie, retikuläre Hyperpigmentierung im Kopf-Hals-Bereich	Entwicklung einer Panmyelophthise (50%)
Peutz-Jeghers-Syndrom	periorale Pigmentierung	intestinaler Blutverlust → Eisenmangel
M. Osler	Teleangiektasien	intestinaler Blutverlust → Eisenmangel
Kasabach-Merritt-Syndrom	Riesenhämangiom	Thrombozytopenie, hämolytische Anämie
Zystische Fibrose	Gedeihstörung, pneumonale Infekte	Baustoffmangel für Erythropoese?
Waring-Blendor-Syndrom	künstliche Herzklappe, Patch-Anlage	mechanische Hämolyse
M. Wilson	Leberinsuffizienz, Kayser-Fleischer-Kornealring	Hämolyse
Fanconi-Anämie	Hyperpigmentierung, Minderwuchs, Mikrozephalus, Mikrophthalmie, Daumenaplasie	Panmyelophthise

Man versuche auch, bei familiär gehäuftem Auftreten von Anämien die Formen der Vererbung zu ergründen. Eine X-chromosomale *Vererbung* kann auf Glucose-6-phosphat-dehydrogenase-Mangel hindeuten.

Ein autosomal-dominanter Erbgang ist typisch für die meisten Formen der hereditären Sphärozytose. Erythrozytenenzymdefekte (z.B. Pyruvatkinasemangel), die meisten Hämoglobinopathien (Hämoglobin S) und die Thalassämien werden autosomal-rezessiv vererbt.

Ethnische Besonderheiten: Ethnische Besonderheiten müssen ebenfalls beachtet werden. Bei nordeuropäischer Herkunft sind hereditäre Sphärozytose und Pyruvatkinasemangel häufig, während im Mittelmeerraum die Thalassämie und der Glucose-6-phosphat-dehydrogenase-Mangel dominieren. Afrikanische Herkunft spricht für Hämoglobin S, Glucose-6-phosphat-dehydrogenase-Mangel, Hämoglobin C und Hämoglobin D. β-Thalassämie und Hämoglobin E treten bevorzugt in der asiatischen Bevölkerung auf.

Manifestationsalter: Das Manifestationsalter kann ein wichtiger differentialdiagnostischer Hinweis sein.
• Anämien bei *Neugeborenen* (Tab. 80.4) ohne verstärkten Ikterus müssen an Blutverlust denken lassen, z.B. durch Blutungen aus der Nabelschnur oder feto-maternale bzw. feto-fetale Transfusionen. Dies sind die häufigsten Anämieformen in dieser Altersgruppe. Bei den hämolytischen Zuständen stehen solche durch mütterliche Antikörper im Vordergrund. Aber auch hämolytische Anämien durch Membrananomalien (Sphärozytose) sowie angeborene Enzymdefekte können in der Neonatalperiode zu Transfusionen führen. Mikrozytäre Anämien sind in dieser Lebensphase selten. Die Synthese der β-Globin-Ketten ist noch reduziert.

Blut und lymphatische Gewebe

K

Tabelle 80.4 Differentialdiagnose der Anämie bei Neugeborenen.

Blutverlust

- Placenta praevia
- vorzeitige Plazentalösung
- feto-fetale Transfusion
- feto-maternale Transfusion
- Blutungsneigung (Vitamin-K-Mangel)

verminderte Erythrozytenbildung

- Blackfan-Diamond-Anämie
- kongenitale Leukämie
- transientes myeloproliferatives Syndrom bei Down-Syndrom
- Osteopetrosis

Hämolyse

- Defekte der Erythrozyten
  Membrandefekte, z.B. hereditäre Sphärozytose
  Enzymdefekte (Glucose-6-phosphat-dehydrogenase-Mangel, Pyruvatkinasemangel)
  Hämoglobinstörungen (α-Thalassämie oder Störung der γ-Ketten-Produktion [keine β-Thalassämie])
- extraerythrozytäre Störungen
  immunologisch (AB0-, Rhesus- und weitere Blutgruppenunverträglichkeiten)
  Infektionen (intrauterin, bakteriell)
  disseminierte intravasale Gerinnung

Tabelle 80.5 Stadien des Eisenmangels. Die Bestimmung des Serumferritins und der Transferrinsättigung sind die beiden wichtigsten Bestimmungsmethoden bei der Frage des Eisenmangels bzw. der Eisenüberladung. Die Bestimmung des Serumeisens hingegen ist wenig hilfreich, da dieser Wert nicht nur beim Eisenmangel vermindert ist, sondern auch bei Infektion und Entzündung. (Beachte außerdem die Tagesschwankung des Serumeisens [hoch am Nachmittag] und die Erhöhung des Transferrins durch orale Kontrazeptiva.)

	prälatent	latent	manifest
Hämoglobin	n	n	↓
Erythrozytenzahl	n	↑	↑
MCV	n	n	↓
Serumeisen	n	↓	↓
Ferritin	n	↓	↓
Transferrin	n	↑	↑
Transferrinsättigung*)	n	↓	↓
Knochenmarkeisen	↓	↓	↓

Erklärung: n = normal
↓ = vermindert
↑ = erhöht
*)   normal > 10 % für Kinder oberhalb des 1. Lebensjahres; bei Erwachsenen gilt als unterer Grenzwert 15 %; im Neugeborenen- und Säuglingsalter liegen die Werte deutlich höher.

Mit den klinischen Erscheinungen einer β-Thalassämie muß erst ab dem 6. Monat gerechnet werden. Nur α-Thalassämien und seltene Störungen der γ-Ketten-Synthese verursachen schon bei Neugeborenen Anämien.

- In der *frühen Säuglingsperiode* sind nutritive Eisenmangelanämien nicht zu erwarten, können aber in der 2. Hälfte des 1. Lebensjahres durch fehlende Nahrungszufuhr (kein Fleisch) auftreten. Bei ehemals zu früh geborenen Säuglingen kommt es wegen der geringeren pränatal angelegten Eisendepots und des stärkeren Wachstums früher zu Zeichen einer Eisenmangelanämie (Tab. 80.5). Solche typischerweise hypochromen mikrozytären Eisenmangelanämien können auch durch enteralen Blutverlust bei Kuhmilchunverträglichkeit ebenso auch ohne stärkere Enteritis auftreten. Makrozytäre Anämien durch Malabsorption gibt es in dieser Altersstufe fast nicht, weil die Reserven für Folsäure wenigstens 3, die für Vitamin B_{12} mindestens 6 Monate ausreichen. In dieser Säuglingsphase kommen vorwiegend Kinder mit angeborenen Anämien zur Aufnahme. Auch autoimmunhämolytische Anämien können schwere Ausmaße erreichen.
- In der *späteren Säuglings- und Kleinkinderperiode* dominieren die Mangelanämien durch ungenügende Eisenprophylaxe bei Frühgeborenen, durch alimentären Eisenmangel (kein Fleisch), durch nutritiven Mangel sowie Resorptionsstörungen für Vitamin B_{12} und Folsäure.

- Bei *Adoleszenten* beachte man, daß die i.v. Applikation von Marihuana und das Schnüffeln von Klebstoffen hämolytische Anämien auslösen können. Eisenmangelanämien kommen bei Mädchen in der Adoleszenz nicht selten vor.

Körperliche Untersuchung

Wichtig ist die Erfassung der Milzgröße. Die *Milz* wird bei hämolytischen Anämien, aber auch bei Sichelzellanämien bei Kleinkindern und Thalassämien vergrößert gefunden. Ein Hyperspleniesyndrom kann seinerseits mit einer Anämie, meist zusammen mit einer Neutrozytopenie und einer Thrombozytopenie, einhergehen.

Ein *Ikterus* läßt an hämolytische Anämien denken, selten ist der Ikterus aber auch klinisches Zeichen einer Hepatitis, die selbst zu einer aplastischen Anämie führt.

Petechien erkennt man bei Leukämien, autoimmunhämolytischen Anämien mit Thrombozytopenie (Evans-Syndrom), hämolytisch-urämischem Syndrom und Knochenmarkaplasie.

Mundwinkelrhagaden und *Nagelanomalien* können auf Eisenmangel hinweisen.

Auftreibungen von Schädelknochen finden sich bei schweren hämolytischen Anämien und bei Thalassämien. Bei Sichelzellanämie und Hämoglobin C können Ulzera an den Beinen auftreten.

Labordiagnostik

Man bestimmt *Erythrozytenzahl, Hämatokrit* und den *Hämoglobinspiegel*. Aus dem Verhältnis dieser Parameter werden die folgenden Erythrozyten-indizes errechnet:

$$MCV \text{ (mittleres korpus-kuläres Volumen)} = \frac{Hämatokrit}{Erythrozytenzahl}$$

$$MCH \text{ (mittlerer korpuskulä-rer Hämoglobingehalt)} = \frac{Hämoglobin}{Erythrozytenzahl}$$

$$MCHC \text{ (mittlere korpuskuläre Hämoglobinkonzentration)} = \frac{Hämoglobin}{Hämatokrit}$$

Automatische Zählgeräte drucken Volumenverteilungskurven aus und den Verteilungsindex der Erythrozyten (RDW) als Maß für die Kurvenbreite und somit für die Anisozytose. Nach dem MCV lassen sich makro-, normo- und mikrozytäre Anämien unterscheiden (Tab. 80.6), nach dem MCH hyper-, normo- und hypochrome Anämieformen. Diese Kriterien müssen nicht immer identisch sein, wenn auch die meisten mikrozytären Anämien hypochrom sind.

Die *Retikulozytenzahl* ist ein Maß für die Regeneration der Erythrozyten. Man erkennt und zählt sie in frischem Blut nach Supravitalfärbung der Substantia granulofilamentosa mit Brillantkresylblau. Routinemäßig wird die Retikulozytenzahl in

---

Tabelle 80.6 Einteilung der Anämien nach Erythrozytengröße/MCV (mittleres korpuskuläres Volumen).

niedriges MCV
- Eisenmangel
- Anämie bei chronischen Erkrankungen (Infektanämie, Tumoranämie)
- Thalassämien
- Kupfermangel
- sideroblastische Anämien
- Bleivergiftung
- Hämoglobin E

normales MCV
- akute Erythroblastophthise
- renale Anämie
- hämolytisch-urämisches Syndrom
- Panzytopenie
- Membrandefekte
- Enzymopathien
- Hämoglobinopathien

hohes MCV
- normal bei Neugeborenen und bei erhöhtem Anteil von Retikulozyten!
- Folsäuremangel
- Blackfan-Diamond-Anämie
- Fanconi-Anämie
- Panzytopenie
- Down-Syndrom
- Hypothyreose
- Orotazidurie
- chronische Lebererkrankung
- Lesch-Nyhan-Syndrom
- Medikamente (z.B. Zidovudin und Chemotherapie)

% oder ‰ der gesamten Erythrozytenzahl angegeben. Bei einigen Patienten mit Anämie scheint mit dieser prozentualen Betrachtung die Retikulozytenzahl erhöht zu sein, obwohl sie in absoluten Zahlen (z.B. 40000/µl bzw. mm³) vermindert und damit insuffizient ist, die Anämie zu korrigieren. Daher ist es sinnvoll, die Retikulozytenzahl entweder in absoluten Werten (pro µl bzw. mm³) anzugeben oder einen korrigierten Retikulozytenanteil zu ermitteln, der nach folgender Formel errechnet wird:

$$korrigierter\ Retikulozytenwert = \frac{Retikulozyten\ (in\ ‰\ oder\ \%) \times aktuelle\ Ery\text{-}Zahl}{altersentsprechende\ Ery\text{-}Zahl}$$

Korrigierte Retikulozytenzahlen > 20‰ oder 2% zeigen eine erhöhte Produktionsrate von Erythrozyten im Knochenmark an. Die Basisdiagnostik wird ergänzt durch die Bestimmung des Serumeisenspiegels, die Konzentration des indirekten Bilirubins und bei Verdacht auf Hämolyse durch den Coombs-Test.

Morphologische Kriterien

Blutausstrich: Zur Anämiediagnostik gehört immer die Bewertung der Erythrozytenmorphologie in nach Pappenheim gefärbten Blutausstrichen. Einige morphologische Anomalien sind in Abbildung 80.1 zusammengestellt.
- Bei Eisenmangel und Thalassämie finden sich sehr dünne Erythrozyten, sogenannte *Anulozyten.*
- Die vielfach als charakteristisch für Thalassämien gehaltenen *Target-Zellen* gibt es auch bei vielen anderen Anämien, besonders bei hypochromen Anämien, insbesondere bei schweren Eisenmangelanämien, Lebererkrankungen, Gallenwegsverschlüssen, nach Splenektomien und bei Hämoglobinopathien.
- *Sphärozyten* sieht man außer bei der hereditären Sphärozytose bei AB0-Unverträglichkeit bei Neugeborenen, bei autoimmunhämolytischen und mikroangiopathischen Anämien.
- *Fragmentozyten* (Schistozyten) kommen außer bei mikroangiopathischen Anämien bei disseminierten intravasalen Gerinnungsprozessen (DIC), beim hämolytisch-urämischen Syndrom, bei Urämie, schweren hämolytischen Anämien, Klappenprothesen, Kardiomyopathien, Nierenvenenthrombosen und vielen anderen Zuständen vor.
- *Elliptozyten* sollten nur in größeren Anteilen (25–90% aller Erythrozyten) als pathologisch bewertet werden. Man sieht sie außer bei hereditären Elliptozytosen bei mikrozytärer familiärer Anämie, perniziöser Anämie, Leukämie und schweren bakteriellen Infektionen.
- *Stomatozyten* prägen das Bild bei der hereditären Stomatozytose, kommen aber auch bei Thalassämien, Bleivergiftung, unter Vincaalkaloiden und bei Leberleiden vor.

Blut und lymphatische Gewebe

K

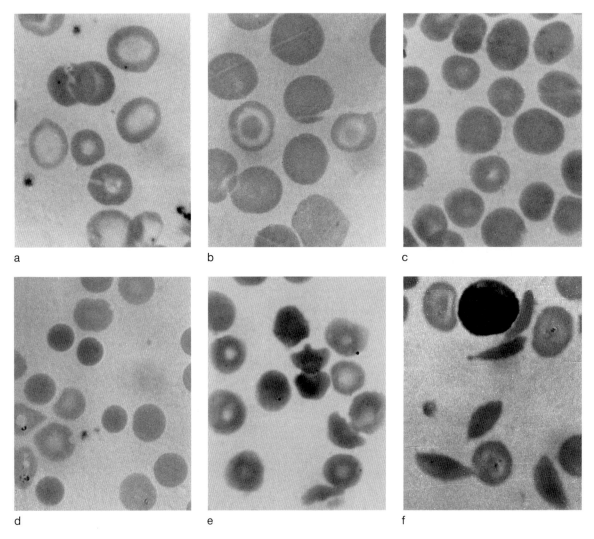

Abb. 80.1   Pathologische Erythrozytenformen.
a) Anulozyten (Eisenmangelanämie)
b) Target-Zellen (Thalassämie)
c) Makrozyten (Folsäuremangel)
d) Sphärozyten (hereditäre Sphärozytose)
e) Fragmentozyten (hämolytisch-urämisches Syndrom)
f) Sichelzellen (Sichelzellanämie)

● *Sichelzellen* (Drepanozyten) entstehen bei Sichelzellanämien, ein Anteil > 20% Hämoglobin S vorausgesetzt.

● *Akanthozyten*, am meisten bekannt bei der Abetalipoproteinämie, aber auch bei DIC, Lebererkrankungen, Vitamin-E-Mangel, Hypothyreose und nach Splenektomien auftretend, müssen von Echinozyten unterschieden werden. Erstere besitzen nur bis zu 10 unregelmäßige Ausläufer, letztere haben 10–30 gleich große Spiculae und weisen die typische Seeigelform auf.

● *Echinozyten* sind meist Artefakte, werden aber auch bei Urämien, Dehydratation, Lebererkrankungen und Pyruvatkinasemangel angetroffen.

● *Basophile Tüpfelungen* stellen Präzipitate von RNA und Ribosomen dar und finden sich bei allen Anämien mit überstürzter Neubildung (hämolytische Anämien) und bei Bleivergiftung.

● *Howell-Jolly-Körper* sind chromosomale Fragmente; ihr Auftreten spricht für anatomische oder funktionelle Asplenie.

● *Heinz-Innenkörper* sind nach Färbung mit Brillantkresylblau oder Methylviolett sichtbare Präzipitate, die typischerweise bei Glucose-6-phosphatdehydrogenase-Mangel und instabilen Hämoglobinen vorkommen.

Knochenmarkuntersuchungen: Bei vielen Anämien sind Knochenmarkuntersuchungen unverzichtbar. Bei aplastischen Anämien empfiehlt sich auch eine Knochenmarkbiopsie mit histologischer Diagnostik.

Anämie nach Retikulozytenzahlen

korrigierter Retikulozytenwert

< 20 ‰ → MCV

> 20 ‰ →
- Hämolyse
- Blutverlust

erniedrigt
- Eisenmangel
- Thalassämie (auch heterozygot)
- chronische Erkrankung (Infektion, Tumor etc.)
- Bleiintoxikation

erhöht
- Vitamin-B_{12}-Mangel
- Folsäuremangel
- Blackfan-Diamond-Syndrom
- Fanconi-Anämie

normal

isolierte Anämie
- akute Infektion
- akute Erythroblastophthise
- chronische Nierenerkrankung
- Hypothyreose

Panzytopenie
- Panmyelophthise (engl. aplastic anaemia)
- Leukose
- Knochenmarkverdrängung

Abb. 80.2 Differentialdiagnose der Anämie nach Retikulozytenzahlen.

Besondere Hinweise

Alle bisher besprochenen Kriterien sind vieldeutig und niemals für eine Anämieform beweisend. Aber in ihrer Kombination gestatten sie zumindest eine Verdachtsdiagnose (Abb. 80.2, 80.3 und 80.4),

wenn auch zur Diagnosesicherung meist noch spezielle diagnostische Methoden erforderlich sind.

> **Niemals dürfen Anämien unkontrolliert behandelt werden, denn die Therapieergebnisse dienen zur Bestätigung der Diagnose.**

Man bestimme alle 2–3 Tage die Parameter des roten Systems einschließlich der Retikulozytenquote. Nach oralen Folsäuregaben bei nutritivem Mangel stellt sich eine Retikulozytose nach 2–4 Tagen ein. Nach Gabe von Vitamin B_{12} verschwinden die megaloblastischen Veränderungen im Knochenmark bereits nach 48 Stunden. Der Serumeisenspiegel fällt um 50 % innerhalb von 24 Stunden. Die Retikulozytose ist nach 5–10 Tagen ausgeprägt. Bei schwerer Eisenmangelanämie ist ein Retikulozytenanstieg 72 Stunden nach Zufuhr von Eisen zu erwarten. Die Hämoglobinkonzentration steigt pro Woche um ca. 1 g an. Vor Behandlungsbeginn sollte ein Eisenresorptionstest (3–5 mg Ferroeisen/kg KG oral) durchgeführt werden. Der Anstieg des Serumeisenspiegels auf das 2- bis 3fache nach 3–4 Stunden schließt eine Resorptionsstörung sicher aus.

Bei V. a. *hämolytische Anämie* sollte das Programm immer um die sogenannten Hämolyseparameter erweitert werden. Dazu zählen eine erhöhte Laktatdehydrogenase und ein vermindertes Haptoglobin. Beide sind auch bei Hämolysen verändert, die überwiegend im RES ablaufen. Der Wert der Haptoglobinbestimmung ist begrenzt, da es schon bei Anstieg des Erythrozytenumsatzes auf das Doppelte der Norm nicht mehr nachweis-

Veränderung des Serumeisenspiegels

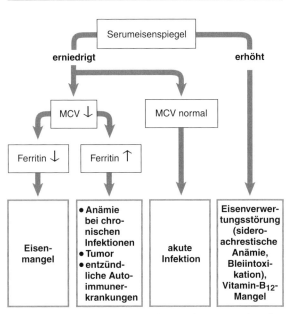

Serumeisenspiegel

erniedrigt

MCV ↓

MCV normal

erhöht

Ferritin ↓ → Eisenmangel

Ferritin ↑ →
- Anämie bei chronischen Infektionen
- Tumor
- entzündliche Autoimmunerkrankungen

akute Infektion

Eisenverwertungsstörung (sideroachrestische Anämie, Bleiintoxikation), Vitamin-B_{12}-Mangel

Abb. 80.3 Bewertung von Veränderungen des Serumeisenspiegels.

Blut und lymphatische Gewebe

K

467

Differentialdiagnose der normochromen Anämie mit erniedrigter Retikulozytenzahl

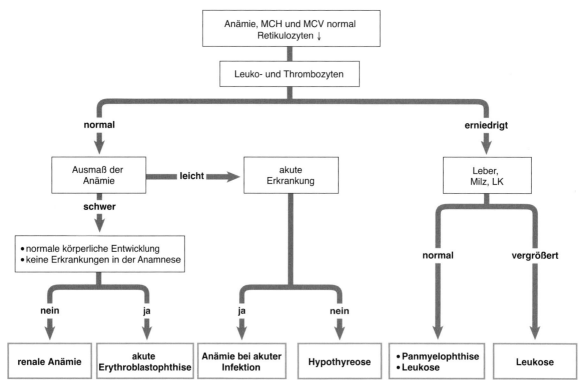

Abb. 80.4 Differentialdiagnose der normochromen Anämie (mit normalem MCV und erniedrigter Retikulozytenzahl).

bar ist, erst nach der 4. Lebenswoche überhaupt meßbar wird und bei einem geringen Bevölkerungsanteil ganz fehlt. Eine Erhöhung der GOT (ASAT) bei normaler GPT (ALAT) wird bei starker Hämolyse gefunden. Der Nachweis freien Hämoglobins im Serum und Hämoglobinurien weisen auf intravasale Hämolysen hin, z. B. bei autoimmunhämolytischen Anämien, Transfusionsreaktionen und oxidanzieninduzierter Hämolyse bei Glucose-6-phosphat-dehydrogenase-Mangel so-

wie auf eine nächtliche paroxysmale Hämoglobinurie. Hämoglobin im Serum ist weiterhin schwach erhöht bei Sichelzellanämie und Thalassaemia major. Eine Hämoglobinurie muß durch Zentrifugation des Urins von einer Hämaturie unterschieden werden.

Nach sehr großen Blutverlusten sind die Parameter des roten Blutbildes oft noch normal, bis der Verdünnungseffekt nach 6–12 Stunden eingetreten ist.

Differentialdiagnostische Tabellen

Verdachtsdiagnosen – Differentialdiagnose der *Anämien durch Störungen der Hämatopoese*

Charakterisierung des Hauptsymptoms	weiterführende Nebenbefunde (Manifestationsalter, Vererbungsmodus)	Verdachtsdiagnosen	Bestätigung der Diagnose
normochrome hyporegeneratorische Anämie	Nierenerkrankungen	renale Anämie	durch den klinischen Verlauf, Erythropoetin ↓
bekannte oder unbekannte hämolytische Anämie, Bilirubin↑, Serumeisen↑, *aber* Retikulozyten↓	völliges Fehlen der Erythropoese in Markausstrichen, periphere Verminderung von Thrombozyten und Granulozyten, klinisch Fieber, Anorexie, Erbrechen, Bauch- und Kopfschmerzen	aplastische Krise bei verschiedenartigen hämolytischen Anämien	durch den Verlauf, spontane Behebung nach 1–2 Wochen mit starkem Anstieg der Retikulozyten, meist durch Parvovirus-B19-Infektion ausgelöst, serologischer Nachweis!
normochrome Anämie mit Bilirubin im Normbereich, Serumeisen↑ und Retikulozyten↓	Manifestation 1.–3. Lebensjahr, nach Virusinfekten, im Mark weitgehendes Fehlen der Erythropoese, Granulozyten peripher leicht vermindert	transitorische Erythroblastopenie (akute Erythroblastophthise)	spontane und vollständige Reparation nach Tagen oder Wochen mit ↑ MCV und Hämoglobin F
makrozytäre Anämie mit Bilirubin im Normbereich, Serumeisen ↑ und Retikulozyten↓	autosomal-dominant oder -rezessiv vererbt, Manifestation im 1.–3. Lebensmonat, erhöhtes Hämoglobin F, assoziierte kongenitale Defekte: Mikro- oder Makrozephalie, Katarakt, Daumenanomalien u.a., Minderwuchs (50 %), leichte Neutropenie, Thrombozyten oft ↑	kongenitale aplastische Anämie (M. Blackfan-Diamond)	Markpunktat: keine oder wenige Erythroblasten, Spontanremissionen spät und selten, bei einem Teil der Patienten Remission unter Prednisolon
normo- oder makrozytäre Anämie mit Ikterus und ineffektiver Erythropoese (ungenügende Retikulozytenquote trotz erythroider Hyperplasie)	Splenomegalie und Gallensteine	dyserythropoetische Anämien (4 Typen)	Markbefund: megaloblastär und/oder Vielkernigkeit der Erythroblasten, Chromatinbrücken (Typ I) oder positiver Säuretest (Typ II)
Panzytopenie	autosomal-rezessiv vererbt, von Geburt an bei 50 % der Patienten Anomalien (Hyperpigmentation, Skelett- und Nierenfehlbildungen und Anomalien des ZNS), im Verlauf Entwicklung einer Panzytopenie, meist mit Thrombozytopenie beginnend, anfangs sogar erythroblastäre Hyperplasie mit megaloblastärer Entartung	konstitutionelle Panmyelophthise (Fanconi-Anämie)	Markpunktion und -biopsie: Markentvölkerung mit Hypoplasie aller Systeme, zytogenetische Untersuchungen: Chromosomenbrüchigkeit, die unter Dioxybutan provoziert werden kann
	metaphysäre Dysplasie, Zwergwuchs, Pankreasinsuffizienz	Shwachman-Syndrom	Knochenmark hypozellulär, normale Schweißelektrolyte, Pankreasfunktionsdiagnostik oder -biopsie (fettige Degeneration)
	meist außer der Anämie auch die anderen Zellreihen betroffen, Klinik nach Ausmaß der Defekte: Blutungen, Infektneigung	erworbene Panmyelophthise	durch Markpunktion oder noch besser durch -biopsie: „leeres Knochenmark"
Panzytopenie mit blastären Elementen im peripheren Blut	Hepatosplenomegalie, Lymphknotenschwellungen, Klinik nach Ausmaß der Panzytopenie	Leukämie	Markpunktion: meist einförmiges Zellbild, Zytochemie, Immunphänotypisierung
anfangs normozytäre, später mikrozytäre Anämie	chronische Infektionen	Infektanämie	Serumeisenspiegel ↓ und erythrozytäres Protoporphyrin↑, aber Serumferritin oft normal oder ↑. Keine Besserung der Therapie unter Eisengaben

Blut und lymphatische Gewebe

K

Differentialdiagnose der *Anämien mit verminderter Erythrozytenproduktion*

Charakterisierung des Hauptsymptoms	weiterführende Nebenbefunde (Manifestationsalter, Vererbungsmodus)	Verdachtsdiagnosen	Bestätigung der Diagnose
mikrozytäre hypochrome Anämie	Frühgeborene, chronischer Blutverlust, Malabsorptions- und Kurzdarmsyndrome, Lungenhämosiderose, Goodpasture-Syndrom	Eisenmangelanämie	Eisenspiegel ↓, Ferritin im Serum, Transferrinsättigung ↓, Eisenbindungskapazität ↑, freies erythrozytäres Protoporphyrin ↑, Reparation der Anämie unter oraler Eisenbehandlung (soweit indiziert)
mikrozytäre Anämie mit normalem oder erhöhtem Serumeisen und erhöhter Transferrinsättigung	X-chromosomaler oder autosomal-rezessiver Erbgang, aber auch erworben durch Medikamente (Tuberkulostatika, alkylierende Substanzen), Rheumatoidarthritis, Urämie, maligne Prozesse, Hinweise auf chronische Bleiintoxikation, Myelodysplasien	hereditäre oder sekundäre sideroblastische Anämie (sideroachrestische Anämie)	ineffektive Erythropoese im Knochenmark mit Anzeichen der Eisenüberladung: bei Berliner-Blau-Färbung > 6 perinukleäre Granula in über 10 % der Erythroblasten, eine Form wird durch Gabe von Pyridoxin gebessert
makrozytäre Anämie mit megaloblastisch verändertem Knochenmark und Ikterus	erhöhte Eisen- und Laktatdehydrogenase-Werte im Serum infolge hoher Absterberaten von Erythroblasten und verkürzter Überlebenszeit von Megalozyten peripher, Neutrozytopenie mit übersegmentierten Granulozyten und Thrombozytopenie, gastrointestinale und neurologische Symptome, Prozesse oder Resektion im Dünndarmbereich, Therapie mit Folsäureantagonisten	Vitamin-B$_{12}$-Mangel echte juvenile Perniziosa, kongenitale perniziöse Anämie Vitamin-B$_{12}$-Malabsorption Folatmangel, hereditäre Defekte Therapie mit Folsäureantagonisten, Malabsorptionssyndrome (Zöliakie)	Vitamin-B$_{12}$-Serumspiegel, Vitamin-B$_{12}$-Substitution, Antikörper gegen Magenzellen und Intrinsicfaktor, Intrinsicfaktor vermindert von Geburt an, Resorptionstest mit Intrinsicfaktor, Resorptionstest (Schilling-Test) Folatserumspiegel, Bestimmung der Dihydrofolatreduktase probatorische Substitution mit Folsäure

Differentialdiagnose der *hämolytischen Anämien*

Charakterisierung des Hauptsymptoms	weiterführende Nebenbefunde (Manifestationsalter, Vererbungsmodus)	Verdachtsdiagnosen	Bestätigung der Diagnose
hämolytische Anämie mit Bilirubin ↑, Serumeisen ↑, Retikulozyten ↑ und weiteren Hämolyseparametern	Morbus haemolyticus neonatorum (mit Sphärozyten bei AB0)	AB0- oder Rh-Inkompatibilität	bei AB0-Inkompatibilität nur gelegentlich Isoantikörper beim Kind nachweisbar, mitunter hohe Agglutinintiter bei den Müttern, positiver Coombs-Test bei Rh-Inkompatibilität.
	Splenomegalie, evtl. Transfusionsbedürftigkeit in der Neugeborenenzeit, Familienanamnese oft positiv (autosomal-dominanter Erbgang) Sphärozyten im Ausstrich, Splenomegalie	hereditäre Sphärozytose	osmotische Resistenz der Erythrozyten ↓, positiver Glycerollysetest, positiver Autohämolysetest, wobei Glukosezusatz eine eklatante Korrektur der erhöhten Lyserate bewirkt, Verminderungen der Membranproteine Spektrin oder Ankyrin
	Splenomegalie, Ovalozyten (> 30 %), hereditär	hereditäre Elliptozytose	osmotische Resistenz ↓, erhöhte Autoinkubationshämolyse wird durch Glukose nicht beeinflußt, verringerte Hitzestabilität der Erythrozyten, Nachweis von Strukturanomalien des Spektrins oder des Bande-4.1-Proteins

Differentialdiagnose der *hämolytischen Anämien* (Fortsetzung)

Charakterisierung des Hauptsymptoms	weiterführende Nebenbefunde (Manifestationsalter, Vererbungsmodus)	Verdachtsdiagnosen	Bestätigung der Diagnose
hämolytische Anämie mit Bilirubin ↑, Serumeisen ↑, Retikulozyten ↑ und weiteren Hämolyseparametern	Hämolyseparameter schwach positiv, makrozytäre Anämie, Stomatozyten im Ausstrich	hereditäre Stomatozytose	
	normozytäre, nichtsphärozytäre Anämie; meist autosomal-rezessiv vererbt, chronische Hämolyse, die sich bei Infekten und nach bestimmten Medikamenten verstärken kann	Enzymopathien der Erythrozyten	Screeningverfahren, quantitative Enzymbestimmungen
	normozytäre, nichtsphärozytäre Anämie, X-chromosomaler Erbgang, nur bei einigen Varianten chronische Hämolyse, sonst hämolytische Schübe nur nach Einnahme oxidativ wirksamer Medikamente (Malariamittel, Sulfonamide u. a.), bei Infektionen und postnatal, Heinz-Innenkörper positiv	Glucose-6-phosphatdehydrogenase-Mangel	Enzymbestimmungen, Varianten molekulargenetisch zu differenzieren
	Photosensitivität der Haut	Porphyrien und erythropoetische Protoporphyrie	Porphyrinbestimmungen im Urin und Bestimmung des Protoporphyrins der Erythrozyten
	normozytäre, nichtsphärozytäre Anämie, drastisch verstärkte Hämolyse nach Aufnahme von Oxidanzien und bei fieberhaften Infektionen, manchmal auch Polyglobulie mit Zyanose, Heinz-Innenkörper positiv, pathologische Befunde bei modifizierter Hämoglobinelektrophorese	Hämoglobinopathie, instabile Varianten (kongenitale Heinz-Innenkörper-Anämie)	Stabilität in vitro, molekulargenetischer Nachweis
	Sichelzellen im Ausstrich, ab 3. Lebensmonat septische Gefährdung, Salmonellenosteomyelitis, Skelettveränderungen, Gallensteine, Autosplenektomie, Milzsequestration, Schmerzkrisen, chronisches Nierenversagen, vorwiegend bei Afrikanern (USA), Arabern und im Mittelmeerraum	Sichelzellanämie	Provokation des Sichelungsphänomens durch In-vitro-Sauerstoffentzug unter reduzierenden Substanzen (Natriummetabisulfat), Löslichkeitsteste, elektrophoretische und molekulargenetische Nachweise
mikrozytäre Anämie mit oder ohne Ikterus und mit Target-Zellen	Hepatosplenomegalie, Gallenkonkremente schon früh, Skelettanomalien und Kardiomegalie, mit oder ohne Familienanamnese (Heterozygote)	Thalassämie-Syndrome	Hämoglobinelektrophorese bei β-Thalassämien immer charakteristisch, bei α-Thalassämien Hämoglobin Bart's postnatal oder Hämoglobine Constant Spring oder H, molekularbiologische Analysen
	akuter und perakuter Beginn mit abdomineller Symptomatik und Blässe vor dem Ikterus, oft nach Virus- und Mykoplasmeninfektion, auch zugleich mit Immunthrombozytopenie (Evans-Syndrom) oder Neutrozytopenie, Livedo und Raynaud-Syndrom nach Kälteexposition, Sphärozyten und Fragmentozyten	autoimmunhämolytische Anämie	Antikörpernachweis: Coombs-Test für Wärmeantikörper, Donath-Landsteiner-Test für biphasische-bithermische Antikörper, Nachweis von Kälteantikörpern, positiver Autohämolyse-Test, aber keine Besserung durch Glukose
	mikrozytäre Anämie mit Fragmentozyten und Sphärozyten, bei Riesenhämangiomen, DIC, hämolytisch-urämischem Syndrom, Vaskulitis, Abstoßung von Transplantaten, nach Klappenersatz und chirurgischer Rekonstruktion intrakardialer Defekte, oft kombiniert mit Thrombozytopenie	mikroangiopathische hämolytische Anämien	aus klinischer Konstellation und Verlauf, nach Gerinnungsbefunden, Nachweis der Fragmentozyten und von Hämolyseparametern

Blut und lymphatische Gewebe

K

81 Blutungen: Thrombozytopenie

Gerhard Gaedicke

Symptombeschreibung

Eine thrombozytopenische hämorrhagische Purpura wird klinisch diagnostiziert an einem charakteristischen petechialen Blutungsbild mit Kapillarblutungen und Ekchymosen an der Haut und den sichtbaren Schleimhäuten, das begleitet sein kann von – möglicherweise erheblichen – Schleimhautblutungen (Epistaxis, Gingivablutung, Melaena, Makrohämaturie, Metrorrhagien). Die hämorrhagische Diathese selbst ist ein Symptom, das meistens auf einer starken Verminderung der Thrombozytenzahl, seltener einer Thrombozytenfunktionsstörung beruht. Die Signifikanz der Befunde ist in Tabelle 81.1 und Abbildung 81.1 zusammengestellt. Die Thrombozytopenie kann Zeichen verschiedener zugrundeliegender Pathomechanismen und Erkrankungen sein, die es zu klären gilt, bevor man therapeutische Schritte einleitet.

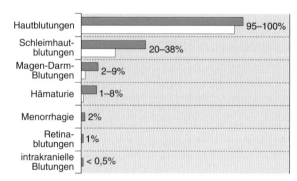

Abb. 81.1 Symptome der idiopathischen Thrombozytopenie (ITP) im Kindesalter.

Rationelle Diagnostik

Einen Überblick über das differentialdiagnostische Vorgehen geben Abbildung 81.2 und Tabelle 81.2.

Anamnese

Wichtige Hinweise zur Diagnose bekommt man aus einer sorgfältigen Anamnese (Tab. 81.3). Anders als bei den plasmatischen Gerinnungsstörungen (wie der Hämophilie oder dem von-Willebrand-Jürgens-Syndrom) sind Thrombozytopenien nur sehr selten angeboren, sondern am häufigsten erworben. Bei positiven Hinweisen aus der Familienanamnese denkt man an die seltenen hereditären Thrombozytopathien, die oft mit Thrombozytopenie einhergehen (Tab. 81.4), oder an das Vorliegen eines Wiskott-Aldrich-Syndroms (X-chromosomal vererbliche Form). Die Thrombozytopenie kann besonders beim Neugeborenen und jungen Säugling erstes Krankheitszeichen

Tabelle 81.2 Erstdiagnostik bei Thrombozytopenie.

- Anamnese (besonders vorausgegangene Infekte, Medikamente)
- gesamtes Blutbild mit Differentialblutbild, allen Indexwerten und Retikulozyten, mikroskopische Differenzierung des Blutausstrichs, besonders:
  - Thrombozytenzahl und -morphologie
  - Thrombozytenvolumen (MPV) und Verteilungskurve
  - Morphologie der Leukozyten
  - APTT
  - PT
  - ggf. Blutungszeit
  - Fibrinogen, Fibrinspaltprodukte
- CRP, Gesamteiweiß, GOT/GPT/LDH, Urinstatus, Stuhl auf Blut
- Blutgruppe, ggf. Coombs-Test bei V.a. Hämolyse
- ANF, ggf. Anti-DNS-Antikörper, Rheumafaktoren, HIV
- Knochenmarkpunktion bei Indikation
- Rö-Thorax/Abdomensonographie: Lymphome?
- Thrombozytenantikörper nur bei speziellen Fragestellungen

Tabelle 81.1 Klinische Untersuchungsbefunde bei hämorrhagischer Diathese und ihre Bedeutung.

Befund	Bedeutung
Petechien von Haut und Schleimhäuten	Thrombozytopenie oder Thrombozytopathie
gesteigerte Blutungsneigung mit Hämatomen nach leichtem Trauma	Thrombozytopenie oder Thrombozytopathie besonders, wenn auch gleichzeitig Petechien vorhanden sind
unverhältnismäßig große Hämatome nach leichten Traumen, keine petechialen Blutungen	(angeborene) Störung der plasmatischen Gerinnung

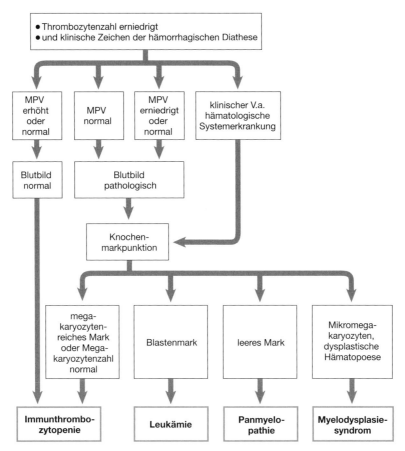

Thrombozytopenie

Abb. 81.2 Dieser Algorithmus betrifft nur die Differentialdiagnose der Immunthrombozytopenie gegenüber hämatologischen Systemerkrankungen. Bei letzteren ist in aller Regel mindestens eine weitere Zellreihe betroffen und somit das Blutbild pathologisch. Zur Differentialdiagnose anderer Thrombozytopenien siehe Text.

sein. Das Auftreten einer Thrombozytopenie im Zusammenhang mit einer Medikamenteneinnahme legt den Verdacht auf eine medikamenteninduzierte Thrombozytopenie nahe, die näher abgeklärt werden muß (häufig antikörperbedingt) (s. DD-Tab.).

Tabelle 81.3 Hinweise für die Diagnose Thrombozytopenie aus der Anamnese.

- Treten die Blutungssymptome von allein (d.h. spontan) auf?
- Treten unverhältnismäßig große Blutergüsse schon bei relativ kleinen Verletzungen auf?
- Kommt es öfter zu schwer zu stillendem Nasenbluten?
- Trat eine unstillbare Blutung nach dem Ziehen eines Zahns auf?
- Gab es eine Blutung beim Zahnen oder beim Zahnwechsel?
- Besteht eine starke Regelblutung bei menstruierenden Mädchen/Adoleszentinnen?
- Wurde eine Vitamin-K-Prophylaxe beim Neugeborenen durchgeführt?
- Besteht eine Gelbsucht?
- Welche Medikamente werden eingenommen?
- Zur Familienvorgeschichte: Gibt es Blutungsübel in der Familie?
- Wurde blutiger Urin beobachtet?
- Wurde Blut im Stuhl beobachtet?
- Wurde über plötzliche, heftigste Kopfschmerzen geklagt?
- Sind Sehstörungen aufgefallen?

Blut und lymphatische Gewebe

K

Ursachen der Thrombozytopenie – weitere diagnostische Schritte

Im diagnostischen Prozeß muß die Ursache der Thrombozytopenie zunächst einer der folgenden drei Gruppen zugeordnet werden:
• Handelt es sich um eine *vermehrte periphere Zerstörung* der Thrombozyten?
• Ist die *Thrombozytenregeneration* vermindert?
• Liegt eine *Funktionsstörung der Thrombozyten* vor?
In der Praxis ist es relativ leicht, zwischen den drei Ursachengruppen zu unterscheiden. Bei einer *Panmyelopathie* sind in aller Regel alle drei Zellreihen des Knochenmarks betroffen. Auch für das Vorliegen einer *Leukämie* ist die isolierte Thrombozytopenie nicht typisch. Vielmehr ist mindestens eine weitere Zellreihe auch bei sehr frühzeitiger Diagnose mit beteiligt, z. B. eine Leukopenie mit Neutropenie (Absolutwerte benutzen, nicht die relativen Prozentwerte), selbst wenn leukämi-sche Blasten im peripheren Blutausstrich (noch) nicht zu sehen sind. Die begleitende Anämie bei Leukämie ist normochrom und normovolämisch (Indexwerte beachten) und hypo- oder aregeneratorisch, d.h., Retikulozyten sind vermindert oder fehlen.

> Bei Patienten mit *thrombozytopenischer Purpura* kann aufgrund der Blutungsneigung eine akute – selten auch transfusionsbedürftige – Blutungsanämie auftreten. In dieser Situation können vom Blutbild her betrachtet Abgrenzungsschwierigkeiten gegen eine Leukämie auftreten (s. Abb. 81.2).

In einem solchen Fall und immer dann, wenn der geringste Zweifel am Vorliegen einer ITP aufkommt, muß eine Leukämie oder eine andere Erkrankung des gesamten Hämatopoesesystems durch eine *Knochenmarkpunktion* ausgeschlossen werden. Ob man vor Beginn einer Corticoste-

Tabelle 81.4 Hereditäre Thrombozytopenien.

Krankheit	Erbgang	Plättchenfunktion
mit Plättchenfunktionsstörung		
Bernard-Soulier-Syndrom	r	Aggregation mit Ristocetin ↓
von-Willebrand-Jürgens-Syndrom Typ 2b	d	Aggregation mit Ristocetin ↑
Montreal-Syndrom	d	spontane Aggregation
„Gray-Platelet"-Syndrom	r	Defekt der α-Granula
Paris-Trousseau-Syndrom	d	Defekt der α-Granula (Riesengranula)
Wiskott-Aldrich-Syndrom	X-chromosomal	δ-Granula vermindert
X-chromosomale Thrombozytopenie	X-chromosomal	δ-Granula vermindert
Chediak-Higashi-Syndrom	d	Aggregation mit A und K ↓
May-Hegglin-Anomalie	d	variable Funktionsstörung
Varianten des Alport-Syndroms		
Epstein-Syndrom	d	Aggregation mit A und K ↓
Eckstein-Syndrom	d	normale Plättchenfunktion
Fechtner-Syndrom	d	variable Funktionsdefekte
Sebastian-Syndrom	d	normale Plättchenfunktion
mediterrane Thrombozytopenie	d	unbekannt
Thrombozytopenie mit Aplasie des Radius (TAR)	r	Aggregation mit A und K ↓

r = autosomal-rezessiv, d = autosomal-dominant, A = Adrenalin, K = Kollagen

Tabelle 81.5 Thrombozytopenie bei Neugeborenen.

	immunologisch	nichtimmunologisch
Allgemeinbefinden	gut	krank, z.B. Sepsis, RDS
Gestationsalter	reif	Frühgeborenes
Ziel der Therapie	Thrombozytopenie	Grundkrankheit
mögliche Komplikation	intrakranielle Hämorrhagie, Melaena neonatorum	u.a. intrakranielle Hämorrhagie
Ätiologie einer ICH	Thrombozytopenie	Unreife des ZNS, Hypoxie
Manifestation der ICH	Parenchymblutung	Ventrikelblutung
Folgen der ICH	oft gering	oft schwer

Tabelle 81.6 Neonatale Alloimmunthrombozytopenie (NAIT) und neonatale Autoimmunthrombozytopenie (NITP).

	NAIT	NITP
Unterschiede zwischen beiden Krankheitsbildern		
Auftreten	häufig unerwartet	erwartet
Thrombozytenzahl der Mutter	normal	erniedrigt
intrauterine ICH	10% der Fälle	nicht berichtet
pränatale Therapie	Hochrisikofälle i.v. IgG, Thrombozyten Tx, Corticosteroide	unklar
Geschwister	Schweregrad zunehmend	gleichbleibend
Dauer der Thrombopenie	Tage bis Wochen	Wochen bis Monate
Inzidenz	1:1000	1:5000

Ähnlichkeiten beider Krankheitsbilder

- transiente antikörperbedingte Thrombozytopenie
- Hauptgefährdung durch ICH
- Therapie: i.v. IgG, Corticosteroide, Thrombozytentransfusion
- Prognose: gut, sofern keine intrakranielle Hämorrhagie

Tabelle 81.7 Systematik der neonatalen Thrombozytopenien.

Immunthrombozytopenien:
- neonatale Alloimmunthrombozytopenie (NAIT)
- neonatale Autoimmunthrombozytopenie (NITP)

intrauterine Infektionen (TORCH):
- Toxoplasmose
- Röteln
- Zytomegalie
- HIV, Parvovirus B19 und andere

Präeklampsie

medikamenteninduzierte Thrombozytopenie

disseminierte intravaskuläre Koagulation (DIC) mit Thrombozytenverbrauch bei Sepsis und Schock

Riesenhämangiom (Kasabach-Merritt-Syndrom)

Hyperkoagulabilität des Blutes:
- nach schwerer Asphyxie
- zyanotische Herzfehler
- Atemnotsyndrom
- nekrotisierende Enterokolitis
- Rhesusunverträglichkeit, besonders nach Blutaustauschtransfusionen
- homozygote Defizienz von Protein S, Protein C, Antithrombin

Erkrankungen des blutbildenden Organs:
- kongenitale Leukämie
- Neuroblastom Stadium IV S
- transitorische Leukämie (bzw. MPS) bei Trisomie 21
- Osteopetrosis
- Wiskott-Aldrich-Syndrom
- familiäre hämophagozytische Lymphohistiozytose (FHLH)

trisch-hämatologisches Konsilium erfolgen. Ob die Bestimmung der Thrombozytenretikulozyten, also der jugendlichen RNS-haltigen Plättchen, zukünftig zu einer größeren Sicherheit in der Diagnostik beitragen kann, ist derzeit nicht beurteilbar. Die Diagnostik ist in Tabelle 81.2 und Abbildung 81.2 zusammengefaßt. Die ITP ist die häufigste erworbene hämorrhagische Diathese im Kindesalter. Akuter postinfektiöser Beginn spricht für eine gute Prognose. Ob die Krankheit einen chronischen Verlauf nimmt, ist im Einzelfall nicht zu entscheiden. Die signifikanten Symptome sind in Abbildung 81.1 zusammengefaßt.

Besonderheiten der Immunthrombozytopenien des Neugeborenen

Grundsätzlich verwendet man die erwähnten Einteilungskriterien der Thrombozytopenien auch im Neugeborenenalter, dies gilt vor allem für die nicht-immunologischen Thrombozytopenien.

Bei der *Alloimmunthrombozytopenie (NAIT)* liegt eine fetomaternale Unverträglichkeit gegen plättchenspezifische Antigene vor. Die mütterlichen Antikörper der IgG-Klasse treten diaplazentar auf den Fetus über und können intrauterin und postnatal zu einer schweren Thrombozytopenie mit Blutungsneigung führen. Das klinische Bild der NAIT weist bei normaler mütterlicher Thrombozytenzahl eine isolierte Thrombozytopenie des Neugeborenen auf mit petechialen Hautblutungen und oftmals Gewebseinblutungen an geburtsmechanisch belasteten Stellen (Kopfschwarte, Gesäß, Arme). Häufig entwickeln die Kinder eine Melaena neonatorum mit schweren Magen-Darm-Blutungen. Etwa 10% entwickeln bereits intrauterin Blutungen ins ZNS.

Bei der neonatalen *Autoimmunthrombozytopenie (NITP)* leidet die Mutter selbst an einer Immunthrombozytopenie. Die von ihr gebildeten

roidtherapie einer ITP grundsätzlich eine Knochenmarkpunktion machen soll, wird kontrovers diskutiert. Im Zweifelsfall muß immer ein pädia-

Blut und lymphatische Gewebe

K

475

Autoantikörper gelangen ebenfalls über die Plazenta in den kindlichen Kreislauf und verursachen eine fetale Thrombozytopenie. Das Kind wird somit passiv in den Krankheitsprozeß der Mutter mit einbezogen. Diese Immunthrombozytopenie verläuft in der Regel wesentlich milder als die neonatale Alloimmunthrombozytopenie. Unterschiede und Gemeinsamkeiten beider Erkrankungen sind in den Tabellen 81.5 bis 81.7 zusammengefaßt.

Das *Wiskott-Aldrich-Syndrom (WAS)* wurde bereits erwähnt. Nicht immer ist gleich das Vollbild der Erkrankung mit der Trias Ekzem, hämorrhagische Diathese und Immundefekt vorhanden bzw. erkennbar, denn die thrombozytopenische Purpura kann erstes Krankheitszeichen sein. Allerdings sind ein auffällig niedriges mittleres Thrombozytenvolumen (MPV) und im Blutausstrich die Mikrothrombozyten ein starker Hinweis auf diese seltene Erkrankung.

Thrombozytopathien

Die Strukturen der Plättchenmembran sowie die Strukturen im Zytoplasma, die alle zusammen die Funktion der Blutplättchen im Konzert der Hämostase erst gewährleisten, sind in den vergangenen Jahren Gegenstand intensiver internationaler Forschung gewesen. Dadurch ist es nicht nur zu einer Wissensexplosion gekommen, sondern auch zu einer neuen Einteilung unter funktionellen Gesichtspunkten der insgesamt seltenen angeborenen Thrombozytenfunktionsstörungen. Wir haben hier nur die wichtigsten aufgegriffen, weil es im Rahmen der Differentialdiagnose am Krankenbett darauf ankommt, zu erkennen, wann man diese Krankheiten in Betracht ziehen muß. Die genaue Einteilung wird durch morphologische, gerinnungsphysiologische und molekulargenetische Untersuchungen ermöglicht. Einzelheiten finden sich in den Standardwerken der pädiatrischen Hämatologie.

Differentialdiagnostische Tabellen

Differentialdiagnose von Thrombozytopenien

Charakterisierung des Hauptsymptoms	weiterführende Nebenbefunde	Verdachtsdiagnosen	Bestätigung der Diagnose
schwere HD des Neugeborenen; Weichteilblutung, ggf. ICH	Thrombozytopenie; normale Thrombozytenwerte der Mutter; Indexfall in der Familie	neonatale Alloimmunthrombozytopenie (NAIT)	AK-Nachweis z.B. gegen HPA-1a; Plättchentypisierung Vater, Mutter, Kind
leichte bis mittelschwere HD des Neugeborenen, keine ausgedehnten geburtstraumatischen Blutungen, keine ICH	Thrombozytopenie bei Kind und Mutter	neonatale Autoimmunthrombozytopenie (NITP)	Anamnese der Mutter, ggf. Nachweis von plättchenassoziiertem IgG
leichte HD des Neugeborenen	Thrombozytopenie beim gesunden Kind; weniger ausgeprägt bei der Mutter	NITP bei Lupus erythematodes der Mutter	Serologie bei der Mutter
	isolierte Thrombozytopenie	Begleitthrombozytopenie	andere Begleiterkrankungen, z.B. Atemnotsyndrom, Austauschinfusion, Phototherapie
thrombozytopenische Purpura	Thrombozytopenie, Medikamentenanamnese	medikamenteninduzierte Thrombozytopenie (bei Kindern wesentlich seltener als bei Erwachsenen; auch als Ursache von Thrombozytopenie des Neugeborenen möglich)	Nachweis medikamentenabhängiger Antikörper mit MAIPA
ausgeprägte thrombozytopenische Purpura mit/ohne Schleimhautblutungen	Thrombozytopenie mit vereinzelten Riesenthrombozyten; übriges Blutbild normal, akuter Beginn, Infekt vorausgegangen	akute (postinfektiöse) Immunthrombozytopenie	ggf. Knochenmarkpunktion, Verlauf
thrombozytopenische Purpura mit/ohne Schleimhautblutungen	Thrombozytopenie mit vereinzelten Riesenthrombozyten, übriges Blutbild normal; schleichender Beginn, häufig kein Infekt vorausgegangen	chronische Immunthrombozytopenie	ggf. Knochenmarkpunktion, Verlauf

Differentialdiagnose von Thrombozytopenien *(Fortsetzung)*

Charakterisierung des Hauptsymptoms	weiterführende Nebenbefunde	Verdachtsdiagnosen	Bestätigung der Diagnose
Hämolyse mit Thrombozytopenie	Coombs-Test positiv, keine Niereninsuffizienz	Evans-Syndrom	Nachweis antierythrozytärer und antithrombozytärer Antikörper (Anti-GPIb-IX)
	Niereninsuffizienz, LDH ↑, Bilirubin ↑, Haptoglobin ↓, Anämie	hämolytisch-urämisches Syndrom	verotoxinbildende E. coli, DIC, Schistozyten, Fragmentozyten im Blutausstrich
hämorrhagische Diathese, Ikterus, Anämie ± neurologische Auffälligkeiten, Fieber	Thrombozytopenie, Hämolyse, Coombs-Test negativ, keine oder nur leichte Einschränkung der Nierenfunktion	thrombotisch-thrombozytopenische Purpura (Moschcowitz-Syndrom)	mikroangiopathische Hämolyse, Ansprechen auf Plasmaaustausch bzw. Plasmapherese
leichte hämorrhagische Diathese oder fehlende Zeichen der HD	gleichzeitig bestehende Infektion mit EBV, Mumps, Röteln, Parvovirus B19, nach BCG-Impfung, bei Malaria	infektionsassoziierte Thrombozytopenie	Ausschluß DIC, Nachweis der Infektion
leichte HD der Haut ± Epistaxis ± Ösophagusvarizenblutung	Leukopenie und Thrombozytopenie, ausgeprägte Splenomegalie	Hypersplenie-Syndrom	Grundkrankheit, die zur ausgeprägten Splenomegalie führt
keine HD	ausgeprägte Thrombozytopenie im „Automaten-Blutbild", Thrombozytenaggregate im EDTA-Blutausstrich	Pseudothrombozytopenie	Laborartefakt durch EDTA, normale Thrombozytenwerte bei anderen Antikoagulanzien bzw. Kammerzählung aus Kapillarblut
mit petechialem Bild beginnende, flächenhafte Hautblutungen mit zentralen Nekrosen; schweres Schocksyndrom innerhalb von Stunden	gleichzeitige Meningitis möglich, Leukozytopenie, Thrombozytopenie, ↓↓ FI, V, VII, AT III	Meningokokkensepsis mit DIC	Blutkultur, Liquorkultur und Status (worauf man in typischen Fällen verzichten kann), Fibrinspaltprodukte
Riesenhämangiom	Hypofibrinogenämie, Thrombozytopenie, Fibrinspaltprodukte ↑	Kasabach-Merritt-Syndrom	lokale Verbrauchskoagulopathie
Petechien an Haut, Schleimhaut, Gingiva, Epistaxis, Hämaturien, Menorrhagien	Familienanamnese, auffällige Plättchenmorphologie, pathologisches Thrombelastogramm	Thrombozytenfunktionsstörung	Spezialuntersuchungen (s. Tab. 81.1)
HD mit petechialem Blutungsbild, häufig mit Epistaxis	normochrome, aregeneratorische Anämie, Leukopenie oder Leukozytose mit Neutropenie, Splenomegalie ± peripheren Lymphknotenschwellungen	akute Leukämie, ALL vs. AML	Knochenmarkpunktion, Typisierung der Blasten mit Morphologie, Zytochemie, Oberflächenmarkern und molekulargenetischen Markern
HD mit petechialem Blutungsbild, häufig mit Epistaxis	normochrome, aregeneratorische Anämie, Leukopenie mit absoluter Neutropenie, keine Milzvergrößerung, keine Lymphknotenschwellungen	Panmyelopathie	Knochenmarkpunktion und Knochenmarkstanze zur KM-Histologie
leichte HD, Epistaxis, Anämie	große, hypogranulierte Plättchen, Mikromega-Karyozyten, megaloblastäre Erythropoese	Myelodysplasie-Syndrom	Knochenmarkpunktion und Knochenmarkstanze zur KM-Histologie
Epistaxis, Ekchymosen, Gingivablutungen seit früher Kindheit; Menorrhagien, gastrointestinale Blutungen, posttraumatische Blutungen	verlängerte Blutungszeit, normale Plättchenzahl und normales MPV	Thrombasthenie Glanzmann-Naegeli	fehlende Plättchenaggregation mit ADP, Kollagen, Adrenalin und Thrombin, jedoch mit Ristocetin; Bindung von vWF normal; Fehlen oder deutliche Reduktion des αIIbβ3-Komplexes oder Expression dysfunktioneller Proteine

Blut und lymphatische Gewebe

K

477

Differentialdiagnose von Thrombozytopenien *(Fortsetzung)*

Charakterisierung des Hauptsymptoms	weiterführende Nebenbefunde	Verdachtsdiagnosen	Bestätigung der Diagnose
Epistaxis, Ekchymosen, Gingivablutungen seit früher Kindheit; Menorrhagien, gastrointestinale Blutungen, posttraumatische Blutungen	mäßige bis ausgeprägte Thrombozytopenie mit großen (lymphozytoiden) Blutplättchen	Bernard-Soulier-Syndrom	fehlende Plättchenaggregation mit Ristocetin, auch nicht durch Zusatz von vWF, Aggregation mit den übrigen Agenzien normal, Fehlen des Glykoproteinkomplexes Ib-IX oder dysfunktionelles Protein
wechselnd stark ausgeprägte hämorrhagische Diathese mit Epistaxis	Thrombozytopenie mit Makrothrombozyten, auffällig glattes, unstrukturiertes Zytoplasma (gray platelets)	Formenkreis der „Storage Pool Disease"	fehlende Plättchenaggregation mit ADP, Adrenalin, Kollagen, Ristocetin. KM-Histologie, Elektronenmikroskopie der Plättchen, Megakaryozyten, molekulargenetische Analysen
hämorrhagische Diathese, besonders Schleimhautblutungen mit Epistaxis, Gingivablutungen, Menorrhagie	verlängerte PTT, verlängerte Blutungszeit, Thrombozytopenie sehr variabel	v.-Willebrand-Jürgens-Syndrom	von-Willebrand-Faktor-Antigen (vWF:Ag), Ristocetin-Co-Faktor (R:Co), Multimeren-Analyse
hämorrhagische Diathese, Thrombozytopenie, hämolytisch urämisches Syndrom, Ketoazidose, Kardiomyopathie	hypersegmentierte polymorphkernige neutrophile Granulozyten, Thrombozytopenie	Cobalamin-Transporter-Defekt	
Thrombozytopenie, Blutungsneigung, zerebrale Hygrome	Hyperammonämie, Ketoazidose	Organazidurie	Methylmalonazidurie, Propionazidämie, Isovalerianazidämie

Abkürzungen:
DIC = disseminierte intravaskuläre Koagulation, GPIb-IX = Glykoprotein-Komplex Ib – IX, GPIIb-IIIa = Glykoprotein-Komplex IIb – IIIa, HD = hämorrhagische Diathese, ICH = intrakranielle Hämorrhagie, MAIPA = monoklonaler Antikörper-Inhibitionsassay für Plättchenantikörper, HPA-1a = Antigensystem der Thrombozyten (HPA-1)

82 Hämostasestörungen

Anton H. Sutor

Blutungen

Symptombeschreibung

Blutungen entstehen durch Störungen beim Ablauf der Blutstillung, die durch vaskuläre, plasmatische oder zelluläre Anomalien verursacht sind. Als Folge des Austritts von Blut aus den Gefäßen entsteht eine systemische oder lokale Unterversorgung mit lebenswichtigen Blutbestandteilen oder eine Destruktion und/oder Verdrängung von wichtigen Organen.

Rationelle Diagnostik

Die Diagnose basiert auf einer ausführlichen Anamnese und einer gründlichen klinischen Untersuchung. In den meisten Fällen wird dadurch die für die Therapie wesentliche Differenzierung in *plasmatische, zelluläre* und/oder *vaskuläre* Blutungen ermöglicht. Eine primäre Labordiagnostik, die mit einer Vielzahl von Gerinnungstesten beginnt, ist nicht zu empfehlen, weil dazu große Blutmengen benötigt werden und die Ergebnisse in Unkenntnis von Anamnese und Klinik falsch interpretiert werden können. Besonderheiten der Neugeborenenhämostase müssen beachtet werden (Tab. 82.1).

Anamnese

Die Familien- und die Medikamentenanamnese bieten die wichtigsten Hinweise auf hereditäre bzw. erworbene Gerinnungsstörungen. Weitere Hinweise erhält man durch Fragen nach dem Alter bei der Erstmanifestation, nach Begleiterkrankungen, vorausgegangenen Operationen, nach der Menstruation. Bei akuten Blutungen sind Fragen nach Art und Lokalisation der Blutung und dem Zeitintervall nach einer Verletzung informativ.

Die *Familienanamnese* ist besonders wichtig, bei einer positiven Familienanamnese empfiehlt sich das Aufzeichnen eines Stammbaums. Ein X-chromosomal vererbtes Blutungsübel wird praktisch nie durch den Vater übertragen, sondern immer durch die symptomlose Mutter. Typische Beispiele sind Hämophilie A und B und das Wiskott-Aldrich-Syndrom. Autosomal vererbte Blutungsübel, wie die Thrombasthenie Glanzmann, das von-Willebrand-Jürgens-Syndrom und viele plasmatische Gerinnungsstörungen, z.B. Mangel an Fibrinogen, Faktor II, V, VII, X, XI und XII, können Jungen und Mädchen und deren Väter und Mütter betreffen. Eine negative Familienanamnese schließt jedoch ein hereditäres Blutungsübel nicht aus.

Hinweisende Symptome: Blutungen bei 3–7 Wochen alten vollgestillten Säuglingen mit Resorptionsstörungen, Trinkschwäche, Gedeihstörung oder Ikterus sind verdächtig auf die Spätform der Vitamin-K-Mangel-Blutung. Blutungen nach einem etwa 1–3 Wochen zurückliegenden grippalen oder gastrointestinalen Infekt können auf eine Immunthrombozytopenie (ITP, s. Kap. 81) oder auf ein hämolytisch-urämisches Syndrom (HUS) hinweisen.

Die *Medikamentenanamnese* sollte alle Arzneimittel erfassen, die innerhalb von 14 Tagen vor Auftreten der Blutungssymptome eingenommen wurden. Blutungsfördernd sind Antikoagulanzien (Heparin, Kumarine), Antibiotika (Penicillin, Cephalosporin), Antikonvulsiva (Valproat, Phenobarbiturat), Zytostatika und Schmerzmittel, hier vor allem die Acetylsalicylsäure.

Weiterhin sollte nach *hereditären* oder *erworbenen Krankheiten* gefragt werden, die sekundär eine Blutungsneigung hervorrufen; dazu gehören chronische Nieren- und Lebererkrankungen, Herzfehler, Leukämie, Lupus erythematodes, Homozystinurie, Glykogenose u.a. Die Thrombozytopathie beim Hermansky-Pudlak-Syndrom ist kombiniert mit okulokutanem Albinismus.

Körperliche Untersuchung

Blutungen durch Gefäßverletzungen ohne Hämostasestörung

Zum Ausschluß einer Gefäßverletzung ist eine genaue Inspektion der *Blutungsquelle* erforderlich.

• *Epistaxis:* Beim Nasenbluten muß zuerst an eine lokale Ursache durch Verletzung des ober-

Tabelle 82.1 Besonderheiten der Hämostase beim Neugeborenen. (Wegen unterschiedlicher Laborbedingungen müssen diese Werte ggf. lokal korrigiert werden.) Hierbei handelt es sich um abgerundete und für die Praxis vereinfacht dargestellte Werte.

System	Test	Alter		
		1.–7. Tag	1. Woche–6. Monat	älter als 6 Monate
primäre Hämostase	Blutungszeit [min]	1–4	2–4,5	2–6
	Plättchenzahl [G/l]	100–450	100–450	100–450
	Plättchenfunktion [%]	50–100	70–100	70–100
	Erythrozytenzahl		s. Kap. 80	
	Leukozytenzahl		s. Kap. 80	
	Kapillarresistenz [cmHg]	> 16	> 16	> 16
	von-Willebrand-Faktor [U/ml]	0,9–2,4	0,6–1,5	0,6–1,5
sekundäre Hämostase	PTT [sec]	30–52	30–48	30–42
	Quick [INR]	2,3–1	1,25–0,9	1,25–0,9
	Fibrinogen [mg/dl]	160–400	160–400	160–400
	F II*, VII*, IX*, X*, XI, XII, XIII [%]	30–120	60–120	60–140
	F VIII, V [%]	50–180	60–130	60–150
Antikoagulation	Antithrombin [%]	40–90	70–130	70–130
	Protein C*, S* [U/ml]	20–50	35–80	60–140
	Plasminogen [U/ml]	40–80	70–110	70–125

* Vitamin-K-abhängige Faktoren

Blut und lymphatische Gewebe

K

flächlichen zarten Venenkomplexes in der Schleimhaut des Nasenseptums (L. Kiesselbachi) gedacht werden. Weitere gerinnungsunabhängige Ursachen des Nasenblutens sind systemische oder lokale (z. B. postduktale Form der Aortenisthmusstenose) Formen der Hypertonie, Anämie oder Infektion.

• *Blutstuhl:* Helle Blutauflagerungen im Stuhl weisen auf eine Blutungsquelle im unteren Gastrointestinaltrakt hin (Hämorrhoidal-, Fissurenblutungen, hämorrhagisch-infektiöse Enterokolitis). Heftige krampfartige Schmerzen deuten auf eine Invagination hin. Nach der rektalen Untersuchung geht beim Herausziehen des Fingers blutig tingierter schleimiger Stuhl ab.

• *Hämatemesis:* Bluterbrechen deutet auf eine Blutungsquelle oberhalb des Jejunums hin. Enthält das Erbrochene hellrotes Blut, ist die Blutung oberhalb des Magens, während schwarzes Blut (wie Kaffeesatz) auf eine Magenblutung und gallehaltiges Blut auf eine Blutung jenseits der Gallengangseinmündung hinweisen.

• *Hämaturie:* Ist die Blutbeimengung im Harn mit dem bloßen Auge erkennbar, muß an eine traumatische Genese (Nierenprellung, Harnsteine, Katheterverletzung) oder an eine Nierenerkrankung (Glomerulonephritis oder Herdnephritis) gedacht werden. Eine Makrohämaturie kann auch ein Hinweis auf eine Nierenvenenthrombose oder auf das Schoenlein-Henoch-Syndrom sein. Nach akuten Hämolysen wird der Urin durch Hämoglobin rot gefärbt (Hämoglobinurie).

• *postoperative Blutungen:* Lokale Ursachen postoperativer Blutungen, z. B. nach Tonsillektomie oder Zahnextraktionen, können durch Inspektion des Wundbettes erkannt werden.

Blutungen durch Störung der Hämostase

Die *primäre oder vorläufige Hämostase*, an der das Gefäßendothel sowie zelluläre und plasmatische Hämostasefaktoren beteiligt sind, stillt innerhalb weniger Minuten Blutungen aus kleineren Verletzungen. Als Sofortreaktion wird der Blutfluß verlangsamt durch Gefäßkontraktion und durch ein lokales Absinken des Blutdrucks z. T. mittels einer Blutstromumleitung. Der weitere primäre Hämostasevorgang ist nicht nur von den Plättchen, sondern auch von anderen zellulären und plasmatischen Faktoren abhängig (s. Abschn. Laboruntersuchungen).

Die *sekundäre Hämostase* verfestigt den primären Hämostasepfropf mittels Fibrinbildung, woran neben dem zellulären Startermechanismus vor allem plasmatische Gerinnungsfaktoren beteiligt sind.

Die *Inspektion der Haut und Schleimhäute* und die *Funktionsprüfung der Gelenke und Muskeln* gibt wichtige Hinweise, ob ursächlich eine primäre oder sekundäre Hämostasestörung vorliegt (Tab. 82.2).

Störungen der primären Hämostase

Typisch für die primäre Hämostasestörung sind Haut- und Schleimhautblutungen, vor allem Nasenbluten. Die Hautblutungen treten als *Hämatome* (größere Blutansammlungen im Gewebe) und *Ekchymosen* (oberflächliche, scharf begrenzte, münzgroße Blutungen) in Erscheinung. *Petechien* (flohstichartige Punktblutungen) sind typisch für Thrombozytopenien, selten bei Thrombozytopathien.

Treten Petechien bei einem männlichen Neugeborenen oder Säugling zusammen mit Kratzspuren

Tabelle 82.2 Differenzierung von vaskulären, zellulären und plasmatischen Blutungsursachen aufgrund anamnestischer, klinischer und laboranalytischer Tests.

Merkmal/Hämostasestörung	plasmatische Blutung (z. B. Hämophilie)	zelluläre Blutung (z. B. thrombozytär)	vasogene Blutung
sichtbare Blutung			
Petechien	nein	häufig*	häufig (wegdrückbar)
Schleimhautblutung, Ekchymosen, Menorrhagie	ganz selten	häufig	
Suffusion, Sugillation	häufig	selten	
Hämatome	nicht selten	häufig	
unsichtbare Blutung			
Gelenk-, Muskel-Blutung	häufig	ganz selten	praktisch nie
Spätblutung			
Stundenintervall zwischen Trauma und Blutung	häufig	selten	praktisch nie
Screening-Test	PTT	Blutungszeit	Kapillarresistenz

* v.a. bei Thrombozytopenie

auf, muß an das Wiskott-Aldrich-Syndrom gedacht werden, das durch die Trias Thrombozytopenie, Ekzemneigung und Infektanfälligkeit gekennzeichnet ist. Die Patienten sind besonders anfällig gegen Ohrinfekte, Meningitis purulenta und Pneumonien. Eine primäre Hämostasestörung kann bei Mädchen langandauernde, manchmal lebensbedrohliche *Menstruationsblutungen* auslösen. Beim Neugeborenen wird massiver Blutstuhl vor allem bei einer Vitamin-K-Mangel-Blutung beobachtet. Später deuten gastrointestinale Blutungen im allgemeinen auf eine thrombozytäre Störung.

> **Wenn Petechien mit dem Glasspatel wegdrückbar sind, handelt es sich nicht um eine Thrombozytopenie, sondern um eine isolierte Vasopathie ohne Gerinnungsanomalie.**

Bei der Purpura Schoenlein-Henoch liegt eine generalisierte allergische Vaskulitis vor, deren Lokalisation das klinische Bild bestimmt. Petechien und Ekchymosen treten vorzugsweise an den Streckseiten der unteren Extremitäten und am Gesäß auf. Die Hauterscheinungen sind makulös, makulopapulös oder papulös, gelegentlich kokardenartig. Der Gelenkbefall äußert sich in schmerzhafter Schwellung, periartikulärem Ödem und Bewegungseinschränkung (Purpura rheumatica). Magen-Darm-Blutungen führen zu kolikartigen Bauchschmerzen (Purpura abdominalis), nicht selten sogar zu einer Invagination. Die Nierenbeteiligung äußert sich in einer Mikro- oder Makrohämaturie. Ein Befall der Hirngefäße kann zu Krampfanfällen, Paresen und Bewußtseinseinschränkungen führen.

Die Purpura simplex hereditaria (M. Davis) ist eine autosomal-rezessiv vererbte Vasopathie, die vorwiegend zu wegdrückbaren Petechien führt. Beim M. Osler-Rendu, der autosomal-dominant vererbt wird, sind die scharf begrenzten Teleangiektasien vor allem an der Lippe, der Zunge und an den Fingern und Schleimhäuten lokalisiert; seltene Lokalisationen im ZNS und in der Lunge können lebensbedrohliche Folgen haben.

Weitere Krankheitsbilder mit einem hereditären Defekt der Gefäße sind das Ehlers-Danlos-Syndrom, das Marfan-Syndrom und das Groenblad-Strandberg-Syndrom. Erworbene Gefäßdefekte liegen beim Vitamin-C-Mangel (Skorbut) und Kawasaki-Syndrom vor. Eine reduzierte Kapillarresistenz wird nicht selten bei Allergien, besonders beim ampicillininduzierten morbilliformen Exanthem, beobachtet.

Störungen der sekundären Hämostase

Bei **sekundären Hämostasestörungen** *(Koagulopathien)* findet man vor allem:
- schmerzhafte Blutungen in Muskeln und Gelenken (unsichtbare Blutungen)

- Hautblutungen in Form von Hämatomen, Suffusionen und Sugillationen (subkutane, flächenhafte Blutungen)
- seltener Nasenbluten
- Petechien (kommen praktisch nie vor).

Im Gegensatz zu thrombozytären Blutungen können bei Koagulopathien mehrere Stunden zwischen Trauma und Blutung vergehen.

X-chromosomal vererbte Koagulopathien sind Hämophilie A und die fünf- bis achtmal seltenere Hämophilie B. Noch seltener ist der autosomal vererbte Mangel an den übrigen Faktoren der Gerinnungskaskade. Kosmetisch schlecht verheilte Narben mit Keloidbildung weisen auf einen Faktor-XIII-Mangel oder das Ehlers-Danlos-Syndrom hin.

> **Blutungen im Verlauf einer akuten, foudroyanten Erkrankung (z.B. bei gramnegativer Sepsis) sind verdächtig auf eine sog. disseminierte intravasale Gerinnung (DIG).**

Hier findet man klinisch ein thrombohämorrhagisches Syndrom eines oder mehrerer Organe, wie intravitale Totenflecke der Haut, Schockniere, Schockleber und Schocklunge.

Unsichtbare Blutungen

Blutungen in Gelenke, die v.a. bei plasmatischen Gerinnungsstörungen, z.B. bei der Hämophilie, vorkommen, verursachen in erster Linie Schmerzen und Bewegungseinschränkung. Blutungen in das ZNS können Symptome wie Somnolenz, Koma und/oder Krampfanfälle verursachen. Muskelblutungen führen zur Bewegungseinschränkung; eine Blutung in den Psoasmuskel kann als Appendizitis fehlgedeutet werden.

Laboruntersuchungen

Da die Blutstillung im Gefäß stattfindet und neben zellulären und plasmatischen Gerinnungsfaktoren auch vaskuläre Faktoren benötigt, wird durch alle extravasal durchgeführten Reagenzglastests ein wesentlicher Teil der Gerinnung nicht erfaßt. Andererseits sind In-vivo-Tests, wie die Bestimmung der Blutungszeit und der Kapillarresistenz, die auch die vasogene Hämostase berücksichtigen, nicht geeignet, plasmatische Koagulopathien zu erkennen. Eine sinnvolle umfassende Gerinnungsdiagnostik erfordert deshalb eine *Kombination* von Tests, die aber nach ausführlicher Anamnese und sorgfältiger Untersuchung auf wenige gezielte Tests beschränkt werden kann (s. Tab. 82.2, 82.3, 82.4). Im allgemeinen kann mit 1,3 ml Zitratblut eine sinnvolle Kombination von Blutbild, PTT (partial thromboplastin time), Quick-Wert (PT = prothrombin time) und Blutungszeit durchgeführt werden, deren Aussagespektrum in Abbildung 82.1 zusammengefaßt ist.

K

Tabelle 82.3 Differentialdiagnose von Blutungen mittels Anamnese, Klinik und vier Grunduntersuchungen, die mit 1,3 ml Zitratblut durchgeführt werden können.

pathologischer Test	Test im Normbereich	Verdachtsdiagnose	weiteres Vorgehen	häufigste Diagnose
PTT, BZ, PT, TZ		Verbrauchskoagulo-pathie	Thrombophiliediagnostik D-Dimere, Spaltprodukte	Schock (hypoxämisch, septisch, toxisch)
BZ, TZ	PTT, PT	Thrombozytopenie (s. Kap. 81)	*Blutbild:* Megathrombozyten + Fragmentozyten ↓ RBZ, ↓ WBZ, Blasten	ITP, Bernard-Soulier-Syndrom, HUS, Leukämie
BZ	PTT, PT, TZ	v.-Willebrand-Syndrom Jürgens-Syndrom Thrombozytopathie	v.-Willebrand-Faktor, F VIII, Ristocetinaggregation *Plättchenfunktionstests:* Kollagenaggregation Retraktion	M. Willebrand-Jürgens Aspirin (-like defect) M. Glanzmann
PTT	PT, BZ, TZ	Koagulopathie im exogenen System temporäre Hemmkörper	Bestimmung von Einzel-faktoren: ↓ F VIII ↓ F IX ↓ F XI Inkubation mit Normalplasma	Hämophilie A Hämophilie B F-XI-Mangel Inhibitor
PTT, PT	BZ, TZ	Koagulopathie im endogenen System Vitamin-K-Mangel Produktionsstörung	Vitamin K, wenn Normalisierung, wenn keine Normalisierung: Fibrinogen, F II, F VII, F X, F V	Vitamin-K-Mangel Leberfunktionsstörung Einzelfaktormangel
PT	PTT, BZ, TZ	Bestimmung von F VII	F-VII-Mangel	F-VII-Mangel

Abkürzungen: BZ = Blutungszeit, PTT = aktivierte partielle Thromboplastinzeit, PT = Prothrombinzeit (Quick-Wert), BB = Blutbild, TZ = Thrombozytenzahl, ↓ erniedrigt, RBZ = rote Blutzellen, WBZ = weiße Blutzellen

Tabelle 82.4 Testkombinationen für bestimmte Fragestellungen bei Hämostasestörungen.

Abklärung	Tests
operatives Blutungsrisiko	BZ, PTT, PT, BB
Störung der primären Hämostase	BZ, PTT, PT, BB: weiteres Vorgehen s. Tab. 82.3
Koagulopathie	BZ, PTT, PT, BB: weiteres Vorgehen s. Tab. 82.3
V.a. Vitamin-K-Mangel	PT (Fibrinogen normal), Koller-Test (Normalisierung der PT)
V.a. Leberfunktionsstörung	PT (Fibrinogen erniedrigt), Koller-Test (keine Normalisierung der PT)
V.a. Thrombophilie, Thrombose	s. Tab. 82.5
V.a. Hemmkörper	Mischversuch, Kardiolipinantikörper
Therapiekontrollen	
Hämophilie A, B	PTT (ggf. Einzelfaktoren)
Thrombozytopenie	BZ, BB, TZ
Thrombozytopathie	BZ, Plättchenfunktion
Heparintherapie	PTT (ggf. Heparinspiegel), Anti-Xa, Plättchenzahl
LMW-Heparin	Anti-Xa (nicht PTT!), Plättchenzahl
Kumarine	PT, Prothrombinfragmente 1 + 2
Aggregationshemmer	BZ, Kollagenaggregation

Abkürzungen: BZ = Blutungszeit, PTT = aktivierte partielle Thromboplastinzeit, PT = Prothrombinzeit (Quick-Wert), BB = Blutbild. Koller-Test: Wiederholung des Quick-Wertes nach Vitamin-K-Gabe

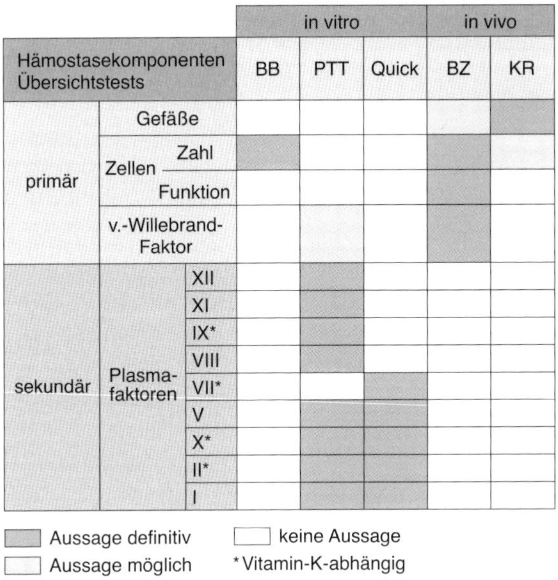

Hämostasekomponenten Übersichtstests			in vitro			in vivo	
			BB	PTT	Quick	BZ	KR
primär	Gefäße						
	Zellen	Zahl					
	Zellen	Funktion					
	v.-Willebrand-Faktor						
sekundär	Plasma-faktoren	XII					
		XI					
		IX*					
		VIII					
		VII*					
		V					
		X*					
		II*					
		I					

☐ Aussage definitiv   ☐ keine Aussage
☐ Aussage möglich   * Vitamin-K-abhängig

* Vitamin-K-abhängige Gerinnungsfaktoren.
Beispiel für Kombination: Verlängerte BZ bei normalem Blutbild: V.a. Thrombozytopathie (weitere Abklärung durch WF, Plättchenfunktionstests).
Pathologischer Quick, normale PTT: F-VII-Mangel, pathologischer Quick, normales Fibrinogen: V.a. Vitamin-K-Mangel.
Pathologische PTT, normaler Quick, normale BZ bei einem Mädchen mit Blutungssymptomen: F-XI-Mangel (F-XII-Mangel macht i.a. keine Blutung).

Abbildung 82.1 Informationswert der Übersichtstests und deren Kombinationen (aus Sutor: Bücherei des Pädiaters, Enke, Stuttgart 1994).
Berücksichtigt werden müssen altersbedingte Besonderheiten (s. Tab. 82.3).
BB = Blutbild und Differentialblutbild, PTT = partielle Thromboplastinzeit, Quick = Quick-Wert, BZ = Blutungszeit, KR = Kapillarresistenz

Primäre Hämostase

An der primären Hämostase sind das Gefäßendothel sowie zelluläre und plasmatische Hämostasefaktoren beteiligt.

Zur *zellulären Hämostase* tragen nicht nur Plättchen (abhängig von ihrer Zahl, Größe und Funktion), sondern auch Leukozyten und Erythrozyten bei, weshalb auch bei ausgeprägter isolierter Anämie und Leukopenie Blutungen auftreten können. Wichtig ist deshalb der *Blutausstrich*.

> **Eine Thrombozytopenie bei Leukämie bedeutet eine größere Blutungsgefahr, weil gleichzeitig ein Mangel an roten und weißen Blutzellen vorliegt und die kleinen Thrombozyten schlechter funktionieren als z.B. die großen Thrombozyten bei Immunthrombozytopenie.**

Megathrombozyten sind junge Thrombozyten, die eine gesteigerte Knochenmarksproduktion widerspiegeln, sie weisen bei Thrombozytopenie indirekt auf eine periphere Plättchendestruktion hin.

Riesenthrombozyten bei normaler Plättchenzahl deuten auf den M. Soulier, zusammen mit spindelförmigen *Einschlußkörperchen* in den Leukozyten auf die May-Hegglin-Anomalie hin. *Eierschalenformen* der Erythrozyten entstehen bei einem Strömungshindernis im arteriellen System. Zusammen mit einer akut aufgetretenen Nierenfunktionsstörung und Thrombozytopenie sind sie nahezu beweisend für hämolytisch-urämische Syndrome, bei denen die Einengung der Nierengefäße durch kleine Thromben eine wichtige pathogenetische Rolle spielt.

Als wichtigste *plasmatische Komponente* der primären Hämostase ist der von-Willebrand-Faktor zu nennen, der die Plättchen an das verletzte Endothel heftet (Adhäsion) und sie untereinander aggregiert; darüber hinaus sind für die primäre Hämostase weitere Faktoren essentiell, wie der Blutdruck, die Strömungsgeschwindigkeit, die Schergeschwindigkeit, die Temperatur und vor allem die Gefäßwand.

Der komplexe Vorgang der primären Hämostase wird am besten durch In-vivo-Tests am Patienten erkannt. Die Kapillarresistenz kann mit dem *Rumpel-Leede-Test* (Blutdruckmanschette auf 60 mmHg einstellen, 5 Min. stauen) oder mit dem *Saugglockentest* (Unterdruck von 16 cmHg in der Subklavikularregion) gemessen werden. Treten mehr als 5 Petechien auf, dann ist eine Vasopathie oder eine schwergradige Thrombozytopenie wahrscheinlich. Thrombozytopenien werden besser durch die Bestimmung der *Blutungszeit* (nach Ivy) erkannt, wobei im Kindesalter die Verwendung eines Präzisionsschneppers, der standardisierte Wunden von weniger als 2 mm setzt, zu empfehlen ist. Bei normaler Thrombozytenzahl muß an eine Thrombozytopathie oder an das von-Willebrand-Syndrom gedacht werden, die durch Thrombozytenfunktionstests bzw. durch die Bestimmung des von-Willebrand-Faktors in Speziallabors weiter abgeklärt werden.

Sekundäre Hämostase

Die sekundäre Hämostase, die durch Fibrinbildung den vorläufigen primären Hämostasepfropf befestigt, wird vor allem durch Reagenzglastests beurteilt. Vollbluttests, wie die *Rekalzifizierungszeit* und das *TEG*, erfassen ein breites Spektrum von zellulären und plasmatischen Blutungsübeln, wenn der Defekt schwergradig ist. Bei der *PTT* (partial thromboplastin time) wird ein Plättchenersatz (partielles Thromboplastin) und oberflächenaktives Kaolin zum Testansatz hinzugegeben. Dadurch werden Mangelzustände von plasmatischen Gerinnungsfaktoren (mit Ausnahme von Faktor VII) mit größerer Genauigkeit erfaßt; dafür gibt die PTT keine Information über zelluläre, insbesondere über thrombozytäre Störungen. Der *Quick-Test*, der unter Zusatz von Gewebsthromboplastin

Blut und lymphatische Gewebe

K

483

durchgeführt wird, gibt zwar eine sehr genaue Information über leberabhängige (Fibrinogen) und die meisten Vitamin-K-abhängigen (F II, VII, X) Gerinnungsfaktoren, versagt aber bei der Diagnosestellung einer Hämophilie. Die endgültige Abklärung der plasmatischen Gerinnungsstörung erfolgt durch *Einzelfaktorenbestimmung*.

Thrombosen

Symptombeschreibung und Definition

Unter Thrombose (griechisch Blutpfropfbildung) versteht man eine Einengung oder Obstruktion von Blutgefäßen durch Blutgerinnsel, die bei Thromboembolie (emblos = Hineingeworfenes) aus verschlepptem thrombotischem Material resultiert. Der englische Begriff „venous thromboembolism" (VTE) faßt Thrombosen und Thromboembolien in Venen zusammen. Sekundäre Thrombosen weisen anamnestisch oder klinisch erkennbare Risikofaktoren auf (Tab. 82.5, Spalte 2), die nicht bei spontanen (primären) Thrombosen nachweisbar sind, bei denen häufiger thrombophile Laborparameter (s. Tab. 82.5, Spalte 3) gefunden werden. Symptome resultieren aus der akuten Unterversorgung mit lebenswichtigen Blutbestandteilen oder aus dem Rückstau von Blut. Thrombosen im Kindesalter sind seltener als beim Erwachsenen.

Rationelle Diagnostik

Anamnese und generelle Untersuchung

Es gibt zwei Altersgipfel, einen hohen in der Säuglingsperiode, besonders bei Neugeborenen, und einen flacheren in der Pubertät.

> Anamnese und Untersuchung sind in der Pädiatrie besonders wichtig, weil sich häufig thrombophile Risikofaktoren finden.

Wichtige Hinweise erhält man durch Fragen nach hereditären Risikofaktoren, nach pränatalen Ereignissen, nach Krankheiten mit erhöhtem Thromboserisiko und nach iatrogenen Ursachen. Eine sorgfältige Untersuchung, die sich nicht nur auf Thrombosezeichen beschränkt, hat einen hohen Informationswert (s. Tab. 82.5, Spalten 1 und 2).

Körperliche Untersuchung

In Tabelle 82.6 sind die wichtigsten Symptome arterieller und venöser Thrombosen an verschiedenen Lokalisationen aufgeführt. Folgendes ist besonders zu beachten:

- *Arterielle Thrombosen* sind selten und kommen meist bei Arterienkathetern vor, ganz selten beim Takayasu- und beim Kawasaki-Syndrom oder nach Transplantation.
- *Venöse Thrombosen:* Bauchschmerz tritt nicht selten bei Thrombose der Vv. splenica, porta, mesenterica auf; ein Verschluß der V. mesenterica kann sogar zum Ileus führen.

> Die Trias Bewußtseinseintrübung, progrediente fokale Ausfälle und epileptische Anfälle kann als Kernsymptom der Sinusvenenthrombose angesehen werden.

Laboruntersuchungen

Eine Thrombose kann durch Labortests nicht nachgewiesen werden. Umgekehrt schließen normale D-Dimere eine venöse Thrombose weitgehend aus, wenn eine hochsensitive Methode angewandt wird und eindeutige klinische Thrombosesymptome fehlen. Der Blutausstrich gibt Hinweise auf thrombophile Ursachen und Risikofaktoren, wie Leukämie (Blasten, Leukozytose), Sichelzellanämie, hämolytisch-urämische Syndrome, thrombotisch thrombozytopenische Purpura (TTP) (Fragmentozyten), Sepsis (Linksverschiebung mit toxischer Granulation von thrombogener α-Granula). Weitere Laboruntersuchungen dienen zum Nachweis von Krankheiten mit Thromboserisiken. Tests zur Abklärung einer humoralen Thrombophilie auf Protein- oder DNA-Basis sind in Tabelle 82.5 (Spalte 3) dargestellt.

Screening auf humorale genetische Thrombophilie-Faktoren

Nach den Richtlinien der Bundesärztekammer (2003) dürfen „bei minderjährigen Patienten genetische Tests – mit Zustimmung der Personensorgeberechtigten – nur dann vorgenommen werden, wenn präventive oder therapeutische Maßnahmen möglich sind". Screening auf humorale Thrombophilie-Faktoren (s. Tab. 82.5, Spalte 3) ist nur dann sinnvoll und erlaubt, wenn Patienten oder deren Familien unmittelbar davon profitieren. Dies ist beim Neugeborenen mit Purpura fulminans oder ausgedehnten Thrombosen der Fall, da hier meist eine homozygote oder doppelt heterozygote Konstellation vorliegt und Behandlungsmöglichkeiten bestehen. Dasselbe gilt bei älteren Kindern mit Purpura fulminans bei Sepsis und mit TTP. Screening ist auch sinnvoll bei rezidivierenden oder spontanen Thrombosen, da hierbei häufiger humorale Thrombophilie-Faktoren vorliegen, deren Kenntnis eine sinnvollere Therapie ermöglicht. Bei Kindern mit Thrombosen und einer positiven Familienanamnese können Angehörige von einem Screening profitieren, da u.a. pränatale Komplikationen vermieden werden können. Zumeist liegen

Tabelle 82.5 Thrombogene Risikofaktoren (nach Sutor 2003, J Thromb Hemostas 1: 886–888).

Familienanamnese	Anamnese, Untersuchung	Laborhinweise
Thrombosen	**iatrogene Risiken**	**thrombophile Proteine/DNA***
Thrombosen, Herzinfarkt, Schlaganfall < 40 Jahre	Verweilkatheter, Shunts, Stents	F-V-Leiden (G1691A)*
	künstliche Herzklappen	F-II-Leiden (G 20210A)*
	Transplantation	MTHFR (677TT)* und
rezidivierende Thrombosen	Operation, auch kleinere	↑ Homozystein (nüchtern)
	Immobilisation (auch kurzzeitige)	↓ Protein C [†]
Purpura fulminans:	parenterale Ernährung (bes. Lipide)	↓ Protein S [†]
– beim Neugeborenen	Medikamente:	↓ Antithrombin [†]
– bei Windpocken	– orale Antikonzeptiva	↑ Lipoprotein (a)
– bei Sepsis	– Kortikosteroide	↓ vWF-Cleaving-Enzyme
	– E.-coli-Asparaginase	Antiphospholipid-Antikörper
Hautnekrosen nach OAK	– Heparin (cave HIT)	(inklusive Kardiolipine)
	– aktivierte Gerinnungspräparate	(↑ FI, VIII, IX, XI, ↓ Plasminogen?)
pränatale Ereignisse	**Krankheiten**	**Hyperkoagulationsmarker**
wiederholt pränat. Dystrophien	Herzerkrankungen	D-Dimere, Prothrombinfragmente, endogene Thrombinpotentiale
wiederholt Aborte	Schocksyndrome	
mütterlicher Diabetes	maligne Erkrankungen	
Präeklampsie	Sepsis, Meningitis	
HELLP-Syndrom	Trauma, Verbrennung	
Thrombosen während der Schwangerschaft	nephrotisches Syndrom	
	HUS, TTP	
Fehlbildungen	CDG-Syndrom	
Analatresie	Lupus erythematodes	
Porenzephalie	rheumatoide Arthritis	
	M. Crohn, ulzerative Kolitis	
	Kawasaki-Syndrom	
	Kasabach-Merritt-Syndrom	
	Übergewicht, Diabetes	
	Dehydration	
	Sichelzellanämie	
	Früh-, Mangelgeburt	
	Asphyxie (Hypoxämie, RDS)	
	Hypertension	
	vaskuläre Fehlbildungen/Verletzung	
	Polyzythämie	

Abkürzungen: * genetisch, DNA-Basis; [†] genetisch oder erworben, Proteinbasis; ↑ erhöht; ↓ erniedrigt; IUGR = intrauterine growth retardation; HIT = Heparin-induzierte Thrombozytopenie; OAK = orale Antikoagulanzien; CDG = carbohydrate-deficient glycoprotein; HELLP = hemolysis, elevated liver enzymes, low platelets; MTHFR = Methylene-Tetrahydrofolat-Reduktase; HUS = hämolytisch-urämisches Syndrom; TTP = thrombotisch-thrombozytopenische Purpura; vWF = von-Willebrand-Faktor

aber bei Thrombosen im Kindesalter multiple thrombophile Risikofaktoren (s. Tab. 82.5, Spalte 2) vor. Hierbei ist der Nutzen eines Labor-Screenings für Patienten oder deren Familie nicht bewiesen.

Fehlerquellen

Bei Kindern und besonders bei Säuglingen müssen die nachfolgenden Fehlermöglichkeiten beachtet werden.

Präanalytische Fehler entstehen, wenn das Blut beim Abnehmen angerinnt (große Blutmenge, suboptimale Venenpunktion).

Deshalb sollte vor allem bei Säuglingen und kleinen Kindern so wenig Blut als möglich abgenommen werden.

Die Dokumentation der Abnahmezeit läßt Fehler durch langes Lagern als Zitrat-Vollblut erkennen, die das Ergebnis von Vollbluttests und von heparinisierten Kindern verfälschen. Proben aus Kathetern, die Heparin enthalten, können nicht verwendet werden.

Interpretationsfehler resultieren aus Unkenntnis altersentsprechender Normalwerte (s. Tab. 82.1). Da akute Thrombosen und Antikoagulan-

Blut und lymphatische Gewebe

K

Tabelle 82.6 Differentialdiagnose der Thrombosen. (aus Sutor [Hrsg.]: Antikoagulation bei Thrombosen im Kindesalter, Schattauer, Stuttgart 1997).

typische Symptome bei arteriellem und venösem Gefäßverschluß

- arterieller Gefäßverschluß: Risiko bei Arterienkatheter!
  – Blässe, Kälte, Pulslosigkeit (Aa. femoralis, tibialis, brachialis, radialis)
  – Hämaturie (A. renalis)
  – Dyspnoe, thorakaler Schmerz, Pneumonie (A. pulmonalis)
  – Hemiparese (A. cerebri)
  – Hirnstammsymptome, Lähmungen (A. basilaris)
- venöser Gefäßverschluß: unspezifische Symptome, Verdacht, wenn thrombogene Risikofaktoren.
  – Schmerz, Schwere- und Spannungsgefühl, ödematöse Schwellung, livide Verfärbung, Venenzeichnung, Einflußstauung (Vv. subclavia, iliaca, femoralis, poplitea)
  – Stauungszeichen an unteren Körperpartien (V. cava)
  – Hepatomegalie, Aszites (V. hepatica)
  – Bauchschmerz, Folgen der portalen Hypertension (Vv. splenica, porta, mesenterica)
  – Ileus, Bauchschmerz (V. mesenterica)

neurologische Symptomatik

- Kopfschmerz und Stauungspapille (S. sigmoideus bzw. transversus) („Pseudotumor cerebri")
- Halbseitenlähmung
- Nackensteifigkeit, nicht behandelbare Krämpfe
- Koma (S. sagittalis sup.)

spezielle Symptomatik bei Neugeborenen

- Sinusvenenthrombose
  – gespannte Fontanelle
  – tonische Krämpfe
  – Nystagmus
  – respiratorische Insuffizienz
- Nierenvenenthrombose
  – Flankentumor
  – Hämaturie
  – Thrombozytopenie (V. renalis)
- Katheter-assoziierte Thromben (80% aller Thrombosen beim NG)
  – Katheterfehlfunktion
  – V.-cava-superior-Syndrom
  – Chylothorax
  – antibiotikaresistente bakterielle oder fungale Sepsis

zien Tests auf Proteinbasis (u.a. Protein-S-, Protein-C-, AT-Bestimmung) verändern, sollten diese frühestens 3 Monate später wiederholt werden. Dagegen sind DNA-basierte Tests (z.B. F-V-, F-II-Mutanten) unabhängig von Thrombose und Medikamenten.

Bildgebende Verfahren

Die endgültige Diagnose der Thrombose ist auch im Kindesalter die Domäne der bildgebenden Verfahren und des Ultraschalls.

Die Phlebographie gilt als Referenzmethode, an deren Ergebnissen die diagnostische Zuverlässig-

keit anderer Verfahren gemessen werden muß. Heute spielt in der Praxis die Ultraschalluntersuchung die größte Rolle; die MRT und CT bieten ganz neue Möglichkeiten bei der Diagnostik v.a. von intrakraniellen Thrombosen (Tab. 82.7).

Tabelle 82.7 Bildgebende Verfahren zur Diagnose von venösen Thrombosen (aus Sutor [Hrsg.]: Antikoagulation bei Thrombosen im Kindesalter, Schattauer, Stuttgart 1997). Angegeben ist die Reihenfolge der Wertigkeit der Untersuchungen. Auf Platz 1 steht jeweils die diagnostische Technik mit der höchsten Priorität, es folgen die Techniken, die nur bei Versagen oder Unsicherheit der erstrangigen Methode zur Geltung kommen sollten.

tiefe Bein-/Beckenvenenthrombosen

1. Farbdoppler-/Duplexsonographie einschließlich Kompressionstest und Vergleich mit Gegenseite
2. Phlebographie (Indikation besonders bei unklarem Sonographiebefund, bei V.a. isolierte Unterschenkelvenenthrombose, bei negativem Sonogramm trotz klinisch wahrscheinlicher Thrombose, evtl. zur OP-Planung)
3. MRT-Phlebographie (insbesondere Beckenstrombahn, V. iliaca int.)

tiefe Armvenenthrombose (einschließlich V. brachiocephalica und V. subclavia

1. Phlebographie über periphere Vene in DSA-Technik

zentrale Venen (V. cava sup., V. cava inf.)

1a. Farbdoppler/Duplexsonographie bzw. Echokardiographie *oder konkurrierend:*
1b. MRT-Phlebographie (besser mit Kontrastmittel) multiplanar
2. Phlebographie (insbesondere präinterventionell bzw. vor OP)

Katheterthrombose

1. Phlebographie über Katheter in DSA-Technik

Viszeralgefäße (V. renalis, V. mesenterica, V. lienalis, Vv. hepaticae und Pfortader)

1. Farbdoppler-Duplexsonographie
2. MRT-Phlebographie mit Kontrastmittel
3. Katheterphlebographie (Zugang via V. femoralis oder V. jugularis) bzw. zur Pfortaderdarstellung indirekte Portographie über arteriellen Zugang in DSA-Technik

Sinusvenenthrombose (SVT)

1. bei klinischem V. a. eine SVT zuerst Hirn-CT, evtl. mit i.v. Kontrastmittel
2. Wenn Hirn-CT negativ und bei der Frage nach dem Ausmaß der Thrombosierung ist eine MRT mit bildgebenden und flußsensitiven Sequenzen ohne und mit Kontrastmittel durchzuführen. Beim Nachweis von zerebralen Blutungen, die nicht eindeutig venös einzuordnen sind, muß zusätzlich angiographiert werden.

arterielle Thrombose der A. femoralis communis nach Punktion (arterielle Angiographie, Herzkatheter)

Sonographie und Farbdoppleruntersuchung der Punktionsstelle

Thrombosen bei Neugeborenen

Keine Altersgruppe ist so thrombosegefährdet wie die der Neugeborenen, wenn zu dem ausgeglichenen, aber labilen neonatalen Hämostasesystem thrombophile Risiken, wie z.B. Verweilkatheter, Dehydratation oder Sepsis, kommen.

Hämostase des Neugeborenen

Insgesamt ist das Hämostasesystem beim Neugeborenen ausgeglichen, wie aus normalen Globaltests für die primäre Hämostase, für die sekundäre Hämostase und für die Fibrinolyse hervorgeht, obwohl deren Einzelkomponenten quantitativ erheblich von der Erwachsenennorm abweichen (s. Tab. 82.1).

Das Neugeborene hat eine normale Blutungszeit trotz pathologischer Plättchenfunktionstests. Die sekundäre Hämostase funktioniert ebenfalls optimal, erkennbar an der normalen Rekalzifizierungszeit im Vollblut, obwohl plasmatische Tests, wie die PTT, der Quick-Wert oder gar die Vitamin-K-abhängigen Gerinnungsfaktoren, so abnormal sind, daß man beim Erwachsenen an eine Koagulopathie denken müßte. Die Gesamtfibrinolyse ist beim Neugeborenen ebenfalls normal, obwohl Einzelfaktoren, wie Protein C oder S oder AT, auf die Hälfte reduziert sind. Die Hämostase des Neugeborenen ist in ihrer Gesamtheit optimal, und sie sollte nicht wegen abweichender Einzelfaktoren als hämophil oder als thrombophil bezeichnet werden. Normalerweise hat das Neugeborene weder Blutungen noch Thrombosen. Allerdings kann dieses ausgeglichene, aber labile Hämostasesystem bei Risiken schneller entgleisen.

> Vitamin-K-Mangel und Thrombozytopenien können beim Neugeborenen eher Hirnblutungen auslösen und zusätzliche thrombogene Risiken häufiger Thrombosen als beim älteren Kind.

Zusätzliche thrombogene Risikofaktoren

Das weitaus größte Risiko sind Verweilkatheter: 80% aller Venenthrombosen bei Neugeborenen werden durch Katheter im oberen Venensystem verursacht. Weitere Risikofaktoren sind Schocksyndrome septischer, hypovolämischer oder hypoxischer Genese, Fetopathia diabetica, Trauma, Operation, Herzfehler, Polyzythämie, schwere Geburt, hereditäre Thrombophilie, Diabetes sowie Phospholipid-Antikörper bei der Mutter.

Klinik der Neugeborenenthrombosen

Klinisch gut erkennbar sind Nierenvenenthrombosen und Purpura fulminans.

Nierenvenenthrombosen sind durch die Trias Flankentumor, Makrohämaturie und Thrombozytopenie charakterisiert und werden durch Ultraschall-Scanning bewiesen.

Purpura fulminans beim Neugeborenen kann auf einen homozygoten oder doppelt heterozygoten Mangel an AT, Protein C oder Protein S oder auf eine Faktor-V-Mutante hinweisen. Die klinischen Symptome sind die Folgen von Kapillarthrombosen und interstitiellen Blutungen (Ekchymosen), die sich unbehandelt zu gangränösen Nekrosen weiterentwickeln, sich mitunter bis in die Faszien ausdehnen und zur Autoamputation führen können.

Klinisch oft verkannt werden tiefe Venenthrombosen und Sinusvenenthrombose.

Tiefe Venenthrombosen: Etwa ein Drittel der katheterinduzierten Thrombosen werden klinisch nicht erkannt, weil die typischen Symptome wie Schwellung und Bewegungseinschränkung einer Extremität oder eine Organdysfunktion beim Neugeborenen nicht immer ausgeprägt sind und andere Symptome, wie z.B. antibiotikaresistentes Fieber oder Chylothorax nicht sofort auf eine Thrombose hinweisen.

Sinusvenenthrombose: Die Symptomatik ist oft atypisch und wechselnd. Fast immer treten tonische Krämpfe auf, bei 50% Hemiparesen. Weitere Symptome sind Nystagmus, Somnolenz und Lethargie, vorgewölbte Fontanelle, Stauungspapille, erhöhter Muskeltonus sowie Hyperexzitabilität. Für die Diagnose sind MRT und CT entscheidend.

Blut und lymphatische Gewebe

K

83 Lymphknotenvergrößerung

Thorsten Simon

Symptombeschreibung

Normale Lymphknoten sind weich und klein. Sie sind nur bei schlanken Patienten gelegentlich tastbar. Dringen Erreger in den Organismus, werden diese von Phagozyten aufgenommen und über Lymphgefäße in die regionalen Lymphknoten transportiert. In den Keimzentren der Lymphknoten treffen die antigenbeladenen Zellen auf Lymphozyten und aktivieren die antigenspezifischen Lymphozyten. Im Rahmen dieser Aktivierung kann es zu Mehrdurchblutung und Schwellung der Lymphknoten kommen. Diese werden tastbar und können infolge der Kapselspannung schmerzen. Nicht immer bestehen dabei Allgemeinsymptome einer Infektion. Normalerweise werden die eindringenden Keime erfolgreich bekämpft, und die Lymphknoten schwellen wieder ab. Vorübergehende Lymphknotenvergrößerungen bis etwa 1,5 cm Durchmesser sind deshalb als normal anzusehen.

Tastbare Lymphknoten sind im Kindesalter nicht ungewöhnlich. Eine gezielte Diagnostik ist nur erforderlich, wenn eine Lymphknotenschwellung 1,5 cm überschreitet, über Wochen bestehenbleibt und/oder Lymphknoten außerhalb der üblichen Lymphknotenregionen palpabel sind.

Lymphome sind das Resultat einer malignen Entartung von Lymphozyten zunächst eines Lymphknotens.

Erfolgt keine Behandlung, können nachfolgende Lymphknotenstationen und schließlich nichtlymphatische Organe befallen werden. Diesem Verlauf trägt die Stadieneinteilung von Lymphomen Rechnung:
- *Stadium I:* eine Region befallen
- *Stadium II:* mehrere Regionen auf einer Seite des Zwerchfells befallen
- *Stadium III:* Regionen beiderseits des Zwerchfells befallen
- *Stadium IV:* Befall anderer Organe.

Leukämien entstehen durch maligne Entartung von Lymphozyten des Knochenmarks. Diese können dann sekundär Lymphorgane befallen. Dadurch entsteht die Lymphadenopathie bei Leukämien.

Rationelle Diagnostik

Anamnese

Eine akut auftretende Lymphknotenschwellung einer einzelnen Lymphknotengruppe, begleitet von lokalen Entzündungszeichen (Rötung, Schmerz, Überwärmung) und allgemeinen Entzündungszeichen (Fieber, CRP-Anstieg, Granulozytose, Linksverschiebung), spricht für eine akute bakterielle Lymphadenitis.

Eine schnell zunehmende Lymphknotenschwellung einer oder mehrerer Regionen ohne lokale Entzündungszeichen läßt an ein akutes Lymphom, eine akute Leukämie oder eine virale Infektion (EBV, CMV) denken. Oft klagen betreffende Patienten über Allgemeinsymptome wie Fieber und Leistungsknick.

Entwickelt sich die Lymphknotenschwellung langsam ohne lokale Entzündungszeichen, kann es sich um ein Lymphom, eine Virusinfektion (EBV, HIV) oder eine Mykobakteriose handeln. Dabei können Allgemeinsymptome der sog. B-Symptomatik (Gewichtsabnahme, Nachtschweiß, Fieber > 38 °C) bestehen. Diese Symptome haben eine prognostische Bedeutung bei Lymphomen. Ihr Fehlen schließt das Vorliegen eines Lymphoms nicht aus.

Diagnostisch wegweisend können auch andere begleitende Allgemeinsymptome wie Leistungsknick oder Knochenschmerzen (Leukämie, Lymphom, Neuroblastom) sein. Bei der Anamneseerhebung muß auch nach Vorerkrankungen des Patienten (bekannter Immundefekt, Diabetes), Reiseanamnese und Tierkontakte (z.B. mit Hund oder Katze) gefragt werden.

Körperliche Untersuchung

Die körperliche Untersuchung muß neben dem Lokalbefund auch immer alle übrigen Lymphknotenregionen und einen allgemeinen körperlichen Status des Patienten umfassen:
- *Lokalbefund:* Lokalisation (typische Lymphknotenregion oder an ungewöhnlicher Stelle), Ausdehnung der Lymphknotenschwellung, Konsistenz (hart, elastisch, fluktuierend), lokale Entzündungszeichen (Rötung, Schwellung, Überwärmung, Schmerz), Verschiebbarkeit (gut, schlecht oder gar nicht verschiebbar).
- *Status anderer Lymphknotenregionen:* Ist nur diese eine Lymphknotenregion befallen? Bilaterale Lymphadenopathie? Generalisierte Erkrankung mit Lymphknotenschwellung beiderseits des Zwerchfells?

Der klinischen Untersuchung sind folgende Lymphknoten zugänglich: submandibulär, submental, okzipital, zervikal, supraklavikulär, infraklavikulär, pektoral, axillär, inguinal und popliteal.

Auch die übrigen Regionen sind auf mögliche Weichteil- oder Lymphknotenschwellungen zu untersuchen (s. auch „Technische Untersuchungen").

• *Allgemeiner klinische Status:* Allgemeinzustand (Fieber, Ikterus, Zyanose, Anämie, Einflußstauung), Haut (Petechien, Hämatome, Virusexanthem, Weichteilinfektion), HNO-Status (Otitis, Pharyngitis, Tonsillitis, Soor, Karies, Mundbodenabszeß), Lunge (Bronchitis, Dyspnoe), Herz, Leber und Milz (Organgröße, Konsistenz), ZNS (Meningismus) und übrige Organe.

Klinisch-chemische Untersuchungen

Oft kann allein durch Anamnese und körperliche Untersuchung eine behandlungsbedürftige Lymphknotenerkrankung ausgeschlossen werden. Dann ist keine Zusatzdiagnostik erforderlich.

Bleibt der Charakter der Lymphknotenschwellung unklar, erlauben folgende Blutuntersuchungen eine orientierende Abklärung bei angemessenem Aufwand:

• *kleines Blutbild* (Leukozyten, Hämoglobin, Thrombozyten)

• *Differentialblutbild,* d.h. die Leukozytendifferenzierung per Automat (Laborautomaten geraten

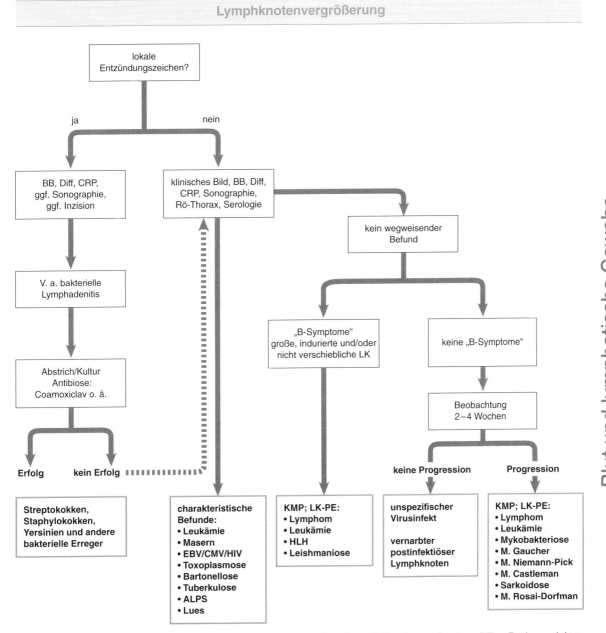

Abb. 83-1 Diagnostik zu Abklärung einer Lymphknotenschwellung (LK = Lymphknoten, PE = Probeexzision, KMP = Knochenmarkpunktion).

Blut und lymphatische Gewebe

K

bei deutlich reaktiv verändertem Blutbild oft an ihre Grenzen) oder am Mikroskop (die Beurteilung von Blutausstrichen verlangt Erfahrung)

• *CRP*

• *Serologie:* CMV, EBV, Röteln, HIV (Einverständnis von Patient bzw. Eltern vor Blutuntersuchung erforderlich), Toxoplasmose, Bartonella, Brucella.

Hohe Entzündungszeichen sprechen für eine bakterielle Lymphadenitis. Eine Lymphomonozytose mit charakteristischen Lymphoidzellen im Blutausstrich ist nahezu beweisend für eine EBV-Infektion. Sind zwei der drei Zellreihen des kleinen Blutbildes auffällig, ist der sichere Ausschluß einer Leukämie durch Knochenmarkuntersuchung erforderlich (s. „Erweiterte Diagnostik). Das Fehlen von Leukämiezellen im Blutausstrich schließt das Vorliegen eines Lymphoms oder einer Leukämie nicht sicher aus.

Finden sich auffällige Befunde, kann entweder die Diagnose gestellt werden oder es sind umgehend weitergehende Untersuchungen (Abb. 83.1 u. Teilkapitel „Erweiterte Diagnostik") zu veranlassen. Sind die Befunde der Basisdiagnostik nicht beunruhigend, aber auch nicht wegweisend, sollte der klinische Befund in 2–4 Wochen kontrolliert werden. In Abhängigkeit von der Dynamik der klinischen Symptome ist dann möglicherweise doch eine *erweiterte Diagnostik* (s. Abb. 83.1 u. Teilkapitel „Erweiterte Diagnostik") erforderlich.

Technische Untersuchungen

Die *Ultraschalluntersuchung* von Hals, Axilla, Abdomen und Leiste ist heute in nahezu jeder Praxis möglich und gibt ohne Belastung des Patienten zusätzliche Informationen über die Morphologie der Lymphknoten. Normale Lymphknoten stellen sich im Ultraschall echoarm und bohnenförmig dar. Mit zunehmender Schwellung, unabhängig welcher Ursache, nehmen sie eine eher rundliche Form an. Bei Abszedierung stellen sie sich zunehmend echoarm dar. Lymphome oder granulomatöse entzündete Lymphknoten sind häufig echoreich (Abb. 83.2 u. 83.3). Die Ultraschalldiagnostik erlaubt darüber hinaus eine Beurteilung der abdominellen Lymphknoten, die nur bei massiver Vergrößerung auch klinisch erfaßbar sind.

Erweiterte Diagnostik

Sollte die bereits genannte Diagnostik nicht zum Ziel führen, ist eine erweiterte Diagnostik indiziert. Die erweiterte Diagnostik beinhaltet die folgenden klinisch-chemischen und technischen Untersuchungen:

• *Röntgen Thorax:* Beurteilung der hilären Lymphknoten. Thorakale Lymphome (Morbus Hodgkin, thorakale T-Zell-Lymphome) können zu

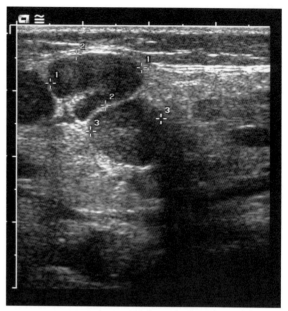

Abb. 83.2 Lymphknotensonographie. Deutlich vergrößerte echoarme Lymphknoten bei Ebstein-Barr-Virus-Infektion, die teilweise die Glandula parotis durchsetzen.

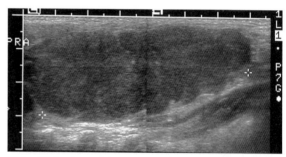

Abb. 83.3 Lymphknotensonographie. Große echoreiche Lymphknoten bei zervivalem T-Zell-Lymphom.

einer ausgeprägten Hilusverbreiterung und unter Umständen Ergußbildung führen (Abb. 83.4). Eine einseitige Hilusverbreiterung erfordert immer den Ausschluß einer Tuberkulose.

• *Knochenmarkuntersuchung:* Eine Knochenmarkuntersuchung ist dann indiziert, wenn zwei der drei Zellreihen des kleinen Blutbildes verändert sind, wenn sich im peripheren Blut Leukämiezellen finden oder wenn das klinische Bild (Lymphadenopathie, Hepatosplenomegalie, EBV-Ausschluß) den Verdacht auf eine Leukämie begründet.

• *Lymphknotenbiopsie oder -exstirpation:* Die histologische und mikrobiologische Untersuchung eines repräsentativen Lymphknotens erlaubt häufig die Diagnosestellung. Da es sich um einen operativen Eingriff handelt, sollten vor diesem Schritt grundsätzlich alle angemessenen differentialdiagnostischen Möglichkeiten ausgeschöpft werden.

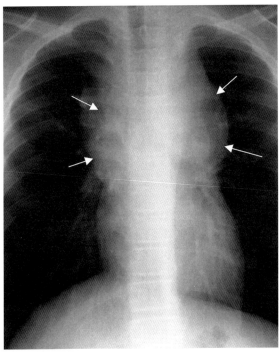

Abb. 83.4 Thorax-Röntgenbild. Nachweis mediastinaler Lymphome bei thorakalem T-Zell-Lymphom (Pfeile).

• *Tuberkulosediagnostik:* GT10-Test. Bei suspektem Röntgenbefund des Thorax (einseitige Hilusvergrößerung) zusätzlich dreimalig Magennüchternsekret für TBC-Kultur und PCR.

• *Computertomographie (CT)* oder *Magnetresonanztomographie (MRT)* der betroffenen Region helfen nur selten bei der differentialdiagnostischen Abklärung von Lymphknotenschwellungen. CT/MRT sind indiziert zur Statuserhebung vor Operation oder Chemotherapie, da die exakte

Bilddokumentation von Ausdehnung und Nachbarschaftsbeziehungen von Lymphomen möglich ist.

• *Immundiagnostik:* Ungewöhnlich schwer verlaufende und/oder überdurchschnittlich gehäuft auftretende Infektionen müssen den Verdacht auf einen Immundefekt lenken. Leukozytendifferenzierung, Bestimmung von IgA, IgG, IgM und IgE im Blut, Lymphozytendifferenzierung und die Kontrolle von Impfantworten (Titer und Hauttest) erlauben eine orientierende Beurteilung.

Besondere Hinweise

Zahlreiche Erkrankungen führen neben anderen Symptomen zu einer Lymphknotenschwellung. Manche dieser Erkrankungen haben ein charakteristisches Bild, so daß die Differentialdiagnose mit geringem Aufwand möglich ist. Im wesentlichen kommen Infektionen, maligne hämatologische Erkrankungen, Stoffwechselerkrankungen, Medikamente und Autoimmunerkrankungen als Ursache in Frage.

Die DD-Tabellen geben einen Überblick über häufige, gelegentlich auftretende und seltene Ursachen. Bei angeborenem oder erworbenem Immundefekt können Infektionen deutlich schwerer und symptomreicher verlaufen (EBV, CMV, Toxoplasmose).

Auch andere Erkrankungen können klinisch wie eine Lymphknotenschwellung imponieren, z.B. Parotitis bei Mumps, Halszysten, Halsrippen, zystische Hygrome, Hämangiome, Laryngozelen, Dermoidzysten, Weichteilsarkome und Leistenbrüche.

Die Abbildung 83.1 gibt eine Übersicht über das rationelle diagnostische Vorgehen.

Blut und lymphatische Gewebe

K

Differentialdiagnostische Tabellen

Differentialdiagnose der häufigsten Ursachen einer Lymphknotenschwellung

lokalisiert?	lokale Entzündungszeichen?	akuter Beginn?	Lymphknotenschwellung	Begleitsymptome	Ursache	Abklärung
ja	ja	ja	akutes Krankheitsbild, meist schmerzhaft	Keimeintrittspforte im Einzugsgebiet (Augeninfektion, Mastoiditis, Otitis, Zahnabszesse, Streptokokkenangina, Stomatitis, Panaritium, Hautabszesse, infizierte Hautläsionen u.a.)	bakterielle Lymphadenitis	Kultur (Abstrich, Punktat)

Differentialdiagnose der häufigsten Ursachen einer Lymphknotenschwellung *(Fortsetzung)*

lokali-siert?	lokale Entzün-dungs-zeichen?	akuter Beginn?	Lymphknoten-schwellung	Begleit-symptome	Ursache	Abklärung
ja	meist	ja	regionale Lymph-knoten im Bereich der Impfung	gelegentlich Allgemeinsymptome	Impfung	Impfanamnese
meist	nein	ja	nuchal	mäßiges Fieber, typisches Exanthem	Röteln	im Zweifelsfall Serologie
nein	nein	ja	meist generalisiert	schlechter Allgemein-zustand, hohes Fieber, typisches Exanthem, Koplik-Flecken, Otitis, Pneumonie	Masern	im Zweifelsfall Serologie
nein	nein	ja	gelegentlich zervikal betont und dolent, gut verschieblich	unspezifisch	Virusinfekte, unspezifische	Spontanregression, Serologie nur selten hilfreich
nein	selten	ja	gelegentlich zervikal betont	Fieber, Tonsillitis, Exanthem, Hepato-splenomegalie, Ikterus	Ebstein-Barr-Virus(EBV)-Infektion = infektiöse Mononukleose	charakteristische Lymphoidzellen im Blut-ausstrich, Serologie, im Zweifelsfall PCR

Differentialdiagnose der gelegentlich auftretenden Ursachen einer Lymphknotenschwellung

lokali-siert?	lokale Entzün-dungs-zeichen?	akuter Beginn?	Lymphknoten-schwellung	Begleit-symptome	Ursache	Abklärung
ja	mäßig	nein	meist axillär, oft über Monate bestehend	meist keine, selten Fieber	Bartonella henslae (Katzenkratz-krankheit)	Katzen- oder Hunde-kontakt, Serologie, nur im Zweifelsfall Histologie (granulomatöse Entzün-dung)
ja	nein	ja	meist einseitig zervikal	Fieber > 5 Tage, Konjunktivitis, Muko-sitis, Palmarexanthem, generalisiertes Exanthem	Kawasaki-Syndrom	Echokardiographie (Perikarditis während akuter Erkrankung, Koronaraneurysmen nach ca. 2 Wochen)
ja	nein	ja	mesenterial, im Ultra-schall sichtbar	Enterokolitis, Pseudoappendizitis	Yersinia enterocolica	Stuhlkultur, Serologie
meist	gele-gentlich	ja	schnelles Wachstum, kaum verschiebbar	„B-Symptomatik"	Non-Hodgkin-Lymphom	Röntgen Thorax (mediastinale Lymphome, Pleuraerguß), Histologie
meist	nein	nein	indolent, protrahiertes Wachstum, kaum verschieblich	„B-Symptomatik"	Morbus Hodgkin	Röntgen Thorax (Mediastinalverbreite-rung), Lymphknoten-histologie
meist	nein	nein	meist subakuter Verlauf	meist keine	atypische Mykobakterien	Tuberkulin-Intrakutantest, Kultur (Punktate, Exzisate), Histologie
meist	nein	nein	meist zervikal, in 83% multilokulär, indolent	gelegentlich über Monate: Leistungs-knick, Fieber, Kopf-schmerzen	Toxoplasmose	Serologie (Sabin-Feld-man-Test, Komplement-fixation, IgM-IFA), nur im Zweifelsfall Histologie

Differentialdiagnose der gelegentlich auftretenden Ursachen einer Lymphknotenschwellung *(Fortsetzung)*

lokali-siert?	lokale Entzün-dungs-zeichen?	akuter Beginn?	Lymphknoten-schwellung	Begleit-symptome	Ursache	Abklärung
meist	nein	nein	meist zervikal, chronisch, nicht verschieblich, gelegentlich Fistelbildung	kaum Begleit-symptome	Lymphknoten-tuberkulose	Intrakutantest, Histologie
nein	nein	ja	zervikal und okzipital	Dreitagefieber, Exanthem	humanes Herpesvirus 6	im Zweifelsfall Serologie
nein	nein	ja	generalisiert, akut, indolent	Leistungsknick, Hepatosplenomegalie, Blutungszeichen	Leukämie	Blutbild (Zytopenie ≥ 2 Zellreihen), Knochen-markzytologie
nein	nein	ja	generalisiert	Mononukleose-ähnlich	Zytomegalie	Serologie, CMV-pp65-AG und PCR im Urin

Differentialdiagnose der seltenen Ursachen einer Lymphknotenschwellung

lokali-siert?	lokale Entzün-dungs-zeichen?	akuter Beginn?	Lymphknoten-schwellung	Begleit-symptome	Ursache	Abklärung
ja	ja	ja	axillär oder inguinal	Fieber, Übelkeit, meist Ulzeration an Eintrittspforte	Tularämie (Hasenpest)	Kontakt zu Nagern, Serologie, Kultur (Eiter, Lymphknoten, Blut)
ja	ja	ja	inguinal, gelegentlich axillär, schmerzhaft	septisches Fieber	Yersinia pestis (Beulenpest)	Serologie, Kultur (Blut, Gewebe)
ja	ja	meist	meist submandibulär, schmerzhafte brettharte Induration, Fistelgänge	variabel	Aktinomykose	Mikroskopie (Sekret oder Gewebe), anaerobe Kultur (Sekret oder Gewebe)
ja	meist	ja	Lokalisation je nach Impfung	keine	BCG-Impfung	Impfanamnese, Kultur (Abstrich, Punktat)
ja	nein	nein	zervikal, subakut, indolent, wenig verschieblich	behinderte Nasen-atmung, Schluck-beschwerden	Naso-pharyngeal-karzinom	HNO-Status, MRT, Histologie
ja	nein	ja	zervikal, einseitig, schmerzlos	Fieber, Übelkeit, Gewichtsverlust, Nachtschweiß, Arthralgien, Hepato-splenomegalie	nekrotisierende Lymphadenitis (Kikuchi-Fujimoto)	Histologie
ja	nein	nein	ausgedehnt zervikal, meist bilateral, schmerzlos, im Verlauf wechselnde Größe, selbstlimitierend	Fieber, Gewichts-verlust, Gelenk-beschwerden	Sinushistio-zytose (Rosai-Dorfman)	Histologie am Biopsat
meist	möglich	nein	inguinal, gelegentlich auch generalisiert	Ulkus, Ausschlag, Allgemeinsymptome	Syphilis Stadium 2	Serologie (VDRL, FTA-ABS, TP-PA)
meist	nein	ja	zervikal oder axillär	undulierendes Fieber, Leistungsknick, Hepatosplenomegalie, Blutungsneigung, Blutbildveränderungen, purulente Arthritiden	Brucellose (Maltafieber)	Serologie, Kultur (Blut, Knochenmark, Eiter)

Blut und lymphatische Gewebe

K

Differentialdiagnose der seltenen Ursachen einer Lymphknotenschwellung *(Fortsetzung)*

lokali-siert?	lokale Entzün-dungs-zeichen?	akuter Beginn?	Lymphknoten-schwellung	Begleit-symptome	Ursache	Abklärung
meist	nein	nein	oft zervikal, indolent, wenig verschieblich	je nach Stadium um Tumorlokalisation	Neuroblastom	Urinkatecholamin-ausscheidung, MIBG-Szintigraphie, MRT, Histologie
meist	nein	nein	variabel, indolent, wenig verschiebbar	Tumorschwellung, gelegentlich Schmerzen und Bewegungs-einschränkung	Rhabdomyo-sarkom, zervikal	MRT, Histologie
meist	nein	nein	fest, indolent, verschiebbar	Lungenbefall, Gelenkbeschwerden, Gewichtsverlust, Augensymptome, Hepatopathie	Sarkoidose	Kveim-Test ist obsolet, Histologie (nicht verkäsende Granulome)
nein	nein	nein	variabel	keine	Medikamente: Thyreostatika (Carbimazol, Propylthiourazil, Thiamazol), Phenytoin, Hydralazin	Medikamentenanamnese
nein	nein	nein	ausgeprägt, über Jahre bestehend, im Verlauf wechselnde Größe	Splenomegalie, Immunthrombopenie, immunhämolytische Anämie, andere Auto-immunphänomene	autoimmunes lympho-proliferatives Syndrom (ALPS)	Flow-Zytometrie (Nachweis von CD4-/CD8-/α/β-T-Zellen), Fas-Gen-Mutationen
nein	nein	nein	generalisiert, mäßig ausgeprägt	Fieber, Spleno-megalie, Hypertri-glyzeridämie, Hypo-fibrinogenämie, Zytopenie	hämophago-zytierende Lymphohistio-zytose (HLH)	junge Kinder, Knochen-markausstrich (Hämo-phagozytose)
nein	nein	nein	generalisiert, chronisch	Gedeihstörung, Hepatosplenomegalie, Fieber, Pneumonie, Panzytopenie, Koagulopathie	Histoplasmose	Alter < 2 Jahre, Kultur (Blut, Knochenmark, Sputum)
nein	nein	nein	indolent, verschiebbar	Begleitinfektionen	HIV-Infektion	HIV-RNA-PCR, HIV-Anti-körper, CD4-Zell-Zahl
nein	nein	ja		Fieber, Hepato-splenomegalie, Zytopenie	Leishmaniose, viszerale Form (Kala-Azar)	Serologie (IIF, ELISA), Knochenmark (sichtbare Parasiten), im Zweifelsfall Kultur (Biopsate)
nein	nein	nein	nur selten mit Lymphknoten-schwellung	Hepatospleno-megalie, Zytopenie, Knochenerkrankung, Wachstums- und Pubertätsverzögerung	Morbus Gaucher Typ I (nichtneuro-pathische Form)	Knochenmark (Gaucher-Zellen), Glukozerebro-sidase-Aktivität in Leuko-zyten, Molekulargenetik
nein	nein	nein	moderate Ausprägung	zunehmende Hepatospleno-megalie, zunehmende psychomotorische Retardierung	Morbus Niemann-Pick Typ A (infantile Form)	Auftreten ab 6. Lebens-monat, Augenarzt (kirschroter Makulafleck), Syringomyelinase-Aktivität in Leukozyten oder Fibro-blasten, Knochenmark (vakuolisierte = Niemann-Pick-Zellen, „meerblaue" Histiozyten), Molekular-genetik

Differentialdiagnose der seltenen Ursachen einer Lymphknotenschwellung *(Fortsetzung)*

lokali-siert?	lokale Entzün-dungs-zeichen?	akuter Beginn?	Lymphknoten-schwellung	Begleit-symptome	Ursache	Abklärung
nein	nein	meist	variabel	Abhängig von der Grundkrankheit	Posttrans-plantation lymphopro-liferatives Syndrom	vorangehende Organ-transplantation, EBV-Nachweis fakultativ
nein	nein	nein	variabel	Gesichtserythem, Gelenksymptome, Serositis, Mukositis, Nephritis	systemischer Lupus erythematodes	antinukleäre Faktoren
nein	nein	nein	indolent	Hepatospleno-megalie, orangerote vergrößerte Tonsillen, gastrointestinale Symptome, periphere Neuropathie	Tangier-Krankheit	HDL-Cholesterin und Apolipoprotein-A-I extrem niedrig, Molekulargenetik (ABCA1-Mutationen)
vari-abel	nein	nein	lokalisierte oder multizentrische Form, variable Lokalisation, indolent, chronisch	gelegentlich Fieber, Gewichtsverlust, Nachtschweiß	Morbus Castleman	Histologie

Blut und lymphatische Gewebe

K

L Endokrine Störungen

84 Proportionierter Kleinwuchs

Michael B. Ranke

Symptombeschreibung

Ein Kleinwuchs besteht, wenn die Körpergröße, d.h. die im Stehen gemessene Körperhöhe, bezogen auf das Lebensalter, unter der 3. Perzentile (bzw. < Mittelwert minus 2 Standardabweichungen) liegt (vor dem 2. Lebensjahr wird die Körperlänge im Liegen gemessen).

Im eigentlichen Sinne wird der dynamische Wachstumsprozeß durch die Wachstumsgeschwindigkeit gekennzeichnet, die sich durch zwei Messungen – in zeitlichem Abstand – errechnen läßt. Dieser Abstand wird von der Wachstumsrate und der Genauigkeit des Meßgeräts bestimmt und sollte im Kindesalter (6–)12 Monate betragen. Pathologisches Wachstum kann durch eine verlangsamte (< 25. Perzentile) Wachstumsgeschwindigkeit bei noch normaler Körpergröße angezeigt werden.

Üblicherweise beschränken sich anthropometrische Messungen in der Praxis auf die Messung der Größe, des Gewichts und des Kopfumfangs. Sitzhöhe und Spannweite sind aber leicht zu erhebende Parameter, die im Vergleich zur Altersnorm Hinweise auf die Körperproportionen geben, welche (s. Kap. 107) von differentialdiagnostischer Bedeutung sind. In einem Größenbereich von 90–140 cm besteht eine etwa lineare Beziehung zwischen Körperhöhe und Sitzgröße:

Sitzgröße = 16 + 0,42 × Körpergröße (± 3,5 cm)

Die Gliederung von Kleinwuchs in Formen mit proportioniertem bzw. dysproportioniertem (s. Kap. 107) Wuchs entspricht klinischer Gepflogenheit, ohne einer ätiologischen oder pathogenetischen Systematik zu entsprechen (Tab. 84.1).

Um Abweichungen von Wachstumsparametern außerhalb der üblichen Perzentilenbereiche numerisch exakt und im Verlauf vergleichend beschreiben zu können, können die Maße in Form des Standard Deviation Score (SDS, z-Score) ausgedrückt werden:

$$SDS = \frac{\text{Patientenmaß} - \text{Altersmittel der Population}}{\text{Standardabweichung des Altersmittels der Population}}$$

Ein SDS-Wert der Größe (Länge) von < –2,0 indiziert Kleinwuchs.

In Tabelle 84.1 sind die Ursachen für Kleinwuchs aufgeführt.

Tabelle 84.1 Ursachen des Kleinwuchses.

primärer Kleinwuchs
- idiopathischer Kleinwuchs (familiärer Kleinwuchs, konstitutionelle Entwicklungsverzögerung)*
- intrauterin erworbener Kleinwuchs (fetale Infektionen, Mangelernährung)*
- Chromosomenanomalien (Ullrich-Turner-Syndrom, Down-Syndrom)*
- Skelettanomalien (Myelozele, Blockwirbel)
- Skelettdysplasien (Achondroplasie, Osteogenesis imperfecta)
- Kleinwuchssyndrome (Silver-Russell-Syndrom)*
- Knochenstoffwechselstörungen (Mukopolysaccharidosen)

sekundärer Kleinwuchs
- Mangel- und Fehlernährung*
- hormonelle Störungen (STH-Mangel, Hypothyreose, Glukokortikoidexzeß)*
- chronische Organerkrankungen*
- psychosoziale Deprivation*
- metabolische Störungen des Kohlenhydrat-, Fett- und Eiweißstoffwechsels

* = meist proportionierter Wuchs

Rationelle Diagnostik

Die essentielle Diagnostik des Wachstums setzt ein geeignetes Instrumentarium zur Messung, klinische Sorgfalt und moderne, populationsspezifische Normwerte voraus, welche sowohl in Form von Perzentilenkurven als auch als Zahlentabellen vorliegen sollten.

Anamnese

Die Dokumentation der Neugeborenenuntersuchung (U1) schließt *Angaben zum Gestationsalter,* zum *Gewicht* und zur *Länge* ein, was erlaubt, festzustellen, ob ein Kind normal- oder untermaßig zur Welt kam. Untermaßigkeit bei Geburt kann Hinweis auf eine bereits intrauterin begonnene, primäre Wachstumsstörung sein. Zwischen Geburtslänge und -gewicht können Diskrepanzen bestehen. Die Länge ist als das spezifischere Maß für das Wachstum anzusehen. Allerdings ist die Länge das praktisch weniger präzise erhobene Maß, weshalb das Geburtsgewicht als Indikator gelten kann.

Normales Wachstum ist in Ausmaß und Tempo (= Dauer des Wachstumsprozesses bis zum Erreichen der Erwachsenengröße) multigenetisch determiniert. Man geht davon aus, daß sich das vererbte Wachstumspotential in der Elterngröße ausdrückt und von beiden Eltern zu gleichen Teilen vererbt wird. Die *Messung der Körpergröße* (bei gezieltem Verdacht Messung weiterer Körpermaße) *beider Eltern* ist somit essentieller Teil der Diagnostik.

Die mittlere **familiäre Zielgröße** berechnet sich nach der vereinfachten Formel:

$$\text{mittlere Zielgröße (cm)}$$
$$= [\text{Größe Vater (cm)} + \text{Größe Mutter (cm)}] : 2$$
$$- 13 \text{ cm (Mädchen)} / + 13 \text{ cm (Jungen)}$$

Zwei Standardabweichungen der mittleren Zielgröße betragen 10,8 cm (Jungen) bzw. 8,4 cm (Mädchen), was es erlaubt, den **familiären Zielbereich** (cm) zu berechnen.

Zur exakten Feststellung, ob ein Kind im familientypischen Bereich wächst, ist die Umformung der Größe bzw. der Länge in SDS erforderlich. Der statistisch untere Grenzwert errechnet sich so:

$$\text{elternspezifische Körpergröße(-länge) [SDS]} =$$
$$(0,5 \times \text{Größe Vater [SDS]} +$$
$$\text{Größe Mutter [SDS]} : 1,61) - 1,73$$

Sind Elternteile selbst sehr klein, so sollte eine dominant vererbte Wachstumsstörung ausgeschlossen werden. Angaben über den *Zeitpunkt der Pubertät bei Eltern und Geschwistern* (z.B. Alter bei Menarche) können Hinweise auf das familientypische Entwicklungstempo geben.

Spezifische Untersuchungen

Die Differentialdiagnose ist üblicherweise ein schrittweiser Prozeß, in dem Befunde mit dem klinischen Bild abgeglichen werden. Häufig wird diese Vorgehensweise jedoch durch zeitliche Beschränkungen und andere Gründe behindert, und der Arzt ist gezwungen, in gewissem Umfang eine umfassende initiale Diagnostik durchzuführen.

Klinische Untersuchung

Wachstum ist ein Symptom. Bei Wachstumsstörungen im engeren Sinne ist vermindertes (bzw. vermehrtes; s. Kap. 85) Wachstum das Leitsymptom. Somit schließt die Diagnostik neben einer breiten Anamnese und anthropometrischen Messungen immer eine komplette klinische Untersuchung nach allgemeinen pädiatrischen und entwicklungsneurologischen Gesichtspunkten ein. Wegen der engen Beziehung zwischen Wachstum und Sexualsteroiden ist *Pubertätsmerkmalen* eine besondere Aufmerksamkeit zu widmen.

Klinisch-chemische Untersuchungen

Allgemeine klinisch-chemische Untersuchungen dienen vorwiegend dazu, okkulte organische oder systemische Störungen zu demaskieren. Der Umfang der Untersuchungen kann sich im Vorfeld der Diagnostik in der Regel auf ein begrenztes Arsenal beschränken (BSG, rotes und weißes Blutbild, Gesamteiweiß, Elektrolyte, Kreatinin, Transaminasen, alkalische Phosphatase, Gliadin-Antikörper) und dann entsprechend der eingegrenzten Diagnose vertieft werden.

Hormonelle Parameter dienen initial dazu, bestimmte Diagnosen auszuschließen. Zur Sicherung einer Diagnose müssen häufig komplexe Untersuchungen vom Fachmann durchgeführt werden. Eine Hypothyreose kann mit hinreichender Wahrscheinlichkeit ausgeschlossen werden, wenn Thyroxin (T4) und TSH im Serum normal sind. Ebenso ist ein Wachstumshormonmangel unwahrscheinlich, wenn IGF-I und IGFBP-3 im Serum völlig normal sind. Erhöhte basale Gonadotropine im Blut deuten auf Störungen mit primärem Hypogonadismus hin.

Humangenetische Untersuchungen sind heute in großer Vielfalt möglich:
- Chromosomenanalyse mit und ohne Bandenfärbung
- Fluoreszenz-in-situ-Hybridisierung (FISH)
- molekulargenetische Techniken.

Da sie aufwendig und teuer sind, stellt sich die Frage nach dem Zeitpunkt ihres Einsatzes in der Sequenz der Untersuchungen. Die Chromosomenanalyse ist bei kleinwüchsigen Kindern mit intrauteriner Wachstumsretardierung, dysmorphen Stigmata, Mikrozephalie und mentaler Retardierung als ein früher diagnostischer Schritt angezeigt. Molekulargenetische Techniken kommen meist erst zum Tragen, um eine anderweitig gestellte Diagnose zu sichern.

Während die **konventionelle Röntgendiagnostik** des Skeletts bei der Diagnostik der Wachstumsstörung mit Dysproportionierung eine zentrale Rolle spielt, beschränkt sie sich beim proportionierten Kleinwuchs in der Regel zunächst auf das Röntgen der (ganzen) linken Hand. Diese Untersuchung erlaubt Einblicke in die Knochenstruktur und die Bestimmung der Knochenreife, die in das sog. Knochenalter transformiert wird.

Die Bestimmung des Knochenalters ist eine subjektive Methode, die in geübte Hände gehört und der kritischen Interpretation im Rahmen des klinischen Gesamtbilds bedarf. Es muß auch berücksichtigt werden, daß das Knochenalter eine bestimmte Varianz hat, so wie jeder biologische Parameter, und daß kleine Kinder derselben Altersgruppe stets niedere Knochenalter haben.

Weitere bildgebende Verfahren (Sonographie, CT, MRT) ergänzen die Diagnostik, stehen aber für die Diagnosestellung nicht immer im Vordergrund.

Besondere Hinweise

Die Differentialdiagnose des Kleinwuchses ist in Form eines Flußschemas in Abbildung 84.1 dargestellt. Obwohl Flußschemata einen hohen didaktischen Wert haben und wegen ihrer Übersichtlichkeit geschätzt werden, ist eine Anmerkung notwendig: Eindeutige Diagnosen können immer dann gestellt werden, wenn es für die jeweilige Erkrankung einen Parameter mit sehr hoher *Sensitivität* (definiert die kranke Gruppe richtig) und *Spezifität* (definiert die gesunde Gruppe richtig) gibt. Dies ist in der Medizin nur selten der Fall. Bei quantitativen Parametern ergibt sich schon durch die Definition des Normalbereichs, daß ein Parameter bei einem Teil der gesunden Population aus Gründen der normalen Varianz, des Zufalls oder aus methodischen Gründen im als nicht normal definierten Bereich liegen kann. Flußschemata haben den inhärenten Mangel, daß den initialen Diskriminatoren große Bedeutung zukommt, da sie den diagnostischen Pfad in eine bestimmte Richtung zwingen. Nicht alle initialen Parameter haben aber eine große Sensitivität und Spezifität. Es ist daher oft sinnvoll, bei initialen quantitativen Parametern Grenzwerte (cut-offs) nicht so eng zu setzen, um einen Fehler 1. Ordnung (falsch negative Zuordnung) zu vermeiden. Die Problematik wird bei der Diagnostik von Erkrankten ohne pathognomonische Parameter häufig durch Punktesysteme (Scores) vermieden, welche jedoch andere, nicht minder relevante Schwächen haben können. Es ist auch zu berücksichtigen, daß manche Diagnosen (z.B. idiopathischer Kleinwuchs, intrauteriner Kleinwuchs) nicht positiv, sondern nur durch Ausschluß anderer spezifischer Diagnosen definiert werden können.

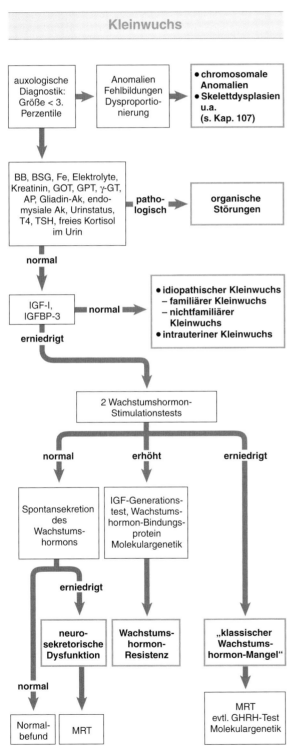

Abb. 84.1 Diagnostisches Vorgehen bei Kleinwuchs.

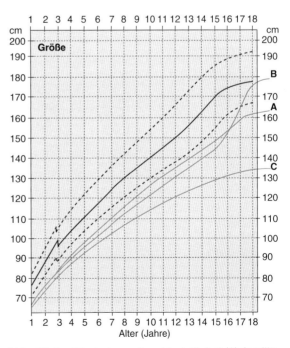

Abb. 84.2 Wachstumscharakteristik bei (A) familiärem Kleinwuchs, (B) Entwicklungsverzögerung und (C) Wachstumshormonmangel.

Hinweise auf besondere Kleinwuchsformen

Idiopathischer Kleinwuchs

Der **idiopathische Kleinwuchs** stellt eine Ausschlußdiagnose dar. Minimalkriterien sind:
- normale Geburtsmaße
- normale Proportionen
- keine organische Erkrankung
- normale Ernährung
- normale emotionale Situation
- keine hormonelle Störung.

Das Tempo des Wachstums kann normal oder verzögert sein. Wenn die Größe eines kleinwüchsigen Kindes innerhalb der familientypischen Norm liegt, kann ein **familiärer Kleinwuchs** angenommen werden. In den übrigen Fällen ist der idiopathische Kleinwuchs **nicht familiär**. Durch den zeitgemäßen bzw. verspäteten Eintritt der Pubertät können die beiden Untergruppen weiter unterteilt werden. Die sogenannte **konstitutionelle Entwicklungsverzögerung** ist eine Sonderform des idiopathischen Kleinwuchses, die allerdings vor dem Pubertätsalter nur vermutet werden kann (Abb. 84.2).

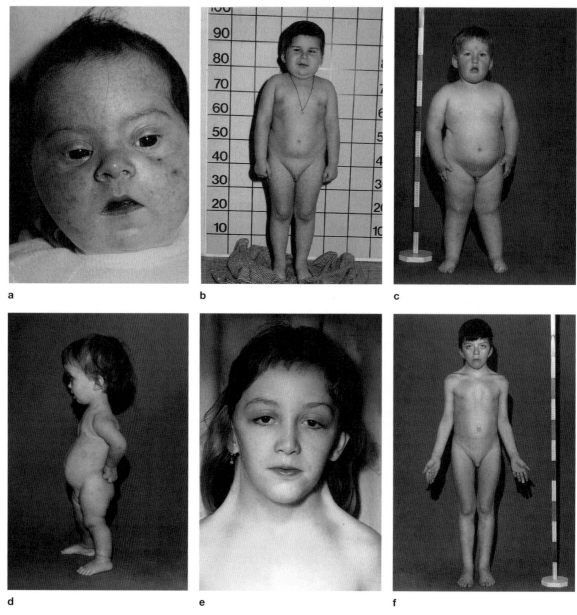

a   b   c

d   e   f

Abb. 84.3 Erkrankungen/Syndrome, die mit Kleinwuchs assoziiert sind (a–f).
a) Morbus Down
b) Wachstumshormonmangel
c) Prader-Willi-Syndrom
d) Achondroplasie
e) Ullrich-Turner-Syndrom
f) Noonan-Syndrom

Intrauteriner Kleinwuchs

Der Begriff intrauteriner Kleinwuchs wird deskriptiv für eine Gruppe von Kindern benutzt, die bei Geburt zu klein (zu leicht und/oder zu kurz) für das Gestationsalter waren und postnatal zu klein bleiben. Darüber hinaus ist keine eindeutige Ätiologie oder Pathogenese des Kleinwuchses bekannt. Mit zunehmender Fähigkeit, die Ursachen des Kleinwuchses bei dieser Gruppe zu deuten, wird dieser beschreibende Terminus einer exakten Diagnose weichen.

Wachstumshormonmangel

Der Wachstumshormonmangel ist ein ätiologisch und pathogenetisch heterogenes Krankheitsbild, das sowohl durch eine **verminderte Sekretion des Wachstumshormons** (GH = growth hormone) als auch durch eine verminderte Wirkung des GH gekennzeichnet ist. Unabhängig von der Ebene der Störung – verminderte GH-Sekretion, **verminderte Wirkung des GH (GH-Resistenz),** verminderte Wirkung der GH-abhängigen Hormone – bestehen ein progredienter, proportionierter Kleinwuchs sowie charakteristische klinische Merkmale (relativ normaler Hirnschädel, Akromikrie, leichte Adipositas, verminderte Muskelmasse, Entwicklungsverzögerung). Die Diagnostik des GH-Mangels erfolgt schrittweise (s. Abb. 84.1):

- Zunächst werden bei klinischem Verdacht die vom **GH abhängigen Hormone (Insulin-like Growth Factor-I [IGF-I], IGF-Binding Protein-3 [IGFBP-3])** im Blut gemessen. Sind diese (evtl. wiederholt) normal, ist ein GH-Mangel weitestgehend ausgeschlossen.
- Danach wird die GH-Sekretion untersucht, was durch **Stimulationstests** (insulininduzierte Hypoglykämie, Arginin) oder durch Untersuchung der **spontanen GH-Sekretion** erfolgen kann. Als Kriterium für Stimulationstests wird die maximal gemessene GH-Konzentration gewertet, wobei die Diagnose des **„klassischen" GH-Mangels** GH-Konzentrationen von < 10 µg/l (Richtlinie) in zwei Tests voraussetzt. Untersuchung und Bewertung der Spontansekretion sind weniger standardisiert und komplex. Bei verminderter Spontansekretion und normaler GH-Antwort in Stimulationstests liegt die sog. **neurosekretorische Dysfunktion** vor.

Die Bewertung der Ergebnisse zur Abgrenzung zwischen normal und pathologisch ist insgesamt schwierig, da die Übergänge mit Ausnahme bei Gendefekten und Läsionen im Bereich des Hypothalamus oder der Hypophyse fließend sind. Ist der GH-Mangel funktionell nachgewiesen, erfolgt die weitere Klärung der Ursachen. Eine Darstellung der Hypophysenregion durch die sog. Magnetresonanztomographie (MRT) ist bei jedem nachgewiesenen GH-Mangel angezeigt. Ebenso ist es erforderlich, den Ausfall anderer hypophysärer Hormone (TSH, ACTH, Gonadotropine, Prolaktin) auszuschließen. Die Diagnostik kann bei komplexen Störungen der GH-Achse (z.B. GH-Resistenz) weitere Verfahren – z.B. IGF-Generationstest (Messung des IGF-I/IGFBP-3-Anstiegs nach Kurzzeitexposition mit GH), Molekulargenetik – einschließen. Das gilt auch für das seltene **Krankheitsbild des bioinaktiven, d.h. funktionell minderwertigen Wachstumshormons.** Da die Fähigkeit, GH zu sezernieren, progressiv abnehmen kann (Analogie zur Schilddrüsendystopie), muß die mehrstufige Diagnostik bei persistierendem Verdacht evtl. wiederholt werden.

Es muß angemerkt werden, daß Störungen der GH-Achse als (zusätzliche) Ursache des Kleinwuchses auch bei definierten Erkrankungen (z.B. Prader-Willi-Syndrom, Abb. 84.3) eine Rolle spielen können, was therapeutische Konsequenzen haben kann.

Differentialdiagnostische Tabellen

Differentialdiagnose des Kleinwuchses – primärer Kleinwuchs

Charakterisierung des Hauptsymptoms	weiterführende Nebenbefunde	Verdachtsdiagnosen	Bestätigung der Diagnose
Kleinwuchs und Skelettveränderungen	Dysproportionierung	*Skelettdysplasien* Achondroplasie Hypochondroplasie	Röntgen von Becken, Wirbelsäule, Unterschenkel; Molekulargenetik des FGFR3
	Frakturen	Osteogenesis imperfecta	Molekulargenetik von Kollagen
Kleinwuchs und Stoffwechselstörungen	Dysostosis multiplex • psychomotorische Retardierung • Hornhauttrübung	*Mukopolysaccharidosen* M. Hurler	Mukopolysaccharide im Urin

L

Differentialdiagnose des Kleinwuchses – primärer Kleinwuchs *(Fortsetzung)*

Charakterisierung des Hauptsymptoms	weiterführende Nebenbefunde	Verdachts-diagnosen	Bestätigung der Diagnose
Kleinwuchs und Chromosomen-anomalien	• Aspekt • psychomotorische Retardierung	M. Down	Chromosomen (Trisomie 21)
	• Aspekt • Gonadendysgenesie	Ullrich-Turner-Syndrom	Karyotyp 45,X und Varianten
Kleinwuchssyndrome	• Untermaßigkeit bei Geburt • trianguläres Gesicht • Körperasymmetrie	Silver-Russell-Syndrom	nur klinisch uniparentale Disomie 7 (10%)
	• Gedeihstörung im 1. Lebensjahr • Adipositas • mentale Retardierung	Prader-Willi-Syndrom	Defekt Chromosom 15g11–15, uniparentale Disomie 15

Differentialdiagnose des Kleinwuchses – sekundärer Kleinwuchs

Charakterisierung des Hauptsymptoms	weiterführende Nebenbefunde	Verdachts-diagnosen	Bestätigung der Diagnose
Kleinwuchs und V.a. chronische Organ-erkrankung	Hypertonus	Niereninsuffizienz	Kreatinin, Clearance, Bildgebung
	Anämie	M. Crohn	Endoskopie, Biopsie
	Anämie	Zöliakie	Gliadinantikörper, Biopsie
Kleinwuchs und V.a. hormonelle Störung	Kropf Sonographiemuster der Schilddrüse	Hypothyreose	Erniedrigung der Schilddrüsen-hormone im Serum
	Akromikrie Hypoglykämie	STH-Mangel	verminderte STH(GH)-Sekretion
	Stammfettsucht Hypertonus	Hyperkortisolismus	vermehrte Kortisolproduktion
Kleinwuchs ohne weitere somatische Hinweise	Verhaltensstörung	psychosoziale Deprivation	Wachstum bei Milieuwechsel

85 Hochwuchs

Jürgen H. Brämswig

Symptombeschreibung

Der Hochwuchs ist definiert als eine Körperlänge/Körperhöhe, die oberhalb der altersentsprechenden 97. Perzentile oder der zweifachen positiven Standardabweichung gesunder Kinder gleichen Alters liegt.

Der Hochwuchs kann entweder eine Normvariante sein oder pathologische Ursachen haben. Für die Einordnung von Normvarianten oder pathologischen Ursachen des Hochwuchses müssen die zwei Parameter *Körperhöhe* und *Wachstumsgeschwindigkeit* erfaßt werden.

In Abhängigkeit von der Wachstumsgeschwindigkeit können Normvarianten von pathologischen Ursachen des Hochwuchses abgegrenzt werden (Abb. 85.1). Definitionsgemäß liegt eine normale Wachstumsgeschwindigkeit zwischen der 25. und 75. Perzentile und eine pathologische oberhalb der 75. Perzentile der Wachstumsgeschwindigkeitskurve.

In diesem Sinne stellt der familiäre Hochwuchs eine Normvariante der Körperhöhe mit normaler Wachstumsgeschwindigkeit dar. Kinder und Jugendliche mit einer konstitutionellen Beschleunigung von Wachstum und Pubertät („Frühentwick-

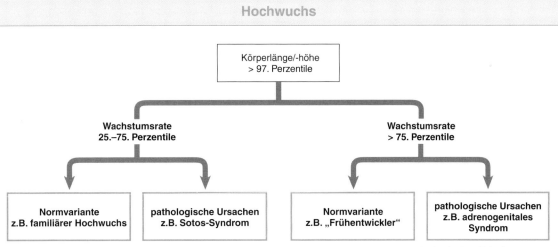

Abb. 85.1 Differentialdiagnose des Hochwuchses bei Kindern mit normaler oder pathologischer Wachstumsrate.

ler") können, müssen aber nicht hochwüchsig sein. Ihre Wachstumsgeschwindigkeit ist nur zeitweise, und zwar vor dem normalerweise einsetzenden pubertären Wachstumsschub, beschleunigt.

Andererseits haben pathologische, meist syndromale Ursachen des Hochwuchses wie das Sotos- oder Marfan-Syndrom eine normale Wachstumsgeschwindigkeit. Im Gegensatz dazu liegt bei Kindern mit einer Pubertas praecox oder einem adrenogenitalen Syndrom eine pathologische Wachstumsgeschwindigkeit vor. Unbehandelt führen diese Wachstumsstörungen fast immer zu einem Hochwuchs, der später wegen der deutlichen überproportionalen Skelettreifung in einen echten oder, bezogen auf die Zielgröße der Eltern, relativen Kleinwuchs mündet.

Rationelle Diagnostik

Dokumentation der Körperhöhe und des Wachstumsverlaufes

Als Normwerte für die *Körperhöhe* und die Wachstumsgeschwindigkeit liegen Meßdaten und Perzentilenkurven der Bonn-Dortmunder Wachstumsstudie von Brandt und Reinken, der Wachstumsstudie von Hesse und Daten der 1. Züricher longitudinalen Wachstumsstudie von Prader und Largo vor.

Der auxologische Parameter für die Definition eines Hochwuchses ist die Körperlänge/Körperhöhe. Die Körperlänge/Körperhöhe eines hochwüchsigen Kindes liegt definitionsgemäß oberhalb der 97. Perzentile oder der zweifachen positiven Standardabweichung (> + 2 SDS, standard deviation score).

Die Körperhöhen normal großer und hochwüchsiger Jungen und Mädchen können der Ta-

belle 85.1 entnommen werden. Die Angaben mit den Mittelwerten, der einfachen Standardabweichung und den Mittelwerten plus der zweifachen Standardabweichung beziehen sich auf die Dortmunder Wachstumsstudie von Brandt und Reinken. Jungen und Mädchen sind hochwüchsig, wenn ihre Körperhöhe den Wert der zweifachen Standardabweichung überschreitet (z.B. > 192,7 cm für Jungen im Alter von 18 Jahren).

Für die Dokumentation des Wachstums muß die *Wachstumsgeschwindigkeit* berechnet werden.

Diese wird in cm/Jahr angegeben und aus Messungen der Körperhöhe über einen Zeitraum von wenigstens 12 Monaten ermittelt. Die Grenzen der normalen Wachstumsgeschwindigkeit sind nicht die 3. und 97. Perzentile bzw. die einfache Standardabweichung, sondern die 25. und 75. Perzentile, wenn langfristig ein normales, perzentilenparalleles Wachstum beibehalten werden soll. Eine konstante Wachstumsgeschwindigkeit oberhalb der 75. Perzentile führt immer zu einem Hochwuchs. Die Mittelwerte, die einfache Standardabweichung und die Mittelwerte plus der einfachen Standardabweichung der Wachstumsgeschwindigkeit der 1. Züricher longitudinalen Wachstumsstudie nach Prader und Largo enthält die Tabelle 85.2. Wachstumsgeschwindigkeiten größer als die + 1 SD-Angabe oder ≈ 75. Perzentile sind auffallend und bedürfen, wenn sie über einen längeren Zeitraum beibehalten werden, der diagnostischen Abklärung (Beispiel: Alter 4,5 Jahre, Wachstumsgeschwindigkeit + 1 SD zwischen dem 4. und 5. Lebensjahr ist 7,38 cm).

Für die initiale Diagnostik eines hochwüchsigen Kindes ist nicht nur die exakte Messung der aktuellen Körperhöhe erforderlich, sondern auch die Erfassung früherer Körperlängen/Körperhöhen, z. B. aus dem Vorsorgeheft. Diese Daten müssen

Endokrine Störungen

L

Tabelle 85.1 Körperhöhen von Jungen und Mädchen der verschiedenen Altersgruppen nach den Untersuchungen von Brandt und Reinken. Mittelwerte, Standardabweichung (SD) und Mittelwerte plus zweifacher Standardabweichung (2 SD). Alle Angaben in Zentimeter (cm).

Jungen	Körperlänge/-höhe			Mädchen	Körperlänge/-höhe		
Alter	Brandt/Reinken			Alter	Brandt/Reinken		
Jahre	Mittelwert	SD	2 SD	Jahre	Mittelwert	SD	2 SD
0,0				0,0			
1,0	76,1	2,9	81,9	1,0	74,8	2,0	78,8
2,0	88,5	2,7	93,9	2,0	87,8	3,3	94,4
3,0	98,3	3,4	105,1	3,0	96,8	3,6	104,0
4,0	105,3	4,0	113,3	4,0	104,5	4,1	112,7
5,0	112,1	3,9	119,9	5,0	111,1	4,3	119,7
6,0	118,4	4,3	127,0	6,0	117,9	4,6	126,1
7,0	125,1	4,9	134,9	7,0	124,7	4,6	132,9
8,0	130,9	5,2	141,3	8,0	130,7	4,8	140,3
9,0	136,5	5,5	147,5	9,0	135,9	5,1	146,1
10,0	141,4	5,9	153,2	10,0	141,6	5,5	152,6
11,0	146,1	6,4	158,9	11,0	147,1	6,1	159,3
12,0	150,7	7,3	165,3	12,0	153,5	6,8	167,1
13,0	158,1	8,1	174,3	13,0	159,0	6,6	172,2
14,0	165,2	8,7	182,6	14,0	161,7	5,7	173,1
15,0	172,1	7,7	187,5	15,0	165,7	5,2	176,1
16,0	176,8	6,8	190,4	16,0	166,0	5,1	176,2
17,0	178,8	6,7	192,2	17,0	166,8	5,0	176,8
18,0	179,9	6,4	192,7	18,0	167,0	5,1	177,2

Tabelle 85.2 Wachstumsgeschwindigkeiten von Jungen und Mädchen der verschiedenen Altersgruppen nach den Untersuchungen der 1. Züricher longitudinalen Wachstumsstudie von Prader und Largo. Mittelwerte, Standardabweichung (SD) und Mittelwerte plus einfacher Standardabweichung (1 SD). Alle Angaben in Zentimeter (cm).

Jungen	Wachstumsgeschwindigkeit			Mädchen	Wachstumsgeschwindigkeit		
Alter	Prader/Largo			Alter	Prader/Largo		
Jahre	Mittelwert	SD	1 SD	Jahre	Mittelwert	SD	1 SD
2,50	9,31	1,31	10,62	2,50	9,55	1,23	10,78
3,50	7,60	1,27	8,87	3,50	7,47	0,95	8,42
4,50	6,55	0,83	7,38	4,50	6,75	1,00	7,75
5,50	6,08	0,89	6,97	5,50	6,08	0,91	6,99
6,50	6,22	0,79	7,01	6,50	6,10	0,86	6,96
7,50	6,00	0,84	6,84	7,50	5,90	0,77	6,67
8,50	5,56	0,73	6,29	8,50	5,53	0,76	6,29
9,50	4,96	0,77	5,73	9,50	5,07	1,42	6,49
10,25	4,82	1,03	5,85	10,25	5,07	0,98	6,05
10,75	5,04	1,26	6,30	10,75	5,06	1,61	6,67
11,25	4,38	1,29	5,67	11,25	5,29	1,70	6,99
11,75	5,47	1,68	7,15	11,75	5,81	1,73	7,54
12,25	5,27	2,02	7,29	12,25	5,83	1,96	7,79
12,75	6,46	2,64	9,10	12,75	6,73	1,74	8,47
13,25	6,92	2,37	9,29	13,25	6,12	1,86	7,98
13,75	7,52	2,32	9,84	13,75	5,29	2,06	7,35
14,25	7,08	2,50	9,58	14,25	4,83	2,28	7,11
14,75	6,67	2,62	9,29	14,75	3,80	2,43	6,23
15,25	4,96	2,94	7,90	15,25	2,75	1,19	3,94
15,50	4,44	2,49	6,93	15,50	2,05	1,67	3,72
15,75	3,91	2,58	6,49	15,75	1,43	1,43	2,86
16,25	2,52	2,14	4,66	16,25	1,15	1,12	2,27
16,50	2,18	1,70	3,88	16,50	0,92	1,06	1,98
16,75	2,01	1,64	3,65	16,75	0,58	0,45	1,03
17,50	0,88	1,01	1,89	17,50	0,23	0,29	0,52
18,50	0,51	0,55	1,06	18,50	0,18	0,29	0,47
19,50	0,32	0,48	0,80	19,50	0,07	0,19	0,26

zusammen mit den Körperhöhen der Eltern und Geschwister in die Perzentilenkurve der Körperhöhe eingetragen werden.

Abbildung 85.2 zeigt beispielhaft zusammen mit den Körperhöhen der Eltern die Körperhöhen und den Wachstumsverlauf von 4 Kindern, deren

Hochwuchs entweder als Normvariante (Abb. 85.2 a) oder Pathologie der Körperhöhe (Abb. 85.2 b) mit normaler Wachstumsgeschwindigkeit oder als Normvariante (Abb. 85.2 c) oder Pathologie der Wachstumsgeschwindigkeit (Abb. 85.2 d) mit assoziiertem Hochwuchs vorliegt.

a Normvariante der Körperhöhe
(familiärer Hochwuchs)

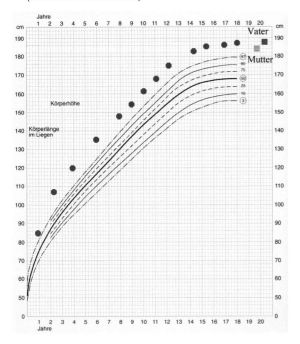

b Pathologie der Körperhöhe
(z.B. Sotos-Syndrom)

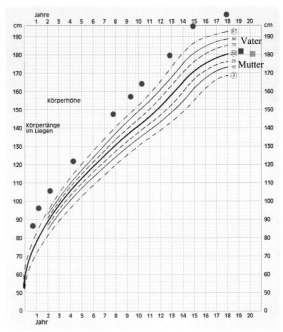

c Normvariante des Wachstums
(konstitutionelle Beschleunigung von Wachstum und Pubertät)

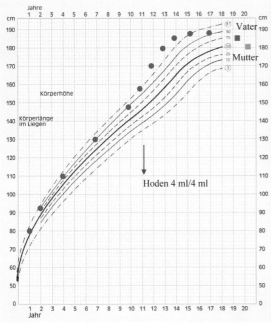

d Pathologie des Wachstums
(z.B. Pubertas praecox)

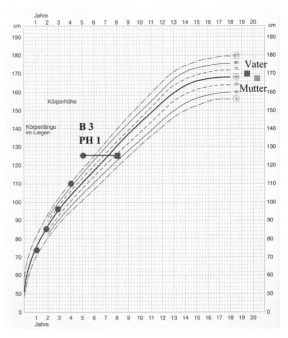

Abb. 85.2 Körperhöhen und Wachstumsverlauf bei Kindern mit Hochwuchs.

Endokrine Störungen

• **Hochwuchs als Normvariante der Körperhöhe:** Die Körperhöhen des Kindes, des Vaters und/oder der Mutter liegen oberhalb der 97. Perzentile. Die Wachstumsgeschwindigkeit ist normal. Das Wachstum verläuft parallel zur 97. Perzentile. *Diagnose:* familiärer Hochwuchs.

• **Hochwuchs als Pathologie der Körperhöhe:** Die Körperhöhe des Kindes liegt oberhalb der 97. Perzentile, die Eltern sind in der Regel normal groß. Die Wachstumsrate ist normal, die weitere klinische Untersuchung zeigt auffällige körperliche Merkmale. *Diagnose:* z.B. Sotos- oder Marfan-Syndrom.

• **Hochwuchs als Normvariante des Wachstums:** Die Körperhöhe des Kindes liegt oberhalb der 97. Perzentile, die Eltern sind normal groß. Die Wachstumsgeschwindigkeit ist temporär beschleunigt. Die Akzeleration des Wachstums beginnt zeitlich vor dem „normalen" Pubertätswachstumsschub (Mittelwert – 2 SD). Die klinische Untersuchung zeigt eine beginnende, frühnormale Pubertät. *Diagnose:* konstitutionelle Beschleunigung von Wachstum und Pubertät.

• **Hochwuchs als Pathologie des Wachstums:** Die Körperhöhe des Kindes liegt oberhalb der 97. Perzentile, die Eltern sind in der Regel normal groß. *Die Wachstumsgeschwindigkeit ist auffallend beschleunigt.* Nach einem mehrjährigen normalen Wachstumsverlauf im Perzentilenbereich der elterlichen Zielgröße wird der normale Perzentilenbereich verlassen: „Das Kind wächst zu schnell." Weitere klinische und laborchemische Untersuchungen zur differentialdiagnostischen Abklärung sind auch vor dem Überschreiten der 97. Perzentile notwendig. *Diagnose:* z.B. adrenogenitales Syndrom, Pubertas praecox.

In den meisten Fällen stellt der Hochwuchs eine *Normvariante der Körperhöhe* dar.

> **Die Definition „familiärer" Hochwuchs verlangt, daß die Körperhöhen des Vaters und/oder der Mutter oberhalb der 97. Perzentile liegen.**

Sind die Eltern normal groß, so ist nach Abklärung pathologischer Ursachen des Hochwuchses von einem „konstitutionellen", „nicht-familiären" oder „idiopathischen" Hochwuchs auszugehen, der seine Ursache möglicherweise in der säkularen Zunahme der Körperhöhe hat.

Pathologische Formen des Hochwuchses sind eher selten. Sie liegen dann vor, wenn die mittlere Körperhöhe dieser Kinder außerhalb des Normbereiches liegt, z.B. das SDS der Körperhöhen von Kindern mit einem Sotos-Syndrom ist 3,3 ± 1,35 SDS im Alter von 6 Jahren. Sie betreffen am häufigsten Syndrome unklarer Ätiologie (s. DD-Tab.). Fälschlicherweise wird auch einigen chromosomalen Erkrankungen (Klinefelter-Syndrom) oder Stoffwechselstörungen (Homozystinurie) ein obligater Hochwuchs zugeschrieben. Die mittlere Körperhöhe dieser Patienten liegt zwar oberhalb des Mittelwertes der Kontrollgruppe, aber noch in deren Normbereich. Der Anteil Hochwüchsiger ist allerdings prozentual erhöht.

Die *konstitutionelle Beschleunigung* von Wachstum und Pubertät ist immer eine *Normvariante der Wachstumsgeschwindigkeit.* Sie ist nicht notwendigerweise mit einem Hochwuchs assoziiert. Die Wachstumsgeschwindigkeit liegt aber vorübergehend oberhalb der 75. Perzentile und damit außerhalb des altersentsprechenden Referenzbereiches. Mädchen haben ein Tanner-Stadium B2 der Brustentwicklung vor dem Alter von 8,5 Jahren, Jungen ein Hodenvolumen ≥ 3 ml vor dem 10. Lebensjahr.

Anamnestisch ist häufig ein früher Pubertätseintritt der Eltern oder älteren Geschwister bekannt, z.B. Menarche der Mutter mit 11,5 Jahren.

Eine *pathologische Beschleunigung des Wachstums* kann Symptom endokriner und organischer, nichtendokriner Erkrankungen sein, wie z.B. beim Adiposogigantismus.

> **Bei Kindern mit alimentärer Adipositas findet sich neben einer deutlichen Gewichtszunahme häufig auch eine Beschleunigung der Wachstumsgeschwindigkeit.**

Der pathologische Wachstumsverlauf ist ein wichtiges Kriterium in der Differentialdiagnose endokriner Erkrankungen, die mit einer vermehrten Sekretion von Wachstumshormon, Schilddrüsenhormon, androgener und östrogener Substanzen einhergehen (s. DD-Tab.). Spät diagnostiziert bzw. unbehandelt führt die Wachstumsbeschleunigung zu einem temporären Hochwuchs, der in den folgenden Jahren durch die gleichzeitig beschleunigte Skelettreifung einen relativen oder absoluten Kleinwuchs verursachen kann.

Körperliche Untersuchung

Die wichtigste körperliche Untersuchung ist die *Bestimmung der Körperhöhe* mit einem geeichten, an der Wand befestigten Stadiometer. Zusätzlich sollten die *Sitzhöhe, Unterlänge* und *Armspannweite* bestimmt werden, um körperliche Disproportionen zu erkennen.

Die charakteristischen Merkmale der mit einem Hochwuchs assoziierten Syndrome sind in den DD-Tabellen aufgeführt, die auch Hinweise auf charakteristische körperliche Untersuchungsbefunde enthalten.

Klinisch-chemische Untersuchungen

Die zur Abklärung pathologischer Wachstumsstörungen notwendigen klinisch-chemischen Untersuchungen werden bezüglich der Hyperthyreose, der Pubertas praecox und Pseudopubertas praecox in den jeweiligen Kapiteln diagnostisch und differentialdiagnostisch abgehandelt (s. Kap. 86, 88).

Bei klinischem V. a. eine vermehrte Wachstumshormonsekretion durch ein eosinophiles Adenom des Hypophysenvorderlappens sind die *Serumkonzentrationen des IGF-1 und IGFBP-3* als wachstumshormonabhängige Parameter altersabhängig deutlich erhöht. In der erweiterten Diagnostik müssen eine *orale Glukosebelastung mit Bestimmung des Wachstumshormons*, eine *Gesichtsfeldprüfung* und eine bildgebende Diagnostik *(Kernspintomographie der Hypothalamus-Hypophysen-Region)* durchgeführt werden. Bei fehlender Suppression des Wachstumshormons in der oralen Glukosebelastung ist von einer pathologisch vermehrten Sekretion des Wachstumshormons auszugehen.

Technische Untersuchungen

Zur Berechnung der voraussichtlichen Erwachsenengröße wird eine *Röntgenaufnahme der linken Hand* unter Einschluß des distalen Drittels von Radius und Ulna angefertigt. Die Bestimmung des Skelettalters erfolgt nach der Atlasmethode von Greulich-Pyle oder Tanner-Whitehouse. Die Endgrößenprognose wird mit Hilfe der Tabellen von Bayley-Pinneau oder der Tanner-Whitehouse-Methode erstellt.

Besondere Hinweise

Die Diagnostik der verschiedenen Hochwuchsformen muß neben der aktuellen Körperhöhe vor allem den Wachstumsverlauf berücksichtigen. In diesem Sinne kann der Hochwuchs sowohl Normvariante und Pathologie der Körperhöhe mit normaler Wachstumsgeschwindigkeit als auch Normvariante und Pathologie der Wachstumsgeschwindigkeit mit assoziiertem oder sich entwickelndem Hochwuchs darstellen.

> **Pathologisch veränderte Wachstumsgeschwindigkeiten sind häufig ein frühes Zeichen einer Endokrinopathie, so daß weitere diagnostische Maßnahmen indiziert sind.**

Differentialdiagnostische Tabellen

Differentialdiagnose des Hochwuchses: Pathologie der Körperhöhe

Charakterisierung des Hauptsymptoms	weiterführende Nebenbefunde	Verdachtsdiagnose	Bestätigung der Diagnose
Hochwuchs, normale Wachstumsgeschwindigkeit	Makrozephalus, hohe Stirn, Hypertelorismus, antimongoloide Lidspalte, hoher „gotischer" Gaumen, Störung der Feinmotorik, leichte bis mäßige mentale Retardierung	Sotos-Syndrom	
	Exomphalos, **M**akroglossie, **G**igantismus (EMG-Syndrom); Hyperinsulinismus mit Hypoglykämien, charakteristische Ohrkerbe	Beckwith-Wiedemann-Syndrom	Chromosom 11q15.5
	Makrozephalus, hohe Stirn, breite Nasenwurzel, prominentes, elongiertes Philtrum nasi, Retrogenie, weite distale Femora (Röntgenbefund), muskuläre Hypertonie	Weaver-Syndrom	
Hochwuchs (nicht obligat), normale Wachstumsgeschwindigkeit	Pectus carinatum oder excurvatum, positives Daumenzeichen, Ektopia lentis, Linsen(sub)luxation, Dilatation der Aorta ascendens mit/ohne Aortenklappeninsuffizienz, lumbosakrale durale Ektasie, Skoliose	Marfan-Syndrom	FBN-1-Mutation Chromosom 15q21 (keine Routinediagnostik)
	kleine Hoden, Gynäkomastie, Disproportion (Oberlänge/Unterlänge < 1)	Klinefelter-Syndrom	Chromosomenanalyse 46,XXY

Endokrine Störungen

L

Differentialdiagnose des Hochwuchses: Pathologie der Wachstumsgeschwindigkeit

Charakterisierung des Hauptsymptoms	weiterführende Nebenbefunde	Verdachtsdiagnose	Bestätigung der Diagnose
Hochwuchs, pathologische Wachstumsgeschwindigkeit	Zeichen der kompletten oder inkompletten Pubertätsentwicklung	Pubertas praecox, Pseudopubertas praecox, z.B. adrenogenitales Syndrom	s. Kap. 88
	Struma, klinische Zeichen der Hyperthyreose	Hyperthyreose	s. Kap. 86
	Gesichtsfeldausfälle, intrakranielle Drucksteigerung	eosinophiles Hypophysenadenom	erhöhte IGF-1- und IGFBP-3-Serumspiegel, oraler Glukosetoleranztest mit Bestimmung des Wachstumshormons, MRT Hypothalamus-Hypophysen-Region
	Adipositas	Adiposogigantismus	

86 Angeborene Hypothyreose und Struma

Annette Grüters-Kieslich

Angeborene Hypothyreose

Symptombeschreibung

Als angeborene Hypothyreose bezeichnet man die mangelnde Versorgung des Organismus mit Schilddrüsenhormonen. In den meisten Fällen beruht die Hypothyreose auf einer Entwicklungsstörung der Schilddrüse, seltener liegt ein Defekt der Schilddrüsenhormon-Biosynthese vor. Neben diesen permanenten Störungen gibt es auch vorübergehende (transiente) Funktionsausfälle.

> **Da die Schilddrüsenhormone eine wesentliche Rolle bei der Entwicklung des Zentralnervensystems spielen, führt die nicht oder zu spät behandelte angeborene Hypothyreose zur mentalen Retardierung.**

Ein Mangel an Schilddrüsenhormon im Neugeborenen- und Säuglingsalter führt zu einer retardierten psychomotorischen Entwicklung und zu neurologischen Auffälligkeiten, die jedoch meistens erst am Ende der ersten 3 Lebensmonate klinisch in Erscheinung treten. Darüber hinaus beeinflussen die Schilddrüsenhormone weitere Entwicklungs- und Funktionsabläufe des menschlichen Organismus. Hierzu gehören das Längenwachstum, die Knochenreifung, die Thermoregulation,

die Darmmotilität, der Leberstoffwechsel etc. Die Diagnose der angeborenen Hypothyreose wird in der Regel durch das in Deutschland bei allen Neugeborenen durchgeführte Screening gestellt. Die Symptome der Neugeborenen sind zu dem Zeitpunkt des Erhalts der Ergebnisse des Neugeborenenscreenings – meist in der 2. Lebenswoche – nur diskret ausgeprägt, so daß eine klinische Diagnose aufgrund dieser Symptome nicht erfolgt (Tab. 86.1).

Die Tatsache, daß bereits in den ersten Lebenswochen Symptome der Hypothyreose erkennbar

Tabelle 86.1 Symptome der angeborenen Hypothyreose bei 92 Neugeborenen im Alter von 8 (5–12) Tagen.

Symptom	Häufigkeit des Symptoms	
offene kleine Fontanelle	63	(68%)
Hyperbilirubinämie	57	(62%)
marmorierte Haut	38	(41%)
Fütterungsprobleme	36	(39%)
große Zunge	34	(37%)
Muskelhypotonie	29	(31%)
Obstipation	2	
Bradykardie	1	
Hypothermie	1	
Atemnotsyndrom	1	
retardiertes Knochenalter	68	(74%)

sind, ist nicht verwunderlich, da eine Wirkung der Schilddrüsenhormone schon in der Fetalzeit vorhanden ist. In den letzten Jahren haben tierexperimentelle und klinische Studien zwar gezeigt, daß entgegen früherer Annahmen während der Schwangerschaft mütterliches Schilddrüsenhormon die Plazenta passiert und somit zumindest verhindert wird, daß bereits pränatal ein irreversibler Schaden des ZNS entsteht, jedoch sind die niedrigen Schilddrüsenhormonkonzentrationen, die den Fetus erreichen, nicht in der Lage, den Mangel voll zu kompensieren. Dies bedeutet, daß mit jedem Tag, an dem postnatal eine hypothyreote Stoffwechsellage besteht, mit einer Verschlechterung der Prognose hinsichtlich der mentalen Entwicklung zu rechnen ist.

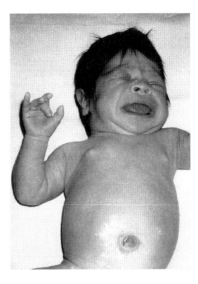

Abb. 86.1
Neugeborenes am 9. Lebenstag mit kongenitaler Hypothyreose.

Rationelle Diagnostik

Anamnese

Ergibt sich aus dem Ergebnis des Neugeborenenscreenings oder der klinischen Symptomatik der V.a. eine Hypothyreose, ist eine gründliche Anamneseerhebung zur Klärung der Differentialdiagnose von wesentlicher Bedeutung. Die *Familienanamnese* gibt Hinweise auf einen autosomal-rezessiv erblichen Defekt der Schilddrüsenhormon-Biosynthese oder eine mütterliche Autoimmunthyreoiditis.

Eine Anwendung von jodhaltigen Desinfektionsmitteln, Kontrastmitteln oder anderen jodhaltigen Medikamenten während der Schwangerschaft oder beim Neugeborenen weist auf eine transiente Blockierung der Schilddrüsenfunktion hin. Die thyreostatische Behandlung eines mütterlichen M. Basedow kann ebenfalls zu einer transienten Hypothyreose des Neugeborenen führen.

Körperliche Untersuchung

Bei der körperlichen Untersuchung eines Säuglings mit dem V.a. eine angeborene Hypothyreose wird auf eine *sicht- oder tastbare Schilddrüsenvergrößerung* geachtet. Bei leicht zurückgebeugtem Kopf wird die vergrößerte Schilddrüse gut sichtbar, und die Ausmaße lassen sich palpatorisch abgrenzen. Hinweise auf eine *verzögerte Knochenreifung* ergeben sich aus dem Tastbefund einer offenen kleinen und einer weit offenen großen Fontanelle sowie offenen Schädelnähten. Säuglinge mit einer Hypothyreose weisen folgende Merkmale auf (Abb. 86.1):
- charakteristische Fazies mit eingesunkener Nasenwurzel
- ballonierte Stirn
- angedeutete Makroglossie.

Häufig besteht ein Haut- und Sklerenikterus. Die Haut ist kühl, und eine deutliche Marmorierung weist auf Mikrozirkulationsstörungen hin. Eine Muskelhypotonie, Schläfrigkeit und Fütterungsprobleme weisen auf das Fehlen der Schilddrüsenhormone im ZNS hin. Obstipation, Bradykardie und eine Hypothermie werden häufig erst registriert, wenn die Hypothyreose mehrere Wochen besteht.

Klinisch-chemische Untersuchungen

Die Zielsetzung der Diagnostik besteht in der Bestätigung der Diagnose, Klärung der Ätiologie der Hypothyreose sowie in der Abschätzung ihres Schweregrads (Abb. 86.2). Der wesentliche Parameter ist die Konzentration des *TSH im Serum,* da eine Erhöhung bei gleichzeitiger Erniedrigung der peripheren Schilddrüsenhormone das Vorliegen der Hypothyreose beweist. Die *Serumkonzentrationen des T4* und des *Thyreoglobulins* geben wichtige Hinweise auf die Schwere der Hypothyreose. Die Untersuchung der *Jodkonzentration im Spontanurin* und die Bestimmung der *Schilddrüsenautoantikörper* ergeben Hinweise auf das Vorliegen einer transienten Funktionsstörung. Eine szintigraphische Darstellung von ektopem Schilddrüsengewebe ist bei eindeutiger Hypothyreose nicht erforderlich. *Molekulargenetische Untersuchungen* der Gene schilddrüsenspezifischer Proteine dienen der Klärung der Ätiologie (s. DD-Tab.).

Technische Untersuchungen

Die *Ultraschalluntersuchung* der Schilddrüsenloge erlaubt den Nachweis einer normal angelegten oder vergrößerten Schilddrüse, das Fehlen von Schilddrüsengewebe in loco typico beweist die Entwicklungsstörung der Schilddrüse (Athyreose oder Ektopie). Die *Bestimmung der Knochenreife* erfolgt durch eine Röntgenaufnahme oder Ultraschalluntersuchung von Knie und Fuß.

Endokrine Störungen

L

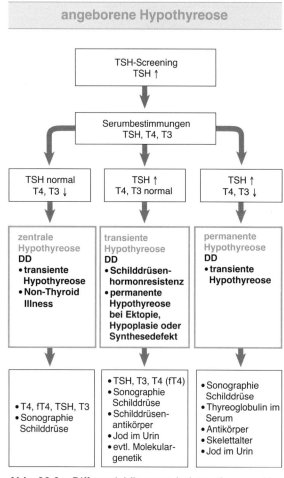

angeborene Hypothyreose

TSH-Screening
TSH ↑

↓

Serumbestimmungen
TSH, T4, T3

TSH normal T4, T3 ↓	TSH ↑ T4, T3 normal	TSH ↑ T4, T3 ↓
zentrale Hypothyreose **DD** • **transiente Hypothyreose** • **Non-Thyroid Illness**	transiente Hypothyreose **DD** • **Schilddrüsen- hormonresistenz** • **permanente Hypothyreose bei Ektopie, Hypoplasie oder Synthesedefekt**	permanente Hypothyreose **DD** • **transiente Hypothyreose**
• T4, fT4, TSH, T3 • Sonographie Schilddrüse	• TSH, T3, T4 (fT4) • Sonographie Schilddrüse • Schilddrüsen- antikörper • Jod im Urin • evtl. Molekular- genetik	• Sonographie Schilddrüse • Thyreoglobulin im Serum • Antikörper • Skelettalter • Jod im Urin

Abb. 86.2 Differentialdiagnose bei angeborener Hypothyreose.

Besondere Hinweise

Beim Vorliegen von klinischen Symptomen einer Hypothyreose bei einem Säugling sollte sich der betreuende Arzt nicht darauf verlassen, daß im Neugeborenenscreening ein normaler TSH-Wert ermittelt wurde. Bei vereinzelten Patienten wird ein *verzögerter Anstieg der TSH-Werte* beschrieben, und Schilddrüsenektopien und Defekte der Schilddrüsenhormon-Biosynthese können zum Zeitpunkt der Geburt noch kompensiert sein. Andere Ursachen eines vermeintlich normalen TSH-Werts sind:
• Blutentnahme nach einer Bluttransfusion
• Blutentnahme bei Dopamininfusion, die die TSH-Sekretion hemmt.
Methodische Gründe für ein falsch normales TSH im Neugeborenenscreening sind nicht ausreichend mit Vollblut durchtränkte sowie verdünnte Blutproben oder labormethodische Probleme.

Nicht im TSH-Screening entdeckt werden hypothyreote Patienten, bei denen eine hypothalamische oder hypophysäre (zentrale) Hypothyreose vorliegt und die im Einzelfall ebenfalls zu schwerwiegenden Symptomen und Folgen führen kann.

> **Aufgrund der vielfältigen Möglichkeiten, eine Hypothyreose nicht im Screening zu diagnostizieren, sollte bei dem V. a. eine Hypothyreose im Säuglingsalter unverzüglich eine Diagnostik der Schilddrüsenfunktion eingeleitet werden.**

Differentialdiagnostische Tabelle

Differentialdiagnose der Hypothyreose bei Neugeborenen und jungen Säuglingen

Charakterisierung des Hauptsymptoms	weiterführende Nebenbefunde	Verdachts- diagnosen	Bestätigung der Diagnose
TSH erhöht, T4 (fT4) und T3 stark erniedrigt	Thyreoglobulin stark erniedrigt, sonographisch keine Schilddrüse in loco typico, Knochenalter retardiert	Athyreose	Verlauf, ggf. spätere Szintigraphie
TSH erhöht, T4 (fT4) und T3 erniedrigt	Thyreoglobulin meßbar, sonographisch keine Schilddrüse in loco typico, Knochen- alter nicht oder nur leicht retardiert	Ektopie	Verlauf, ggf. spätere Szintigraphie
	Thyreoglobulin meßbar, sonographisch hypoplastische Schilddrüse in loco typico, Knochenalter retardiert	Hypoplasie	Verlauf
	Thyreoglobulin meßbar, sonographisch Schilddrüse in loco typico, Knochenalter retardiert	Biosynthese- defekt	Molekulargenetik, ggf. Szintigraphie mit Per- chlorat-Discharge-Test
TSH erhöht, T4 (fT4) und T3 erniedrigt oder normal	Thyreoglobulin meßbar, sonographisch normale Schilddrüse in loco typico, Knochenalter normal	transiente Hypothyreose	Anamnese, Jodbestim- mung im Urin, Schild- drüsenautoantikörper

Differentialdiagnose der Hypothyreose bei Neugeborenen und jungen Säuglingen *(Fortsetzung)*

Charakterisierung des Hauptsymptoms	weiterführende Nebenbefunde	Verdachts-diagnosen	Bestätigung der Diagnose
TSH normal oder niedrig, T4 (fT4) und T3 erniedrigt	Thyreoglobulin meßbar, sonographisch kleine Schilddrüse in loco typico, Knochenalter retardiert	zentrale Hypothyreose (hypothalamisch oder hypophysär), Non-Thyroid Illness	Anamnese, kraniale Sonographie oder MRT, Molekulargenetik
TSH erhöht oder niedrig, T4 (fT4) und T3 erhöht	Thyreoglobulin meßbar, sonographisch normale Schilddrüse in loco typico, Knochenalter retardiert	Schilddrüsen-hormon-Rezeptor-defekt	Molekulargenetik

Struma

Symptombeschreibung

Definition

Als Struma bezeichnet man die Vergrößerung der Schilddrüse, die in verschiedene Schweregrade eingeteilt wird. Die subjektive Einschätzung der Größe der Schilddrüse, die in die Grade I–IV eingeteilt wurde, ist jedoch in letzter Zeit zunehmend durch die genauere Messung des Volumens der Schilddrüse durch die Ultraschallmessung ersetzt worden (Tab. 86.2).

Ätiologie

Eine Vergrößerung der Schilddrüse tritt bei unterschiedlichen Schilddrüsenerkrankungen auf. Eine Vergrößerung des Organs kann mit Hypo-, Hyper- oder Euthyreose einhergehen. Eine knotige Vergrößerung des Organs stellt im Kindes- und Jugendalter eine Rarität dar. Da in den alten und neuen Bundesländern der Bundesrepublik Deutschland noch bis vor kurzem ein moderater bis stärkerer Jodmangel vorlag, war die weitaus häufigste Diagnose bei Kindern und Jugendlichen die euthyreote Jodmangelstruma. Seit Wegfall der Deklarationspflicht für das Jodsalz und seit der zunehmenden Verwendung von Jodsalz in Bäcke-

rei- und Fleischerbetrieben ist jetzt erstmals ein signifikanter Anstieg der Jodversorgung in der Bundesrepublik zu verzeichnen. Daher muß beim Auftreten einer Struma im Kindes- und Jugendalter jetzt gehäuft mit einer Autoimmunthyreoiditis gerechnet werden.

Klinik

Während die Symptome der Jodmangelstruma sich auf rein *lokale Beschwerden* wie Schluckstörungen oder ein Druckgefühl am Hals beschränken, sind bei der Struma, die auf eine Autoimmunthyreoiditis zurückzuführen ist, *Symptome der Hypo- oder Hyperthyreose* zu verzeichnen. Bei älteren Kindern mit einer Autoimmunthyreoiditis, die mit Hypothyreose einhergeht, ist das häufigste klinische Zeichen, das auch häufig primär zur Vorstellung führt, ein *abnehmendes Längenwachstum* und eine *verlangsamte Wachstumsgeschwindigkeit.*

Darüber hinaus liegt meistens eine *Gewichtszunahme* vor sowie ein deutlicher *Leistungsknick* in der Schule. Andere Symptome der Schilddrüsenunterfunktion, wie sie bei Neugeborenen auftreten, z.B. Müdigkeit, Lethargie, Muskelhypotonie oder Obstipation, werden eher seltener berichtet. Eine Struma, die gleichzeitig mit einer Hyperthyreose einhergeht, kann verursacht sein durch eine Hashimoto-Thyreoiditis oder durch einen Morbus Basedow (Abb. 86.3).

Differentialdiagnostisch abgegrenzt werden muß immer das autonome Adenom; hier liegt keine diffuse Vergrößerung des Organs vor, meistens läßt sich ein einzelner Knoten sonographisch und szintigraphisch abgrenzen. Die Leitsymptome der Schilddrüsenüberfunktion im Kindesalter sind neben der Entwicklung einer Struma (Tab. 86.3):
- Gewichtsabnahme
- zunehmende Unruhe
- deutlicher Tremor
- Tachykardie
- große Blutdruckamplitude
- Enuresis nocturna.

Tabelle 86.2 Schilddrüsenvolumen im Kindesalter (Sonographie).

Alter	oberes Schilddrüsenvolumen (beide Lappen)
< 5 Jahre	3,5 ml
< 9 Jahre	5,0 ml
< 13 Jahre	8,0 ml
< 16 Jahre	12,0 ml
> 16 Jahre	15,0 ml

Endokrine Störungen

L

Tabelle 86.3 Leitsymptome bei Struma unterschiedlicher Genese.

euthyreote Struma	Struma mit Hypothyreose	Struma mit Hyperthyreose
Schluckstörungen	Kleinwuchs	Unruhe
Engegefühl am Hals	abnehmende Wachstumsgeschwindigkeit	Gewichtsabnahme
sichtbare Vergrößerung	Adipositas	Schwitzen
	Leistungsknick	Tremor
	Müdigkeit	Tachykardie
	Obstipation	Enuresis

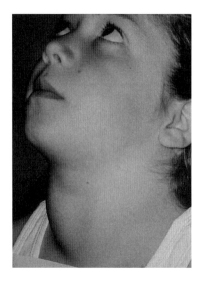

Abb. 86.3
Patientin mit
M. Basedow
und deutlicher
Struma.

Rationelle Diagnostik

Anamnese

Wird ein Kind zur Abklärung einer Schilddrüsenvergrößerung vorgestellt, so sollte eine ausführliche Anamnese hinsichtlich der Symptome einer Hypo- und einer Hyperthyreose durchgeführt werden. Wesentlich ist auch die *Ernährungsanamnese*. Hierbei sollte nach der Anwendung von Jodsalz bzw. der Durchführung einer Jodprophylaxe und gezielt nach Ernährungsbesonderheiten gefragt werden. So kann der Verzehr von einer großen Menge Sojamilch zum Auftreten einer Jodmangelstruma führen, da die Sojamilch kein Jodid enthält und Bestandteile der Sojamilch die Aufnahme von Jodid in die Schilddrüse hemmen. Eine positive *Familienanamnese* hinsichtlich einer Schilddrüsenvergrößerung kann auf erbliche Defekte der Schilddrüsenhormon-Biosynthese oder auf eine jodmangelbedingte Struma hinweisen.

Körperliche Untersuchung

Zunächst wird bei der körperlichen Untersuchung die Größe der Schilddrüse eingeschätzt. Hierbei wird bei leicht zurückgebeugtem Kopf die Schilddrüse zunächst von ventral und dann bei gerader

Halswirbelsäule von dorsal palpiert. Neben der Abgrenzung der Größe dient die palpatorische Untersuchung auch dem Nachweis von knotigen Veränderungen der Schilddrüse.

Befunde bei Hyperthyreose

Bei einer Überfunktion der Schilddrüse finden sich häufig:
- tastbares Schwirren des Schilddrüsengewebes
- Strömungsgeräusch, über der Schilddrüse auskultierbar (bei vergrößertem Herzzeitvolumen)
- deutlich erhöhte Herzfrequenz
- Puls trotz der hohen Frequenz gut tastbar, da eine erhöhte Blutdruckamplitude vorliegt
- Hautrötung, insbesondere im Gesichtsbereich, mit Überwärmung und Schweißneigung
- deutlicher Ruhetremor
- gesteigerte Muskeleigenreflexe (nur bei einer thyreotoxischen Krise abgeschwächt!).

Ein Exophthalmus ist bei Kindern mit Morbus Basedow seltener als bei Erwachsenen, aber doch deutlich erkennbar. Bei der körperlichen Untersuchung ist daher auf *Augensymptome*, insbesondere eine Protrusio bulbi und einen seltenen Lidschlag zu achten.

Befunde bei Hypothyreose

Bei Patienten mit einer hypothyreoten Stoffwechsellage finden sich folgende Veränderungen:
- eine pastöse Veränderung der Haut mit einem leichten Ödem ohne Wassereinlagerung (Myxödem)
- vermehrtes Kältegefühl
- kühle Haut, aber nicht schweißig
- Pulsfrequenz deutlich herabgesetzt
- Muskeleigenreflexe oft nur schwach auslösbar.

Befunde bei Euthyreose

Bei Patienten mit einer euthyreoten Struma bietet die körperliche Untersuchung keinen pathologischen Befund. Eine deutliche Struma von einer Größe, die mehr als 3 Standardabweichungen über der Norm liegt (> 15 ml), ist häufig gut sicht- und tastbar.

Kleinere Vergrößerungen der Schilddrüse entgehen häufig der klinischen Untersuchung, deshalb kann der Ausschluß einer Schilddrüsenvergrößerung nicht allein durch die klinische Untersuchung erfolgen.

Klinisch-chemische Untersuchungen

Die Zielsetzung der Labordiagnostik besteht in der Untersuchung der zugrundeliegenden Stoffwechsellage; ergibt sich aus der klinischen Untersuchung kein Verdacht auf eine Schilddrüsenfunktionsstörung, so ist zunächst die Untersuchung des *basalen TSH* ausreichend.

Ist das basale TSH normal, so liegt eine euthyreote Funktionslage vor, die bei Bedarf durch die Bestimmung des T_4 (fT_4) und T_3 bestätigt wird. Ist das basale TSH erniedrigt oder besteht der klinische Verdacht auf eine Hyperthyreose, so wird durch die Bestimmung von T_3 und T_4 im Serum die Hyperthyreose bestätigt. Ist das basale TSH erhöht oder besteht der Verdacht auf eine Schilddrüsenunterfunktion, so bestätigen die erniedrigten Schilddrüsenhormon-Konzentrationen im Serum das Vorliegen der Hypothyreose. Eine Bestimmung der Schilddrüsenantikörper ist dann indiziert, wenn der V. a. eine Autoimmunthyreoiditis oder auf einen Morbus Basedow vorliegt (s. Abb. 86.3). Diese Verdachtsdiagnose wird gestellt bei einer hypo- oder hyperthyreoten Stoffwechsellage sowie aufgrund eines typischen Ultraschallbefundes der Schilddrüse.

Bei einer Autoimmunthyreoiditis findet sich eine Erhöhung der Antikörper gegen die Schilddrüsenperoxidase (TPO-Ak) und der Thyreoglobulinantikörper (Tg-Ak). Die TSH-Rezeptor-Antikörper (TR-Ak) sind bei der Autoimmunthyreoiditis selten, bei M. Basedow immer erhöht.

Einen Überblick über das differentialdiagnostische Vorgehen bei Struma gibt Abbildung 86.4.

Technische Untersuchungen

Eine zentrale Bedeutung in der Diagnostik der Struma kommt der *Schilddrüsensonographie* zu. Die Sonographie der Schilddrüse erlaubt einerseits die genaue Volumenbestimmung des Organs und bietet zusätzlich im Hinblick auf die Differentialdiagnose zwischen euthyreoter Struma und Autoimmunthyreoiditis die Darstellung der Echotextur, die bei Autoimmunthyreoiditis echoarm ist. Liegt die Schilddrüsengröße oberhalb der Normgrenzen, die bei Kindern und Jugendlichen mit ausreichender Jodversorgung gefunden wurden, und ist die Echotextur normal und homogen, liegt eine euthyreote Jodmangelstruma vor. Stellt sich jedoch bei der Sonographie ein inhomogenes, echoarmes Schilddrüsengewebe dar, liegt der V. a. eine Autoimmunthyreoiditis nahe. Darüber hinaus erlaubt die Schilddrüsensonographie die Darstellung von Schilddrüsenknoten oder Zysten. Eine Artdiagnose von Knoten durch die Sonographie allein ist nicht zweifelsfrei möglich, jedoch kann eine

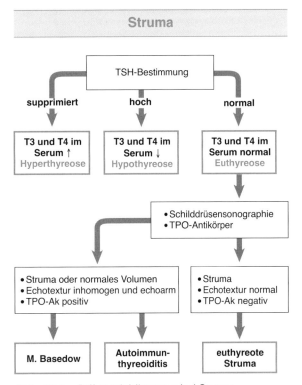

Struma

Abb. 86.4 Differentialdiagnose bei Struma.

nicht glatte Begrenzung des Knotens auf ein Schilddrüsenkarzinom hinweisen, das eine wichtige Differentialdiagnose des isolierten Schilddrüsenknotens im Kindes- und Jugendalter ist.

Besondere Hinweise

Eine vergrößerte Schilddrüse wird mit regionalen Unterschieden bei bis zu 30% aller Kinder und Jugendlichen beobachtet. Eine durch Autoimmunthyreoiditis oder Morbus Basedow vergrößerte Schilddrüse ist derzeit nur selten die Ursache der Schilddrüsenvergrößerung, da eine euthyreote Jodmangelstruma die häufigste Ursache der Schilddrüsenvergrößerung im Kindes- und Jugendalter ist. Bei der Fortsetzung der Bemühungen um eine ausreichende alimentäre Jodzufuhr und damit Eliminierung der Jodmangelstruma im Kindesalter und in der Pubertät wird die Schilddrüsenvergrößerung aufgrund einer Autoimmunthyreoiditis – wie bereits in anderen Ländern mit ausreichender Jodversorgung – eine zunehmend häufigere Diagnosestellung erfahren. Daher empfiehlt es sich, beim Nachweis einer deutlichen Schilddrüsenvergrößerung sich nicht auf die Verdachtsdiagnose einer Jodmangelstruma zu beschränken, sondern durch eine gezielte Stufendiagnostik die zugrundeliegenden Krankheitsbilder abzuklären und einer Therapie zuzuführen.

Endokrine Störungen

L

87 Pubertas tarda

Berthold P. Hauffa

Symptombeschreibung

Das Alter bei Pubertätsbeginn zeigt in den Kulturen der Welt Unterschiede. Der Zeitpunkt des Pubertätseintritts unterlag bisher einem säkularen Trend zu jüngerem Alter. Normative Daten zum Pubertätsverlauf müssen daher für jede Population gesondert erhoben und von Zeit zu Zeit aktualisiert werden. Nach den mitteleuropäischen Standards der Züricher longitudinalen Wachstumsstudie liegt ein Mädchen, das jenseits des 13. Lebensjahres, und ein Junge, der jenseits von 14 Jahren noch nicht mit der Pubertätsentwicklung begonnen hat, außerhalb der Streubreite (hier definiert als + 2,0 Standardabweichungen vom Mittelwert) des normalen Pubertätseintrittsalters; es liegt eine Pubertas tarda vor. Dies betrifft etwa 2,5% aller Adoleszenten.

Hat die Pubertät einmal begonnen, schreitet sie kontinuierlich voran und ist im Mittel 3,5 Jahre nach Beginn abgeschlossen. Bei Mädchen, bei denen 4,5 Jahre nach Beginn der Brustentwicklung die Menarche noch nicht eingetreten ist, und bei Jungen, die 5,5 Jahre nach Pubertätsbeginn ein adultes Hodenvolumen nicht erreicht haben, kann eine Störung der Hypothalamus-Hypophysen-Gonaden-Achse vorliegen. Auch eine Pubertätsentwicklung, die nach Beginn für mehr als 1,5 Jahre sistiert, kann als Sonderfall einer Pubertas tarda angesehen werden (Tab. 87.1).

Einer Pubertas tarda kann zugrunde liegen:
- eine Normvariante des Tempos von Wachstum und Pubertät (konstitutionelle Entwicklungsverzögerung, KEV)
- eine hypothalamohypophysäre Störung (hypogonadotroper Hypogonadismus)
- eine Störung der Gonadenfunktion (hypergonadotroper Hypogonadismus).

Rationelle Diagnostik

Anamnese

Bei der Normvariante der konstitutionellen Entwicklungsverzögerung mit zunächst ausbleibender, nach verspätetem Beginn aber normal ablaufender Pubertät ergibt die *Familienanamnese* praktisch immer einen oder mehrere Angehörige, die im pubertätsreifen Alter hinter dem Wachstum ihrer Altersgenossen zurückgeblieben sind, schließlich zu den Kleineren ihres Jahrganges zählten, erst spät Pubertätsmerkmale entwickelten und ihren Pubertätswachstumsschub verspätet durch-

machten (sogenannte Spätentwickler). Die Erwachsenengröße dieser Menschen liegt meist im unteren Drittel des Normbereichs, sie haben spontan einen normalen adulten Phänotyp und eine normale Gonadenfunktion (Fertilität) erreicht. Ein solches Entwicklungsmuster muß systematisch erfragt werden (Pubertätsbeginn/Alter bei Pubertätswachstumsschub der Eltern und Geschwister, Menarchetermin bei Mutter und Schwestern).

> **Eine ungewollte Kinderlosigkeit und Sterilitätsbehandlung bei Mitgliedern der Familie kann auf vererbte Formen des Hypogonadismus hinweisen.**

Die *Schwangerschafts- und Geburtsanamnese* kann eine Beckenendlage und somit einen Hinweis auf eine seit Geburt bestehende hypothalamohypophysäre Schädigung ergeben.

Die weitere *Eigenanamnese* muß bei beiden Geschlechtern den Gonadenstatus berücksichtigen:
- Hat früher ein Hodenhochstand vorgelegen? Bei bestehendem Kryptorchismus muß erfragt werden, ob die Hoden jemals in der Leiste oder im Skrotum tastbar waren.
- Bestand oder besteht eine Erkrankung mit Hoden- oder Ovarbeteiligung (Mumps, Trauma, Torsion, Galaktosämie etc.)?
- Gibt es unerklärliche Gewichtszu- oder -abnahmen?
- Werden besondere Ernährungsformen eingehalten? Besteht ein auffälliges Eßverhalten?
- Wird Leistungssport (Marathon, Ballett, Kunstturnen o.ä.) betrieben?

Auf einen hypothalamohypophysären Prozeß hindeutende Symptome wie Kopfschmerzen, Visusverschlechterung, Doppelbilder, Gesichtsfeldausfälle, auffällige Trinkmengen und eine auffällige Urinproduktion werden manchmal nur auf Befragen angegeben. Für die Eigenanamnese ist es wichtig, daß eine onkologische Erkrankung und ihre Therapie (Chemotherapie und/oder Radiatio von ZNS oder Gonaden) bereits präpubertär die Funktion von Hypothalamus und Gonaden beeinträchtigen können. Vermindertes Riechvermögen oder eine Anosmie (bei Kallmann-Syndrom) läßt sich manchmal bereits im Rahmen der Anamneseerhebung erfragen.

Körperliche Untersuchung

Trotz eines pubertätsreifen Alters sind *Zeichen* der Gonadarche bei den Patienten noch nicht sicht-

Tabelle 87.1 Chronologisches Alter beim Auftreten der Pubertätsmerkmale und Zeitbedarf für das Durchlaufen von Pubertätsabschnitten nach den Angaben der 1. Züricher longitudinalen Wachstumsstudie (Prader und Mitarbeiter, 1989). Alle Zeitangaben in Dezimaljahren; B 2, PH 2 = Pubertätsstadien nach Tanner.

Merkmal	Mittelwert	Streuung	angegeben als	Mittelwert	Streuung	angegeben als
	Alter Mädchen			**Alter Jungen**		
Beginn Brust-entwicklung (B 2)	10,9	8,5–13,3	± 2,0 SD	–	–	–
Beginn Hoden-wachstum (≥ 3 ml)	–	–	–	11,8	10,0–13,6	± 2,0 SD
Beginn Scham-behaarung (PH 2) *	10,4	7,4–13,4	± 2,5 SD	12,2	8,5–15,9	± 2,5 SD
Beginn Pubertäts-wachstumsschub	9,9	7,5–12,3	± 2,0 SD	11,6	9,6–13,6	± 2,0 SD
Höhepunkt Pubertäts-wachstumsschub	12,1	10,1–14,1	± 2,0 SD	14,0	12,8–15,8	± 2,0 SD
Erreichen von 99 % der Erwachsenengröße	15,2	13,2–17,2	± 2,0 SD	16,8	14,6–19,0	± 2,0 SD
Menarche	13,4	11,2–15,6	± 2,0 SD	–	–	–
Pubertätsabschnitt	**Zeitbedarf Mädchen**			**Zeitbedarf Jungen**		
Beginn Brustentwicklung – adulte Brust	3,2	0,4–6,0	± 2,0 SD	–	–	–
Beginn Brustentwicklung – Menarche	2,2	0,0–4,4	± 2,0 SD	–	–	–
Beginn Hodenwachstum – adulter Hoden	–	–	–	3,5	1,5–5,5	± 2,0 SD

* Der Beginn der Schambehaarung ist mehrdeutig und nicht immer mit dem Beginn der Pubertät (Gonadarche) gleichzusetzen; es kann sich auch um das klinische Korrelat zur Reifung der Nebennierenrinde (Adrenarche) handeln, die unabhängig von der Pubertät und meist etwas früher als diese eintritt.

bar: Das Hodenvolumen bei den Jungen liegt unter 4 ml auf dem Orchidometer nach Prader; bei den Mädchen hat die Brustentwicklung das Stadium B 1 nach Tanner noch nicht überschritten, d.h., ein subareolärer Brustdrüsenkörper ist nicht tastbar. Isoliert vorhandene Schambehaarung geringen Ausmaßes ist meist adrenalen Ursprungs und muß nicht erstes Zeichen einer gerade einsetzenden Pubertätsentwicklung sein (s. Tab. 87.1).

Der Vergleich von Körperhöhe und Gewicht mit körperhöhenbezogenen Gewichtsperzentilen oder dem relativen Body-Mass-Index objektiviert begleitendes Über- oder Untergewicht. Die Ausbildung eunuchoider Proportionen wird mit dem Oberlängen/Unterlängen-Quotienten oder durch die vergleichende Messung von Armspanne, Steh- und Sitzhöhe erfaßt. Massive Blutdruckerhöhung bei Mädchen mit ausbleibender Pubertätsentwicklung kann auf einen Defekt der Steroidbiosynthese (17-Hydroxylase-Mangel) deuten. Mittellinien-defekte sind überdurchschnittlich häufig mit Störungen der Hypothalamus-Hypophysen-Achse vergesellschaftet. Mit einer gründlichen neurologischen Untersuchung einschließlich Hirnnervenprüfung, Augenhintergrunduntersuchung und Gesichtsfeldprüfung muß nach Hinweisen auf eine Raumforderung in der Hypothalamus-Hypophy-sen-Region gesucht werden. Ein orientierender Riechtest kann mit einfachen Mitteln (Seife, parfümierte Desinfektionsmittel) durchgeführt werden; bei Hinweisen auf Riechschwäche (Hyposmie, Anosmie bei Kallmann-Syndrom) sollte ein standardisierter Riechtest (HNO-Abteilungen) folgen.

Wegen der hohen Inzidenz des Ullrich-Turner-Syndroms (1 auf 2500 weibliche Neugeborene) dürfen bei Mädchen klinische Hinweiszeichen auf das Vorliegen dieser Erkrankung (s. DD-Tabellen) nicht übersehen werden und müssen zu weiterer Nachweisdiagnostik führen.

Klinisch-chemische Untersuchungen

Basisdiagnostik: Zunächst muß das Vorliegen oligosymptomatischer chronischer Grunderkrankungen (hämatologisch-onkologische Erkrankungen, entzündliche Darmerkrankungen, Leber-, Niereninsuffizienz etc.) durch Untersuchung des Blutbilds einschließlich Leukozytendifferenzierung, der BSG, von GOT, GPT, γ-GT, AP, Kreatinin, Gesamteiweiß und Urinstatus unwahrscheinlich gemacht werden. Bereits im Vorfeld muß nach einer möglicherweise zugrundeliegenden Hypothyreose oder Hyperprolaktinämie gesucht werden (Bestimmung von TSH und Prolaktin).

Endokrine Störungen

L

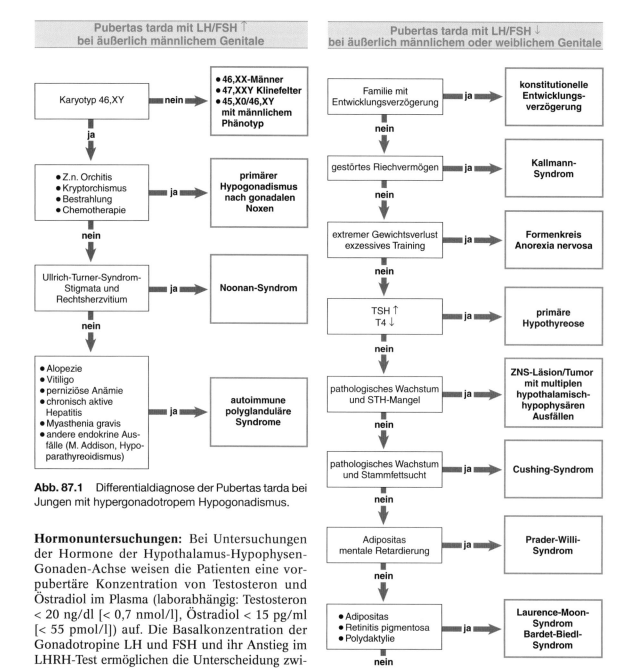

Abb. 87.1 Differentialdiagnose der Pubertas tarda bei Jungen mit hypergonadotropem Hypogonadismus.

Hormonuntersuchungen: Bei Untersuchungen der Hormone der Hypothalamus-Hypophysen-Gonaden-Achse weisen die Patienten eine vorpubertäre Konzentration von Testosteron und Östradiol im Plasma (laborabhängig: Testosteron < 20 ng/dl [< 0,7 nmol/l], Östradiol < 15 pg/ml [< 55 pmol/l]) auf. Die Basalkonzentration der Gonadotropine LH und FSH und ihr Anstieg im LHRH-Test ermöglichen die Unterscheidung zwischen hypogonadotropem (niedrigem) und hypergonadotropem (erhöhtem) Hypogonadismus.

Zu den aufwendigen Funktionstests in der Hand des pädiatrischen Endokrinologen gehören der LHRH-Pumpentest (LHRH-Test vor und 36 h nach pulsatiler Gabe von je 5 µg LHRH alle 90 min), die 24-h-Spontansekretionsanalyse der Gonadotropine und der hCG- oder der kombinierte hCG/hMG-Test (s. DD-Tabellen).

Eine diagnostische Zuordnung wird in vielen Fällen erst durch eine Chromosomenanalyse (Karyotyp), je nach klinischem Verdacht auch durch Zusatzuntersuchungen möglich („banding", Methylierungstest, In-situ-Hybridisierung, Nachweis von Genveränderungen mit molekularbiologischen Techniken).

Abb. 87.2 Differentialdiagnose der Pubertas tarda bei Jungen und Mädchen mit hypogonadotropem Hypogonadismus.

Technische Untersuchungen

Der noch ausbleibenden äußeren Pubertätsentwicklung entspricht ein retardiertes, noch nicht pubertätsreifes Knochenalter (Röntgenuntersuchung der linken Hand; Beurteilung nach den Standards von Bailey und Pinneau oder Tanner) als Ausdruck der verlangsamt ablaufenden biologischen Reifung. Mehr Information als ein Einzelbild ergibt die Beurteilung des Knochenalterfortschritts anhand mehrerer Aufnahmen (Abstand nicht unter 6 Monaten).

Bei Mädchen ist eine sonographische Untersuchung des kleinen Beckens mit Beurteilung von Uterusgröße, -konfiguration, Ovarvolumen und -binnenstruktur (Zysten u.a.) erforderlich.

Bei klinischem Verdacht auf ZNS-Tumor oder nach Nachweis eines hypogonadotropen Hypogonadismus ist die Durchführung einer kernspintomographischen Untersuchung des Kopfes mit Dünnschichtdarstellung der Hypothalamus-Hypophysen-Region mit und ohne Kontrastmittel indiziert.

Besondere Hinweise

Häufigste Ursache einer Pubertas tarda ist die Normvariante einer konstitutionellen Entwicklungsverzögerung, die in der Regel keiner Behandlung bedarf. Die konstitutionelle Entwicklungsverzögerung ist jedoch eine Ausschlußdiagnose, die gelegentlich nur im Verlauf gestellt werden kann; andere Ursachen des verspäteten Pubertätsbeginns aus dem Formenkreis des hypo- und hypergonadotropen Hypogonadismus müssen differentialdiagnostisch in Betracht gezogen werden.

Erste Schritte der Abklärung einer verspäteten Pubertätsentwicklung bestehen in der Zuordnung des Hypogonadismus zur hypo- oder hypergonadotropen Form (Abb. 87.1 bis 87.3). Ferner muß durch geeignete Untersuchungen eine chronische onkologisch-hämatologische, immunologische, gastrointestinale, infektiöse oder psychiatrische Systemerkrankung ausgeschlossen werden, die sekundär zu einem hypo- oder hypergonadotropen Hypogonadismus führen kann. Eine Chromosomenanalyse führt zur Aufdeckung von chromosomalen Aberrationen im Bereich der Geschlechtschromosomen, spezielle Techniken einschließlich molekularbiologischer Verfahren (s. DD-Tabellen) können bei der Diagnose von syndromhaften Hypogonadismusformen helfen.

Ein Hirntumor als Ursache endokriner hypothalamisch-hypophysärer Ausfälle darf auf keinen Fall übersehen werden. Bei Jugendlichen ohne andere hypothalamisch-hypophysäre Ausfälle und ohne Nachweis einer ZNS-Läsion kann die diagnostische Unterscheidung zwischen konstitutioneller Entwicklungsverzögerung und isoliertem hypothalamischem Hypogonadismus nur mit aufwendiger Diagnostik (LHRH-Pumpentest) oder im Verlauf (zeitlich limitierte Therapie mit Sexualsteroiden) erbracht werden.

Technisch anspruchsvolle weitere Diagnostik erfordert die Kombination von weiblichem äußerem Genitale und männlichem Karyotyp (und vice versa) bei hypergonadotropem Hypogonadismus. Als Ursache für die verspätete Pubertätsentwicklung kommen hier seltene Defekte der Testosteron- und Östrogenbiosynthese oder eine Endorganresistenz auf verschiedenen Ebenen der Hypothalamus-Hypophysen-Gonaden-Achse und der Zielgewebe mit inaktivierenden Rezeptormutationen in Frage.

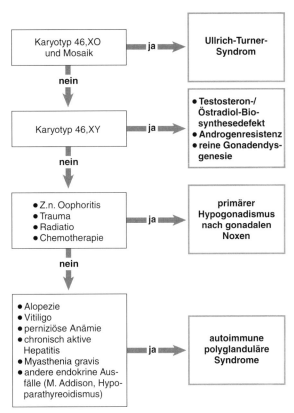

Abb. 87.3 Differentialdiagnose der Pubertas tarda bei Mädchen mit hypergonadotropem Hypogonadismus.

Endokrine Störungen

L

Differentialdiagnostische Tabellen

Differentialdiagnose des hypogonadotropen Hypogonadismus bei Jungen und Mädchen mit Angaben zur Prävalenz oder Inzidenz

Charakterisierung des Hauptsymptoms	weiterführende Nebenbefunde	Verdachts-diagnosen	Bestätigung der Diagnose
ausbleibende Pubertäts-entwicklung; niedrige Gonadotropine (basal, nach LHRH); Testo-steron/Östradiol im vor-pubertären Bereich; Knochenalter retardiert; dem Phänotyp ent-sprechender Karyotyp	Familienanamnese positiv für „Spätentwickler"	konstitutionelle Entwicklungs-verzögerung (häufigste DD, ≈ 2%)	Anstieg des LH im LHRH-Test 36 h nach pulsatiler LHRH-Gabe („LHRH-Pumpen-Test") > 3 IU/l und/oder spontaner Pubertätsfortschritt nach 3- bis 6monatiger Therapie mit niedrig dosierten Sexual-steroiden
	persistierende Angst vor Adipositas trotz selbst herbeigeführten extre-men Gewichtsverlusts; gestörte Wahrnehmung des Körpergewichts und der -fettverteilung, Eßverwei-gerung, Hypothermie, Obstipation; exzessives Ausüben von Ausdauersportarten, Ballett	Anorexia nervosa (0,3% bei Mädchen)	psychiatrische Evaluation
	verlangsamte Wachstums-geschwindigkeit, Adynamie, Gewichtszunahme, Obstipation, Bradykardie, trockene Haut/Haare, Hypothermie	erworbene primäre Hypothyreose (0,1%)	TSH erhöht, freies T4 erniedrigt
	verlangsamte Wachstums-geschwindigkeit oder Kleinwuchs, Adynamie, verminderte Leistungs-breite; evtl. auch Schädeltrauma, -radiatio, Enzephalitis, Meningitis in der Vorgeschichte	idiopathische/ erworbene Hypo-physenvorder-lappen-Insuffizienz (hypothalamische oder hypophysäre Ursache) (≈ 1:9000)	unzureichender Anstieg von STH/Kortisol nach Insulinhypo-glykämie, von STH nach Argininfusion, unzureichen-der/verspäteter TSH-Anstieg nach TRH; verminderter ACTH/ Cortisol-Anstieg nach CRH, Prolaktin erhöht oder erniedrigt (familiäre Formen: Untersuchung der Gene für die hypophysären Transkriptionsfaktoren PROP-1, LHX3, HESX1)
	Fehlen weiterer Befunde	isolierter hypo-gonadotroper Hypogonadismus (1:10 000)	Anstieg des LH im LHRH-Test 36 h nach pulsatiler LHRH-Gabe („LHRH-Pumpen-Test") ≤ 3 IU/l und/oder aus-bleibender Pubertätsfortschritt nach 3- bis 6monatiger Therapie mit niedrig dosierten Sexualsteroiden
	gestörtes Riechvermögen, andere neurologische Auffälligkeiten (z.B. zerebelläre Ataxie), hoher Gaumen, Lippen-Kiefer-Gaumen-Spalte, Nierenagenesie	Kallmann-Syndrom (1:10 000)	Riechtest; in bis zu 14% aller Patienten mit X-chromosomaler Vererbung KAL1-Mutationen nach-weisbar; in Einzelfällen mit auto-mal-dominanter Vererbung liegen Mutationen des FGFR1-Gens vor
	Adipositas permagna mit stamm-betonter Fettverteilung nach muskulärer Hypotonie und Fütte-rungsschwierigkeiten im ersten Lebensjahr, Hyperphagie, mandel-förmige Augen, Akromikrie, Klein-wuchs, Verhaltensauffälligkeiten, mentale Entwicklungsverzögerung	Prader-Willi-Syndrom (1:20 000–26 500 Lebendgeborene)	Nachweis einer strukturellen Anomalie mit Fehlen väterlich ererbten Genmaterials im Bereich des Chromosoms 15q11-13 oder maternale uniparenterale Disomie des Chromosoms 15 („banding", Methylierungstest)

Differentialdiagnose des hypogonadotropen Hypogonadismus bei Jungen und Mädchen mit Angaben zur Prävalenz oder Inzidenz *(Fortsetzung)*

Charakterisierung des Hauptsymptoms	weiterführende Nebenbefunde	Verdachtsdiagnosen	Bestätigung der Diagnose
ausbleibende Pubertätsentwicklung; niedrige Gonadotropine (basal, nach LHRH); Testosteron/Östradiol im vorpubertären Bereich; Knochenalter retardiert; dem Phänotyp entsprechender Karyotyp	verlangsamte Wachstumsgeschwindigkeit oder Kleinwuchs, Adynamie, verminderte Leistungsbreite; Sehstörung, Morgenkopfschmerz mit Nüchternerbrechen, erhöhte Trink- und Urinmengen	Panhypopituitarismus (hypothalamische oder hypophysäre Ursache) bei ZNS-Raumforderung ($\approx$ 1:45 000)	unzureichender Anstieg von STH/Cortisol nach Insulinhypoglykämie, von STH nach Arginininfusion, unzureichender/verspäteter TSH-Anstieg nach TRH; verminderter ACTH/Cortisol-Anstieg nach CRH, Prolaktin erhöht oder erniedrigt /familiäre Formen: Untersuchung der Gene für die hypophysären Transkriptionsfaktoren PROP-1, LHX3, HESX1); zusätzlich: hypoosmolarer Urin bei hyperosmolarem Serum und niedrigem AVP; Raumforderung in der kernspintomographischen Untersuchung des ZNS
	Zeichen allgemeiner Systemerkrankungen	hypogonadotroper Hypogonadismus bei allgemeiner Systemerkrankung (z.B. Beteiligung von Hypothalamus und Hypophyse bei Thalassaemia major, 80–90 % aller Patienten mit schwerer Eisenüberladung)	Nachweis der jeweiligen Systemerkrankung
	verlangsamte Wachstumsgeschwindigkeit oder Kleinwuchs, Stammfettsucht, Büffelnacken, rote Wangen, supraklavikuläre Fettpolster, Striae, Hypertonie	Cushing-Syndrom (selten)	erhöhte Ausscheidung freier Corticoide im 24-h-Urin, aufgehobene Tagesrhythmik von Kortisol und ACTH mit fehlender Supprimierbarkeit im Niedrigdosis-Dexamethason-Hemmtest; Unterscheidung zwischen ACTH-abhängigen und -unabhängigen Formen mit CRH-Test und Hochdosis-Dexamethason-Hemmtest
	Fehlen weiterer Befunde	prolaktinproduzierendes Mikroadenom der Hypophyse (selten)	Prolaktin massiv erhöht; Kernspintomographie: manchmal intrahypophysärer Tumor sichtbar
	männliches Geschlecht, Kryptorchismus, angeborene Nebennierenrindeninsuffizienz, selten: Muskelschwäche	X-chromosomale Form der angeborenen Nebennierenrindenhypoplasie (selten)	Kombination der Komponenten; Nachweis von Mutationen im DAX-1-Gen
	Retinitis pigmentosa, mentale Entwicklungsverzögerung, spastische Paraplegie	Laurence-Moon-Syndrom (selten)	Vorhandensein der klinischen Zeichen
	Retinitis pigmentosa, mentale Entwicklungsverzögerung, von Geburt an bestehende Adipositas, Poly-/Syndaktylie, Nierenfehlbildungen	Bardet-Biedl-Syndrom (1:140 000 Lebendgeborene)	Vorhandensein der klinischen Zeichen; bei einigen Formen Mutationen in einem oder mehreren von 8 Loci (BBS1–8)

Endokrine Störungen

L

Differentialdiagnose des hypergonadotropen Hypogonadismus bei Jungen mit Angaben zur Prävalenz und Inzidenz

Charakterisierung des Hauptsymptoms	weiterführende Nebenbefunde	Verdachts- diagnosen	Bestätigung der Diagnose
ausbleibende Pubertäts- entwicklung mit erhöhten Gonadotropinen (basal, nach LHRH); Testosteron/ Östradiol im vorpuber- tären Bereich; Knochen- alter retardiert; äußeres Genitale normal männlich	Verhaltensauffälligkeiten, eunuchoide Körperproportionen; Gynäkomastie	Klinefelter- Syndrom (0,17%)	*Chromosomenanalyse:* Karyotyp 47,XXY und Varianten
	Kleinwuchs, Pterygium colli, Kiel-/ Trichterbrust, Cubitum valgum, Hypertelorismus, Epikanthus, Ptosis, hängende Mundwinkel, Rechtsherz- vitien (valvuläre Pulmonalstenose)	Noonan- Syndrom (1:1000–2500 Lebend- geborene)	Vorhandensein der klinischen Zeichen; Karyotyp 46,XY (Mutationen im PTPN11-Gen bei 50% der Betroffenen)
	Z.n. testikulären Noxen (Orchitis, Trauma, Radiatio, unbehandelter Hodenhochstand etc.); Exposition mit hodenschädigenden chemischen Substanzen (Zytostatika, Drogen u.a.)	primärer Hypo- gonadismus nach testiku- lären Noxen (selten)	positive Anamnese
	Zeichen allgemeiner System- erkrankungen	primäre testiku- läre Insuffizienz bei allgemeiner Systemerkrankung (selten)	Nachweis der jeweiligen Systemerkrankung
	Alopezie, Vitiligo, mukokutane Can- didiasis, chronisch aktive Hepatitis, Malabsorption, Myasthenia gravis, Ausfall anderer endokriner Organe, insbesondere Nebennieren, Nebenschilddrüsen	autoimmune polyglanduläre Insuffizienz mit Hoden- beteiligung (selten)	Candida-Nachweis im Schleim- hautabstrich, Autoantikörper gegen endokrine Drüsen nach- weisbar, Erniedrigung der glan- dulären (z.B. Cortisol, iPTH) und Erhöhung der glando- tropen Hormone (z.B. ACTH); beim Typ 1 Mutationen im AIRE- Gen („Autoimmunregulator") nachweisbar
	Kleinwuchs, selten: gering ausge- prägte syndromverdächtige Zeichen ähnlich dem Noonan-Syndrom	X-Chromatin- negative Gona- dendysgenesie mit männlichem Phänotyp (selten)	*Chromosomenanalyse:* Karyotyp 45,XO/46,XY und Varianten
	Hypospadie, Gynäkomastie	46,XX-Männer (selten)	*Chromosomenanalyse:* 46,XX; Nachweis Y-Chromosom- spezifischer Sequenzen auf dem X-Chromosom (mole- kulargenetische Techniken, In-situ-Hybridisierung)
	Gynäkomastie, Mikropenis	familiäre Leydig- Zell-Hypoplasie mit männlichem Phänotyp (selten)	Nachweis einer inaktivierenden Mutation am LH-Rezeptor

Differentialdiagnose des hypergonadotropen Hypogonadismus bei Mädchen mit Angaben zur Prävalenz und Inzidenz

Charakterisierung des Hauptsymptoms	weiterführende Nebenbefunde	Verdachts- diagnosen	Bestätigung der Diagnose
ausbleibende Pubertäts- entwicklung mit erhöhten Gonadotropinen (basal, nach LHRH); Testo- steron/Östradiol im vor- pubertären Bereich; Knochenalter retardiert; äußeres Genitale normal weiblich	Kleinwuchs, Pterygium colli, Schild- thorax, hyperkonvexe, nach oben gebogene Fingernägel, Cubitus valgus, Lymphödeme von Hand- und Fußrücken, Pterygium colli, verkürztes 4. Metakarpale, Ptosis, Epikanthus, hängende Mundwinkel, hoher Gaumen, Linksherzvitien (z.B. Aortenisthmusstenose)	Ullrich-Turner- Syndrom (1:2500 weibliche Neugeborene)	*Chromosomenanalyse:* Karyotyp 45,XO und Varianten

Differentialdiagnose des hypergonadotropen Hypogonadismus bei Mädchen mit Angaben zur Prävalenz und Inzidenz *(Fortsetzung)*

Charakterisierung des Hauptsymptoms	weiterführende Nebenbefunde	Verdachts-diagnosen	Bestätigung der Diagnose
ausbleibende Pubertäts-entwicklung mit erhöhten Gonadotropinen (basal, nach LHRH); Testo-steron/Östradiol im vor-pubertären Bereich; Knochenalter retardiert; äußeres Genitale normal weiblich	wie oben; mit Rechtsherzvitien	Noonan-Syndrom (1:1000–2500 Lebendgeborene)	Vorhandensein der klinischen Zeichen; *Chromosomenanalyse:* 46,XX (Mutationen im PTPN11-Gen bei 50% der Betroffenen)
	in der Vorgeschichte ovarielle No-xen (Oophoritis, Trauma, Radiatio, Galaktosämie etc.); Exposition mit ovarschädigenden chemischen Substanzen (Zytostatika, Drogen etc.)	primärer Hypo-gonadismus nach ovariellen Noxen (selten)	positive Anamnese
	Zeichen allgemeiner System-erkrankungen	primäre ovarielle Insuffizienz bei allgemeiner System-erkrankung (selten)	Nachweis der jeweiligen Systemerkrankung
	Alopezie, Vitiligo, mukokutane Candidiasis, chronisch aktive Hepatitis, Malabsorption, Myasthenia gravis, Ausfall anderer endokriner Organe, insbesondere Nebennieren, Nebenschilddrüsen	autoimmune polyglanduläre Insuffizienz mit Ovarbeteiligung (selten)	Candida-Nachweis im Schleim-hautabstrich, Autoantikörper gegen endokrine Drüsen nachweisbar, Erniedrigung der glandulären (z.B. Kortisol, iPTH) und Erhöhung der glandotropen Hormone (z.B. ACTH); beim Typ 1 Mutatio-nen im AIRE-Gen („Autoimmunre-gulator") nachweisbar
	Ovarien sonographisch nicht sichtbar; keine Ullrich-Turner-Zeichen	reine Gonaden-dysgenesie (selten)	*Laparoskopie:* Streifengonaden; Karyotyp 46,XX oder 46,XY; bei 10% der Patientinnen mit 46,XX sensoneurale Hörstörung; einzelne Fälle mit FSH-Rezeptor-Mutation; bei einigen Patientinnen mit 46,XY Nachweis von Deletionen im SRY-Gen, Duplikationen des DAX1-Gens, des WNT4-Gens, Deletionen Jp^-, $10q^-$
	Störungen der Nebennierenrinden-funktion mit/ohne Hypertonie	Östradiol-Bio-synthesedefekt (selten)	*Chromosomenanalyse:* Karyo-typ 46,XX; Ovarien sonographisch sichtbar; unzureichender Anstieg von Östradiol im hMG-Test, gaschromatographische Charakterisierung des Defekts
	wie oben; zusätzlich: Keimdrüsen in den Labien/der Leistenregion tastbar, Uterus sonographisch nicht darstellbar	Testosteron-Bio-synthesedefekt bei männlichem Karyotyp (selten)	*Chromosomenanalyse:* Karyo-typ 46,XY; Genitographie: blind endende Vagina, Uterus/Tuben fehlen; Gonadenbiopsie: Hoden; kein Anstieg von Testo-steron nach hCG; gaschromato-graphische Charakterisierung des Defekts
	wie oben	komplette Leydig-Zell-Hypoplasie	wie oben; kein Nachweis eines Testosteron-Biosynthesedefekts; Nachweis von Mutationen im LH-Rezeptor-Gen mit kompletter Inaktivierung des Rezeptors

Endokrine Störungen

L

88 Pubertas praecox

Carl-Joachim Partsch

Symptombeschreibung

Mit Pubertas praecox wird ein Symptom oder eine Kombination von Symptomen bezeichnet, die durch das verfrühte Auftreten von Pubertätszeichen gekennzeichnet ist. Der Ausdruck Pubertas praecox ist also nicht als Diagnose aufzufassen. Als vorzeitige Pubertät wird bei Mädchen das Auftreten von sekundären Geschlechtsmerkmalen vor dem 8. Geburtstag und bei Jungen vor dem 9. Geburtstag definiert. Diese Altersgrenzen orientieren sich in etwa an der unteren Grenze des Normbereichs; darunter versteht man das mittlere Alter bei Auftreten eines Merkmals plus oder minus 2 Standardabweichungen (z.B. Brustentwicklungsstadium B2 10,9 ± 2,4 Jahre bei Mädchen und Hodenvolumen ≥ 3 ml 11,8 ± 1,8 Jahre bei Jungen, Tab. 88.1). Diese Altersgrenzen erlauben die Unterscheidung zwischen der vorzeitigen und der frühnormalen Pubertät. Bei Mädchen gilt zusätzlich das Auftreten der Menarche vor dem 9. Geburtstag als Zeichen für eine Pubertas praecox.

Die sekundären Geschlechtsmerkmale entwickeln sich unter dem Einfluß der Sexualhormone. Die durch diese hervorgerufenen Symptome einer Pubertätsentwicklung stimmen im Falle einer isosexuellen Pubertas praecox prinzipiell mit denen einer normalen Pubertätsentwicklung überein. Diese Übereinstimmung muß aber nicht für die zeitliche Dynamik gelten, die bei der Pubertas praecox gegenüber der normalen Pubertät auch beschleunigt sein kann. Es kommt zu einem Wachstumsschub und zu einer beschleunigten Knochenreifung mit der Folge einer Knochenalterakzeleration (Abb. 88.1). Die Talgproduktion von Haut und Haaren ändert sich, und es entsteht eine Neigung zur Aknebildung. Außerdem treten die psychischen Veränderungen der Pubertät, wie Stimmungslabilität, vermehrte Aggressionen, Änderungen des Körperbildes und Interesse am anderen Geschlecht, auf. Bei Mädchen kann bei fortgeschrittenem Krankheitsbild mit dem Auftreten der Menarche gerechnet werden. Bei Jungen kommt es zu Erektionen und nächtlichen Pollutionen.

Man unterscheidet die *zentrale Pubertas praecox* (synonym: Pubertas praecox vera, echte Pubertas praecox), bei der die Pubertät auf dem physiologischen Weg der Hypothalamus-Hypophysen-Gonaden-Achse durch vermehrte pulsatile GnRH-Sekretion, also gonadotropinabhängig, ausgelöst wird, von der *peripheren Pubertas praecox* (synonym: Pseudopubertas praecox), bei der die Pubertät nicht durch eine vermehrte pulsatile GnRH-Sekretion, sondern durch eine periphere oder exogene Hormonquelle, also gonadotropinunabhängig, ausgelöst wird. Im Folgenden werden die Begriffe zentrale Pubertas praecox und periphere Pubertas praecox verwendet. Ferner ist zwischen einer isosexuellen und einer heterosexuellen Pubertas praecox (Virilisierungszeichen beim Mädchen bzw. Feminisierungszeichen beim Jungen) zu unterscheiden.

Tabelle 88.1 Pubertätsentwicklung bei gesunden Kindern (nach Largo und Prader 1983).

Pubertätsstadium	Alter bei Erreichen des Pubertätsstadiums		
	fühestens (−2 SD)	normal (Mittelwert)	spätestens (+2 SD)
Mädchen			
Brust 2	8,5	10,9	13,3
Brust 3	9,8	12,2	14,6
Pubes 2	8,0	10,4	12,8
Pubes 3	9,8	12,2	14,6
Menarche	11,2	13,4	15,6
Jungen			
Genitale 2	8,2	11,2	14,2
Genitale 3	10,5	12,9	15,3
Pubes 2	9,2	12,2	15,2
Pubes 3	11,1	13,5	15,9
Hodenvolumen ≥ 3 ml	10,0	11,8	13,6

SD = Standardabweichung

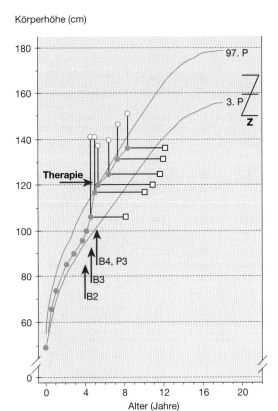

Körperhöhe (cm)

Abb. 88.1 Wachstumskurve eines Mädchens mit zentraler Pubertas praecox. Beachte die rasche Entwicklung von Brust und Schambehaarung, den ausgeprägten Wachstumsschub, die progrediente Knochenalterakzeleration sowie die niedrige und bis zum Therapiebeginn weiter abnehmende prospektive Endlänge. Die eingeleitete Therapie führt zu einer Rückbildung der meisten Symptome. Z = Zielgröße

Rationelle Diagnostik

Anamnese

Die Anamnese ist darauf ausgerichtet, die Grundlage der weiteren Diagnostik zu legen. Da eine Pubertas praecox familiär gehäuft vorkommen kann, ist eine *Familienanamnese* hinsichtlich der Pubertätsentwicklung von Eltern und Geschwistern durchzuführen (Abb. 88.2).

Eine allgemeine Frage nach der Pubertätsentwicklung führt häufig nicht zu hilfreichen Angaben. Es hat sich daher bewährt, nach dem Alter bei Erreichen bestimmter Meilensteine der Entwicklung (z.B. Menarche der Mutter) oder speziellen Symptomen (z.B. Auftreten der ersten Schambehaarung, Erreichen der Endgröße etc.) zu fragen.

In der *Eigenanamnese* sind von Bedeutung: Angaben über das Alter, in dem die ersten Pubertätszeichen bemerkt wurden, und über den zeitlichen und somatischen Ablauf der bisherigen Pubertätsentwicklung. Stehen auxologische Daten zur Verfügung, kann die *Wachstumskurve* zusätzliche Informationen über den bisherigen Verlauf, das Stadium und evtl. auch über den Beginn der Erkrankung geben (s. Abb. 88.1). Die Wachstumskurve ist vor allem auch für differentialdiagnostische Abgrenzungen zu prämaturen Teilentwicklungen von Bedeutung.

Ferner wird nach vaginalem Ausfluß und Blutungen gefragt. Besondere Bedeutung kommt auch dem Vorliegen von früheren oder aktuellen Erkrankungen zu. Hier sind vor allem Erkrankungen des Zentralnervensystems (Hydrozephalus, Meningomyelozele, Meningitis, Enzephalitis, Tumor, Schädel-Hirn-Trauma etc.) und Operationen oder Bestrahlungen des Zentralnervensystems (z.B. bei Leukämie) zu erfassen (s. Abb. 88.2). Die Möglichkeit einer akzidentell oder iatrogen durch Nahrungsmittel oder Medikamente hervorgerufenen Pubertas praecox ist in die anamnestische Exploration einzubeziehen (Abb. 88.3 und 88.4).

Körperliche Untersuchung

Die wichtigsten Untersuchungsbefunde sind die auxologischen Daten und die Pubertätsstadien nach Tanner.

Die *auxologischen Daten* schließen die Bestimmung der Körperproportionen ein (Sitzhöhe und/oder Ober-/Unterlängen-Quotient). Die *Hodenvolumina* und die *gestreckte Penislänge* stellen bei Jungen wichtige zusätzliche Befunde dar. Die Hodenvolumina werden entweder durch vergleichende Palpation und Inspektion mit Hilfe eines Orchidometers und/oder durch sonographische Untersuchung bestimmt. Bei der zentralen Pubertas praecox passen die Hodenvolumina harmonisch zum übrigen Reifestatus, während sie bei der familiären (oder sporadischen) männlichen Pubertas praecox (FMPP oder Leydig-Zell-Hyperplasie) mäßiggradig und bei den meisten anderen Formen der peripheren Pubertas praecox im Verhältnis zu den anderen Reifezeichen deutlich zu klein sind. Die Untersuchung des *weiblichen Genitales* erfolgt aus psychologischen Gründen zunächst nur äußerlich. Dabei wird festgehalten, ob der Hymenalring intakt ist (bei vaginalen Blutungen) und ob die sichtbare Vaginalschleimhaut des Introitus östrogenisiert erscheint. Der Vaginalabstrich erlaubt die zytologische Beurteilung des Östrogenisierungsgrades. Häufig kann auf diesen verzichtet werden, da auch die transabdominelle Sonographie von Uterus und Ovarien eine verläßliche Aussage über einen Östrogeneffekt erlaubt. Auf eine Galaktorrhö ist zu achten.

L

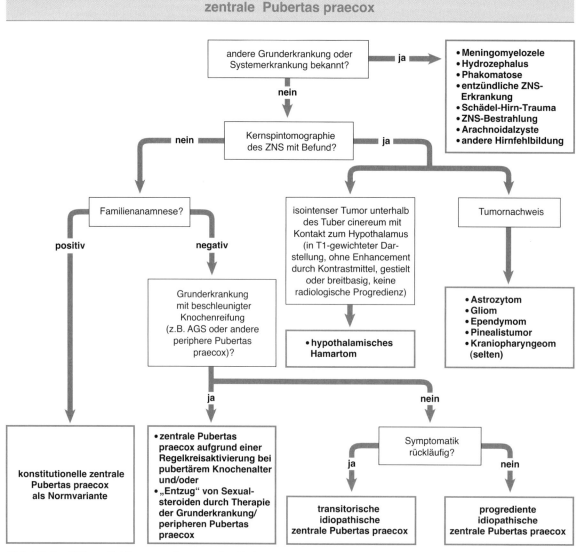

Abb. 88.2 Differentialdiagnose der zentralen Pubertas praecox (Pubertas praecox vera).

> **Das Vorliegen von Virilisierungszeichen (z.B. Pubarche, Hirsutismus) beim Mädchen oder von Feminisierungszeichen (z.B. Gynäkomastie) beim Jungen deutet auf eine heterosexuelle Pubertas praecox hin, die immer eine periphere Pubertas praecox ist.**

Bei der *körperlichen Untersuchung* ist besonderes Augenmerk auf Hinweise für Tumoren im Bauchraum zu legen. Eine detaillierte neurologische Untersuchung gehört ebenso zur Basisdiagnostik und muß bei Bedarf durch einen augenärztlichen Befund mit Augenhintergrunduntersuchung und Gesichtsfeldprüfung ergänzt werden. Die *allgemeinpädiatrische Untersuchung* schließt auch eine sorgfältige Untersuchung der Haut des gesamten Körpers ein. Vor allem Café-au-lait-Flecken, Depigmentierungen („white spots") und Neurofibrome können diagnostisch in Richtung einer Neurofibromatose, eines McCune-Albright-Syndroms oder einer tuberösen Sklerose weisen.

Laboruntersuchungen

Bei Verdacht auf eine Pubertas praecox hat sich der *GnRH-Test* als wichtigstes diagnostisches und auch differentialdiagnostisches Instrument erwiesen (s. DD-Tabelle). Die alleinige Bestimmung der basalen Gonadotropine LH und FSH ist nicht hilfreich und daher überflüssig. LH und FSH werden basal und nach GnRH-Stimulation bestimmt. Für den GnRH-Test existieren unterschiedliche Schemata. Bei ambulanten Patienten ist der Kurztest mit basaler und 30minütiger Blutentnahme ausreichend. Der Test wird am häufigsten als Kapazitätstest mit einer Dosis von 60–100 µg/m^2 KOF und

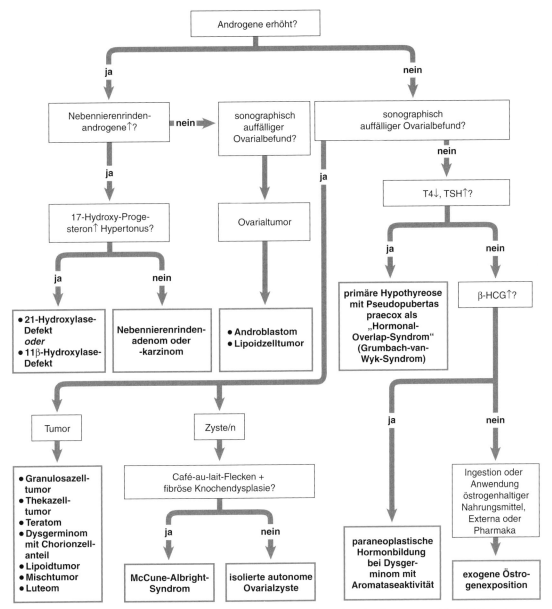

Abb. 88.3 Differentialdiagnose der peripheren Pubertas praecox (Pseudopubertas praecox) bei Mädchen.

maximal 100 μg durchgeführt. Voraussetzung für die Interpretation der LH- und FSH-Spiegel sind mit vergleichbarer Methodik erhobene Normwerte für die Pubertätsstadien nach Tanner und für unterschiedliche Altersgruppen (Abb. 88.5):

• Ein *starker Anstieg von LH* über den altersentsprechenden Normbereich und häufig auch über den Normbereich für den Reifestatus hinaus spricht für eine zentrale Pubertas praecox.

• Ist dagegen kein oder nur ein *minimaler LH-Anstieg* zu verzeichnen, deutet dies auf eine periphere Pubertas praecox hin.

Der stimulierte FSH-Spiegel ist bei der Abgrenzung der Pubertas praecox vera von der prämaturen Thelarche von Bedeutung:

• Ein *LH/FSH-Quotient > 1,0* nach GnRH-Stimulation spricht für eine zentrale Pubertas praecox und ein Quotient < 1,0 für eine prämature Thelarche.

Da es sich bei vorzeitiger Pubertätsentwicklung um ein Kontinuum zwischen normaler Pubertät und massiv beschleunigter progredienter Pubertas praecox vera handelt, kann in Einzelfällen dieses diagnostische Kriterium allerdings auch versagen.

Endokrine Störungen

L

periphere Pubertas praecox bei Jungen (Pseudopubertas praecox)

Hormonuntersuchung

Nebennierenrinden-Androgene ↑?

ja → 17-Hydroxy-Progesteron erhöht? Hypertonus?

nein → sonographisch Hodentumor?

T4↓, TSH↑?

ja → primäre Hypothyreose mit Pseudopubertas praecox als „Hormonal-Overlap-Syndrom" (Grumbach-van-Wyk-Syndrom)

nein → β-HCG↑? oder LH/α-Untereinheit↑?

17-Hydroxy-Progesteron erhöht? Hypertonus?

ja → ● 21-Hydroxylase-Defekt *oder* ● 11β-Hydroxylase-Defekt

nein → ● Nebennierenrinden adenom *oder* -karzinom

sonographisch Hodentumor?

ja → Leydig-Zell-Adenom *oder* testikuläres hyperplastisches NNR-Gewebe bei unbehandeltem AGS → McCune-Albright-Syndrom

nein → Café-au-lait-Flecken + polyostotische fibröse Knochendysplasie?

Café-au-lait-Flecken + polyostotische fibröse Knochendysplasie?

ja → McCune-Albright-Syndrom

nein → aktivierende Mutation im LH-Rezeptor-Gen?

aktivierende Mutation im LH-Rezeptor-Gen? → familiäre männliche Pubertas praecox (FMPP), auch sporadisch vorkommend

primäre Hypothyreose ... → paraneoplastische Hormonbildung bei Dysgerminom, Teratom, Chorionepitheliom, Hepatoblastom oder Pinealom oder NNR-Adenom bzw. -Karzinom

β-HCG↑? oder LH/α-Untereinheit↑?

ja → paraneoplastische Hormonbildung bei Dysgerminom, Teratom, Chorionepitheliom, Hepatoblastom oder Pinealom oder NNR-Adenom bzw. -Karzinom

nein → Ingestion oder Anwendung von androgenwirksamen Pharmaka oder HCG → exogene Hormonexposition

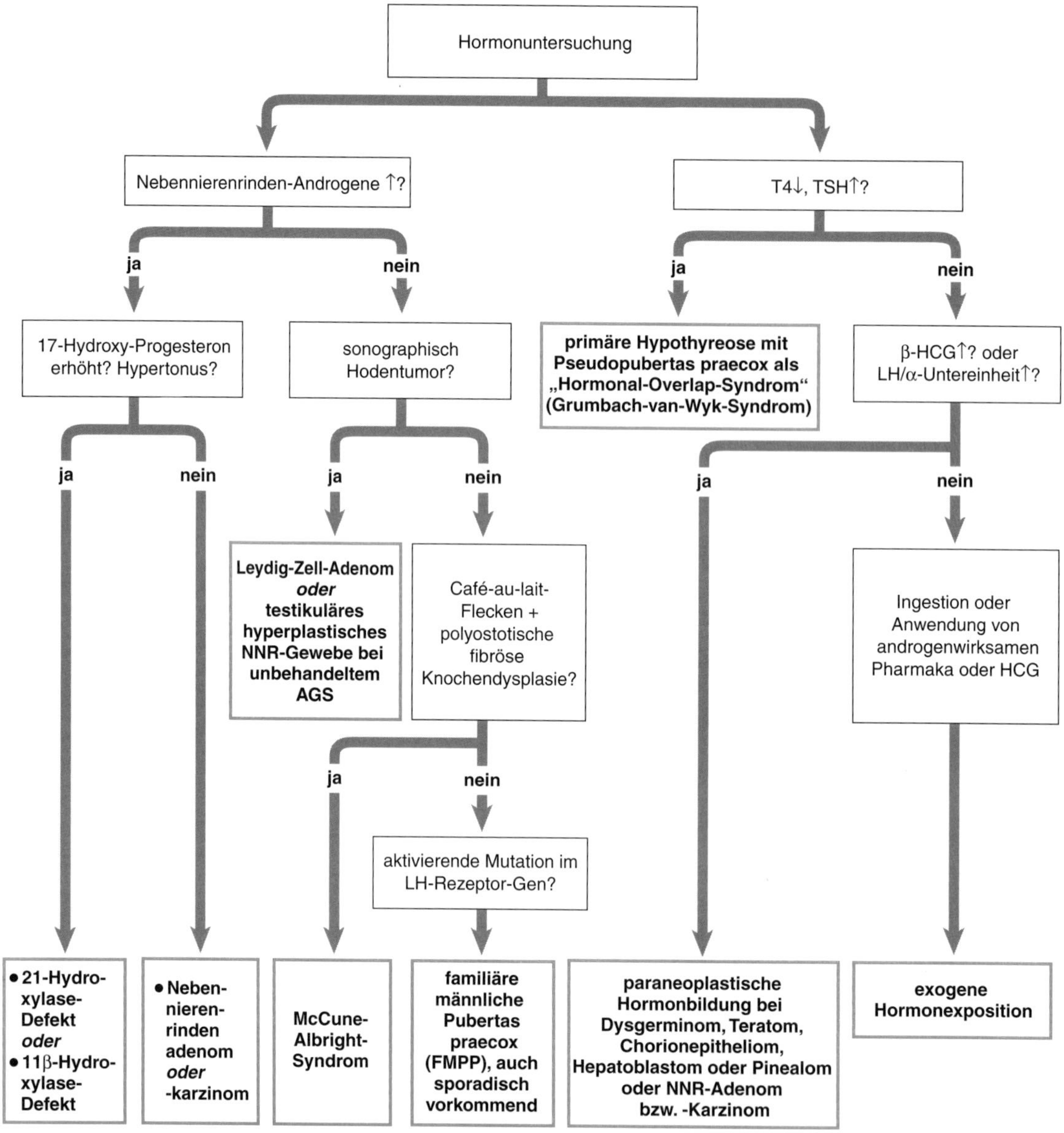

Abb. 88.4 Differentialdiagnose der peripheren Pubertas praecox (Pseudopubertas praecox) bei Jungen.

Die *Untersuchung der Spontansekretion von LH (und FSH)* in 10minütig gewonnenen Blutproben in einem Nachtprofil oder einem 24-Stunden-Profil ist eine Untersuchung, die in spezialisierten Zentren bei besonderen Fragestellungen oder diagnostischen Problemen durchgeführt werden kann. Typischerweise besteht bei der zentralen Pubertas praecox eine pulsatile LH-Sekretion mit pubertärer Amplitude und Frequenz.

Der *Nachweis einer Plasma-Testosteronkonzentration* im pubertären Bereich ist bei Jungen ein verläßlicher Hinweis auf eine Pubertas praecox (Testosteron > 1 nmol/l). Bei Mädchen dagegen ist bei etwa der Hälfte der Patientinnen trotz eindeutiger vorzeitiger Pubertätsentwicklung kein pubertär erhöhtes Östradiol im Plasma (> 50 pmol/l) meßbar. Damit schließt ein präpubertär niedriges Östradiol eine Pubertas praecox nicht aus. Die Blutentnahmen zur Bestimmung von Testosteron und Östradiol sollten am frühen Vormittag erfolgen, da aufgrund des physiologischen zirkadianen Rhythmus zu dieser Zeit mit den höchsten Werten zu rechnen ist. Für den Nachweis eines erhöhten Östradiolspiegels sind meist mehrere in Abständen

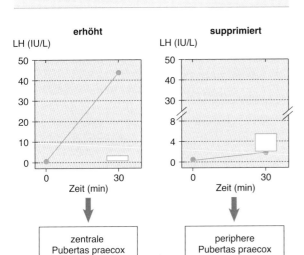

GnRH-Test: LH stimuliert

erhöht   supprimiert

| zentrale Pubertas praecox | periphere Pubertas praecox |

Abb. 88.5 GnRH-Test bei Verdacht auf Pubertas praecox.

von einer Stunde gewonnene Plasmaproben notwendig. Zum Nachweis einer vermehrten Östrogenproduktion ist die Sonographie des inneren Genitales besser geeignet als die Östradiolbestimmung im Plasma.

Weitere Hormonbestimmungen dienen dem Ausschluß in die Differentialdiagnose einzubeziehender Erkrankungen, der ergänzenden Beurteilung und der Dokumentation des Ausgangsbefundes vor einer Therapie. Hier sind vor allem Prolaktin, 17-Hydroxy-Progesteron, DHEA und DHEAS zu nennen. Bei Verdacht auf eine Nebennierenerkrankung müssen weitere adrenale Steroide gemessen werden (Multisteroidanalyse).

Bei klinischem Verdacht auf eine Hypothyreose werden TSH und freies Schilddrüsenhormon bestimmt (s. Abb. 88.3) und bei zusätzlicher Galaktorrhö auch Prolaktin. Besteht der Verdacht auf einen hormonproduzierenden Tumor, so sind die Tumormarker β-HCG und AFP zu bestimmen. Die bildgebende Diagnostik ist dann entsprechend zu erweitern.

Molekulargenetische Untersuchungen

Finden sich klinisch und endokrinologisch deutliche Hinweise auf das Vorliegen einer familiären (oder sporadischen) männlichen Pubertas praecox (FMPP oder Leydig-Zell-Hyperplasie oder „Testotoxikose"), wie pubertäres Testosteron bei relativ kleinen Hodenvolumina, ein supprimiertes LH im GnRH-Test und eventuell eine positive Familienanamnese, so ist eine *molekulargenetische Analyse des LH-Rezeptor-Gens* zum Nachweis einer aktivierenden Mutation indiziert. Diese Untersu-

chung kann bisher nur in wenigen Labors durchgeführt werden.

Die Diagnose eines *McCune-Albright-Syndroms* kann in der Regel anhand der klinischen, endokrinologischen und radiologischen Befunde gestellt werden. Eine molekulargenetische Analyse des Gens für das G-Protein Gsα ist möglich. Die DNS für diese Untersuchung muß in der Regel aus betroffenen Geweben gewonnen werden, wurde aber auch schon aus Blutlymphozyten erfolgreich durchgeführt. Die molekulargenetische Diagnostik kann vor allem bei sehr jungen Kindern für die Diagnosestellung entscheidend sein.

Bei Verdacht auf eine Nebennierenrindenhyperplasie (meist 21-Hydroxylase-Defekt) mit positiver Familienanamnese im Rahmen der Diagnostik einer isosexuellen Pseudopubertas praecox beim Jungen oder einer heterosexuellen Pseudopubertas praecox beim Mädchen ist neben der Steroidanalytik heute auch die Molekulargenetik etabliert.

Technische Untersuchungen

Die *Sonographie* des inneren Genitales, der Nebennierenregion und des gesamten Bauchraums ist bei der Erstvorstellung einer Patientin mit Verdacht auf Pubertas praecox das wichtigste bildgebende Verfahren und gehört zur Basisdiagnostik. Beim Mädchen erlauben sie die Beurteilung von Form, Größe und Struktur von Uterus und Ovarien und den Nachweis von Ovarialzysten oder -tumoren. Ferner ist sie bei beiden Geschlechtern für die Tumorsuche geeignet. Beim Jungen können mittels Sonographie die Testesvolumina bestimmt und Hodentumoren nachgewiesen werden.

Die Bestimmung des Knochenalters erfolgt anhand einer *Röntgenaufnahme* der linken Hand inklusive des distalen Drittels des Unterarms, üblicherweise nach der Methode von Greulich und Pyle.

Die *Magnetresonanztomographie* des ZNS ist bei Verdacht auf einen Hirntumor und bei zentraler Pubertas praecox mit besonderem Augenmerk auf die Hypothalamus-Hypophysen-Region notwendig. Hierfür müssen hochauflösende Geräte und eine enge Schichtung im Hypothalamus-Hypophysen-Bereich eingesetzt werden. Zu beachten ist, daß eine zentrale Pubertas praecox einziges Symptom eines Hirntumors sein kann.

Als *ergänzende Untersuchungen* kommen das EEG (unabdingbar bei Mädchen mit Pubertas praecox und Lachanfällen; s. DD-Tabelle Differentialdiagnose der zentralen Pubertas praecox) und die augenärztliche Untersuchung mit Augenhintergrund- und Gesichtsfeldprüfung in Betracht.

Endokrine Störungen

L

Besondere Hinweise

Die Diagnostik der vorzeitigen Pubertätsentwicklung hat nicht nur altersspezifische, sondern auch *geschlechtsspezifische Besonderheiten* oder Wahrscheinlichkeiten zu berücksichtigen. Eine Pubertas praecox tritt bei Mädchen wesentlich häufiger auf als bei Jungen (Geschlechterverhältnis etwa 10:1). Die Wahrscheinlichkeit für eine tumoröse Ursache ist bei Jungen wesentlich höher als bei Mädchen und bei beiden Geschlechtern um so größer, je jünger das Kind ist. Meist handelt es sich bei der Ursache einer zentralen Pubertas praecox bei sehr jungen Kindern um hypothalamische Hamartome. Der prozentuale Anteil der idiopathischen zentralen Pubertas praecox ist bei Mädchen größer als bei Jungen.

Auf die Bedeutung einer kompletten Wachstumskurve unter Einschluß von Knochenalter und Reifezeichen soll nochmals hingewiesen werden (s. Abb. 88.1). Die Wachstumskurve ermöglicht durch die Synopsis der Befunde insbesondere bei der Verlaufskontrolle wichtige diagnostische Rückschlüsse.

Symptome einer heterosexuellen Pubertas praecox weisen beim Jungen immer auf eine tumoröse Ursache hin (s. DD-Tabelle). Beim Mädchen ist neben androgenproduzierenden Tumoren der Nebennierenrinde und des Ovars auch an Enzymdefekte der Steroid-Biosynthese der Nebennierenrinde zu denken (s. Abb. 88.3 und 88.4).

Entscheidend für die weitere Diagnostik ist die Unterscheidung zwischen zentraler gonadotropinabhängiger und peripherer gonadotropinunabhängiger Pubertas praecox. Ist diese Differenzierung getroffen, ergeben sich die weiteren Untersuchungen und Differentialdiagnosen, die in den Abbildungen und Tabellen zusammengestellt sind.

Differentialdiagnostische Tabellen

Differentialdiagnose: Abgrenzung einer Pubertas praecox zu prämaturen Teilentwicklungen

Charakterisierung des Hauptsymptoms	weiterführende Nebenbefunde	Verdachtsdiagnosen	Bestätigung der Diagnose
Thelarche (B2) vor dem 8. Lebensjahr bei Mädchen	kein Wachstumsschub, keine Knochenalterakzeleration, kein/wenig Östrogeneffekt am Vaginalepithel, isolierte Thelarche	prämature Thelarche	GnRH-Test: stimuliertes LH im Normbereich, stimulierter LH/FSH-Quotient < 1,0, keine weiteren Reifezeichen, Sonographie von Uterus und Ovarien, Verlauf! *Cave:* Übergänge in zentrale Pubertas praecox sind möglich. Ausschlußdiagnose
	Wachstumsschub, Knochenalterakzeleration, Östrogeneffekt, evtl. weitere Reifezeichen im Verlauf	zentrale Pubertas praecox	GnRH-Test: stimuliertes LH ↑, stimulierter LH/FSH-Quotient > 1,0, Östradiol fakultativ ↑, Reifezeichen progredient, Sonographie von Uterus und Ovarien, Verlauf! Weitere Untersuchungen s. Differentialdiagnose der zentralen Pubertas praecox
Pubarche (P2) vor dem 8. Lebensjahr bei Mädchen oder vor dem 9. Lebensjahr bei Jungen	geringgradige Wachstumsbeschleunigung, mäßige Knochenalterakzeleration, keine Symptome einer vermehrten Sexualsteroidproduktion	prämature Pubarche, prämature Adrenarche	für das Alter leicht erhöhte DHEA-S-Konzentration, Androstendion evtl. leicht ↑, LH und FSH basal und stimuliert im altersentsprechenden Normbereich, Verlauf! Ausschlußdiagnose
	zusätzliche Symptome einer Androgenüberproduktion	Nebennierenrindenhyperplasie (nichtklassischer oder heterozygoter 21-Hydroxylase-Defekt, nichtklassischer 3β-Hydroxysteroid-Dehydrogenase-Defekt)	endokrinologische Diagnostik der Nebennierenrindensteroide basal und nach ACTH-Stimulation, Molekulargenetik

Differentialdiagnose: Abgrenzung einer Pubertas praecox zu prämaturen Teilentwicklungen *(Fortsetzung)*

Charakterisie-rung des Haupt-symptoms	weiterführende Neben-befunde	Verdachtsdiagnosen	Bestätigung der Diagnose
Menarche vor dem 9. Lebensjahr	keine weiteren Reifezeichen	– isolierte prämature Menarche – vaginaler Fremdkörper, vaginaler Tumor, Urethral-prolaps, sexueller Miß-brauch, Infektion von Vagina und Zervix	Verlauf! Ausschlußdiagnose gynäkologische Untersuchung, Sonographie
	Entwicklung weiterer Reifezeichen im Verlauf	– McCune-Albright-Syndrom – „Hormonal-Overlap-Syndrom" bei primärer Hypothyreose – exogene Östrogenexposition – andere Formen einer Pubertas praecox möglich, aber eher unwahrscheinlich, da üblicherweise sekundäre Geschlechtsmerkmale vor der Menarche auftreten	Café-au-lait-Flecken + polyosto-tische fibröse Knochendysplasie TSH ↑, Schilddrüsenhormone ↓, Sonographie, Szintigraphie Anamnese, Verlauf

Differentialdiagnose der zentralen Pubertas praecox

Charakterisie-rung des Haupt-symptoms	weiterführende Neben-befunde	Verdachtsdiagnosen	Bestätigung der Diagnose
Thelarche (B2) und/ohne Pubarche (P2) vor dem 8. Lebensjahr und/oder Menar-che vor dem 9. Lebensjahr bei Mädchen; G2 und Hoden-volumen ≥ 3 ml mit/ohne Pubarche (P2) bei Jungen	stimuliertes LH im GnRH-Test pubertär ↑ und stimulierter LH/FSH-Quotient > 1,0 *und* Café-au-lait-Flecken, Lentigines („freckling") und Neurofibrome	zentrale Pubertas praecox *und* Neurofibromatose	 Neurofibromatose Typ 1: Erfüllung der Diagnosekriterien und Familien-anamnese, Neurofibromatose Typ 2: Akustikusneurinome bilateral und weitere Diagnosekriterien (im Kindesalter sehr selten)
	„white spots", Adenoma sebaceum, Epilepsie	tuberöse Sklerose	weitere typische Befunde und Erfüllung von diagnostischen Kriterien (MRT des Hirns)
	Hirnfehlbildung	Hydrozephalus, Porenzephalie u.a.	MRT des Hirns
	Lähmungen, shunt-versorgter Hydrozephalus	Meningomyelozele	Anamnese, Krankengeschichte, Lokalbefund
	neurologischer Defekt-zustand	Meningoenzephalitis, Enzephalitis	Krankengeschichte
	z.B. akute lymphatische Leukämie in der Vorgeschichte	Schädelbestrahlung	Krankengeschichte
	akute neurologische Symptome	Hirntumor: Astrozytom, Optikusgliom, Ependymom, Pinealistumor, Kranio-pharyngeom	MRT des Hirns, Histologie

Endokrine Störungen

L

Differentialdiagnose der zentralen Pubertas praecox *(Fortsetzung)*

Charakterisie-rung des Haupt-symptoms	weiterführende Neben-befunde	Verdachtsdiagnosen	Bestätigung der Diagnose
Thelarche (B2) und/ohne Pubarche (P2) vor dem 8. Lebensjahr und/oder Menar-che vor dem 9. Lebensjahr bei Mädchen; G2 und Hoden-volumen ≥ 3 ml mit/ohne Pubarche (P2) bei Jungen	Knochenalter stark akzeleriert (> 2 Jahre)	zentrale Pubertas praecox bei AGS, zentrale Pubertas praecox bei anderer Pseudopubertas praecox	17-Hydroxyprogesteron ↑, Molekulargenetik, Krankengeschichte, Diagnostik
	Lachanfälle	hypothalamisches Hamartom mit gelastischer Epilepsie	EEG, MRT des Hirns
	positive Familienanamnese	familiäre Pubertas praecox	nach Ausschluß anderer Ursachen
	Pubertätszeichen rückläufig oder nicht progredient	idiopathische, transitorische oder undulierende zentrale Pubertas praecox	Ausschluß anderer Ursachen, vor allem eines Hirntumors
	keine weiterführenden Nebenbefunde	hypothalamisches Hamartom, idiopathische zentrale Pubertas praecox	MRT des Hirns, Ausschlußdiagnose

Differentialdiagnose der peripheren Pubertas praecox (Pseudopubertas praecox) bei Mädchen

Charakterisie-rung des Haupt-symptoms	weiterführende Neben-befunde	Verdachtsdiagnosen	Bestätigung der Diagnose
isosexuelle periphere Pubertas praecox			
Thelarche (B2) mit/ohne Pubarche (P2) vor dem 8. Lebensjahr	stimuliertes LH im GnRH-Test supprimiert/erniedrigt *und* β-HCG ↑	paraneoplastische Hormon-bildung bei Dysgerminom mit Aromataseaktivität	MRT des Hirns, Histologie
		Teratom/Teratokarzinom mit Östrogenproduktion	Sonographie, CT, MRT, Histologie
	palpabler Tumor im Unterbauch, evtl. sehr hohes Östradiol	Ovarialtumor: Granulosa-zelltumor, Thekazelltumor, Granulosathekazelltumor, Teratom, Luteom, Misch-tumor, Lipoidtumor	Sonographie, (CT, MRT), Histologie
		autonome Ovarialzyste	Sonographie
	Café-au-lait-Flecken	McCune-Albright-Syndrom	typische Befundtrias: Pubertas praecox, Café-au-lait-Flecken und fibröse Knochendysplasie, weitere Über-funktionszustände endokriner Organe, Molekulargenetik (Gsα-Gen)
	mukokutane Pigmentierung	Sex-Cord- oder Sertoli-Zell-Tumor des Ovars mit annulären Tubuli seminiferi (SCTAT) und Aromatase-aktivität bei Peutz-Jeghers-Syndrom	Endoskopie (Polyposis des Magen-Darm-Traktes), Histologie
	große Zunge, Muskelhypo-tonie, Adynamie, Kälte-empfindlichkeit, kühle trockene Haut, veränderte Stimme, gedunsenes Aussehen, Entwicklungsver-zögerung, Gewichtszunahme, kein Wachstumsschub	„Hormonal-Overlap-Syndrom" (Grumbach-van-Wyk-Syndrom) bei primärer Hypothyreose	T4 ↓, TSH ↑, Schilddrüsenszintigraphie
	V.a. Ingestion oder Anwendung von östrogen-haltigen Nahrungsmitteln, Externa oder Pharmaka	exogene Hormonexposition (iatrogen oder akzidentell)	Anamnese, Krankengeschichte, Nachweis der vermuteten Substanz

Differentialdiagnose der peripheren Pubertas praecox (Pseudopubertas praecox) bei Mädchen *(Fortsetzung)*

Charakterisierung des Hauptsymptoms	weiterführende Nebenbefunde	Verdachtsdiagnosen	Bestätigung der Diagnose
heterosexuelle periphere Pubertas praecox			
Pubarche (P2) und Virilisierungszeichen vor dem 8. Lebensjahr	Testosteron ↑	Androblastom, Lipoidzelltumor des Ovars	Sonographie, CT, MRT, Histologie
	DHEA und DHEA-S ↑, mit/ohne Cushing-Syndrom	Nebennierenrindenadenom oder -karzinom	Sonographie, CT, MRT, Szintigraphie, Histologie
	17-OH-Progesteron ↑	AGS (21-Hydroxylase-Defekt)	weitere endokrinologische Diagnostik im Serum und Urin, Molekulargenetik
	Hypertonus	AGS (11β-Hydroxylase-Defekt)	weitere endokrinologische Diagnostik im Serum und Urin, Molekulargenetik
	17-Hydroxy-Pregnenolon, Pregnenolon und DHEA ↑	3β-Hydroxysteroid-dehydrogenase-Defekt, nichtklassische Form	weitere endokrinologische Diagnostik im Serum nach ACTH-Stimulation
	V.a. Ingestion oder Anwendung von Androgenen oder Anabolika	exogene Hormonexposition (iatrogen oder akzidentell)	Anamnese, Krankengeschichte, Nachweis der vermuteten Substanz

Differentialdiagnose der peripheren Pubertas praecox (Pseudopubertas praecox) bei Jungen

Charakterisierung des Hauptsymptoms	weiterführende Nebenbefunde	Verdachtsdiagnosen	Bestätigung der Diagnose
isosexuelle periphere Pubertas praecox			
Genitalentwicklung (G2) mit/ohne Pubarche (P2) vor dem 9. Lebensjahr (geringe Hodenvergößerung > 3 ml möglich)	stimuliertes LH im GnRH-Test supprimiert/↓ *und* β-HCG ↑	paraneoplastische Hormonbildung bei Dysgerminom, Teratom, Chorionepitheliom, Hepatoblastom, Pinealom	Sonographie, CT, MRT, Histologie
	LH/α-Untereinheit ↑	Nebennierenrindenadenom oder -karzinom	Sonographie, CT, MRT, Histologie, Immunhistochemie
	DHEA und DHEA-S ↑ mit/ohne Cushing-Syndrom	Nebennierenrindenadenom oder -karzinom	Sonographie, CT, MRT, Szintigraphie, Histologie
	17-OH-Progesteron ↑	AGS (21-Hydroxylase-Defekt)	weitere endokrinologische Diagnostik im Serum und Urin, Molekulargenetik
	Hypertonus	AGS (11β-Hydroxylase-Defekt)	weitere endokrinologische Diagnostik im Serum und Urin, Molekulargenetik
	Hodentumor(en)	Leydig-Zell-Adenom, hyperplastisches NNR-Gewebe bei unbehandeltem AGS	Sonographie, Histologie, endokrinologische und molekulargenetische Diagnostik des AGS, Therapie des AGS und Verlauf
	Café-au-lait-Flecken	McCune-Albright-Syndrom	typische Befundtrias: Pubertas praecox, Café-au-lait-Flecken und fibröse Knochendysplasie. Weitere Überfunktionszustände endokriner Organe, Molekulargenetik (Gsα-Gen)
	Pubertas praecox beim Vater	familiäre männliche Leydig-Zell-Hyperplasie	Molekulargenetik (LH-Rezeptor-Gen) (kommt auch sporadisch vor!)
	V.a. Ingestion oder Anwendung von androgen wirksamen Pharmaka oder von HCG	exogene Hormonexposition (iatrogen oder akzidentell)	Anamnese, Krankengeschichte, Nachweis der vermuteten Substanz

Endokrine Störungen

L

Differentialdiagnose der peripheren Pubertas praecox (Pseudopubertas praecox) bei Jungen *(Fortsetzung)*

Charakterisierung des Hauptsymptoms	weiterführende Nebenbefunde	Verdachtsdiagnosen	Bestätigung der Diagnose
Hodenvergrößerung mit/ohne weitere Pubertätszeichen	große Zunge, Muskelhypotonie, Adynamie, Kälteempfindlichkeit, kühle trockene Haut, veränderte Stimme, gedunsenes Aussehen, Entwicklungsverzögerung, Gewichtszunahme, kein Wachstumsschub	„Hormonal-Overlap-Syndrom" (Grumbach-van-Wyk-Syndrom) bei primärer Hypothyreose	T4 ↓, TSH ↑, Schilddrüsenszintigraphie, FSH ↑
heterosexuelle periphere Pubertas praecox			
Feminisierung (Gynäkomastie)	stimuliertes LH im GnRH-Test supprimiert/↓ *und* mukokutane Pigmentierung, Wachstumsschub, Knochenalterakzeleration, Hodenvergrößerung, Östradiol ↑ (fakultativ)	Peutz-Jeghers-Syndrom mit Sex-Cord- oder Sertoli-Zell-Tumor des Hodens mit annulären Tubuli seminiferi (SCTAT) und Aromataseaktivität	Endoskopie (intestinale Polyposis), Histologie
	Östradiol ↑	Nebennierenrindenadenom oder Chorionepitheliom mit Östrogenproduktion	bildgebende Diagnostik, Histologie
	V. a. Ingestion oder Anwendung von östrogenhaltigen Pharmaka	exogene Hormonexposition (iatrogen oder akzidentell)	Anamnese, Krankengeschichte, Nachweis der vermuteten Substanz

89 Gynäkomastie

Helmuth Günther Dörr

Symptombeschreibung

Die Ausbildung eines Brustdrüsenkörpers beim *männlichen Geschlecht* wird als *Gynäkomastie* bezeichnet. Eine Gynäkomastie kann eine Normvariante sein oder ein Symptom für eine endokrine Störung. Die Gynäkomastie muß von einer *Lipomastie,* einer Fettansammlung im Brustbereich ohne Ausbildung eines Drüsenkörpers, unterschieden werden. Der Befund einer sog. Pseudogynäkomastie wird nicht nur durch Fett, sondern auch durch submamillär gelegene Hämatome, Lymphangiome oder Lipome verursacht. Eine sehr seltene, aber wichtige Differentialdiagnose ist das Mammakarzinom des Mannes.

Die passagere postnatale Brustvergrößerung bei männlichen Neugeborenen (Neugeborenenmakromastie) wird durch die transplazentar übertragenen mütterlichen Östrogene erklärt. Da für das Wachstum der männlichen Brustdrüse das Verhältnis von Östrogen- zu Androgenwirkung entscheidend ist, führen Erkrankungen mit gestörter Testosteronbiosynthese oder -wirkung, aber auch mit vermehrter Bildung von Östrogenen zu einem Wachstumsreiz. Die physiologische Gynäkomastie in der Pubertät wird ebenfalls durch eine temporäre Imbalance des Verhältnisses von Testosteron zu Östrogenen erklärt. Bei übergewichtigen Jugendlichen kann die Abgrenzung zwischen Lipomastie und Gynäkomastie schwierig sein. Häufig kann auch ein Mischtyp auftreten, eine sog. Lipogynäkomastie. Eine Gynäkomastie kann einseitig oder beidseitig auftreten. Sie kann zu subjektiven Beschwerden wie Spannungsgefühl der Brüste und Berührungsempfindlichkeit der Mamillen führen, sie kann aber auch völlig asymptomatisch sein. Eine Gynäkomastie kann bei Jugendlichen zu erheblichen psychischen Belastungen führen, z.B. Verspottung durch Gleichaltrige, Angst vor einer bösartigen Erkrankung oder Zweifel an der eigenen sexuellen Identität.

Rationelle Diagnostik

Anamnese

Wenngleich die Ursachen einer Gynäkomastie vielfältig sind, so haben es die Pädiater in der Regel meist nur mit Normvarianten (d.h. transitorische Neugeborenenmakromastie und Pubertätsgynäkomastie) zu tun. Dennoch ist eine sorgfältige und ausführliche *Anamnese* (familiäres Auftreten, Ernährungsanamnese, chronische Erkrankungen, Behandlung eines Maldescensus testis, Mumpsorchitis, Radiatio, Medikamente) unabdingbar, um den zahlreichen Ursachen der Gynäkomastie gerecht zu werden.

> **Es gibt eine Vielzahl von Medikamenten, wie z.B. Östrogene, Digitalis, Spironolacton, ACE-Hemmer, Kalziumantagonisten, Ketoconazol, Zytostatika, Cimetidin, Omeprazol, Diazepam oder Amiodaron, die eine Gynäkomastie auslösen können.**

Eine pathologische Gynäkomastie darf nicht übersehen werden. Bei Jugendlichen muß auch die Frage gestellt werden, ob sie psychosoziale Belastungen aufgrund der Gynäkomastie haben.

Körperliche Untersuchung

Neben einer exakten körperlichen Untersuchung werden die wichtigsten auxologischen Daten wie Körperhöhe und -gewicht, Körperproportionen (Oberlänge, Armspannweite), Berechnung des *Body-Mass-Index* (BMI) und die Pubertätsentwicklung nach *Tanner* (gestreckte Penislänge, Pubesbehaarung, Hodengröße mittels Orchiometer nach *Prader;* cave: Hodentumor!) dokumentiert. Anschließend erfolgt die Palpation des Brustdrüsenkörpers (Abgrenzung von Fett- und Drüsengewebe) mit einer anschließenden Größenbestimmung (Messen der Länge und Breite, Mamillendurchmesser mit Maßband) und Konsistenzbestimmung. Die Größe und das Erscheinungsbild der Gynäkomastie (Abb. 89.1) können entsprechend der Entwicklung der weiblichen Brust in die Tanner-Stadien B 1 (kein Drüsenkörper tastbar) bis B 5 (reife weibliche Brust) klassifiziert werden.

Klinisch-chemische Untersuchungen

Bei den Normvarianten wie Neugeborenen- oder Pubertätsgynäkomastie sind keine Laboruntersuchungen notwendig. Laboruntersuchungen müssen gezielt in Abstimmung mit der klinischen Symptomatik eingesetzt und den verschiedenen Differentialdiagnosen der Gynäkomastie (s. DD-Tabelle) gerecht werden. Zunächst stehen immer die Bestimmungen von freiem Testosteron (bzw. Gesamt-Testosteron und Sexualhormon-bindendem Globulin (SHBG), Östradiol, DHEAS, LH,

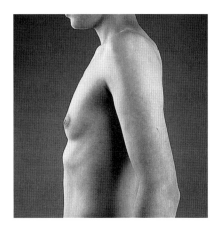

Abb. 89.1 Typischer Befund einer Gynäkomastie.

FSH und Prolaktin im Vordergrund. Die weitere Diagnostik kann sich danach richten, ob die Ergebnisse der Hormonbestimmungen Hinweise für einen hypo- oder hypergonadotropen Hypogonadismus geben:

Bei Verdacht auf ein Klinefelter-Syndrom muß eine *Chromosomenanalyse* durchgeführt werden. Bei Verdacht auf einen Hodentumor ist die Bestimmung von *Tumormarkern* wie hCG oder α-Fetoprotein indiziert.

Bei Verdacht auf eine Leberfunktionsstörung ist die Bestimmung der *Transaminasen* und des Quick-Wertes indiziert.

Technische Untersuchungsmethoden

Die *Sonographie* der Brustdrüse kann zur Abgrenzung zwischen Lipomastie und Gynäkomastie und auch zur Größenbestimmung und Verlaufskontrolle der Gynäkomastie herangezogen werden. Man darf nicht vergessen, daß das Erscheinungsbild des Drüsengewebes variabel ist (frühes Stadium: fokaler echoarmer dreieckiger Bezirk in der retroareolären Region; spätes Stadium: diffuse hyperechogene Gewebevermehrung). Bei Verdacht auf Hodentumoren ist eine *Hodensonographie* indiziert. Bei Verdacht auf einen östrogenproduzierenden Nebennierenrindentumor muß neben einer sonographischen Darstellung der Nebennieren zur Sicherung auch in der Regel ein *abdominelles* CT, bei Verdacht auf Prolaktinom eine *MRT der Hypophyse* durchgeführt werden.

Besondere Hinweise

> **Bei der Differenzierung der Gynäkomastie in Normvariante auf der einen und pathologische Störung auf der anderen Seite stellt das Lebensalter das entscheidende Kriterium dar.**

Eine Gynäkomastie *bei männlichen Neugeborenen* (Neugeborenenmakromastie) ist physiologisch. Die Makromastie kommt bei beiden Ge-

Endokrine Störungen

L

schlechtern gleich häufig vor. Die Pubertätsgynäkomastie, die bei 60% aller Jungen *in der Pubertät* mit einem Häufigkeitsgipfel von im Median 14 Jahren auftritt, ist ebenfalls physiologisch. Man tastet meist einen homogenen, subareolär gelegenen Brustdrüsenkörper (selten > 3,5 cm), der oft druckempfindlich ist. Er geht meist nicht über das Stadium B 3 hinaus und bildet sich spontan innerhalb von 2–3 Jahren zurück. Dabei ist von besonderer Bedeutung, daß die Genitalentwicklung (sekundäre Geschlechtsmerkmale, Hodengröße) dabei stets *normal* verläuft. In sehr seltenen Fällen bildet sich eine Pubertätsgynäkomastie nicht spontan zurück und bleibt bis ins Erwachsenenalter bestehen. Die einfache Pubertätsgynäkomastie bedarf keiner Labor- oder sonstigen Diagnostik.

Von einer Pubertätsgynäkomastie darf nur gesprochen werden, wenn sie erstmalig in direktem zeitlichem Zusammenhang mit der Pubertät entsteht und sie eindeutig vom umgebenden Fett- und Bindegewebe abgegrenzt werden kann.

Eine pathologische Gynäkomastie kann durch einen Defekt der Testosteronwirkung, durch einen Testosteronmangel, durch eine verstärkte Östrogenproduktion, durch zahlreiche Medikamente oder durch bisher ungeklärte Ursachen (idiopathische Gynäkomastie) verursacht werden. Eine familiäre Gynäkomastie tritt bei einer gesteigerten Aromataseaktivität (Testosteron → Östradiol) auf. Das extrem seltene Mammakarzinom des Mannes tritt meist unilateral auf und ist exzentrisch in einem Quadranten lokalisiert.

Differentialdiagnostische Tabelle

Die Diagnose einer physiologischen Gynäkomastie ist stets eine Ausschlußdiagnose.

Differentialdiagnose der Gynäkomastie

Charakterisierung des Hauptsymptoms	weiterführende Nebenbefunde	Verdachtsdiagnosen	Bestätigung der Diagnose
Gynäkomastie	Neugeborenes	transitorische Neugeborenen-Gynäkomastie	keine; spontane Rückbildung innerhalb von Wochen
	Jugendlicher mit normaler Pubertätsentwicklung	Pubertätsgynäkomastie	keine; spontane Rückbildung innerhalb von 2–3 Jahren
	abdomineller Tumor	Nebennierentumor	CT Abdomen
	Tachykardie, Gewichtsabnahme, Durchfall	Hyperthyreose	T4 ↑, TSH ↓, Schilddrüsenantikörper ↑
	chronische Erkrankungen	z.B. Niereninsuffizienz, Leberzirrhose, Unterernährung	Kreatinin ↑, Harnstoff-N ↑, GOT ↑, GPT ↑, Quick ↓
	Medikamentenanamnese (z.B. Östrogene, Antiandrogene, Cyproteronacetat, Spironolacton, Ketoconazol, Omeprazol, Cimetidin, Nifedipin, Digitoxin, Captopril, Diazepam, Phenytoin)	arzneimittelinduzierte Gynäkomastie	Abklingen nach Absetzen des Medikaments
	keine	idiopathische Gynäkomastie	alle Untersuchungen negativ
	familiäre Belastung	familiäre Gynäkomastie	Anamnese
	einseitig kleiner derber Tumor, exzentrisch	Mammakarzinom	Sonographie, Mammographie
Gynäkomastie und Adipositas	Jugendlicher mit normaler Pubertät	Lipomastie oder Lipogynäkomastie	Sonographie, BMI ↑, spontane Rückbildung
Gynäkomastie und Pubertas tarda	positive Anamnese für Kryptorchismus, Maldescensus testis, oder Orchitis, Radiatio der Hoden (z.B. Leukämie)	Anorchie (konnatale, funktionelle), Testosteron-Biosynthesedefekte	LH ↑, FSH ↑, Serum-Testosteron ↓, Östradiol ↑, hypergonadotroper Hypogonadismus
	Hypospadie, inkomplette Virilisierung, weiblicher Phänotyp	Androgenrezeptor-Defekt	Molekulargenetik

Differentialdiagnose der Gynäkomastie

Charakterisierung des Hauptsymptoms	weiterführende Nebenbefunde	Verdachtsdiagnosen	Bestätigung der Diagnose
Gynäkomastie und Pubertas tarda	Hochwuchs, eunuchoide Körperproportionen, kleine derbe Testes (< 6 ml)	Klinefelter-Syndrom	Chromosomenanalyse
	Anosmie, kleine Testes	Kallmann-Syndrom	LH ↓, FSH ↓, Testosteron ↓, MRI, ZNS, Riechtest, molekulargenetische Untersuchung
	Libidoverlust, Hodentumor	Leydig-Zell-Tumor	Sonographie, hCG ↑, Östradiol ↑
	Galaktorrhö	Prolaktinom	Prolaktin ↑, MRI

Endokrine Störungen

L

90 Hyperglykämie

Reinhard W. Holl

Symptombeschreibung

Blutzuckerwerte oberhalb der Nierenschwelle von etwa 180 mg/dl führen zu einer Glukosurie. Ein Nüchternblutzuckerwert > 126 mg/dl (7 mmol/l) bzw. ein zu einer beliebigen Tageszeit gemessener Wert > 200 mg/dl (11,1 mmol/l) erfüllt die Kriterien eines Diabetes mellitus, wenn die folgenden Diagnoserichtlinien beachtet werden.

Rationelle Diagnostik

Anamnese

Die osmotische Diurese erklärt die entstehende Polyurie und Polydipsie. Ein typisches Hinweiszeichen auf einen Diabetes mellitus ist deshalb das Wiederauftreten einer Enuresis nocturna, nachdem ein Kind bereits trocken war. Eine chronische Hyperglykämie führt zu Gewichtsabnahme sowie zu Müdigkeit und Adynamie. Auch genitale Mykosen, Harnwegsinfekte und seltener andere Infektionen können Hinweiszeichen auf eine Hyperglykämie sein, dies jedoch bei Kindern deutlich seltener als bei Erwachsenen. Manche Patienten berichten über verschwommenes Sehen, was sich durch eine Änderung des Quellungszustandes der Linse bei Hyperosmolarität erklärt.

Klinischer Befund

Exsikkose und Foetor acetonaemicus können bei Patienten mit neu aufgetretenem Diabetes beobachtet werden. Eine Kussmaul-Azidoseatmung sowie neurologische Symptome wie Stupor oder Koma sind dagegen typisch für Patienten mit schwerer diabetischer Entgleisung, was heute – aufgrund rechtzeitiger Diagnosestellung – nur noch selten bei Diabetesmanifestation gesehen wird (ca. 20% der Patienten haben eine milde oder schwere Ketoazidose bei Manifestation).

Klinisch-chemische Untersuchungen

Die Kombination aus typischen klinischen Symptomen (die sich über mehrere Tage bis Wochen verstärkt haben), einem massiv erhöhten *Blutzucker* (> 200 mg/dl bzw. > 11,1 mmol/l) und ausgeprägter *Urinzuckerausscheidung*, beweist einen Diabetes mellitus. Für die Diagnose Diabetes mel-

litus sind in dieser Situation keine weiteren Untersuchungen notwendig.

Von einem *permanenten* Diabetes abgegrenzt werden müssen *transitorische* Hyperglykämien, z.B. bei Säuglingen und jungen Kindern im Rahmen von Gastroenteritiden oder als Nebenwirkung von Medikamenten. Abbildung 90.1 zeigt ein Flußdiagramm zur Abklärung eines klinischen Verdachtes auf Diabetes mellitus.

Bei milder oder fraglicher klinischer Symptomatik sowie bei gering ausgeprägter Hyperglykämie (Bereich: 180–200 mg/dl) muß die Diagnose nach etablierten Kriterien gesichert werden. Zur Bestätigung oder zum Ausschluß eines Diabetes mellitus wird ein *oraler Glukosetoleranztest* durchgeführt: Nach einer Fastenperiode von 10 Stunden wird im Nüchternzustand der Blutzucker bestimmt, und anschließend werden 1,75 g Glukose/kg KG (max. 75 g, 25%ige Lösung, z.B. Dextro-OGT®) innerhalb von 5 Minuten getrunken. Nach 2 Stunden wird der Blutzucker erneut gemessen. Für die Beurteilung muß die Art der Blutprobe zur Blutzuckerbestimmung (venös oder kapillär, Vollblut oder Plasma) berücksichtigt werden (Tab. 90.1). Ein OGT-Test ist nur sinnvoll bei Patienten, die zum Zeitpunkt des Tests nicht an akuten Infektionen bzw. besonderen Belastungen leiden und sich in den letzten Tagen normal ernährt haben („kohlenhydratreiche" Kost für 3 Tage). Anhand des OGT-Tests läßt sich die Kohlenhydratverwertung eines Menschen als „normal", „gestört" oder „diabetisch" einordnen. Wie alle Funktionstests unterliegt der OGT-Test einer erheblichen intraindividuellen Variabilität, was insbesondere bei Patienten in der Gruppe „gestörte Glukosetoleranz" berücksichtigt werden muß. Eine zuverlässige Aussage ist nur möglich, wenn die Blutzuckerbestimmung mit einer kontrollierten, enzymatischen Meßmethode durchgeführt wurde.

Basierend auf epidemiologischen Studien wurde im Juli 1997 von der amerikanischen Diabetesgesellschaft ein neues Diagnosesystem propagiert (Diabetes Care 20: 1997 [1183–1197]). Ziel ist es, den Aufwand zur Diagnose des Diabetes bei älteren Personen mit V. a. Typ-2-Diabetes zu reduzieren. Die Grenzwerte für den 2-Stunden-Blutzucker im OGT-Test bleiben unverändert, der Grenzwert für die Diagnose eines Diabetes mellitus anhand des Nüchternblutzuckers wurde jedoch von 140 mg/dl (7,8 mmol/l) auf 126 mg/dl (7 mmol/l)

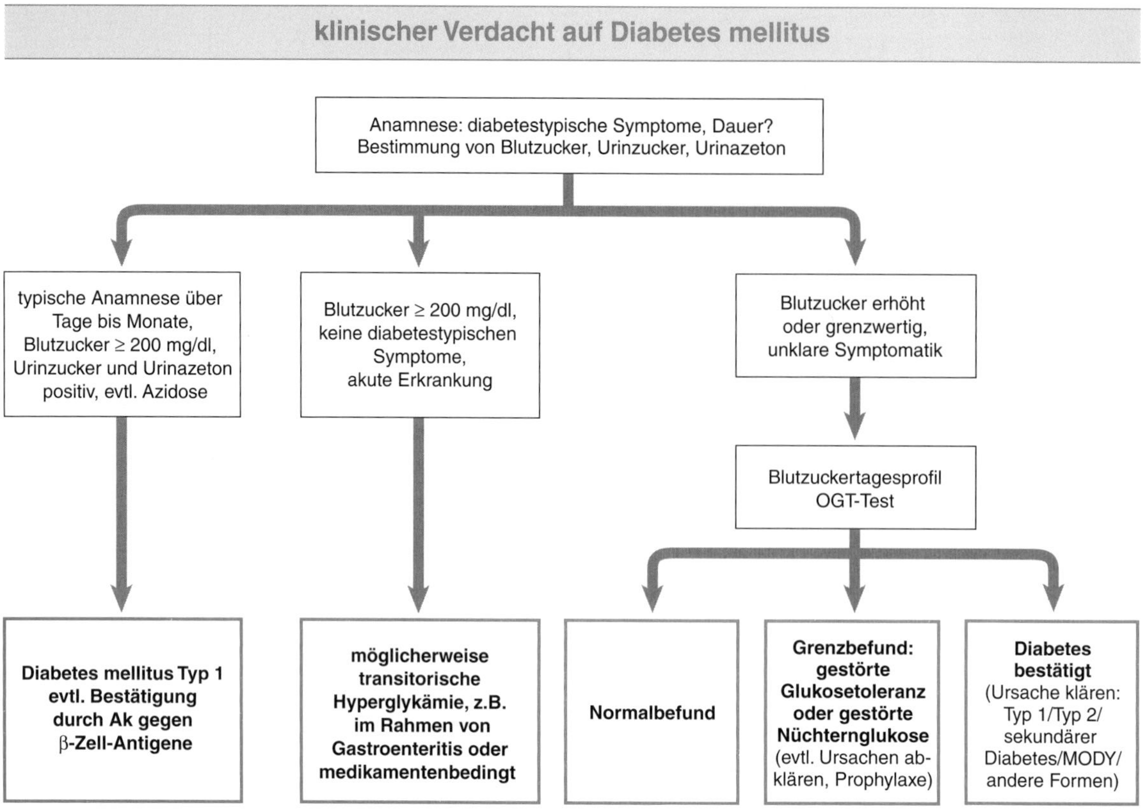

klinischer Verdacht auf Diabetes mellitus

Anamnese: diabetestypische Symptome, Dauer?
Bestimmung von Blutzucker, Urinzucker, Urinazeton

typische Anamnese über
Tage bis Monate,
Blutzucker ≥ 200 mg/dl,
Urinzucker und Urinazeton
positiv, evtl. Azidose

Blutzucker ≥ 200 mg/dl,
keine diabetestypischen
Symptome,
akute Erkrankung

Blutzucker erhöht
oder grenzwertig,
unklare Symptomatik

Blutzuckertagesprofil
OGT-Test

Diabetes mellitus Typ 1
evtl. Bestätigung
durch Ak gegen
β-Zell-Antigene

**möglicherweise
transitorische
Hyperglykämie, z.B.
im Rahmen von
Gastroenteritis oder
medikamentenbedingt**

Normalbefund

**Grenzbefund:
gestörte
Glukosetoleranz
oder gestörte
Nüchternglukose**
(evtl. Ursachen ab-
klären, Prophylaxe)

**Diabetes
bestätigt**
(Ursache klären:
Typ 1/Typ 2/
sekundärer
Diabetes/MODY/
andere Formen)

Abb. 90.1   Differentialdiagnose der Hyperglykämie bei Kindern und Jugendlichen.

Tabelle 90.1   Bewertung des oralen Glukosetoleranztests in Abhängigkeit von der verwendeten Blutprobe (nach Alberti et al. for the WHO consultation: Definition, diagnosis and classification of diabetes mellitus and its complications. Part 1: Diagnosis and classification of diabetes mellitus. Diabetic Medicine 15, 539–535, 1998). Werte im mg/dl (mmol/l).

	nüchtern	2-Stunden-Wert
normale Glukosetoleranz		
venöses Plasma	< 110 (< 6,1)	< 140 (< 7,8)
venöses Vollblut	< 100 (< 5,6)	< 120 (< 6,7)
kapilläres Plasma	< 110 (< 6,1)	< 160 (< 8,9)
kapilläres Vollblut	< 100 (< 5,6)	< 140 (< 7,8)
gestörte Glukosetoleranz		
venöses Plasma	< 126 (< 7,0)	140–199 (7,8–11,1)
venöses Vollblut	< 110 (< 6,1)	120–179 (6,7–10,0)
kapilläres Plasma	< 126 (< 7,0)	160–219 (8,9–12,2)
kapilläres Vollblut	< 110 (< 6,1)	140–199 (7,8–11,1)
gestörte Nüchternglukose		
venöses Plasma	110–125 (6,1–7,0)	< 140 (< 7,8)
venöses Vollblut	100–109 (5,6–6,1)	< 120 (< 6,7)
kapilläres Plasma	110–125 (6,1–7,0)	< 160 (< 8,9)
kapilläres Vollblut	100–109 (5,6–6,1)	< 140 (< 7,8)
Diabetes mellitus		
venöses Plasma	≥ 126 (≥ 7,0)	≥ 200 (≥ 11,1)
venöses Vollblut	≥ 110 (≥ 6,1)	≥ 180 (≥ 10,0)
kapilläres Plasma	≥ 126 (≥ 7,0)	≥ 220 (≥ 12,2)
kapilläres Vollblut	≥ 110 (≥ 6,1)	≥ 200 (≥ 11,1)

gesenkt. Im Vergleich zu den WHO-Richtlinien für die Diagnose eines Diabetes anhand des OGT-Tests liegen die Grenzwerte für den Nüchternblutzucker nach diesen neuen Richtlinien erheblich niedriger.

> **Ein Diabetes mellitus wird diagnostiziert, wenn:**
> - **typische klinische Symptome mit einem Blutzuckerwert ≥ 200 mg/dl (11,1 mmol/l), zu einem beliebigen Zeitpunkt verbunden sind oder wenn**
> - **ein Nüchtern-Plasmaglukosewert ≥ 126 mg/dl (7 mmol/l) nach einer Fastenperiode von mindestens 8 Stunden vorliegt (nach den bisherigen WHO-Kriterien galt hier eine Grenze von 140 mg/dl (7,8 mmol/l) oder wenn**
> - **im OGT-Test der 2-Stunden-Wert ≥ 200 mg/dl (11,1 mmol/l) beträgt.**

In allen Fällen, in denen keine eindeutige diabetische Entgleisung vorliegt, muß an einem zweiten Tag wiederum mindestens eines der drei Kriterien erfüllt sein. Da diese neuen Kriterien bei Kindern und Jugendlichen bisher noch kaum erprobt sind und in dieser Altersgruppe andere Diabetesformen vorherrschen (Typ-1-Diabetes, sekundärer Diabetes), sollte jedoch bei pädiatrischen Patienten in allen Zweifelsfällen ein oraler Glukosetoleranztest durchgeführt werden.

In neuerer Zeit wurde erwogen, die Diagnose des Diabetes mellitus aufgrund eines erhöhten HbA_{1c}-Wertes zu stellen. Dieses Vorgehen ist jedoch nach heutiger Meinung nicht empfehlenswert: Die HbA_{1c}-Bestimmung ist noch nicht standardisiert, d.h., Normalwerte eines Labors sind nicht auf andere Labors zu übertragen, was bei der Beurteilung der Werte zu erheblicher Verwirrung führen kann. Außerdem ist die Korrelation zwischen HbA_{1c}-Wert und Nüchternblutzucker oder 2-Stunden-Blutzucker im OGT-Test nicht sehr eng, eine gestörte Glukosetoleranz geht nicht mit einer Erhöhung des HbA_{1c}-Wertes einher. Im Gegensatz dazu hat der HbA_{1c}-Wert eine zentrale Bedeutung für die Entscheidung über den Beginn einer Behandlung und für das Therapiemonitoring. Mit den beschriebenen Laboruntersuchungen lassen sich die Hyperglykämieformen einteilen:

Gestörte Glukosetoleranz: Eine Störung des Glukosestoffwechsels, die jedoch noch nicht die definierten Grenzen des Diabetes mellitus erreicht, wird, basierend auf dem oralen Glukosetoleranztest, als gestörte Glukosetoleranz bezeichnet. Dies stellt keine Erkrankung dar, der HbA_{1c}-Wert ist in der Regel normal. Menschen mit gestörter Glukosetoleranz haben jedoch ein erhöhtes Risiko, in Zukunft einen Diabetes zu entwickeln.

Gestörte Nüchternglukose: Analog wird nach der neuen Empfehlung ein Nüchtern-Plasmaglukosewert ≥ 110 mg/dl (6,1 mmol/l), jedoch < 126 mg/dl (7 mmol/l) als „gestörte Nüchternglukose" bezeichnet, ein Nüchternwert < 110 mg/dl ist definitionsgemäß normal. Diese Grenze wurde Ende 2003 von der amerikanischen Diabetesgesellschaft auf 100 mg/dl (5,6 mmol/l) gesenkt. Die Änderung wurde bisher noch nicht von der WHO oder der Deutschen Diabetesgesellschaft formal übernommen.

Permanente Hyperglykämie (Typ-1-Diabetes): Die weitaus häufigste Form einer permanenten Hyperglykämie bei Kindern und Jugendlichen stellt der immunologisch bedingte *Typ-1-Diabetes* dar. Aufgrund einer Fehlsteuerung des Immunsystems kommt es hierbei zu einer Destruktion der pankreatischen β-Zellen, der Insulinmangel wiederum führt zu Hyperglykämie, Azidose und Azetonurie. Das Vorliegen von gegen β-Zell-Antigene gerichteten *Immunmarkern* (Inselzell-Ak = ICA, Glutamatdecarboxylase-Ak = GAD-Ak, Insulin-Autoantikörper = IAA, Tyrosinphosphatase-Ak = IA2-Ak) beweist diese Diabetesform.

Allerdings fehlen solche Antikörper bei 10 bis 20% der Patienten mit Typ-1-Diabetes zum Zeitpunkt der Manifestation (idiopathischer Diabetes, Typ-1B). Eine statistische Assoziation findet sich zwischen Typ-1-Diabetes und dem HLA-System (DR 0301 und 0401, DQ-0301/0302 und 0301/0201), was für den einzelnen Patienten jedoch nicht die Zuordnung zu einem Diabetestyp erlaubt.

Typ-2-Diabetes: Im Rahmen der zunehmenden Häufigkeit von Adipositas wird vermehrt über Typ-2-Diabetes bei jungen Erwachsenen, aber auch schon bei Jugendlichen berichtet. Eine rasante Häufigkeitszunahme zu Inzidenzzahlen, die denen des Typs 1 vergleichbar sind, wurde aus den USA berichtet – dort sind vorwiegend Jugendliche afroamerikanischer, indianischer, mexikanischer oder asiatischer Abstammung betroffen. Der Verlauf der Erkrankung ist häufig atypisch, z.B. mit Ketoazidose bei Manifestation, danach besteht jedoch jahrelang kein Insulinbedarf (Bezeichnungen wie „Diabetes Typ 1,5" oder „atypischer Diabetes" spiegeln diese Schwierigkeit der Klassifikation wider). Trotz hoher Aufmerksamkeit werden unter kaukasischen adipösen Jugendlichen in Deutschland bisher nur wenige Patienten mit sicherem Typ-2-Diabetes diagnostiziert – allerdings ist die Tendenz zunehmend (aktuell knapp 1% der pädiatrischen Diabetesfälle). Massive Adipositas, Eltern mit früh aufgetretenem Typ-2-Diabetes, Acanthosis nigricans, Hirsutismus oder PCO-Syndrom sollten an diese Störung denken lassen.

Diabetes bei Grunderkrankungen: Die häufigste Erkrankung mit assoziiertem permanentem Diabetes stellt die Mukoviszidose dar, ab dem 2. Lebensjahrzehnt steigt die Diabeteshäufigkeit rasch an. Da Symptome des Diabetes (z.B. Gewichtsabnahme, häufigere Infektionen, Verschlechterung der Lungenfunktion) hier kaum von Problemen der Grundkrankheit unterscheidbar sind, wird ein jährliches Screening ab dem 10. Lebensjahr befürwortet. Der Nachweis von B-Zell-Antikörpern schließt diese Diabetesform nicht generell aus. Häufig ergeben sich bei pädiatrischen Patienten aus der Anamnese Verdachtsmomente auf einen Nicht-Typ-1-Diabetes (Medikamenteneinnahme, insbesondere Steroide/Immunsuppression/Chemotherapie, abgelaufene Pankreatitis etc.).

In Tabelle 90.2 sind Medikamente aufgeführt, die zu einem Diabetes mellitus oder einer gestörten Glukosetoleranz führen können.

Tabelle 90.2 Medikamente, die zu einem Diabetes mellitus oder einer gestörten Glukosetoleranz führen können.

Hormone
- Kortison/Prednisolon/Dexamethason
- Wachstumshormon
- Somatostatin/Octreotid
- Östrogene/Gestagene/Androgene

Immunsuppressiva/Zytostatika
- Glukokortikoide
- Ciclosporin A
- Tacrolimus (FK 506)
- L-Asparaginase
- Alloxan
- Streptozotocin
- α-Interferon

trizyklische Antidepressiva
- Neuroleptika
- atypische Neuroleptika (z.B. Olanzapin, Clozapine)

Diuretika
- Diazoxid
- Thiaziddiuretika
- Furosemid

sonstige Medikamente
- Acetylsalicylsäure
- IHN
- Rifampicin
- Nalidixinsäure
- Verapamil
- Phenytoin
- Pentamidin
- Nicotinsäure (nicht: Nicotinamid!)
- α-Interferon
- Theophyllin/Coffein

β-Zell-toxische Pharmaka
- Vacor (Rattengift)

Andere Diabetesformen bei Kindern und Jugendlichen: Alle anderen Diabetesformen sind im Kindesalter sehr selten. Molekularbiologische Untersuchungen auf genetische Defekte der Insulinsekretion (MODY 1–6, mitochondrialer Diabetes) oder Insulinwirkung (Insulinrezeptormutationen) sind deshalb nur als gezielte Untersuchungen bei klinischen Verdachtsfällen mit Auffälligkeiten von Symptomatik und Verlauf (zusätzliche neurologische Symptome, Familienanamnese mit nicht insulinpflichtigen Diabetesfällen bei Eltern und Geschwistern, fehlende Azetonurie trotz massiver Hyperglykämie etc.) gerechtfertigt. Oft kann unter Insulintherapie zunächst der Krankheitsverlauf abgewartet werden: Eine Remissionsphase mit niedrigem Insulinbedarf (< 0,5 E/kg KG und Tag) über mehr als 3–4 Jahre ist ungewöhnlich für einen Typ-1-Diabetes und sollte bei familiärer Belastung mit nichtinsulinpflichtigem Diabetes z.B. an das Vorliegen eines MODY-Diabetes denken lassen.

Molekularbiologische Diagnostik

Eine HLA-Typisierung ist für die Diagnose eines Typ-1-Diabetes im Einzelfall kaum hilfreich. Auch für den Typ-2-Diabetes gibt es bisher keinen genetischen Marker. Für mehrere seltene Diabetesformen (MODY 1–6, Insulinrezeptormutation, Wolfram-Syndrom, mitochondriale Diabetesformen) wird heute bei klinischem Verdacht eine molekularbiologische Bestätigung gefordert.

Besondere Hinweise

Die Diagnose Diabetes mellitus darf nie allein aufgrund von Urinzuckerbestimmungen gestellt werden, da eine deutlich erniedrigte Nierenschwelle zu einer Urinzuckerausscheidung ohne Hyperglykämie führen kann (renale Glukosurie).

Die Diagnose von Sonderformen des Diabetes mellitus bei Kindern und Jugendlichen (MODY-Diabetes, mitochondriale Diabetesformen) ist für die korrekte Einschätzung der Prognose und insbesondere für die Beurteilung des Wiederholungsrisikos bei Geschwistern sicher wichtig, die Therapie muß sich jedoch nicht immer von der eines Typ-1-Diabetes unterscheiden. Sehr wichtig ist es, transitorische Hyperglykämien rasch zu erkennen: Diese Kinder können unter einer Insulintherapie ernste Hypoglykämien entwickeln. Eltern und Patienten werden durch die vermeintliche Diagnose einer chronischen, nicht heilbaren Erkrankung erheblich belastet.

Die frühere Klassifikation in „insulinpflichtigen Diabetes mellitus" (IDDM) und „nichtinsulinpflichtigen Diabetes mellitus" (NIDDM) wurde verlassen, da hierbei die Einteilung vorwiegend aufgrund der Therapie erfolgte. Aktuell wird der Diabetes in 4 Klassen eingeteilt:

- I. Typ-1-Diabetes (Zerstörung von β-Zellen, führt in der Regel zu absolutem Insulinmangel)
- II. Typ-2-Diabetes
- III. andere Typen des Diabetes (s. DD-Tab.)
- IV. Schwangerschaftsdiabetes (für die Pädiatrie kaum relevant).

Differentialdiagnostische Tabellen

Differentialdiagnose der Hyperglykämie bei Neugeborenen

Charakterisierung des Hauptsymptoms	weiterführende Nebenbefunde	Verdachtsdiagnosen	Bestätigung der Diagnose
Hyperglykämie (> 200 mg/dl bzw. 11,1 mmol/l)	häufig untergewichtige oder kleinwüchsige Neugeborene, teilweise Zeichen einer exokrinen Pankreasinsuffizienz, teilweise Makroglossie, gehäuft nichtimmunologisch bedingter Diabetes nach 5–20 Jahren	transienter neonataler Diabetes mellitus	Beginn des Diabetes meist im 1. Lebensmonat, Normalisierung bis zum 6. Monat, häufig: paternale uniparenterale Disomie Chromosom 6, Unterscheidung zu permanentem neonatalem Diabetes nur durch Verlauf
kurzdauernde Hyperglykämie, meist unter i.v. Glukosezufuhr	häufig Früh- oder Mangelgeborene, Glukosurie, Dehydratation	*sekundäre Hyperglykämie bei Neugeborenen:* • temporäre Insulinresistenz bei Operationsstreß, Sepsis, Hypoxie, zerebraler Blutung • i.v. Glukosegabe • Steroide, Coffein	meist innerhalb von 2 Wochen reversibel
Beginn im 1. bis spätestens 3. Lebensmonat, Dauer ≥ 2 Wochen, insulinpflichtig	häufig dystrophe Neugeborene, z.T. neurologische Auffälligkeiten, Entwicklungsretardierung, Muskelschwäche, Epilepsie	permanenter Neugeborenendiabetes • unklare Ursache • bekannte genetische Ursache • intrauterine Wachstumsretardierung/neurologische Auffälligkeiten • Pankreasaplasie oder -hypoplasie • Aplasie der Inselzellen • X-chromosomal vererbtes Syndrom mit Diarrhöen und erhöhtem IgE/IPEX-Syndrom	keine Inselzellantikörper, keine Assoziation mit HLA-DR3/4, Mutationen im Glukokinase-Gen oder im ATP-sensitiven K+-Kanal, IPF1-Defekt, FOXP3-Gen
neonataler Diabetes, multiple epiphysäre Dysplasie, Niereninsuffizienz	Beginn meist 2.–4. Lebensmonat, autosomal-rezessive Vererbung, Niereninsuffizienz, geistige Retardierung	Wolcott-Rallison-Syndrom	EIF2AK3-Gen
intrauterine Dystrophie, Wachstumsretardierung, fehlendes subkutanes Fettgewebe, Acanthosis nigricans	Insulin- und C-Peptid-Werte im Serum ↑↑, Dyslipidämie	Leprechaunismus (Donohue-Syndrom)	Molekularbiologie: bei Untersuchung des Insulinrezeptors: meist homozygote oder compound-heterozygote Mutationen
Kleinwuchs, Acanthosis nigricans	Makrophallus, auffällige Haare/Nägel, verfrühter Zahndurchbruch, Hyperplasie der Epiphyse	Rabson-Mendenhall-Syndrom	Molekularbiologie: bei Untersuchung des Insulinrezeptors meist heterozygote Mutationen

Metabolische und Elektrolytstörungen

M

Differentialdiagnose temporärer/medikamenteninduzierter Hyperglykämien bei Kindern und Jugendlichen

Charakterisierung des Hauptsymptoms	weiterführende Nebenbefunde	Verdachtsdiagnosen	Bestätigung der Diagnose
Hyperglykämie, Dehydratation	akute Erkrankung, insbesondere Gastroenteritis	temporäre Hyperglykämie, „Streßhyperglykämie"	spontane Normalisierung der Blutzuckerwerte im Verlauf
	Streßsituation (Trauma, Verbrennung, Operation)		OGT-Test/Inselzell-Ak im Intervall zum Ausschluß eines beginnenden Diabetes mellitus
	Einnahme diabetogener Medikamente (s. Tab. 90.2)	medikamenteninduzierter Diabetes	Reversibilität nach Beendigung der Therapie; bei ausgeprägter Hyperglykämie bzw. bei klinischer Symptomatik ist eine vorübergehende Therapie (Insulin/ orale Antidiabetika) indiziert

Differentialdiagnose der permanenten Hyperglykämie bei älteren Kindern und Jugendlichen

Charakterisierung des Hauptsymptoms	weiterführende Nebenbefunde	Verdachtsdiagnosen	Bestätigung der Diagnose
Hyperglykämie > 200 mg/dl (11,1 mmol/l), meist mit Azetonurie	Anamnese über Tage, Wochen oder Monate, Polyurie/Polydipsie, Nykturie, Gewichtsabnahme, Müdigkeit, Adynamie, Stupor, Koma, Foetor acetonaemicus, Azidoseatmung (Kussmaul), selten Beginn im 1. Lebensjahr	Typ-1-Diabetes-mellitus	häufigste Diabetesform im Kindes- und Jugendalter, deshalb meist keine differentialdiagnostischen Untersuchungen notwendig; in Zweifelsfällen: Bestimmung von Immunmarkern (Inselzell-Ak = ICA, Glutamatdecarboxylase-Ak = GAD-II-Ak, Tyrosinphosphatase-Ak = IA2-Ak, Insulin-Auto-Ak = IAA), bei etwa 10–20% von Patienten mit Typ-1-Diabetes fehlen diese Immunmarker bei Diagnose des Diabetes („idiopathischer Typ-1-Diabetes"), Assoziation mit HLA-DR/DQ-Antigenen, für die Diagnose im Einzelfall jedoch kaum hilfreich
immunologischer Typ-1-Diabetes mit weiteren Endokrinopathien (Immunthyreoiditis, M. Addison, Hypoparathyreoiditis, primärer Hypogonadismus)	mukokutane Kandidiasis, perniziöse Anämie, Alopezie, Vitiligo, Myasthenia gravis	immunologischer Diabetes bei Polyendokrinopathie	Antikörper gegen endokrine Organe, Assoziation zu HLA-DR3/DR4
Verwandte mit nicht-insulinpflichtigem Diabetes mellitus (autosomal-dominante Vererbung), fehlende Azetonurie, keine Ketoazidose bei Manifestation, i.d.R. normalgewichtig	keine Inselzellantikörper oder andere gegen β-Zellen gerichtete Immunphänomene, keine Assoziation zum HLA-System, meist behandelbar mit Diät oder Sulfonylharnstoffen	MODY-Diabetes (maturity-onset diabetes in the young): • MODY3 (häufigste Form): mikrovaskuläre Komplikationen häufig, gutes Ansprechen auf Sulfonylharnstoffe • MODY2 (Glukokinase, häufige Form): oft mild, Zufallsbefund, Diät meist ausreichend, homozygot, permanenter neonataler Diabetes, insulinpflichtig • andere MODY-Formen sehr selten	Insulinsekretion nach Arginin oder Tolbutamid erhalten, gestörte Glukosetoleranz oder Diabetes in der Familie, molekular-biologische Untersuchung: HNF-4α (MODY1) Glukokinase (MODY2), HNF-1α (MODY3), IPF-1 (MODY4), HNF-1β (MODY5), NeuroD1 (MODY6)

Differentialdiagnose der permanenten Hyperglykämie bei älteren Kindern und Jugendlichen *(Fortsetzung)*

Charakterisierung des Hauptsymptoms	weiterführende Nebenbefunde	Verdachtsdiagnosen	Bestätigung der Diagnose
Hyperglykämie meist ohne Azidose, ausgeprägte Adipositas	häufig familiäre Diabetesbelastung, Acanthosis nigricans, Hypertrichose, PCO-Syndrom	Typ-2-Diabetes bei Adipositas, Sonderform bei übergewichtigen farbigen Jugendlichen (mit Ketoazidose, jedoch nichtinsulinpflichtig)	hohe Insulin- und C-Peptid-Werte nüchtern und nach Stimulation, Insulinresistenz (z.B. HOMA-Index), keine Inselzell-Ak
unterschiedlich ausgeprägte Störung des Kohlenhydratstoffwechsels: normal bis diabetisch, Dystrophie, fehlendes subkutanes Fettgewebe, Hepatosplenomegalie, Hyperlipidämie, Acanthosis nigricans, Hirsutismus, Zyklusstörungen, polyzystische Ovarien	Makrosomie, beschleunigtes Knochenalter, frühe Dentition, Penis-/Klitorishypertrophie, nichtketotisch, Insulin nüchtern (50–300 µU/ml) und postprandial (400–2500 µU/ml) massiv erhöht, hoher exogener Insulinbedarf (5–100 E/kg)	Insulinresistenzsyndrome: *Typ A: Mutationen des Insulinrezeptors:* • Leprechaunismus • Rabson-Mendenhall-Syndrom • Lawrence-Syndrom • Berardinelli-Seip-Syndrom • HAIR-AN-Syndrom • lipoatropher DM	molekularbiologische Untersuchung des Insulinrezeptors (Chromosom 10), z.T. Postrezeptormechanismen betroffen, bei Leprechaunismus meist homozygote Mutationen, bei Rabson-Mendenhall und Typ-A-Insulinresistenz meist heterozygote Mutation, Berardinelli-Seip-Syndrom/kongenitale generalisierte Lipodystrophie: Seipin-Gen (Chromosom 11q) AGPAT2-gen (Chromosom 9q)
	weitere immunologische Störungen, Lupus erythematodes	*Typ B: Autoantikörper gegen Insulinrezeptor:* im Kindesalter extrem selten	Bestimmung von Insulinrezeptor-Ak
milde Hyperglykämie	hohe Seruminsulinkonzentrationen (Kreuzreaktion im Immunoassay)	Mutationen des Insulingens (sehr selten): • Rezeptorbindung beeinträchtigt	normale Sensitivität auf exogenes Insulin, Bestimmung von C-Peptid bzw. Proinsulin
	autosomal-dominante Vererbung	• familiäre Hyperproinsulinämie	proteinchemische Charakterisierung, molekularbiologische Untersuchung des Insulingens
Hyperglykämie mit Zeichen einer exokrinen Pankreasinsuffizienz		*primäre Pankreaserkrankungen:* • Pankreatitis • Mukoviszidose (häufigste Ursache) • Pankreatektomie • Hämochromatose („Bronzediabetes") • Hämosiderose bei Multitransfusion, z.B. Thalassaemia major • verkalkende Pankreatitis (Tropen)	Amylase, Lipase, Trypsin, Schweißtest, Ferritin, Pankreasfunktionstest, Sono/CT (Pathophysiologie des Diabetes bei Mukoviszidose und bei Eisenüberladung, Insulinmangel und -resistenz sind beteiligt)
Diabetes mellitus, chronischer Eiweißmangel in unterentwickelten Ländern/Tropen	meist keine Ketose, insulinpflichtig, Untergewichtigkeit (BMI < 17), häufig Wachstumsretardierung	Diabetes bei Unterernährung	
Optikusatrophie, Diabetes mellitus, Diabetes insipidus, Innenohrschwerhörigkeit, in der Regel keine Ketoazidose, C-Peptid auch nach langem Verlauf meßbar	neurologische Auffälligkeiten: Psychosen, Suizidalität, Epilepsie, Anosmie, Hirnstammatrophie; Dilatation von Harnwegen, Magen und Kolon, rezidivierende Pyelonephritiden, Anosmie, Hypogonadismus bei Männern	DIDMOAD-Syndrom (Wolfram-Syndrom)	Wolframin-Gen, Chromosom 4p

Metabolische und Elektrolytstörungen

M

Charakterisierung des Hauptsymptoms	weiterführende Nebenbefunde	Verdachtsdiagnosen	Bestätigung der Diagnose
nichtketotischer Diabetes und Taubheit	mütterliche Vererbung des Diabetes, aber Neu-mutationen häufig, nicht immer insulinpflichtig, Inselzell-Ak negativ, neurologische oder neuro-muskuläre Auffälligkeiten, Serumlaktat teilweise erhöht	mitochondriale Diabetes-formen, selten bei MELAS-Syndrom (gleiche Mutation)	Analyse des mitochondrialen Genoms (z.B.Guanin statt Adenin an Position 3243, t-RNA für Leucin)
typische klinische Stigmata/Begleit-symptom		*Diabetes bei genetischen Syndromen:* • Turner-Syndrom • Down-Syndrom • Klinefelter-Syndrom • Prader-Willi-Syndrom • Laurence-Moon-Bardet-Biedl-Syndrom • myotone Dystrophie • Friedreich-Ataxie • Alstrom-Syndrom • Bloom-Syndrom	Chromosomenanalyse, molekulargenetische Diagnostik
typische Symptomatik der endokrinologi-schen Störung	Hyperglykämie meist mild, reversibel nach Therapie der Grundkrankheit	*Diabetes bei endokrino-logischen Erkrankungen:* • Cushing-Syndrom • hypophysärer Gigantismus • Glukagonom • Phäochromozytom • Somatostatinom	
megaloblastäre Anämie, Thrombopenie Leukopenie, Diabetes-beginn in der Kindheit, initial nicht insulin-abhängig	Schwerhörigkeit/Taubheit Optikusatrophie, Retina, Kardiomyopathie	diabetes- und thiamin-abhängige megaloblastäre Anämie (Rogers-Syndrom) autosomal-rezessiv	SLC19A2-Gen auf Chromosom 1q, keine Inselzell-Antikörper

91 Hypoglykämie

Hansjosef Böhles

Symptombeschreibung

Die Serumglukosekonzentration ist über alle Abschnitte der körperlichen Entwicklung in einem engen Bereich zwischen ca. 70 und 120 mg/dl reguliert. Sie ist das Ergebnis einer feinen hormonellen Bilanzierung zwischen Glukoseproduktion und Glukoseverbrauch.

Als Hypoglykämie sollten in allen Altersgruppen Blutzuckerkonzentrationen < 40 mg/dl angesehen werden.

Die klinischen Zeichen einer Hypoglykämie reichen von unspezifischen Auffälligkeiten vor allem im jungen Säuglingsalter bis zu charakteristischen, pathognomonischen Auffälligkeiten älterer Kinder. Die klinischen Symptome können bei Kindern um so verschleierter auftreten oder sogar fehlen, je jünger diese sind.

Bei jungen Säuglingen können Hypoglykämien hinter unspezifischen Zeichen wie Fütterungs-schwierigkeiten, Muskelhypotonie, Zyanose, Tachypnoe oder Hypothermie verborgen sein. Mit der Manifestation durch einen plötzlichen Krampfanfall muß jedoch vor allem im Neuge-borenen- und frühen Säuglingsalter gerechnet werden.

Die charakteristischen klinischen Hypoglykämie-zeichen, wie Schwitzen, Blässe, Zittern und Ta-chykardie, sind Folge einer reaktiven Katechol-aminausschüttung. Zerebrale Dysfunktionen im Sinne von Kopfschmerzen, Reizbarkeit, Verwirrt-heitszuständen und sogar Koma stellen sich dann ein, wenn eine chronische defizitäre energetische Versorgung des Gehirns vorliegt.

Rationelle Diagnostik

Anamnese

Die wichtigsten anamnestischen Fragen zur Klärung einer Hypoglykämie beziehen sich auf den Zeitpunkt der Hypoglykämie, d.h. auf den zeitlichen Abstand zur letzten Nahrungsaufnahme, auf die Dauer der Nüchterntoleranz und auf das Alter bei Auftreten der ersten Hypoglykämiesymptome.

Zeitlicher Abstand der Hypoglykämie zur letzten Nahrungsaufnahme: Hypoglykämien als Folge einer toxischen Wirkung von Nahrungsbestandteilen treten typischerweise unmittelbar im Anschluß an die Nahrungsaufnahme auf. Klassische Beispiele sind die Hypoglykämien bei hereditärer Fruktoseintoleranz und Galaktosämie.

Dauer der Nüchterntoleranz: Die Dauer der Nüchterntoleranz gibt bereits einen Hinweis auf den wahrscheinlichen Stoffwechselbereich der gestörten Glukosehomöostase. Situationen mit starkem Glukoseverbrauch stehen solchen mit ungenügender Glukosebereitstellung gegenüber. Situationen mit gesteigertem Glukoseverbrauch, wie z.B. beim Hyperinsulinismus, haben eine nur geringe Nüchterntoleranz. Störungen der Glukosebereitstellung, z.B. aus den Glykogenspeichern, machen sich in der postabsorptiven Phase dann bemerkbar, wenn die Glykogenvorräte zum Erhalt der Glukosehomöostase herangezogen werden müssen. Ein typisches Beispiel ist die Glykogenose Typ I (von Gierke) mit einer Nüchterntoleranz von nur 1–2 Stunden. Nachdem die Glykogenvorräte aufgebraucht sind, wird die Blutzuckerkonzentration vor allem über die Glukoneogenese stabilisiert. Primäre und sekundäre Störungen der Glukoneogenese sind somit erst nach einer fortgeschrittenen Nüchternphase klinisch auffällig. Insbesondere Hypoglykämien in den Morgenstunden, die nach einer protrahierten nächtlichen Nüchternperiode auftreten, entsprechen diesen zeitlichen Überlegungen.

Alter bei Auftreten von ersten Hypoglykämiesymptomen: Einige Hypoglykämieformen manifestieren sich in fest umrissenen zeitlichen Bereichen. Als Leitlinie kann gelten:
- *Säuglingsalter:* Streß, Hyperinsulinismus
- *frühes Kleinkindesalter:* hypoadrenerge Hypoglykämie, Störungen des Intermediärstoffwechsels
- *Kleinkindesalter:* ketotische Hypoglykämie.

Hypoglykämien in der Neugeborenenperiode sind häufig auf eine gesteigerte Glukoseverbrauchssituation bei schwierigen Geburtsumständen, bei diabetischer Stoffwechsellage der Mutter oder bei Erkrankungsstreß (z.B. septische Erkrankungen) zurückzuführen. Die Anamneseerhebung muß sich somit nicht nur auf die kindlichen Erkrankungsumstände, sondern auch auf die mütterliche Gesundheit und die genauen Geburtsumstände beziehen.

> **Bekommen Mütter in den Stunden vor der Geburt > 10 g Glukose/h für länger als 4 Stunden infundiert, erfolgt auch beim Kind eine ausgeprägte Insulinstimulation, welche die Ursache postpartaler Hypoglykämien sein kann.**

Kinder mit Diabetes mellitus Typ I stellen hinsichtlich der Erkennung und Beurteilung dosierungsbedingter Hypoglykämien einen eigenen Problembereich dar. Unter den anamnestischen Angaben sollten folgende Symptome und Hinweise als mögliche Zeichen von Hypoglykämien gewertet werden:
- Kopfschmerzen, die sich meist über den ganzen Tag erstrecken;
- schlechter Schlaf mit lebhaften Träumen;
- kaum zu stabilisierende Blutzuckerkonzentrationen mit extremen Schwankungen;
- nahezu fehlende Reaktion auf Veränderungen der Insulindosierung.

Körperliche Untersuchung

Neugeborene und junge Säuglinge

- Bereits die Körpermaße tragen zur rationalen Klärung der Hypoglykämieursachen bei. Bei Mangelgeborenen muß immer mit einer Unreife der glukoneogenetischen Enzyme, besonders des Schlüsselenzyms Phosphoenolpyruvatcarboxykinase, gerechnet werden.
- Kinder schlecht eingestellter diabetischer Mütter mit fetaler Erythroblastose oder mit Beckwith-Wiedemann-Syndrom fallen dagegen bereits durch ihr für das Gestationsalter *hohes Geburtsgewicht* auf. Die bei Kindern diabetischer Mütter bestehende *Makrosomie* erinnert stark an durch Kortison bedingte Veränderungen und wird daher als „cushingoides" Aussehen bezeichnet. Das Beckwith-Wiedemann-Syndrom, das ca. in der Hälfte der Fälle mit symptomatischen Hypoglykämien im Neugeborenen- und frühen Säuglingsalter einhergeht, ist durch das gleichzeitige Auftreten von *Exomphalos, Makroglossie* und *Gigantismus* (EMG-Syndrom) gekennzeichnet. Eine Kerbung im Ohrläppchen gilt als zusätzliches charakteristisches Zeichen.
- Hypoglykämien im Neugeborenenalter gehen häufig mit einer *Kardiomegalie* einher. Klinisch ist vor allem der umgekehrte Schluß von Bedeutung,

Metabolische und Elektrolytstörungen

M

daß bei ungeklärter *Kardiomegalie* im Neugeborenenalter immer eine Hypoglykämieproblematik ausgeschlossen werden sollte.

Ältere Säuglinge, Klein- und Schulkinder

• Der *muskuläre Anteil der Körpermasse* ist auch in diesen Altersklassen ein wichtiges Beurteilungskriterium, wie z.B. bei der Abgrenzung der relativ häufigen ketotischen Hypoglykämie im Kleinkindesalter. Diese Patienten weisen typischerweise einen zarten Körperbau mit wenig prominenter Muskelmasse auf.

• Die *Hepatomegalie* ist ein wesentlicher diagnostischer Hinweis. Bei Glykogenspeicherproblemen wie auch bei toxischen Leberschädigungen, z.B. bei hereditärer Fruktoseintoleranz oder Galaktosämie, besteht eine teilweise ausgeprägte Lebervergrößerung. Im Rahmen dieser beiden Erkrankungen treten Hypoglykämien nicht isoliert auf, sondern sind Teil eines schweren, an eine Sepsis erinnernden Krankheitsbildes mit *Gerinnungsstörungen* als Ausdruck der zentralen Leberbeteiligung.

• *Hypoglykämiezeichen* wie Blässe und Tachykardie sind klassische hyperadrenerge Zeichen. Das *Fehlen dieser Hinweise* bei objektivierter Hypoglykämie ist dagegen ein wichtiger Hinweis auf die hypoadrenerge Form der Hypoglykämie, die nach Broberger und Zetterström benannt wurde. Diese durch eine mangelnde gegenregulatorische Katecholaminausschüttung verursachte verminderte Glukoseproduktion hat einen Häufigkeitsgipfel im 2.–3. Lebensjahr.

• Das *Ausmaß der neurologischen Beeinträchtigung* im Zustand der ausgeprägten Hypoglykämie gibt einen Hinweis auf die Verfügbarkeit alternativ verwertbarer Energiesubstrate; d.h., bei einer insulinbedingten Hypoglykämie sind auch die für das Gehirn metabolisierbaren energetischen Ersatzstoffe Laktat und Ketonkörper nicht vorhanden und daher die hypoglykämiebedingten neurologischen Auffälligkeiten sehr schwer. Bei Patienten mit Glykogenose Typ I sind dagegen die Laktat- wie auch die Ketonkörperkonzentrationen erhöht, so daß dem Gehirn in der Hypoglykämie wesentliche energetische Alternativen zur Verfügung stehen und kaum neurologische Auffälligkeiten zu erkennen sind.

Sinnvolle Verknüpfung von klinischen Merkmalen und Labordiagnostik

Die Hypoglykämie stellt eine akute Energiemangelsituation des Körpers dar, die unter normalen Umständen mit einer Katecholaminreaktion beantwortet wird, um die Energiesubstrate Glukose und freie Fettsäuren bereitzustellen. Bei der Hypoglykämiediagnostik wird primär durch die Bestim-

mung von freien Fettsäuren und β-OH-Buttersäure dieser normale, hormonell gesteuerte Reaktionsablauf überprüft. Ein adäquater β-OH-Buttersäureanstieg steht dabei für eine regelrechte Lipolyse und Ketogenese.

Die Serum-β-OH-Buttersäure-Konzentration kann immer nur in bezug auf die Serumglukosekonzentration beurteilt werden. Grundsätzlich gilt, daß die Ketonkörperreaktion bei Säuglingen und jungen Kleinkindern ausgeprägter ist als bei Schulkindern.

> **Bei einer Serumglukosekonzentration < 40 mg/dl muß die Serum-β-OH-Buttersäure-Konzentration > 2,5 μmol/l sein.**

Ein rationaler klinisch-chemischer Zugang zur Ursache einer Hypoglykämie ist durch die Bestimmung von β-OH-Buttersäure, freien Fettsäuren und Laktat im Moment einer Hypoglykämie gegeben. Folgende charakteristische Konstellationen ermöglichen eine ursächliche Orientierung (Abb. 91.1).

Konstellation: β-OH-Buttersäure erniedrigt/freie Fettsäuren erniedrigt

Ist der β-OH-Buttersäure-Anstieg nicht ausreichend, spricht man von einer *hypoketotischen Hypoglykämie*. Diese wird durch die Konzentration der freien Fettsäuren weitergehend definiert. Besteht gleichzeitig ein verminderter Anstieg der Konzentration freier Fettsäuren, so weist dies be-

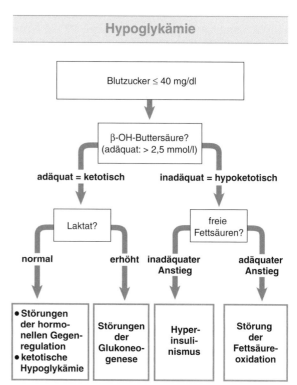

Abb. 91.1 Differentialdiagnose bei Hypoglykämie.

reits auf eine Supprimierung der Lipolyse hin, wie sie typischerweise durch Insulin verursacht wird. Für die Diagnostik des Hyperinsulinismus gilt:

- Es ist zu betonen, daß für die Diagnostik eines Hyperinsulinismus der Nachweis einer supprimierten Lipolyse und Ketogenese empfindlicher ist als die Bestimmung der Plasmainsulinkonzentration selbst.
- Die Plasmainsulinkonzentration kann immer nur im *Vergleich* zur Blutzuckerkonzentration beurteilt werden. Ein häufiger Beurteilungsfehler ist die Einstufung als normale Insulinkonzentration unter Orientierung an einem vorgegebenen Referenzwert. Im Moment der Hypoglykämie sind bereits geringe Plasmainsulinkonzentrationen als inadäquat zu bewerten.
- Bei Hyperinsulinismus besteht ein erhöhter Glukosebedarf, der unter klinischen Bedingungen einfach zu beurteilen ist. Die Blutzuckerkonzentration wird mittels einer intravenösen Dauertropfinfusion bei ca. 80 mg/dl gehalten und die dafür notwendige Glukosezufuhrrate als mg/kg/min berechnet. Bei Kindern mit Hyperinsulinismus sind dafür immer > 10 mg Glukose/kg/min notwendig.
- Die Reaktion auf Glukagon ist charakteristisch. Durch die insulinbedingte Hemmung der Glykogenolyse besteht auch im Nüchternzustand eine unangemessene Speicherung der Leberglykogenvorräte. Daher kann durch die Glukagonapplikation (0,1 mg/kg i.m.) im Zustand der Unterzuckerung ein steiler Anstieg der Serumglukosekonzentration erzielt werden.

Formen des Hyperinsulinimus

Der bisher zur Kennzeichnung eines Hyperinsulinismus verwendete Begriff Nesidioblastose ist nach den modernen Erkenntnissen zur Insulinhypersekretion veraltet.

Die Formen des angeborenen Hyperinsulinismus, die im Prinzip in eine diffuse und eine fokale Form unterteilt werden können, sind die häufigste Ursache rezidivierender Hypoglykämien im frühen Säuglingsalter. Insulinome nehmen mit zunehmendem Alter zu.

Die Ätiologie konnte in den letzten Jahren durch die Ergebnisse der molekulargenetischen Forschung zunehmend aufgeklärt werden. Am Anfang des Wissenszuwachses stand 1994 die Identifizierung des Sulfonylharnstoffrezeptors als ein ATP-abhängiger K-Kanal. Drei Jahre später wurde die fokale Form des Hyperinsulinismus als eine Deletion des maternalen Allels 11p15 bei gleichzeitiger paternal vererbter Mutation des Sulfonylharnstoffrezeptor-Gens (SUR-I-Gen) erkannt. Bei einem therapeutischen Ansprechen auf Diazoxid kann bereits ein Defekt im Bereich des Sulfonylharnstoffrezeptors ausgeschlossen werden. Durch das Verständnis für den Mechanismus der Insulinsekretion der β-Zelle des Pankreas

konnten weitere Hyperinsulinismusformen geklärt werden. Bei dominanten Hyperinsulinismusformen sollte an aktivierende Mutationen des Glukokinase-Gens gedacht werden, die hauptsächlich als „Late-onset"-Form auftreten und klinisch relativ mild verlaufen, obwohl sie für die gesamte Gruppe der Hyperinsulinismus-Patienten von nur geringer Bedeutung sind. Inaktivierende Mutationen führen dagegen zum MODY-Typ-2-Diabetes. Der dominant vererbte Hyperinsulinismus mit Hyperammoniämie ist durch eine Überexpression des Glutamatdehydrogenase-Gens verursacht. Diese Form entspricht der vormals als „Leuzin-empfindlich" bezeichneten Hypoglykämie. Unterzuckerungen treten typischerweise nach reichlicher Eiweißzufuhr auf. Die Ammoniakkonzentrationen liegen meistens zwischen 100 und 200 µmol/l und sind klinisch relativ unauffällig. Der klinische Verlauf ist ebenfalls relativ mild. Eine neu beschriebene, dominant vererbte Form des Hyperinsulinismus wird durch Bewegung induziert (EIHI: exercise-induced hyperinsulinemic hypoglycemia). In typischer Weise treten Hypoglykämien nur bei intensiver Bewegung auf, wobei eine große Variabilität hinsichtlich des Schweregrades der Erkrankung besteht. Viele Patienten haben ihren Lebensstil an das Problem angepaßt.

Eine Verbindung zwischen Hyperinsulinismus und Fettsäureoxidationsdefekten ist bei Patienten mit einem kurzkettigen 3-Hydroxyacyl-CoA-Dehydrogenase-Mangel gegeben. Bei diesen Patienten sind erhöhte Konzentrationen von 3-OH-Butyrylcarnitin nachweisbar, die offensichtlich für eine vermehrte Insulinsekretion verantwortlich sind.

Klinische Merkmale des Hyperinsulinismus

Etwa 60% aller Kinder weisen eine schwere neonatale Form mit Manifestation in den ersten drei Lebenstagen auf. Davon zeigen ca. 50% zerebrale Krampfanfälle, 30% unspezifische Symptome (Blässe, Hypotonie, Zyanose, kardiovaskuläre Insuffizienz), und ca. 20% bleiben asymptomatisch. Bei etwa 40% der Fälle manifestiert sich der Hyperinsulinismus später (Late-onset-Formen), bei etwa 85% von ihnen als frühinfantile Form mit den ersten Krankheitszeichen zwischen dem 2. und 12. Lebensmonat, bei 15% als spätinfantile Form jenseits des 1. Lebensjahres.

Krampfanfälle sind die ersten klinischen Zeichen. Hyperinsulinismus kann in charakteristischer Weise bei folgenden syndromalen Phänotypen vorliegen: Beckwith-Wiedemann-Syndrom, CDG-Syndrom Ia und Ib, Usher-Syndrom Typ 1.

Diagnostik des Hyperinsulinismus

Bei den schweren, insbesondere neonatalen Formen des Hyperinsulinismus ist die zur Blutzuckerstabilisierung notwendige Glukosezufuhrmenge

Metabolische und Elektrolytstörungen

sehr groß und beträgt > 10 mg/kg/min. Die Feststellung dieser Notwendigkeit ist jedoch eine wesentliche diagnostische Einsicht. Mit der L-Dopa-PET ist ein neues elegantes Verfahren verfügbar, um durch eine entsprechende Aktivitätsanreicherung eine fokale von einer diffusen Form des Hyperinsulinismus zu unterscheiden. Es wird wahrscheinlich in Zukunft die aufwendige und schwierige Methode der selektiven Pankreasvenenkatheterisierung ersetzen. MRT, CT und Sonographie sind im Vergleich dazu keine informativen Methoden.

In Abbildung 91.2 wird ein rationaler Weg der Abklärung eines Hyperinsulinismus gezeigt.

Mangel gegenregulativer Hormone und relatives Überwiegen von Insulin

Patienten mit Mangel an Wachstumshormon oder Cortisol zeigen den Ausfall antiinsulinärer Hormone mit einer nachfolgenden Störung der hormonellen Homöostase mit einem relativen Überwiegen der Insulinwirkung. Es treten bereits schwere Hypoglykämien im Neugeborenenalter auf. Es ist zu beachten, daß sich diese Fälle in dem dargestellten Diagnosesystem wie ein Hyperinsulinismus mit einer Suppression der Ketogenese präsentieren können.

> **Die Suppression der Ketogenese ist der empfindlichste Hinweis auf einen Hyperinsulinismus.**

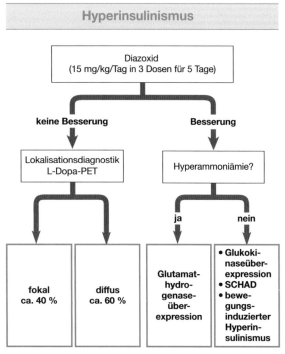

Hyperinsulinismus

Diazoxid
(15 mg/kg/Tag in 3 Dosen für 5 Tage)

keine Besserung   Besserung

Lokalisationsdiagnostik L-Dopa-PET   Hyperammoniämie?

ja   nein

fokal ca. 40 %   diffus ca. 60 %   Glutamat-hydro-genase-über-expression   • Glukoki-naseüber-expression
• SCHAD
• bewe-gungs-induzierter Hyperin-sulinismus

Abb. 91.2 Abklärung eines Hyperinsulinismus

Konstellation: β-OH-Buttersäure vermindert/freie Fettsäuren normal

Diese Konstellation zeigt eine normale Lipolyse bei gestörter Fettsäureoxidation an. Als Ursachen der beeinträchtigten Fettsäureoxidation kommen einerseits die *Störungen des carnitinabhängigen Fettsäuretransfers* (Carnitinpalmitoyltransferase-I-Mangel, Carnitintranslokasemangel, Carnitinpalmitoyltransferase-II-Mangel) und andererseits die *enzymatischen Störungen der β-Oxidation*, vor allem der mittelkettige Acyl-CoA-Dehydrogenasemangel, in Betracht. Da die energetische Versorgung der Gluconeogenese von einer ungestörten β-Oxidation der Fettsäuren abhängig ist, können derartige Defekte mit hypoketotischen Hypoglykämien verbunden sein. Da die Hypoglykämien durch eine ungenügende Gluconeogenese bedingt sind, treten sie erst nach Stunden der Nahrungskarenz auf.

Zusätzliche diagnostische Hinweise auf eine gestörte Fettsäureoxidation sind:
• Nachweis von Dicarbonsäuren im Urin. Dicarbonsäuren können ein Hinweis auf eine eingeschränkte β-Oxidation und dafür kompensatorisch eingetretene ω-Oxidation der Fettsäuren sein. Der Quotient β-OH-Buttersäure/Adipinsäure ist bei β-Oxidationsdefekten < 3, „Reye-Syndrom" eine mögliche Fehldiagnose bei diesen Patienten.
• Unter Umständen ist in den Typ-I-Fasern der Muskulatur Fettspeicherung nachweisbar.

Konstellation: β-OH-Buttersäure normal/Laktat erhöht

Diese Konstellation sagt aus, daß eine regelrechte Steigerung der Fettsäureoxidation eingesetzt hat. Die Laktaterhöhung weist auf eine Störung der Glucosebereitstellung aus dem Glykogenabbau bzw. der Gluconeogenese hin.

Von zentraler Bedeutung ist dabei die *Glykogenose Typ I* (Glucose-6-Phosphatase-Mangel, M. von Gierke). Neben der geringen Nüchterntoleranz mit nachfolgenden Hypoglykämien sind Laktatazidose, Ketoazidose, Hypertriglyzeridämie und Hyperurikämie wegweisende Zeichen. Die vergrößerte Leber ist Ausdruck der ausgeprägten Glykogenspeicherung.

Der Glykogensynthetasemangel *(Glykogenose Typ O)* ist eine bisher nur bei einigen Patienten beschriebene Synthesestörung des Leberglykogens. Folgende Konstellation von Klinik und chemischen Parametern ist pathognomonisch: Bei einem ehemaligen Mangelgeborenen treten zum Zeitpunkt der Elimination der nächtlichen Milchmahlzeit morgendliche ketotische Hypoglykämien auf. Nach der Fütterung erfolgt ein Umschwung zu Hyperglykämie und Hyperlaktatämie als Ausdruck einer momentanen Überlastung der Glykolyse, da die Leberglykogensynthese mit ihrer Reservoirfunktion nicht gegeben ist. Diese Patienten haben keine Hepatomegalie.

Perinatale Streßsituationen, besonders die Geburtsasphyxie, sind eine wesentliche Ursache von Hypoglykämien des Neugeborenenalters. Diese sind jedoch meist nur von kurzer Dauer und sprechen gut auf die enterale Nahrungszufuhr oder eine i.v. Glukosezufuhr von 6 mg/kg/min an.

Bei seltenen metabolischen Erkrankungen, wie der *Ahornsiruperkrankung* und dem *multiplen Carboxylasemangel*, kommt es zu einer Beeinträchtigung der Glukoneogenese. Bezüglich der Störmöglichkeiten der Glukoneogenese ist neben den seltenen primären Enzymmangelzuständen grundsätzlich zu bedenken:
• Die Energetik der Glukoneogenese sowie deren ausreichende Stimulation hängen an einer intakten Fettsäureoxidation und Ketonkörperbildung (s. mittelkettiger Acyl-CoA-Dehydrogenase-Mangel, Carnitinmangel).
• Störungen der Biotinverfügbarkeit führen zu Störungen der Carboxylierungsreaktionen und damit des ersten Schrittes der Glukoneogenese (Pyruvatcarboxylasemangel, Biotinidasemangel, multipler Carboxylasemangel).
• Glukoplastische Aminosäuren sind die notwendigen Substrate der Glukoneogenese. Eine gestörte Alaninverfügbarkeit, z.B. bei Ahornsiruperkrankung, kann somit von einer Hypoglykämie gefolgt sein. Diagnostische Hilfsparameter bei Störungen der Glukoneogenese sind:
• Die *Nüchterntoleranz* ist um so größer, je weiter ein Defekt der vier möglichen glukoneogenetischen Enzyme von der Glukose als Endprodukt entfernt ist, d.h., der Glukose-6-Phosphatase-Mangel als der Glukoseproduktion nächstliegende Enzymdefekt hat die ausgeprägtesten Hypoglykämien und die geringste Nüchterntoleranz zur Folge. Der Pyruvatcarboxylasemangel als der von der Glukoseproduktion am weitesten entfernte Defekt hat eine nur geringe Hypoglykämieproblematik und eine sehr lange Nüchterntoleranz.
• Eine genauere Lokalisation des glukoneogenetischen Enzymdefektes ist durch *Belastung des nüchternen Patienten mit Alanin* (glukoplastische Aminosäure) bzw. *Glycerin* (Einmündung der Triosen in die Glukoneogenese) und nachfolgende *Messung des Anstieges der Glukosekonzentration* möglich.
• Bei Störungen der Glukoneogenese besteht häufig eine *Hyperalaninämie*.

Konstellation: β-OH-Buttersäure normal/Laktat normal

Diese Konstellation findet sich bei Störungen der hormonellen Gegenregulation: bei angeborenen Hormonmangelzuständen, wie dem *Glukagonmangel* oder der *kongenitalen Hypophysenagene-*

sie, die bereits im Neugeborenenalter zu schweren Hypoglykämien führen. Unter Umständen weisen Patienten mit Hypopituitarismus begleitende Auffälligkeiten wie Lippen-Kiefer-Gaumen-Spalte, Gesichtsanomalien oder einen einzelnen Schneidezahn im Sinne eines „Mittelliniendefektes" auf.

Auf die Überlappung mit Symptomen des Hyperinsulinismus beim Wachstumshormonmangel wurde bereits hingewiesen.

Die klinisch häufigste Unterzuckerungsform dieser Kategorie ist die *ketotische Hypoglykämie im Kleinkindesalter (M. Colle-Ulstrom)*. Bei den typischen Patienten handelt es sich um etwa 2–7 Jahre alte, zart gebaute (verminderte Muskelmasse) Knaben mit Neigung zu azetonämischem Erbrechen. Die Hypoglykämien treten vor allem in den Morgenstunden nach der nächtlichen Nüchternphase auf. Sie können sich als ungewöhnlich starke morgendliche Schläfrigkeit oder schwere Erweckbarkeit bemerkbar machen. Die Hypoglykämie wird von einer gleichzeitigen Hypoalaninämie (< 150 µmol/l) begleitet. Bei den Patienten besteht ein „beschleunigter Fastenzustand" mit einer schnellen Entleerung der Glykogenspeicher und einer durch die mangelnde Muskelmasse ungenügend unterstützten Glukoneogenese. Daher läßt sich in diesem Moment durch Glukagon kein deutlicher Blutzuckeranstieg mehr hervorrufen. Im Rahmen der Befundkonstellation findet sich bei starker Ketose häufig eine im Vergleich zur β-OH-Buttersäure verminderte Konzentration der freien Fettsäuren. Diese Situation ist als Form eines ausgeprägten Substratverbrauches bei „Überoxidation" der Fettsäuren zu werten.

Besondere Hinweise

• Die Blutentnahme zur differentialdiagnostischen Abklärung einer Unterzuckerung muß im Moment der Hypoglykämie erfolgen. Tritt diese nicht spontan ein, so muß sie durch einen protrahierten Nüchterntest herbeigeführt werden.
• Das Auftreten der Hypoglykämie mit Bezug auf den Zeitpunkt der Nahrungsaufnahme zeigt evtl. vorliegende toxische Wirkungen von Nahrungsmitteln auf. Klassische Beispiele sind die hereditäre Fruktoseintoleranz und die Galaktosämie.
• Die Länge der Nüchternphase bis zum Auftreten einer Hypoglykämie trägt wesentlich zu deren Beurteilung bei.
• In der Hypoglykämie wird durch die gleichzeitige Bestimmung von Glukose, β-OH-Buttersäure, freie Fettsäuren und Laktat aus einer einzelnen Blutprobe bereits eine grobe Zuordnung zu pathophysiologischen Kategorien möglich.
• Es sollte versucht werden, jede Hypoglykämie durch eine Glukagoninjektion zu beenden. Die dabei ausgelöste Änderung der Serumglukosekon-

zentration kann einen wertvollen diagnostischen Hinweis geben. Ein steiler Glukoseanstieg spricht dabei für eine starke Glykogenspeicherung der Leber, wie sie z.B. beim Hyperinsulinismus auftritt.

Ein nahezu fehlender Glukoseanstieg dagegen ist nahezu pathognomonisch für entleerte Glykogenspeicher, wie z.B. bei der ketotischen Hypoglykämie des Kleinkindes.

Differentialdiagnostische Tabelle

Differentialdiagnose einer Hypoglykämie

Charakterisierung des Hauptsymptoms	weiterführende Nebenbefunde	Verdachtsdiagnosen	Bestätigung der Diagnose
Hypoglykämie	Hepatomegalie	Glykogenosen, Glukoneogenesedefekte, hereditäre Fruktoseintoleranz	Enzymnachweis in Erythrozyten, Lebergewebe oder Dünndarmmukosa
		Galaktosämie	Enzymnachweis in Erythrozyten
		Ketolysedefekt	Enzymnachweis in Fibroblasten
	Gerinnungsstörung	hereditäre Fruktoseintoleranz Galaktosämie	s.o. s.o.
	Bewußtseinsstörung	Hyperinsulinismus	supprimierte Ketogenese, Plasmainsulinkonzentration
		mittelkettiger Acyl-CoA-Dehydrogenase-Mangel	Phenylpropionsäurebelastung; Nachweis der A985G-Mutation; organische Säuren; Oktanoylcarnitin
	cushingoides Neugeborenes	Hyperinsulinismus; Kind diabetischer Mutter	s.o.
	Kardiomyopathie	β-Oxidations-Defekte langkettiger Fettsäuren	Enzymnachweis in Fibroblasten; organische Säuren
	Kleinkind mit zartem Körperbau	ketotische Hypoglykämie des Kleinkindes	kein Glukoseanstieg in der Hypoglykämie nach Glukagon
	fehlende adrenerge Reaktionen (Blässe, Tachykardie) bei einem jungen Kleinkind	hypoadrenerge Hypoglykämie	Katecholaminausscheidung (kein Blutglukoseanstieg nach 2-Deoxyglukose)

92 Metabolische Azidose und Alkalose

Wolfgang Sperl

Metabolische Azidose

Einleitung

Eine Azidose entsteht durch Protonenvermehrung oder Bikarbonatverluste in den Körperflüssigkeiten. Die normale Konzentration von freien H^+-Ionen im Plasma beträgt 40 ± 3 nmol/l, der pH-Wert (negativer dekadischer Logarithmus der Wasserstoffionenkonzentration) 7,40 ± 0,03. Die Wasserstoffionenkonzentration wird im Organismus sehr genau in einem engen Bereich konstant gehalten. Das Gleichgewicht ist um so gefährdeter, je jünger und unreifer das Kind ist. Für die Homöostase des Säure-Basen-Haushaltes sind potente Puffersysteme (Bikarbonat/pCO_2-Puffer, Phosphatpuffer, Hämoglobinpuffer, Eiweißpuffer) sowohl im extrazellulären als auch im intrazellulären Raum notwendig. Eine Regulation des Säure-Basen-Haushaltes ist *respiratorisch* durch die Änderung der CO_2-Abgabe (Hypoventilation bzw. Hyperventilation) und *renal* durch Variation der Bikarbonatrückresorption bzw. der Ausscheidung von H$^+$- bzw. Ammoniumionen möglich (Abb. 92.1).

Die wichtigsten Meßgrößen zur Beurteilung des Säure-Basen-Haushaltes sind (alle Normalwerte arteriell):

• pH (n: 7,37–7,43)
• pCO$_2$ (n: 36–44 mmHg)
• HCO$_3$$^-$ (n: 22–26 mmol/l)

Die Beziehung zwischen diesen Parametern wird durch die *Henderson-Hasselbalch-Formel* wiedergegeben:

$$pH = 6{,}1 + \log \frac{[HCO_3^-]}{pCO_2 \times 0{,}03}$$

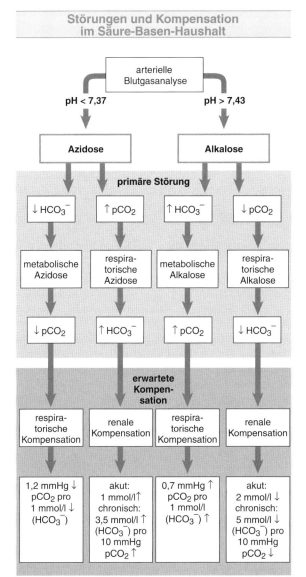

Störungen und Kompensation im Säure-Basen-Haushalt

Abb. 92.1 Verschiedene Formen von primären Störungen des Säure-Basen-Haushaltes mit den konsekutiven Kompensationsmechanismen auf respiratorischer oder renaler Ebene. Um Mischformen zu erkennen, ist zu prüfen, ob die erwartete Kompensation eingetreten ist.

Aus zwei bekannten Variablen kann die dritte damit berechnet werden.

Azidose im engeren Sinne bedeutet einen Überschuß an H$^+$-Ionen und kann zur Azidämie führen, wenn trotz Kompensationsmechanismen eine pH-Erniedrigung im Blut eintritt. Besonders im deutschen Sprachgebrauch werden die beiden Begriffe ungenau und wechselnd gehandhabt.

Rationelle Diagnostik

Anamnese

Bei Krankheitsbildern mit unklarer Azidose ist eine gründliche Anamnese wichtig. Ausgeschlossen werden muß die Einnahme von toxischen Substanzen und Medikamenten. Notwendig ist eine gründliche Ernährungsanamnese und Abschätzung der Dauer von Fastenzuständen bzw. katabolen Stoffwechsellagen. Besonders bei der Azidose des Neugeborenen ist eine subtile Bestandsaufnahme wichtig: perinatale Anamnese, Dauer der Milchbelastung, Ernährungssituation, Zeitpunkt des Auftretens der ersten Symptome etc.

Klinik

Im besonderen müssen jene Organsysteme genau beurteilt werden, die in die Regulation des Säure-Basen-Haushaltes mit einbezogen sind. Entscheidend ist die Beurteilung der Atem- und Kreislaufsituation (Kussmaul-Atmung, Tachy-/Bradykardie, Hyper-/Hypotonie), der peripheren Oxygenierung und auch die der Nierenfunktion. Wichtig ist weiterhin die Einschätzung des Hydrierungsgrades, der peripheren Rezirkulation, der Beurteilung der Organgrößen, des Muskeltonus und insbesondere des neurologischen Status.

Eine schwere metabolische Azidose (pH < 7,10) vermindert die kardiale Kontraktilität, beeinträchtigt die inotrope Antwort auf Katecholamine und prädisponiert zu schweren ventrikulären Arrhythmien.

In die Gesamtbeurteilung der metabolischen Azidose sind Grundkrankheiten (Epilepsie, Leukämie, Kurzdarmsyndrom etc.) mit einzubeziehen. Bei chronisch renaler Azidose treten Wachstumsprobleme und Störungen im Knochenstoffwechsel (renale Osteodystrophie) auf. Klinische Hinweise auf eine D-Laktatazidose beim Kurzdarmpatienten, besonders nach kohlehydratreichen Mahlzeiten, sind Episoden von Somnolenz, zerebellärer Ataxie und Dysarthrie.

Metabolische und Elektrolytstörungen

M

Klinisch-chemische Untersuchungen

Blutgasanalyse

Die am meisten verbreiteten Meßverfahren sind das *Äquilibrierverfahren* („Astrup-Methode"), wobei hier nur eine pH-Elektrode erforderlich ist und die Blutprobe mit zwei CO_2-Gasgemischen äquilibriert wird, und die *kombinierte Messung von pH, pCO$_2$ und pO$_2$* im anaerob entnommenen heparinisierten Vollblut bei 37 °C. Plasmabikarbonat und Sauerstoffsättigung ergeben sich nach der Henderson-Hasselbalch-Gleichung mit Nomogrammen oder mit Algorithmen aus pO_2 und pH. Meist wird die Analytik mit standardisierten Automaten durchgeführt.

Anionenlücke

Im Plasma: Sie wird als Differenz zwischen $Na^+ + K^+$ und $Cl^- + HCO_3^-$ definiert und beträgt normalerweise 12 ± 2 mmol/l (Bereich 8–16). Bei akkumulierten Säuren vergrößert sich die Anionenlücke (Abb. 92.2), normalerweise entspricht der kompensatorische Verbrauch des HCO_3^- genau der Zunahme der Anionenlücke. Die Anionenlücke sollte immer im Zusammenhang mit pH, pCO_2 und HCO_3^- beurteilt werden. Nur so können gemischte Störungen des Säure-Basen-Haushaltes, ggf. aber auch Laborfehler etc. erkannt werden.

Im Harn: Die Summe aller Anionen im Harn (Cl^-, HCO_3^-, Sulphat, Phosphat, organische Anionen) ist gleich der Summe der Kationen (Na^+, K^+, NH_4^+, Ca^{2+}, Mg^{2+}, organische Kationen). Da unter normaler Diät die Auscheidung von Ca^{2+} und Mg^{2+} vergleichsweise gering ist und die Ausscheidung der nicht gemessenen Anionen (Phosphat, Sulfat, organische Säuren) wenig variiert, ist die Anionenlücke äquivalent der NH_4^+-Konzentration minus der Konzentration der nicht gemessenen Anionen. Jeder Anstieg der NH_4^+-Konzentration ist von einem Anstieg der Cl^--Ionen begleitet. Die Differenz zwischen den routinemäßig bestimmbaren Ionen (Harnanionenlücke AL = $[Na^+ + K^+] - [Cl^-]$) ist daher üblicherweise ein indirektes Maß für die Ammoniumionensekretion. Einschränkungen dafür gelten nur in den ersten Lebenswochen. Bei Kindern bzw. bei einer proximal renal tubulären Azidose ist die Differenz negativ, weil ein Überschuß in der NH_4Cl-Produktion besteht. Bei der distal renal tubulären Azidose ist die Anionenlücke im Harn positiv wegen einer verminderten Exkretion von H^+- und Ammoniumionen. Die Harnanionenlücke kann signifikant unterschätzt werden, wenn vermehrt organische Anionen (z.B. organische Säuren) ausgeschieden werden.

Osmolalitätslücke

Die Berechnung erfolgt über die Differenz der gemessenen Osmolalität und der kalkulierten Osmolalität:

$$mosmol/kg = 2 \times Na^+ \,(mmol/l) + \frac{Glucose\,(mg/dl)}{18} + \frac{Harnstoff\,(mg/dl)}{6}$$

Ungeladene Moleküle im Plasma können so entdeckt werden. Angenähert ist die doppelte Natriumkonzentration repräsentativ für die Summe von Anionen und Kationen im Plasma, Glukose und Harnstoff repräsentieren die Mehrheit der nicht ionisierten Moleküle im Plasma. Eine große Osmolalitätslücke gibt Hinweise auf eine nicht gemessene Substanz, die ungeladen ist (z.B. Alkohole).

Technische Untersuchungen

Anaerob entnommenes und heparinisiertes arterielles Blut wird für die Säure-Basen-Analytik bevorzugt. Arterialisiertes Kapillarblut nach Hyperämisierung wird in der Praxis am meisten verwendet. Sind nur Basenparameter zu untersuchen, kann auch peripher venöses Blut abgenommen werden. Zu beachten ist, daß Heparin bei Blutabnahmen aus intraarteriellen Kathetern bzw. bei einem unrichtigen Verhältnis in der heparinisierten Spritze die pH-Werte erheblich im Sinne einer Azidämie verfälschen kann.

Bei der Laktatbestimmung ist folgendes zu beachten:
- Keine Stauung bzw. Muskelarbeit vor der Bestimmung.
- Blutabnahme aus einer Venenverweilkanüle.

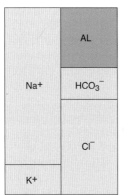

häufigste Anionen bei vergrößerter Anionenlücke:
- Ketokörper
- Laktat
- andere organische Säuren
- Intoxikation (Salizylate, Paraldehyd, Methanol, etc.)

AL = $(Na^+ + K^+) - (HCO_3^- + Cl^-)$
normal: 12 ± 2 mmol/l

Abb. 92.2 Vergrößerte Anionenlücke (AL) bei metabolischer Azidose im Plasma. Immer ist die Frage zu klären: Welche Säure (bzw. welches Anion) verursacht eine vergrößerte Anionenlücke?
Bei der Analytik, z.B. des Harns, sollte unbedingt eine kombinierte Untersuchung von Amino- und organischen Säuren (z.B. mittels GC/MS) an einem dafür erfahrenen Zentrum durchgeführt werden. Aminosäuren sind in den allermeisten Fällen nicht für eine Azidose verantwortlich. Nicht-Amino-Karbonsäuren (organische Säuren) werden z.B. mit der klassischen Aminosäurennachweisreaktion (Ninhydrinfärbung) nicht erfaßt.

• Sofortige Deproteinisierung des Blutes (sonst Fortschreiten der anaeroben Glykolyse in Erythrozyten).

• Unterschiede zwischen prä- und postprandial müssen beachtet werden.

• Bei erhöhtem Laktat sollte gegebenenfalls Pyruvat mitbestimmt werden, um die Laktat/Pyruvat-Ratio bestimmen zu können.

• Wenn das Kind heftig bei der Blutabnahme schreit oder eine Stauung nötig war, sollte das bezüglich späterer Befundinterpretation zumindest dokumentiert werden, gegebenenfalls ist eine Wiederholung nötig.

Mit der üblichen Laktatbestimmung wird nur L-Laktat erfaßt. Bezüglich des D-Laktats ist ein besonderes Meßverfahren (z.B. mit D-Laktatdehydrogenase) notwendig.

Diagnostisches Vorgehen (s. Abb. 92.1 und 92.3)

Hierbei sind folgende Maßnahmen notwendig:
• Erhebung von Anamnese und Klinik
• Synoptische Bewertung von pH, pCO_2, HCO_3^-, Elektrolytstatus bzw. Anionenlücke:
  – Zuordnung zu einer der vier grundsätzlichen Störebenen des Säure-Basen-Haushaltes
  – Erkennen des Kompensationsgrades und des Mechanismus der Störung
  – Prüfung der zu erwartenden Kompensationsmechanismen (liegt eine gemischte Störung vor?)
  – Beurteilung der Anionenlücke
  – Vergleich Klinik und Laborparameter
• Beurteilung, ob der Zustand der Säure-Basen-Verschiebung akut oder chronisch ist
• Beurteilung, ob der Zustand klinisch latent oder erkennbar ist
• Erkennen der Ursache der Säure-Basen-Störung.

Gemischte Störung des Säure-Basen-Haushaltes: Tritt die erwartete Kompensation einer Störung im Säure-Basen-Haushalt (s. Abb. 92.1) nicht ein, liegt eine kombinierte Störung vor. Ist der pCO_2 höher als erwartet, liegt eine Kombination mit einer respiratorischen Azidose vor. Wenn die Anionenlücke größer als der HCO_3^--Abfall ist, dann besteht eine Kombination mit einer metabolischen Alkalose. Bei der Salizylatintoxikation liegt z.B. oft eine kombinierte respiratorische Alkalose und metabolische Azidose vor.

Besondere Hinweise

Die metabolische Azidose ist lediglich ein Symptom, das immer zur Ursachensuche veranlassen muß. Bei der Differentialdiagnose der Störungen im Säure-Basen-Haushalt ist die Bewertung der Laborparameter im Zusammenhang mit der Klinik sehr wichtig. Außerdem muß der Säure-Basen-Status des Blutes immer im Zusammenhang mit dem Elektrolytstatus im Serum/Plasma und/oder Urin

interpretiert werden. Besondere Bedeutung kommt hierbei dem Chlorid und dem Kalium zu.

> **Bei der metabolischen Azidose ist es ratsam, zuerst die Anionenlücke (AL) zu beurteilen.**

Bei vergrößerter AL liegt entweder eine renale Azidose vor, oder es gilt das unbekannte Anion (bzw. Säure) zu ermitteln (s. Abb. 92.2). Neben den häufigsten und bekanntesten organischen Säuren wie Ketonkörpern bzw. Milchsäure können andere organische Säuren (Nicht-Amino-Karbonsäuren) Ursache für eine metabolische Azidose sein. Diese Säuren werden durch eine Aminosäureanalytik allein nicht erfaßt. Meist findet man bei reinen Aminoazidopathien wie z.B. der Phenylketonurie keine Azidose.

Bei jeder unklaren metabolischen Azidose sollte daher eine genaue Analytik auf organische Säuren, z.B. mittels Gaschromatographie/Massenspektro-

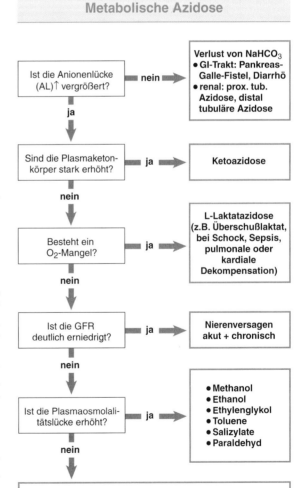

Abb. 92.3 Differentialdiagnose bei metabolischer Azidose.

Metabolische und Elektrolytstörungen

M

metrie (GC/MS) an einem dafür spezialisierten Zentrum durchgeführt werden (selektives Screening). Da bei erhöhten Metaboliten diese reichlich im Harn ausgeschieden werden, kann die Analytik primär im Harn erfolgen. Für eine weiterführende Analytik (z.B. mittels Sonden-MS) ist es wichtig, Serum tiefzufrieren bzw. Trockenblut auf einer Guthrie-Karte zu asservieren. In der metabolischen Krise ist eine rasche Diagnostik wichtig, da nur auf Basis einer genauen Metabolitenanalytik eine spezifische Therapie bzw. eine Differenzierung zwischen Organoazidopathien und Harnstoffzyklusstörungen möglich ist. Sowohl die Hyperammonämie als auch die metabolische Azidose kann bei beiden Krankheitsgruppen durch sekundäre Enzymhemmung bedingt sein.

Metabolische Alkalose

Einleitung

Eine metabolische Alkalose entsteht aufgrund einer Vermehrung von Natriumbikarbonat durch Zufuhr oder Umwandlung oder durch einen vermehrten renalen oder gastrointestinalen Verlust von Protonen. Es kommt zu einer pH-Verschiebung > 7,43. Es kann der Organismus durch Hypoventilation und Anstieg des pCO_2 die Alkalose ausgleichen (*respiratorische Kompensation*, die bei einem pCO_2 von etwa 55–60 mmHg limitiert ist, im Gegensatz zur chronischen persistierenden Hyperkapnie, wo höhere pCO_2-Werte möglich sind). Die metabolische Alkalose wird im Kindesalter seltener als die metabolische Azidose beobachtet.

Häufigste Ursachen einer metabolischen Alkalose sind Verlust von Magensaft, Diuretika, seltener Mineralokortikoidüberschuß. Oft ist die metabolische Alkalose eine Folge von Veränderungen des extrazellulären Flüssigkeitsraumes (EZF) (Volumenkontraktion). Dazu kommt es, wenn Flüssigkeit mit Chloridionen verlorengeht (z.B. beim Einsatz von Diuretika) und Bikarbonat sich dadurch relativ gesehen anreichert. Weiterhin gehören schwere Kaliumverluste bzw. intestinale oder renale Chloridverluste zu den wichtigsten auslösenden Ursachen einer metabolischen Alkalose.

Rationelle Diagnostik

Anamnese

Meistens ist die Ursache einer metabolischen Alkalose durch die Anamnese zu eruieren. Es ist nicht immer einfach, gerade bei Eßstörungen psychosoziale Aspekte, Körperempfinden, Eß-

gewohnheiten und Medikamenteneinnahme zu erfragen. Oft ist die Hypokaliämie ein erster auffälliger Laborbefund, der zur genaueren Befragung Anlaß geben sollte. Zu achten ist auch auf gastrointestinale Beschwerden, Störungen der Nierenfunktion und Blutdruckprobleme.

Klinik

Die Alkalose ist oft asymptomatisch. Das klinische Erscheinungsbild ist durch die Grundkrankheit bestimmt. Als respiratorischer Kompensationsmechanismus wird eine flache Atmung beobachtet. Seltener als bei respiratorischer Alkalose kommt es zu Tetanieneigung bei Verminderung von ionisiertem Kalzium. Bei pH-Werten > 7,55 treten refraktäre Rhythmusstörungen des Herzens auf (ektope Erregungen von Vorhof und Aschoff-Tawara-Knoten). Der periphere Gefäßwiderstand ist vermindert mit daraus resultierender Hypotension und orthostatischer Kreislaufdysregulation. Ein auffallend oft wechselndes Körpergewicht weist auf Diuretikaabusus hin, Müdigkeit, Muskelschwäche und Darmatonie sind Folgen der Hypokaliämie.

Bei der posthyperkapnischen Alkalose treten bei zu raschem Abfall des pCO_2 schwere neurologische Symptome auf.

Klinisch-chemische Untersuchungen

Folgende Untersuchungen werden durchgeführt:
- Blutgasanalyse, Elektrolytstatus im Plasma
- Bestimmung der Chloridausscheidung im 24-Stunden-Harn
- Therapieversuch mit physiologischer NaCl-Lösung: Bei Harnchloriden < 10 mval/l (Magensaftverlust oder Diuretikatherapie) spricht die Alkalose auf Gabe von 0,9%igem NaCl an, bei Mineralokortikoidüberschuß ist die Harnchloridausscheidung > 20 mval/l, und die Kochsalzapplikation bleibt ohne Effekt auf die Alkalose.
- Bestimmung der glomerulären Filtrationsrate
- Bestimmung von Renin-Aldosteron im Serum.

Besondere Hinweise

Bei Verlust von Magensaft (z.B. Magensaftdrainage bei Intensivpatienten, rezidivierendes Erbrechen durch organische Behinderungen im Gastrointestinaltrakt [z.B. Pylorusstenose], heimliches Erbrechen bei Anorexia nervosa, Bulimie) sind eine hypokaliämische Alkalose, Hypochlorämie, renaler Kaliumverlust und niedrige Urinchloridkonzentration charakteristisch.

Bei Eßverhaltensstörungen (Bulimie/Anorexie) ist eine oft zufällig entdeckte Hypokaliämie Leitsymptom.

Metabolische Alkalose

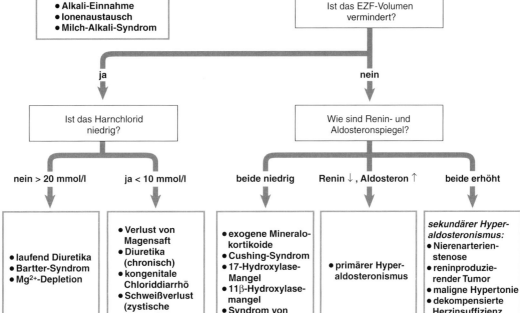

Abb. 92.4 Differentialdiagnose bei metabolischer Alkalose. Häufigste Ursachen sind Erbrechen (oft artifiziell) und Diuretikaabusus, hier ist extrazelluläres Volumen vermindert und Chlorid niedrig, oft mit Hypokaliämie.

Nicht selten bestehen auch ein Diuretika- und ein Laxanzienabusus. Bei Patienten mit chronischen Eßstörungen können ulzeröse oder narbige Veränderungen am Handrücken Hinweise für selbstausgelöstes chronisches Erbrechen geben.

Bei Lakritzenabusus (Sucus liquiritiae) kommt es aufgrund der mineralokortikoiden Wirkung des steroidähnlichen Glykosids Glycyrrhizin zu ähnlichen Symptomen wie beim Hypermineralokortizismus mit hypokaliämischer metabolischer Alkalose (licorice syndrome).

Vermehrte Bikarbonatzufuhr und überschießende Azidosetherapie führen zum Milch-Alkali-Syndrom.

Für die Differentialdiagnose der metabolischen Alkalose ist es sinnvoll, den EZF und die Harnchloridausscheidung zu beurteilen (Abb. 92.4).

Gemischte Störungen des Säure-Basen-Haushaltes: Tritt die erwartete Kompensation der Störung des Säure-Basen-Haushaltes (s. Abb. 92.1) nicht ein, liegt eine kombinierte Störung vor. Ist der pCO_2 niederer als erwartet, dann besteht zusätzlich eine respiratorische Alkalose (z. B. chronisches Erbrechen bei gleichzeitiger Hyperventilation infolge dekompensierter Leberzirrhose). Eine Kombination von metabolischer Alkalose mit respiratorischer Azidose ist möglich, wenn z. B. bei chronisch obstruktiver Lungenerkrankung wegen Rechtsherzinsuffizienz eine Therapie mit Thiaziden bzw. Thiazidanalogen bzw. Schleifendiuretika durchgeführt wird.

Metabolische und Elektrolytstörungen

M

Differentialdiagnostische Tabellen

Differentialdiagnose der metabolischen Azidose

Charakterisierung des Hauptsymptoms	weiterführende Nebenbefunde	Verdachts-diagnosen	Bestätigung der Diagnose
Anionenlücke vergrößert	Kussmaul-Atmung, Azetonge-ruch, Polyurie und Polydipsie, Ketonkörper (Blut) ↑	Hungerazidose, Diabe-tes mellitus, Thyreo-toxikose	Blutglukose, T3, T4, TSH *Harn:* Glukose, Ketonkörper
	Blut: Laktat, ggf. Pyruvat, Ala-nin, z.B. muskuläre Hypotonie, zerebrale Krampfanfälle, Ata-xie, Augenmuskellähmungen, Sauerstoffmangel Schock, Sepsis etc.	primäre Laktatazidose sekundäre Laktatazidose	mitochondriale Enzymuntersu-chungen im Muskelgewebe, Fibroblasten etc., ggf. Molekular-genetik Exzeß-Laktat
	nach ausgiebiger Dünndarm-resektion rezidiv. Krisen mit Somnolenz, Ataxie, Dysarthrie etc.	Kurzdarmsyndrom	D-Laktat im Plasma oder Harn ↑
	Ammoniak, Glukose, Laktat, Plasmaaminosäuren	Amino- und Organoa-zidopathien, Harnstoff-zyklusdefekte, β-Oxidationsstörungen	organische Säuren im Harn, Azylkarnitine im Blut, ggf. Enzymuntersuchungen und Molekulargenetik
	Plasmaosmolalität, Blutgluko-se, Elektrolyte	Intoxikation, Mißbrauch (z.B. „glue sniffing")	Ethanol ↑, Methanol ↑, Ethylenglykol ↑, Toluen ↑, Salizylate ↑, Paraldehyd ↑
	Fieber, Muskelschmerzen, Muskelkrämpfe nach Anäs-thesie, CK ↑, Myoglobinurie	massive Rhabdo-myolyse, maligne Hyperthermie	In-vitro-Testung der Muskulatur, ggf. Molekulargenetik
	Hyperkaliämie, Harnstoff ↑, Kreatinin ↑	akutes und chroni-sches Nierenversagen	glomeruläre Filtrationsrate ↓
Anionenlücke normal	Hyperchlorämie, Hypokaliämie	Pankreasfistel, Gallefistel, Diarrhö	
	Normokaliämie, Hyperchlorämie	Posthypokapnie-syndrom	
	Hyperchlorämie, Hypokaliämie	proximal-renale tubu-läre Azidose Typ 2, Karboanhydrase-hemmer	Harn-pH alkalisch, absenkbar in leicht sauren Bereich mit NH4Cl
	Hyperchlorämie, Hypokaliämie, Hyperkalziurie, Nephrokalzinose	distal-renale tubuläre Azidose Typ 1	Harn-pH alkalisch, nie < pH 5,5, nicht absenkbar
	Hyperchlorämie, Hyper-kaliämie, Hyponatriämie	primärer und sekundärer Hypo-aldosteronismus, renale tubuläre Azidose Typ 4	Aldosteron ↓ bzw. Aldosteronresistenz, Harn-pH < 5,5
	Erbrechen, Virilisierung, Hyperkaliämie, Hyponatriämie	AGS mit Salzverlust (21-Hydroxylase-Mangel)	*Plasma:* 17-OH-Progesteron ↑↑, Molekulargenetik
	Hyperkalzämie	Hyperparathyreo-idismus	Parathormon ↑

Differentialdiagnose der metabolischen Alkalose

Charakterisierung des Hauptsymptoms	weiterführende Nebenbefunde	Verdachts- diagnosen	Bestätigung der Diagnose
Extrazellularraum vermindert	Erbrechen, Durchfälle, Harnchlorid niedrig	Magensaftverlust (Er- brechen, Sonde, Pylorusstenose), gele- gentlicher Diuretika- gebrauch, Posthyper- kapnie, kongenitale Chloriddiarrhö, villöses Adenom, Zollinger- Ellison-Syndrom, zystische Fibrose	*Labor:* Hypochlorämie, Hypokaliämie, Sonographie, Schweißtest, Stuhlelektrolyte
	Hypokaliämie, Harnchlorid persistierend hoch, Entwick- lungsverzögerung, Polyurie, Polydipsie	Bartter-Syndrom	Renin ↑, Aldosteron ↑, Molekulargenetik
Extrazellularraum normal bzw. ausgedehnt	Hyperkalzämie	Alkali-Ingestion, Ingestion von Ionen- austauschern und nicht resorbierbarem Alkali, Milch-Alkali-Syndrom	glomeruläre Filtrationsrate ↓
	Hypokaliämie, Hypernatri- ämie, Renin ↓, Muskel- schwäche, Obstipation, Kleinwuchs, Hypertension, tetanische Symptome, Parästhesien	primärer (Conn-Syn- drom) und sekundärer Hyper- aldosteronismus (Nierenarterienstenose, reninproduzierender Tumor, dekompensierte Herzinsuffizienz, Leberzirrhose)	Aldosteron ↑ Renin ↑
	schnelle Gewichtszunahme, Hypertension, niedrige Wachstumsgeschwindigkeit, Medikamenteneinnahme	M. Cushing Cushing-Syndrom	*Harn:* Cortisol, Cortisol- Tagesprofil, ACTH ↑ ACTH ↓
	Hypokaliämie, Hypertension	17-Hydroxylase- Mangel	ACTH ↑, DOC ↑, Renin ↓, Aldosteron ↓
	Virilisierung, Hypertension, Hypokaliämie	11β-Hydroxylase- Mangel	ACTH ↑, DOC ↑

93 Hyperkalzämie

Eckhard Schönau

Symptombeschreibung

Eine Hyperkalzämie ist definiert durch die Erhö- hung der Gesamtserumkalziumkonzentration auf > 2,65 mmol/l bzw. 10,6 mg/dl bei normaler Serum- albuminkonzentration oder als eine Erhöhung des ionisierten Kalziums >1,4 mmol/l bzw. 5,6 mg/dl.

Die klinische Symptomatik (Ausnahme: hypo- kalziurische Hyperkalzämie) ist charakterisiert durch Anorexie, Übelkeit, Erbrechen, Gewichts- abnahme, psychische Veränderungen, Blutdruck- erhöhung, Polydipsie, in fortgeschrittenen Stadien extraossäre Verkalkungen, Nephrokalzinose und Nephrolithiasis, beim primären Hyperparathyreo- idismus zusätzlich durch Knochenschmerzen und Röntgenveränderungen, insbesondere subperi- ostale Defekte an Radialseiten der Mittelphalan- gen II und III.

Metabolische und Elektrolytstörungen

M

Rationelle Diagnostik

Anamnese

Beim Nachweis einer Hyperkalzämie im Neugeborenenalter ist nach Störungen des Kalziumstoffwechsels in der Familie, insbesondere bei der Mutter, zu fahnden: Eine chronische mütterliche Hypokalzämie als Folge eines nicht oder schlecht eingestellten Hypoparathyreoidismus oder Pseudohypoparathyreoidismus bewirkt über einen erniedrigten diaplazentaren Kalziumgradienten eine intrauterine Stimulation von Parathormon (PTH) beim Fetus und bei manchen Neugeborenen postnatal eine transitorische Hyperkalzämie.

Eine mangelnde Phosphatzufuhr führt insbesondere bei Frühgeborenen auf folgende Weise zur Hyperkalzämie: Durch die Tendenz zur Hypophosphatämie wird die Sekretion des aktiven Vitamin-D-Hormons 1,25-Hydroxyvitamin D gesteigert und weniger Kalzium mit Phosphat ins Skelett eingelagert. Die Folgen sind eine erhöhte intestinale Kalziumabsorption, Hyperkalzämie und PTH-Suppression sowie eine Hyperkalziurie.

Auch eine langdauernde Muttermilchernährung ohne Phosphatsubstitution kann über den gleichen Pathomechanismus bei termingerecht geborenen Säuglingen zu einer Hyperkalzämie führen. Bei einer Hyperkalzämie muß gezielt nach einer vorangegangenen Behandlung mit Vitamin D oder Vitamin-D-Metaboliten, Vitamin A und Thiaziden gefragt werden.

Körperliche Untersuchung

Diese ist bei Hyperkalzämien meist unergiebig.

Im frühen Säuglingsalter muß auf Zeichen der Adiponecrosis subcutanea (besonders am Rumpf auftretende ausgedehnte Fettgewebsnekrosen mit tief subkutan gelegenen Verhärtungen und blau-roter Verfärbung der darüber gelegenen Haut) und eines M. Jansen (dysproportionierter Kleinwuchs mit verkürzten Extremitäten und rachitisähnlichen Veränderungen an den Metaphysen der langen Röhrenknochen) geachtet werden.

Nach morphologischen Auffälligkeiten im Sinne eines Williams-Beuren- bzw. Fanconi-Schlesinger-Syndroms (kraniofaziale Dysmorphie, kardiovaskuläre Veränderungen, prä- und postnataler Minderwuchs, Mikrozephalie, Kyphoskoliose, mäßige geistige Entwicklungsverzögerung, hypoplastische, spät durchbrechende Zähne und psychische Veränderungen), die mit einer idiopathischen infantilen Hyperkalzämie einhergehen können, muß gesucht werden.

Klinisch-chemische Untersuchungen

Bei einer Hyperkalzämie ist die sofortige *Bestimmung des intakten Serum-PTH* (1–84 PTH) not-

wendig. Ist die Konzentration erniedrigt, liegt eine nebenschilddrüsenunabhängige Erkrankung, wie z. B. eine Vitamin-D-Intoxikation, eine onkologische Erkrankung (selten), eine metaphysäre Dysplasie Typ Jansen (sehr selten), eine infantile idiopathische Hyperkalzämie, eine endokrinologische Erkrankung (Nebennierenrindeninsuffizienz, Hypothyreose, Hyperthyreose) oder ein Phosphatmangel (besonders bei Frühgeborenen) vor (Abb. 93.1).

Bei der Konstellation Hyperkalzämie plus Hyperparathyreoidismus handelt es sich in der Regel um einen primären Hyperparathyreoidismus, der familiär oder sporadisch auftritt. Hierbei ist die *Urinkalziumausscheidung* erhöht. Bei einer normalen oder erniedrigten Kalziumausscheidung liegt die seltenere familiäre hypokalziurische Hyperkalzämie vor, die in der Regel keine klinischen Symptome hervorruft.

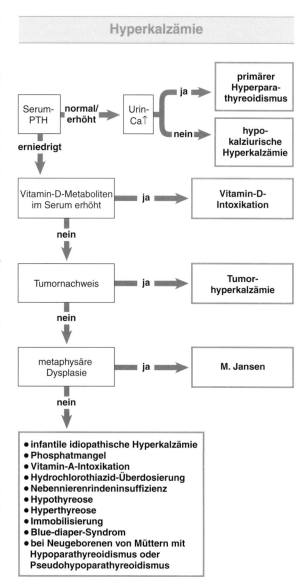

Abb. 93.1 Differentialdiagnose bei Hyperkalzämie.

Technische Untersuchungen

Nierensonographie und *röntgenologische Abdomenleeraufnahme* können eine Nephrokalzinose und/oder Nephrolithiasis bei chronischer Hyperkalzämie und Hyperkalziurie dokumentieren. Skelettmetastasen oder Tumorinfiltrationen im Knochenmark können auf eine Tumorhyperkalzämie hinweisen. Sonographisch ist bisweilen die Lokalisierung eines Nebenschilddrüsenadenoms möglich.

Bei V. a. einen primären Hyperparathyreoidismus ist eine *selektive Halsvenenkatheteruntersuchung, -arteriographie* oder *-szintigraphie* nur in seltenen Fällen (Reoperation eines durch die Erstoperation nicht erfolgreich behandelten primären Hyperparathyreoidismus) indiziert, eine Kalzium- oder Glukokortikoidbelastung ist obsolet.

Besondere Hinweise

Bei der Differentialdiagnose der Hyperkalzämie im Kindesalter ist besonders zu unterscheiden, ob die Störung im Neugeborenen- bzw. frühen Säuglingsalter oder erst in einem späteren Lebensalter auftritt.

Bei Neugeborenen und jungen Säuglingen muß besonders an einen mütterlichen Hypoparathyreoidismus oder Pseudohypoparathyreoidismus, einen Phosphatmangel mit der Nahrung (insbesondere bei Frühgeborenen), eine Adiponecrosis subcutanea, eine angeborene Hypophosphatasie und bei einer ausgeprägten, lebensbedrohlich verlaufenden Hyperkalzämie an einen primären neonatalen Hyperparathyreoidismus gedacht werden. Die vom primären neonatalen Hyperparathyreoidismus betroffenen Neugeborenen leiden meist an der homozygoten Form der hypokalziurischen Hyperkalzämie, die bei den heterozygoten Eltern in der Regel klinisch asymptomatisch verläuft.

Mutationen des Kalzium-Sensing-Rezeptor-Gens wurden nachgewiesen.

Jenseits des frühen Säuglingsalters ist an eine Vitamin-D-Intoxikation zu denken, die bei Überdosierung mit Vitamin D durch eine Erhöhung des 25-Hydroxyvitamin-D-Spiegels im Serum (meist > 100 ng/ml bzw. 240 nmol/l), bei einer Intoxikation mit Calcitriol (1,25-Dihydroxyvitamin D_3) zu einem erhöhten Serumspiegel des aktiven Vitamin-D-Hormons führt. Beim Hinweis auf einen primären Hyperparathyreoidismus, der sporadisch oder familiär auftreten kann, müssen Zusatzuntersuchungen zum Nachweis oder Ausschluß einer multiplen endokrinen Neoplasie (MEN) Typ I (primärer Hyperparathyreoidismus, Gastrinom des Pankreas, Hypophysenvorderlappentumor) oder Typ II (primärer Hyperparathyreoidismus, medulläres Schilddrüsenkarzinom, bilaterales Phäochromozytom) durchgeführt werden. Die idiopathische infantile Hyperkalzämie, die zur spontanen Remission vor dem 4. Lebensjahr neigt, kann aufgrund evtl. zusätzlich vorhandener Dysmorphiezeichen vermutet werden, erfordert aber in der Regel den Ausschluß anderer Hyperkalzämieursachen.

Differentialdiagnostische Tabelle

Differentialdiagnose der Hyperkalzämie

Charakterisierung des Hauptsymptoms	weiterführende Befunde	Verdachtsdiagnose	Bestätigung der Diagnose

Hyperkalzämie bei Neugeborenen und jungen Säuglingen	Serum-PTH ↑	1. angeborener, primärer Hyperparathyreoidismus
		a) sporadisch
		b) familiär
		    • autosomal-rezessiv
		    • autosomal-dominant
		    • hypokalziurische Hyperkalzämie
		2. mütterliche chronische Hypokalzämie (schlecht eingestellter Hypoparathyreoidismus oder Pseudohypoparathyreoidismus)
			kalkarmes Skelett mit Osteolysen, Serumphosphat erniedrigt, Serum-AP erhöht, Hyperkalziurie
			
			weitere Geschwister betroffen?
			ein Elternteil betroffen? (HRPT2-Gen)
			oft haben beide Eltern asymptomatische hypokalziurische Hyperkalzämie
			
			Verlauf (spontane Normalisierung des Hyperparathyreoidismus)

M

Metabolische und Elektrolytstörungen

Differentialdiagnose der Hyperkalzämie *(Fortsetzung)*

Charakterisierung des Hauptsymptoms	weiterführende Befunde	Verdachtsdiagnose	Bestätigung der Diagnose
Hyperkalzämie bei Neugeborenen und jungen Säuglingen	Serum-PTH ↓	1. Phosphatmangel a) Frühgeborene b) langdauernde Muttermilchernährung ohne Supplementierung mit Phosphat	Urin-Ca ↑, Urin-P ↓, oft Serum-AP ↑
		2. Adiponecrosis subcutanea	typische Hautveränderungen
		3. kongenitale Hypophosphatasie	Serum-AP ↓, Phosphoäthanolamin im Urin ↑
		4. Morbus Jansen	typische Skelettveränderungen (PTH-/PTHP-Gen)
		5. Blue-diaper-Syndrom	blaue Verfärbung der Windeln, Gedeihstörung, Malabsorption von Tryptophan
Hyperkalzämie bei älteren Säuglingen und Kindern	Serum-PTH ↑	1. primärer Hyperparathyreoidismus (sporadisch oder familiär)	Urin-Ca ↑, Serum-P oft ↓, Nephrokalzinose und/oder Nephrolithiasis
		2. a) MEN I	primärer Hyperparathyreoidismus (90%) Tumoren des Hypophysenvorderlappens
		b) MEN II	primärer Hyperparathyreoidismus (ca. 30%) medulläres kalzitoninproduzierendes Schilddrüsenkarzinom, Phäochromozytom (MEN1-Gen, MEN2-Gen [c-ret])
		3. hypokalziurische Hyperkalzämie	Serum-PTH hochnormal bis leicht erhöht, Urin-Ca ↓, keine Symptomatik, oft auch ein Elternteil betroffen
	Serum-PTH ↓	1. medikamentös bedingt a) Intoxikation mit Vitamin D oder Vitamin-D-Metaboliten (z.B. Calcitriol oder AT$_{10}$)	25-Hydroxyvitamin-D-Spiegel im Serum ↑ bei Vitamin-D-Intoxikation 1,25-Dihydroxyvitamin-D-Spiegel im Serum ↑ bei Calcitriol-Intoxikation
		b) Intoxikation mit Vitamin A	Vitamin-A- oder Retinoidspiegel im Serum ↑, röntgenologische Veränderungen (periostale Verkalkungen)
		c) Hydrochlorothiazid	Urin-Ca ↓
		2. Immobilisierung	
		3. Endokrinopathien a) Hypothyreose	T3 und T4 im Serum ↓
		b) Hyperthyreose	T3 und T4 im Serum ↑
		c) Nebennierenrindeninsuffizienz	Kortisol in Serum und Urin ↓
		4. granulomatöse Entzündungen	1,25-Dihydroxyvitamin-D-Spiegel im Serum ↑
		a) Sarkoidose	Rö Thorax u.a.
		b) Tuberkulose	Rö Thorax u.a.
		5. Tumorhyperkalzämie	Infiltration oder Metastasen des Skelettsystems, im Gegensatz zum Erwachsenenalter ist das PTH-ähnliche Protein im Serum meist nicht erhöht
		6. kongenitale Hypophosphatasie	Serum-AP ↓, Phosphoäthanolamin im Urin ↑
		7. Morbus Jansen	typische Skelettveränderungen
		8. idiopathische infantile Hyperkalzämie	Ausschluß anderer Hyperkalzämieursachen, evtl. Dysmorphiezeichen im Sinne eines Williams-Beuren- bzw. Fanconi-Schlesinger-Syndroms, Urin-Ca ↑, 25-Hydroxyvitamin-D-Spiegel im Serum normal, 1,25-Dihydroxyvitamin-D-Spiegel im Serum meist normal, selten passager erhöht

94 Hypokalzämie

Eckhard Schönau

Symptombeschreibung

Eine Hypokalzämie ist definiert durch die Herabsetzung der Gesamtserumkalziumkonzentration auf < 2,1 mmol/l bzw. 8,4 mg/dl bei normaler Serumalbuminkonzentration oder eine Herabsetzung des ionisierten Kalziums < 1,1 mmol/l bzw. 4,4 mg/dl bei normalem pH-Wert.

Der Gesamtkalziumspiegel ist abhängig von der Albuminkonzentration, so daß eine Hypalbuminämie eine Verminderung und eine Hyperalbuminämie eine Erhöhung der Gesamtkalziumkonzentration bewirkt, ohne daß sich das ionisierte Kalzium verändert.

Eine einfache Korrekturformel lautet:

Serumkalzium (mg/dl) – Serumalbumin (g/dl) + 4,0 = korrigiertes Serumkalzium (mg/dl)

Die Serumkonzentration des biologisch entscheidenden ionisierten Kalziums, die mit Hilfe von kalziumsensitiven Elektroden direkt erfaßbar ist, ist vom pH-Wert des Blutes abhängig. Sie sinkt bei einer Alkalose und steigt bei einer Azidose, und zwar jeweils um 0,21 mmol/l ionisiertes Kalzium pro pH-Einheit.

Rationelle Diagnostik

Anamnese und körperliche Untersuchung

Die klinische Symptomatik der chronischen Hypokalzämie ist gekennzeichnet durch
- neuromuskuläre Veränderungen (manifeste oder latente Tetanie, diese ist abzugrenzen von der Hyperventilationstetanie bei meist psychisch auffälligen normokalzämischen Kindern)
- zerebrale Veränderungen (generalisierte und fokale Anfälle, psychische Veränderungen, intrakranielle Verkalkungen, besonders der Basalganglien, selten Pseudotumor cerebri und psychomotorische Retardierung)
- okuläre Veränderungen (hypokalzämische Katarakt)
- ektodermale Veränderungen (trophische Störungen der Zähne mit typischen Querrillen und verzögerter Dentition, Alopezie, Brüchigkeit von Finger- und Zehennägeln)
- kardiale Veränderungen (Verlängerung der QT-Zeit im EKG, selten Herzinsuffizienz).

Hypokalzämien im Kindesalter sind in der Regel zurückzuführen auf:
- Hypoparathyreoidismus
- Pseudohypoparathyreoidismus
- Hypomagnesiämie
- kalzipenische Rachitis
- Niereninsuffizienz

Selten ist sie die Folge einer Hyperphosphatämie durch vermehrte endogene Phosphatfreisetzung bei erhöhtem Zelluntergang (zytostatische Behandlung maligner Tumoren) oder ekzessive orale, intravenöse oder rektale (phosphathaltige Einläufe) Phosphatzufuhr.

Assoziierte, nicht hypokalzämiebedingte Erkrankungen, die an einen *Hypoparathyreoidismus* denken lassen müssen, sind:
- das DiGeorge-Syndrom (Hypo- bzw. Aplasie von Thymus und Nebenschilddrüsen, Fehlbildungen des Herzens und der großen Gefäße, Gesichtsdysmorphie, meist nachweisbare Deletionen der kurzen Arme von Chromosom 22, seltener von Chromosom 10)
- die Autoimmunpolyendokrinopathie Typ I (Monoliasis, M. Addison, Alopezie, Vitiligo, Steatorrhö, perniziöse Anämie, Gonadeninsuffizienz, chronische Hepatitis, Hashimoto-Thyreoiditis; meist autosomal-rezessiver Erbgang)
- das Kearns-Sayre-Syndrom (mitochondriale Enzephalomyopathie, die in der Regel auf ausgedehnte Deletionen der mitochondrialen DNA zurückzuführen ist und durch eine progressive externe Ophthalmoplegie, meist mit Ptose beginnend, eine progressive Netzhautdegeneration und kardiale Reizleitungsstörungen bis zum totalen AV-Block, Schwerhörigkeit, Kleinwuchs u.a. gekennzeichnet ist)
- das Kenney-Caffey-Syndrom (proportionierter Kleinwuchs, Refraktionsanomalien der Augen, Einengung der Markkanäle der Röhrenknochen durch Verminderung des Querdurchmessers der Diaphysen, Verkalkung der Basalganglien und anderer Hirnteile sowie der Horn- und Netzhaut des Auges)
- verschiedene familiär auftretende Syndrome mit Schwerhörigkeit und/oder Nephropathie, Lymphödem, Brachydaktylie, ausgeprägtem Minderwuchs, psychomotorischer Entwicklungsverzögerung und Dysmorphiezeichen
- sekundäre Hypoparathyreoidismusformen (anamnestisch und/oder klinisch erfaßbar: vorangegangene Schilddrüsen-OP, generalisierte Tumorerkrankung mit Infiltration der Nebenschilddrüsen, chronische Bluttransfusionen mit Hämosiderose, Bestrahlung der Schilddrüse, primäre Hypomagnesiämie).

An einen *Pseudohypoparathyreoidismus* ist bei Zeichen einer hereditären Albright-Osteodystrophie (AHO) zu denken: Kleinwuchs, rundes

Metabolische und Elektrolytstörungen

M

Gesicht, kurzer Hals, gedrungener Körperbau, Übergewicht, geistige Retardierung, Brachydaktylie und subkutane, gelenknahe Verkalkungen.

Sehr häufig findet sich bei dieser Form des Pseudohypoparathyreoidismus (Typ Ia oder Ic) eine latente oder manifeste Hypothyreose, seltener ein Hypogonadismus. Bei Patienten mit AHO ohne biochemische Störungen des Kalziumstoffwechsels spricht man vom Pseudo-Pseudohypoparathyreoidismus. Dieser wird, ebenso wie der Pseudohypoparathyreoidismus Typ Ia, autosomal-dominant vererbt. Betroffene Kinder von Müttern mit Pseudohypoparathyreoidismus Typ Ia oder Pseudo-Pseudohypoparathyreoidismus haben nahezu im-

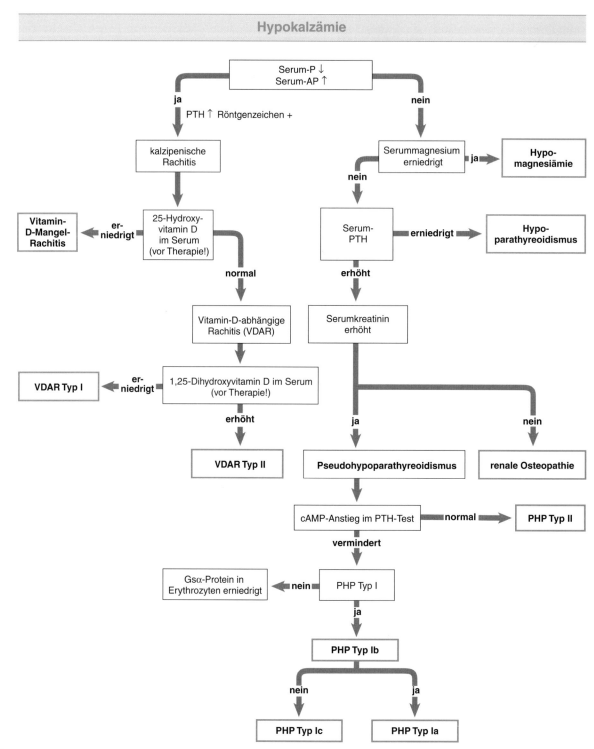

Abb. 94.1   Differentialdiagnose bei Hypokalzämie.

mer einen Pseudohypoparathyreoidismus Typ Ia, betroffene Kinder von Vätern mit Pseudohypoparathyreoidismus Typ Ia oder Pseudo-Pseudohypoparathyreoidismus haben nahezu immer nur einen Pseudpseudohypoparathyreoidismus (Folge eines „imprinting").

Kalzipenische Rachitisformen sind bei längerem Verlauf immer durch begleitende Skelettveränderungen gekennzeichnet.

Eine *Hypomagnesiämie* führt in leichten bis mittelschweren Fällen zu einer verminderten Parathormonsekretion (funktioneller Hypoparathyreoidismus), in ausgeprägter Form zu einer mangelnden Parathormonwirkung (funktioneller Pseudohypoparathyreoidismus).

Niereninsuffizienz oder andere Ursachen für Hyperphosphatämien sind durch entsprechende Zusatzuntersuchungen und eine Anamnese zu erfassen.

Klinisch-chemische Untersuchungen

Abbildung 94.1 faßt die klinisch-chemische Differentialdiagnose der Hypokalzämie zusammen. Ergibt die zusätzliche Messung von *Serumphosphat* und *alkalischer Phosphataseaktivität* eine Hypophosphatämie und Hyperphosphatasie, so ist das Vorliegen einer kalzipenischen Rachitis naheliegend. Hierbei sind zusätzlich ein sekundärer Hyperparathyreoidismus und röntgenologische Rachitiszeichen nachweisbar. Zur weiteren Differentialdiagnose wird der Vitamin-D-Metabolit *25-Hydroxyvitamin D* bestimmt. Ist er erniedrigt, ist eine Vitamin-D-Mangel-Rachitis bzw. Rachitis bei hepatobiliären oder gastrointestinalen Erkrankungen oder unter Antikonvulsivabehandlung gesichert.

Bei einer normalen Konzentration von 25-Hydroxyvitamin D handelt es sich um eine Vitamin-D-abhängige Rachitis (VDAR), die durch die zusätzliche Bestimmung des Vitamin-D-Hormons *1,25-Dihydroxyvitamin D* weiter differenziert wird. Bei einer Erniedrigung dieses Hormons handelt es sich um eine autosomal-rezessiv erbliche renale Synthesestörung, also eine VDAR I, bei einer Erhöhung des Hormons um eine sehr seltene Endorganresistenz, also eine VDAR II, die in etwa der Hälfte der Fälle mit einer Alopezie einhergeht.

Bei der Konstellation einer Hypokalzämie mit Hyperphosphatämie (seltener Normophosphatämie) ergibt eine zusätzliche Bestimmung des *Serummagnesiumspiegels,* ob eine relevante Hypomagnesiämie (Serummagnesium < 0,5 mmol/l) vorliegt.

Die zusätzliche Bestimmung des *Serum-PTH* ergibt, ob es sich um einen Hypoparathyreoidismus (verminderte PTH-Sekretion) oder einen Pseudohypoparathyreoidismus (Endorganresistenz mit erhöhter PTH-Sekretion) handelt. Bei der Konstellation von Hypokalzämie, Hyperphosphatämie und erhöhter Serumparathormonkonzentration muß eine renale Osteopathie durch eine *Serumkreatininbestimmung* ausgeschlossen werden.

Bei Verdacht auf einen Pseudohypoparathyreoidismus (PHP) müßte jetzt zur weiteren Differentialdiagnose ein *PTH-Test* durchgeführt werden, um zwischen PHP Typ I und Typ II zu unterscheiden. Da derzeit offenbar weltweit kein geeignetes PTH für diesen Test mehr zur Verfügung steht, muß sich die Differenzierung auf die Messung der *kreatininbezogenen Urin-cAMP-Ausscheidung im Spontanurin* beschränken. Beim PHP Typ II mit deutlichem sekundärem Hyperparathyreoidismus ist die Ausscheidung erhöht, beim PHP Typ I erniedrigt bis normal (s. Abb. 94.1).

Der Typ I kann weiter unterteilt werden in einen Typ Ia (Nachweis einer AHO und des auf etwa 50% der Norm herabgesetzten Gsα-Proteins in Erythrozyten), einen Typ Ib, bei dem keine AHO besteht, und den sehr seltenen Typ Ic, der mit einer AHO, aber einer normalen Konzentration des Gsα-Proteins in Erythrozyten einhergeht.

Besondere Hinweise

Bei der Differentialdiagnose der Hypokalzämie im Kindesalter ist zu unterscheiden, ob die Störung im Neugeborenen- bzw. frühen Säuglingsalter oder erst in einem späteren Lebensalter auftritt.

Im Neugeborenen- und frühen Säuglingsalter muß besonders an die transitorische frühe Form (meist asymptomatisch verlaufend) oder späte Form (Beginn meist in der 2. Lebenswoche, mit Krämpfen oder Tetanie einhergehend) und hierbei auch an eine mütterliche Hyperkalzämie, z.B. als Folge eines primären Hyperparathyreoidismus, gedacht werden.

Bei *älteren Kindern* ist an einen permanenten Hypoparathyreoidismus zu denken, der von der Geburt an oder aber in jedem Lebensalter auftreten kann. Eine kalzipenische Rachitis manifestiert sich meist nicht vor dem 3. Lebensmonat, eine renale Osteopathie oder ein Pseudohypoparathyreoidismus meist erst in den ersten Lebensjahren.

Metabolische und Elektrolytstörungen

M

Differentialdiagnostische Tabelle

Differentialdiagnose der Hypokalzämie

Charakterisierung des Hauptsymptoms	weiterführende Nebenbefunde	Verdachtsdiagnosen	Bestätigung der Diagnose
Hypokalzämie bei Neugeborenen und jungen Säuglingen	Serum-PTH ↓	1. Hypoparathyreoidismus • transitorisch – frühe Form	Serum-P ↑, Serum-Mg normal meist asymptomatische Hypokalzämie in den ersten 3 Lebenstagen, besonders bei Frühgeborenen, Mangelgeborenen und Kindern diabetischer Mütter, bisweilen leichte Serum-PTH-Erhöhung
		– späte Form	meist in der 2. Lebenswoche mit Symptomen (Krämpfe, Tetanie) auftretend, selten durch mütterliche Hyperkalzämie bedingt
		• permanent – sporadisch isoliert DiGeorge-Syndrom	PTH-Gen; Thymushypoplasie (Immundefekt), Herzfehler, Gesichtsdysmorphie, Gendeletion 22q11.2 (selten 10p oder andere Genorte), evtl. spontanes Sistieren der Hypokalzämie
		– familiär autosomal-rezessiv autosomal-dominant	in einigen Fällen konstitutive Aktivierung des Ca-Rezeptors mit hyperkalziurischer Hypokalzämie, dann Serum-PTH meßbar! (Kalzium-Sensing-Rezeptor-Gen)
		X-chromosomal mit anderen Auffälligkeiten/Syndromen kombiniert	
		2. Hypomagnesiämie	Serum-Mg ↓
	Serum-PTH ↑	1. kalzipenische Rachitis	Serum-AP ↑, Serum-P ↓, Rachitiszeichen im Röntgen
		• Vitamin-D-Mangel	25-Hydroxyvitamin-D-Spiegel im Serum ↓, (1,25-Dihydroxyvitamin-D-Spiegel ohne Aussagewert!)
		• Vitamin-D-abhängige Rachitis Typ I (VDAR I)	25-Hydroxyvitamin-D-Spiegel im Serum normal, 1,25-Dihydroxyvitamin-D-Spiegel vor Behandlung ↓, familiäres Auftreten (autosomal-rezessiv) 1-α-Hydroxylase-Gen
		• VDAR II	25-Hydroxyvitamin-D-Spiegel im Serum normal, 1,25-Dihydroxyvitamin-D-Spiegel vor Behandlung ↑, in 50% der Fälle Alopezie, familiäres Auftreten (autosomal-rezessiv), Vitamin-D-Rezeptor-Gen
		• Kalziummangel	besonders bei Frühgeborenen Urin-Ca ↓, Urin-P ↑, 25-Hydroxyvitamin-D-Spiegel im Serum normal, 1,25-Dihydroxyvitamin-D-Spiegel im Serum ↑
		2. Hypomagnesiämie	Serum-Mg ↓↓
		3. Pseudohypoparathyreoidismus	GNAS1-Gen
Hypokalzämie bei älteren Säuglingen und Kindern	Serum-PTH ↓	Hypoparathyreoidismus 1. primär • isoliert – sporadisch – familiär autosomal-rezessiv autosomal-dominant X-chromosomal	PTH-Gen; Mutation auf dem Chromosom Xq 26–q 27

Differentialdiagnose der Hypokalzämie *(Fortsetzung)*

Charakterisierung des Hauptsymptoms	weiterführende Nebenbefunde	Verdachtsdiagnosen	Bestätigung der Diagnose
Hypokalzämie bei älteren Säuglingen und Kindern	Serum-PTH ↓	• mit anderen Auffälligkeiten/Syndromen kombiniert – sporadisch DiGeorge-Syndrom	Thymushypoplasie, Herzfehler, Dysmorphie-Zeichen
		Kearns-Sayre-Syndrom	externe Ophthalmoplegie u.a.
		– familiär Autoimmunpolyendokrinopathie Typ I	Monoliasis, M. Addison u.a. (autosomal-rezessiv), Chromosom 21q 22.3
		Kenney-Caffey-Syndrom	Kleinwuchs, Osteosklerose (autosomal-dominant)
		Nephrose, Innenohrschwerhörigkeit	autosomal-rezessiv
		Nephropathie, Innenohrschwerhörigkeit	autosomal-rezessiv, autosomal-dominant
		Nephropathie, Lymphödem, Brachydaktylie	autosomal-rezessiv
		Kleinwuchs, Retardierung, Dysmorphie	autosomal-rezessiv
		2. sekundär • postoperativ (nach Schilddrüsen-OP) • Infiltration (Tumor) • Hämosiderose	Serumferritin ↑↑
		• Bestrahlung	
		• Hypomagnesiämie	Serum-Mg ↓
	Serum-PTH ↑	1. kalzipenische Rachitis	
		2. renale Osteopathie	Serum-P ↑, Serumkreatinin ↑, Serum-AP oft ↑, röntgenologische Skelettveränderungen
		3. Pseudohypoparathyreoidismus Typ I	Serum-P ↑, Serum-AP normal bis leicht ↑, fehlender Anstieg von cAMP und P im Urin nach PTH, autosomal-dominante Vererbung
		– Typ Ia	AHO, Gsα-Protein in Erythrozyten ↓, oft Hypothyreose und Hypogonadismus
		– Typ Ib	nur biochemische Veränderungen
		– Typ Ic (sehr selten)	AHO, Gsα-Protein in Erythrozyten normal, Hypothyreose und Hypogonadismus, GNAS1-Gen
		4. Pseudohypoparathyreoidismus Typ II (sehr selten)	Serum-P ↑, normaler Anstieg von Urin-cAMP, fehlender Anstieg von Urin-P nach PTH, sporadisches Auftreten

95 Hypomagnesiämie

Martin Konrad

Symptombeschreibung

Eine Hypomagnesiämie im Kindesalter ist nicht selten, sie bleibt aber häufig lange unentdeckt, da hinweisende klinische Symptome in der Regel fehlen und die Bestimmung von Magnesium im Serum kein fester Bestandteil der Routinediagnostik ist. Eine Hypomagnesiämie wird diagnostiziert bei Gesamtmagnesiumwerten im Serum unter 0,65 mmol/l. Da die Serumspiegel das Gesamtkörpermagnesium aber nur sehr unzureichend widerspiegeln, kann ein Magnesiummangel auch bei höheren Werten im Serum vorliegen.

Die wichtigsten klinischen Symptome einer Hypomagnesiämie sind Muskelschwäche, Muskelkrämpfe und Tetanien. Außerdem kann eine Hypo-

Tabelle 95.1 Symptome bei Hypomagnesiämie.

neuromuskulär
- Chvostek-Zeichen
- Trousseau-Zeichen
- Muskelschwäche
- Karpopedalspasmen
- Krampfanfälle
- Schwindel
- Ataxie
- Nystagmus
- Choreoathetose
- Tremor
- depressive Verstimmung, Psychose

Herzrhythmusstörungen
- verlängertes PR- und QT-Intervall, U-Wellen im EKG
- atriale Tachykardien, vorzeitige Erregungen, Fibrillationen
- Torsades de pointes
- dilatative Kardiomyopathie

Gastrointestinaltrakt
- Anorexie
- Übelkeit
- Erbrechen

biochemisch
- Hypokaliämie
- Hypokalzämie

außerdem
- Kopfschmerzen
- Haarausfall
- trophische Störungen an Nägeln
- Zahnschmelzdefekte

Tabelle 95.2 Ursachen der Hypomagnesiämie.

Veränderung der Verteilung
- „Refeeding"
- Kachexie
- Korrektur einer metabolischen Azidose
- Therapie einer diabetischen Ketoazidose
- „Hungry-bone"-Syndrome
- Katecholamine
- Bluttransfusionen

gastrointestinale Ursachen
- verminderte Aufnahme
- parenterale Ernährung
- Spezialnahrung
- Malabsortion
- chronische Diarrhö
- verkürzte Passage
- Kurzdarmsyndrom
- primäre Hypomagnesiämie mit sekundärer Hypokalzämie

renale Ursachen
- Medikamente
- Postobstruktionsnephropathie
- nach Nierentransplantation
- polyurisches Nierenversagen
- hereditäre Tubulopathien

endokrine Störungen
- Hyperparathyreoidismus
- Hyperthyreose
- Hyperaldosteronismus
- SIADH

sonstige Ursachen
- Verbrennungen
- Verbrühungen

magnesiämie zu zerebralen Krampfanfällen sowie zu potentiell gefährlichen Herzrhythmusstörungen führen. Daneben gibt es zahlreiche weitere Symptome, die bei Magnesiummangel auftreten können (Tab. 95.1). Hierbei ist zu beachten, daß eine Hypomagnesiämie häufig gemeinsam mit weiteren Elektrolytveränderungen, insbesondere Hypokaliämie und Hypokalzämie, auftritt. Da diese Veränderungen sich gegenseitig bedingen, empfiehlt es sich, bei den differentialdiagnostischen Überlegungen auch die möglichen Ursachen einer Hypokaliämie bzw. Hypokalzämie zu berücksichtigen (s. Kap. 94 und 97). Außerdem können die Symptome im Rahmen der Grunderkrankung, die den Magnesiummangel verursacht, in den Hintergrund treten.

Rationelle Diagnostik

Anamnese

Die Ursachen eines Magnesiummangels sind vielfältig (Tab. 95.2). Eine wichtige Unterscheidung ist zu treffen zwischen einer akut auftretenden und einer sich meist langsam entwickelnden chronischen Hypomagnesiämie. Während eine akute Hypomagnesiämie meist durch Umverteilung des Magnesiums in den Intrazellularraum verursacht wird, entsteht eine chronische Hypomagnesiämie entweder durch eine verminderte Aufnahme über die Nahrung oder einen enteralen bzw. renalen Verlust.

Bei der Anamnese ist insbesondere auf Ernährungsgewohnheiten zu achten. Eine ungenügende Zufuhr tritt auch auf bei parenteraler Ernährung (Magnesiumgehalt ist häufig zu gering). Weitere prädisponierende Faktoren sind Malabsorptionssyndrom, Kurzdarmsyndrom, Morbus Crohn sowie Laxanzienabusus. Ein vermehrter gastrointestinaler Verlust wird zumeist durch eine Diarrhö verursacht. Auch auf länger zurückliegende Symptome gemäß Tabelle 95.1 sowie eine sorgfältige Medikamentenanamnese ist zu achten. Verschiedenste Arzneimittel können eine Umverteilung oder einen Magnesiumverlust induzieren (Tab. 95.3). Bei Neugeborenen und jungen Säuglingen ist auch an mütterliche Ursachen der Hypomagnesiämie zu denken (Tab. 95.4).

Tabelle 95.3 Ursachen der medikamenteninduzierten Hypomagnesiämie.

- Diuretika (Schleifen- und Thiaziddiuretika)
- Aminoglykoside
- Cisplatin
- Calcineurin-Inhibitoren (Ciclosporin A, FK 506)
- Amphotericin B
- Pentamidin
- Foscarnet
- Digitalis
- Mannitol
- Beta-Mimetika
- Katecholamine

Da auch verschiedene Nierenerkrankungen, zumeist angeborene Tubulopathien, mit Hypomagnesiämie einhergehen, sollten Symptome wie Polyurie, Polydipsie, Harnwegsinfektionen oder Nierensteine erfragt werden (Tab. 95.5 und DD-Tab.).

Körperliche Untersuchung

Eindeutige klinische Zeichen einer Hypomagnesiämie gibt es nicht, bei der körperlichen Untersuchung sollte der Schwerpunkt auf die neuromuskulären Symptome gemäß Tabelle 95.1 gelegt werden. Tetanien lassen sich häufig erst durch entsprechende Tests auslösen. Die vegetativen Symptome einer Hypomagnesiämie lassen sich meist nicht objektivieren. Wichtige Hinweise kann die

Tabelle 95.4 Bildgebende Diagnostik bei Hypomagnesiämie.

Ursache	Mechanismus	weitere Befunde	Labor
mütterlicher Diabetes mellitus	Mg-Mangel der Mutter, Hypoparathyreoidismus	Makrosomie	Hypoglykämie, Hypokalzämie
mütterliche Hypomagnesiämie	Mg-Mangel der Mutter	keine	evtl. Hypokalziurie
„Pseudohypomagnesiämie"	verminderte Eiweißbindung	keine	Hypalbuminämie
intrauterine Wachstums-retardierung	funktioneller Hypopara-thyreoidismus	SGA	Hypoglykämie, Hypokalzämie
Hypoparathyreoidismus	verminderte PTH-Sekretion bzw. -Wirkung	oft transient, oft asymptomatisch, Krämpfe, Tetanien in 2. LW	Hypokalzämie, Hyperphosphatämie, PTH ↓
primäre Hypomagnesiämie mit sekundärer Hypokalzämie	hereditär, autosomal-rezessiv	Krampfanfälle ab 3. LW, ggf. Familienanamnese	Hypokalzämie, PTH oft nicht meßbar
Austauschtransfusion	Komplexierung der Mg-Ionen (Citrat)	keine	Hypokalzämie, Hyperkaliämie
neonatale Hepatitis, Cholestase	Hyperaldosteronismus?	Ikterus, Erbrechen, Fütterungsschwierigkeiten	direktes Bilirubin ↑↑, ASAT ↑, ALAT ↑

Tabelle 95.5 Renale Ursachen der Hypomagnesiämie.

Ursache	Mechanismus	weitere Befunde	Labor
Obstruktion des Harntrakts	Polyurie nach Intervention	Polyurie, Polydipsie	Hyponatriämie, Hypokaliämie
Nierentransplantation	Reperfusionsschaden, Calcineurin-Inhibitoren	Polyurie, Polydipsie	Hypophosphatämie
polyurisches Nierenversagen	Erholung nach akutem Nierenversagen, primär polyurisches NV	Polyurie, Polydipsie	Hyponatriämie, Hypokaliämie
hereditäre Tubulopathien			
Hyperparathyreoidismus	vermehrte Ausscheidung		Hyperkalzämie
Hyperthyreose	vermehrte Ausscheidung	Tachykardie, Schwitzen	T3 ↑, T4 ↑
Hyperaldosteronismus	Volumenexpansion	Polyurie, Polydipsie	Hypokaliämie
SIADH	Volumenexpansion	Oligurie, Gewichtszunahme	Hyponatriämie
Diabetes mellitus	osmotische Diurese?	schlecht eingestellter Diabetes	HbA$_{1c}$ ↑

Metabolische und Elektrolytstörungen

M

gezielte Suche nach den trophischen Störungen geben, vor allem Zahnschmelzdefekte und Brüchigkeit der Nägel werden immer wieder berichtet (ähnlich der Hypokalziämie). Auch aphthoide Läsionen an der Mundschleimhaut und in der Anogenitalregion können vorkommen. Ein EKG sollte bei V.a. Hypomagnesiämie immer durchgeführt werden, um die typischen Veränderungen zu dokumentieren. Bei renalem Magnesiumverlust muß auch eine Nierensonographie mit der Frage nach Nephrokalzinose oder Konkrementen durchgeführt werden.

Klinisch-chemische Untersuchungen

Neben dem Gesamtmagnesiumspiegel im Serum kommen bei der Abklärung einer Hypomagnesiämie der Bestimmung der übrigen Serumelektrolyte und einer Blutgasanalyse große Bedeutung zu, da Hypomagnesiämien häufig mit weiteren Elektrolytveränderungen (Kalium, Calcium, Phosphat, Natrium, Chlorid) einhergehen und sich aus der jeweiligen Konstellation wichtige differentialdiagnostische Hinweise ergeben. Darüber hinaus empfiehlt sich die Bestimmung von Parathormon, Kreatinin, gegebenenfalls auch Renin und Aldosteron. Allerdings sind Parathormonwerte manchmal schwer zu interpretieren. Dies hat zwei Gründe. Zum einen besteht häufig gleichzeitig eine Hypokalzämie, d.h., die PTH-Werte können dann erhöht sein. Zum anderen führt eine Hypomagnesiämie geringer Ausprägung zu einer PTH-Stimulation, schwere Hypomagnesiämien haben eine Hemmung der PTH-Sekretion bzw. eine Endorganresistenz zur Folge. Trotzdem kann die PTH-Bestimmung bei der Differentialdiagnose hilfreich sein.

> Besonders wichtig für die Differentialdiagnose ist die Unterscheidung zwischen Hypomagnesiämien renaler und nichtrenaler Ursache.

Hierzu ist die Bestimmung der fraktionellen Magnesiumausscheidung (FeMg) die einfachste Methode: FeMg (%) = $(U_{Mg} \times P_{Cr})/(0{,}7 \times P_{Mg} \times U_{Cr}) \times 100$, wobei der Faktor 0,7 mit der Serummagnesiumkonzentration multipliziert wird, da 30% des Magnesiums im Serum an Albumin gebunden sind und daher nicht glomerulär filtriert werden. Beim gesunden Kind zeigt die FeMg nur eine geringfügige Altersabhängigkeit, sie liegt zwischen 1 und 4%. Beim Vorliegen einer nichtrenalen Hypomagnesiämie sollte die FeMg unter 2% liegen, bei renalem Verlust liegt sie selbst bei sehr niedrigen Serumwerten meist über 2%. In ähnlicher Weise können auch die Ausscheidungen von Natrium, Kalium, Chlorid und Kalzium bestimmt werden.
Da der Serummagnesiumspiegel den Gesamtkörpergehalt aber nur sehr schlecht widerspiegelt, schließt ein normales Serummagnesium einen Magnesiummangel nicht aus. Auch die zusätzliche Bestimmung von ionisiertem Magnesium hat nur

einen geringen diagnostischen Wert. Eine Ausnahme ist die „Pseudohypomagnesiämie" bei Hypalbuminämie. Nach wie vor gilt der parenterale Magnesiumbelastungstest als der Goldstandard zur Bestimmung des Magnesiumstatus. Hierbei werden in einem sogenannten Kurztest über einen Zeitraum von 1 Stunde 0,1 mmol/kg KG Mg^{2+} (als Magnesiumaspartat) infundiert und die renale Ausscheidung über die nächsten 24 Stunden gemessen. Bei einer Ausscheidung von < 70% der infundierten Menge kann man bei einer normalen Nierenfunktion von einem Magnesiummangel ausgehen. Mit diesem Test kann auch die renale Genese einer bestehenden Hypomagnesiämie dokumentiert werden. Bei Niereninsuffizienz ist der Test wegen der Akkumulationsgefahr kontraindiziert. Einen Algorithmus zur raschen Unterscheidung bzw. zur Erfassung eines Magnesiummangels bei Normomagnesiämie zeigt Abbildung 95.1.

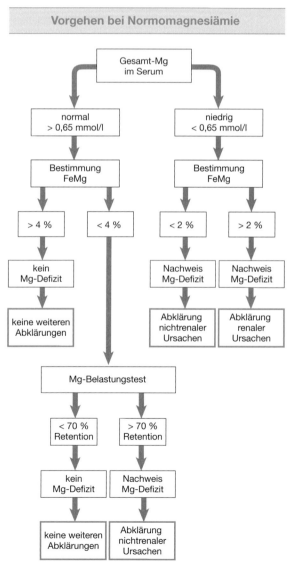

Abb. 95.1 Diagnostisches Vorgehen bei der Ermittlung eines Magnesiummangels bei Normomagnesiämie.

Differentialdiagnostische Tabelle

Differentialdiagnose der hereditären Hypomagnesiämien

Charakterisierung des Hauptsymptoms	weiterführende Nebenbefunde	Verdachts- diagnosen	Bestätigung der Diagnose
isolierte Hypo- magnesiämie bei Hypermagnesiurie	Hypokalziurie	autosomal-dominante familiäre Hypo- magnesiämie	Familienuntersuchung, Gendiagnostik (FXYD2)
	Normokalziurie	autosomal-rezessive familiäre Hypo- magnesiämie	Familienuntersuchung, Gendefekt noch unbekannt
Hypomagnesiämie mit Hypokalzämie	unter Therapie Hyperkalziurie, Nephrokalzinose, PTH ↓	autosomal-dominanter Hypoparathyreoidis- mus, häufig asympto- matisch	Familienuntersuchung, Gendiagnostik (CASR)
	Mg oft nicht meßbar, therapierefraktäre Krampf- anfälle im frühen Säuglings- alter, PTH ↓↓	primäre Hypomagnesi- ämie mit sekundärer Hypokalzämie	Familienuntersuchung, Gendiagnostik (TRPM6)
Hypomagnesiämie mit Hyperkalziurie und Nephrokalzinose	Hyperkalziurie, Nephro- kalzinose, Nephrolithiasis, chronisches Nierenversagen, PTH ↑	familiäre Hypo- magnesiämie mit Hyperkalziurie und Nephrokalzinose	Familienuntersuchung, Gendiagnostik (CLDN16)
Hypomagnesiämie bei hypokaliämischer Alkalose ohne Nephrokalzinose	Hypokalziurie, Nykturie	Gitelman-Syndrom	Familienuntersuchung, Gendiagnostik (NCCT)
	Gedeihstörung bereits in ersten Lebensjahren, Polyurie/Polydipsie	klassisches Bartter- Syndrom	Familienuntersuchung, Gendiagnostik (CLCNKB)
Hypomagnesiämie bei hypokaliämischer Alkalose mit Nephrokalzinose	Polyhydramnion, Frühgeburt- lichkeit, Polyurie/Polydipsie, Hyperkalziurie	Hyperprostaglandin-E- Syndrom/antenatales Bartter-Syndrom	Familienuntersuchung, Gendiagnostik (ROMK, NKCC2)
Hypomagnesiämie mit/bei schwerer Myo- pathie	Enzephalopathie, Kardiomyopathie, Fanconi-Syndrom	Mitochondriopathie	schwierig, Untersuchung der mitochondrialen DNA, aber auch autosomale Vererbung möglich

96 Hyperkaliämie

Jan Müller-Berghaus

Symptombeschreibung

Eine Hyperkaliämie wird diagnostiziert bei Kaliumwerten im Serum von > 5,5 mmol/l. Die klinischen Zeichen sind sehr unspezifisch und entstehen durch eine Änderung des Membranpotentials der erregbaren Zellen des Körpers.

Jeder Form der Hyperkaliämie liegt letztendlich ein Bilanzproblem zugrunde. Nach pathophysiologischen Gesichtspunkten aufgeteilt kann sie verursacht werden durch vermehrte Zufuhr, verminderte Ausscheidung oder veränderte Verteilung von intrazellulär nach extrazellulär. Sehr häufig sind kombinierte Störungen.

Je schneller der Anstieg der Kaliumkonzentration erfolgt, desto früher sind kardiale Rhythmusstörungen zu erwarten. Lebensbedrohlich werden können die kardialen Manifestationen mit Bradykardie, Blutdruckabfall, Kammerflimmern und Asystolie.

569

Rationelle Diagnostik

Anamnese

Da die Hyperkaliämie meist nur ein Teilsymptom einer Grundkrankheit darstellt und selten isoliert auftritt, ergeben sich aus der Anamnese die wichtigsten Hinweise für die Genese der Hyperkaliämie (Abb. 96.1).

Insbesondere sollten *Symptome einer Nierenerkrankung* (Polyurie, Oligurie, Anämie, arterielle Hypertonie) erfragt werden. Bei nierenkranken Patienten ist die vorausgegangene Ernährung zu erfragen, auch ist nach Gebrauch von sogenanntem Diätsalz zu fragen, da diese Salzmischungen einen hohen Anteil an Kalium enthalten. Beim Nierengesunden ist eine alimentär bedingte Hyperkaliämie sehr selten.

Eine detaillierte *Medikamentenanamnese* ist erforderlich (Tab. 96.1). Im Klinikalltag muß gegebenenfalls die Zusammensetzung der Infusionslösung überprüft werden.

Rezidivierendes Erbrechen, mangelnde Gewichtszunahme bzw. Gewichtsverlust sind wichtige Anamnesepunkte, die den Verdacht auf eine *endokrinologische Ursache* lenken.

Körperliche Untersuchung

Die Hyperkaliämie ist häufig asymptomatisch, neuromuskuläre Symptome treten relativ spät auf. Dies gilt insbesondere für Patienten mit wiederholten hyperkaliämischen Episoden, wie z.B. Dialysepatienten.

Tabelle 96.1 Ursachen der medikamenteninduzierten Hyperkaliämie.

Medikament	Hyperkaliämie durch
ACE-Hemmer	verminderte renale Elimination
Amilorid	verminderte renale Elimination
Arginin-HCl	geänderte Verteilung
Betablocker	geänderte Verteilung
Bluttransfusion	vermehrte Zufuhr
Ciclosporin A	verminderte renale Elimination
Digitalisintoxikation	geänderte Verteilung
Heparin	verminderte renale Elimination durch Hypoaldosteronismus
Infusion (kaliumhaltige)	vermehrte Zufuhr
Ketoconazol	verminderte renale Elimination durch Hypoaldosteronismus
Mannitol	geänderte Verteilung
nichtsteroidale Antiphlogistika	verminderte renale Elimination
Penicillin G	vermehrte Zufuhr
Spironolacton	verminderte renale Elimination
Succinylcholin	geänderte Verteilung
Transfusion	vermehrte Zufuhr
Triamteren	verminderte renale Elimination
Trimethoprim	verminderte renale Elimination

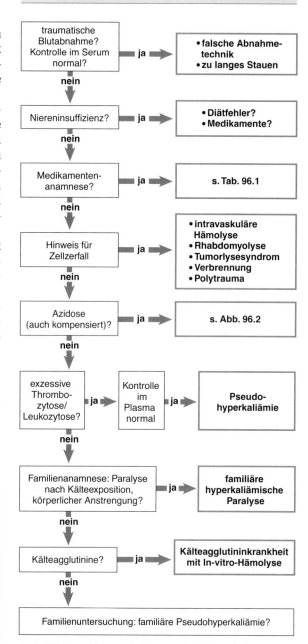

Abb. 96.1 Differentialdiagnose bei Hyperkaliämie.

Hinweise für eine *Nierenerkrankung* können urämischer Fötor, blaß-gelbliches Kolorit, Ödeme und Kleinwuchs sein.

Äußere Ursachen wie Crush-Verletzung, große Hämatome oder eine Verbrennung sind offensichtlich.

Die *Blutdruckmessung* gehört zur körperlichen Untersuchung. Die arterielle Hypertonie kann sowohl eine nephrologische als auch eine endokrinologische Ursache haben.

Die Virilisierung bei einem Mädchen lenkt den Verdacht auf eine Form des adrenogenitalen Syn-

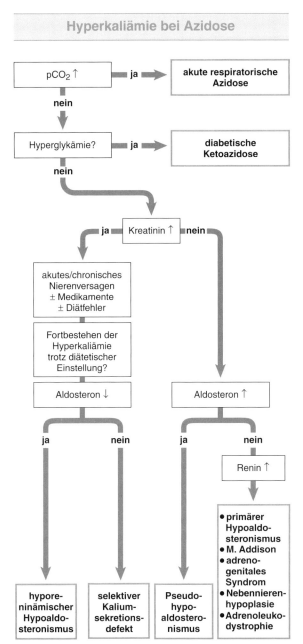

Abb. 96.2 Differentialdiagnose der Hyperkaliämie bei Azidose.

droms, beim Jungen wird eine Pseudopubertas praecox beobachtet.

Klinisch-chemische Untersuchungen
(s. Abb. 96.1 und 96.2)

> **Der erste Schritt der Diagnostik besteht im Ausschluß einer falschen Abnahmetechnik und einer In-vitro-Hämolyse, in der Pädiatrie die häufigsten Ursachen für eine Hyperkaliämie. Je kleiner das Kind, desto traumatischer ist die Blutabnahme und desto geringer das entnommene Probenvolumen. Dies wiederum kann zu einem labortechnischen Fehler führen.**

Pseudohyperkaliämie: Sehr viel seltener ist die sogenannte Pseudohyperkaliämie, bei der das Kalium im Serum, aber nicht im Plasma erhöht ist. Ursache ist hier die Freisetzung von Kalium aus Thrombozyten und Leukozyten während der Gerinnung. Dieser Mechanismus wurde insbesondere bei Kindern mit Kawasaki-Syndrom und bei myeloischen Leukämien beschrieben.

Tumorlysesyndrom: Bei malignen Erkrankungen sollte aber zunächst von einem Tumorlysesyndrom ausgegangen werden, die Pseudohyperkaliämie ist die nachgeordnete Diagnose. Beim *Tumorlysesyndrom*, das insbesondere in der Initialphase der Therapie maligner Systemerkrankungen auftreten kann, kommt es neben der Freisetzung von Kalium zum Anstieg von Phosphor, konsekutivem Abfall des Kalziums und Erhöhung der LDH. Die gleiche Befundkonstellation ist bei der im Kindesalter seltenen *Rhabdomyolyse* zu beobachten, zusätzlich kommt es hierbei zur Erhöhung der Creatinphosphokinase (CK).

Intravaskuläre Hämolyse: Die intravaskuläre Hämolyse läßt sich am besten über Erhöhung der Laktatdehydrogenase (LDH) erfassen, ergänzend kann freies Haptoglobin bestimmt werden, das in diesem Fall erniedrigt ist.

Metabolische und respiratorische Azidose: Da Störungen des Kaliumhaushaltes häufig mit Veränderungen des Säure-Basen-Haushalts einhergehen, muß eine Blutgasanalyse durchgeführt werden. Das gleichzeitige Bestehen einer metabolischen Azidose kommt bei Nierenerkrankungen und endokrinologischen Erkrankungen vor. Eine akute respiratorische Azidose kann über eine Änderung der Verteilung von intra- nach extrazellulär ebenfalls zur Hyperkaliämie führen.

Nephropathien: Nephropathien werden über die Messung von Harnstoff und Kreatinin im Serum erfaßt, begleitend sollte der Urin auf Eiweiß, Erythrozyten und Leukozyten untersucht werden.

(Pseudo-)Hypoaldosteronismus: Primäre und sekundäre Formen des Hypoaldosteronismus und der Pseudohypoaldosteronismus führen über eine verminderte tubuläre Kaliumsekretion zur Hyperkaliämie. Assoziiert kann man eine metabolische Azidose und eine Hyponatriämie feststellen. Die Messung der Plasmareninaktivität und des Serumaldosterons hilft bei der Differentialdiagnose. Bei fehlender Mineralokortikoidwirkung ist die fraktionelle Natriumexkretion (FE_{Na+}) erhöht und die fraktionelle Kaliumexkretion (FE_{K+}) erniedrigt. Eine fraktionelle Kaliumexkretion von weniger als 30% deutet bei Hyperkaliämie auf eine mangelnde Aldosteronwirkung

hin. Die Berechnung der fraktionellen Natriumexkretion erfolgt nach:

$$FE_{Na+} \text{ (in \%)} =$$

$$\frac{\text{Natrium im Urin}}{\text{Natrium im Serum}} \times \frac{\text{Kreatinin im Serum}}{\text{Kreatinin im Urin}} \times 100$$

Analog wird die fraktionelle Kaliumexkretion berechnet.

Adrenogenitales Syndrom: Zur Basisdiagnostik
bei Verdacht auf ein adrenogenitales Syndrom
dient die Bestimmung von 17-Hydroxyprogeste-
ron, Testosteron und Kortisol. Bei Bestätigung der
Verdachtsdiagnose können dann die einzelnen
Metaboliten im Serum und im Urin gemessen werden und eine exakte Diagnose ermöglichen.

Eine Sonderform der Hyperkaliämie ist bei sehr
kleinen Frühgeborenen zu beobachten. Diese ist
vorwiegend durch eine Verschiebung von Kalium
von intrazellulär nach extrazellulär verursacht.

> **Häufig führt die Kombination verschiedener
> Pathomechanismen zur bedrohlichen Hyper-
> kaliämie. Es ist daher erforderlich, auch bei
> offensichtlich erkennbarer Ursache (z.B.
> Nierenversagen) assoziierte Veränderungen
> zu erfassen.**

Elektrokardiographie (EKG)

EKG-Anomalien können auftreten bei Kaliumkon-
zentrationen > 6,0 mmol/l. Sie zeigen sich zunächst in einer überhöhten, zeltförmigen T-Welle
und einer Senkung der ST-Strecke. Bei höheren
Kaliumwerten verlängert sich das PR-Intervall im
Sinne eines AV-Blocks, die P-Welle verschwindet,
und der QRS-Komplex verbreitert sich. Die Ausprägung der Rhythmusstörung ist je nach Höhe des
Kaliumwertes sehr variabel und bedingt durch andere Faktoren, die die Reizleitung beeinflussen.

Bildgebende Verfahren

Hier kommt vor allem die Sonographie zum Einsatz. Bei vielen Nierenerkrankungen und beim
adrenogenitalen Syndrom können pathologische
Befunde erhoben werden.

Besondere Hinweise

Die mit Abstand häufigste Ursache für eine Hyperkaliämie ist die Niereninsuffizienz. Die meisten
Fälle von bedrohlicher Hyperkaliämie treten
durch kombinierte Störungen von vermehrter Zufuhr, verminderter Ausscheidung und Verteilungs-
störung auf. Die im Folgenden getrennt aufgeführten Differentialdiagnosen dürfen also nicht als sich
gegenseitig ausschließend betrachtet werden.

Differentialdiagnostische Tabellen

Differentialdiagnose der isolierten Hyperkaliämie und der Hyperkaliämie bei vermehrter exogener Zufuhr

Charakterisierung des Hauptsymptoms	weiterführende Nebenbefunde	Verdachtsdiagnosen	Bestätigung der Diagnose
isolierte Hyperkaliämie, hämolytisches Serum	gesundes Kind, Routineanalyse	In-vitro-Hämolyse, falsche Abnahmetechnik	Kontrolle
isolierte Hyperkaliämie bei Kontrolluntersuchungen	gesundes Kind	familiäre Pseudohyperkali- ämie mit In-vitro-Hämolyse	Familienuntersuchung
isolierte Hyperkaliämie	Thrombozytose, Hyperleukozytose	Pseudohyperkaliämie	Kaliummessung im Plasma
Hyperkaliämie bei Niereninsuffizienz	Anamnese: Ernährung, Diätsalz	Diätfehler	Besserung bei Einhalten der Diät
Hyperkaliämie nach Medikamenteneinnahme	Anamnese: kalium- haltige Medikamente (Kaliumchlorid, Penicil- lin G, s. Tab. 96.1)	exogene Kaliumzufuhr durch Medikamente	Absetzen der Medikamente
Hyperkaliämie bei Zustand nach Transfusion	Anamnese: Transfusion von kaltem oder über- altertem Blut, zu große Menge	exogene Kaliumzufuhr durch Blut	Verlauf

Differentialdiagnose der Hyperkaliämie mit endogenen Ursachen

Charakterisierung des Hauptsymptoms	weiterführende Nebenbefunde	Verdachtsdiagnosen	Bestätigung der Diagnose
Hyperkaliämie und Anämie	Teerstuhl, Hypotonie	endogene Kaliumzufuhr: gastrointestinale Blutung	Lokalisation der Blutung, Endoskopie
	ausgedehntes Hämatom	endogene Kaliumzufuhr	Befundkonstellation
Hyperkaliämie und dunkel gefärbter Urin	LDH-Erhöhung, evtl. Nierenversagen	Hämolyse	freies Hämoglobin im Serum, Hämoglobinurie
	LDH- und CK-Erhöhung, Hyperphosphatämie, Hypokalziämie	Rhabdomyolyse	freies Myoglobin im Serum, Myoglobinurie
Hyperkaliämie bei ausgedehnten Verletzungen	CK-Erhöhung, LDH-Erhöhung	„Crush-Verletzung"	Befundkonstellation
Hyperkaliämie bei Verbrennung, Operation	körperlicher Befund	Infektion, Katabolie	Befundkonstellation
Hyperkaliämie bei Frühgeborenen < 1500 g	erste 4 Lebenstage	nichtoligurische Hyperkaliämie des extrem kleinen Frühgeborenen	Ausschlußdiagnose
Hyperkaliämie und periodisch auftretende Muskelschwäche, myotone Episoden	Familienanamnese, Auslösung durch Kälte, körperliche Anstrengung und Kaliumingestion	familiäre hyperkaliämische periodische Paralyse	Messung des Kaliums während der Episode, Kaliumprovokation, Mutation der α-Untereinheit des Natriumkanals im Skelettmuskel (SCN4A)

Differentialdiagnose der Hyperkaliämie mit Azidose beim Nierengesunden

Charakterisierung des Hauptsymptoms	weiterführende Nebenbefunde	Verdachtsdiagnosen	Bestätigung der Diagnose
Hyperkaliämie und Erbrechen, mangelnde Gewichtszunahme beim Säugling und Kleinkind	Natrium im Serum ↓, Reninaktivität ↑, Aldosteron ↓	primärer Hypoaldosteronismus: Kortikosteronmethyloxidasemangel, Nebennierenhypoplasie	Ansprechen auf Therapie mit Mineralokortikoid, Mutation im CYP11B2-Gen
	Natrium im Serum ↓, Reninaktivität ↑, Aldosteron ↑	Pseudohypoaldosteronismus Typ I	Befundkonstellation, Mutation im Mineralokortikoidrezeptor (MLR), autosomal-dominant oder Mutation im epithelialen Natriumkanal (SCNN1), autosomal-rezessiv
Hyperkaliämie und Dehydratation, Virilisierung bei Mädchen, Pseudopubertas praecox bei Jungen	Natrium im Serum ↓, Reninaktivität ↑, Aldosteron ↓, Kortisol ↓	adrenogenitales Syndrom mit Salzverlust (Mangel von 20,22-Desmolase, 3-β-Hydroxysteroid-Dehydrogenase, 21-Hydroxylase, 18-Hydroxylase)	17-Hydroxyprogesteron ↑, Bestimmung der Steroidmetaboliten, Mutation im CYP21-Gen, HSDB3-Gen, CYP11A-Gen
Hyperkaliämie und Muskelschwäche, Anorexie	Hyperpigmentierung, Gewichtsverlust, arterielle Hypotension, Reninaktivität ↑, Aldosteron ↓	M. Addison, Destruktion der Nebenniere (Tumor, Blutung, Infektion)	ACTH ↑, Kortisol ↓, ACTH-Test
	Beendigung einer langdauernden Kortikosteroidtherapie	sekundäre Nebenniereninsuffizienz	Befundkonstellation

Metabolische und Elektrolytstörungen

M

Differentialdiagnose der Hyperkaliämie mit Azidose beim Nierengesunden *(Fortsetzung)*

Charakterisierung des Hauptsymptoms	weiterführende Nebenbefunde	Verdachtsdiagnosen	Bestätigung der Diagnose
Hyperkaliämie und progressive Demenz	Gangstörungen, spastische Parese, Krampfanfälle	Adrenoleukodystrophie	Erhöhung der sehr langkettigen Fettsäuren, Mutation im ABCD1-Gen
Hyperkaliämie und Kussmaul-Atmung	metabolische Azidose, Anionenlücke ↑	Verteilungsstörung bei Azidose	Verschwinden nach Azidoseausgleich
Hyperkaliämie und Dyspnoe	pulmonale Obstruktion, respiratorische Azidose	Verteilungsstörung bei Azidose	Verschwinden mit ausreichender Ventilation
Hyperkaliämie und maligne Grundkrankheit	Initialphase der Therapie, Hypokalziämie, Hyper-phosphatämie, Hyper-urikämie, LDH-Erhöhung	Tumorlysesyndrom	Befundkonstellation
Hyperkaliämie und Koma, Dehydratation, Polyurie	Hyperglykämie, Serumosmolarität ↑	Insulinmangel, Verteilungsstörung	Verschwinden unter Insulintherapie
Hyperkaliämie und Hypertonie	Aldosteron normal, fraktionelle Kalium-ausscheidung ↓	Pseudohypoaldo-steronismus Typ II (Gordon-Syndrom)	Fludrocortison erhöht tubuläre Natriumresorption, vermindert Kaliumexkretion aber nicht; Mutation im WNK1- oder WNK4-Gen

Differentialdiagnose der Hyperkaliämie bei Nierenerkrankungen ohne ausgeprägte Niereninsuffizienz

Charakterisierung des Hauptsymptoms	weiterführende Nebenbefunde	Verdachtsdiagnosen	Bestätigung der Diagnose
Hyperkaliämie bei interstitieller Nephritis, Methylmalonazidurie	Reninaktivität ↓, Aldosteron ↓, Azidose	hypereninämischer Hypoaldosteronismus	Steigerung der Kaliumexkretion nach Fludrocortison
Hyperkaliämie bei Lupus erythematodes, Transplantatabstoßung	Aldosteron normal	selektiver Kaliumsekretions-defekt	mangelnde Steigerung der Kaliumexkretion nach Fludrocortison
Hyperkaliämie bei obstruktiver Uropathie, Sichelzellnephropathie	metabolische Azidose, Urin-pH > 5,5	renal tubuläre Azidose Typ I, hyperkaliämische Form	Befundkonstellation, Mutation im SLC4A1-Gen

97 Hypokaliämie

Jan Müller-Berghaus

Symptombeschreibung

Eine Hypokaliämie wird diagnostiziert bei Kaliumwerten im Serum von < 3,5 mmol/l. Werte zwischen 3,5 und 3,8 mmol/l können noch normal sein, deuten jedoch häufig auf eine beginnende Hypokaliämie hin. Je schneller eine Hypokaliämie auftritt, desto ausgeprägter sind die beobachteten klinischen Zeichen. Diese Zeichen der Hypokaliämie können sein:

- Muskelschwäche
- verminderte Kontraktiliät der glatten Muskulatur
- kardiovaskuläre Symptome
- eine sog. hypokaliämische Nephropathie (führt zu einem Verlust der Konzentrationsfähigkeit

mit Polyurie, gelegentlich Abfall der glomerulären Filtrationsrate).

Jeder Hypokaliämie liegt eine Störung der Kaliumbilanz zugrunde. Nach pathophysiologischen Gesichtspunkten aufgeteilt, kann sie verursacht werden durch verminderte Zufuhr, vermehrte Ausscheidung und veränderte Verteilung von intrazellulär nach extrazellulär. Kombinierte Störungen sind häufig.

Zu beachten ist, daß eine normale Kaliumkonzentration im Serum nicht gleichbedeutend ist mit einer normalen Kaliumkonzentration in der Zelle oder einem normalen Kaliumbestand des Organismus. Auch ein erhebliches Kaliumdefizit des Organismus kann durch eine geänderte Kaliumverteilung von intra- nach extrazellulär maskiert werden.

Rationelle Diagnostik

Anamnese

Das isolierte Auftreten einer Hypokaliämie ist selten. Obwohl die Hypokaliämie ein häufiger Befund ist, führen die klinischen Zeichen der Hypokaliämie selten zur Diagnose, da die Symptome unspezifisch sind. Die Aufgabe der Anamnese muß daher sein, Grunderkrankungen, Therapien oder Therapiefolgen, die mit einer Hypokaliämie einhergehen, zu erkennen (Abb. 97.1).

Eine verminderte Zufuhr tritt auf bei unzureichendem Zusatz bei parenteraler Ernährung und bei Protein-Energie-Malnutrition, wie z.B. bei Anorexia nervosa.

Vermehrter gastrointestinaler Verlust ist verursacht durch eine Diarrhö (kongenital, infektiös oder therapeutisch induziert). Auch chronisches Erbrechen geht häufig mit einer Hypokaliämie einher.

Verschiedene Nephropathien können zu einer Hypokaliämie führen. Zu erfragende anamnestische Angaben sind Polyurie, Polydipsie und frühere Operationen. Eine Entwicklungsverzögerung tritt bei einigen hereditären Tubulopathien auf.

Seltene familiäre Formen einer isolierten Hypokaliämie sind bekannt, so daß eine *Familienanamnese* bezüglich episodischer Muskelschwäche und plötzlicher Todesfälle zu erfragen ist.

Die detaillierte *Medikamentenanamnese* (Tab. 97.1) ist erforderlich, um die iatrogen induzierten Formen zu differenzieren. Medikamente können sowohl eine Veränderung der Kaliumverteilung von intra- nach extrazellulär als auch einen vermehrten Verlust bewirken.

Körperliche Untersuchung

Es gibt keine spezifischen klinischen Zeichen für eine Hypokaliämie. Eine Schwäche der Musku-

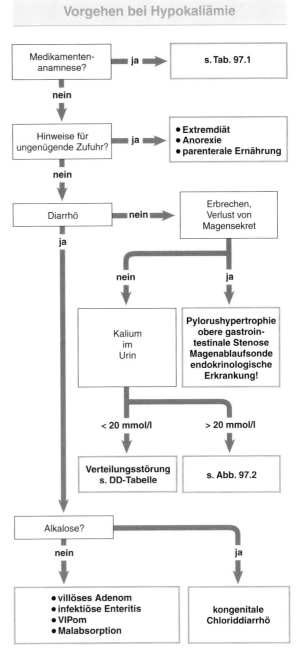

Abb. 97.1 Differentialdiagnose bei Hypokaliämie.

latur mit Hyporeflexie wird ab Werten unter 3 mmol/l beobachtet. Sie kann als muskuläre Hypotonie, Adynamie und schnelle Ermüdbarkeit imponieren. Es können jedoch auch Muskelkrämpfe beobachtet werden.

Der verminderte Tonus der glatten Muskulatur führt zu gastrointestinalen Motilitätsstörungen und Obstipation bis hin zum paralytischen Ileus.

Das Augenmerk muß auf *Zeichen einer Grundkrankheit* gerichtet sein. Symptome von Nierenerkrankungen sind urämischer Fötor, Minderwuchs und Anämie.

Metabolische und Elektrolytstörungen

M

Tabelle 97.1 Ursachen der medikamenteninduzierten Hypokaliämie.

Medikament	weiterführende Nebenbefunde	Hypokaliämie durch
Amphotericin B	metabolische Azidose	renalen Verlust
Azetazolamid	metabolische Azidose	renalen Verlust
Cisplatin	Magnesium im Serum ↓	renalen Verlust
Diuretika	metabolische Alkalose	renalen Verlust
Folsäure	megaloblastäre Anämie	Kaliumaufnahme in die neugebildeten Zellen
Fludrocortison		renalen Verlust
G-CSF	maligne Grunderkrankung	Kaliumaufnahme in die neugebildeten Zellen
Glukokortikoide	Hypertonie	renalen Verlust
Insulin	Hyperglykämie	geänderte Verteilung
Lakritze	metabolische Alkolose	renalen Verlust
Laxanzien	Azidose	intestinale Verluste
Natriumbicarbonat	Alkalose	geänderte Verteilung
Penicillin	Alkalose	renalen Verlust
β-Agonisten	Tachykardie	geänderte Verteilung
Theophyllin		renalen Verlust
Vitamin B$_{12}$	megaloblastäre Anämie	Kaliumaufnahme in die neugebildeten Zellen

Eine Malnutrition oder eine Dehydratation bei gastrointestinalen Verlusten ist offensichtlich, ebenso wie großflächige Verletzungen oder Verbrennungen.

Zur körperlichen Untersuchung gehört die *Blutdruckmessung*, da eine arterielle Hypertonie bei vielen endokrinologischen und nephrologischen Ursachen der Hypokaliämie beobachtet werden kann.

Klinisch-chemische Untersuchungen

Die *Blutgasanalyse* ist ein wichtiger Schritt in der Diagnostik der Hypokaliämie. Viele Erkrankungen, die eine Hypokaliämie verursachen, rufen auch Veränderungen des Säure-Basen-Haushalts hervor (Abb. 97.2). Die häufigste Konstellation ist eine metabolische Alkalose mit Hypokaliämie.

Die *Messung von Kalium im Urin* ist ein weiterer wesentlicher Baustein in der Diagnostik der Hypokaliämie. Auch bei schwerer Hypokaliämie nichtrenaler Ursache besteht ein obligater renaler Kaliumverlust, die Kaliumkonzentration im Urin beträgt dann aber meist < 20 mmol/l. Eine Kaliumkonzentration im Urin > 20 mmol/l findet sich bei renalen Verlusten.

Da viele Nierenerkrankungen mit Störungen der Kaliumausscheidung einhergehen, gehört die *Bestimmung von Kreatinin* zu den unbedingt erforderlichen Untersuchungen. Weiterhin sollte die *Phosphatkonzentration im Serum und Urin* zur Beurteilung der tubulären Funktion bestimmt werden. Eine *Glukosurie* bei Fehlen einer Hyperglykämie ist ein weiteres Zeichen einer tubulären Funktionseinschränkung.

Die *Bestimmung von Chlorid im Serum* ist erforderlich zur Differentialdiagnose von Erkran-

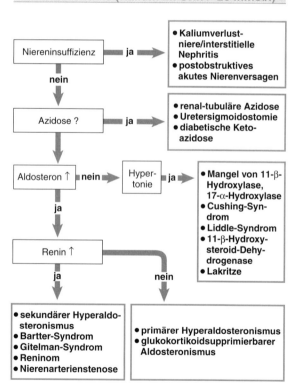

Abb. 97.2 Differentialdiagnose bei Hypokaliämie aufgrund renaler Verluste (Kalium im Urin > 20 mmol/l).

kungen des Säure-Basen-Haushalts, die mit einer Hypokaliämie einhergehen.

Eine Hypomagnesiämie ist eine der häufigsten Störungen, die zu einer Hypokaliämie führen. Die

Messung von Magnesium im Serum ist daher obligater Bestandteil der Diagnostik.

Die *Bestimmung von Aldosteron* und der *Reninaktivität* dient der Differenzierung von Störungen, bei denen eine erhöhte mineralokortikoide Wirkung vermutet wird.

Elektrokardiographie (EKG)

Typische EKG-Veränderungen sind Ausdruck einer verzögerten Repolarisation der Herzmuskelzelle. Beobachtet wird zunächst eine ST-Strecken-Senkung, dann eine Abflachung der T-Welle und das Auftreten einer U-Welle.

Differentialdiagnostische Tabellen

Differentialdiagnose der Hypokaliämie bei verminderter Zufuhr (Kalium im Urin < 20 mmol/l)

Charakterisierung des Hauptsymptoms	weiterführende Nebenbefunde	Verdachtsdiagnose	Bestätigung der Diagnose
Hypokaliämie und Anorexie	gestörtes Körperbild, Amenorrhö, Angst, zu dick zu sein	Anorexia nervosa	Anamnese und Befund
Hypokaliämie und parenterale Ernährung		inadäquate Zufuhr	Normalisierung nach korrekter Berechnung des Bedarfs

Differentialdiagnose der Hypokaliämie bei extrarenalen Verlusten (Kalium im Urin < 20 mmol/l)

Charakterisierung des Hauptsymptoms	weiterführende Nebenbefunde	Verdachtsdiagnose	Bestätigung der Diagnose
Hypokaliämie und akute Diarrhö	metabolische Azidose, Dehydratation, Fieber	infektiöse Enteritis	Verschwinden bei Therapie der Diarrhö, Erregernachweis
Hypokaliämie und chronische Diarrhö	Steatorrhö, Hypoproteinämie, Anämie	Malabsorptionssyndrom	Verlauf
	Flush-Symptomatik, Chlorid im Serum ↓, Magnesium im Serum ↓, Kalzium im Serum ↑	vasoaktives intestinales Peptid (VIPom)	Bestimmung von VIP, Lokalisation des Tumors, Befundkonstellation
Hypokaliämie und Diarrhö seit Geburt	metabolische Alkalose, Chlorid im Serum ↓, Chlorid im Stuhl ↑	kongenitale Chloriddiarrhö	Befundkonstellation, Mutation im DRA-Gen
Hypokaliämie und starker peranaler Schleimabgang	Chlorid im Serum ↑	villöses Adenom	Befundkonstellation, Endoskopie
Hypokaliämie bei körperlicher Anstrengung in heißem Klima		Kaliumverlust durch starkes Schwitzen	Befundkonstellation
Hypokaliämie bei Dialyse, Plasmapherese, Hämofiltration		falsche Dialysat- oder Substituatzusammensetzung	Besserung nach Anpassung des Therapieregimes

Differentialdiagnose der Hypokaliämie bei renalen Verlusten (Kalium im Urin > 20 mmol/l)

Charakterisierung des Hauptsymptoms	weiterführende Nebenbefunde	Verdachtsdiagnose	Bestätigung der Diagnose
Hypokaliämie und Erbrechen im Schwall	metabolische Alkalose, Dehydratation, Chlorid im Serum ↓, Chlorid im Urin ↓	Pylorushypertrophie, obere gastrointestinale Stenose	US, Kontrastmitteldarstellung, Operation

Metabolische und Elektrolytstörungen

M

Differentialdiagnose der Hypokaliämie bei renalen Verlusten (Kalium im Urin > 20 mmol/l) *(Fortsetzung)*

Charakterisierung des Hauptsymptoms	weiterführende Nebenbefunde	Verdachtsdiagnose	Bestätigung der Diagnose
Hypokaliämie bei Magenablaufsonde	metabolische Alkalose, Chlorid im Serum ↓, Chlorid im Urin ↓	sekundärer Hyperaldosteronismus, Verteilungsstörung durch Alkalose	Befundkonstellation
Hypokaliämie und metabolische Azidose, Chlorid im Serum ↑, normale Anionenlücke	Urin-pH evtl. > 6, Kleinwuchs	renal-tubuläre Azidose Typ 2 (proximale)	Ammoniumchloridtest, Mutation im SLC4A4-Gen
	Kleinwuchs, Rachitis, Phosphat im Serum ↓	Fanconi-Syndrom mit proximaler renal-tubulärer Azidose	Glukose-, Phosphat-, Aminosäurenreabsorption pathologisch, Ammoniumchloridtest
	Urin-pH > 6, Nephrokalzinose, Aldosteron ↑, Kalzium im Urin ↑	renal-tubuläre Azidose Typ 1 (distale)	Ammoniumchloridtest, Mutation im SLC4A1-Gen, ATP6VOA4
	OP-Anamnese	Uretersigmoidostomie	Befundkonstellation
Hypokaliämie und metabolische Alkalose, Chlorid im Serum ↓, Hypertonie	Reninaktivität ↓, Aldosteron ↑, Kortisol normal	primärer Hyperaldosteronismus	CT: Hyperplasie vs. Adenom
	Reninaktivität ↓, Aldosteron ↑	glukokortikoidsupprimierbarer Aldosteronismus	Korrektur der Symptomatik durch Dexamethason, chimäres CYP11B1-, CYP11B2-Gen
	Renin ↑, Aldosteron ↑, Kortisol normal	sekundärer Hyperaldosteronismus	Lokalisation der Reninsekretion (Nierenarterienstenose, reninsezernierender Tumor)
	Renin ↓, Aldosteron ↓, Kortisol normal, Nephrokalzinose	11-β-Hydroxysteroid-dehydrogenase-Mangel	Steroidprofil im Urin, Mutation im HSD11B2-Gen
	Renin ↓, Aldosteron ↓, Kortisol ↓, Hypogonadismus, Pseudohermaphroditismus masculinus	17-α-Hydroxylase-Mangel	Steroidprofil im Urin und Serum, Mutation im CYP17A1-Gen
	Renin ↓, Aldosteron ↓, Kortisol ↓, Virilisierung	11-β-Hydroxylase-Mangel	Steroidprofil im Urin und Serum, Mutation im CYP11B1-Gen
Hypokaliämie und metabolische Alkalose, Chlorid im Serum ↓, Hypertonie	Renin normal, Aldosteron normal, typische Facies, Kortisol ↑	Cushing-Syndrom	Lokalisation der Quelle der ACTH- oder Kortisol-Sekretion, Dexamethason-Hemmtest
	Renin ↓, Aldosteron ↓, Polyurie, Kleinwuchs	Liddle-Syndrom	Befundkonstellation, Ansprechen auf Triamteren, Molekulargenetik, Mutation des renalen epithelialen Natriumkanals (SCNN1B oder SCNN1G)
Hypokaliämie und metabolische Alkalose, Blutdruck normal	Renin ↑, Aldosteron ↑, Chlorid im Urin ↑, Kalium im Urin ↑, Prostaglandin im Urin ↑, < 6 Jahre, Wachstumsretardierung	Bartter-Syndrom	Befundkonstellation, Mutation im Natrium-Kalium-Chlorid-Kotransporter (SLC12A1) oder Kaliumkanal (ROM4) oder barolateralen Chloridkanal (CLCNKB) oder BSND-Gen
	Renin ↑, Aldosteron ↑, Magnesium im Serum ↓, Kalzium im Urin ↓, Magnesium im Urin ↑	Gitelman-Syndrom	Befundkonstellation, Molekulargenetik, Mutation im Thiazid-sensitiven Natriumchlorid-Kotransporter (SLC12A3)
Hypokaliämie und Polyurie	Natrium im Serum ↓, Kreatinin im Serum ↑, Anamnese	postobstruktive Diurese	Befundkonstellation

Differentialdiagnose der Hypokaliämie bei renalen Verlusten (Kalium im Urin > 20 mmol/l) *(Fortsetzung)*

Charakterisierung des Hauptsymptoms	weiterführende Nebenbefunde	Verdachtsdiagnose	Bestätigung der Diagnose
Hypokaliämie und Polyurie	Natrium im Serum ↓, Kreatinin im Serum ↑, Anamnese	polyurische Phase nach akutem Nierenversagen	Befundkonstellation
	Kreatinin im Serum ↑, Glukosurie, Leukozyturie	interstitielle Nephritis	Diagnose der Grundkrankheit: Salzverlustniere
	Magnesium im Serum ↓, Kalzium im Serum ↓	Hypomagnesiämie	Besserung nach Korrektur
Hypokaliämie und Koma	Hyperglykämie, Polyurie, Azidose	diabetische Ketoazidose	Befundkonstellation

Differentialdiagnose der vorübergehenden Hypokaliämie durch geänderte Verteilung

Charakterisierung des Hauptsymptoms	weiterführende Nebenbefunde	Verdachtsdiagnose	Bestätigung der Diagnose
Hypokaliämie und akute Alkalose	Anamnese: Bikarbonattherapie	Kaliumverschiebung nach intrazellulär	typische Anamnese
	Anamnese: Korrektur einer länger bestehenden respiratorischen Azidose durch Beatmung, Chlorid im Serum ↓	posthyperkapnische Alkalose	Befundkonstellation
Hypokaliämie und Azidose	Anamnese: Insulintherapie	Kaliumverschiebung nach intrazellulär	Befundkonstellation
Hypokaliämie mit normalem pH	Anamnese: akute Episoden von Muskelschwäche, Paresen; Auslösung durch Streß, kohlenhydratreiche Mahlzeiten, Familienanamnese	periodische hypo-kaliämische Paralyse	Befundkonstellation, spontane Normalisierung, Mutation im SCN4A-Gen oder CACNL1A3-Gen oder KCNE3-Gen
	Tachykardie, Diarrhö, fT3 ↑, fT4 ↑	thyreotoxische Krise	Befundkonstellation

98   Hypernatriämie

Wolfgang Rascher

M

Symptombeschreibung

Die Elektrolytstörung Hypernatriämie ist – wie die Hyponatriämie – zunächst als eine Störung des Wasserstoffwechsels zu sehen und hat im Gegensatz zur weitverbreiteten Meinung primär nichts mit einer Störung des Natriumhaushalts zu tun. Natrium- und Wasserhaushalt werden getrennt voneinander geregelt.

Natrium und sein Anion Chlorid sind die wichtigsten Komponenten des Extrazellularraums. Dieser Flüssigkeitsraum entspricht dem Bestand des Körpers an Natrium (Gesamtkörpernatriumgehalt) und wird v.a. über die Aktivität des Renin-Angiotensin-Aldosteron-Systems und über die Nierenfunktion reguliert. Die Regelglieder des Wasserhaushalts sind Durstmechanismus, Bildung und Freisetzung des antidiuretischen Hormons Arginin-Vasopressin (AVP = ADH) aus dem hinteren Hypophysenlappen und die Niere (intakte Funktion, vasopressininduzierte Wasserreabsorption am Sammelrohr). Vasopressin regelt über den Wassergehalt im Extrazellularraum die Serumnatriumkonzentration.

Metabolische und Elektrolytstörungen

Tabelle 98.1 Ursachen der Hypernatriämie.

Gesamtkörpernatrium vermindert	Gesamtkörpernatrium normal	Gesamtkörpernatrium erhöht
Wasserverlust größer als Natriumverlust	*reiner Wasserverlust*	*Natriumretention größer als Wasserretention*
• hypertone Dehydratation • enteraler Verlust bei Gastroenteritis • renaler Verlust bei Niereninsuffizienz • osmotische Diurese (Mannitol, Harnstoff)	• Diabetes insipidus (zentral, nephrogen) • Störung der Durstregulation (Adipsie, Hypodipsie) • verminderte Empfindlichkeit der Osmorezeptoren • verminderte Wasserzufuhr oder Wasserverlust über Haut und Respirationstrakt	• Natriumchloridintoxikation • erhöhte Zufuhr von Natriumchlorid oder Natriumbikarbonat • Ertrinken in Salzwasser • primärer Hyperaldosteronismus (selten, da Serumnatrium oft normal)

Da weit über 90% der Osmolalität durch die Natriumchloridkonzentration im Extrazellularraum bzw. im Plasma zustande kommen, ist die Serumnatriumkonzentration vor allem unter osmotischen Gesichtspunkten zu verstehen. Die Plasmaosmolalität kann entsprechend der Formel:

$$P_{osm} = 2 \times (Na + K) + \text{Glukose} + \text{Harnstoff}$$

errechnet werden (Angaben in mmol/l). Für klinische Belange entspricht die Osmolalität im Plasma etwa zweimal der Natrium- plus Kaliumkonzentration, vorausgesetzt, es liegt keine Hyperglykämie und keine Niereninsuffizienz vor. Glukose und Harnstoff tragen im Normalfall nur zu etwa je 5 mmol/l zur Osmolalität bei.

Die Hypernatriämie (Serumnatriumkonzentration > 150 mmol/l) ist als relativer (im Verhältnis zum Natriumgehalt des Extrazellularraums) oder absoluter Wassermangel zu sehen und wird bei niedrigem Natriumbestand des Organismus (hypertone Dehydratation), bei normalen Salzgehalt des Organismus (Diabetes insipidus) und sehr selten bei Natriumüberschuß des Organismus (sog. Kochsalzvergiftung) beobachtet (Tab. 98.1).

Eine Hypernatriämie kann beim Versagen des renalen Konzentrationsmechanismus, z.B. infolge fehlender oder ungenügender Vasopressinfreisetzung, mangelhafter Vasopressinwirkung und bei mangelhafter Zufuhr von freiem Wasser, entstehen. Ein Anstieg der Serumnatriumkonzentration und der Plasmaosmolalität wird normalerweise durch das Durstgefühl mit nachfolgender Wasseraufnahme und vasopressinvermittelter Wasserretention verhindert. Erst wenn der Flüssigkeitsverlust nicht ausgeglichen wird, z.B. bei Säuglingen, bei Kindern mit zerebralen Erkrankungen, bei Beatmung, oder wenn das Durstgefühl gestört ist, entwickelt sich eine Hypernatriämie.

Rationelle Diagnostik

Anamnese

Grundsätzlich muß geklärt werden, ob die Hypernatriämie durch eine Störung der renalen Konzentrationsleistung bedingt ist (Abb. 98.1). Dazu sind Informationen über die *Diurese* und *Konzentration des Urins* notwendig:
• Liegt eine Polyurie vor?
• Ist der Harn verdünnt oder konzentriert?
• Wie hoch liegt die Urinosmolalität bzw. das spezifische Gewicht?
Bei Polyurie erfolgt die Diagnostik wie in Kapitel 72 angegeben.

Körperliche Untersuchung

Nur bei rascher Ausbildung einer Hypernatriämie werden Symptome wie Verwirrtheit, Unruhe, Stupor, Myoklonien, Hyperreflexie, zerebrale Krampfanfälle und Koma beobachtet. Entsteht die Hypernatriämie langsam, kann sich das Gehirn an die Hyperosmolalität durch Bildung intrazellulärer organischer Osmolyte (z.B. Taurin, Glutamin, Myoinositol) adaptieren. Dann bleiben Symptome aus oder sind nur diskret zu beobachten. Bei akuter Hypernatriämie ist der Wassergehalt des Gehirns vermindert, während er bei chronischer Hypernatriämie annähernd normal ist.

Wird bei einer chronischen Hypernatriämie der Versuch unternommen, die Serumnatriumkonzentration rasch zu normalisieren, treten iatrogen o.g. zerebrale Symptome auf. Deshalb müssen bei Hypernatriämie vor einer Therapie die Ursache und die Dauer der Elektrolytstörung unter pathophysiologischer Sicht geklärt werden.

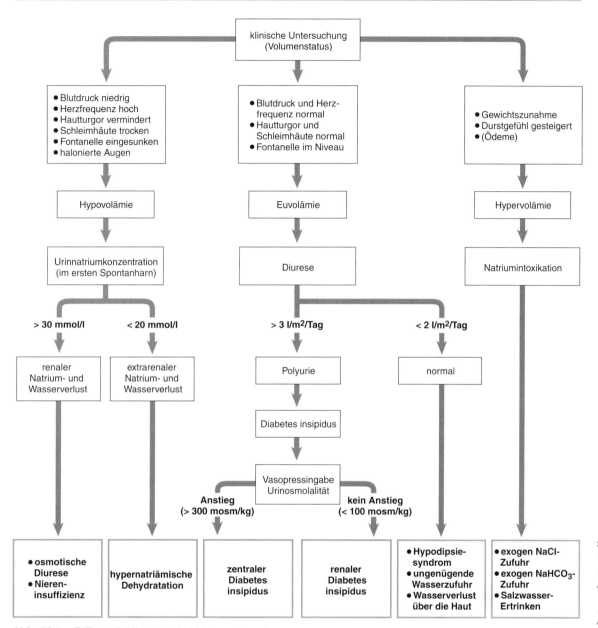

Hypernatriämie (Serumnatrium > 150 mmol/l)

klinische Untersuchung
(Volumenstatus)

- Blutdruck niedrig
- Herzfrequenz hoch
- Hautturgor vermindert
- Schleimhäute trocken
- Fontanelle eingesunken
- halonierte Augen

- Blutdruck und Herz-
  frequenz normal
- Hautturgor und
  Schleimhäute normal
- Fontanelle im Niveau

- Gewichtszunahme
- Durstgefühl gesteigert
- (Ödeme)

Hypovolämie

Euvolämie

Hypervolämie

Urinnatriumkonzentration
(im ersten Spontanharn)

Diurese

Natriumintoxikation

> 30 mmol/l   < 20 mmol/l   > 3 l/m²/Tag   < 2 l/m²/Tag

renaler
Natrium- und
Wasserverlust

extrarenaler
Natrium- und
Wasserverlust

Polyurie

normal

Diabetes insipidus

Vasopressingabe
Urinosmolalität

Anstieg
(> 300 mosm/kg)   **kein Anstieg**
(< 100 mosm/kg)

- **osmotische
  Diurese**
- **Nieren-
  insuffizienz**

**hypernatriämische
Dehydratation**

**zentraler
Diabetes
insipidus**

**renaler
Diabetes
insipidus**

- **Hypodipsie-
  syndrom**
- **ungenügende
  Wasserzufuhr**
- **Wasserverlust
  über die Haut**

- **exogen NaCl-
  Zufuhr**
- **exogen NaHCO₃-
  Zufuhr**
- **Salzwasser-
  Ertrinken**

Abb. 98.1 Differentialdiagnose bei Hypernatriämie.

Differentialdiagnosen

Hypernatriämische Dehydratation

Natrium- und Wasserverlust mit Betonung des Wasserverlustes wird als *Hypernatriämie mit vermindertem Gesamtkörpernatrium* klassifiziert. Die Patienten präsentieren sich klinisch mit den Zeichen der Dehydratation (z.B. bei hypertoner Dehydratation). Im Gegensatz zu anderen Formen der Dehydratation finden sich klinisch bei ausgeprägter Hypernatriämie erst spät Symptome des drohenden Kreislaufschocks mit Blutdruckabfall und Tachykardie, aber frühzeitig eine teigige Haut und zerebrale Symptome wie Unruhe, Irritabilität und Krampfanfälle.

> **Häufige Ursache einer Hypernatriämie ist eine akute Dehydratation bei Säuglingen mit einem stärkeren Verlust an Wasser als an Natrium (hypernatriämische bzw. hypertone Dehydratation).**

Eine hypernatriämische Dehydratation wird fast ausschließlich bei kleinen Säuglingen beobachtet

Metabolische und Elektrolytstörungen

M

und kann über zwei Mechanismen erklärt werden. Die Kohlenhydrate der Milch werden bei *schwerer Gastroenteritis* nicht resorbiert, sind im Kolon osmotisch aktiv und entziehen zusätzlich Wasser aus dem Extrazellularraum in den Darm. Zudem bewirkt die Hypernatriämie ein starkes Durstgefühl. Während ältere Säuglinge und Kinder sowie Erwachsene das Durstgefühl äußern können und alles daransetzen, Wasser zu trinken, ist dies bei jungen Säuglingen wegen des Alters nicht möglich.

Im Gegensatz zu anderen Formen der Hypernatriämie besteht neben einem ausgeprägten Wasserverlust durch die Gastroenteritis ein Mangel an Natrium. Dieser bedingt die Dehydratation des Extrazellularraums und einen intravasalen Volumenmangel, der für die klinische Symptomatik (Volumenmangelschock) verantwortlich ist. Darüber sind auch Azidose und prärenales Nierenversagen erklärt.

Hypernatriämie-Hypodipsie-Syndrom

Angeborene und erworbene isolierte Störungen der Durstregulation sind sehr selten. Eine „essentielle" Hypernatriämie tritt bei *mangelnder oder fehlender Durstwahrnehmung* auf. Eine unzureichende Flüssigkeitszufuhr ist in diesen Fällen die Ursache der Hypernatriämie. Sie wird vor allem bei Patienten mit zerebralen Störungen (v.a. im Hypothalamus) beobachtet. Das Durstzentrum reagiert – wenn überhaupt – erst bei höheren Osmolalitäten bzw. Natriumkonzentrationen im Serum mit einem Durstgefühl. Nur selten ist eine mangelnde Bereitstellung von Flüssigkeit für diese Störung verantwortlich, da diese Patienten keinen Durst haben und nicht trinken wollen. Neben einem Defekt der Durstwahrnehmung ist bei chronischer Hypernatriämie die Hypodipsie nicht selten mit einer Störung der Vasopressinfreisetzung gekoppelt (Hypernatriämie-Hypodipsie-Syndrom). Verglichen mit der normalen Beziehung zwischen Osmolalität und Vasopressin im Plasma liegen bei diesen Patienten meßbare Vasopressinkonzentrationen im Plasma erst bei deutlich erhöhter Plasmaosmolalität vor. Ein partieller Diabetes insipidus läßt sich leicht durch eine normale maximale Urinosmolalität (> 800 mosm/kg) ausschließen. Über einen ähnlichen Mechanismus lassen sich Hypernatriämien bei psychischen Erkrankungen (z.B. bei Depression) erklären.

Diabetes insipidus centralis

Beim Diabetes insipidus centralis kommt es durch *Wasserverlust* zur Ausbildung einer Hypernatriämie. Zur Diagnose dieser Erkrankung muß immer der Nachweis einer Hypernatriämie gefordert werden, die schon oft zu Beginn des Durstversuches beobachtet wird.

Das Nonapeptid Arginin-Vasopressin wird in den magnozellulären Neuronen des Nucleus supraopticus und des Nucleus paraventricularis des Hypothalamus zusammen mit einem Signalpeptid und seinem Trägerprotein Neurophysin II synthetisiert. Das Vorläufermolekül (Prä-pro-AVP) wird in sekretorische Granula verpackt und entlang den Axonen in die Nervenendigung des Hypophysenhinterlappens transportiert sowie aufgrund osmotischer, aber auch nichtosmotischer Stimulation in das Blut abgegeben. Über 40 Mutationen in Prä-pro-AVP wurden als Ursache des *autosomal-dominanten* Diabetes insipidus centralis beschrieben. Das Fehlen einer klinischen Symptomatik in den ersten Lebensjahren bei diesen Patienten läßt sich durch einen langsamen Verlust der Funktion magnozellulärer Neurone durch das defekte Genprodukt erklären.

> **Der erworbene zentrale Diabetes insipidus ist nicht selten durch ein Kraniopharyngeom bedingt. Die Patienten fallen in der Regel durch die Polyurie und nicht durch die Hypernatriämie auf.**

Diabetes insipidus renalis

Im Gegensatz zur zentralen Form der Krankheit senkt beim Diabetes insipidus renalis die exogene Gabe von Vasopressin nicht den hohen Urinfluß (Endorganresistenz). Vasopressin entfaltet seine antidiuretische Wirkung über eine Bindung an einen spezifischen Vasopressin-V2-Rezeptor am Sammelrohr der Niere. Das Gen des menschlichen Vasopressin-V2-Rezeptors (AVPR2) befindet sich auf dem X-Chromosom (Xq28). Mutationen im Vasopressin-V2-Rezeptor wurden als Ursache des *X-chromosomal* vererbten Diabetes insipidus renalis identifiziert. Über 90% der Patienten mit Diabetes insipidus renalis sind Knaben mit der X-chromosomalen Form der Krankheit. Nach Aktivierung der Adenylatzyklase wird cAMP gebildet und der vasopressinsensible Wasserkanal Aquaporin 2 geöffnet. Das Gen für den Wasserkanal (AQP2) findet sich auf Chromosom 12q13. Mehrere Mutationen in diesem Wasserkanal können die *autosomal-rezessive*, aber auch die *autosomal-dominante* Form des Diabetes insipidus renalis verursachen.

Erhöhte Natriumzufuhr

Selten bewirkt eine *erhöhte Kochsalzzufuhr* eine Hypernatriämie. Die menschliche Niere kann Natrium in einer maximalen Konzentration bis 300 mmol/l ausscheiden. Dies entspricht einer Konzentration, die doppelt so hoch ist wie die Natriumkonzentration in der extrazellulären Flüssigkeit. Wegen des hypotonen insensiblen Wasserverlustes (400 ml/m^2 KOF) ist die maximal tolerierte Kochsalzzufuhr etwas niedriger als die oben angegebene Wert. Säuglinge mit erhöhtem insensiblem Wasserverlust haben deswegen eine geringere Kapazität der Natriumausscheidung. Übertrifft die Natriumzufuhr die Ausscheidungskapazität, kommt es zu einer Kochsalzvergiftung mit Hypernatriämie und Hypervolämie.

> **Azidoseausgleich mit Natriumbikarbonat bei Neugeborenen kann ebenso wie der Versuch, Kochsalz als Emetikum zu benutzen, eine bedeutsame Hypernatriämie hervorrufen.**

99 Hyponatriämie

Wolfgang Rascher

Symptombeschreibung

Definitionen

Die Hyponatriämie (Serumnatriumkonzentration < 130 mmol/l) ist eine in der Klinik häufig beobachtete Elektrolytstörung. Sie ist als *relativer* (im Verhältnis zum Natriumgehalt des Extrazellularraums) oder *absoluter Wasserüberschuß* zu sehen und wird bei niedrigem Natriumbestand des Organismus (Salzverlust, Dehydratation), bei normalem Natriumgehalt des Organismus (Syndrom der inadäquaten ADH-Sekretion) und bei Natriumüberschuß des Organismus (Herzinsuffizienz, Leberzirrhose mit Aszites und nephrotisches Syndrom) beobachtet (Tab. 99.1).

> **Kein Laborparameter gibt zufriedenstellend über den *Natriumbestand* des Organismus Auskunft. Die Natriumkonzentration im Serum gibt nur das Verhältnis von Natriumchlorid zu Wasser im Extrazellularraum wieder.**

Die Hyponatriämie ist – wie die Hypernatriämie – zunächst als eine Störung des Wasserstoffwechsels zu bewerten und hat primär nichts mit einer Störung des Natriumhaushalts zu tun. Sie kann, muß aber nicht durch einen Mangel an Natriumchlorid bedingt sein.

> **Die Hyponatriämie stellt in der Regel eine Störung der Vasopressinsekretion dar.**

Vasopressin wird nicht nur aufgrund osmotischer Stimuli (Natriumkonzentration im Serum), sondern auch infolge nichtosmotischer kreislaufbe-

Tabelle 99.1 Ursachen der Hyponatriämie.

Gesamtkörpernatrium vermindert	Gesamtkörpernatrium normal	Gesamtkörpernatrium erhöht
Natriumverlust größer als Wasserverlust, Volumenmangel	*reine Wasserretention*	*Wasserretention größer als Natriumretention, Ödembildung*
renale Ursachen • Mineralokortikoidmangel • Salzverlustniere bei schwerer akuter Pyelonephritis • Entlastung einer obstruktiven Uropathie • Nierenversagen mit Salzverlust • polyurische Phase eines akuten Nierenversagens • Tubulopathie (Zystinose) • Nephronophthise • Diuretika **extrarenale Ursachen** • Erbrechen • Gastroenteritis • intestinale Fisteln • Verlust in den dritten Raum • Schrankenstörung bei Sepsis, Peritonitis, Verbrennungen • Mukoviszidose • nach Operationen mit mangelndem Volumen-(Natrium-)Ersatz	• schwere akute und chronische Lungenerkrankung • inadäquate Vasopressinsekretion (SIADH) • erhöhte Empfindlichkeit des Osmorezeptors • Glukokortikoidmangel • Hypothyreose • Wasserintoxikation (Süßwasser-Ertrinken) • Infusion hypotoner Infusionslösungen nach Operationen • Medikamente	• Herzinsuffizienz • nephrotisches Syndrom • Leberzirrhose mit Aszites • Niereninsuffizienz (mit Oligurie)

M

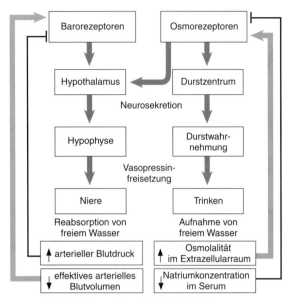

Abb. 99.1 Schematische Darstellung der Mechanismen der Freisetzung des antidiuretischen Hormons Arginin-Vasopressin (AVP, ADH): Die osmotische Freisetzung von Vasopressin ist in der rechten Schemahälfte dargestellt, die nichtosmotische in der linken Schemahälfte. Vasopression reguliert über das Vasopressin-Durst-System die Serumnatriumkonzentration.

dingter Mechanismen, wie Hypovolämie oder Blutdruckabfall, freigesetzt. Vermittelt wird diese Freisetzung über Volumenrezeptoren in den Vorhöfen, über kardiale Mechanorezeptoren und über die arteriellen Barorezeptoren im Karotissinus und Aortenbogen (Abb. 99.1). Die kreislaufbedingten Faktoren können als „Notfallfunktion" die Vasopressinfreisetzung stark stimulieren. Bei starkem Blutdruckabfall, schwerem Blutverlust, Schmerzen, Erbrechen und Hypoxie finden sich gelegentlich extrem hohe Vasopressinkonzentrationen (50–1000 pg/ml). Diese hohen Vasopressinkonzentrationen bewirken eine starke periphere Vasokonstriktion, die sich klinisch an einer auffallenden Hautblässe (z.B. beim Erbrechen) zeigt.

> **Für die Ausbildung einer Hyponatriämie ist nicht die absolute Konzentration von Vasopressin, sondern die fehlende Suppression des Hormons bei Zufuhr hypotoner Flüssigkeiten verantwortlich. Nicht selten entsteht die Hyponatriämie erst iatrogen unter einer Infusionstherapie, wenn initial zuwenig Natriumchlorid verabreicht wird.**

In diesen Fällen ist Vasopressin über kreislaufbedingte Mechanismen stimuliert und wird bei Zufuhr von hypotonen Infusionslösungen nicht supprimiert. Folglich wird relativ zuviel freies Wasser retiniert. In dieser pathophysiologischen Situation – Vasopressin wird für die Aufrechterhaltung des Kreislaufs benötigt – ist für den Organismus die

Kreislaufregulation wichtiger als die Volumenhomöostase (Konstanterhaltung der Osmolalität in den Körperflüssigkeiten).

Rationelle Diagnostik

Anamnese

Die Unterscheidung zwischen symptomatischer und asymptomatischer Hyponatriämie hilft, zwischen einer akuten und einer chronischen Form der Hyponatriämie zu unterscheiden. Ebenso weist die Anamnese auf eine mögliche medikamenteninduzierte Hyponatriämie (Tab. 99.2) hin.

Körperliche Untersuchung

Tritt die Hyponatriämie ohne deutliche Dehydratation rasch auf, werden Symptome wie Übelkeit, Kopfschmerzen, Erbrechen, Apathie, Verwirrtheit, zerebrale Krampfanfälle und Koma beobachtet. Bei akuter Hyponatriämie ist der Wassergehalt des Gehirns erhöht (Hirnödem), während er bei chronischer Hyponatriämie annähernd normalisiert ist. Entsteht die Hyponatriämie langsam, kann sich das Gehirn offensichtlich an die Hypoosmolalität durch Abbau organischer Osmolyte adaptieren, und Symptome bleiben aus.

> **Wird bei einer chronischen Hyponatriämie der Versuch unternommen, die Serumnatriumkonzentration rasch zu normalisieren, treten iatrogen zerebrale Symptome auf.**

Der körperlichen Untersuchung des hyponatriämischen Patienten kommt die entscheidende Rolle in der diagnostischen Zuordnung zu. Während Ödeme und Aszites offensichtlich sind, kann die Feststellung eines reduzierten Extrazellularvolumens schwierig sein. Hier spielt die Anamnese (kranke Säuglinge ohne adäquate Zufuhr von Salz und Wasser) bzw. der klinische Verlauf für die Diagnostik die entscheidende Rolle.

Klinisch-chemische Untersuchungen

Zunächst muß durch *Messung der Osmolalität im Serum oder im Plasma* geklärt werden, ob eine hypoosmotische Hyponatriämie vorliegt, für die die Pathophysiologie gilt (Abb. 99.2). Die Hypo-

Tabelle 99.2 Medikamente, die eine Hyponatriämie induzieren können.

- Carbamazepin
- Clofibrat
- Cyclophosphamid
- Furosemid
- Thiaziddiuretika (z.B. Hydrochlorothiazid)
- Oxytocin
- Vincristin

Hyponatriämie (Serumnatrium < 130 mmol/l)

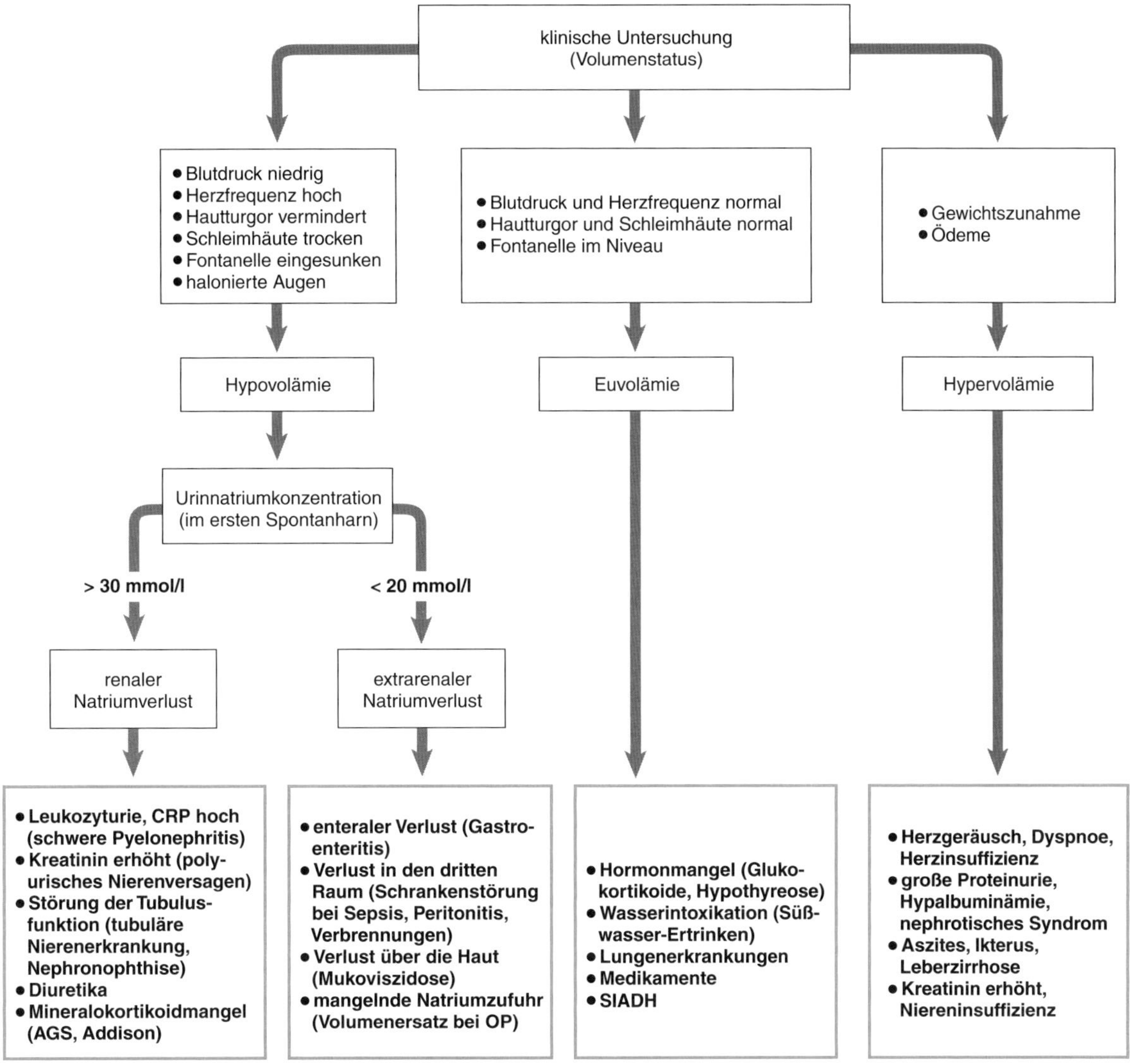

klinische Untersuchung
(Volumenstatus)

- Blutdruck niedrig
- Herzfrequenz hoch
- Hautturgor vermindert
- Schleimhäute trocken
- Fontanelle eingesunken
- halonierte Augen

- Blutdruck und Herzfrequenz normal
- Hautturgor und Schleimhäute normal
- Fontanelle im Niveau

- Gewichtszunahme
- Ödeme

Hypovolämie

Euvolämie

Hypervolämie

Urinnatriumkonzentration
(im ersten Spontanharn)

> 30 mmol/l

< 20 mmol/l

renaler
Natriumverlust

extrarenaler
Natriumverlust

- Leukozyturie, CRP hoch
  (schwere Pyelonephritis)
- Kreatinin erhöht (poly-
  urisches Nierenversagen)
- Störung der Tubulus-
  funktion (tubuläre
  Nierenerkrankung,
  Nephronophthise)
- Diuretika
- Mineralokortikoidmangel
  (AGS, Addison)

- enteraler Verlust (Gastro-
  enteritis)
- Verlust in den dritten
  Raum (Schrankenstörung
  bei Sepsis, Peritonitis,
  Verbrennungen)
- Verlust über die Haut
  (Mukoviszidose)
- mangelnde Natriumzufuhr
  (Volumenersatz bei OP)

- Hormonmangel (Gluko-
  kortikoide, Hypothyreose)
- Wasserintoxikation (Süß-
  wasser-Ertrinken)
- Lungenerkrankungen
- Medikamente
- SIADH

- Herzgeräusch, Dyspnoe,
  Herzinsuffizienz
- große Proteinurie,
  Hypalbuminämie,
  nephrotisches Syndrom
- Aszites, Ikterus,
  Leberzirrhose
- Kreatinin erhöht,
  Niereninsuffizienz

Abb. 99.2 Differentialdiagnose bei Hyponatriämie.

natriämie bei erhöhter Osmolalität im Plasma wird bei Hyperglykämie sowie durch Infusion hyperosmolarer Lösungen (z.B. Mannitol) erklärt. Bei Hyponatriämie mit normaler Osmolalität, die bei ausgeprägter Hyperproteinämie oder Hyperlipidämie beobachtet wird, liegt keine Störung der Natrium- und Wasserhomöostase vor. Eine stark erhöhte Eiweiß- bzw. Lipoproteinfraktion verteilt sich in einer größeren Serumwassermenge, die Natriummenge im Extrazellularraum ist normal *(Pseudohyponatriämie)*.

Die klinische Einschätzung des Hydratationsstatus und des Extrazellularraums (Gesamtkörpernatrium) ermöglicht eine Einteilung in hypo-, iso- oder hypervolämische Hyponatriämie (s. Tab. 99.1). Die Bestimmung der *Urinnatriumkonzentration* in Verbindung mit der *Serumkreatinin-*

konzentration erlaubt eine gewisse differentialdiagnostische Zuordnung. Jedoch wird oft erst nach Infusion von isotoner Natriumchloridlösung Urin gewonnen, und dann ist die Aussagekraft dieser Untersuchung eingeschränkt. Hilfreich ist die Bestimmung von Natrium und Kreatinin in Harn und Serum, der fraktionellen Natriumexkretion

$$\left[FE_{Na} = \frac{\text{Urinnatrium} \times \text{Serumkreatinin}}{\text{Serumnatrium} \times \text{Urinkreatinin}} \times 100 \right]$$
Norm: $1{,}0 \pm 0{,}9\%$

und der Urinosmolalität allenfalls in der ersten Urinportion.

Die häufigste Form der Hyponatriämie im Kindesalter geht mit einer extrazellulären Volumendepletion (Natriummangel) einher. Nicht selten ist bei Säuglingen der Volumenmangel klinisch nicht

Metabolische und Elektrolytstörungen

M

585

zu erfassen, und die Hyponatriämie entsteht erst iatrogen, wenn die initiale Infusion zuwenig Natriumchlorid enthält. Anamnestisch wird dann klar, daß bei schwerkranken Säuglingen mit Fieber die Flüssigkeits- und Nahrungszufuhr in den letzten 24–48 Stunden völlig unzureichend war. Diese Patienten und solche mit klinisch faßbarem Volumenmangel haben in der Regel bei extrarenalem Natriumverlust eine Urinnatriumkonzentration < 20 mmol/l. Bei renalem Natriumverlust liegt die Urinnatriumkonzentration deutlich > 30 mmol/l.

Bei Patienten mit vermindertem effektivem Blutvolumen sind die Urinnatriumkonzentrationen ähnlich zu bewerten wie bei Volumenmangel. Sie weisen in der Regel Ödeme und Urinnatriumkonzentrationen < 20 mmol/l auf (z.B. bei nephrotischem Syndrom, Herzinsuffizienz, Leberzirrhose). Ähnliche Konstellationen finden sich bei schweren pulmonalen Erkrankungen.

Bei normovolämischer Hyponatriämie (z.B. SIADH) liegt die Urinnatriumkonzentration meist > 30 mmol/l, die fraktionelle Natriumexkretion > 1%. Oft sind Serumkreatinin und -harnstoff vermindert.

Differentialdiagnosen

Hyponatriämie mit Dehydratation

Die häufigste klinisch relevante Hyponatriämie findet sich bei Dehydratation, die bei Kindern oft durch eine *akute Gastroenteritis* bedingt ist. Aber auch viele andere Ursachen kommen in Frage (s. Tab. 99.1). Am Beispiel gastrointestinaler Verluste von Salz und Wasser werden die Pathophysiologie der Dehydratation und die hormonellen und zirkulatorischen Konsequenzen klar.

Der Flüssigkeitsverlust über den Gastrointestinaltrakt führt zu einer Volumenkontraktion, d.h. zu einer Depletion des Extrazellularraums an Natrium und Chlorid. Die Volumenkontraktion führt zu einer Reduktion der glomerulären Filtrationsrate und zu einer Steigerung der proximalen tubulären Reabsorption von Natrium. Diese renalen Adaptationsmechanismen erfolgen durch intrarenale Kontrollmechanismen und durch die Freisetzung volumensensitiver Hormone, vor allem Aldosteron und Vasopressin. Die hohen Aldosteronkonzentrationen bewirken langfristig neben der Natriumretention die Entwicklung eines Kaliummangels. Vasopressin bewirkt eine maximale Reabsorption von freiem Wasser. Somit wird wenig Urin mit hoher Osmolalität und niedriger Natriumkonzentration unabhängig von der Serumnatriumkonzentration ausgeschieden. Angiotensin II und Vasopressin werden über Kreislaufstimuli freigesetzt und tragen bei schwerer Dehydratation zur Aufrechterhaltung des normalen Blut-

drucks bei. Die stimulierte Vasopressinfreisetzung führt bei Gabe hypotoner Flüssigkeiten zu einer überproportionalen Wasserretention. Der relativ stärkere extrazelluläre Verlust an Natriumchlorid – verglichen mit dem Wasserverlust (hyponatriämische Dehydratation) – ist nur eine Form des Natriumverlustes. Bei Gastroenteritis im Kleinkindesalter wird viel häufiger eine *normonatriämische Dehydratation* beobachtet. Dies zeigt, daß ein Natriummangel nicht selten ohne Hyponatriämie einhergeht und es irreführend ist, eine Hyponatriämie grundsätzlich mit einem Natriummangel gleichzusetzen.

Ein renaler und extrarenaler Salzverlust geht nur dann mit einer Hyponatriämie einher, wenn die Vasopressinfreisetzung stimuliert bzw. die renale Vasopressinwirkung nicht beeinträchtigt ist.

Auch kann eine *schwere akute Pyelonephritis* bei jungen Säuglingen infolge des Natriumverlustes eine Hyponatriämie mit ausgeprägter Dehydratation hervorrufen. Dabei findet sich nicht selten neben der Hyponatriämie eine Hyperkaliämie, so daß differentialdiagnostisch ein Mineralokortikoidmangel, z.B. bei adrenogenitalem Syndrom, in Frage kommt.

Über einen ähnlichen Mechanismus ist auch eine Hyponatriämie zu erklären, die infolge *Infusionstherapie* mit hypotonen Lösungen postoperativ auftritt. Eine adäquate Prävention des Volumenmangels durch Infusion von isotoner Kochsalzlösung verhütet diese Hyponatriämie.

Hyponatriämie mit Ödemen (Hyperhydratation)

Den klassischen *hydropischen Erkrankungen* Herzinsuffizienz, nephrotisches Syndrom und Leberzirrhose liegt ein gemeinsamer Mechanismus der Salz- und Wasserretention zugrunde. Bei diesen Krankheiten ist das „effektive arterielle Blutvolumen" vermindert, der Anteil des Blutvolumens also, der steuernd auf das Herzzeitvolumen, auf volumenregulierende Hormone und die renale Salz- und Wasserausscheidung einwirkt. Für die Blutdruck- und Volumenregulation ist dieses „effektive arterielle Blutvolumen", das zum Herzen zurückfließt und in das arterielle System gepumpt wird, bedeutsamer als das Gesamtblutvolumen. Stimuliert werden vasoaktive Hormone (mit nachfolgender renaler Salz- und Wasserretention) entweder durch einen Abfall des Herzzeitvolumens (z.B. bei Pumpversagen des Herzens, beim nephrotischen Syndrom infolge intravasaler Hypovolämie) oder durch periphere Vasodilatation (z.B. bei Leberzirrhose). Das Volumenkontrollsystem ist somit über die Beziehung zwischen Herzzeitvolumen und peripherem Widerstand, die zusammen die Füllung des arteriellen Kreislaufsystems bewirken, mit dem Kreislaufregulationssystem verknüpft. Auch schwere Lungenerkrankungen, die mit einem erhöhten intrathorakalen Druck und einem verminderten venösen Rückstrom zum Herzen verbunden sind, können zu einem Abfall des Herzzeitvolumens führen und Vasopressin und andere vasoaktive Hormone freisetzen (z.B. bei Beatmung mit hohem positivem endexspiratorischem Druck). Dieser Mechanismus wurde im Kindesalter an Patienten mit Bronchiolitis und bronchopulmonaler Dysplasie gezeigt.

> Die Entwicklung einer Hyponatriämie bei den klassischen hydropischen Krankheiten, wie Herzinsuffizienz, nephrotischem Syndrom und Leberzirrhose, ist durch ein vermindertes effektives arterielles Blutvolumen bedingt. Vasopressin wird über Kreislaufstimuli freigesetzt und verursacht neben der schon vorliegenden Natriumretention eine noch stärkere Wasserretention. Die Hyponatriämie darf in dieser Situation niemals als Natriumverlust interpretiert werden, sondern als relativer Wasserüberschuß. Ein ähnlicher Mechanismus liegt der Hyponatriämie bei Niereninsuffizienz zugrunde, wobei die Ausscheidungskapazität für Natriumchlorid und Wasser vermindert wird und hypotone Flüssigkeiten übermäßig zugeführt werden.

Hyponatriämie bei ausgeglichenem Volumenstatus

Das Syndrom der *inadäquaten ADH-Sekretion* (SIADH oder Schwartz-Bartter-Syndrom) als isolierte vasopressininduzierte Wasserretention bei normalem Extrazellularvolumen ist im Kindesalter in seiner klassischen Definition eine Rarität. Neben einer Hyponatriämie sind das Fehlen von Volumenmangel, die erhöhte Urinosmolalität und die normale Nieren- und Nebennierenfunktion Voraussetzungen für die Diagnose. Diese Kriterien beinhalten, daß die Plasmavasopressinkonzentration in Relation zur Plasmaosmolalität und zum Volumenstatus eines Patienten inadäquat hoch sein muß. Bei pädiatrischen Patienten wird in der Regel Vasopressin aufgrund der hämodynamischen Situation für die Aufrechterhaltung des Kreislaufs benötigt, und die Zufuhr von hypotonen Lösungen führt über die nichtosmotische Vasopressinfreisetzung zur Hyponatriämie.

Bei schweren Lungenerkrankungen kommt es über erhöhte intrathorakale Drücke und einen verminderten venösen Rückstrom zum Herzen zum Abfall des effektiven arteriellen Blutvolumens mit nichtosmotischer Freisetzung von Vasopressin und nachfolgender Wasserretention. Da das Gesamtkörpernatrium und das gesamte Blutvolumen normal sind, ist eine Kreislaufstimulation von Vasopressin zunächst nicht verständlich. Deswegen wird dieser Mechanismus der Hyponatriämie fälschlicherweise oft als Syndrom der inadäquaten ADH-Sekretion bezeichnet. Da andere Hormonsysteme wie das Renin-Angiotensin-System und das atriale natriuretische Peptid durch den intrathorakalen Volumenmangel aktiviert werden, kann per definitionem kein SIADH vorliegen. Für die Therapie ist das Verständnis dieser pathophysiologischen Mechanismen von großer Bedeutung. Vor allem bei intravasalem Volumenmangel stellt die Wasserretention einen Kompensationsmechanismus dar. Flüssigkeitsbeschränkung, beim SIADH sinnvoll, ist in diesem Fall pathophysiologisch falsch. In vielen Lehrbüchern wird die Bezeichnung SIADH fälschlicherweise für hyponatriämische Patienten verwendet, bei denen ein niedriges effektives arterielles Blutvolumen für die Hyponatriämie bei Wasserretention verantwortlich ist. Ein SIADH sollte nur dann diagnostiziert werden, wenn die adäquaten Kriterien auch wirklich zutreffen. Dieses Syndrom umfaßt lediglich eine Untergruppe der Patienten mit normovolämischer Hyponatriämie.

Bei Kindern mit bakterieller Meningitis liegt selten ein echtes SIADH (zentrale Stimulation der Vasopressinfreisetzung) zugrunde, vielmehr findet sich häufiger eine kreislaufbedingte Vasopressinfreisetzung (durch die schwere Infektion mit nachfolgender Kreislaufdepression). Wie alle schwerkranken Säuglinge kommen auch die Patienten mit Meningitis infolge mangelnder Nahrungsaufnahme oft dehydriert zur stationären Aufnahme, obwohl sie klinisch noch keine ausgeprägten Dehydratationszeichen aufweisen. Somit ist die Flüssigkeitsrestriktion, die zur Prävention der Hyponatriämie und des Hirnödems in der Frühphase einer bakteriellen Meningitis empfohlen wird, heute umstritten. Auf jeden Fall verbessert die Flüssigkeitsrestriktion nicht die Prognose. Eine liberalere Flüssigkeitszufuhr ist vor allem bei klinisch eindeutiger Dehydratation zur Kreislaufstabilisierung mit natriumreichen Infusionslösungen angezeigt. Auch Medikamente können eine Hyponatriämie verursachen (s. Tab. 99.2).

100 Hyperlipidämie

Uwe Querfeld

Symptombeschreibung

Unter Hyperlipidämie versteht man definitionsgemäß eine Erhöhung der Gesamtlipide (Cholesterin, Triglyzeride) im Plasma bzw. im Serum über die 95. Perzentile. Hierbei ist zu beachten, daß die Gesamtlipide nur als grobes Maß für die Veränderungen der Lipoproteinfraktionen dienen, genauer gesagt handelt es sich immer um Hyperlipoproteinämien, und die weitere Diagnostik und Therapie richten sich nach der Bestimmung der Lipidanteile in den Lipoproteinfraktionen (z. B. LDL-Cholesterin).

Hyperlipidämien gehören zu den häufigsten angeborenen Stoffwechselstörungen. Diese bereits im Kindesalter zu erkennen sollte das Anliegen des um Präventivmedizin bemühten Kinderarztes sein. Im allgemeinen spielen Hyperlipidämien als Risikofaktoren erster Ordnung eine wichtige Rolle für die Entwicklung der *Arteriosklerose*. Deswegen sollte insbesondere bei Risikofamilien nach dem Vorhandensein weiterer Risikofaktoren gefahndet werden. „Klassische Risikofaktoren" sind:

- Hyperlipidämie
- Hypertonie
- Rauchen
- Bewegungsmangel
- Diabetes mellitus
- positive Familiengeschichte für kardiovaskuläre Erkrankungen bei einem Verwandten 1. Grades vor dem 55. Lebensjahr.

In jüngster Zeit werden auch neue Risikofaktoren (z.B. Gerinnungsanomalien mit thrombophiler Tendenz, Hyperhomozysteinämie und Lp[a]) zunehmend diskutiert, über deren Einordnung und Wertigkeit aber bisher keine Einigkeit besteht.

Rationelle Diagnostik und Screening

In Deutschland wird gegenwärtig die Erfassung der Hyperlipidämien im Rahmen eines selektiven Cholesterinscreenings bei positiver Familienanamnese (Risikoscreening) sowie im Rahmen eines allgemeinen Cholesterinscreenings anläßlich der U10-Untersuchung bzw. J1-Untersuchung im 10. bis 13. Lebensjahr befürwortet (Empfehlung der Arbeitsgemeinschaft für pädiatrische Stoffwechselstörungen).

Von einer positiven Familienanamnese spricht man, wenn eine Hypercholesterinämie (Gesamtcholesterin > 220 mg/dl bei Kindern, > 250 mg bei Erwachsenen) vorliegt, des weiteren, wenn Herz- und Gefäßkrankheiten bis zum Alter von 55 Jahren bei einem Verwandten 1. Grades bekannt sind. Solch ein selektives Cholesterinscreening erfaßt jedoch nur etwa 40% der Kinder mit LDL-Cholesterin-Werten > 130 mg/dl. Deswegen wird das *allgemeine* Cholesterinscreening bei der U10-Untersuchung im 10. bis 13. Lebensjahr bzw. der J1-Untersuchung im 12. bis 13. Lebensjahr empfohlen.

Für das *selektive* Familienscreening bei positiver Familienanamnese sollte eine Lipoproteinanalytik mit Bestimmung von Cholesterin, Triglyzeriden und HDL-Cholesterin erfolgen.

Im allgemeinen wird das LDL-Cholesterin nach der Friedewald-Formel berechnet:

LDL-Cholesterin = Gesamtcholesterin – HDL-Cholesterin – Triglyzeride : 5.

Dabei sollte jedoch beachtet werden, daß die Friedewald-Formel nur dann brauchbare LDL-Cholesterin-Werte liefert, wenn der Patient nüchtern ist, keine Chylomikronen im Blut vorhanden sind und die Gesamttriglyzeride < 400 mg/dl liegen. Im Zweifelsfalle sollte deswegen das LDL-Cholesterin direkt bestimmt werden. Beim allgemeinen Cholesterinscreening reicht eine kapilläre Blutentnahme zur Bestimmung des Gesamtcholesterins. Hierbei ist es unerheblich, ob der Patient nüchtern ist, da sich Nahrungszufuhr fast ausschließlich auf die Triglyzeride auswirkt.

> Es muß betont werden, daß die Einleitung weiterer diagnostischer bzw. therapeutischer Maßnahmen nicht erfolgen sollte, bevor nicht *mindestens* zwei pathologische Lipoproteinanalysen vorliegen. Die Variabilität von Cholesterin- und insbesondere Triglyzeridbestimmung ist bei Kindern intraindividuell wesentlich höher als bei Erwachsenen.

Anamnese

Auf die Wichtigkeit der Erfassung kardialer Risikofaktoren wurde bereits hingewiesen. Deswegen sollten *Ernährungsgewohnheiten* und das *Ausmaß der körperlichen Aktivität* erfragt werden, insbesondere bei Vorliegen einer Adipositas. Die Anamnese der Ernährungsgewohnheiten gestaltet sich häufig besonders schwierig, da die Angaben oft unzureichend oder beschönigend sind („schlechtes Gewissen"). In Zweifelsfällen und immer bei eindeutiger Feststellung einer Hyperlipidämie muß eine Diätberatung eingeschaltet werden. Als erste Maßnahme empfiehlt sich die Protokollierung der Ernährung über 3 Tage, einschließlich Zwischenmahlzeiten. Zur Abschätzung der körperlichen Aktivität hat sich bei uns die Schätzung (in Stunden) der pro Woche geleisteten sportlichen Aktivitäten bewährt, die Schulsport, Vereinssport und bei kleineren Kindern Spielen im Freien mit einschließen.

Körperliche Untersuchung

Körperliche Untersuchungsbefunde sind richtungweisend vor allem bei sekundären Hyperlipidämien, z. B. bei Leber-, Nieren- oder Schilddrüsenerkrankungen. Bei primären Hyperlipidämien können die Kinder allerdings völlig beschwerdefrei sein und keinerlei auffälligen Untersuchungsbefund bieten.

Die typischen dermatologischen Befunde bei Erwachsenen (Xanthelasmen, Arcus lipoides, häufig Xanthome) sind im Kindesalter praktisch nicht vorhanden. Dagegen finden sich vor allem bei Patienten mit homozygoter familiärer Hypercholesterinämie (FH) gelegentlich *Sehnenxanthome,* vor allem an der Achillessehne, auch an der Patellasehne und an den Fingern. *Eruptive Xanthome* wurden bei Typ-III-Hyperlipidämie und bei Chylomikronämie beschrieben. Diese Veränderungen finden sich besonders an Rücken und Gesäß. Bei chronischer Chylomikronämie ist gelegentlich eine *Hepatosplenomegalie* nachzuweisen.

Weitere typische Untersuchungsbefunde finden sich bei seltenen Stoffwechselstörungen, wie dem LCAT-Mangel und der Fischaugenkrankheit (Linsentrübung), der A-β-Lipoproteinämie (Ophthalmoplegie) und der Tangier-Krankheit (Gelbfärbung der Tonsillen). Diese Lipidstoffwechselstörungen wurden nur ganz vereinzelt bei Kindern beschrieben und sind deshalb in den Differentialdiagnosetabellen nicht aufgeführt.

> **Wenn die LDL-Cholesterin-Spiegel normal sind, muß das Vorliegen von Xanthomen im Kindesalter eine weitere Differentialdiagnostik veranlassen.**

Xanthome kommen im Kindesalter vor bei Sitosterolämie, zerebrotendinöser Xanthomatose, gelegentlich auch bei der biliären Zirrhose und der Wolman-Erkrankung.

Klinisch-chemische Untersuchungen

Der Schwerpunkt der Differentialdiagnose (Abb. 100.1) liegt eindeutig bei den Laboruntersuchungen. Normalwerte für Gesamtlipide und Lipoproteinlipide im Kindesalter sind bisher nur in den USA in großen epidemiologischen Studien bestimmt worden. Die Gesamt- und LDL-Cholesterin-Werte liegen bei Studien in Deutschland regelmäßig höher als in den USA, bei eigenen Untersuchungen an Kölner Schulkindern etwa um 10–15%. Zum Vergleich sind die amerikanischen

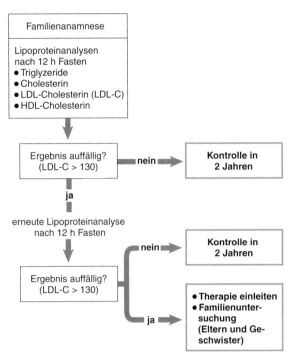

Hypercholesterinämie (Cholesterin > 220 mg/dl)

Abb. 100.1 Diagnostisches Vorgehen bei Hypercholesterinämie (Cholesterin > 220 mg/dl).

Normalwerte in Tabelle 100.1 wiedergegeben (s. a. Kap. 5, Übergewicht).

> **Als grenzwertig muß in Deutschland ein Cholesterinwert von 200 mg/dl im Kindesalter angesehen werden; nach den Empfehlungen der Deutschen Arbeitsgemeinschaft für Pädiatrische Stoffwechselstörungen gelten Werte > 220 mg/dl als eindeutig pathologisch.**

In der Praxis sind Kinder mit polygener Hypercholesterinämie bzw. heterozygoter familiärer Hypercholesterinämie (FH) am häufigsten. Meistens bereitet die Erkennung dieser Kinder keine Schwierigkeiten, da sich in der Regel Cholesterinspiegel zwischen 250 und 400 bzw. 500 mg/dl finden und das LDL-Cholesterin eindeutig erhöht ist (> 160 mg/dl). Die Differentialdiagnose dieser beiden Erkrankungen kann gelegentlich bei unsicherer Familienanamnese schwierig sein, hat jedoch für die praktische Therapie wenig Konsequenzen. Wichtiger ist die Feststellung von begleitenden Risikofaktoren, die ein aggressiveres Diätregime bzw. ein medikamentöses Eingreifen notwendig werden lassen. In diesem Zusammenhang sollten auch Lp[a]-Werte > 30 mg/dl als Risikofaktor gewertet werden.

Sekundäre Hyperlipidämien (Tab. 100.2) müssen stets ausgeschlossen werden.

M

Metabolische und Elektrolytstörungen

Tabelle 100.1 Normalwerte von wichtigen Serumparametern (aus: The LRC Prevalence Study, North America).*

Alter	Perzentile						
	5	10	25	50	75	90	95
Serumkonzentration von Gesamtcholesterin (mg/dl)							
männlich							
0–4	117	129	141	156	176	192	209
5–9	125	134	147	164	180	197	209
10–14	123	131	144	160	178	196	208
15–19	116	124	136	150	170	188	203
weiblich							
0–4	115	124	143	161	177	193	206
5–9	130	138	150	168	184	201	211
10–14	128	135	148	163	179	196	207
15–19	124	131	144	160	177	197	209
Serumkonzentration von LDL-Cholesterin (mg/dl)							
männlich							
5–9	65	71	82	93	106	121	133
10–14	66	74	83	97	112	126	136
15–19	64	70	82	96	112	127	134
weiblich							
5–9	70	75	91	101	118	129	144
10–14	70	75	83	97	113	130	140
15–19	61	67	80	96	114	133	141
Serumkonzentration von HDL-Cholesterin (mg/dl)							
männlich							
5–9	39	43	50	56	65	72	76
10–14	38	41	47	57	63	73	76
15–19	31	35	40	47	54	61	65
weiblich							
5–9	37	39	48	54	63	69	75
10–14	38	41	46	54	60	66	72
15–19	36	39	44	53	63	70	76
Gesamtkonzentration von Triglyzeriden (mg/dl)							
männlich							
0–4	30	34	41	53	69	87	102
5–9	31	34	41	53	67	88	104
10–14	33	38	46	61	80	105	129
15–19	38	44	56	71	94	124	152
weiblich							
0–4	35	39	46	61	79	99	115
5–9	33	37	45	57	73	93	108
10–14	38	45	56	72	93	117	135
15–19	40	45	55	70	90	117	136

* in der Originalpublikation in mmol/l

Technische Untersuchungen

Für die *orientierende Cholesterinbestimmung* genügt Kapillarblut im nichtnüchternen Zustand. Bei der *Lipoproteinanalyse* mit Bestimmung der Lipidfraktionen sollte eine Nüchternblutentnahme erfolgen; hierbei kann Serum oder Plasma zur Bestimmung herangezogen werden. In Zweifelsfällen muß eine *Bestimmung der Lipoproteinfraktionen (VLDL, LDL, HDL)* in der Ultrazentrifuge erfolgen. Die *Bestimmung von Apolipoproteinen* ist nur bei spezieller Fragestellung erforderlich. Außerdem sollte auch *Lp[a]* im Plasma oder Serum mit bestimmt werden. Werte > 30 mg/dl gelten auch im Kindesalter als pathologisch und sind nahrungs- und medikamentenunabhängig. Möglicherweise handelt es sich hier um einen wichtigen Marker für Risikofamilien.

Tabelle 100.2 Ursachen von sekundären Hyperlipidämien.

Hypercholesterinämien
- Adipositas
- alimentäre Zufuhr (gesättigte Fette und Cholesterin)
- akute intermittierende Porphyrie
- Anorexia nervosa
- Cholestase
- Glykogenose Typ I, III und VI
- Hypothyreose
- idiopathische Hyperkalziämie
- Morbus Cushing
- chronische Niereninsuffizienz
- idiopathisches nephrotisches Syndrom (minimal change, fokale Sklerose)
- Proteinurie mit > 1 g/m^2/24 h, z.B. bei chronischer Glomerulonephritis
- Progerie (Werner-Syndrom)

Hypertriglyzeridämie
- Adipositas
- Alkoholabusus
- chronische Niereninsuffizienz
- Diabetes mellitus Typ II
- Dysgammaglobulinämien
- Glykogenose Typ I, III und VI
- Hyperalimentation (insbesondere parenterale Ernährung mit Kohlenhydraten)
- Hypothyreose
- idiopathische Hyperkalziämie
- Morbus Addison
- Morbus Cushing
- Morbus Gaucher
- nephrotisches Syndrom mit schwerer Proteinurie (z.B. bei fokaler Sklerose)
- Progerie (Werner-Syndrom)
- Sepsis

Differentialdiagnostische Tabellen

Differentialdiagnose der primären Hyperlipidämie im Kindesalter: Hypercholesterinämie

Charakterisierung des Hauptsymptoms	weiterführende Nebenbefunde	Verdachts- diagnose	Bestätigung der Diagnose
isolierte Hyper- cholesterinämie (> 220 mg/dl oder 5,7 mmol/l)	Cholesterin ca. 250–500 mg/dl, LDL-Cholesterin > 160 mg/dl, evtl. Xanthome (Achillessehne!)	familiäre Hyper- cholesterinämie (FH), heterozygot	Familienanamnese bzw. -unter- suchung, evtl. Charakterisierung des LDL-Rezeptor-Defektes
	Cholesterin ca. 1000 mg/dl, Xanthome ++, vorzeitige koronare Herzkrankheit	FH (homozygot)	Familienanamnese, Herzkatheter (Koronarangiographie auch bei asymptomatischen Patienten)
	Cholesterin ca. 250–400 mg/dl, LDL-C > 160 mg/dl	„polygene" Hyper- cholesterinämie	Familienanamnese bzw. -untersuchung negativ

Differentialdiagnose der primären Hyperlipidämie im Kindesalter: Hypertriglyzeridämie

Charakterisierung des Hauptsymptoms	weiterführende Nebenbefunde	Verdachts- diagnose	Bestätigung der Diagnose
isolierte Hypertri- glyzeridämie (Nüchterntriglyzeride > 150 mg/dl bzw. 1,7 mmol/l, Cholesterin normal)	Triglyzeride stark erhöht, (> 800 mg/dl), evtl. Xanthome, Bauchschmerz, Pankreatitis, Hepatosplenomegalie, Lipaemia renalis	Chylomikronämie (Typ-I-HLP)	*Elektrophorese:* Nachweis von Chylomikronen, Nachweis von Apo B-48, Nachweis verminderter LPL-Aktivität, evtl. auch LPL-Masse (ELISA), Ausschluß Apo-C-II-Mangel
	zusätzlich evtl. Glukose- intoleranz, Hyperinsulinismus	Typ-V-HLP	*Elektrophorese:* vermehrte VLDL und Chylomikronämie
isolierte Hypertri- glyzeridämie und evtl. vermindertes HDL-Cholesterin	evtl. Glukoseintoleranz, Adipositas, Hyperurikämie	familiäre Hypertri- glyzeridämie	Untersuchung von allen Familien- angehörigen

Metabolische und Elektrolytstörungen

M

Differentialdiagnose einer primären Hyperlipidämie im Kindesalter: kombinierte Hyperlipidämie

Charakterisierung des Hauptsymptoms	weiterführende Nebenbefunde	Verdachts-diagnose	Bestätigung der Diagnose
Triglyzeride variabel, Cholesterin stark erhöht	VLDL-Cholesterin erhöht, evtl. LDL-Cholesterin normal, HDL-Cholesterin niedrig, „tuberoeruptive" Xanthome: Ellenbeugen, Knie, frühzeitige Arteriosklerose	Typ-III-HL	*Elektrophorese:* Nachweis abnormer (cholesterinreicher) VLDL; Bestimmung des Apolipoprotein-E-Phänotyps (E2/E2)
Hypertriglyzeridämie, Hypercholesterinämie	positive Familienanamnese mit frühzeitiger koronarer Herzkrankheit bei den Eltern	familiäre kombinierte HLP (FKH)	Familienuntersuchung
Hypertriglyzeridämie, LDL-Cholesterin normal oder leicht erhöht (110–130 mg/dl)	Apo B-100 (> 110 mg/dl), evtl. HDL-Cholesterin und Apo A-1 erniedrigt	Hyperapo-betalipo-proteinämie	Familienuntersuchung

N Muskel- und Skelettsystem

101 Muskelschwäche

Lars Klinge, Thomas Voit

Symptombeschreibung

Die klinischen Symptome bei Erkrankungen der Skelettmuskulatur können je nach Alter des Patienten sehr unterschiedlich sein. Mit dem Begriff Muskelschwäche wird ein Zustand verminderter Skelettmuskelfunktion beschrieben, von dem unterschiedliche Muskelpartien betroffen sein können (Schulter-, Beckenmuskulatur, Gesichts- oder Extremitätenmuskulatur). Hinter ihm können sich verschiedene Pathologien der Skelettmuskulatur oder übergeordneter neurologischer Funktionssysteme verbergen.

Das Symptom Muskelschwäche manifestiert sich in den verschiedenen Altersgruppen auf unterschiedliche Weise:
- Besteht eine Muskelschwäche bereits *intrauterin*, so kommt es häufig zur Ausbildung eines Polyhydramnions (Schluckschwäche des Fetus), zu verminderten Kindsbewegungen sowie zur Entstehung angeborener, fixierter Gelenkfehlstellungen (Arthrogryposis). Umgekehrt kann ein Oligohydramnion zu einer Arthrogryposis des Fetus führen. Diese kann sekundär eine Muskelschwäche verursachen.
- Bei *Neugeborenen* führt eine Muskelschwäche zu Saug- und Schluckschwäche, schwachem bis tonlosem Schreien und nicht selten zu respiratorischer Insuffizienz.
- Eine Muskelschwäche bei Kindern in den *ersten beiden Lebensjahren* hat vielfach eine verzögerte motorische Entwicklung zur Folge. Betroffene Kinder können erst spät oder überhaupt nicht frei sitzen, stehen oder laufen.
- Bei *älteren Kindern* können eine abnorme Gangart (Steppergang, Zehenspitzengang, Watschelgang) oder Scapulae alatae Anhaltspunkt für eine muskuläre Schwäche sein.

Neben der Muskelschwäche gibt es eine Reihe assoziierter Symptome, die im Rahmen neuromuskulärer Erkrankungen auftreten können oder auf solche hinweisen (Tab. 101.1).

Das Spektrum der neuromuskulären Erkrankungen gliedert sich in Krankheiten, die primär die Skelettmuskulatur betreffen *(primäre Myopathien)*, und neurogene Störungen, bei denen Muskelschwäche und Veränderungen der Skelettmuskulatur als *sekundäres Symptom* von Erkrankungen des Zentralnervensystems, des zweiten Motoneurons (motorische Vorderhornzellen) oder

des peripheren Nervs vorkommen. Auch Störungen der neuromuskulären Übertragung oder genetisch bedingte Schwächen des Bindegewebes führen zu Muskelschwäche (Abb. 101.1). Schließlich gibt es eine Reihe von Erkrankungen, die sowohl das Zentralnervensystem als auch die Muskulatur betreffen (z.B. kongenitale Muskeldystrophie mit Lissenzephalie).

Sowohl primäre Myopathien als auch neurogene Störungen lassen sich in hereditäre oder erworbene Erkrankungen mit akuten, episodischen oder chronischen Verläufen einteilen.

Tabelle 101.1 Assoziierte Symptome bei neuromuskulären Erkrankungen.

- Myalgien
- Muskelkrämpfe
- Muskelatrophie
- Rhabdomyolysen, Myoglobinurie
- verlängerte Rekonvaleszenz im Rahmen von grippalen Infekten
- unklare komaähnliche Zustände
- abnorme Gangart
- episodische Lähmungen
- Muskelsteifheit, besonders bei Kälte
- Faszikulieren der Zunge

Rationelle Diagnostik

Anamnese

Eine eingehende klinische Anamnese ist generell ein wichtiger Bestandteil in der Diagnostik neuromuskulärer Erkrankungen im Kindesalter. Formal gliedert sich die Anamneseerhebung in die Eigenanamnese, die der Erfassung der aktuellen Beschwerdesymptomatik und Auffälligkeiten in der motorischen Entwicklung gilt, sowie in eine ausführliche Familienanamnese.

Eigenanamnese

Die häufigsten *Symptome*, die im Rahmen neuromuskulärer Erkrankungen im Kindesalter auftreten, sind eine verspätete (psycho)motorische Entwicklung, eine abnorme Gangart, eine Tendenz zu fallen, augenscheinliche Muskelschwäche, allgemeine Muskelhypotonie, Muskelkrämpfe, Muskelschmerzen oder brauner Urin als Ausdruck einer Myoglobinurie im Rahmen einer Rhabdomyolyse.

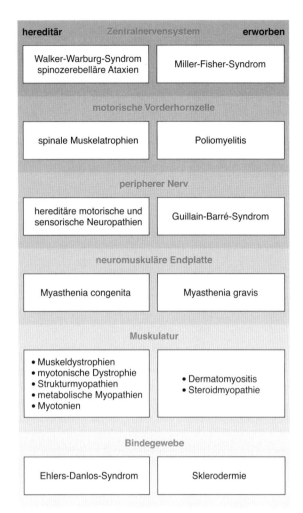

hereditär	Zentralnervensystem	erworben
Walker-Warburg-Syndrom spinozerebelläre Ataxien		Miller-Fisher-Syndrom

motorische Vorderhornzelle

spinale Muskelatrophien	Poliomyelitis

peripherer Nerv

hereditäre motorische und sensorische Neuropathien	Guillain-Barré-Syndrom

neuromuskuläre Endplatte

Myasthenia congenita	Myasthenia gravis

Muskulatur

• Muskeldystrophien • myotonische Dystrophie • Strukturmyopathien • metabolische Myopathien • Myotonien	• Dermatomyositis • Steroidmyopathie

Bindegewebe

Ehlers-Danlos-Syndrom	Sklerodermie

Abb. 101.1 Topisch-neurologische Klassifizierung einiger neuromuskulärer Erkrankungen.

Ferner ist es von Bedeutung, den *zeitlichen Verlauf der Beschwerden* zu berücksichtigen.
• Eine *akut einsetzende* Muskelschwäche tritt vor allem im Rahmen eines Guillain-Barré-Syndroms (akute Polyradikulitis und Polyneuritis) auf.
• Eine *schleichende* Entwicklung der Muskelschwäche ist für die Myasthenia gravis typisch.
• *Neu aufgetretene Schwäche und psychische Verstimmung* („weakness and misery") sind immer verdächtig auf eine Dermatomyositis.
• Ein *progressiver Verlauf* mit Gehverlust bis zum 13. Lebensjahr ist kennzeichnend für die Muskeldystrophie Typ Duchenne.
• Die spinale Muskelatrophie Typ 2 ist ein Beispiel für eine neuromuskuläre Erkrankung mit einem meist *statischen Verlauf*.

Die Schilderung der klinischen Beschwerden kann einen Hinweis auf die betroffene Muskelgruppe geben.

So sind z.B. Schwierigkeiten beim Aufstehen vom Boden (Gowers-Phänomen) oder beim Treppen-

steigen meist ein Ausdruck für eine Schwäche der Hüftstrecker. Neben den Muskeln der Extremitäten können auch Funktionen anderer Muskelgruppen, wie der Augen-, Kau-, Schluck- und Atemmuskulatur, eingeschränkt sein.

Tagesabhängige Schwankungen der Muskelschwäche können Hinweise auf zugrundeliegende Störungen geben.

So nimmt die Muskelschwäche bei Patienten mit Myasthenia gravis im Laufe des Tages unter steigender Belastung zu, während sich Myotonien unter fortschreitender Aktivität bessern (Warm-up-Phänomen).
Präsentiert sich ein Kind mit Muskelschmerzen oder Muskelkrämpfen, so muß gefragt werden, ob die Beschwerden *belastungsabhängig* sind.

Muskelkrämpfe, die nach körperlicher Belastung oder fieberhaften, grippalen Infekten unverhältnismäßig häufig und stark auftreten, weisen eindeutig auf eine neuromuskuläre Erkrankung hin.

Sie treten häufig bei benignen, chronischen Formen von Muskeldystrophien auf (Becker-, Gliedergürtelmuskeldystrophie). Des weiteren kommen belastungsabhängige Muskelkrämpfe vor allem in Assoziation mit Myoglobinurie bei metabolischen Myopathien (Glykogenosen, Lipidspeichermyopathien) vor.
Episodische, immer wieder auftretende Ereignisse von Muskelschwäche oder Steifigkeit liefern anamnestische Hinweise für Ionenkanalkrankheiten wie beispielsweise die verschiedenen Formen der periodischen Paralysen.

Familienanamnese

Ein unverzichtbarer Bestandteil jeder Anamnese bei Verdacht auf eine neuromuskuläre Erkrankung ist die Familienanamnese mit der Erstellung eines *Familienstammbaums*. In der Erhebung der Familienanamnese sollte vor allem das Augenmerk auf auffällige Symptome bei anderen Familienmitgliedern gerichtet werden, häufig können dabei neben Muskelschwäche sogenannte *Minisymptome*, z.B. eine Katarakt bei der myotonischen Dystrophie (Curschmann-Steinert), den entscheidenden Hinweis liefern. Wichtig ist ebenfalls die Frage nach Totgeburten, die z.B. einen Hinweis auf das Vorliegen einer X-chromosomalen myotubulären Myopathie (s. DD-Tab.) geben können.
Autosomal-dominant vererbte Erkrankungen (z.B. myotonische Dystrophie Curschmann-Steinert) zeigen nicht selten das Phänomen der Antizipation. Dabei verläuft eine Krankheit in aufeinanderfolgenden Generationen immer schwerer und manifestiert sich immer früher.
Bei autosomal-rezessiven Erkrankungen (Glie-

dergürtelmuskeldystrophie, spinale Muskelatrophie, viele metabolische Myopathien) sind die früheren Generationen häufig klinisch unauffällig und die Eltern heterozygot. *Konsanguinität* der Eltern erhöht dabei das Risiko, gleichartig mutierte Gene zu tragen.

Bei den X-chromosomal-rezessiven Muskelerkrankungen (Duchenne-, Becker-, Emery-Dreifuss-Muskeldystrophie, myotubuläre Myopathie) finden sich häufig betroffene männliche Verwande in der Familie der Mutter. Die ausführliche Familienanamnese kann bei den X-chromosomal-rezessiven Erkrankungen wichtige Hinweise auf den *Überträgerstatus* klinisch gesunder weiblicher Familienmitglieder liefern.

Körperliche Untersuchung

Allein durch aufmerksame Beobachtung spontaner Bewegungsmuster lassen sich Hinweise auf die Lokalisation und das Ausmaß der Muskelschwäche gewinnen. Hierfür sollte man sich nach Möglichkeit immer großzügig Zeit nehmen.
- Hypotone Säuglinge *("floppy infants")*, fallen vor allem durch geringe Spontanbewegungen, ungewöhnliche Körperhaltungen, einen verminderten Widerstand gegenüber passiven Bewegungen sowie durch eine ungewöhnliche Gelenkmobilität auf. Zudem können sie durch Trinkschwäche und einen schwachen bis tonlosen Schrei auffallen.
- Die Kombination einer von kranial nach kaudal zunehmenden Schwäche mit *"Froschhaltung"*, Glockenthorax, paradoxer Atmung, Innenrotation der Arme (Krughenkelhaltung) und fehlendem Strampeln spricht für das Vorliegen einer infantilen spinalen Muskelatrophie (Werdnig-Hoffmann). Das Gangbild als spontanes Bewegungsmuster kann ebenfalls aufschlußreich sein.
- Der *Zehenspitzengang* kann für eine Muskeldystrophie, eine Dystonie oder eine Spastik sprechen. Klinisches Frühsymptom ist ein erschwerter Fersengang. Der Zehenspitzengang kann aber auch in der Frühphase des Laufenlernens noch normal sein.
- Der *Steppergang* kommt bei einigen Formen der hereditären motorisch sensorischen Neuropathien vor, aber auch bei distalen Myopathien oder einer zerebellären Systemdegeneration wie bei der Friedreich-Ataxie.
- Ein *ataktisches Gangbild* ist häufig ein Symptom bei Patienten mit einer mitochondrialen Myopathie oder bei spinozerebellärer Ataxie.

Bei der körperlichen Untersuchung müssen – neben einer gründlichen internistischen Untersuchung – zunächst der *Muskeltonus* und die *Muskelkraft* beurteilt werden. Hierbei sollte systematisch die Gesichts-, Schultergürtel-, Beckengürtel-, sowie die proximale und distale Extremitätenmuskulatur untersucht werden. Bei Säuglingen sind die Überprüfung der Kopfkontrolle während des Traktionsversuches aus der Rückenlage heraus sowie die Testung eines Durchschlupfphänomens wichtige Bestandteile jeder körperlichen Untersuchung. Das Einbeinstehen sowie das Hüpfen mit beiden Beinen und auf einem Bein kann bei älteren Kindern Aufschlüsse über die Muskelfunktion geben. Insbesondere das eingeschränkte Einbeinhüpfen kann eine milde Schwäche der Hüftstrecker offenbaren. Ein positives Gowers-Phänomen (an sich selbst hinaufklettern beim Aufstehen vom Boden) ist ein unspezifisches, aber charakteristisches Zeichen für eine Muskelschwäche und sollte bei jeder neurologischen Untersuchung im Kindesalter überprüft werden.

Zusätzlich muß auf *sekundäre Veränderungen*, hervorgerufen durch die verminderte Muskelfunktion, geachtet werden. Hierzu zählen:
- *Skoliose* der Wirbelsäule (z.B. spinale Muskelatrophie, hereditäre motorische sensorische Neuropathien),
- *Kontrakturen* (angeborene Kontrakturen sprechen für eine intrauterine Minderbewegung des Fetus und kommen u.a. bei kongenitaler Muskeldystrophie oder Myopathie vor),
- *Muskelatrophien*,
- *Pseudohypertrophien* der Wadenmuskulatur im Sinne von Gnomenwaden (bei Muskeldystrophien).

Die Überprüfung der *Muskeleigenreflexe* wird vielfach überschätzt. Abgeschwächte Muskeleigenreflexe lassen sich bei Muskelschwäche, verursacht durch Muskelerkrankungen, spinalen Muskelatrophien und Erkrankungen peripherer Nerven finden.

> **Das einfache Auslösen von Muskeleigenreflexen bei einem hypotonen Säugling spricht eindeutig gegen das Vorliegen einer spinalen Muskelatrophie Typ 1. Gesteigerte Muskeleigenreflexe (Hyperreflexie) deuten auf Pathologien des ZNS hin.**

Im Rahmen der allgemeinen internistischen Untersuchung muß ergänzend auf Veränderungen der Haut (fliederfarbenes Erythem über den Augenlidern und Wangen), wie sie bei der Dermatomyositis vorkommen, geachtet werden (Inspektion). Eine Epidermolysis bullosa mit Muskeldystrophie tritt bei Plektindefizienz auf.

Klinisch-chemische Untersuchungen

> **Die wichtigste Laboruntersuchung bei Vorliegen einer Muskelschwäche ist die wiederholte Bestimmung der *Kreatinkinase (CK)* und der *Transaminasen (SGOT, SGPT)*. Eine dreimalig bestätigte Erhöhung der Kreatinkinase und der Transaminasen spricht bis zum Beweis des Gegenteils für eine Muskeldystrophie.**

N

Muskel- und Skelettsystem

Aus dem dystrophischen Muskel gelangen die Enzyme in die Blutbahn und führen dort zu Werten zwischen 200 und 10000 U/l (normal < 100 U/l).

Eine Erhöhung der Transaminasen wird häufig als Indikator einer Lebererkrankung *fehlinterpretiert*, tatsächlich kommen diese Enzyme auch im Skelettmuskel vor, so daß bei isoliert erhöhten Werten für SGOT und SGPT bei normaler γ-GT immer eine Kreatinkinase (vor allem das *muskelspezifische Isoenzym CK-MM*) mit bestimmt werden muß.

Erhöhte CK-Werte finden sich zusätzlich bei der Dermatomyositis sowie bei einigen weiblichen Anlageträgerinnen für X-chromosomal-rezessive Muskeldystrophien, leichte Erhöhungen kommen auch bei kongenitalen Strukturmyopathien, metabolischen Myopathien und spinalen Muskelatrophien vor.

> **Bei Neugeborenen, aber auch bei älteren Kindern sollte die CK mehrfach bestimmt werden, da der normale Geburtsvorgang (ebenso wie eine verstärkte Muskelbelastung oder ein Trauma) Ursache für eine transitorische CK-Erhöhung sein kann.**

Allerdings ist eine CK-Verlaufsuntersuchung nur bei Poly- oder Dermatomyositis sinnvoll; bei Myopathien oder Muskeldystrophien gibt sie keinen Aufschluß über die Schwere oder den Verlauf der Erkrankung.

Liegt der klinische V.a. eine Dermatomyositis vor, so sollten – zusätzlich zu der Bestimmung der CK-Werte – die *Entzündungsparameter* (Leukozyten, Blutsenkungsgeschwindigkeit, C-reaktives Protein) und Autoantikörper (ANA, anti-Jo1, anti-PM1) untersucht werden.

Bei der Myasthenia gravis läßt sich bei der Mehrzahl der Patienten eine Erhöhung der Acetylcholin-Rezeptor-Antikörper feststellen. Bei einem Teil der Acetylcholin-Rezeptor-Antikörper-negativen Patienten finden sich Antikörper gegen MuSK (muskelspezifische Rezeptor-Tyrosinkinase).

Bei V.a. eine mitochondriale Erkrankung muß eine Bestimmung der *Laktat- und Pyruvatkonzentrationen sowie von Alanin in Serum und Liquor* des Patienten erfolgen. Weitere sinnvolle Untersuchungen sind die Bestimmung von *Ammoniak im Serum* und die Suche nach *Lymphozytenvakuolen im Blutausstrich* (bei neurometabolischen Speicherkrankheiten) sowie die *Analyse des Acylcarnitinmusters, der organischen Säuren und Aminosäuren in Urin und Plasma. Elektrolytverschiebungen*, insbesondere erhöhte oder erniedrigte Serumkaliumspiegel, vor allem während einer Lähmungsphase, können ein Hinweis auf das Vorliegen einer periodischen Paralyse sein.

Ein unverzichtbarer Bestandteil in der Diagnostik eines Guillain-Barré-Syndroms (akute Polyradikulitis und Polyneuritis) ist die Bestimmung des *Eiweißgehalts im Liquor*, der dann deutlich erhöht ist (50–300 mg%, normal: < 50 mg%).

Sowohl axonale als auch demyelinisierende Veränderungen kommen im Rahmen einer Polyradikulopathie oder bei hereditären motorisch sensorischen Neuropathien vor.

Molekulargenetische Untersuchungen

Eine Vielzahl neuromuskulärer Erkrankungen läßt sich auch molekulargenetisch diagnostizieren (Deletionen im X-Chromosom bei Duchenne-/Bekker-Muskeldystrophie, homozygote Deletion im Chromosom 5q oder Deletion des telSMN-Gens bei spinaler Muskelatrophie), so daß EDTA-Blut für molekulargenetische Zwecke abgenommen werden sollte.

Bildgebende Verfahren

Die *Ultraschalluntersuchung* hat sich als wertvolle, einfache und billige Screeningmethode zur Erkennung pathologischer Muskelveränderungen erwiesen. Da die gesunde Muskulatur ein relativ homogenes Gewebe ist, stellt sie sich sonographisch echoarm dar. Bei den Muskeldystrophien findet sich meist eine diffus vermehrte Echogenität, die mit dem Grad der Proliferation von Fett- und Bindegewebe korreliert. Bei den spinalen Muskelatrophien (SMA) findet sich neben der vermehrten Echogenität charakterischerweise eine Atrophie der Muskulatur, bei SMA Typ 1 begleitet von einer kompensatorischen Verdickung des subkutanen Fettgewebes.

Die T1-gewichtete Kernspintomographie der Skelettmuskulatur (mit oder ohne Fettsuppression) wird in zunehmendem Maße zu einem wichtigen diagnostischen Hilfsmittel der klinischen Myologie. Sie ermöglicht einerseits bei zahlreichen Erkrankungen krankheitsspezifische Schädigungsmuster zu erkennen und andererseits die optimale Wahl des zu biopsierenden Muskels.

Die Kernspintomographie des ZNS liefert bei Muskeldystrophien oft wichtige Hinweise für Diagnostik und Klassifikation (z.B. Fehlmyelinisierung bei laminindefizienter kongenitaler Muskeldystrophie).

Elektrophysiologische Untersuchungen

Neben den bildgebenden Verfahren kommt den elektrophysiologischen Untersuchungstechniken eine besondere Bedeutung zu, allen voran der Bestimmung der *Nervenleitgeschwindigkeit (NLG)*. Sie ist abhängig vom Durchmesser und Myelinisierungsgrad der Nerven und zeigt altersabhängige Normwerte. Erkrankungen, die primär das Axon betreffen (axonale Neuropathie), führen grundsätzlich zu keinen oder nur geringen Veränderungen der NLG. Sind jedoch die Schwann-Zellen geschädigt (demyelinisierende Neuropathie), dann ist die NLG deutlich vermindert. Dies könnte z.B. für eine hereditäre motorisch-sensorische Neuropathie oder ein Guillain-Barré-Syndrom sprechen.

Die *Ableitung evozierter Potentiale* ist u.a. hilfreich bei der Etagendiagnostik (SEP, MEP) oder der Überprüfung möglicherweise mit betroffener Systeme (AEP für Hirnstamm und zentrale Hörbahn, VEP für die zentrale Sehbahn). Da auch Epilepsien mit neuromuskulären Erkrankungen assoziert sein können (z.B. merosindefiziente kongenitale Muskeldystrophie, Mitochondriopathie), kann ein *EEG* sinnvoll sein.

Eine weitere elektrophysiologische Untersuchungsmethode ist die *Elektromyographie.* Sie dient der Unterscheidung zwischen primär myopathischen und primär neuropathischen Erkrankungen. Da es sich um eine sehr schmerzhafte Methode handelt und eine ausreichende Mitarbeit der Kinder häufig nicht gewährleistet ist, kann häufig darauf verzichtet werden. Dementsprechend sollte hier eine strenge Indikationsstellung gelten (bei V. a. Myotonie oder Myasthenie).

Muskelbiopsie

Die *Nadelbiopsie des Muskels* ist ein relativ atraumatischer Eingriff, der unter Sedierung und Lokalanästhesie durchgeführt werden kann und eine kaum sichtbare Narbe hinterläßt. Die Biopsie wird meist am M. quadriceps (M. vastus lateralis) vorgenommen. Mit Hilfe dieser Technik kann meist genügend Material für histologische, histochemische, immunhistochemische, elektronenmikroskopische und molekulargenetische (DNS, RNS) Untersuchungen gewonnen werden.

Bei exakt definierten Fragestellungen, z.B. bei verschiedenen metabolischen Myopathien oder Mitochondriopathien, ist eine *offene Operationsbiopsie* indiziert. Hierbei kann u.U. während des gleichen Eingriffs ein Stück Nerv oder ein Hautstück (zur Anlage einer Fibroblastenkultur) für weitere diagnostische Untersuchungen entnommen werden.

Eine Übersicht der wichtigsten Untersuchungstechniken gibt Tabelle 101.2.

Tabelle 101.2 Übersicht über die wichtigsten Untersuchungen bei V. a. neuromuskuläre Erkrankungen.

klinisch-chemische Untersuchungen (Laborparameter)[1]
- Kreatinkinase (CK), wiederholte Bestimmung
- Transaminasen (SGOT, SGPT)
- LDH
- Elektrolyte
- Entzündungsparameter
- Laktat, Pyruvat und Alanin (Serum, Liquor)
- Ammoniak
- organische Säuren und Aminosäuren (Urin, Plasma)
- Lymphozytenvakuolen im Blutausstrich
- Autoantikörper
- Liquorstatus (Zellzahl, Glukose, Eiweiß)

molekulargenetische Untersuchungen

technische Untersuchungsverfahren
- Muskelsonographie
- Kernspintomographie
- Nervenleitgeschwindigkeit
- evozierte Potentiale
- EEG
- Elektromyographie (häufig verzichtbar, enge Indikationsstellung)

Muskelbiopsie:
- Nadelbiopsie:
  - Histologie
  - Histochemie
  - Immunhistochemie
  - Elektronenmikroskopie
  - Molekulargenetik
- offene Operationsbiopsie für biochemische Untersuchungen
- wenig vitale Muskelmasse (Säugling, fortgeschrittene Erkrankung, post mortem)

[1] Diese Liste ersetzt nicht eine sinnvolle Gewichtung der notwendigen Untersuchungen: Eine Bestimmung der Aminosäuren bei primärem V. a. eine Muskeldystrophie und einem CK-Wert > 1000 U/l ist meist nicht sinnvoll.

Differentialdiagnostische Tabellen

Die Klassifizierung der neuromuskulären Erkrankungen im Kindesalter erfolgt zum einen nach dem topisch-neurologischen Prinzip. Zum anderen muß auch berücksichtigt werden, daß es für Früh- bzw. Neugeborene altersabhängige Differential-diagnosen gibt. Die folgenden Tabellen berücksichtigen die neurologisch-topische Klassifizierung, die altersabhängigen Differentialdiagnosen und die hereditären und erworbenen myopathischen Erkrankungen.

N

Muskel- und Skelettsystem

Differentialdiagnose der hereditären primären myopathischen Erkrankungen

Charakterisierung des Hauptsymptoms	weiterführende Nebenbefunde	Verdachts- diagnosen	Bestätigung der Diagnose
CK > 1000 U/l, motorische Schwäche meist ab 16.–18. Monat, Zehen- spitzengang, Watschel- gang, Gnomenwaden, Hyperlordose, Gowers-Manöver positiv	Verlust der Gehfähigkeit zwischen 10. und 14. Lebens- jahr, Intelligenz oft vermindert, im weiteren Verlauf Ent- stehung von Kontrakturen, positive Familienanamnese	Duchenne- Muskel- dystrophie	*Muskelbiopsie:* dystrophische Muskelfasern sowie vollständiges Fehlen von Dystrophin im Sarkolemm, *molekulargenetische Untersuchung* des Dystrophingens
CK-Wert ↑, milde Muskelschwäche (proximal > distal), Gnomenwaden, Myalgien, Myoglobinurie, Muskelkrämpfe	keine Rollstuhlpflichtigkeit vor dem 18. Lebensjahr, Kardiomyopathie kann im Vordergrund stehen positive Familienanamnese	Becker- Muskel- dystrophie	*Muskelbiopsie:* dystrophische Muskelfasern; Dystrophin teilweise vermindert, aber vorhanden, *molekulargenetische Untersuchung:* bei ca. 60% Deletion im Dystrophingen
CK-Wert ↑, Muskel- schwäche im Schulter- und Beckengürtel	erhebliche Variabilität des Alters und des Verlaufes	Gliedergürtel- muskel- dystrophie	*Muskelbiopsie:* histologisches Bild einer Muskeldystrophie, teilweise Nachweis einer Sarkoglykanopathie, Calpainmangel, Dysferlinopathie, Patho- logien des Fukutin-Related-Protein (FKRP), *molekulargenetische Untersuchung:* exakte molekulare Zuordnung möglich (bei > 50%)
Probleme beim Gehen/ Laufen, Rigidität der Wirbelsäule mit einge- schränkter Nacken- und Rumpfbeugung, kardiale Rhythmusstörung/ Kardiomyopathie	Spitzfuß, Kontrakturen der Ellenbeugen, fokale Muskel- atrophie v.a. am Oberarm und Unterschenkel, CK-Wert ↑, Heterotopie oder AV-Block im EKG bzw. Langzeit-EKG	Emery- Dreifuss- Muskel- dystrophie	*Muskelbiopsie:* dystrophische Veränderungen, immunhisto- chemisch Fehlen von Emerin, einem nukleären Membranprotein, *molekulargenetische Untersuchung* des Gens; cave: autosomal-domi- nante Formen klinisch nicht zu unterscheiden, Emerin normal
Schwäche der Gesichts- und Schultermuskeln, „Terrassenstellung" der Schultern bei Abduktion	Schwerhörigkeit, Augen- hintergrundveränderungen, CK-Wert normal oder leicht ↑	fazioskapulo- humerale Dystrophie	Klinik, Muskelbiopsie mit dystrophi- schen Veränderungen, autosomal- dominanter Erbgang, molekular- genetischer Nachweis von abnormen Fragmenten von Chromosom 4q
Muskelschwäche des Gesichtes und der distalen Extremitäten, mentale Retardierung, Katarakt, Innenohrschwer- hörigkeit	Ptosis, Lidschluß nicht möglich, ähnliche Symptome bei einem Elternteil, zunehmende Schwere der Symptome von einer Generation zur nächsten (Antizipation), Perkussions- myotonie der Thenarmuskulatur (nicht bei Kleinkindern, meist erst später)	myotonische Dystrophie (Curschmann- Steinert)	Klinik, EMG mit myotonischem Bild, Amplifikation von CTG-Trinukleoti- den auf Chromosom 19 neonatale myotonische Dystrophie
schwere generalisierte Muskelschwäche inklusive der Gesichts- und Zwerchfellmuskulatur, Kardiomyopathie, Hepatomegalie, bei Belastung: Muskelkrämpfe und Myoglobinurie	EKG-Veränderungen, CK evtl. ↑ (DD Muskel- dystrophie), Hypoventilation, Kontrakturen, milde Form ohne Herzbeteiligung	Glykogenose Typ II (Pompe)	*Muskelbiopsie:* Glykogen- speicherung, α-1,4-Glukosidase- Mangel
	milder Verlauf, ausschließlich Skelettmuskel betroffen, zwischen den Episoden völlig normal	Glykogenose Typ V (McArdle)	*Muskelbiopsie:* Glykogen- speicherung, Phosphorylasemangel
diffuse Muskelschwäche, häufig bei Belastung oder während grippaler Infekte, Muskelschmerz mit Rhabdomyolyse	„Reye-ähnliche Symptomatik", Kardiomyopathie, Hepatomegalie	Fettspeicher- myopathie	biochemische Analyse der wichtig- sten Reaktionen im Fettstoffwechsel im Muskel/Fibroblasten: Carnitin- gehalt, Carnitinpalmitoyltransferase I und II, β-Oxidationsenzyme

Differentialdiagnose der hereditären primären myopathischen Erkrankungen *(Fortsetzung)*

Charakterisierung des Hauptsymptoms	weiterführende Nebenbefunde	Verdachtsdiagnosen	Bestätigung der Diagnose
anhaltende oder episodische Muskelhypotonie, Minderwuchs, Ataxie, Krampfanfälle, Ophthalmoplegie	Laktatazidose, CK-Wert ↑, Intelligenz vermindert, Retinitis pigmentosa, Degeneration des N. opticus, Gedeihstörung, periphere demyelinisierende Neuropathie, Kardiomyopathie	mitochondriale Myopathie	Klinik, Laktat im Serum *und* im Liquor, *histochemische* Veränderungen der Cytochrom-C-Oxidase, der Gomori-Trichrom-Färbung oder der oxidativen Enzyme der Skelettmuskulatur, *biochemische* Untersuchung der Atmungskettenenzyme in der Skelettmuskulatur, *molekulargenetische* Untersuchungen der mitochondrialen DNA
plötzliche, meist morgens auftretende Lähmung für Stunden bis Tage	Atemmuskulatur meist nicht betroffen, Serumkalium ↓ (2–3 mmol/l)	hypokaliämisch periodische Paralyse Typ 1	Klinik, Serumkalium, Mutation im muskulären Kalziumkanal (CACLN1A3)

Differentialdiagnose der erworbenen primären myopathischen Erkrankungen

Charakterisierung des Hauptsymptoms	weiterführende Nebenbefunde	Verdachtsdiagnosen	Bestätigung der Diagnose
generalisierte Muskelschwäche, allgemeines Unbehagen mit Fieber, Müdigkeit, Lustlosigkeit, fliederfarbenes Erythem, periorbital und am Fingerrücken, periunguale Erytheme und Teleangiektasien	Kalkablagerungen in der Subkutis (Calcinosis cutis), Spätstadium: gastrointestinale Ulzera, pulmonale Komplikationen, Myokarditis/Perikarditis	juvenile Dermatomyositis	Klinik, CK-Wert ↑, Entzündungsparameter im akuten Schub ↑, Nachweis von Autoantikörpern, Muskelbiopsie: degenerative Veränderungen mit entzündlichen perifaszikulären Infiltraten, Nachweis von HLA-Typ-I-Expression auf Muskelfasern und MAC in den Gefäßendothelien

Differentialdiagnose der Erkrankungen des zweiten Motoneurons und der neuromuskulären Endplatte

Charakterisierung des Hauptsymptoms	weiterführende Nebenbefunde	Verdachtsdiagnosen	Bestätigung der Diagnose
schwere muskuläre Hypotonie v.a. der Beine, paradoxe Atmung (Bauchatmung und gleichzeitige Einziehung des Thorax bei Inspiration), fehlende Muskeleigenreflexe, Zungenfaszikulieren	Trink- und Gedeihstörung, keine Fähigkeit zu sitzen, sehr wach und aufmerksam, Tod meist bis zum 2. Lebensjahr, bulbäre Schwäche	spinale Muskelatrophie Typ 1 (Werdnig-Hoffmann)	Klinik, Muskelsonographie, Muskelbiopsie mit felderförmigen Atrophien und Hypertrophie von Typ-I-Fasern, molekulargenetische Untersuchungen von Chromosom 5q
distal betonte Muskelschwäche bis 18. Monat: Sitzen möglich	frühe Skolioseentwicklung, Zungenfaszikulieren, Tremor der Hände, häufig überdurchschnittlich intelligent	spinale Muskelatrophie Typ 2	s. SMA Typ 1
Muskelschwäche meist jenseits des 18. Monats, Gehen möglich, klinisch ähnlich wie Becker-Muskeldystrophie	Zungenfaszikulieren, Tremor der Hände, CK-Wert evtl. bis 1000 U/l ↑	spinale Muskelatrophie Typ 3 (Kugelberg-Welander)	s. SMA Typ 1, EMG mit Hinweis auf neurogene Schädigung, Deletion auf Chromosom 5q (ca. 80%, Heterogenie?)
symptomatisch im ersten Lebensjahr mit Ateminsuffizienz und distal betonter Muskelschwäche	Zwerchfellhochstand im Röntgenbild, Zungenfaszikulieren	diaphragmale SMA (SMARD1)	Mutation im IGHMBP2-Gen
Ballenhohlfüße und Hammerzehe in der Kindheit, distale Muskelatrophie mit Steppergang	Schwäche steigt langsam von distal nach proximal, Muskeleigenreflexe abgeschwächt	hereditäre motorische sensor. Neuropathie Typ I (Charcot-Marie-Tooth, HMSN Typ I)	NLG vermindert (Einzelfaserelektromyographie mit untersuchen), Nervenbiopsie mit zwiebelschalenartigen Veränderungen der Markscheiden, Molekulargenetik

N

Muskel- und Skelettsystem

Differentialdiagnose der Erkrankungen des zweiten Motoneurons und der neuromuskulären Endplatte *(Fortsetzung)*

Charakterisierung des Hauptsymptoms	weiterführende Nebenbefunde	Verdachtsdiagnosen	Bestätigung der Diagnose
Muskelschwäche der Augen (Ptosis, Ophthalmoplegie, Diplopie), der Kaumuskulatur und der proximalen Extremitäten, Schluck- und Sprachprobleme, schleichende Schwäche	Leistungsfähigkeit morgens besser, längliche Furchung der Zunge, pathologisch vergrößerter Thymus	Myasthenia gravis (autoimmun)	Edrophonium-Test, EMG, Autoantikörper gegen Acetylcholinrezeptor (85–90%), kongenitale Myasthenie

Differentialdiagnose der Muskelhypotonie ohne primäre Ursache im neuromuskulären System

Charakterisierung des Hauptsymptoms	weiterführende Nebenbefunde	Verdachtsdiagnosen	Bestätigung der Diagnose
plötzlich auftretende Lähmung, Sehstörungen, Neuritis N. optici, Ataxie	Gefühlsstörungen, evtl. große Latenz zwischen einzelnen Episoden, Myelitis transversa	Multiple Sklerose	3 zeitlich unabhängige Episoden, Liquor: Nachweis von oligoklonalen Banden und basischem Myelinprotein, visuell evozierte Potentiale trotz Besserung des Sehvermögens pathologisch, periventrikuläre oder spinale Entmarkungsherde im MRT
schleichende oder perakute Muskelschwäche in den Beinen aufsteigend bis zur Atem- und Schluckmuskulatur, Parästhesien und diffuse Schmerzen in betroffenen Muskeln, Areflexie	intellektuelle Fähigkeit nicht betroffen, häufig Fazialislähmung	Guillain-Barré-Syndrom (GBS), (akute Polyradikulitis und Polyneuritis) Miller-Fisher-Syndrom, (GBS, zusätzlich Hirnnervenbeteiligung (N. II, IV und VI) und mentale Beeinträchtigung	Muskeleigenreflexe erloschen, NLG vermindert, Liquoreiweiß ↑↑ bei normaler Zellzahl
generalisierte Muskelhypotonie, v.a. im Säuglingsalter, Minderwuchs, Adipositas, mentale Retardierung	Kryptorchismus, Hypoplasie von Skrotum und Penis oder kleinen Labien, Hypotrophie bei Geburt, Verhaltensauffälligkeiten	Prader-Willi-Syndrom	Klinik, Deletion auf Chromosom 15q oder uniparentale maternale Disomie
muskuläre Hypotonie, assoziiert mit pathologischer Überstreckbarkeit der Gelenke	Hyperelastizität der Haut, Neigung zu Narbenkeloiden, Mitralklappenprolaps	Ehlers-Danlos-Syndrom	Klinik, molekulargenetische Charakterisierung der verschiedenen Defekte teilweise möglich
Gangstörung und Muskelschwäche nach zunächst normaler Entwicklung ab 2. Lebensjahr, Achillessehnenreflexe erloschen	mentale Retardierung und Demenz, Spastik, Blindheit	metachromatische Leukodystrophie	Liquoreiweiß ↑, NLG vermindert, Arylsulfatase-A-Mangel in Leukozyten nachweisbar

Differentialdiagnose der Muskelhypotonie beim Früh-/Neugeborenen („Floppy-infant-Syndrome")

Charakterisierung des Hauptsymptoms	weiterführende Nebenbefunde	Verdachts- diagnosen	Bestätigung der Diagnose
CK bis 3000 U/l (dreimal kontrollieren), generalisierte Muskel- hypotonie, multiple Kontrakturen	extraokuläre Muskeln nicht betroffen, Intelligenz meist normal	kongenitale Muskeldystrophie	CK ↑, Muskelbiopsie: dystrophische Muskelfasern, Merosinmangel (> 50%) mit abnormer Signal- intensität des Marklagers in der T2-Wichtung (MRT) (häufig als Leukodystrophie fehlinterpretiert!)
		Walker-Warburg- Syndrom und Muscle-Eye-Brain Disease (MeB) (kon- genitale Muskel- dystrophie, zusätzlich Lissenzephalie Typ II, Augenfehlbildungen)	
teilweise kongenitale, proximale Kontrakturen, diskrete Hyperextensibilität, Muskelschwäche, verzögerte Meilensteine	charakteristische Fazies, frühe Einsteifung der Wirbelsäule, Skoliose, Ateminsuffizienz	Muskeldystrophie Ullrich	*Muskelbiopsie:* Reduktion von Kollagen VI, Mutationsanalyse
generalisierte Muskel- hypotonie, faziale Diplegie mit dreiecksförmigem Mund, Klumpfüße	Trink- und Ernährungs- schwierigkeiten, myotone Symptome bei der Mutter, Polyhydramnion, schmale Rippen	neonatale myotonische Dystrophie	Diagnostik der myotonischen Dystrophie bei der Mutter
kongenitale Ptosis, Bulbärparalyse mit schwachem bis tonlosem Schrei, Saug- und Schluckschwierigkeiten	respiratorische Insuffizienz	Myasthenia congenita	Interkostalmuskelbiopsie mit immunhistochemischem und ultra- strukurellem Nachweis von Acetyl- cholinbildungsstörung, Mangel an Acetylcholin oder genetische Veränderungen der Acetylcholin- rezeptoren, fehlender Nachweis von Acetylcholin-Rezeptor-Antikörpern im Serum; EMG: Dekrement bei repetitiver Reizung
generalisierte Muskel- hypotonie, respiratorische Insuffizienz, Saug-, Schluck- und Muskel- eigenreflexe vermindert oder fehlend	Ptosis, Ophthalmoplegie, verminderte fetale Bewegungen, Poly- hydramnion, rezidivierende Apnoe, CK-Wert normal	X-chromosomale myotubuläre Myopathie	Muskelbiopsie: vermehrte zentrale Kerne oder Zonen mit verminderter oxidativer Enzym- und ATPase- Aktivität, Mutationsanalyse möglich
gravierende oder milde Muskelhypotonie, Muskelschwäche, v.a. in den proximalen Extremitäten	Facies myopathica mit länglichem Gesicht und hohem Gaumen, CK-Wert normal, Arthrogryposis	kongenitale Nemalin-Myopathie	Muskelbiopsie (Trichromfärbung): Nachweis von roten Stäbchen heterogen; Mutationsanalyse teilweise möglich
generalisierte Muskel- hypotonie mit Arthro- gryposis, Bulbärparalyse, Areflexie	respiratorische Insuffizienz	kongenitale Hypo- myelinisierungs- neuropathie	CK-Wert normal, NLG vermindert, Liquoreiweiß ↑↑, Nervenbiopsie: fehlende Myelinbildung
schwere Muskelhypotonie mit Arthrogryposis, Hypo- oder Areflexie, Krampfanfälle, Hepatomegalie	schwere Gedeihstörung, rechteckiges Gesicht, klaffende Schädelnähte, tiefe Nasenwurzel, Epikanthus, dysplastische Ohren, biliäre Zirrhose, polyzystische Nieren, Retinadegeneration	Zellweger- Syndrom, zerebrohepato- renales Syndrom	Klinik, Erhöhung der überlang- kettigen Fettsäuren (VLCFA) im Plasma, Peroxisomen vermindert oder nicht vorhanden
		metabolische Myo- pathien, spinale Muskelatrophie Typ1	

Muskel- und Skelettsystem

N

102 Skoliose

Peter Edelmann

Symptombeschreibung

Eine *Skoliose* ist eine teilfixierte Wirbelsäulenseit-verkrümmung mit Rotation des Wirbelkörpers um die Wirbelkörperlängsachse.

Eine Skoliose kann bereits bei Geburt infolge einer *Wirbelsäulenfehlbildung* bestehen. Sie kann in Form der *sogenannten Säuglingsskoliose* im Säuglingsalter und Kleinkindalter als Lageschaden oder ab dem Kleinkindalter bevorzugt in der Vorpubertät als *idiopathische Skoliose* vorkommen. Skoliosen entstehen außerdem in leichter Form in Verbindung mit *jugendlichen Aufbaustörungen* der Brust- und Lendenwirbelsäule.

Jedwede Störungen der Wirbelkörperstabilität, etwa bei der Neurofibromatose, der Osteogenesis imperfecta, durch Tumordestruktion des Wirbelkörpers, bei Spondylitis oder traumatischen Wirbelkörperfrakturen, können ebenfalls zu einer Skoliose führen. Außerdem sind Skoliosen häufige Begleiterscheinungen von Syndromen (Vater-Syndrom, Sotos-Syndrom, Marfan-Syndrom etc.).

Schließlich gibt es eine Skolioseform, die erst im Erwachsenenalter entsteht: die *diskogene Skoliose* bei Diskose (Chondrose) in der Lendenwirbelsäule.

Fehlbildungsskoliosen und Skoliosen bei Neurofibromatose sind vielfach kombiniert mit einer Kyphose als sog. Kyphoskoliose. Tabelle 102.1 gibt einen Überblick über verschiedene Formen und Ursachen der Wirbelsäulenverkrümmung.

Rationelle Diagnostik

Anamnese

Fehlbildungen der Wirbelsäule können gelegentlich schon sonographisch *intrauterin* entdeckt werden. Die meisten kongenitalen Wirbelsäulenfehlbildungen werden *direkt nach der Geburt* oder bei den *Vorsorgeuntersuchungen* bemerkt. Manche Fehlbildungen bleiben aber bis zur Ausbildung der Skoliose unerkannt. Fehlbildungen der Wirbelkörper in Verbindung mit einem offenen Rückenmarkskanal (Myelodysplasie) fallen sofort nach der Geburt auf. Üblicherweise muß der Rükkenmarkskanal schon am ersten oder zweiten Lebenstag operativ verschlossen werden.

Die sog. Säuglingsskoliose, der Lageschaden, wird häufig fehlgedeutet. In der Anamnese muß

Tabelle 102.1 Differentialdiagnose und Klinik der Skoliosen (nach: Stagnara, P., R. Fauchet: Medizinisch-orthopädische Technik 5/88. Gentner, Stuttgart 1988).

Bezeichnung	typisches Alter bei Krümmungs-beginn	Art der Verkrümmung					Schwe-regrad	Häufigkeit i.d. Normal-bevölke-rung	Häufigkeit von Wirbel-säulen-verkrüm-mungen
		Sko-liose	Ky-phose	Kyph/ Skol	Lor-dose	Inver-sion			
genetische oder als solche angenommene Schädigungen									
Dysplasien mit überwiegend bindegewebiger Ausprägung									
Ehlers-Danlos-Syndrom									
6/7 Formen									
1		+	+	++		++	5		
2		+				+	1		
3		+				+	3		
4 Sack Barabas	1–5 Jahre	+				+	2	1/100 000	
5 (an X-Chromosom gebunden)		+				+	3		18% (B)
6		+	+	++		++	5		
7		+				+	1		
Marfan-Syndrom (3 von 4 Formen)									
1 asthenisch		+	+	++		++	5		
3 kong. contr. arachno.	0–10 Jahre	+	+			+	3	1/66 000	60% (B)
4 hypermobil		+		+		++	4		
Homozystinurie	5–10 Jahre	+						1/143 000	27% (B)
Larsen-Syndrom				+				selten	12% (B)
ossifizierende Fibrodysplasie		+						selten	?

Tabelle 102.1 *Fortsetzung.*

Bezeichnung	typisches Alter bei Krümmungsbeginn	Art der Verkrümmung					Schweregrad	Häufigkeit i.d. Normalbevölkerung	Häufigkeit von Wirbelsäulenverkrümmungen
		Skoliose	Kyphose	Kyph/Skol	Lordose	Inversion			
Dysplasie mit überwiegend knorpeliger Ausprägung									
Morquio-Syndrom (Mukopolysaccharidose 4)	0–2 Jahre	+	+	+			4	1/40000	sehr häufig
Achondroplasie	0–2 Jahre		+++				4		sehr häufig
kongenitale spondylo-epiphysäre Dysplasie	Geburt	+		+			3	selten	sehr häufig
Dysplasia spondylo-epiphysarea tarda	10–15 Jahre		+				1	selten	sehr häufig
Dysplasia epiphysarea punctata	0–5 Jahre			++			4	selten	sehr häufig
diastrophischer Kleinwuchs	Geburt			++			4	sehr selten	sehr häufig
metatrophischer Kleinwuchs	Geburt			++			4	sehr selten	
spondylometaphysärer Kleinwuchs	5–10 Jahre		+				3	selten	
M. Hurler (Mukopolysaccharidose 1)	1–3 Jahre		+	+			1	1/4000	sehr häufig
M. Hunter (Mukopolysaccharidose 2)	3–5 Jahre		+					selten	
Mukolipidose 3	3–5 Jahre	+					2	sehr selten	
M. Scheuermann	7–15 Jahre		++				2	5–20%	50%
Dysplasien mit überwiegend knöcherner Ausprägung									
Osteogenesis imperfecta congenita	Geburt	+						?	ziemlich häufig
Osteogenesis imperfecta tarda	4–10 Jahre	+	+					?	
Dysplasia cleidocranialis	3–5 Jahre			+			4	selten	gelegentlich
Goldenhar-Syndrom	0–5 Jahre	+							
Franceschetti-Syndrom	4–7 Jahre	+		+					
angeborene erbliche Verformungen:									
• pterygoakrovertebrale Verformung	Geburt	+				+	3	selten	definitionsgemäß
• andere	Geburt	verschieden						selten	definitionsgemäß
Dysplasien mit überwiegend muskulärer Ausprägung									
Muskeldystrophie Typ Duchenne	6–10 Jahre	+				+	4	1/200000	sehr häufig
Muskeldystrophie vom Gürtel-Typ	20 Jahre	+							selten
fazioskapulohumerale Muskeldystrophie		+							?
sog. angeborene Muskeldystrophie:									
• Fasertyp									
• A-corps-centraux-Typ									
• myotubulärer Typ									
• Nemalinmuskeldystrophie	10–15 Jahre	+					1		
Dysplasien mit überwiegend neurologischer Ausprägung									
• Dysplasien des Neuralrohres, Phakomatosen:									
– Neurofibromatose	6–12 Monate	+	+	+			5	1/500	40%
– tuberöse Sklerose (Bourneville)	6–10 Jahre			+			4	1/100000	6%
– Basalzellennävomatose	6 Jahre (?)						2		häufig
– Dysautonomie	6 Jahre (?)						4	selten	50%
– Incontinentia pigmenti	?						2	selten	
– Megaspondylodysplasie	7–13 Jahre		+	+			5	selten	definitionsgemäß

Muskel- und Skelettsystem

N

603

Tabelle 102.1 *Fortsetzung.*

Bezeichnung	typisches Alter bei Krümmungsbeginn	Art der Verkrümmung					Schweregrad	Häufigkeit i.d. Normalbevölkerung	Häufigkeit von Wirbelsäulenverkrümmungen
		Skoliose	Kyphose	Kyph/Skol	Lordose	Inversion			
• Dysplasie des Rückenmarks									
– Friedreich-Ataxie	10–12 Jahre	+					4	sehr häufig	
– infantile Spinalparalyse:									
– Werdnig-Hoffmann		+					4		80%
– Kugelberg-Welander	1–10 Jahre						4		80%
– Charcot-Marie									
– Rossy-Levy									
• verschiedene wahrscheinliche Erbfaktoren, neurologische und bindegewebige Ausprägung:									
– idiopathische Skoliose:									
– Säuglingsskoliose	Geburt	+					0–5		
– infantile Skoliose	1–3 Jahre	+		+			2–5		
– juvenile Skoliose	4 Jahre–Pubertät	+		+			3–4	2/1000	definitionsgemäß
– Adoleszentenskoliose	Pubertät–Knochenreife	+					2–3		
– idiopathische Kyphose	10–13 Jahre						2		definitionsgemäß
– Arthrogrypose	Geburt	+	+						
Chromosomenaberrationen									
Turner-Syndrom	Pubertät	+					3	1/5400	ziemlich häufig
Klinefelter-Syndrom	6 Jahre	+				+	3	1/1000	ziemlich häufig
Trisomie 21	9 Jahre	+					3	1/2000	selten
Trisomie 18	Geburt		angeborene Fehlbildungen				4	1/8000	
Trisomie 9p	2 Jahre	+	+				3		ziemlich häufig
Trisomie 8	Geburt		angeborene Fehlbildungen				4		
angeborene oder als solche angenommene Erkrankungen									
angeborene Wirbelsäulenformveränderungen	Geburt								
Embryopathien	vor dem 56. Schwangerschaftstag								
mit neurologischen Fehlbildungen:		alle Arten von Verkrümmungen sind möglich					3–5		80%
Myelomeningozele									
Arnold-Chiari-Syndrom									50–75%?
Syringomyelie									
Diastematomyelie									
Filum terminale									
ohne neurologische Fehlbildungen,							1–5		80%?
fehlende Ausbildung:									
Dysrhaphie des Sakrums								5%	
dysplastische Spondyloptose			+				3–5		definitionsgemäß
dysplastische Spondylolisthese			+				1–3	5%	definitionsgemäß
Fetopathien:									
Segmentationsstörung	nach der 8. Schwangerschaftswoche						1–5		80% (%) ausgenommen symmetrische Blockbildung
gemischte Feto- und Embryopathien		+	+						90% (?)

Tabelle 102.1 *Fortsetzung.*

Bezeichnung	typisches Alter bei Krümmungsbeginn	Art der Verkrümmung					Schweregrad	Häufigkeit i.d. Normalbevölkerung	Häufigkeit von Wirbelsäulenverkrümmungen
		Skoliose	Kyphose	Kyph/Skol	Lordose	Inversion			
erworbene Erkrankungen									
neurologische:									
kindliche Gehirnentzündung	1–7 Jahre	+					2–4		
Kinderlähmung vor abgeschlossener Knochenreife	2–3 Jahre nach der Infektion	+					3–5	unterschiedlich	
Hirnhautentzündung									
traumatische Paraplegie vor der Pubertät									
knöcherne oder entzündliche:									
Tbc (kindliche)			+++				3–5	abnehmend	
Tbc (Erwachsene)			+				1–2		
andere Infektionen									
Demineralisation:									
Rachitis	1 Jahr		+						
kortisoninduzierte Osteoporose			+						
Tumoren									
Verletzungen									
Wirbeloperation									
Bestrahlungen									
Verbrennungen									
Brustkorbverletzung									
entzündlicher Rheumatismus									
Spondylitis ankylopoetica			+				3–5		
idiopathisch oder Folgen anderer Erkrankungen	Verkrümmungen ohne Formveränderung der Wirbelkörper, Wirbelsäulenausgleichskrümmung oder Kompensation (nicht WS-bedingt), schmerzbedingte WS-Verkrümmungen, Lähmungsfolgen oder Fernwirkungen, Fehlhaltungen ohne Krankheitsursache, Pythiatismus								

gefragt werden, wie das Kind als Säugling in den ersten 4 bis 5 Lebensmonaten *gelagert* wurde. Rückenlage oder inkonsequente Seitlagerung führen typischerweise zu einem Lageschaden. Die Zeichen des Lageschadens sind in Form des *Siebener-Syndroms* von Mau beschrieben worden (7 fakultative, in der Regel passagere Symptome der Skelettreifungshemmung beim Säugling: 1) Skoliose, 2) lumbodorsale Kyphose, 3) Schädelasymmetrie, 4) Schiefhaltung des Kopfes, 5) Hüftdysplasie, 6) Beckenasymmetrie, 7) Fußfehlhaltung). Bauchlieger entwickeln nie einen Lageschaden mit Skoliose!

Bei Kindern mit idiopathischen Skoliosen – etwa 80% aller Skoliosen im Jugendalter – kommen in einem Viertel der Fälle gehäuft Skoliosen bei *blutsverwandten* Familienangehörigen vor, während sich Fehlbildungen, die zu einer Skoliose führen, praktisch nicht vererben.

> **Idiopathische Skoliosen entwickeln und verstärken sich in Zeiten starken Körperlängenwachstums.**

Gelegentlich anamnestisch angegebene Rückenschmerzen sind uncharakteristisch.

Körperliche Untersuchung

> **Das Leitsymptom der Skoliose ist der *Rippenbuckel* oder der *Lendenwulst*.**

Häufig stellen Eltern ein Kind vor, weil „es die Hüfte seitlich vorschiebt" (Lumbalkrümmung), oder wegen der ungleich ausgebildeten Taillendreiecke oder wegen schief stehender Schultern. Das sind unsichere Skoliosezeichen.

Definitionsgemäß besteht bei Skoliose die *Teilfixierung des Rumpfes* bei seitlicher Umkrümmung. Liegt keine Fixierung vor, ist die Diagnose fragwürdig: Der schiefe Rücken ohne Fixierung kann auch Folge einer *Fehlhaltung* sein. Als Ursache kommt eine Wirbelsäulenfehlstatik bei Becken-Bein-Fuß-Längendifferenz in Frage.

Skoliosen sind immer räumliche Wirbelsäulenverkrümmungen! Bei der idiopathischen Skoliose sind sie mit dem Flachrücken, bei der sogenannten

Muskel- und Skelettsystem

N

Scheuermann-Kyphose oder Aufbaustörung der Wirbelkörper mit einer Thorakalkyphose verbunden.

Die Drehfehlstellung der Wirbelsegmente am Scheitelpunkt der Krümmung wird am sichersten beim vornübergebeugten Kind mit dem *Rotationsindex* am Rippenbuckel und Lendenwulst bestimmt. Das ist der Quotient aus der Höhendifferenz der Rückenfläche rechts und links der Dornfortsatzlinie in gleichem Abstand von der Mittellinie und dem Abstand der Meßpunkte voneinander. Solange noch keine Korsettbehandlung die Körperoberfläche verändert hat, kann man anstelle des Rotationsindex auch die Moirée-Topographie oder ähnliche Oberflächenvermessungsverfahren zur Verlaufskontrolle benutzen.

Röntgendiagnostik

Bei nachweislicher Skolioseprogredienz – Zunahme des Rotationsindex oder skoliosecharakteristische Verformung des Rumpfes bei Oberflächenvermessung – muß die Skoliose im Röntgenbild überprüft werden. Dazu benutzt man Wirbelsäulenganzaufnahmen im Stehen. Eine etwaige *Becken-Bein-Fuß-Längendifferenz* sollte dabei vorher ausgeglichen werden. Nach Lonstein und Carlson (1984) spricht man von einer *Skolioseprogredienz*, wenn im Röntgenbild der Krümmungswinkel einer Skoliose im Wachstumsalter innerhalb von 6 Monaten von einem Wert unter 20° Cobb um 10° und mehr angestiegen ist oder wenn von einem Winkel über 20° Cobb der Winkelwert um 5° oder mehr verstärkt ist. Röntgen-

kontrolluntersuchungen zur Feststellung einer Skolioseprogredienz werden in 4- bis 6monatigen Abständen durchgeführt. Kürzere Untersuchungsintervalle sind sinnlos.

Laboruntersuchungen

Es gibt keinen für die Skoliose charakteristischen Laborparameter!

Besondere Hinweise

Die häufigste Skolioseart im Wachstumsalter ist die in 80% der Fälle vorkommende idiopathische Skoliose. Sie kommt im Verhältnis 7:1 bis 10:1 gehäuft bei Mädchen vor und beruht auf unterschiedlich schnellem Wachstum der vorderen gegenüber den hinteren Wirbelsäulenanteilen. Der Skoliosebeginn ist schleichend und macht nur selten Schmerzen, die die Betroffenen zum Arzt führen würden. Deshalb brauchen wir für die Skoliosefrüherkennung eine Vorsorgeuntersuchung durch den Schularzt, der das Kind dann an den Kinderarzt und den Orthopäden verweisen sollte.

Vorsorgeuntersuchungen müssen mindestens im typischen Alter der Skolioseentstehung, nämlich zwischen 11 und 13 Jahren bei Mädchen und zwischen 12 und 14 Jahren bei Jungen, jährlich durchgeführt werden. Da Vorsorgeuntersuchungen in dieser Art noch nicht zur Routine gehören, ist die Früherkennungsrate der Skoliosen unverantwortlich schlecht.

103 Hüft- und Kniefehlstellungen

Jürgen Rütt

Symptombeschreibung

Hüft- und Kniefehlstellungen bzw. Schmerzen in diesen Regionen treten angeboren oder erworben auf. Typische Befunde lassen sich im Säuglingsalter, beim Schulkind oder bei Adoleszenten finden. Sie können isoliert, kombiniert oder als Teilsymptom einer generalisierten Erkrankung auftreten. Die Fehlstellung kann die Achse in der Neutralebene betreffen mit Varus- und Valgusverbiegung und/oder Antekurvation und Rekurvation; außerdem in der Rotationsebene im Sinne der Innen- oder Außenrotation bzw. Antetorsion oder Retrotorsion. Fehlstellungen können auch durch

Verkürzung bzw. Verlängerung hervorgerufen werden.

Ursachen solcher Fehlstellungen können muskulärer, neurogener, knöcherner und arthrogener Natur sein. Erworbene Fehlstellungen, gleichzusetzen mit schmerzbedingten Schonhaltungen, lassen sich z.B. auf Entzündungen, Tumoren oder Traumen zurückführen. Hier steht nicht so sehr die äußerlich erkennbare Fehlstellung als vielmehr die typische Bewegungseinschränkung im Vordergrund. Somit ist bei der Diagnostik und damit der Zuordnung zum jeweiligen Krankheitsbild neben der Anamnese, der Inspektion und Palpation die Bewegungsuntersuchung zu beachten.

Rationelle Diagnostik

Anamnese

Die *Familienanamnese* ist zu erfragen (z. B. Hüftdysplasie). Bei der *Eigenanamnese* sind Fragen nach anderweitigen pathologischen Befunden, nach allgemeinen Krankheitssymptomen oder neurologischen Veränderungen zu stellen. Besonders nach Entzündungserkrankungen ist zu fragen; auch endogene Störungen können Fehlstellungen verursachen (z. B. Rachitis). Eine mögliche Traumavorgeschichte ist exakt zu erheben.

Körperliche Untersuchung

Die *Inspektion* klärt die Form der Fehlstellung, sie berücksichtigt mögliche Schwellungen, Rötung, Muskeldefizite oder andere äußerliche Veränderungen.

Die *Palpation* oder manuelle Untersuchung läßt lokale Schmerzpunkte unter Berücksichtigung anatomischer Kenntnisse feststellen. Zum Beispiel läßt sich im Knie bei tanzender Patella eine Ergußbildung nachweisen.

Die *Bewegungsuntersuchung* und typische spezielle Tests an Knie- und Hüftgelenk ermöglichen direkte Zuordnung zur Erkrankung (z. B. Drehmann-Zeichen bei der Epiphysenlösung).

Ergänzend muß die *neurologische Untersuchung* genannt werden (z. B. Windschlagdeformität bei infantiler Zerebralparese, ICP).

Weitere Untersuchungen

Außer dem Röntgenbild und anderen bildgebenden Verfahren, z. B. Sonographie für die Säuglingshüfte, wird die Laboruntersuchung zur Diagnostik eingesetzt (Entzündungsparameter und kleines Blutbild).

Kniefehlstellungen

Achsveränderungen

Genua vara: Die Innentorsion des Unterschenkels findet sich regelmäßig beim Genu varum. Die Außenrotation ist eher selten. In beiden Fällen muß das Computertomogramm zur Torsionsmessung herangezogen werden.

Genua vara (Abb. 103.1a) müssen im Kleinkindesalter beobachtet werden. Endogene Erkrankungen, z. B. Rachitis, sind abzuklären. Bei idiopathischen Genua vara erfolgt meist eine Eigenkorrektur. Radiologisch ist der Morbus Blount auszuschließen.

Genua valga: Genua valga (Abb. 103.1b) finden sich physiologischerweise beim Kleinkind, sie sollten sich aber bis zum 10. Lebensjahr korrigiert haben. Fortbestehende und sich verstärkende Genua valga sind besonders bei Mädchen therapiebedürftig. Auch hier ist bei grotesken Formen an andere Erkrankungen, z. B. Phosphatdiabetes, zu denken. Rekurvationsstellungen – mehr als 15 Grad – im Knie können idiopathisch nach operativen Maßnahmen (Schädigung der Apophyse der Tuberositas tibiae) oder posttraumatisch auftreten.

Beuge- bzw. Streckfehlstellungen

Diese Kniefehlstellungen beruhen meist auf arthrogenen Veränderungen, die angeboren, erworben oder traumatisch sind:
• Systemerkrankungen wie multiple epiphysäre Dysplasie, Achondroplasie, Larsen-Syndrom, Arthrogrypose und andere führen zu *Kniefehlbildungen.*

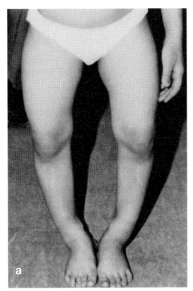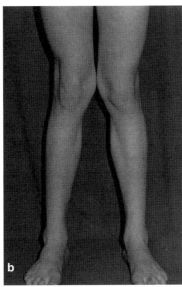

Abb. 103.1 Kniefehlstellungen.
a) Genu varum beidseits
b) Genu valgum (rechts > links)

Muskel- und Skelettsystem

N

• *Der angeborene Scheibenmeniskus* kann bereits beim Kleinkind zu Einklemmungen führen.
• Instabilität des Kniegelenkes beim jüngeren Kind kann ihre Ursache im *Fehlen der Kreuzbänder* haben.
• Die *angeborene Kniegelenksluxation* ist in Form einer zumeist vorhandenen Hyperextensionsstellung im Kniegelenk bereits bei der Geburt bemerkbar.
• Die *Patellaluxation* kann sich beim Kleinkind mit Trisomie 21 schon frühzeitig zeigen. Besonders fällt der Innenrotationsgang auf. Bei orthogradem Gehen stürzen diese Kinder meist, da die lateral stehende Patella als Hypomochlion bei der Kniestabilisierung fehlt.
• Neurogene Störungen können bei Spastik und schlaffer Lähmung zu typischen Kniefehlstellungen führen, wie z. B. die *Knieflexionskontraktur.*
• Auch bei Patienten mit Muskeldystrophie können besonders *Flexionskontrakturen* auftreten.
• Kniebinnenschäden, traumabedingt oder erworben, führen meist zu *schmerzbedingten Fehlstellungen* (Tab. 103.1). Hier sei auf Meniskusläsionen, Bandrupturen oder erstmalige Patellaluxationen verwiesen mit meist akuter Ergußbildung und Bewegungssperre.
• Die Osteochondrosis dissecans führt zu *Belastungsschmerzen* und subjektiv empfundenen *Blockierungen.* Hier wie bei den oben erwähnten Kniebinnenläsionen ist oftmals das MRT hilfreiches Diagnostikum.
• Kniegelenknahe Frakturen führen meist zu *Fehlstellungen* aufgrund der Muskelzügel; besonders erwähnenswert ist die suprakondyläre Frakturform.
• Die Entzündung des Kniegelenkes oder kniegelenknaher Bereiche ist zumeist mit einer schmerzbedingten *Schonhaltung* verbunden. Der Allgemein- und Lokalbefund, wie auch die Labordiagnostik führen in der Regel zur Diagnose. Erreger werden mittels Biopsie/Punktion ermittelt.
• Schwellung und Schonhaltung des Kniegelenkes können auch Zeichen von rheumatischen Erkrankungen und letztlich von Tumoren sein. Dabei sind die *benignen Tumoren* oftmals nur durch das Röntgenbild erkennbar und zeigen kaum auffällige Klinik (z. B. nicht ossifizierendes Knochenfibrom, Osteochondrom, aneurysmatische Knochenzyste etc.).
• Bei den *malignen Tumoren* steht das Osteosarkom des distalen Femurs im Vordergrund, gefolgt vom Ewing- und Chondrosarkom. Unklarer Schmerz mit evtl. Fehlstellung ist im Zweifelsfall radiologisch abzuklären.

Hüftfehlstellungen, Hüftschmerz

Bei der Inspektion muß das Gangbild beachtet werden. Liegt ein Hinken, Duchenne- oder Trendelenburg-, Schmerz-, Lähmungs- oder Verkürzungshinken vor? Im Stehen und Gehen wie auch in der Betrachtung im Sitzen ist auf Verkürzung (Knieebene) bzw. Rotationsfehlstellung zu achten. Bei der Bewegungsuntersuchung ist die Beckenkippung zu berücksichtigen, Kontrakturen sind aufzudecken. Muskeldefizite weisen auf die Schonung einer Gliedmaße hin.

Wesentlich zur Diagnose einer Hüftfehlstellung und ihrer Ätiologie trägt die Röntgenaufnahme bei, die in der Regel im a. p. Strahlengang und nach Lauenstein erfolgen sollte.

Die Sonographie ist besonders hilfreich zur Feststellung einer Hüftdysplasie, wird aber auch bei Morbus Perthes, der Ergußdiagnostik und der Antetorsionsmessung eingesetzt. Zusätzliche Informationen können mit Hilfe des MRT, des CT oder der Szintigraphie erworben werden.

Angeborene oder erworbene Hüfterkrankungen ohne Altersspezifität

• Die teratologische *Hüftluxation* ist vielfach mit anderen Fehlbildungen vergesellschaftet.
• Auch im Hüftgelenkbereich können Systemerkrankungen zu *Fehlstellungen* führen, wie z. B. bei der Osteogenesis imperfecta, der epi-metaphysären Dysplasie, dem Down-Syndrom etc.
• Angeborene Femurdefekte führen ebenfalls zu *Fehlstellungen.*
• Die *Coxa vara congenita* macht sich im Kindesalter durch einen watschelnden Gang bemerkbar, kann aber auch schon im Säuglingsalter evident sein, so daß die betroffene Hüfte nur bei maximaler Abduktion sonographisch untersucht werden kann.
• Beim Spastiker fallen besonders *Innenrotations- und Adduktionsstellungen* der Hüften auf (Windschlagdeformität!). Es sind mögliche Kontrakturen zu erkennen, die als solche auch bei Luxation der Hüfte im Abduktionssinne imponie-

---

Tabelle 103.1 Ursachen von Knieschmerzen.

Gelenkerguß
• Flake fracture bei Patellaluxation
• Meniskusläsion
• Bandruptur
• Entzündung (abakteriell/bakteriell)

ohne Gelenkerguß
• Osteochondrosis dissecans
• laterales Hyperpressionssyndrom
• rezidivierende/habituelle Patellaluxation

nachts
• Tumor

ren. Knöchern steht eine Coxa valga et antetorta im Vordergrund.
- Bei schlaffen Lähmungen sind eher *Abduktions- und Außenrotationskontrakturen* zu finden.
- Außerdem ist die *neurogene Hüftluxation* zu beachten, die dann auch bereits bei der Geburt vorliegt.
- Bei Muskeldystrophie können *Flexionskontrakturen und Hüftluxationen* auftreten.

Altersspezifische Hüfterkrankungen

Typische Erkrankungen lassen sich bestimmten Altersgruppen zuordnen (Tab. 103.2).

Hüfterkrankungen beim Säugling

Die *Hüftdysplasie* wird aufgrund von Abspreizminderung oder Instabilitätszeichen, aber vor allem mit Hilfe der Sonographie diagnostiziert. Bei Abduktion und Außenrotation des Hüftgelenkes mit Schmerz und evtl. Fieber ist eine *eitrige Coxitis* abzuklären.

Hüfterkrankungen beim Kleinkind

Beim Kleinkind ist beim Hüftschmerz und bei entsprechenden Schonhaltungen an die Coxitis fugax, den Morbus Perthes, Entzündungserkrankungen (eitrig oder rheumatischer Formenkreis) oder an einen Tumor zu denken.

Durchgemachte leichte virale Erkrankungen, unauffällige Laborwerte, aber Ergußbildung im Hüftgelenk weisen auf die Coxitis fugax hin. *Morbus Perthes* und *Coxitis fugax* können mit gleichen Symptomen beginnen, ohne daß durch bildgebende Verfahren eindeutige Veränderungen aufgezeigt werden und damit eine Zuordnung möglich ist.

Beim *Morbus Perthes* fehlt in der Regel der Hinweis auf einen viralen Infekt. In der Vorgeschichte wird meist Progredienz von Schonhinken und Bewegungsminderung über einen längeren Zeitraum berichtet.

Bei der *juvenilen rheumatischen Coxitis* und der *eitrigen Coxitis* ist besonders die Schmerzentwicklung zu beachten. Die eitrige Coxitis ist ein akutes Geschehen, das mit deutlicher Beeinträchtigung des Allgemeinbefindens einhergeht. Die Laborparameter weisen meist den Weg zur Diagnose. Zur Abklärung einer Tumorerkrankung mit allgemeiner Schmerzhaftigkeit werden bildgebende Verfahren eingesetzt.

Eine *residuelle Hüftdysplasie* kann im angesprochenen Alter zu Beschwerden mit Schonhinken führen.

Hüfterkrankungen bei Jugendlichen

Im Vordergrund steht bei dieser Altersgruppe die *Epiphyseolysis capitis femoris* mit ihren 3 Formen:
- akut: mit kurzer Anamnese
- chronisch: mit längerer Anamnesedauer
- akut auf chronisch: längere Anamnesedauer mit plötzlicher Verschlechterung.

Im Vordergrund stehen Schmerzhaftigkeit und Einschränkung der Gehfähigkeit. Bei stärkerem Abrutschen fällt das Drehmann-Zeichen auf (bei Hüftbeugung zunehmende Außenrotation und Abduktion). Die Röntgenuntersuchung in *zwei* Ebenen läßt den Abrutsch der Epiphyse erkennen.

Auch in diesem Alter können die oben erwähnten Erkrankungen des Kindesalters Ursache von Fehlstellungen, Schonhaltungen oder Schmerzen sein.

Bei Traumaanamnese sei neben knöchernen Verletzungen auch auf Abrißverletzungen des Rectus femoris oder der Adduktoren verwiesen.

Tumoren im hüftgelenknahen Bereich führen zu Schmerzen und Schonhaltungen. Von den benignen Tumoren seien als häufigste die fibröse Dysplasie, das Osteoblastom und Osteochondrom genannt. Solitäre Knochenzysten werden ebenfalls oft gefunden.

Bei den malignen Tumoren stehen Osteosarkom und Ewing-Sarkom im Vordergrund. Schmerzen in Ruhe während Tag und Nacht sollten an ein Tumorgeschehen denken lassen.

Tabelle 103.2 Alterstypische Hüfterkrankungen.

	Säugling	Kleinkind	Jugendlicher
Schmerz	bakterielle Coxitis	Coxitis fugax M. Perthes bakterielle Coxitis Rheuma Tumor	Epiphyseolysis capitis femoris residuelle Hüftdysplasie Tumor Rheuma bakterielle Coxitis
Bewegungsminderung	Hüftdysplasie bakterielle Coxitis Arthrogrypose	Coxitis fugax M. Perthes bakterielle Coxitis Rheuma Tumor	Epiphyseolysis capitis femoris residuelle Hüftdysplasie Tumor Rheuma bakerielle Coxitis

Muskel- und Skelettsystem

N

609

104 Fußfehlstellungen

Jürgen Rütt

Symptombeschreibung

Fußfehlstellungen treten angeboren oder erworben auf. Somit sind sie einerseits beim Säugling, andererseits beim Kind bzw. Jugendlichen feststellbar. Sie können isoliert vorkommen oder als Teilsymptom einer generalisierten Erkrankung. Anatomisch betrachtet können sie sich auf den Vorfuß bzw. die Zehen, den gesamten Fuß oder auf den Rückfuß mit dem oberen Sprunggelenk beziehen. Dabei sind ossäre, muskuläre, neurogene und/oder arthrogene Veränderungen ursächlich (Tab. 104.1). Doch auch schmerzbedingt werden Fußfehlstellungen vorgefunden. Bei der Diagnostik und damit Zuordnung zum jeweiligen Krankheitsbild stehen Inspektion und Palpation im Vordergrund, ergänzt durch Röntgen und evtl. spezielle Diagnoseverfahren.

Rationelle Diagnostik

Anamnese

Bei angeborenen Deformitäten steht die Familienanamnese im Vordergrund. Bei erworbenen Deformitäten müssen eine mögliche Traumaanamnese erhoben, Fragen nach allgemeinen Krankheitssymptomen (Entzündungserkrankungen – Tumorerkrankungen) gestellt und neurologische Veränderungen eruiert werden.

Körperliche Untersuchung

Angeborene Deformitäten wie Polydaktylien, Syndaktylien und Spaltfüße sind bereits inspektorisch diagnostizierbar. Klumpfuß, Sichelfuß und Hakkenfuß bedürfen neben der Feststellung des äußeren Aspektes der zusätzlichen palpatorischen und Bewegungsuntersuchung und der neurologischen Untersuchung:
• Dabei zeigt der **Klumpfuß** (Abb. 104.1a) die typische Supination und Adduktion des Vorfußes bei gleichzeitigem Spitzfuß mit Hochstand des Kalkaneus und Achillessehnenverkürzung sowie Fersenvarus.

Tabelle 104.1 Ätiologie der Fußfehlformen.

angeboren	erworben
• muskulär	• Trauma
• knöchern	• Entzündung
• neurogen	• neurogen
	• Tumoren

• Beim *Sichelfuß* (Abb. 104.1b) findet sich bei regelrecht stehendem Rückfuß eine Adduktion des Vorfußes. Davon zu unterscheiden ist der Hallux varus, eine alleinige Adduktionsstellung der Großzehen. Erwähnenswert bezüglich evtl. Differentialdiagnosen ist die angebliche Adduktion des Fußes bei vermehrtem Innenrotationsgang seitens der Hüftgelenke.

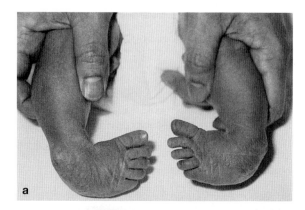

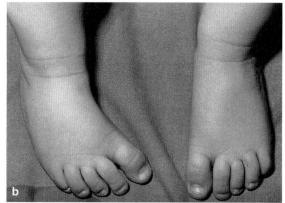

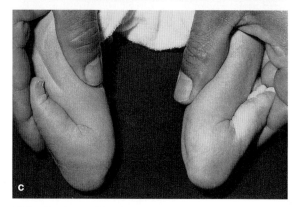

Abb. 104.1 Fußfehlstellungen
a) Neugeborenes mit Klumpfuß.
b) Kleinkind mit Sichelfuß.
c) Säugling mit Hackenfuß.

Tabelle 104.2 Differentialdiagnose angeborener Fußfehlformen.

	Stellung des Vorfußes	Stellung des Rückfußes
Klumpfuß	adduziert + supiniert	varus + Fersenhochstand
Sichelfuß	adduziert	orthograd
Hackenfuß	orthograd + maximal dorsal flektierbar	orthograd
Knick-Plattfuß	leicht proniert leicht abduziert	Fersenvalgus

• Der **Hackenfuß** (Abb. 104.1c) ist an der maximalen Dorsalflexion des Fußes erkennbar, wobei der Fußrücken die vordere Tibiakante berührt.
Bei jeder der drei zuletzt genannten Deformitäten muß die Redressierbarkeit des Fußes beachtet werden, um die adäquate Therapie einzuleiten.
• Beim **kongenitalen Plattfuß** mit Talus verticalis liegt ebenfalls ein Kalkaneushochstand vor, aber der Vorfuß steht meist in Abduktion und Pronation, und palpatorisch ist der Talus plantar spürbar (Tab. 104.2).

Beim älteren Kind kann das Gangbild Aufschluß über mögliche Erkrankungen geben, deren Ursachen nicht im Fußbereich selber zu suchen sind. Hier liegen eher sekundäre Veränderungen vor, wie z. B. beim Spitzfuß oder Steppergang. Auch schmerzbedingte Schonhaltungen täuschen Fußfehlstellungen vor. Schwellung, Rötung und lokale Druckschmerzhaftigkeit geben Hinweis auf die Lokalisation einer evtl. entzündlichen Affektion.

Am oberen Sprunggelenk muß bei entsprechender Traumaanamnese die Stabilitätsprüfung erfolgen. Neben dem oben angesprochenen, eindeutig zu diagnostizierenden kongenitalen Plattfuß müssen noch der flexible Plattfuß, der physiologische Knick-Senkfuß und der neurogene Knick-Plattfuß genannt werden;
• Beim **flexiblen Plattfuß** ist das mediale Längsgewölbe aufgehoben, bei verkürzter Achillessehne und Rückfußvalgus ist die Dorsalextension vermindert. Im Zehenspitzenstand ist das Längsgewölbe darstellbar.
• Der **physiologische Knick-Senkfuß** weist bei Hyperpronation des Vorfußes eine Valgität im Rückfuß auf, die im Zehenspitzenstand vollständig ausgleichbar ist. Weiterhin ist bei korrigiertem Fersenstand eine regelrechte Dorsalflexion im Vorfuß nachweisbar.

• Der **neurogene Knick-Plattfuß** ähnelt im äußeren Bild dem des flexiblen Plattfußes bei zumeist deutlich stärkerer Ausprägung. Hier ist selten eine aktive Aufrichtung möglich, da eine neuromuskuläre Funktionsstörung zugrunde liegt.

Eine weitere Vorfußfehlstellung ist ebenfalls zu beachten, der *jugendliche Hallux valgus*, der auf einem Metatarsus varus des 1. Zehenstrahles beruht.

Ausdruck einer Fußfehlform kann, wie oben erwähnt, auch die schmerzbedingte Schonhaltung sein. Hier muß bei Schwellung, Rötung und Fieber immer ein mögliches entzündliches Geschehen angenommen werden. Die übliche Diagnostik mit evtl. Szintigraphie und MRT muß eingeleitet werden.

Röntgenuntersuchung

Neben der genauen Darstellung der einzelnen Fußknochen zueinander zur Verifizierung der vorher genannten Deformitäten ermöglicht die Röntgenaufnahme des Fußes in 2 Ebenen die Zuordnung anderer unklarer Fußschmerzen, insbesondere in der Adoleszenz.

Die Osteonekrose am Os naviculare, an den Metatarsalköpfchen und die Osteochondrosis dissecans am Talus sind zu beachten.

Auch die Apophysitis calcanei wird radiologisch bestätigt.

Knochentumoren sind im Fußbereich bei Kindern und Jugendlichen sehr selten. Zu nennen sind als benigne Formen:
• kartilaginäre Exostosen
• aneurysmatische Knochenzyste
• Osteoidosteom und Osteoblastom.
Als maligne Form wird nur auf das Ewing-Sarkom verwiesen.

Auch Weichteiltumoren, die meist mit Hilfe des MRT aufgeklärt werden, sind sehr selten.

N

Muskel- und Skelettsystem

105 Schmerzen und Schwellungen der Gelenke und Knochen

Gerd Ganser

Symptombeschreibung

Die Symptomatik von Gelenk- und Knochenschmerzen bzw. -schwellungen kommt bei einer Vielzahl von Erkrankungen vor. In der Klassifikation rheumatischer Erkrankungen im Kindes- und Jugendalter gibt es unterschiedliche Diagnosekriterien. Gebräuchlich ist die ILAR-Klassifikation (International League against Rheumatism) nach Petty and Southwood (J. Rheumatol., 1998, 25, 1991–94) in ihrer 3. Revision, sogenannte Edmonton-Kriterien nach Hofer and Southwood (Best Pract. Res. Clin. Rheumatol., 2002, 16, 379–96).

Eine juvenile idiopathische Arthritis ist eine Gelenkentzündung unklarer Ursache an mindestens einem Gelenk bei einem Kind oder Jugendlichen unter 16 Jahren, die mindestens 6 Wochen andauert. Eine andere Erkrankung wird dabei ausgeschlossen. Man unterscheidet 7 Kategorien, die in der entsprechenden DD-Tabelle dargestellt sind:
- juvenile idiopathische Oligoarthritis,
- Enthesitis-assoziierte Arthritis,
- Psoriasis-Arthritis,
- seronegative Polyarthritis,
- seropositive Polyarthritis,
- systemische Arthritis,
- Arthritis anderer Manifestationen.

Die häufigste Verlaufsform ist eine Oligoarthritis, die nach einem Verlauf von mehr als 6 Monaten als persistierend (< 5 Gelenke betroffen) oder extended (≥ 5 Gelenke betroffen) unterschieden wird. Letztere hat eine deutlich ungünstigere Prognose, die der einer Polyarthritis entspricht. Sind mehrere oder keine der Kategorien erfüllt, ordnet man die Erkrankung einer Kategorie „Arthritis anderer Manifestationen" zu, um den klinischen Verlauf dieser Mischformen gesondert betrachten zu können.

Die juvenile idiopathische Arthritis ist als Ausschlußdiagnose definiert und erfordert daher eine umfangreiche differentialdiagnostische Abklärung.

Ein besonderes Problem im Kindes- und Jugendalter sind *Gelenksymptome bei Fieber unklarer Genese.* Am häufigsten finden sich im Langzeitverlauf Infektionen; onkologische und rheumatische Systemerkrankungen sind die wichtigsten Differentialdiagnosen; auch heute noch sind etwa 20% der Verläufe von unklarem Fieber primär nicht einzuordnen. Bei typischen Organmanifestationen und Autoimmunphänomenen

kann eine Kollagenose bzw. Vaskulitis diagnostiziert werden. Infektionen sind auch als Triggerfaktoren von Autoimmunerkrankungen bekannt. Ihre Rolle für die Entstehung des Autoimmunprozesses ist abzugrenzen von klinischen Krankheitsbildern, die mit Symptomen des Bewegungsapparates einhergehen können, oft passager und für die jeweilige Infektion typisch sind. Bei rezidivierenden schweren Infektionen und systemischen Krankheitsbildern ist auch die Frage einer zugrundeliegenden (angeborenen oder erworbenen) *immunologischen Störung* abzuklären.

Sehr frühzeitig sollte eine *Osteomyelitis* bzw. *septische Arthritis* diagnostiziert werden, da innerhalb kürzester Zeit schwere Krankheitsbilder mit Gelenkdestruktionen und septischem Verlauf entstehen.

Bei einigen onkologischen Erkrankungen gehören Fieber, Schwellungen, Knochen- und Bewegungsschmerzen zur klinischen Symptomatik. Sie können evtl. schon Zeichen einer diffusen Metastasierung sein. Eine gezielte laborchemische, bildgebende und morphologische Diagnostik ist bereits bei Verdacht rasch erforderlich.

Auch bei nicht entzündlichen Erkrankungen ist die klinische Einordnung oft möglich durch die Charakteristik der Symptome im tageszeitlichen Verlauf bzw. in Abhängigkeit von Auslöse- oder Belastungssituationen.

Rationelle Diagnostik

Anamnese

Gerade bei dem großen Spektrum an Differentialdiagnosen bei Schmerzen und Schwellungen an Strukturen des Bewegungsapparates ist eine genaue Anamnese oft entscheidend zur Erkennung eines Krankheitsmusters. Bereits die Familienanamnese gibt wichtige Hinweise auf ethnische Herkunft und genetische Disposition des Patienten sowie auf familiäre Konstellationen. In der Familien- und Eigenanamnese können Symptome des Bewegungsapparates, der Haut und Anhangsgebilde, der Schleimhäute, der inneren Organe und Sinnesorgane entscheidende diagnostische Hinweise zur Einordnung der Erkrankung sein.

Die aktuelle Anamnese erfaßt den *Vorstellungsgrund,* den *Beginn der ersten Symptome* sowie wesentliche *Allgemeinsymptome* wie Fieber, Gewichtsverlust, Muskelschwäche, emotionale Auf-

fälligkeiten und Änderungen von Körperfunktionen. Spezielles Interesse gilt den *Symptomen rheumatischer Erkrankungen* wie:
- Schmerz
- Schwellung
- Bewegungseinschränkung
- Schonhaltungen
- Steifigkeit/Bewegungsschmerz nach körperlicher Inaktivität
- Tag-Nacht-Rhythmus der Beschwerden.

Speziell erfragt werden auch
- Veränderungen der Haut, die teilweise nur flüchtig und vorübergehend auftreten
- vorbestehende Infekte
- Symptome des Gastrointestinaltrakts
- Symptome des Urogenitaltrakts
- Symptome der Augen.

Ungewöhnliche Vorerkrankungen und Krankenhausaufenthalte, insbesondere in den Wochen und Monaten vor der Erstmanifestation, sind relevant. Die bislang durchgeführte Diagnostik und Therapie und die Beurteilung des Ansprechens dieser Maßnahmen ermöglichen die Erfassung eines Krankheitsmusters und des „Leidensdrucks" der Patienten und Eltern. Wesentlich ist ferner eine präzise Sozialanamnese einschließlich familiärer Strukturen, Schulanforderungen, Freizeitaktivitäten, Sportarten, Hobbys etc. und Änderungen des sozialen Umfeldes, um Stressoren in der Familie/Schule zu identifizieren und Verluste in der Selbstverwirklichung zu beurteilen.

Bei Schmerzen sind die Lokalisation, Intensität, Häufigkeit, die Begleitumstände des Auftretens, wie Ruheschmerz, Belastungsschmerz, Weichteilschmerz, aber auch hierdurch bedingte Ein- und Durchschlafstörungen, Schmerzerfahrungen, Schmerzanamnese in der Familie und Coping-Strategien wichtig zur Einordnung des Symptoms.

Körperliche Untersuchung

Eine gründliche Ganzkörperuntersuchung mit einer genauen Zuordnung der Symptome zu anatomischen Strukturen (Haut, Gelenke, Weichteile, Knochen, Muskulatur) ist entscheidend für die Einordnung der Erkrankungen des Bewegungsapparates. Eine Erfassung der Körpertemperatur und des Wachstums-/Gewichtsverlaufs (auf Perzentilen) dient der Feststellung einer krankheitsbedingten Retardierung.

An der Haut wird gezielt untersucht auf
- vaskulitische Erscheinungen
- Rash
- Exantheme
- Teleangiektasien
- Hautverdickungen
- Ödeme
- Durchblutungsstörungen
- Knötchen
- Pigmentveränderungen
- Narben
- Skleroderme
- Ulzerationen
- Nekrosen
- Schuppung.

An den Schleimhäuten wird gesucht nach:
- Enanthem
- Ulzera
- Trockenheit.

Im Bereich der Haare und Nägel soll auf folgende Veränderungen geachtet werden:
- Alopezie
- Plaques
- Tüpfelnägel
- Hyperkeratose
- Onycholyse.

Die Muskelkraft wird gegen Widerstand geprüft, das Bewegungsmuster während des An- und Auskleidens, beim Aufstehen, Hinsetzen, Hocken, Gehen und im Stand beurteilt und auf Schon- und Fehlhaltungen, Fehlbelastungen sowie Umfangsdifferenzen und Atrophien geachtet. Die *Körpersymmetrie* spielt hierbei eine entscheidende Rolle. Muskulatur wird z.B. auch bei der Racheninspektion als Beweglichkeit des Gaumensegels, bei der Beurteilung der Sprache und bei der Augenmotorik beurteilt.

Eine gezielte Gelenkuntersuchung beinhaltet die
- Inspektion
- Palpation
- aktive und passive Bestimmung des Bewegungsausmaßes der Gelenke
- Prüfung auf Schmerzen an Muskeln und Sehnenansätzen.

Bereits bei der Inspektion fällt der Verlust normaler Konturen und Orientierungspunkte (z.B. Knochenvorsprünge) auf, Schwellung und ihre Zugehörigkeit zu bestimmten anatomischen Strukturen, Störungen des Längenwachstums, Atrophien, Kontrakturen, Fehlbildungen und Deformitäten werden registriert (Abb. 105.1 und Abb. 105.2).

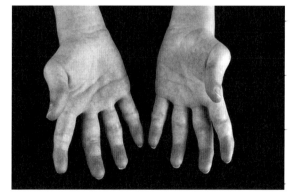

Abb. 105.1 Seronegative Polyarthritis, Fehlstellungen.

Muskel- und Skelettsystem

N

613

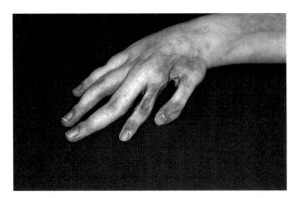

Abb. 105.2 Sklerodermie mit Fingerdeformierung.

Die Palpation der Gelenke und der periartikulären Regionen erfaßt Schmerz, Schwellung und Überwärmung. Hilfreich kann die Unterscheidung zwischen *Erguß* (flottieren) und *Schleimhauthypertrophie* (teigig) mit periartikulärer Schwellung, Synovialisvorwölbung oder -hernie, Beteiligung der Bursen und Sehnen sein. Eine Crepitatio und Fehlbelastung mit Achsenabweichung ist wesentlich für die funktionelle Beurteilung. Gerade die Schmerzlokalisation (projiziert auf Weichteile, Knochen, Gelenke), die Auslösemechanismen und die Schmerzcharakteristik im tageszeitlichen Verlauf sind oft richtungweisend. Der funktionelle Untersuchungsbefund ist in Relation zur Anamnese und klinischen Untersuchung zu beurteilen. Hierbei sind die Projektion von Schmerzen mit entsprechenden Kompensationsmechanismen, der Allgemeinzustand, die Schmerzwahrnehmung und die Gesamtsituation des Patienten in seinem Umfeld mit zu berücksichtigen.

Klinisch chemische Untersuchungen

Allgemeine Laborparameter

Die spezifische Labordiagnostik ist in Abhängigkeit von der Verdachtsdiagnose und differentialdiagnostischen Erwägungen individuell festzulegen. Generell sollte bei der Erstvorstellung erfaßt werden, ob es sich um eine Entzündung handelt – durch Bestimmung von Parametern wie BSG, CRP, Blutbild, Differenzierung und Elektrophorese. (Diese können im Einzelfall auch bei entzündlichen Erkrankungen unauffällig sein.) Ferner läßt sich durch die Parameter GOT, GPT, LDH, CK, Kreatinin und Harnsäure orientierend ein gesteigerter Zellmetabolismus erfassen.

Auch *Rheumafaktoren* können auf Systemerkrankungen hinweisen. Sie kommen bei der seropositiven juvenilen chronischen Polyarthritis vor, aber auch bei Kollagenosen (z.B. Sharp-Syndrom) und onkologischen Erkrankungen, niedrigtitrig evtl. auch assoziiert zu Infekten.

Infektionsparameter

Bei V.a. Infektion sind die anamnestischen Angaben Selektionskriterien für die Labordiagnostik. Eine Vielzahl von Bakterien und Viren können in der Differentialdiagnose von Gelenkschwellungen und -schmerzen bedeutsam sein. Die serologische und kulturelle Erregerdiagnostik orientiert sich an den klinischen Befunden und dem Behandlungsziel.

Bei unklaren hochfieberhaften Erkrankungen mit reduziertem Allgemeinzustand und Gelenkbeteiligung, insbesondere bei V.a. eine akute Infektion eines Gelenkes oder Knochens, ist neben wiederholten Blutkulturen eine Erregerdiagnostik durch *Untersuchung des Gelenkpunktats/Biopsie* erforderlich.

Im zeitlichen Zusammenhang mit Durchfallerkrankungen auftretende Gelenkaffektionen sollten durch *Stuhluntersuchungen und serologische Diagnostik* (z.B. Yersinien, Salmonellen, Campylobacter, Shigellen) abgeklärt werden. Bei vorangegangenen respiratorischen Infekten ist vor allem die *Chlamydienserologie*, aber auch eine *Mykoplasmen-* und *Streptokokken-Diagnostik* sinnvoll. Letztere ist häufig unspezifisch reaktiv.

Klinische Symptome wie Fieber, springende Polyarthritis und ein neu aufgetretenes Herzgeräusch in Zusammenhang mit einer (unbehandelten) Streptokokkeninfektion sind richtungweisend für ein rheumatisches Fieber.

Bei Jugendlichen können urogenitale Infektionen (z.B. durch Chlamydien, Gonokokken) hinweisend auf eine reaktive Genese sein.

Auch ohne anamnestische Hinweise auf einen Zeckenbiß oder ein Erythema chronicum migrans bzw. eine neurologische Symptomatik sollte die *Borrelienserologie* (IFT, ELISA, Western-Blot) bei Erstmanifestation einer Arthritis bestimmt werden.

Eine Vielzahl von Viren (z.B. Rötelnviren, Parvovirus B-19, Hepatitis-A-, -B- und -C-, Adeno-, ECHO-, Coxsackie-, Influenza-, Herpes-simplex-, Varicella-Zoster-, Zytomegalie-, Ebstein-Barr-, Mumpsviren) kann Arthralgien/Arthritiden induzieren. Auch nach Impfungen (typischerweise Röteln) können Gelenkaffektionen auftreten. Die Diagnostik sollte vom Schweregrad und von der Chronizität der Erkrankung abhängen, da bei Viruserkrankungen kausale Behandlungsansätze meist nicht existieren.

Entzündungsparameter

Bei entzündlichem Geschehen sollten die humorale Aktivität des Immunsystems und die Autoimmunität beurteilt werden durch Erfassung der
- Immunglobuline G, A und M
- Komplementfaktoren C3, C4, CH 50
- antinukleären Antikörper.

Bei klinischem Verdacht auf eine Autoimmunerkrankung sind weitergehende Autoantikörperbestimmungen erforderlich. Durch Nachweis spezieller Autoantikörper gegen Doppelstrang-DNS und durch extrahierbare nukleäre AK (z. B. Sm, RNP, Ro, La, Scl 70, Antiphospholipid-AK sowie p- und c-ANCA) kann die Zuordnung zu einer Kollagenose bzw. Vaskulitis erfolgen. Die Bestimmung von HLA-B27 ist hilfreich zur Einordnung rheumatischer Erkrankungen oder chronisch verlaufender reaktiver Arthritiden, eine weitergehende HLA-Typisierung nur mit besonderen Fragestellungen indiziert.

Bei V.a. entzündliche Nierenbeteiligung oder zum Ausschluß therapiebedingter Nebenwirkungen (z. B. der NSAR) erfolgen Urinuntersuchungen auf Eiweiß, Erythrozyten, Leukozyten; bei pathologischem Befund weitergehende Diagnostik wie Kreatinin-Clearance, Eiweißausscheidung im 24-h-Urin, Polyacrylgel-Elektrophorese (PAGE) bzw. Einzelproteinanalysen.

Mit speziellen Fragestellungen werden einzelne Untersuchungen durchgeführt, wie der Tuberkulintest und das Thoraxröntgen zum Ausschluß einer Tuberkulose, die Harnsäurebestimmung bei Gichtverdacht oder bei seltenen angeborenen Immundefekten zur Beurteilung der humoralen und zellulären Abwehr evtl. immunologische Funktions- und Stimulationstests.

Wesentlich bei der Abklärung von unklarem Fieber bzw. Systemerkrankungen ist eine frühzeitige onkologische Ausschlußdiagnostik durch gezielte Röntgenuntersuchung, Szintigraphie, Knochenmarkspunktion, 24-h-Urin auf Katecholamine, Gewebebiopsien.

Auch Gerinnungsanalysen können differentialdiagnostisch z.B. bei V.a. Hämophilie (Gelenkblutung) oder Vaskulitiden (PTT verlängert bei Antiphospholipidantikörpern) hilfreich sein. Einige genetische Erkrankungen, z.B. familiäres Mittelmeerfieber, haben eine hohe Entzündungsaktivität und lassen sich genetisch sichern, andere, z.B. Sichelzellanämie oder Thalassämie, sind durch spezielle Diagnostik (z.B. Hämoglobin-Elektrophorese) zu sichern.

Bei V.a. Stoffwechselerkrankungen mit begleitender Gelenksymptomatik (z.B. Speicherkrankheiten, Diabetes mellitus, zystische Fibrose) sollte eine gezielte Abklärung erfolgen.

Technische Untersuchungen

Die Diagnostik richtet sich nach dem klinischen Befund und möglichen Organmanifestationen.

Die sonographische Diagnostik (Sono) des Bewegungsapparates hat zunehmend an Bedeutung gewonnen.

Arthrosonographie: Durch die Arthrosonographie lassen sich die Gelenke und nahezu alle Strukturen des Bewegungsapparates (z.B. Menisken, Knorpel-Knochen-Oberfläche, Muskulatur),

das Ausmaß und die Lokalisation der entzündlichen Schwellung und die Zuordnung zu anatomischen Strukturen (z.B. Synovia, Gelenkkapsel, Sehnen, Bursen, Periost) beurteilen.

Abdomensonographie: Sie ermöglicht die Beurteilung von Strukturen innerer Organe, das Erfassen von Flüssigkeitsansammlungen und Raumforderungen sowie die Verlaufskontrolle von Organveränderungen.

Röntgendiagnostik (Rö): Sie ist indiziert, wenn Veränderungen an den Gelenken, Weichteilen oder Knochenstrukturen erfaßt oder im Langzeitverlauf beurteilt werden sollen (Abb. 105.3 und Abb. 105.4). Eine Röntgenuntersuchung des Thorax ist vorwiegend bei Systemerkrankungen, zum Ausschluß maligner Manifestationen, aber auch Infektionen erforderlich.

CT und MRT: Die weitergehende bildgebende Diagnostik durch *Computertomographie (CT)* oder *Kernspintomographie (MRT)* richtet sich nach der klinischen Fragestellung und ist u.U. sensitiver

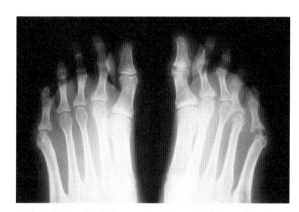

Abb. 105.3 Knöcherne Erosionen bei juveniler chronischer Arthritis, seropositiv.

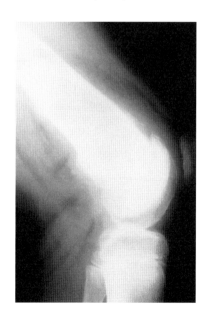

Abb. 105.4 Osteosarkom des distalen Femurs.

Muskel- und Skelettsystem

N

als die radiologische Bildgebung. Gerade die dynamische MRT-Untersuchung mit Gadolinium-Kontrast zeigt (in der T2-Wichtung und den STIR.-Frequenzen) frühzeitig typische entzündliche Veränderungen der Gelenke und begleitende knöcherne Ödeme. Sie wird auch eingesetzt z.B. zur Beurteilung knöcherner Umbauprozesse, zur Erkennung von Knochen- und Weichteilinfiltrationen bei Infektionen oder Tumoren (Abb. 105.5 und 105.6). Die Darstellung von Gefäßen mittels radiologischer oder kernspintomographischer Techniken ist nur bei speziellen Fragestellungen (z.B. Tumor, Vaskulitis) erforderlich. Die PET-Untersuchung kann bei Fieber unklarer Genese hilfreich sein, um Entzündungslokalisationen nachzuweisen.

Skelettszintigraphie: Die Indikation zur *^{99m}Tc-Skelettszintigraphie* wird ebenfalls zurückhaltend gestellt, z.B. mit der Fragestellung einer klinisch nicht erfaßbaren Entzündung, einer onkologischen Erkrankung mit Skelettbeteiligung oder einer Durchblutungsminderung im Rahmen einer Osteonekrose.

Arthroskopie: Sie ist mit diagnostischer Fragestellung nur selten indiziert. Insbesondere im Kleinkindalter ist sie wegen der möglichen Verschlechterung des Bewegungsbefundes meist kontraindiziert. Bei älteren Kindern und Jugendlichen kann sie diagnostisch (z.B. bei V.a. villonodulöse Synovitis, orthopädische Erkrankungen), bei behandlungsresistenter Synovialitis therapeutisch weiterführen.

Augenärztliche Untersuchung: Eine wesentliche Organdiagnostik bei rheumatischen Erkrankungen im Kindes- und Jugendalter ist die regelmäßige *augenärztliche Untersuchung mit der Spaltlampe* zum Ausschluß einer Iridozyklitis bzw. zum Ausschluß von Medikamentennebenwirkungen, z.B. unter Steroiden/Antimalariamitteln.

Kardiologische Diagnostik *(z.B. EKG, Langzeit-EKG, Echokardiographie):* Sie wird durchgeführt bei Vaskulitiden, wie z.B. Kawasaki-Syndrom, rheumatischem Fieber, Kollagenosen, sowie bei Patienten mit juveniler Spondylarthropathie bzw. Enteritis-assoziierter Arthritis zum Ausschluß einer Herzbeteiligung, insbesondere eines Perikardergusses, von Herzklappenveränderungen und Rhythmusstörungen.

Lungenfunktionsdiagnostik (Spirometrie, Body-Plethysmographie, CO-Diffusion): Diese Diagnostik wird vorwiegend bei Vaskulitiden und Kollagenosen eingesetzt, ferner zum Ausschluß therapiebedingter Nebenwirkungen (z.B. unter Methotrexat-Langzeittherapie).

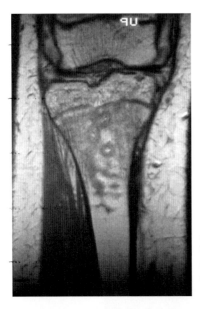

Abb. 105.5
Osteomyelitis mit Infiltration der Tibia im MRT.

Magen-Darm-Diagnostik *(z.B. Ösophagus-Breischluck, Ösophagus-Szintigraphie, pH-Metrie, Endoskopie):* Sie wird gezielt bei V.a. chronisch-entzündliche Darmerkrankungen sowie gastrointestinale Manifestation von Kollagenosen und Vaskulitiden eingesetzt. Zur Erfassung akuter gastrointestinaler Läsionen im Rahmen der Therapie (mit nichtsteroidalen Antirheumatika) wird die Indikation zu invasiver Diagnostik in Abhängigkeit von der Klinik zurückhaltend gestellt.

Bioptische Gewebeuntersuchungen: Diese erfolgen mit gezielter Fragestellung (z.B. Tumorabklärung, Vaskulitis, Myositis) zur Sicherung der Diagnose bzw. bei langjähriger Entzündungsaktivität zum Ausschluß einer Amyloidose. Die bioptische Untersuchung von Rheumaknötchen (Noduli pseudorheumatici) ist aufgrund des eindeutigen klinischen Bildes und der günstigen Prognose meist nicht erforderlich.

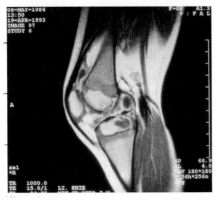

Abb. 105.6 Knöcherne Destruktionen und Synovitis des Kniegelenks bei systemischer juveniler chronischer Arthritis.

Kapillarmikroskopie: Sie ermöglicht die Beurteilung der Endstrombahn und ist hilfreich bei der Einordnung vaskulitischer Veränderungen, bei idiopathischer Raynaud-Symptomatik und Kollagenosen.

Neurologische apparative Diagnostik *(z.B. EEG, EMG, NLG, nuklearmedizinische Hirnfunktionsdiagnostik):* Sie ist auf wenige klinische Bilder beschränkt, z.B. neuropsychiatrische Manifestation eines systemischen Lupus erythematodes.

Die Indikation zum Einsatz apparativer Diagnostik ist bei klinischer Erfahrung, insbesondere bei aufwendigen Verfahren, zurückhaltend zu stellen. Sie beschränkt sich auf differente Fragestellungen, meist im Rahmen von autoimmunen oder onkologischen Systemerkrankungen.

Besondere Hinweise

Die Differentialdiagnosen chronisch-entzündlicher Systemerkrankungen (Kollagenosen/Vaskulitiden) sind in den folgenden Tabellen abgegrenzt von den Gelenk- und Knochenschmerzen mit Bezug zu Infektionen, die sowohl mit Erregernachweis in Gelenk/Gewebe/Blutkultur als auch postinfektiös oder reaktiv verlaufen können. Ferner sind Gelenk- und Knochenschmerzen bei nichtentzündlichen Erkrankungen und Stoffwechselstörungen tabellarisch dargestellt.

Differentialdiagnostische Tabellen

Erläuterung: Die Tabelle „Differentialdiagnose einer juvenilen idiopathischen Arthritis" entspricht der subgruppenspezifischen Einteilung der juvenilen idiopathischen Arthritis (nach ILAR) mit wichtigen Differentialdiagnosen. In den darauffolgenden Tabellen „Differentialdiagnosen chronisch entzündlicher Systemerkrankungen" sind die aktuellen Klassifikationen nach dem Erstautor zitiert. Für die juvenile idiopathische Arthritis werden die Ausschlußkriterien nachfolgend in der entsprechenden DD-Tabelle aufgeführt.

Für jede der 7 definierten ILAR-Kategorien müssen die angegebenen Ausschlußkriterien berücksichtigt werden:
a) ärztlich gesicherte Psoriasis bei dem Patienten selbst oder einem Verwandten 1. Grades
b) Arthritis bei einem HLA-B27-positiven Jungen mit Krankheitsbeginn nach dem 6. Lebensjahr
c) ankylosierende Spondylitis, Enthesitis-assoziierte Arthritis, Sakroileitis bei entzündlicher Darmerkrankung, Reiter-Syndrom, akute anteriore Uveitis bei einem Verwandten 1. Grades
d) Rheumafaktor-Nachweis bei zwei Untersuchungen im Abstand von mindestens drei Monaten
e) systemische Arthritis

Differentialdiagnose der juvenilen idiopathischen Arthritis

Charakterisierung des Hauptsymptoms	weiterführende Nebenbefunde	Verdachts- diagnosen	Bestätigung der Diagnose
1. Oligoarthritis: 1–4 Gelenke in den ersten 6 Erkrankungsmonaten betroffen persistierend (< 5 Gelenke nach mehr als 6 Monaten betroffen) extended (≥ 5 Gelenke nach mehr als 6 Monaten betroffen)	vorwiegend Mädchen, Krankheitsbeginn evtl. im Kleinkindalter vorwiegend große Gelenke, asymmetrisch vorwiegend Befall der unteren Extremitäten (Knie, Sprunggelenke)	juvenile idiopathische Oligoarthritis – persistent (Prognose günstiger) – extended (Prognose ungünstiger)	klinischer Verlauf Ausschlußkriterien: a, b, c, d, e TNFα 815 G (Intron) HLA-A2, HLA-DRB1*01 Krankheitsbeginn < 4 Jahre, symmetrische Manifestation
	hohes Iridozyklitisrisiko, ANA positiv		HLA-DR5, -DR8, HLA-DRB1*1104
2. Arthritis und/oder Enthesitis mit Neigung zu Achsenskelettbefall	vorwiegend Jungen > 6 Jahre, Arthritis untere > obere Extremitäten Enthesitis (Tenosynovitis, Achillodynie) akute Augenbeteiligung mit Konjunktivitis tiefe Rückenschmerzen, Sakroileitis	Enthesitis-assoziierte Arthritis, Arthritis und Enthesitis oder Arthritis oder Enthesitis und mindestens 2 der folgenden Kriterien: – Druckschmerz über den Iliosakralgelenken und/oder entzündlicher Rückenschmerz im Lumbosakralbereich – HLA-B27-Nachweis – Junge mit Erkrankungsalter > 6 Jahre	klinischer Verlauf, HLA-B27 nachweisbar, Wirbelsäulenbeteiligung Familienanamnese positiv (s. Kriterien) Röntgen: Iliosakralgelenke (Barsony), dynamisches MRT mit Gadolinium Ausschlußkriterien: a, d, e

Muskel- und Skelettsystem

N

Differentialdiagnose der juvenilen idiopathischen Arthritis *(Fortsetzung)*

Charakterisierung des Hauptsymptoms	weiterführende Nebenbefunde	Verdachts- diagnosen	Bestätigung der Diagnose
2. Arthritis und/oder Enthesitis mit Neigung zu Achsenskelettbefall		– HLA-B27-assoziierte Erkrankung bei einem Angehörigen 1. Grades (ankylosierende Spondylitis, Enthesitis-assoziierte Arthritis, Sakroileitis bei entzündlicher Darmerkrankung, Reiter-Syndrom, akute anteriore Uveitis)	
3. periphere Arthritis mit Wirbelsäulenversteifung, tiefsitzender Rückenschmerz > 3 Monate Dauer Ankylosierung der Beckenfugengelenke	vorwiegend männliche Jugendliche (und junge Erwachsene), – tiefsitzender Rückenschmerz und Steifigkeit länger als 3 Monate, Besserung nach Bewegung, jedoch nicht in Ruhe, – Bewegungseinschränkung der LWS in 2 Ebenen, – Einschränkung der Thoraxexkursionen	juvenile ankylosierende Spondylitis (Krankheitsbeginn vor dem 17. Lebensjahr, Klinik und gesicherte Sakroileitis)	HLA-B27 mindestens 1 klinisches Kriterium wie bereits aufgeführt und ein radiologisches Kriterium: Sakroileitis Grad 2 bilateral oder Grad 3–4 unilateral modifizierte New-York-Kriterien
4. Arthritis mit Daktylitis, Endgelenkbefall Nagelauffälligkeiten und/oder Psoriasis	Arthritis mehrerer Gelenke im Strahl Mittel- und Endgelenke betroffen schuppende Hautveränderungen am behaarten Kopf, in der Nabelregion, an mechanisch belasteten Stellen, Tüpfelnägel, Hyperkeratose, Onycholyse	juvenile Psoriasis-Arthritis, Arthritis und Psoriasis oder Arthritis und mindestens 2 der folgenden Kriterien: Daktylitis, Nagelauffälligkeiten (Tüpfel oder Onycholyse), ärztlich bestätigte Psoriasis bei einem Angehörigen 1. Grades	ILAR-Kriterien, Ausschlußkriterien: b, c, d, e, Vancouver-Kriterien, positive Familienanamnese für Psoriasis HLA-B27 (13, 17) TNFα-(G 308A) TNFβ + 252 MICA-A9
5. periphere Arthritis und chronische Durchfälle, evtl. Gewichtsverlust	schleimig-blutige Durchfälle, Analfisteln, perianales Ekzem, Gewichtsverlust	Arthritis bei chronisch entzündlicher Darmerkrankung (M. Crohn, Colitis ulcerosa)	Sonographie, Endoskopie, Biopsie
6. Arthritis (peripher, asymmetrisch, oligoartikulär) wenige Wochen nach Durchfallerkrankung, evtl. mit Fieber	Arthritis häufig an den Knien, Sprunggelenken, Anamnese Diarrhö, evtl. Fieber, Bauchschmerz, Erythema nodosum	reaktive enteropathische Arthritis	HLA-B27, Keimnachweis (Salmonellen, Yersinien etc.), Serologie
7. Arthritis nach Urethritis (vorwiegend Adoleszente) und/oder Durchfall	Balanitis, sterile Pyurie, Mukosaalteration, akute Konjunktivitis, Enthesitis, Bronchitis, Anamnese	reaktive Arthritis (Reiter-Syndrom)	HLA B 27, Keimnachweis Darmkeime, (evtl. bei entspr. Anamnese Urethralabstrich auf Chlamydien), Serologie (Chlamydien, Mykoplasmen)
nach Luftwegsinfekt (Kinder)	Luftwegsinfekt, evtl. Erythema nodosum	Chlamydien-assoziierte Arthritis	
8. symmetrische Polyarthritis der großen und kleinen Gelenke, Kontrakturen (Kleinkindalter, schleichend, häufiger Mädchen betroffen)	Krankheitsbeginn häufig im Kleinkindalter, schleichend, vorwiegend Mädchen betroffen, Muskelatrophie, erhebliche Kontrakturen, chronisch progrediente Bewegungseinschränkungen	juvenile idiopathische Polyarthritis, seronegativ	Fehlen von Rheumafaktoren im Blut, Anamnese, HLA-B1*08 Ausschlußkriterien: a, b, c, d, e

Differentialdiagnose der juvenilen idiopathischen Arthritis *(Fortsetzung)*

Charakterisierung des Hauptsymptoms	weiterführende Nebenbefunde	Verdachtsdiagnosen	Bestätigung der Diagnose
9. symmetrische Polyarthritis, der großen und kleinen Gelenke, Morgensteife, Schmerzen in den Händen (Schulkindalter und Jugendliche, frühzeitig destruierend)	chronisch progredient, Rheumaknötchen, frühzeitige Erosionen an den Hand- und Fingergelenken (MCP- und PIP-Gelenken) und Zehengelenken (MTP- und PIP-Gelenke)	juvenile idiopathische Polyarthritis, seropositiv	Nachweis von Rheumafaktoren im Blut, zweimal im Abstand von 3 Monaten, Röntgen: Hände und Füße HLA-DR4, DR-B1*04 HLA-DR B1*06 + RF Ausschlußkriterien: a, b, c, e
10. Arthritis mit systemischer Manifestation Kleinkindalter, Fieberschübe, (schweres, sepsisähnliches Krankheitsbild), vaskulitische Exantheme, Polyserositis laborchemisch hohe Entzündungsaktivität in BSG, CRP, Ferritin, Immunglobulinen, Elektrophorese	Arthritis und Fieberschübe von mindestens 2 Wochen Dauer, an mindestens 3 Tagen intermittierend bis 39 °C und eins der folgenden Kriterien: – blass-rosa lachsfarbene flüchtige Exantheme, – generalisierte Lymphknotenschwellung, – Hepato- und/oder Splenomegalie, – Serositis (Pleuritis, Perikarditis, Aszites) Risiko einer AA-Amyloidose	systemische juvenile idiopathische Arthritis	klinischer Verlauf mit Arthritis und Fieberschüben, klinische Kriterien siehe Spalte 2 Ausschlußkriterien: a, b, c, d, MIF (G 173C) MRP 8, MRP 14 Ausschluß anderer Systemerkrankungen (Kawasaki-Syndrom, Vaskulitiden, episodische Fiebersyndrome, infantile Sarkoidose, fam. Mittelmeerfieber, onkologische Erkrankungen)
akutes sepsisähnliches Krankheitsbild mit Fieber, Arthralgien, Arthritiden, vaskulitischen Exanthemen, Dyspnoe, Hepatomegalie, Splenomegalie, generalisierte Lymphadenopathie, Schleimhautblutungen bei Koagulopathie, Enzephalopathie	BSG, CRP, Ferritin maximal erhöht, Stoffwechselentgleisung (GOT, GPT, LDH, Triglyzeride, Gerinnung), Leukozytopenie, Thrombozytopenie, Anämie, evtl. Hämolyse, Fibrinogen erniedrigt, Dimere nachweisbar, Prothrombinzeit und PTT verlängert	Makrophagen-aktivierendes Syndrom (DD: maligne Histiozytose)	Knochenmark: Nachweis einer Hämophagozytose, möglich auch als Komplikation im Verlauf einer therapieresistenten SJIA oder medikamentotoxischen Reaktion: Antibiotika (z.B. Sulfonamide), Antikonvulsiva (z.B. Phenytoin, Barbiturate), Basistherapeutika (MTX, Sulfasalazine, Goldsalze u.a.) (Kriterien nach Stephan)
11. Auftreten einer Arthritis, die keine oder mehrere Kategorien der ILAR-Klassifikation erfüllt	z.B. Nachweis von Rheumafaktoren bei einem Patienten mit Oligoarthritis, Verwandter 1. Grades mit HLA-B27-assoziierter Erkrankung oder Psoriasis	Arthritis anderer Manifestation	ILAR-Ausschlußkriterien: a, b, c, d, e für JIA beachten
12. Arthralgien mit systemischer Manifestation	periodische oder episodische Fieberschübe mit festem Rhythmus, Exantheme, Polyserositis, flüchtige Symptomatik	hereditäre periodische Fiebersyndrome	Diagnosesicherung (s. weitere Untergliederung in folgenden Diagnosen und genetische Zuordnung)
urtikarieller Rash, oft von Geburt an bestehend, Ausprägung variiert und wandert, symmetrische Arthropathie oder chronische Meningitis, Skelettanomalien, Symptome an Augen und Ohren	epiphysäre/metaphysäre Veränderungen (vorzeitige Ossifikation der Patella, irreguläre Ossifikationsmuster, Unregelmäßigkeiten der Wachstumsplatte oder irreguläres epiphysäres Überwachstum	CINCA-Syndrom (chronic, infantile, neurologic, cutaneous and articular syndrome) oder NOMID (neonatal onset multisystem inflammatory syndrome), Erbgang: autosomal-dominant	persistierender urtikarieller Rash und eins der folgenden Kriterien: – symmetrische Arthropathie – chronische Meninigitis (Neutrophile im Liquor) Gen: CIAS-1 Genort: 1q44
Arthralgien, Taubheit, Amyloidoserisiko	Manifestation: Adoleszenz, Fieberdauer 1–2 Tage, urtikarielle Exantheme	Muckle-Wells-Syndrom, Erbgang: autosomal-dominant	Gen: CIAS 1 Genort: 1q44
Arthralgien, Arthritis, Konjunktivitis, Kälteintoleranz Amyloidoserisiko	Manifestation früh, Fieberdauer > 24 Stunden, Exantheme nach Kälte, Urtikaria	familiäres kälteinduziertes autoinflammatorisches Syndrom (FCAS), Erbgang: autosomal-dominant	Gen: CIAS 1 Genort: 1q44 Steroide wirksam, Kälte meiden

Muskel- und Skelettsystem

N

Differentialdiagnose der juvenilen idiopathischen Arthritis *(Fortsetzung)*

Charakterisierung des Hauptsymptoms	weiterführende Nebenbefunde	Verdachtsdiagnosen	Bestätigung der Diagnose
rekurrierendes Fieber > 38,5 °C und Arthralgien, erythematöse makulopapulöse Exantheme Serum-IgD > 100 bei 2 Bestimmungen im Abstand von 1 Monat	Beginnalter: 1(–10) Jahre, Fieberdauer 3–7 Tage, Symptomfreiheit: 4–8 Wochen, Lymphadenopathie, Abdominalsymptome, Triggerung durch Antigene	Hyper-IgD-Syndrom (HIDS), Erbgang: autosomal-rezessiv	IgD erhöht, IgA erhöht, Urinmevalonsäure erhöht, Mevalonatkinase erniedrigt, Mutationsnachweis im Mevalonatkinase-Gen, Genort: 12q24 (Kriterien nach Frenkel)
Dysmorphie, Dystrophie, Retardierung, Lymphadenopathie, Diarrhö, Arthralgien	Beginnalter: frühe Kindheit, Fieberdauer 4–5 Tage, morbiliforme Exantheme	Mevalonazidurie (MA), Erbgang: autosomal-rezessiv	Urinmevalonsäure erhöht, Mevalonatkinase erniedrigt, ggf. Cholesterin erniedrigt, Gen: Mevalonatkinase Genort: 12q24
periodisch wiederkehrende Fieberschübe und Bauchschmerzen, lokalisierte Myalgien mit schwerer Muskelsteifheit, Konjunktivitis, Periorbitalödem	Beginnalter: < 20 Jahre, Fieberdauer > 1 Woche, Symptomfreiheit: Monate, schmerzhafte wandernde erysipelartige Hauterscheinungen, Amyloidoserisiko	TRAPS (TNF-α-Rezeptor-1-assoziiertes periodisches Syndrom), Erbgang: autosomal-dominant	TNF-Rezeptor Typ 1 erniedrigt, gutes Ansprechen auf Steroide und Etaenercept, Mutationsnachweis von TNFSFR1, Genort: 12p13.2
regelmäßig wiederkehrendes Fieber vor dem 5. Lebensjahr, Intervall asymptomatisch	aphthöse Stomatitis, zervikale Lymphadenitis, Pharyngitis ohne Infekt der oberen Luftwege	PFAPA (periodisches Fieber, aphthöse Stomatitis, Pharyngitis, Adenitis)	Ausschluß einer zyklischen Neutropenie, eines Hyper-IgD-Syndroms und TRAPS
rezidivierende Bauch- und Kopfschmerzen, flüchtige Arthralgien und Arthritiden, FMF-Hauptkriterien: – rekurrierende Fieberepisoden mit Peritonitis, Pleuritis und/oder Synovitis – Amyloidose vom AA-Typ ohne prädisponierende Erkrankung – gutes Ansprechen auf kontinuierliche Colchicin-Behandlung	Beginnalter: 5 Jahre, Fieberdauer 1–3 Tage, Symptomfreiheit: Wochen bis Monate, FMF-Nebenkriterien: – rekurrierende Fieberepisoden – erysipelartige Hauterscheinungen – FMF bei einem Verwandten 1. Grades	familiäres Mittelmeerfieber (FMF), Erbgang: autosomal-rezessiv	Mutationsnachweis im MEFV-Gen beweisend, Genort: 16p13 C5a-Inhibitor erniedrigt (in seröser Flüssigkeit) Diagnose gesichert bei: 2 Hauptkriterien oder einem Haupt- und 2 Nebenkriterien (Kriterien nach Livneh)

Differentialdiagnose chronisch entzündlicher Systemerkrankungen

Charakterisierung des Hauptsymptoms	weiterführende Nebenbefunde	Verdachtsdiagnosen	Bestätigung der Diagnose
Arthritis/Arthralgien (nicht erosiv) vorwiegend Mädchen, Schulkindalter + Hautbeteiligung: Schmetterlingsexantheme, Fotosensitivität, Raynaud-Phänomen + Nephritis + Polyserositis (Pleura, Perikard, Aszites)	Fieber, Gewichtsverlust, Müdigkeit, Lymphadenopathie, Hepatosplenomegalie Rash, Vaskulitis, Enantheme, Schleimhautulzera, diskoide Läsionen, Alopezie Proteinurie, Erythrozyturie, Komplementverbrauch (C3, C4, CH 50), Niereninsuffizienz Dyspnoe, Tachykardie, Bauchschmerzen	systemischer Lupus erythematodes Lupusnephritis	TAN-Kriterien für SLE (4 von 11 Kriterien erfüllt im Langzeitverlauf), HLA-B8, HLA-DR3 Nachweis typischer Autoimmunphänomene: ANA, Ds-DNS-AK, ENA (Sm), Ro, La Nierenbiopsie (WHO-Klassifikation) Kreatinin-Clearance, Eiweiß, Proteinephorese, Sonographie, evtl. Rö-Thorax

Differentialdiagnose chronisch entzündlicher Systemerkrankungen *(Fortsetzung)*

Charakterisierung des Hauptsymptoms	weiterführende Nebenbefunde	Verdachtsdiagnosen	Bestätigung der Diagnose
+ ZNS-Beteiligung	neurologisch: Krampfanfälle, Neuropathie u.a. psychiatrisch: Wesensänderungen, Psychose, Durchblutungsstörungen	ZNS-Lupus	klinisch, evtl. Liquordiagnostik, MRT, SPECT, EEG, ZNS-AK, Sm-Ak, Phospholipid-/Cardiolipin-Antikörper
		Antiphospholipid-Ak-Syndrom	
+ Hämatopoese (+ akute ITP als Erstmanifestation) + Koagulopathie	hämolytische Anämie, Panzytopenie autoimmunhämolytische Anämie + Thrombozytopenie Thromboseneigung, Spontanaborte, Blutungen	Evans-Syndrom	Coombs-Test, Blutbild, evtl. Knochenmark klinischer Verlauf, Labor
		Antiphospholipid-Antikörper-Syndrom	PTT verlängert, Cardiolipin-Ak, Phospholipid-Ak
+ Schleimhautbeteiligung okuläre Symptome orale Symptome Speicheldrüsenschwellungen	(Sicca-Syndrom) Ulzera, trockene Augen, Fremdkörpergefühl Mundtrockenheit, verminderte Speichelsekretion, Schwellung der Drüsen: Parotis, Submandibularis, Sublingualis	Sjögren-Syndrom (primär: ohne Autoimmunerkrankung, sekundär: im Rahmen einer bestehenden Autoimmunerkrankung)	SS-A (Ro-AK) und SS-B (La-Ak) Schirmer-Test, Speichelflußmessung, Histopathologie der Lippen und Speicheldrüsen (lymphozytäre Sialadenitis)
Arthritis, Arthralgien (erosiv), Synovitis + Symptome verschiedener Kollagenosen (z.B. JCA, SLE, Sklerodermie, Dermatomyositis) + Lungenbeteiligung + gastrointestinale Beteiligung	Nachweis v. Rheumafaktoren, Rheumaknötchen diffuse Hand- und Fingerschwellungen, Myositis, Fieber, Raynaud-Phänomen, Akrosklerose, Synovitis initial asymptomatisch, später pulmonale Hypertonie Ösophagusmotilitätsstörung, Reflux, Vaskulitis (s. Abb. 105.11, Farbtafel)	Sharp-Syndrom Mixed connective tissue disease (MCTD)	Anti-U1-RNP-AK hochtitrig positiv (Kasukawa-Kriterien zur MCTD-Klassifikation) Kapillarmikroskopie Body-Plethysmographie (CO-Diffusion), Vaskulitis pH-Metrie, Ösophagus-Breischluck, Ösophagus-Szintigraphie, Klinik
Arthralgien/Myalgien + Hautbeteiligung, Rattenbißnekrosen	Raynaud-Phänomen, Kalzinose, Sklerodaktylie, Hautatrophie, Hautödeme, Teleangiektasien	juvenile systemische Sklerodermie	Anti-Scl-70-Ak, Antizentromer-Ak, Klinik Kapillarmikroskopie, Klassifikation nach Masi und LeRoy, nach Foeldvari
Arthralgien/proximale Muskelschwäche + Hautbeteiligung (typ. periorbital)	Vaskulitis über Streckseite der Fingergelenke (Gottron-Zeichen), livide Gesichts-Exantheme, Nagelbett-Vaskulitis, Schlundmuskelbeteiligung	juvenile chronische Dermatomyositis	typ. Klinik (Diagnosekriterien nach Bohan) CPK, Aldolase, LDH erhöht, Muskel-Auto-Antikörper, z.B. Jo 1, Mi 2, Pm/Scl-Ak, antinukleäre AK, MRT der Muskulatur (Entzündung), falls nicht verfügbar: EMG (kurze kleine polyphasische APs, Fibrillationen); evtl. Haut-/ Muskelbiopsie Muskelfasernekrosen (Typ I und II) Myopathie, entzündliches Infiltrat
Arthralgien/Myalgien	Kalzinose, Raynaud-Phänomen, Sklerodaktylie, Ösophagusmotilitätsstörung, Teleangiektasien	CREST-Syndrom	Nachweis von Antizentromer-Ak
Arthralgien/Myalgien + Hautbeteiligung/ Pigmentstörungen	Z.n. Knochenmarkstransplantation, Raynaud-Phänomen, evtl. Lungenfibrose sklerodermiforme Hautveränderungen, ANA+	chronische Abstoßungsreaktion (graft versus host disease)	Anamnese, klinisches Bild (DD: medikamenteninduziert, z.B. Pentazocin, Bleomycin, Ergotamin-Präparate)

Differentialdiagnose chronisch entzündlicher Systemerkrankungen *(Fortsetzung)*

Charakterisierung des Hauptsymptoms	weiterführende Nebenbefunde	Verdachtsdiagnosen	Bestätigung der Diagnose
Arthralgien/Myalgien	reduzierter AZ, evtl. Fieber, gelenknahe Kalzinose, flächenhafte Faszienverkalkungen	juvenile chronische Dermatomyositis	typisches klinisches Bild, CPK, Aldolase ↑ (Diagnosekriterien nach Bohan) evtl. Haut-/Muskelbiopsie, Nekrosen
+ proximale symmetrische Muskelschwäche	stammnahe Muskulatur, evtl. Augenmuskellähmung		in Typ-I- und Typ-II-Muskelfasern, Myopathie, entzündliches Infiltrat
+ Hautbeteiligung (typisch periorbital)	Erytheme und Ödeme, livide lupoide Exantheme, Photosensitivität		(interstitiell und perivaskulär), Histologie, Muskelautoantikörper, z.B. Jo 1, Mi 2,
+ Vaskulitis	Erytheme über Fingergelenken, (Gottron-Zeichen) Nagelbett-Teleangiektasien		Proteasomen-Ak, Pm-Scl-Ak, MRT der Muskulatur, falls nicht verfügbar: EMG
+ Schleimhautbeteiligung	Ulzerationen, Gaumensegel-Lähmungen, Schluckstörungen, Motilitätsstörungen		kurze, kleine polyphasische Aktionspotentiale, Fibrillationen, insertionale Irritablität, bizarre
+ gastrointestinale Beteiligung	Hepatosplenomegalie		hochfrequente Entladungen
+ innere Organbeteiligung	Lungenfunktionsstörung, Myo-/Perikarditis, Kardiomyopathie, Nephritis		
Muskelschwäche/ Myositis	Infektanamnese, viraler Prozeß vorangegangen	virale Myositis	z.B. Coxsackie, VZV, HIV, Hepatitis B, C, EBV, Parvo B19, Adenoviren, Herpes simplex, Influenza, Picorna etc.
	Impfungen vorangegangen	Postvakzinations-Myositis	z.B. DPT, BCG, Röteln, Poliomyelitis
	Parasitosen	parasitäre Myositis	z.B. Trypanosomen, Toxoplasma, Zestoden, Trichinen,
	Medikamente	medikamenteninduzierte Myositis	z.B. D-Penicillamin, Cimetidin, Zidovudin
Arthritis (nicht erosiv), Myopathie + ausgeprägte Gedeihstörung	rezidivierende schwere bakterielle Infekte Wachstums- und Pubertätsretardierung	kombinierter Immundefekt	Hypogammaglobulinämie, evtl. Subklassendefekt, klinisches Bild evtl. dermatomyositisähnlich
Oligoarthritis (frühkindlicher Beginn)	evtl. Symptomatik einer Kollagenose Overlap-Syndrom	IgA-Mangel bei Oligoarthritis Autoimmunerkrankung	IgA-Bestimmung (Serum, Speichel) (s. chronisch idiopathische Arthritis)
akute Arthritis, Arthralgien (Kleinkindalter)	hohes Fieber, zervikale Lymphadenopathie	Kawasaki-Syndrom (mukokutanes Lymphknotensyndrom) (MCLS)	5 von 6 klinischen Diagnosekriterien erfüllt, BSG, CRP, Leuko-/Thrombozyten, IgE ↑
+ Schleimhautbeteiligung (-hyperämie)	Konjunktivitis, geröteter Rachen/Lippe/Zunge,		
+ Hautbeteiligung (polymorphe Exantheme)	Erythem Handflächen/Fußsohlen (s. Abb. 105.12, Farbtafel), Ödeme		groblamelläre Schuppung an Zehen/Fingern
+ Herzbeteiligung (cave: Koronaraneurysmen)	Kardiomegalie, Herzinsuffizienz, Rhythmusstörungen, Koronaritis, frühe Herzinfarkte, Vaskulitis		Echokardiographie, Koronarangiographie
Arthralgien/Myalgien (Jugendliche-Adulte)	hohes Fieber, Gewichtsverlust, Neuropathie	Wegener-Granulomatose	2 von 4 ACR-Kriterien für M. Wegener erfüllt,
+ HNO-Beteiligung (Nase, Mund und Rachen)	ulzerierende, nekrotisierende, purulente Entzündungen		c-ANCA-Nachweis; Ak gegen Myeloperoxidase, Schleimhautbiopsie;
+ Lungenbeteiligung	Dyspnoe, Husten, Hämoptoe, Rö: Infiltrationen		Histologie; granulomatöse Entzündung der Gefäßwand/
+ Nierenbeteiligung	Erythrozyturie, nekrotisierende Glomerulonephritis		peri-/extravaskulär
+ Augenbeteiligung	Konjunktivitis, Episkleritis, retroorbitale Infiltrate		antibiotikaresistentes Fieber von 5 und mehr Tagen
+ weitere Organbeteiligung	Myokarditis, Haut- und Darmnekrosen		Sonographie, Echokardiographie, Power-Doppler-Sonographie

Differentialdiagnose chronisch entzündlicher Systemerkrankungen / Vaskulitiden *(Fortsetzung)*

Charakterisierung des Hauptsymptoms	weiterführende Nebenbefunde	Verdachts-diagnosen	Bestätigung der Diagnose
Arthralgien/Arthritis (ethnisch: Mittelmeer-raum) + Schleimhaut-beteiligung + Hautbeteiligung + weitere Organ-beteiligung	Vaskulitis, evtl. Fieber, Streptokokkeninfekte? rezidivierende schmerzlose Ulzera mit oraler und/oder genitaler Lokalisation, Iritis, Uveitis, Retinitis genitale Ulzera, kutane Vaskulitis ZNS-Symptome, Ulzera Gastrointestinaltrakt	M. Behçet	Diagnosekriterien für M. Behçet, 1 Haupt- und 2 Nebenkriterien erfüllt; pos. Pathergie-Test, HLA-B5
Arthralgien/Arthritis (+ schmerzhafte Plaques)	Fieber, Myalgien, polymorphe Hautläsionen	Sweet-Syndrom	Histologie: neutrophile Infiltrate
Arthralgien/Myalgien (+ Hodenschmerz) + Nierenbeteiligung + neurologische Beteiligung + Darmbeteiligung + Lungenbeteiligung + Nieren- und Lungenbeteiligung	Fieber, Gewichtsverlust, Bauch-schmerz, Livedo reticularis, Niereninsuffizienz, rapid progressive GN, Hypertonus periphere Neuropathie, Hemiplegie, Ischämie hämorrhagisch-nekrotisierende Enterokolitis Lungenblutung + rapid progressive nekrotisierende Glomerulonephritis fulminante pulmonale Insuffizienz + rapid progressive nekroti-sierende Glomerulonephritis	Polyarteriitis nodosa (c-PAN) mikroskopische Verlaufsform (m-PAN) Goodpasture-Syndrom	ACR-Kriterien (mindestens 3 Kriterien erfüllt): Kreatinin > 1,5 mg/dl; RR > 90 mmHg diastolisch, HBsAg-Nachweis Angiographie; Aneurysma, Verschlüsse Ak gegen Myeloperoxidase und Proteinase 3 Antibasalmembran-Antikörper
Arthralgien (+ allergisches Asthma, Sinusitis) + Respirationstrakt + neurologische Beteiligung	hohes Fieber, Pneumonie, Perikarditis, Herzinsuffizienz paranasale Sinusauffälligkeiten; Lungeninfiltrate ZNS-Befall, Poly- oder Mononeuropathie	allergische Granuloma-tose (Churg-Strauss)	ACR-Kriterien (mindestens 4 Kriterien erfüllt) Eosinophilie >10%, extra-vasale Eosinophilie, IgE Biopsie: typische subkutane/ pulmonale Knötchen
Arthralgien/Myalgien (adulte junge Frauen) + Gefäßbeteiligung	Müdigkeit, Appetitlosigkeit, Entzündungzeichen Gefäßverschlüsse, Herz-/ Hirninfarkt, Amaurose, evtl. akutes Abdomen, Hypertonus (renovaskulär)	M. Takayasu	Pulslosigkeit, Diagnosekriterien nach Ishikawa, Power-Doppler-Sonographie Angiographie, Röntgen, evtl. MRT der Gefäße
Arthralgien/Arthritiden (vorwiegend Jungen) + Hautbeteiligung typischer Lokalisation + Nierenbeteiligung	kolikartige Bauchschmerzen, Meläna, Invagination initial urtikarielle Exantheme, später Petechien Erythrozyturie, Proteinurie, evtl. Niereninsuffizienz	Purpura Schoenlein-Henoch	typisches klinisches Bild, petechiale Blutungen (Gesäß, Unterschenkel), evtl. Nierenbiopsie (Vaskulitis)

Differentialdiagnosen der Gelenk- und Knochenschmerzen mit Bezug zu Infektionen

Charakterisierung des Hauptsymptoms	weiterführende Nebenbefunde	Verdachts-diagnosen	Bestätigung der Diagnose
akute Arthritis (Neu-geborene, Kinder < 2 Jahre), gelenknahe Weichteilschwellung, Rötung	Schonhaltung (Pseudopara-lyse), Fieber, Übelkeit, Kopf-schmerz, evtl. multifokal (Knie > Hüfte > Sprunggelenk > Ellbogen)	septische Arthritis (evtl. mit akuter Osteo-myelitis)	Keimnachweis in Synovialis-flüssigkeit, Blutkultur (häufig Staphylococcus aureus, Haemophilus influenzae, Streptococcus pneumoniae + B) Abstriche, Punktat

N

Muskel- und Skelettsystem

623

Differentialdiagnosen der Gelenk- und Knochenschmerzen mit Bezug zu Infektionen *(Fortsetzung)*

Charakterisierung des Hauptsymptoms	weiterführende Nebenbefunde	Verdachts- diagnosen	Bestätigung der Diagnose
akuter Knochen- schmerz (meist jüngere Kinder, m > w) Weichteilschwellung, Zellulitis metaphysäre Lokalisa- tion in Bildgebung	Druckschmerz, Schonhaltung, Fieber, evtl. Traumaanamnese bzw. Eintrittsporte, (Femur > Tibia > Humerus > Kalkaneus > Fibula > Pelvis > Radius)	Osteomyelitis	Keimnachweis: subperiostale Aspiration, Biopsie, Blutkulturen (meist Staphylococcus aureus, Streptococcus spec., Haemo- philus influenzae) Wundabstrich, Röntgen (Periostabhebung), Sonographie MRT: signalarme Herde im T2-gew. Bild
Wiederauftreten von Schmerzen über dem Entzündungsherd	unvollständiges Ansprechen auf Antibiose bei Osteomye- litis, Wachstumsstörungen	chronische Osteomye- litis	*Rö:* Sequester (Sklerose), umge- ben von (strahlentransparentem) Granulationsgewebe
Druckschmerz fokal, Weichteilschwellung (evtl. penetrierende Verletzung)	nächtliche Schmerzen mit Wachwerden, Lokalisation: oft proximal/ distal Tibiametaphyse	Brodie-Abszeß	*Rö:* metaphysärer osteolytischer Herd, evtl. Gewebekulturen (Staphylokokken evtl. negativ)
multifokaler Knochen- schmerz	Fieber, periodische Schübe und Remissionen, Szintigraphie: multifokale metaphysäre Herde	chronisch-rekurrie- rende multifokale Osteomyelitis (CRMO)	*Rö:* osteolytische Läsionen, Sklerosesaum Histologie: Entzündung und Nekrosen
Hyperostose, Synovi- tis, Osteitis, Spondy- litis/Spondylodiszitis	schwere Akne (conglobata oder fulminans) oder Pustu- losis palmoplantaris oder Hidradenitis suppurativa	SAPHO-Syndrom (Synovitis, Akne, Pustulosis, Hyperosto- se, Osteomyelitis)	typische Klinik mit knöchernen Auftreibungen (Klavikula, Rippe, Sternokostal- und Klavikular- gelenke), evtl. Keimnachweis
akuter Rückenschmerz (vorwiegend lumbal), lokaler Wirbelsäulen- druckschmerz	Schonhaltung, subfebrile Temperaturen, evtl. Bauchschmerz, Schmer- zen beim Aufsetzen	akute Diszitis	Szintigraphie (⁹⁹ᵐTc): Anreiche- rung in der LWS; DD: vertebrale Osteomyelitis, tuberkulöse Osteomyelitis
akute Arthritis, Arthralgien	Infektsymptome, wandernde Arthritis, Zeitdauer von wenigen Tagen bis Wochen	reaktive Arthritis bei Virusinfekt	klinischer Verlauf, Serologie
akute Arthritis (wan- dernd) mit Tenosynovi- tis, initial poly-, später oligoartikulär (bei Jugendlichen/Adoles- zenten, w > m)	Fieber, schmerzhafte Haut- läsionen, Rötung, makulöser, später vesikopapulöser Rash (cave: Endokarditis) DD: Reiter-Syndrom	Gonokokkenarthritis (Dermatitis-, Teno- synovitissyndrom)	Keimnachweis (Blutkultur, Synovialflüssigkeit, genito- urethraler Abstrich, Pustelinhalt) DD: Meningokokken
– episodische Poly- arthritis, Polyarthral- gien, besonders junge Frauen – springende Poly- arthritis/Arthralgien, Arthritis, bes. post- adoleszente Jungen – Polyarthralgien, akute Knochenschmerzen, Myopathie	Tage bis Wochen, kleinflecki- ger Rash Tage bis Wochen, Erythema infectiosum Fieber, Exantheme evtl. Vaskulitis, makulopapulö- ser Rash, Parotitis, Orchitis, Pankreatitis opportunistische Infektionen, Haut, Vaskulitis	Röteln Parvovireninfektion Herpesvireninfektion Hepatitis B Mumps HIV	Klinik, Serologie, Z.n. Vakzination Klinik (evtl. Vaskulitis), Serologie Klinik/Serologie: EBV, CMV, VZV, HSV Anamnese, Serologie, später evtl. Ikterus Klinik, Serologie Klinik, Serologie, Immun- schwäche
akute Coxitis, vorwie- gend Jungen, 4–10 J. protrahierter Verlauf, Schonhinken	milder Luftwegsinfekt, Schmerz-/Schonhaltung Innenrotation eingeschränkt, akute Koxitis, kann in M. Perthes übergehen	Coxitis fugax DD: M. Perthes (Osteochondrosis coxae)	Klinik, Sonographieverlaufs- kontrollen, evtl. Röntgen/MRT Klinik, Rö: Hüfte in 2 Ebenen, MRT

Differentialdiagnose der Gelenk- und Knochenschmerzen mit Bezug zu Infektionen *(Fortsetzung)*

Charakterisierung des Hauptsymptoms	weiterführende Nebenbefunde	Verdachtsdiagnosen	Bestätigung der Diagnose
Arthralgien, episodische Arthritis	Fieber, Müdigkeit, Kopfschmerz, Myalgien, Lymphadenitis, Lymphozytom (Lymphadenosis cutis benigna), wandernde Schmerzen	Lyme-Borreliose (Frühstadium)	Anamnese (Zeckenbiß), Erythema chronicum migrans, Serologie: ELISA, Immunoblot
+ neurologische Manifestation	Meningitis, Hirnnervenlähmung, Neuroradikulitis, Enzephalopathie; Konzentrationsstörungen	Neuro-Borreliose	+ Liquordiagnostik, evtl. MRT
+ Organmanifestationen	Haut- und Augenbeteiligung, Karditis, Hepatitis		
Monarthritis (meist Knie betroffen) oder Oligoarthritis (evtl. symmetrisch) oder Polyarthritis (oft unilateral große Gelenke)	schmerzlose Schwellung, Bewegungsdefizit episodische Synovitis, evtl. fibromyalgisch Knie, Ellbogen, Hüfte, Hand- und Sprunggelenk	Lyme-Arthritis	selten Zeckenbiß-Anamnese, Serologie: ELISA, Immunoblot (typ. Banden) PCR-Erregernachweis
springende Polyarthritis (große Gelenke)	ca. 2 Wochen nach Streptokokken-Infekt mit Fieber, Pharyngitis, Erythemen, zervikaler Lymphadenopathie, Streptokokken-Ak-Reaktion ++	rheumatisches Fieber	Jones-Kriterien für rheumatisches Fieber, Nachweis β-hämolysierender Streptokokken Gr. A, ASL, Anti-DNAse B, Antihyaluronidase +++
+ Karditis (neu auftretendes Herzgeräusch)	innerhalb 3 Wochen (Mitral- u./o. Aortenklappe) Ruhe-Tachykardie, Arrhythmie, Herzjagen, Thoraxschmerz, Kardiomegalie, Dyspnoe		Echokardiographie (Perikarditis, Mitral- u./o. Aortenklappeninsuffizienz, Kontraktilität EKG (AV-Block, PR-Verlängerung, Repol.)
+ neurologische Manifestation (Chorea minor)	innerhalb von 6 Monaten nach Erstmanifestation emotionale Labilität, unwillkürliche Bewegungen (Handschrift), Grimassieren, Sprachstörung		Spätsymptom: Manifestation an Händen, Gesicht, Zunge mit unwillkürlicher Motorik monosymptomatische Verläufe möglich
+ Hautmanifestation	Rash, subkutane Knötchen, Erytheme		Erythema marginatum
Oligo- oder Polyarthritis, prolongiert (große und kleine Gelenke)	abgelaufener Streptokokken-Infekt, evtl.: Vaskulitis, (s. Abb. 105.11, Farbtafel) Karditis, Erythema nodosum	Poststreptokokken-Arthritis	Jones-Kriterien nicht erfüllt, positive Serologie: ASL, Anti-DNAse, Antihyaluronidase ++
Arthralgien/Arthritis/ Myalgien nach Durchfallerkrankung nach pulmonalen/ urethralen Infekten	evtl. Enthesopathie, Fieber, Bauchschmerz Erythema nodosum, Uveitis, Konjunktivitis Urethritis, Bronchitis, oft HLA-B27-assoziiert	reaktive Arthritis enteropathische Arthritis postinfektiöse Arthritis	Serologie, Kultur, HLA-B27-assoziiert Yersinien, Salmonellen, Campylobacter, Shigellen, Chlamydien (siehe juvenile idiopathische Arthritis)
Arthritis/Arthralgien/ Myalgien lupusähnliche Krankheitsbilder, Vaskulitiden, Autoimmunerkrankungen	mit Gedeihstörung, gehäufte Infektionen mit Staphylococcus aureus, Stomatitis, Photosensitivität mit Neisserien, z.B. familiäre Erkrankungen	Immundefekte Phagozytosedefekte (z.B. CGD) Komplementdefekte (z.B. C1q, C2,C3)	Störung der zellulären/humoralen Immunität NBT-Test, Chemilumineszenz u.a. CH 50 erniedrigt, Einzelfaktoranalyse
Arthritis und rezidivierende Infektionen	schwere Gedeihstörung und Retardierung	kombinierter Immundefekt (z.B. SCID)	Immunglobuline fehlen oder erniedrigt
Arthritis und Thrombozytopenie	+ Funktionsstörung der T- und B-Lymphozyten	Wiskott-Aldrich-Syndrom	klinisches Bild, Gendefekt-Nachweis
Polyarthritis und hämolytische Anämie	+ Autoimmunthyreoiditis, T-Zelldefekt	Nezelof-Syndrom	klinisches Bild, T-Zell-Funktion

N

Muskel- und Skelettsystem

Differentialdiagnose der Gelenk- und Knochenschmerzen als Symptom von (onkologischen) Systemerkrankungen

Charakterisierung des Hauptsymptoms	weiterführende Nebenbefunde	Verdachts- diagnosen	Bestätigung der Diagnose
gelenknahe Schwellung + nächtlicher Schmerz (evtl. Fieber)	Druckschmerz lokalisiert, bei Belastung Gewichtsverlust, Blässe, Entzündungszeichen	maligner Knochen- tumor (bevorzugt große Röhrenknochen)	Röntgen, MRT, evtl. LDH, alkalische Phosphatase ↑
metaphysäre Lokalisation diaphysäre Lokalisation (häufiger Fieber)	vorwiegend Jungen, kniegelenksnah vorwiegend Jungen, kniegelenksnah	Osteosarkom (s. Abb. 105.4) Ewing-Sarkom	*Rö:* Codman-Sporn, Histologie *Rö:* Zwiebelring- Phänomen, Histologie
Knochenschmerzen (evtl. Fieber) + Bauchtumor + Weichteilschwellung + Augentumor + Hodentumor	Blässe, diffuse Beschwerden, Kleinkindalter Rö: lytische Läsionen, Knochenmarksbefall evtl. Hemi-Hypertrophie, genitourethrale Symptome Lungenbeteiligung, früh Knochenmetastasen	Skelettmetastasen – Neuroblastom – Wilms-Tumor (Nephroblastom) – Rhabdomyosarkom – Retinoblastom – Teratokarzinom	Szintigraphie, Röntgen, MRT Katecholamine, diffuse Metastasierung Sonographie, Röntgen, Szintigraphie Histologie, CPK
Knochenschmerzen/ Myalgien/evtl. Arthritis, ausgeprägte Bewegungsschmerzen	Schwäche, Blässe; Gewichtsverlust, LDH ++ fast freie passive Gelenk- beweglichkeit	akute Leukämie (meist lymphatische Form)	Blutausstrich, Knochenmark, Zellzerfall *Rö:* metaphysäres Aufhellungsband
Weichteilschwellung (+ Schmerzen)	distale Lokalisation, vorbestehende Exostosen hämorrhagische oder nekrotische Areale	Chondrosarkom Fibrosarkom	*Rö:* Kalzifikation und Ossifikationsareale Histologie
schmerzlose Schwellung, Gelenkergüsse	rekurrierend: Gelenk- punktat: hämorrhagisch	villonodulöse Synovitis	MRT: typische signalarme Areale in T1- u. T2-gew. Bild
nächtlicher Schmerz (vorwiegend Jungen) (+ Muskelatrophie, evtl. Gelenkschwellung)	penetrierender Tiefen- schmerz, NSAR wirksam evtl. Verschmächtigung der Extremitäten, Fehlhaltung	Osteoid-Osteom	Histologie: Nidus, *Rö:* Nidus, Sklerosesaum Szintigraphie: Anreicherung mit ^{99m}Tc, MRT
Knochenschmerzen (vorwiegend Mädchen) schmerzlose Weichteilschwellung	Epiphysen der langen Röhrenknochen lange Röhrenknochen, Funktionsdefizit lokal (Schmer- zen bei Nervenkompression) Hand- und Fußknochen, Rö. Kalzifikationen	Riesenzell-Tumor Osteochondrom Chondrom	*Rö:* exzentrische strahlen- transparente Zone *Rö:* kniegelenksnahe Lokalisation, epiphysäre Lage *Rö:* metaphysär, zentrale Destruktion
schmerzhafte Weichteilschwellung (Kleinkinder) (+ typische klinische Symptomatik) schmerzhafte meta- physäre Schwellung	Schädel, Wirbelsäule, Becken, Diaphysen Abt-Letterer-Siwe/ Hand-Schüller-Christian Jungen häufiger, große Röhren- knochen Jungen häufiger, kniegelenks- nah, metaphysär	eosinophiles Granulom DD: Histiocytosis X juvenile Knochenzyste DD: fibröser Kortikalis- defekt	*Rö:* lytische Läsion, kortikale Erosionen, periostale Reaktion, evtl. weitere Diagnostik *Rö:* strahlentransparente Läsion Röntgen, Zufallsbefund, klinisch asymptomatisch

Differentialdiagnose der Gelenk- und Knochenschmerzen bei nichtentzündlichen Erkrankungen

Charakterisierung des Hauptsymptoms	weiterführende Nebenbefunde	Verdachts- diagnosen	Bestätigung der Diagnose
belastungsabhängige Arthralgien/ Überstreckbarkeit der Gelenke	typischerweise abends/nachts, untere Extremität Knie, Ellbogen > 10°, Daumen, Kleinfinger, Wirbelsäule, Pes planus	generalisierte Hypermobilität	Beighten-Score (4 von 9 Punkten), Anamnese
Schmerzen nach starker körperlicher Aktivität	Druckschmerz (z.B. Metatar- sale, Kalkaneus, Talus, Tibia)	Streßfraktur	Anamnese, initial unauffälliges Röntgenbild, später Kallus- bildung
Sehnenverdickung nach Überlastung DD bei entzündlich rheumatischen Erkrankungen	typischerweise Achillessehne, Tibialis anterior Enthesopathie	Tenosynovitis SEA- Syndrom	Anamnese Klassifikation nach Rosen- berg/Petty, HLA-B27 DD: Enteritis-assoziierte Arthritis
Hüftschmerz belastungsabhängig Leistenschmerz Ausstrahlung Ober- schenkel/Knie	eingeschränkte Hüft- beweglichkeit: Abspreizen und Innenrotation (evtl. Begleiterguß)	M. Perthes	*Rö:* Hüfte in 2 Ebenen; MRT: Osteonecrosis coxae, ^{99m}Tc-Szintigraphie: Minderaktivität
leichtes Hinken mit Schmerzen Oberschenkel/Knie	(Adoleszente), Dystrophia adiposogenitalis	Epiphyseolysis capitis femoris (lenta)	*Rö:* Epiphysen-Gleitwinkel
akuter Hüftschmerz nach dem Sport	Beinverkürzung, gebeugte Hüfte in Außenrotation traumatische Epiphyseolysis nach Sprungbelastung	Epiphyseolysis capitis femoris acuta	Drehmann-Zeichen positiv
Spontan- und Belastungsschmerz Leistenbeuge	Druckschmerz unterer Scham- beinast, passiver Abduktions- schmerz (DD: Skelettmetastasen)	M. van Neck (Schambein-Osteo- chondrose)	*Rö:* kolbige Auftreibung der Synchondrosis ischiopubica
Knieschmerz belastungsabhängig beim Springen (Adoleszentenalter)	Andruckschmerz Patella bei Quadrizeps-Anspannung, Patellaverschiebeschmerz	Chondropathia patellae	klinisch: Zohlen-Zeichen positiv
Kniebeugeschmerz bei Belastung	Druckschmerz superomedialer Femurkondylus, Schnappen bei Flexion	Plica mediopatellaris	arthroskopisch
belastungsabhängige Kniebeschwerden (Adoleszentenalter)	evtl. mit Erguß und Synovitis nach erhöhter körperlicher Aktivität (z.B. Leistungssport)	Osteochondrosis dissecans	*Rö:* Knie, Tunnelaufnahme nach Frik DD: Komplikationen bei chroni- scher oder unzureichend behandelter Gonarthritis
Belastungsschmerz laterales Knie- kompartiment, (Grundschulalter)	Schnappen bei freier Beweglichkeit	Scheibenmeniskus	MRT
schmerzlose Schwellung Kniekehle DD: juvenile chronische Arthritis	popliteale (vorwiegend mediale) Schwellung, freie Beweglichkeit	Baker-Zyste	Sonographie
Belastungsschmerz unterer Patellapol	Druckschmerz, Insertions- tendopathie	M. Sinding-Larsen	klinisch, evtl. Rö-Patella: unregelmäßige Ossifikation
Belastungsschmerz über Schienbein	adoleszente Jungen mit hoher sportlicher Aktivität, evtl. erhöhtes Körpergewicht, lokalisierter Druckschmerz, Weichteilschwellung	M. Osgood-Schlatter (Osteochondrosis, Tuberositas tibiae)	klinisch, evtl. Rö: Fragmen- tation der Apophyse, Sonographie: Weichteil- schwellung

Muskel- und Skelettsystem

N

Differentialdiagnose der Gelenk- und Knochenschmerzen bei nichtentzündlichen Erkrankungen *(Fortsetzung)*

Charakterisierung des Hauptsymptoms	weiterführende Nebenbefunde	Verdachtsdiagnosen	Bestätigung der Diagnose
Fußschmerz belastungsabhängiger Fußschmerz	Druckschmerz über Talonavikulargelenk von lateral, evtl. Schwellung Fußinnenrand	M. Köhler I (Osteochondrosis os naviculare)	*Rö:* Höhenminderung des Os naviculare, Osteochondrose
Fußschmerz beim Abrollen (adoleszente Mädchen)	Druckschmerz, Schwellung über Metatarsale-II-Köpfchen (seltener III oder IV)	M. Freiberg-Köhler II Osteochondrose Mittelfußköpfchen	klinisch; Rö: Abflachung der Epiphyse Metatarsale II (bzw. III oder IV)
brennende Schmerzen, episodisch (Füße, seltener Hände)	Überwärmung, Rötung, Wärmeempfindlichkeit	Erythromyalgie DD: periphere Neuropathie, Hypertonus	klinisch, DD: Kollagenosen, speziell SLE, Erythromelalgie
Belastungsschmerz Achillessehnenansatz (Adoleszente, starke sportliche Aktivität)	Schwellung, Druckschmerz über Achillessehnenansatz	Apophysitis calcanei (aseptische Osteochondrose der Kalkaneus-Apophyse)	klinisch, evtl. Rö: Auflockerung des Knochenkerns DD: Enteritis-assoziierte Arthralgie
Schulterschmerz (akut)	evtl. Muskelschwäche, evtl. Infektion, Impfung	Plexus-brachialis-Neuropathie DD: Karpaltunnel-Syndrom, Tumor	klinisch (Ausschluß sekundäre Ursachen) DD: Wirbelsäulenkompression
Thoraxschmerz (akut), Adoleszente	Druckschmerz Knorpel-Knochen-Grenze	Kostochondritis (Tietze-Syndrom)	klinisch, DD: Trauma, Pleuritis, Kollagenose
Rückenschmerz (akut), Adoleszente	körperliche Überanstrengung, Druckschmerz	Spondylolisthesis	klinisch, Rö: LWS seitlich DD: Diskushernie, akute Blockierung, Sakroileitis
Rückenschmerz (chronisch), Adoleszente, vermehrte Beckenkippung	kyphotische Thoraxfehlhaltung, Muskelhypotrophie ischiokrurale Muskulatur, Pektoralisverkürzung	M. Scheuermann	*Rö:* Wirbelsäule a.p. und seitlich
Weichteilschmerz, Druckschmerz der Sehnenansätze, vorwiegend adoleszente Mädchen	Schonhaltung, Schlafstörungen, Ängstlichkeit, Depression, typische Druckpunkte	Fibromyalgie-Syndrom	klinisch, Druckpunkte: definierte Tender-Points von Trapezius, Skapula, Ellenbogen, Dornfortsätze, Supraspinatus-Trochanter, Beckenkamm, Knie
generalisierter Muskel-Skelett-Schmerz	an mindestens 3 Körperstellen für mindestens 3 Monate	universelles Schmerzsyndrom (diffuser idiopathischer Schmerz)	Ausschlußdiagnose
Ruheschmerz einer Extremität (Hand > Fuß), vorwiegend Mädchen + Durchblutungsstörungen der Haut, bizarre Fehlhaltung	brennende Schmerzen, trophische Störungen der Haut, livide Verfärbung, Schonhaltung, Fehlstellung, Berührungsempfindlichkeit	M. Sudeck	klinisch, Rö: ausgeprägte Osteoporose Szintigraphie: evtl. Minderaktivität enge Mutter-Kind-Bindung, psychische Auffälligkeiten
gehäufte (inadäquate) Traumata + Hämatome, bräunlich indurierte Hautverfärbung (Hände)	Z. n. multiplen älteren Frakturen, Periostitis, evtl. traumatische Pankreatitis, cave: inadäquate Akutvorstellungen mit banalem Grund!	Battered-child-Syndrom (Kindesmißhandlung)	*Rö:* multiple Periostreaktionen (Phalangen, Unterarme, Schienbeine), Szintigraphie: Mehranreicherung, auffällige Untersuchungssituation (!)
Fremdkörperverletzung vor Auftreten einer Monarthritis	durch Fremdkörper (z.B. Pflanzendorn) induzierte Synovitis, evtl. Hautläsion	Fremdkörper-Synovitis	*Rö:* nur selten strahlendichte Fremdkörper, Anamnese
Gelenkschwellungen und Kontrakturen mit familiärer Häufung	schmerzarme erhebliche Schwellung der Hüften, Knie, Hand-, Sprunggelenke, Fingerkontrakturen	familiäre Synovialishyperplasie	Anamnese, symmetrische Veränderungen, Histologie: Hyperplasie, wenig Entzündungsaktivität

Differentialdiagnose der Stoffwechselerkrankungen und genetischen Erkrankungen mit Gelenkmanifestation

Charakterisierung des Hauptsymptoms	weiterführende Nebenbefunde	Verdachts-diagnosen	Bestätigung der Diagnose
akute Monarthritis (erosiv)	typisches Großzehengrund-gelenk, Daumengrundgelenk, subkutane periostale Ablagerungen von Urat (Tophi); Nephrolithiasis, evtl. chronische Niereninsuffizienz	Gicht	Hyperurikämie, Rö: Urat-kristalle Uratkristalle in der Synovialis-flüssigkeit DD: Glykogenspeicherkrank-heit, maligne Grunderkrankung, Nierenversagen
Monarthritisschub, Tophi, Weichteil-verkalkungen	mentale und Wachstums-retardierung, Chorea-Athetose, Spastik, Kalzinose, Neigung zu Selbstverstümmelung, Hyperurikämie	Lesch-Nyhan-Syndrom	X-chromosomal-rezessiv, Fehlen des Enzyms: HPRT Harnsäurekristalle in Urin und Synovia
schwere „gichtartige" Arthritis (männliche Adoleszen-ten/Erwachsene)	Nierenverkalkungen, Hyperurikämie	(inkompletter Enzym-defekt HPRT)	inkompletter HPRT-Mangel
(Kinder/junge Erwachsene)	erhöhte Purinproduktion, Taubheit	Enzymdefekt: PRPS-Superaktivität	X-chromosomal-rezessive Mutation: PRPS-Superaktivität
(Kinder) + typische Fazies, Kleinwuchs	Hepatosplenomegalie, Hypo-glykämie, mentale Retardierung, Hyperurikämie	Glykogenose Typ I (von-Gierke-Syndrom)	Glucose-6-phosphatase-Mangel
Muskelschwäche, -krämpfe nach Belastung + evtl. Monarthritis	normale mentale Entwicklung bei chronisch-kompensierter Hämolyse	Glykogenose Typ V (McArdle) Glykogenose Typ VII	Muskelphosphorylase-Mangel Phosphofruktokinase-Mangel
Arthritis (entzündliche und degenerative Veränderungen), Chondrokalzinose	Lokalisation: Hüften, Knie, Schultern, Sprunggelenk, Rö: Knorpelkalzifikation	Pseudogicht	Synovialflüssigkeit und Gelenke: Kalziumpyro-phosphat-dihydrat-Ablagerungen
Arthritis (progressiv)/ Arthralgien (kleine Gelenke), Chondrokalzinose	(junge Erwachsene): Amenorrhö, kardiale Auffälligkeiten, Diabetes, Zirrhose	Hämochromatose „Pseudogicht"	pathologische Eisen-speicherung, genetischer Defekt
Gelenk- und Sehnen-schwellungen bei Fettstoffwechsel-störung	Xanthome, Achillessehne, Patellarsehne wandernde Arthritis, Hände, Knie, Sprunggelenk	Hyperlipoproteinämie Typ II Hyperlipoproteinämie Typ IV	Cholesterin/Triglyzeride ↑ autosomal-dominant, evtl. Homozygotie
Arthritis (+ tuberöse/ tendinöse Xanthome)	Lokalisation: Hände, Patella, Achillessehne, plantar	Sitosterolämie (Enzymdefekt)	Plasmasterolspiegel, Cholesterol ↑
Arthralgien, Knochen-schmerzen (Druck-schmerz), proximale Muskelschwäche	Wachstumsstillstand, evtl. Frakturen, Osteomalazie, Rö: Handgelenk, Wirbelsäule	Rachitis	Fehlen von aktivem Vitamin D (1,25-Di-hydroxy-Vitamin D$_3$)
+ Weichteilschwellung, Gelenkschwellung	reduzierter AZ, Bewegungs-schmerzen	onkogene Rachitis bei Malignität	Tumorsuche: Leukämie, Neuroblastom etc.
+ Beugekontrakturen, kurze Statur, O-Beine	ektope Kalzifikationen, subperiostale Erosionen, Demineralisation	Phosphat-Diabetes (Vitamin-D-resistente Rachitis)	sekundärer Hyperpara-thyreoidismus (Ca/Ph. I.U.) Typ T: autosomal-rezessiv, Typ II: Rezeptordefekt
+ Frakturneigung, evtl. Chondrokalzinose	Band-Keratopathie, Ödeme, Zahnverlust	Hypophosphatasie (mit schwerer Rachitis)	alkalische Phosphatase ↓, autosomal-rezessiv

HPRT = Hypoxanthin-Phosphoribosyl-Transferase
PRPS = Phosphoribosyl-Pyrophosphat-Synthetase

Muskel- und Skelettsystem

N

Differentialdiagnose der Stoffwechselerkrankungen und genetischen Erkrankungen mit Gelenkmanifestation
(Fortsetzung)

Charakterisierung des Hauptsymptoms	weiterführende Nebenbefunde	Verdachtsdiagnosen	Bestätigung der Diagnose
Frakturneigung (pathologisch), Arthralgien	Knie, WS, Osteoporose, Hepatosplenomegalie	M. Gaucher (Glukozerebrosidase-Defekt)	autosomal-rezessiv, Gaucher-Zellen (Knochenmark).
Knochenschmerzen, Berührungsempfindlichkeit	intradermale und subperiostale Blutungen, Pseudoparalyse, evtl. Hämarthros	Vitamin-C-Mangel (Skorbut)	Anamnese; Rö: subperiostale Knochenneubildungen
Extremitätenschmerz, Wachstumsstörung	Irritabilität, Apathie, Alopezie, Juckreiz	Hypervitaminose A	Anamnese, Rö: kortikale Hyperostose
Arthralgien, später Enthesisverkalkungen	Zahnschmelzdefekte, Knie, WS, kleine Gelenke	Fluorosis (endemisch, z.B. Indien)	Rö: erhöhte Knochendichte, Kalzinose
Weichteilschwellung, Gelenkschwellung	episodisch, z.B. Knie, Finger-, Zehengelenke	Hypothyreose; Thyreoiditis (Hashimoto)	Schilddrüsenfunktion, Autoantikörper
Finger(flexions)kontrakturen	Cheiropathie der PIP-Gelenke, Kleinwuchs	Diabetes mellitus (insulinabhängig)	Rosenbloom-Kriterien, Blutzucker, HbA_1,
episodische Arthritis bei Dystrophie	juckender Rash, Schmerzepisoden 1–10 Tage, fragliche Reaktion auf chronische pulmonale Infekte	Arthropathie bei zystischer Fibrose	Klinik; Schweißtest
Arthralgien, Finger-, Zehenverdickungen	Periostitis, Verdickung der Röhrenknochen	sekundäre hypertrophe Osteoarthropathie	*Rö:* periostales Knochenwachstum
akute Periostitis (erheblicher Knochenschmerz)	Weichteilschwellung; Rö, Szintigraphie: initial o.B., nach Abheilung periostale Reaktion	sekundäre hypertrophe Osteoarthropathie	Abklärung Grundkrankheit: z.B. M. Crohn, Vitium cordis, Infektion, onkologische Erkrankung
Bewegungsschmerz der Extremitäten	Fieber, periostale Knochenapposition, BSG	Goldbloom-Syndrom	idiopathisch, evtl. infektassoziiert, viral
akute Arthritis mit Daktylitis, Periostitis Wachstumsstörungen (z.B. Hüfte) mit septischem Bild	schmerzhafte Extremitätenschwellungen, diffuse schmerzhafte Schwellung Hände, Füße Fieber, Durchfallerkrankung (Salmonellen)	Sichelzellanämie • „(Sichelzellkrise)“ • septische Arthritis bei Sichelzellanämie	autosomal-dominant, aseptische Nekrosen, Knocheninfarkte, akute hämolytische Krise Keimnachweis (Punktat, Stuhl, Blutkultur)
Arthralgien, Arthritis (episodisch)	Sprunggelenke, Anämie, Hepatosplenomegalie	Thalassaemia major	Hämoglobin-Ephorese, (typische Fazies)
Hämarthros, Weichteilschwellungen akute Schmerzen (bei Gelenkblutungen)	Knie, Ellbogen, Sprunggelenke, Schulter, Hüfte Rö: Weichteilreaktion, Osteoarthritis	Hämophilie A DD: v.-Willebrand-Jürgens-Syndrom	X-chromosomal-rezessiv, Gerinnung, spezifischer Faktor VIII bzw. v.-Willebrand-Faktor, Synov. Hämosiderose
Schwellungen periartikulär, Enthesopathie + statomotorische und mentale Retardierung	Druckschmerz: Knöchel, kleine Gelenke, Noduli, Schleimhautschwellung, rezidivierende Infekte	M. Farber (Lipogranulomatose) (Glykolipidzeramid-Speicherkrankheit)	autosomal-rezessiv, Fibroblastenkultur: Zeramidasedefekt, typische Granulome mit Schaumzellen (PAS+)
Arthritis (episodisch) mit Fieber (Jungen), + Extremitätenschmerz (Kribbeln, Brennen)	Gelenkschwellungen Finger, Ellbogen, Knie, Flexionskontrakturen, rote Hautläsionen	M. Fabry (Lipidose)	X-chromosomal-rezessiv, Hautbiopsie: Zeramidtrihexosid, α-Galaktosidase-Mangel

106 Frakturhäufung

Rolf E. Brenner

Symptombeschreibung

Knochenbrüche treten meist im Rahmen erheblicher Krafteinwirkungen auf. Von **pathologischen Frakturen** spricht man, wenn kein adäquates Trauma, von **Spontanfrakturen,** wenn keine über das normale Maß hinausgehende Krafteinwirkung vorlag. In diesen Fällen liegt eine reduzierte Stabilität des Knochengewebes zugrunde. Die Stabilität kann lokal oder generalisiert vermindert sein und somit nur an einer Stelle oder am ganzen Skelettsystem zur erhöhten Frakturneigung führen.

> **Bei ungeklärter Frakturhäufung muß immer auch an eine Kindesmißhandlung gedacht werden!**

Rationelle Diagnostik

Anamnese

Wichtig ist es zu klären, ob den Knochenbrüchen ein adäquates Trauma zugrunde lag und wie es zustande kam. Man muß jedoch berücksichtigen, daß bei einer Mißhandlung diesbezüglich in der Regel keine verwertbaren Angaben gemacht werden. Es ist deshalb entscheidend, eine Diskrepanz zum klinischen Befund zu erkennen.

Zur Abklärung einer Frakturneigung ist nach *prädisponierenden Faktoren* wie extremer Frühgeburtlichkeit, neuromuskulären Störungen, längerfristiger Immobilisation und gastrointestinalen Störungen zu fragen. Bei Refrakturen können eine inadäquate Frakturversorgung, zu kurze Ruhigstellung oder Heilung in Fehlstellung ursächlich sein. Eine gezielte *Medikamentenanamnese* (insbesondere Vitamin-D-Prophylaxe, Glukokortikoide und Antikonvulsiva) kann für die Diagnosestellung wegweisend sein. Es ist immer auch nach *Knochenschmerzen* zu fragen, die bei verschiedenen Erkrankungen pathologischen Frakturen vorausgehen.

> **In der Familienanamnese sind insbesondere vermehrte Frakturneigung, blaue Skleren, Dentinogenesis imperfecta und Hörstörung als Hinweise auf eine dominant erbliche Form der *Osteogenesis imperfecta* von Bedeutung.**

Körperliche Untersuchung

Bei der körperlichen Untersuchung ist auf multiple Hämatome, Narben, Wunden oder Striemen zu achten, die bei einer *Mißhandlung* häufig nachweisbar sind. Bei *pathologischen Frakturen* fehlen hingegen oft Zeichen einer äußeren Krafteinwirkung. Skelettdeformierungen weisen auf eine *reduzierte knöcherne Stabilität* hin. Es ist insbesondere auf blaue Skleren (Abb. 106.1, Farbtafel) und Zeichen einer Dentinogenesis imperfecta als Hinweise auf eine *Osteogenesis imperfecta* zu achten. *Neuromuskuläre Störungen,* die über eine Inaktivitätsosteoporose zur Knochenbruchneigung führen, sind in der Regel durch entsprechende neurologische Untersuchungen zu erkennen. Eine auffallende Blässe (Anämie) oder Petechien (Thrombopenie) weisen auf primäre oder sekundäre *hämatologische Störungen* hin (Leukämie, Osteopetrose).

Meßwerte wie Körperlänge, Sitzhöhe, Spannweite und Gewicht dienen der Erfassung des Wachstums, der Körperproportionen und des Ernährungszustandes.

Klinisch-chemische Untersuchungen

Verschiedene Parameter des Knochen- bzw. Kalzium- und Phosphatstoffwechsels sind in der Differentialdiagnose der Frakturhäufung bei Kindern von Bedeutung:
- Bei der *alkalischen Phosphatase* werden die Isoenzyme des Knochens, der Leber, der Niere, des Dünndarms und der Plazenta in der Regel gemeinsam bestimmt. In einzelnen Fällen kann deshalb eine Quantifizierung des Knochenisoenzyms sinnvoll sein. Die Frakturheilung selbst kann zu einer Erhöhung führen.
- Das *Prokollagen-I-C-terminale Propeptid (PICP)* im Serum als Maß für die Synthese von Kollagen I ist bei einem Teil der Patienten mit Osteogenesis imperfecta (vor allem Typ I) erniedrigt. Zusätzlich ist es – mit Ausnahme der seltenen Typen V, VI und VII – bei dieser Erkrankung möglich, mit Hilfe proteinchemischer bzw. molekulargenetischer Untersuchungen strukturelle Defekte des Kollagens I zu identifizieren.
- Die Bestimmung des *intakten Parathormons,* des *25-OH- und 1,25(OH)$_2$-Vitamins D* (Diagnostik der kalzipenischen Rachitis), der *renalen Phosphatrückresorption* (Diagnostik der phosphopenischen Rachitis) sowie des *Pyridoxalphosphats* im Serum und *Phosphoethanolamins* im Urin (Diagnostik der Hypophosphatasie) kann im Rahmen der Abklärungen notwendig sein.

Muskel- und Skelettsystem

N

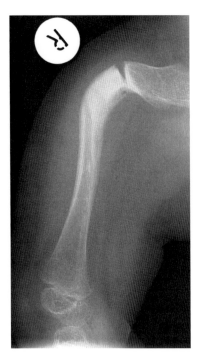

Abb. 106.2
Fraktur im
Bereich des
Femurs bei
Osteogenesis
imperfecta
mit Skelett-
deformierung
und reduzierter
Mineralisation.

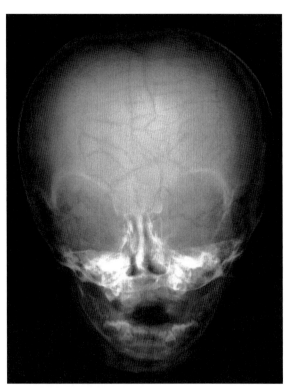

Abb. 106.3 Vermehrte Schaltknochen bei Osteogenesis imperfecta.

Molekulargenetische Untersuchungen

Bei einer Reihe von angeborenen Erkrankungen, die mit erhöhter Frakturneigung einhergehen, kann die Diagnose über eine Identifikation der zugrundeliegenden Mutation gesichert werden (s. DD-Tabelle).

Technische Untersuchungen

Das wichtigste bildgebende Verfahren ist die konventionelle Radiologie.

Anhand der Aufnahmen läßt sich in der Regel eine Aussage über lokale Ursachen von Frakturen, das Vorliegen einer allgemeinen Osteopenie (Abb. 106.2), Osteosklerose, vermehrter Schaltknochen (Abb. 106.3) sowie die Struktur bzw. Modellierung der Dia- und Metaphyse treffen. Bei V.a. Kindesmißhandlung ist zum Nachweis knöcherner Verletzungen in manchen Fällen ergänzend eine *Knochenszintigraphie* hilfreich.

Die *Knochendensitometrie* mittels dualer Photonenabsorptionsmessung (DEXA) oder quantita-

tiven Computertomogramms (qCT) kann zusätzliche Informationen über den Mineralgehalt der Wirbelkörper bzw. der Röhrenknochen liefern. In Einzelfällen kann auch der histologische Befund einer *Beckenkammbiopsie* zur Diagnostik beitragen.

Besondere Hinweise

Aufgrund der Folgen für Patient und Familie ist die Abgrenzung der Kindesmißhandlung von einer pathologischen Frakturneigung äußerst wichtig. Es ist jedoch zu berücksichtigen, daß auch das Vorliegen einer skelettalen Grunderkrankung nicht vor Mißhandlung schützt.

Differentialdiagnostische Tabelle

In der nachfolgenden Tabelle sind lokale Ursachen pathologischer Frakturen nicht berücksichtigt, da sie normalerweise mit dem ersten Knochenbruch diagnostiziert werden.

Differentialdiagnose der kindlichen Frakturhäufung

Charakterisierung des Hauptsymptoms	weiterführende Nebenbefunde	Verdachts-diagnosen	Bestätigung der Diagnose
Frakturen mit Zeichen äußerer Gewalt-anwendung	häufig unterschiedlich alte metaphysäre Frakturen, sub-periostale Blutungen, multiple Hämatome, Narben	Kindesmißhandlung	klinisch-radiologischer Befund, Ergründung der Fraktur-umstände
Frakturneigung mit Osteopenie	blaue Skleren, zum Teil Dentinogenesis imperfecta, häufig vermehrte Schaltknochen	Osteogenesis imperfecta Typ I	klinisch-radiologisch, meist Defekt des Kollagens I (oft COL1A1-Mutation)
	schwere skelettale Deformierungen, blau-graue Skleren, extremer Minderwuchs, häufig Dentino-genesis imperfecta, meist vermehrte Schaltknochen	Osteogenesis imperfecta Typ III	klinisch-radiologisch, meist Defekt des Kollagens I (oft COL1A1- oder COL1A2-Mutation)
Frakturneigung mit Osteopenie	skelettale Deformierungen, weißliche Skleren, Klein-wuchs, häufig Dentinogenesis imperfecta, meist vermehrte Schaltknochen	Osteogenesis imperfecta Typ IV	klinisch-radiologisch, häufig Defekt des Kollagens I (COL1A1- oder COL1A2-Mutation)
	skelettale Deformierungen, Kleinwuchs, weiße Skleren, keine Dentinogenesis imper-fecta, hyperplastische Kallus-bildung, kalzifizierte Membra-na interossea des Unterarms	Osteogenesis imperfecta Typ V	klinisch-radiologischer Befund
	skelettale Deformierungen, Skoliose, Kleinwuchs, weiße Skleren, keine Dentinogenesis imperfecta	Osteogenesis imperfecta Typ VI	Knochenhistologie: Akkumula-tion von Osteoid mit fisch-schuppenartigem Lamellierungs-muster
	skelettale Deformierungen, weiße Skleren, keine Dentino-genesis imperfecta, verkürzte Oberarme und Oberschenkel	Osteogenesis imperfecta Typ VII	klinisch-radiologischer Befund
	längerfristige Ruhigstellung oder neuro-muskuläre Erkrankung	Immobilisations-osteoporose	Anamnese, neurologische Unter-suchung
	Untergewicht, hypochrome Anämie, Hypoproteinämie	enterale Erkrankun-gen	Diagnostik Malabsorption, Mal-digestion (Gliadin-Ak, Dünn-darmbiopsie bei Zöliakie)
	extreme Frühgeburtlichkeit, niedrige Substitution von Kalzium und Phosphat	Frühgeborenen-osteopenie	niedrige Ca-/PO$_4$-Ausscheidung, hohe AP, Besserung unter Ca-/PO$_4$-Substitution
	Glukokortikoid-, Antiepilepti-kabehandlung	Medikamenten-nebenwirkung	Medikamentenanamnese
	Genua vara, Rosenkranz, Auf-treibung der Metaphysen	Rachitis (verschie-dene Formen)	AP erhöht, Vitamin-D-Metaboli-ten, Ca und P je nach vorliegen-der Form verändert
	Knochenschmerzen, Nephro-kalzinose, Nierensteine	primärer Hyper-parathyreoidismus	Ca, AP und intaktes PTH erhöht
	Stammfettsucht, Muskel-schwäche, Hypertonie	Morbus Cushing	freies Kortisol im Urin, Dexame-thasontest, CRH-Test
	Gallengangsatresie	Osteoporose bei Gallengangsatresie	Anamnese, klinisch-radiologi-scher Befund
	Knochenschmerzen, vorzeiti-ger Zahnverlust, metaphysär betonte Osteopenie	infantile Hypophos-phatasie	AP erniedrigt, Pyridoxalphosphat erhöht, Phosphoethanolamin im Urin erhöht, TNSAP-Mutation
	Knochenschmerzen, Fisch- und Keilwirbel, Beginn prä-pubertär, Besserung meist nach der Pubertät	juvenile Osteo-porose	Ausschlußdiagnose, Verlauf

Differentialdiagnose der kindlichen Frakturhäufung *(Fortsetzung)*

Charakterisierung des Hauptsymptoms	weiterführende Nebenbefunde	Verdachtsdiagnosen	Bestätigung der Diagnose
Frakturneigung mit Osteopenie	angeborene Kontrakturen, vermehrte Schaltknochen, zum Teil Dentinogenesis imperfecta	Bruck-Syndrom	klinisch-radiologischer Befund
	Kraniosynostose, Exophthalmus	Cole-Carpenter-Syndrom	klinisch-radiologischer Befund
	Pseudogliom des Auges	Osteoporose-Pseudogliom-Syndrom	augenärztlicher und klinisch-radiologischer Befund, LRP-5-Mutation
	Erbrechen, Durchfälle, Hepatomegalie, interstitielle Lungenerkrankung, z.T geistige Retardierung	lysinurische Proteinintoleranz	Aminosäuren im Urin, SCC7A7-Mutation
	Frühgeburtlichkeit, Neutropenie, oft lange parenterale Ernährung	Kupfermangel	AP erhöht, Kupfer und Coeruloplasmin erniedrigt
Frakturneigung mit Osteosklerose	Anämie, Hepatosplenomegalie, Sehstörungen	Osteopetrose (verschiedene Formen einschließlich der mit renal tubulärer Azidose)	klinisch-radiologisch, Mutationen: TCIRG1, CLCN7, GL oder CA2 (Patienten mit renal tubulärer Azidose)
	kurzgliedriger Minderwuchs, Makrozephalie, Persistenz der großen Fontanelle, oft blaue Skleren, vermehrte Schaltknochen	Pyknodysostose	klinisch-radiologisch, Cathepsin-K-Mutation
Frakturneigung mit osteoporotischen und sklerosierten knöchernen Bereichen	zystoide Knochenveränderungen mit streifigen Verdichtungen zusätzlich Pubertas praecox, Café-au-lait-Flecken	polyostotische fibröse Dysplasie McCune-Albright-Syndrom	klinisch-radiologisch, Gs-Protein-Mutation (somatisch) klinisch-radiologisch Gs-Protein-Mutation
	Makrozephalie mit Verdickung der Schädelkalotte, Biegung und Verdickung der Diaphysen, Minderwuchs	idiopathische Hyperphosphatasie	klinisch-radiologisches Bild und erhöhte AP, Osteoprotegerin-Mutation
Frakturneigung mit Knochenschmerzen und Leistungsknick	Fieber, Anämie, Petechien	Leukämie	Blutbild, Knochenmark

107 Dysproportionierung und Kleinwuchs

Bernd Schwahn und Eckhard Schönau

Symptombeschreibung

Als Kleinwuchs wird eine Körperhöhe < 2 SD unter der Altersnorm bezeichnet. Die Proportionen der verschiedenen Körperteile zueinander ändern sich altersabhängig. Die während der Säuglingszeit kurzen Extremitäten werden während des Verlaufs der körperlichen Entwicklung bis etwa zum 12. Lebensjahr relativ zum Rumpf länger und erreichen dann erwachsene Proportionen. Die Größe des Kopfes nimmt relativ gesehen ab. Beim Neugeborenen beträgt das Verhältnis Kopfhöhe zu Körperlänge 1:4, mit 6 Jahren 1:6, mit 12 Jahren 1:7, bei Erwachsenen 1:8. Sind die altersbezogenen Größenverhältnisse des Körpers erhalten, liegt ein proportionierter Kleinwuchs vor (Abb. 107.1).

> Sind die physiologischen Größenbeziehungen zwischen Kopf, Rumpf und Extremitäten bei einer Körperlänge unter der 3. Perzentile nicht mehr gegeben, spricht man von einem dysproportionierten Kleinwuchs.

Der dysproportionierte Kleinwuchs entsteht aufgrund mehr oder weniger stark beeinträchtigter Wachstumsvorgänge an unterschiedlichen Skelettabschnitten mit Ausbildung abnorm geformter oder zusammengesetzter Knochen. Dieses Symptom spricht für eine angeborene systemhafte Störung der Knorpel- bzw. Knochenentwicklung, z.B. aufgrund einer Osteochondrodysplasie, einer Störung der Kalzium-Phosphat-Homöostase, einer angeborenen Stoffwechselerkrankung oder für eine Fehlbildung einzelner Knochen oder Knochengruppen im Rahmen einer Dysostose (s. Abb. 107.1).

Rationelle Diagnostik

Anamnese

Die Familienanamnese gibt Aufschlüsse über eine genetische Ätiologie der Erkrankung: Konsanguinität der Eltern mit erhöhter Wahrscheinlichkeit des Vorliegens rezessiver Erbleiden, weitere kleinwüchsige Familienmitglieder, Fehl- oder Totgeburten aufgrund z.B. letaler Osteochondrodysplasien.

Die Elterngröße ist wichtig zur Beurteilung des Kleinwuchses. Bei milden Manifestationen einer Osteochondrodysplasie (z.B. Hypochondroplasie) kann bei hochwüchsigen Eltern die Patientengröße noch in der Altersnorm liegen. Bezogen auf die ungefähre „genetische Zielgröße" nach Tanner (Summe der Elternlänge, geteilt durch 2, plus 6,5 cm für Jungen und minus 6,5 cm für Mädchen), liegt jedoch eine Länge deutlich unterhalb des Erwartungswertes vor.

Die Schwangerschaftsanamnese liefert Hinweise auf:
- ein Polyhydramnion
- intrauterine Wachstumsretardierung
- verminderte Kindesbewegungen
als Begleiterscheinungen von Skelettdysplasien.

Neonatale respiratorische Adaptationsschwierigkeiten können bei Veränderungen des Nasen-Rachen-Raumes oder des Thoraxskelettes vorliegen. Die Patientenanamnese ist wichtig hinsichtlich des Manifestationsalters der Symptomatik, welches jedoch nicht unerheblich von der Aufmerksamkeit der Eltern und betreuenden Ärzte abhängt und auch große interindividuelle Schwankungen aufweisen kann.

Körperliche Untersuchung

Auxologie

Die Körperlänge wird im 1. und 2. Lebensjahr im Liegen gemessen, ab dem 3. Lebensjahr wird die Körperhöhe im Stehen mit Hilfe eines Stadiometers ermittelt. Die Körperhöhe ist geringer als die im Liegen gemessene Körperlänge.

Objektivierung der Dysproportionierung

Durch die Inspektion kann zunächst die Frage beantwortet werden, ob ein symmetrischer Körperbau vorliegt oder asymmetrische Verkürzungen vorhanden sind, die eher für Dysostosen als für Osteochondrodysplasien typisch sind. Das Verhältnis von Extremitätenlänge zu Rumpflänge kann gestört sein. Verkürzte Arme fallen auf, wenn

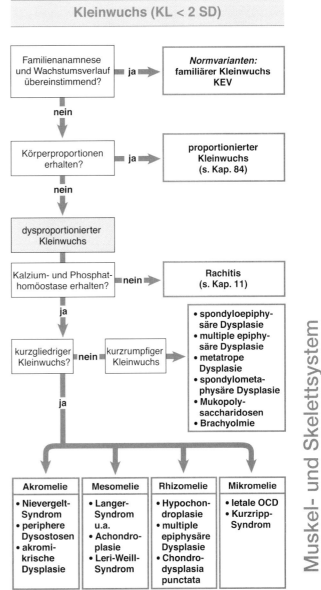

Abb. 107.1 Fließschema Kleinwuchs.

Muskel- und Skelettsystem

N

die Fingerspitzen bei hängenden Armen nicht den Beckenkamm erreichen. Der inspektorische Aspekt einer Dysproportionierung kann auf zwei Weisen objektiviert werden.

Die *Spannweite der Arme* wird bei abduzierten Armen von Fingerspitze zu Fingerspitze ermittelt. Sie erreicht normalerweise bis zum Jugendlichenalter einen Zahlenwert, der höchstens 1 cm unter der Körperhöhe liegt. Bei Jungen mit 10 Jahren und bei Mädchen mit 12 Jahren wird ein Verhältnis von 1:1 erreicht, während nach Abschluß des Wachstums die Spannweite die Körperhöhe um bis zu 5 cm übertreffen kann (*cave* Kontrakturen).

Eine Rumpfverkürzung ist klinisch schwerer zu erkennen. Zur Objektivierung eignet sich die *Bestimmung der Sitzhöhe* oder des *Verhältnisses von Ober- zu Unterlänge*.

Die Sitzhöhe wird von der Sitzfläche bis zum Scheitel gemessen und dann mit der Differenz von Körperhöhe und Sitzhöhe in Beziehung gesetzt. Etwa gleichwertig ist das Verhältnis der Länge des oberen Körpersegmentes von der Oberkante der Symphysis pubis bis zum Scheitel (Oberlänge), dividiert durch die Länge des unteren Körpersegmentes von der Symphysenoberkante bis zum Boden im Stehen (Unterlänge).

Die Ratio oben/unten ändert sich stark altersabhängig. Bei Geburt beträgt sie 1,70, geht gegen 1,0 bei Pubertätsbeginn und beträgt postpubertär etwa 0,89–0,95.

Lokalisierung der Dysproportionierung

Wichtig zur Differenzierung der Ursachen des dysproportionierten Kleinwuchses ist die Lokalisation der Körperregion mit der stärksten Dysproportionierung. Die Extremitäten können isoliert betroffen sein, meist wird jedoch eine Verkürzung von Rumpf und Extremitäten vorliegen. Eine isolierte Verkürzung von Rumpf oder Händen ist ungewöhnlich.

Es sollten dann folgende Aspekte beachtet werden:
• Sind die Extremitäten symmetrisch in Länge und Umfang?
• Welcher Abschnitt der Extremität ist von einer Verkürzung betroffen?

Die Extremitäten haben meist ein Segment mit stärkster Verkürzung. Liegt dieses im proximalen Anteil (Humerus, Femur), spricht man von *Rhizomelie,* liegt es im mittleren Anteil (Radius, Ulna, Tibia, Fibula), von *Mesomelie,* bei distaler Verkürzung (Hände, Füße) liegt eine akromele Verkürzung oder *Akromikrie* vor.

Sind Hände und Füße symmetrisch in Größe und Gestalt? Sind Finger und Zehen symmetrisch in der Länge und proportioniert zur Extremität?

Es kann etwa eine Verkürzung der Finger allein vorliegen *(Brachydaktylie)* oder eine Verkürzung der Mittelhand *(Brachymetakarpie),* die jeweils auch einzelne Strahlen oder die gesamte Hand betreffen kann.

Ein verkürzter Rumpf ist in der Regel auf eine Verkürzung der Wirbelsäule bei Abflachung der Wirbelkörper *(Platyspondylie)* zurückzuführen. Es können auch Segmentationsdefekte (z.B. Halb- oder Blockwirbel) vorliegen. Verschiedene Regionen der Wirbelsäule können besonders stark verkürzt sein (zervikal, thorakal, lumbal), wenn auch die Wirbelsäule in der Regel als Ganzes Veränderungen aufweist. Ein kurzer Hals oder eine zervikale Kyphose weisen auf vorwiegend zervikale Spondylopathien, Thoraxverkürzung, -verkrümmung bzw. -asymmetrie oder Rippenlücken auf thorakale und eine Hyperlordose oder ein Gibbus der LWS auf eher lumbale Veränderungen hin.

Suche nach Begleitfehlbildungen oder Deformierungen (Tab. 107.1 und 107.2)

Knöcherne Entwicklungsstörungen führen oft zu sekundären Körperdeformitäten, die ebenso wie begleitende Fehlbildungen extraskelettaler Gewebe krankheitsspezifische Hinweise liefern können. Knochenverbiegungen treten vor allem bei verkürzten oder mechanisch insuffizienten, etwa osteomalazischen oder frakturierten Knochen auf und führen zu Hautgrübchen oder akzessorischen Hautfalten. Weiterhin sollte man sich die folgenden Fragen beantworten:
• Liegt eine Makrozephalie vor?
• Sind Anomalien von Muskeln oder Blutgefäßen vorhanden?
• Ist die Muskelmasse symmetrisch?
• Sind Finger- und Zehennägel regelrecht angelegt?
• Sind Kontrakturen der Gelenke vorhanden (z.B. der Ellbogen bei Achondroplasie)?

Klinisch-chemische Untersuchungen

Labordiagnostik

Die grundlegenden Parameter der Kalzium- und Phosphorhomöostase müssen bekannt sein, um rachitische Krankheitsbilder zu erkennen: Kalzium und Phosphat i.S., alkalische Phosphatase und Parathormon.

Die histologische, histomorphometrische und evtl. elektronenmikroskopische Beurteilung einer Knochenbiopsie ist nicht generell notwendig, kann jedoch zur Diagnosestellung unklarer Erkrankungen beitragen (z.B. bei milder Osteogenesis imperfecta).

Molekulargenetische Untersuchungen zur Bestätigungsdiagnostik gewinnen zunehmend an Bedeutung, da die genetischen Grundlagen einer wachsenden Anzahl von Osteochondrodysplasien aufgeklärt werden (siehe Superti-Furga A., Bonafé L., Rimoin D.L.: Molecular-Pathogenetic classifi-

Tabelle 107.1 Typische mit Osteochondrodysplasien assoziierte Fehlbildungen.

Fehlbildung	typische assoziierte Skelettdysplasien
Enzephalozele	dyssegmentaler Kleinwuchs
dünnes Haupthaar	Knorpel-Haar-Hypoplasie, Ellis-van-Creveld-Syndrom
Ohrmuschelzysten	diastropher Kleinwuchs
Katarakt	Chondrodystrophia punctata
blaue Skleren	Osteogenesis imperfecta
Hypertelorismus	Robinow-Syndrom, kraniometaphysäre Dysplasie u.a.
Myopie	spondyloepiphysäre Dysplasie
Nasenwurzelhypoplasie	Akrodysostosis
Lippen-Kiefer-Gaumen-Spalte	diastrophe Dysplasie, kampomele Dysplasie u.a.
multiple Lippenbändchen	Ellis-van-Creveld-Syndrom
Oligodontie, Zahnverformung	Ellis-van-Creveld-Syndrom, osteosklerotische Dysplasien
Mikrognathie	kampomele Dysplasie
klavikuläre Hypo- oder Aplasie	kleidokraniale Dysplasie
Polydaktylie	Ellis-van-Creveld-, Majewski-, Saldino-Noonan-Syndrom
Kamptodaktylie	kampomele Dysplasie
Nagelagenesie, -hypoplasie	Ellis-van-Creveld-Syndrom
tiefsitzender Daumen	diastrophe Dysplasie
Ichthyosis	Chondrodysplasia punctata
überzählige Sakralwirbel	metatrope Dysplasie
Hypogenitalismus	Robinow-Syndrom
intersexuelles Genitale	Majewski-Syndrom
Analatresie	Saldino-Noonan-Syndrom
Darmatresie	Saldino-Noonan-Syndrom
Nierenzysten	Majewski-Syndrom, Saldino-Noonan-Syndrom
Herzfehler	Ellis-van-Creveld-, Majewski-, Saldino-Noonan-Syndrom

Tabelle 107.2 Typische mit Osteochondrodysplasien assoziierte Deformitäten

Deformitäten	typische assoziierte Skelettdysplasien
Klumpfüße	diastrophe Dysplasie, kampomele Dysplasie
Hautgrübchen	kampomele Dysplasie, diastrophe Dysplasie
Gelenkluxationen	Larsen-Syndrom
Gelenkverbreiterung	Kniest-Syndrom
Gelenkkontrakturen	diastrophe Dysplasie u.a.
Gelenkhypermobilität	M. Morquio
Knochenauftreibungen	verschiedene metaphysäre Dysplasien
Wirbelsäulenverkrümmung	diastrophe Dysplasie, metatrope Dysplasie
Rippenverkürzung, Thoraxhypoplasie	Thoraxdystrophie, Majewski-Syndrom, Saldino-Noonan-Syndrom
Gibbus	Mukopolysaccharidosen
Makrozephalie	Achondroplasie, kraniometaphysäre Dysplasie, diverse letale Skelettdysplasien, osteosklerotische Dysplasien
Schädelverformung	Skelettdysplasien mit Osteopenie
große vordere Fontanelle	kleidokraniale Dysplasie, Chondrodysplasia punctata
Kraniotabes	Osteogenesis imperfecta, Hypophosphatasie
Kraniosynostose	Hypophosphatasie, thanatophore Dysplasie
eingesunkene Nasenwurzel	Akrosynostose u.a.
Dentinogenesis imperfecta	Osteogenesis imperfecta

cation of genetic disorders of the skeleton. Am J Med Genet 106: 282–293, 2001). Immunologische Tests können den Verdacht auf eine Adenosindesaminidase-Defizienz bestätigen. Stoffwechselerkrankungen im Abbau der komplexen Kohlenhydrate werden über die Messung der Glykosaminoglykanausscheidung bzw. ein spezifisches Muster von Oligosacchariden im Urin nachgewiesen und über enzymatische Untersuchungen in Leukozyten oder Fibroblasten in Speziallabors bestätigt.

Muskel- und Skelettsystem

N

Tabelle 107.3 Phänotypische Klassifizierung nach röntgenmorphologischen Kriterien

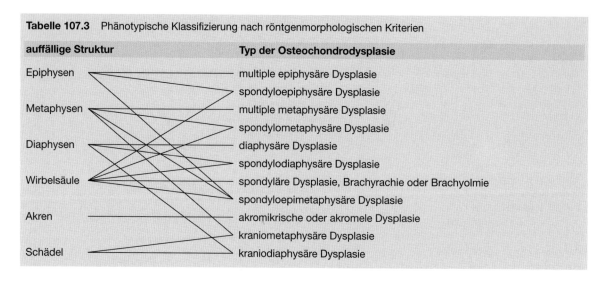

auffällige Struktur	Typ der Osteochondrodysplasie
Epiphysen	multiple epiphysäre Dysplasie
	spondyloepiphysäre Dysplasie
Metaphysen	multiple metaphysäre Dysplasie
	spondylometaphysäre Dysplasie
Diaphysen	diaphysäre Dysplasie
	spondylodiaphysäre Dysplasie
Wirbelsäule	spondyläre Dysplasie, Brachyrachie oder Brachyolmie
	spondyloepimetaphysäre Dysplasie
Akren	akromikrische oder akromele Dysplasie
	kraniometaphysäre Dysplasie
Schädel	kraniodiaphysäre Dysplasie

Technische Untersuchungen

Bei objektivierbarem dysproportioniertem Klein-wuchs ist eine röntgenologische Untersuchung unverzichtbar (Tab. 107.3). Mindestens sollten Hände dorsovolar, Wirbelsäule seitlich, Becken a.p., Knie a.p. und ggf. Schädel seitlich geröntgt werden. Eine komplette Aufnahme des Skelettes ist oft nicht zu umgehen. Die Messung der Knochenmineraldichte liefert zusätzlich Hinweise auf eine Mineralisationsstörung, Osteopenie oder Osteosklerose.

Besondere Aufmerksamkeit gilt den Skelettab-schnitten nahe den Wachstumsfugen (Epi-, Meta- und Diaphysen, schematische Darstellung Abb. 107.2, Röntgenbilder Abb. 107.3–107.5). Epiphysen können verzögert oder irregulär mineralisiert oder verformt erscheinen. Metaphysen können gebechert, verbreitert, gezähnelt oder irregulär ge-formt sein. Exostosen oder Enchondrome finden sich bevorzugt metaphysär. Diaphysäre Verände-rungen können als Hyperostose oder Hypostose im-ponieren oder auch eine Osteosklerose oder Osteo-penie zeigen. Die Beurteilung der Wirbelsäule be-schreibt vorwiegend die Größe, Kontur und Anato-mie der Wirbelkörper. Häufige Befunde sind:
- Platyspondylie
- Ausziehungen oder Verformungen der Wirbel-kanten
- Spaltbildungen
- Defektbildungen der Wirbel (Segmentationsstö-rungen)
- Spina bifida
- verengte Bogenwurzelabstände (Achondropla-sie).

Die Thoraxaufnahme dient der Beurteilung der Thoraxgröße und -form. Auffällig ist z.B. ein ver-engter Thorax, v.a. bei den letalen Skelettdyspla-sien mit der Folge respiratorischer Insuffizienz. Rippenfrakturen bei Osteogenesis imperfecta oder Skapulaaplasie bei kampomeler Dysplasie sind typische Befunde. Der Schädel kann multiple Schaltknochen bei Hypomineralisation (Osteoge-nesis imperfecta, Hypophosphatasie) oder eine ab-norm große vordere Fontanelle, etwa bei kleido-kranialer Dysplasie, aufweisen. Das Becken kann hinsichtlich der Ausbildung der Darmbeine, des Azetabulums oder iliakaler Spornbildung auffällig werden. Die Hände bieten eine Fülle von Abnor-mitäten der einzelnen Knochen, von denen bei-spielhaft die proximale Verjüngung von Phalangen und Metakarpalia bei einer Dysostosis multiplex bei Mukopolysaccharidosen genannt werden soll.

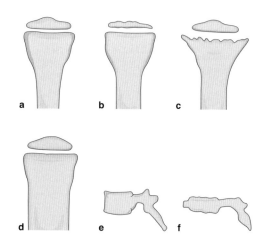

Abb. 107.2 Schematische Darstellung der verschie-denen Knochendysplasien. a) Normale Konfiguration eines wachsenden Röhrenknochens. b) Epiphysäre Störung (s.a. Röntgenaufnahme Abb. 107.3). c) Meta-physäre Störung (s.a. Röntgenaufnahme Abb. 107.3). d) Diaphysäre Störung (s.a. Röntgenaufnahme Abb. 107.4). e) Normaler Wirbelkörper. f) Spondyläre Stö-rung (s.a. Röntgenaufnahme Abb. 107.5). (aus Emery AEH, Rimoin DL, eds: Principle and Prac-tice of Medical Genetics. New York: Churchill-Living-stone, 1983)

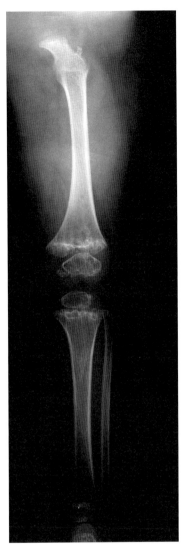

Abb. 107.3
Röntgen-
aufnahme der
unteren Extremität
bei einem 3 Jahre
alten Mädchen
mit spondylo-
epi-(meta-)
physärer
Dysplasie.
Unregelmäßige
meta- und
epiphysäre Zeich-
nung mit blasigen
Veränderungen.
Ausgeprägte
Reifungs-
verzögerung
der proximalen
Femurepiphyse.
(Die Aufnahme
wurde freund-
licherweise
überlassen von
Frau Prof. Dr.
G. Benz-Bohm,
Abt. Kinder-
radiologie des
Institutes für
Radiologie
der Universität
zu Köln.)

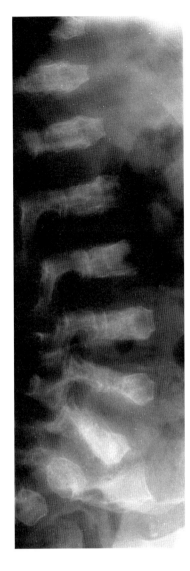

Abb. 107.5
Röntgen-
aufnahme der
Wirbelsäule
seitlich bei
einem 21 Monate
alten männlichen
Kleinkind mit
spondylo-
metaphysärer
Dysplasie
Typ Kozlowski.
Generalisierte
Platyspondylie.
(Die Aufnahme
wurde freund-
licherweise
überlassen von
Frau Prof. Dr.
G. Benz-Bohm,
Abt. Kinder-
radiologie des
Institutes für
Radiologie der
Universität
zu Köln.)

Besondere Hinweise

Ausgehend vom Hauptsymptom Dysproportionierung und Kleinwuchs gelingt die Diagnosestellung
in vielen Fällen aus der Kombination klinischer
und radiologischer Befunde durch den Vergleich
der erhobenen Befunde mit entsprechenden
Krankheitsbildern in Handbüchern und Atlanten
(z.B. Taybi H. und Lachmann R.S., Radiology of Syn-
dromes, Metabolic Disorders, and Skeletal Dys-
plasias. St. Louis, Mosby – Year Book, 1996) bzw.
mit Hilfe eines computergestützten Diagnosefin-
dungssystems (London Dysmorphology Database,
POSSUM, Skeletal Dysplasia Diagnostician etc.).

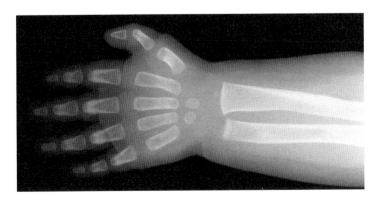

Abb. 107.4 Röntgenaufnahme der
Hand und des Unterarms bei einem
11 Monate alten männlichen Säugling
mit kraniometaphysärer Dysplasie.
Fehlende diaphysäre Verjüngung von
Radius und Ulna und ausgeprägte
Verplumpung der Phalangen und
Metakarpalia. (Die Aufnahme wurde
freundlicherweise überlassen von
Frau Prof. Dr. G. Benz-Bohm,
Abt. Kinderradiologie des Institutes
für Radiologie der Universität zu Köln.)

Muskel- und Skelettsystem

N

Klinische und röntgenologische Verlaufsuntersuchungen sind evtl. hilfreich, da das Erscheinungsbild einiger Erkrankungen altersabhängig variieren kann. Die Vorstellung des Patienten bei erfahrenen pädiatrischen Dysmorphologen, Endokrinologen oder Stoffwechselspezialisten, Kinderradiologen oder Humangenetikern sollte in unklaren Fällen erwogen werden.

Darüber hinaus gibt es die Möglichkeit, Patienten über elektronische Medien einem Kreis von europäischen Spezialisten zur Mitbeurteilung vorzustellen. Informationen hierzu lassen sich der Homepage des „European Skeletal Dysplasia Network" entnehmen (http://www.esdn.org).

Die in den differentialdiagnostischen Tabellen beispielhaft erwähnten Erkrankungen stellen eine Auswahl aus einer Vielzahl von über 200 hereditären Osteochondrodysplasien und Dysostosen dar. Die internationale Klassifikation der konstitutionellen Knochenerkrankungen „International Nosology and Classification of Constitutional Disorders of Bone" (Hall C.M.: Am J Med Genet 113: 65–77, 2002) sollte ergänzend herangezogen werden, um eine nosologische Zuordnung zu weiteren möglichen Diagnosen zu erhalten. Die kumulative Inzidenz der Osteochondrodysplasien liegt bei 1:3000–1:1000 Geburten. Die häufigste davon, die Achondroplasie, tritt mit 2–4:100 000 bereits selten auf. Da die Gruppe der segmental betonten Osteochondrodysplasien viele nicht mit Kleinwuchs assoziierte Erkrankungen umfaßt, werden hiervon lediglich einzelne Krankheitsbilder erwähnt.

Eine weitere große Gruppe konstitutioneller Knochenerkrankungen äußert sich nicht mit dem Hauptsymptom des dysproportionierten Kleinwuchses, sondern durch Fehlbildung einzelner Knochen oder Knochengruppen. Sie werden in Dysostosen mit kranialer und fazialer Beteiligung, Dysostosen mit vorwiegender Beteiligung der Wirbelsäule und Dysostosen der Extremitäten eingeteilt und in diesem Kapitel nicht weiter aufgeführt. Die mit Dysmorphien assoziierten chromosomalen Aberrationen führen in der Regel zu einem proportionierten Kleinwuchs und sind ebenso nicht Gegenstand dieses Kapitels.

Wichtig ist, auf eine Dysproportionierung aufgrund von Frakturen oder Deformierungen bei *sekundärer Osteoporose* hinzuweisen, wie sie z.B. nach folgenden Situationen auftreten kann:
- Störungen der Bildung von Sexual- oder Schilddrüsenhormonen
- malignen Systemerkrankungen
- Stoffwechsel- oder Nierenerkrankungen
- Immobilisation
- Malnutrition
- Medikation mit Glukokortikoiden.

Dysostosis multiplex

Die Gruppe der Störungen des Stoffwechsels der komplexen Kohlenhydrate äußert sich in einem radiologisch weitgehend uniformen Bild, der Dysostosis multiplex, mit kurzrumpfigem Kleinwuchs und typischer Dysmorphie und soll als eigenständige Manifestationsform einer Osteochondrodysplasie hier kurz charakterisiert werden.

Zur Dysostosis multiplex gehören:
- großer dolichozephaler Schädel mit Unterpneumatisierung
- J-förmige Sella turcica
- Diploe-Verdickung
- Zahnanomalien.
- Der Rumpf ist verkürzt bei ovalären, höhengeminderten Wirbelkörpern mit Hypoplasie der vorderen oberen Wirbelkanten, zungenförmigen ventralen Ausziehungen und evtl. Gibbus.
- In der Beckenaufnahme zeigen sich eine mangelnde Ausbildung der Fossa acetabuli und eine Coxa valga.
- Die Femurepiphysen weisen eine Entwicklungsstörung auf.
- Am Thoraxskelett fallen verdickte Rippen und Claviculae auf.
- Die langen Röhrenknochen zeigen eine armbetonte Erweiterung der Diaphysen und Metaphysen mit dünner Kortikalis sowie eine Verzögerung der epiphysären Ossifikation.
- Eine diffuse Osteopenie der Hand, proximale Verjüngung der Metakarpalia, Verkürzung und Aufweitung der proximalen und mittleren Phalangen, kleine und dysplastische Karpalknochen sowie eine distale Verschlankung von Ulna und Radius mit Änderung des karpalen Winkels sind typisch.

Daneben werden bis auf wenige Ausnahmen (vor allem MPS Typ III) folgende Merkmale gefunden:
- eine große Zunge
- eine Hepatosplenomegalie
- vergröberte Gesichtszüge
- Umbilikal- und Inguinalhernien
- Hornhauttrübung
- mentale Retardierung (außer bei MPS Typ I-S, IV, VI).

Hinweisend neben dem typischen klinischen und radiologischen Bild ist eine erhöhte Urinausscheidung von Glykosaminoglykanen (Dermatan-, Heparan-, Keratansulfat) bei den Mukopolysaccharidosen. Die Glykoproteinosen und die Sialidose zeichnen sich durch die dominierende neurologische Symptomatik und v.a. Taubheit aus, während nur eine milde Dysostosis multiplex vorliegen kann. Ein abnormes Ausscheidungsmuster von Oligosacchariden in der Dünnschichtchromatographie des Urins wird bei den Glykoproteinosen (Mukolipidose I, II, III, Mannosidose, Fucosidose, Aspartylglukosaminurie, G_{M1}-Gangliosidose) gefunden, vermehrte freie Sialinsäure bei der Sialidose. Jede Diagnose muß anschließend durch Messung der Enzymaktivität in Leukozyten, Fibroblasten oder Serum bestätigt werden. Die Vererbung erfolgt grundsätzlich autosomal-rezessiv (AR), mit Ausnahme der MPS II (XLR).

Differentialdiagnostische Tabellen

Die Gliederung der differentialdiagnostischen Tabellen erfolgt nach klinischen und röntgenmorphologischen Kriterien (s. Tab. 107.3).

Die in den Tabellen angeführten OMIM-Nummern beziehen sich auf den online verfügbaren Katalog „Online Mendelian Inheritance in Man" (OMIM™', McKusick-Nathans Institute for Genetic Medicine, Johns Hopkins University [Baltimore, MD] and National Center for Biotechnology Information, National Library of Medicine [Bethesda, MD], 2000. World Wide Web URL: http://www.ncbi.nlm.nih.gov/OMIM/).

Verwendete Abkürzungen: AD (autosomal-dominante Vererbung), AR (autosomal-rezessive Vererbung), XLD (X-chromosomal-gebundene dominante Vererbung), XLR (X-chromosomal-gebundene rezessive Vererbung).

Differentialdiagnose von Dysproportionierung, Kleinwuchs und neonataler Letalität

Charakterisierung des Hauptsymptoms	weiterführende Nebenbefunde	Verdachtsdiagnosen	Bestätigung der Diagnose
schwere Dysproportionierung, meist nur kurzes postpartales Überleben bei Ateminsuffizienz	großer Schädel, kurzer Hals, Extremitäten stark verkürzt, Hydrops fetalis, Herzfehler, AR (I) bzw. AD (II)	Achondrogenesis IA, (OMIM 200600), IB (OMIM 600972) und II (OMIM 200610)	Ossifikationsstörung von Wirbelsäule, Becken, Schädel, Rippenfrakturen, Typ-II-Kollagenopathie (II) oder Defekt des transmembranösen Sulfat-Transporters DTDST (IB)
	Extremitäten verkürzt, schmaler Thorax mit langem Rumpf, Makrozephalie mit evtl. Kleeblattschädel, Hirnfehlbildungen, Herzfehler, sporadisch	thanatophore Dysplasie OMIM 187600	Verkrümmung und Verkürzung langer Röhrenknochen mit metaphysärer Erweiterung, Wirbelabflachung, Beckenhypoplasie, Mutation des FGF-R 3
	deutliche Extremitätenverkürzung, schmaler Thorax, ausladendes Abdomen, Polydaktylie, abgeflachtes Gesicht, Gaumenspalte, Fehlbildungen von Gehirn und inneren Organen, AR	Kurzripp-Polydaktylie-Syndrom (Saldino-Noonan-, Majewski-Syndrom u.a.) OMIM 263510, 263520 u.a.	kurze Rippen und Röhrenknochen, Platyspondylie, schmales Becken, koronare Wirbelkörperspalten, punktförmige Epiphysenverkalkung
	weite Fontanelle, Kraniotabes, Muskelhypotonie, blaue Skleren, multiple Frakturen mit sekundärer Deformierung und Extremitätenverkürzung, AD, spontan	Osteogenesis imperfecta Typ II nach Sillence OMIM 166210	Extremitäten- und Rippenfrakturen, ungenügende Ossifizierung des Schädeldaches, Typ-I-Kollagenopathie
	Kraniotabes, postpartal Atemstörung, kurze verkrümmte Extremitäten, AR	Hypophosphatasie, perinatal letale und infantile Formen OMIM 241 500	Erniedrigung der alkalischen Phosphatase, Rachitiszeichen, erhöhte Ausscheidung von Phosphoethanolamin im Urin, Synthesedefekt der alkalischen Phosphatase
wie oben, jedoch Überleben möglich	Gelenkkontrakturen, charakteristische abgeflachte Fazies, rhizomele Extremitätenverkürzung, Katarakt, dünnes Haar, ichthyosiforme Hautveränderungen, schwere psychomotorische Retardierung, neurologische Störungen, AR	Chondrodysplasia punctata, rhizomele Form OMIM 215100, 222765, 600121	punktförmige Epiphysenverkalkung, kurze Femora und Humeri, koronare Spaltwirbel, Verkalkung von Larynx oder Trachea sichtbar, peroxisomaler Rezeptordefekt (PTS2) oder peroxisomale Enzymdefekte (DHAPAT, AGPS)

Muskel- und Skelettsystem

Differentialdiagnose von Dysproportionierung, Kleinwuchs und neonataler Letalität *(Fortsetzung)*

Charakterisierung des Hauptsymptoms	weiterführende Nebenbefunde	Verdachts-diagnosen	Bestätigung der Diagnose
wie oben, jedoch Überleben möglich	langer schmaler Thorax, Verkürzung der Akren betont, evtl. postaxiale Polydaktylie, Dandy-Walker-Malformation, Balkenagenesie, Retina-degeneration, Nageldysplasie, später Nephropathie, AR	asphyxierende Thoraxdystrophie (Jeune-Syndrom) OMIM 208500	kurze Rippen, quadratische Ossa ilii, kurze Mittel- und Endphalangen mit konischen Epiphysen
	kurzgliedriger Kleinwuchs, Verkürzung von Armen und Händen mit Nagelhypoplasie, postaxiale Hexadaktylie, multiple Lippenbändchen, Zahnanomalien, Herzfehler, Epi- oder Hypospadie, AR	chondroekto-dermale Dysplasie (Ellis-van-Creveld-Syndrom) OMIM 225500	schmaler Thorax, charakteri-stisches Becken, akromeso-mele Verkürzung der Extre-mitätenknochen, verbreiterte Metaphysen, Hypoplasie der Tibiaepiphyse, verkürzte und hypoplastische Phalangen
	kurzgliedriger Kleinwuchs, großer Kopf mit vorspringender Stirn, eingesunkene Nasenwurzel, schmaler Thorax, kurze Extremi-täten, Dreizackhand, AD	homozygote Achondroplasie OMIM 100800	enge Schädelbasis bei großem Hirnschädel, kurze Mandibula, kurze gebecherte Rippen, Wirbelkörperabflachung, nach lumbal abnehmende Bogenwurzelabstände, quadratische Beckenschaufeln, rhizomel betonte Extremitätenver-kürzung, Defekt des Rezeptors für Fibroblast-Growth-Factor 3
wie oben, dabei vorwiegend Verkür-zung und Verbiegung der Femora und Tibiae	Makrozephalie, Mikrognathie, schmaler Thorax, Kyphoskoliose, Klumpfüße, tracheobronchiale Hypoplasie, muskuläre Hypotonie, evtl. intersexuelles Genitale, AR	kampomele Dysplasie OMIM 211970	schmale, unregelmäßig geformte Rippen (häufig 11 Paare), Platyspondylie, hypoplastische Halswirbel, Scapulae und Claviculae, Hüftluxation, Defekt des Transkriptionsfaktors SOX 9

Differentialdiagnose von Dysproportionierung, Kleinwuchs und radiologisch vorwiegend epiphysären Veränderungen (nach Ausschluß einer Hypothyreose)

Charakterisierung des Hauptsymptoms	weiterführende Nebenbefunde	Verdachts-diagnosen	Bestätigung der Diagnose
Verformung oder unregelmäßige Ossifizierung der Epiphysen mit kurz-gliedrigem Kleinwuchs	Asymmetrie der Extremitäten-verkürzung, Gelenkkontrakturen, Skoliose, flaches Gesicht, Katarakt, Ichthyosis, Alopezie, mentale Re-tardierung, Taubheit, XLD und XLR	Chondrodysplasia punctata, Typ Conradi-Hünermann (XLD, OMIM 302960) oder XLR (OMIM 302950)	punktförmige epiphysäre und spinale Verkalkung und später Dysplasie, Spaltwirbel, verkürzte distale Phalangen (XLR), Defekte von Cholesterinbiosynthese (XLD) oder Arylsulfatase E (XLR)
wie oben mit Beteiligung der Wirbelsäule	mäßiger kurzgliedriger Klein-wuchs, Kyphoskoliose, Rücken- und Gelenkschmerz, AD (Fairbanks, schwerere Form, Ribbing, milde Form, Hände unauffällig)	multiple epiphysäre Dysplasie Typ Fairbanks und Ribbing (OMIM 132400, AD) und weitere mildere Varianten (OMIM 226900, AR)	unregelmäßige, flache oder kleine Epiphysen, Metakarpalia und Phalangen evtl. auffällig, irreguläre Wirbelkörper, Hüft-dysplasie, Defekte des Knorpel-matrixproteins COMP und Kollagen Typ IX (AD), Sulfattransporter DTDST (AR)
wie oben mit Verkürzung des Rumpfs durch stär-kere Veränderungen der Wirbelsäule (s. auch dort)	kurze Extremitäten, Wirbelsäulen-verkürzung, kurzer, faßförmiger Thorax mit Kielbrust, Klumpfüße, Hände unauffällig, Hyper-telorismus, Gaumenspalte, Myopie, AD, spontan	kongenitale spondyloepiphysäre Dysplasie OMIM 183900 und andere Varianten	Denshypoplasie, birnen-förmige Wirbelkörper, verzögertes Knochenalter, verzögerte Ossifikation der Femurepiphysen, Typ-II-Kollagenopathie
	im Schulkindalter auftretender kurzrumpfiger Kleinwuchs, XLD	tardive spondylo-epiphysäre Dysplasie OMIM 313400	generalisierte lumbal betonte Abflachung der Wirbelkörper, frühe Koxarthrose

Differentialdiagnose von Dysproportionierung, Kleinwuchs und radiologisch vorwiegend metaphysären Veränderungen (nach Ausschluß der DD Rachitis)

Charakterisierung des Hauptsymptoms	weiterführende Nebenbefunde	Verdachts-diagnosen	Bestätigung der Diagnose
kurze Extremitäten mit aufgetriebenen Metaphysen, relativ langer Rumpf	Makrozephalie, eingesunkene Nasenwurzel, prominente Mandibula, rhizomel betonte Extremitätenverkürzung, Hirn-nervenkompression, muskuläre Hypotonie, AD, meist spontan	heterozygote Achondroplasie OMIM 100800	quadratische Beckenschaufeln, relativ lange Fibula, enger Wirbelkanal, verkürzter lumbaler Bogenwurzelabstand, FGF-R-3-Defekt
	ähnlich der Achondroplasie, doch mildere Befunde	Hypochondroplasie OMIM 146000	s.o., mildere Veränderungen
gering verkürzter Rumpf, wechselnd stark verkürzte Extremitäten	akral betonte Extremitäten-verkürzung, Bänderschlaffheit, schwache Haarpigmentierung, feines Haupthaar, begleitend M. Hirschsprung, Malabsorptions-syndrom, Immundefizienz, AR	Knorpel-Haar-Hypoplasie (meta-physäre Dysplasie Typ McKusick) OMIM 250250	metaphysäre Auftreibung, relativ zu lange Fibula, geringe Wirbelkörperabflachung
	großer Kopf mit prominenter Stirn, Gelenkauftreibungen, Klumpfüße, deutliche Verkürzung und Verbiegung der langen Röhren-knochen, Gelenkkontrakturen, Bänderschlaffheit, AD	metaphysäre Dysplasie Typ Jansen OMIM 156400	Hyperkalzämie, generalisierte Demineralisation, hyper-ostotische und sklerotische Schädelbasis, Defekt des Rezeptors für das PTH-related Protein
	Verbiegung der Beine, kurz-gliedriger Minderwuchs, keine Begleitfehlbildungen, AD	metaphysäre Dysplasie Typ Schmid OMIM 156500	Erweiterung und Becherung der Metaphysen aller langen Röhrenknochen, vor allem des Femurs, Typ-X-Kollagenopathie
	exokrine Pankreasinsuffizienz, Neutropenie, Infektneigung, unter-schiedliches Ausmaß der meta-physären Veränderungen, evtl. Leukodystrophie, AR	Shwachman-Syndrom OMIM 260400	metaphysäre Auftreibung, Fragmentierung und evtl. Sklerosierung, Epiphysen unauffällig
	unauffälliger Schädel, Extremitäten-verkürzung, Immundefekt (SCID) mit häufigen Infekten, Hepato-splenomegalie, AR	Adenosindes-aminasedefizienz OMIM 102700	Kombination der metaphysären Dysplasie ohne kraniale Beteiligung mit typischem Immundefekt, ADA-Defekt

Differentialdiagnose von Dysproportionierung, Kleinwuchs und segmental betonter Extremitätenverkürzung

Charakterisierung des Hauptsymptoms	weiterführende Nebenbefunde	Verdachts-diagnosen	Bestätigung der Diagnose
mesomele Verkür-zung von Unterarm und/oder Unter-schenkel ohne deut-liche radiologische Strukturveränderungen	Mikrognathie, deutlicher Kleinwuchs, AR	mesomele Dysplasie Typ Langer OMIM 249700	Mandibulahypoplasie, Fibula-hypoplasie, mesomele Knochenverkürzung ohne Strukturstörung, Defekt des nukle-ären Proteins SHOX bzw. SHOXY
	Beine mehr als Arme deutlich verkürzt, Klumpfuß, Gangstörung, Einschränkung der Beweglichkeit im Ellbogen, AD	mesomele Dysplasie Typ Nievergelt OMIM 163400	verkürzte und verformte Tibia, radioulnare und tarsale Synostose, Verkürzung von Fibula und Ulna
	Makrozephalie, vorgewölbte Stirn, Mikrognathie, flaches Gesicht, Hypertelorismus, verkürzte Unterarme, Trichterbrust, mäßiger Kleinwuchs, Hypogenitalismus	mesomele Dysplasie Typ Robinow OMIM 180700 (AD) und 268310 (AR)	Verkürzung von Radius und Ulna, hypoplastische Fibula, Verkürzung von Metakarpalia und Phalangen, Hemivertebrae, Defekt in Tyrosinkinase NTRKR2 (AR)
	Kleinwuchs, Verkürzung des Unterarms mit Madelung-Deformität (Subluxation der distalen Ulna), AD bzw. pseudo-autosomal	Dyschondrosteosis OMIM 127300	Radius verkürzt, evtl. Tibia-verkürzung, dorsale Subluxation der Ulna, Defekt des nukleären SHOX-Proteins

Muskel- und Skelettsystem

N

Differentialdiagnose von Dysproportionierung, Kleinwuchs und segmental betonter Extremitätenverkürzung

Charakterisierung des Hauptsymptoms	weiterführende Nebenbefunde	Verdachts-diagnosen	Bestätigung der Diagnose
akromesomele Veränderungen	kurze Unterarme, Hände und Füße, eingeschränkte Ellbogenbeweglichkeit, zervikale Syringomyelie, AR oder AD	akromesomele Dysplasie OMIM 200700 (Grebe, AR), 201250 (Hunter-Thompson), mit Wirbelbeteiligung 602785 (Maroteaux, AD) u.a.	quadratisch geformte Phalangen, posteriore Radiusköpfchenluxation, Defekt des Knorpelmatrixproteins CDMP-1 (Grebe, Hunter-Th.)
akrale Betonung und evtl. Kleinwuchs	starke Wachstumsverzögerung, verkürzte Hände und Füße, AD	akromikrische Dysplasie OMIM 102370	verkürzte Metakarpalia und Phalangen
	Maxillahypoplasie, kurze Nase, Prognathie, psychomotorische Retardierung, Neuropathie der unteren Extremität, AD, spontan	Akrodysostose OMIM 101800	konisch geformte Epiphysen mit punktförmiger Verkalkung, beschleunigte Knochenreifung, verringerte Bogenwurzelabstände
	rundes Gesicht, grobe Akren, evtl. geistige Retardierung, Katarakt, tetanische Anfälle, AD (AR, XLD)	Pseudohypoparathyreoidismus und Varianten (Albright-Osteodystrophie) OMIM 103580	Brachymetakarpalie, Brachydaktylie mit strähniger Trabekulierung, Hypokalzämie, Hyperparathyreoidismus, Defekt im GNAS-1-Gen
Verkürzung eines Körpersegmentes, meist der Extremitäten, mit variabler, auch normaler Endgröße	feines, spärliches Haar, charakteristisches Fazies mit plumper Nase, langem Philtrum, Mikrognathie, verkürzte Phalangen, AD mit mentaler Retardierung, Mikrozephalie, Epilepsie	trichorhinophalangeale Dysplasie und verwandte akrofaziale Dysplasien OMIM 190350 und 150230	kurze Phalangen, zapfenförmige Epiphysen, Mittelphalangen betont betroffen, evtl. Femurepiphyse dysplastisch, Exostosen, Defekte im TRPS-1- oder EXT-1-Gen
	hypoplastische oder fehlende Klavikula, Stirnhöcker, weite Schädelnähte, Zahnanomalien, evtl. Syringomyelie, AD	Dysplasia cleidocranialis OMIM 119600	Schaltknochen der Schädelnähte, defekte Schlüsselbeine, retardierte Ossifikation der Ossa pubis, kurze Endphalangen, Defekt des Transkriptionsfaktors CBFA 1

Differentialdiagnose von Dysproportionierung, Kleinwuchs und deutlicher radiologischer Wirbelsäulenveränderungen

Charakterisierung des Hauptsymptoms	weiterführende Nebenbefunde	Verdachts-diagnosen	Bestätigung der Diagnose
kurzrumpfiger Kleinwuchs	isolierte Wirbelveränderungen, vorzeitige Rippenknorpelverkalkung, AR	Brachyolmie OMIM 271530–630	generalisierte Platyspondylie und laterale Wirbelausziehungen
	Kielbrust, Skoliose, Extremitäten unauffällig, AD	Brachyrachie OMIM 113500	kleine irreguläre Wirbelkörper, Femurepiphyse abnorm, metaphysäre Strukturveränderungen
	kurze Extremitäten, Wirbelsäulenverkürzung, kurzer faßförmiger Thorax mit Kielbrust, Klumpfüße, Hände unauffällig, Hypertelorismus, Gaumenspalte, Myopie, AD, spontan	kongenitale spondyloepiphysäre Dysplasie OMIM 183900 u.a.	Denshypoplasie, birnenförmige Wirbelkörper, verzögertes Knochenalter, Typ-II-Kollagenopathie
	wie oben, jedoch milder, Manifestation in der Präpubertät, später Osteoarthropathie mit Gelenk- und Rückenschmerz, XLD	Dysplasia spondyloepiphysaria tarda OMIM 313400	abgeflachte, zentral aufgeworfen erscheinende Wirbelkörper, Hypoplasie der großen Epiphysen, hypoplastische Beckenschaufeln, Defekt in der Funktion des ER (Sedlin-Protein)

Differentialdiagnose von Dysproportionierung, Kleinwuchs und deutlicher radiologischer Wirbelsäulenveränderungen

Charakterisierung des Hauptsymptoms	weiterführende Nebenbefunde	Verdachtsdiagnosen	Bestätigung der Diagnose
kurzrumpfiger Kleinwuchs	im Kleinkindesalter manifester Kleinwuchs, keine Dysmorphie, AD	spondylometaphysäre Dysplasie Typ Kozlowski OMIM 184252 u.a.	Platyspondylie, abnormer Femurhals und Trochanter
	Kielbrust, normale Kopfgröße, Hyperlordose der Halswirbelsäule, aufgetriebene Metaphysen, Hornhauttrübung oder Hepatosplenomegalie (eher Typ VI), Symptombeginn im Kleinkindesalter, AR	Mukopolysaccharidose Typ IV, M. Morquio (OMIM 230500) und VI (OMIM 253200)	Dysostosis multiplex (s. dort), erhöhte Glykosaminoglykanausscheidung, Erniedrigung der N-Acetyl-Galaktosamin-6-Sulfatase oder β-Galaktosidase in Leukozyten
zunächst kurzgliedriger, dann kurzrumpfiger Kleinwuchs	Kyphoskoliose, schmaler Thorax, Sakralanhängsel, eingeschränkte Gelenkbeweglichkeit bei Hypermobilität der Finger, neonatale Ateminsuffizienz, AR und AD	metatrope Dysplasie OMIM 250600, 156530 u.a.	Platyspondylie mit zungenförmiger Deformierung, aufgetriebene keulenförmige Metaphysen, hypoplastische Darmbeine, epiphysäre Dysplasie
mit Rumpf- und Extremitätenverkürzung, Verkürzung der Extremitäten überwiegt die des Rumpfes	häufig progrediente Skoliose, Kontrakturen, Gaumenspalte, verdickte zystische Ohrmuscheln, Brachydaktylie und abgespreizter kurzer Daumen, Klumpfuß, Herzfehler, AR	diastrophe Dysplasie OMIM 222600	weite Metaphysen, flache, spät ossifizierende Epiphysen, irregulär deformierte Wirbelkörper mit lumbal abnehmenden Bogenwurzelabständen, Ossifikation des Ohrknorpels und vorzeitig des Rippenknorpels, Defekt des transmembranösen Sulfattransporters DTDST
	Manifestation im Kleinkindesalter, Proportionen wie bei Achondroplasie, Schädel unauffällig, Bänderschlaffheit, Beinfehlstellung, Besserung im Verlauf des Wachstums, AD	Pseudoachondroplasie OMIM 177170	abgeflachte, zungenförmige Wirbelkörper, epimetaphysäre Läsionen Defekt des Knorpelmatrixproteins COMP. Eine der häufigsten Osteochondrodysplasien
	Pectus carinatum, Skoliose, evtl. Gaumenspalte, Amotio retinae, Inguinalhernien, AD	spondyloepimetaphysäre Dysplasie Strudwick OMIM 184250	kurze Röhrenknochen mit kleinen Epiphysen von proximalem Femur, Humerus und Radius bei vergrößerten Knieepiphysen, leichte metaphysäre Unregelmäßigkeiten, Platyspondylie, schmales Becken, Typ-II-Kollagenopathie

Differentialdiagnose von Dysproportionierung, Kleinwuchs und Zeichen einer anarchischen Gewebsbildung

Charakterisierung des Hauptsymptoms	weiterführende Nebenbefunde	Verdachtsdiagnosen	Bestätigung der Diagnose
Schmerzen und Deformierungen oder Knochenauftreibungen, Endgröße nicht regelhaft verringert	multiple Exostosen, Nageldystrophie, sekundäre Deformierungen der betroffenen Extremitäten, Kompressionsphänomene der Nerven, Endgröße normal oder leicht vermindert, AD	multiple kartilaginäre Exostosen OMIM 133700 und OMIM 133701	radiologischer Nachweis von ubiquitär lokalisierbaren Exostosen, Defekt des EXT-1- oder EXT-2-Gens
	multiple knöcherne physennahe Tumoren, später asymmetrische Extremitätenverkürzung, sporadisch	Enchondromatose (M. Ollier, in Kombination mit Angiomen Maffucci-Syndrom) OMIM 166000	umschriebene physennahe asymmetrische Demineralisierungen und evtl. Auftreibung des Knochens, ggf. identisch mit chronisch rezidivierender multifokaler Osteomyelitis (CRMO)

Differentialdiagnose von Dysproportionierung, Kleinwuchs und Zeichen einer anarchischen Gewebsbildung

Charakterisierung des Hauptsymptoms	weiterführende Nebenbefunde	Verdachts- diagnosen	Bestätigung der Diagnose
Schmerzen und Deformierungen oder Knochenauftreibungen, Endgröße nicht regel- haft verringert	zwischen 5. und 15. Lebensjahr Schmerzen und Deformierung, Frakturen, mono- oder poly- ostotisch, sporadisch	fibröse Dysplasie (Jaffé-Lichtenstein) OMIM 174800	fleckige Verdichtung oder zystische Aufhellung der Extremitäten oder Schädel- knochen, hirtenstabförmiger Femur, Mosaik des GNAS-1-Gen- Defektes
	wie oben mit Pigment- störungen der Haut und Pubertas praecox	McCune-Albright- Syndrom OMIM 174800	wie oben und endo- krinologische Störungen nachweisbar
	tarsal und karpal betonte knorpelige Wucherung mit asymmetrischem Befall, sporadisch	Dysplasia epiphysealis hemimelica OMIM 127800	aufgetriebene Epiphysen, männliches Geschlecht bevor- zugt betroffen

Differentialdiagnose von Dysproportionierung, Kleinwuchs und verminderter Knochenmasse mit erhöhter Strahlentransparenz (Osteopenie) nach Ausschluß einer sekundären Osteoporose

Charakterisierung des Hauptsymptoms	weiterführende Nebenbefunde	Verdachts- diagnosen	Bestätigung der Diagnose
Knochendichte verringert mit erhöhter Frakturinzidenz, sekundäre Deformie- rungen, Kurzgliedrig- keit der Extremitäten nach multiplen Frakturen	multiple Frakturen, blaue Skleren, okzipitale Kraniotabes, Schwer- hörigkeit, evtl. Dentinogenesis imperfecta, Skoliose möglich, Besserung postpubertär, Blutungsneigung, Bänder- schlaffheit, milder Verlauf, AD	Osteogenesis imperfecta Typ I nach Sillence und Rimoin (früherer Typ Lobstein) OMIM 166200 oder 166240	Osteoporose, dünne, zarte Knochen mit Frakturzeichen, multiple Schaltknochen des Schädels, elektronenmikro- skopisch vermindertes hypo- mineralisiertes Osteoid, osteoblastäre Auffälligkeiten, Typ-I-Kollagenopathie
	kurzgliedriger Minderwuchs bei Geburt, weite Fontanellen, Muskelhypotonie, blaue Skleren, letaler Verlauf, AD oder AR	Osteogenesis imperfecta Typ II (früher Typ Vrolik) OMIM 166210 oder 259400	konnatale multiple Extre- mitäten- und Rippenfrakturen, ungenügende Ossifizierung des Schädeldaches, Typ-I-Kollagenopathie
	pränataler Kleinwuchs, multiple kongenitale Frakturen der Extremi- täten, Taubheit, progrediente Deformierungen, Dentinogenesis imperfecta, schwerer Verlauf, AR, AD	Osteogenesis imperfecta Typ III OMIM 259420	zunächst eher verdickte Röhrenknochen, später zarter Knochenbau, evtl. zystische „Popcorn"-Epiphysen Typ-I-Kollagenopathie
	wie Typ I, jedoch keine persistie- renden blauen Skleren, keine Schwerhörigkeit, meist leichter Verlauf, auch bleibende Defor- mierungen möglich, selten, AD	Osteogenesis imperfecta Typ IV OMIM 166220	s. Typ I, Dentinogenesis imperfecta möglich
	wie Typ IV, selten, AD	Osteogenesis imperfecta Typ V OMIM 166220	s. Typ I, aber Dislokation der Radiusköpfchen und hyper- plastische Kallusbildung
	wie Typ IV, selten, AD	Osteogenesis imperfecta Typ VI	s. Typ I, jedoch eigene Knochenhistologie
wie oben, vorwiegend Wirbelsäule betroffen	Bein- und Rückenschmerzen beim Schulkind, erhöhte Fraktur- inzidenz, Spontanheilung nach Adoleszenz, sehr selten, sporadisch	idiopathische juvenile Osteoporose OMIM 259750	generalisierte Osteoporose, Nachweis von Fischwirbeln oder Wirbelfrakturen

Differentialdiagnose von Dysproportionierung, Kleinwuchs und verminderter Knochenmasse mit erhöhter Strahlentransparenz (Osteopenie) nach Ausschluß einer sekundären Osteoporose *(Fortsetzung)*

Charakterisierung des Hauptsymptoms	weiterführende Nebenbefunde	Verdachts-diagnosen	Bestätigung der Diagnose
Verdickung der Knochen mit erhöhter Frakturinzidenz, sekundäre Deformierung	Kleinkindesalter, großer Schädel, Verdickung und Deformierung der langen Röhrenknochen, Muskelschwäche, Hörverlust, evtl. blaue Skleren, ähnlich M. Paget, AR	Ostiektasie mit Hyperphosphatasie OMIM 239000	Osteoporose langer Röhrenknochen, Verdickung und Auffaserung der Kortikalis (vor allem des Schädels) mit vergröberter Trabekulierung, hyperostotische Inseln der Kalotte, AP und Harnsäure ↑, Defekt in einem TNF-Rezeptor (Osteoprotegerinmangel)
infantile Manifestation von Dysmorphie, Wachstumsstörung und mentaler Retardierung	Haut- und Bänderschlaffheit, charakteristische Fazies, dünne, brüchige, verdrehte Haare, Hernien, XLR	M. Menkes OMIM 309400	Osteoporose, Schaltknochen, aufgeweitete Metaphysen, metaphysäre Frakturen, Funktionsstörung Cu-abhängiger Enzyme (z.B. Lysyloxidase)

Differentialdiagnose von Dysproportionierung, Kleinwuchs und erhöhter Knochenmasse mit verminderter Strahlentransparenz (Osteopetrose)

Charakterisierung des Hauptsymptoms	weiterführende Nebenbefunde	Verdachts-diagnosen	Bestätigung der Diagnose
kurzgliedriger Kleinwuchs, häufig Makrozephalie, Verdichtung und Verdickung der Knochen mit erhöhter Frakturinzidenz, Deformierungen, Schmerzen, sekundäre Dysproportionierung	Frakturneigung, evtl. Kielbrust, verzögerter Fontanellenverschluß, Oligoodontie, Hautatrophien, Hirnnervenausfälle, AR	Dysosteosklerose OMIM 224300	Schädelknochen verdickt und sklerotisch, Hypopneumatisation, Platyspondylie und Sklerose der Wirbel, verkürzte, verdickte und gebogene Diaphysen, flaschenförmige Metaphysen, epimetaphysäre Sklerose langer Röhrenknochen
	charakteristische Gesichtsdysmorphie, Frakturneigung, Extremitätenverkürzung, verzögerter Verschluß der Fontanelle, keine Blutbildungsstörung, AR	Pyknodysostose OMIM 265800	generalisierte Osteosklerose, Akroosteolysen, Defekt der osteoklastären Cystein-Protease Cathepsin K
	Gedeihstörung, Anämie, Hepatosplenomegalie, Hirnnervenausfälle, Infektanfälligkeit, Tod im 1. Lebensjahrzehnt, AR	Osteopetrose frühmanifeste Form OMIM 259700	generalisierte Hyperostose und Osteopetrose, metaphysäre Auftreibung, gestörte Funktion der Osteoklasten und Monozyten, Defekt eines Chloridkanals (CLCN7) oder einer osteoblastären Protonenpumpe (TC1RG1)
	wie oben, Frakturen, Zahnanomalien, Osteomyelitiden, Anämie, Hirnnervenausfälle, variabler Verlauf, AD, AR	Osteopetrose, spätmanifeste Form OMIM 166600 oder 259710, auch 300301 (XL)	symmetrische Verdichtung, Marmorknochen, metaphysäre Auftreibung, mit ektodermaler Dysplasie und Immunschwäche bei Defekt des NF-kB-signaling
	Kleinwuchs, Hepatosplenomegalie, frühe Manifestation, benigner Verlauf, Basalganglienverkalkung, distale renaltubuläre Azidose, AR	Carboanhydrase-II-Defizienz OMIM 259730	metabolische Azidose bei Osteopetrose, Carboanhydrase-II-Defizienz in Erythrozyten
	Manifestation intrauterin (Polyhydramnion) bis ins 1. Lebenshalbjahr, Reizbarkeit, asymmetrische Betroffenheit, schubweiser Verlauf mit Entzündungszeichen, AD	infantile kortikale Hyperostose (Caffey) OMIM 114000	asymmetrische kortikale Hyperostose von Unterkiefer, Klavikula oder Extremitätenknochen, i.d.R. spontanes Ausheilen
	Manifestation im Klein- bis Schulkindesalter, lange Röhrenknochen betroffen, symmetrischer Beinschmerz, Muskelhypotrophie, AD	progressive diaphysäre Dysplasie (Camurati-Engelmann) OMIM 131300	symmetrische endostale und periostale Hypertrophie, Defekt des Wachstumsfaktors TGF-β-1

Muskel- und Skelettsystem

N

Differentialdiagnose von Dysproportionierung, Kleinwuchs und erhöhter Knochenmasse mit verminderter Strahlentransparenz (Osteopetrose) *(Fortsetzung)*

Charakterisierung des Hauptsymptoms	weiterführende Nebenbefunde	Verdachts- diagnosen	Bestätigung der Diagnose
Hyperostose und Osteosklerose ohne deutliche Fraktur- neigung, Gangstörung oder Schmerzsympto- matik, eher kurzgliedrige Dysproportionierung	Schädel unauffällig, AR	Pyle-Dysplasie OMIM 269500	ausgeprägte hyperostotische kolbenförmige Auftreibung der Metaphysen langer Röhren- knochen
wie oben mit Beteili- gung des Schädels (kraniotubuläre Dysplasie)	frühe Manifestation, Makro- zephalie, breite Nasenwurzel, Hirnnervenausfälle, AD mild oder AR	kraniometaphysäre Dysplasie OMIM 123000 (AD) oder 218400 (AR)	Hyperostose von Schädelbasis und evtl. Schädeldach, auf- getriebene Metaphysen wie M. Pyle, milde Formen mit Defekt im Pyrophophat-Transporter ANKH
	frühe Manifestation mit Hyper- telorismus, behinderter Nasen- atmung, Zahnanomalien, Hirnnervenausfälle, Entwicklungs- verzögerung und Kleinwuchs, AD, AR	kraniodiaphysäre Dysplasie OMIM 122860, 218300	vorwiegend faziale und kraniale Osteosklerose und Hyperostose, diaphysäre Ver- dickung und Endostose der langen Röhrenknochen mit Verlust der metaphysären Modellierung
wie oben und kurzer Rumpf bei Skoliose	späte Manifestation, kleines Kinn, betonte Supraorbitalwülste, ver- zögerter Zahnwechsel, Bewegungs- einschränkung akraler Gelenke, renale Fehlbildungen, Hirsutismus, pulmonale Obstruktion, XLR	frontometaphysäre Dysplasie OMIM 305620	fehlende Pneumatisation der Stirnhöhlen, frontale faziale und diaphysäre Hyperostose und Sklerose, Mandibula- hypoplasie, zervikale Wirbel- anomalien, lumbale Platy- spondylie, Erlenmeyer-Kolben- Form der Metaphysen

Differentialdiagnose von Dysproportionierung, Kleinwuchs und generalisierter Mineralisationsstörung

Charakterisierung des Hauptsymptoms	weiterführende Nebenbefunde	Verdachts- diagnosen	Bestätigung der Diagnose
Verkrümmung der langen Röhren- knochen, Genua vara, Gangstörungen, kurz- gliedriger Kleinwuchs	Auftreibung der Metaphysen mit Doppelhöckerbildung, Kranio- tabes, muskuläre Hypotonie, Harrison-Furche, Tetanie, keine Erblichkeit	Vitamin-D-Mangel- Rachitis	Röntgen der nichtdominanten Hand: Physenverbreiterung, becherförmige Metaphysen mit unscharfer Begrenzung. Osteomalazie, Hyperparathy- reoidismus, Hyperphosphatasie, 25-OH-Vitamin-D im Serum ↓
	Rachitis mit fehlendem oder schlechtem Ansprechen auf pharmakologische Vitamin-D- Substitution, AR	Vitamin-D-abhängige Rachitisformen OMIM 264700, 277420, 277440	Hyperphosphatasie, niedriges Kalzium und Phosphor im Serum, Vitamin-D-Metaboliten im Serum nicht ↓
	Klinik wie oben	Rachitis bei hepato- biliären Erkrankun- gen, Antiepileptika- Therapie, Nieren- erkrankungen	s. Kapitel Kalzium-Phosphor- Haushalt
	Klinik wie oben, Erniedrigung der alkalischen Phosphatase, AD	Hypophosphatasie OMIM 146300	Rachitiszeichen, Ausscheidung von Phosphoäthanolamin im Urin ↑, Defekt der alkalischen Phosphatase
	Klinik wie oben, keine Zeichen des Kalziummangels, progressive Ankylose der WS, Nephro- kalzinose, Innenohrschwer- hörigkeit, XLD oder AD	X-gebundene hypo- phosphatämische Rachitis OMIM 307800	Rachitiszeichen, renale Phosphorclearance deutlich ↑, Phosphor im Serum ↓, AP ↑, Defekt der PEX-Proteinase (XLD) oder des Wachstumsfaktors FGF23 (AD

108 Rachitische Zeichen

Eckhard Schönau

Symptombeschreibung

Die Rachitis ist eine Erkrankung des Kalzium- und Phosphatstoffwechsels. Sie wird hervorgerufen durch
- einen Mangel an Kalzium und/oder Phosphat,
- einen Mangel an Vitamin D,
- eine erbliche oder sekundäre Störung des Vitamin-D-Metabolismus.

Aufgrund des Substratmangels für die Bildung der Apatitkristalle in der Knochengrundsubstanz entwickeln sich schwere Störungen der Mineralisation, insbesondere in den Skelettabschnitten mit hohem Knochenumsatz.

Im Vordergrund stehen die *Veränderungen im Bereich der Wachstumsfugen.* Es verbreitet sich der Abstand zwischen Epiphysenkernen und der metaphysären Verkalkungszone durch nichtmineralisierten hypertrophischen Säulenknorpel in Verbindung mit unzureichendem Aufbau reifer Knochenstrukturen in der Metaphyse. Diese Veränderungen führen zu einer Verschlechterung der Materialeigenschaft des Knochengewebes, die in den besonders biomechanisch belasteten Zonen Störungen der Skelettachsen hervorruft. Schwerwiegendere Krankheitsverläufe führen zu generalisierten Mineralisationsstörungen.

> **Grundsätzlich zeigen sich keine relevanten Unterschiede am Skelettsystem zwischen den kalzipenischen und phosphopenischen Rachitisformen. Unabhängig von den Veränderungen am Skelettsystem zeigen sich jedoch bei den Rachitisformen mit kalzipenischen Ursachen weitere Allgemeinsymptome. Diese Symptome werden verursacht durch die Hypokalzämie mit Beeinflussung der neuralen und kardialen Reizleitung.**

Aufgrund der Beteiligung des Kalziums an der Muskelkontraktion und an immunologischen Vorgängen erklären sich die Muskelhypotonie und Infektanfälligkeit bei besonders ausgeprägten Mangelzuständen. Weitere, seltenere Symptome des Skelettsystems sind Knochenschmerzen, pathologische Frakturen oder Pseudofrakturen. Neben den Skelettanomalien zeigen sich Störungen der Zahnentwicklung mit verspätetem Zahndurchbruch und Zahnwechsel sowie Zahnschmelzdefekten.

Rationelle Diagnostik

> **Im Vordergrund der rationellen Diagnostik steht an erster Stelle die Differenzierung zwischen kalzipenischen und phosphopenischen Ursachen einer Rachitis.**

Bei den kalzipenischen Formen handelt es sich in der Regel um Ernährungsstörungen mit verminderter Vitamin-D- und Kalziumzufuhr bzw. um Störungen der Vitamin-D-Synthese. Bei den phosphopenischen Ursachen dagegen handelt es sich um Störungen der renalen Phosphatausscheidung, bedingt durch Gendefekte oder sekundäre Störungen der Tubulusfunktion.

Anamnese

Zeigen sich bereits rachitische Zeichen im ersten Lebenshalbjahr, so muß man am ehesten von Störungen der Vitamin-D-Zufuhr bzw. Vitamin-D-Synthese ausgehen. Die phosphopenischen Ursachen führen meist erst im zweiten Lebensjahr zu den klinischen Symptomen einer Rachitis. Besonders sorgfältig muß die *Ernährungsanamnese* erhoben werden.

> **Eine nicht durchgeführte Vitamin-D-Prophylaxe im Säuglingsalter ist noch immer die häufigste Ursache für eine Rachitis.**

Bei Frühgeborenen, die zunehmend früher in die häusliche Versorgung entlassen werden, muß zusätzlich zum Vitamin D die Versorgung mit Kalzium und Phosphat berücksichtigt werden. Zu erfragen ist die *Einnahme nephrotoxischer Substanzen,* die zum sekundären Phosphatverlust führen.

Ist eine antikonvulsive Therapie mit z.B. Phenobarbital oder Diphenylhydantoin bekannt, muß an eine Inaktivierung von Vitamin D in der Leber gedacht werden.

Zum Nachweis genetischer Ursachen für Störungen der Vitamin-D-Synthese bzw. einen tubulären Phosphatverlust muß eine komplette Familienanamnese erhoben werden. Insbesondere das Auftreten von Beinfehlstellungen (Genua vara oder valga) und Kleinwuchs ohne Hinweis für neurologische Probleme spricht für eine phosphopenische Ursache. Von einer sogenannten Immigrantenrachitis spricht man bei dem Auftreten rachitischer Zeichen im späteren Kindes- und Jugendalter bei Angehörigen asiatischer oder mediterraner Länder, die in nördlichen Industrieregionen leben. Der hohe Anteil an Hülsenfrüchten in ihrer Ernährung ist mit verantwortlich für eine verminderte intestinale Resorption von Vitamin D. Dieser Prozeß wird in ihren Ursprungsländern durch die höhere Sonneneinstrahlung kompensiert.

Körperliche Untersuchung

Durch die Akkumulation nichtmineralisierten Osteoids entstehen die charakteristischen Auftreibungen der Knorpel-Knochen-Grenzen. Abbildung 108.1a zeigt typische Veränderungen am Rippenthorax, die auch als *rachitischer Rosenkranz* bezeichnet werden, und Abbildung 108.1b entsprechende *Veränderungen an den Handgelenken*. Ein weiteres Merkmal am Thoraxskelett ist die *Harrison-Furche:* Im Bereich der Zwerchfellinsertion entstehen aufgrund der zunehmenden Knocheninstabilität Einziehungen der Rippen mit Ausbildung eines *Glockenthorax*. Gelenke mit hoher biomechanischer Belastung sind durch Achsenabweichungen betroffen. Besonders auffällig sind die Veränderungen der unteren Extremität mit *Varus-(O-)Stellung im Kniegelenk* und *Valgus-(X-)Stellung im Sprunggelenk*. Die Verkrümmungen der unteren Extremität verursachen außerdem einen *dysproportionierten Kleinwuchs* mit relativ normaler Sitzhöhe bei verminderter Unterlänge.

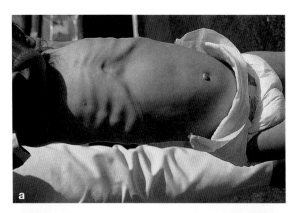

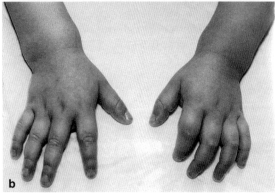

Abb. 108.1 Vitamin-D-Mangel-Rachitis bei einem einjährigen Kleinkind. Die charakteristischen Zeichen sind die Auftreibungen der Knorpel-Knochen-Grenzen mit dem Rosenkranz der Rippen (a) und der Handgelenke (b).

Weitere Rachitiszeichen sind die *Veränderungen des Schädelskelettes* mit inselförmigen Erweichungen im Bereich der Lambdanaht. Ist das Eindrücken der Schädelkalotte möglich, so spricht man von einer *Kraniotabes*. Säuglinge, die vorwiegend auf dem Rücken liegen, zeigen Abflachungen des Hinterkopfes mit dem Bild eines *Quadratschädels*. Die Zähne weisen häufig *Schmelzhypoplasien* auf, sind *weniger kariesresistent* und zeigen einen *verspäteten Wechsel*.

> **Differentialdiagnostisch wegweisend zwischen kalzipenischen und phosphopenischen Rachitisformen ist die neuromuskuläre Entwicklungsverzögerung bei Kindern mit einer kalzipenischen Ursache:**

• *Kalzipenische Rachitis:* Säuglinge mit einer kalzipenischen Rachitis sind typischerweise sehr *bewegungsarm*, liegen meist auf dem Rücken und haben deshalb die Haare am Hinterkopf abgescheuert und schwitzen sehr viel. Sobald die Kinder sitzen lernen, falls die muskuläre Hypotonie es zuläßt, entwickelt sich aufgrund der Schlaffheit von Bändern und Muskulatur eine *Sitzkyphose*. Entwickelt sich im weiteren Verlauf der Erkrankung eine dekompensierte Kalziumstoffwechsellage, zeigen sich tetanische Zeichen bei Hypokalziämie. Tonische oder klonisch-tonische *Krampfanfälle* können bei entsprechendem Abfall der Serumkalziumspiegel nachweisbar sein. In diesen Fällen können dann auch *Herzrhythmusstörungen* mit QT-Verlängerungen auftreten.
• *Phosphopenische Rachitis:* Bei den phosphopenischen Formen dagegen stehen die *Skelettveränderungen* an erster Stelle. In Ausnahmefällen wurden auch motorische Entwicklungsverzögerungen mit muskulärer Hypotonie beschrieben. Normalerweise zeigt sich bei Patienten mit diesen Ursachen jedoch ein weniger ausgeprägtes Krankheitsbild. Die meisten Patienten fallen auf durch die zunehmende O-Bein-Stellung in Zusammenhang mit einer Wachstumsstörung. Differentialdiagnostisch weiterführende Untersuchungsbefunde sind Hinweise auf *generalisierte Dystrophie* bei Maldigestion bzw. Malabsorptionssyndromen, *Lebervergrößerungen* mit Vitamin-D-Stoffwechselstörung und Zeichen der *Urämie* mit herabgesetzter 1,25(OH)$_2$D-Synthese.

Klinisch-chemische Untersuchungen

> **Wichtigstes diagnostisches Merkmal einer Rachitis nach Ausschluß einer Lebererkrankung (GOT, GPT, γ-GT) ist die Erhöhung der alkalischen Phosphatase im Serum.**

Abbildung 108.2 zeigt das diagnostische Vorgehen bei erhöhter Aktivität der *alkalischen Phosphatase*. Tabelle 108.1 beschreibt die zur Beurteilung

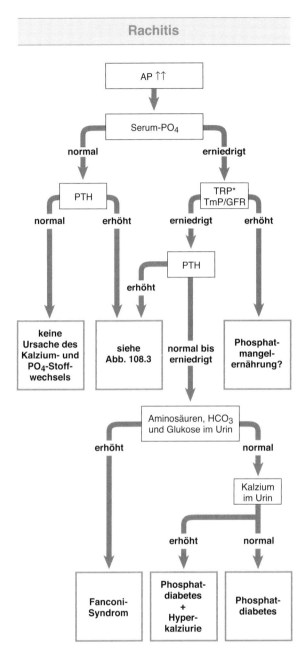

Abb. 108.2 Diagnostisches Vorgehen bei V.a. Rachitis, erhöhter Aktivität der alkalischen Phosphatase und normaler Nierenfunktion.

notwendigen alters- und wachstumsabhängigen Referenzwerte. Vor dem Nachweis der seltenen kalzipenischen und phosphopenischen Ursachen muß jedoch durch eine *Serumkreatinin-* und *Serumharnstoffbestimmung* eine kompensierte Niereninsuffizienz ausgeschlossen werden. Das *Serumphosphat* ist typischerweise bei den phosphopenischen Formen erniedrigt, kann aber auch durch den sekundären Hyperparathyreoidismus bei den kalzipenischen Ursachen erniedrigt sein. Ebenso sind die *prozentuale Phosphatrückresorption (TRP)* und das *Phosphattransportmaxi-*

mum *(TmPO₄)* sowohl bei kalzipenischen als auch bei phosphopenischen Ursachen erniedrigt.

Tabelle 108.2 zeigt die Stadien des Vitamin-D-Mangels anhand der Kalzium- und Phosphatserumspiegel. Eine Hyperaminoazidurie weist auf ein schweres Stadium hin. Eindeutig differenziert werden die kalzipenischen von den phosphopenischen Ursachen durch die *Bestimmung von intaktem Parathormon.* Der Kalziummangel ist für den sekundären Hyperparathyreoidismus verantwortlich. Dagegen zeigen sich bei den phosphopenischen Ursachen normale bis teilweise erniedrigte Parathormonspiegel.

Die *Bestimmung der Vitamin-D-Metaboliten 25(OH)D* und *1,25(OH)₂D* ist strenggenommen nur sinnvoll in unklaren Fällen zur Abgrenzung der extrem seltenen Pseudomangelrachitiden (Vitamin-D-abhängige Rachitis Typ I und II) oder in Fällen einer Therapieresistenz gegenüber der üblichen Vitamin-D-Therapie (Abb. 108.3).

Spricht die Parathormonbestimmung dagegen für eine phosphopenische Ursache, muß durch weiterführende Urinuntersuchungen differenziert werden zwischen generalisierten tubulären Störungen und dem isolierten Phosphatverlust. Zeigt sich ein isolierter Phosphatverlust, wird durch die *Bestimmung der Kalziumausscheidung im Urin* zwischen einem Phosphatdiabetes mit und ohne Hyperkalziurie unterschieden. Diese Differenzierung ist für das therapeutische Vorgehen von entscheidender Bedeutung.

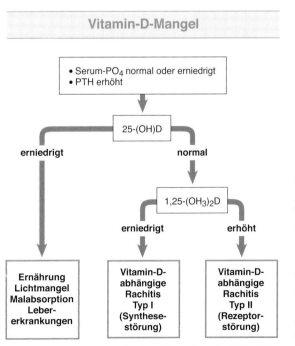

Abb. 108.3 Diagnostisches Vorgehen bei V.a. Vitamin-D-Mangel.

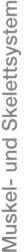

Muskel- und Skelettsystem

651

Tabelle 108.1 Altersabhängige Referenzwerte zur Beurteilung des Kalzium- und Phosphatstoffwechsels.

		1 Jahr	bis 2 Jahre	bis 10 Jahre	bis 16 Jahre	< 18 Jahre	> 18 Jahre
AP (U/l)	w	180–660	180–500	140–480	140–530	50–190	60–150
	m	180–660	180–530	190–500	120–730	70–230	70–170
K-AP (U/l)	w	140–500	130–430	130–360	110–490	20–170	
	m	140–580	120–470	150–340	90–580	40–190	
TRP (%)	w	85–98	85–98	82–99	79–98	82–90	82–90
	m	85–98	85–98	85–98	83–97	82–90	82–90
TmP/GFR (mg/dl)	w	4–8	4–8	4–8	2,8–8,2	2,8–5,1	2,5–4,2
	m	4–8	4–8	4–8	3,4–7,5	3,3–5,9	2,5–4,2
Serum-PO$_4$	w	4–8	4–6	4–6,5	3–5,5	2,6–4,8	2,6–4,5
(mg/dl)	m	4–8	4–6	4–6,3	3–6,4	1,9–5,2	2,6–4,5
Serum-Ca	w	2,1–2,65	2,1–2,65	2,1–2,65	2,1–2,65	2,1–2,65	2,1–2,65
(mmol/l)	m	2,1–2,65	2,1–2,65	2,1–2,65	2,1–2,65	2,1–2,65	2,1–2,65
Ca/Kreatinin	w	11–188	11–188	5–174	5–174	5–174	21–203
im Urin (µg/mg)	m	11–188	11–188	1–174	5–174	5–174	21–203
PTH (pg/dl)	w	15–55	15–55	15–55	15–55	15–55	15–55
	m	15–55	15–55	15–55	15–55	15–55	15–55

K-AP = Knochenphosphatase; PTH = Parathormon; TmP/GFR = Phosphattransportmaximum; TRP = prozentuale Phosphatrückresorption

Tabelle 108.2 Stadien des Vitamin-D-Mangels.

	Kalzium im Serum	Phosphat im Serum	Hyperamino-azidurie	radiologische Veränderungen
Stadium I	↓	normal	normal	leicht
Stadium II	normal	↓	+	mäßig
Stadium III	↓	↓	+++	schwer

Technische Untersuchungen

Bei Verdacht auf eine Rachitis wird üblicherweise eine *Röntgenaufnahme der Hand* durchgeführt (Abb. 108.4). Es zeigen sich typischerweise Zeichen der Osteomalazie mit Auftreibung des distalen Radius sowie der distalen Ulna. Durch das nicht mineralisierte Osteoid entstehen die Auftreibungen im metaphysären Bereich mit einer Vortäuschung einer Verbreiterung der Wachstumsfuge. Grundsätzlich läßt die Röntgendiagnostik keine Differenzierung zwischen kalzipenischen und phosphopenischen Ursachen zu. Umfangreiche röntgenologische Untersuchungen des übrigen Skelettsystems sind weder zum Nachweis einer Rachitis noch zur Klärung der Differentialdiagnosen notwendig.

Eine *Sonographie der Leber und der Nieren* sollte zur Ergänzung vorgenommen werden.

Zeigt sich das Bild eines Phosphatverlusts im Jugend- bzw. Erwachsenenalter, muß zum Ausschluß von Knochentumoren eine *Skelettszintigraphie* durchgeführt werden.

Besondere Hinweise

In Ergänzung zu den DD-Tabellen werden im Folgenden die häufigsten Differentialdiagnosen beschrieben.

Kalzipenische Ursachen

Vitamin-D-Mangel-Rachitis: Diese Erkrankung wird bevorzugt bei Säuglingen im 2. und 3. Trimenon des ersten Lebensjahres während der besonders ausgeprägten Wachstumsphasen gefunden. Die Ursache dieser Erkrankung besteht in einem relativen Mangel an Vitamin D in der Nahrung bei unzureichender Aktivierung von Cholecalciferol in der Haut. In der Regel ist die Vitamin-D-Prophylaxe, z.B. bei extremen Ernährungsgewohnheiten der Eltern, nicht durchgeführt worden. Neben den Skelettveränderungen zeigt sich eine Verzögerung der motorischen Entwicklung mit entsprechenden muskulären und neurologischen Auffälligkeiten.

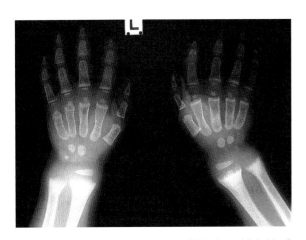

Abb. 108.4 Hand dorsoventral (2jähriges Kleinkind) bei Vitamin-D-Mangel-Rachitis. Ausgeprägte Zeichen der Osteomalazie mit Auftreibung des distalen Radius sowie der distalen Ulna. Hierdurch vorgetäuschte Verbreiterung der Epiphysenfuge (Aufnahme freundlicherweise überlassen von Frau Prof. Dr. G. Benz-Bohm, Kinderradiologie des Radiologischen Institutes der Universität zu Köln).

Pseudomangelrachitis – Vitamin-D-abhängige Rachitis Typ I: Die Ursache dieser Erkrankung ist eine Störung im Metabolismus des Vitamins D. Es liegt eine verminderte Synthese des aktiven 1,25$(OH)_2$-Vitamin-D aus 25-OH-Vitamin-D in der Niere vor. Die Erkrankung wird autosomal-rezessiv vererbt. Das Gen ist lokalisiert auf Chromosom 12q13.3. An diese Erkrankung muß bei Auftreten einer Rachitis im ersten und zweiten Lebensjahr gedacht werden bzw. bei unzureichendem Ansprechen der klinischen Symptome auf eine Vitamin-D-Substitution bei V.a. alimentären Vitamin-D-Mangel. Während bei der Vitamin-D-Mangel-Rachitis ein niedriger 25-OH-Vitamin-D-Spiegel bei leicht erhöhtem 1,25$(OH)_2$-Vitamin-D-Spiegel gefunden wird, treten bei der Vitamin-D-abhängigen Rachitis eine erhöhte Konzentration an 25-OH-Vitamin-D und eine kaum meßbare Konzentration an 1,25$(OH)_2$-Vitamin-D auf.

Pseudomangelrachitis – Vitamin-D-resistente Rachitis Typ II: Bei dieser Erkrankung handelt es sich um eine Endorganresistenz gegenüber 1,25$(OH)_2$-Vitamin-D. Die Ursache der Erkrankung sind homozygote Mutationen im VDR(Vitamin-D-Rezeptor)-Gen. Dieses ist lokalisiert auf Chromosom 12q12–q14. Diese sehr seltene Erkrankung tritt autosomal-rezessiv insbesondere bei Familien aus dem Vorderen Orient und Nordafrika auf. Wegweisend kann hier das Auftreten einer totalen Alopezie sein. Von der VDAR-I kann die VDAR-II durch die erhöhten Konzentrationen von 1,25$(OH)_2$-Vitamin-D unterschieden werden.

Immigrantenrachitis: In vielen asiatischen Ländern erfolgt die Ernährung zum großen Teil über Vitamin-D-arme Hülsenfrüchte in Verbindung mit geringen tierischen Produkten. Dieser relative Vitamin-D-Mangel wird durch die erhöhte Sonneneinstrahlung und Vitamin-D-Synthese in der Haut ausgeglichen. Siedeln sich Angehörige asiatischer oder mediterraner Länder nun in den nördlichen Industrieregionen mit einer verminderten Sonneneinstrahlung an, so zeigt sich auch bei älteren Kindern und Jugendlichen der typische Befund einer Vitamin-D-Mangel-Rachitis, falls die Ernährungsgewohnheiten nicht geändert werden.

Rachitis bei antikonvulsiver Therapie: Verschiedene antikonvulsive Medikamente (Phenobarbital, Diphenylhydantoin u.a.) führen zu einer mikrosomalen Enzymaktivitätsstimulation der Leber. Es wird diskutiert, daß hierdurch aktive Vitamin-D-Metaboliten schneller zu inaktiven Metaboliten abgebaut und über Galle und Niere eliminiert werden. Dies führt zu einer verminderten intestinalen Kalziumresorption mit den generalisierten Folgen eines Vitamin-D-Mangels.

Sekundärer Vitamin-D-Mangel: Die häufigste Ursache für einen sekundären Vitamin-D-Mangel ist die chronische Niereninsuffizienz. Im Rahmen der Nierenfunktionsstörungen entsteht eine verminderte Synthese des aktiven 1,25$(OH)_2$-Vitamin-D in der Niere. Bei gleichzeitig verminderter Phosphatausscheidung entwickelt sich ein sekundärer Hyperparathyreoidismus. Der sekundäre Vitamin-D-Mangel trägt mit zur renalen Osteodystrophie bei. Weitere sekundäre Ursachen stellen gastrointestinale Erkrankungen dar. Bei intestinalen Malabsorptionssyndromen sowie bei unzureichender Galleproduktion mit Absorptionsstörung von fettlöslichen Vitaminen kann es zu einem Vitamin-D-Mangel kommen. Klinisch relevant sind dabei Krankheitsbilder mit bestehender Cholestase und Störungen der Gallensäurenproduktion und -sekretion: kongenitale Zirrhose, Gallengangsatresie und die Mukoviszidose.

Phosphopenische Ursachen

Familiäre hypophosphatämische Rachitis: Die familiäre hypophosphatämische Rachitis, die auch als Phosphatdiabetes oder Vitamin-D-resistente Rachitis mit Hypophosphatämie bezeichnet wird, ist eine erbliche Erkrankung des Phosphatstoffwechsels. Man unterscheidet hierbei im wesentlichen zwei Krankheitsbilder: die X-chromosomal erbliche hypophosphatämische Rachitis (XLHR) und die autosomal-dominant erbliche hypophosphatämische Rachitis (ADHR). Patienten mit ADHR weisen *Missense-Mutationen* im Gen für den *Fibroblast-Growth-Factor 23 (FGF-23)* auf. Eine exzessive Sekretion von *FGF-23* in mesen-

Muskel- und Skelettsystem

N

chymalen Tumoren wurde als Ursache der tumor-induzierten Osteomalazie nachgewiesen. Das zirkulierende FGF-23 wird normalerweise über Endopeptidasen abgebaut. Es konnte gezeigt werden, daß FGF-23 die Phosphataufnahme von Nierentubuluszellen hemmt, wobei unklar ist, ob es sich hierbei um eine Eigenwirkung des FGF-23 handelt oder der Effekt über andere Mediatoren vermittelt wird. Die XLHR betrifft etwa 80% der Patienten mit hypophosphatämischer Rachitis. Patienten mit XLHR weisen Mutationen im **P**hosphat-regulierenden Gen mit **H**omologie zu **E**ndopeptidasen auf dem **X**-Chromosom auf (PHEX). PHEX wird im Knochen und in den Zähnen, nicht jedoch in der Niere exprimiert. Es kodiert für eine membranständige Endopeptidase. Man nimmt an, daß PHEX den Abbau eines postulierten phosphaturischen Faktors „Phosphatonin" reguliert. Neuere Befunde sprechen dafür, daß „Phosphatonin" mit FGF-23 identisch ist. Im renal-tubulären System und möglicherweise auch am Darm ist die Resorption von Phosphat gestört. In der Folge entwickelt sich eine Hypophosphatämie. Die Diagnose läßt sich im Rahmen von Familienuntersuchungen bereits in der Neugeborenenperiode anhand der zu niedrigen Serumphosphatkonzentrationen und der gestörten Phosphatrückresorptionen der Niere nachweisen. Die typischen Krankheitszeichen zeigen sich jedoch erst unter zunehmender statischer Belastung des Skelettsystems im 2. bis 3. Lebensjahr. Die Patienten weisen trotz der durchgeführten Vitamin-D-Prophylaxe zunehmende Verbiegungen der unteren Extremitäten und Fehlstellungen im Hüftbereich auf. Es zeigt sich dann das charakteristische watschelnde Gangbild. Radiologische Veränderungen einer Rachitis lassen sich im Säuglings- und Kleinkindalter in der Regel an den unteren Extremitäten am ausgeprägtesten nachweisen. Es zeigen sich dabei mediale Verbreiterungen der Epiphysen am distalen Femur und an der proximalen Tibia (Abb. 108.5). Bei älteren Kindern lassen sich auch alte Grünholzfrakturen und Looser-Umbauzonen nachweisen. Nach Abschluß des Wachstums findet man bei Erwachsenen ein vermehrtes Wachstum der Knochen im Bereich der Muskelansätze, insbesondere in den gelenknahen Regionen. Diese Veränderungen können zur eingeschränkten Beweglichkeit der betroffenen Gelenke führen. Vereinzelt wurden auch knöcherne Einengungen des Spinalkanals beschrieben.

Hypophosphatämische Rachitis mit Hyperkalziurie: Im Gegensatz zu der familiären hypophosphatämischen Rachitis zeigt sich ein hoher $1,25(OH)_2$-Vitamin-D-Spiegel. Bei dieser Form findet eine vermehrte 1-α-Hydroxylierung statt. Die hohen Kalzitriolkonzentrationen bewirken eine verstärkte Kalziumresorption im Darm mit

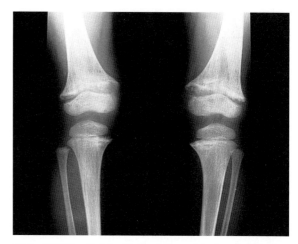

Abb. 108.5 Beide Knie dorsoventral mit Zeichen einer Rachitis bei Hypophosphatämie. Vorgetäuschte Verbreiterung der Epiphysenfugen durch nichtmineralisiertes Osteoid. Insbesondere medial deutliche Ausziehungen der Metaphysen von Femur und Fibula.

der Folge einer Hyperkalziämie und Hyperkalziurie. Der Nachweis bzw. Ausschluß einer Hyperkalziurie beim Phosphatverlust ist für die Therapie von besonderer Bedeutung.

Hypophosphatämische Rachitis bei mesenchymalen Tumoren: Bei einer nichtfamiliären hypophosphatämischen Rachitis im Kindes- und Jugendalter muß an die seltene Möglichkeit einer tumorassoziierten hypophosphatämischen Rachitis gedacht werden. Ein gesteigerter Phosphatverlust wurde bei Riesenzellgranulomen, kavernösen oder sklerosierenden Hämangiomen, Angiosarkomen, Hämangioperizytomen, nicht verkalkenden Fibromen und beim Prostatakarzinom beschrieben. Diskutiert wird, daß die aufgeführten Tumoren Substanzen bilden, die die renal-tubuläre Phosphatrückresorption beeinflussen.

Besondere Rachitisformen

Fanconi-Syndrom: Die verminderte Phosphatrückresorption ist ein Merkmal der renal-tubulären Funktionsstörung beim Fanconi-Syndrom. Die verschiedenen Typen und ihre Ursachen werden in Tabelle 108.3 beschrieben.

Frühgeborenenrachitis: Umfangreiche Untersuchungen haben gezeigt, daß Frühgeborene im normalen Umfang Vitamin D resorbieren und hydroxylieren, so daß ein Vitamin-D-Mangel als Ursache der Knochenmineralisationsstörung in der Regel nicht in Frage kommt. Es hat sich dagegen gezeigt, daß die Zufuhr der Apatitbausteine Kalzium und Phosphor nicht dem erforderlichen Bedarf des intrauterinen Knochenaufbaus entspricht. Hinzu kommt, daß die intestinale Resorp-

Tabelle 108.3 Typen und Ursachen des Fanconi-Syndroms.

primäres Fanconi-Syndrom (idiopathisch)
- hereditär (AD, AR, XL)
- Dent's Disease (XL)

sekundäres Fanconi-Syndrom
hereditär
- Zystinose
- Fruktoseintoleranz
- Galaktosämie
- Tyrosinämie
- Morbus Wilson
- Glykogenosen
- Lowe-Syndrom
- Cytochrom-C-Oxidase-Mangel

erworben
- Schwermetalle (Cd, Hg, Pb)
- Medikamente (Ifosfamid, Antibiotika)
- Chemikalien
- Nierenvenenthrombose
- nephrotisches Syndrom
- Nierentransplantation
- Amyloidose
- Balkannephropathie
- Hypergammaglobulinämie
- multiples Myelom

tion von Kalzium und Phosphor erheblichen Schwankungen unterliegt. Durch entsprechende Anreicherungen der Muttermilch oder industrieller Frühgeborenennahrungen mit Kalzium und Phosphor sind in der Regel in der heutigen Zeit Rachitiszeichen nicht mehr nachweisbar. In Verbindung mit bronchopulmonaler Dysplasie, Gedeihstörungen und evtl. Steroidbehandlungen muß jedoch weiterhin an eine Frühgeborenenrachitis gedacht werden.

Hypophosphatasie: Zeigen sich bereits bei Geburt rachitische Skelettveränderungen insbesondere im Zusammenhang mit respiratorischen Problemen aufgrund eines hypoplastischen Thoraxskelettes, muß an das seltene Krankheitsbild der Hypophosphatasie gedacht werden. Diese Erkrankung ist sofort durch die extrem erniedrigte Aktivität der alkalischen Phosphatase zu diagnostizieren. Nachgewiesen wurde ein Gendefekt der gewebeunspezifischen Knochen-Leber-Phosphatasen. Aufgrund der Beteiligung der alkalischen Phosphatase am Mineralisationsprozeß der Knochengrundsubstanz zeigen sich besonders ausgeprägte rachitisähnliche Skelettbefunde. Patienten mit einer infantilen Form sterben in der Regel sehr früh an pulmonalen Komplikationen. Mildere Verlaufsformen werden als juvenile und adulte Form bezeichnet. Dabei zeigen sich Rachitiszeichen in Verbindung mit Kleinwuchs, vorzeitigem Ausfall der Milchzähne, Zahndefekten, Knochenschmerzen, Osteoporose und Fehlstellungen.

Transitorische Hyperphosphatasie: Nicht selten wird man bei der routinemäßigen Messung der alkalischen Phosphatase von extrem erhöhten Enzymaktivitäten überrascht. Die Enzymaktivitäten liegen zwischen 2000 bis 15000 U/l. Der klinische Untersuchungsbefund zeigt keine Rachitiszeichen. Ebenso ist die Enzymaktivitätserhöhung nicht durch Lebererkrankungen zu erklären. Diskutiert wird eine Störung der Enzymclearance im Rahmen unspezifischer Virusinfekte. Es handelt sich somit nicht um eine vermehrte Synthese in den verschiedenen Organen, sondern um eine Störung des Enzymabbaus. Elektrophoretische Untersuchungen der Isoenzyme der alkalischen Phosphatase zeigen ein atypisches Bandenmuster der Enzyme, verursacht durch eine Modifizierung der Enzymglykosylierung. In der Regel zeigt sich nach 4–8 Wochen eine Normalisierung der Enzymaktivität. Nahezu beweisend für den Zufallsbefund einer transitorischen Hypophosphatasie ist die außergewöhnliche Erhöhung der Enzymaktivität. Üblicherweise findet man bei Leberfunktionsstörungen und den verschiedenen Rachitisformen Aktivitäten der alkalischen Phosphatase bis maximal 3000 U/l. Wichtig ist die Vermeidung röntgenologischer „Überdiagnostik". Zeigen sich klinisch keine Hinweise für eine Rachitis bzw. Lebererkrankung und sind die Leberenzyme GOT, GPT und γ-GT normal, sollte vorerst in 4–6 Wochen eine Kontrolluntersuchung der alkalischen Phosphatase stattfinden.

N

Muskel- und Skelettsystem

Differentialdiagnostische Tabellen

Differentialdiagnose kalzipenischer Rachitiden

Charakterisierung des Hauptsymptoms	weiterführende Nebenbefunde	Verdachts-diagnose	Bestätigung der Diagnose
neuromuskuläre Entwicklungsverzögerung • im Säuglingsalter	PTH ↑, 25-OH-D ↓	Vitamin-D-Mangel	Ernährungsanamnese, Vitamin-D-Prophylaxe? Therapieansprechen
• im 1.–2. Lebensjahr	PTH ↑, 25-OH-D ↑, 1,25(OH)$_2$D3 ↓	Vitamin-D-abhängige Rachitis Typ I	Familienanamnese, Labor
• im 1.–2. Lebensjahr plus Alopezie	PTH ↑, 1,25(OH)$_2$D ↑	Vitamin-D-abhängige Rachitis Typ II	Familienanamnese, Herkunft, Labor
Rachitiszeichen bei älteren Kindern aus asiatischen Ländern	PTH ↑, 25-OH-Vitamin D ↓	Immigrantenrachitis	Ernährungsanamnese
Anfallsleiden	Skelettbefunde mäßig stark ausgeprägt, PTH (↑), 25-OH und 1,25(OH)$_2$D (↓)	Rachitis bei antikonvulsiver Therapie	Medikamentenanamnese Leberfermente
Niereninsuffizienz, Lebererkrankungen, gastrointestinale Störungen	Kreatinin und Harnstoff im Serum ↑, Leberfermente ↑, Gerinnung ↓, Durchfälle; PTH ↑, 25-OH- und 1,25(OH)$_2$D ↓	sekundärer Vitamin-D-Mangel	körperlicher Befund, Sonographie, Labor, Anamnese s. Kap. 61
Nephrokalzinose	Rachitiszeichen angedeutet, PTH (↑)	Hyperkalziurie	s. Kap. 94
multiple Sehnenxanthome	neurodegenerative Zeichen, Katarakte	zerebrotendinöse Xanthomatose	Familienanamnese, jüdische Familien marokkanischen Ursprungs, Mutationsnachweis im C-27-Hydroxylase-Gen

Differentialdiagnose phosphopenischer Rachitiden

Charakterisierung des Hauptsymptoms	weiterführende Nebenbefunde	Verdachts-diagnosen	Bestätigung der Diagnose
dysproportionierter Kleinwuchs mit Beinfehlstellung *ohne* nennenswerte neuromuskuläre Störungen	PTH normal bis ↓, PO$_4$ im Serum ↓↓, 1,25(OH)$_2$D ↓	familiäre hypophosphatämische Rachitis	Familienanamnese, Phosphatrückresorption, Mutation im PHEX-Gen
zusätzlich Hyperkalziurie und Nephrokalzinose	PTH normal bis ↓, PO$_4$ im Serum ↓↓, 1,25(OH)$_2$D ↑	hypophosphatämische Rachitis plus Hyperkalziurie	Kalzium im Urin
zusätzlich Manifestation bei älteren Kindern und Jugendlichen	isolierte Knochenschmerzen, allgemeine Hinweise auf Tumoren	hypophosphatämische Rachitis bei mesenchymalen Tumoren	Skelettszintigraphie, MRT, CT, US
zusätzlich Azidose	Aminoazidurie, Glukosurie, Hyperkalziurie, Bikarbonatverlust	Fanconi-Syndrom • primär • sekundär (s. Tab. 108.3)	Tubulusfunktionsuntersuchungen, Phosphatrückresorption gestört, Anamnese
Malabsorptionssyndrom	Durchfall, Dystrophie	Störung der intestinalen Phosphatabsorption	Elastase im Stuhl, Stuhl auf Ausnutzung, Gliadin-Ak, Laktosebelastung, Schweißtest

109 Exantheme

Dietrich Michalk

Symptombeschreibung

Ein Exanthem ist ein vom Gefäßbindegewebe ausgehender Ausschlag der Haut mit meist plötzlichem Beginn und rascher Rückbildung. Nach den Hauteffloreszenzen lassen sich 4 Exanthemformen unterscheiden, wobei allerdings Mischformen im Verlauf möglich sind:

• *makulopapulöse Exantheme:* Beginn mit einer hyperämisierten Makel, aus welcher sich durch Flüssigkeitsaustritt und Zellinfiltration eine Papel entwickeln kann,
• *vesikuläre Exantheme:* gekammerte oder ungekammerte Bläschen in der Epidermis,
• *hämorrhagische Exantheme:* nicht wegdrückbare dermale Einblutungen,
• *urtikarielle Exantheme* mit dem Leitsymptom einer intradermalen Quaddel.

Die meisten Exantheme im Kindesalter haben eine infektiöse Genese, hierzu gehören vor allem die klassischen exanthematischen Kinderkrankheiten Scharlach, Masern, Röteln, Windpocken, Ringelröteln und Dreitagefieber.

Allergische oder toxische Reaktionen gegen Arzneimittel oder andere Xenobiotika sind die wichtigsten Ursachen für nichtinfektiöse Exantheme. Daneben treten gelegentlich flüchtige Hautausschläge bei Autoimmunerkrankungen aus dem rheumatischen Formenkreis auf.

Rationelle Diagnostik

Anamnese

Eine genaue *Umgebungsanamnese* liefert erste Hinweise auf eine mögliche Infektion und eine entsprechende Infektionsquelle (häufig der Kindergarten oder eine andere öffentliche Einrichtung). Differentialdiagnostisch wichtig sind Fragen nach *anderen Krankheitssymptomen,* die bereits vor (Prodromalstadium) oder mit Ausbruch des Exanthems aufgetreten sind, z. B. anginöse Beschwerden bei Scharlach, katarrhalische Erscheinungen und Konjunktivitis bei Masern und Röteln. Auch das *Verhältnis zwischen Fieberverlauf und Ausschlag* ist von Bedeutung. So kommt das Exanthem bei Masern gewöhnlich mit einem zweiten Temperaturanstieg, beim *Dreitagefieber,* nachdem das oft sehr hohe Fieber kritisch abgefallen ist.

Bei fehlenden anamnestischen Hinweisen auf eine Infektion muß in erster Linie an ein Arzneimittelexanthem gedacht werden und eine diesbezügliche Anamnese erhoben werden, wobei auch unbeobachtete Medikamenteneinnahmen erwogen werden müssen. Bei V. a. ein allergisches Exanthem sollte nach neu eingeführten Nahrungsmitteln, neuer Kleidung oder anderen Waschmitteln gefragt werden sowie nach einer *familiären allergischen Disposition.* Eine genaue Familienanamnese empfiehlt sich auch bei V. a. eine Autoimmunerkrankung.

Körperliche Untersuchung

Da gleich aussehende Ausschläge bei verschiedenen Krankheiten vorkommen, genügt die alleinige Begutachtung des Hautausschlages *nicht* für eine adäquate Diagnosestellung. Neben einer gezielten Anamnese ist deshalb eine umfangreiche körperliche Untersuchung des Kindes einschließlich Erhebung eines neurologischen Status zum Ausschluß einer eventuellen zerebralen Beteiligung notwendig.

Bei der *Beurteilung des Exanthems* bestimmt man zunächst die Form, Größe und Farbe der einzelnen Effloreszenz (Makel, Papel, Bläschen, Kokarde, Petechie), danach die Anzahl und Lokalisation sowie eine eventuelle Konfluenz der Effloreszenzen. Auch die Art der Ausbreitung des Exanthems ist für die Differentialdiagnose wichtig, besonders bei Masern, bei welchen der Ausschlag im Gesicht und am Hals beginnt und sich innerhalb von 3 Tagen über den Rumpf zu den Extremitäten ausbreitet, während morbilliforme allergische Exantheme keine solche gesetzmäßige Entwicklung aufweisen. Für die Windpocken charakteristisch ist das Nebeneinander unterschiedlicher Entwicklungsstadien der Effloreszenzen (Makula, Papula, Bläschen, Pustel: Sternhimmelphänomen).

Während die klassischen exanthematischen Kinderkrankheiten bei typischer Klinik leicht zu diagnostizieren sind, bereiten vor allem Arzneimittelexantheme und unspezifische Virusexantheme oft große differentialdiagnostische Probleme, da sie entweder nur einen sehr flüchtigen Verlauf oder aber eine wechselnde Morphologie (Makula-Papula-Kokarde-Bläschen: Exanthema multiforme) aufweisen können. Ein besonderes Arzneimittelexanthem ist das Ampicillinexanthem, das in Morphologie und Lokalisation den Masern zum Verwechseln ähnlich sieht, typischerweise 5–8 Tage nach Beginn der Ampicillintherapie auftritt und sich – auch bei Weitergabe des Ampicillins – nach 5–6 Tagen spontan zurückbildet. Im Gegensatz zu Masern besteht jedoch in der Regel kein erneuter Fieberanstieg mit Ausbruch des Exanthems.

> **Eine Ampicillintherapie kann besonders bei EBV-Infektion ein Exanthem auslösen oder massiv verstärken bis hin zur toxischen Epidermolyse. Deshalb sollten Ampicillin oder ampicillinhaltige Kombinationspräparate bei einer eitrigen Angina und/oder Lymphadenitis colli bis zum Ausschluß einer infektiösen Mononukleose nicht angewendet werden.**

Klinisch-chemische Untersuchungen

Differentialblutbild, Blutkörperchensenkungsgeschwindigkeit oder *CRP* liefern Hinweise auf eine infektiöse Genese des Exanthems und erlauben oft eine Differenzierung zwischen einer bakteriellen (Granulozytose, beschleunigte BKS, erhöhtes CRP) oder einer viralen (Leukopenie, Lymphozytose) Infektion. Eine Eosinophilie kann zu Beginn von Scharlach und Erythema infectiosum vorkommen, ist aber eher ein Zeichen für eine allergische Genese des Exanthems. Während die allgemeinen Blutuntersuchungen nur grob orientierend sind, erlauben serologische und mikrobiologische Methoden eine sichere Diagnose der infektiösen Exanthemkrankheiten, entweder durch *Bestimmung spezifischer IgM-Antikörper* bei Virusinfektionen und *spezifischer Toxinantikörper* bei bakteriellen Infektionen oder durch *direkten mikroskopischen* oder *kulturellen Nachweis des Erregers*. Allerdings sind die Antikörper zu Beginn des Exanthems oft noch nicht nachweisbar, sondern erst im weiteren Verlauf, weshalb häufig eine zweimalige Untersuchung im Abstand von 8 Tagen notwendig ist. Natürlich sind bei klassischem Verlauf der Erkrankung keine serologischen Untersuchungen zur Diagnosestellung notwendig, sondern nur in zweifelhaften Fällen. Bei V. a. ein allergisches Exanthem können evtl. im *RAST-Test* spezifische IgE-Antikörper gegen das vermutete Agens nachgewiesen werden. Nach Abklingen eines allergisch-toxischen Exanthems sollte zur Unterscheidung einer echten Allergie von einer toxischen Reaktion eine *erneute Exposition mit dem vermuteten Allergen* durchgeführt werden, wobei die Art der Applikation (Hauttest, enterale oder inhalative Provokation) von der jeweiligen Substanz abhängt (s. Kap. 11).

Technische Untersuchungen

Bildgebende oder andere technische Verfahren bei exanthematischen Infektionskrankheiten sind nur bei Komplikationen (Pneumonie, Enzephalitis u. a.) angezeigt. Bei unklarem Hautbefund, besonders bei einem polymorphen Exanthem, ist eine *Hautbiopsie* mit mikroskopischer, immunologischer, virologischer oder bakterieller Aufarbeitung zur Diagnosesicherung hilfreich.

Besondere Hinweise

Die meisten klassischen exanthematischen Infektionskrankheiten sind bei typischer Anamnese und Verlauf leicht zu diagnostizieren. Leider ist aber häufig eine Ansteckungsquelle nicht zu eruieren, oder der Verlauf mitigiert oder aggraviert (inkompletter Impfstatus, partielle Immundefizienz), wodurch eine Diagnose nach dem klinischen Befund oft unmöglich ist und erst durch die Serologie erfolgt. Dies gilt besonders für die Unterscheidung von Masern, Röteln und einem morbilliformen Arzneimittelexanthem, wenn das Arzneimittel wegen katarrhalischer Beschwerden angesetzt wurde.

> **Sicherheitshalber sollten Kinder mit einem zweifelhaften Exanthem bis zum Ausschluß einer ansteckenden Erkrankung von anderen Kindern oder Schwangeren ferngehalten werden.**

In den differentialdiagnostischen Tabellen sind die urtikariellen Exantheme nicht berücksichtigt (s. Kap. 110). In der Tabelle über hämorrhagische Exantheme sind auch Krankheiten aufgenommen, die normalerweise nicht zu den Exanthemkrankheiten gezählt werden (ITP, Leukämie, Sepsis), die aber differentialdiagnostische Schwierigkeiten bereiten können. Dagegen werden hämorrhagische Masern, Röteln, Windpocken oder Arzneimittelexantheme nicht besonders aufgelistet. Das Erythema exsudativum multiforme wird bei den makulopapulösen Exanthemen aufgeführt zusammen mit seinen schwereren, mit Blasenbildung einhergehenden Verlaufsformen wie dem Stevens-Johnson-Syndrom und dem Lyell-Syndrom.

Abschließend eine Bemerkung zum Scharlach: Zur Diagnose eines Scharlachs gehört das Scharlachexanthem, hervorgerufen durch pyrogene Ektotoxine (früher erythrogene Toxine), von betahämolysierenden Streptokokken der Gruppe A. Vier solcher Toxine sind bekannt, weshalb Scharlach mehrfach auftreten kann. Der alleinige Nachweis von β-hämolysierenden Streptokokken im Rachenabstrich bei eitriger Angina *ohne* Exanthem rechtfertigt *nicht* die Diagnose eines Scharlachs. Leider wird aufgrund eines positiven Rachenabstrichs oft fälschlicherweise ein Scharlach diagnostiziert, und Kinder, Eltern, Kindergärten und Schulen werden unnötigerweise verunsichert.

Differentialdiagnostische Tabellen

Differentialdiagnose der makulopapulösen Exantheme

Charakterisierung des Hauptsymptoms Form und Farbe	Lokalisation	weiterführende Nebenbefunde	Verdachts- diagnosen	Bestätigung der Diagnose
feinfleckig, nicht konfluierend, blaß- rosa bis hochrot	Gesicht mit Ausspa- rung des Munddreiecks, Stamm und Ober- schenkelinnenseiten	Fieber, Hals- schmerzen, hoch- roter Rachen, „Himbeerzunge"	Scharlach (Scarlatina, Abb. 109.1, Farbtafel)	β-hämolysierende Streptokokken im Rachenabstrich, Antigennachweis im Rachenabstrich, Anti- streptolysintiter im Verlauf
großfleckig mit un- scharfem Rand, konfluierend, hoch- rot, gelegentlich hämorrhagisch	generalisiert; Beginn hinter den Ohren, Ausbreitung von kranial nach kaudal in 3 Tagen	zweigipfeliger Fieber- verlauf, Konjunktivitis, Enanthem, Koplik-Flecken	Masern (Morbilli, Abb. 109.2, Farbtafel)	typische Klinik, Masern-IgM-Antikörper ab 3. Exanthemtag
mittelfleckig, nicht konfluierend, blaß- rot bis leicht violett	generalisiert, Beginn im Gesicht, rasche Ausbreitung und Rückbildung	kein oder nur wenig Fieber, Konjunktivitis, generalisierte Lymph- knotenschwellung, besonders nuchal	Röteln (Rubella)	Röteln-IgM-Antikörper ab 3.–5. Exanthemtag
klein bis mittelfleckig, nicht konfluierend	vorwiegend Stamm, rasche Rückbildung	vor Exanthemausbruch 3 Tage hohes Fieber, häufig Fieberkrampf	Dreitagefieber (Exanthema subitum)	Verlauf, IgM-Antikörper gegen HHV6 ab 2. Woche nach Exanthem
mittelfleckig, konfluierend, blaßrot bis violett	generalisiert, Beginn im Gesicht, ring- und girlanden- förmige Ausbreitung über Extremitäten und Stamm	subfebrile Tempe- ratur, gelegentlich Arthralgien	Ringelröteln (Erythema infectiosum, Abb. 109.3, Farbtafel)	typische Klinik, IgM-Antikörper gegen Parvovirus B19 mit Auftreten des Exanthems nachweisbar
klein bis mittel- fleckig, blaßrot; großfleckig, hochrot nach Ampicillingabe	generalisiert	Angina lacunaris, generalisierte Lymph- knotenschwellung, evtl. Splenomegalie	Mononukleose (EBV-Infektion)	Paul-Bunnell-Reaktion, IgM-Ak gegen EBV- VCA (Virus capsid antigen)
kleinfleckig, blaßrot	vorwiegend am Stamm, flüchtig	Durchfall, Husten, gelegentlich Meningismus	Infektion mit Enteroviren, Adenoviren o. a.	spezifische IgM-Ak gegen Echo, Coxsackie A und B, Enteroviren Typ 69–71, Adenoviren
polymorph, Palmarerythem (Schuppung 2.–3. Woche)	Stamm und Extremitäten	hohes kontinuierliches Fieber, Lacklippen, Enanthem, Konjunktivitis, Lymphadenitis colli, im Verlauf evtl. Koronar- aneurysmata	Kawasaki- Syndrom	Klinik, hohe BSG, Thrombozytose > 500000/µl
dichtstehende, nicht konfluierende weiß- rötliche Papeln, nicht juckend	Extremitätenstreck- seiten, Gesicht	Hepatomegalie, evtl. Ikterus	Hepatitis-B-Infek- tion (Acroderma- titis papulosa eruptiva infantum, Gianotti-Crosti-Syn- drom, Abb. 109.4, Farbtafel)	Hepatitis-B-Serologie
morbilliform	rasch generalisierend	Ampicillintherapie, kein Fieber	Ampicillin- exanthem	Anamnese, Verlauf, negative Serologie
morbilliform, poly- morph oder urtikariell, blaßrosa bis tiefrot-violett	Gesicht, Stamm oder generalisiert	Arzneimittelgabe, in der Regel kein Fieber	Arzneimittel- exanthem	Anamnese, Rückbildung nach Absetzen der Medikamente, negative Serologie

Haut

O

Differentialdiagnose der makulopapulösen Exantheme *(Fortsetzung)*

Charakterisierung des Hauptsymptoms Form und Farbe	Lokalisation	weiterführende Nebenbefunde	Verdachtsdiagnosen	Bestätigung der Diagnose
fein- bis mittelfleckig, blaßrot	generalisiert; sehr flüchtig, rezidivierend während Fieberschüben	septische Fieberschübe, evtl. Gelenkschmerzen	„Rash" bei rheumatoider Arthritis (Subsepsis allergica Wissler)	Klinik, Verlauf, Sistieren nach Glukokortikoidgabe
ringförmig, zart blaßrot–leicht violett	vorwiegend Stamm; flüchtig	wechselnde Gelenkschmerzen, Fieber, evtl. Karditis	Erythema anulare bei rheumatischem Fieber (Abb. 109.5, Farbtafel)	Klinik (Jones-Kriterien), ASL
rote erhabene Flecken mit zentraler Abblassung (Kokarden)	meist symmetrisch Extremitäten und Stamm, rezidivierend	evtl. unspezifische Infekte oder Arzneimittelgabe in der Anamnese	Erythema exsudativum multiforme (Abb. 109.6, Farbtafel)	typische Klinik, evtl. Hautbiopsie
• mit Blasenbildung oder zentraler Einblutung	Schleimhaut-Haut-Übergang (Mund, Genitoanalbereich), Hände, Füße	Läsionen sehr schmerzhaft und leicht blutend	EEM-Stevens-Johnson-Syndrom (Ectodermose pluriorificielle) (Abb. 109.6a und 109.6b, Farbtafel)	s.o.
• mit großflächiger Blasenbildung	generalisiert (wie verbrühte Haut)	Schock	EEM-Lyell-Syndrom (toxische epidermale Nekrolyse)	s.o.

Differentialdiagnose der vesikulären Exantheme

Charakterisierung des Hauptsymptoms Form und Farbe	Lokalisation	weiterführende Nebenbefunde	Verdachtsdiagnosen	Bestätigung der Diagnose
Papel → Bläschen mit zentraler Eindellung → Krusten, zunächst klar, dann gelblich	generalisiert, auch behaarter Kopf und Schleimhäute (verschiedene Stadien)	Fieber, Juckreiz	Varizellen (Abb. 109.7, Farbtafel)	typische Klinik, evtl. IgM-Ak gegen Varicella-Virus ab 3. Exanthemtag
Papel → Bläschen mit zentraler Eindellung → Krusten, zunächst klar, dann gelblich	entlang eines Dermatoms	Schmerzen, Juckreiz	Herpes zoster	typische Klinik, evtl. IgM-Ak gegen Varicella-Virus
gekammerte Bläschen auf rotem Grund	Lippen, Mundschleimhaut, Gesicht, Extremitäten; ungleichmäßige Verteilung	Fieber, Schmerzen, Ekzem in der Anamnese	Ekzema herpeticatum (Abb. 109.8, Farbtafel)	Nachweis von Herpes-simplex-Viren im Bläschengrund, IgM-Ak
dünnwandige, z.T. konfluierende Bläschen unterschiedlicher Größe, gelblich-eitrig, nach Platzen gelbe Krusten	Gesicht, Stamm, Extremitäten, ungleichmäßige Verteilung	gelegentlich Fieber, ungepflegte Haut	Impetigo contagiosa (Abb. 109.9, Farbtafel)	Nachweis von Staphylokokken oder Streptokokken im Bläscheninhalt
ungekammerte, z.T. konfluierende flache Bläschen, 3–7 mm, grau-weiß	Hände, Füße, Mundschleimhaut		Hand-Fuß-Mund-Krankheit	IgM-Ak gegen Coxsackie A16
einzelstehende, stark juckende Bläschen mit derber Wand		Stiche oder Bisse von Arthropoden, Nahrungsmittelallergie	Strophulus	Anamnese, Klinik

Differentialdiagnose der hämorrhagischen Exantheme

Charakterisierung des Hauptsymptoms Form und Farbe	Lokalisation	weiterführende Nebenbefunde	Verdachts-diagnosen	Bestätigung der Diagnose
kleine bis mittel-große, z.T. erhabene Petechien	Extremitäten, Gesäß	Gelenkschwellung, Fuß- und Handrücken-ödeme	anaphylaktoide Purpura Schoen-lein-Henoch (Abb. 109.10a und 109.10b, Farbtafel)	typische Klinik
Petechien und Hämatome unter-schiedlicher Größe	generalisiert, ungleichmäßige Verteilung	Hämatome bei leichtem Trauma	idiopathische Thrombozyto-penie	Thrombozyten < 100000/µl, Ak gegen Thrombozyten, evtl. Kno-chenmarkausstrich
Petechien und Hämatome	generalisiert, ungleichmäßig	Hepatosplenomegalie, Anämie	Leukämie	Blutbild und Knochen-markausstrich
einzelne Petechien bis großflächige Hämatome	generalisiert	Meningismus, Schock	Meningokokken oder Pneumo-kokkensepsis (Waterhouse-Fri-derichsen-Syndrom, (Abb. 109.11a und 109.11b, Farbtafel)	Blut- und Liquorkultur
einzelne Petechien	meist Hände und Füße	Herzgeräusche	Endocarditis lenta	Blutkultur (Strepto-coccus viridans)
kokardenförmige rote Effloreszenzen mit lividem Zentrum und flohstichartigen Blutungen	Extremitätenstreck-seiten	schmetterlingförmiges Wangenerythem	Seidlmayer-Kokardenpurpura (Abb. 109.12, Farbtafel)	typische Klinik
juckende Papeln mit zentraler Blutung	ungleichmäßig, gesamtes Integument		Insektenbisse oder -stiche (Floh, Wanzen u.a.)	Anamnese, Klinik
stark juckende Papeln mit zentraler Blutung	Unter- und Ober-schenkel, Leiste (Grenze unbedeckte/ bedeckte Haut)	Aufenthalt auf Sommer- und Herbst-wiesen	Trombidiose (Herbstmilben, Abb. 109.13, Farbtafel)	Anamnese, Klinik

110 Urtikaria

Torsten Zuberbier

Symptombeschreibung

Der Name Urtikaria leitet sich von Urtica urens, der lateinischen Bezeichnung für Brennessel ab, deutsche Synonyma sind Nesselfieber oder Nessel-sucht. Die Erkrankung ist durch das Auftreten von Quaddeln (Urticae) gekennzeichnet. Hierbei han-delt es sich um flüchtige, meist nur wenige Stunden bestehende, vorwiegend dermale Ödeme (Abb. 110.1, Farbtafel). Klinisch imponiert eine zentrale Schwellung, die von einem Reflexerythem umge-ben ist und von Juckreiz begleitet wird. Während die gewöhnliche, oberflächliche Quaddel defini-tionsgemäß maximal 24 h besteht, können eben-falls tiefergelegene Schwellungen auftreten, die als Angioödem oder Quincke-Ödem bezeichnet wer-den und bis zu 72 h bestehen. Mit Ausnahme eini-ger Sonderformen liegt sowohl der Urtica als auch dem Angioödem eine Degranulation kutaner Mast-zellen mit Histaminfreisetzung zugrunde.

Haut

> Urtikaria ist ein Überbegriff. Es gibt eine große Anzahl unterschiedlicher Urtikariaformen, deren Mechanismus heterogen ist. Eine genaue Differenzierung ist aufgrund der unterschiedlichen therapeutischen Ansätze von hoher Bedeutung.

Tabelle 110.1 zeigt eine grobe Einteilung der Urtikariaformen nach Frequenz, Dauer und Mechanismus. Die Einteilung zeigt eine gute Praxistauglichkeit, wenn es auch zu Überschneidungen zwischen den einzelnen Gruppen kommt. So sind die physikalischen Urtikariaformen sicherlich auch chronisch; da sie jedoch nur beim Vorliegen des exogenen, physikalischen Auslösers auftreten und häufig auf den lokalen Bereich des Kontaktes begrenzt sind, sollten sie von der akuten und chronischen Urtikaria abgegrenzt werden. Bei den letzten beiden kommt es aufgrund eines endogenen oder endogen aufgenommenen Auslösers zu Quaddeln und/oder Angioödembildung an unterschiedlichsten Körperstellen.

Rationelle Diagnostik

Aufgrund der Heterogenität des Krankheitsbildes folgt eine kurze Beschreibung der einzelnen häufigeren Subtypen mit entsprechender Diagnostik. Zusätzlich sind eine größere Anzahl seltener Sonderformen bekannt, für die auf Spezialliteratur verwiesen werden muß. Die jeweils aktualisierte Leitlinie zur Diagnostik und Therapie der Urtikaria von der Deutschen Dermatologischen Gesellschaft findet sich unter www.derma.de.

Spontanes Auftreten von Quaddeln und/oder Angioödemen

Akute Urtikaria

Die Erkrankung ist in den meisten Fällen ein einmaliges, selbstlimitiertes Ereignis. Die Auslöser der akuten Urtikaria bleiben oft im dunkeln. Eine hohe Bedeutung kommen jedoch im Kindesalter viralen

Tabelle 110.1 Klassifikation der Urtikaria aufgrund von Dauer, Frequenz und Ursachen (zit. nach: Zuberbier et al. JDDG 2003; 8: 655–664).

nach Erkrankungsverlauf	Dauer	Häufigkeit
• spontane Urtikaria (akute Urtikaria)	< 6 Wochen	meist tägliches, plötzliches Auftreten von Urticae
• chronische Urtikaria – chronische kontinuierliche Urtikaria – chronisch rezidivierende Urtikaria	> 6 Wochen	spontanes Auftreten von Urticae täglich symptomfreie Zeiträume von mehreren Tagen bis zu mehreren Wochen

nach physikalischen Auslösern	auslösende Faktoren
• physikalische Urtikaria – Urticaria factitia – verzögerte Druckurtikaria – Kälteurtikaria – Wärmeurtikaria – Lichturtikaria – Vibrationsurtikaria/-angioödem	 mechanische Scherkräfte (Quaddeln treten nach 1–5 Min. auf) Vertikaldruck (Quaddeln treten mit einer Latenz von 3–8 Std. auf) kalte Luft/Wasser/Wind lokale Wärme UV- oder sichtbares Licht vibrierende Kräfte, z.B. Preßlufthammer

sonstige Formen der Urtikaria

- cholinergische Urtikaria
- adrenergische Urtikaria
- nichtphysikalische Kontakturtikaria (immunologisch oder nichtimmunologisch)
- aquagene Urtikaria

Erkrankungen, die aus historischen Gründen zur Urtikaria zählen

- Urtikariavaskulitis
- Urticaria pigmentosa (Mastozytose)
- familiäre Kälteurtikaria (Vaskulitis)
- hereditäres Angioödem
- erworbenes Angioödem bei C1INH-Mangel

Tabelle 110.2 Charakteristika der pseudoallergischen Intoleranzreaktion.

- Klinik der Typ-I-Allergie ähnlich, jedoch oft verzögerte Verläufe
- nicht IgE-vermittelt
- dosisabhängig
- Symptome schon beim ersten Kontakt mit dem Auslöser möglich
- Reaktionen auch auf chemisch nicht verwandte Stoffe
- Hauttests und In-vitro-Tests ohne Aussagekraft

Infekten der oberen Luftwege zu (ca. 40–60 % der Fälle), gefolgt von Medikamentenunverträglichkeitsreaktionen. Nahrungsmittel spielen dagegen bei Kindern unter 16 Jahren nur bei ca. 15% der Fälle eine Rolle. Nahrungsmittel werden jedoch häufig (bei 90%) als Auslöser einer akuten Urtikaria bei Säuglingen (v.a. Milch) beobachtet.

> **Entsprechend richtet sich der diagnostische Schwerpunkt nach dem Alter des Kindes.**

Eine eingehende kostenintensive Diagnostik kann angesichts des meist selbstlimitierten benignen Verlaufes der Erkrankung allgemein nur dann empfohlen werden, wenn ein klarer anamnestischer Verdacht besteht oder es zu rezidivierenden Verläufen kommt.

Chronische Urtikaria

Nahrungsmittel als Auslöser: Während bei der akuten Urtikaria Nahrungsmittel nur selten als Auslöser gefunden werden, sind sie ein sehr häufiger Faktor zum Unterhalt einer chronischen Urtikaria mit spontan auftretenden Urticae, insbesondere einer chronischen, kontinuierlichen Urtikaria (50–70% der Fälle). Hierbei handelt es sich fast ausschließlich um sogenannte **pseudoallergische Intoleranzreaktionen.** Diese gleichen klinisch den Reaktionen einer Allergie vom Soforttyp, sie sind jedoch nicht immunologisch vermittelt. Die Charakteristika der pseudoallergischen Reaktion sind in Tabelle 110.2 aufgeführt. Die Bedeutung von pseudoallergischen Reaktionen auf Lebensmittel für die Urtikaria ist wiederholt beschrieben worden, wobei Pseudoallergene in Nahrungsmitteln sowohl als alleiniger Faktor als auch als aggravierender Faktor bei bestehender Grundsymptomatik in Frage kommen (Intoleranzprovokation nach Wüthrich).

Die häufigsten, bekannten *Pseudoallergene* in Nahrungsmitteln sind:
- künstliche Nahrungsmittelzusatzstoffe wie Farbstoffe und Konservierungsstoffe,
- in Obst und Gemüsesorten vorkommende natürliche Salizylate, Benzoate,
- Aromastoffe.

Insgesamt spielen von den bereits genannten Auslösern die künstlichen Additiva mit einem Anteil von nur ca. 20% positiver Reaktionen im Provokationstest eine untergeordnete Rolle.

Ein Problem stellt die Diagnostik der pseudoallergischen Reaktion dar. Hauttests und In-vitro-Tests sind ohne Aussagekraft, daher sind *Provokationstests* unerläßlich. Andererseits ist bisher nur ein Teil der natürlich vorkommenden Pseudoallergene identifiziert.

Daher ergeben orale Provokationstests mit den bekannten Pseudoallergenen in Kapselform eine Sensitivität von unter 20%, verglichen mit positiven Reaktionen bei Exposition mit pseudoallergenreicher Nahrung. Als Screeningtest ist die Gabe verkapselter Pseudoallergene daher nicht geeignet.

> **Zur Diagnosesicherung ist die *pseudoallergenarme Eliminationsdiät* (Tab. 110.3) mit anschließender, möglichst blinder Provokation von Vollkost unabdingbar.**

Für die Anwendung dieser Diät ist es wichtig, den Patienten darüber zu informieren, daß es bei pseudoallergischen Reaktionen, im Gegensatz zu den Typ-I-Allergien, auch nach Meiden der Auslöser nur zu einer langsamen Besserung der Symptome kommt. Auch erfolgt der Rückgang der Symptomatik eher wellenförmig, so daß eine gelegentlich auftretende Exazerbation bei insgesamt abnehmender Stärke und Häufigkeit der Quaddelschübe kein Grund ist, die Diät abzubrechen. Häufig sind diese Schübe auch an unbemerkte Diätfehler, an unbedachte Analgetikaeinnahmen oder aber auch an Virusinfekte der oberen Luftwege gekoppelt. Es empfiehlt sich daher, die Diät ambulant unter genauer Protokollführung für mindestens 3–4 Wochen durchzuführen, um eine Pseudoallergie auf Nahrungsmittel zu verifizieren oder auszuschließen. Ebenfalls bewährt es sich, die in Tabelle 110.3 genannte besonders strikte Diät zu verwenden; bei Erfolg kann im Anschluß ein zügiger Diätaufbau (alle 3 Tage ein neues Lebensmittel unter Protokollführung) erfolgen.

Die gute Erfolgsrate auf pseudoallergenarme Diät ist jedoch auf die chronische Urtikaria begrenzt, Patienten mit Urtikaria factitia sprechen seltener und Patienten mit anderen Urtikariaformen gar nicht auf die Diät an.

Entzündungen als Auslöser: Bei Erwachsenen wurden in verschiedenen neueren Untersuchungen als zweithäufigster Auslöser (ca. 10–15%) Entzündungen im oberen Gastrointestinaltrakt verifiziert. Insbesondere die Besiedelung mit Helicobacter pylori scheint eine wichtige pathogenetische Bedeutung zu haben. Untersuchungen bei Kindern fehlen hierzu noch. Weitere infektiöse Auslöser scheinen im Gegensatz zu Angaben in älterer Literatur nur eine untergeordnete Rolle zu

Haut

O

Tabelle 110.3 Pseudoallergenarme Diät (modifiziert nach: Urtikaria. Henz, Zuberbier, Grabbe [Hrsg.]. Springer, 1996). Generell verboten: alle Nahrungsmittel, die Konservierungsstoffe, Farbstoffe und Antioxidanzien enthalten. Verdacht besteht u.a. bei allen industriell verarbeiteten Lebensmitteln.

	erlaubt	verboten
Grundnahrungsmittel	Brot, Brötchen ohne Konservierungs-mittel, Gries, Hirse, Kartoffeln, Reis, Hartweizennudeln (ohne Ei), Reiswaffeln (nur aus Reis und Salz!)	alle übrigen Nahrungsmittel (z.B. Nudelprodukte, Eiernudeln, Kuchen, Pommes frites)
Fette	Butter, Pflanzenöle (Kaltpressung)	alle übrigen Fette (Margarine, Mayonnaise etc.)
Milchprodukte	Frischmilch, frische Sahne, Quark, Naturjoghurt, Frischkäse (ungewürzt), wenig junger Gouda	alle übrigen Milchprodukte
Fleisch und Fisch	frisches Fleisch, frisches Gehacktes (ungewürzt)	alle verarbeiteten tierischen Nahrungsmittel, Eier, Fisch, Schalentiere
Gemüse	alle Gemüsesorten, außer den verbotenen, z.B. Salat (gut waschen!), Möhren, Zucchini, Rosenkohl, Weißkohl, Chinakohl, Broccoli, Spargel	Artischocken, Erbsen, Pilze, Rhabarber, Spinat, Tomaten und Tomatenprodukte, Oliven, Paprika
Obst	keines	alle Obstsorten und Obstprodukte (auch getrocknetes Obst wie Rosinen)
Gewürze	Salz, Schnittlauch, Zucker, Zwiebeln	alle übrigen Gewürze, kein Knoblauch, keine Kräuter
Süßigkeiten	keine	alle Süßigkeiten, auch Kaugummi und Bonbons
Getränke	Milch, Mineralwasser, Kaffee, schwarzer Tee	alle übrigen Getränke, auch Kräutertees und Alkoholika
Brotbeläge	Honig und die in den vorhergehenden Spalten genannten Produkte, z.B. ungewürzter Bratenaufschnitt	alle nicht genannten Brotbeläge

spielen. Die Bedeutung von infektiösen Triggern kann jedoch abhängig von der untersuchten Gruppe sein. In Entwicklungsländern werden *intestinale Parasitosen* für ca. 20% der Urtikariafälle bei Kleinkindern verantwortlich gemacht.

Autoimmunreaktionen als Auslöser: Bei Erwachsenen wurde von verschiedenen Autoren ein gehäuftes Auftreten von Schilddrüsen-Autoantikörpern bei chronischer Urtikaria bei ca. 15–30% der Betroffenen beschrieben. Weiterhin wurden bei Erwachsenen Autoantikörper gegen den hochaffinen IgE-Rezeptor nachgewiesen (ca. 38% der Fälle bei chronischer Urtikaria), die pathophysiologische Bedeutung beider Autoantikörpergruppen ist jedoch bisher unklar, da die Autoantikörper auch bei Patienten nachgewiesen wurden, die nach einer chronischen Urtikaria entweder in Spontanremission gegangen waren oder unter Diät erscheinungsfrei waren.

Für Kinder liegen bisher keine epidemiologischen Daten vor. Für den Nachweis einer Autoimmunreaktion durch Antikörper gegen den hochaffinen IgE-Rezeptor ist ein Serum-Routinetest bisher nicht verfügbar. Als Nachweis einer Histamin-freisetzung der kutanen Mastzellen kann der autologe Serum-Intrakutantest verwendet werden. Internationaler Konsensus ist jedoch, diesen Test bis zur weiteren Klärung der Bedeutung den Forschungsfragen vorzubehalten und nicht in der Routinediagnostik zu verwenden, u.a. aufgrund der potenziellen Infektiosität bei Verwechslung der Serumproben.

Quaddeln und/oder Angioödeme durch physikalische Reize (physikalische Urtikaria)

Die gemeinsame Grundlage dieser Urtikariaformen ist die Auslösung durch exogene physikalische Faktoren (mechanisch, thermisch oder elektromagnetisch). Werden die entsprechenden Auslöser gemieden, besteht völlige Beschwerdefreiheit, weshalb eine Abgrenzung zur chronischen Urtikaria erfolgt. Bis auf wenige hereditäre Ausnahmen entstehen diese Urtikariaformen aus ungeklärter Ursache meist im Jugendalter oder jungen Erwachsenenalter, um nach mehrjähriger Dauer in Spontanremission überzugehen.

Urticaria factitia: Die Urticaria factitia – auch dermographische Urtikaria genannt – ist die häufigste physikalische Urtikaria und kann allein oder in Kombination mit einer chronischen Urtikaria auftreten. Sie ist durch juckende, oft strichförmige Quaddeln gekennzeichnet und entsteht mit wenigen Minuten Latenz durch mechanische Scherkräfte, z.B. im Bereich scheuernder Kleidungsstücke. Zur *Diagnostik* wird der Dermographismus ausgelöst (Abb. 110.2, Farbtafel). Dieser ist auch bei bis zu 5% der Allgemeinbevölkerung urtikariell, juckt jedoch dann meist nicht. Die Diagnose Urticaria factitia ist dementsprechend nur dann gerechtfertigt, wenn in alltäglichen Situationen bei Reibung juckende *Urticae* auftreten. Als Sonderform muß noch die *Urticaria factitia tarda* beachtet werden, bei der zwischen Stimulus und Auftreten von Quaddeln mehrere Stunden Latenz liegen. Bei entsprechendem Verdacht muß der Dermographismus nach 2, 4 und 8 h erneut abgelesen werden. Die wichtigste Differentialdiagnose ist die verzögerte Druckurtikaria.

Verzögerte Druckurtikaria: Die verzögerte Druckurtikaria ist erheblich seltener als die Urticaria factitia. An Stellen, auf die senkrechter Druck einwirkte (z.B. Fußsohlen), kommt es mit mehrstündiger Latenz zur Ausbildung tiefer, schmerzhafter Schwellungen mit bis zu 72stündiger Bestandsdauer. Zur *Diagnostik* wird ein Drucktest durchgeführt. Ideal ist eine Drucktestliege, wo mit 0,9- und 1,8-kg-Gewichten in einer Führungsschiene senkrecht auf einer Auflagefläche von 2,5 cm Durchmesser der Rücken für 10–20 min belastet werden kann. Alternativ kann als Provisorium eine mit Büchern beschwerte Tasche (3–10 kg) für dieselbe Zeit an einem schmalen Gürtel befestigt, freischwingend über den Oberschenkel des sitzenden Patienten gehängt werden. Die Ablesung erfolgt direkt im Anschluß (Ausschluß Urticaria factitia) sowie nach 4, 6 und 8 h. Die wichtigste Differentialdiagnose ist die Urticaria factitia tarda.

Kälteurtikaria: Bei der Kälteurtikaria treten Hautveränderungen in Bereichen auf, die direkt kalter Luft oder kaltem Wasser ausgesetzt sind. Die Stärke der Reaktion ist temperaturabhängig, systemische Begleitreaktionen mit Übelkeit, Erbrechen und Blutdruckabfall sind möglich. Die kutanen Veränderungen treten meist schon nach kurzer Kälteexposition auf und klingen gewöhnlich innerhalb der ersten halben Stunde bis zu 3 h nach Ende der Kälteexposition wieder ab. Es gibt jedoch auch Kälteurtikariaformen vom verzögerten Typ mit mehrstündiger Latenz zwischen Kältereiz und Auftreten der Symptome. In seltenen Fällen kommen hereditäre Formen vor, meist handelt es sich um idiopathische Formen ohne erkennbaren Auslöser, zugrundeliegende Erkrankungen müssen jedoch ausgeschlossen werden. In der *Diagnostik* wird routinemäßig ein Eiswürfelkontakttest (5–20 min) am Unterarm durchgeführt, in einigen Fällen ist jedoch nur eine Provokation mit kaltem Luftzug positiv, die technisch aufwendig ist, da ein Kühlraum mit einer Temperatur von 4 °C erforderlich ist, wenn nicht eine ausreichend niedrige Außentemperatur für den Provokationstest im Freien herrscht. Zum Ausschluß zugrundeliegender Erkrankungen sollten bei positivem Kältetest die folgenden Laboruntersuchungen durchgeführt werden: Lues-, Borrelien-, HIV-, Epstein-Barr-Serologie, ANA, Kryoglobulin, Kryofibrinogen, Kryohämolysin, Kälteagglutinine. Ferner sollten hämatologische und lymphoproliferative Erkrankungen ausgeschlossen werden.

Wärmeurtikaria: Die Wärmeurtikaria ist eine sehr seltene Urtikariaform, bei der im direkten Kontaktbereich mit lokal applizierter Wärme Urticae auftreten. Die Auslösetemperatur beträgt 38–56 °C. Der Test erfolgt durch ein warmes Unterarmbad (40–42 °C) oder durch temperierte Metallzylinder für 5–10 min. Urticae entstehen meist sofort, in seltenen Fällen mit mehrstündiger Verzögerung.

Lichturtikaria: Die Lichturtikaria ist ebenfalls eine seltene Urtikariaform. Im direkten Kontaktbereich mit Licht (meist UV-A, UV-B und sichtbares Licht jedoch möglich) treten meist mit nur kurzer Latenz von 1–2 min Urticae auf. Zum Test erfolgt eine Bestrahlung mit verschiedenen Dosierungen im Bereich ungebräunter Haut mit allen 3 Wellenbereichen. Das Testareal darf insbesondere in den vorausgegangenen Tagen nicht dem Sonnenlicht ausgesetzt gewesen sein, da eine Refraktärität bestehen kann. Bei positivem Ergebnis zeigen sich direkt bis spätestens 2 h nach dem Test Urticae. Verzögerte Reaktionen mit bis zu 24 h Latenz deuten auf die wichtigste Differentialdiagnose, die polymorphe Lichtdermatose, hin.

Sonderformen

Cholinergische Urtikaria: Das charakteristische Erscheinungsbild der cholinergischen Urtikaria sind stecknadelkopfgroße Urticae auf erythematösem Grund. Die Quaddeln treten direkt nach Auslösern auf, die zu einer Erhöhung der Körperkerntemperatur führen, wie z.B. Anstrengung, heißes Duschen oder emotionale Belastung. Die Erkrankung kommt am häufigsten im jungen Erwachsenenalter vor. In der Altersgruppe 15–35 Jahre besteht eine Prävalenz von 11,2 %. Kinder sind nur selten betroffen. Der Ausprägungsgrad und der damit verbundene Leidensdruck der Patienten ist oft gering, andererseits werden bei ca. 20 % der betroffenen Personen schwere Verläufe mit systemischen Begleitreaktionen und Behinderung im All-

Haut

O

tagsleben beobachtet. Die *Diagnostik* erfolgt durch Anstrengungsprovokation oder mit heißen Vollbädern. Vor und nach dem Test sollte die Körpertemperatur gemessen werden, da der Test nur bei einem Anstieg um mindestens 0,7 °C aussagekräftig ist.

Kontakturtikaria: Die Kontakturtikaria ist charakterisiert durch das lokalisierte Auftreten von Quaddeln nach Kontakt mit einem Auslöser. Das allgemein bekannteste Beispiel sind Quaddeln, die nach Kontakt mit Brennesseln auftreten, die der Urtikaria, dem Nesselfieber, auch als Namensgeber dienen. Die zugrundeliegenden Mechanismen sind entweder allergisch, toxisch oder beruhen auf einer direkten Histaminliberation. Neben der lokalisierten kutanen Reaktion können bei entsprechend hochgradiger Sensibilisierung und perkutaner Resorption eines Typ-I-Allergens auch systemische Begleitreaktionen auftreten.

Nahrungsmittel spielen bei der Kontakturtikaria insbesondere während der Zubereitung eine Rolle. Insbesondere bei den Typ-I-Reaktionen auf Gemüsesorten verliert sich die Allergenität meist nach dem Kochen, so daß sich beispielsweise eine Allergie auf Kartoffeln nur beim Schälen der rohen Kartoffeln im Sinne einer Kontakturtikaria äußert, während der Verzehr der gekochten Kartoffel zu keinerlei Reaktionen führt. Zur *Diagnostik* Typ-I-allergischer Erkrankungen eignen sich Hauttests, möglichst mit den nativen Lebensmitteln.

Urtikariavaskulitis-Syndrom: Bei der Urtikariavaskulitis handelt es sich um eine seltene Erkrankung, bei der eine primär kutane nekrotisierende Vaskulitis mit quaddelähnlichen Hautveränderungen einhergeht (Abb. 110.3, Farbtafel). Im Unterschied zu gewöhnlichen Urticae bestehen die Hautveränderungen länger als 24 h und heilen unter Hinterlassung bräunlich-erythematöser Maculae ab. Systemische Manifestationen, v.a. an Gelenken, Nieren und Lunge, sind häufig. Kinder sind nur in Einzelfällen betroffen. Es treten hypokomplementäre und normokomplementäre Formen auf. Die Diagnosestellung erfolgt histologisch (inkl. Immunfluoreszenz), im Labor sollten BSG, CH50, Komplementfaktoren, zirkulierende Immunkomplexe und ANA bestimmt werden. Als einfache Untersuchung zur Bestandsdauer von Urticae empfiehlt sich das Markieren einzelner frischer Läsionen. Bei einem Bestand von mehr als 24 h ist eine Urtikariavaskulitis wahrscheinlich.

Urticaria pigmentosa: Die Urticaria pigmentosa ist eine kutane Form der Mastozytose. Die kindliche Form tritt meist im Neugeborenen- oder Kleinkindalter auf. Sie ist charakterisiert durch disseminierte bräunliche Makulae, die lokalen Mastzellvermehrungen entsprechen. Nach Reibung entsteht durch Histaminfreisetzung an diesen Stellen eine Quaddel (Darier-Zeichen), bei Neugeborenen evtl. sogar eine Blase (begründet durch die dünnere Epidermis). Die Erkrankung kann subjektiv symptomlos verlaufen, bei einigen Patienten kommt es jedoch zu massiv erhöhter Histaminfreisetzung mit entsprechenden Symptomen, z.B. Kopfschmerz, Übelkeit, Durchfall. Insbesondere durch Histaminliberatoren, z.B. Insektenstiche, Narkotika, können diese Patienten gefährdet sein. Das Darier-Zeichen ist ein sicherer klinischer Hinweis. Die weitere *Diagnostik* erfolgt durch Biopsie, beim Verdacht auf extrakutane Symptomatik muß eine systemische Form ausgeschlossen werden (als Screening: Knochenmarkspunktion, Oberbauchsonographie, Labor: Diff.-BB, Ca, P, AP, Leberenzyme).

Hereditäres Angioödem: Das hereditäre Angioödem ist eine seltene Erkrankung, bei der es intermittierend zu Schwellungen kommt, ohne begleitende Urticae. Zugrunde liegt ein Mangel oder Defekt des C1-Esterase-Inhibitors (C1-INH). Im Gegensatz zum gewöhnlichen Angioödem sprechen die Schwellungen deshalb auch nicht auf Antihistaminika und Kortikosteroide an. Häufig gehen Traumata, z.B. zahnärztliche Eingriffe, den Schwellungen voran. Unbehandelt besteht bei Auftreten von Larynxödemen eine Letalität von 15–20%. Die *Diagnostik* stützt sich auf die Anamnese, Angioödem ohne Urticae, kein Ansprechen auf antiallergische Medikation, positive Familienanamnese sowie das Labor (C1-INH qualitativ und quantitativ, evtl. nur im Anfall erniedrigt).

Besondere Hinweise

Die Diagnostik der Urtikaria basiert im wesentlichen auf der Anamnese und der körperlichen Untersuchung. Im Gegensatz zu anderen Erkrankungen stellt die Differentialdiagnose aufgrund der Flüchtigkeit der Quaddeln kein Problem dar (bei Zweifel anzeichnen und beobachten), schwieriger ist jedoch die Zuordnung zu den einzelnen Urtikariaformen. Ohne Verlaufsbeobachtung der Quaddeln kann die Urtikaria gelegentlich mit dem Erythema exsudativum multiforme und dem Sweet-Syndrom verwechselt werden.

Zur Erfassung der Anamnese empfiehlt sich die Verwendung eines Fragebogens. Erfragt werden sollten insbesondere: Frequenz, Dauer, Form, Größe, assoziierte Angioödeme, komplette Eigenanamnese inkl. Nahrung, Familienanamnese und bisherige Therapie. Bei der körperlichen Untersuchung ist der Dermographietest wichtig. Routine-Laboruntersuchungen und allergologische Tests sind bei der Urtikaria nicht indiziert und sollten nur bei spezifischem Verdacht angefordert werden.

111 Blasen

Bernhard Korge

Symptombeschreibung

Bei einer Blase handelt es sich um einen mit Gewebsflüssigkeit gefüllten Hohlraum, der in verschiedenen Ebenen der Haut oder Schleimhaut entstehen kann (z. B. subkorneal, intraepidermal, junktional, subepidermal) und über das Hautniveau hinausragt (Tab. 111.1). *Bläschen* (Vesikel < 5 mm) oder *Blase* (Bulla > 5 mm) unterscheiden sich nur bezüglich ihrer Größe. Die *Pustel* stellt mit ihrem eitrigen Blaseninhalt eine Sonderform dar. Hilfestellung für die Lokalisation der Spaltbildung gibt die Blasenkonsistenz, wobei schlaffe Blasen für eine Spaltebene in der Epidermis sprechen, während bei straffen Blasen die Spaltebene in der Regel darunter liegt.

Bei oberflächlich in der Epidermis gelegenen Blasen (z. B. subkorneal, Schleimhäute) kommt es leicht zum Einriß der Blasendecke mit konsekutiver Krustenbildung. Unterhalb der Basalmembran gelegene Blasen zeigen häufiger Einblutungen (hämorrhagische Blase). Während das Symptom der Blase das Ergebnis vielfältiger Ursachen darstellen kann, gelingt es meist bereits durch die Bestimmung der Blasenebene, der Analyse des Blaseninhalts, dem zeitlichen Verlauf und der Familienanamnese eine diagnostische Eingrenzung vorzunehmen.

Rationelle Diagnostik

Anamnese

Das *zeitliche Auftreten* der Blasen, verbunden mit dem bisherigen *Verlauf*, dem *Verteilungsmuster* am Körper und den *subjektiven Beschwerden* (Juckreiz, Brennen, schmerzhaft, Fieber, Krankheitsgefühl, symptomlos etc.) sowie einer *Umfeld-* und *Reiseanamnese* (Sonnenexposition, Haustiere etc.), bildet die Grundlage für das weitere diagnostische Vorgehen. Nach möglichen *Medikamenteneinnahmen* sollte gezielt gefragt werden (auch Schmerzmittel, pflanzliche Medikamente etc.). Ähnliche Hautveränderungen bei Familienangehörigen oder Kontaktpersonen sind häufig wegweisend.

Körperliche Untersuchung

Am wichtigsten sind zunächst die Erfassung des *genauen Verteilungsmusters* (*Patient muß sich immer ganz ausziehen*) und das Ausmaß (lokalisiert, disseminiert, generalisiert, Prädilektionsstellen) des Befundes. Erst jetzt erfolgen die Beurteilung der Blasenform, der Farben des Blaseninhaltes, der Blasenkonsistenz und des Bezugs zur umgebenden Haut.

Hilfreiche *klinische Zeichen* sind
• das *Nikolski-Phänomen I* (Abschieben von klinisch normaler Epidermis von der Dermis in der Nähe einer Blase)
• das *Nikolski-Phänomen II* (Weiterschieben des Blaseninhalts in die umgebende Haut)
• das *Darier-Zeichen* (Rötung und Elevation nach oberflächlicher Reibung bei bullöser Mastozytose).

Bei diesen Untersuchungen sollten vorhandene intakte Blasen für gegebenenfalls später notwendige weitere Diagnostik nicht beschädigt werden.

Mit den erhobenen Befunden gelingt es bereits meist, eine grobe Festlegung der Spaltebene vorzunehmen.

Der symptomorientierten Untersuchung schließt sich die Erfassung *weiterer Hautveränderungen* (z.B. Erosionen, Erytheme, Papeln, Hypo- und Hyperpigmentierungen, Narben, Atrophien, Veränderungen von Haaren, Zähnen und Nägeln, Mund- und Rektumschleimhauterosionen, etc.) an. *Zusätzliche Symptome* wie Fieber, Schwächegefühl, Gedeihstörungen, Atem- und Schluckstörungen, Lymphknotenschwellungen oder erhöhte Verletzbarkeit der Haut können wegweisend sein.

Tabelle 111.1 Lokalisation von Blasen bei erworbenen und angeborenen bullösen Hauterkrankungen.

erworbene bullöse Dermatosen	Lokalisation	angeborene bullöse Dermatosen
Impetigo, Herpes, TEN, Pemphigus	Epidermis	Epidermolysis bullosa simplex
bullöses Pemphigoid, Saugblase	Basalmembran	Epidermolysis bullosa junctionalis
Vasculitis allergica, Porphyrie	Dermis	Epidermolysis bullosa dystrophica

Haut

O

Am Ende der körperlichen Untersuchung sollte neben der vorläufigen Festlegung auf die Spaltebene der Blase auch die Frage nach einer erworbenen oder angeborenen Ursache der Blasenbildung abgewogen werden.

In Abbildung 111.1 (Farbtafel) sind drei bullöse Hauterkrankungen beispielhaft abgebildet.

Klinisch-chemische Untersuchungen

In der Regel sollten *bakteriologische bzw. mykologische Untersuchungen des Blaseninhalts* eingeleitet werden, um insbesondere Streptokokken-, Staphylokokken- oder Candidainfektionen nachzuweisen. Gegebenenfalls ist eine *Virusisolierung* bzw. der *Nachweis spezifischer Virus-DNA mittels Polymerasekettenreaktion (PCR)* aus dem Blaseninhalt oder ein inzwischen erhältlicher Immunfluoreszenzschnelltest zum Nachweis z.B. der Herpesvirusantigene im Blasenausstrich notwendig. Der Nachweis von *Riesenzellen* im Blasengrundausstrich ist wegweisend für eine virale Genese der beobachteten Blasen, von *akantholytischen Keratinozyten* für eine autoimmune Genese (Pemphigus vulgaris).

Begleitend sollten die *serologischen Untersuchungen* zum Nachweis der entsprechenden *Antikörper* gegen virale bzw. mikrobielle Antigene, so auch der TPHA-Test bei Verdacht auf Pemphigus syphiliticus durchgeführt werden.

Bei Verdacht auf Scabies steht der Milbennachweis durch oberflächliches Abtragen der Effloreszenz mit dem Skalpell und Untersuchung unter dem Mikroskop im Vordergrund. Alternativ kann die Auflichtmikroskopie eingesetzt werden.

Bei *nicht durch infektiöse Erreger verursachten Dermatosen* spielt die *Gewebeentnahme* und *histologische Untersuchung* eine zentrale Rolle in der Diagnostik. So ist in der Differentialdiagnose des Lyell-Syndroms für die Abgrenzung der bakteriellen von der immunologischen Genese die Untersuchung einer Hautprobe mittels Schnellschnitt an tiefgefrorenem Material kurzfristig anzustreben. An Gefrierschnitten wird ebenfalls der Nachweis von Immunglobulinen bzw. Komplement bei Verdacht auf eine autoimmunologische Genese der Blasen durchgeführt (z.B. Ablagerung von IgA bei der chronisch bullösen Dermatose des Kindesalters).

Begleitend sollte mit dem Serum zum Nachweis der zirkulierenden Antikörper eine *indirekte Immunfluoreszenz* durchgeführt werden. Die konventionelle Histologie wird ergänzend durchgeführt und sichert die Diagnose z.B. bei bullöser Mastozytose. Vollblut bzw. Urin, Stuhl wird in der Regel für die *Porphyriediagnostik* benötigt.

Zur Differentialdiagnose lichtprovozierter Blasenbildungen kann zusätzlich bei älteren Kindern ein *Lichttest* notwendig werden.

Für die Diagnostik *bei Verdacht auf angeborene Dermatosen* spielen die *Gewebeentnahme* und histologische und gegebenenfalls elektronenmikroskopische Untersuchung eine zentrale Rolle. Die Entnahme einer diagnostischen Hautprobe im Säuglings- und Kindesalter ist eine sehr verantwortungsvolle und schwierige Aufgabe, die eine ausreichende Erfahrung mit dem speziellen Krankheitsbild und einer ggf. daran adaptierten Entnahmetechnik (quetsch- und friktionsfreie Entnahmetechnik) und Materialfixierung voraussetzt. Eine für das Krankheitsbild unrepräsentative oder auch zu alte Effloreszenz ist leider häufig für die Diagnostik nur sehr eingeschränkt verwertbar.

Die gezielte und meist arbeitsintensive Mutationssuche steht z.Z. für viele erbliche Erkrankungen nicht routinemäßig zur Verfügung. Sie sollte aber bei schwer beeinträchtigten Genodermatosen vor der nächsten Schwangerschaft in Erwägung gezogen werden, falls die betroffenen Eltern eine frühzeitige pränatale Diagnostik wünschen.

Besondere Hinweise

> Obwohl Blasenbildung im Rahmen von erworbenen Erkrankungen im Säuglings- und Kindesalter zahlenmäßig deutlich überwiegen, sollte insbesondere bei rezidivierendem Verlauf verstärkt auch an eine Erbkrankheit gedacht werden.

Eine frühzeitige Diagnose dieser eher seltenen Erkrankungen beendet die oft sehr belastende Ungewißheit bei den Eltern, ermöglicht schneller eine diagnosegerechte unterstützende Therapie und kann ggf. mögliche präventive Maßnahmen zur Vermeidung von Folgeschäden rechtzeitig einleiten.

Differentialdiagnostische Tabellen

Differentialdiagnose der erworbenen bullösen Dermatosen bei Säuglingen

Charakterisierung des Hauptsymptoms	weiterführende Nebenbefunde	Verdachts-diagnosen	Bestätigung der Diagnose
schlaffe Blasen, Erosionen	honiggelbe Krusten	Impetigo contagiosa/bullosa	bakterieller Abstrich
	blasige Abhebung großer Hautareale, Nikolski-Phänomen positiv	staphylogenes Lyell-Syndrom (SSS)	bakterieller Abstrich (auch Nase!), Schnellschnitt
	blasige Abhebung großer Hautareale, Nikolski-Phänomen positiv	toxische epidermale Nekrolyse (TEN)	Schnellschnitt, Medikamente?
straffe Blasen (Hände, Fußsohlen, distale Extremitäten)	Allgemeinsymptomatik	Pemphigus syphiliticus	TPHA, VDRL, Dunkelfeld, Untersuchung der Mutter
Blasen lokalisiert	urtikarieller Dermographismus im Bereich der Läsion, z.T. hämorrhagisch	bullöse Mastozytose	Histologie, Ausschluß systemischer Beteiligung
	Bläschen z.T. gruppiert stehend auf erythematösem Grund	Herpes simplex	Blasengrundausstrich, Untersuchung der Mutter,
Bläschen generalisiert	Befall der Kopfhaut, Hände und Füße frei, „Sternenkarte"	Varizellen (neonatal innerhalb 5–10 Tagen)	Blasengrundausstrich, Immunfluoreszenz, Virusisolierung
klare Bläschen konfluierend	assoziiert mit starkem Schwitzen, Pruritus	Miliaria crystallina	Histologie
Pusteln, Papeln	Gesicht	Pityrosporum-Follikulitis	Abstrich, Kultur, Nativpräparat
	Gesicht	Acne neonatorum	Mikrokomedonen
Pusteln mit erythematösem Randsaum	Allgemeinsymptomatik, Ikterus, Petechien	Sepsis	Blutkulturen, Abstrich
Pusteln generalisiert	zusätzlich generalisiert Papeln, Schuppenkrause	konnatale Kandidose	Abstrich, Kultur, Nativpräparat
	dunkle Hautfarbe, rumpfbetont, pigmentierte Maculae	transiente neonatal pustulöse Melanose	Blasenabstrich (steril), Blasenausstrich (Neutrophile!)
Pusteln, Bläschen generalisiert	24–48 h nach Geburt, auf erythematösem Grund stehend	Erythema toxicum neonatorum	Blasenabstrich (steril), Blasenausstrich (Neutrophile!), spontane Abheilung innerhalb von 2 Wochen
Bläschen	atopisches Ekzem	Ekzema herpeticatum (Abb. 111.1b, Farbtafel)	Blasengrundausstrich, Immunfluoreszenz, Virus-DNA-Nachweis mittels PCR
	Pruritus, Lokalisation: Schultern, gluteal, Streckseiten	Dermatitis herpetiformis	direkte und indirekte Immunfluoreszenz, ELISA-Test, Histologie
Bläschen vereinzelt	starker, besonders nächtlicher Juckreiz, begleitende Ekzemveränderungen, Milbengänge in Handflächen, Fußsohlen, Mons pubis	Scabies	Milbennachweis im Nativpräparat, Auflichtmikroskopie
Bläschen lokalisiert (auch hämorrhagisch)	Bläschen z.T. gruppiert stehend auf erythematösem Grund, auch druckdolent	Herpes simplex	Blasengrundausstrich, Virus-DNA-Nachweis mittels PCR, Untersuchung der Mutter
	segmentale Ausbreitung, Schmerzen, aberrierende Bläschen	Herpes zoster	Blasengrundausstrich, Elektronenmikroskopie, Virus-DNA-Nachweis mittels PCR

Haut

O

Differentialdiagnose der erworbenen bullösen Dermatosen bei älteren Säuglingen und Kindern *(Fortsetzung)*

Charakterisierung des Hauptsymptoms	weiterführende Nebenbefunde	Verdachts- diagnosen	Bestätigung der Diagnose
Bläschen lokalisiert (auch hämorrhagisch)	begleitendes Erythem, Nekrosen, druckdolent	Erfrierung, Verbrennung	Anamnese
	urtikarieller Dermographismus im Bereich der Läsion, z.T. hämorrhagisch, Pruritus	bullöse Mastozytose	Histologie, Ausschluß systemischer Beteiligung
	lichtexponierte Areale	phototoxische, photo- allergische Derma- titis, polymorphe Lichtdermatose	Anamnese, Lichttest, Epikutan- und Photopatch-Test
Bläschen, Papeln akral betont	Streckseiten, Gesicht, symmetrisch, Hepato- oder Splenomegalie, Lymphadenopathie	Gianotti-Crosti- Syndrom	EBV- und Hepatitisserologie, Transaminasen
Bläschen Handflächen, Fußsohlen, Mundhöhle	Fieber, Allgemeinsymptomatik	Hand-Fuß-Mund- Erkrankung (Abb. 111.1c, Farbtafel)	IgM-Ak gegen Coxsackie A16
Bläschen generalisiert	Befall der Kopfhaut, Hände und Füße frei, „Sternenkarte"	Varizellen	Blasengrundausstrich, Immun- fluoreszenz, Virus-DNA-Nachweis mittels PCR
pralle Blasen	Unterschenkel	Culicosis bullosa (Mückenstich)	ggf. Histologie
straffe Blasen	Pruritus, Prädilektion: perioral, Rumpf und Genitalregion,	lineare IgA-Derma- tose des Kindesalters	direkte und indirekte Immun- fluoreszenz, Histologie
straffe Blasen, Bläschen	urtikarielle Plaques, Pruritis, Nikolski-Phänomen negativ	bullöses Pemphigoid	direkte und indirekte Immun- fluoreszenz, ELISA-Test, Histologie
hämorrhagische Blasen	Petechien, Nekrosen	Vasculitis allergica	Histologie, Infektions-, Medika- menten- und Nahrungsmittel- anamnese, Ausschluß Nieren- beteiligung
Bläschen, Blasen (auch hämorrhagisch)	segmentale Ausbreitung, Schmerzen, aberrierende Bläschen	Herpes zoster	Blasengrundausstrich, Elektronenmikroskopie, Virusisolierung, PCR
schlaffe Blasen, Erosionen	honiggelbe Krusten	Impetigo contagiosa/ bullosa (Abb.111.1a, Farbtafel)	bakterieller Abstrich
	blasige Abhebung großer Haut- areale, Nikolski-Phänomen positiv	staphylogenes Lyell- Syndrom (SSS)	bakterieller Abstrich (auch Nase!), Schnellschnitt
	kokardenartige, blasige Abhebung, Nikolski-Phänomen positiv	Erythema exsudativum multiforme	Herpesinfektion, Medika- menteneinnahme? bakterieller Abstrich, Schnellschnitt
	Befall auch der Mundschleimhaut, Nikolski-Phänomen positiv	Pemphigus vulgaris	direkte und indirekte Immun- fluoreszenz, ELISA-Test, Histologie
Pusteln, Bläschen	begleitendes Ekzem, Prädilektion: Körperöffnungen, Akren; Diarrhö, Alopezie	Acrodermatitis enteropathica	Zinkserumspiegel
	Pruritus, Auftreten zwischen 2. und 10. Lebensmonat	infantile Akro- pustulose	Histologie, Bluteosinophilie
Pusteln lokalisiert oder generalisiert	Erythem, Papeln, Schuppenkrause	Kandidose	Abstrich, Kultur, Nativpräparat
Pusteln mit erythema- tösem Randsaum	Allgemeinsymptomatik, Ikterus, Petechien	Sepsis	Abstrich, Blutkulturen
Pusteln auf Erythem	generalisiert oder lokalisiert	Psoriasis pustulosa	Histologie, Abstrich steril

Differentialdiagnose der angeborenen bullösen Dermatosen bei Säuglingen und Kleinkindern

Charakterisierung des Hauptsymptoms	weiterführende Nebenbefunde	Verdachtsdiagnosen	Bestätigung der Diagnose
pralle, dünnwandige Blasen und Erosionen ohne narbige Abheilung, lokalisiert (Hände/Füße) oder generalisiert	wärmeabhängige Blasenbildung, erkrankte Familienmitglieder	Epidermolysis bullosa simplex (Abb. 111.1d, Farbtafel); Subtypen: Weber-Cockayne (AD), Dowling-Meara (AD), Köbner (AD, selten AR)	Epitop-Mapping, EM-Untersuchung, Mutation in Keratin 5 und 14 (Bestandteil des Zytoskeletts in basalen Keratinozyten), selten auch Kollagen 17 und β4-Integrin, Plectin (AD)
dickwandige Blasen ohne narbige Abheilung, generalisiert, betont Hände/Füße	Gedeihstörungen, Nagelstörungen, Zahndysplasien, Schleimhauterosion, Pylorusatresie, Stridor, Anämie, weitere erkrankte Familienmitglieder (selten), Alopezie	Epidermolysis bullosa junctionalis, Subtypen: letalis Herlitz (AR), generalisierte atrophische benigne Epidermolysis bullosa (AR)	Epitop-Mapping, EM-Untersuchung, Mutation in Laminin 5, Kollagen 17, α6- oder β4-Integrin (Komponenten der Ankerfilamente/Hemidesmosomen)
dickwandige Blasen mit narbiger Abheilung, lokalisiert *und* generalisiert, betont Hände/Füße	Milien, Gedeihstörungen, Nagelverluste, Zahndysplasien, Schleimhauterosion, Mutilationen von Händen/Füßen	Epidermolysis bullosa dystrophica; Subtypen: Hallopeau-Siemens (AR), Cockayne-Tourraine (AD), Pasini (AD)	Epitop-Mapping, EM-Untersuchung, Mutation in Kollagen 7 (Ankerfibrillen)
oberflächliche Blasen mit exfoliativer, generalisierter Schuppung, später generalisiert Hyperkeratosen	Geburt mit Kollodiumhaut, Erythrodermie, Bewegungseinschränkungen und Gelenkdeformierungen	epidermolytische Hyperkeratose, auch Erythrodermia congenitalis ichthyosiformis bullosa (AD)	Histologie, EM-Untersuchung, Mutation in Keratin 1 und 10 (Bestandteil des Zytoskeletts in suprabasalen Keratinozyten)
kleinere Bläschen mit massiver Hyperkeratose, nur an Handflächen und Fußsohlen	erkrankte Familienmitglieder, hyperkonvexe longitudinale Nagelplatten	epidermolytische palmoplantare Hyperkeratose (Typ Vörner/Thost) (AD)	Histologie, EM-Untersuchung, Mutation in Keratin 9
pralle Blasen und Erosionen ohne narbige Abheilung (häufig hämorrhagisch), generalisiert	pseudoatrophische Depigmentierungen, Nageldystrophien und -verlust, Schleimhauterosionen (Stridor), Muskelschwäche	Epidermolysis bullosa mit Muskeldystrophie (AR)	Epitop-Mapping, EM-Untersuchung, Mutation in Plectin (hemidesmosomales Protein)
	fleckige Hyperpigmentierung, Photosensibilität, Hautatrophie auf Handrücken	Kindler-Syndrom	Epitop-Mapping, Mutation in Kindlin 1 (Linkerprotein zwischen Aktinfilamentnetz und Adhäsionsmolekülen)
lineare flache Bläschen auf bräunlich-rotem Untergrund an den Extremitäten	verruköse lineare Plaques, Alopezie, Mikrozephalie, Augen- und Zahnanomalien, Kleinwuchs	Incontinentia pigmenti Bloch-Sulzberger (XD) (Abb. 111.1e, Farbtafel)	Histologie, Verlauf, Mutation in NEMO (I_{K}B-Aktivator)
pralle Blasen in lichtexponierten Arealen	Photosensibilität, Splenomegalie, Narbenbildung, hämolytische Anämie, rosaroter Urin, Hornhautulzera	erythropoetische Porphyrie (M. Günther) (AR)	Bestimmung der Porphyrine in Erythrozyten und im Urin, Urogen-III-Cosynthetase-Defekt
Blasen lokalisiert	lichtexponierte Areale, begleitender Pruritus, Narben, Hypertrichose	Porphyria cutanea tarda, erythropoetische Protoporphyrie (Abb. 111.1f, Farbtafel)	Porphyrinbestimmung, im Urin, Blut; Histologie

AD = autosomal dominant, AR = autosomal rezessiv, XD = X-chromosomal dominant

Haut O

112 Hautschuppung

Bernhard Korge

Symptombeschreibung

Bei einer Schuppe handelt es sich um die klinisch sichtbare Ablösung der Hornschicht, in der Regel bedingt durch eine mangelhafte Ausdifferenzierung der Epidermis. Die Abschilferung ist meist weiß, gelb oder bräunlich und hinterläßt häufig einen erythematösen Grund. Bei gleichzeitiger Exsudation entsteht meist eine Schuppenkruste (Crusta lamellosa). Klinisch wird differenziert zwischen:

- exfoliativer (blattförmig),
- ichthyosiformer (fischschuppenartig),
- pityriasiformer (klein, kleieförmig),
- kleinlamellöser (kleinere Lamellen),
- psoriasiformer (größere Lamellen) und
- colleretteförmiger (halskrausenartig, Abhebung der Schuppe zum Zentrum der Effloreszenz) Schuppung; die colletteartige Abhebung der Schuppen im Randbereich geplatzter Blasen/Pusteln wird auch als dyshidrosiforme Schuppung bezeichnet.

Obwohl diese Einteilung von begrenzter diagnostischer Wertigkeit ist, erleichtert sie doch die gegenseitige Verständigung. Da das Symptom der Hautschuppe das Ergebnis vielfältiger Ursachen darstellen kann und meist sekundär auftritt, werden hier auch einige Erkrankungen, die primär mit einer Retentions-Hyperkeratose einhergehen, mit abgehandelt. Nach Beurteilung der Art der Schuppung, dem Verteilungsmuster, dem zeitlichen Verlauf und aus den Begleitumständen läßt sich die primäre Ursache der auslösenden Hauterkrankung meist rekonstruieren.

Rationelle Diagnostik

Anamnese

Die gezielte Befragung klärt das *zeitliche Auftreten* der Schuppung im Krankheitsverlauf (schnell, protrahiert, sekundär, seit Geburt), die *Bestandsdauer*, den bisherigen *Verlauf* und die *subjektiven Beschwerden* (Juckreiz, Spannungsgefühl, Brennen, schmerzhaft, Fieber, Krankheitsgefühl, symptomlos etc.) ab. Eine genaue *Umfeld-* und *Reiseanamnese* (Sonnenexposition, Auslandsaufenthalt, Haustiere, etc.) ist ebenfalls oft hilfreich. Ähnliche Hautveränderungen bei Familienangehörigen oder Kontaktpersonen sind häufig wegweisend.

Körperliche Untersuchung

Die körperliche Inspektion sollte ausnahmsweise vor der gezielten Anamnese stehen, da sie meist schon eine erhebliche Eingrenzung möglicher Ursachen erlaubt. Die wichtigsten Maßnahmen sind zunächst die Erfassung des genauen *Verteilungsmusters* und die Beschreibung des Ausmaßes (lokalisiert, disseminiert, generalisiert, Prädilektionsstellen) des Befundes. Danach schließt sich die Beurteilung der Schuppung nach *Größe* (pityriasiform, klein/groblamellär, exfoliativ etc.), *Haftung* (festhaftend, desquamös, hyperkeratotisch etc.) und *Farbe* (weiß, silbrig, gelb, bräunlich) an. Die Beschaffenheit der darunterliegenden Haut (erythematös, infiltriert, rhagadiform, hyper- oder hypopigmentiert) oder die Abgrenzung zu benachbarten Hautarealen (scharf/unscharf begrenzt, befallen/unbefallen) helfen ebenfalls bei der Diagnosefindung. Hilfreiche klinische Zeichen bei der Untersuchung sind das oberflächliche *Abkratzen* von Hautschuppen mit einem Holzspatel. Bei der Psoriasis kommt es dabei leicht zu charakteristischer, kerzenwachs- oder hobelspanartiger Abschuppung, bis sich plötzlich das „letzte Häutchen" löst und kleine, punktförmige Blutstropfen („blutiger Tau") austreten *(Auspitz-Phänomen)*. Diskrete, nur durch eine verstärkte oder verminderte Pigmentierung erkennbare, pityriasiforme Schuppung läßt sich oft ebenfalls erst durch leichtes Kratzen sichtbar machen (z.B. bei Pityriasis versicolor).

Einige Hauterkrankungen lassen sich durch mechanisch/physikalische oder infektiöse Einwirkung auf *unbefallener Haut* provozieren (Köbner-Phänomen), wie z.B. Psoriasis vulgaris, Lichen ruber und atopische Dermatitis. Mit den erhobenen Befunden gelingt es meist, eine gute Eingrenzung der möglichen Differentialdiagnosen vorzunehmen.

Der *symptomorientierten Untersuchung* schließt sich die Erfassung weiterer Hautveränderungen (z.B. Erosionen, Erytheme, Papeln, Hypo- und Hyperpigmentierungen, Narben, Atrophien, Veränderungen von Haaren, Zähnen und Nägeln, Mund- und Rektumschleimhauterosionen, etc.) an. Zusätzliche Symptome wie Fieber, Schwächegefühl, Gedeihstörungen, Atem- und Schluckstörungen, Lymphknotenschwellungen oder erhöhte Verletzbarkeit der Haut sind weiter wegweisend.

Am Ende der körperlichen Untersuchung sollte auch die Frage nach einer erworbenen oder angeborenen Ursache der beurteilten Schuppung gestellt werden. Während im Säuglings- und Kleinkindesalter zahlenmäßig die sekundär erworbene Schuppung überwiegt, muß differentialdiagnostisch immer auch an eine Reihe von angeborenen schuppenbildenden Erkrankungen gedacht werden.

Klinisch-chemische Untersuchungen

Hier gelten im wesentlichen die gleichen Prinzipien und Methoden wie bereits im Kapitel 111 Blasen beschrieben. *Bei Verdacht auf eine infektiöse Genese* müssen bakteriologische, virale bzw. mykologische Untersuchungen an gewonnenem Schuppen- oder Abstrichmaterial zum Erregernachweis veranlaßt werden. Für einige Erreger stehen inzwischen *Immunfluoreszenzschnelltests* zum Nachweis spezifischer Antigene zur Verfügung (s. Kap. 111). Begleitend sollten die serologischen Untersuchungen zum Nachweis der entsprechenden Antikörper gegen virale bzw. mikrobielle Antigene durchgeführt werden, so auch der *TPHA-Test* bei Verdacht auf ein erythrosquamöses Syphilid im Rahmen der Lues II. Bei Verdacht auf Scabies kann der *Milbennachweis* entweder durch das oberflächliche Abtragen der Effloreszenz mit dem Skalpell oder das Aufritzen des Ganges mit einer Kanüle und anschließende mikroskopische Untersuchung erfolgen oder alternativ mittels Auflichtmikroskopie.

Bei *nichtinfektiösen Dermatosen* spielt die Gewebeentnahme und histologische Untersuchung eine zentrale Rolle in der Diagnostik. Um eine diagnostisch aussagekräftige Biopsie zu gewinnen, bedarf es aber bereits einer gewissen klinischen Festlegung. Häufig läßt sich an älteren Effloreszenzen keine sichere Diagnose mehr stellen.

> **Prinzipiell sollte man stets relativ frische Effloreszenzen biopsieren und dabei möglichst auch etwas unbefallene Haut mitentnehmen.**

Abhängig vom geplanten weiteren Vorgehen, ist die Art der Gewebefixierung entscheidend. Für viele *Routine-* und zunehmend auch *immunhistochemische Untersuchungen* reicht eine Formalinfixierung aus. Gefrierschnitte und damit in Flüssigstickstoff schockgefrorene Biopsien werden zum Nachweis von Immunglobulinen bzw. Komplement bei Verdacht auf eine autoimmunologische Erkrankung benötigt (z.B. Lupus erythematosus des Kindesalters). *Elektronenmikroskopisches Untersuchungsmaterial* wird häufig in 3% Glutaraldehyd in Cacodylat-Puffer fixiert und sollte anschließend zügig weiterverarbeitet werden.

Zum Nachweis der zirkulierenden Antikörper mittels *indirekter Immunfluoreszenz* erfolgt die Serumentnahme. Zur Differentialdiagnose lichtprovozierter Schuppenbildungen kann auch bei älteren Kindern ein *Lichttest* erfolgen.

Für die Diagnostik *bei Verdacht auf angeborene Dermatose* spielen die Gewebeentnahme und histologische und gegebenenfalls elektronenmikroskopische Untersuchung eine zentrale Rolle (s. Kap. 111). Die gezielte und meist arbeitsintensive Mutationssuche steht derzeit für viele erbliche Erkrankungen nicht routinemäßig zur Verfügung und wird nur in wenigen spezialisierten Zentren durchgeführt. Sie sollte aber bei stark beeinträchtigenden Genodermatosen vor der nächsten Schwangerschaft in Erwägung gezogen werden, falls die betroffenen Eltern eine frühzeitige pränatale Diagnostik wünschen.

Besondere Hinweise

Schuppung tritt auch gehäuft im Rahmen zahlreicher sehr seltener neuroektodermaler Erkrankungen auf. Um hier bei der Diagnosefindung weiterzukommen, eignet sich die jetzt zur Verfügung stehende „Online"-Ausgabe des McKusick (www.ncbi.nlm.nih.gov/entrez/query.fcgi? db = OMIM& cmd = Limits).

Differentialdiagnostische Tabellen

Differentialdiagnose der erworbenen Schuppung bei Säuglingen und Kleinkindern

Charakterisierung des Hauptsymptoms	weiterführende Nebenbefunde	Verdachtsdiagnosen	Bestätigung der Diagnose
trockene Schuppung mit Rhagaden, evtl. Rötung	betont an Fuß- und Handgelenken, gehäuft bei Frühgeborenen	Eczema craquelé bei Frühgeborenen, unreife Barrierefunktion	klinisch
randbetonte collerette-artige Schuppung auf bräunlich-rotem Grund, zentrale Aufhellung, lokalisiert oder generalisiert	Juckreiz, Mazerationen, Hyperkeratosen, erkrankte Familienmitglieder oder Haustiere	Tinea, Kandidose (Abb. 112.1a, Farbtafel)	Nativpräparat von Hautschuppen, Pilzkultur (Schuppen, Abklatschpräparat) anlegen

Haut

O

673

Differentialdiagnose der erworbenen Schuppung bei Säuglingen und Kleinkindern *(Fortsetzung)*

Charakterisierung des Hauptsymptoms	weiterführende Nebenbefunde	Verdachtsdiagnosen	Bestätigung der Diagnose
feinlamelläre Schuppung im behaarten Kopfbereich, meist kaum Erythem	abgebrochene Haare und umschriebene Alopezie, weitere erkrankte Kinder oder Tiere	Mikrosporie	Nativpräparat an einem epilierten Haar, Pilzkultur (epilierte Haare)
multiple feinlamellär schuppende hypo- oder hyperpigmentierte Maculae, betont am oberen Stamm	Hyperhidrose, selten Auftreten vor der Pubertät	Pityriasis versicolor	Nativpräparat am Tesafilmabrißpräparat
dyshidrosiforme Schuppung auf Erythem	schlaffe Blasen und Pusteln, Allgemeinsymptomatik	staphylogenes Lyell-Syndrom (SSS)	bakterieller Abstrich, histologische Schnellschnittdiagnostik
umschriebenes oder generalisiertes schuppendes Exanthem	Einnahme von Arzneimitteln im zeitlichen Zusammenhang	Arzneimittelexanthem	Histologie, ggf. Bestimmung von spezifischen IgE-Ak im Serum (CAP) und im Intervall allergologischen Test
gelbliche, fettige, lamelläre Schuppung des behaarten Kopfes und der Körperfalten	a) Auftreten meist 6–8 Wochen nach Geburt b) meist erst ab 3. Monat, positive Atopie-Anamnese	a) seborrhoisches Ekzem als Erythrodermie (M. Leiner) b) atopische Dermatitis	a) ggf. Tesafilmabriß zum Nachweis von Pityrosporum ovale b) IgE-Spiegel, Eosinophilenzahl
ekzemartige Schuppung mit Exkoriationen	starker, besonders nächtlicher Juckreiz, begleitende Ekzemveränderungen, Milbengänge in Handflächen, Fußsohlen, Mons pubis	Skabies	Milbennachweis im Nativpräparat, Auflichtmikroskopie
feinlamelläre universelle Schuppung mit großflächiger, exfoliativer Desquamation der Hände und Füße	zuvor Pharyngitis, Enanthem, makulöses Exanthem, Fieber	postinfektiös nach Virus- und Bakterieninfektionen, z.B. Scharlach, Masern	ggf. Erregernachweis, Virusserologie, Antistreptolysintiter, Differentialblutbild
ovale, längs der Hautspalten verlaufende erythematöse Plaques mit colleretteartiger Schuppung, exfoliativer Desquamation der Hände und Füße	Beginn mit Einzelherd (Primärmedaillon), häufig wochenlanger Verlauf, meist keine subjektiven Symptome, zuvor hohes anhaltendes Fieber, Konjunktivitis, Stomatitis, palmoplantares Erythem, Lymphadenopathie, Myo-/Perikarditis, Arthritis	Pityriasis rosea mukokutanes Lymphknoten-Syndrom (Kawasaki-Syndrom)	klinisch, vermutlich postinfektiöses Exanthem klinisch, vermutlich viraler Erreger, BSG, CRP, Differentialblutbild, EKG, Echokardiographie
ovale, längs der Hautspalten verlaufende erythematöse Plaques mit colleretteartiger Schuppung	Beginn mit Einzelherd (Primärmedaillon), häufig wochenlanger Verlauf, meist keine subjektiven Symptome	Pityriasis rosea	klinisch, vermutlich postinfektiöses Exanthem
exfoliative Desquamation der Hände und Füße	zuvor hohes anhaltendes Fieber, Konjunktivitis, Stomatitis, palmoplantares Erythem, Lymphadenopathie, Myo-/Perikarditis, Arthritis	mukokutanes Lymphknotensyndrom (Kawasaki-Syndrom)	klinisch, vermutlich viraler Erreger, BSG, CRP, Differentialblutbild, EKG, Echokardiographie
pityriasiforme oder lamelläre Schuppung auf Erythem mit Streuphänomenen	Juckreiz, erosiv/nässend, Kontaktstoffe	Kontaktekzem	Epikutantest nach Abheilung
münzförmige feinlamellär schuppende Erytheme	betont an den unteren Extremitäten	nummuläres Ekzem, z.B. bei Atopie, mikrobieller Besiedlung	klinisch, ggf. Fokussuche
colleretteartige randbetonte Schuppung auf Erythem im Windelbereich	Mazerationen, nässend	mikrobielles Ekzem, Windeldermatitis	ggf. Abstrich für mikrobiologische bzw. mykologische Diagnostik

Differentialdiagnose der erworbenen Schuppung bei Säuglingen und Kleinkindern *(Fortsetzung)*

Charakterisierung des Hauptsymptoms	weiterführende Nebenbefunde	Verdachtsdiagnosen	Bestätigung der Diagnose
festhaftende Schuppung auf stecknadelkopfgoßen rötlich-braunen Papeln	bevorzugt, Unterarme, Bauch, Brust	Lichen niditus	klinisch, Histologie
anuläre randbetonte schuppende Plaques mit zentraler Atrophie und follikulären Hyperkeratosen	Vernarbung, provoziert durch UV-Licht	chronisch diskoider Lupus erythematosus (CDLE)	Lupusbandtest an befallener und unbefallener Haut, Ausschluß einer systemischen Beteiligung
schmetterlingartiges Erythem mit feinlamellärer Schuppung, zentrofazial	Arthralgien, UV-Empfindlichkeit, Leukopenie, Serositis, Proteinurie etc.	systemischer Lupus erythematosus (SLE)	wie bei CDLE, Anti-DNA-Ak, ANAs, Ausmaß der systemischen Beteiligung
dyshidrosiforme Schuppung betont an Händen und Füßen	Allgemeinsymptomatik	erythrosquamöses Syphilid bei Syphilis II	TPHA, VDRL, 19S-IgM-FTA, Untersuchung der Mutter
austernartige, festhaftende Schuppung auf multiplen rötlich-braunen Papeln und Plaques	schwerer Infekt in der Anamnese	Pityriasis lichenoides chronica	klinisch, Histologie
multiple rötlich-braune Papeln mit feinlamellärer, seborrhoischer Schuppung	Skelettbefall (bes. Schädel), Lymphadenopathie, Leber-/Lungendysfunktion, hämatologische Veränderungen	Langerhans-Zell-Histiozytose	Histologie und EM-Untersuchung, ggf. radiologische Diagnostik, Differentialblutbild, Leber- und Gerinnungswerte
scharf begrenzte, lokalisierte Schuppung auf Erythem	lichtexponierte Areale	phototoxisch, photoallergische Dermatitis	Lichttest, Epikutantest
exfoliative Desquamation mit generalisierter Erythrodermie	Vorerkrankungen, Medikamenteneinnahme	Arzneimittelexanthem, seborrhoisches Ekzem, Kontaktekzem, atopische Dermatitis, Psoriasis, Lichen ruber	Ausschluß der verschiedenen Ursachen, s. oben

Differentialdiagnose der Schuppung bei polygen vererbten Erkrankungen im Säuglings- und Kleinkindalter

Charakterisierung des Hauptsymptoms	weiterführende Nebenbefunde	Verdachtsdiagnosen	Bestätigung der Diagnose
weißliche pityriasiforme bis kleinlamelläre Schuppung auf Erythem	Juckreiz, trockene Haut, Ekzemmorphe bei Kleinkindern häufig mehr an konvexen Hautpartien, Atopiezeichen, Nahrungsmittelallergie	atopische Dermatitis	klinisch, evtl. Pricktest auf Nahrungsmittel, IgE-Spiegel, Eosinophile
festhaftende, weißlich-silbrige Schuppung auf erythematösem Grund, häufig plaqueförmig infiltriert, exanthematisch oder lokalisiert	streckseitenbetont, Auspitz-/Köbner-Phänomen positiv, Grübchennägel, subunguale Hyperkeratosen, „Ölflecken", Monarthritis, Streptokokken-Infektionen	Psoriasis vulgaris (im Säuglings-/Kleinkindalter sehr selten)	histologische Untersuchung, AST-/ADP-Titer, ggf. Fokussuche, Harnsäure, CRP, BSG erhöht, evtl. HLA-Bestimmung (HLA-B13, -B17, -Bw57, -Cw6, -B27)
scharf begrenzte, psoriasiform schuppende rötlich-orangefarbene Plaques mit follikulär betonten Hornpfröpfen	streckseitenbetont, auch am Stamm, Hand- und Fußflächen meist befallen, unbefallene Areale in Plaques	Pityriasis rubra pilaris, oft im Kindesalter, schwer gegen Psoriasis abgrenzbar	klinisch, Histologie

Haut

O

Differentialdiagnose der Schuppung bei monogen vererbten Erkrankungen im Säuglings- und Kleinkindalter

Charakterisierung des Hauptsymptoms	weiterführende Nebenbefunde	Verdachtsdiagnosen und Erbgang	Bestätigung der Diagnose
gelblich-weißer, glänzender, starrer Schuppenmantel am gesamten Körper	vorhanden bei Geburt, Erythrodermie, rasche Rhagadenbildung und Ablösung, erkrankte Familienmitglieder	Kollodium-Baby, bei verschiedenen Ichthyosisformen AD und AR	histologische und EM-Untersuchung, Enzymaktivitätsmessung, ggf. Mutationssuche
	vorhanden bei Geburt, Erythrodermie, rasche Rhagadenbildung und Ablösung, erkrankte Familienmitglieder	selbstheilendes Kollodium-Baby	Enzymaktivitätsmessung (Transglutaminase-1-Defizienz), ggf. Mutationssuche
lamelläre, meist generalisierte weißliche Schuppung mit und ohne Erythrodermie, ohne Blasenbildung	Kollodiumhaut bei Geburt, Ektropium/Eklabium, erkrankte Familienmitglieder	lamelläre Ichthyosis (genetisch heterogen), AR (Abb. 112.1b, Farbtafel)	histologische und EM-Untersuchung, Gendefekt bei ca. 30% in Transglutaminase 1, Enzymaktivitätsmessung, ggf. Mutationssuche, weitere bekannte Gendefekte: Lipoxygenase-3 (ALOXE3) und -12B (ALOX12B), **ATP-binding-cassette-Protein** (ABCA12) **(Lipidtransportprotein)**
grobe rautenförmige, häufig schmutzig-bräunliche Schuppung	Beugen befallen, Hand- und Fußflächen frei, nur Jungen erkrankt, Kryptorchismus, Hornhauttrübung, erkrankte Familienmitglieder, häufig „Geburtsstillstand"	X-rezessive Ichthyosis	klinisch, Steroidsulfatase-aktivitätsmessung in Lymphozyten, Southernblot-Hybridisierung zum Nachweis einer Deletion, ggf. Mutationssuche
generalisierte exfoliative Schuppung mit Blasenbildung und meist Erythrodermie, später pflastersteinartige Schuppung	Hände und Füße unterschiedlich befallen, beugenbetont, evtl. eingeschränkte Beweglichkeit der Gelenke, erkrankte Familienmitglieder	a) epidermolytische Hyperkeratose b) Ichthyosis bullosa Siemens (keine Erythrodermie, diskrete, oberflächliche Schuppung), beide: AD	Histologie und EM-Untersuchung, Mutation in Keratinen a) 1 oder 10 bzw. b) 2e (Bestandteile des Zytoskeletts in suprabasalen Keratinozyten)
feinlamelläre, streckseitenbetonte Schuppung	trockene Haut, follikuläre Hyperkeratosen, hyperlineare Handlinien, häufig atopische Diathese	Ichthyosis vulgaris, AD	klinisch, ggf. Histologie und EM-Untersuchung, Profilaggrin-Prozessierungsstörung
panzerartige generalisierte Schuppung	Ektropium/Eklabium, fehlende oder rudimentäre Ohren, ohne Therapie letal	Harlekinichthyosis, AR?	klinisch, Histologie- und EM-Untersuchung
unilaterale ichthyosiforme Schuppung (I)	kongenitale Hemidysplasie (CH), Extremitätendefekte (LD), meist nur Frauen	CHILD-Syndrom, XD	klinisch, Mutationssuche im NSDHL-Gen (Enzyme in der Cholesterol-Biosynthese)
diskrete, extremitätenbetonte feinlamelläre Schuppung	palmoplantar honigwabenartige Hyperkeratose, befallene Familienmitglieder	Keratoma hereditaria mutilans mit Ichthyosis, AD	Histologie und EM-Untersuchung, Mutation in Loricrin, Hauptbestandteil des „cornified cell envelope"
lamelläre, meist generalisierte weißliche Schuppung mit und ohne Erythrodermie	Tetraplegie, mentale Retardierung, manifestiert sich bei Geburt, befallene Familienmitglieder	Sjögren-Larsson-Syndrom, AR	klinisch, Enzymaktivitätsmessung der Fettaldehyddehydrogenase, ggf. Mutationssuche
scharf begrenzte, irregulär geformte bräunlichrote schuppende Plaques, besonders an Gesäß/Extremitäten	Hautveränderungen wandern häufig, befallene Familienmitglieder	Erythrokeratodermia variabilis, AD	klinisch, Histologie, Mutationssuche in Connexin 30,3 und 31 (gap junction protein)

Differentialdiagnose der Schuppung bei monogen vererbten Erkrankungen im Säuglings- und Kleinkindalter *(Fortsetzung)*

Charakterisierung des Hauptsymptoms	weiterführende Nebenbefunde	Verdachtsdiagnosen und Erbgang	Bestätigung der Diagnose
schuppende diffuse Erythrodermie mit häufigen anulären collerette-artigen Hornhauteinrissen	brüchige Haare, Bambushaare	Netherton-Syndrom, AR	Histologie- und EM-Untersuchung, Haarschaftanalyse, Mutationssuche in SPINK5 (Serin-Proteaseninhibitor)
schuppende Erythrodermie mit palmoplantaren Hyperkeratosen	Schwefelmangelhaare, Minderwuchs, progerieartiger Habitus, mentale Retardierung	Trichthiodystrophie/ Tay-Syndrom, AR	klinisch, Haarschaftanalyse, Messung des Haar-Schwefelgehaltes, Mutationssuche in ERCC2/XPD und ERCC3/XPB (DNA-Reparationsenzyme)
milde ichthyosiforme Schuppung (I)	vernarbende Alopezie, Keratitis (K), Taubheit (D), rezidivierende Hautinfektionen	KID-Syndrom, Akronym	klinisch, Mutationssuche in Connexin 26 (gap junction protein)
umschriebene fleck- und streifenförmige lamelläre Schuppung entlang der Blaschkolinien auf Erythem	Skelettverkürzungen, Verkalkungsherde in den Epiphysen, Erkrankung letal für Männer	Chondrodysplasia punctata, XD (Mosaik)	klinisch, vor dem 3. Lebensjahr Röntgen der Epiphysen, Mutationssuche in EPB (Sterolisomerasedefizienz)
lamelläre, diskrete Schuppung an Stamm und Extremitäten	Polyneuritis, Taubheit, Anosmie, atypische Retinitis pigmentosa, manifestiert sich nach 8–10 Jahren	Refsum-Syndrom, AR	Bestimmung der Phytansäurespiegel im Serum
psoriasiforme Schuppung in der Umgebung von Körperöffnungen und Akren	Alopezie, Diarrhö	Acrodermatitis enteropathica, AR	Serumzinkspiegel, Mutationssuche in SLC39A4 (Zinktransportsystem)

AD = autosomal dominant, AR = autosomal rezessiv, XD = X-chromosomal dominant

113 Nävi

Manigé Fartasch

Symptombeschreibung

Nävi sind angeborene oder erst im späteren Leben in Erscheinung tretende umschriebene Dysplasien oder Fehlbildungen der Haut, die durch besondere Farbe (Pigmentation, Depigmentation, abnorme Gefäßentwicklung) oder durch besondere Oberflächenbeschaffenheit (z. B. verrukös) der Epidermis definiert sind. Einmal entstanden, bleiben sie im allgemeinen unverändert bestehen. Nävi entstehen aus örtlich atypisch differenziertem Embryonalgewebe.

Sie können durch Fehlbildung
• der Zellen der Neuralleiste als Nävuszellnävi, die sich in Nestern oder diffus in der Epidermis, im Korium oder sowohl in der Epidermis als auch im Korium ansammeln, entstehen.
• als organoide Nävusarten auftreten. Dabei handelt es sich um umschriebene Strukturanomalien bestimmter Hautschichten oder Anhangsgebilde der Haut:
– des Epithels: epidermaler Nävus
– der primären Epithelkeime (Hautanhangsgebilde): Talkdrüsennävus
– Bindegewebsanlagen: Bindegewebsnävi
– Gefäßanlagen: Naevus flammei.

Einige der Näviformen (z. B. lateraler Naevus flammeus des Gesichtes) können fakultativ mit Fehlbildungen als Symptom unterschiedlicher nävoider Systemerkrankungen auftreten.

Haut

O

Rationelle Diagnostik

Anamnese

Die Erhebung der *Familienanamnese* ist speziell bei Verdacht auf ein Nävussyndrom von besonderer Bedeutung. Anamnestische Angaben über das *erstmalige Bemerken* können hilfreich sein, da einige Formen (z. B. kongenitaler Nävuszellnävus) bereits bei der Geburt vorhanden sein können, andere entwickeln sich während der Pubertät oder erst im späteren Leben.

Wichtig sind auch Veränderungen wie die *Zunahme der Pigmentierung oder Wachstumstendenzen*, die beim kongenitalen Nävuszellnävus oder beim Naevus sebaceus auf maligne Entartungen hinweisen können.

Um assoziierte Erkrankungen bei den Nävussyndromen erfassen zu können, muß nach neurologischen Problemen, Knochen- und Weichteilveränderungen sowie ophthalmologischen und dentogenen Problemen gefragt werden.

Körperliche Untersuchung

Erfassung der Pigmentierung, Oberfläche, Begrenzung, Größe, Anzahl, Erhabenheit und Konsistenz sind von größter Bedeutung. Bei mangelnder klinischer Zuordnungsmöglichkeit ist die bioptisch histologische Abklärung unumgänglich.

Nävuszellnävi (NZN)

Bei den Nävuszellnävi (NZN) handelt es sich meist um bräunlich pigmentierte bis hautfarbene (pigmentarme) Läsionen, die entweder im Hautniveau (lentiginös) liegen oder erhaben mit entweder glatter oder papillomatöser und/oder behaarter Oberfläche (Naevus pigmentosi et pilosi) imponieren können. Bei sehr tiefer Lage der melaninhaltigen Nävuszellen im mittleren bis unteren Korium ist die Farbe dunkelblau bis violett (Naevus bleu). Im Rahmen des seltenen autosomal-dominanten „hereditären dysplastischen Nävuszellnävussyndroms (BK-Mole-Syndrom, FAMMM-Syndrom [familial atypical multiple Mole melanoma]) kommen 10 bis mehr als 100 NZN über das gesamte Integument verteilt vor, die eine hohe Entartungstendenz aufweisen.

Differentialdiagnosen der kongenitalen NZN (an 1% aller Neugeborenen) sind:
• Der *Mongolenfleck* (blau-schwarzer Fleck) im Bereich der lumbosakralen Region findet sich bei Orientalen, Schwarzen und Indianern (bei 255 von 1000 Geburten). Er verschwindet jedoch spätestens bis zum Alter von 5 Jahren. Nävi von Ota (Gesicht)/Ito (Schulter) können aufgrund ihrer flächigen Ausdehnung mit einem kongenitalen Nävus verwechselt werden. Sie dehnen sich jedoch in dermatomartiger Verteilung aus und sind von graublauer Farbe.

• *Café-au-lait-Flecken* (bei 19 von 1000 Geburten) sind einheitlich hellbraun, oval ohne Veränderung der Oberfläche und bestehen seit Geburt. Dabei handelt es sich jedoch nicht um eine Pigmentierung durch Nävuszellen, sondern um eine Zunahme des Pigments in den Epidermiszellen. Wenn mehr als 6 vorliegen, muß an eine Neurofibromatose gedacht werden.
• Der *epidermale Nävus* kann leicht pigmentiert sein. Er hat eine äußerst verruköse Oberfläche und ist sehr scharf begrenzt und linär. Er kann ebenfalls schon bei Geburt bestehen.

Vaskuläre Nävi (Blutgefäßnävi)

Sie sind auf der Farbtafel in Abbildung 113.1 dargestellt.

Sie kommen häufig vor, solitär, multipel, systematisiert, für sich allein oder kombiniert mit anderen Fehlbildungen (*Phakomatosen*).

Der *Naevus flammeus* (planes Hämangiom; bei 703 von 1000 Geburten) ist hell- oder rosarot oder rot bis rotbläulich. Bevorzugte Lokalisation der hellroten median gelegenen Nävi: Nacken, oberes Augenlid, Glabella. Im Nackenbereich findet er sich als sogenannter „Storchenbiß" (Unna-Nävus) bei bis zu 50% aller Kinder. Meist findet eine Rückbildung in den ersten 5 bis 6 Lebensjahren statt. Die dunkelroten unilateral gelegenen Nävi sind an den Extremitäten oder im Gesicht lokalisiert. Diese können dann mit Hypertrophien im Bereich des Bindegewebes oder der Knochen kombiniert sein.

Ein Naevus flammeus lateralis im Bereich des 1. Trigeminusastes läßt in Kombination mit Krämpfen, Glaukom und Hemiplegie sowie röntgenologisch mit intrakraniellen Verkrampfungen an ein Sturge-Weber-Krabbe-Syndrom denken. Bei Vorliegen des Nävus im Bereich einer Extremität kann hier gleichzeitig eine Knochen- und Weichteilhypertrophie (partieller Gigantismus) vorliegen. Dieser Symptomenkomplex wird Klippel-Trénaunay-Syndrom genannt, bei Vorliegen von AV-Shunts Parkes-Weber-Syndrom.

Kavernöse Hämangiome treten 2–4 Wochen nach der Geburt auf und zeigen sich als rote Knoten, wachsen bis zum 8. Lebensmonat, Rückbildungszeichen treten ab dem 16. Lebensmonat auf. Tiefe Hämangiome können schwer von Lymphangiomen zu differenzieren sein.

Assoziierte Syndrome bei kavernösen Hämangiomen sind
• Kasabach-Merritt-Syndrom (Thrombozytopenie, hämolytische Anämie mit Verbrauchskoagulopathie)
• diffuse neonatale Hämangiomatosis (zahlreiche kutane Hämangiome, die auch in den meisten Organen zu finden sind, speziell in Darm, Leber, Lunge, ZNS)
• benigne neonatale Hämangiomatose (nur zahlreiche kutane Hämangiome, keine Organbeteiligung).

Epidermaler Nävus

Er ist auf der Farbtafel in Abbildung 113.2 dargestellt.

Der epidermale Nävus ist eine warzige hyperkeratotische Läsion, die meist linear entlang der Blaschko-Linien angeordnet ist. Einige erscheinen hellbraun pigmentiert. 60 % der epidermalen Nävi sind bereits bei der Geburt vorhanden, 95 % entwickeln sich bis zum 7. Lebensjahr. Entzündungsreaktionen mit Rötung und Juckreiz werden als ILVEN (inflammatory linear verrucous epidermal nevus) bezeichnet. Bei 60 % der Kinder mit epidermalen Nävi liegen gleichzeitig ophthalmologische, neurologische Anomalien und Anomalien des Skelettsystems vor. Diese Assoziationen werden epidermale Nävisyndrome genannt. Differentialdiagnosen aufgrund der linearen Form können Incontinentia pigmenti (verruköse Form), Naevus sebaceus oder Porokeratosis sein.

Naevus sebaceus

Er ist auf der Farbtafel in Abbildung 113.3 dargestellt.

Der Naevus sebaceus ist zirkumskript, oft linear und sitzt bevorzugt auf der Kopfhaut, im Gesicht und am Hals. Er ist derb, gelblich und unregelmäßig höckerig (bei 0,3 % aller Neugeborenen). Entstehung von malignen/semimalignen Tumoren (z. B. Basaliome) innerhalb des Naevus sebaceus sind später möglich. Ein Drittel der Patienten, speziell mit ausgedehnten Nävi des Kopfes und Halses, weist Veränderungen im ZNS-System und Skelettanomalien auf. Gleichzeitiges Vorkommen mit zerebralen Krampfanfällen und Fehlbildungen des Auges wird Schimmelpenning-Syndrom genannt.

Bindegewebsnävi

Bindegewebsnävi beruhen auf umschriebenen Strukturanomalien bestimmter dermaler Komponenten. Kollagen, Elastin, Grundsubstanz oder mehrere Komponenten können entweder vermehrt oder vermindert auftreten. Bindegewebsnävi sind benigne, häufig hereditäre Läsionen, die bereits bei Kleinkindern als feste, asymptomatische hautfarbene Plaques aus dichtstehenden gruppierten erbsgroßen dermalen Papeln mit einem pflastersteinartigen Aspekt imponieren. Diese Nävi sind meist oval, können solitär, multipel, mit einer symmetrischen Verteilung im Bereich des Rückens, des Gesäßes, der Arme und der Oberschenkel vorkommen. Sehr häufig treten sie isoliert auf. Sie können sporadisch, familiär oder im Rahmen von Syndromen mit multiplen Fehlbildungen (Buschke-Ollendorf-Syndrom) vorkommen. Man unterscheidet histopathologisch Kollagenome, Elastome und Bindegewebsnävi.

Technische Untersuchungen

Die Diagnose kann häufig nur durch die Histologie gesichert werden.

Röntgenaufnahmen des Schädels und der Extremitäten bzw. *Computertomographie* zum Nachweis von Verkalkungen und Gefäßfehlbildungen gehören zur Durchuntersuchung. *MRT-Untersuchungen* können notwendig sein, um neurologische Gefäßfehlbildungen oder Gefäßkonvolute in anderen Organsystemen nachzuweisen. *Ophthalmologische Untersuchungen* zur Erfassung von Fehlbildungen des Auges, die bei Nävussyndromen auftreten können, sind sinnvoll.

Differentialdiagnostische Tabellen

Differentialdiagnosen der Syndrome, die mit epidermalen oder vaskulären Nävi auftreten können

Charakterisierung des Hauptsymptoms	weiterführende Nebenbefunde	Verdachtsdiagnosen	Bestätigung der Diagnose
Naevus epidermalis: *Verteilungsmuster:* linear, entlang der Blaschko-Linien, *Klinik:* rötlich-bräunlich, weich, papillomatöse oder harte/verruköse Oberfläche	partieller Gigantismus der Hände oder Füße, Hemihypertrophie, Makrozephalie, subkutane Hamartome, zerebriforme Hyperplasie (plantar)	Proteus-Syndrom	syndromale Merkmalskombination, Röntgen, Histologie
Verteilungsmuster: linear entlang der Blaschko-Linien oder nonlinear mit scharfer Mittellinientrennung, spontane Regression des Nävus möglich	Hypoplasie oder Aplasie der Extremitäten, Anomalien im Bereich Hirn/Herz/Niere, X-rezessiver Erbgang, nur weibliche Patienten	CHILD-Syndrom (congenital hemodysplasia with ichthyosiform erythroderma and limb defect)	syndromale Merkmalskombination, CT, Röntgen, Histologie

Haut

O

Differentialdiagnosen der Syndrome, die mit epidermalen oder vaskulären Nävi auftreten können *(Fortsetzung)*

Charakterisierung des Hauptsymptoms	weiterführende Nebenbefunde	Verdachts- diagnosen	Bestätigung der Diagnose
Naevus sebaceus: *Verteilungsmuster:* linear, entlang der Blaschko-Linien, meist Gesicht/Nacken/ behaarter Kopf, *Klinik:* gelblicher, fester Plaque mit papillomatöser oder keratotischer Oberfläche	ipsilaterale Fehlbildungen des Auges (Lipodermoid- zysten der Konjunktiven, Kolobome), Schädelknochen- veränderungen, spastische Hemiparesis, Ataxie, zerebrale Krampfanfälle, häufig geistige Retardierung	Schimmel- penning- Feuerstein- Mims-Syndrom	syndromale Merkmals- kombination, ophthalmolo- gische und neurologische Untersuchung, Röntgen, Histologie
Naevus flammeus: lateral, meist Extremitäten, auch Stamm	mit Knochen- und Weichteilhypertrophie	Klippel- Trénaunay- Syndrom	syndromale Merkmals- kombination, ophthalmolo- gische und neurologische Untersuchung, Röntgen
	mit Knochen- und Weichteilhypertrophie und AV-Shunts im Bereich der betroffenen Extremität	Parkes-Weber- Syndrom	syndromale Merkmals- kombination, ophthalmolo- gische und neurologische Untersuchung, Röntgen
lateral, meist einseitig, im Gesicht, Bereich des I. und/ oder II.Trigeminusastes	Glaukombildung, Jackson- Epilepsie, intrakranielle Verkalkungen, evtl. Hemiplegie	Sturge-Weber- Krabbe-Syndrom	syndromale Merkmals- kombination, ophthalmolo- gische und neurologische Untersuchung, Röntgen
Naevus flammeus fakultativ, meist Gesichtsbereich	Angiomatosis der Retina, Kleinhirn-Brückenwinkel- Angiome, Kombination: Pankreas- oder Nierenzysten, Hypernephrom, Phäochromo- zytom, unregelmäßig dominante Vererbung	Hippel-Lindau- Syndrom	syndromale Merkmals- kombination, CT, neurologische Untersuchung

Differentialdiagnosen der Bindegewebsnävi, die entweder isoliert oder im Rahmen von Symptomkomplexen auftreten können

Charakterisierung des Hauptsymptoms	weiterführende Nebenbefunde	Verdachts- diagnosen	Bestätigung der Diagnose
Kollagenome: einzelne Knoten oder Plaques	keine	Kollagenome (isoliert)	Histologie: Kollagen ↑
multiple asymptomatische Knoten	Herzbeteiligung, familiäre Häufung	familiäre kutane Kollagenome	Histologie, Kollagen ↑, EKG, autosomal-dominanter Erbgang
multiple Knoten	plötzliches Auftreten von multiplen Knoten	eruptive Kollagenome	Histologie, Verlauf
Elastome: einzelne Knoten oder Plaques	keine	Elastome (isoliert)	Histologie: Elastin ↑
gelbliche Papeln und Plaques, meist im Bereich der unteren Extremitäten in erster Dekade	Osteopoikilie, familiäre Häufung	Dermatofibrosis lenti- cularis disseminata (Buschke-Ollendorff- Syndrom)	syndromale Merkmalskombi- nation, Histologie: Elastin ↑, Vererbungsmodus (autosomal- dominant), Röntgen
Bindegewebsnävi: einzelne Knoten oder Plaques	keine	Bindegewebsnävi (isoliert)	Histologie: Kollagen ↑, Elastin ↑
einzelne oder mehrere Knoten oder Plaques (Pflastersteinmäler), vor allem lumbosakral	Adenoma sebaceum im Gesicht, epileptische Anfälle, subunguale Fibrome, intrakranielle Verkalkungen, Gliome, Gingivitis hyperplastica, andere mesenchymale Tumoren wie Rhabdo- myome des Herzens, renale Angiomyolipome	Morbus Pringle (tuberöse Hirnsklerose)	syndromale Merkmalskombina- tion, Histologie: Kollagen ↑, Elastin ↑, Vererbungsmodus (autosomal-dominant), Sonographie, CT

114 Alopezie

Bernhard Korge

Symptombeschreibung

Unter Alopezie versteht man partielle oder vollständige Haarlosigkeit, die entweder diffus auftritt, d. h. alle behaarten Regionen gleichermaßen betrifft, oder auf umschriebene Stellen lokalisiert bleibt (Abb. 114.1 und 114.2). Das Ausfallen der Haare bezeichnet man als Effluvium. Alopezie kann als eigenständige Erkrankung Ausdruck einer primären Störung des haarbildenden Apparates sein oder als Folge einer Dermatose der Kopfhaut auftreten. Der Haarfollikel reagiert jedoch auch sehr empfindlich auf vegetative Störungen verschiedener Ätiologie, so daß insbesondere die generalisierte Alopezie häufig ein unspezifisches Symptom einer systemischen Erkrankung ist.

Rationelle Diagnostik

Anamnese

Die Familienanamnese kann bei den relativ seltenen angeborenen Störungen der Haarstruktur be-

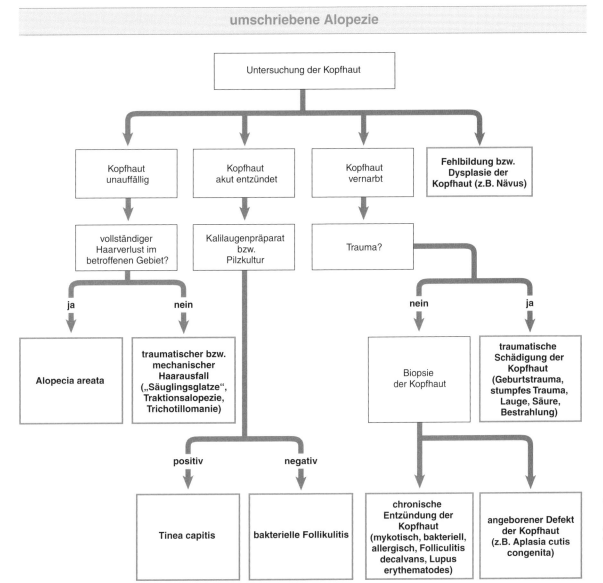

Abb. 114.1 Differentialdiagnose bei umschriebener Alopezie.

Haut

O

681

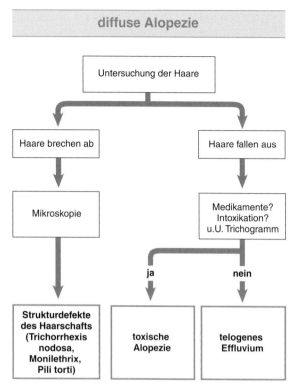

diffuse Alopezie

Untersuchung der Haare

Haare brechen ab → Mikroskopie → Strukturdefekte des Haarschafts (Trichorrhexis nodosa, Monilethrix, Pili torti)

Haare fallen aus → Medikamente? Intoxikation? u.U. Trichogramm → ja → toxische Alopezie / nein → telogenes Effluvium

Abb. 114.2 Differentialdiagnose bei diffuser Alopezie.

deutsam sein. Besonders bei Alopezien im Säuglingsalter ist die Geburtsanamnese (Trauma?) relevant. Bei der Eigenanamnese sind besonders wichtig: Angaben über das erstmalige Auftreten der Alopezie und über ihren zeitlichen Verlauf; Vorerkrankungen, insbesondere auch Episoden mit hohem Fieber im Rahmen von Infekten; Einnahme von Medikamenten und die Möglichkeit einer Intoxikation; Traumen aller Art im Kopfbereich; bisherige neurologische und psychische Entwicklung. Bei Kindern und Jugendlichen sind die Frisiergewohnheiten (Pferdeschwanz, Zopf, Dauerwelle, Färben, heiße Kämme, exzessives Kämmen) zu erfragen. Außerdem ist in Erfahrung zu bringen, ob Geschwister oder andere Kinder im Umfeld des Patienten ebenfalls an einer Alopezie erkrankt sind.

Körperliche Untersuchung

Zur Beurteilung einer Alopezie ist vor allem eine genaue Inspektion wichtig: Ist der Haarschwund generalisiert oder umschrieben, fehlen die Haare völlig oder teilweise, sind sie abgebrochen? Ist die Kopfhaut entzündet (Erythem, Schuppung, Bläschen, Pusteln), vernarbt, oder finden sich andere Hautveränderungen?

Da die Alopezie Ausdruck einer systemischen Beeinträchtigung oder Teil eines Syndroms sein kann, ist eine vollständige körperliche Untersu-

chung einschließlich neurologischem Status notwendig. Bei der Suche nach assoziierten Fehlbildungen ist besonderes Augenmerk auf Nägel, Zähne und Skelett zu legen.

Klinisch-chemische Untersuchungsmethoden

Zur Abklärung der Alopezie als isolierte Erkrankung sind klinisch-chemische Untersuchungen meist nicht sinnvoll. Bei Verdacht auf Systemerkrankungen, Endokrinopathie oder Intoxikationen sind entsprechende Untersuchungen durchzuführen (s. dort).

Andere Untersuchungsmethoden

Pilzbefall der Kopfhaut (zwischen 3 und 10 Jahren die häufigste Form der lokalisierten Alopezie) kann durch Kalilaugenpräparation infizierter Haare direkt nachgewiesen werden. Strukturdefekte des Haarschaftes können mikroskopisch differenziert werden. Ein Trichogramm (Haarwurzelstatus) kann in unklaren Fällen generalisierter Alopezie zur Differenzierung zwischen anagenem Effluvium (Ausfall von Haaren in der Wachstumsphase, z.B. bei toxischer Alopezie) und telogenem Effluvium (Ausfall in der Ruhephase, z.B. nach hohem Fieber) beitragen. Bei progressiver vernarbender Alopezie ist häufig eine Biopsie der Kopfhaut zur genauen Diagnosestellung notwendig (Tab. 114.1).

Besondere Hinweise

Die differentialdiagnostischen Tabellen berücksichtigen Zustände, in denen die Alopezie eine eigenständige Erkrankung darstellt oder ein wegweisendes Syndrom sein kann. Die Alopezie tritt außerdem im Rahmen einer Vielzahl von Syndromen auf, die nicht aufgeführt werden, wenn die Haarlosigkeit ein klinisch im Hintergrund stehender Nebenbefund ist.

Tabelle 114.1 Spezielle Untersuchungsmethoden bei Alopezie.

Indikation	Methode
Pilzbefall	Kalilaugenpräparat
Strukturdefekt des Haarschafts	Haarmikroskopie
anagenes oder telogenes Effluvium?	Trichogramm
progressive, vernarbende Alopezie	Biopsie der Kopfhaut
Intoxikation	Schwermetallgehalt der Haare

Differentialdiagnostische Tabellen

Differentialdiagnose der umschriebenen Alopezie

Charakterisierung des Hauptsymptoms	weiterführende Nebenbefunde	Verdachtsdiagnosen	Bestätigung der Diagnose
lokalisierte Alopezie mit unauffälliger Kopfhaut	okzipital, bei Säugling bis 5. Monat	„Säuglingsglatze" (mechanische Alopezie)	Verlauf
	vollständiger Haarverlust, oft Tüpfelung der Nägel im Karomuster, nach dem Säuglingsalter	Alopecia areata („Pelade")	am Rand der Läsion: unter Lupenvergrößerung Haare in Form eines Ausrufezeichens, Kolbenhaare
	bizarre Kahlstellen (oft Streifen im Bereich des Scheitels oder parietal), anamnestisch häufiges Rupfen an den Haaren	Trichotillomanie	nie vollständiger Haarverlust, Haarstümpfe unterschiedlicher Länge
	Frisur mit straffem Zug auf Haarschaft (z. B. Pferdeschwanz)	Traktionsalopezie	Besserung nach Änderung der Frisur
lokalisierte Alopezie bei Fehlanlagen oder Dysplasien der Kopfhaut	u. U. typischer Hautbefund	Nävi (Hämangiome, epidermale Nävi, Pigment- und Bindegewebsnävi), hamartomatöse Fehlbildung	bei Unklarheit Hautbiopsie
lokalisierte Alopezie bei entzündlichen Veränderungen der Kopfhaut (Erythem, Schuppung, Bläschen, Pusteln)	Haare abgebrochen, ohne Glanz	Tinea capitis	Kalilaugenpräparat infizierter Haare positiv
		bakterielle Follikulitis	Kalilaugenpräparat negativ, Keimnachweis im bakteriologischen Abstrich
lokalisierte Alopezie bei Vernarbung der Kopfhaut	Trauma der Kopfhaut (thermisch, stumpf, Säure, Laugen, Strahlen)	traumatische Vernarbung der Kopfhaut	Anamnese
	bei Geburt ausgestanzte Ulzera im Bereich der Kopfhaut	Aplasia cutis congenita	Verlauf, bei Unklarheit Hautbiopsie
	Kopfhautveränderungen: Blasen, Papeln, Pigmentation	Incontinentia pigmenti	Hautbiopsie
	progressiv	chronische Entzündung: nichtinfektiös (Lupus erythematodes, Folliculitis decalvans) oder infektiös (Lues, Stadium III, Lepra, Tuberkulose)	Hautbiopsie, Serologie der jeweiligen Grunderkrankung
	nach unbehandelter Tinea capitis	Kerion	Anamnese, Pilznachweis

Differentialdiagnose der diffusen Alopezie

Charakterisierung des Hauptsymptoms	weiterführende Nebenbefunde	Verdachtsdiagnosen	Bestätigung der Diagnose
generalisierte Alopezie, Haare brechen ab, „wachsen nicht"	Familienanamnese; Manifestation im 2. bis 3. Lebensmonat	Monilethrix	Mikroskopie: spindelförmige Verdickungen des Haarschaftes
	Manifestation im 2. bis 3. Lebensjahr, u. U. Zeichen einer assoziierten Multisystemerkrankung	Pili torti	Mikroskopie: Verdrehung des Haars um die Längsachse
	Anamnese: häufiges Bleichen, Dauerwellen, exzessives Kämmen	Trichorrhexis nodosa	Mikroskopie: „Form ineinandergeschobener Pinselborsten"

Haut

O

Differentialdiagnose der diffusen Alopezie *(Fortsetzung)*

Charakterisierung des Hauptsymptoms	weiterführende Nebenbefunde	Verdachtsdiagnosen	Bestätigung der Diagnose
generalisierte Alopezie, Haarausfall	diffuser Haarausfall (< 50%) drei bis fünf Monate nach schwerer systemischer Belastung (hohes Fieber, Operation, schwere Erkrankung, psychisch)	telogenes Effluvium	Verlauf; selten Trichogramm der Kopfhaare nötig
	diffuser Haarausfall (bis 90%) mehrere Tage bis Wochen nach systemischer Intoxikation bzw. Chemotherapie, andere Medikamente (Antikoagulanzien, Valproat)	toxische Alopezie	wenn anamnestisch unklar: Trichogramm (anagenes Effluvium); Fahndung nach Blei, Arsen, Thallium, Quecksilber
	reduzierter Allgemeinzustand; zusätzliche Zeichen der jeweiligen Grunderkrankung	schwere systemische Störung: Marasmus, chronische Malabsorption, Eisen-, Zinkmangel, Mangel an essentiellen Fettsäuren, Nieren-, Leberinsuffizienz, Endokrinopathie	Diagnostik entsprechend Grunderkrankung
	Gesichtsanomalien; Fehlbildungen der Nägel, Zähne, Schweißdrüsen	ektodermale Dysplasie-Syndrome	Störungen kongenital, mindestens zwei Gewebe ektodermalen Ursprungs betroffen

115 Hirsutismus

Johannes Luckhaus

Symptombeschreibung

Als Hirsutismus wird das Auftreten von Terminalbehaarung nach männlichem Verteilungsmuster bei der Frau bezeichnet. Im Rahmen der pädiatrischen Differentialdiagnostik und unter pathophysiologischen Gesichtspunkten ist es sinnvoll, den Begriff auf das Auftreten eines entsprechenden Behaarungsmusters bei Kindern beiderlei Geschlechts vor Erreichen des Pubertätsalters zu erweitern.

Im einzelnen wird hierunter die Behaarung im Fazialbereich (Oberlippe, Kinn, Wangen, Hals), am Stamm (perimamillär, Linea alba, obere Rückenpartie) und an den Extremitäten (Oberschenkelinnenseite, Hand- und Fußrücken) verstanden (Abb. 115.1 und 115.2). Nicht unter diesen Begriff fällt die vermehrte Behaarung an Stirn und Schläfen sowie die isoliert vermehrte Behaarung von Unterarmen und Unterschenkeln.

Rationelle Diagnostik

Anamnese

Da die zugrundeliegende Erkrankung sowohl angeboren als auch erworben oder aber auf der postpuberalen Aktivierung eines angeborenen Stoffwechseldefektes beruhen kann, steht die Frage nach dem ersten Auftreten sowie nach der Progredienz des Symptoms im Zentrum der Anamneseerhebung.

Die *Familienanamnese* beinhaltet die Frage nach der ethnischen Volkszugehörigkeit, dem Behaarungstyp und der Körpergröße von Eltern und Geschwistern; außerdem sollte die Regel- bzw. Fertilitätsanamnese naher weiblicher Verwandter und das Auftreten von Diabetes mellitus, Adipositas, Hypertonie und koronarer Herzkrankheit erfaßt werden.

Im Rahmen der *Eigenanamnese* sind – abgesehen von der eigentlichen Symptomatik – die

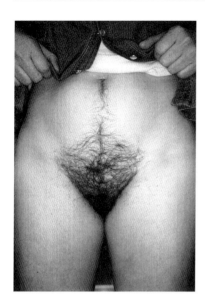

Abb. 115.1 17jähriges Mädchen mit vermehrter Behaarung am Körperstamm.

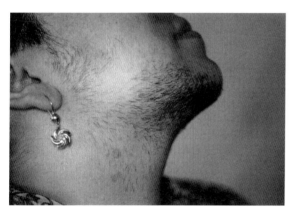

Abb. 115.2 19jährige Patientin mit vermehrter Behaarung im Gesichtsbereich.

Regelanamnese sowie die Frage nach Medikamenteneinnahme (insbesondere hormonelle Kontrazeptiva) und nach kosmetischen Maßnahmen, welche gegebenenfalls das Ausmaß der Symptomatik verschleiern könnten, von Bedeutung.

Körperliche Untersuchung

Bei der körperlichen Untersuchung ergibt sich unmittelbar die Diagnose einer in vielen Fällen vorliegenden Adipositas; diese kann durch die Berechnung des Körpermasseindex (Körpergewicht in kg: Körpergröße in m²) quantifiziert sowie durch die Ermittlung des Quotienten aus Taillen- und Hüftumfang (waist/hip ratio) näher charakterisiert werden. Ein Wert über 0,8 weist auf ein *männliches Fettverteilungsmuster* hin. Typisch für eine vermehrte Androgenwirkung sind ferner *Akne* und *Seborrhö*. Darüber hinaus ist auf schuppige, dunkel pigmentierte *Hautveränderungen*, welche vorzugsweise in intertriginösen Bereichen

auftreten (Acanthosis nigricans) sowie auf Manifestationen eines Cushing-Syndroms (Stammfettsucht, Rubeosis faciei, Striae, Hypertonie) zu achten. Gehäufte *Follikulitiden* können hinweisend auf das gleichzeitige Vorliegen eines Diabetes mellitus sein. Hinsichtlich des Primärsymptoms ist die Quantifizierung nach verschiedenen Systemen möglich (z. B. Ferriman-Gallway-Score), welche jedoch für die Differentialdiagnostik sämtlich ohne Bedeutung sind. Die *gynäkologische Untersuchung* ist unerläßlich. Hier ist vor allem auf eine eventuell vorhandene Klitorishypertrophie zu achten.

Klinisch-chemische Untersuchungen

Grundsätzlich muß bei der Labordiagnostik des Hirsutismus zwischen der Ursachenforschung und der eher präventivmedizinisch wichtigen Diagnostik eventueller Folgeerkrankungen unterschieden werden (Abb. 115.3).

> **Da dem Symptom des Hirsutismus immer eine vermehrte Androgenwirkung zugrunde liegt, zielt die endokrine Diagnostik zunächst auf den Nachweis bzw. den Ausschluß einer Hyperandrogenämie ab.**

Die herkömmlichen Urinuntersuchungen (17-Ketosteroide, Pregnantriol) sind in neuerer Zeit zunehmend von der direkten *Messung der Androgene im Serum* verdrängt worden. Die Messung der basalen Werte erfolgt sinnvollerweise im gepoolten Serum (3 Blutproben im Abstand von 20 min) während der Vormittagsstunden, um sowohl den Kurzzeitschwankungen der Androgene als auch der Tagesrhythmik der Nebennierenrindensteroide Rechnung zu tragen. Die Standardisierung des Blutabnahmezeitpunktes in der frühen Follikelphase (4.–7. Zyklustag) ist bei Frauen mit zyklischer Ovarialfunktion essentiell. Für die Primärdiagnostik der Hyperandrogenämie wesentlich ist die Bestimmung von Testosteron (als dem biologisch wichtigsten zirkulierenden Androgen), Dehydroepiandrosteronsulphat (einem fast vollständig der Nebennierenrinde entstammenden Androgenvorläufer), Androstendion (häufig selektiv erhöht bei primär ovariellen Hyperandrogenämien) und 17α-Hydroxyprogesteron (deutlich erhöht bei adrenogenitalem Syndrom infolge 21-Hydroxylase-Mangel, jedoch oft auch bei funktioneller ovarieller Hyperandrogenämie, FOH).

Die Bestimmung der *Serumgonadotropine* LH und FSH ist wichtig, da die Verschiebung des LH/FSH-Quotienten einen typischen und ursächlich relevanten Befund bei hyperandrogenämischer Ovarialinsuffizienz darstellt.

Eine denkbare Ursache vermehrter Androgenwirkung ist auch die Verminderung der Serumandrogenbindungskapazität mit entsprechender

Haut

O

685

Hirsutismus

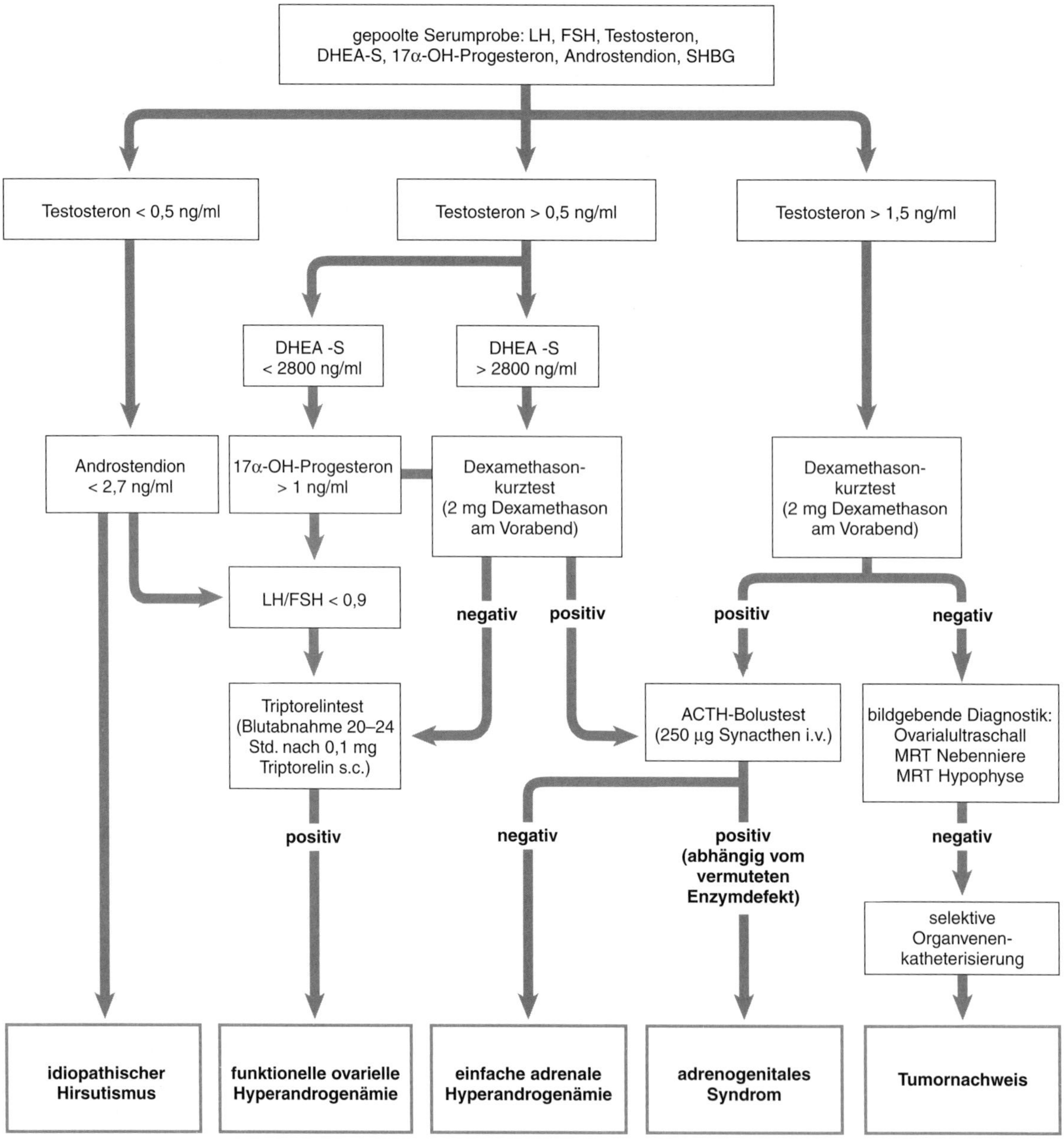

gepoolte Serumprobe: LH, FSH, Testosteron,
DHEA-S, 17α-OH-Progesteron, Androstendion, SHBG

| Testosteron < 0,5 ng/ml | Testosteron > 0,5 ng/ml | Testosteron > 1,5 ng/ml |

DHEA -S
< 2800 ng/ml

DHEA -S
> 2800 ng/ml

Androstendion
< 2,7 ng/ml

17α-OH-Progesteron
> 1 ng/ml

Dexamethason-
kurztest
(2 mg Dexamethason
am Vorabend)

Dexamethason-
kurztest
(2 mg Dexamethason
am Vorabend)

LH/FSH < 0,9

negativ   **positiv**   **positiv**   **negativ**

Triptorelintest
(Blutabnahme 20–24
Std. nach 0,1 mg
Triptorelin s.c.)

ACTH-Bolustest
(250 μg Synacthen i.v.)

bildgebende Diagnostik:
Ovarialultraschall
MRT Nebenniere
MRT Hypophyse

positiv   **negativ**   **positiv**
(abhängig vom
vermuteten
Enzymdefekt)   **negativ**

selektive
Organvenen-
katheterisierung

| **idiopathischer Hirsutismus** | **funktionelle ovarielle Hyperandrogenämie** | **einfache adrenale Hyperandrogenämie** | **adrenogenitales Syndrom** | **Tumornachweis** |

Abb. 115.3   Differentialdiagnose bei Hirsutismus.

Vermehrung des freien Androgenanteils. In diesem Zusammenhang sollte das *sexualhormonbindende Globulin (SHBG)* und der Spiegel des *freien Testosterons* im Serum bestimmt werden.

> **Der überwiegende Anteil der hirsuten Patientinnen leidet jedoch an „idiopathischem Hirsutismus"; unter diesem irreführenden Ausdruck versteht man den Hirsutismus mit fehlendem Nachweis einer Hyperandrogenämie.**

Ursache ist in den meisten Fällen eine vermehrte Aktivität der 5α-Reduktase im Haarfollikel, die zu einer vermehrten Konversion von Testosteron zu 5α-Dihydrotestosteron (DHT), dem hauptsächlich intrazellulär wirksamen Androgen, führt. Die Bestimmung des DHT im Serum ist wenig hilfreich, da es nicht als zirkulierendes Hormon wirkt. Man findet jedoch meist eine deutliche Erhöhung eines Abbauproduktes, des 3α-Androstandiolglucuronids. Die Bestimmung dieses Parameters ist jedoch ökonomisch wenig sinnvoll, da das Resultat bei fehlendem Nachweis einer Hyperandrogenämie keinen Einfluß auf die Therapie hat.

Beim Nachweis einer basalen Hyperandrogenämie sollte ein *Dexamethasonhemmtest* erfolgen. Hierbei werden nach spätabendlicher Gabe von 2 mg Dexamethason die Serumandrogene sowie das Cortisol, dessen Suppression in erster Linie als Kontrolle der Dexamethasoneinnahme dient, bestimmt.

Bei Verdacht auf das Vorliegen eines adrenalen Enzymdefektes ist die Durchführung eines *ACTH-Bolustests* erforderlich, welcher ebenfalls nach vorabendlicher Dexamethasongabe erfolgt: 250 µg ACTH (1–24) werden nach Entnahme einer Basalprobe injiziert, weitere Blutproben werden nach 15, 30 und 60 min durchgeführt.

Zur Erfassung eines 21-Hydroxylasemangels, welcher zweifellos der bei weitem häufigste Enzymdefekt der adrenalen Steroidsynthese ist, reicht die Bestimmung von 17α-Hydroxyprogesteron und Cortisol aus. Bei Verdacht auf Defekte der 11-Hydroxylase oder der 3β-Hydroxysteroiddehydrogenase ist die zusätzliche Messung von 11-Desoxycortisol bzw. von 17α-Hydroxypregnenolon und Dehydroepiandrosteron erforderlich. Bei 21-Hydroxylasedefekten vermag die molekulargenetische Analyse des CYP21-Gens zugrundeliegende Mutationen aufzudecken und ist vor allem im Hinblick auf die genetische Beratung sinnvoll.

Die der sogenannten funktionellen ovariellen Hyperandrogenämie (FOH) zugrundeliegende Dysregulation des 17-Hydroxylase/17,20-Lyase-Enzymkomplexes läßt sich durch den Triptorelintest erfassen, welcher ohne weiteres mit einem Dexamethasonhemmtest kombiniert werden kann. In diesem Fall dient die vormittägliche Blutabnahme nach Dexamethasongabe als Basalprobe, nach der 100 µg des GnRH-Analogons Triptorelin subkutan injiziert werden; eine erneute Blutabnahme erfolgt nach 22 bis 24 h. Ein Anstieg des 17α-Hydroxyprogesterons von mehr als 2 ng/ml über den Ausgangswert zeigt eine überschießende Stimulation der 17-Hydroxylaseaktivität durch die GnRH-induzierte hypophysäre LH-Freisetzung an und ist beweisend für das Vorliegen einer FOH.

Technische Untersuchungen

Hier sind vor allem bildgebende Verfahren von Bedeutung, in erster Linie der *Ultraschall*, mit dem sich die typischen sonomorphologischen Veränderungen des polyzystischen Ovars in der Regel mühelos darstellen lassen. Hierzu ist allerdings, abgesehen von sehr schlanken Patientinnen, der *transvaginale* Zugang erforderlich. Auch die Darstellung von Ovarialtumoren erfolgt in erster Linie sonographisch. Für die bildgebende Diagnostik der Nebennieren haben sich vor allem die modernen Schichtbildverfahren *Computertomographie* und

Magnetresonanztomographie bewährt. Ist seitens der laborchemischen Befunde ein Tumor hochwahrscheinlich, ohne daß sich dieser mit Hilfe der obigen Verfahren lokalisieren läßt, ist die *selektive Katheterisierung der Ovarial- und Nebennierenvenen* mit Bestimmung der als Sekretionsprodukt des Tumors verdächtigen Hormone zur Lokalisation unumgänglich.

Besondere Hinweise

Bei präpubertär auftretendem Hirsutismus ist von einer gleich- oder gegengeschlechtlichen Pubertas praecox auszugehen. Die endokrine Diagnostik unterscheidet sich nicht von der des postpuberalen Hirsutismus, wobei jedoch der Aspekt der Wachstumsakzeleration berücksichtigt werden muß (s. Kap. 88). Bei hellhäutigen blonden Patientinnen ist die Symptomatik oftmals nur schwer zu erkennen (Abb. 115.4).

Die FOH tritt familiär gehäuft auf, ein eindeutiger Erbgang läßt sich jedoch nur in wenigen Familien nachvollziehen. Für die Diagnostik verwertbare molekulargenetische Auffälligkeiten sind bis dato nicht beschrieben.

Da mögliche metabolische Spätfolgen einer FOH zunehmend mit der Entwicklung eines Typ-II-Diabetes in Verbindung gebracht werden, empfiehlt es sich, frühzeitig durch Bestimmung von Glucose und Insulin im Nüchternserum nach einem Hyperinsulinismus zu fahnden.

Dem Nachweis von Hyperglykämie und Hyperinsulinämie kommt auch in Verbindung mit Hirsutismus und Kleinwuchs eine wesentliche Bedeutung für die Diagnostik des Leprechaunismus und pathophysiologisch verwandter Syndrome zu (s. Kap. 90, Hyperglykämie). Hier kann die Diagnose durch molekulargenetische Analyse des Insulin-Rezeptor-Gens bestätigt werden.

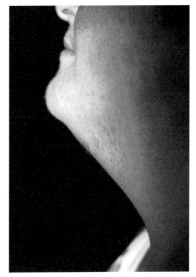

Abb. 115.4
18jähriges Mädchen mit vermehrter Behaarung an Hals, Kinn und Oberlippe.

Haut

O

Differentialdiagnostische Tabelle

Differentialdiagnose des Hirsutismus in Abhängigkeit von richtungweisenden Laborbefunden

Charakterisie-rung des Haupt-symptoms	weiterführende Neben-befunde	Verdachtsdiagnosen	Bestätigung der Diagnose
Testosteron erhöht (> 0,5 ng/ml)	Androstendion gering bis mäßig erhöht (2,8–6 ng/ml), 17α-Hydroxyprogesteron mäßig erhöht (1,0–2,5 ng/ml), LH/FSH-Quotient > 0,9	Syndrom der poly-zystischen Ovarien bei funktioneller ovarieller Hyperandrogenämie (FOH)	(Vaginal-)Ultraschall, überschie-ßender Anstieg von 17α-Hydroxy-progesteron im Triptorelintest*** (> 2 ng/ml), geringe oder fehlen-de Dexamethason-Suppression*
	17α-Hydroxyprogesteron stark erhöht (> 2,5 ng/ml) (cave: Bestimmung in der Lutealphase)	21-Hydroxylasemangel	Dexamethasontest*, ACTH-Test** mit normalem Anstieg von 11-Desoxycortisol und überschießendem Anstieg von 17α-Hydroxyprogesteron, Mutations-analyse des 21-Hydroxylase-Gens
	17α-Hydroxyprogesteron stark erhöht (> 2,5 ng/ml), Hypertonie	11-Hydroxylasemangel (selten!)	überschießender Anstieg von 11-Desoxycortisol im ACTH-Test, erniedrigte Plasmareninaktivität
Testosteron stark erhöht (> 1,5 ng/ml)	progredienter Verlauf, fehlende Dexamethason-suppression*	Ovarialtumor	(Vaginal-)US, selektive Organvenenkatheterisierung, Histologie
	progredienter Verlauf, fehlende Dexamethasonsuppression*, oft Cushing-Symptomatik	Nebennierentumor	CT, selektive Organvenen-katheterisierung
	foudroyanter Verlauf, Beginn vor dem 5. Lebensjahr (Knaben)	familiäre Pubertas praecox	molekulargenetische Analyse des LH-/HCG-Rezeptors
Dehydroepi-androsteron-sulphat stark erhöht (> 500 μg/dl)	17α-Hydroxyprogesteron normal bis gering erhöht (< 2,0 ng/ml), Androstendion normal bis gering erhöht (< 3 ng/ml)	3β-Hydroxysteroid-dehydrogenasemangel	überproportionaler Anstieg von 17α-Hydroxypregnenolon und Dehydroepiandrosteron im ACTH-Test,** gute Dexa-methasonsuppression*
	fehlende Dexamethason-suppression	Cushing-Syndrom	fehlende Suppression im Hochdosisdexamethasontest, erhöhte urinäre Cortisol-ausscheidung, CT (Hypophyse, Nebenniere)
17α-Hydroxy-progesteron stark erhöht (> 2,5 ng/ml)	Kleinwuchs, Klitorishypertrophie, globale Hyperandrogenämie	21-Hydroxylasemangel (klassische Form)	gute Dexamethasonsuppression, Mutationsanalyse des 21-Hydroxy-lase-Gens
	sekundäres Auftreten der Symptomatik, keine Klitorishypertrophie	21-Hydroxylasemangel („Late-onset"-Form)	wie oben
17α-Hydroxy-progesteron normal bis gering erhöht (< 2,5 ng/ml)	wie oben	21-Hydroxylasemangel (heterozygote Form)	überproportionaler Anstieg von 17α-Hydroxyprogesteron im ACTH-Test, gute Androgensuppression im Dexamethasontest*, Mutations-analyse des 21-Hydroxylase-Gens
Dehydroepiandro-steronsulphat 60–180 μg/dl	Manifestation im 4.–8. Lebens-jahr, sämtliche anderen Parameter im präpubertären Normalbereich	prämature Adrenarche	keine Diskrepanz zwischen Knochenalter und Längen-wachstum
normale Serumandrogene	LH/FSH-Quotient erhöht	Syndrom der polyzysti-schen Ovarien, funktio-nelle ovarielle Hyper-androgenämie (FOH)	überschießender Anstieg von 17α-Hydroxyprogesteron im Triptorelintest*** (> 2 ng/ml), (Vaginal-)US
	LH/FSH-Quotient normal	idiopathischer Hirsutismus	urinäre Ausscheidung von 3α-Androstandiolglucuronid

* Kurzzeitdexamethasonhemmtest: 2 mg Dexamethason per os am Vorabend, Blutabnahme am Folgemorgen
** ACTH-Bolustest: 250 μg ACTH (1–24) i.v. nüchtern, Blutabnahme vorher und nach 15, 30 und 60 min
*** Triptorelintest: basale Blutabnahme, 0,1 mg Triptorelin s.c.; erneute Blutabnahme nach 24 h

116 Nagelstörungen

Elke Schubert

Symptombeschreibung

Das Nagelorgan besteht aus der Nagelmatrix, der Nagelplatte, dem Nagelbett sowie der periungualen Haut, dem Paronychium. Die Nagelmatrix ist die Wachstumszone des Nagels und ca. 3–6 mm proximal des Nagelfalzes gelegen. Nägel wachsen 0,9 mm/Woche, die Nagelform gestaltet sich individuell und scheint von der Formgebung der Endphalanx abhängig zu sein.

Morphologische Veränderungen oder Verfärbungen der Nagelplatte sind die wesentlichen Symptome von Nagelstörungen und können Hinweise für eine Reihe von angeborenen oder erworbenen Erkrankungen sein.

Insgesamt bietet sich ein heterogenes Bild. Defekte der Nagelplatte können z.B. Grübchen, Rillen, Kerben, Längsriffelung oder horizontal geschichtete Aufspaltungen sein. Weißliche Verfärbungen können entweder die gesamte Nagelplatte betreffen, aber auch punktförmig oder bandförmig imponieren. Des weiteren führen auch Verhornungsstörungen des Nagelbettes zu gelblichbräunlichen Verfärbungen, den sogenannten „Ölflecken". Weißliche, grünliche oder bräunliche Verfärbungen der Nagelplatte können ebenfalls durch eine mikrobielle Besiedlung ausgelöst sein. Von besonderer klinischer Relevanz ist die nosologische Zuordnung bräunlicher Verfärbungen der Nagelplatte bzw. des Nagelbettes. Neben Infektionen oder Einblutungen muß differentialdiagnostisch ein nävoides (Nävuszellnävus) oder melanozytäres Geschehen (malignes Melanom) ausgeschlossen werden.

Hinter all den genannten Symptomen und ihren möglichen Kombinationen können sich also verschiedene Krankheiten verbergen. Die Zuordnung gestaltet sich dabei oft problematisch. Als Hilfestellung zur weiteren nosologischen Zuordnung werden im folgenden die entsprechenden Untersuchungstechniken und differentialdiagnostischen Überlegungen dargestellt.

Rationelle Diagnostik

Anamnese

Da Nagelveränderungen angeboren oder erworben sein können, ist die zeitliche Einordnung des ersten Auftretens ebenso wie eine ausführliche Familienanamnese wichtig. Zudem sollte nach stattgehabten Infektionen und eingenommenen Medikamenten, möglichen Intoxikationen sowie Kontakt zu Haustieren gezielt befragt werden. Sowohl Infektionen als auch Medikamente oder Intoxikationen können in definierten Zeitabständen zu Nagelveränderungen führen. Durch Kontakt mit Haustieren und kleine Verletzungen können mikrobielle Erreger eingebracht werden. In seltenen Fällen können auch beim Kind Manipulationen ursächlich für Nagelveränderungen sein, so daß neben der Anamnese die Beobachtung des kindlichen Verhaltens hilfreich sein kann.

Körperliche Untersuchung

Bei vielen Erkrankungen sind nicht sämtliche Nägel betroffen. Dennoch ist die Inspektion aller Finger- und Fußnägel wichtig, da sonst Minimalvarianten einer Erkrankung oder gar initiale Veränderungen übersehen werden können. Durch die mögliche Assoziation von Nagelveränderungen mit internistischen und dermatologischen Systemkrankheiten sollte neben der pädiatrischen Untersuchung auch eine dermatologische Untersuchung unter besonderer Berücksichtigung der gesamten Haut einschließlich der Haare und der gut einsehbaren Schleimhäute durchgeführt werden.

Klinisch-chemische Untersuchungen

Die häufigste Erkrankung des Nagelorgans ist ein Nagelpilz (Onychomykose). Bei fast jeder Nagelerkrankung muß demzufolge zunächst die *Mykose* ausgeschlossen werden. Dies ist primär bereits in Anwesenheit des Patienten im *Sofortpräparat (nativ)* möglich. Man entnimmt Nagelspäne aus dem veränderten Bereich des Nagels, bringt diese auf einen Objektträger auf und inkubiert das Schuppenmaterial in 10–20%iger Kalilauge. Nach einer kurzen Trockenphase kann nun das Präparat mikroskopisch auf Myzelien untersucht werden. Eine weitere nosologische Zuordnung zu einer bestimmten Spezies ist allerdings nur *kulturell* möglich. Die entnommenen Nagelspäne werden dazu direkt auf Spezialnährböden aufgebracht. Die genaue Zuordnung zu einer bestimmten Spezies dauert zwischen mehreren Tagen bis wenigen Wochen.

Auch beim Verdacht auf *bakterielle Erkrankungen* des Nagelorgans hilft das *Direktpräparat* weiter, zum mikroskopischen Nachweis von Bakterien im entnommenen Abstrich stehen verschiedene Färbungen zur Verfügung (Gram- und Methylenblaufärbung, Giemsa etc.). Analog zur mykologischen Diagnostik erfolgt anschließend zur

Haut

O

genauen Differenzierung die Anzüchtung in der *Kultur*.

Nagelbiopsien werden insgesamt eher selten durchgeführt, da sie in der Regel nicht diagnostisch wegweisend sind. Natürlich ist unter bestimmten Bedingungen, wenn es z.B. um den Ausschluß eines malignen Melanoms geht, welches sehr selten auch beim Kind vorkommen kann, die histologische Untersuchung ein unverzichtbares Instrument. Darüber hinaus ist auch histologisch mit Hilfe spezieller Färbungen (PAS, Giemsa etc.) eine Erregerdiagnostik möglich. Die histologische Untersuchung erlaubt beispielsweise die genaue Lokalisation der Pilzelemente im Nagelkeratin und kann somit die Entscheidung zwischen topischer und systemischer Therapie erleichtern.

Eine weitere hilfreiche Untersuchungsmethode stellt die *Peroxidasereaktion* dar. Gelegentlich persistieren subunguale Hämatome und wandern nicht mit der wachsenden Nagelplatte aus. Fehlt zudem noch eine entsprechende Traumaanamnese, so ist eine Abgrenzung zu Nävuszellnävi und vor allem zu malignen Melanomen unbedingt erforderlich. Man entfernt die über dem Hämatom gelegene Nagelplatte atraumatisch und weist vorhandenes Blut mittels Peroxidasereaktion (Haemoccult, Hämostix) nach.

Besondere Hinweise

Aufgrund der Vielzahl der möglichen Symptome bei Erkrankungen des Nagelorgans werden die meisten im folgenden tabellarisch zusammengefaßt. Die folgenden Punkte haben eine besondere praktisch klinische Relevanz und finden deshalb an dieser Stelle gesondert Erwähnung.

Richten wir unsere Aufmerksamkeit auf die *bräunliche Verfärbung des Nagels*. Differentialdiagnostisch kommt neben bakterieller Infektion, Mykose, Hämatom und Nävuszellnävus auch ein malignes Melanom in Frage.

Unklare bräunliche Verfärbungen des Nagels sind auch beim Kind bis zum Beweis des Gegenteils immer verdächtig auf ein Melanom und müssen abgeklärt werden.

Zunächst erfolgt die Untersuchung mittels Dermatoskop (10fache Vergrößerung) nach der sog. ABCD-Regel (Asymmetrie, Begrenzung, Colorit, Durchmesser). Ist die bräunliche Pigmentierung weiterhin unklar, sollte je nach Lage eine Nageltrepanation, ggf. mit Nagelbettbiopsie, oder eine Nagelmatrixbiopsie erfolgen.

Grünliche Pigmentierungen entstehen durch Befall mit farbstoffbildenden Bakterien wie Pseudomonas aeruginosa (Pyocyaneus) oder durch Pilze wie Trichophyton rubrum (Dermatophyt) und Aspergillus niger (Schimmelpilz). Klarheit schafft hier die obengenannte weiterführende Diagnostik.

Eine ebenfalls häufige Erkrankung des Nagelorgans ist die *Paronychie*, der sog. „Umlauf". Einer Paronychie wird durch eingewachsene Nägel, insbesondere aber auch durch Daumen- und Fingernuckeln bei Kindern Vorschub geleistet. Auslöser können neben Bakterien (Staphylokokken, β-hämolysierende Streptokokken oder gramnegative Enterobakterien) auch Hefepilze (Candidaspezies) und Viren (Herpes simplex) sein. Eine Infektion beginnt mit umschriebener Rötung, Schwellung und Schmerzen. Während bei bakterieller Ursache eher die zusätzliche Eiterbildung dominierend ist, findet man bei Befall mit Herpes simplex gruppiert stehende Bläschen auf gerötetem Grund. Bei diesem Sonderfall stehen zur Diagnostik Direktpräparat, Elektronenmikroskopie, Virusisolierung oder die Polymerase-Ketten-Reaktion (PCR) zur Verfügung. Bei der Candidaparonychie stammen die Keime meist aus dem Mund oder Darm des Patienten, sie ist häufig trotz Therapie durch einen langwierigen Verlauf gekennzeichnet. Wird eine Paronychie chronisch, kommt es im weiteren Verlauf nicht nur zu bleibenden Veränderungen des Nagelwalls, sondern auch zur Mitbeteiligung der Nagelplatte.

Auf besonders charakteristische Weise führen verschiedene *Hautkrankheiten* zu Nagelveränderungen:

- Häufig ist dies bei unterschiedlichen *Ekzemen* (chronisches allergisches Kontaktekzem, atopisches Ekzem oder toxisches Hand- und Fußekzem) der Fall. Es können Rillen, Furchen, Grübchen oder Aufsplitterungen an der Nagelplatte entstehen, insgesamt beschrieben unter dem Bild der „Ekzemnägel".
- Bei 10–50% der *Psoriasispatienten* findet man Grübchen, sog. „Ölflecke" (subunguale Parakeratosen, als gelblich-bräunliche Verfärbungen imponierend), Onychodystrophie und Onycholyse sowie Splitterhämorrhagien.
- Eine *Alopezia areata* kann ebenfalls gleichzeitig mit Grübchen, Längsrillen und aufgerauhter Nagelplatte auftreten.
- Beim *Lichen ruber* (Abb. 116.1, Farbtafel) findet man Onychorrhexis (verstärkte Brüchigkeit der Nagelplatte), Querstreifen und Trachyonychie (aufgerauhte Nagelplatte mit maximal ausgebildeten Tüpfelnägeln) bis hin zum Nagelverlust.
- Im Extremfall kann die medikamentös bedingte Form des *Lyell-Syndroms* zum Verlust sämtlicher Nagelplatten führen (*Onychomadese*).
- Bei der *Epidermolysis bullosa dystrophica* können einige oder alle Nägel unter Hinterlassung von Narben zugrunde gehen.

Differentialdiagnostische Tabellen

Im folgenden werden die Differentialdiagnosen erworbener und angeborener Erkrankungen des Nagelorgans tabellarisch zusammengefaßt. Die unter Punkt 3 ausführlich dargestellten Nagelerkrankungen mit assoziierten Dermatosen sind hier nicht mehr berücksichtigt.

Differentialdiagnose der erworbenen Erkrankungen des Nagelorgans

Charakterisierung des Hauptsymptoms	Diagnose	Ursachen	Bestätigung der Diagnose
Nagelplatte in meist horizontal geschichtete Platten aufgespalten	Onychoschisis	Entfettung der Nägel, Trauma (Klavier, Saiteninstrumente), Eisenmangel	Anamnese, Eisenspiegel
verstärkte Brüchigkeit der Nagelplatte	Onychorrhexis	Entfettung, Mangelernährung, Hyperthyreose, Eisenmangel	Anamnese, Schilddrüsendiagnostik, Eisenspiegel
partielle Ablösung der Nagelplatte	Onycholyse	Trauma, Chemikalien, Infektionen, Dermatosen, Medikamente, Diabetes mellitus, Eisenmangel	Anamnese, klinisches Bild, Schilddrüsendiagnostik, Blutzucker, Eisenspiegel
totale Ablösung der Nagelplatte	Onychomadese	Trauma, Scharlach, Alopecia areata, Erythrodermie, Lyell-Syndrom, Tetrazyklintherapie	Anamnese
lunulafarbene Querstreifen	Mees-Querbänder	toxischer Schaden der Nagelmatrix, z.B. Masern, Scharlach, Typhus, Arsen- oder Thalliumvergiftung	Anamnese, Arsen- oder Thalliumspiegel
horizontale, rillenförmige Defekte der Nagelplatten	Beau-Reilsche Querfurchen	schwere Infektionen und Dermatosen (Erythrodermie), Medikamente, Intoxikationen	Anamnese
punktförmige, weißliche Flecke an einem oder mehreren Nägeln	Leukonychia punctata	Trauma?	Anamnese
weißliche, unterschiedlich konfigurierte Querstreifen	Leukonychia striata	unbekannt	–
weißliche Längsstreifen	Leukonychia striata longitudinalis	unbekannt, häufig bei M. Darier	Inspektion der Haut
Weißverfärbung der gesamten Nagelplatte	Leukonychia totalis	Kontakt mit Salpetersäure, selten familiär	Anamnese
weißliche, paarweise Querbänder	Muehrcke-Bänder	schwere Hypalbuminämie, Zytostase, akute Hepatitis	Anamnese, Serumalbumin, Hepatitisserologie
aufgerauhte Nagelplatte mit maximal ausgebildeten Tüpfelnägeln	Trachyonychie (Abb. 116.2, Farbtafel)	Psoriasis, Lichen ruber, atopisches Ekzem, Alopecia areata, idiopathisch, selten familiär	Anamnese, Inspektion der Haut
konkave Verformung, sog. „Löffelnägel"	Koilonychie	Vitamin-C-Mangel, Sprue, Pellagra, Hyperthyreose, Eisenmangel, Raynaud-Syndrom, mechanische Ursachen, autosomal-dominant?	Anamnese, Klinik, Eisenspiegel, Schilddrüsendiagnostik
kolbenförmige Fingerendglieder mit uhrglasförmigen Nägeln	Trommelschlegelfinger mit Uhrglasnägeln	Erkrankungen der Brustorgane mit konsekutiver Hypoxie, z.B. kardiovaskuläre Erkrankungen, Lungenerkrankungen (80%), Malabsorptionssyndrom, hereditäre und kongenitale Formen mit anderen Anomalien assoziiert	Anamnese, Klinik, Lungenfunktion

Haut

O

Differentialdiagnose der erworbenen Erkrankungen des Nagelorgans *(Fortsetzung)*

Charakterisierung des Hauptsymptoms	Diagnose	Ursachen	Bestätigung der Diagnose
longitudinal verlaufende Grube, Kerbe oder Kanal von Matrix bis nach distal	Onychodystrophia canaliformis mediana (Abb. 116.3, Farbtafel)	Trauma, postentzündlich, angeboren	Anamnese
proximale Nagelplatte weißlich matt, distal rotbraun	Halb-und-halb-Nagel	nephrotisches Syndrom	Anamnese, Nierenfunktion

Differentialdiagnose angeborener Erkrankungen des Nagelorgans

Charakterisierung des Hauptsymptoms	Diagnose	Ursachen/ Vererbungsmodus	Bestätigung der Diagnose oder Besonderheiten
Endphalanx und Nagelplatte verkürzt, Nagelplatte oft quergestellt	Tennisschlägernägel	autosomal-dominant	Frauen vermehrt betroffen, kein Krankheitswert
Nagelplatten dünn, Nägel verkürzt, langsam wachsend	ektodermale Dysplasie, anhidrotisch	autosomal-dominant	Assoziation mit anderen ektodermalen Anomalien möglich
krallenförmige Verdickungen aller Nägel	ektodermale Dysplasie, Pachyonychia congenita	autosomal-dominant?	Assoziation mit Verhornungsstörungen von Haut, Haaren, Schleimhäuten und Kornea
Befall von Nagel II, als Mikroonychie oder Anonychie, Polyonychie, Hemionychogryposis, Nagelschiefstand	kongenitale Onychodysplasie	autosomal-dominant? variable Penetranz?	Assoziation mit Syndaktylie, verkürzten Endphalangen oder Auftreibung der Endphalangen
Onychodystrophie, spitz zulaufende dreieckige Lunula	Nagel-Patella-Syndrom	autosomal-dominant	Assoziation mit Patellahypo- oder -aplasie, Radiusluxation, Nephropathie
Krümmung in Längs- und Querachse, graugelb verfärbt	Großzehennageldystrophie der Kindheit	angeboren oder frühkindlich erworben	Ursache der Störung unbekannt
sub- oder periunguale Fibrome	M. Bourneville-Pringle	Spontanmutation, 30% autosomaldominant	Epilepsie, Bindegewebsnävi, Hypopigmentierungen, viszerale Beteiligung

117 Raynaud-Phänomen und Akrozyanose

Stephan Sollberg

Symptombeschreibung

Raynaud-Phänomen

Unter dem Begriff des Raynaud-Phänomens (RP) versteht man das anfallsartige Auftreten einer scharfbegrenzten Weißfärbung eines oder mehrerer Finger bzw. Zehen (seltener Hände bzw. Füße) auf dem Boden eines arteriellen Vasospasmus (Abb. 117.1, Farbtafel). Im Rahmen der begrifflichen Definitionen ist die Unterscheidung eines primären und sekundären RP von Bedeutung. Liegen außer den genannten keine weiteren Symptome vor, insbesondere keine Zeichen einer zugrundeliegenden oder assoziierten Krankheit, so spricht man von einem primären RP, im anderen Fall von einem sekundären RP. Neben der Diagnose des RP wird im folgenden besonders der Differenzierung zwischen primärem und sekundärem RP Rechnung getragen.

Die Daumen und die großen Zehen sind seltener betroffen als die übrigen Finger und Zehen. Die Patienten beschreiben das *Aussehen der Finger bzw. Zehen* im Initialstadium des RP (Weißfärbung) als abgestorben. Im weiteren zeitlichen Verlauf des Anfalls können die betroffenen Finger bzw. Zehen einen zyanotischen Farbton als Folge des verlangsamten Blutflusses aufweisen. Das Ende des RP ist durch einen hellroten Farbton als Ausdruck einer reaktiven Hyperämie charakterisiert.

Das RP ist in der Regel mit einer *Schmerzempfindung* verbunden. Steht die Schmerzempfindung deutlich im Vordergrund, so ist das Vorliegen eines sekundären RP wahrscheinlich.

Die *Dauer* eines RP ist unterschiedlich. Sie kann von wenigen Minuten bis zu Stunden betragen, die *Frequenz* von 1–2 Attacken pro Jahr bis zu mehreren täglichen Attacken. Zwischen den einzelnen Attacken imponieren die Extremitäten bis auf eine gelegentliche Hyperhidrose unauffällig.

Als *auslösende Stimuli* eines RP werden Kälteexposition und Streßfaktoren beschrieben. Entscheidend ist bei der Kälteexposition weniger der absolute Kältegrad, sondern vielmehr der relative Temperaturunterschied. So tritt das RP seltener bei konstant kalten Temperaturen in den Wintermonaten auf, sondern häufiger in den Übergangsjahreszeiten Frühling und Herbst beim Wechsel des Patienten von der Raumtemperatur in die Außentemperatur.

Der *Erkrankungsgipfel* liegt zwischen dem 15. und 40. Lebensjahr; Kinder und ältere Menschen können jedoch ebenfalls betroffen sein, insbesondere in Abhängigkeit von der jeweils zugrundeliegenden bzw. assoziierten Krankheit im Rahmen eines sekundären RP. Frauen erkranken viermal häufiger als Männer.

Die Pathogenese des RP ist letztlich unbekannt. Der normale Gefäßtonus unterliegt jedoch einer fein abgestimmten Kontrolle, an der die Endothelzelle, die glatte Muskelzelle und autonome sowie sensorische Nerven beteiligt sind. Die Endothelzelle synthetisiert verschiedene vasodilatatorisch (Prostazyklin und Stickstoffoxid) sowie vasokonstriktorisch wirksame Substanzen (Endothelin-1) und setzt zusätzlich unterschiedliche Neurotransmitter frei (substance P, calcitonin gene-related peptide und Acetylcholin). Trotz mehrerer Untersuchungen zu den genannten Substanzen ist es bis heute nicht gelungen, ein einheitliches pathogenetisches Konzept des RP zu erarbeiten. Dieser Umstand ist zumindest zum Teil dadurch begründet,

dass das RP ein pathogenetisch heterogenes Krankheitsbild darstellt. Konsistent erscheint hingegen die Beobachtung einer auch morphologisch erkennbaren Alteration der Endothelzelle (Proliferation und Kontraktion glatter Muskelzellen) beim sekundären RP.

Akrozyanose

Unter dem Begriff der Akrozyanose versteht man eine symmetrische Zyanose der distalen Extremitäten unter dem Einfluß von Kälte (Abb. 117.2, Farbtafel). Im Gegensatz zum RP ist diese Zyanose persistierend (und nicht episodisch) und betrifft neben den Fingern bzw. Zehen die gesamten distalen Extremitäten. Eine Weißfärbung der Haut oder Schmerzen bestehen nicht. Nach Anämisierung durch Fingerdruck entsteht ein weißliches Areal, das sich innerhalb von wenigen Sekunden vom Rand her wieder auffüllt (sog. „Irisblendenphänomen"). Die zyanotischen Hautareale weisen häufig eine vermehrte Schweißneigung sowie eine nicht eindrückbare Schwellung auf. Unter Wärmeeinfluß verschwindet die Zyanose oder bessert sich zumindest deutlich. Trophische Störungen, wie z.B. eine Gangrän, treten im Gegensatz zum RP nie auf, so daß eine rein funktionelle Störung anzunehmen ist. Eine Gemeinsamkeit zwischen der Akrozyanose und dem RP besteht in der Beobachtung, daß weniger der absolute Kältegrad als vielmehr der relative Temperaturunterschied für ihre Auslösung entscheidend ist. Der Erkrankungsgipfel der Akrozyanose liegt zwischen dem 20. und 45. Lebensjahr; Männer und Frauen sind gleichermaßen betroffen.

Die Pathogenese der Akrozyanose ist ebenfalls unbekannt. In Analogie zum RP scheint aber auch bei der Akrozyanose eine fehlerhafte Regulation des Gefäßtonus verantwortlich zu sein. So wird in der Literatur eine Vasokonstriktion der kleinen Arterien und Arteriolen mit konsekutiv verlangsamtem Blutfluß bei gleichzeitiger Dilatation des venösen Plexus mit daraus resultierender Zyanose diskutiert. Weiterhin scheint die sympathische Innervation eine wesentliche Rolle zu spielen. Nach Blockade des Sympathikus oder während des Schlafes verschwindet die Akrozyanose oder ist zumindest deutlich gebessert.

Rationelle Diagnostik

Raynaud-Phänomen

Anamnese

Aufgrund der vielgestaltigen Ursachen eines RP (Tab. 117.1) ist die Anamnese die erste, wichtigste und kostengünstigste diagnostische Maßnahme. Da sich die Patienten in aller Regel nicht im aku-

Haut

O

Tabelle 117.1 Ursachen eines sekundären Raynaud-Phänomens (RP).

Autoimmunkrankheiten
- systemische Sklerodermie
- systemischer Lupus erythematodes
- Dermatomyositis und Polymyositis
- Mixed connective tissue disease (MCTD)
- rheumatoide Arthritis
- systemische Vaskulitiden
- Sjögren-Syndrom
- primär biliäre Zirrhose

arterielle Verschlußkrankheiten
- Arteriosclerosis obliterans
- Thrombangitis obliterans
- arterielle Embolien

neurologische und neurovaskuläre Krankheiten
- Karpaltunnelsyndrom
- sympathische Reflexdystrophie
- Schultergürtelkompressionssyndrom
- Hemiplegie
- Migräne bzw. vasomotorische Kopfschmerzen
- Poliomyelitis
- multiple Sklerose
- Syringomyelie

Medikamente
- β-Blocker
- Ergotaminderivate
- Methysergid
- Bleomycin und Vinblastin
- Clonidin
- Bromocriptin
- Cyclosporin A
- Interferon α und β

Traumen
- Vibrationsschäden
- Hypothenar-Hammer-Syndrom
- Pianisten
- Schreibmaschinen- und Computertätigkeiten
- Metzger

Infektionskrankheiten
- Hepatitis B und C
- Parvovirus B19
- Helicobacter pylori

hämatologische Krankheiten
- Kryoproteine
- Kälteagglutinine
- Makroglobuline
- Polyzythämie

Sonstiges
- Hypothyreose
- Karzinoid-Syndrom
- Phäochromozytom
- Vinylchloridkrankheit
- Neoplasmen (allgemein)
- arteriovenöse Fisteln

Schmerzhaftigkeit dieser Veränderungen. Eine zeitlich dazwischenliegende Blaufärbung der Haut kann, muß aber nicht vorhanden sein und wird vom Patienten häufig nicht bemerkt. Der anamnestische Hinweis, die Finger oder Zehen seien kalt, ist nicht ausreichend für die Diagnose eines RP. Im Zweifelsfalle sollte während der Konsultation ein Kälteprovokationstest erfolgen.

Ist aufgrund der Symptombeschreibung ein RP anzunehmen, muß das weitere Ziel der Anamnese die Eruierung möglicher zugrundeliegender oder assoziierter Krankheiten sein, d.h. die Abgrenzung eines primären von einem sekundären RP ermöglicht werden (s. Tab. 117.1). Dazu gehört neben einer allgemeinen Eigen- und Familienanamnese die gezielte Frage nach Hautveränderungen, Muskel- oder Gelenkbeschwerden sowie nach Allgemeinsymptomen, die auf Autoimmunkrankheiten hinweisen können. Symptome oder bekannte Risikofaktoren für eine arterielle Gefäßerkrankung und Symptome einer neurologischen bzw. neurovaskulären Grunderkrankung (Mißempfindungen, Taubheitsgefühl, Lähmungen, Visuseinschränkungen) sind weitere wichtige Anhaltspunkte. Eine ausführliche Medikamentenanamnese einschließlich eines evtl. vorhandenen Nikotinabusus und eine Beschreibung beruflicher oder privater Tätigkeiten (z.B. Hinweis auf Vibrationstraumen) ergänzen das Bild.

Körperliche Untersuchung

Das Ziel der körperlichen Untersuchung ist zum einen, das RP zu bestätigen (Kälteprovokationstest), zum anderen, Zeichen einer zugrundeliegenden bzw. assoziierten Krankheit im Sinne des sekundären RP zu entdecken. Die körperliche Untersuchung des Patienten umfaßt daher eine vollständige internistisch-rheumatologische Untersuchung, eine dermatologische Untersuchung des gesamten Integuments einschließlich der sichtbaren Schleimhäute und eine orientierende neurologische Untersuchung. Diese Notwendigkeit ergibt sich aus dem breiten Ursachenspektrum des sekundären RP (s. Tab. 117.1).

Die klinischen Befunde der wichtigsten in Frage kommenden Krankheiten sind in der DD-Tabelle angegeben. In der Praxis hat sich die Inspektion der Hände des Patienten als besonders hilfreich erwiesen, da sich hier am deutlichsten Hinweise für die in Tabelle 117.1 angegebenen Autoimmunkrankheiten finden, die letztlich die häufigsten Ursachen eines sekundären RP darstellen.

Besonderes Augenmerk ist weiterhin auf die Erhebung des peripheren arteriellen Gefäßstatus zu legen. Hierzu gehören die Messung des arteriellen Blutdruckes (beide Arme und Beine) sowie die Palpation und Auskultation der Pulse an den klassischen Prädilektionsstellen und teilweise auch

ten Anfall vorstellen, ist zunächst der Patient zu einer exakten Beschreibung der Symptome aufzufordern. Entscheidend ist dabei die Eruierung der plötzlichen Weißfärbung eines oder mehrerer Finger bzw. Zehen und der anschließenden Rotfärbung durch die reaktive Hyperämie sowie nach der unter bestimmten Haltungen bzw. Tätigkeiten (Drehen und Neigen des Kopfes, Tragen von Lasten) zum Ausschluß oder zur Erfassung eines Schultergürtelkompressionssyndroms.

Klinisch-chemische Untersuchungen

Beim primären RP liegen die Ergebnisse sämtlicher laborchemischer Untersuchungen per definitionem im Normbereich. Die Diagnose eines primären RP ist jedoch eine Ausschlußdiagnose, so daß eine zumindest orientierende klinisch-chemische Diagnostik erfolgen sollte. Im klinischen Alltag hat sich die in Tabelle 117.2 zusammengefaßte Vorgehensweise bewährt. Ergeben sich auf dem Boden dieser Diagnostik Hinweise auf eine zugrundeliegende bzw. assoziierte Krankheit, so können gezielte laborchemische Zusatzuntersuchungen erforderlich werden, auf die in ihrer Gesamtheit aus Platzgründen hier nicht weiter eingegangen werden kann.

Technische Untersuchungen

Kälteprovokationstest: Im Rahmen dieses Tests führt der Patient über 5–10 min ein Hand- bzw. Fußbad in kaltem Leitungswasser (kein Eiswasser!) durch. Hierdurch kann in aller Regel ein RP ausgelöst und damit klinisch bestätigt werden. Dieser Test erlaubt keine Differenzierung zwischen einem primären und sekundären RP.

Messung des systolischen Fingerblutdrucks: Diese Untersuchung ist eine Ergänzung zum Kälteprovokationstest und basiert auf der Beobachtung, daß Patienten mit einem RP nach Kälteexposition eine im Vergleich zum Normalkollektiv größere Reduktion des systolischen Fingerblutdrucks aufweisen. Der Informationsgehalt dieser diagnostischen Maßnahme entspricht im Grunde demjenigen des Kälteprovokationstests und ist ebenfalls nicht in der Lage, zwischen einem primären und sekundären RP zu differenzieren.

Kapillarmikroskopie/Auflichtmikroskopie des Nagelfalzes: Die mikroskopische Analyse der Kapillaren im Nagelfalz ist eine wertvolle Untersuchungsmethode zur Bestätigung eines sekundären RP im Rahmen von Autoimmunkrankheiten (s. Tab. 117.1). Beim primären RP zeigen die Kapillaren keinerlei Abweichungen von der Norm. Patienten mit einer systemischen Sklerodermie, einer Mixed connective tissue disease (MCTD) oder einer Dermatomyositis weisen vergrößerte, dilatierte und deformierte Kapillarschlingen auf, die von einem weitgehend gefäßlosen Areal umgeben sind. Im Vergleich zu den relativ kostenintensiven Computer-gestützten Kapillarmikroskopie-Systemen hat sich im klinischen Alltag die Untersuchung mittels eines einfachen Auflichtmikroskops als durchaus ausreichend erwiesen. Mit zunehmender Erfahrung in dieser neuen Untersuchungstechnik hat die Kapillarmikroskopie einen hohen diagnostischen Stellenwert.

Weitere apparative diagnostische Verfahren: Die Bestimmung des digitalen Blutflusses und der Fließgeschwindigkeit der Erythrozyten ist eine teure Untersuchungstechnik, im klinischen Alltag entbehrlich und wissenschaftlich-experimentellen Fragestellungen vorbehalten.

Histopathologische Untersuchung (Biopsie): Diese invasive Untersuchung hat für die Diagnose eines primären RP keine Aussagekraft und somit keine Bedeutung. Allenfalls beim sekundären RP im Rahmen von Autoimmunkrankheiten, arteriellen Verschlußkrankheiten oder hämatologischen Krankheiten sind pathologische Befunde zu erwarten. In der Regel können diese Krankheiten jedoch klinisch bzw. anhand weniger invasiver Maßnahmen diagnostiziert werden, so daß eine Biopsie nur in Ausnahmefällen durchgeführt wird.

Sonographische und angiographische Gefäßdarstellung: Ist nach Durchführung des o.a. Untersuchungsganges keine nosologische Zuordnung eines klinisch gesicherten RP möglich, sollte eine sonographische und/oder angiographische Gefäßdarstellung erfolgen. Dies ist insbesondere dann der Fall, wenn Hinweise für arterielle Verschlußkrankheiten, neurovaskuläre Kompressionssyndrome oder Vibrationstraumen vorliegen. Neben der diagnostischen Aussagekraft in diesen Fällen ist die Gefäßdarstellung auch im Hinblick auf therapeutische Konsequenzen von Bedeutung. Bezüglich der neurovaskulären Kompressionssyndrome ist zu betonen, daß die Gefäßdarstellung in

---

Tabelle 117.2 Klinisch-chemische Untersuchungen beim Raynaud-Phänomen (RP).

- großes Blutbild (d.h. mit Leukozytendifferenzierung und Thrombozyten)
- BSG, C-reaktives Protein
- SGOT, SGPT, γ-GT, AP
- LDH
- Kreatinin, Harnstoff
- CK
- Eiweißelektrophorese
- C3, C4
- ANA (weitere Differenzierung nur im positiven Fall)
- DNS-Ak (RIA!)
- c- und p-ANCA
- Rheumafaktor (Waaler-Rose und Latex)
- Phospholipid-Ak (Antikardiolipin-Ak, Lupus-Antikoagulans)
- Kryoglobuline
- Kälteagglutinine
- T3, T4, TSH basal
- Hepatitis-B- und -C-Serologie
- Urinstatus mit -sediment

Analogie zur körperlichen Untersuchung auch unter bestimmten Provokationsmanövern durchzuführen ist.

Akrozyanose

Mit Ausnahme der bereits beschriebenen klinischen Symptome weisen die Patienten bei der Anamnese, beim körperlichen Untersuchungsbefund sowie bei den klinisch-chemischen und technischen Untersuchungen keinerlei Abweichungen von der Norm auf. Insbesondere ist der arterielle und venöse Gefäßstatus ansonsten völlig unauffällig; zugrundeliegende bzw. assoziierte Krankheiten sind nicht bekannt.

Besondere Hinweise

Raynaud-Phänomen

Die *Autoimmunkrankheiten* (s. Tab. 117.1) sind bei weitem die häufigste Ursache eines sekundären RP. So weisen bis zu 90% der Patienten mit einer systemischen Sklerodermie als Initialsymptom oder im Krankheitsverlauf ein RP auf, bei etwa 30% der Patienten bleibt das RP für viele Jahre die einzige Krankheitsmanifestation. Die Häufigkeit des RP bei Patienten mit einem systemischen Lupus erythematodes beträgt 10–35%, bei der Dermatomyositis etwa 30%. Seltener ist ein RP bei der rheumatoiden Arthritis oder bei systemischen Vaskulitiden. Neuere Ergebnisse stellen einen Zusammenhang zwischen der rheumatoiden Arthritis und einem RP sogar in Frage.

Einen besonderen Stellenwert haben *chronische Vibrationstraumen* als Ursache eines sekundären RP. Wurden bisher niedrigfrequente Vibrationen (Preßlufthammer, Schlagbohrmaschinen, Kettensägen) als besondere Risikofaktoren angesehen, so weisen neuere Untersuchungen auch auf Gefahren durch hochfrequente Vibrationen (z.B. chirurgische oder zahnärztliche Instrumente) hin.

Jede neurologische Erkrankung, die zu einer Inaktivität einer Extremität führt, kann prinzipiell zu einer *sympathischen Reflexdystrophie* führen. Neben einem persistierenden Gefäßspasmus mit Kühle, Blässe oder Zyanose der Extremität sowie – selten – durch Ulzerationen ist das RP ein zwar seltenes, aber dennoch vorkommendes Symptom.

Wesentlich häufiger ist in diesem Zusammenhang das Auftreten eines RP bei unterschiedlichen *Kompressionssyndromen*. Beim Karpaltunnelsyndrom zeigt sich ein RP an den Fingern I–III. Weitere Symptome sind die Atrophie der Muskulatur im Thenarbereich sowie einschießende Schmerzen im Versorgungsgebiet des N. medianus nach Beklopfen des Nervs in der Handgelenksregion.

Die Sicherung der Diagnose erfolgt durch elektrophysiologische Zusatzuntersuchungen. Eine diagnostische Herausforderung ist das RP beim sogenannten Schultergürtelkompressionssyndrom. Diese Bezeichnung dient als Oberbegriff für eine Reihe verschiedener neurovaskulärer, d.h. neurologischer, arterieller und venöser Kompressionssyndrome im Bereich der oberen Thoraxapertur. Sie sind entweder kongenital bedingt durch eine Halsrippe, Hochstand (Steilstand) der 1. Rippe, atypische Ligamente sowie Entwicklung eines M. scalenus minimus, oder sie werden erworben durch Kallusbildung (v.a. an der Klavikula), durch Exostosen (v.a. an der 1. Rippe), durch retrosternale Verlagerung der Klavikula und durch eine Fibrose bzw. Hypertrophie der Musculi scaleni. Eine Kompression der Nerven und besonders der Gefäße kann aber auch – physiologischerweise – beim Absinken des Schultergürtels auftreten. Es muß darauf hingewiesen werden, daß neurovaskuläre Kompressionssyndrome durch bestimmte Haltungen bzw. Tätigkeiten ausgelöst bzw. aggraviert werden können, so daß die klinische Untersuchung und eine evtl. sonographische oder angiographische Gefäßdarstellung unter entsprechenden Bedingungen durchgeführt werden müssen (Haltung von Armen und Schultergürtel, Tragen von Lasten, Drehen und Neigen des Kopfes).

Die Häufigkeit der Auslösung eines RP durch *Medikamente* (s. Tab. 117.1) wird unterschätzt. Gerade der häufige Einsatz von β-Blockern und Migränetherapeutika sollte jedoch immer an diese Möglichkeit denken lassen. Unter praktischen Gesichtspunkten sollte erwähnt werden, daß auch kardioselektive β-Blocker nicht frei sind von dieser unerwünschten Wirkung. In diesem Zusammenhang muß auch die zumeist *berufliche Exposition* mit Vinylchlorid erwähnt werden, die neben dem RP zu ausgedehnten Akroosteolysen führen kann. Angiographisch weisen diese Patienten Obstruktionen der digitalen Arterien auf.

Die in Tabelle 117.1 genannten hämatologischen Krankheiten führen alle zu einer deutlichen Einschränkung der Fließeigenschaften des Blutes oder sogar zur Okklusion kleinerer Arterien. Der Nachweis von Kryoglobulinen oder Kälteagglutininen mag vielleicht das Auftreten eines RP erklären, entbindet jedoch nicht von der weiteren nosologischen Zuordnung (mono- oder polyklonale Gammopathie, rheumatoide Arthritis, Plasmozytom, Leukämie, Lymphoblastom, Hepatitis B und C etc.)

Die häufigste *endokrinologische Ursache* eines RP ist der Hypothyreoidismus. Eine Besserung bzw. ein Sistieren des RP ist unter einer adäquaten Behandlung erreichbar. Periphere Gefäßspasmen werden – seltener – bei Phäochromozytom oder beim Karzinoidsyndrom beobachtet.

Akrozyanose

In der Literatur wird anhand von kasuistischen Einzelbeschreibungen auf das Krankheitsbild der „nekrotisierenden Akrozyanose" hingewiesen. Hierbei sollen neben dem typischen klinischen Bild der Akrozyanose zusätzlich doch Ulzerationen und eine Gangrän der Finger auftreten können. Aufgrund der Seltenheit ist die sichere nosologische Zuordnung dieses Krankheitsbildes nicht möglich.

Differentialdiagnostische Tabelle

Differentialdiagnose des Raynaud-Phänomens (RP) und der Akrozyanose

Charakterisierung des Hauptsymptoms	weiterführende Nebenbefunde	Verdachtsdiagnosen	Bestätigung der Diagnose
episodisches und sequentielles Auftreten einer umschriebenen Weiß-, Blau- und Rotfärbung einzelner oder mehrerer Finger	*Anamnese:* unauffällig; *Klinik:* nur RP, ansonsten unauffällig	primäres RP	Zusatzuntersuchungen unauffällig; Ausschluß eines sekundären RP
	Klinik: akrale oder diffuse Sklerose der Haut, Sklerosierung des Nagelhäutchens und dilatierte Kapillarschlingen im Nagelfalz, Teleangiektasien im Gesichtsbereich, Mikrostomie, UV-abhängige Hautveränderungen, Petechien/Purpura oder Livedo racemosa, Verkürzung der Fingerendglieder (Akroosteolysen), Dysphagie, Arthralgie/Arthritis, Myalgie/Myositis, reduzierter Tränen- und Speichelfluß, Gangrän der Finger- und Zehenspitzen	sekundäres RP bei Autoimmunkrankheiten (s. Tab. 117.1)	BSG, CRP, ANA mit Differenzierung, CK, Rheumafaktor, C3, C4, c- und p-ANCA, Hepatitis-B- und -C-Serologie, Kryoglobuline, Kälteagglutinine, Phospholipid-Ak, Urinstatus und -sediment, Kapillarmikroskopie; Zusatzuntersuchungen (z.B. sonographische oder angiographische Gefäßdarstellung) in Abhängigkeit von der jeweils vermuteten Autoimmunkrankheit
	Anamnese: Angabe von Gefäßrisikofaktoren (Nikotinabusus, Fettstoffwechselstörung, arterielle Hypertonie, Diabetes mellitus); *Klinik:* Claudicatio intermittens, Gangrän, migratorische Thrombophlebitis	sekundäres RP bei arteriellen Verschlußkrankheiten (s. Tab. 117.1)	Auskultation und Palpation arterieller Pulse, Messung der Blut- und Okklusionsdrücke, sonographische und angiographische Gefäßdarstellung
	Klinik: neurologische Symptome (Mißempfindungen, Taubheitsgefühl, Lähmungen, Visuseinschränkungen), Aufhebung oder Abschwächung der arteriellen Pulse unter Provokationsmanövern	sekundäres RP bei neurologischen und neurovaskulären Krankheiten (s. Tab. 117.1)	neurologischer Untersuchungsbefund, CT-Schädel, Liquorpunktion, elektrophysiologische Untersuchungen (EMG, Nervenleitgeschwindigkeit), Rö-Thorax, CT-Thorax, sonographische und angiographische Gefäßdarstellung (auch unter Provokationsmanövern)
	Anamnese: Angabe einer Medikamenteneinnahme bzw. einer entsprechenden Krankheit	sekundäres RP bei Medikamenteneinnahme (s. Tab. 117.1)	Sistieren des RP im Medikamentenauslaßversuch; Ausschluß eines primären bzw. anderer Formen eines sekundären RP
	Anamnese: Angabe einer Tätigkeit mit möglichem Vibrationstrauma	sekundäres RP bei Vibrationstrauma (s. Tab. 117.1)	Sistieren des RP im Auslaßversuch; Ausschluß eines primären bzw. anderer Formen eines sekundären RP; sonographische oder angiographische Gefäßdarstellung mit Nachweis kleiner Thromben
	Anamnese: Allgemeinsymptome (allgemeine Abgeschlagenheit); *Klinik:* Livedo racemosa, Ulzerationen der Haut, Thrombosen	sekundäres RP bei hämatologischen Krankheiten (s. Tab. 117.1)	Blutbild, Nachweis von Kryoglobulinen oder Kälteagglutininen, Eiweißelektrophorese, Knochenmarkpunktion

Haut

O

697

Differentialdiagnose des Raynaud-Phänomens (RP) und der Akrozyanose *(Fortsetzung)*

Charakterisie-rung des Haupt-symptoms	weiterführende Neben-befunde	Verdachtsdiagnosen	Bestätigung der Diagnose
persistierende Zyanose der distalen Extremitäten	*Anamnese und Klinik:* persistie-rende Zyanose (ohne Weiß-färbung) der distalen Extremitäten (und nicht nur einzelner Finger oder Zehen), sog. „Irisblenden-phänomen"	Akrozyanose	nur aufgrund der Klinik; in Zusatzuntersuchungen keine Abweichungen von der Norm
umschriebene, livide Plaques im Bereich von einzelnen Zehen bzw. Fingern	*Anamnese:* Auftreten bzw. Zunahme der Läsionen in kühleren Jahreszeiten	Pernionen	vorwiegend klinisch, histologisch unspezifisch (Ödem der papillären Dermis; perivaskulär orientiertes, mononukleäres Infiltrat der oberen Dermis mit Ödem der Gefäßwand)

118 Pruritus

Eckhard Schönau

Symptombeschreibung

Das derzeitige Wissen über die Pathophysiologie des Pruritus ist sehr lückenhaft. In der Vergangenheit wurde die Juckempfindung als Submodalität der Schmerzempfindung aufgefaßt. Heute muß man davon ausgehen, daß es sich weitestgehend um eine eigenständige, primäre Sinneseigenschaft handelt. Es konnte gezeigt werden, daß eigene Populationen von Nozizeptoren in den oberfläch-lichen Hautschichten existieren. Diese reagieren nur auf pruritogene Reize. Insgesamt muß man jedoch davon ausgehen, daß die anatomischen Strukturen und pathophysiologischen Abläufe im einzelnen nicht vollständig bekannt sind. Die Juckempfindung weist wie die Schmerzempfin-dung erhebliche individuelle Unterschiede auf. Jucken entsteht entweder über eine direkte Rei-zung der Rezeptoren in der Haut durch physikali-sche Stimuli oder indirekt durch Freisetzung bzw. Aktivierung eines chemischen Mediators. Ein sol-cher pruritogener Mediator gelangt entweder von außen in die Haut (Insektenstiche, Skabies, Pflan-zenkontakt u.a.) oder wird endogen gebildet. Der wichtigste Mediator ist das *Histamin*. Dabei ist zu berücksichtigen, daß verschiedene andere Sub-stanzen ihre pruritogene Wirkung über eine Hist-aminfreisetzung entfalten. Weitere pruritogene Mediatoren sind:

- Neuropeptid Substanz P
- endogene Opioide
- Morphin
- vasoaktives intestinales Peptid (VEP)
- Calcitonin-Gen-Related-Peptide (CGRP)
- Serotonin.

Der Pruritus ist von erheblicher klinischer und psychosozialer Bedeutung. Er ist für den Kranken extrem störend, zum Teil qualvoll und führt zu Schlaflosigkeit, allgemeiner Erschöpfung, depressiver Stimmungslage und bei Kindern zu schulischem Leistungsversagen.

Rationelle Diagnostik

Anamnese

Eine exakte Pruritusanamnese kann bereits zu den wesentlichen Differentialdiagnosen führen. Zeigt sich ein *krisenhaftes Auftreten von Juckreiz-zuständen,* so ist am ehesten an ein atopisches Ek-zem zu denken. In diesen Fällen ist eine ausführli-che Ernährungsanamnese erforderlich. Bei der Prurigo simplex subacuta wird typischerweise an-gegeben, daß nach Zerkratzen der Effloreszenzen der Juckreiz plötzlich sistiert. Besonders typisch ist die Angabe der Lokalisation des Juckreizes beim cholestatischen Pruritus. Dieser zeigt sich mit einer besonderen Ausprägung an den Handflächen und den Fußsohlen sowie einer deutlichen Zunahme zur Nacht hin. Besonders zu berücksichtigen sind die sozialen und hygienischen häuslichen Verhältnisse. Bei *schlechtem Pflegezustand* muß an eine Erkrankung mit Eipizotien wie Lausbefall, Krätze, Wanzenbefall und Flöhe gedacht werden. Bei gleichzeitiger *Medikamenteneinnahme* muß überprüft werden, ob es sich beim Pruritus um eine Medikamentennebenwirkung handelt (Tab. 118.1). Ist der Juckreiz mit der Angabe über einem *Aufenthalt auf einer Wiese* verbunden, so kann dies für ein akutes allergisches Kontaktekzem oder für Milbenbefall sprechen.

Körperliche Untersuchung

Die körperliche Untersuchung hat zuerst die Frage zu klären, ob der Pruritus im Zusammenhang mit einer Hauterkrankung steht. Im Falle einer Hautbeteiligung muß eine Beschreibung der *Hautveränderungen* und der bevorzugten Lokalisation erfolgen. Differentialdiagnostisch wegweisend ist hierbei eine grobe Einteilung in Veränderungen mit Hyperämie, Ödemen, Papel- bzw. Blasenbildung und Krustenbildung verbunden mit Lichenifikation.

> Zeigt die Hautuntersuchung lediglich Hinweise auf Kratzspuren und Scheuereffekte, wird es sich eher um eine internistische Erkrankung bzw. Medikamentennebenwirkung handeln.

Die weiterführende körperliche Untersuchung beinhaltet die Abschätzung der *Lebergröße* und *-konsistenz.* Es ist insbesondere auf Cholestasezeichen wie Sklerenikterus und bei Leberzirrhose

Tabelle 118.1 Medikamente, die Pruritus induzieren können (mod. nach Schubert-Sollberg, 1997).

Acetylsalicylsäure	Ibuprofen
Aciclovir	Imipramin
Aclofenac	Isocarboxacid
Amiodaron	Isoniazid
Ampicillin	Kokain
Benzoctamin	Lofepramin
Bleomycin	Metronidazol
Captopril	Miconazol
Cefalosporine	Morphium
Chloroquin	Na-Meclofenamat
Clonidin	Naftrazon
Co-trimoxazol	Naproxen
Colistin	Nikotinsäurederivate
Diazoxid	Pollen-Aluminium-Präparate
Diphenoxylat	Pollen-Tyrosin-Adsorbat
Fenoperen	Polymyxin B
Flurbiprofen	Pyritinol
Gold	β-Rezeptorenblocker
Hydroxyäthylstärke	Suramin

auf die Venenzeichnung der Bauchhaut zu achten. Ansonsten erfolgt eine vollständige körperliche Untersuchung des Kindes bzw. Jugendlichen.

Klinisch-chemische Untersuchungen

Die Laboruntersuchungen dienen in erster Linie dem Ausschluß internistischer Erkrankungen. Zum Nachweis von Leberfunktionsstörungen erfolgt die Bestimmung der Transaminasen, GPT, GOT, γ-GT, alkalische Phosphatase, des direkten und indirekten Bilirubins. Durch die Kreatinin- und Harnstoffuntersuchung erfolgt eine Beurteilung der Nierenfunktion. Die Untersuchungen des großen Blutbildes mit Differentialblutbild ergeben Hinweise für eine Hämoblastose.
Weitere ergänzende Untersuchungen sind die Bestimmung von Serumkalzium, HbA_1c, Ferritin, freiem T4 und TSH. Zur Untersuchung einer allergischen Ursache wird das Gesamt-IgE bestimmt, je nach Anamnese werden spezifische IgE-Untersuchungen mittels RAST-Test und Prick-Tests durchgeführt. Bei Verdacht auf Pilzinfektionen erfolgt der direkte Pilznachweis im entsprechenden Hautmaterial.

Sonderuntersuchungen

Je nach Hautbefund ist gelegentlich die histologische Abklärung erforderlich. In der Regel wird jedoch die Diagnose der häufigsten Hauterkrankungen mit Pruritus (s. DD-Tabelle) durch die klinische Beurteilung bzw. durch die Anamnese gestellt.

Besondere Hinweise

Einzelne dermatologische Krankheitsbilder können gehäuft mit internistischen Erkrankungen auftreten. So wird z.B. der Lichen ruber bei chronischen Hepatiden und der Prurigo simplex subacuta in Verbindung mit Leber- und Nierenerkrankungen bzw. Diabetes mellitus beschrieben.

Differentialdiagnostische Tabellen

Die wichtigste Unterteilung der Differentialdiagnosen erfolgt anhand der Beurteilung assoziierter Hautveränderungen. Zeigen sich lediglich Kratzspuren, so wird es sich nach Ausschluß von Medikamentennebenwirkungen am häufigsten um einen Pruritus bei cholestatischen Lebererkrankungen handeln. Am ausgeprägtesten ist der Juckreiz bei biliären Leberzirrhosen. Die wichtigsten angeborenen Anomalien sind das *Alagille-Syndrom,* das *Byler-Syndrom* und die *extrahepatische Gallengangsatresie.* Die Auffassung, daß der cholestatische Pruritus durch erhöhte Gallensäuren im Blut entsteht, wird heute kontrovers diskutiert. Es

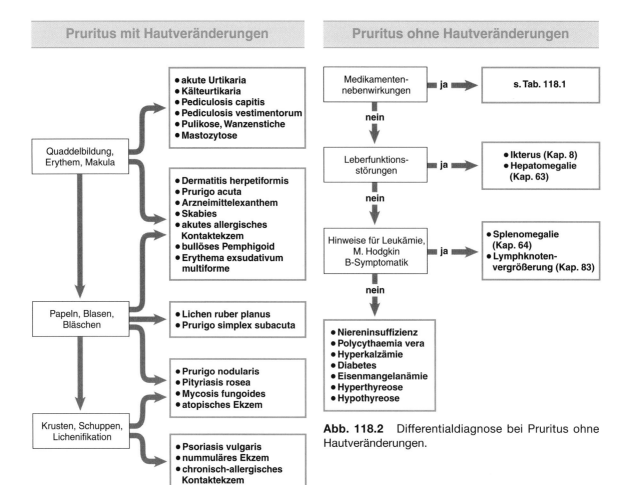

Abb. 118.1 Differentialdiagnose bei Pruritus mit Hautveränderungen.

Abb. 118.2 Differentialdiagnose bei Pruritus ohne Hautveränderungen.

gibt zunehmend Hinweise dafür, daß erhöhte Serumkonzentrationen für endogene Opioide vorliegen und den Pruritus verursachen. Seltener sind die in Abbildung 118.1 nachfolgend aufgeführten internen Erkrankungen.

In der Urämie ist Pruritus ein häufiges Symptom. Man schätzt, daß ca. 65% aller dialysepflichtigen Patienten an einem hartnäckigen Pruritus leiden. Als Ursachen werden diskutiert:
- sekundärer Hyperparathyreoidismus in Verbindung mit dem gestörten Kalzium- und Phosphatmetabolismus
- erhöhte Histamin-Plasmakonzentration
- Innervationsstörungen der Epidermis durch einen Anstieg neuronenspezifischer Enolase
- Austrocknung der Haut.

In seltenen Fällen wird Pruritus bei einer Reihe neurologischer Erkrankungen wie der multiplen Sklerose, Hirntumoren und Hirninfarkten beschrieben. Nach Ausschluß der bekannten organischen Erkrankungen ist auch an einen *psychogenen Pruritus* zu denken. Die Tabelle 118.1 zeigt eine Zusammenfassung der Medikamente, die einen Pruritus induzieren könnten. Am häufigsten ist jedoch der Pruritus im Zusammenhang mit Hautveränderungen zu finden. Die Abbildungen 118.1 und 118.2 und die DD-Tabellen zeigen die häufigsten Hauterkrankungen im Zusammenhang mit Pruritus im Kindes- und Jugendalter.

Differentialdiagnostische Tabellen

Differentialdiagnose des Pruritus in Verbindung mit Hautveränderungen: Makula, Erythem, Quaddeln, Papeln, Bläschen und Blasen

Charakterisierung des Hauptsymptoms	weiterführende Nebenbefunde (betroffene Körperstellen)	Verdachtsdiagnosen
akute Quaddelbildung mit bizarrer Konfiguration und Randbetonung	gesamtes Integument, evtl. mit Atemwegsbeteiligung	akute Urtikaria
scharf begrenzte weißliche Quaddeln nach Kälteexposition	alle Körperareale, die der Kälteexposition ausgesetzt sind	Kälteurtikaria
sekundäre Impetiginisierung der Kopfhaut und Nacken-Haar-Grenze	Kopfhaut, nuchale Lymphknotenschwellungen, Nachweis weißer Nissen	Pediculosis capitis (Kopfläuse)
Quaddelbildung mit ausgeprägten Kratzspuren und sekundären bakteriellen Superinfektionen	gesamtes Integument, schlechte hygienische Bedingungen	Pediculosis vestimentorum (Kleiderläuse)
Quaddeln mit zentralen, nicht wegdrückbaren hämorrhagischen Flecken	gesamtes Integument, schlechte soziale und hygienische Verhältnisse	Pulikose (Flohstiche)
fingerkuppengroße Quaddeln	nachts unbedeckte Körperareale	Wanzenstiche (Abb. 118.3, Farbtafel)
scharf begrenzte bis zu münzgroße, schmutzig-gelbe bis bräunliche pigmentierte Flecken oder tumoröse Infiltrate. Nach mechanischer Irritation urtikarielles Anschwellen	diffuse Verteilung, bei systemischen Formen Infiltrate innerer Organe und Knochen	Mastozytosen (Abb. 118.4, Farbtafel)
chronisch-rezidivierende Eytheme mit ödematösen Plaques mit nachfolgenden in Gruppen angeordneten Bläschen, auch große Blasen	Streckseiten der Arme, Schultergürtel, Abdomen, Gluteal- und Oberschenkelregion, Schleimhäute frei	Dermatitis herpetiformis Duhring, 80% Assoziation mit HLAB8 und DRW3
urtikarielle Papeln mit zentralen Bläschen	Extremitäten und Flanken	Prurigo acuta syn.: Strophulus infantum
zahlreiche bis zu mehrere Zentimeter große, gerötete und teilweise papulöse Herde bei Medikamenteneinnahme	Streckseiten der Extremitäten, Schleimhäute frei, fehlende Lymphknotenschwellungen im Vergleich zu Virusinfekten	makulopapulöses Arzneimittelexanthem
papulovesikulöses bis urtikarielles Ekzem mit ausgeprägten Kratzspuren	Interdigitalfalten, Handgelenke, vordere Axillarlinie, Mamillen und bei Erwachsenen im Genitalbereich	Skabies
Schwellungen, Rötungen mit Blasenbildung und nässenden Erosionen	gesamtes Integument nach lokalem Kontakt mit vielfältigen Allergenen (Medikamente, Gräser ...)	akutes allergisches Kontaktekzem (Abb. 118.5, Farbtafel)
Blasenbildung nach großflächigem gerötetem Exanthem	Innenseite Oberschenkel	bullöses Pemphigoid
kokardenförmige, blasige Herde mit hämorrhagischem Zentrum	obere Extremitäten, Betonung der Streckseiten. In schweren Fällen Schleimhautbefall	Erythema exsudativum multiforme, Majorform: Stevens-Johnson-Syndrom

Haut

O

Differentialdiagnose des Pruritus in Verbindung mit Hautveränderungen: Papeln, Bläschen, Blasen, Krusten, Schuppen und Lichenifikation

Charakterisierung des Hauptsymptoms	weiterführende Nebenbefunde (betroffene Körperstellen)	Verdachtsdiagnosen
einzeln stehende Papeln mit weißlich-netziger Zeichnung, konfluieren zu größeren Platten	Beugestellen am Handgelenk, Vorderarminnenseiten, unterer Rücken, Knöchelregion	Lichen ruber planus (Abb. 118.6, Farbtafel)
schubweise verlaufende Dermatose mit Seropapeln	Stamm, proximale Extremitäten	Prurigo simplex subacuta syn.: Strophulus adultorum
derbe erbsen- bis bohnengroße Knoten mit Pigmentstörungen und verrukösen Auflagerungen	Streckseiten der unteren Extremität	Prurigo nodularis
makulöses Exanthem mit kleieförmiger Schuppung	Gesicht, Handinnenflächen u. Fußsohlen ausgespart	Pityriasis rosea
ekzematöse oder psoriasiforme Hautherde, zunehmende Infiltration und ulzerierende Tumoren	gesamtes Integument	Mycosis fungoides (kutane Lymphome)
intensive Rötung und Infiltrationen mit erosiven, verkrusteten und schuppenden Veränderungen	bevorzugt Gelenkbeugen, aber auch gesamtes Integument. Bei Säuglingen Kopf (Milchschorf), Gesicht und Rumpf	Neurodermitis, atopisches Ekzem
erythematosquamöse Effloreszenzen	Streckseiten der Gelenke	Psoriasis vulgaris
münzenförmige, intensiv gerötete, erhabene Herde mit randwärts kleinen Bläschen und zentralen krustösen Auflagerungen	vorwiegend Extremitäten, schlechte soziale und hygienische Bedingungen	nummuläres Ekzem DD: Pilzinfektion
Hautverdickung, Relief vergröbert, Lichenifikation, schmerzhafte Rhagaden	Hände mit Finger- und Handrücken, Beugeseiten der Handgelenke, Ohrläppchen	chronisches allergisches Kontaktekzem
papulöse, erythematöse, lichenifizierte Ekzeme u. Innenohr-schwerhörigkeit	Ellenbeugen und Hände	Konigsmark-Hollander-Berlin-Syndrom, syn.: Taubheit-Dermatitis-Syndrom, autosomal-rezessives Erbleiden

119 Depression

Alexander von Gontard

Symptombeschreibung

Kummer, Trauer und Unglücklichsein sind häufige, ubiquitäre Symptome, die in jedem Alter vorkommen und keine Störung darstellen. Doch auch depressive Störungen sind keineswegs selten: Je nach Definition sind 0,4–2,5% der Kinder und 0,4–8,3% der Jugendlichen betroffen, mit einer lebenslangen Prävalenz von 15–20%. Als introversive Störungen werden sie häufig übersehen und selbst von Eltern und Lehrern nicht wahrgenommen, sind aber für Kinder und Jugendliche mit einem hohen Leidensdruck verbunden. Wegen des erhöhten Suizidrisikos ist eine Diagnose und Behandlung, vor allem bei den schweren Formen, unbedingt notwendig.

Depression wird nach ICD-10 (WHO) definiert nach der Trias *(Hauptsymptome)*:
- depressiver Affekt mit gedrückter Stimmung
- Verlust von Interesse und Freude
- erhöhte Ermüdbarkeit mit Verminderung von Antrieb und Aktivität (Tab. 119.1).

Die *Nebensymptome* umfassen: verminderte Konzentration und Aufmerksamkeit, vermindertes Selbstwertgefühl und Selbstvertrauen, Schuldgefühle und Gefühle von Wertlosigkeit, negative und pessimistische Zukunftsperspektiven, Suizidgedanken und -handlungen, Schlafstörungen und verminderter Appetit. Als sog. *somatisches Syndrom* werden nach ICD-10 weitere Symptome beschrieben, die u.a. Gewichtsverlust, Morgentief,

Libidoverlust, psychomotorische Hemmung oder Agitiertheit einschließen. Zu den „psychotischen Symptomen" zählen u.a. Halluzinationen, Wahnideen und Stupor.

Die Ausprägung und Symptomatologie sind entwicklungsabhängig: so wird sich z.B. Verlust von Interesse bei Kindern in einer Spiellunst, bei Jugendlichen in einem Rückzug aus Freundeskreis und sozialen Gruppen zeigen. Dennoch gelten – unabhängig vom Entwicklungsstand – auch im Kindes- und Jugendalter die diagnostischen Kriterien des Erwachsenenalters, d.h., die spezifischen depressiven Symptome müssen tatsächlich nachweisbar sein. Frühere Annahmen wie die einer „larvierten oder maskierten Depression" lassen sich empirisch nicht bestätigen. Auch erfolgt die Diagnose ausschließlich phänomenologisch nach Art, Dauer und Schweregrad der Symptomatik. Frühere, tiefenpsychologisch geprägte nosologische Einheiten wie die der „depressiven Neurose" sind verlassen worden.

Rationelle Diagnostik

Anamnese

An erster Stelle steht eine ausführliche Anamnese mit Kind, Eltern oder sonstigen Bezugspersonen. Hierbei müssen vor allem Jugendliche aktiv einbezogen werden.

Der *Vorstellungsanlaß* und die *aktuelle Symptomatik* müssen erfragt werden, u.a. Art, Dauer, Schweregrad der Symptomatik, mögliche Auslöser, bisheriger Verlauf und Therapie.

Eine allgemeine *Eigen- und Entwicklungsanamnese* sollte erhoben werden, einschließlich Fragen zu Kindergarten- und Schulbesuch, Freizeitaktivitäten, Spielinteressen, körperlichen Erkrankungen und bei Jugendlichen nach Substanzmißbrauch.

In der *Familienanamnese* soll gezielt nach Vorliegen depressiver Störungen und sonstigen psychiatrischen Belastungen gefragt werden.

Exploration

Nach Kontaktaufnahme und Beziehungsaufbau müssen Kinder oder Jugendliche aktiv exploriert und ein *psychopathologischer Befund* erhoben werden. Es handelt sich um eine klinische, profes-

---

Tabelle 119.1 Symptome der Depression nach ICD-10.

Hauptsymptome
- depressiver Affekt mit gedrückter Stimmung
- Verlust von Interesse und Freude
- erhöhte Ermüdbarkeit mit Verminderung von Antrieb und Aktivität

Nebensymptome
- verminderte Konzentration und Aufmerksamkeit
- vermindertes Selbstwertgefühl und Selbstvertrauen
- Schuldgefühle und Gefühle von Wertlosigkeit
- negative und pessimistische Zukunftsperspektiven
- Suizidgedanken und -handlungen
- Schlafstörungen
- verminderter Appetit

sionelle Fremdbeurteilung, bei der aufgrund der Beobachtung und der Exploration phänomenologisch alle Bereiche der psychischen Funktionen überprüft und dokumentiert werden. Da Eltern häufig nicht genügend über die depressive Symptomatik informiert sind, muß das Kind tatsächlich selbst befragt werden. Bei Jugendlichen ist es häufig günstiger, die Exploration alleine, ohne Eltern, durchzuführen.

Wichtige Bereiche bei depressiven Störungen umfassen:
• *Interaktion:* überangepaßt, scheu, unsicher, sozial zurückgezogen
• *Störungen von Antrieb und Aufmerksamkeit:* Antriebsarmut, Verlangsamung, Aufmerksamkeitsstörungen, aber auch Antriebssteigerung, Unruhe
• *Angststörungen:* Trennungs-, soziale, Leistungs- und generalisierte Ängste wie auch Phobien
• *Störungen von Stimmung und Affekt:* klagsam, gereizt, dysphorisch, depressiv, traurig verstimmt, Insuffizienzgefühle, mangelndes Selbstvertrauen, Schuldgefühle, Selbstvorwürfe, Affektlabilität und -inadäquatheit
• *Eßstörungen:* Appetitmangel, Gewichtsverlust, Hyperphagie
• *Funktionelle Störungen:* Ein- und Durchschlafstörungen, Tagesschwankungen mit Morgentief, funktionelle Schmerzen, sonstige somatoforme Symptome
• *Formale Denkstörungen:* verlangsamt, gehemmt, umständlich, weitschweifend, eingeengt, perseverierend, Grübeln
• *Andere psychotische Symptome:* Wahn, Ich-Störungen, Sinnestäuschungen, Suizidalität (Suizidgedanken und -handlungen).

Fragebögen

Der Einsatz von Fragebögen hat sich in der Praxis bewährt, da mit geringem zeitlichem Aufwand eine Vielzahl von wichtigen Informationen von verschiedenen Informationsquellen eingeholt werden kann.

Bei der Diagnostik der Depression sind zunächst *allgemeine Fragebögen* indiziert, die verschiedenste Verhaltensbereiche erfragen und Skalen zur Depression wie auch zu introversiven Störungen allgemein enthalten. Am bekanntesten sind die Fragebögen von Achenbach: in einer Elternversion (Child Behavior Checklist; CBCL) für das Alter von 4–18 Jahren, einer Lehrerversion (Teacher's Report Form; TRF) und in einer Kindversion (Youth Self Report; YSR) für das Alter von 11 bis 18 Jahren.

Zusätzlich können *spezifische Fragebögen* zu Depression und Selbstwertgefühl eingesetzt werden, meist ab einem Alter von 8 Jahren, wie das Child Depression Inventory (CDI; Kovacs) oder die Piers-Harris Children's Self-Concept Scale.

Psychologische Testung

Bei Verdacht auf schulische Überforderung bei allgemeiner Intelligenzminderung muß eine Leistungsdiagnostik, möglichst mit einem differenziellen Intelligenztest, durchgeführt werden. Bei entsprechendem Verdacht müssen spezifische Teilleistungsschwächen wie Legasthenie oder Dyskalkulie ausgeschlossen werden, die reaktiv mit einer depressiven Symptomatik einhergehen können.

Zur Erfassung intrapsychischer Konflikte eignen sich projektive Verfahren wie Satzergänzungstests (SET), der Child Apperception Test (CAT) und der Thematic Apperception Test (TAT).

Auch eine Familiendiagnostik kann wichtige Hinweise liefern: die Methoden reichen von einfachen Verfahren wie dem Familien-in-Tieren-Test (FIT) bis zu differenzierten Tests wie dem Family-Relations-Test (FRT).

Somatische Befunde

Eine pädiatrisch-internistische und neurologische Untersuchung sollte in jedem Fall erfolgen.

EKG, EEG und Labordiagnostik sind vor jeder Behandlung mit Antidepressiva obligat. Bei Verdacht auf Substanzabusus sollte ein Urin-Drogen-Screening durchgeführt werden. Weitere somatische Untersuchungen, wie bildgebende Verfahren, sollten nach spezieller Indikation veranlaßt werden, z.B. bei Verdacht auf eine pädiatrische

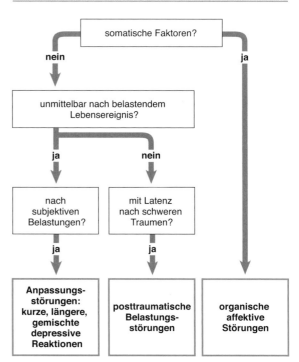

Abb. 119.1 Differentialdiagnose der Depression nach exogenen Auslösern.

| Depression: ohne exogene Auslöser |

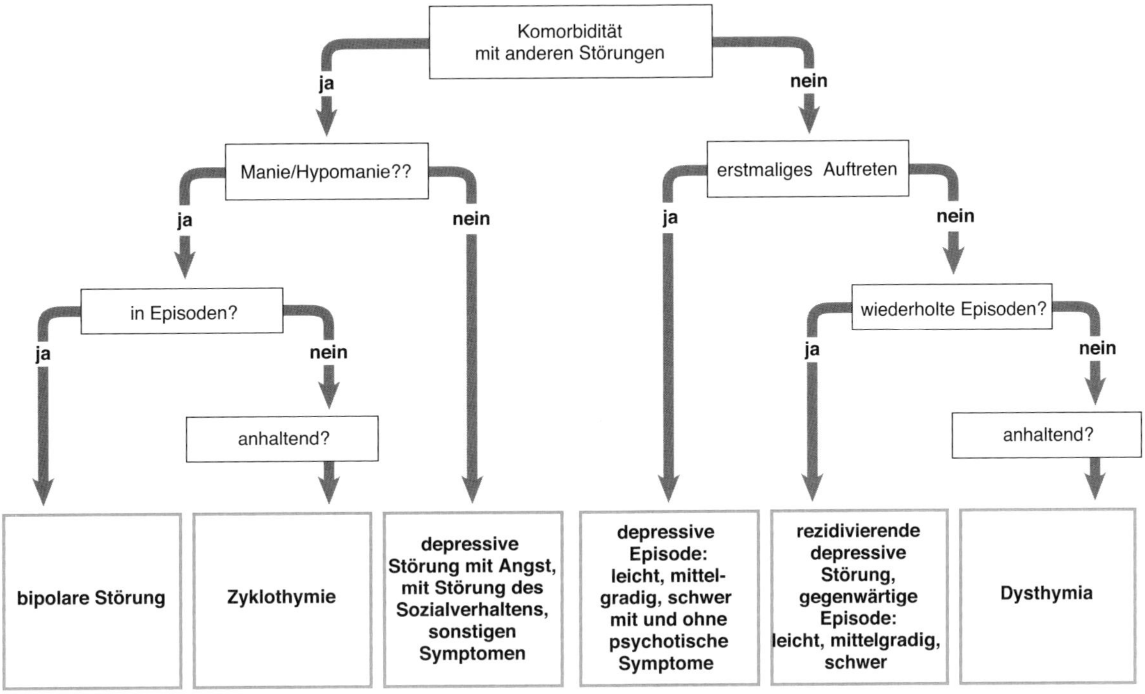

Abb. 119.2 Differentialdiagnose der Depression ohne exogene Auslöser.

Grunderkrankung bei organischen depressiven Störungen.

Ansonsten beruht die Diagnose der Depression auf der Psychopathologie. Bisher gibt es keinen spezifischen biologischen Marker für Depression, d.h., Tests wie der Dexamethason-Suppressions-Test haben sich in der Forschung bewährt, sind aber in der Praxis für die Diagnosestellung nicht relevant.

Besondere Hinweise

In den Abbildungen 119.1 und 119.2 ist das differentialdiagnostische Vorgehen bei Depression dargestellt. Abbildung 119.3 (Farbtafel) zeigt ein Bild, das von einem leicht depressiven 9jährigen Kind gemalt wurde.

Differentialdiagnostische Tabellen

Differentialdiagnose der Depression nach Schweregrad

Hauptsymptom	weiterführende Nebenbefunde	Verdachtsdiagnosen
2 Hauptsymptome (s. Tab. 119.1)	Dauer mindestens 2 Wochen + 2 Nebensymptome: keines besonders ausgeprägt (s. Tab. 119.1)	leichte depressive Episode
2 Hauptsymptome	Dauer mindestens 2 Wochen + 3(–4) Nebensymptome: einige besonders ausgeprägt, soziale Aktivitäten beeinträchtigt	mittelgradige depressive Episode
3 Hauptsymptome	Dauer mindestens 2 Wochen + mindestens 4 Nebensymptome: mehrere besonders ausgeprägt, häufig: Verzweiflung, Schuldgefühle, hohes Suizidrisiko	schwere depressive Episode ohne psychotische Symptome
3 Hauptsymptome	Dauer mindestens 2 Wochen + mindestens 4 Nebensymptome: mehrere besonders ausgeprägt, Wahnideen, Halluzinationen, depressiver Stupor	schwere depressive Episode mit psychotischen Symptomen

Psychische Störungen/Auffälligkeiten

Differentialdiagnose der Depression nach Verlauf

Hauptsymptom	weiterführende Nebenbefunde	Verdachtsdiagnosen
phasischer Verlauf		
erstmaliges Auftreten Dauer 2 Wochen Hauptsymptome: siehe Tab. 119.1	Nebensymptome: siehe Tab. 119.1	depressive Episoden: • leicht • mittelgradig • schwer, ohne psychotische Symptome • schwer, mit psychotischen Symptomen
mehrfaches Auftreten von depressiven Episoden + symptomfreie Intervalle	keine manischen Symptome	rezidivierende depressive Störung, gegenwärtige Episode: • leicht • mittelgradig • schwer, ohne psychotische Symptome • schwer, mit psychotischen Symptomen
Anamnese: mindestens 2 depressive Episoden	derzeitig keine depressive Episode	rezidivierende depressive Störung, gegenwärtig remittiert
mindestens eine manische und mindestens eine depressive Episode, durch Intervall getrennt	mindestens eine manische Episode Dauer 1 Woche *Symptome:* gehobene Stimmung, gesteigerter Antrieb, Überaktivität, gesteigerter Rededrang, vermindertes Schlafbedürfnis, Größenideen, Selbstüberschätzung, Verlust sozialer Hemmungen, psychotische Symptome möglich, Hypomanie: Symptome wie bei Manie in geringerer Ausprägung	bipolare affektive Störung, klassifiziert nach gegenwärtiger Episode
anhaltende Depression		
anhaltende Instabilität der Stimmung	zahlreiche Perioden leichter Depression und leicht gehobener Stimmung, Kriterien für depressive oder manische Episoden nicht erfüllt	Zyklothymia
chronische depressive Verstimmung	jahrelang, leichte, aber keine mittelgradigen depressiven Episoden möglich	Dysthymia

Differentialdiagnose der Depression mit psychiatrischer Komorbidität

Hauptsymptom	weiterführende Nebenbefunde	Verdachtsdiagnosen
Depression und Symptome einer Angststörung: Phobie, generalisierte Angststörung, Panikstörung	leichte Angst und Depression Ausmaß nicht für einzelne Diagnose ausreichend vegetative Symptome: Tremor, Herzklopfen, Mundtrockenheit, Magenbeschwerden	Angst und depressive Störung, gemischt
eindeutige depressive Episode + anhaltendes dissoziales Verhalten	anhaltende depressive Symptome + dissoziales, aggressives, aufsässiges Verhalten wie exzessives Streiten, Grausamkeit, Destruktivität, Feuerlegen, Stehlen, Lügen, Schulschwänzen, Weglaufen, Wutausbrüche, andere Regelüberschreitungen	Störung des Sozialverhaltens mit depressiver Störung
depressive und andere Symptome	Mischbilder von depressiven und anderen Symptomen wie: Sorge, Spannung, Verzweiflung, Schmerz, Müdigkeit; Kriterien für depressive Episode nicht erfüllt	sonstige depressive Episoden

Differentialdiagnose der Depression in eindeutigem zeitlichem Zusammenhang mit exogenen Faktoren und Belastungen

Hauptsymptom	weiterführende Nebenbefunde	Verdachtsdiagnosen
exogene somatische Faktoren		
Veränderung von Stimmung, Affekt, Antrieb	Folge von zerebraler oder körperlicher Grundstörung	organische affektive Störung: • manisch • bipolar • depressiv • gemischt
depressive Symptome nach Medikamenten	Folge von Medikamenteneinnahme, z.B. Antidepressiva, Steroide; Rückbildung nach Absetzen	sonstige organische psychische Störung
depressive Symptome durch psychotrope Substanzen	psychotische Symptome während oder unmittelbar nach Substanzmißbrauch, meist spontane Rückbildung nach 1 bis 6 Monaten	psychotische Störung, vorwiegend depressiv, durch psychotrope Substanzen
psychische Auslöser und Traumata		
leichte depressive Symptome nach subjektiv belastendem Lebensereignis	leichte Depression, Auftreten innerhalb eines Monats nach auslösendem Lebensereignis + individuelle Vulnerabilität; Dauer maximal 1 Monat	Anpassungsstörung: kurze depressive Reaktion
andauernde reaktive depressive Symptomatik	s.o. Dauer maximal 2 Jahre	Anpassungsstörung: längere depressive Reaktion
depressive Symptome und Angst	innerhalb eines Monats nach Auslöser; Dauer maximal 6 Monate	Anpassungsstörung: Angst und depressive Reaktion, gemischt
verzögerte und protrahierte depressive Reaktion nach objektiv schwerem Trauma wie Naturkatastrophen, Krieg, Mißhandlung, Verbrechen, Gewalt	wiederholte Erinnerung des Traumas: in Träumen, „flash-backs", im Spiel; affektive Symptome: Gleichgültigkeit, Interesselosigkeit, Anhedonie, trauriger Affekt, Angst, Panik, Aggression, Hypervigilanz: Übererregtheit, Schlafstörungen; Auftreten innerhalb von 6 Monaten	posttraumatische Belastungsstörung

120 Autismus

Gerd Lehmkuhl und Manfred Döpfner

Symptombeschreibung

Kanner beschrieb 1943 eine in der frühen Kindheit beginnende Entwicklungsstörung als „early infantile autismus". Die Symptomatik läßt sich wie folgt zusammenfassen:
• Die Kinder entwickeln kein antizipatorisches Verhalten.
• Sie nehmen keinen Körperkontakt auf.
• Es besteht eine partielle oder universelle Beeinträchtigung der kognitiven Funktionen, insbesondere eine verzögerte oder gehemmte Sprachentwicklung.

• Wird Sprache erlernt, treten typische Auffälligkeiten wie Echolalie und Pronominalvertauschung auf.
• Die nonverbale Kommunikation ist ebenfalls eingeschränkt, Gestik und Mimik werden nicht in Interaktionen eingesetzt.
• Der Augenkontakt wird vermieden und die Kinder beschäftigen sich monoton und stereotyp mit bestimmten Objekten.

Als weitere typische Merkmale beschrieb Kanner das ängstliche Beharren auf Gleicherhaltung der Umwelt und eine ausgeprägte Veränderungsangst.

Parallel zu Kanner berichtete Asperger 1944 über eine Symptomatik, die er „autistische Psychopathie" nannte. Asperger betrachtete die Symptomatik als eine „erbliche Charakteranomalie", wobei sich die Verhaltensauffälligkeiten nicht vor dem 2. Lebensjahr zeigten. Bei frühem Sprachbeginn sei ihr kommunikativer Einsatz begrenzt, hinzu kämen häufige Bewegungsstereotypien, Sonderinteressen und eine Einengung der Beziehungen zur menschlichen Umwelt. Soziale Kompetenzen würden nur gering entwickelt, und es liege eine Unfähigkeit zur empathischen Rollenübernahme vor.

Ausgehend von den Erstbeschreibungen definiert Rutter den infantilen Autismus als Entwicklungsstörung mit folgenden diagnostischen Kriterien:
- Krankheitsbeginn vor dem 30. Lebensmonat
- gestörte Sozialentwicklung mit Vermeidung sozialer Kontakte
- verzögerte und abweichende Sprachentwicklung
- stereotype Verhaltensmuster, spezielle Vorlieben und Widerstand gegen Veränderungen

In der Internationalen Klassifikation psychischer Störungen (ICD 10) werden die autistischen Störungen unter den tiefgreifenden Entwicklungsstörungen aufgeführt (Tab. 120.1).

Das Verhaltensspektrum autistischer Kinder läßt sich wie folgt zusammenfassen:
- Die qualitativen Beeinträchtigungen der sozialen Interaktionen zeigen sich in einer unangemessenen Einschätzung sozialer und emotionaler Signale, wie z.B. fehlenden Reaktionen auf Emotionen anderer Menschen und fehlender Verhaltensmodulation im sozialen Kontext.
- Soziale Signale werden nur gering eingesetzt, und es liegt eine mangelhafte Integration sozialer, emotionaler und kommunikativer Verhaltensweisen vor.
- Eine soziale und emotionale Gegenseitigkeit findet nicht statt.
- Neben dem Fehlen des sozialen Gebrauchs vorhandener sprachlicher Fähigkeiten kommt es zu einer Beeinträchtigung des sozialen, imitierenden Spiels.
- Geringe Flexibilität im Sprachausdruck, ein relativer Mangel an Kreativität und Phantasie im Denkprozeß, eine Beeinträchtigung der Sprachmelodie sowie eine Einschränkung von Mimik und Gestik verstärken die Kommunikationsprobleme.
- Eingeschränkte, sich wiederholende und stereotype Verhaltensmuster, Interessen und Aktivitäten sind ebenso häufig wie spezifische Bindungen an ungewöhnliche Objekte und die stereotype Beschäftigung mit spezifischen Interessen.
- Darüber hinaus kann ein Widerstand gegenüber Veränderungen bestehen, insbesondere, wenn ritualisierte Handlungen unterbrochen werden.

Tabelle 120.1 Hauptsymptome des frühkindlichen Autismus (nach ICD-10).

auffällige und beeinträchtigte Entwicklung in mindestens einem der folgenden Bereiche (Beginn der Symptomatik vor dem 3. Lebensjahr)
- rezeptive oder expressive Sprache
- Entwicklung selektiver sozialer Zuwendung oder reziproker Interaktion
- funktionales oder symbolisches Spielen

Auftreten spezifischer Verhaltensmerkmale
- qualitative Beeinträchtigungen der Kommunikation
  - Verspätung oder vollständige Störung der Entwicklung gesprochener Sprache ohne Kompensationsversuch durch Gestik oder Mimik
  - relative Unfähigkeit, einen sprachlichen Kontakt zu beginnen oder aufrechtzuerhalten (auf dem jeweiligen Sprachniveau)
  - stereotype oder repetitive Verwendung der Sprache
  - Mangel an spontanen Als-ob- oder sozialen Imitationsspielen
- qualitative Beeinträchtigungen der gegenseitigen sozialen Interaktion
  - Unfähigkeit, Blickkontakt, Mimik, Körperhaltung und Gestik zur Regulation sozialer Interaktion zu verwenden
  - Unfähigkeit, Beziehungen zu Gleichaltrigen aufzunehmen mit gemeinsamen Interessen und Aktivitäten
  - Mangel an sozioemotionaler Gegenseitigkeit
  - Mangel, spontane Freude, Interessen oder Tätigkeiten mit anderen zu teilen
- begrenzte, repetitive und stereotype Verhaltensmuster, Interessen und Aktivitäten
  - umfassende Beschäftigung mit gewöhnlich mehreren stereotypen und begrenzten Interessen
  - zwanghafte Anhänglichkeit an spezifische, nicht funktionale Handlungen oder Rituale
  - stereotype und repetitive motorische Manierismen
  - vorherrschende Beschäftigung mit Teilobjekten oder nicht funktionalen Elementen des Spielmaterials

Die Störung weist je nach Entwicklungs- und Altersstufe des Betroffenen eine große Variationsbreite auf. Neben den in Tabelle 120.1 zusammengefaßten Hauptsymptomen können Kinder mit einer autistischen Störung eine ganze Reihe weiterer Verhaltenssymptome aufweisen, wie z.B.: Hyperaktivität, kurze Aufmerksamkeitsspanne, Impulsivität, Aggressivität, selbstschädigende Verhaltensweisen, Schlaf- und Eßstörungen, Wutausbrüche. Die Verarbeitung sensorischer Reize kann Besonderheiten aufweisen: z.B. hohe Schmerzschwelle, Übersensibilität gegenüber Tönen und Berührungen, übersteigerte Reaktionen auf Licht oder Gerüche, Faszination von bestimmten Reizen. Vor wirklichen Gefahren kann Furchtlosigkeit bestehen, während harmlose Auslöser zu massiven Angstreaktionen führen. Wenn eine deutliche Intelligenzminderung vorliegt (etwa $3/4$ der

Tabelle 120.2 Abgrenzung des Asperger-Syndroms vom frühkindlichen Autismus.

- Fehlen einer eindeutigen allgemeinen Verzögerung der rezeptiven oder expressiven Sprache oder der kognitiven Entwicklung
- verspätete motorische Entwicklung, häufig geprägt von Ungeschicklichkeit
- evtl. Vorhandensein isolierter Spezialfertigkeiten

Fälle), kann es zu ausgeprägten selbstschädigenden Verhaltensweisen kommen, wie z.B. Kopfanschlagen, sich in Finger, Hand oder Handgelenk beißen.

Tiefgreifende Entwicklungsstörungen treten 4- bis 5mal häufiger bei Jungen als bei Mädchen auf und können mit bestimmten somatischen sowie einer Reihe genetisch definierter Krankheitsbilder kombiniert auftreten, wie infantile Zerebralparese, angeborene Röteln, zerebrale Lipidstoffwechselstörung, Histidinämie, tuberöse Hirnsklerose, Neurofibromatose, Phenylketonurie, Fragiles-X-Syndrom, Down-Syndrom, Laurence-Moon-Biedl-Syndrom, Hurler-Krankheit oder Cornelia-de-Lange-Syndrom.

Das *Asperger-Syndrom* oder die *autistische Psychopathie* ist durch dieselbe Form qualitativer Beeinträchtigungen der gegenseitigen sozialen Interaktionen und ein eingeschränktes, stereotypes, sich wiederholendes Repertoire von Interessen und Aktivitäten gekennzeichnet wie der frühkindliche Autismus. Hiervon abweichend fehlt jedoch eine allgemeine Entwicklungsverzögerung bzw. ein Entwicklungsrückstand der Sprache oder der kognitiven Entwicklung. Die meisten Patienten besitzen eine normale allgemeine Intelligenz. Motorische Auffälligkeiten sind üblich, und die individuellen Charakteristika lassen sich durch Umwelteinflüsse nicht stark beeinflussen (Tab. 120.2). Häufig treten extrem ausgeprägte Interessen für technische Gebiete auf, z.B. Fahrpläne, bestimmte Maschinen, chemische Formeln usw.

Rationelle Diagnostik

Anamnese

Angaben über das *Kontaktverhalten* während der frühen Säuglingszeit und im Kleinkindalter kommt eine große Bedeutung zu: Konnte Augen- und Körperkontakt aufgenommen werden? Wurde ein sozialer Austausch im Spiel abgelehnt oder gesucht?

Fütter- und Schlafstörungen werden von den Müttern häufig berichtet, ebenso Veränderungsängste und Stereotypien sowie eine verzögerte oder nur unvollständig einsetzende Sprachent-

wicklung. Ein Teil der Kinder weist motorische Auffälligkeiten auf, Zehengang ist häufig. Angaben zur frühen Kommunikation helfen das Ausmaß der Interaktionsstörung einzuschätzen. Fehlende Sprache und Mimik werden von den meisten Eltern berichtet. Häufig bestehen Hinweise auf prä- und perinatale Risikofaktoren.

Familiäre Belastungen hinsichtlich neurologischer Erkrankungen, Epilepsie sowie Entwicklungsverzögerungen, Lern- oder Sprachstörungen und psychiatrische Störungen sollten ebenfalls erfaßt werden.

Fragen zum Verlauf des Interaktions- und Entwicklungsverhaltens des Kindes sind besonders notwendig, um z.B. einen plötzlich einsetzenden Verlust von bereits erworbenen Fähigkeiten gegenüber einer Entwicklungsverzögerung abgrenzen zu können.

Körperliche Untersuchung

Im Mittelpunkt steht die Erfassung des neurologischen Entwicklungsstatus des Kindes, insbesondere ist auf das Vorliegen von „soft signs" zu achten. Die Inspektion der Haut kann Hinweise auf das Vorliegen einer tuberösen Hirnsklerose geben. Soweit in diesem Alter möglich, sollten Seh- und Hörfähigkeit überprüft und bei Verdacht eine entsprechende Abklärung veranlaßt werden.

Verhaltensbeobachtung

Einen zentralen Stellenwert nimmt die Beobachtung des Kindes ein: Wie nimmt es zum Untersucher Kontakt auf? Mit welchen spezifischen Verhaltensweisen reagiert es? Nutzt es Sprache und Mimik zur Kommunikation? Kann es in einen Interaktionsprozeß treten? Läßt sich Spielverhalten beobachten? Hierbei ist die Situation so zu strukturieren, daß das Kind reagieren muß, ohne daß zu viele Vorgaben bestehen. In einer vollständig unstrukturierten Situation werden oft zuwenig Informationen gewonnen; also muß der Untersucher Gelegenheiten schaffen, um das soziale Kommunikationsverhalten einschätzen zu können, z.B. in Spielsituationen.

Hilfreich ist die deutschsprachige Adaptation des „Social Communication Questionnaire" (SCQ), dessen 40 dichotom skalierte Items die zentralen psychopathologischen Merkmale des Autismus aus den Bereichen soziale Interaktion, Kommunikation und stereotypes Verhalten erfassen.

Klinisch-chemische Untersuchungen

Mögliche Stoffwechselerkrankung wie Phenylketonurie sowie andere das zentrale Nervensystem betreffende Speichererkrankungen sollten abgeklärt werden.

Psychische Störungen/Auffälligkeiten

Tabelle 120.3 Untersuchungsvorgehen bei frühkindlichem Autismus.

- Erhebung der biographischen Anamnese mit besonderer Berücksichtigung der sprachlichen und kommunikativen Funktionen und Fähigkeiten einschließlich der Verlaufsbeurteilung nach Beginn der Auffälligkeiten

- Beurteilung der aktuellen kommunikativen Funktionsfähigkeit und Kontaktaufnahme, Überprüfung der rezeptiven und expressiven Sprache sowie der allgemeinen intellektuellen Begabung unter Verwendung von standardisierten Untersuchungsmethoden

- psychopathologische Befunderhebung unter Beachtung spezieller Phänomene: Aufnahme von Augenkontakt, Einschätzung des Bindungsverhaltens, Auftreten stereotyper und selbststimulierender Verhaltensmuster, Widerstand gegenüber Änderungen, unübliche Reaktionen gegenüber der Umgebung, nicht funktionales Spielverhalten

- körperliche Untersuchung
  - Erhebung des neurologischen Status einschließlich von „soft signs"
  - Inspektion der Haut
  - Überprüfung der Hör- und Sehfähigkeit
  - orientierende Untersuchung der Sprachfunktionen

- testpsychologische Untersuchung
  - verbale und nonverbale Intelligenz
  - expressive und rezeptive Sprachentwicklung
  - visuelle und motorische Fertigkeiten
  - kognitiver Entwicklungsstand

- technische Untersuchungen
  - EEG
  - evtl. bildgebende Verfahren wie CT, Kernspinresonanztomographie
  - evtl. Chromosomenanalyse

Technische Untersuchungen

Sprach- und kognitive Leistungen sollten mit standardisierten Untersuchungsmethoden überprüft werden, wobei hierzu von seiten der Kinder nur eine geringe Kooperation besteht, so daß oft mehrere Versuche notwendig sind.

Da bei ca. einem Drittel der Patienten im Laufe der weiteren Entwicklung eine Epilepsie auftritt, sollte ein EEG abgeleitet werden.

Bei entsprechender Indikation sollten bildgebende Verfahren wie CT und MRT dazu beitragen, funktionelle und morphologische Veränderungen des zentralen Nervensystems zu erfassen (Tab. 120.3).

Besondere Hinweise

Autistische Störungen sollten möglichst früh erkannt werden, um eine rechtzeitige Förderbehandlung einleiten zu können, von der Kinder in einem frühen Alter am meisten profitieren. Darüber hinaus sollten die altersspezifischen psychopathologischen Symptome differenziert beurteilt werden: Während in der *mittleren Kindheit* das komplette Symptombild des Autismus vorhanden ist, verändern sich die Charakteristika im weiteren Entwicklungsverlauf von der sozialen Zurückgezogenheit hin zu sozial auffälligen Aktivitäten. Als Verhaltensmuster der mittleren Kindheit treten Aggressionen, Autoaggressionen und Hyperaktivität hinzu. In der *Adoleszenz* kommt es bei einem Teil der Kinder zu einer deutlichen Symptomverschlechterung und einem erhöhten Leidensdruck. In diesem Alter kann sich ein Anfallsleiden entwickeln.

In Abbildung 120.1 ist der differentialdiagnostische Weg dargestellt. Liegen eine qualitative Beeinträchtigung der sozialen Interaktion und begrenzte stereotype Verhaltensmuster und Interessen vor, so ist zunächst ein *atypischer Autismus* auszuschließen. Dieser besteht dann, wenn die Kriterien für einen frühkindlichen Autismus nicht in allen relevanten Bereichen erfüllt sind bzw. Patienten mit einer schweren umschriebenen Entwicklungsstörung soziale und emotionale Verhaltensauffälligkeiten aufweisen und in ihrem intellektuellen Funktionsniveau deutlich gemindert sind. Sinnesbehinderungen müssen ebenso ausgeschlossen werden wie eine reaktive Bindungsstörung, die vor allem durch Vernachlässigung und Mißhandlung oder häufigen Wechsel von Bezugspersonen zu nachhaltigen Beziehungsstörungen führen kann.

In den nächsten Schritten sollte das alleinige Vorliegen einer geistigen Behinderung sowie eine umschriebene Sprachentwicklungsstörung, die per se eine qualitative Beeinträchtigung in den sozialen Interaktionen begründen könnte, abgeklärt werden.

Beim Rett-Syndrom kommt es zu einem Verlust erworbener Fähigkeiten nach einer zunächst normalen Entwicklung mit begleitenden neurologischen Auffälligkeiten, ebenso wie bei der desintegrativen Psychose, die zu einem massiven Abbau intellektueller Fähigkeiten führt. Liegt eine qualitative Störung der Kommunikation mit Sprachentwicklungsstörung vor, ist von einem frühkindlichen Autismus auszugehen, während beim Asperger-Syndrom eine allgemeine Entwicklungsverzögerung der Sprache und der kognitiven Entwicklung fehlt.

Bei älteren Kindern oder wenn eine entsprechende Störung erst nach einem langfristigen Verlauf im Jugendalter zu beurteilen ist, sind schizotype Störungen und zwanghafte Persönlichkeitsstörungen neben einer Schizophrenia simplex differentialdiagnostisch auszuschließen.

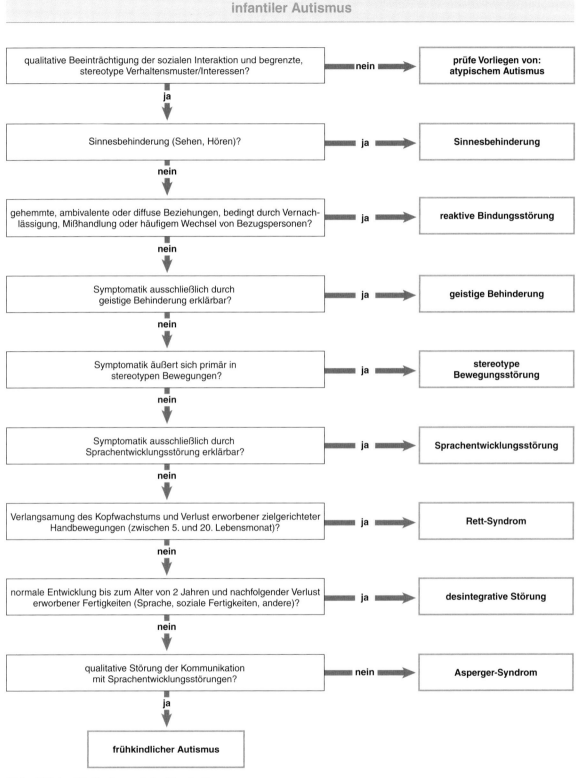

Abb. 120.1 Fließschema infantiler Autismus.

Differentialdiagnostische Tabelle

Differentialdiagnose des frühkindlichen Autismus

Charakterisierung des Hauptsymptoms	weiterführende Nebenbefunde	Verdachtsdiagnosen	Bestätigung der Diagnose
scheinbar normale Entwicklung mit Verlust erworbener Fähigkeiten, meist zwischen dem 7. bis 24. Lebensmonat	Drehbewegung der Hände, Hyperventilation, überwiegend Mädchen betroffen, Verlangsamung des Kopfwachstums	Rett-Syndrom	Verlauf: Rumpfataxie, Apraxie, Sprachverlust, schwere Intelligenzminderung, Veränderungen im Schlaf-EEG
Hyperaktivität, Aufmerksamkeitsstörung, stereotype Verhaltensweisen	Hyperaktivität ohne Effekt von Ritalin, stereotype Verhaltensmuster	hyperkinetische Störung mit Intelligenzminderung und Bewegungsstereotypien	allgemeine Entwicklungsdefizite ohne Verlust der kommunikativen Funktion der Sprache
normale Entwicklung bis zum Alter von mindestens 2 Jahren, Verlust der Fähigkeiten innerhalb weniger Monate	allgemeiner Interessenverlust, motorische stereotype Manierismen	desintegrative Störung des Kindesalters*	ungünstiger weiterer Verlauf, zunehmender Abbau intellektueller Fähigkeiten
in den ersten 5 Lebensjahren auftretende anhaltende Auffälligkeiten im Beziehungsmuster	Furchtsamkeit, eingeschränkte soziale Interessen, Unglücklichsein	reaktive Bindungsstörungen des Kindesalters	Folge schwerer Vernachlässigung und Mißhandlung, kognitive Defizite sprechen auf Milieuveränderung an, Sprachentwicklungsverzögerung
diffuses, nichtselektives Bindungsverhalten	Anklammerungsverhalten, Schwierigkeiten beim Aufbau einer engen vertrauensvollen Beziehung zu Gleichaltrigen	Bindungsstörung des Kindesalters mit Enthemmung	mangelnde Kontinuität der Betreuungspersonen in der frühesten Kindheit, dürftige soziale Integration, fehlende Situationsspezifität
Kind spricht in einigen definierbaren Situationen nicht mit anderen	Rückzug, Empfindlichkeit, soziale Ängste	elektiver Mutismus	keine ausgeprägten Entwicklungsrückstände, sprachliche Kommunikation in einigen Situationen möglich

* Es handelt sich um eine tiefgreifende Entwicklungsstörung, bei der nach zunächst normaler Entwicklung der Verlust vorher erworbener Fertigkeiten aus mehreren Bereichen innerhalb weniger Monate eintritt, verbunden mit charakteristischen Auffälligkeiten in sozialen, kommunikativen und Verhaltensfunktionen sowie einer schweren Intelligenzminderung.

121 Hyperaktivität

Manfred Döpfner und Gerd Lehmkuhl

Symptombeschreibung

> *Hyperaktivität* bezeichnet eine desorganisierte, mangelhaft regulierte und überschießende motorische Aktivität oder ausgeprägte Ruhelosigkeit, die besonders in Situationen auftritt, die relative Ruhe verlangen.

Dieses anhaltende Muster exzessiver motorischer Aktivität erscheint durch die soziale Umgebung, beispielsweise durch Aufforderungen, als nicht durchgreifend beeinflußbar. Als Beurteilungsmaßstab sollte gelten, daß die Aktivität darüber hinaus extrem ausgeprägt ist im Verhältnis zu dem, was in der gleichen Situation von gleichaltrigen Kindern mit gleicher Intelligenz zu erwarten wäre. Dieses Verhaltensmerkmal zeigt sich am deutlichsten in strukturierten und organisierten Situationen, die ein hohes Maß an eigener Verhaltenskontrolle erfordern.

Obwohl Hyperaktivität auch bei anderen Störungen auftreten kann, ist dieses Symptom als situationsübergreifende Auffälligkeit am häufigsten bei Kindern mit einer *hyperkinetischen Störung* oder einer *Aufmerksamkeitsdefizit- und Hyperaktivitätsstörung* zu beobachten. Diese ist durch ein umfassendes Muster von Aufmerksamkeitsstörungen, Impulsivität und Hyperaktivität gekennzeichnet, das häufiger auftritt und stärker ausgeprägt ist, als es bei Kindern auf vergleichbarer Entwicklungsstufe typischerweise beobachtet wird.

Hyperaktivität äußert sich durch:
- Herumzappeln und Herumrutschen auf dem Stuhl
- Unfähigkeit zum Ruhigsitzen, wenn gefordert
- übermäßiges Klettern oder Laufen in unpassenden Situationen.

Die Hyperaktivität kann je nach Alter und Entwicklungsstufe des Kindes unterschiedlich ausgeprägt sein. Hyperaktive Kleinkinder und Kinder im Vorschulalter unterscheiden sich von normal aktiven jüngeren Kindern durch folgende *Verhaltensweisen:* Sie
- sind ständig unterwegs
- sind überall dabei
- rasen herum
- sind schon zur Tür hinaus, bevor sie die Jacke anhaben
- springen oder klettern auf Möbel
- laufen durchs Haus
- haben Schwierigkeiten, im Kindergarten an sitzenden Gruppenaktivitäten teilzunehmen (z.B. einer Geschichte zuzuhören).

Schulkinder zeigen ähnliche Verhaltensweisen, aber gewöhnlich weniger häufig und ausgeprägt als Klein- und Vorschulkinder. Aufgrund der höheren Anforderungen an Ruhe und Ausdauer in der Schulsituation fallen die Kinder im Grundschulalter jedoch vor allem während des Unterrichtes durch ihre *ausgeprägte Unruhe* stark auf:
- Es fällt ihnen schwer, ruhig sitzen zu bleiben.
- Sie stehen während des Unterrichts häufig auf.
- Sie rutschen auf dem Stuhl herum oder hängen an der Stuhlkante.
- Sie spielen nervös an Gegenständen, klopfen mit den Händen und wackeln übermäßig mit Füßen oder Beinen.
- Sie stehen häufig während der Mahlzeiten vom Tisch auf.

Im Jugendalter vermindert sich die motorische Unruhe, eine erhöhte Aktivität und vor allem andere Symptome einer hyperkinetischen Störung persistieren jedoch.

Typischerweise werden die Symptome stärker in Situationen, in denen eine längere Aufmerksamkeitsspanne oder geistige Anstrengung erforderlich ist oder die den eigenen Reiz oder den Reiz des Neuen verloren haben (z.B. dem Lehrer im Unterricht zuhören, Hausaufgaben machen oder monotone, sich wiederholende Aufgaben durchführen).

Anzeichen der Störung können in sehr geringem Maße oder gar nicht auftreten, wenn sich das Kind in einer neuen Umgebung befindet, wenn es nur mit einem Gegenüber konfrontiert ist, wenn es streng kontrolliert wird, wenn das angemessene Verhalten häufig belohnt wird oder wenn es sich einer Lieblingsaktivität widmet, selbst wenn diese in vermehrtem Maße Aufmerksamkeit erfordert (z.B. beim Computerspiel). Die Symptome treten häufiger in Gruppensituationen auf (z.B. in Spielgruppen oder Klassenzimmern).

Rationelle Diagnostik

Anamnese

Da Hyperaktivität so gut wie nie als isolierte Symptomatik auftritt, stellt die Grundlage einer rationellen Diagnostik eine umfassende Anamnese und Exploration der Eltern und des Kindes dar, bei der neben der Hyperaktivität andere psychische Auffälligkeiten und Hinweise auf organische Erkrankungen erhoben werden müssen.

Klassifikationssysteme

Zur klinischen Beurteilung psychischer Auffälligkeiten können das Psychopathologische Befund-System (CASCAP-D) sowie das Diagnostik-System für psychische Störungen im Kindes- und Jugendalter (DISYPS-KJ) herangezogen werden.

Besonders in der frühen Kindheit kann es schwierig sein, Symptome der Hyperaktivität von *altersgemäßen Verhaltensweisen* bei aktiven Kindern (z.B. Herumlaufen, Lärmmachen) zu unterscheiden. Zur weiteren Abklärung hilft hier neben der Anwendung normierter Verfahren in der Regel nur die weitere Verlaufsbeobachtung. Wenn Symptome von Hyperaktivität vorliegen, sollte auch nach Symptomen von Aufmerksamkeitsstörungen und Impulsivität exploriert werden. Tabelle 121.1 gibt eine Übersicht über die Symptomkriterien für Hyperaktivität, Impulsivität und Aufmerksamkeitsstörungen bei einer hyperkinetischen Störung, wie sie weitgehend übereinstimmend in den beiden wichtigsten Klassifikationssystemen definiert werden, dem ICD-10 der Weltgesundheitsorganisation und dem DSM-IV der American Psychiatric Association.

Für die Diagnose einer hyperkinetischen Störung müssen die Symptome mindestens 6 Monate lang in einem mit dem Entwicklungsstand des Kindes nicht zu vereinbarenden und unangemessenen Ausmaß vorliegen, und zumindest einige beeinträchtigende Symptome der Störung müssen bereits vor dem Alter von 7 Jahren auftreten.

Darüber hinaus manifestieren sich Beeinträchtigungen durch diese Symptome in zwei oder mehr Lebensbereichen (z.B. in der Schule bzw. am Arbeitsplatz und zu Hause), oder sie zeigen sich auch an einem anderen Ort, an dem die Kinder beobachtet werden können (z.B. bei der klinischen Untersuchung).

Die beiden Klassifikationssysteme ICD-10 und DSM-IV unterscheiden sich bei der Definition der Kriterien für eine hyperkinetische Störung bzw. für eine Aufmerksamkeitsdefizit-/Hyperaktivitätsstörung in der Kombination der in Tabelle 121.1 aufgelisteten Symptomkriterien. Nach ICD-10 müssen sowohl ausgeprägte Aufmerksamkeitsstörungen als auch Überaktivität und Impulsivität in mindestens zwei Lebensbereichen (situationsübergreifend) vorliegen. Im amerikanischen Klassifikationssystem DSM-IV sind dagegen drei Subtypen spezifiziert:

• Der *Mischtyp* einer Aufmerksamkeitsdefizit-/Hyperaktivitätsstörung, bei dem sowohl Aufmerksamkeitsstörung als auch Hyperaktivität und Impulsivität vorliegen.

• Der *vorherrschend unaufmerksame Typ*, bei dem vor allem Aufmerksamkeitsstörungen vorliegen, während Hyperaktivität und Impulsivität nicht oder nicht hinreichend stark ausgeprägt sind.

• Der *vorherrschend hyperaktiv-impulsive Typ*, bei dem vor allem Hyperaktivität und Impulsivität vorliegen, während Aufmerksamkeitsstörungen nicht oder nicht hinreichend stark ausgeprägt sind.

Da im Jugendalter sich vor allem die Symptome der Hyperaktivität vermindern, kann bei Jugendlichen, die zum Untersuchungszeitpunkt nicht mehr alle Kriterien erfüllen, eine hyperkinetische Störung in partieller Remission diagnostiziert werden.

Exploration der Eltern und des Kindes

Bei der Exploration der Eltern und des Kindes (etwa ab dem Schulalter) sollten neben dem Auftreten der Leitsymptome die *Häufigkeit, Intensität* und die *situative Variabilität* der Symptomatik (z.B. Symptomatik in der Familie, bei fremdbestimmten oder bei selbstbestimmten Aktivitäten, Symptomatik im Kindergarten bzw. in der Schule) erfragt werden. Daneben werden die Eltern hinsichtlich ungünstiger Temperamentsmerkmale im

Tabelle 121.1 Symptomkriterien der hyperkinetischen Störung nach ICD-10 und der Aufmerksamkeitsdefizit-/Hyperaktivitätsstörung nach DSM-IV.

Unaufmerksamkeit

Das Kind:

1. beachtet häufig Einzelheiten nicht oder macht Flüchtigkeitsfehler bei den Schularbeiten, bei der Arbeit oder bei anderen Tätigkeiten
2. hat oft Schwierigkeiten, längere Zeit die Aufmerksamkeit bei Aufgaben oder Spielen aufrechtzuerhalten
3. scheint häufig nicht zuzuhören, wenn es andere ansprechen
4. führt häufig Anweisungen anderer nicht vollständig durch und kann Schularbeiten, andere Arbeiten oder Pflichten am Arbeitsplatz nicht zu Ende bringen (nicht aufgrund von oppositionellem Verhalten oder Verständnisschwierigkeiten)
5. hat häufig Schwierigkeiten, Aufgaben und Aktivitäten zu organisieren
6. vermeidet häufig, hat eine Abneigung gegen oder beschäftigt sich häufig nur widerwillig mit Aufgaben, die längerandauernde geistige Anstrengungen erfordern (wie Mitarbeit im Unterricht oder Hausaufgaben)
7. verliert häufig Gegenstände, die es für Aufgaben oder Aktivitäten benötigt (z.B. Spielsachen, Hausaufgabenhefte, Stifte, Bücher oder Werkzeug)
8. läßt sich oft durch äußere Reize leicht ablenken
9. ist bei Alltagstätigkeiten häufig vergeßlich.

Hyperaktivität

Das Kind:

1. zappelt häufig mit Händen oder Füßen oder rutscht auf dem Stuhl herum
2. steht {häufig} in der Klasse oder in anderen Situationen auf, in denen Sitzenbleiben erwartet wird
3. läuft häufig herum oder klettert exzessiv in Situationen, in denen dies unpassend ist (bei Jugendlichen oder Erwachsenen kann dies auf ein subjektives Unruhegefühl beschränkt bleiben)
4. hat häufig Schwierigkeiten, ruhig zu spielen oder sich mit Freizeitaktivitäten ruhig zu beschäftigen
5. {ist häufig „auf Achse" oder handelt oftmals, als wäre es „getrieben"} bzw.

   [zeigt ein anhaltendes Muster exzessiver motorischer Aktivität, das durch die soziale Umgebung oder durch Aufforderungen nicht durchgreifend beeinflußbar ist.]

Impulsivität

Das Kind:

1. platzt häufig mit der Antwort heraus, bevor die Frage zu Ende gestellt ist
2. kann häufig nur schwer warten, bis es an der Reihe ist [bei Spielen oder in Gruppensituationen]
3. unterbricht und stört andere häufig (platzt z.B. in Gespräche oder in Spiele anderer hinein)
4. redet häufig übermäßig viel [ohne angemessen auf soziale Beschränkungen zu reagieren].
   {im DSM-IV unter Hyperaktivität subsumiert}

{ } = nur DSM-IV; [ ] = nur ICD-10

Säuglingsalter (nicht notwendigerweise vorhanden), dem Beginn der Leitsymptome der hyperkinetischen Störung (muß vor dem Alter von sieben Jahren liegen) und dem Verlauf der Symptomatik (konstant, fluktuierend, Beeinflussung durch andere Belastungen) exploriert.

Zur Exploration der hyperkinetischen Verhaltensauffälligkeiten des Kindes in der Familie, im Kindergarten bzw. in der Schule und im Kontakt mit Gleichaltrigen können die Diagnose-Checklisten zur klinischen Beurteilung sowie spezifische Elternfragebögen herangezogen werden.

Ein besonderes Augenmerk sollte auf die *Erfassung komorbider psychischer Störungen* gelegt werden, insbesondere auf:
- Störungen des Sozialverhaltens
- umschriebene Entwicklungsstörungen
- schulische Leistungsdefizite
- Hinweise für Teilleistungsschwächen oder Intelligenzminderung
- Tic-Störungen (einschließlich Tourette-Störung)
- negatives Selbstkonzept
- depressive Störungen
- Angststörungen (insbesondere Leistungsängste)
- beeinträchtigte Beziehungen zu Familienmitgliedern, zu Erziehern/Lehrern und zu Gleichaltrigen.

Die häufigste psychiatrische Komorbidität sind Störungen des Sozialverhaltens und umschriebene Entwicklungsstörungen. Emotionale Störungen werden am häufigsten übersehen.

Die Eltern sollten auch hinsichtlich abnormer psychosozialer Bedingungen und familiärer Ressourcen, insbesondere hinsichtlich inkonsistenten Erziehungsverhaltens, mangelnder Wärme in den familiären Beziehungen, spezifischer Bewältigungsstrategien der Eltern in kritischen Erziehungssituationen, exploriert werden. Bei der Erhebung der Anamnese müssen zudem *Bedingungen* berücksichtigt werden, *die Hyperaktivität auslösen können*, insbesondere:
- *Schulische Überforderung:* Symptome der Hyperaktivität sind bei Kindern, die eine für ihre intellektuellen Fähigkeiten ungeeignete Schule besuchen und die in der Schule überfordert sind, meist in Verbindung mit Unaufmerksamkeit häufig zu beobachten. Die Symptomatik entwickelt sich in diesen Fällen zeitgleich mit der Einschulung. Hinweise auf schulische Überforderung ergeben sich aus den Schulleistungen, die in einer ausführlichen testpsychologischen Untersuchung überprüft werden müssen. Allerdings können hyperkinetische Störungen und schulische Überforderung auch gleichzeitig auftreten.
- *Schulische Unterforderung:* Hyperaktivität meist zusammen mit Unaufmerksamkeit im Schulunterricht kann auch auftreten, wenn Kinder mit sehr hoher Intelligenz Schulen besuchen, die sie zuwenig anregen. Bei angemessenen Leistungsanforderungen verschwinden dann die Symptome. Eine testpsychologische Untersuchung ist in diesen Fällen unabdingbar.
- *Chaotische psychosoziale Bedingungen:* Kinder aus völlig unorganisiertem und chaotischem Umfeld können durch Schwierigkeiten bei zielgerichtetem Verhalten auffallen. Allerdings vermindern sich die Symptome relativ rasch, wenn sich das Kind längere Zeit in einer besser strukturierten Umgebung befindet.

Abbildung 121.1 zeigt die differentialdiagnostische Abgrenzung hyperkinetischer Störungen. Obwohl eine längerandauernde und situationsübergreifende Hyperaktivität im Kindesalter meist auf das Vorliegen einer hyperkinetischen Störung hindeutet, müssen *Hinweise auf andere Störungen* als Ursache der Symptomatik zunächst anamnestisch erhoben werden. Weiterführende Untersuchungen (z.B. testpsychologische Untersuchung, körperliche Untersuchung) können notwendig werden, wenn entsprechende Hinweise vorliegen:
- Bei Kindern, die *Medikamente* einnehmen, sollte überprüft werden, ob die Symptomatik auf pharmakologische Wirkungen zurückzuführen ist (insbesondere bei Antiasthmatika, Phenobarbital, Antihistaminika, Steroiden, Sympathomimetika). Üblicherweise ist in diesem Fall ein enger zeitlicher Zusammenhang zwischen dem Beginn der hyperkinetischen Symptomatik und der Medikamenteneinnahme herzustellen.
- Anamnestisch werden Hinweise auf eine *organische, insbesondere neurologische Primärstörung*, die hyperkinetische Symptome auslösen kann (z.B. Epilepsie, Hyperthyreose, Schädel-Hirn-Trauma), erhoben.
- Wenn die Symptome der Unaufmerksamkeit nach dem 7. Lebensjahr beginnen und die Störung nicht relativ konstant verläuft, dann liegt meist keine hyperkinetische Störung, sondern vermutlich eher eine *affektive Störung*, eine Angststörung, eine dissoziative Störung, eine Persönlichkeitsstörung, eine Anpassungsstörung oder eine Psychose vor, die dann genauer abzuklären sind. Allerdings können bei Kindern, die weniger stark von der hyperkinetischen Symptomatik betroffen sind, deutliche Beeinträchtigungen erst nach der Einschulung auftreten.
- Bei Kindern mit einer tiefgreifenden Entwicklungsstörung (frühkindlicher Autismus, Rett-Syndrom oder desintegrative Störung) wird nur die entsprechende *Entwicklungsstörung* diagnostiziert, da diese die umfassendere Störung darstellt.
- Bei Kindern mit *Intelligenzminderung* in Form von Lernbehinderung oder geistiger Behinderung treten vor allem Symptome der Aufmerksamkeitsschwächen, aber auch erhöhte Unruhe und Impulsivität auf. Prinzipiell kann auch bei diesen Kindern die Diagnose einer hyperkinetischen Störung gestellt werden, wenn die Symptome deut-

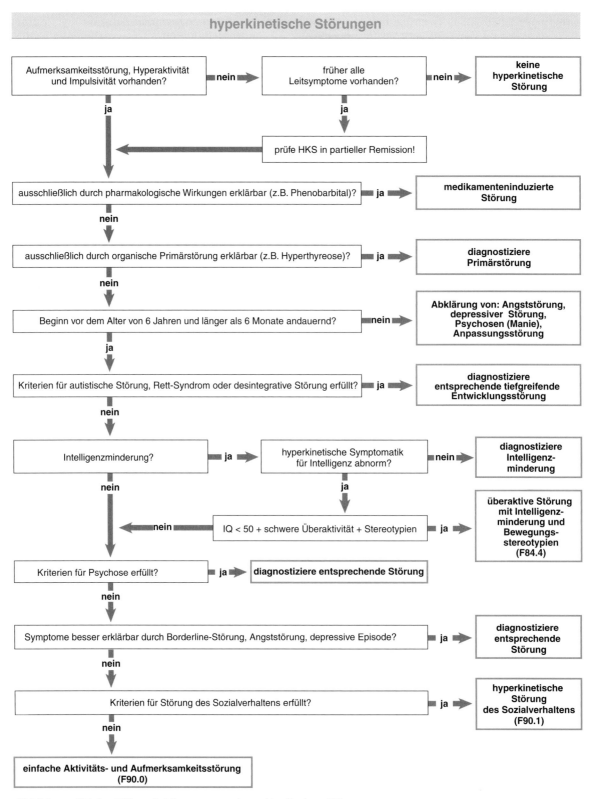

Abbildung 121.1 Differentialdiagnose von hyperkinetischen Störungen.

lich stärker ausgeprägt sind, als man aufgrund der Intelligenzminderung erwarten würde. Bei geistig behinderten Kindern (IQ < 50) mit schwerer motorischer Überaktivität und ausgeprägt repetiti-

vem und stereotypem Verhalten wird die Diagnose einer *überaktiven Störung mit Intelligenzminderung und Bewegungsstereotypien* (F84.4) gestellt.

• Im Jugendalter ist das Vorliegen einer *Psychose,* insbesondere einer manischen Episode oder einer schizophrenen Störung, auszuschließen.

• Vor allem im Jugendalter muß auch abgeklärt werden, ob die Symptomatik besser im Rahmen einer *Borderline-Persönlichkeitsstörung,* einer depressiven Episode oder Dysthymia, einer Panikstörung oder generalisierten Angststörung erklärt werden kann. Üblicherweise beginnt die hyperkinetische Symptomatik in diesen Fällen nicht schon vor dem Alter von 7 Jahren und hat nicht den typischen kontinuierlichen Verlauf. Allerdings kann eine hyperkinetische Symptomatik auch als komorbide Störung vorliegen.

• Störungen des Sozialverhaltens in Form von aggressiven und oppositionellen Verhaltensweisen treten häufig als komorbide Störung auf. In diesem Fall wird die Diagnose einer *hyperkinetischen Störung des Sozialverhaltens* (F90.1) gestellt. Allerdings können Kinder mit oppositionellen Verhaltensstörungen gegen Pflichten oder schulische Aufgaben Widerstand leisten, die Anstrengung und Aufmerksamkeit verlangen, da sie nicht gewillt sind, sich den Forderungen anderer anzupassen. Die Symptome der Vermeidung schulischer Aufgaben bei Kindern mit ausschließlich oppositionellen Verhaltensstörungen sind von den entsprechenden Symptomen bei Kindern mit einer ausschließlichen hyperkinetischen Störung schwer zu unterscheiden. Allerdings zeigen Kinder mit ausschließlich oppositionellen Verhaltensstörungen nicht die anderen typischen Symptome der Aufmerksamkeitsschwäche und der ausgeprägten motorischen Unruhe.

Informationen vom Kindergarten/von der Schule

Da die Störungen in den verschiedenen Lebensbereichen unterschiedlich stark auftreten können und eine situationsübergreifende Ausprägung der Symptomatik Voraussetzung für die Diagnose einer hyperkinetischen Störung ist, sind direkte Informationen vom Kindergarten oder von der Schule für die Diagnose unverzichtbar. Informationen der Eltern über das Verhalten des Kindes im Kindergarten bzw. in der Schule sind in der Regel nicht ausreichend. Die Informationen werden mit Einverständnis der Eltern telefonisch, durch direkten Kontakt, schriftliche Berichte oder durch Fragebogen erhoben. Dabei sind vor allem Informationen hinsichtlich des Auftretens der Leitsymptome, der Häufigkeit, der Intensität und der situativen Variabilität der Symptomatik sowie bezüglich des Störungsverlaufs und komorbider Störungen relevant. Außerdem sollten die Integration des Kindes in die Gruppe, belastende Bedingungen im Kindergarten/in der Schule (z.B. Klassengröße, Anteil verhaltensauffälliger Kinder) und Ressourcen im Kindergarten/in der Schule (z.B. Kleingruppen-unterricht, Kleingruppenbeschäftigung) erfragt werden. Zur Exploration der hyperkinetischen Verhaltensauffälligkeiten des Kindes im Kindergarten bzw. in der Schule können die Diagnose-Checklisten zur klinischen Beurteilung sowie spezifische Erzieher-/Lehrerfragebögen herangezogen werden.

Testpsychologische Untersuchungen

Bei Schulkindern ist immer dann eine ausführliche testpsychologische Untersuchung der Intelligenz und von schulischen Teilleistungen notwendig, wenn Hinweise auf Leistungsprobleme (Noten, Klassenwiederholung, Sondereinschulung), auf Teilleistungsschwächen oder auf schulische Unterforderung vorliegen. Bei Vorschulkindern wird eine ausführliche Entwicklungsdiagnostik wegen der hohen Komorbiditätsraten von Entwicklungsstörungen und wegen der meist fehlenden zuverlässigen Angaben zum Entwicklungsstand grundsätzlich empfohlen.

Verhaltensbeobachtung

Eine Verhaltensbeobachtung des Kindes während der Exploration sowie während körperlicher oder psychologischer Untersuchungen hinsichtlich des Auftretens hyperkinetischer Symptomatik kann einer weiteren Klärung dienen. Allerdings müssen Symptome der hyperkinetischen Störung in der Untersuchungssituation nicht unbedingt beobachtbar sein.

Körperliche Untersuchung

Eine ausführliche internistische und neurologische Untersuchung sollte zum Ausschluß anderer organischer Ursachen der Symptomatik durchgeführt werden.

Apparative Labordiagnostik

Zu achten ist auf mögliche begleitende körperliche Erkrankungen, z.B. Störungen des Schilddrüsenstoffwechsels sowie akute und chronische zerebrale Erkrankungen, die durch eine EEG-Ableitung ausgeschlossen werden sollten.

Besondere Hinweise

Das klassische Konzept der Minimalen Cerebralen Dysfunktion (MCD) wird im Zusammenhang mit hyperkinetischen Störungen mittlerweile als wenig hilfreich eingeschätzt, weil allenfalls lockere Assoziationen zwischen prä-, peri- oder postnatalen Komplikationen, neurologischen Auffälligkeiten und hyperkinetischen Symptomen nachweisbar sind und weil aus dieser Diagnose weder Behandlungsindikationen noch Prognosen abgeleitet werden können.

122 Tics

Manfred Döpfner und Gerd Lehmkuhl

Symptombeschreibung

Tics sind *unwillkürliche, rasche, wiederholte, nichtrhythmische motorische Bewegungen*, die umschriebene Muskelgruppen betreffen (motorische Tics), *oder vokale Produktionen*, die plötzlich einsetzen und keinem offensichtlichen Zweck dienen (vokale Tics). Sowohl motorische als auch vokale Tics können in ihrer Komplexität, Intensität und Art inter- und intraindividuell beträchtlich variieren.

Zu den einfachen motorischen Tics zählen:
- Augenblinzeln
- Kopfwerfen
- Schulterzucken
- Grimassieren.

Komplexe motorische Tics sind oft langsamer und wirken in ihrem Erscheinungsbild eher einem Ziel zugeordnet. Sie können jede Art von Bewegung widerspiegeln, die der Körper hervorrufen kann. Übliche *komplexe motorische Tics* enthalten:
- Bewegungen des Gesichts
- Springen
- Berühren
- Stampfen.

Bei den *vokalen Tics* variiert der Komplexitätsgrad von Räuspern, Bellen, Grunzen, Schnüffeln und Zischen bis hin zu der Wiederholung bestimmter Wörter und dem Gebrauch sozial unannehmbarer, oft obszöner Wörter (Koprolalie) sowie der Wiederholung eigener Laute oder Wörter (Palilalie) und Echolalie (Wiederholung des zuletzt gehörten Lautes, Wortes oder Satzes). Komplexe Tics entwickeln sich so gut wie immer nach einfachen Tics.

Es gibt eine immense Variation des *Schweregrades von Tics*. Am einen Extrem ist das Phänomen fast normal, da zumindest jedes zehnte, möglicherweise auch jedes fünfte Kind zu irgendeiner Zeit passagere Tics zeigt. Am anderen Extrem steht die Tourette-Störung als eine seltene, oft chronische Störung. Etwa 5 von 10 000 Menschen entwickeln eine Tourette-Störung. Wahrscheinlich stellen die verschiedenen Tic-Störungen unterschiedliche Ausprägungen auf einem Kontinuum dar und sind keine voneinander abgegrenzten Störungseinheiten. Dennoch dienen die Einteilungen der gängigen klinischen Klassifikationssysteme als eine wichtige Orientierungshilfe.

Tics können manchmal über lange Zeit stabil bleiben. Sie lassen unter nicht angstbesetzter Ablenkung und Konzentration nach, interferieren kaum mit intendierten Bewegungen (werden z.B. beim Schreiben ganz unterdrückt oder auf dabei nicht beteiligte Muskelgruppen „umgeleitet"), und sie nehmen unter emotionaler Anspannung zu. Tics können willkürlich für Minuten bis Stunden unterdrückt werden. Sie zeigen sich fast durchweg zuerst und am häufigsten im proximalen und später (und seltener) im distalen Körperbereich. Während des Schlafes sind die Tics gewöhnlich deutlich abgeschwächt.

Bevor die Patienten einen motorischen oder vokalen Tic ausführen, fühlen sie häufig eine zunehmende Körperanspannung oder innere Unruhe *(sensorische Komponente von Tics)*. Häufig versuchen die Patienten in diesem Stadium, die Bewegungen oder die Lautäußerungen zu unterdrücken, aber im Verlauf von Sekunden oder Minuten steigt der Impuls derart an, daß der Patient diesem nicht mehr Herr werden kann. Manchmal ist der Patient in der Lage, den Andrang dieses Impulses zu vermindern, ihn durch Konzentration und andere Aktivitäten tatsächlich auch ganz aus seinem Erlebensbereich zu eliminieren, vielfach wird es ihm aber trotz einer enormen Anstrengung nicht gelingen. Er wird den Tic nach außen lassen, die Entlastung von der inneren Spannung wohltuend erleben, die unangenehme Sinneserfahrung wird verstummt sein. Innerhalb von Sekunden oder Minuten kann diese Phase der Entlastung allerdings wieder vorbei sein und der Patient dann einer erneuten Welle von innerer Anspannung und der gesamten Prozedur, vielleicht in einem anderen Körperteil, ausgesetzt sein.

Tics können verschoben werden, in ihrer Ausprägung beeinflußt und für kurze oder längere Zeiträume unterdrückt werden. Kindern ist es häufig möglich, zu warten, bis sie zu Hause sind, bevor sie mit dem Ausstoßen eines Schreies beginnen. Sie sind mitunter in der Lage, rechtzeitig für kurze Zeiträume den Klassenverband zu verlassen, um ihre Tics gehen zu lassen, und dann beruhigt wieder zurückzukehren. Besonders unangenehme Tics können verschleiert, in Willkürhandlungen eingebaut, verlangsamt und geordnet werden.

Etwa in der Hälfte der Fälle weisen Patienten mit chronischen multiplen Tics oder mit Tourette-Störung eine *hyperkinetische Störung* auf. Häufig entwickelt sich die hyperkinetische Symptomatik vor der Tic-Symptomatik. Verschiedene Studien weisen darauf hin, daß *Zwangsstörungen* eng mit der Tourette-Störung in Verbindung stehen. Bei Patienten mit massiver Tourette-Symptomatik wird gehäuft *selbstverletzendes Verhalten* beobachtet. Eine *depressive Symptomatik* kann bei Patienten mit Tic-Störung ebenfalls häufiger festgestellt werden. Die soziale Anpassung und die schulische und berufliche Leistungsfähigkeit können aufgrund der Ablehnung durch andere oder der Furcht vor dem Auftreten von Tics in sozialen Situationen erheblich beeinträchtigt sein. Ferner können in schweren Fällen die Tics selbst die täglichen Aktivitäten wie Schreiben und Lesen beeinträchtigen. Selten auftretende Komplikationen der Tourette-Störung beinhalten körperliche Schäden wie Blindheit durch Netzhautablösung (infolge des Kopfanstoßens oder von Schlägen ins eigene Gesicht), orthopädische Probleme (durch Kniebeugen, ruckartige Bewegungen des Halses oder Drehen des Kopfes) sowie Hautprobleme (durch Zupfen).

Rationelle Diagnostik

Anamnese

Grundlage einer rationellen Diagnostik sind die Anamnese und Exploration der Eltern und des Kindes/Jugendlichen, wobei zunächst neben den Tic-Symptomen auch andere psychische Auffälligkeiten und Hinweise auf organische Erkrankungen erhoben werden müssen. Die erhöhte Rate hyperkinetischer Symptome und zwanghafter Verhaltensweisen, letztere vor allem bei jugendlichen Patienten mit Tourette-Syndrom, sowie die erhöhte Rate emotionaler Störungen – häufig als Folge der Tic-Symptomatik – machen eine genaue Abklärung vor allem dieser Symptome notwendig. Zur klinischen Beurteilung psychischer Auffälligkeiten können das psychopathologische Befundsystem sowie die Diagnose-Checklisten zur Erfassung psychischer Störungen im Kindes- und Jugendalter herangezogen werden (s. Kap. 121 Hyperaktivität).

Tics im Rahmen einer primären Grundstörung: Abbildung 122.1 zeigt ein Flußdiagramm zur differentialdiagnostischen Abgrenzung. Tics sind von anderen Arten *abnormer Bewegungen* zu unterscheiden, die in *Verbindung mit anderen medizinischen Grunderkrankungen* auftreten können (z.B. Chorea Huntington, Schlaganfall, Lesch-Nyhan-Syndrom, Wilson-Krankheit, Chorea Sydenham, multiple Sklerose, postvirale Enzephalitis, Hirnverletzungen) (Tab. 122.1). Abnorme Bewegungen können auch durch die *direkten Auswirkungen einer Substanz* (z.B. Neuroleptika oder Stimulanzien) bedingt sein. Diese Differenzierung wird weiter erleichtert, wenn die Merkmale einer zugrundeliegenden Erkrankung (z.B. eine typische familiäre Vorgeschichte bei der Huntington-Krankheit) oder eine Vorgeschichte von Medikamentengebrauch mit berücksichtigt werden. Außerdem sind Tic-Bewegungen relativ leicht willkürlich zu unter-

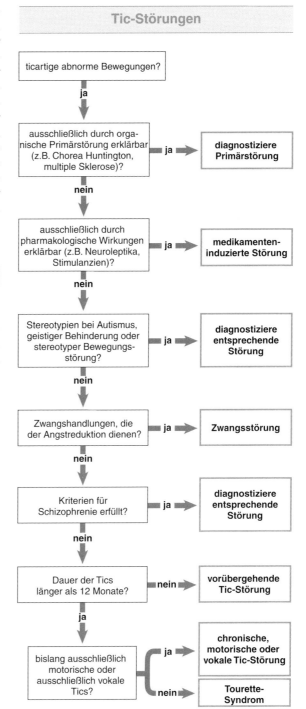

Abb. 122.1   Differentialdiagnose von Tic-Störungen.

drücken und zu produzieren. Auch wenn manche Dyskinesien willentlich unterdrückt werden können, so ist diese Möglichkeit selten, geringgradig und höchstens sehr kurzfristig möglich. Der Wechsel von einem Tic-Phänomen zu einem anderen ist ein Merkmal von Tic-Störungen, das in dieser Form kaum bei anderen Dyskinesien zu beobachten ist.

Psychische Störungen/Auffälligkeiten

Tabelle 122.1 Abnorme Bewegungen, die in Verbindung mit neurologischen Erkrankungen auftreten können.

- Choreiforme Bewegungen sind tanzende, zufällige, unregelmäßige und sich nicht wiederholende Bewegungen.
- Dystone Bewegungen sind langsamere Drehbewegungen, bei denen länger anhaltende Zustände von muskulärer Anspannung auftreten.
- Athetotische Bewegungen sind langsame, unregelmäßige, sich windende Bewegungen vor allem der Finger und Zehen, häufig auch unter Beteiligung der Gesichts- und Halsmuskeln.
- Myoklonien sind kurze, zuckende Kontraktionen von einzelnen Muskeln oder Muskelgruppen, die jedoch nicht zusammenwirken.
- Hemiballismische Bewegungen sind periodisch auftretende, grobe, ausholende und einseitig auftretende Bewegungen der Gliedmaßen.
- Spasmen sind stereotyp, langsamer und länger anhaltend als Tics und betreffen ganze Muskelgruppen.
- Hemifaziale Spasmen bestehen aus unregelmäßigen, wiederholten und einseitig auftretenden Zuckungen der Gesichtsmuskulatur.
- Synkinesien beinhalten unwillkürliche Bewegungen, die willkürliche Bewegungen begleiten (z.B. Bewegung des Mundwinkels, wenn die Person das Auge schließen will).

Medikamenteninduzierte Störung: Treten Tics als direkte Folge von Medikamentengebrauch auf, würde anstelle eines Tics eher eine *nicht näher bezeichnete medikamenteninduzierte Bewegungsstörung* in Frage kommen. In einigen Fällen können bestimmte Medikamente (z.B. Methylphenidat) einen bereits bestehenden Tic verstärken.

Stereotypien: Tics sind auch von stereotypen Bewegungen zu unterscheiden, die bei einer *stereotypen Bewegungsstörung* oder bei *tiefgreifenden Entwicklungsstörungen* beobachtet werden. Die Unterscheidung einfacher Tics (z.B. Blinzeln) von komplexen Bewegungen, die für stereotype Bewegungen charakteristisch sind (z.B. wiegende Körperbewegungen, Gegenstände in den Mund nehmen, sich selbst beißen), ist relativ einfach. Komplexe motorische Tics sind dagegen von stereotypen Bewegungen weniger klar zu trennen. Stereotype Bewegungen erscheinen im allgemeinen eher getrieben und absichtlich, während Tics eher unwillkürlich und unrhythmisch ablaufen.

Zwangshandlungen: Tics müssen auch von Zwangshandlungen (wie z.B. bei der Zwangsstörung) unterschieden werden. Zwangshandlungen sind typischerweise recht komplex und treten meist als Reaktion auf Zwangsvorstellungen auf oder laufen nach strikten Regeln ab. Zwangshandlungen gleichen manchmal komplexen Tics, unterscheiden sich jedoch dadurch, daß ihre Ausgestaltung eher durch den Zweck (etwa ein Objekt in einer bestimmten Häufigkeit zu berühren oder umzudrehen) als durch die betroffene Muskelgruppe definiert wird. Im Unterschied zu Zwängen sind Tics typischerweise weniger komplex und haben nicht die Funktion, Ängste zu reduzieren, die aus Zwangsvorstellungen resultieren. Einige Personen zeigen sowohl Symptome der Zwangsstörung als auch Symptome eines Tics (insbesondere bei Tourette-Störung), so daß beide Diagnosen gerechtfertigt sein können.

Schizophrenie: Bestimmte vokale oder motorische Tics (z.B. Bellen, Echolalie, Palilalie) sind von unorganisierten Verhaltensweisen oder katatonen Symptomen bei *Schizophrenie* zu unterscheiden. *Manierismen*, die beispielsweise bei manchen schizophrenen Störungen auftreten, umfassen eher komplexere und variablere Bewegungen, als sie üblicherweise bei Tics gesehen werden.

Klassifikationsmerkmale von Tic-Störungen

Zentrale Klassifikationsmerkmale von Tic-Störungen sind das isolierte bzw. gemeinsame Auftreten von motorischen und vokalen Tics und ihr Chronifizierungsgrad. Dementsprechend wird zwischen der vorübergehenden Tic-Störung, der chronischen motorischen oder vokalen Tic-Störung und der Tourette-Störung, der Kombination von vokalen und motorischen Tics, unterschieden. Zur diagnostischen Einordnung kann die Diagnose-Checkliste für Tic-Störungen herangezogen werden, die Bestandteil der Diagnose- und Symptom-Checklisten zur Erfassung psychischer Störungen im Kindes- und Jugendalter (DISYPS-KJ) ist.

Die *vorübergehende Tic-Störung* dauert gewöhnlich eine Woche oder wenige Monate, jedoch nicht mehr als ein Jahr (s. Abb. 122.1). Vorübergehende Tics können aber auch wiederkehren, vor allem während Phasen, in denen das Kind unter Streß steht. Tabelle 122.2 zeigt die Diagnosekriterien nach DSM-IV für die *vorübergehende Tic-Störung*, die mit den Kriterien nach ICD-10 weitgehend übereinstimmen. Sie ist als die häufigste Tic-Störung im Alter von vier oder fünf Jahren am meisten verbreitet, oft in Form von Blinzeln, Grimassieren oder Kopfschütteln.

Bei der *chronischen motorischen oder vokalen Tic-Störung* (Tab. 122.3) persistieren motorische oder vokale Tics zumindest über ein Jahr, sie treten jedoch nicht gemeinsam auf und können als Einzel-Tic, häufiger jedoch als multipler Tic ausgeprägt sein. Die Mehrzahl der Kinder erlebt in der Adoleszenz eine spontane Besserung, obwohl auch später ein erneuter Rückfall möglich ist.

Bei der *Tourette-Störung (Gilles-de-la-Tourette-Syndrom)* müssen gegenwärtig oder in der Vergangenheit multiple motorische Tics und zu-

Tabelle 122.2 Diagnostische Kriterien der vorübergehenden Tic-Störung.

- Einzelne oder multiple motorische und/oder vokale Tics (d.h. plötzliche, schnelle, sich wiederholende, unrhythmische, stereotype motorische Bewegungen oder Lautäußerungen) treten, jedoch nicht gleichzeitig, zu irgendeinem Zeitpunkt im Verlauf der Krankheit auf.
- Die Tics treten mindestens vier Wochen lang fast jeden Tag mehrmals auf. Der Zeitraum, in dem die Tics auftreten, ist jedoch niemals länger als zwölf aufeinanderfolgende Monate.
- Die Störung führt zu starker innerer Anspannung oder verursacht deutliche Beeinträchtigungen in sozialen, beruflichen oder in anderen wichtigen Funktionsbereichen.
- Der Beginn der Störung liegt vor dem Alter von 18 Jahren.
- Die Störung ist nicht durch die direkte körperliche Wirkung einer Substanz (z.B. Stimulanzien) oder einen medizinischen Krankheitsfaktor (z.B. Huntington-Erkrankung oder postvirale Enzephalitis) bedingt.
- Die Kriterien einer Tourette-Störung oder einer chronischen motorischen oder vokalen Tic-Störung waren zu keinem Zeitpunkt erfüllt.

Tabelle 122.4 Diagnostische Kriterien der Tourette-Störung.

- Multiple motorische Tics **sowie mindestens ein** vokaler Tic treten im Verlauf der Krankheit auf, jedoch nicht unbedingt gleichzeitig.
- Die Tics treten mehrmals täglich (gewöhnlich anfallsweise) entweder fast jeden Tag oder intermittierend im Zeitraum von über einem Jahr auf. In dieser Zeit gab es niemals eine ticfreie Phase, die länger als drei aufeinanderfolgende Monate andauerte.
- Die Störung führt zu starker innerer Anspannung oder verursacht deutliche Beeinträchtigungen in sozialen, beruflichen oder in anderen wichtigen Funktionsbereichen.
- Der Beginn liegt vor dem Alter von 18 Jahren.
- Die Störung ist nicht durch die direkte körperliche Wirkung einer Substanz (z.B. Stimulanzien) oder einen medizinischen Krankheitsfaktor (z.B. Huntington-Erkrankung oder postvirale Enzephalitis) bedingt.

Tabelle 122.3 Diagnostische Kriterien der chronischen motorischen oder vokalen Tic-Störung.

- Einzelne oder multiple motorische oder vokale Tics treten, **jedoch nicht gleichzeitig**, zu irgendeinem Zeitpunkt im Verlauf der Krankheit auf.
- Die Tics treten mehrmals täglich entweder fast jeden Tag oder intermittierend im Verlauf eines Jahres auf. In dieser Zeit gab es niemals eine ticfreie Phase, die länger als drei aufeinanderfolgende Monate andauerte.
- Die Störung führt zu deutlichem Leiden oder verursacht in bedeutsamer Weise Beeinträchtigungen in sozialen, beruflichen oder in anderen wichtigen Funktionsbereichen.
- Der Beginn der Störung liegt vor dem Alter von 18 Jahren.
- Die Störung ist nicht durch die direkte körperliche Wirkung einer Substanz (z.B. Stimulanzien) oder einen medizinischen Krankheitsfaktor (z.B. Huntington-Erkrankung oder postvirale Enzephalitis) bedingt.
- Die Kriterien der Tourette-Störung waren zu keinem Zeitpunkt erfüllt.

Die vokalen Tics sind oft ebenfalls multipel ausgeprägt und können aus den unterschiedlichsten Lauten wie Zungenschnalzen, Grunzen, Jaulen, Bellen, Schnüffeln, Husten oder Ausstoßen von Wörtern bestehen. Koprolalie, ein komplexer vokaler Tic mit dem Drang, Obszönitäten auszusprechen, tritt bei einigen Betroffenen (weniger als 10%) auf. So gut wie immer liegt der Beginn in der Kindheit oder der Adoleszenz. Das Durchschnittsalter bei Beginn beträgt 7 Jahre, meist beginnt die Störung vor Vollendung des 14. Lebensjahres. Gewöhnlich gibt es eine Vorgeschichte motorischer Tics, bevor sich vokale Tics entwickeln. Die Störung hält gewöhnlich das ganze Leben an, wobei Remissionsphasen von Wochen oder Jahren auftreten können. In den meisten Fällen nehmen der Schweregrad, die Häufigkeit und die Variabilität der Symptome während der Adoleszenz und im Erwachsenenalter ab. In anderen Fällen verschwinden die Symptome bis zum frühen Erwachsenenalter vollständig.

Detaillierte Exploration der Tic-Symptomatik

Bei der detaillierten Exploration der Tic-Symptomatik sind neben den Angaben der Eltern bei älteren Kindern auch die Informationen der Patienten selbst sehr wichtig. Viele Tic-Patienten erleben die Symptomatik als beschämend, sie leiden massiv unter der zumindest irritierten, häufig verletzenden Reaktion der Umwelt auf die Tic-Symptomatik und sind deshalb einer Exploration zumindest anfangs schwer zugänglich. Deshalb erscheint es oft notwendig, vor einer differenzierten Exploration der Symptomatik das Gespräch auf andere Lebensbereiche zu richten, damit den Beziehungsaufbau zu unterstützen und dann vorsichtig mit der Exploration der Symptomatik zu beginnen.

mindest ein vokaler Tic aufgetreten sein, auch wenn beide Tic-Formen nicht notwendigerweise gleichzeitig auftreten (Tab. 122.4). Die betroffene Körperregion, Anzahl, Häufigkeit, Komplexität und der Schweregrad der Tics verändern sich mit der Zeit. Tics betreffen typischerweise den Kopf und häufig auch andere Körperteile, wie beispielsweise den Rumpf und die oberen und unteren Gliedmaßen. Gelegentlich treten komplexe motorische Tics mit dem Drang zu Berührungen, zum Niederkauern, zu tiefen Kniebeugen, zu Rückwärtsschritten und zum Herumdrehen während des Laufens auf.

Dabei sollten zunächst die *aktuelle Tic-Symptomatik* (der letzten Woche) hinsichtlich *Art, Frequenz* und *Intensität* einzelner Tics sowie der *subjektive Leidensdruck* des Patienten erhoben werden. Bei multiplen Tics sollte eine möglichst genaue Herausarbeitung und Unterscheidung der einzelnen Tic-Symptome erfolgen. Eine modifizierte Form der Yale Global Tic Severity Scale (YGTSS-R) ist dabei hilfreich. Da die Selbstwahrnehmungsfähigkeit der Symptomatik meist vermindert ist, die Patienten darüber hinaus zu Dissimulationen neigen und Patienten häufig andere Tic-Symptome belastender empfinden als Bezugspersonen, ist die Exploration von Bezugspersonen, vor allem der Eltern, von besonderer Bedeutung. Weil die Tic-Symptomatik mit dem sozialen Kontext mitunter erheblich variieren kann, sollten auch Angaben von Lehrern oder Erziehern eingeholt werden.

Bei der Exploration der Intensität und Frequenz einzelner Tics sollten *situative Variationen* berücksichtigt werden. Typischerweise treten Tics häufiger bei positiven oder negativen Erregungszuständen und bei Anspannung und seltener während ablenkender Tätigkeiten auf. Häufig ist eine Abhängigkeit von sozialen Situationen zu beobachten, die auch durch aktive Selbstkontrollversuche der Patienten bedingt ist: In Situationen, in denen aversive Reaktionen der Umgebung besonders gefürchtet werden, vor allem in der Öffentlichkeit, in der Schule, in der Gleichaltrigengruppe, sind Selbstkontrollbemühungen besonders intensiv, wodurch Tic-Impulse aktiv unterdrückt oder in weniger auffällige Handlungen eingekleidet werden.

Die Erhebung des Verlaufs der Tic-Symptomatik gibt ebenfalls weitere Hinweise auf situative Einflüsse auf die Symptomatik (z.B. familiäre Streßsituationen, schulische Be- und Entlastung), und sie gibt Aufschluß auf den Chronifizierungsgrad der einzelnen Tic-Symptome. Bei der Exploration der Tic-Symptomatik sind klinische Beurteilungsskalen und Explorationsleitfäden besonders hilfreich.

Fragebogenverfahren und testpsychologische Untersuchungen

Fragebogenverfahren und testpsychologische Untersuchungen dienen
- der Erhebung anderer psychischer Auffälligkeiten des Patienten
- der genaueren Erfassung der Tic-Symptomatik

- der Überprüfung der intellektuellen Leistungsfähigkeit
- der Erfassung familiärer Bedingungen.

Zur Erhebung psychischer Auffälligkeiten werden Fragebogenverfahren eingesetzt, welche ein breites Spektrum psychischer Auffälligkeiten bei Kindern und Jugendlichen erfassen. Dabei wird neben dem Elternurteil auch das Urteil von Kindergarten-Erzieherinnen oder Lehrern und bei älteren Kindern (etwa ab 11 Jahren) auch die Selbsteinschätzung der Kinder erhoben (s. Kap. 121).

Häufig ist eine genaue Erhebung der Symptomatik durch die Exploration der Patienten und der Bezugsperson nur begrenzt möglich. Genauere Informationen lassen sich meist durch tägliche Einschätzungen der Symptomhäufigkeit in bestimmten Tagesabschnitten oder über den ganzen Tag hinweg anhand einer *Tagesbeurteilung* oder durch eine unmittelbare Registrierung des Auftretens der Symptome in umschriebenen Situationen durch den Patienten selbst oder durch Bezugspersonen erheben.

Eine zumindest orientierende *Intelligenz- und Leistungsdiagnostik* ist dann indiziert, wenn Hinweise auf schulische Leistungsprobleme vorliegen. Bei Hinweisen auf familiäre Probleme ist eine entsprechende Familiendiagnostik auch unter Anwendung von Fragebogenverfahren notwendig.

Verhaltensbeobachtung

Während der Untersuchung und Exploration werden Tic-Symptome beobachtet und registriert. Allerdings ist es nicht ungewöhnlich, daß sowohl der Patient als auch die Eltern von ausgeprägten Tics berichten, in der Untersuchungssituation jedoch keine oder nur eine geringfügige Tic-Symptomatik beobachtet werden kann.

Körperliche Untersuchung

Eine neurologische Untersuchung einschließlich einer Ableitung des Hirnstrombildes dient dem Ausschluß anderer neurologischer Ursachen der Symptomatik.

Besondere Hinweise

Besonders Fragebogen-Verfahren und Beobachtungsbögen sollten auch zur Verlaufskontrolle und zur Kontrolle von Therapieeffekten eingesetzt werden.

123 Schlafstörungen

Gabriele Jopp-Petzinna

Symptombeschreibung

Schlafbedürfnis und Schlaf-wach-Rhythmus des Menschen sind ein zirkadian angelegtes, biologisch-genetisch determiniertes System mit individuellen Reifungsprozessen. Die Schlafdauer nachts und tags ist altersabhängig, individuell variabel, intraindividuell gering variabel.

> **Tag- und Nachtschlaf stehen in reziprokem Verhältnis, d. h., je mehr ein Kind tagsüber schläft, desto weniger nachts; je früher ein Kind abends einschläft, desto früher ist es morgens wach.**

Schlafstörungen sind über die gesamte Säuglingszeit, Kindheit und Jugend verbreitet. 1979 wurde die erste „diagnostische" Klassifikation von Schlafstörungen von der „Association of Sleep Disorder Centers" (ASDC) veröffentlicht. Es gibt bis heute zwar eine internationale Terminologie, aber keine einheitliche Klassifikation. Die ICD-10 unterscheidet zwischen organischen und nicht organischen Schlafstörungen.

Wie Tabelle 123.1 entnommen werden kann, werden bei den Schlafstörungen *Dyssomnien* und *Parasomnien* unterschieden.

- Bei den *Dyssomnien* sind Einschlafzeitpunkt, Schlafdauer, Schlafqualität sowie Schlafrhythmus gestört. Sie untergliedern sich in Insomnien, Hypersomnien und Störungen des Schlaf-wach-Rhythmus:
  - *Insomnien* sind Einschlafstörungen, Durchschlafstörungen und frühes Erwachen. Sie sind häufiges Symptom organischer und psychischer Erkrankungen und im Erscheinungsbild altersunterschiedlich, wie z. B. das nächtliche Schreien kleiner Säuglinge oder die nächtlichen Bauchschmerzen im Vorschulalter und jungen Schulalter.
  - *Hypersomnien* sind Zustände exzessiver Schläfrigkeit und Schlafattacken während des Tages, die nicht durch eine inadäquate Schlafdauer erklärbar sind, oder verlängerte Übergangsphasen bis zum vollständigen Erwachen. Hierbei können Ataxie und Desorientiertheit auftreten. Die Kinder schlafen fast zu jeder Tageszeit ungewollt, unvermittelt innerhalb weniger Minuten ein nach normaler nächtlicher Schlafdauer. Hypersomnien treten eher im Kindes- und Jugendalter auf und sind häufig organischer Genese.
  - Eine „*Störung des Schlaf-wach-Rhythmus*" ist definiert als Mangel an Übereinstimmung zwi-

schen dem individuell notwendigen Schlaf-wach-Rhythmus und dem sozial erwünschten Schlaf-wach-Rhythmus, z.B. die Jet-lag-Schlafstörung.

- *Parasomnien* sind abnorme episodische Ereignisse während des Schlafes oder an der Schwelle zum Wachsein mit klaren, teils dramatischen Symptomen. Sie sind teils schlafphasenabhängig, wie z.B. Pavor nocturnus, Schlafwandeln und Reden im Schlaf typischerweise an das Ende der Schlafstufen 3 und 4 des Non-REM-Schlafes gebunden sind. Sie treten familiär gehäuft auf, manifestieren sich im Vorschul- und Schulalter und sind knabenwendig.

Klassifikation, ätiologische Zuordnung und Gewichtung der Schlafstörungen bei Kindern und Jugendlichen sind abhängig von Institutionen und betrachtetem Krankengut. In der Pädiatrie spielen in Klinik und Praxis im Säuglingsalter und Kindesalter die Schlafapnoen bei ehemaligen Frühgeborenen, das nächtliche Schreien, das Erbrechen, die Infektionen eine große Rolle als Ausdruck von Insomnien, im Vorschulalter und Schulalter die Parasomnien als psychoreaktive Verhaltensstörun-

Tabelle 123.1 Einteilung der Schlafstörungen im Kindes- und Jugendalter.

Dyssomnien

- Insomnie – Ein- und Durchschlafstörung
  - psychosoziale Ursachen
  - psychiatrische Ursachen (z.B. Autismus, Schizophrenie)
  - organische Ursachen (z.B. Zerebralparesen, Schlafapnoe-Syndrom, Schmerzen, Myopathien, rheumatische Erkrankungen, HNO-Erkrankungen)
  - hereditär (genetisch, individuelle Unterschiede)
- Hypersomnie – exzessive Schläfrigkeit und Schlafattacken
  - psychische Störungen (z.B. Depressionen)
  - organische Störungen (endokrinologische Erkrankungen, Medikamente, Drogen, hirnorganische Störungen, Kleine-Levin-Syndrom, Pickwick-Syndrom, Narkolepsie)
  - primär bedingt
- Störungen des Schlaf-wach-Rhythmus
  - Syndrom der verspäteten Schlafphase

Parasomnien – abnorme, episodische Ereignisse während des Schlafes

- Pavor nocturnus
- Alpträume
- Somnambulismus (Schlafwandeln)
- Enuresis nocturna
- Sudden Infant Death Syndrome
- Schlafapnoe-Syndrom (z.B. Undine-Syndrom)

Psychische Störungen/Auffälligkeiten

P

gen oder Symptome organischer Erkrankungen wie der Epilepsie. Im Jugendalter muß bei Hypersomnien bevorzugt gedacht werden an familiäre Konflikte, Schul- und Berufsstreß, aber auch an Medikamenten- oder Suchtprobleme.

Rationelle Diagnostik

Die Vielfalt der Ursachen, deren Symptome Schlafstörungen sein können, macht ein besonders systematisches diagnostisches Vorgehen erforderlich. Wenige Notfallsituationen erfordern sofortiges Handeln, wie z.B. schwere Schlafapnoen mit Hypoxie bei Pertussis oder bronchopulmonaler Dysplasie, Asthmaanfälle, plötzliche Kindstodesereignisse als Parasomnien, Meningitiden und Enzephalitiden mit Hypersomnien.

Anamnese

Wichtig ist die genaue *Symptomanamnese inkl. Schlaftagebuch,* das von Eltern oder Kind und Jugendlichem bei längerdauernden Schlafstörungen über mindestens 1–2 Wochen geführt wird, aus dem z.B. die Frequenz/24 h und Woche, Dauer der Symptome, die Uhrzeit des Auftretens der Schlafstörung hervorgehen.

Bei akut auftretenden Schlafstörungen sind zur Eingrenzung der Diagnose die *Zusatzsymptome* wie Fieber, Somnolenz, Erbrechen bei zerebralen Infektionen, Apnoen und Erbrechen oder Regurgitation bei gastroösophagealem Reflux im Säuglingsalter, Aufwachen mit perioraler Zyanose oder Stridor bei Fehlbildungen im Bereich der Atemwege oder Parasomnien mit nächtlichen Angstzuständen, Stereotypien wie Schmatzen und Bewußtseinseinschränkung bei komplexen Partialanfällen wichtig.

Die *Familienanamnese* gibt Auskunft über vererbbare Grunderkrankungen, z.B. Epilepsie, Diabetes, Herzvitien, deren Teilsymptome Schlafstörungen sein können, sowie das Risiko für ein *Sudden Infant Death Syndrome* bei Geschwisterkindern.

Schwangerschafts- und Geburtsanamnese des Kindes informieren über Embryopathien und Frühgeburtlichkeit, frühkindliche Hirnschäden mit geistiger oder Körperbehinderung und dabei auftretenden Schlafstörungen.

Neben *Krankheitsanamnese, psychomotorischer Entwicklungsanamnese, Kindergarten- und Schulanamnese* sowie *psychiatrischer Vorgeschichte* vom Säuglings- und Kleinkindesalter (Autismus) bis zur Adoleszenz (Depressionen, Schizophrenie) ist die *psychosoziale Anamnese* zu erheben. Sie gibt Auskunft über familienspezifisches Schlafverhalten (Schlafhygiene), Wohn- und Lebensumstände, Erziehungs- und Konfliktbewältigungsstrategien.

Tabelle 123.2   Mögliche Ursachen einer Schlafstörung.

somatische Ursachen

- neurologische Erkrankungen (Meningitis, Enzephalitis, Commotio cerebri, Durchgangssyndrom, Hirntumor, neurodegenerative Erkrankungen, Temporal-, Frontallappenepilepsie, Zerebralparesen, Minimal Brain Dysfunction, zerebrovaskuläre Erkrankungen, Kleine-Levin-Syndrom)
- Myopathien (z.B. Schlafapnoen) und neuromuskuläre Erkrankungen
- kardiovaskuläre Erkrankungen (Vitium cordis, Herzrhythmusstörungen, Cor pulmonale)
- Erkrankungen der oberen Atem- und Luftwege sowie Lunge (Apnoesyndrom, ehemalige Frühgeborene, Asthma, Fehlbildungen im HNO-Bereich)
- Magen-Darm-Erkrankungen (gastroösophagealer Reflux, Ulcus ventriculi, Pylorushypertrophie)
- endokrine Erkrankungen (Hypo-, Hyperthyreose, Diabetes mellitus)
- Nierenerkrankungen
- Krebserkrankungen
- Infektionen und immunologische Erkrankungen (z.B. Pertussis, rheumatische Erkrankungen, Tonsillitis)
- Schmerzen (akut und chronisch)

medikamentöse Ursachen

- Antihistaminika (Theophyllin, Clenbuterol)
- Antihypertensiva (Betablocker, Clonidin)
- Antikonvulsiva (Phenytoin)
- Migränemittel (Methysergid)
- durchblutungsfördernde Mittel (Dihydroergotamin)
- Zytostatika
- Hormonpräparate (Glukokortikoide, Thyroxin)
- Stimulanzien (Appetitzügler, Coffein)
- Schlafmittelabusus

toxische Ursachen

- Alkohol
- Nikotin
- Drogen (z.B. Cannabis)
- Schwermetalle

psychiatrische Ursachen

- Eßstörungen (Anorexie, Bulimie, Eßstörungen im Kindesalter)
- Autismus
- Angststörungen
- Depressionen und Schizophrenie
- Zwangserkrankungen
- Konversionen

psychosoziale Ursachen

- Erziehungsverhalten der Eltern
- Familienkonflikte (Scheidung, alleinerziehend und Partnerersatz)
- Streß (z.B. Schule), Trauerarbeit
- Wohn- und Arbeitsverhältnisse (Eltern und Jugendliche)
- Hospitation

Entitäten

- Pickwick-Syndrom
- Narkolepsie
- Undine-Syndrom
- Kleine-Levin-Syndrom

Zu erfragen sind ebenfalls die *Medikamenten-anamnese*, auch bei Säuglingen und Kleinkindern, sowie Alkohol-, Nikotin- und Drogenanamnese bei Schulkindern und Adoleszenten.

Mögliche organische, psychiatrische und psychosoziale Ursachen für Schlafstörungen sind in Tabelle 123.2 aufgeführt.

Körperliche Untersuchung

Die *Ganzkörperuntersuchung* des nackten Säuglings und Kindes mit Messung von Körpergewicht, Körperlänge, Kopfumfang und Temperatur ist unabdingbar. Sie gibt Auskunft über akute und chronische Erkrankungen. Körpergeruch und Hautbefund mit Racheninspektion zeigen akute Kinderkrankheiten, Infektionen, chronische Stoffwechselerkrankungen wie Nierenerkrankungen, Diabetes, Exsikkose. *Ganzkörper- und Organinspektion* können richtungweisend sein für Fehlbildungen, z. B. im Bereich der oberen Luft- und Atemwege, oder endokrinologische Erkrankungen wie Struma mit Hypothyreose. *Herz- und Lungenauskultation* zeigen pulmonale Obstruktion oder Vitien an, die abdominelle Palpation Leber- und/oder Milzvergrößerung bei Stoffwechselerkrankungen oder sonstige chronische internistische Erkrankungen mit Enzephalo-Hepatopathien. Wachstumsperzentilen und Inspektion sind richtungweisend für Syndrome, wie z. B. das Pickwick-Syndrom.

Die *neurologische Untersuchung* des Säuglings, Kindes und Jugendlichen ist differentialdiagnostischer Standard bei Schlafstörungen. Sie gibt Hinweise auf Myopathien, wie M. Duchenne oder neuromuskuläre Erkrankungen mit Insomnien in Form von Schlafapnoen und Hypoventilation. Zerebralparesen mit Hypotoniesyndrom, spastische Paresen als Ausdruck frühkindlicher Hirnschädigung mit Epilepsierisiko als Parasomnie werden hierdurch diagnostiziert. Insbesondere akute zerebrale Affektionen (Entzündungen wie Meningitis, Enzephalitis, Intoxikationen mit Enzephalopathien) können durch Vigilanzüberprüfung, Ort- und Zeitorientierung sowie Neurostatus abgegrenzt werden.

Neuropsychologische und psychiatrische Testverfahren

Nach anamnestischer sowie körperlich-neurologischer Untersuchung mit differentialdiagnostischer Eingrenzung der Schlafstörung werden gegebenenfalls folgende Untersuchungen zur Diagnosestellung notwendig:
- psychomotorische Entwicklungstests im Säuglings- und Kleinkindesalter zum Ausschluß geistiger Behinderung
- Intelligenz- und Teilleistungstests frühestens ab dem 3. Lebensjahr zum Ausschluß von Streß- und Überforderungssituationen mit Schlafstörung
- verhaltensdiagnostische Verfahren zum Ausschluß familienspezifischer Schlafstörungen
- Kinder- und jugendpsychiatrische Untersuchungsverfahren zum Ausschluß frühkindlicher tiefgreifender Entwicklungsstörungen wie Autismus oder juveniler Psychosen wie Schizophrenie und Depressionen.

Klinisch-chemische Untersuchungen

Laborchemische Untersuchungen spielen bei Schlafstörungen als Symptom organischer Grunderkrankungen eine Rolle und sind in der Regel Zusatzuntersuchungen. Bei Dyssomnien im Säuglingsalter, deren Genese anamnestisch nicht eindeutig zuzuordnen ist, sollten orientierende Laboruntersuchungen durchgeführt werden wie Blutbild, Blutchemie mit Elektrolyten, Magnesium, Eiweiß, Ca, P, alkalischer Phosphatase, GOT, GPT, Gamma-GT, Kreatinin, BZ, Laktat, CRP, Blutgasanalyse, Schilddrüsenfunktionsparameter und Urinstatus. Hiermit werden akute Stoffwechselentgleisungen z. B. bei Pylorushypertrophie, akute Infektionen und Mangelzustände mit zerebralen Krampfanfällen ausgeschlossen. Dyssomnien als Symptom akuter Infektionen wie Sepsis, Meningitis, Enzephalitis, Urosepsis erfordern die Anlage von Kulturen aus Liquor, Blut, Urin auf Bakterien, Viren, Pilze.

Drogen- und Medikamenten-Screening kann bei älteren Kindern und Jugendlichen notwendig werden.

Alle spezifischeren laborchemischen Untersuchungen, z. B. Kreatinkinase, Carnitin, Antikörperbestimmung, Hormonbestimmungen und molekulargenetische Untersuchungen, müssen nach klinisch-anamnestisch gestellten Differentialverdachtsdiagnosen indiziert sein.

Technische Untersuchungsmethoden

Polysomnographische Untersuchung im Schlaflabor: In der Differentialdiagnostik ist die polygraphische Nachtschlafregistrierung eine der wichtigsten Untersuchungsmethoden mit kontinuierlicher Registrierung von EEG, Augenbewegungen, Muskeltonus, EKG, Atmung, Sauerstoffsättigung. Die Indikation zur Polysomnographie besteht insbesondere bei Schlafapnoe-Syndrom (inkl. Undine-Syndrom), chronischen und therapieresistenten Insomnien, Klärung von Parasomnien wie Somnambulismus versus Epilepsie, REM-Schlaf-Verhaltensstörung, Narkolepsie. Somatische Erkrankungen aus folgenden Bereichen lassen sich ausschließen/nachweisen per Polysomnographie:
- zerebral (z. B. Epilepsie)
- kardial (z. B. Arrhythmien)
- pulmonal (z. B. Schlafapnoe-Syndrom, Hypoventilation)
- neuromuskulär (z. B. periodische Beinbewegungen)

Psychische Störungen/Auffälligkeiten

P

725

- immunologisch (z. B. Infektion)
- toxikologisch (z. B. Intoxikation)

Weitere Untersuchungen: Zusatzuntersuchungen zum Ausschluß von z. B. Epilepsien, zerebralen Raumforderungen, Herzrhythmusstörungen, Polyneuropathien, Myopathien, chronischen Lungenerkrankungen, gastrointestinalen funktionellen und morphologischen Störungen sind:

- EEG, EKG, EMG, NLG
- Sono Schädel (beim Säugling), Sono Abdomen
- CT Schädel, ggf. NMR
- Röntgen-Thorax, MDP, ggf. beides
- Lungenfunktion
- pH-Metrie
- Molekulargenetik.

Differentialdiagnostische Tabellen

Differentialdiagnose der Insomnien (Ein- und Durchschlafstörungen)

Charakterisierung des Hauptsymptoms	weiterführende Nebenbefunde	Verdachtsdiagnosen	Bestätigung der Diagnose
Psychosoziale Ursachen, Verhaltensauffälligkeiten			
Einschlafverweigerung	Kleinkindes-, Vorschulalter typisch, gesundes Kind, Endloseinschlafrituale	Bindungs- und Interaktionsstörung Eltern–Kind, Trennungsangst	Verhaltensdiagnostik, Schlaftagebuch
Wiedereinschlafstörungen	Jactatio capitis, Jactatio corporis, nächtliche Rituale, typisches Alter 6 Monate bis 3 Jahre, gesundes Kind	Verhaltensauffälligkeiten durch Habituation, Erziehung	spontanes Sistieren, Verhaltensdiagnostik
Einschlaf- und Aufwachstörung	akut auftretend, assoziiert zu Ferien, Umzügen, Schulwechsel etc., Vorschul-, Schulalter	Streß, Angst, familiäre oder Schulkonflikte	Anamnese Schule, Freizeitbeschäftigung
Einschlaf-, Durchschlafstörungen	Schulalter, Adoleszenz, enge Wohnverhältnisse, nächtliches Fernsehen, laute Umgebung, Nachtarbeit	schlechte Schlafhygiene	Anamnese
nächtliches Schreien	Säuglingsalter	Hunger, Nässe, Hitze, Zahnung	Anamnese
Psychiatrische Ursachen			
Schlaflosigkeit, Durchschlafstörungen	Kleinkindesalter, oft geistige Behinderung	frühkindlicher Autismus	psychiatrische Diagnostik
Einschlafstörung mit frühem Erwachen	Adoleszenz, psychotische Zusatzsymptome	Schizophrenie	psychiatrische Diagnostik
	Adoleszenz, Tagesmüdigkeit, typische zusätzliche Symptome wie Antriebslosigkeit	Depression	psychiatrische Diagnostik
Organische Ursachen			
häufiges Erwachen, viele kurze Atempausen	Keuchen, Schnarchen, Mundatmung, häufig Otitis media, große Tonsillen, Enuresis, Schwitzen, Kleinkindesalter, Adoleszenz	obstruktives Schlafapnoe-Syndrom, Fehlbildungen der oberen Atemwege	Polysomnographie, HNO-Untersuchung
Durchschlafstörung, häufiges Erwachen, inspiratorische Schlafapnoen, Luftnotangst	Kindesalter, Säuglingsalter, Tagesmüdigkeit, Apparent Life-threatening Event (ALTE) kardiale Arrhythmie	zentrales Schlafapnoe-Syndrom	Polysomnographie
nächtliche Apnoen, beim Säugling Schreiattacken, Stöhnen	Hautblässe, periorale Zyanose, Myoklonien,	zerebrale Krampfanfälle, Hypoglykämie Hypokalziämie	EEG, Labor
häufiges Erwachen, kurze Atempausen, starkes Schwitzen	kein Fieber, Säugling	obstruktives Schlafapnoe-Syndrom, Hyperthyreose	Polysomnographie, Labor

Differentialdiagnose der Insomnien (Ein- und Durchschlafstörungen) *(Fortsetzung)*

Charakterisierung des Hauptsymptoms	weiterführende Nebenbefunde	Verdachtsdiagnosen	Bestätigung der Diagnose
Einschlafstörung, häufiges Erwachen, frühes Erwachen, Luftnot	Husten, Dyspnoe, Blässe, Zyanose, jedes Alter	chronisch obstruktive Lungenerkrankungen, Asthma	Lungenfunktion, Rö-Thorax, körperliche Untersuchung
Einschlafstörung, heftiges Schreien	Alter 3 Wochen bis 4 Monate, Hyperexzitabilität, vor 0 Uhr nachts, spontanes Sistieren	Dreimonatskoliken	Ausschlußdiagnose
häufiges Erwachen, Brustschmerzen	Bauchschmerzen, Regurgitation tags, retrosternaler Schmerz	gastroösophagealer Reflux	MDP, pH-Metrie
Organische Ursachen Schlaflosigkeit, Unruhezustände	Schmerzen, Fieber	Infektionen, Myalgien, rheumatische Erkrankungen, Zahnschmerzen	Anamnese, körperliche Untersuchung, Labor
häufige kurze Aufwachphasen, nächtliche Unruhe	ältere Kindheit, Jugend, Tagesmüdigkeit, rezidivierende Zephalgien	Alkoholabusus	soziale und Milieuanamnese, Labor
Hereditäre Ursachen unbarmherzige Schlaflosigkeit	therapieresistent, unabhängig von Verfassung und Emotionen, familiäre Häufung, Beginn Kindheit	idiopathische Schlafstörung	Anamnese, familiäre Häufung, Ausschlußdiagnose
regelmäßiges frühes Erwachen	Schlafdauer weniger als 75% der Altersgruppe, erfrischender Schlaf, keine Tagessymptome, Beginn Kindheit	Kurzschlaf-Syndrom	gesundes Kind, Ausschlußdiagnose

Differentialdiagnose der Hypersomnien (exzessive Schläfrigkeit, Schlafattacken)

Charakterisierung des Hauptsymptoms	weiterführende Nebenbefunde	Verdachtsdiagnosen	Bestätigung der Diagnose
Psychiatrische Ursachen Tagesmüdigkeit, Einschlafstörungen	Antriebslosigkeit, Verstimmung, Adoleszenz	Depression	psychiatrische Diagnostik
Organische Ursachen akute Tagesmüdigkeit bis Somnolenz, Schlafattacken	Fieber, Meningitis, fokale neurologische Symptome, Krämpfe	Meningitis, Enzephalitis	Labor, Liquor, Kulturen, NMR, EEG
akute Tagesmüdigkeit bis Somnolenz, Schlafattacken	kein Fieber, Verwirrtheit, Desorientierung, Krämpfe, extrapyramidale Symptomatik, fokale neurologische Symptome	Intoxikation, Hirnblutung, Hirntumor	Toxin-Screening, EEG, Labor, NMR
chronische Tagesmüdigkeit, Durchschlafstörungen	Zephalgien, anamnestische SHT	postkommotionelles Syndrom	Anamnese, EEG, neurologische Untersuchung
chronische Tagesmüdigkeit, verlängerte Schlafphasen	Bradykardien, Haarausfall, Hautsymptome, Antriebslosigkeit, Entwicklungsretardierung	Hypothyreose, sonstige endokrinologische Störungen	Labor, Schilddrüsenfunktion
kurzdauernde Schlafattacken, 10–20 min Dauer, nicht zu unterdrücken, täglich	Kataplexie begleitend, Schlafparalyse, Beginn Adoleszenz	Narkolepsie	Symptomatik, Polysomnographie, HLA-Typisierung

Psychische Störungen/Auffälligkeiten

Differentialdiagnose der Hypersomnien (exzessive Schläfrigkeit, Schlafattacken) *(Fortsetzung)*

Charakterisierung des Hauptsymptoms	weiterführende Nebenbefunde	Verdachtsdiagnosen	Bestätigung der Diagnose
episodische Schläfrigkeitsattacken, verlängerte Schlafphasen 18–20 h	Megaphagie, Verhaltensstörung mit Irritabilität, mittlere Adoleszenz, im Intervall gesund	Kleine-Levin-Syndrom	typische Symptomatik, Genetik
exzessiver Tages- und Nachtschlaf	massive Adipositas	Pickwick-Syndrom	Klinik
regelmäßiges spätes Einschlafen	langes morgendliches Schlafen, Leistungshöhepunkt nachmittags, Beginn Kindheit, Defizitsymptome bei morgendlicher Belastung	Syndrom der verspäteten Schlafphase	Ausschlußdiagnose, gesundes Kind
regelmäßige nächtliche Wachphasen	Schlafen während des Tages, neurologische Symptome	Zerebralparesen mit geistiger Behinderung	typische neurologische Symptomatik

Differentialdiagnose der Parasomnien (abnorme, episodische Ereignisse während des Schlafs)

Charakterisierung des Hauptsymptoms	weiterführende Nebenbefunde	Verdachtsdiagnosen	Bestätigung der Diagnose
plötzliches Erwachen, Angstschrei, Entsetzen	Vorschulalter, Auftreten vor 0 Uhr, häufig begleitend Enuresis, Amnesie	Pavor nocturnus	Klinik, EEG normal, gesundes Kind, Polysomnographie, Non-REM-Schlaf
angstvolles Erwachen, frühe Morgenstunden	lebhafte Erinnerung, begleitet von altersspezifischen Ängsten, keine Amnesie	Alpträume	REM-Schlaf, Polysomnographie, gesundes Kind
Umherwandern im Schlaf	oft postfebril, Enuresis begleitend, verwaschene Sprache, Amnesie	Somnambulismus	EEG normal, gesundes Kind
nächtliches Einnässen mit und ohne Erwachen	nach dem 5. Lebensjahr, gesundes Kind, familiär gehäuft	Enuresis nocturna	Ausschlußdiagnose, EEG normal
plötzliches, entsetztes Erwachen	Stereotypien, vegetative Symptome, Teilamnesie, neurologisch fokale Symptome	zerebrale, fokale Krampfanfälle	EEG
wiederholte schwere nächtliche Apnoen mit Zyanose	Hypoventilation, Säuglingsalter	Undine-Syndrom	Polysomnographie Non-REM-Schlaf, Genetik

Register

B

757

M

N

785